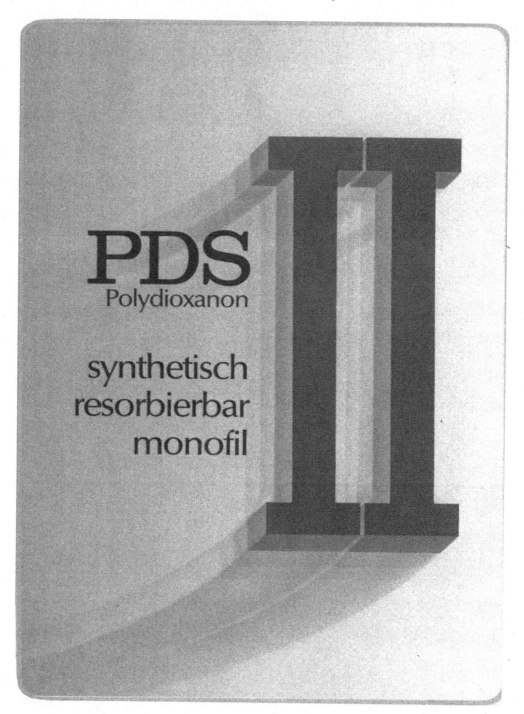

Langenbecks

Archiv für Chirurgie

Gegründet 1860

Kongreßorgan der Deutschen Gesellschaft für Chirurgie

Supplement II

Verhandlungen der Deutschen Gesellschaft für Chirurgie

106. Tagung vom 29. März bis 1. April 1989

Präsident: H. Hamelmann

Redigiert von E. Ungeheuer

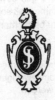

Springer-Verlag Berlin Heidelberg GmbH

Langenbecks Archiv für Chirurgie

Ab Band 120 Kongreßorgan der Deutschen Gesellschaft für Chirurgie. „Archiv für klinische Chirurgie" begründet 1860 von B. v. Langenbeck, Herausgegeben von Th. Billroth, E. Gurlt, E. v. Bergmann, W. Körte, A. v. Eiselsberg, A. Bier, F. Sauerbruch, E. Payr, A. Borchard, O. Nordmann u.a. Bis Band 117 (1921) Berlin, A. Hirschwald, ab Band 118 Berlin, Springer.

Seit 1948 (Band 207/260) unter dem Titel „Langenbecks Archiv für klinische Chirurgie" vereinigt mit: Deutsche Zeitschrift für Chirurgie. Begründet 1872 von A. v. Bardeleben, W. Baum u.a. Herausgegeben von H. v. Haberer und F. Sauerbruch. Bis Band 254 Leipzig-Berlin, F. C. W. Vogel, ab Band 255 (1941) Berlin, Springer.

Ab Band 324 (1969) unter dem Titel „Langenbecks Archiv für Chirurgie".

Ab Band 338 (1975) vereinigt mit Bruns' Beiträge für Klinische Chirurgie. München, Urban & Schwarzenberg.

Prof. Dr. med. H. Hamelmann
Dir. d. Abt. Allgem. Chirurgie, Chirurgische Univ. Klinik,
Arnold-Heller-Straße 7, D-2300 Kiel

Prof. Dr. med. E. Ungeheuer, Generalsekretär d. Deutschen Gesellschaft f. Chirurgie,
Steinbacher Hohl 28, D-6000 Frankfurt a.M. 90

ISBN 978-3-540-51489-3   ISBN 978-3-642-48162-8 (eBook)
DOI 10.1007/978-3-642-48162-8

2124/3321-543210

Inhaltsübersicht

IV

Inhaltsverzeichnis/Contents

Leitthema: Chirurgischer Fortschritt und Lebensqualität

Lebensqualität nach operativen Eingriffen I

Aktuelles Thema

Spezialisierung, Subspezialisierung – Fragmentation der Chirurgie

Weiterbildung und Fortbildung in der Chirurgie gemeinsam mit dem Berufsverband

Diagnostik und Therapie des akuten und chronischen Pleuraempyems

Gemeinsam mit Teilgebiet Thorax- und Kardiovaskularchirurgie

Freie Vorträge

Herz- und Thoraxchirurgie

Europäisches Thema

Leberchirurgie I

Leberchirurgie II

Freie Vorträge

Leberchirurgie

Neue technische und methodische Entwicklungen in der Lasertechnologie und in der Lithotrypsie bei der Gallensteinbehandlung

1. Sitzung: Stand und Zukunft der Lasertechnologie in der Chirurgie

2. Sitzung: Lithotrypsie in der Gallensteinbehandlung

Neue technische und methodische Entwicklungen in der Chirurgie: Maschinelle Nahttechniken

Freie Vorträge

Neue technische Entwicklungen

Kurs

Manuelle und apparative Nahtverfahren in der Praxis

Unfallchirurgie I
gemeinsam mit Teilgebiet Unfallchirurgie

Die Behandlung von frischen kombinierten Kniebandverletzungen

Unfallchirurgie II

Der Fixateur externe, seine Bedeutung und der Einsatz bei der Akutversorgung von Polytraumatisierten

Unfallchirurgie III

Möglichkeiten und Grenzen der funktionellen Behandlung von Frakturen und Gelenkverletzungen

Unfallchirurgie IV

Pathologische Frakturen

Freie Vorträge

Unfallchirurgie

Die Bedeutung der Endoskopie und Sonographie in der Chirurgie

Freie Vorträge

Diagnostische und operative Endoskopie

Kurs

Praktische Endoskopie

Gefäßchirurgie I
gemeinsam mit Teilgebiet Gefäßchirurgie

Rekonstruktive Eingriffe bei amputationsbedrohten Gliedmaßen

Gefäßchirurgie II

Amputation durchblutungsgestörter Gliedmaßen

Enddarmchirurgie I

Tiefes Rektumkarzinom

Enddarmchirurgie II

Stoma

Enddarmchirurgie III

Anal- und Rektumprolaps

Freie Vorträge

Interdisziplinäres Thema

Intensivmedizin

Freie Vorträge

Intensivmedizin

Plastische Chirurgie I

gemeinsam mit Teilgebiet Plastische Chirurgie
Rehabilitation des Brandverletzten

Plastische Chirurgie II

Sekundäre Rehabilitation

Kurs

Schonende Brustchirurgie – stadiengerechte Therapie des Mammakarzinoms

Kinderchirurgie I
gemeinsam mit Teilgebiet Kinderchirurgie

Lebensqualität nach operativen Eingriffen bei Fehlbildungen in der Neugeborenenchirurgie

Kinderchirurgie II

Kontinenzverhalten nach Anal- und Rektumatresie und Lebensqualität

Kontroversen in der Chirurgie

Wissenschaftliche Filme und Video I

Wissenschaftliche Filme und Video II

Wissenschaftliche Filme und Video III

Wissenschaftliche Filme und Video IV

Poster

Allgemeine Chirurgie

Allgemeine-, Transplantations-, Kinderchirurgie, Intensivmedizin

Unfall-, Thorax/Herz-, Gefäßchirurgie

Experimentelle-, Plastische Chirurgie

Wissenschaftliche Ausstellung

Eröffnungsansprache, Begrüßungsansprachen, Ehrungen, Mitgliederversammlung, Schlußveranstaltung

Musikalische Einleitung

Diese feierliche Eröffnung des 106. Kongresses der Deutschen Gesellschaft für Chirurgie wird eingeleitet mit der Fanfare von Arthur Bliss durch das Blechbläserensemble der staatlichen Musikschule München unter Leitung von Dankwart Schmidt.

Begrüßung durch den Präsidenten

Professor Dr. med. Horst Hamelmann, Kiel

Hochverehrte Gäste, liebe Kolleginnen und Kollegen! Nach diesen feierlichen Fanfarenklängen von Arthur Bliss eröffne ich den 106. Kongreß der Deutschen Gesellschaft für Chirurgie. Ich bedanke mich für den vertrauensvollen Auftrag, diesen Kongreß gestalten zu dürfen, und heiße Sie alle herzlich willkomen.

Die Bundesministerin für Jugend, Familie, Frauen und Gesundheit, Frau Prof. Dr. Lehr, hat uns mit einem Grußwort geehrt. Als ihren Vertreter begrüße ich Herrn Prof. Dr. Steinbach.

Als Vertreterin der Bayerischen Staatsregierung heiße ich Frau Staatsministerin Dr. Berghofer-Weichner willkommen.

Wir freuen uns sehr über die Anwesenheit von Herrn Bürgermeister Dr. Zehetmeier als Vertreter der Stadt München.

Ich begrüße Herrn Ministerialrat Dr. Dr. Moritz vom Bayerischen Staatsministerium des Innern.

Mein Willkommensgruß gilt dem Repräsentanten der Münchener Universität, Spectabilis Prof. Dr. Spann, und Prof. Dr. Rastetter, dem Vizepräsidenten der Technischen Universität München.

Besondere Grüße entbiete ich dem Präsidenten der Bundesärztekammer, Herrn Dr. Vilmar, sowie Herrn Prof. Dr. Sewering, dem Präsidenten der Bayerischen Landesärztekammer und Vertreter des Bayerischen Senats, sowie dem Herrn Oberstarzt Dr. Voss als Vertreter der Bundeswehr.

Es ist mir eine Ehre, zahlreiche Präsidenten ausländischer und internationaler Gesellschaften für Chirurgie sowie chirurgischer wie medizinischer Fachgesellschaften bei uns zu sehen, die damit ihre Verbundenheit mit unserer Gesellschaft bekunden.

Eine besondere Freude ist es mir, die Kollegen aus der DDR und den 1. Vorsitzenden der Gesellschaft für Chirurgie der DDR, Herrn Prof. Dr. Reding, zu begrüßen. Uns verbindet eine große Tradition, und ich hoffe, daß sich persönliche Freundschaften auch unter der jüngeren Generation fortsetzen.

Sehr herzlich begrüße ich den Ehrenpräsidenten unseres Berufsverbandes, Herrn Prof. Dr. Müller-Osten, und den amtierenden Präsidenten, Herrn Dr. Hempel.

Die Anwesenheit der Ehrenmitglieder und der korrespondierenden Mitglieder aus dem Ausland betrachte ich als Auszeichnung.

Unser Nestor und Ehrenmitglied Prof. Dr. Werner Wachsmuth mußte leider absagen. Zu seinem heutigen Geburtstag möchte ich ihm die herzlichsten Glückwünsche unserer Gesellschaft aussprechen. Heute vor genau 22 Jahren eröffnete er am 29. März als Präsident den Kongreß.

Für seine Treue gegenüber der Gesellschaft danken wir Herrn Dr. Braun aus Melsungen, der heute zum 50. Mal hintereinander den Chirurgenkongreß besucht.

Meine Grüße richten sich an die Teilnehmer der medizinischen Assistenzberufe, an die Vertreter der Berufsgenossenschaften und der Industrie. Sie gelten den Medizinjournalisten, den Damen und Herren von Presse, Funk und Fernsehen und ganz besonders meinen Freunden und Gästen, Kolleginnen und Kollegen, besonders auch den jungen Mitgliedern, die zum ersten Mal anwesend sind. Für Ihr Kommen danke ich Ihnen.

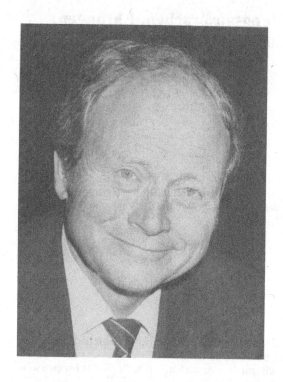

Abb. 1. Prof. Dr. med. Horst Hamelmann

Meine Damen und Herren! Kongresse sind das Forum unserer wissenschaftlichen Repräsentation, Ausstellungen unserer handwerklichen Kunst, die Basis für menschliche Begegnungen und für Rück-besinnung.

Der Tradition verbunden, erinnere ich an den 100. Geburtstag eines großen Chirurgen, Rudolf Reichle. Er wurde schon mit 34 Jahren als Chefarzt an das Marienhospital Stuttgart gewählt und leitete diese Klinik als universell begabter Chirurg 39 Jahre lang. 1957 war er Präsident unserer Gesellschaft.

Es ist mir in dieser Stunde ein ganz besonderes Anliegen, in Dankbarkeit meines Lehrers Rudolf Zenker zu gedenken. Er war eine herausragende Chirurgenpersönlichkeit. Durch unermüdliche Arbeitskraft und außergewöhnliches Können, aber auch durch seine menschliche Ausstrahlung hatte er entscheidend dazu beigetragen, daß die Deutsche Gesellschaft für Chirurgie nach dem Kriege wie-der internationales Ansehen gewann. Er stellte hohe Anforderungen an sich und seine Mitarbeiter, die ihn liebten und verehrten. Über seinen Tod hinaus bleibt er ihnen als Arzt und Mensch vorbildlich. Ich freue mich, daß Frau Gabriele Zenker heute unter den Gästen ist, und begrüße sie sehr herzlich.

Eröffnungsansprache des Präsidenten

Prof. Dr. Horst Hamelmann, Kiel

Hochverehrte Gäste,
liebe Kolleginnen und Kollegen,
nach diesen festlichen Fanfarenklägen von Arthur Bliss eröffne ich den 106. Kongreß der Deutschen Gesellschaft für Chirurgie.

Ich bedanke mich für den vertrauensvollen Auftrag, diesen Kongreß gestalten zu dürfen und heiße Sie alle herzlich willkommen.

Kongresse sind das Forum unserer wissenschaftlichen Repräsentation, Ausstellungen unserer handwerklichen Kunst, die Basis für menschliche Begegnungen und für Rückbesinnung.

Der Tradition verbunden erinnere ich an den 100. Geburtstag eines großen Chirurgen: *Rudolf Reichle*. Er wurde schon mit 34 Jahren als Chefarzt an das Marien-Hospital in Stuttgart gewählt und leitete diese Klinik als universell begabter Chirurg 39 Jahre lang. 1957 war er Präsident unserer Gesellschaft.

Es ist mir in dieser Stunde ein besonderes Anliegen, in Dankbarkeit meines Lehrers, *Rudolf Zenker,* zu bedenken. Er war eine herausragende Chirurgenpersönlichkeit. Mit unermüdlicher Arbeitskraft und außergewöhnlichem Können, aber auch mit seiner menschlichen Ausstrahlung, hat er entscheidend dazu beigetragen, daß die deutsche Chirurgie nach dem Kriege wieder internationales Ansehen gewann. Er stellte hohe Anforderungen an sich und seine Mitarbeiter, die ihn liebten und verehrten. Über seinen Tod hinaus bleibt er ihnen als Arzt und Mensch Vorbild. Ich freue mich, daß Frau Gabriele Zenker heute unter den Gästen ist und begrüße sie sehr herzlich.

Durch phänomenale Entwicklungen haben die letzten 2 Jahrzehnte der Chirurgie mehr Fortschritte gebracht als die lange Zeit davor, die als Jahrhundert der Chirurgie vorbehaltlos bewundert wurde.

Das diagnostische und operative Repertoire wurde durch eine Fülle innovativer Techniken bereichert, unter denen immunologische und pathophysiologische Erkenntnisse herausragen. Mit ihrer Hilfe wurden die Grenzen der chirurgischen Möglichkeiten über jedes zu erwartende Maß hinaus erweitert.

Die chirurgische Landschaft ist dadurch nicht nur bereichert, sondern auch verändert und beunruhigt worden:

Endoskopische Entwicklungen haben unsere diagnostischen Vorstellungen revolutioniert:

Der Blick in die Brust- oder die Bauchhöhle ist ohne die Eröffnung durch das Messer möglich, der endoskopische Zugang in den Magen-Darmtrakt wird bis in die Gallen- und Pankreasgänge ausgedehnt, Gelenke und Blutgefäße werden endoskopisch beurteilt.

Zunächst unbemerkt, später aber unübersehbar, vollzog sich die Erweiterung der *endoskopischen Diagnostik zur endoskopischen Therapie:*

Der kritische Einsatz endoskopischer Techniken hat die Sterblichkeit der Magen-Zwölffingerdarmblutung signifikant herabgesetzt. Die endoskopische Entfernung colorektaler Polypen ist zur Routine geworden, unter Heranziehung mikrochirurgischer Maßnahmen werden Darmtumoren endoskopisch abgetragen.

Die *endoskopische Chirurgie* ist damit in ihrer ganzen Breite zu einer Herausforderung geworden, die neue Wege weist.

Der Gynäkologe und Endoskopiker Kurt Semm hat seinem Fach mit der *operativen Pelviskopie* einen bemerkenswerten Fortschritt beschert. Den *Chirurgen* hat er durch die *1. endoskopische Appendektomie* einen möglichen Weg gewiesen. Doch halte ich es für meine Pflicht, davor zu warnen, die akute entzündete Appendix *endoskopisch* zu entfernen!

Wir müssen *besonders* davor warnen, daß zahllose Chirurgen mit nur *durchschnittlichen* endoskopischen Erfahrungen sich dieser Methode bemächtigen. Das könnte eine Welle schwerer Komplikationen auslösen, Opfer einer Hysterie, die auf uns Chirurgen zukämen. Wir ständen dann beschämt vor der Frage, ob wir erst auf diesem leidvollen Weg wieder auf eine bewährte und ungefährliche Operationsmethode zurückkommen müssen. Dies ist *eine* der aktuellen Entwicklungen, mit der sich die Chirurgie in der Zukunft auseinanderzusetzen hat!

Die notwendige kritische Beurteilung von Methodik und Ergebnissen der chirurgischen Endoskopie zwingt uns zu ihrer permanenten Überprüfung, aber − soweit jetzt übersehbar − zu einer positiven Hinwendung. Zu viele vorschnelle abwertende Urteile aus der Vergangenheit erfordern von uns nüchterne, aber zukunftsbereite Abwägung − man denke nur an die Worte Billroths, daß es Prostitution der chirurgischen Kunst bedeuten würde, das Herz operativ anzugehen. Sie waren prophetisch gemeint, die Entwicklung aber vollzog sich in anderen Bahnen.

Die Gefahr jedes neuen Weges, daß zu viele Unerfahrene ihn unkritisch beschreiten, muß zu besonderer Vorsicht, aber auch zu intensiver Ausbildung auf breiter Grundlage führen.

Die gleichen Überlegungen gelten für die *Gallenblase*. Es gibt in der Welt bereits verschiedene Zentren, an denen die endoskopische Entfernung der Gallenblase praktiziert wird. Auch das ist eine *essentiell chirurgische Frage*. Seien wir uns der Tatsache bewußt, daß die Erwartungen und Perspektiven der Patienten oft der entscheidende Schrittmacher einer medizinischen Entwicklung sind, die sich später nicht immer als richtig erwiesen hat. Wir Chirurgen müssen uns daher unserer innovativen Kräfte erinnern und selbst die Entwicklung vorantreiben.

Es wäre ein schlechter Tausch, wenn wir statt der primären Eingriffe nur die postendoskopischen Komplikationen behandeln würden. Auch andere Tätigkeitsfelder, z.B. interventionelle Eingriffe, sind Operationen, die Komplikationen hervorrufen können und deshalb in chirurgische Hände gehören.

Die Beunruhigung in der Chirurgie aber wird aus mehreren Quellen gespeist:

Mit der *Lithotrypsie* baut sich ein weiteres Konkurrenzverfahren für die Gallenchirurgie auf. Wir werden aus berufenem Mund darüber hören. Verständlicherweise weckt diese Methode bei den Patienten Hoffnungen, doch ob sie berechtigt sind und sich erfüllen? Es ist zu früh, darüber zu urteilen, denn die Ursache, die kranke Gallenblase, beseitigt sie nicht. Zunächst aber müssen wir davor warnen, diese Methode *unkritisch* und ohne strenge *Indikation* einzusetzen! Für eine Prognose reichen die bisherigen Erfahrungen nicht aus.

Wer hätte noch vor Jahren von der *Sonographie* eine so stürmische und erfolgreiche Entwicklung erwartet? Sie ist aus dem diagnostischen Repertoire der Chirurgie nicht wegzudenken, und wir dürfen dankbar sein, daß sie durch die Weiterbildungsordnung auch in den diagnostischen Verfahren der Chirurgie festgeschrieben ist. Doch wir sollten mit allen Mitteln verhindern, daß die Apparatemedizin den klinischen Blick trübt und die Fähigkeit des Arztes, mit den Händen zu untersuchen, verkümmern läßt.

Es würde mich mit großer Sorge erfüllen, wenn die jungen Ärzte eine Appendizitis nicht mehr durch die klinische Untersuchung erkennen, sondern Diagnose und Verlauf dieser Erkrankung der sonographischen Beurteilung überlassen würden.

Geradezu grotesk sind in diesem Zusammenhang im kassenärztlichen Bereich aus wirtschaftlichen Gründen bereits praktizierte Tendenzen, die *chirurgische Diagnostik und Indikationsstellung* mit Ausnahmen aus der Chirurgie herauszulösen und Internisten, Pädiatern und Allgemein-Ärzten zu übertragen. Solche sinnlosen, am grünen Tisch entwickelten Vorstellungen würden das Grundprinzip ärztlicher Verantwortlichkeit zerstören, die Chirurgie in einen Torso verwandeln und in mittelalterliche Zustände zurückversetzen, denn: die Verantwortlichkeit für den Eingriff trägt allein der Chirurg!

Erkennen wir also eine wesentliche *Aufgabe für die nächste Zukunft* diesem Wandel in der Chirurgie gegenüber offen, aber kritisch zu sein und ihn sinnvoll zu beeinflussen.

Trotz der beispiellosen Erfolge unseres Faches dürfen wir nicht auf dem erreichten Stand verharren, sondern müssen die neuen Technologien, wie endoskopische Therapie, Laser und interventionelle Techniken − soweit noch nicht geschehen − in unsere Tätigkeit miteinbeziehen und mit der dem Chirurgen eigenen Geschicklichkeit und Kreativität weiterentwickeln.

Meine Damen und Herren,

es genügt nicht allein, das Gebiet Chirurgie nach außen zu verteidigen, wir müssen uns auch innerhalb unserer Grenzen einigen.

Zu allen Zeiten ist die unauflösbare Einheit der Chirurgie beschworen worden, die Spezialisierung aber führte unaufhaltsam zur Differenzierung.

Erinnern wir uns: Um den drohenden Zerfall der Chirurgie durch Gründung eigener Fachgebiete einzelner Teile der Chirurgie zu verhindern, entstand die Teilgebietsidee, d.h. die Schaffung wissenschaftlich und praktisch selbständiger Organisationsbereiche im Rahmen des einheitlichen Fachgebietes „Chirurgie". Nie war von einer Subordinierung dieser Teilgebiete die Rede.

Weder in der Weiterbildungsordnung, in der die Definition der Fachgebiete und ihre innere Aufgliederung festgelegt ist, noch sonst irgendwo ist das Wort „Allgemeine Chirurgie" verwendet worden. Dennoch hat es sich leider eingebürgert. Es ist schon deshalb falsch, weil darunter die Lehre von den pathophysiologischen Grundlagen der Chirurgie verstanden wird. Wenn damit aber der Tätigkeitsbereich gemeint ist, der nach Abzug der „Teilgebiete" von der Chirurgie übrig bleibt, ist dieser Name erst recht falsch. Chirurgie ist das Fachgebiet und die Teilgebiete sind gleichwertige Teile eines Ganzen, der Chirurgie, und schon deshalb nicht subordiniert. Hätte man bei der Bemühung, den Zerfall zu verhindern, statt des präformierten Wortes „Teilgebiet" ein anderes, etwa „Schwerpunkt" gewählt, wären viele Mißverständnisse vermieden worden.

Chirurgie im Sinne der Weiterbildungsordnung bezeichnet am ehesten die Tätigkeit der Chirurgen, die an mittleren, kleinen oder an wenigen großen Häusern das gesamte Spektrum der Chirurgie versehen müssen. Dazu gehören wohl etwa zwei Drittel der ca. 3000 Krankenhäuser in der Bundesrepublik.

Nach der Definition Allgöwers gehören zum Komplex der „Allgemeinen Chirurgie" – und damit zu den Aufgabenbereichen, die ein Chirurg beherrschen muß – die viszerale, die Weichteil- und die endokrine Chirurgie sowie anteilsmäßig die Intensivtherapie und – mit gleicher Wertung – die Traumatologie.

Wir sollten Chirurgie und Unfallchirurgie als gleichwertige Partner ansehen, auch wenn aus wirtschaftlichen Gründen in den kleinen und mittleren Krankenhäusern die Unfallchirurgie nur eine der Chirurgie zugehörige Abteilung – wenn auch wissenschaftlich und praktisch selbständig – sein kann.

Es wird weiterhin Aufgabe der Chirurgie sein, sowohl *Spezialisten* auszubilden – doch in größerer Anzahl *Allgemeinchirurgen*. Letzteres kann heute weder die „Allgemeine Chirurgie" noch ein „Teilgebiet" allein. Besonders ist es nicht in Universitätskliniken und großen Krankenhäusern möglich, in denen die Aufteilung vollzogen ist.

Die Heranbildung qualifizierter Chef- und Oberärzte kann daher nur eine *gemeinsame* Aufgabe mit den verschiedenen Teilgebieten, besonders aber mit der *Traumatologie*, sein!

Die Zuordnung junger Assistenten würde nicht ausschließlich in die einzelnen Abteilungen erfolgen, sondern ein Teil dieser Mitarbeiter würde allen Bereichen der Chirurgie zur Verfügung stehen. Die Förderung des Nachwuchses wäre damit ein gemeinsames Anliegen zweier oder mehrerer Abteilungsleiter, mit dadurch verbesserten Rotationsmöglichkeiten und Wettbewerbschancen. Der Prioritätenstreit würde durch mehr gemeinsame Verantwortung abgebaut, die Versorgung polytraumatisierter Patienten in sinnvoller Zuordnung erfolgen, und nicht zuletzt würde damit demonstriert, daß die Chirurgie ein gemeinsames Fundament hat!

Der *Erhalt dieser Gemeinsamkeit* darf heute nicht als Selbstverständlichkeit angesehen werden, sondern er ist schwer erkämpft worden. Es darf nicht vergessen werden, daß es vor allem Müller-Osten war, der sich besonders in den Anfängen dieser Entwicklungen - die sich vorwiegend auf berufsständischem Gebiet abspielten – zunächst allein und später gemeinsam mit der Deutschen Gesellschaft für Chirurgie unermüdlich für diese Aufgaben eingesetzt hat und einen Zerfall der Chirurgie verhindern konnte.

Meine Damen und Herren, wir sind nicht nur aufgerufen, die *Veränderungen* innerhalb *unseres* Faches zu analysieren und sinnvoll zu steuern, wir *müssen* uns mehr noch mit der *Kritik* auseinandersetzen, die der gesamten Medizin und in nicht geringem Maße auch der Chirurgie entgegengebracht wird.

Zu allen Zeiten gab es in der Naturwissenschaft und damit in der Medizin *Veränderungen*, die grundsätzliche Richtungen oder bis dahin gültige Lehrmeinungen ablösten.

Wir erinnern uns noch der *Reformvorschläge*, die vor 3 bis 4 Jahrzehnten mit den Vorstellungen nostalgischer Krankenhäuser aufräumten und sie durch rationale, im Stil einheitliche Kliniken mit hochtechnisierten Einrichtungen ersetzten. *Schrittmacher* dieser Entwicklung war die Forderung nach *medizinischem Fortschritt*, der mittels technischer Perfektion erwartet wurde.

Dieser *Fortschritt*, den zahlreiche der hier versammelten Kollegen mitgestaltet haben, hat Erwartungen und Prognosen weit übertroffen und alle Teile der Chirurgie befruchtet.

Welch ein Wandel eingetreten ist, mag schlicht durch die Tatsache belegt werden, daß die mittlere Lebenserwartung, die Anfang des Jahrhunderts nur 35 Jahre betrug, auf 75 Jahre heraufgesetzt – also mehr als verdoppelt – werden konnte – durch die Erfolge der Schulmedizin – durch die Erfolge der Chirurgie. Dennoch breitet sich – wo wir Akzeptanz und Anerkennung erwarten – eine Welle von *Mißmut und Unbehagen* aus. Schlagzeilen gegen eine *„technische Medizin"*, gegen *„Horrorvisionen"* der Apparatemedizin sind Zeichen der *Unzufriedenheit* und des *Mißtrauens*.

Versuchen wir, die *Ursachen zu analysieren:*

Die Menschheit, die in wenigen Jahren die Schwelle zu einem neuen Jahrtausend überschreiten wird, die mit der ständigen Bedrohung eines Atomkrieges, der Umweltzerstörungen oder der Gefahr neuer Seuchen konfrontiert ist, setzt sich ohnehin ernsthafter mit der Frage auseinander, ob der technische Fortschritt Segen oder Fluch bedeutet.

Diese *Skepsis,* die die Menschheit insgesamt bedrückt, trifft den kranken Menschen in viel stärkerem Maße, besonders wenn sich mit dem Gefühl des Ausgeliefertseins und der Hilflosigkeit die Angst verbindet, daß ihm als *Mensch* nicht genügend Beachtung entgegengebracht wird.

Die Freude des Arztes über ein repariertes Organ oder die gelungene Entfernung eines ganzen Organes mit perfekter Rekonstruktion wird nicht von jedem Patienten geteilt. Insbesondere nach Krebsoperationen erleben wir statt dessen häufig den Zustand tiefer Verzweiflung. Den Patienten quälen Ängste und Fragen, zum Beispiel ob er länger leben oder ob er länger sterben wird. Und er leidet unter der Angst des Alleinseins in dieser Phase der Krankheit oder auch des Sterbens.

Dem Chirurgen fällt daher die Verpflichtung zu, die Krebsängste des Patienten durch Information und vertrauensvolle Beratung abzubauen, und das ist mehr als die juristisch geforderte Aufklärung! Das setzt Einfühlungsvermögen voraus und echte menschliche Zuwendung im Sinne Maria Ebner-Eschenbachs: „Liebe jeden Menschen, der Kranke aber sei Dein Kind".

Es darf nicht das Gefühl des humanen Defizits bestehen, weder beim Kranken noch in der Öffentlichkeit. Unter diesem Makel und mit dieser Verunsicherung wären die Erfolge der Krebschirurgie kein wirklicher Fortschritt!

Als Ärzte und Chirurgen haben wir den Auftrag und die Verpflichtung zu heilen, und dort wo wir unsere Grenzen sehen, zu helfen oder zu lindern. Nicht die Faszination des Machbaren darf unser Antrieb sein, es wäre Wahn, alles operieren zu wollen, was wir können. Es sollte uns gelingen, überzeugend darzulegen, daß Technik und Intensivmedizin unentbehrliche Hilfsmittel sind, daß Technik nicht menschenfeindlich ist, sondern notwendig, um zu helfen und zu heilen. Es sollte uns darüber hinaus gelingen, dem Patienten die feste Überzeugung zu übermitteln, daß er zu keiner Zeit seiner Krankheit allein gelassen wird, sondern daß ihm Hilfe, Verständnis und Fürsorge entgegengebracht werden. Das *entscheidende* Fundament ärztlichen Handelns ist nicht die Philosophie oder die Naturwissenschaft, sondern die *Nächstenliebe.* Nur wenn jeder von uns diese Vorstellung glaubhaft vertreten kann, werden wir das Vertrauen zurückgewinnen, und das ist ein notwendiger Schritt auf dem Weg, der aus dieser Krise hinausführt.

Wir müssen aber auch die Patienten vor allzu starren und überzogenen Erwartungshaltungen warnen und darlegen, daß trotz evidenter Fortschritte nicht alles machbar ist und ein absoluter Anspruch auf Gesundheit niemandem zusteht.

Der *Fortschritt* hat die Menschheit zu allen Zeiten begeistert und beunruhigt. Schon Sigmund Freud wies darauf hin, daß er „kein Bündnis mit der Barbarei" sei. *Unsere* Generation muß beweisen, daß hochtechnisierte Chirurgie keine Folter ist, sondern das Medium für mehr Humanität und *Lebensqualität.*

Die Entscheidung, ob eine Operation notwendig ist oder nicht, ist bei klarer Indikationsstellung einfach. Die Frage aber, ob sie dem *Wohle des Menschen* dient, ist primär nicht immer zu beantworten. Um hierüber Aussagen zu machen, genügen nicht die üblichen Bewertungsmaßstäbe, die z.B. bei der Krebstherapie zugrunde gelegt werden und sich auf die biologischen Parameter: Letalität, Überlebenszeit und Rezidiv beziehen. Hierfür bedarf es weiterer Parameter, die nicht nur die Überlebenszeit des Kranken in Zahlen angeben, sondern sein *Befinden während dieser Zeit* – und wie häufig vermögen wir schon diesen so *wichtigen* Lebensabschnitt eines Menschen lückenlos und ehrlich darzustellen?

Lebensqualität ist schwer zu *definieren.* Zahlreiche Beschreibungen, die bis auf Aristoteles zurückgehen, charakterisieren diesen Begriff und reflektieren dessen Tiefe, Breite und Verschiedenartigkeit. Das Schlagwort von der Lebensqualität, welches heute in der Öffentlichkeit oder auch im politischen Bereich zitiert wird, eignet sich für unsere Zwecke nicht. Ebenfalls nicht der ausschließlich philosophische Aspekt.

Dennoch wurden in den letzten Jahren ernsthafte Anstrengungen gemacht, den Begriff der Lebensqualität *wissenschaftlich zu strukturieren.* Die hierfür zugrunde gelegten Kriterien betreffen körperliche, soziale und psychologische Dimensionen. Verständlicherweise wurde dieses Forschungsgebiet zunächst vorwiegend von Psychologen, Soziologen, Ethikern und Sozial-Philosophen entwickelt. Den Hinweis auf die Bedeutung für die Klinik verdanken wir u.a. *Feinstein und Spitzer,* der einen bekannten Index zur Messung der Lebensqualität aufstellte. Später wurde auf die Bedeutung *organspezifischer Scores* hingewiesen, die zusätzliche Parameter aufnehmen, um damit zum Beispiel chirurgische Fragestellungen beantworten zu können.

Aus meiner Sicht sind wir gezwungen, die Lebensqualität in unsere ärztlichen Entscheidungen mit einzubeziehen, ihre Bedeutung und ihren Einfluß in klinischen Studien zu prüfen und sie in den chirurgischen Alltag aufzunehmen.

Und nicht nur in der *Onkologie!* Ich zitiere nur die *Transplantationschirurgie* als eines der imponierendsten Beispiele des medizinischen Fortschrittes, bei welcher die Verbesserung der Lebensqualität besonders evident ist. Auch in der *Unfallchirurgie* und in der *plastischen Chirurgie* hat der Fortschritt weite Tore geöffnet zu faszinierenden Möglichkeiten, die ebenfalls der Verbesserung der Lebensqualität dienen. Diese Beispiele lassen sich auf alle chirurgischen Bereiche ausdehnen.

Die Berücksichtigung der Lebensqualität sollte als ein wesentliches Kriterium in die Überlegungen der Indikationsstellung des chirurgischen Handelns einbezogen werden. Dies besonders in den Grenzbereichen des chirurgisch Möglichen und Machbaren, in denen wir sonst nur auf Erfahrung, mehr noch auf Intuition angewiesen sind.

Die Entscheidung, die unter der Berücksichtigung des Kriteriums Lebensqualität getroffen wird, würde uns den Patienten gegenüber verständlicher und glaubhafter machen und uns vor unberechtigten Vorwürfen schützen. Darüber hinaus bedeutet sie für den Chirurgen die ethische Rechtfertigung seiner Entscheidung. Und dies zu bewirken, ist unser aller Anliegen.

Die Ehrfurcht vor dem Menschen und den Geschöpfen Gottes ist für diese Überlegungen ein fruchtbarer Ausgangspunkt. Die Medizin handelt nicht im Auftrage der Wissenschaft, sondern im Auftrag des Menschen mit den Mitteln der Wissenschaft. (Schipperges)

Spaemann sagte, man muß dem Anfang und dem Ende des Lebens seine humane Gestalt lassen und nicht den Charakter technischen Machens und Gemachtwerdens aufzwingen! Die Beachtung der Lebensqualität könnte zu einem Wandel des ärztlichen Berufsethos führen.

Doch bedenken wir:

wenn wir die Fortschritte der Chirurgie mitgestalten und das Wohl unserer Kranken in einer *neuen* Dimension werten wollen, sind wir auch verpflichtet, *Rahmen* und *Bedinungen* zu prüfen, d.h. auch nach den *Arbeitsbedingungen* derjenigen zu fragen, die für die Kranken verantwortlich sind – nämlich *Ärzte* und *Pflegepersonal*.

Das Schlagwort vom „*Pflegenotstand*" hat die Öffentlichkeit beunruhigt und die politisch Verantwortlichen aufhorchen lassen. *Schlechte Arbeitsbedingungen* und *ungenügende Bezahlung* sind die *Hauptgründe*, die diesen Zustand herbeigeführt haben. Aus dem Teufelskreis: Überstunden – Schichtarbeit – nicht planbare Freizeit – Hetze – ständige Überforderung – führen engherzige bürokratische Maßnahmen, ungeeignete Kalkulationen und „Wirtschaftlichkeitsprüfungen" nicht mehr hinaus.

Die *Verkürzung der Verweildauer* unserer Kranken mag ein Gradmesser für den ärztlichen Fortschritt sein. Sie verstärkt aber das Übel, denn die dadurch steigenden Fallzahlen erfordern wiederum mehr Personal.

Fortschritt, das „wachsende Arsenal neuer Techniken" und Arbeit bis zur Erschöpfung auf der einen Seite – eingefrorener Personalbestand seit 1969 auf der anderen – beleuchten diese Diskrepanz.

Die *Arbeitszeitverkürzung* aber ist der Hauptgrund für den Personalmehrbedarf, und die Folgen der bevorstehenden Veränderungen sind noch nicht abzusehen.

Wir müssen diese Signale sehr ernst nehmen, wenn wir den drohenden „Kollaps" vieler Krankenhäuser verhindern wollen; denn die aktuellen Ereignisse sind nur die Vorboten dessen, was uns in den 90er Jahren erwarten wird!

Wir haben keine Zeit mehr, den Wandel der Gesellschaftsstruktur als Ursache dieser Veränderungen zu erörtern, sondern müssen schnell und wirkungsvoll handeln: *der Krankenpflegeberuf muß wieder attraktiver werden!*

Die jungen Frauen und Männer in den Pflegeberufen beklagen sich über die mangelnden Möglichkeiten der Zuwendung zum Patienten. Wie können wir die viel zitierte und geforderte *Menschlichkeit in den Krankenhäusern* erwarten, wenn es an den Menschen hierzu fehlt?

Unter diesem Aspekt erscheint es mir ebenfalls berechtigt, auch die „*Lebensqualität*" der Chirurgen anzusprechen:

Jüngere und ältere Kollegen erleben den Wandel von einer idealistischen Einschätzung ihres Berufsbildes zu einer mehr nüchternen und realistischen Betrachtung ihrer Tätigkeit und ihrer Aussichten.

Wenn sich heute eine junge Ärztin oder ein junger Arzt entschließt, Chirurg zu werden und hierfür nach den Worten Ungeheuers geeignet erscheint, weil er u.a. leistungsstark, pflichtbewußt und mit Ausdauer, Zähigkeit und Konzentrationsvermögen ausgestattet ist, so weiß dieser junge Mensch, daß er einen dornenvollen Weg geht, und daß er an Entbehrungen, Anstrengungen und Hintanstellung persönlicher Wünsche von sich *noch mehr* verlangen muß als in *anderen* Gebieten der Medizin.

Er wird diesen mühevollen Weg nie halbherzig gehen können, denn die Tätigkeit in der Praxis oder der Klinik erfordert unermüdlichen Einsatz. Die 40-Stunden-Woche ist Utopie! 15 Rufbereitschaftsdienste für Chef- und Oberärzte, besonders an kleinen und mittleren Krankenhäusern, sind keine Seltenheit.

Die Belastung des verantwortlichen Chirurgen ist jedoch in den letzten Jahren immer größer geworden. Das betrifft in zunehmendem Maße Elemente bürokratischer Reglementierung. Wenn die Flut von Verordnungen und Erlassen so anhält, wenn Chirurgen durch Geräteverordnungen und falsch angewandte Datenschutzbestimmungen verbittert werden, dann ist eines Tages der Zeitpunkt gekommen, wo diese Mißstände durch die Freude am Beruf nicht mehr ausgeglichen werden! Im Interesse der Chirurgen und der Patienten hoffe ich, daß es nie soweit kommen möge.

Auch die *Forschung* steht im Schatten dieser Entwicklungen. Zahlreiche Maßnahmen, insbesondere der übertriebene Datenschutz, *behindern* die Möglichkeiten *freier Forschung*. Sie *erschweren* die *klinischen* Studien, *multizentrische* Studien werden unter diesen Bedingungen nicht mehr durchführbar sein.

Auch die zu eng gefaßten Bestimmungen der *Tierschutzgesetze* tragen dazu bei, daß die Forschung drastisch reduziert wird, und wir sehen mit Besorgnis die Gefahr, daß unsere klinische Forschung am *internationalen* Standard nicht mehr gemessen werden kann.

An die Adresse der hierfür verantwortlichen Politiker richtet sich unser Appell, die Tore zu einer freiheitlichen Berufsausübung nicht zu verschließen und gemeinsame Wege zu suchen, damit die Zukunftsaussichten besonders der jungen Ärzte sich nicht verdunkeln und daß diejenigen, die sich unter Verzicht und mit hohem persönlichem Engagement für diesen Beruf entschieden haben, weiterhin voll Stolz bereit sind, Chirurgen zu sein.

Totenehrung

Präsident Prof. Dr. med. Horst Hamelmann: Meine Damen und Herren! Seit ihrem letzten Kongreß hat die Deutsche Gesellschaft für Chirurgie 34 Mitglieder durch den Tod verloren. Sie zu ehren und die Erinnerung an sie aufrechtzuerhalten, ist uns eine tiefe Verpflichtung. Ihre Namen stehen für Freunde, Lehrer und Schüler, die wir verloren haben, und für Schicksale, über die der Tod Ruhe und Frieden gebreitet hat. Ihr Einsatz für die Kranken und für die Ideale unseres Berufes sei uns Vorbild und Mahnung zu Pflichterfüllung und Bescheidenheit, um vor der letzten Verantwortung bestehen zu können. Ihnen allen gilt unser Dank.

Ich bitte Sie, sich zu Ehren der Verstorbenen zu erheben. − Ich danke Ihnen.

Begrüßungsansprachen

Präsident Prof. Dr. med. Horst Hamelmann: Wir hören jetzt die Grußworte einiger unserer Gäste. Es spricht zunächst Herr Ministerialrat Prof. Dr. Steinbach in Vertretung der Bundesministerin für Jugend, Familie, Frauen und Gesundheit, Frau Prof. Dr. Lehr.

Ministerialrat Prof. Dr. Steinbach: Herr Präsident, meine sehr geehrten Damen und Herren, verehrte Kollegen! Ich habe die große Ehre, die Grüße der Bundesregierung zu überbringen, insbesondere die des Bundeskanzlers Dr. Kohl und der Ministerin Frau Prof. Dr. Ursula Lehr. Sie haben freundlicherweise die Frau Ministerin zu dieser Veranstaltung eingeladen. Sie befindet sich aber auf einer schon lange festgelegten Reise weit weg und bittet um Ihr Verständnis, daß sie nicht selbst kommen kann.

Das Grußwort muß im Rahmen der Veranstaltung kurz sein. Ich will mich deshalb auf ganz wenige Gedanken verlegen.

Die Ausbildung, meine Damen und Herren, interessiert uns gemeinsam; wir sind gemeinsam mit dieser Ausbildung befaßt. Erstmalig bis jetzt − ich will mich vorsichtig ausdrücken − scheint die Chance sich abzuheben, daß wir vielleicht schon für diesen Herbst mit der qualitätsbedingt erforderlichen geringeren Zahl von Studienanfängern rechnen können. Ganz sicher ist dieses noch nicht, doch die Chance besteht jetzt mehr als vorher. Wir wissen aus gemeinsamen Diskussionen um dieses Thema, daß wir von mehr Ausbildungsqualität reden können, soviel wir wollen, daß wir es aber mit diesen Zahlen nicht schaffen werden. Wann immer uns Modelle besserer Ausbildung in anderen Ländern vorgehalten werden, vor kurzem ein Modell von Harvard, und man stellt die Gegenfrage, mit wie vielen Studenten dieses Modell gefahren wird, dann bekommt man die Antwort, mit viel weniger, im Fall Harvard: mit 162. Damit läßt sich gut ausbilden. Sie haben also jetzt vielleicht das erste Mal die Chance, daß sich hier etwas tut.

Das leidige Thema AiP, das viele bedrückt, das viele Sorge macht, womit viele nicht zufrieden sind, möchte ich kurz ansprechen. Wir werden in Zukunft nur noch diesen Berufsanfänger haben, wir werden keine anderen Berufsanfänger haben; er ist nun Wirklichkeit. Der große Kollaps, der uns schon für diesen Herbst prognostiziert worden war, sie werden alle nicht unterkommen, scheint, und ich will mich wieder vorsichtig ausdrücken, sich nicht zu bestätigen, obwohl jeder von uns natürlich im Einzelfall diejenigen genannt bekommt, die bis zur Stunde noch keinen Platz bekommen haben. Aber der große Kollaps, der in den Raum gestellt worden war, findet nicht statt. Ich möchte eigentlich an Sie alle, vor allen Dingen an die in Kliniken Arbeitenden, appellieren, sich dieses Problems anzunehmen. Auch wenn der erste Schub im Herbst einigermaßen gut gegangen ist, die folgenden zwei Schübe werden uns alle noch erheblich herausfordern.

Ich meine, daß die haftungsrechtlichen Probleme inzwischen weitgehend doch durch die öffentliche Meinung, auch durch die amtliche Meinung beruhigt werden konnten. Denn wenn man sich die Haftungsproblematik genau anschaut, so ist sie gar nicht so sehr AiP-spezifisch, sie unterscheidet sich nicht einmal markant von der jeglicher Berufsanfänger in entsprechender Anfangs- und Startposition. Wir haben eine ganze Reihe von Vorschlägen auf dem Tisch, wie die Ärztliche Ausbildungs- und Approbationsordnung auch in Zukunft noch gestaltet werden kann. Das reicht von kleinen Korrekturen bis zu voller Perestroika, alles umzudrehen, auf den Kopf zu stellen.

Durch den Bundesrat und Eigenverpflichtung und auch durch den Konsens mit den Beteiligten, auch mit der Ärzteschaft und den Medizinischen Fakultäten, sehen wir ein dringendes Anliegen vordergründig, das im nächsten Schritt geregelt werden soll, nämlich die engere Verzahnung zwischen Vorklinik und Klinik. Es ist ein inzwischen stehender Konsens, daß es im vorklinischen Bereich schon mehr Begegnung mit den gesunden und den kranken Menschen geben muß. Es soll nicht nur aus Motivationsgründen, damit der junge Student auch etwas anderes als den toten Menschen sieht, geschehen, sondern aus echt didaktisch-methodischen Gründen ist dies erforderlich. Inwieweit wir größere Perestroika der Approbation, der ärztlichen Ausbildung mit ganz anderen Lernmodellen in Angriff nehmen können, die natürlich auch vieles für sich haben, wird sich in Zukunft zeigen. Wir können ganz sicherlich nicht von einem Fach aufs andere das Medizinstudium umdrehen, nachdem die letzte Umdrehung gerade eben sich beginnt zu etablieren und zu festigen.

Meine Damen und Herren! Ich möchte ein zweites Problem kurz ansprechen, ein Gesetz, das wir jetzt für den Sommer vorbereiten und das mit Ihnen dann auch sehr viel zu tun haben wird. Ich meine nicht das Gen-Gesetz, das läuft parallel, es betrifft mehr andere Berufszweige als die Chirurgie, ich meine Medical Devices Gesetz. Sie wissen, das Arzneimittelgesetz beschäftigt sich mit chemischen Stoffen in ihrer chemischen Wirkung auf den Menschen – Arznei –, und man muß nachweisen bei der Zulassung die Wirksamkeit, die Unbedenklichkeit und die Qualität. Nunmehr hat sich in den letzten Jahren ein deutlicher Druck, der nun auch von der EG übernommen wird, herausgestellt, daß auch die physikalischen Einwirkungen auf den Menschen, Materialien, die wir ihm physikalisch zumuten, etwa als Endoprothese, etwa als Schrittmacher, etwa als Apparat, der in ihn hineingeführt wird, die Weichmacherproblematik der Schläuche, der Einmalspritze, um nur ein Beispiel zu sagen, in diesem mit dem schönen Titel versehenen Gesetz Medical Devices geregelt werden sollen und müssen. Dieses Medical Devices Gesetz wird also, und jetzt fürchte ich eigentlich etwas deutsche Totalität in diesen Dingen, jeden Gegenstand, den Sie in der Hand haben und irgendwo an den Menschen fügen, eines Tages genauso in Zulassung bringen wie derzeit die Arzneimittel. Es gibt so etwas, und das empfinden Sie mit uns, unter dem Druck stehen auch wir, wie eine Regelungswut, und viele Menschen, besonders die, die sich für sehr progressiv halten, zeichnen sich durch eine besondere Regelungswut aus. Ich bin persönlich ganz fest davon überzeugt, daß, wenn wir nun auch noch die physikalische Einwirkung unserer Materialien auf den Menschen geregelt haben, dann diejenigen, die gleich weiterregeln wollen, sich ganz sicherlich als nächstes unsere Verfahren und Methodiken ansehen werden, und daß wir dann möglicherweise, da male ich ein Schreckgespenst an die Wand, bei bestehender Regelungswut, wenn sie nicht noch einmal abebbt, auch noch ein Billroth I und einen Billroth II eines Tages beim BGA zulassen müssen, statt ihn sich wissenschaftlich bewähren zu lassen, wie es augenblicklich der Fall ist. Ich hoffe, daß so ein Horrorgebilde nie eintritt.

Der dritte Gedanke, der mir im Zusammenhang mit Ihrem Kongreß und dem sehr vielgestaltigen Programm kommt, der Herr Präsident hat es angesprochen, ist die Geschichte mit der Lebensqualität. Wir wissen, und wir haben damit viel zu schaffen, daß, besonders in sozialkritischen Seminaren, auch der hohe Stand der Technologie beanstandet wird, zum Teil wahrscheinlich auch mit Berechtigung, aber vielerorts auch blindlings beanstandet wird bis zu der Stunde, wo der Kritiker selbst in Not kommt und dann natürlich diese Segnungen selber gleichwohl in Anspruch nimmt. An der Stelle versöhnt sich das dann wieder.

In diesem Zusammenhang sehe ich in Ihrem Programm sehr gern die Auseinandersetzung mit der Lebensqualität, die auch wir sehr viel im Gesundheitswesen politisch zu führen haben. Ich habe immer ein wenig den Eindruck, daß besonders von der sehr kritischen Warte her das, was Behandlungs- und Operationsergebnis ist, viel zu sehr mit dem Gesunden verglichen wird als mit der Krankheit und dem Behinderungszustand, der Ausgangspunkt für die jeweilige Maßnahme war, und die Entwicklung, die sich aus diesem Krankheits- oder Behinderungsbild ergeben hat. Deshalb halte ich es für sehr wichtig, daß Sie in Ihrem Programm bei der Auseinandersetzung mit diesem Punkt, besonders auch in der Kinderchirurgie, gerade die Frage der Kriterien, der Zusammenhänge und der Einbindung dieser Lebensqualität bearbeiten.

Es gäbe vieles in der sehr großartigen Rede des Herrn Präsidenten, auf das ich gerne einginge, aber ein Grußwort darf nicht länger als fünf Minuten sein. Ich danke für Ihre Aufmerksamkeit.

Präsident Prof. Dr. med. Horst Hamelmann: Vielen Dank für Ihre freundlichen Worte. In der Hinwendung zum Patienten und im Einsatz für den jungen Arzt, den Sie angesprochen haben, verbinden uns gemeinsame Probleme und Interessen. Danke schön.

Ich bitte nun Frau Staatsministerin Dr. Berghofer-Weichner als Vertreterin der Bayerischen Staatsregierung um ein Grußwort.

Frau Staatsministerium Dr. Berghofer-Weichner: Herr Präsident, meine sehr geehrten Damen und Herren! Zu dieser Eröffnungssitzung des 106. Kongresses der Deutschen Gesellschaft für Chirurgie heiße ich Sie in München herzlich willkommen.

Ich freue mich, daß mir nach Jahren, wenn auch nicht mehr als Vertreterin des Kultusministeriums, sondern jetzt als Stellvertreterin des Bayerischen Ministerpräsidenten, die Aufgabe zugefallen ist, Sie zu Beginn Ihres Kongresses in unserer bayerischen Landeshauptstadt zu begrüßen.

Ich überbringe Ihnen die besten Wünsche unseres Bayerischen Ministerpräsidenten Dr. Max Streibl und der gesamten Bayerischen Staatsregierung, verbunden mit guten Wünschen für einen erfolgreichen Kongreß und einen angenehmen Aufenthalt.

Die Hauptthemen Ihres Kongresses reichen von der Lebensqualität nach operativen Eingriffen über die Fortschritte der Leberchirurgie bis hin zu neuen technischen und methodischen Antworten in der Chirurgie. Eine Gesamtschau Ihrer Einzelvorträge läßt erkennen, daß Sie eine fachübergreifende interdisziplinäre Zusammenarbeit zum Wohle des kranken oder gesundheitlich beeinträchtigen Menschen für notwendig erachten. Über die chirurgische Versorgung hinaus wollen Sie auch andere Fachrichtungen in die Behandlung einbinden. Der Weg geht also weg vom Superspezialisten zur Gesamtschau aller medizinischen Vorgänge.

Von Ihren breitgefächerten Themen hat auch mich Ihr Leitthema „Lebensqualität nach operativen Eingriffen" besonders interessiert. Was ist Lebensqualität heute? Ein Modewort, ein Klischee, ein neues Etikett? Im allgemeinen wird der Begriff so verstanden, daß umfassendes menschliches Wohlbefinden die eigentliche Zielrichtung jeder Sozial-, Wirtschafts- und Gesellschaftspolitik sein müßte. Bedeutsam erscheint mir, daß mit dem Begriff der Lebensqualität ein Prozeß des Umdenkens eingeleitet wurde. Vom rein quantitativen Denken, das aus dem wirtschaftspolitischen Bereich in der Vergangenheit zunehmend auch auf die individuelle Lebenssituation des einzelnen übernommen wurde, ist eine Neuorientierung hin zu mehr Qualität im Leben feststellbar. Neben den materiellen sind auch die immateriellen Werte wieder im Blickpunkt.

Was aber ist die Frage nach der Qualität des Lebens dann anders als die Frage nach dem Sinn des Lebens? Das Wissen über Physiologie und Pathophysiologie, über Krankheitsvorgänge und Heilungsmöglichkeiten hat sich in einem rasanten Tempo entwickelt. Die Klaviatur, auf der Chirurgen spielen, um mit operativen Mitteln Krankheit zu heilen, hat sich in diesem Jahrhundert von wenigen Tönen auf viele Oktaven erweitert.

Ich wähle nicht ohne Absicht dieses musikalische Beispiel; denn ich weiß um die Affinität zwischen Musikalität und medizinischer Begabung. Das ist doch auch ein Thema, das Sie interessiert.

Der 3. Dezember 1967, der Tag, an dem Professor Barnard, die erste Herzübertragung von Mensch zu Mensch durchführte, ist sicherlich ein neuer Ton auf dem chirurgischen Klavier. Die Fortschritte auf dem Gebiet der Mikrochirurgie, der rekonstruktiven oder plastischen Chirurgie und der Transplantationschirurgie und der Tumorchirurgie der letzten Jahre haben die Tastatur nicht nur erweitert, sondern lassen das Klavier auch immer wohltönender erklingen.

Ich – und nicht nur ich – fragen aber, ob in unserem technischen Zeitalter nicht allzu leicht die Versuchung besteht, sich den Menschen als Maschine mit unendlichen Reparaturmöglichkeiten vorzustellen und damit ihn vielleicht sogar wirklich unsterblich zu machen. Gerade die Möglichkeit der Transplantationschirurgie verführen möglicherweise zu der so freilich nicht richtigen Einschätzung, daß ein perfekter Motor, in meinem Beispiel das Herz, beliebig ausgetauscht werden könnte.

Die Medizin erhält heute viele Kräfte am Leben, bei denen dies noch vor ein paar Jahren nicht möglich gewesen wäre. Darunter sind Beispielsfälle, bei denen die Frage nach der Lebensqualität in ganz besonderem Maße gestellt wurde, etwa beim Schicksal derjenigen, die nach über zehnjährigem Koma an einer Maschine dann doch irgendwann sterben. Durch die Kusnt der Medizin werden heute zahlreiche Bewußtlose am Leben erhalten; viele, aber nicht alle davon mit der Chance, wieder voll ins Leben zurückzukehren – ein sicherlich ganz schwieriges medizinisches und ethisches Problem.

Meine Damen und Herren! Als Justizministerin muß ich für eine umfassende patientengerechte Aufklärung vor ärztlicher Behandlung und Operation eintreten, damit der einzelne über das, was ihn nach seiner Behandlung erwartet oder erwarten könnte, nicht im unklaren bleibt. Was nützt der bestgelungene Eingriff, wenn die Erwartung des Patienten ganz anders war? Was nützt höchste chirurgische Kunst, wenn dadurch keine Verbesserung der Lebensqualität erzielt wird, die auch von vielen rein subjektiven Elementen bestimmt wird?

Aufklärung wird aber zum psychisch belastenden Risikofaktor, wenn sie allzu subtil ohne Einfühlungsvermögen in den Patienten und seine Angst erfolgt. Ich meine, daß hier ein Punkt ist, bei dem das Gespräch zwischen Arzt und Jurist weiterhin nötig ist.

Ein wichtiger Aspekt verantwortungsvoller Chirurgie bleibt das Bemühen des einzelnen Arztes, den wünschenswerten chirurgischen Fortschritt nicht zum Selbstzweck zu erheben, sondern zum Wohl seines Patienten zu nutzen. Der chirurgische Alltag verlangt hier teils schwerste Gewissensentscheidungen. Professor Zeitler äußerte vor kurzen, der Arzt müsse neben seinen medizinischen Fähigkeiten auch seine Gewissensfähigkeit nachweisen können.

Meine Damen und Herren! Auch mir geht es so: Es böte sich an, noch vieles zu sagen. Auch ich halte mich an den gesteckten Rahmen. Vor Ihnen liegen vier Tage harter beruflicher Fortbildung zum Wohle Ihrer Patienten. Ich hoffe, daß Ihnen und Ihren Angehörigen dennoch einige Stunden bleiben, um in München und seiner reizvollen Umgebung auszuspannen und die Lebensqualität unseres bayerischen Landes kennenzulernen.

In diesem Sinne wünsche ich einen angenehmen und erfolgreichen Kongreßverlauf.

Präsident Prof. Dr. med. Horst Hamelmann: Frau Staatsministerin, ich bedanke mich für Ihr Verständnis gegenüber unseren Problemen und auch die Betonung der Notwendigkeit einer humanen Beziehung zwischen Arzt und Patient. Danke schön.

Ich bitte jetzt Herrn Bürgermeister Dr. Zehetmeier, uns das Grußwort der Stadt München zu überbringen.

Dr. Zehetmeier, Bürgermeister der Landeshauptstadt München: Herr Präsident Professor Hamelmann, Frau Staatsministerin Dr. Berghofer-Weichner, meine Damen und Herren! Die Bedächtigkeit, die der Elektromotor walten ließ, die Leinwand herunterzulassen und dann wieder hochzuziehen, muß zu einem Zeitabzug führen, der natürlich mich als Münchner Bürgermeister und als den Aufsichtsratsvorsitzenden der Münchner Messegesellschaft betrifft, die das zu verantworten hat.

Meine sehr verehrten Damen und Herren! Ich entbiete die herzlichen Grüße der bayerischen Landeshauptstadt. Sie haben sich als Motto Ihrer Beratungen unter anderem vorgenommen, über chirurgischen Fortschritt und Lebensqualität zu sprechen.

Gerade der jährliche Kongreß der Deutschen Gesellschaft für Chirurgie hat sich in begrüßenswerter Weise stets auch mit den psychologischen und ethischen Fragen auseinandergesetzt, die der Fortschritt und die technischen Möglichkeiten gebracht haben. Gern erinnere ich mich bei dieser Thematik des großen Münchner Chirurgen, Ihres Lehrers, Herr Professor Hamelmann, Professor Ruolf Zenker, der einmal gesagt hat:

Mag die Technik in der Medizin noch so weit fortschreiten und mögen die Menschen noch so sehr durch Apparate sich beeindrucken lassen, so muß sich der Arzt doch immer wieder fragen, wie er in diesem Wandel der Medizin dem Kranken menschliches Vertrauen schenken kann.

Zu diesem menschlichen Vertrauen gehört auch und gerade das persönliche Gespräch mit dem Patienten, das neben allen wissenschaftlichen Entscheidungshilfen und neben den medizinisch-technischen Möglichkeiten des chirurgischen Fortschrittes wichtige Gesichtspunkte für die Sicherung der Lebensqualität des Patienten liefern kann.

Leider hat der akute Pflegekräftemangel, es wurde schon angesprochen, auch in unserer Stadt dazu geführt, daß für menschliche Zuwendung in unseren Krankenhäusern nicht mehr genügend Zeit aufgebracht werden kann.

Wir haben uns im Stadtrat mit diesen Problemen mehrfach befaßt, und wir haben einen Maßnahmenkatalog beschlossen, der dazu beitragen soll, diese Situation zu verbessern. Wir wollen zum Beispiel die Abteilungsschwester einführen, um die Aufstiegschancen der Pflegekräfte zu verbessern, und wir müssen uns bemühen, mehr Dienstwohnungen bereitzustellen. Die Stadt führt auch − ob das eine Verbesserung ist, weiß ich nicht, aber es ist eine Notmaßnahme, die unumgänglich ist − einen auf zwei Jahre verkürzten Ausbildungslehrgang für Krankenpflegepersonal durch; außerdem bieten wir seit Beginn dieses Monats einen Wiedereingliederungskurs für ehemalige Pflegekräfte an − Versuche, mit dieser Situation fertig zu werden.

Meine sehr verehrten Damen und Herren! Ich möchte mich bei Ihnen bedanken, daß Sie München mit diesem wichtigen und weit darüber hinauswirkenden Kongreß wieder die Ehre gegeben haben. Ich wünsche Ihnen einen erfolgreichen Kongreßverlauf und einen angenehmen Aufenthalt in diesem frühlingshaften München.

Präsident Prof. Dr. med. Horst Hamelmann: Vielen Dank, Herr Bürgermeister Dr. Zehetmeier, für Ihre freundlichen Worte. Wir hoffen, daß Ihre Vorstellungen Erfolg haben. München liegt uns allen ja nicht nur als Kongreßstadt am Herzen.

Es spricht jetzt Herr Prof. Kock aus Göteborg für die ausländischen Gäste.

Prof. Dr. Kock: Herr Präsident, Hohes Präsidium, meine verehrten Damen und Herren! Ich habe mich sehr gefreut, als ich von Ihnen, Herr Präsident, die ehrenvolle Einladung erhielt, im Namen der ausländischen Teilnehmer das Grußwort zu sprechen.

Ich glaube, daß Sie, Herr Präsident, mir diese Ehre erwiesen haben aufgrund der alten und neuen Beziehungen zwischen unseren Universitätskliniken in Kiel und Göteborg und auch wegen unserer mehrjährigen Freundschaft.

Sie haben vielleicht in mir den Repräsentanten für die skandinavischen Chirurgen gesehen. Obwohl mein Wohnort und Lehrstuhl in Göteborg ist, bin ich noch ein finnischer Staatsbürger. Ich habe sowohl in den Vereinigten Staaten als auch in der Schweiz und in der Bundesrepublik gearbeitet. Darum freue ich mich sehr, daß ich im Namen aller ausländischen Teilnehmer sprechen darf.

Vor dem Zweiten Weltkrieg hatte die deutsche Chirurgie eine leitende Stellung in der Welt, und für die jungen skandinavischen Chirurgen war es eine Selbstverständlichkeit, zur Fortbildung eine Zeit in deutschen Kliniken zu verbringen. Diese jungen Chirurgen waren immer willkommen bei den deutschen Chirurgen, und diese Schüler haben die Beziehungen zu der deutschen Chirurgie gut verwaltet, und dann haben sie die Chirurgie nach Skandinavien gebracht. In den Nachkriegsjahren war die Initiative der deutschen Chirurgie verlorengegangen. Darum kann ich mit besonderer Freude feststellen, daß die deutsche Chirurgie auf dem Weg ist, ihren alten Ruhm und Rang wieder zu gewinnen.

Die große Expansion der Chirurgie während der letzten Jahrzehnte hat eine Aufteilung in immer kleinere Spezialitäten erzwungen, und die Schwerpunkte der Chirurgie sind jetzt über die ganze Welt verteilt. Die einfachen und guten Kommunikationen machen heute die schnelle Verbreitung von neuen Erkenntnissen, Ideen, Methoden und Fortschritten möglich.

Es ist meine Überzeugung, daß die internationalen Beziehungen mit dem Austausch von Erfahrungen und Ausbildung, der Zusammenarbeit über die Grenzen und die schnelle Verbreitung von neuen Methoden etc. in der Zukunft von noch größerer Bedeutung als heute sein werden.

Darum meine ich, daß diese große deutsche Versammlung von Chirurgen nicht nur für die deutschen Chirurgen von größter Bedeutung ist, sondern auch für die ganze internationale Chirurgie. Die chirurgische Entwicklung wird hier wissenschaftlich beleuchtet, praktische Chirurgie wird diskutiert und die Kontroversen in der Chirurgie werden debattiert. Die hohe Qualität der Präsentation und die Diskussionen erlangen immer größeres Interesse und locken immer mehr Teilnehmer an. Das Resultat dieser Kongresse wird überall abgewartet und notiert.

Sehr geehrter Herr Präsident! Im Namen der hier anwesenden Ausländer danke ich Ihnen für die große Gastfreundschaft, die wir Ausländer bei der Deutschen Gesellschaft für Chirurgie stets genießen. Ich spreche unsere besten Wünsche für das erfolgreiche Gelingen dieser Tagung aus. Ich danke Ihnen.

Präsident Prof. Dr. Horst Hamelmann: Herr Kock, vielen Dank für Ihre freundlichen Worte! Sie haben die traditionellen Verbindungen der skandinavischen und der deutschen Chirurgen betont. Ich danke Ihnen besonders für Ihre persönlichen Bemühungen, diese Tradition zu erhalten und zu fördern. Wir möchten Sie als Freunde hier aufnehmen, und wir hoffen, daß Sie sich in München und auf diesem Kongreß wohl fühlen.

Ehrungen

Präsident Prof. Dr. med. Horst Hamelmann: Meine Damen und Herren! Hervorragende Persönlichkeiten unserer Gesellschaft zu ehren oder auszuzeichnen, wird stets mit Freude vom Präsidenten wahrgenommen. Es bedeutet Anerkennung und Dank für außergewöhnliche Leistungen, für die Jüngeren auch Ansporn zu weiterem Streben.

Ich bitte die Herren Professor Schwaiger und Gelbke, zu mir aufs Podium zu kommen.

Zu Ehrenmitgliedern können nach der Satzung unserer Gesellschaft Persönlichkeiten ernannt werden, die sich um die Entwicklung und die Förderung der Chirurgie hervorragend verdient gemacht haben.

Die Deutsche Gesellschaft für Chirurgie ernennt Herrn Prof. Dr. med. Max Schwaiger, Freiburg/Breisgau, zu ihrem Ehrenmitglied. Mit dieser Ernennung ehrt die Deutsche Gesellschaft für Chirurgie eine hervorragende Chirurgenpersönlichkeit für seine Verdienste um die klinische Chirurgie und für wegweisende wissenschaftliche Arbeiten. Sie dankt ihm ganz besonders für die erfolgreiche und vorbildliche Tätigkeit als Generalsekretär der Gesellschaft.
München, den 29. März 1989

Herzlichen Glückwunsch!

Prof. Dr. med. Schwaiger: Ich danke Ihnen, sehr verehrter Herr Präsident, und dem Präsidium für diese hohe Auszeichnung, die ich als Anerkennung meiner chirurgischen Lebensarbeit und meiner Tätigkeit als Generalsekretär empfinden darf.

Doch in einem solchen Augenblick kann die Dankbarkeit nicht nur dem Heute gelten. Sie gilt meinen Lehrern, dem Münchner Pathologen Ludwig Singer und dem unvergeßlichen großen Chirurgen Karl Heinrich Bauer. Sie gilt unserer Gesellschaft, der ich in vierzigjähriger Mitgliedschaft viele Impulse verdanke. Sie gilt insbesondere den Präsidenten meiner Tätigkeitsperiode als Generalsekretär. Sie gilt schließlich meinen Mitarbeitern an den Kliniken Köln-Merheim, Marburg und Freiburg und last, not least den Mitarbeitern der Geschäftsstelle in der Elektrastraße in München. Herzlichen Dank!

Präsident Prof. Dr. med. Horst Hamelmann: Die Deutsche Gesellschaft für Chirurgie ernennt Herrn Prof. Dr. med. Heinz Gelbke, Ludwigshafen, zu ihrem Ehrenmitglied.

Mit dieser Ernennung bringt die Deutsche Gesellschaft für Chirurgie die Anerkennung eines hervorragenden Chirurgen zum Ausdruck, der durch seine chirurgische Kunst, durch sein wissenschaftliches Wirken und sein Lebenswerk zum Ansehen der deutschen Chirurgie beigetragen hat.
München, den 29. März 1989

Herzlichen Glückwunsch!

Prof. Dr. med. Gelbke: Herrn Präsident, ich danke Ihnen und den Herren unseres Präsidiums aufrichtig für diese ehrenvolle Auszeichnung.

Verehrte Gäste, liebe Mitglieder! Wenn einem alten Mann eine solche Ehrung zuteil wird, dann seien ihm ein paar Worte persönlichen Dankes und Gedenkens gestattet.

Zuerst und zumeist danke ich meiner Frau, daß sie mich vor 48 Jahren genommen, ein Leben lang geliebt, mir drei tüchtige Söhne geschenkt und mir in meinem Lebenskampf den Rücken freigehalten hat.

In Ehrfurcht gedenke ich des Genius loci der Göttinger Klinik und meiner Prägung durch die drei dortigen Ehrenmitglieder:

Ich denke mit Respekt an die Diszipliniertheit des 1960 verstorbenen Emeritus Rudolf Stich, dem ich nach dem Krieg noch assistieren durfte.

In Ehrfurcht gedenke ich der singulären Persönlichkeit meines 1976 verstorbenen Chefs Hans Hellner, dem ich meinen chirurgischen Werdegang verdanke und den ich in meiner Präsidentenrede 1973 hier zu würdigen versucht habe.

Gern denke ich an den Bremer Kinderchirurgen Fritz Rehbein, der in Göttingen mein Oberarzt und Operationszuchtmeister war.

Ich denke dankbar an meine Mitarbeiter der Ludwigshafener Klinik, zuvorderst an meine getreuen ehemaligen ersten Oberärzte Berghoff, Buschmann, Hafner, Mittelbach und Kümmel. Mittelbach erhielt 1975 hier den Jubiläumspreis. Dank auch meinem Chefanästhesisten Werner Thüringer.

Ich denke in Dankbarkeit an meine Kollegen und Freunde von der österreichischen Gesellschaft für Chirurgie, deren Mitglied ich bin, wobei mir besonders die Grazer Klinik mit Julius Kraft-Kinz und Wolfgang Köle am Herzen liegen.

Last, not least danke ich den Kollegen des Deutschen Herzzentrums in München, insbesondere dem Internisten und Kardiologen Werner Rudolf und meinem Operateur Fritz Sebening, dessen dreifacher aortokoronarer Bypass 1981 mir bislang eine Lebenszeitverlängerung von 12,5 Prozent erbrachte.

Deshalb: Es lebe die auf Wissenschaft gegründete Chirurgie. Das war mein Katechismus und mein Schwanengesang vor Ihnen. Ich danke Ihnen allen.

Präsident Prof. Dr. med. Horst Hamelmann: Ich bitte jetzt Herrn Professor Böhmig zu mir zu kommen.

Korrespondierende Mitglieder können nach der Satzung unserer Gesellschaft namhafte ausländische Kollegen werden, die sich um die Chirurgie verdient gemacht haben und durch Besuche unserer Kongresse und durch ihre Gastfreundschaft an ihren eigenen Arbeitsstätten die enge Verbindung zur deutschen Chirurgie zum Ausdruck gebracht haben. Die Wahl fiel auf Herrn Prof. Böhmig.

Die Deutsche Gesellschaft für Chirurgie ernennt Herrn Prof. Dr. med. Hans Jörg Böhmig, Primarius des Allgemeinen öffentlichen Krankenhauses der Elisabethinen in Linz/Österreich, in Würdigung seiner hervorragenden Verdienste als Kliniker und Wissenschaftler um die Förderung der Chirurgie in dankbarer Anerkennung seiner engen Verbundenheit seit Jahrzehnten mit unserer Gesellschaft und vielen deutschen Chirurgen zu ihrem korrespondierenden Mitglied.
München, 29. März 1989

Ganz herzlichen Glückwunsch!

Prof. Dr. med. Hans Jörg Böhmig: Herr Präsident, liebe Kolleginnen und Kollegen! Ich danke Ihnen sehr herzlich für die ehrenvolle Ernennung zum korrespondierenden Mitglied. Wenn ich auch genau weiß, daß diese Auszeichnung weniger meiner Person als der so vielgestaltigen und herzlichen Verbindung der deutschen und der österreichischen Chirurgie gilt, so werden Sie mir doch zugestehen, daß ich mich auch persönlich sehr darüber freue und daß ich diese korrespondierende Mitgliedschaft als einen ganz persönlichen Auftrag ansehe. Und wenn ich noch hinzufügen darf: Meine Lebensqualität hat sich jetzt sicher erhöht.

Preisverleihungen

Präsident Prof. Dr. med. Horst Hamelmann: Ich bitte jetzt Herrn Prof. Lorenz zu mir zu kommen.

Der Jubiläumspreis der Fa. Braun/Melsungen wird an Persönlichkeiten vergeben, die sich um die Weiterentwicklung der klinischen Chirurgie besonders verdient gemacht haben und damit einen Beitrag zur wesentlichen Verbesserung der Krankenbehandlung auf dem Gebiet der Chirurgie leisteten. Die Urkunde lautet:

Die Deutsche Gesellschaft für Chirurgie verleiht Herrn Prof. Dr. med. Wilfried Lorenz, Leiter des Instituts für theoretische Chirurgie, Zentrum für operative Medizin I der Universität Marburg den Jubiläumspreis der Firma B. Braun/Melsungen.

Sie würdigt damit seine hervorragende Arbeit über die Bedeutung des Histamins bei der Ulcus-Entstehung und auf dem Gebiet der perioperativen Risikoforschung und Entscheidungsfindung in der Chirurgie sowie seine Tätigkeit für die Verbesserung klinischer Studien.

Ich freue mich, daß diese Auszeichnung einem Wissenschaftler zuteil wird, der sich mit ganzer Kraft und vollem Herzen für die Chirurgie einsetzt. Herzlichen Glückwunsch!

Dr. med. Wilfried Lorenz: Herr Präsident, meine sehr verehrten Damen und Herren! Die Verleihung des Jubiläumspreises, vor allem auch seine Begründung, bedeuten für mich viel. Es ist nicht häufig, daß eine wissenschaftliche Gesellschaft kontroverse Wege wohlwollend begleitet. Mir wurde dieses Glück zuteil.

Mein Lehrer Eugen Wehrle vermittelte nicht nur die Biochemie, sondern auch den rechten Umgang mit den Chirurgen. Mit Zenker und Feifel entstand die erste integrierte Arbeitsgruppe, mit Hamelmann und Troidl das System des Marburger Experiments, mit Röher und Thon die theoretische Chirurgie, mit Rothmund und Gotzen nach der Teilung unserer Klinik in partnerschaftlicher Kontinuität. Für die niemals aufgegebene Verbindung zu unserem früheren Teilgebiet Anästhesie steht über 20 Jahre Alfred Doenicke. Perioperative Risikoforschung ist ohne diese Verbindung heute nicht möglich.

Gemeinsam mit vielen anderen, mit meinen Kollegen und Freunden auch im Präsidium, meinen Mitarbeitern, meiner Frau und meiner Familie wurden das Kennzeichen all meiner Arbeit. Nehmen Sie deshalb als meinen Dank diesen glücklichen Tag als Ihren Tag. Vielen Dank.

Präsident Prof. Dr. med. Horst Hamelmann: Ich bitte jetzt Herrn Prof. Bretschneider zu mir zu kommen.

Der Erich-Lexer-Preis der Ethicon GmbH dient der rekonstruktiven Chirurgie unter Einschluß des zeitweiligen und endgültigen Organersatzes. Die Urkunde lautet:

Die Deutsche Gesellschaft für Chirurgie verleiht ihrem Mitglied Herrn Prof. Dr. med. Hans Jürgen Bretschneider, Göttingen, in Würdigung seiner Verdienste auf dem Gebiet der Organtransplantation den Erich-Lexer-Preis 1989 der Firma Ethicon. Sie ehrt damit seine besonderen Verdienste auf dem Gebiet der Organprotektion im Rahmen der Transplantationschirurgie.

Herzlichen Glückwunsch, Herr Professor!

Prof. Dr. med. Hans Jürgen Bretschneider: Herr Präsident! Ich glaube, Sie haben schon alles gesagt, was zu dieser Sache zu sagen war. Wenn ich noch etwas hinzufügen darf, dann wäre zu sagen, daß ich ja ursprünglich weder Physiologe noch Chirurg gewesen bin, sondern Internist, und daß mich Herr Heberer gewissermaßen für die experimentelle Chirurgie gewonnen hat und daß von da aus die wesentlichen Impulse letztlich zur Organprotektion wie zur Organtransplantation ausgegangen sind. Insofern möchte ich mich nicht nur bei Ihnen und dem Präsidium, sondern auch bei Herrn Heberer bedanken.

Präsident Prof. Dr. med. Horst Hamelmann: Ich bitte jetzt Herrn Prof. Weissauer.

Die Werner-Körte-Medaille in Gold wird an Ärzte verliehen, die sich in langjähriger Tätigkeit besondere Verdienste um die Geschäftsführung, den inneren Aufbau oder die Organisation der Deutschen Gesellschaft für Chirurgie erworben haben oder Aufgabengebiete der Gesellschaft wesentlich förderten. In Ausnahmefällen kann sie auch an Nichtärzte verliehen werden. Die Urkunde lautet:

Die Deutsche Gesellschaft für Chirurgie verleiht Herrn Prof. Dr. med. h.c. Walter Weissauer, Wendelstein, in Anerkennung seiner Verdienste um die Gesellschaft die Werner-Körte-Medaille in Gold. Mit dieser Verleihung würdigt die Deutsche Gesellschaft für Chirurgie seine großen Verdienste als juristischer Berater. Sie dankt damit für die jahrelange vertrauensvolle Zusammenarbeit zum Wohle der Gesellschaft und vieler ihrer Mitglieder.
München, 29. März 1989

Ich freue mich für Sie über diese Auszeichnung.

Prof. Dr. med. h.c. Walter Weissauer: Hochverehrter Herr Präsident, meine Damen und Herren! Ich danke der Deutschen Gesellschaft für Chirurgie und vor allem dem Präsidium der Gesellschaft für diese hohe Ehre.

DieRegelungswut, die heute schon angesprochen wurde, schadet der Entwicklung der Medizin und insbesondere der Entwicklung der Chirurgie. Sie schadet noch sehr viel mehr, so meine ich, dem Recht; denn Rechtssicherheit ist ohne Rechtsbeständigkeit nicht vorstellbar. Sie bedeutet eine harte und vielleicht die härteste Herausforderung für den, der versucht, zwischen Recht und Medizin als ehrlicher Makler zu vermitteln. Lassen Sie mich versuchen, diese Aufgabe auch in den nächsten Jahren mit einiger Fortune zu erfüllen! Danke schön.

Präsident Prof. Dr. med. Horst Hamelmann: Meine Damen und Herren! Zum festlichen Abschluß erklingt gleich die Jubilation von Herbert Haufrecht. Herrn Dankwart Schmidt und seinem Bläserensemble sei herzlich gedankt. Wir machen dann eine kurze Pause, damit sich einige unserer Gäste verabschieden können. Kurz nach 10 Uhr beginnt die Mitgliederversammlung.

Damit schließe ich die feierliche Eröffnungssitzung.

Mitgliederversammlung (Erster Teil)

Präsident Prof. Dr. med. Horst Hamelmann: Liebe Kolleginnen und Kollegen! Ich eröffne die Mitgliederversammlung. Hierzu wurden Sie in den Mitteilungen der Deutschen Gesellschaft für Chirurgie rechtzeitig eingeladen. Die Tagesordnung sieht im ersten Teil der Mitgliederversammlung lediglich die Bekanntgabe der Vorschläge für die Wahlen und den ersten Teil des Berichts des Generalsekretärs vor. Gestatten Sie nur einen kurzen praktischen Hinweis:

Für die Kurse „Manuelle und apparative Nahtverfahren in der Praxis" am Donnerstag, 14 Uhr 30, und „Praktische Endoskopie" am Samstag, 8 Uhr 30, liegen Listen aus, und zwar ab Donnerstagmorgen bzw. Freitagmorgen. Die interessierten Teilnehmer mögen sich bitte rechtzeitig eintragen, da die Teilnehmerzahl auf 150 bzw. 120 Personen begrenzt ist. Der Einlaß erfolgt dann aufgrund der Eintragung bis fünf Minuten vor Beginn und danach nach Maßgabe der freien Plätze.

Damit gebe ich das Wort an den Herrn Generalsekretär.

Bericht des Generalsekretärs (Erster Teil)

Generalsekretär Prof. Dr. med. Ungeheuer: Herr Präsident, Hohes Präsidium, verehrte Damen und Herren! Fast auf den Tag genau vor zehn Jahren stand ich schon einmal vor Ihnen an dieser Stelle, damals als Präsident. Heute bitte ich Sie um Ihr Vertrauen als Generalsekretär der Deutschen Gesellschaft für Chirurgie.

Die Wahl in dieses durch eine große Kette bewundernswerter Persönlichkeiten geprägten Amtes bedeutete für mich Ansporn und neue, andere Aktivitäten. Ich gestehe, daß ich das Staffelholz gerade im Hinblick auf die große Tradition unserer Gesellschaft und Position des Generalsekretärs mit einiger Beklommenheit übernommen habe. Das Vertrauen des Präsidiums ehrt mich. Mit seiner Wahl hatte es aber auch ebenfalls eine große Verantwortung übernommen.

Die Übernahme der Amtsperiode von meinem Vorgänger im Amt, Herrn Prof. Dr. Schwaiger, am 1. Juli 1988 vollzog sich in Harmonie und war problemlos. Herrn Schwaiger möchte ich heute noch einmal danken für die Einweisung, für die Ratschläge und besonders für die wohlgeordnete Geschäftsstelle mit ihren fest etablierten Tätigkeitsbereichen.

Erwarten Sie von mir jetzt bitte keine Aussage darüber, wie ich mein Amt auszuüben gedenke und welche Ziele ich mir gesetzt habe. Ich kann Ihnen aber versichern, weder ein Staatsstreich noch eine sogenannte Wende, die heute immer problematischer würde, sind von mir zu erwarten. Als Generalsekretär fühle ich mich den Mitgliedern der Gesellschaft, dem Vorstand und dem Präsidium bei all meinem Tun verpflichtet und eng verbunden. Darüber hinaus hoffe ich, daß ich die jüngeren Mitglieder und auch Nichtmitglieder mehr an die Belange der Gesellschaft heranführen kann. Dies gilt auch für die Tätigkeit in Teilgebieten und Arbeitsgemeinschaften.

Sie alle, meine Damen und Herren, kennen mein Engagement für die Einheit in der Spezialisierung. Auch bei einer Anpassung an den Fortschritt benötigen wir heute mehr denn je diese Einheit für unser geliebtes Gebiet Chirurgie. Strukturreformen in Universitätskliniken und Krankenhäusern jedweder Art sind unabdingbare Voraussetzungen für die Erhaltung unseres anerkannt hohen Leistungsniveaus. Allerdings dürfen sie nicht gültigen Regeln widerlaufen und irrationale Zustände an unseren Kliniken und Krankenhäusern hervorrufen.

Wir alle brauchen Mut und Tatkraft, das heißt ein emotionales Engagement, in das ich besonders auch das von Ihnen, meine Damen und Herren, gewählte Präsidium mit einbeziehe. Nur wer eine Vision von zukünftigen Aufgaben, Problemen und deren Lösungsmöglichkeiten hat, bringt auch die große Kraft auf, die es braucht, um neue Strategien durchzusetzen. Ich rufe insbesondere die Nachwuchsgeneration noch einmal zur Mitarbeit, zu Loyalität und zu Geschichtsbewußtsein auf. Leistung,

Einsatz, Liebe zum Fach, aber auch zur Nation werden den Ruf der deutschen Chirurgie erhalten und festigen. Intensivere Kontakte zwischen den beiden Gesellschaften unseres Vaterlandes gehören ebenfalls zu einem vordringlichen Anliegen von mir. Ich hege kein Mißtrauen in die Zukunft. Ich fürchte nicht, was vor uns liegt.

Meine Damen und Herren! Nun zum eigentlichen Bericht. Es wurden 1988 165 neue Mitglieder aufgenommen. Damit hat sich die Gesamtzahl auf 3918 erhöht. Allen neuen Mitgliedern rufe ich ein herzliches Willkommen zu und hoffe, daß durch beiderseitiges Nehmen und Geben eine fruchtbare Zusammenarbeit entsteht.

Wie Sie unserem Mitteilungsblatt entnehmen konnten, versuchen wir durch eine gezielte Werbung mehr Mitglieder nicht nur für unsere Gesellschaft, sondern, wie ich schon gesagt habe, auch für die Sektionen zu gewinnen. Wir haben jetzt acht Arbeitsgemeinschaften, allerdings mit sehr unterschiedlichen Mitgliederzahlen. Ich werde darüber in der nächsten Mitgliederversammlung am Freitagnachmittag noch einmal ausführlicher berichten.

Die Tätigkeiten in den Bereichen der Bundesärztekammer wie zum Beispiel Weiterbildung, Wissenschaftlicher Beirat, Verkehrs- und Notfallmedizin, und in der Arbeitsgemeinschaft Medizinischer Wissenschaftlicher Fachgesellschaften (AMWF) haben erheblich an Umfang zugenommen. Aber auch die vielen Aktivitäten in unseren Sektionen und Arbeitsgemeinschaften der Deutschen Gesellschaft für Chirurgie sowie in den Ausschüssen und in den Kommissionen sind erheblich angestiegen. Aus Zeitgründen kann hier nicht darüber berichtet werden. Das Wesentliche wird immer wieder in den Mitteilungen nachzulesen sein.

Wir danken auch für den intensiven Kontakt mit dem Berufsverband der deutschen Chirurgen, seinem Präsidenten Herrn Dr. Hempel und dem Präsidium. Insbesondere in den berufspolitischen Fragen, haben wir engen Kontakt. Die Deutsche Gesellschaft für Chirurgie kann sich aus den berufspolitischen Fragen nicht mehr heraushalten. Wir müssen hier ebenso wie auch der Berufsverband aktiv bleiben. Eine ad hoc einzuberufende gemeinsame Kommission soll je nach Sachverhalt tätig werden. Dann werden gemeinsame Beschlüsse gefaßt, wobei die Teilgebiete paritätisch dabei sind. Wir hoffen, daß wir mit diesen dann auch etwas mehr Gehör an den zuständigen Stellen, zum Beispiel in Weiterbildungsfragen bei dem Ständigen Ausschuß für Weiterbildung, erfahren.

Wie in den Einladungen in den Heften 1 und 2 1989 der Mitteilungen zu unserer Mitgliederversammlung satzungsgemäß bekanntgegeben wurde, sind eine Reihe von freiwerdenden Positionen im Präsidium ab 1. Juli 1989 neu zu besetzen. Darauf hat soeben auch unser Präsident hingewiesen. Das Präsidium hat in seinen Sitzungen vom 23./24. September 1988 und vom 10./11. Februar 1989 dafür folgende Persönlichkeiten nominiert, um sie der Mitgliederversammlung heute für die Wahl vorzuschlagen:

- Herrn Prof. Dr. Wilhelm Hartel, Ulm, als zweiten stellvertretenden Präsidenten und damit für die Amtszeit 1990/91 als Präsidenten unserer Gesellschaft,
- Herrn Prof. Dr. Franz Gall, Erlangen, als leitenden Universitätschirurgen,
- Herrn Prof. Dr. Hartwig Bauer aus Altötting als leitenden Krankenhauschirurgen,
- Herrn Prof. Heiko Denecke, München, als Oberarzt in nichtselbständiger Stellung einer Chirurgischen Universitätsklinik,
- Herrn Dr. Jürgen Bauch, Hannover, als niedergelassenen Arzt für Chirurgie.
- Herrn Prof. Dr. Helmuth Denck, Wien, als Chirurg aus dem deutschsprachigen Ausland.

Vom Präsidium des Berufsverbandes der deutschen Chirurgen wurde wiederum ihr Präsident, Herr Dr. Karl Hempel, Hamburg, für die Wahl in das Präsidium der Deutschen Gesellschaft für Chirurgie nominiert. Unser Präsidium schließt sich dieser Nominierung an.

Für die Sektion Thorax- und Kardiovaskularchirurgie wurde Herr Prof. Ernst Rainer de Vivie, Köln, und für die Sektion Kinderchirurgie Herr Prof. Dr. Halsband, Lübeck, von dem jeweiligen Sektionsvorstand benannt. Das Präsidium der Deutschen Gesellschaft für Chirurgie schlägt sie Ihnen zur Wahl vor.

Alle vorgeschlagenen Persönlichkeiten haben erklärt, daß sie sich zur Wahl stellen. Weitere Vorschläge waren bis zum Beginn dieser Sitzung heute nicht eingegangen.

Die Wahlen finden in der Mitgliederversammlung am 31. März, pünktlich 14 Uhr 30 statt. Ich darf Sie bitten, möglichst rechtzeitig zu kommen, weil wir aus wahltechnischen Gründen die Türen sehr kurz nach 14 Uhr 30 schließen müssen.

Schon im ersten Teil der Mitgliederversammlung möchte ich meinen Dank an die Damen unserer Geschäftsstelle, an der Spitze Frau Koch, Frau Bauer, Frau Hofmann und Frau Blaschke, abstatten. Sie haben wie immer, aber besonders gerade, in diesem Jahr trotz der ihnen nicht leicht gefallenen Umstellung hervorragende Arbeit geleistet. Sie werden Ihnen, meine Damen und Herren, wie jedes Jahr bei Problemen und Fragen im Kongreßbüro zur Verfügung stehen.

Gleichzeitig möchte ich meinen Dank an den Demeter Verlag, Herrn Schüßler, für die Fertigstellung des Tagungsführers abstatten, der in diesem Jahr wegen des zeitlich früher liegenden Kongresses Verlag, Druckerei, aber auch uns alle unter Druck setzte.

Weiterhin kann ich auf die traditionelle Einladung der Bayerischen Staatsregierung für unsere ausländischen Kollegen und Freunde hinweisen. Der Empfang findet heute abend im Kaisersaal der Residenz, 19 Uhr, statt. Wir freuen uns, daß dieser Staatsempfang die alte Tradition des Präsidiums, nämlich Verbindungen mit unseren ausländischen Kolleginnen und Kollegen zu vertiefen und neue Kontakte zu knüpfen, fortsetzen wird. Der Bayerischen Staatsregierung sei dafür zu danken. Die Einladungskarten sind am Kongreßbüro abzuholen. Die Teilnahme an diesem Empfang ist nur für geladene Gäste.

Unser Dank gilt weiterhin auch der Messegesellschaft. Nach den nicht ganz leichten Verhandlungen haben wir, wie Sie alle heute vormittag schon bemerkt haben, durch eine räumliche Umorganisation eine erhebliche Kosten- und Preisreduzierung bei der Messegesellschaft erreicht. Dennoch ist auch jetzt immer noch nicht gesichert, inwieweit durch die zukünftige Preisentwicklung in München der Standort bleiben kann oder eben ein Ortswechsel unseres Kongresses nach 1991 erforderlich wird. Mein Bestreben wird sein, dies ist sicherlich auch im Sinne aller Mitglieder, bei unveränderten Mitgliedsbeiträgen den Standort München halten zu können.

Am Schluß meiner Mitteilungen darf ich Sie, meine Damen und Herren, ganz besonders an den Besuch der Industrieausstellung erinnern. Sie wissen alle, welche Probleme gerade durch das jetzt in Kraft getretene Gesundheitsreformgesetz nicht nur für die Ärzte, sondern besonders auch für die sogenannte Medizinindustrie aufgetreten sind. Ohne die großzügige Mitwirkung der Pharma- und Apparatemedizin an unserem Kongreß — hier schließe ich auch die Sponsoren ein, die im Tagungsführer aufgeführt sind — wäre ein Kongreß dieser Art nicht möglich.

Ich darf Ihnen viel Erfolg und auch viel Freude bei unserem Kongreß wünschen, womit ich, Herr Präsident, meinen Bericht beende. Danke schön.

Präsident Prof. Dr. med. Horst Hamelmann: Vielen Dank für Ihren Bericht, für Ihre einführenden Worte, Ihre Gedanken, die Sie uns mitgeteilt haben. Ich glaube, ich darf Ihnen im Namen aller Mitglieder Glück und Erfolg für Ihre Tätigkeit als Generalsekretär unserer Gesellschaft wünschen.

Damit schließe ich die Mitgliederversammlung und verweise auf den zweiten Teil am Freitag, 14 Uhr 30. Ich danke für Ihr Kommen.

Mitgliederversammlung (Zweiter Teil)

Präsident Prof. Dr. med. Horst Hamelmann: Ich eröffne den zweiten Teil der Mitgliederversammlung, zu der Sie ebenfalls ordnungsgemäß in den Mitteilungsheften 1 und 2 eingeladen worden sind.

Die Tagesordnung ist Ihnen bekannt. Zu dem Tagesordnungspunkt Verschiedenes ist nichts eingegangen.

Ich möchte noch erwähnen, daß Sie vielleicht Herrn Schriefers am Vorstandstisch vermissen. Sie wissen, daß er krank ist. Er ist aber auf dem Wege der Genesung. Wir haben ihm im Namen aller ein Telegramm übersandt.

Wir führen zunächst die Wahlen durch.

Wahlen zum Präsidium

Präsident Prof. Dr. med. Horst Hamelmann: Wir machen darauf aufmerksam, daß nur Mitglieder im Saal sein dürfen, die stimmberechtigt sind. Wenn sich noch ein Nichtmitglied unter Ihnen befinden sollte, möchte ich es höflich bitten, den Saal zu verlassen. – Das ist nicht der Fall. Dann können die Türen geschlossen werden.

Sie haben die Stimmzettel wahrscheinlich schon ausgefüllt oder füllen Sie gerade aus. Sie werden von den Wahlhelfern eingesammelt. Es wird damit gleich begonnen.

Die Wahlvorschläge sind im ersten Teil der Mitgliederversammlung bekanntgegeben worden. Herr Troidl wurde wiederum zum Wahlleiter gewählt.

Die Vertreter der Teilgebiete wurden von ihren Sektionen gewählt. Sie brauchen nur noch bestätigt zu werden.

Die Auszählung der Stimmen geschieht unter der notariellen Aufsicht von Herrn Dr. Beck, bei dem ich mich im Namen der Deutschen Gesellschaft für Chirurgie sehr herzlich bedanke.

Video-Filmpreis 1989

Präsident Prof. Dr. med. Horst Hamelmann: Ich bitte Herrn Wolfgang Teichmann und Frau Beate Herbig aus Hamburg, wenn sie schon wissen, daß sie den Preis verliehen bekommen haben, zu mir zu kommen. – Es ist wahrscheinlich, wie schon oft, noch nicht an ihre Ohren gedrungen. Ich habe auch jetzt erst erfahren, wer die Preisträger sind.

Ich darf bekanntgeben, daß viele lehrreiche Filme eingegangen sind. Der Ausschuß wählte daraus den Beitrag „Etappenlavagetherapie bei diffuser Peritonitis" mit der Begründung:

Der Videofilm stellt in hervorragender Weise Indikation und Technik einer wissenschaftlich begründeten und klinisch bewährten Behandlungsmethode der diffusen Peritonitis dar.

Herzlichen Glückwunsch, Herr Teichmann und Frau Beate Herbig!

Preis für Wissenschaftliche Ausstellung 1989

Präsident Prof. Dr. med. Horst Hamelmann: Das Preisrichterkollegium hatte 17 Arbeiten zu beurteilen. Es hat sich für die Preisträger M. Trede, H. D. Saeger, G. Schwall und M. Bohrer aus dem Klinikum Mannheim der Universität Heidelberg entschieden. Darf ich Herrn Trede oder die Herren gemeinsam zu mir bitten!

Ich möchte dazu sagen, da es ja bis zum letzten Moment geheim ist, so daß niemand weiß, daß er nominiert ist; das wußten wir auch nicht. Aber Sie sind glücklicherweise hier.

Das Exponat der Herren Trede, Saeger, Schwall und Bohrer mit dem Titel: „Früh- und Spätergebnisse der Pankreatektomie" zeichnet sich aus durch hohe kritische Relevanz, klare Illustration und hervorragende didaktische Prägnanz der Darstellung.
Herzlichen Glückwunsch!

Preis für Poster

Präsident Prof. Dr. med. Horst Hamelmann: Die Qualität der Poster war auch in diesem Jahr bemerkenswert gut, so daß die Auswahl entsprechend schwierig war. Der Ausschuß zeichnete den Beitrag von H. R. Kortmann, D. Wolter, U. Lindmüller und B. Engwicht aus Hamburg aus: „Computergesteuerte pneumatische Belastung und dreidimensionale on-line-Messung der Bewegungsauslenkung humaner Wirbelsegmente".

Diese Arbeit stellt ein neues und originelles Meßverfahren dar, mit dem Stabilitätsverluste und Stabilitätsgewinne dreidimensional im Experiment meßbar werden. Es ist zu erwarten, daß für die Klinik neue Gesichtspunkte für stabilisierende Eingriffe gewonnen werden können.
Herzlichen Glückwunsch, Herr Kortmann!

Meine Damen und Herren, ich schließe meinen Bericht an:
1. Das Thema dieses Kongresses „Chirurgische Fortschritte und Lebensqualität" ist von vielen Seiten begrüßt worden. Immer, wenn der Fortschritt triumphiert, wächst auch die Kritik. Die Kritik gegen den technischen Fortschritt schallt uns in der Gegenwart laut und manchmal sogar schrill und feindlich entgegen. Es ist ungünstig, aus der Verteidigerposition agieren zu müssen. Wir wollen deshalb darstellen, wie wir die modernen Möglichkeiten der Technik in den Dienst der Humanität stellen. Unsere Chirurgie hat auf diesem Gebiet Nachholbedarf. Nur eine verschwindend kleine Zahl von Autoren hat sich in unserem Lande wissenschaftlich mit diesem Thema befaßt. Es war deshalb für die Referenten keine leicht zu bewältigende Aufgabe, ihr Thema aus dem Blickpunkt der Lebensqualität abzuhandeln.
Für Ihre Mühe und die teilweise meisterlichen Darstellungen möchte ich ihnen vielmals danken.
Ich bedanke mich insbesondere bei den Rednern, die aus eigener Erfahrung berichtet haben. Auch die Referenten der Teilgebiete, insbesondere die Kinderchirurgen, haben sich mit großem Entgegenkommen auf dieses Thema eingestellt.
2. Wenn man die Zahl der eingegangenen Vortragsanmeldungen betrachtet, befindet sich unsere Chirurgie nicht nur optisch im Aufwind. Unter fast 1100 Einsendungen für freie Vorträge und Forum 228 auszusuchen, ist für die dafür verantwortlichen Gremien und letzten Endes für den Präsidenten eine unlösbare Aufgabe. Das macht die Auswahl für die freien Vorträge ebenso schwer wie die anonyme Auswahl für das Forum. So bitte ich um Entschuldigung für alle vermeintlichen „Ungerechtigkeiten".
3. Die große Beteiligung kann optimistisch als Plädoyer für die Beibehaltung der Form unseres Kongresses angesehen werden, in welchem sich das Gebiet „Chirurgie" in seiner ganzen Vielfältigkeit darstellt.
Trotz der erweiterten Tätigkeit der regionalen Gesellschaften, des Berufsverbandes und der Arbeitsgemeinschaften sollen wir uns weiterhin zu dem Erlebnis des großen Chirurgenkongresses bekennen.
4. Der Generalsekretär, Herr Prof. Ungeheuer, hat die Deutsche Gesellschaft für Chirurgie seit langen Jahren unterstützt und aktiv in den verschiedenen Ausschüssen mitgearbeitet. Kaum ein anderer hat soviel Einblick in die Belange und Aufgabe unserer Gesellschaft wie er. Ich bin ihm außerordentlich dankbar, daß er mir bei den Vorbereitungen zu diesem Kongreß zur Seite stand und sich unermüdlich für dessen Gestaltung und Gelingen eingesetzt hat.
5. Allen Mitgliedern empfehle ich das Lesen der Mitteilungen der Deutschen Gesellschaft für Chirurgie". Sie enthalten wichtige Hinweise auf Termine, Informationen über Entwicklungen unserer Gesellschaft und darüber hinaus interessante und lesenswerte Beiträge.
6. Ich begrüße vor allen Dingen die jungen Mitglieder sehr herzlich. Durch sie erfährt die Gesellschaft die ständige Erneuerung, von der sie lebt. Alle jungen Kollegen, die noch nicht Mitglieder der Gesellschaft sind, möchte ich auffordern, diesen Schritt zu tun.
Ich danke Ihnen für Ihre Aufmerksamkeit und bitte den Herrn Generalsekretär um seinen Bericht.

Bericht des Generalsekretärs (Zweiter Teil)

Generalsekretär Prof. Dr. med. E. Ungeheuer: Herr Präsident, Hohes Präsidium, meine Damen und Herren! Auch in diesem Jahr wurden wieder Reisestipendien vergeben. Es standen dafür 40000 DM zur Verfügung, so daß wir an vier Bewerber je 10000 DM für ihre Bildungsreise auszahlen können.

Als Vorsitzender des Ausschusses hatte ich den Ausschußmitgliedern vorgeschlagen, selbstverständlich bei entsprechender Begründung des Antrags und vorliegender Qualifikation, zunächst einmal die Teilgebietsvertreter, die sich beworben haben, zu berücksichtigen. Nach den Untersuchungen, die ich angestellt habe, waren Mitglieder von Teilgebieten in den letzten Jahren nicht dabeigewesen; sie hatten sich anscheinend nicht darum beworben.

So war es diesmal möglich, an Herrn Dr. Josten, Unfallchirurgische Klinik Bergmannsheil in Bochum, und an Prof. Meier von der Chirurgischen Universitätskinderklinik Münster je 10000 DM zu vergeben. Der dritte Stipendiat ist ein Oberarzt eines Krankenhauses.

Von den insgesamt 50 bisher vergebenen Stipendien unserer Gesellschaft ist Herr Privatdozent Dr. Probst, Frankfurt, der fünfte Vertreter aus den nichtuniversitären Kliniken.

Das vierte Stipendium wurde Herrn Privatdozent Wilker, München, zuerkannt.

Die Kosten, um Ihnen einen Begriff zu geben, die wir seit Bestehen der Stipendien bisher dafür aufgewandt haben, belaufen sich auf etwa 750000 DM. Das ist ein stattlicher Betrag.

Nach den Bestimmungen müssen die Stipendiaten einen Bericht abgeben. Sie müssen spätestens in neun Monaten ihre Reise angetreten haben. Auf die Abgabe der Berichte möchte ich ganz besonders hinweisen, damit wir diese immer wieder unseren Mitgliedern in den Mitteilungsblättern auch kundgeben können. Es interessiert uns alle, was sie gesehen und was sie an Institutionen besucht haben.

Ich komme zu einer mir sehr am Herzen liegenden Angelegenheit, nämlich die Erstellung des Chirurgenverzeichnisses. Schon vor meinem Amtsantritt wurde ich von verschiedenen Seiten auf die Notwendigkeit einer Neuauflage hingewiesen. Auch Herr Schwaiger hat immer wieder gesagt, das ist jetzt fällig, weil wir zehn Jahre lang keine Neuauflage mehr gehabt haben. Das hohe Niveau der Chirurgie verlangt natürlich entsprechend den derzeitigen Strukturen unseres Gebietes eine andere Einteilung der Personalien und des Werdegangs. Ort und Zeiten insbesondere der Weiterbildung in den Spezialgebieten der Chirurgie sind besonders jetzt gefragt. Um die Publikationen aber auch nur einigermaßen übersichtlich darstellen zu können, war es notwendig, daß eine strenge Auswahl der aufzuführenden Arbeiten vorgenommen wird. Ich bitte alle Mitglieder, davon abzusehen, Photokopien ihres Beitrages aus dem Jahre 1978 einzureichen, wir können sie nicht verwenden. Wir müssen sie dann wieder zurückschicken, damit sie entsprechend den Anleitungen in den Fragebogen ausgefüllt werden. Bisher wurden 14 000 in diesem Sinne erarbeitete Fragebögen an Chirurgen in Deutschland, Österreich und der Schweiz, also auch an Nichtmitglieder, verschickt. Die Enttäuschung beim Studium der bisher zurückgesandten Fragebogen war bei etwa 50 Prozent infolge der völlig insuffizienten Datenangaben verständlicherweise groß.

Ich appelliere heute noch einmal an alle Kollegen, die, wie ich schon gesagt habe, ordnungsgemäße Wiedergabe zu beachten, sonst ist der Fragebogen nicht zu verwerten. Wir haben aus diesen Gründen auch den Rücksendeschlußtermin, der ursprünglich auf den 31. März angesetzt war, auf den 30. Juni 1989 verlängert.

In diesem Zusammenhang möchte ich einen Hinweis geben, der mir besonders von der Geschäftsstelle aufgetragen war, daß Sie bei Änderung der Adressen, wenigstens die Geschäftsstelle orientieren, damit wir auch in unserem Computer die Änderung vornehmen können.

Unsere Videothek hat bei Mitgliedern und Nichtmitgliedern weiteres großes Interesse geweckt. 1988 war eine Steigerung der Verleih- und Verkaufsvorgänge um über 160 Prozent gegenüber dem Vorjahr zu verzeichnen. Das Präsidium hat daher beschlossen, die Bestimmungen dahingehend zu ändern, daß nunmehr auch Nichtmitglieder bei leichter Anhebung der Schutzgebühr Videofilme ausleihen und auch kaufen können. Der mit dem Ausleihen und dem Verkauf verbundene Organisations- und Kostenaufwand wird in großzügiger Weise weiterhin von der Firma B. Braun-Dexon übernommen.

Im Jahre 1988 wurden trotz der steigenden Nachfrage und der daraus resultierenden erhöhten Einnahmen von der Fa. B. Braun-Dexon über 32 000 DM zugeschossen und ausgegeben. Dafür sollten wir der Firma noch einmal ganz besonders Dank sagen. Den Veranstaltern von Tagungen und Symposien jeglicher Art sei die Kontaktaufnahme mit unserer Videothek in Spangenberg sehr empfohlen.

Ein anderer Punkt: Auf Beschluß des Präsidiums wurde vor einem Jahr bei der Bundesärztekammer für das Gebiet Chirurgie die Zusatzbezeichnung „Handchirurgie" beantragt. Ein Ausschuß, bestehend aus den Herren Schade, Vertreter der niedergelassenen Chirurgen, Kuner und Lanz, Vertreter der Unfallchirurgen, Mühlbauer, Vertreter der plastischen Chirurgie und dem Generalsekretär als Ausschußvorsitzenden hatte ein Curriculum erarbeitet, das nunmehr vom Präsidium verabschiedet und an die Bundesärztekammer zu dem vorliegenden Antrag, der schon vor einem Jahr eingereicht wurde, nachgereicht worden ist.

Besonders erfreulich sind auch noch einmal die Aktivitäten der Arbeitsgemeinschaften zu erwähnen; ich habe es in der letzten Sitzung schon einmal getan. Es kann aber nicht genügend darauf hingewiesen werden, daß die Arbeitsgemeinschaften eine außerordentlich wichtige Funktion bezüglich der Abgrenzung unserer wissenschaftlichen und praktischen Aufgaben gegenüber anderen Fachgesellschaften und Spezialgebieten wahrzunehmen haben. Sie sind meiner Ansicht nach nicht nur Vorposten und Verteidiger von Spezialbereichen unseres großen Gebietes, sondern sie sind auch als Avantgarde bei der Weiterentwicklung von diagnostischen und therapeutischen Tätigkeiten anzusehen. Den Vorsitzenden und den Ausrichtern von Symposien der Arbeitsgemeinschaften seien für die Thematik unter anderem auch die Beachtung der neuen Richtlinien der Weiterbildungsordnung empfohlen. Die von den Vorsitzenden vorgetragenen Berichte in der letzten Präsidiumssitzung vor drei Tagen werden Ihnen in den Mitteilungen zugänglich gemacht.

Längst ist das Datum 1992 wegen der sogenannten Harmonisierung zu einer magischen Zahl geworden, die besonders Kollegen mancher Teilgebiete in ihren mythischen Bann gezogen hat. Um klare Vorstellungen bezüglich eventuell bevorstehender Veränderungen im gesamten chirurgischen Bereich für die Zeit nach 1992 zu bekommen, hat in der Präsidiumssitzung am 11. Februar 1989 der Hauptgeschäftsführer der Bundesärztekammer, Herr Dr. Brauer, auf Einladung dazu gesprochen und sich auch den Präsidiumsmitgliedern zur Diskussion gestellt. Herr Dr. Brauer ist seit Jahren der ständige Vertreter der Bundesrepublik Deutschland bei der Kommission in Brüssel. Nach seinen Ausführungen wird sich im Gebiet und – das ist meiner Ansicht nach sehr wesentlich – besonders auch in den Teilgebieten in bezug auf die Weiterbildungsordnung nach 1992 kaum etwas ändern. Er führte zum Schluß seiner Rede folgendes aus; ich zitiere wörtlich:

„In keiner Institution der Europäischen Gemeinschaft wird eine Harmonisierung der Aus-, geschweige denn der Weiterbildung angestrebt, da die zuständigen nationalen wie internationalen Gremien sich darüber im klaren sind, daß dies in der EG nicht verwirklicht werden kann. Es wird daher auch von niemand gefordert."

Für uns hoffe ich, daß die als unpassend, ja sogar als diskriminierend angesehene Bezeichnung „Teilgebiet" durch „Spezialgebiet" bzw. „Schwerpunktgebiet" ersetzt werden kann. Meine ersten Gespräche darüber mit Herrn Vilmar dem Präsidenten der Bundesärztekammer, Herrn Sewering dem Vorsitzenden des ständigen Ausschusses der Weiterbildung, und dem Hauptgeschäftsführer Dr. Brauer verliefen gut. Allerdings ist das Problem nur auf dem Deutschen Ärztetag zu lösen. Leider verfügen wir Chirurgen über sehr wenige Delegierte; unsere Aktivitäten dort lassen mit Sicherheit zu wünschen übrig. Das ist auch ein Problem, das von vielen verkannt wird.

Noch eine große Zahl von anderen Aktivitäten, die von mir bereits in der letzten Mitgliederversammlung angesprochen wurden, möchte ich ganz kurz erwähnen. Da ist der wissenschaftliche Beirat, da ist die AWMF, die Arbeitsgemeinschaft Medizinisch-Wissenschaftlicher Fachgesellschaften, die Deutsche interdisziplinäre Vereinigung für Intensivmedizin (DIVI) usw. Aber darüber wird immer in den Mitteilungen berichtet. Ich kann mich daher kurz fassen.

Lassen Sie mich aber eine uns alle angehende sehr wichtige Entwicklung noch kurz anführen. Wie Sie alle gehört und bemerkt haben, waren in diesem Jahr zehn offizielle Herren als Delegierte der Gesellschaft für Chirurgie der DDR zu uns gekommen. Daß unter ihnen einige Kollegen sind, die zum ersten Mal zu uns konnten, erfüllt uns mit ganz besonderer Freude. Zur Verbesserung und zur Intensivierung der Verbindungen der beiden Chirurgengesellschaften sind erstmals seit einem Vierteljahr offizielle Kontakte zwischen dem 1. Vorsitzenden der Gesellschaft für Chirurgie der DDR und dem Generalsekretär als Vertreter des Präsidiums der Deutschen Gesellschaft für Chirurgie auf schriftlichem und mündlichem Weg aufgenommen worden. Das Bestreben unsererseits gilt den Kollegen im anderen Teil Deutschlands zu helfen, unsere Kongresse und unsere medizinischen Einrichtungen zu besuchen und kennenzulernen. Es soll und darf nicht bei einer Limitierung von Delegationen bleiben. Es muß die Pflicht derjenigen, die das bessere Los gezogen haben, bleiben, nach Ausweitung der fachlichen und damit auch der menschlichen Verbindungen zu trachten. In diesem Sinne werde ich die angelaufenen Bemühungen fortsetzen, insbesondere nachdem der 1. Vorsitzende der Gesellschaft für Chirurgie der DDR, Herr Reding, nunmehr Verhandlungen mit seinen Behörden aufgenommen hat. Er hat sie allerdings als schwierig bezeichnet.

Es bleibt mir jetzt zum Schluß nur noch, Dank abzustatten. Dank wieder einmal an die Geschäftsstelle, ich habe es schon in meiner ersten Miteilung hier getan, aber ich kann es nochmals wiederholen. Wiederum darf ich auch den Direktoren und den Kollegen der drei Münchner Universitätskliniken für die Hilfe und für die Durchführung der wissenschaftlichen Posterausstellung, Dia-Projekte usw. herzlich Dank sagen. Stellvertretend für alle möchte ich Herrn Privatdozent Dr. Lange, Oberarzt der Chirurgischen Klinik r.d. Isar, meine besondere Anerkennung und meinen Dank aussprechen. Er war bisher in vielen Organisationsfragen, besonders auch beim Rahmenprogramm, der Münchner Ansprechpartner für Präsident und Präsidenta.

Herrn Professor Gericke und Herrn Professor Brobmann sei ebenfalls für die Arbeit und die Betreuung in der Pressestelle gedankt. Die Unterstützung der Firma Selecta ist in diesem Jahr ebenfalls nicht schlechter geworden. Es wurde zwar einmal angedroht, daß man uns nicht mehr so unterstützen könnte, aber ich glaube, wir haben da einen Weg gefunden, so daß es mit der Pressestelle so weitergehen kann wie bisher.

Meine Damen und Herren! Am Ende meines Berichtes darf ich an Sie alle meine herzliche Bitte richten: Werben Sie bei den jüngeren Kollegen, bei der jüngeren Generation für die Mitgliedschaft in der Deutschen Gesellschaft für Chirurgie. Dadurch sichern diese sich auch die Mitbestimmung in unseren Organen. Das sind die Mitgliederversammlung und das von dieser gewählte Präsidium mit Vorstand. Ich danke Ihnen.

Präsident Prof. Dr. med. Horst Hamelmann: Vielen Dank, Herr Generalsekretär, für Ihren Bericht. Wir alle sind Ihnen für die immense Arbeit, die Sie zu leisten haben, zu Dank verpflichtet.

Ergebnisse der Wahlen zum Präsidium

Präsident Prof. Dr. med. Horst Hamelmann: Ich darf gleich pauschal sagen, daß alle Kandidaten mit absoluter Mehrheit gewählt worden sind.

Zum zweiten stellvertretenden Präsidenten 1989/90 und dann Präsidenten 1990/91 wurde Herr Hartel aus Ulm gewählt. Ich frage Sie, Herr Hartel: Nehmen Sie die Wahl an?

Prof. Dr. med. Wilhelm Hartel: Herr Präsident, Hohes Präsidium, liebe Kolleginnen und Kollegen! Dem Präsidium danke ich für die Nominierung, Ihnen allen für die Wahl. Ich nehme die Wahl an. Ich bin mir der großen Freude, aber auch der Verantwortung bewußt.

Es ist gute Tradition, in diesem Augenblick der Menschen zu gedenken, die einen an diesen Platz gebracht haben, der schließlich einen Höhepunkt in unserem Chirurgenleben darstellt.

Das waren in erster Linie meine Eltern, die in schweren Nachkriegsjahren mir eine Freiheit geschenkt haben, aus der heraus eine volle Entwicklung möglich war.

Unvergessen sind mir die Lehrer des Quirinus-Gymnasiums in Neuss, denen ich die Grundlage verdanke, auf denen Studium, Beruf und Leben aufzubauen waren.

Edgar Ungeheuer war von den Tagen der Chirurgischen Universitätsklinik Frankfurt her als Oberarzt und später als Chef des Nordwest-Krankenhauses mein Vorbild. Seine einfache chirurgische Technik mit hoher Effizienz war bestechend. Klinik und Chirurgie und Patient waren bei ihm in besten Händen und Reden und Handeln stimmten überein. Die 13 Jahre bei Ihnen möchte ich nicht vermissen. Sie waren für mich prägend. Vielen Dank.

Ich möchte aber auch meinen Mitarbeitern danken, die kameradschaftlich-loyal mit mir den Weg hierhier, der nicht einfach war, gegangen sind.

Ganz besonders habe ich meiner Familie zu danken, die immer dann bei mir war, wenn ein Chirurg nicht allein sein sollte.

Und jetzt noch eine Bitte: Daß ich mit Ihrer Hilfe der großen Tradition dieser Gesellschaft gerecht werde! Vielen Dank.

Präsident Prof. Dr. med. Horst Hamelmann: Als leitender Universitätschirurg wurde Herr Gall, Erlangen, gewählt. Ich frage Sie, Herr Gall: Nehmen Sie die Wahl an?

Prof. Dr. med. Franz Gall: Ich bedanke mich für das Vertrauen und nehme die Wahl an.

Präsident Prof. Dr. med. Horst Hamelmann: Als leitender Krankenhauschirurg wurde Herr H. Bauer, Altötting, gewählt. Ich frage Sie, nehmen Sie die Wahl an?

Prof. Dr. med. Hartwig Bauer: Ich danke Ihnen sehr und nehme die Wahl an.

Präsident Prof. Dr. med. Horst Hamelmann: Als Oberarzt in nichtselbständiger Stellung an einer chirurgischen Universitätsklinik auf Vorschlag des Präsidiums wurde Herr Denecke, München, gewählt. Herr Denecke, nehmen Sie die Wahl an?

Prof. Dr. med. Dr. Heiko Denecke: Ich danke für das Vertrauen und nehme die Wahl an.

Präsident Prof. Dr. med. Horst Hamelmann: Als niedergelassener Arzt der Chirurgie Herr J. Bauch, Hannover. Ich frage Sie: Nehmen sie die Wahl an?

Dr. med. Jürgen Bauch: Ich danken Ihnen für das Vertrauen und nehme die Wahl an.

Präsident Prof. Dr. med. Horst Hamelmann: Als Chirurg aus dem deutschsprachigen Ausland wurde H. Denck aus Wien gewählt. Herr Denck, sind Sie bereit?

Prof. Dr. med. Helmuth Denck: Ich danke sehr für das Vertrauen und hoffe, daß ich es erfüllen kann.

Präsident Prof. Dr. med. Horst Hamelmann: Als Vertreter der Sektion Thoraxcardiovascularchirurgie wurde Herr E.R.de Vivie aus Köln gewählt. Er hat mir vorher gesagt, da er dringend abberufen wurde, daß er bereit ist, die Wahl anzunehmen.

Als Vertreter der Sektion Kinderchirurgie wurde Herr H. Halsband aus Lübeck gewählt. Herr Halsband, sind Sie bereit?

Prof. Dr. med. Heinrich Halsband: Ich nehme die Wahl an und bedanke mich.

Präsident Prof. Dr. med. Horst Hamelmann: Als Vertreter des Berufsverbandes der deutschen Chirurgen e.V. wurde Herr Karl Hempel, Hamburg, gewählt. Herr Hempel, sind Sie bereit?

Dr. med. Karl Hempel: Ich nehme die Wahl an und bedanke mich.

Präsident Prof. Dr. med. Horst Hamelmann: Damit haben wir die Wahlen abgeschlossen.

Bericht des Schatzmeisters

Herr Präsident, meine sehr veehrten Kolleginnen und Kollegen.

Ich freue mich Ihnen in diesem Jahr wieder über eine positive Jahresabschlußbilanz berichten zu können. Die Ursachen für das negative Ergebnis 1987 waren ja − wie ich Ihnen an dieser Stelle mitteilte − durch die damals neue räumliche Kongreßgestaltung, speziell durch die kostspieligen Saaleinbauten in der Halle 3 bedingt.

Die vorgenommenen Maßnahmen zur Einsparung − gerade in diesem Bereich − haben dazu geführt, daß die Kongreßveranstaltung 1988 − bedingt auch durch eine größere Industrieausstellung − einen Überschuß von 37 TDM ergab.

Es wurde 1988 jedoch nicht nur gespart, sondern durch Spenden − wobei eine Initiative unseres jetzigen Generalsekretärs eine beträchtliche Summe einbrachte − unser Vermögen und die Möglichkeit Rücklagen zu machen gemehrt.

Der Jahresabschlußbericht 1988 und die Prüfung der Rechnungslegung unserer Gesellschaft wurde − wie in den Vorjahren − durch den Münchner bzw. Rosenheimer Wirtschaftsprüfer Dr. jur. Mihm durchgeführt.

Der Abschluß der Gegenüberstellung der Einnahmen und Ausgaben ergab ohne Zinsen und Wertpapierberücksichtigung einen Überschuß von 196 TDM.

Von dem für uns zuständigen Finanzamt für Körperschaften in Berlin wurden wir mit Schreiben vom 30. August 1988 von der Körperschaftssteuer und der Kapitalertragssteuer befreit.

Für dieses Jahr ist zu sagen und vom Präsidenten und Generalsekretär schon mehrfach angedeutet, durch Fortfall des Saales 4 mit einer Einsparung von rund 80 TDM zu rechnen.

Auch ich danke den Damen in der Geschäftsstelle für die im letzten Jahr geleistete Arbeit und möchte dabei für den mir zu vertretenden Bereich unsere Buchhalterin Frau Blaschke besonders hervorheben.

Präsident Prof. Dr. med. Horst Hamelmann: Herr Dohrmann, ich danke Ihnen für Ihren außerordentlich vorbildlichen Einsatz. Sie haben in diesem Jahr wegen vieler Umstellungen und Veränderungen ein besonderes Arbeitspensum geleistet. Wir haben allen Grund, Ihnen für Ihre außerordentliche Mühe zu danken.

Bericht der Kassenprüfer

Präsident Prof. Dr. med. Horst Hamelmann: Die Rechnung wurde von den Herren Zumtobel und Bauer geprüft. Ich darf sie um Ihren Bericht bitten.

Dr. med. Zumtobel: Verehrtes Präsidium, verehrte Mitgliederversammlung! Herr Bauer aus Altötting und ich haben unabhängig voneinander die Buchführung und das Kassenwesen sorgfältig geprüft. Wir haben uns sehr über den positiven Abschluß gefreut und keinen Punkt der Kritik gefunden. Wir bitten die Mitgliederversammlung, den Schatzmeister und das Präsidium zu entlasten.

Präsident Prof. Dr. med. Horst Hamelmann: Ich bitte dazu um Ihre Handzeichen. – Gegenstimen? – Enthaltungen? - Damit wurde die Entlastung erteilt.

Meine Damen und Herren! Damit schließe ich die Mitgliederversammlung. Ich bedanke mich für Ihr Kommen und hoffe, daß Sie in München noch zwei schöne und anregende Tage erleben. Ich mache insbesondere noch auf die Schlußveranstaltung aufmerksam.

Schlußveranstaltung

Präsident Prof. Dr. med. Horst Hamelmann: Meine sehr verehrten Damen und Herren! Hiermit eröffne ich die Schlußveranstaltung unseres Kongresses.

Die vier Tage standen unter dem Bekenntnis zum Fortschritt, zum technischen und medizinischen Fortschritt, der nur unter dem Schutz humanitärer und ethischer Normen akzeptiert werden kann und sich an wissenschaftlichen Kriterien der Lebensqualität orientieren muß. Wir haben damit zum Nachdenken angeregt, uns gleichsam einen Spiegel vorgehalten und unser Tun reflektiert. Die handwerkliche Dominanz unseres Faches prägt und begrenzt unsere Betrachtungsweise.

Die notwendige kritische Distanz, die Überprüfung und Erneuerung unseres Wissens und unserer Tätigkeit bedarf oftmals des Anstoßes und der Erleuchtung von außen.

So bin ich dankbar, daß Professor Dr. Kurt Hübner, der langjährige Präsident der Gesellschaft für Philosopie in Deutschland, zu uns sprechen wird. Er hat mit seinen bedeutenden Beiträgen zur Philosophie der Physik und der Kritik der wissenschaftlichen Vernunft viele Denkanstöße gegeben. Er wird das Thema Arzt und Patient als Schicksalsgemeinschaft aus philosophischer Sicht beleuchten. Bitte schön, Herr Hübner!

Prof. Dr. phil. K. Hübner (Kiel): Herr Präsident, meine sehr verehrten Damen und Herren! Mit einem Wort Schillers möchte ich beginnen, das, wie ich meine, unter allen Ärzten Sie als Chirurgen besonders angeht:

„Nicht ohne Schaudern greift des Menschen Hand in des Geschicks geheimnisvolle Urne."[1]

Ist es so? Oder ist der naturwissenschaftlich aufgeklärte Mensch heute frei von solchem Schauder vor dem nicht mehr Faßbaren, dem nicht mehr Machbaren und Schicksalhaften? Ist das nicht alles ein Relikt eines längst überwundenen Mythos?

Andererseits: Ist in der ärztlichen Praxis von heute ein reiner Glaube an die Wissenschaft und ein blindes Vertrauen in sie wirklich durchzuhalten? Oder müssen wir dabei nicht auch auf andere Bereiche zurückgreifen, die tief in die geistigen Zusammenhänge unserer Kultur hinabreichen? Wie gehen Sie mit dem Unvorhersehbaren, dem Zufall um, aus welcher Quelle speist sich letztlich Ihre Entscheidungsfähigkeit?

Versuchen wir, auf diese Fragen durch eine Analyse typischer Beispiele aus dem heutigen Arzt-Patient-Alltag eine Antwort zu finden. Und so beginne ich mit einer Geschichte.

1. Ein Beispiel für das naturwissenschaftlich geprägte Verhältnis von Arzt und Patient

Herr Meier will mit dem Auto zum TÜV. Dabei fällt ihm ein, daß es wieder einmal an der Zeit sei, etwas für seine Gesundheit zu tun und sich gründlich „durchchecken" zu lassen. Im übrigen fühlt er sich heute wirklich nicht wohl, eigentlich sogar krank. Der Arzt gönnt ihm nur einen flüchtigen Blick, um sich sogleich in seinen Computer zu vertiefen, dem er die Daten des ihm schon bekannten Patienten entnimmt. Dann untersucht er ihn, wie Herrn Meier dünkt, nicht viel anders als der TÜV sein Auto und stellt fest, daß zum Zwecke einer gründlicheren Diagnose die Einschaltung verschiedener Apparate erforderlich ist. In Herrn Meier kommt ein Verdacht auf. Will der Arzt vielleicht nur seine teure Praxiseinrichtung amortisieren? Schließlich wird Herr Meier in ein Krankenhaus überwiesen, wo er sich nur noch als Nummer vorkommt. Eine Operation wird erwogen. Nun verlangt man von ihm eine schriftliche Erklärung, daß er über alle Gefahren aufgeklärt wurde. Auf einmal sieht er in seinen Ärzten – es sind inzwischen viele geworden – lauter mögliche Kontrahenten bei einem Gerichtsverfahren, ja, eine Reihe der an ihm vorgenommenen Maßnahmen haben womöglich nur ihrem eigenen Sicherheitsbedürfnis gedient. Und das Ende von der Geschichte Herrn Meiers? Die höchst komplizierte Operation, ein Meisterwerk moderner Medizin, ist glänzend gelungen, er verläßt das Kranken-

---

[1] Wallensteins Tod, V 184f.

haus als gesunder Mensch und zahlt gerne dafür die Rechnung – pardon, die Krankenversicherung bezahlt sie.

Das Bild, das die Geschichte Herrn Meiers von der heutigen Medizin entwirft, darf natürlich nicht verallgemeinert werden, es entspricht nur einem gewissen, übrigens wie ihr Ende zeigt, durchaus erfolgreichen Typus. Geht man aber den darin geschilderten Tatsachen auf den Grund, so zeigt sich, daß sie eine gemeinsame Wurzel haben und darin alle miteinander zusammenhängen. Man könnte von der Geburt eines Verhältnisses zwischen Arzt und Patient aus dem Geiste naturwissenschaftlich-technologischen Denkens sprechen.

2. Analyse des vorangegangenen Beispiels

Das Grundschema dieses Denkens ist das *Experiment*. Wissenschaftstheoretisch betrachtet ist ein Experiment ein ziemlich komplizierter Vorgang, doch genügt hier die Feststellung, daß dabei an einem materiellen Objekt aufgrund bestimmter Naturgesetze und Zielvorstellungen Handlungen vorgenommen werden.

Übertragen auf die Medizin ergibt sich daraus das Folgende: *Erstens:* Der Patient wird als naturwissenschaftliches *Objekt* und damit rein somatisch behandelt. *Zweitens:* Je exakter dieser Prozeß erfaßt wird, je genauer die naturgesetzlichen Vorgänge beschrieben werden können, denen der Patient als Objekt unterworfen ist, desto größer und kostspieliger der auch sonst in naturwissenschaftlichen Laboratorien benötigte Aufwand. *Drittens:* Daraus folgt eine allgemeine Ökonomisierung der Medizin. Arzt und Patient treten in eine reine Geschäftsbeziehung zueinander, die ja gerade dadurch gekennzeichnet ist, daß sich die Kontrahenten persönlich völlig gleichgültig sind. *Viertens:* Dies alles wie auch das noch Aufzuführende, hat aber in dem Folgenden seinen Mittel- und Schwerpunkt: *Gesundheit und Heilung werden als etwas mehr oder weniger naturgesetzlich Machbares* aufgefaßt. *Fünftens:* Dies hat wiederum zur Folge, daß das Machbare einerseits gemacht werden *muß*, seine hohen Kosten aber andererseits nur von Versicherungen und dem Staat getragen werden können. Damit tritt die Selbstverantwortung des Patienten mehr und mehr in den Hintergrund. *Sechstens:* Wo das Machbare streng definiert ist, läßt sich auch dessen Versäumnis genau bestimmen – so wird das Medizinalwesen in einem früher ungekannten Maße *rechtsfähig*. Arzt und Patient begegnen einander in dem latenten Mißtrauen, sich als Kontrahenten vor Gericht wiederzufinden. Die Neigung, im Arzt eine juristische Person zu sehen, wird durch die in diesem Zusammenhang noch zu erwähnende Aufklärungspflicht weiter verstärkt – wobei ich hier von anderen mit dieser Pflicht noch verbundenen Fragen der Kürze halber absehe. Dies alles führt schließlich *siebtens* dazu, daß die vollkommen passive Rolle, die der Patient hier gegenüber dem Arzt als Macher und Experten übernimmt, daß das Gefühl, durch Gesundheitsbehörden verwaltet zu werden, zu einer latenten Aufmüpfigkeit und einem schleichenden Mißtrauen führen.

3. Ein psychosomatisches Beispiel. Über den Zusammenhang von Krankheit und Kultur der Gegenwart

Wie ich schon sagte, handelt es sich hier um ein sehr einseitiges, wenn auch durchaus zutreffendes Bild des heutigen Verhältnisses zwischen Arzt und Patient. Ergänzen wir es durch eine andere Geschichte, die uns einen anderen Typus dieses Verhältnisses vermittelt.

Frau Müller, um zum Zwecke zeitgenössischer Ausgewogenheit nunmehr von einem weiblichen Wesen zu reden, leidet an Übergewicht und Diabetes. Der Arzt diagnostiziert ferner eine Fettleber, eine chronische Bronchitis, Bluthochdruck und eine beginnende Koronarsklerose. Wird er sich damit begnügen, Frau Müller entsprechende Mittel zu verschreiben? Keineswegs, er wird sich vielmehr gezwungen sehen, mit ihr über ihre Lebensweise zu sprechen. Dabei erfährt er folgendes: Frau Müller hat einen verantwortlichen Posten in einem modernen Industriebetrieb. Damit verfügt sie über ein großes soziales Prestige und einen hohen Lebensstandard. Streß, mangelnde Bewegung, Überarbeitung, das Fehlen menschlicher Kontakte sind aber der Preis dafür. Auch hat sie das Gefühl, ihren eigenen Wertvorstellungen und Leistungsanforderungen nicht zu genügen. Sie ist Kettenraucherin und putscht sich immer wieder mit Bohnenkaffee auf; abends, erschöpft und allein in ihrer Wohnung, sucht sie im Alkohol dem Triebwerk ihres Berufslebens zu entfliehen.

Der Arzt wird ihr nun empfehlen, ihr Leben zu ändern. Aber das ist leichter gesagt als getan. Alle ihre Leiden wurzeln ja in bestimmten Wertvorstellungen einer Wohlstands- und Leistungsgesellschaft, die sie von dieser übernommen hat und mit denen sie sich identifiziert. Sie *will* ja das soziale Prestige und das hohe Einkommen und setzt dafür ihre Gesundheit aufs Spiel. Soll sie ihr Leben ändern, so müßte sie auch ihre Wertvorstellungen aufgeben, nach denen sich ihr ganzes Leben einrichtete und geordnet hat – aber welche anderen stehen zur Verfügung? Es ist für sie vielleicht keine Lösung, nur noch ihrer Gesundheit zu leben, denn man lebt ja nicht nur um zu leben, sondern auch dessentwegen, was das Leben lebens*wert* macht.

Der Fall von Frau Müller läßt sich also nicht allein im Rahmen einer naturwissenschaftlichen Medizin behandeln, weil er ein psychosomatischer ist. Dabei verwende ich das Wort „psychosomatisch" in einem weiteren Sinne als etwa die Psychoanalyse und meine damit allgemein seelisch-leibliche Zusammenhänge. So verstanden ist also zum einen der Fall von Frau Müller psychosomatisch, weil ihre Krankheit unmittelbar mit ihren seelischen Verspannungen, Streß und Enttäuschung zusammenhängt, zum anderen, weil eine ungemäße Lebensweise, die ihr beruflicher Ehrgeiz herausforderte, zu physischen Schäden führte.

Damit komme ich zu dem für den vorliegenden Zusammenhang springenden Punkt: Lebenswerte sind im wesentlichen durch eine bestimmte Kultur vorgegeben, innerhalb derer sich Menschen je bewegen und damit Kinder ihrer Zeit sind. So ist Frau Müller eine typische Vertreterin des modernen Industriezeitalters. Für diese wie für jede Epoche sind aber nicht nur bestimmte Werte, Ideen, Vorstellungen und dergl. kennzeichnend, sondern im unmittelbaren Zusammenhang damit, wie sich gezeigt hat, auch bestimmte Krankheiten. Ja, selbst dies geschieht in Abhängigkeit von einer bestimmten Kultur, wie man sich zu Gesundheit und Krankheit verhält oder was man überhaupt unter „gesund" oder „krank" versteht.

4. Über den Zusammenhang von Medizin und christlicher Kultur des Mittelalters. Hildegard von Bingen

Machen wir einen Sprung in eine ganz andere, von der unseren grundverschiedene Zeit, um uns diese Abhängigkeiten deutlich zu machen. Als Beispiel wähle ich die Heilkunde der Hildegard von Bingen, einer großen Ärztin des 12. Jahrhunderts, die tief im christlichen Glauben wurzelte. Sie war Äbtissin des Klosters von Bingen und verfaßte mehrere, von den damaligen Gelehrten der Welt bewunderte medizinische Bücher. Nicht minder war ihr Ansehen, das sie durch ihre parktische ärztliche Tätigkeit erwarb. Zweifellos zählt sie zu den großen Arztpersönlichkeiten der Medizingeschichte, weil sie wie diese das medizinische Wissen durch die Impulse fortentwickelte, die sie den geistigen Strömungen ihrer Zeit entnahm. Hildegard von Bingen ist geradezu ein Sinnbild der Medizin aus mittelalterlicher und mystischer Frömmigkeit.

Ihre Lehre läßt sich folgendermaßen zusammenfassen: Gott ist die Wurzel des menschlichen Lebens, das, wie die ganze Schöpfung, Geistiges und Leibliches in *Einem* ist. Die Leiblichkeit des Menschen wird, vom Schöpfungsgedanken her gesehen, als etwas ebenso Göttliches wie die Seele betrachtet, die sie belebt. Seit dem Sündenfall Adams ist die Harmonie zwischen beiden gestört. Die Sünde besteht ihrem Wesen nach darin, daß der Mensch sich nicht mehr aus Gott, seinem innersten Quell, also theozentrisch, sondern aus sich selbst, also ego- und anthropozentrisch, versteht. Die Folge ist die Maßlosigkeit, die Hildegard von Bingen personifiziert auftreten und sagen läßt: „Was ich wünsche und suchen kann, will ich auch immer haben ... Warum soll ich nicht ausnützen, was ich bin und habe, wo doch alles Sein auf seinem Eigenrecht besteht?"[2] Solche Maßlosigkeit aber führt nach Hildegard zu Unrast, im Gefolge davon zu Unproduktivität und schließlich zur Melancolia. In der Melancolia nimmt die Frucht der Sünde die deutlichste Gestalt an. Dieser seelische Zustand als Gottesferne formt und bestimmt nun aber auch den Leib, und zwar wieder aufgrund der psychosomatischen Verfassung des Menschen, besonders aufgrund der unmäßigen, oder sagen wir genauer, der dem Menschen ungemäßen Lebensweise, die in der Sünde wurzelt. Hildegard von Bingen wird nicht müde, die so ausgelösten psychosomatischen Prozesse zu erfassen, wobei sie sich freilich der damals üblichen Humoralpathologie bedient, zum Beispiel in der Wechselwirkung zwischen Melancholie und der sog. „schwarzen Galle".

Dem sündigen Menschen ist jedoch durch Christus Erlösung von Sünde und Krankheit widerfahren, so er an ihn glaubt. Das bedeutet natürlich nicht, daß er keine Sünde mehr begehen und keine Krankheit mehr haben wird, denn der Mensch bleibt ein Sohn Adams. Aber wie der Mensch trotz des Fortbestehens der Sünde durch Gottes Gnade entsühnt ist, wenn er glaubt, so kann er auch trotz des Fortbestehens von Krankheit und Gebrechen diese überwinden – beide haben ihren Stachel verloren.

Dies geschieht vor allem durch ein gesundes, gottwohlgefälliges Leben. Deswegen nimmt die Diätetik, die Gesundheitslehre, im medizinischen Werk der Hildegard von Bingen einen zentralen Raum

---

[2] Hildegard von Bingen, Heilkunde, Übers. v. H. Schippergens, Salzburg 1957, S. 288

ein, als Lehre nämlich von einem seelischen wie leiblichen Leben, das im Einklang mit dem Glauben ist. Es besteht im rechten Reden und Schweigen, im rechten – aber keineswegs asketisch bestimmten – Essen und Trinken, in hingebungsvollem Arbeiten und Tätigsein, in Gebet und Meditation. An die Stelle der ego- und anthropozentrischen Maßlosigkeit tritt die gottzugewandte, alles als Gabe und Gnade Gottes verstehende Mäßigung. „Gott", sagt Hildegard, „hält sich nicht in jeder Wohnung auf, die aus sich selbst Bestand haben will; vielmehr liebt Er das Haus" – gemeint ist die Einheit von Leib und Seele –, „das sich selbst nicht kennt, und diesem spendet er die beste Salbe ..."[3] Wo aber der gläubige Mensch dennoch von Krankheit befallen wird, da erwächst ihm die Kraft, sie als Sühne, als Prüfung, als Herausforderung, als Läuterung, als Quell der Besinnung, Umkehr und Wiedergeburt zu verstehen und in Geduld hinzunehmen. Diese Kraft kann Bedingung seiner Heilung sein, sie kann ihn aber auch davor schützen, im Glauben an das dem Menschen letztlich verborgene Sinngeschehen, von trostloser Hoffnungslosigkeit und Verzweiflung erfaßt zu werden, wenn er seiner Krankheit unterliegt.

Hildegard von Bingen sieht jedoch im Lichte ihrer mittelalterlichen Vorstellungswelt nicht nur den Zusammenhang von Krankheit und Kultur sowie das Verhältnis, das der Mensch zu ihnen hat, ganz anders als heute, sondern sie hat auch eine von der gegenwärtigen verschiedene Auffassung davon, was man überhaupt unter „krank" und was unter „gesund" zu verstehen hat. Gesundheit ist für Hildegard von Bingen nicht ein statischer Zustand des Wohlbefindens, sondern ein vitaler Prozeß, in dem der Mensch sein Leben auf Gott hinordnet. Zu einer solchen Gesundheit, als Prozeß verstanden, könne, wie wir gesehen haben, Krankheit und Gebrechen durchaus als konstitutive Elemente gehören. Gesundheit ist in dieser Sicht kraftvolle, sich aus göttlicher Wurzel speisende Lebensbewältigung, sie steht immer in einem umgreifenden Lebenszusammenhang. Deshalb gipfelt das medizinische Credo der Hildegard von Bingen in dem Satz: „Opus verbi viriditas est."[4] Dem Sinne nach: Das Wirken des durch den Erlöser zu uns gekommenen Wortes ist die Gesundheit als Frische des Lebensgrüns – mögen uns auch Sünde und Krankheit beschweren.

Man vergleiche damit die Definition der Gesundheit durch die Weltgesundheitsbehörde, die aus einer anderen Welt zu kommen scheint. Sie lautet: „Gesundheit ist der Zustand völligen körperlichen, seelischen und sozialen Wohlbefindens und nicht allein das Fehlen von Krankheit und Gebrechen."[5] Sind wir nach dieser Definition nicht *alle* krank? Denn wer verfügt schon über ein *völliges* körperliches, seelisches und soziales Wohlbefinden? Spiegelt sich in ihr nicht ein gegenüber dem Mittelalter völlig verändertes Verhältnis zur Gesundheit, indem es diese gerade *nicht,* wie im Mittelalter, im notwendigen Zusammenhang zur Krankheit und Gebrechen und einer entsprechenden Lebensbewältigung oder Lebensordnung auffaßt, nicht als vitalen Prozeß, sondern als einen statistischen Zustand? Ist es nicht ein Zustand geistiger Belanglosigkeit und spießbürgerlicher Zufriedenheit? Es ist noch nicht so lange her, daß Novalis vom Geiste der romantischen Medizin vom Schmerz als Befreier des Geistes sprach; Nietzsche beschwor die „große Gesundheit", die nur aus einem umfassenden, sinnbezogenen Lebenszusammenhang zu verstehen ist; und Thomas Mann, um nur noch einen zu nennen, verspottete die „zu Fuß latschende Gesundheit", während Krankheit dazu inspirieren könne, „hoch zu Roß", wie er sich ausdrückte, „die Hindernisse des Lebens" zu nehmen. Vergleichen wir damit das heute gleichsam geheiligte soziale Recht des „sich krank schreiben lassen", oder den modisch-ironischen Slogan vom „krankfeiern" und erwägen wir dabei den ganzen geistigen Hintergrund, dem solches entspringt.

5. Das Arzt-Patient-Verhältnis im Lichte personaler Medizin.
Ihr komplementäres Verhältnis zur naturwissenschaftlichen

Damit ich nicht mißverstanden werde: Es liegt mir völlig fern, an dieser Stelle irgendeine Art von moderner Kulturkritik zu üben oder gar einer mittelalterlichen Medizin das Wort zu reden, die ja trotz aller erstaunlichen, später teilweise wieder verlorengegangener Einsicht in die psychosomatische Seite von Gesundheit und Krankheit mit dafür untauglichen, weil überholten humoralpathologischen Mitteln arbeitete. Hier geht es ausschließlich um eine Klärung jenes Verhältnisses zwischen Arzt und Patient, das sich aus dem Zusammenhang ergibt, in dem Gesundheit, Krankheit und eine je historisch zu verstehende und sich damit immer wieder wandelnde Kultur miteinander verbunden sind.

Dieses Verhältnis von Arzt und Patient kann nun nach den vorangegangenen Ausführungen folgendermaßen näher bestimmt werden. *Erstens:* Es beruht *nicht* auf dem Grundschema des Experimentes

---

[3] A.a.O. S. 283
[4] A.a.O. S. 309
[5] Zitiert nach Felix Anschütz, Ärztliches Handeln, Darmstadt 1987, S. 100

wie die Naturwissenschaften, sondern auf dem *Gespräch* zwischen Arzt und Patient. In diesem Gespräch muß der Arzt dem Patienten den Zusammenhang zwischen dessen Leben und dessen Krankheit vermitteln. Er darf sich also nicht nur auf die vorliegenden somatischen Probleme und Möglichkeiten beschränken, sondern er muß darüber hinaus den Patienten auch als Kulturwesen verstehen und sich somit auf seine Wertvorstellungen und Lebensordnungen einlassen, seine Ideale und Tabus, seine an diesen gemessenen Erfolge oder Niederlagen. Ein solches Gespräch kann je nach Fall kürzer oder länger dauern – fehlen darf es nie. Auch wird der Arzt niemals dem Patienten die letzten Entscheidungen über sein Leben abnehmen können. – *Zweitens:* In einem solchen Gespräch ist der Patient gerade *nicht* bloßes Objekt zu dem er im Bereich der rein naturwissenschaftlichen Medizin leicht werden kann, sondern *Subjekt und Person.* Person nämlich ist ein Wesen, das mit verantwortlichem Willen die Gestaltung seines Lebens aus einem übergeordneten Wertezusammenhang übernimmt und formt. Da auch der Arzt Person ist, treten beide zueinander in eine *personale Beziehung.* Diese ist eine solche, die durch *wechselseitiges Verstehen* gekennzeichnet ist. – *Drittens* – und damit stoßen wir nun auf den in *diesem* Zusammenhang wichtigsten Punkt: *Soweit das Gespräch ein tragender Pfeiler von Diagnose und Therapie ist, entzieht sich die medizinische Praxis dem bloß naturgesetzlich Machbaren und beruht vielmehr auf Lebenserfahrung und Vertrauen.* – *Viertens:* In diesen Grenzen bleibt sie daher dem Rechtsbereich verschlossen. Das mindert jedoch nicht die Verantwortung auf beiden Seiten: Die des Arztes, der es mit der Lebensbewältigung eines Menschen zu tun hat, und die des Patienten, der die Aufgabe dieser Bewältigung übernehmen muß.

Ich schlage vor, diese Seite der Medizin, die im Gegensatz zu der rein naturwissenschaftlichen steht, *personale Medizin* zu nennen. Doch handelt es sich hier keineswegs um Gegensätze, die sich ausschließen. Sie verhalten sich vielmehr zueinander, in der Weise der *Komplementarität.* Das zeigt sich schon darin, daß sich die personale Medizin in Diagnose und Therapie *zugleich* naturwissenschaftlicher Mittel bedient, medikamentös, apparativ usf. In vielen Fällen treten freilich personale und naturwissenschaftliche Medizin auseinander. Dann wird sich der Arzt vielleicht nur noch mit der Seele des Menschen beschäftigen oder es wird umgekehrt nur noch sein handwerkliches Können gefordert sein.

6. Analyse eines letzten Beispiels. Die Rolle der Statistik und das dialektische Verhältnis zwischen naturwissenschaftlicher und personaler Medizin

Das Verhältnis der Komplementarität zwischen naturwissenschaftlicher und personaler Medizin kommt aber noch in einem anderen Zusammenhang zum Ausdruck, nämlich da, wo die personale Medizin gleichsam aus dem Schoße der naturwissenschaftlichen entspringt oder, mehr philosophisch gesprochen, wo die naturwissenschaftliche Medizin gerade in Anwendung modernster Methoden dialektisch in die personale umschlägt.

Betrachten wir dazu ein letztes typisches Beispiel: Es ist der Chirurgie entnommen, die ja für den vorliegenden Zusammenhang eine geradezu paradigmatische Bedeutung hat. In dem gewählten Beispiel stellt der Arzt an einem älteren Patienten einen bösartigen Lungentumor fest; auch besteht ein Herzschaden und Diabetes mellitus. So steht er vor der schwerwiegenden Entscheidung: Soll er die radikale Lösung wagen, nämlich die Entfernung eines Lungenlappens bei günstiger Lage des Tumors bzw. die Entfernung einer halben Lunge? Das Risiko ist hoch, aber es birgt die Chance einer vollständigen Heilung. Oder soll er die weniger riskante Lösung versuchen wie Chemotherapie oder Strahlen, obgleich damit keine wirkliche Heilung sondern nur die Verlängerung eines dahinsiechenden Lebens erreicht werden kann? Wie man sieht, bewegt sich der Arzt hier ausschließlich im Bereich der naturwissenschaftlichen Medizin. Dennoch muß er jetzt mit dem Patienten eine Entscheidung finden, worin Schaden und Nutzen gegeneinander abgewogen werden. Dabei geraten Arzt und Patient in die Fallstricke moderner *Statistik.*

Es handelt sich hierbei um eine die moderne, naturwissenschaftliche Medizin weitgehend beherrschende Methode, die ich im ersten Teil meiner Ausführungen noch nicht in Betracht gezogen habe. Sie hat heute in allen Naturwissenschaften Einzug gehalten, also auch in der Physik, Chemie, Molekularbiologie usf. und führte zu neuen, der klassischen Naturwissenschaft fremden Denkformen. Diese neuen Denkformen haben ihre zentrale Kategorie in dem Begriff des nichtdeterministischen, *statistischen Gesetzes.* Mit dieser neuen Methode und diesen neuen Denkformen tauchte aber eine für das Gespräch zwischen Arzt und Patient bisher unbekannte Schwierigkeit auf.

Statistiken sagen ja nur etwas über definierte *Mengen* von Individuen aus, niemals aber über das *einzelne Individuum* selbst. Wenn beispielsweise laut Statistik soundsoviel Prozent die im aufgeführten Beispiel ins Auge gefaßte Operation nicht überstehen, so ist nichts darüber gesagt, ob der betroffene Patient dazu gehört. Dazu kommt aber noch eine wissenschaftstheoretische und erkenntnistheoretische Fragwürdigkeit: Nicht nur sind Statistiken gerade im medizinischen Bereich mangels hinreichender Fälle und wegen der Komplexität der jeweils erforderlichen Parameter oft sehr dürftig begründet, sondern Statistiken sind auch insgesamt nur schwer in Strenge überprüfbar, oder, wie man heute zu sagen pflegt, falsifizierbar. Dies zeigt ein einfaches Beispiel: Ist die Behauptung, ein Sechstel aller Würfe mit einem Würfel ergeben eine Sechs, widerlegt, wenn dies zwar innerhalb von 120, nicht aber bei 1200 Würfeln der Fall ist? Welche Grenze ist für eine statistische Menge zu setzen, damit sie als Grundlage für ein statistisches Gesetz dienen kann?

Das bedeutet, daß das Gespräch zwischen Arzt und Patient im gegebenen Fall zwangsläufig über die Statistik hinausführen wird, wobei nun folgendes die schließlich alles entscheidende Rolle spielt: Nämlich *erstens,* wie der Arzt aufgrund seiner persönlichen Kenntnis des Patienten, und das heißt nicht nur aufgrund seiner individuell somatischen, sondern auch aufgrund seiner individuell seelischen Konstitution, dessen Chancen beurteilt. Er muß also nicht nur statistisch abwägen, sondern er muß auch die Person des Patienten, das *Individuum* gegen das *statistische Kollektiv* abwägen. Dazu sind aber eine *Erfahrung* und eine *Intuition* vonnöten, die sich nicht auf naturwissenschaftliche Methoden stützen können. Der Gebrauch, den der Arzt von der Statistik macht, mündet also schließlich wieder in das, was man seit Menschengedenken unter ärztlicher *Kunst* verstand. Sie ist, wei wir sehen, auch heute noch, ja, gerade in der rechten Verwendung naturwissenschaftlicher Methoden und Denkformen, unentbehrlich. Schließlich ist auch das *Vertrauen,* das im beschriebenen Fall der Patient zum Arzt entgegenbringt, nicht *die Art* von Vertrauen, die er ihm als Macher entgegenbringt. *Zweitens:* Damit treten wir hier, gerade auf dem Boden einer zunächst rein naturwissenschaftlichen Situation, bereits in den Bereich der personalen Medizin über. Denn das Vertrauen in die ärztliche Kunst beruht ja auch darauf, daß der Arzt mit der seelischen Konstitution des Patienten auch die Lebenszusammenhänge kennt, in denen er steht und von denen in den vorangegangenen Ausführungen näher die Rede war. *Drittens:* Entsprechend wird nun der Patient seine Entscheidung nicht nur aufgrund seines persönlichen Charakters, sondern auch aufgrund jener Werte, Vorstellungen, Ideen usf. treffen, die sein Leben bisher geformt haben. Vielleicht liebt er nur ein gesundes Leben und fürchtet den Tod nicht, so daß er sich für die radikale Lösung der Operation entscheidet? Vielleicht liebt er andererseits das Leben über alles, selbst ein dahinsiechendes und will nur den Tod so weit wie möglich hinausschieben, so daß er sich für die medikamentöse Behandlung entscheidet? Wie hätten sich ein Römer, ein mittelalterlicher Christ in einem solchen Fall entschieden? Haben nicht die verschiedenen Kulturen ein sehr verschiedenes Verhältnis zum Tode gehabt? Auch wenn wir heute nicht mehr wie damals in einer einheitlichen, sondern in einer pluralistischen Kultur leben, so ist doch jeder, wie ausgeprägt sein individueller Charakter auch sein mag, durch seine Erziehung und sein geistiges Umfeld mitgeprägt und findet weitgehend in allgemeinen Wertvorstellungen seine Identität.

So sehen wir also in der Tat, wie die moderne, naturwissenschaftliche und weitgehend auf probabilistischer Grundlage, auf Wahrscheinlichkeit beruhende Medizin *von sich aus* eine unmittelbare Brücke zur personalen schlägt.

7. Zufall oder Schicksal?

Angenommen nun, der Patient wird sich in dem gegebenen Fall zu der großen Operation entschließen. Während sie ausgeführt wird, befindet sich der Chirurg wahrhaftig wie Dürers Ritter zwischen Tod und Teufel, wie es ja überhaupt vor allem die Chirurgen sind, die in Grenzsituationen der beschriebenen Art geraten können. Überall lauern unvorhersehbare Gefahren. Wird er auf Anomalitäten im Situs stoßen. Wird es Gefäßkomplikationen, überraschende Blutungen geben? Werden Anästhesieprobleme auftreten? „Nicht ohne Schaudern greift des Menschen Hand / In des Geschicks geheimnisvolle Urne." Angenommen schließlich, alles geht gut. Aber gerade, wenn der Patient sich zu erholen beginnt, rafft den Geschwächten plötzlich eine Infektion dahin und er stirbt. Wie verstehen wir Ereignisse solcher und ähnlicher Art? Verstehen wir sie als Zufall oder verstehen wir sie als Schicksal?

Aber was ist Zufall? Geht man der Sache auf den Grund, so zeigt sich, daß wir naturwissenschaftlich darunter nichts anderes verstehen als „naturgesetzlich nicht aufklärbar". Wenn aber etwas naturgesetzlich nicht erklärbar ist, so folgt daraus keineswegs, daß es *überhaupt nicht* erklärbar ist. So ist das Wort „Zufall", wissenschaftstheoretisch betrachtet, irreführend. Es suggeriert die *Existenz* eines blinden Geschehens, wo wir doch nur unsere Unfähigkeit, es wissenschaftlich erklären zu können, feststellen müssen. Es gibt daher kein *theoretisches* Argument, das uns hindern könnte, in solchen Fällen von Schicksal zu sprechen. Die *praktische* Erfahrung aber ist in der Regel ganz unwillkürlich diejenige eines Geschicks.[6]

---

[6] Vgl. Kurt Hübner, Die Wahrheit des Mythos, München 1985, S. 372f.

Wer von uns hat es nicht schon erlebt, daß er haarscharf einem Unfall im Straßenverkehr entging? Wem von uns ist da nicht der Stoßseufzer entfahren: „Mein Gott, was habe ich für ein Glück gehabt?" Erleben wir nicht Krankheit und Gebrechen als Schicksal, und das umso mehr, je mehr sie in unser Leben eingreifen? Werden sie nicht überhaupt nur dadurch Element eines Sinnzusammenhanges und damit selbst sinnhaft? Zum Beispiel wenn sie zum Ausgangspunkt einer inneren Wende oder eines neuen Lebens werden? Und wo das nicht der Fall ist – liegt nicht in der Erfahrung von Schicksal immer das Tröstliche, daß es auf ein vielleicht verborgenes Sinngeschehen hinweist, während der Zufall als blindes Ereignis in keiner Weise in das Leben eingeordnet werden kann? Aber stellt sich nicht auch dem Arzt sein eigenes Wirken als schicksalhaft dar? Er weiß, daß sein Können, wie groß es auch sei, nicht ausreicht, daß die Gesundheit des Patienten nicht einfach machbar ist. Die Angst, dies ist eine große Entdeckung der Existenzphilosophie, die Angst ist eine Weise der Erkenntnis der Bodenlosigkeit rein menschlichen Tuns und Machens. Die Angst, die Arzt und Patient gemeinsam empfinden, erschließt beiden die Erkenntnis, einer höheren Macht überantwortet zu sein. Aber dem Gedanken, daß ärztliches Wirken mit dem Leben des Patienten, *weil* schicksalhaft, zu einem tieferen Sinngefüge verknüpft ist, kann auch Heilkraft entspringen, kann die Intuition, das Ingenium, die Entschlossenheit beflügeln, während der Glaube an den blinden Zufall dieses Sinngefüge ja gerade sprengt, zumindest aber unfruchtbar bleibt.

Kant lehrt das Primat der *praktischen* vor der *theoretischen Vernunft*. Wo die theoretische Vernunft ihre Inkompetenz einzugestehen hat – wie zum Beispiel darin, daß sich *theoretisch* niemals entscheiden läßt, ob etwas Zufall oder Schicksal ist –, da darf die praktische Vernunft, also diejenige, die nicht auf Erkenntis, sondern auf das Handeln gerichtet ist, diesen weißen Fleck der Erkenntnis mit auf das Leben bezogenen Inhalten ausfüllen. Keine theoretische Instanz ist hier mehr zuständig. Daraus dürfen wir das Recht ableiten, im gegebenen Fall das Verhältnis von *Arzt und Patient als Schicksalsgemeinschaft* zu verstehen und dürfen uns der damit verbundenen, tiefgreifenden und heilsamen Erfahrung überlassen, die uns seit je her mehr oder weniger bewußt ist.

Doch gilt diese Schicksalsgemeinschaft nicht nur für den beschriebenen Fall, sondern überhaupt für die gesamte personale Medizin. Denn nicht das einfach naturgesetzlich Machbare, sondern das Gespräch ist ja ihre Grundlage, das Gespräch, dessen Heilkraft gerade darin liegt, daß dabei Leben und Schicksal zur Sprache kommen; eine Heilkraft, deren Wirkung aber selbst auch Schicksal ist. Hier ist der Arzt weiter denn je von der gottähnlichen Rolle entfernt, die ihm heute mißverständlicherweise oft zugespielt wird. Hier befindet er sich bereits zusammen mit seinem Patienten und gleichgültig, ob ihnen beiden das bereits voll bewußt ist oder nicht, in einer religiösen Dimension. Die Kraft des Vertrauens und der Hoffnung, die sie beide aufbringen, schöpft aus einer tieferen Quelle als das menschlich Machbare.

8. Ein Sinnbild des Mythos

Der griechische Heilgott Asklepios hatte zwei Töchter: Hygieia und Panákeia. Hygieia war die Göttin der Gesundheit, Panákeia diejenige der Krankenheilung. Soweit die Ärzte der Antike der Hygieia dienten, lehrten sie die Menschen ein gesundes Leben, das die Harmonie, die Verbindung und das Gespräch mit den Göttern zur Voraussetzung hatte; soweit sie aber im Zeichen von Panákeia tätig waren, übten sie mit Heilkräutern und chirurgischen Werkzeugen ihr Handwerk aus. Doch wußten die antiken Ärzte, daß Hygieia und Panákeia nur zwei Seiten der einen Wirklichkeit sind und so in einem komplementären Verhältnis zueinander stehen. Auch Hygieia konnte die Menschen als sterbliche und hinfällige Wesen nur in Grenzen vor Krankheit und Gebrechen schützen, so daß sie der Mithilfe ihrer Schwester Panákeia bedurfte; und umgekehrt begnügten sich die Diener der Panákeia nicht mit Heilkräutern und chirurgischem Werkzeug, sondern empfahlen auch ihren Patienten den Schlaf im Tempel, wo sie sich als sog. Inkubanten hinlegten und im Sinne der Hygieia in Traum und Wachen die Verbindung mit dem Gotte und seinen Zuspruch suchten, ohne welche auch die schönste rein physische Heilung mithilfe Panákeias, nur Stückwerk blieb. Lassen wir dieses mythische Urbild der Heilkunst niemals in Vergessenheit geraten.

Präsident Prof. Dr. med. Horst Hamelmann: Sehr verehrter, lieber Herr Hübner! Ich danke Ihnen im Namen der Zuhörer für diesen glanzvollen Vortrag. Sie haben uns, das hat Ihnen auch der Beifall gezeigt, am Ende unseres Kongresses mit einer lebensnahen, aber doch tiefsinnigen Philosophie bereichert, und Sie haben uns damit viele Gedanken mit auf den Weg gegeben, denen wir nachsinnen und die wir verarbeiten wollen.

Virchow hat vor mehr als hundert Jahren die Worte ausgesprochen: Wir sind am Übergang vom philosophischen zum naturwissenschaftlichen Zeitalter. Aus heutiger Sicht müssen wir ergänzen: Die

Wissenschaft kann nicht alles erklären und uns nicht mit allen ihren Erzeugnissen und Ergebnissen zufriedenstellen. Somit brauchen wir die philosophischen Ideen zum Ausgleich und zur Steuerung des wissenschaftlichen Fortschritts. Vielen Dank.

Damit geht der diesjährige Kongreß zu Ende. Das Hochgefühl wird sich abbauen und in der Normalität des Alltags auflösen. Dennoch hoffe ich, daß die Chirurgie eine schöpferische Unruhe in uns wachhalten wird, daß etwas zurückbleiben wird an Gewinn, an fachlichem Gehalt und von der Ausstrahlung menschlicher Begegnung.

An dieser Stelle danke ich allen für Ihr Kommen, den Rednern, Diskutanten, Sitzungsleitern und Teilnehmern, die diesen Kongreß mitgestaltet und mit Leben gefüllt haben.

Ich bedanke mich beim Vorstand, beim Präsidium, insbesondere bei den Damen der Geschäftsstelle und den Kollegen der Münchner Kliniken für ihre engagierte Mitarbeit bei der Vorbereitung und Durchführung des Kongresses. Für ihre Mitarbeit und ihren vorbildlichen Einsatz danke ich meinen Sekretärinnen, besonders aber den Mitarbeitern und auch ehemaligen Oberärzten der Klinik. Die Messegesellschaft, der Demeter Verlag, die Pressestelle und die Aussteller haben diese Tage wesentlich mitgestaltet.

Mein Dank gilt dem Generalsekretär, Herrn Prof. Ungeheuer, daß er mir mit Rat und Tat zur Seite stand und sich unermüdlich für das Gelingen des Kongresses eingesetzt hat. Schließlich danke ich meiner Frau für ihre wertvolle Hilfe.

Der nächstjährige Kongreß findet wieder in Berlin, der Geburtsstadt unserer Gesellschaft, statt. Dem präsumptiven Präsidenten, Herrn Prof. Häring, wünsche ich schon jetzt Glück und Erfolg, und Ihnen allen wünsche ich eine gute Heimreise. Danke schön.

Präsident Prof. Dr. Häring: Sehr geehrter Herr Präsident, lieber Herr Hamelmann, meine sehr verehrten Damen und Herren, liebe Kolleginnen und Kollegen! Der 106. Kongreß der Deutschen Gesellschaft für Chirurgie ist zu Ende gegangen. Anregende, interessante und diskussionsfreudige Tage liegen hinter uns.

In dieser Stunde ist es mir eine Freude, Ihnen lieber Herr Hamelmann, im Namen aller Teilnehmer zu danken für Ihre immense und größtenteils im Stillen geleistete Arbeit bei der Vorbereitung, Organisation und Ausführung des Kongresses. Für Sie trifft in ganz besonderem Maße das Wort von Balthasar Cassian zu: Je mehr Verdienst, je weniger Gehabe.

Doch nicht nur danken, auch herzlich gratulieren möchte ich Ihnen zu diesem abgerundeten Werk, das Ihnen mit diesem Kongreß gelungen ist und das sich schon im Programmheft spiegelte: Fortschritt und Lebensqualität, das Leitthema, drückt sich aus in dem Bild des stolzen Segelschiffes. Es trägt auf seinem Deck die Schicksalsgemeinschaft, von der der letzte Vortrag soeben sprach. Ich sehe in diesem Segelschiff auch ein Sinnbild unserer dem freien Horizont zugewandten Gesellschaft.

Ich danke Ihnen, Herr Präsident, Ihren Mitarbeitern und Helfern und allen am Kongreß aktiv Beteiligten, ganz besonders aber auch Ihnen, sehr verehrte Frau Hamelmann.

Liebe Kolleginnen und Kollegen! Wir werden viele Erinnerungen an diese Tage mitnehmen. Ich wünsche Ihnen aus diesem Kongreß bleibende Anregungen für Ihre tägliche Arbeit. Ich wünsche Ihnen eine gute Heimreise.

Für das nächste Jahr, meine Damen und Herren, sage ich Ihnen: Berlin macht hoch die Tür und weit das Tor auf, Sie alle herzlich zu empfangen. Freuen Sie sich auf das belebende Element des Wechsels. Wir freuen uns auf Sie alle. Danke schön und auf Wiedersehen in Berlin!

Leitthema: Chirurgischer Fortschritt und Lebensqualität

Lebensqualität nach operativen Eingriffen I

1a. Einführung

L. Koslowski

Kleiststraße 7, D-7400 Tübingen

Was ist Lebensqualität? Diese Frage muß am Anfang unserer Vorträge und Diskussionen zum Thema stehen.

Unserem Präsidenten gebührt Dank dafür, daß er die Erhaltung oder Wiederherstellung der Lebensqualität als Ziel unseres chirurgischen Bemühens in den Mittelpunkt dieses Kongresses gestellt hat. Als Ärzte dürfen wir uns ja nicht mit einer rein naturwissenschaftlichen, kausalen Denkweise begnügen. Wir müssen uns auch Zwecke setzen, final denken und handeln.

Was also ist Lebensqualität? Zum ersten Mal im europäischen Denken scheint sie auf im Wetterleuchten der Jahre vor der französischen Revolution.

Nach einer Pause von 150 Jahren, nach dem Scheitern des naturwissenschaftlichen Optimismus, findet sie nach dem 2. Weltkrieg neues Interesse. Im Zug einer Besinnung auf unsere menschliche Wertordnung heißt es nun, die Lebensqualität sei wichtiger als das Leben selbst.

Das erinnert an Schillers Wort: „Das Leben ist der Güter höchstes nicht". Was also dann?

Es scheint, daß der Begriff der Lebensqualität aus dem Protest gegen den quantitativen Fortschritt entstanden ist – in den USA während der Aera Kennedy in den 60ern, dann weltweit verbreitet durch den Club of Rome. Bei uns in Deutschland wurde die Lebensqualität zur Wahlkampfparole.

Lebensqualität kann man als Mahnruf zur Besinnung, als Thema eines ideologischen Programms oder ganz einfach als Gewährleistung der kleinen Freiheiten betrachten, die unser Dasein lebenswert machen. Lebensqualität ist die Summe schwer definierbarer Elemente, die uns Glück und Zufriedenheit schenken, die es uns ermöglichen, unser persönliches Leben und unsere soziale und ökologische Umwelt human zu gestalten.

Wir Chirurgen sind weder Soziologen noch Umweltschützer. Unser Beitrag zur Lebensqualität kann nur sein, die Gesundheit des einzelnen Menschen wieder herzustellen, zu verbessern oder wenigstens doch erträglich zu machen. Gesundheit ist genauso schwer zu definieren wie Lebensqualität. Die Kritik an der sog. Schulmedizin – und zu ihr gehören wir Chirurgen ja eindeutig – übersieht häufig, welche Fülle von Wohltaten jeder Mensch, jede Familie der Chirurgie verdankt. Wer wollte auf die Chancen einer Blinddarmoperation, auf die Heilung einer lebensgefährlichen Blutung, auf eine Krebsoperation, auf die Behandlung eines Knochenbruches, eines Gefäßverschlußes oder einer schmerzhaften Eiterung verzichten. Wer möchte nicht sein Kind von einer angeborenen Fehlbildung geheilt sehen?

Es bleiben aber nicht selten humane Defizite, blinde Flecken auf dem Gesichtsfeld des Chirurgen. Wir alle hoffen, daß sie in den Referaten zum Thema „Lebensqualität" sichtbar gemacht werden.

Deshalb sollten nicht unsere augenfälligen Erfolge im Mittelpunkt stehen, sondern eben das humane Defizit, das auch eine gelungene Operation manchmal hinterläßt. Wir sollten nachdenklich werden und überlegen, wie wir die Chirurgie als Handwerk, Wissenschaft und Kunst noch besser in den Dienst des Mitmenschen stellen können. Er muß leiden, soll hoffen können, möchte sich freuen und das Leben genießen. Das alles ist Lebensqualität. Das Sterben gehört auch dazu!

1b. Lebensqualität und Allgemeinchirurgie

H. W. Schreiber

Chirurgische Universitätsklinik Hamburg, Martinistraße 52, D-2000 Hamburg 20

Quality of Life and General Surgery

Summary. Currently the concept of quality of life is being discovered, analyzed and adequately defined for the field of surgery. The objective finding is being supplemented by a higher measure of subjective assessment. The aim is to intensify the individual side of the dialogue in order to achive an approximately symmetrical partnership. As in the 19th century the faculty of medicine, including surgery, still understands itself as psychosomatic medicine; at the same time it has competency in the natural and humanistic sciences. The concept of quality of life adds useful and above all comparable parameters.

Key words: Quality of Life – General Surgery

Zusammenfassung. Der Begriff Lebensqualität wird derzeit für die Chirurgie entdeckt, analysiert und adäquat definiert. Dem objektiven Befund wird ein höheres Maß an subjektiver Befindlichkeit zur Seite gestellt. Es geht um individuelle Intensivierung des Dialogs mit annähernd partnerschaftlicher Symmetrie. Wie vor 100 Jahren versteht sich die Medizin – in ihr die Chirurgie – als Ganzheitsmedizin, sie verfügt zugleich über eine naturwissenschaftliche und humanwissenschaftliche Kompetenz. Lebensqualität möchte hierzu brauchbare und vor allem vergleichbare Parameter liefern.

Schlüsselwörter: Lebensqualität – Allgemeinchirurgie

Der Begriff „Lebensqualität" kommt in unseren herkömmlichen medizinischen und chirurgischen Lehrbüchern nicht vor. Analoges gilt bislang – mit wenigen Ausnahmen, z.B. The Portugal Conference: Measuring Quality of Life oder das AIO – Symposium zur Lebensqualität, Hamburg (beide 1987), für Programme von Tagungen und Kongressen. Analog ist es auch beim klassischen Dokument ärztlicher Alltagsarbeit, dem Arztbrief. Im allgemeinen wissenschaftlichen Schrifttum der letzten zwei Jahre ist Lebensqualität etwa 800mal Haupt- oder Nebenthema. Der chirurgische Anteil macht dabei weniger als 10% aus. Bemerkenswert ist, daß der Begriff in unserem Schrifttum – sofern er überhaupt vorkommt – höchst selten irgendeine Erklärung erfährt.

Lesenswert sind die Studien der Arbeitsgruppen von Spitzer (1976, 1987), Williams et al. (1983), Troidl, Kusche, Lorenz (1987) Küchler (1987) und wenigen anderen [6, 12, 13, 14, 15, 18].

Unser Präsident, der Lebensqualität bereits 1979 öffentlich angesprochen hat, macht sie jetzt erstmals zum Leitthema unseres Kongresses [14]. Wir müssen uns dieses Begriffes annehmen, auch wenn er in den Medien, in Reklame und Politik reichlich strapaziert, inflationiert und als Schlagwort gelegentlich mißbraucht wird.

Hier soll er geprüft und etabliert werden, und – inhaltlich neu bestimmt – offenkundig auch Karriere machen.

Ein Grundproblem des Begriffes Lebensqualität liegt in seiner definitorischen Unschärfe [6, 13, 19]. Lebensqualität ist im wahrsten Sinne des Wortes ein Gedankencontainer. Er ist gleichsam mehrdimensional vollgepreßt.

Ungeachtet aller Verschiedenheit von Definitionsansätzen gibt es Grundkonsens über folgenden Dimensionen:
Lebensqualität umfaßt
1. eine körperliche
2. eine psychische und
3. eine soziale Dimension

Die Einzelbereiche an sich sind inhaltlich nicht neu [1, 2, 4, 5, 7, 8, 9, 11, 16].

Neu ist der konditional verbundene Komplex, das jedermann einladende Etikett und die ärztliche, hier chirurgische Mitverantwortung.

Das mehrdimensionale Verständnis erfaßt den Menschen in seiner naturwissenschaftlichen und in seiner humanen Existenz, d.h. in seiner „Realen Ganzheit", wie sie beispielsweise Virchow [16], Payr [9], Kirschner [4], Nissen [8], K. H. Bauer [1], Zenker [20], Müller-Osten [7], Schreiber [11], ferner Schipperges [10], Buchborn [2], P. Koslowski [5], Spitzer [12, 13], Küchler [6] und andere mehr formuliert haben.

Wer heute noch Humanwissenschaften, vor allem ihren psychosozialen Anteil, als „Gefühlsduselei" abqualifizieren möchte, redet ärztlicher Inkompetenz das Wort, er vernachlässigt einen wichtigen Teil eben dieser realen Ganzheit.

Auch der naturwissenschaftlich orientierte Arzt muß respektieren, daß bei aller Anerkennung medizinischer Fortschritte, menschliches Leben zwar auch und oftmals entscheidend, aber eben nicht nur in Labordaten, in bildgebenden Verfahren, in Operationsberichten und auch nicht nur in der Dauer von Überlebenszeiten reflektiert.

Lebensqualität wird durch vielerlei geprägt, so auch von Krankheit u.U. auch durch chirurgische Eingriffe.

Ein wesentliches Anliegen des neuen Konzeptes ist die Unterscheidung zwischen konventioneller Fremdbeurteilung durch den Arzt und der Selbstbeurteilung durch den Patienten [6, 13, 15, 19].

Auch Angehörige steuern oft wichtige Informationen bei.

Wie oft stimmen die Meinungen des Kranken, die des Arztes und die der Angehörigen überein? – Wie oft gibt es Diskrepanzen und wo liegt die Wirklichkeit?

Objektive Lebensbedingungen und subjektives Befinden müssen differenziert, erkannt und geprüft werden.

Die über Generationen geübte ärztliche Befunderhebung ist immer die Sicht eines anderen; dies ist ebenso natürlich wie notwendig, nur: sie muß durch die Selbstbeschreibung des Betroffenen ergänzt werden [6, 19].

Daher müssen der Dialog und im Vorfeld das Zuhören eine höhere reale Wirklichkeit erfahren.

Der praktizierende Arzt muß das Zuhören als Instrument ärztlicher Kunst immer wieder neu verfeinern; der forschende Arzt muß sich entsprechende wissenschaftliche Instrumente nutzbar machen [10, 20].

Der Dialog sollte wenigstens annähernd symmetrisch und paritätisch sein.

Die Welt des Menschen, besonders die des Kranken, wird von seinen Vorstellungen von den Dingen, weit weniger von der Wirklichkeit geprägt [2, 13].

Die subjektive Wirklichkeit des Patienten darf nicht als Störvariable im sonst reibungslosen therapeutischen Prozeß betrachtet werden [6].

Es gilt, die persönliche Welt der individuellen Vorstellungen zu auskultieren; der dialogische Weg führt zum eigentlichen personalen Steuerzentrum. Hier ist die weltanschauliche oder religiöse Werteordnung des Patienten verankert. Küchler (1989) fügt deshalb den genannten Grunddimensionen eine interpersonelle und eine spirituelle hinzu [6].

Von diesen Polen her erfährt der Kranke maßgebliche Orientierungen; hier liegen wesentliche Relationen für Befindlichkeiten, u.a. für das Empfinden von Schmerz und Leid sowie von Glück und Unglück.

Es ist in diesem Zusammenhang an die Unterscheidung zwischen Erwartungen und realen Bedürfnissen zu erinnern: menschliche Erwartungen wachsen, Bedürfnisse nicht (Zapf et al. [19]).

Zut konkreten Definition der Lebensqualität in der Allgemeinchirurgie fügen wir der körperlichen Dimension eine spezielle symptom-, diagnose- und therapiebezogene Faktorengruppe hinzu. Hier können die Indizes wie die von Karnofsky, Visick [17] u.a., die alleine in unserem Kontext nicht ausreichend sind, Platz finden.

Zur Verdeutlichung einige konkrete Beispiele:

Wenn der operierte Ulkuskranke komplikations- und beschwerdefrei entlassen wird, heißt das noch nicht, daß er nun auch eine gute Lebensqualität vor sich hat. Dies erfährt er erst bei der Probe zuhause, am Arbeitsplatz und bei der Begegnung mit alten Gewohnheiten.

Ist das soziale Umfeld nicht in Ordnung, mangelt es an der Kultivierung von Eßgewohnheiten, gerät der Operierte in eine Streßsituation. Ist er all diesen Belastungen körperlich oder auch psychisch nicht gewachsen, läuft er Gefahr, in den alten oder in einen neuen Beschwerdenkomplex zu geraten, um dabei unter anderem auch die Operation zu belasten.

Der Operierte mit der Vagotomie ist dabei eher gefährdet als der mit der kombinierten Operation. So mag auch die Methodenwahl gelegentlich von einer kalkulierbaren postoperativen Gefährdung der Lebensqualität gelegentlich beeinflußt werden.

Für den Ersatzmagen nach Gastrektomie gab es früher gravierende Probleme. Die Chirurgie des Magenkarzinoms war hier lange Zeit regelrecht festgefahren. Ich erinnere mich an fatale Schlagworte wie „Magenkrüppel", an die „Vita minima", an das „Nicht-Leben- und Nicht-Sterben-Können". Heute ist die Lebensqualität unter Respektierung eines großen Ersatzreservoirs, einer adäquaten Verweildauer der Ingesta und einer nicht beschleunigten Dünndarmpassage wesentlich besser.

Der Kranke mit der portokavalen Anastomose wird im wahrsten Sinne des Wortes in einen anderen Lebensumstand versetzt. Mit der zirkulatorischen Versetzung der Leber und ihrer Stoffwechselfunktionen muß der Operierte Einschränkungen vielfältigster Art auf sich nehmen. Er muß sein Leben ändern. Der Preis für die Blutungsfreiheit kann erheblich sein. Der Kranke wird unter Umständen beschwerdefrei entlassen. Erst zu Hause, erst im Laufe der Zeit wird er ob der neuen Lebensqualität geprüft. Dabei darf er nicht alleingelassen werden. Für ihn müssen alle gemannten Dimensionen einen aktuellen Wert bekommen. Diese Form ganzheitlicher Rehabilitation ist der Bedeutung der Operation durchaus ebenbürtig.

Mit einer neuen Lebensqualität ist auch der Kranke mit einem Anus praeter naturalis konfrontiert. Ärztliche oder pflegerische Fremdbeurteilung mag hierbei manches übersehen. Wie der Betroffene − mit oder ohne POUCH − damit fertig wird und wie er unter Umständen darunter leidet, welchen Einschränkungen er sich vielleicht unnötigerweise unterwirft, weiß oft nur er allein.

In Therapie- und Selbsthilfegruppen kann der Arzt hier manch Wissenswertes erfahren.

Beim Tumorkranken kommt der Begriff Lebensqualität auf einen regelrechten Prüfstand. Der Kranke wird bei der Aufklärung über die Diagnose erstmals wirklich und direkt mit der Endlichkeit seines Lebens konfrontiert.

Eine angeblich „vernünftig akzeptierte Aufklärung" kann realiter ein Schweigen, ein Rückzug in die Resignation sein.

Der Tumorkranke lebt − gleich wie er behandelt wurde − rational wie emotional gefordert zwischen „Vernunft, Angst und Hoffnung". Bei diesen Kranken, von denen die Mehrzahl zur Zeit noch palliativ behandelt wird, muß die Beurteilung des Arztes und die des Kranken zusammenfließen.

Bei verschiedenen Nachsorgegruppen hat sich wiederholt gezeigt, daß der Kranke seine Situation oft ganz anders einschätzt, als dies der Arzt tut.

Folglich kann die Betreuung zwar sachlich richtig, gleichwohl individuell fehlindiziert also auch nicht erfolgreich sein. Hier mangelt es durchweg am Dialog.

Es ist schon viel erreicht, wenn der Patient seine Nöte am Tage dem Arzt gegenüber laut auszusprechen lernt, und nicht nur nachts grübelnd damit alleingelassen ist.

Für den Tumorkranken entwickelt sich hier eine spezielle Psycho-Onkologie, mit zum Teil dezidierten Vorstellungen zu Betreuungs- und Rehabilitationskonzepten.

Die Quantität des Überlebens muß auch Qualität haben! Die kalkulierbare Qualität des Lebens bei der Therapieentscheidung einzubeziehen und sie in eine sinnvolle Relation zur vorhersehbaren Zeit des Überlebens zu setzen, ist ein grundlegendes ethisches Postulat der Medizin seit altersher [6].

Die Behandlung chronischer Schmerzen ist eine noch nicht befriedigend gelöste Aufgabe.

Der Schmerz, der dem Kranken zunächst als Freund ein Zeichen gibt, dann aber auf Dauer zum unerbittlichen Feind wird, ist sicherlich ein zentraler Faktor der eingeschränkten Lebensqualität.

Ältere Menschen stellen im Kontext der Lebensqualität keine Problemgruppe dar. Sie zeichnen sich eher durch eine positive, dem Leben aufgeschlossene, stabile subjektive Haltung aus.

Solange ihr soziales Umfeld adäquat ist, haben Leiden oder gesundheitliche Defekte kaum einen deprimierenden Einfluß auf die Zufriedenheit mit dem Leben (Zapf et al. 1987) [19].

Die Erfahrung macht versöhnlich und nachdenklich zugleich.

Ein praktisches Problem der Lebensqualität ist die Vergleichbarkeit von Messungen. Dazu bedarf es einheitlicher Bezugssysteme. In Hamburg orientieren wir uns am Index der E.O.R.T.C., der weitgehend akzeptiert wird.

Zusammenfassung

Lebensqualität ist ein Konstrukt aus objektiven Lebensbedingungen und subjektivem Befinden; sie ist bedeutsam für den Kranken vor, während und nach der operativen Behandlung.

Wir versuchen, die Natur- und Humanwissenschaften mit naturwissenschaftlichen Methoden zu instrumentalisieren.

Qualitäten sind in ihren quantifizierbaren Prämissen meßbar.

DerChirurg muß dies alles wissen;

- er muß dies auch respektieren; er kann dies alles, wofür er zum Teil auch Verantwortung tragen mag, nicht allein bewältigen; ihm die Sorge um Lebensqualität allein aufzutragen, wäre nachgerade unrealistisch.

Also muß er diese Aufgaben teilen und weiter- aber eben nicht abgeben. Lebensqualität geht jeden an.

Professionell sind – neben den Ärzten – Vertreter der Human-, Sozial- und Religionswissenschaften angesprochen:

Unsere Aufgabe auf diesem Kongreß sollte sein, die Sensibilität für die Idee der Lebensqualität zu zünden und vielleicht einige Leitziele aus chirurgischer Sicht zu präzisieren.

Dies beinhaltet auch die Berücksichtigung des Bereiches Lebensqualität in zukünftigen kontrollierten Studien.

Der Arzt, der sich der Lebensqualität annimmt, sollte selbst über eine positive Einstellung zum Leben verfügen. Man kann nur das überzeugend vermitteln, was man selbst besitzt. Es heißt längst nicht mehr nur,

- wie wird man gesund, sondern auch
- wozu wird man gesund?

Hier darf der Chirurg nicht passen!
Sonst gerät er wirklich ins Abseits!

Bei aller Zustimmung zur Etablierung des Begriffes Lebensqualität stellen sich uns u.a. folgende konkrete Fragen:

1. Die Mehrdimensionalität von Lebensqualität erfordert interdisziplinäres Denken und Handeln: wie verteilen sich die Kompetenzen?
2. Was sind unsere Kompetenzen bei der Verbesserung der Lebensqualität unserer Patienten, neben der selbstverständlichen optimalen chirurgischen Technik?
3. Wie kann der Begriff der Lebensqualität im medizinischen Alltag ebenso wie in der chirurgischen Forschung praktisch umgesetzt werden?
4. Verändert sich unser Berufsbild, da sich unser herkömmlicher Kompetenzbereich erweitert?
5. Kritisch abschließend:
   birgt der Lebensqualitätsbegriff in sich jene Gefahr, die wir in der heutigen Gesellschaft zunehmend sehen, den verordneten und dann verwalteten Zwang zum Glück? Solches zu verhüten, ist dann auch eine kardinale ärztliche Aufgabe.

Der Begriff Lebensqualität stellt uns vor eine vielfältig neue und dazu nicht einfache Problemvermessung. Auch unter Respektierung der gen. Bedenken überwiegt das Positive u.a. auch der ärztliche Auftrag zur Bilanzierung jeglicher Befunde wieder zur Vermittlung von Hoffnung, Zuversicht und Menschlichkeit.

Bei allem Pluralismus, bei aller Kritik an den Vorstellungen vom Leben überhaupt, bei allen Erwartungen unserer Gesellschaft kann man bei einer behutsamen Formulierung zu einem positiven Weltbild KANT folgen, wenn er sagt:

„Ich bin überzeugt, ich bin zugleich erfreut, mich als einen Bürger in einer Welt zu sehen, die nicht besser möglich war" [3].

„Wenn ich durchaus unter Irrtümern wählen soll, so besinne ich mich nicht lange ... Ich bin demnach, und vielleicht ein Teil meiner Leser mit mir, überzeugt, ich bin zugleich erfreut, mich als einen Bürger in einer Welt zu sehen, die nicht besser möglich war."

Literatur

1. Bauer KH (1954) Über Fortschritte der modernen Chirurgie. Springer, Berlin Göttingen Heidelberg
2. Buchborn E (1892) Die Medizin und die Wissenschaft vom menschen (1980) In: Lasch HG, Schlegel B (Hrsg) 100 Jahre Deutsche Gesellschaft für Innere Medizin. Eröffnungsansprachen der Vorsitzenden 1882–1982 Bergmann, München, S 957–971
3. Kant I (1759) Versuch einiger Betrachtungen über den Optimismus Königsberg zit. nach Hofstätter RR (1986), Bedingungen der Zufriedenheit, Edition Interfrom, Zürich; Fromm, Osnabrück
4. Kirschner M (1934) Eröffnungsansprache des Präsidenten, Arch Klin Chir 58:1–12
5. Koslowski P (1981) Lebensverlängerung als Aufgabe und Begrenzung ärztlichen Handelns. Med Welt 48:3–6
6. Küchler Th (1987) Der Krebspatient – Lebensqualität zwischen Angst und Hoffnung. Arzt und Krankenhaus. Langenbecks Arch Chir Suppl II (Kongreßbericht 1989)
7. Müller-Osten W (1970) Der Beruf des Chirurgen. Springer, Berlin Heidelberg New York
8. Nissen R (1978) Fünfzig Jahre erlebter Chirurgie. Schattauer, Stuttgart New York
9. Payr E (1921) Konstitutionspathologie und Chirurgie. Verhdlg Dtsch Ges Chir 45 II:140–167
10. Schipperges H (1976) Der Arzt von morgen. Severin und Siedler, Berlin
11. Schreiber HW (1983) Eröffnungsansprache des Präsidenten. Langenbecks Arch Chir 361:1–11
12. Spitzer WO, Dobson AT, Hall J et al. (1981) Measuring the quality of life of cancer patients. A. concise Q1/index for use by physicians. J Chron Dis 40:465–471
13. Spitzer WO (1987) State of science 1986: quality of life and functional status as target variables for research. J Chron Dis 40:465–471
14. Troidl H, Menge K-H, Lorenz W, Vestweber K-H, Barth H, Hamelmann H (1979) Quality of life and stomach replacement. In: Herfarth Ch, Schlag P (eds) Gastric cancer. Springer, Berlin, pp 312–317
15. Troidl H, Kusche J, Vestweber K-H, Eypasch LK, Bouillon B (1987) Quality of life: An important endpoint both in surgical practice and research. J Chir Dis 40:523–528

16. Virchow R (1849) Die naturwissenschaftliche Methode und die Standpunkte der Therapie. Virchows Arch J Pathol Anat Physiol 2:3−37
17. Visick AH (1984) A study of the failures after gastrectomy. Ann Royal Coll Arug 3:266−284
18. Williams NS, Johnston D (1983) The quality of life after rectal excision for low rectal cancer. Dr J Surg 70:460−462
19. Zapf W (1987) Individualisierung und Sicherheit. Untersuchungen zur Lebensqualität in der Bundesrepublik Deutschland. Beck, München
20. Zenker R (1982) Zur Ethik und ärztlichen Kunst. Kassenarzt 22:7−16

2. Lebensqualität nach unfallchirurgischen Eingriffen

S. Weller

BG-Unfallklinik Tübingen und Unfallchirurgie an der Universität Tübingen, Schnarrenbergstr. 95, D-7500 Tübingen

Quality of Life after Accident Surgery

Summary. Integral factors of a patient's Quality of life include the absence of pain, unimpaired mobility, intact capacity to think and judge, as well as access to a good social environment. Surgery for injuries provides a prime example of how much surgery can influence the quality of life. The abrupt change from psychosomatic integrity to a more or lesss reduced quality of life, especially in trauma patients, is particularly upsetting to the patient. Thus all possibilities of effecting a rapid change together with improvement by operative measures are especially important. Injured patients expect an operation to give quick and, if at all possible, complete reinstatement of the their condition before the injury. The great progress that has been made in surgery, especially in accident surgery, however, should not delude us that there are still technical and biological limits to full recovery.

Key words: Quality of Life − Operative Treatment of Injuries

Zusammenfassung. Integrale Faktoren der Lebensqualität sind: Schmerzfreiheit, freie Bewegungsfunktionen, intaktes Denk- und Urteilsvermögen und gutes soziales Umfeld. Die unfallchirurgische Tätigkeit demonstriert beispielhaft wie sehr ein operativer Eingriff die Lebensqualität beeinflussen kann. Der Wechsel aus völliger körperlicher und geistiger Leistungsunfähigkeit zu mehr oder weniger ausgeprägtem Verlust an Lebensqualität ist beim Unfallverletzten besonders kraß. Demzufolge gewinnen alle Möglichkeiten einer schnellen Äußerung mit Verbesserung der Situation durch einen operativen Eingriff besondere Bedeutung. Unfallpatienten erwarten von der operativen Behandlung eine schnelle und möglichst vollständige Wiederherstellung des Status quo ante. Die großen Fortschritte der operativen Technik gerade im Bereich der Unfallchirurgie dürfen nicht darüber hinwegtäuschen, daß all unseren Bemühungen um möglichst vollständige Wiederherstellung technische und vor allem biologische Grenzen gesetzt sind. Demonstration von einigen eindrucksvollen Fallbeispielen.

Schlüsselwörter: Lebensqualität − operative Behandlung von Verletzungsfolgen

Zur Introduktion darf ich Ihnen zwei Kontrastbilder zum Thema „Lebensqualität" zeigen, die eigentlich für sich sprechen (Abb. 1, 2)! Auf der einen Seite das Bild der Lebensfreude, der sportlichen Leistung und auf der anderen Seite das Bild der Trostlosigkeit und Verzweiflung, dargestellt vom niederländischen Maler Brueghel unter dem Titel „die Krüppel".

Daß es auch heute noch sehr ähnliche Zustände gibt, demonstrieren diese beiden Bilder des verletzten türkischen Jungen, der kürzlich so bei uns in der Klinik ankam.

Was bedeutet Lebensqualität aus der Sicht des Unfallchirurgen?

50

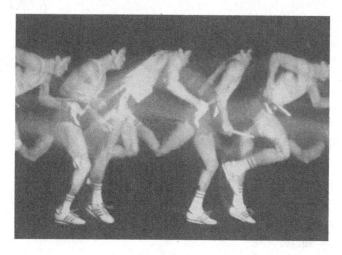

Abb. 1

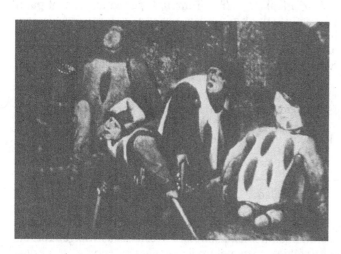

Abb. 2

Wohl in keinem Bereich der Chirurgie ist der Übergang aus völliger körperlicher und geistiger Leistungsfähigkeit zu mehr oder weniger ausgeprägtem Verlust an Lebensqualität so kraß und ausgeprägt wie in der Unfallchirurgie. Daher demonstriert die unfallchirurgische Tätigkeit beispielhaft wie sehr ein operativer Eingriff diese, gleichsam von einem auf den anderen Augenblick verlorengegangene Lebensqualität verändern kann.

Nach meinem Verständnis gehören zu den integralen Faktoren der Lebensqualität:

Schmerzfreiheit
ungestörte Bewegungsfunktionen
intaktes Denk- bzw. Urteilsvermögen

Alle ärztlichen Bemühungen zielen letztlich auf eine Wiederherstellung oder Verbesserung dieser Qualitätsfaktoren bei unseren Patienten.

Demzufolge gewinnen alle Chancen einer schnellen Änderung, d.h. Verbesserung der Situation durch eine operative Maßnahme besondere Bedeutung.

Gerade die Unfallpatienten — aus dem aktiven, meist blühenden Leben herausgerissen — erwarten eine schnelle und möglichst vollständige Wiederherstellung des Status quo ante.

Die beachtlichen Fortschritte in der Behandlung von z.T. schwerstverletzten Menschen beruhen auf den heute zur Verfügung stehenden operativen Möglichkeiten und Techniken. Sie setzen uns in die Lage bei korrekter Indikation und Durchführung in vielen Fällen die Lebensqualität des einzelnen Patienten markant zu verbessern. Obgleich durch operative Maßnahmen die Erfolgsaussichten wesentlich verbessert werden konnten, sind und bleiben all unsere Bemühungen Grenzen gesetzt, die für das Einzelschicksal zuweilen schmerzhaft und vielleicht unverständlich sind. Auch muß der Arzt und Operateur nicht selten das technisch Nicht-Machbare und biologisch Nicht-Mögliche deprimierend zur Kenntnis nehmen.

Wir können mit unseren chirurgischen Eingriffen:

Lebensqualität erhalten
      verbessern
           wiederherstellen

Zweifellos wird das jeweilige Ergebnis von zahlreichen objektiven und subjektiven Faktoren beeinflußt. Der Patient und sein Allgemeinzustand vor dem akuten Unfallereignis stellen gleichsam den Ausgangspunkt – den Bezugs- und Vergleichsparameter – dar. Daneben werden das Ausmaß der Verletzung ebenso wie die Begleitumstände bis hin zur zeitgerechten und qualitativ optimalen chirurgischen Versorgung, nicht zuletzt die postoperative Begleit- und Nachbehandlung, das schlußendliche Ergebnis und eben den Grad der erreichten oder wiederhergestellten Lebensqualität bestimmen.

Der subjektive Beitrag von seiten des Patienten, d.h. seine Einstellung zur Verletzungssituation (seinem Schicksal!) und seine Mitarbeit sind ebenfalls Faktoren, welche in der Medizin ganz allgemein und bei unseren chirurgischen Bemühungen um einen Verletzten speziell nicht hoch genug angesetzt werden können.

Lassen Sie mich aus der Fülle der Beispiele bewußt einige Extreme herausgreifen, um daran zu verdeutlichen wie unterschiedlich der Begriff Lebensqualität in jedem Einzelfall zu beurteilen und zu werten ist.

1. Beispiel: Polytrauma: Junger Mensch, 22 Jahre. Luxationsfraktur Halswirbelsäule mit hoher kompletter Tetraplegie.
Therapie: Sofortige Reposition und operative Stabilisierung der Luxatrionsfraktur zur Verbesserung der Rehabilitationsmöglichkeiten.

Die Lebensqualität ist im vorliegenden Falle von einem Augenblick zum anderen vom höchsten Punkt, einer völligen Gesundheit gleichsam auf ein Minimum reduziert.

Derjenige, welcher sich dieser Situation häufig gegenübersieht, frägt sich in der Tat, ob man bei einem Menschen in diesem Augenblick überhaupt noch von einer Lebensqualität sprechen kann. Eine „vita minima"!

Durch einen operativen Eingriff, nämlich der Reposition und Stabilisierung der Halswirbelsäule wird versucht, diese gleichsam am Nullpunkt angelangte Lebensqualität wieder zu heben, zu verbessern. Dabei mag es bei der ersten Betrachtung der Situation für den Außenstehenden sehr fragwürdig erscheinen, ob ein operativer Eingriff unter diesen Aspekten – wie soeben erwähnt – überhaupt mit der Lebensqualität etwas zu tun hat. Und – ich versichere Sie – diese operative Maßnahme hat in geeigneten Fällen in der Tat auf die Lebensqualität insofern einen wichtigen Einfluß als wir im Rahmen der Behandlung in die Lage versetzt werden, die Schmerzen des Patienten alsbald zu lindern, seine noch verbliebene Funktion einschließlich der Atemfunktion und nicht zuletzt seine psychische Verfassung d.h. seine Verzweiflung und Depression – eben die bereits erwähnten drei integralen Faktoren für die Lebensqualität – indirekt günstig zu beeinflussen.

Schlüsselbemerkung:
Lebensqualität erhalten, vielleicht verbessern?!
2. Beispiel: Alltägliches, häufiges Ereignis. Alter Patient, über 80 Jahre, stolpert, stürzt – Schenkelhalsbruch (proximaler Oberschenkeltrümmerbruch!)

Lebensqualität vor dem Sturz altersentsprechend beeinträchtigt und reduziert. Durch das Unfallereignis plötzlich bedrohliche Situation. Viele dieser Patienten verlieren

52

bekanntlich den letzten Lebenswillen, sie dekompensieren. Der Lebensmut und Lebens-wille sind hier als wichtige Parameter der allgemeinen Lebensqualität zu werten.

Nur ein schneller chirurgischer Eingriff im Sinne der Schmerzbeseitigung und der Funktionsbeeinträchtigung werden uns in die Lage versetzen, auch die psychische Situation, d.h. das plötzliche Herausgerissenwerden aus der gewohnten Umgebung mit Dislokation in einen Krankenwagen, ein Krankenhaus, unter Röntgenmaschinen, fremde Menschen etc. dahingehend zu verbessern, daß wir den Patienten schnell aus dem Bett, auf die Beine und in seine alte Umgebung zurückbringen. Wir müssen ihn alsbald von der wiedererlangten Lebensqualität überzeugen, möglichst bevor er sich wieder an die veränderte Situation anpassen muß.

Daß dies in vielen Fällen heute möglich ist, unterstreichen die überzeugenden Zahlen und Behandlungsergebnisse bei solchen Verletzungen.

Schlüsselbemerkung:
Durch den operativen Eingriff mit allen notwendigen Begleitmaßnahmen wird die Lebensqualität verbessert, in vielen Fällen wieder auf den früheren Status zurückgeführt.

3. Beispiel: Posttraumatisches Fehlwachstum im Anschluß an eine knöcherne Verletzung im Kindes- bzw. Wachstumsalter. Beinverkürzung re. nach kindlicher Oberschenkelfraktur mit Beeinträchtigung des Längenwachstums, d.h. eine Beinverkürzung (8,5 cm!). Kosmetisch unschön, statisch ungünstig und ein psychischer Faktor für die Patientin, eine Beeinträchtigung ihrer Lebensqualität!

Die Korrektur der Beinlängendifferenz durch die Beinverlängerung und Ausgleich bedeutet für die Patientin die Schaffung oder den Gewinn von Lebensqualität durch die operative Maßnahme.

Lassen Sie mich die einleitend mehr tragischen und im Moll-Ton gehaltenen Beispiele mit einem eher etwas amüsanten Fallbeispiel gleichsam zum Dur-Akkord auflösen.

Es handelt sich um einen vordem völlig gesunden, leistungsfähigen jungen Mann, der bei einem Verkehrsunfall multiple Verletzungen u.a. einen Oberschenkelbruch li. erlitt und als Folge davon plötzlich erheblich behindert und im Vergleich zu früher in seiner Lebensqualität wesentlich und sichtbar beeinträchtigt war. Man hat ihn im Rahmen der Erstversorgung behandelt, d.h. die Fraktur des Oberschenkels wurde operativ stabilisiert, allerdings in einer, wie sie unschwer erkennen, nicht ganz korrekten und geglückten Weise.

Nun, daß durch diese Fehlstellung die Lebensqualität dieses jungen Patienten beeinträchtigt ist, bedarf keiner weiteren Erläuterung.

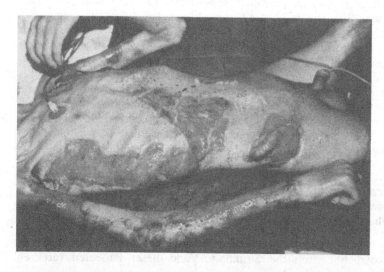

Abb. 3

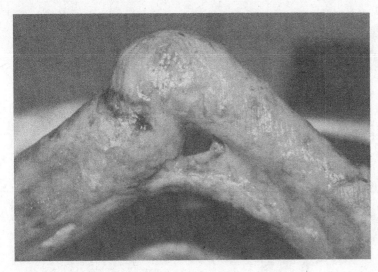

Abb. 4

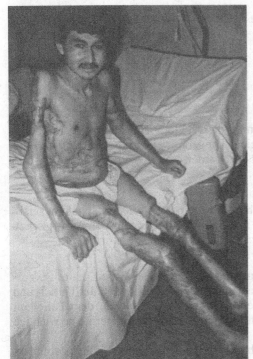

Abb. 5

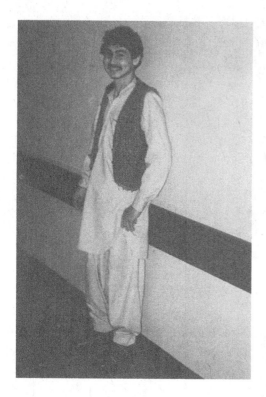

Abb. 6

Mit leisem Schmunzeln wird sich der Kenner dieser relativ einfachen und dankbaren Korrektur widmen und dem Patienten und seiner Umgebung eine sehr wirksame und eindrucksvolle Verbesserung der Lebensqualität durch einen operativen Eingriff demonstrieren.

Schlüsselbemerkung:
Hier segensreicher Einsatz durch chirurgische Korrektur- und Wiederherstellungsmaßnahmen. Zugleich ein Beispiel dafür, daß Maßnahmen und Erfolg der chirurgischen Behandlung und die Lebensqualität des Patienten direkt miteinander korrelieren.

Meine sehr verehrten Damen und Herren,
der Ring meiner Betrachtungen schließt sich mit der Feststellung, daß die Erhaltung, Verbesserung oder Wiederherstellung der Lebensqualität gerade im Bereich der Unfall- und Wiederherstellungschirurgie ein multifaktorelles Geschehen ist. Neben dem Patienten kommt dabei dem qualifizierten Arzt und Chirurg mit seinen Mitarbeitern eine wichtige und verantwortungsvolle Aufgabe zu.

Dies sollen die abschließenden Bilder (Abb. 3–6 des afghanischen Freiheitskämpfers demonstrieren, den wir vor Jahren in einer, wie ich meine, beispielhaften interdisziplinären Zusammenarbeit behandelt haben. Bei dem moribunden schwerverbrannten und schwerverletzten jungen Mann ist die Freude seiner wiedergewonnenen Lebensqualität in den strahlenden Augen zu lesen.

3. Lebensqualität nach herzchirurgischen Eingriffen einschließlich Transplantation

H. G. Borst

Klinik für Thorax-, Herz- und Gefäßchirurgie, Medizinische Hochschule Hannover, Konstanty-Gutschow-Str. 8, D-3000 Hannover

Quality of Life after Cardiac Surgery, Including Heart Transplantation

Summary. The results of cardiac surgery thus far have been objectified mainly by clinical and hemodynamic parameters. However, there is a striking discrepancy between the operative success and the quality of life, especially as regards the patient's return to work, which seemingly correlates with a multitude of socioeconomical and psychological factors. Increased attention therefore should be given to encouraging patients who have undergone heart surgery to resume as broad as possible a range of normal life activities.

Key words: Cardiac Surgery − Quality of Life

Zusammenfassung. Zur Beurteilung der Ergebnisse von Herzoperationen sind bisher hauptsächlich einwandfrei objektivierbare klinische und hämodynamische Parameter herangezogen worden. Es besteht jedoch eine auffallende Diskrepanz zwischen Operationserfolg und der Lebensqualität, wie insbesondere der Rückkehr Operierter zu nützlicher Beschäftigung, die durch zahlreiche sozio-ökonomische wie psychologische Faktoren bedingt zu sein scheint. Für eine verstärkte Ermutigung vieler durch die Herzoperation offenbar schwer betroffenen Patienten zur Wiederaufnahme eines möglichst normalen Lebensspielraumes wird daher plädiert.

Schlüsselwörter: Herzchirurgie − Lebensqualität

„Herr Professor, wenn ich nach dieser Operation wieder arbeitsfähig geschrieben werde, dann lassen wir es lieber ...". Diese Aussage eines gar nicht so seltenen Patienten verdeutlicht das Dilemma meines Themas: Nicht jeder weiß, was die eigene Lebensqualität ausmacht. Wie kann unter dieser Voraussetzung der Chirurg ermessen, ob er seinen Patienten solche Qualität verschafft?

Die Herzchirurgen und ihre Partner haben sich intensiv mit dieser Problematik beschäftigt, weil sie bestimmte teure Operationen in großer Zahl vornehmen und daher mehr als andere dem Druck von Kosten-Nutzen-Erwägungen ausgesetzt sind. Es nimmt nicht Wunder, daß die Frage der Rückkehr zur Arbeit dabei meist im Vordergrund stand [12, 13]. Im Nebenschluß hierzu wurde jedoch die Lebensqualität Herzoperierter in Relation zum Beschäftigungsstatus, aber auch unabhängig hiervon, untersucht. Einige der dabei gewonnenen Befunde sind überraschend und sollen die Grundlage dieser Ausführungen bilden. Aus Zeitgründen will ich mich lediglich auf die 3 einander ähnlichen Zielgruppen der Erwachsenen-Herzchirurgie beschränken, auf die Koronarpatienten, die ja Dreiviertel unserer Tätigkeit beanspruchen, solche mit Herzklappenleiden und neuerdings die Herztransplantierten. Gegenüber den Genannten bietet die pädiatrische Herzchirurgie eigene und sehr interessante Probleme bezüglich der Lebensqualität des Kindes wie insbesondere auch der betroffenen Familie [6].

Die objektiven Ergebnisse unseres Zweiges der Chirurgie sind bekannt und erfreulich und lassen sich in den Dimensionen Milderung oder Beseitigung von Symptomen, Reduktion des Medikamentenbedarfes, Leistungssteigerung und Lebensverlängerung messen. So beseitigt beispielsweise der Koronarbypass eine Angina pectoris in 80% der Fälle, er verlängert auch die Lebenserwartung zumindest bei Kranken mit höhergradigem Koronarbefall, wie sie heute fast ausschließlich zur Operation kommen. Ähnliche Verhältnisse treffen für die Herzklappenchirurgie zu: die präoperative Herzinsuffizienz verbessert sich um durchschnittlich 1½ Schweregrade der Klassifikation der New Nork Heart Association, und auch die Lebenserwartung steigt deutlich an.

Besonders dramatisch sind die Verbesserung der körperlichen Leistungsfähigkeit wie auch der Lebenserwartung Herztransplantierter, da sich ja praktisch alle diese Kranken vor der Operation im Stadium IV der Herzinsuffizienz befinden und ihre restliche Lebensspanne nur Monate beträgt. Die körperliche Leistungsfähigkeit unserer Transplantierten war in 87% der Fälle bereits nach 6 Monaten gebessert. Die vom präoperativen Herzversagen weniger betroffene geistige Leistungsspanne wurde von unseren Patienten überwiegend als gleich, von immerhin 38% jedoch ebenfalls als gebessert angesehen. Diese wie auch die anderen aus Hannover stammenden Befunde verdanke ich Herrn Dr. Künsebeck von unserer psychosomatischen Abteilung, der 120 von nun 262 herztransplantierten Patienten 6 und 12 Monate nach der Operation untersucht hat [8]. Die Familienbeziehung war bei 62% der Patienten gleich geblieben, hatte sich aber wiederum bei einem Drittel der Patienten verbessert. Die Freizeitaktivitäten waren bei über der Hälfte der Transplantierten deutlich vermehrt. Betrachtet man die globale Lebensqualität vor und nach Transplantation, so zeigt sich eine Verbesserung bei 71% der Fälle. Nur 11% gaben eine Verschlechterung an, und diese korrelierte in aller Regel mit nichtkardialen Komplikationen der Transplantation.

Fast identische Verhältnisse gelten für an den Koronarien Operierte: 70% gaben nach Ablauf von im Mittel 3,5 Jahren eine Verbesserung der Familienbeziehungen und 77% einen Zuwachs von globaler Lebensqualität an [7].

Wie wirken sich nun die gezeigten Ergebnisse der postoperativ so deutlich gebesserten körperlichen und psychischen Rahmenbedingungen in Hinsicht auf die Beschäftigung der Operierten aus? Wie sich zeigt, sind hier eine Reihe von Faktoren im Spiel, die nicht so sehr vom objektiven Operationserfolg abhängen, sondern tief in das psychologische und soziale Umfeld des Operierten hineinreichen und zudem mit den herrschenden ökonomischen Rahmenbedingungen variieren. Zunächst der erstaunliche Befund, daß sich die Rückkehrrate zur Arbeit nach konservativer und nach chirurgischer Therapie der koronaren Herzerkrankung nicht unterscheidet, was insbesondere aus der randomisierten prospektiven CASS-Studie hervorgeht [10]. Betrachten wir jedoch die Quote postoperativ Arbeitender: Wie zu erwarten, wird die Rückkehr zur Beschäftigung mit wachsendem Operationsalter immer geringer. Ab dem 55. Lebensjahr verschwindet der operationsbedingte Gewinn an Arbeitsfähigkeit [5]. Die Quote postoperativ zur Arbeit Zurückkehrender korreliert weiterhin mit den einzelnen Berufsgruppen: 80% der Selbständigen, 40% der Angestellten und nur 20% der Arbeiter kehren nach Koronarbypass in ein Beschäftigungsverhältnis zurück [2]. Selbst wenn man unterstellt, daß das Operationsergebnis schwerere körperliche Arbeit nicht mehr zuließe, bleibt die zunächst ungeklärte Diskrepanz zwischen Selbständigen und Angestellten, deren Belastung ja ähnlich sein müßte.

Ein Vergleich des nach Koronaroperation bestehenden kardialen Funktionsstatus bei Arbeitenden und Berenteten von Hacker et al. [3] läßt jedoch weitere Schlüsse zu: Während fast 90% der nach Koronarbypass wieder Arbeitenden in die Funktionsklassen I und II der New York Heart Association fielen, waren es bei den Berenteten 60%, ein damit etwas schlechteres klinisches Ergebnis. Immerhin hätte die Hälfte der nun Berenteten entsprechend dieser Einstufung schwere, der Rest mittlere körperliche Arbeit verrichten können und waren trotzdem aus dem Arbeitsleben ausgeschieden. Was sich hier erkennen läßt, ist ein hoher Grad der Demotivation.

Diese wird einmal begünstigt durch den Umfang der sozialen Absicherung und womöglich noch potenziert durch die gegenwärtige Arbeitslosigkeit. In den USA mit ihrem weit schwächeren sozialen Netz kehren zwischen 70 und 80% der an den Koronarien Operierten zur Arbeit zurück, und ihre langfristige Beschäftigungsquote nach der Operation liegt nur 10% unter dem Sollwert der arbeitenden Bevölkerung [10]. Demgegenüber fällt in unseren Breiten die Beschäftigungsquote nach Operation dramatisch. Maximal 50% der Operierten nehmen ihre Erwerbstätigkeit wieder auf [11, 12]. Ähnliche Verhältnisse gelten für die Herzklappenchirurgie [14].

Demotivation des Operierten wird weiter gefördert durch die Art und Weise der sozialen Absicherung. Hierzulande setzt eine adäquate Berentung in aller Regel früh im Verlaufe einer Herzerkrankung ein und wird, einmal erreicht, fast niemals aufgegeben – im Gegenteil, der Anteil der Berenteten nimmt nach der Operation zu, wie sich dies am Beispiel der Transplantierten besonders kraß zeigt. Die Berentungsquote steigt hier trotz der zuvor angeführten Besserung von Leistungsfähigkeit und Lebensqualität auf 70%. Ein weiterer, die Demotivation zur Wiederaufnahme der Arbeit begünstigender Faktor ist die hierzulande immer noch monatelange Wartezeit auf die Operation [1], die es zum Beispiel in den USA nie gegeben hat. Wie Carstens et al. zeigen konnten, kehrt praktisch kein über 12 Monate arbeitsunfähig geschriebener Patient wieder zur Arbeit zurück [2].

Man wird nun einwenden, daß Beschäftigung und Lebensqualität vielleicht gerade in unserer Gesellschaft wenig korrelieren und wiederhergestellte Partnerschaft, Geselligkeit und Freizeitgenuß beim Setzen der Lebensinhalte dominieren. Mit anderen Worten: Die aus der Arbeit bezogene erhöhte Selbsteinschätzung – wer gerade unter uns Chirurgen kennt sie nicht zu gut – spiele in der heutigen Gesellschaft eine nur untergeordnete Rolle. Daß dies ein Fehlschluß wäre, beweisen Studien, aus welchen eine deutliche Verbesserung der Lebensqualität durch die postoperative Wiederaufnahme der Arbeit hervorgeht. So zeigen die Befunde von Zyskanski, daß das Lebensgefühl in seinen Dimensionen Angst, Nervosität, Ruhelosigkeit, Traurigkeit sowie andererseits Glücklichsein und Zufriedenheit bei Zwangsberenteten deutlich schlechter war als bei freiwillig Berenteten. Beide Kategorien lagen jedoch unter der Befindlichkeit normal arbeitender Menschen [15]. Demgegenüber siedelten sich die postoperativ wieder im Arbeitsprozeß Stehenden über dem Durchschnitt an. Auch die Raten nichtkardialer behandlungsbedürftiger Beschwerden sowie psychopathologischer Erscheinungen sind bei den Berenteten deutlich höher als bei den nach der Operation Arbeitenden.

Jenkins et al. untersuchten Angst und depressive Neigung Koronaroperierter vor sowie 6 und 12 Monate nach dem Eingriff [4]. Wie sich zeigte, waren beide Gemütslagen zwar durch die Operation gebessert. Ein signifikanter Anteil der Operierten zeigte jedoch immer noch Störungen ihrer Gemütslage. Im gleichen Sinne mag man eine postoperative Abnahme der Sexualität bei vielen an den Koronarien Operierten, aber auch, wie wir zeigen konnten, herztransplantierten Patienten, einschätzen. Gegenwärtig wird mit Nachdruck versucht, die Persönlichkeitsstruktur jener Patienten herauszuarbeiten, die besonders leicht in Angst und Depression verbleiben und daher einer verstärkten Ermutigung bedürfen [4, 7, 15].

Was läßt sich nun aus dem Gesagten folgern? Der durchschnittliche operierte Herzpatient wird durch den Eingriff in allen seinen kardialen Parametern wie auch in seiner Lebenserwartung nachweislich gebessert. Viele der Kranken sind jedoch durch die Krankheit selbst, mehr noch durch den Schock der Herzoperation zutiefst und im wahren Sinne des Wortes im Herzen getroffen und finden in Anbetracht der sozialen Verführungen eines gemächlichen Rentendaseins nicht mehr den Weg zurück zur Normalität [9]. Neben unserem ersten Ziel der adäquaten schulmedizinischen Versorgung solcher Mitmenschen müssen wir ihre psychische Rehabilitation vom Eintritt der Erkankung über die Operation hinweg und in der Nachsorge stets und vielleicht mehr als bisher im Auge behalten, wozu die betreuenden Hausärzte und Kardiologen, wie Psychologen und Sozialarbeiter aufgerufen sind – nicht zuletzt aber wir Chirurgen, die wir an der Schnittstelle zur Wiederherstellung der Lebensqualität unserer Patienten wirken. Daß es hier noch viel zu tun gibt, beweist dieser Ausspruch einer (ebenfalls nicht seltenen) Sozialarbeiterin einer Rehabilitationsklinik

58

gegenüber einer nach zweifacher Herzklappenoperation heute wieder voll im Leben stehenden Chefsekretärin, Mutter und aktiven Sportlerin: „So, jetzt haben Sie eine neue Herzklappe, den Schwerbeschädigtenausweis wollen wir gleich beantragen ...".

Literatur

1. Borst HG (1981) The problem of coronary surgery – German experience Thorac. Cardiovasc Surgeon 29:65–70
2. Carstens V, Röger C, Schmitz H, Behrenbeck DW, Dalichau H (1985) Determinants of vocational rehabilitation, pp 85–92 In: Walter PJ (ed) Return to work after coronary artery bypass surgery. Springer, Berlin Heidelberg New York Tokyo
3. Hacker RW, Riedl H, Guggenmoos-Holzmann I, Torka M (1985) Employment status of patients after coronary artery bypass surgery. pp 38–45 (siehe Referenz-Nr. 2)
4. Jenkins CD, Stanton BA, Berger RL, Goldstein RL, Aucoin RA (1987) The quality of life 12 months after coronary artery bypass surgery. Quality of Life and Cardiovascular Care:29-36
5. Johnson WD, Kayser KL, Pedraza PM, Shore RT (1985) Employment patterns in males before and after myocardial revascularization surgery: A study of 2,229 consecutive patients followed for as long as 10 years. pp 60–75 (siehe Referenz-Nr. 2)
6. Kahlert G, Hilgenberg F, Jochmus I (1987) Psychosoziale Auswirkungen schwerer Herzkrankheiten bei Kindern und Jugendlichen. Sozialpädiatrie 9:644–648
7. Kornfeld DS, Heller SS, Frank KA, Wilson SN, Malm JR (1985) Psychological and behavioral responses, pp 224–234 (siehe Referenz-Nr. 2)
8. Künsebeck HW, Wahlers T, Haverich A (1989) Psychosoziale Situation und Lebenszufriedenheit bei herztransplantierten Patienten. In: Speidel H, Strauß B (Hrsg) Zukunftsaufgaben der Psychosomatischen Medizin. Springer, Berlin Heidelberg New York Tokyo, S 331–336
9. Meffert H-J, Boll A, Huse-Kleinstoll G, Lempp F, Rodewald G, Speidel H (1985) Benefits and psychological problems of aortocoronary bypass and valve replacement surgery, pp 219–223 (siehe Referenz-Nr. 2)
10. Oberman A, Fisher C, Maynard L, Mullin SM, Charles jr ED, Tristani F (1985) Long term changes in work status among patients in the coronary artery surgery study registry. pp 137–147 (siehe Referenz-Nr. 2)
11. Vetter HO, Hoffmann H, Glonner K, Neiss A, Reichart B, Klinner W (1985) Employment status: pre- and postoperative characteristics. pp 30–37 (siehe Referenz-Nr. 2)
12. Walter P, Thies B, Gerhard U (1983) Wieviele Patienten nehmen nach einer Koronaroperation ihre Arbeit wieder auf? Med Klin 78:276–280
13. Walter PJ (ed) (1985) Return to work after coronary artery bypass surgery. Springer, Berlin Heidelberg New York Tokyo
14. Walter PJ, Ibe B, Gottwik M (1985) Return to work after heart valve replacement, pp 125–133 (siehe Referenz-Nr. 2)
15. Zyzanski SJ, Stanton BA, Jenkins CD, Klein MD (1981) Medical and psychosocial outcome in survivors of major heart surgery. J Psychosom Res 23:213–211

4. Lebensqualität in der Thoraxchirurgie

H. Pichlmaier, H.-U. Zieren und R. Böhm-Porath

Chirurgische Universitätsklinik Köln-Lindenthal, Joseph-Stelzmann-Str. 9, D-5000 Köln 41

Quality of Life Following Thoracic Surgery

Summary. Quality of life is difficult to define. The Karnofsky-Index has little contributed to the objective evaluation and self assessment appears to be rather important. A study of 88 patients of which 58 were subjected to thoracic surgery revealed, that quality of life following thoracic surgery is basically dependent on the postoperative physical condition. Following surgery of the esophagus the ability to swallow, after lungresection the respiratory capacity are important for the postoperative well being.

Key words: Quality of life − objective evaluation − self assessment − study in 88 patients

Zusammenfassung. Lebensqualität ist schwer zu messen. Unter verschiedenen Möglichkeiten der Fremd- und Selbsteinschätzung spielt letztere eine große Rolle. Die Fremdeinschätzung mit dem Karnofsky-Index hat in diesem Zusammenhang wenig erbracht. In einer Querschnittserhebung an 88 Kranken, davon 58 Thoraxoperierten mit verschiedenen Untersuchungsinstrumenten, zeigte sich, daß die Lebensqualität nach thoraxchirurgischen Eingriffen im wesentlichen vom postoperativen körperlichen Zustand abhängt. Bei Speiseröhrenoperationen entscheidet die postoperative Schluckfunktion, nach Lungenresektion die pulmonale Leistungsbreite über das spätere Wohlbefinden.

Schlüsselwörter: Lebensqualität − Fremduntersuchung − Selbsteinschätzung − Querschnittserhebung an 88 Kranken

Die chirurgischen Eingriffe haben in den vergangenen Jahren entscheidend an Sicherheit gewonnen. Dies gilt auch für thoraxchirurgische Operationen. Damit ist das Maß für den chirurgischen Erfolg weniger das Risiko der Operation, definiert als operative Letalität, sondern bei schweren Leiden, z.B. dem Krebs, das Heilungsspätergebnis, gemessen an der Zahl der tumorfrei Lebenden. Da sich dieses Ergebnis trotz aller Anstrengungen nur unerheblich verbessern ließ, ist ein drittes Erfolgskriterium chirurgischer Leistung in jüngster Zeit in den Vordergrund gerückt: Neben den Schwarz-weiß-Größen Letalität und Überleben, fragen wir nach der Qualität dieses Überlebens, der Befindlichkeit unserer Operierten.

In den letzten Jahren führten wir an der Kölner Chirurgischen Universitätsklinik durchschnittlich 60 Lungen- und 35 Speiseröhrenresektionen wegen Krebs mit einer Letalität von 3 bzw. 10% durch. Diese beiden Gruppen werden in den folgenden Ausführungen Gegenstand der Untersuchungen sein. Dagegen habe ich wegen der Seltenheit und Heterogenität auf andere Erkrankungen, wie das Pleuramesetheliom oder benigne Leiden, wie beispielsweise Speiseröhrendivertikel und Leiomyome verzichtet.

Tumoren	Anzahl (n)	m:w	Alter von-bis (Jahre)	$\bar{x}$	Abstand OP von-bis (Monate)	$\bar{x}$
Oesophaguskarzinome	30	3,8	42-83	58,4	1-132	29,5
Bronchialkarzinome	28	3,2	43-80	60,1	4- 71	22,1
Sonstige	30	1,4	32-83	61,0	3-134	24,9
Kolorektale Karzinome	20	0,9	32-83	58,1	32-83	8,3
Magenkarzinome	10	3,5	22-78	66,3	3-134	22,9
Gesamt	88	2,5	32-83	59,8	1-134	25,9

Abb. 1. Lebensqualität in der Thoraxchirurgie

Oesophagus
Stumpfe Dissektion und Magenhochzug — 22
transthorakale Dissektion und Magenhochzug — 8

Lunge
Lobektomie — 16
Pneumonektomie — 6
Bilobektomie — 3
Atypische Resektion — 3

Kolon
Hemikolektomie — 5
Sigmaresektion — 3

Rektum
Anteriore Rektumresektion — 6
Rektumamputation — 6

Magen
Gastrektomie — 8
2/3 Resektion — 2

Abb 2. Durchgeführte Operationen

Um eine Aussage zur Befindlichkeit thorax-operierter Patienten zu gewinnen, laufen derzeit drei Studien an unserer Klinik. Bei der ersten − und nur von dieser kann hier die Rede sein − handelt es sich um eine Querschnittserhebung an 88 Patienten der Chirurgischen Tumornachsorge, die vom 1. Oktober 1988 bis zum 15. Februar 1989 prospektiv aufgenommen wurden (Abb. 1).

Einer thoraxchirurgischen Gruppe von 30 Oesophagusresektionen und 28 Lungenresektion wurde eine gemischte Kontrollgruppe nach abdominellen Tumorresektionen von 30 Patienten gegenübergestellt (Abb. 2). Dabei bezieht sich diese Querschnittsuntersuchung auf Kranke, die in regelmäßigen Abständen in der Tumornachsorge beobachtet und symptomspezifisch für Oesophagus- und Lungenkarzinom untersucht wurden. Erfaßt wurden Parameter der Lebensqualität zu unterschiedlichen Zeitpunkten nach der Operation.

Die *zweite* laufende Studie erfaßt einen Längsschnitt hinsichtlich der Lebensqualität über ein Jahr bei Patienten mit Tumoren der Lunge, des Magens und des Dickdarms.

In der *dritten* Studie wird prospektiv über ein Jahr die Befindlichkeit von Patienten mit Speiseröhrenkarzinom untersucht, die ab dem 1. 6. 1988 operiert und randomisiert verschiedenen Behandlungsbedingungen zugeteilt wurden.

Ich komme zur Querschnittsuntersuchung, Studie I, zurück. Die Erhebungsinstrumente − bezüglich der Details muß ich auf die nachfolgende Publikation verweisen − umfaßten Selbsteinschätzung und Fremdanalyse (Abb. 3).

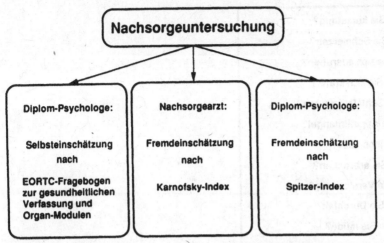

Abb. 3. Lebensqualität in der Thoraxchirurgie, Prospektive Studie

Bei der Selbsteinschätzung wurde der von Bullinger und Küchler in deutscher Fassung erstellte Fragebogen der EORTC verwandt. Bezug genommen wurde auf die Komponenten

körperliche und psychische Befindlichkeit
Wohlbefinden und Zufriedenheit
wahrgenommene Beeinträchtigung in sozialen Beziehungen

Es folgten dann die *Organmodule,* die organspezifische und allgemeine Symptome abfragten. An diese schloß sich eine 6stellige Wertungsskala zum Grad der Belastung durch die bisherige medizinische Behandlung an. Zuletzt konnte der Patient Angaben in freier Form zur Art der Belastung und der Hilfen machen.

Die *Fremdeinschätzung* erfolgte durch einen Nachsorgearzt und unabhängig davon einen Diplompsychologen. Der Nachsorgearzt benutzte den Aktivitätsindex nach Karnofsky, während der Diplompsychologe den Lebensqualitätsindex von Spitzer verwandte.

Ergebnisse

Die Erfassung der Beeinträchtigung durch *allgemeine körperliche Symptome* erfolgt anhand von 14 Punkten wie Kurzatmigkeit, Schmerzen, Krankheitsgefühl, Schlafstörung, Schwäche, Verdauungsstörungen und körperliches Wohlbefinden (Abb. 4a). Die organspezifische Aufschlüsselung der Mittelwerte und der Standardabweichungen zeigt, daß die durchschnittlichen Belastungen mit 1,74 Punkten nach Ösophagus- und 1,81 Punkten nach Lungenresektionen etwas höher lagen als nach Dickdarm- und Magenresektion (1,46 Punkte) (Abb. 4b). Insgesamt wurden die Belastungen eher gering eingestuft. Die Standardabweichungen betrugen für Ösophagus 0,6 für Lungen 0,63 und für die sonstigen Tumore 0,95 Punkte. Die höhere Standardabweichung war vor allem durch die Heterogenität der Kontrollgruppe bestimmt. So waren die Belastungen nach Gastrektomie in der Regel höher als nach Kolonresektion.

Die Erfassung der *Angst* beruht auf der Beantwortung von 4 Fragen, die nach Entspannungsfähigkeit, Ruhelosigkeit, Angstgefühlen und Anspannungen fragen (Abb. 5a). Die ermittelten Durchschnittswerte für die Angst lagen im Bereich zwischen „nicht" und „wenig" (Abb. 5b). Patienten mit Ösophaguskarzinomen hatten mit 1,52 Punkten einen höheren Mittelwert als Patienten mit Lungenkarzinomen (1,38 Punkte). Die Kontrollgruppe wies den niedrigsten Durchschnittswert mit 1,32 Punkten auf.

Waren Sie **kurzatmig**?

Hatten Sie **Schmerzen**?

Mußten Sie sich **ausruhen**?

Fühlten Sie sich **krank**?

Hatten Sie **Schlafstörungen**?

Hatten Sie **Appetitmangel**?

War Ihnen **übel**?

Haben Sie **erbrochen**?

Hatten Sie **Verstopfung**?

Hatten Sie **Durchfall**?

Waren Sie **müde**?

Hatten Sie Schwierigkeiten, sich zu **konzentrieren**

oder sich an Dinge zu **erinnern**?

Ging es Ihnen **körperlich gut**?

a

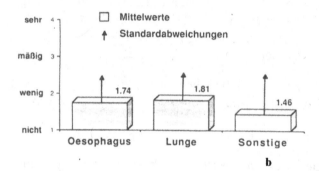

b

Abb. 4a, b. EORTC-Fragebogen zur gesundheitlichen Verfassung: **a** Selbsteinschätzung allgemeiner körperlicher Symptome (Items 10−22, 31) **b** Belastungen durch allgemeine körperliche Symptome

Konnten Sie **bequem sitzen** und sich **entspannt** fühlen?

Fühlten Sie sich **ruhelos**, als ob Sie **immer in Bewegung** sein müßten?

Hatten Sie plötzlich starke **Angstgefühle**?

Fühlten Sie sich **angespannt** oder "**wie aufgezogen**"?

a

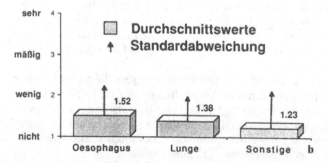

Abb. 5a, b. EORTC-Fragebogen zur gesundheitlichen Verfassung: **a** Selbsteinschätzung von Angst (Items 23, 25, 27, 29), **b** Belastungen durch Angst

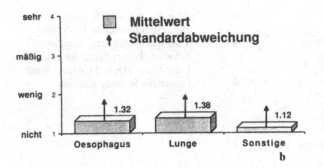

Abb. 6a, b. EORTC-Fragebogen zur gesundheitlichen Verfassung: **a** Selbsteinschätzung von Depression (Items 24, 26, 28, 30), **b** Belastungen durch Depression

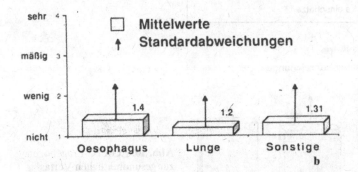

Abb. 7a, b. EORTC-Fragebogen zur gesundheitlichen Verfassung: **a** Selbsteinschätzung des Familienlebens (Items 32, 33), **b** Beeinträchtigung des Familienlebens

Die Bewertung der *Depression* beruhte auf 4 Fragen zu Interesse, Freude, Genußfähigkeit und Humor (Abb. 6a). Bei insgesamt geringen Beeinträchtigungen und vergleichbaren Werten für Ösophagus- und Bronchialkarzinome wurden in der Kontrollgruppe mit 1,12 Punkten wiederum die geringsten Werte angegeben (Abb. 6b).

Die Beeinträchtigung des *Familienlebens* wird aufgrund von 2 unmittelbaren Fragen erfaßt (Abb. 7a). Für die 3 Gruppen wurden mit Durchschnittswerten von 1,2 bis 1,4 Punkten insgesamt vergleichbare geringe Beeinträchtigungen angegeben (Abb. 7b). Bei diesen geringen Durchschnittswerten war die Standardabweichung mit 0,66 Punkten relativ hoch.

Die Einschätzung von krankheitsbedingten *finanziellen Schwierigkeiten* beruhte auf einer direkten Frage (Abb. 8a). Bei vergleichbaren eher geringen Durchschnittswerten bestand eine relativ große Streubreite (Abb. 8b).

64

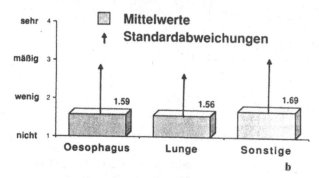

Hat Ihr Zustand oder Ihre Behandlung für Sie **finanzielle Schwierigkeiten** mit sich gebracht?

a

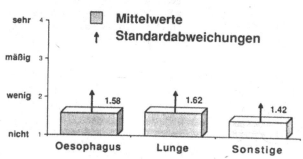

Abb. 8a, b. EORTC-Fragebogen zur gesundheitlichen Verfassung: **a** Selbsteinschätzung finanzieller Schwierigkeiten durch die Erkrankung (Item 34), **b** Belastung durch finanzielle Schwierigkeiten

b

Abb. 9. Gesamtbelastungswerte gemäß EORTC

Wie würden Sie insgesamt Ihren **körperlichen Zustand** während der letzten Woche einschätzen?

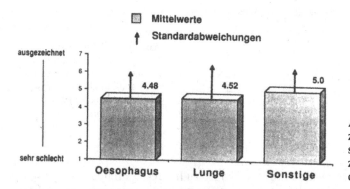

Abb. 10. EORTC-Fragebogen zur gesundheitlichen Verfassung: Globale Selbsteinschätzung des körperlichen Zustandes (Item 35)

Die *Gesamtbelastungswerte* setzen sich aus den Bewertungen der obigen 5 Komponenten zusammen. Die Mittelwerte zeigen im Trend vergleichbare Belastungen, die insgesamt eher niedrig einzustufen sind (Abb. 9). Die Standardabweichungen betrugen für Ösophagus 0,46, für Lungen 0,43 und für die Kontrollgruppe 0,36 Punkte.

Die *Globaleinschätzung des körperlichen Zustandes* in der letzten Woche vor der Befragung wurde nach thoraxchirurgischen Eingriffen um etwa 0,5 Skalierungspunkte niedriger als in der Kontrollgruppe angegeben (Abb. 10). Insgesamt bewegten sich die Mittelwerte im Bereich zwischen 4,5 und 5,0 Punkten, was als mäßig bis gute Bewertung bezeichnet

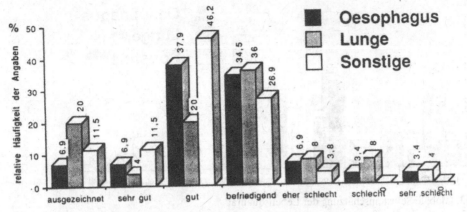

Abb. 11. Globale Selbsteinschätzung des körperlichen Zustandes

> Wie würden Sie insgesamt Ihre **Lebensqualität** während der letzten
>
> Woche einschätzen?

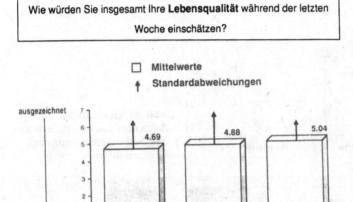

Abb. 12. EORTC-Fragebogen
zur gesundheitlichen Verfassung: Globale Selbsteinschätzung der Lebensqualität (Item 36)

werden kann. Die Aufschlüsselung der relativen Häufigkeiten der Bewertungen zum körperlichen Zustand zeigt, daß die vergleichsweise niedrigeren Durchschnittswerte nach thoraxchirurgischen Eingriffen vor allem durch ein überproportional hohen Anteil in den schlechten Bewertungen bedingt war (Abb. 11). In der Kontrollgruppe stufte kein Patient seinen körperlichen Zustand mit schlecht oder sehr schlecht ein.

Die *Globaleinschätzung der Lebensqualität* zeigt einen vergleichbaren Trend wie die des körperlichen Zustandes (Abb. 12). Die Mittelwerte lagen insgesamt ein wenig höher als die des körperlichen Zustandes. Die Standardabweichungen waren für Ösophagus mit 1,39 und Lunge mit 1,62 Punkten deutlich höher als in der Kontrollgruppe mit 0,93 Punkten. Die relativen Häufigkeiten der einzelnen Bewertungen zeigen in den einzelnen Gruppen ein unterschiedliches Bild (Abb. 13). Während die Hälfte der Kontrollgruppe ihre Lebensqualität befriedigend einschätzte, zeigte sich nach thoraxchirurgischen Operationen eine größere Streubreite sowohl zu sehr guten als auch zu schlechten Bewertungen hin.

Es folgen die Ergebnisse bei der Beurteilung der *Organmodule*. Die Gesamtbelastungswerte aus den speziellen Organmodulen ergaben für die einzelnen Tumoren deutliche Unterschiede (Abb. 14). Die niedrigste Belastung mit der geringsten Streubreite von 0,25 Punkten wurde für die kolorektalen Karzinome ermittelt. Ösophagus- und Magenresektionen hatten vergleichbare Werte mit 2,24 bzw. 2,42 Bewertungspunkten. Die höchsten durchschnittlichen Belastungen (2,72) und Standardabweichungen (0,82) wurden nach Lungenresektionen angegeben.

66

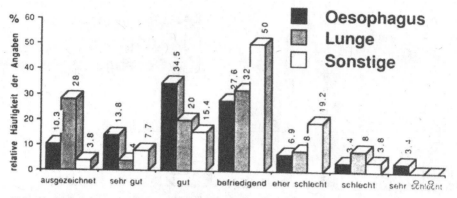

Abb. 13. Globale Selbsteinschätzung der Lebensqualität

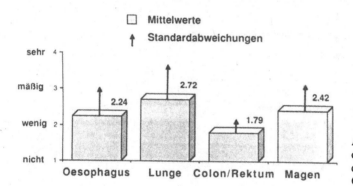

Abb. 14. Gesamtbelastungen durch organspezifische Bewerden, Selbsteinschätzung nach Organmodulen

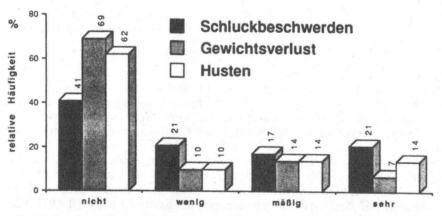

Abb. 15. Spezifische Beeinträchtigungen nach Oesophagusresektionen, Selbsteinschätzung

Patienten nach Ösophagusresektionen wurden in erster Line durch Schluckbeschwerden beeinträchtigt (Abb. 15). Nur 41% gaben keine und immerhin 21% sehr starke Schluckbeschwerden an. Beeinträchtigungen durch Husten und Gewichtsverlust wurden vergleichsweise weniger genannt. Beeinträchtigungen durch Husten zeigten keine Abhängigkeit vom stumpfen oder transthorakalen Vorgehen und waren eher Ausdruck der in dieser Patientengruppe häufiger anzutreffenden chronisch obstruktiven Atemwegserkrankungen.

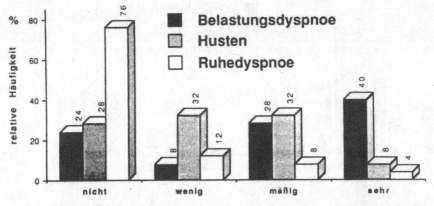

Abb. 16. Spezifische Beeinträchtigungen nach Lungenresektionen, Selbsteinschätzung

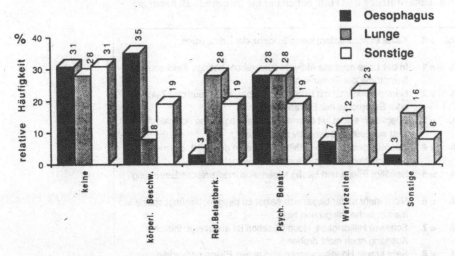

Abb. 17. Belastungen durch die medizinische Behandlung, Selbsteinschätzung, Mehrfachnennungen möglich

Nach Lungenresektionen war die Belastungsdyspnoe nach Aktivitäten wie Treppensteigen die dominierende körperliche Beeinträchtigung (Abb. 16). Immerhin 40% der Patienten wurden hierdurch sehr betroffen. Die Schwere der Beeinträchtigung war abhängig vom Ausmaß der Resektion und der allgemeinen kardiopulmonalen Leistungsfähigkeit. Unter Husten litten 72% der Patienten, jedoch nicht so stark wie unter Belastungsdyspnoe.

Die Belastungen durch *medizinische Behandlung* konnten vom Patienten frei und ohne vorgegebene Antwortmöglichkeiten angegeben werden (Abb. 17). Jeweils etwa 30% der Patienten in den einzelnen Gruppen gaben keine Belastungen durch die medizinische Behandlung an. Ösophagektomierte Patienten erwähnten vor allem Belastungen durch körperliche Beschwerden (Dysphagie, Appetitlosigkeit, Übelkeit, Sodbrennen, Gewichtsverlust und allgemeine Schwäche). Während lungenresezierte Patienten häufiger unter reduzierter Belastbarkeit litten (Dyspnoe unter Belastungen oder wetterabhängig). Psychische Belastungen wurden nach thoraxchirurgischen Eingriffen häufiger als nach abdominalen Resektionen genannt.

Die Angaben zur *Unterstützung und Hilfe* neben der medizinischen Behandlung wurden frei und ohne Vorgaben gemacht (Abb. 18). Am häufigsten wurde die Unterstützung

68

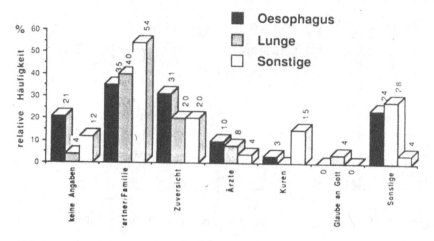

Abb. 18. Unterstützung und Hilfe neben der medizinischen Behandlung

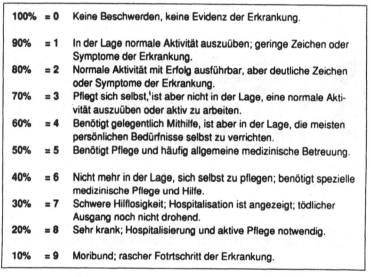

100%	= 0	Keine Beschwerden, keine Evidenz der Erkrankung.
90%	= 1	In der Lage normale Aktivität auszuüben; geringe Zeichen oder Symptome der Erkrankung.
80%	= 2	Normale Aktivität mit Erfolg ausführbar, aber deutliche Zeichen oder Symptome der Erkrankung.
70%	= 3	Pflegt sich selbst, ist aber nicht in der Lage, eine normale Aktivität auszuüben oder aktiv zu arbeiten.
60%	= 4	Benötigt gelegentlich Mithilfe, ist aber in der Lage, die meisten persönlichen Bedürfnisse selbst zu verrichten.
50%	= 5	Benötigt Pflege und häufig allgemeine medizinische Betreuung.
40%	= 6	Nicht mehr in der Lage, sich selbst zu pflegen; benötigt spezielle medizinische Pflege und Hilfe.
30%	= 7	Schwere Hilflosigkeit; Hospitalisation ist angezeigt; tödlicher Ausgang noch nicht drohend.
20%	= 8	Sehr krank; Hospitalisierung und aktive Pflege notwendig.
10%	= 9	Moribund; rascher Fotrtschritt der Erkrankung.

a

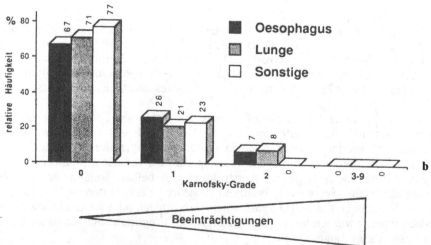

b

Abb. 19a Aktivitätsindex nach Karnofsky **b** Fremdeinschätzung nach dem Karnofsky-Index

Aktivität

2 = ganztägige oder überwiegende Arbeit in Beruf, Haushalt oder Freizeit.

1 = größere Hilfe nötig oder Verkürzung der Arbeitszeit

0 = nicht gearbeitet oder Haushalt geführt.

Alltagsleben

2 = Selbstversorgung und Mobilität möglich.

1 = spezielle Hilfe für tägliche Aktivitäten nötig.

0 = unfähig, sich selbst zu versorgen oder die Wohnung zu verlassen.

Gesundheit

2 = überwiegend "sehr gut" gefühlt.

1 = überwiegend "nicht so gut" gefühlt; keine Energie.

0 = sehr krank gefühlt, schwach und hinfällig oder bewußtseinsgetrübt.

Umweltbeziehung

2 = guter und regelmäßiger Kontakt zu Familienmitglied oder Freund.

1 = eingeschränkter Kontakt zu Familie oder Freund.

0 = selten oder nur wenn absolut nötig Kontakt oder bewußtseinsgetrübt.

Zukunft

2 = ruhige und positive Gemütsverfassung, Beherrschung persönlicher
   Umstände.

1 = manchmal betrübt, Perioden von Angst und Depression.

0 = erheblich verwirrt oder sehr angstvoll, depressiv oder bewußtlos.

a

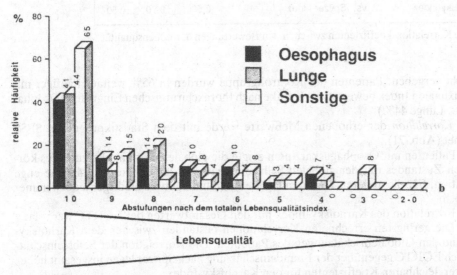

b

Abb. 20a Lebensqualität nach Spitzer (abgekürzt) **b** Fremdeinschätzung nach dem Spitzer-Index

durch Partner und Familie genannt. Patienten nach kolorektalen Eingriffen nannten diese Hilfe am häufigsten (besseres oder geordneteres soziales Umfeld?). Hilfe durch Ärzte und Kuren wurde nur selten angeben. Von allen Patienten gaben lediglich 4% der Lungenresezierten Hilfe durch Religion an. An sonstigen Hilfen wurden Sport, Krankheitsverdrängung, Hinwendung zu angenehmen Beschäftigungen genannt.

Bei der *Fremdeinschätzung* nach dem Karnofsky-Index (Abb. 19a) wurden von den Bewertungskategorien nur die besten 3 Grade vergeben (Abb. 19b). Hiervon wurden etwa 2/3 aller Patienten mit einem normalen Aktivitätsgrad bewertet. Während aus der Kontrollgruppe keine Patienten mit Grad 2 bewertet wurden, wurden 7 bzw. 8% der thoraxchirurgischen Patienten hier eingeordnet. In der Ösophagusgruppe handelt es sich hierbei vor allem um Patienten mit Rezidiven, nach Lungenresektion darüber hinaus um Kranke mit grenzwertiger Lungenfunktion.

Im Vergleich zum Karnofsky-Index zeigten Bewertungen nach dem Spitzer-Index (Abb. 20a) eine größere Streubreite (Abb. 20b). Nur die 3 niedrigsten Bewertungen wur-

	Oesoph.	Lunge	Sonst.
Selbsteinschätzung nach EORTC			
Globale Lebensqualität vs. Globaler Körperzustand	0,90	0,77	0,77
Gesamtwert EORTC vs. Globale Lebensqualität	0,71	0,73	0,57
Gesamtwert EORTC vs. Globaler Körperzustand	0,64	0,69	0.54
Karnofsky-Fremdeinschätzung vs. EORTC			
Karnofsky-Index vs. Globaler Körperzustand	0,46	0,31	0.46
Karnofsky-Index vs. Globale Lebensqualität	0,34	0,39	0.33
Karnofsky-Index vs. Gesamtwert EORTC	0,57	0,59	0.48
Spitzer-Fremdeinschätzung vs. EORTC			
Spitzer-Index vs. Globaler Körperzustand	0.52	0.66	0.55
Spitzer-Index vs. Globale Lebensqualität	0,55	0,68	0.56
Spitzer-Index vs. Gesamtwert EORTC	0,69	0,41	0.85
Fremdeinschätzung Karnofsky vs. Spitzer			
Karnofsky-Index vs. Spitzer-Index	0,50	0,70	0.50

Abb. 21. Korrelationskoeffizienten zwischen den Bewertungen der Lebensqualität

den nicht vergeben. Patienten der Kontrollgruppe wurden in 65% weitaus häufiger mit dem maximalen Index bewertet, als Kranke nach thoraxchirurgischen Eingriffen (Ösophagus 41%, Lunge 44%).

Die *Korrelation* der erhobenen Meßwerte wurde mit dem Statistikprogramm SPSS berechnet (Abb. 21).

Für Patienten mit Ösophaguskarzinom zeigte die globale Selbsteinschätzung des körperlichen Zustandes mit der globalen Selbsteinschätzung der Lebensqualität eine enge Korrelation. Für die anderen Tumoren lag die Korrelation etwas niedriger jedoch immer noch hoch.

Die Korrelation des Karnofsky-Index mit den Gesamtwerten der EORTC war relativ gering. Die geringsten errechneten Korrelationen bestanden zwischen dem Karnofsky-Index und den Globaleinschätzungen des Patienten. Die Korrelation der Selbsteinschätzung nach EORTC gegenüber der Fremdeinschätzung nach Spitzer lagen insgesamt höher als die vergleichbaren Koeffizienten für den Karnofsky-Index.

Die Fremdeinschätzung nach Karnofsky gegenüber Spitzer zeigte eine relativ geringe Korrelation. Sie lag für Ösophagus- und Kontrollgruppe um 0,2 Punkte deutlich tiefer als für Lungenresektionen, für die immerhin eine Korrelation von 0,7 bestand.

Folgende Schlußfolgerung möchte ich ziehen:

Die Selbsteinschätzung des Patienten ist der wesentliche Schlüssel zur Erfassung von Lebensqualität in der Medizin. Der EORTC-Fragebogen ist hierzu eine praktikable und umfassende Methode. Aufgrund der vielschichtigen Normierungs- und Kontrollgruppenprobleme ist die globale Selbsteinschätzung der Lebensqualität ein sinnvoller Maßstab für andere Erhebungsmethoden.

Im untersuchten Krankengut wurde von den Patienten insgesamt eine relativ hohe Lebensqualität angegeben. Diese zeigt eine enge Korrelation zur globalen Selbsteinschätzung des körperlichen Zustandes. Dies deckt sich mit der ärztlichen Erfahrung. Die Selbsteinschätzung in konkreten Einzelpunkten und die Zusammenfassung dieser Kriterien zu Komponenten der Lebensqualität erlaubt eine differenzierte Beurteilung einzelner Lebensbereiche. Korrelierend zu den Globaleinschätzungen wurden im untersuchten Krankengut relativ geringe Beeinträchtigungen sowohl in einzelnen Komponenten als auch in der zusammengefaßten Gesamtbelastung ermittelt. Von den angegebenen Beeinträchtigungen lagen die allgemeinen körperlichen Symptome im Vergleich am höchsten. Aus diesem Grund war die Korrelation zwischen Gesamtbelastungswerten der EORTC und der Globaleinschätzung des körperlichen Zustandes enger als zwischen Gesamtbelastungswerten der EORTC und der globalen Selbsteinschätzung der Lebensqualität. Zur Validierung der erfaßten Kriterien und zur subtilen Analyse der Ergebnisse in Abhängigkeit von Art und Stadium der Erkrankung sind weitere Untersuchungen an größeren Kollektiven nötig.

Die Fremdeinschätzung nach dem rein körperorientieren Karnofsky-Index kann nur einen sehr begrenzten Beitrag zur Erfassung und Untersuchung von Lebensqualität leisten. In der vorliegenden Untersuchung bot der Karnofsky-Index nicht genügend Differenzierungsmöglichkeiten. Von den 10 möglichen Bewertungen wurden nur die 3 besten Bewertungen mit deutlichem Übergewicht der Maximalwerte vergeben. Daher bestand nur eine sehr geringe Korrelation zur Selbsteinschätzung der Patienten.

Die Fremdbeurteilung nach dem Spitzer-Index erlaubt eine differenziertere Bewertung, da auch psychische und soziale Komponenten erfaßt werden. Im Vergleich zu den Gesamtbelastungswerten der EORTC war die Korrelation mit der globalen Selbsteinschätzung der Lebensqualität und des körperlichen Zustandes der Patienten jedoch deutlich geringer.

Ich fasse zusammen:

1. Die Lebensqualität nach thoraxchirurgischen Eingriffen wird entscheidend vom körperlichen Zustand beeinflußt.
2. Nach Speiseröhrenresektion prägt die Schluckfunktion, nach Lungenresektion die pulmonale Leistungsbreite das Wohlbefinden.
3. Die seelische Verfassung wird vor allem durch die familiäre Situation bestimmt.
4. Im gesamten Krankheitsverlauf bleibt die Bedeutung des Arztes begrenzt.

5. Lebensqualität nach operativen Eingriffen — Gefäßchirurgie

H. Müller-Wiefel

Gefäßchirurgische Klinik des St. Johannes-Hospitals (Chefarzt: Prof. Dr. H. Müller-Wiefel)
Akadem. Lehrkrankenhaus, An der Abtei 7–11, D-4100 Duisburg 11

Quality of Life after Surgical Procedures — Vascular Surgery

Summary. Vascular surgery is primarily a reconstructive discipline that contributes appreciably to the patient's quality of life (QL) by improving many organ and system functions. The definition of QL includes a variety of specific and very individual aspects. The postoperative evaluation of QL must be based on the one hand on hard data and common clinical parameters, and, on the other, on the individual feeling of the patient, who compares preoperative sequelae and postoperative functional improvement.

Key words: Quality of Life — Vascular Surgery

Zusammenfassung. Als primär rekonstruktiv orientierte Disziplin trägt die Gefäßchirurgie nennenswert zur Lebensqualität (LQ) der Patienten durch Verbesserung vieler Organfunktionen bei. Die Definition des Begriffes LQ umfaßt eine Vielzahl spezifischer und sehr individueller Aspekte. Die postoperative Bewertung stützt sich einmal auf harte Meßwerte und übliche klinische Daten, muß andererseits aber auch das individuelle Empfinden des Patienten werten, das als Folge eines Vergleiches zwischen präoperativem Leidensdruck und postoperativem Funktionsgewinn entsteht.

Schlüsselwörter: Lebensqualität — Gefäßchirurgie

Als primär rekonstruktiv ausgerichtetes Fach erscheint die Gefäßchirurgie in besonderem Maße geeignet, einen Beitrag zur Lebensqualität ihrer Patienten liefern zu können.

Unter Einsatz subtiler und bewährter operativer Techniken werden heute Strombahnwiederherstellungen an Gefäßen verschiedenster Regionen und unterschiedlichster Kaliber durchgeführt. Das topographische Spektrum dieser Eingriffe erstreckt sich dabei von den Halsarterien bis hinunter zu den kleinen pedalen Gefäßen. Dementsprechend dürfen an den verschiedensten Erfolgsorganen und in den unterschiedlichsten Versorgungsbezirken Besserung bzw. Sicherstellung von Funktion oder Strukturerhalt erwartet werden. Den quantitativen Schwerpunkt rekonstruktiver gefäßchirurgischer Arbeit stellen derzeit Eingriffe an den Carotiden, der aortoiliacalen Strombahn sowie der femoro-poplitealen Achse dar.

Die morphologischen Ergebnisse unserer operativen Bemühungen sind durch intra- und postoperative Angiographien dokumentierbar, funktionelle Auswirkungen in Flußanalysen mittels Duplex-Sonographie erfaßbar. Farbkodierte Doppler-Untersuchungen können sie in eindrucksvollen Bildern belegen. Die wiedererlangte Gehleistung läßt sich im normierten Laufbandtest bestimmen und die verbesserte Beindurchblutung am veränderten Knöchel-Arm-Druckindex darstellen oder an der zügigen Abheilung der peripheren Ulcerationen verfolgen — um hier nur einiges zu nennen.

Wie aber verhalten wir uns, wenn es gilt, die Lebensqualität nach solchen gefäßchirurgischen Eingriffen abzuschätzen?

Die Schwierigkeit beginnt bereits mit der Definition des Begriffes. Entsprechend der Vielfalt des Lebens muß es sich hier um einen Sammelbegriff handeln – um die Summe vieler Einzelelemente, die dem Menschen die Freude am Leben im Alltag geben, ihm das Gefühl von Zufriedenheit und Glück vermitteln, die dazu beitragen, daß das Individuum sein sozio-ökologisches Umfeld in einer positiven Stimmungslage erleben und genießen kann – ähnlich etwa der „Gesundheits"-Definition der WHO, die völliges physisches, psychisches und soziales Wohlbefinden mit einschließt.

Lebensqualität ist direkt proportional der individuellen Kreativität bei den alltäglichen Arbeiten und dem untrennbar mit ihnen verbundenen und durch sie ausgelösten Glücksgefühl. Sie wird damit einerseits durch Krankheit und Gebrechlichkeit, durch körperliche und geistige Behinderung negativ beeinflußt, andererseits durch Therapieerfolge positiv geformt. Fragt man sich, wie sie zu messen sei oder zumindest semiquantitativ abgeschätzt werden könne, so erkennt man bald, daß hier in hohem Maße individuelle und höchst subjektive Dinge eine Rolle spielen.

Zunächst benötigt man einen Einblick in die Lebenssituation des Einzelnen, in die Defizite, die durch seine Erkrankung entstanden sind und die in ihrer Gesundheit das Ausmaß des präoperativen Leidensdruckes bestimmen. Dieser Leidensdruck ergibt dann das Vergleichsniveau, von dem ausgehend die subjektive Bewertung des Behandlungsergebnisses durch den Kranken und damit die problemorientierte Quantifizierung der für ihn neu erlangten oder verbliebenen Lebensqualität stattfindet.

Ein solcher Leidensdruck ergibt sich zum Beispiel im Rahmen der Gefäßchirurgie aus der schmerzhaft verkürzten Gehstrecke bei chronischer Beindurchblutungsstörung, der rezidivierend auftretenden neurologischen Attacken bei Veränderungen der Halsschlagadern oder beim medikamentös auch hoch dosiert nicht kontrollierbaren und dadurch zur Beeinträchtigung des Allgemeinbefindens führenden renovasculären Hypertonus. Das sind aber auch der Schmerz bei der frischen Gliedmaßenembolie oder der Nekrosebefund am Fuß des Diabetikers und der anhaltende Ruheschmerz beim chronischen Mehretagenverschluß der Becken-Beinstrombahn.

Hinzukommen die berechtigte Angst vor einem Schlaganfallereignis mit bleibendem Schaden, Verlust des Arbeitsplatzes, gar Pflegebedürftigkeit oder die Furcht vor einer Amputation und damit das Angewiesensein auf eine Prothese und die Hilfe der Umgebung. Das ist aber auch die ständige Angst bei Kenntnis der Diagnose eines rupturgefährdeten Aortenaneurysmas.

Gefäßchirurgie ist auch Alterschirurgie. Ein Drittel dieser Patienten ist 70 Jahre und darüber. Gerade beim betagten Menschen spielt die Sicherstellung der sozialen Integration, die Bewahrung der Selbständigkeit für die eigene Versorgung bei den täglichen Bedürfnissen und die Verhütung der Isolation eine vitale Rolle. Die Bewahrung des Patienten vor einem Schlaganfallereignis mit seinen bekannten Folgen oder der drohenden Beinamputation bedeutet einen echten Beitrag zur Lebensqualität.

Wie die Gefäßchirurgie im Einzelnen zur Lebensqualität ihrer Patienten beiträgt, zeigt sich zum Beispiel daran, daß in einer Studie 68% der über 70jährigen nach Carotisdesobliteration spontan eine Besserung ihres Lebensgefühls mit allerlei wiedererwachenden oder zunehmenden Aktivitäten angaben. Sie verbrachten ihr postoperatives Leben mit weniger Angst, mehr Sicherheit, unternahmen mehr oder wieder Reisen, pflegten Hobbies oder versorgten vermehrt die Enkelkinder.

Die Wertschätzung der durch Gefäßoperation wiedergewonnen Gehleistung seitens des Patienten wird daran deutlich, daß zum Beispiel 83% der Kranken mit Aortenbifurkationsprothese erklärten, diesen Eingriff unbedingt noch einmal vornehmen lassen zu wollen.

Ein weiteres eindrucksvolles Beispiel eines gefäßchirurgischen Beitrages zur Lebensqualität stellt die Dialyse-Shunt-Chirurgie dar, die den effizienten Einsatz der Langzeit-Dialyse durch Schaffung entsprechender Zugangswege zum Gefäßsystem überhaupt erst ermöglicht.

Zur Beurteilung der Lebensqualität wird der Arzt je nach Fachdisziplin mehr oder weniger leicht auf Kriterien zurückgreifen können, die ohnehin als kliniksübliche Paramter für die Qualitätskontrole geläufig bzw. verfügbar sind – typischer Fall: die Gehstrecke.

Stellt man zum Beispiel dem vom Patienten selbst eingeschätzten Zufriedenheitsgrad die schmerzfreie Gehstrecke im normierten Laufbandtest gegenüber, so ergibt sich eine Korrelation von fast 1,0. – Aber auch die Rückführung eines Stadium III oder IV in ein Stadium II der Beindurchblutungsstörung stellt ein verwertbares Kriterium dar. Es fehlt an dieser Stelle der Raum, alle Beschwerdebilder bis hin zum chronischen Ulcus cruris venosum zu besprechen, bei denen die Gefäßchirurgie heute durch Studien belegbare Erfolge vorzeigen kann und damit zur Optimierung der Lebensqualität beiträgt.

So unumgänglich Erfolgsstatistiken für die Qualitätssicherung sind, sie beinhalten aber auch etwas Inhumanes: Stellt man im Zusammenhang mit einer Therapie beispielsweise eine 75%ige Erfolgsrate fest, so konzentriert sich doch das Augenmerk auf jenen größeren Teil der guten Ergebnisse, der erhofften positiven Resultate. Der an den vollen 100 Prozentpunkten fehlende Anteil, die Nicht-Erfolge – oder ehrlicher: die Mißerfolge – geht gedanklich nur zu leicht verloren.

Was ist denn aus dem Kranken mit dem Thromboseverschluß seiner Kunststoffröhre geworden? Wie ging es weiter mit jenem Patienten, dessen cruraler in-situ-Bypass bald postoperativ versagte? Wo befinden sich jetzt die 2,5% Carotisoperierter, die in einer Studie unter der Rubrik „permanentes postoperatives neurologisches Defizit" geführt werden?

Was empfindet der Kranke, der im Stadium der Claudicatio wegen Schwierigkeiten am Arbeitsplatz einen femoro-poplitealen Bypass erhielt, einen Frühverschluß erlebte und nach zwei weiteren Eingriffen heute beinamputiert ist? Wer vermag die Situation des 45jährigen richtig zu erfassen, bei dem sich im Gefolge einer aortalen Rekonstruktion eine Potenzstörung einstellte?

Haben wir bei unseren Operationsentscheidungen immer die möglichen Spätfolgen richtig im Auge wie Ureterstenose an der Kreuzungsstelle mit dem aorto-femoralen Bypass oder aber ein Anastomosenaneurysma? Wissen wir beim optimistischen Einsatz neuer Gefäßprothesen, wie die Dauerergebnisse wirklich sein werden, oder ob nicht wie beim Solco-Graft 4 bis 5 Jahre später Reinterventionen wegen Aneurysmabildungen nötig werden? Denken wir immer an die oft lästigen Schwellungszustände nach femoro-poplitealen Maßnahmen oder die sensiblen Nervenstörungen nach inguinaler Inzision?

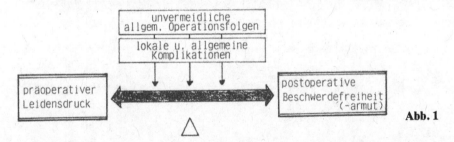

Abb. 1

Der für jeden Patienten unterschiedliche und je nach topographischer Region variierende präoperative Leidensdruck ist die Größe, die wesentlich zur Therapieentscheidung mit beiträgt, der Grad der postoperativen Beschwerdefreiheit nach Strmbahnrekonstruktion die Basis für die vom Kranken dann empfundene Lebensqualität (Abb. 1). Auf diese Balance wirken sich die unvermeidlichen allgemeinen Operationsfolgen ebenso aus wie lokale und allgemeine Komplikationen. Je ausgeprägter das initiale Beschwerdebild, desto mehr darf der rechte Teil des Waagebalkens durch sie belastet werden.

War die Indikation richtig gestellt, so wird der Patient in der weit überwiegenden Mehrzahl der Fälle diese „Nebenfolgen" angesichts der wiedererlangten körperlichen Aktivität, des Funktionsrückgewinns, des Organerhaltes oder der Abwendung einer Bedrohung für das Leben akzeptieren, geringachten oder auch emotional verdrängen.

1. allgemeine Operabilität 2. Notwendigkeit nach klinischem Stadium 3. lokale Operabilität 4. *„Nutze ich dem Kranken mit der geplanten Maßnahme wirklich?"*	**Tabelle 1.** Indikation zum Gefäßeingriff

Der üblicherweise für Gefäßrekonstruktionen angeführten „3-Punkte-Indikation" (Tabelle 1) sollte die Frage nach dem definitiven Nutzen für den Patienten als weiterer Punkt angehängt werden. In der überwiegenden Mehrzahl der Fälle wird es leicht sein, einen solchen Nutzen zu bejahen, aber es gibt auch die problematischen Grenzzonen der Therapieentscheidung, die neben besonderer klinischer Erfahrung vor allem auch eine humane Aufgeschlossenheit gegenüber dem Patienten verlangen. Eine geplante Strombahnrekonstruktion beim chronischen Verschlußleiden sollte mindestens ein Jahr Funktionsdauer erwarten lassen. Häufige Reinterventionen frustrieren Patient und Arzt gleichermaßen und sind im Grunde genommen unzumutbar.

Die Güte des Gefäßchirurgen zeigt sich nicht nur in seinen erfolgreichen Strombahnrekonstruktionen, sondern auch an jenen Fällen, bei denen er darauf verzichtete, zum Skalpell zu greifen.

Gerade auch in einem sich dynamisch weiterentwickelnden Fach, wie es die Gefäßchirurgie nun einmal darstellt, besteht die Gefahr, daß neue Techniken und aktuelle Trends nicht immer mit der nötigen Kritik übernommen und angewendet werden. Wettbewerb zwischen einzelnen Abteilungen, Forscherehrgeiz und vielleicht auch die verführerisch guten Ergebnisse in sogenannten „preliminary reports" mögen hier und dort der Hintergrund sein.

Bei allem Streben nach fachlichem Fortschritt muß das Bewußtsein wachgehalten werden, daß der Patient ein humanes Individuum, kein bloßes Therapieobjekt ist. Vergessen wir nie das „primum nil nocere"!

6. Chirurgischer Fortschritt und Lebensqualität — Plastische Chirurgie

W. Mühlbauer

Abteilung für Plastische Chirurgie, Klinikum Bogenhausen, Englschalkinger Str. 77, D-8000 München 81

Surgical Progress and Quality of Life — Plastic Surgery

Summary. Since its beginnings, Plastic surgery has aimed to restore not only physical health but also self-esteem and thereby contribute to the patient's healthy frame of mind. Special attention is paid to restoring the psychosocial function of normal appearance. Plastic surgery also contributes to the quality of life by what has exaggeratedly been called "psychotherapy with the scalpel".

Key words: Plastic Surgery, Quality of Life

Zusammenfassung. Schon seit ihren Anfängen hat die Plastische Chirurgie ihre Aufgaben über die bloße Wiederherstellung der Gesundheit hinaus auch darin gesehen, das Selbstwertgefühl des Patienten zu heben und zum seelischen Wohlbefinden beizutragen. Wir beseitigen körperliche Funktionsstörungen und stellen die „Funktion der äußeren Erscheinung" wieder her und erleichtern damit die psychosozialen Funktionen des Menschen. Überspitzt ausgedrückt ist dies somatopsychische Therapie mit dem Skalpell.

Schlüsselwörter: Plastische Chirurgie – Lebensqualität

Indische Ärzte begannen bereits vor 3000 Jahren abgeschnittene Nasen aus der Stirnhaut zu rekonstruieren. Sie wollten damit nicht nur die Funktion der Nase wiederherstellen, sondern durch Beseitigung der Entstellung das gestörte Selbstwertgefühl und damit das seelische Wohlbefinden wieder ins Gleichgewicht bringen und die armen Opfer wieder gesellschaftsfähig machen.

1597 schrieb Gasparo Tagliacoti, der große Plastische Chirurg der Renaissance, in seinem klassischen Werk „de cirurgi curtorum per institionem" Gedanken über die Ziele der Plastischen Chirurgen nieder, die heute so gültig sind wie damals: (Zitat) „Wir reparieren und stellen jene Teile wieder her, ... die uns die Natur gegeben, aber das Schicksal genommen hat. Nicht in erster Linie um das Auge zu erfreuen, sondern um die Lebensstimmung zu heben und den Geist der Betroffenen zu stützen."

Schmidt-Tintemann prägte den Begriff der „Funktion der äußeren Erscheinung". Eine Störung der äußeren Erscheinung führt bei vielen Menschen zur Beeinträchtigung ihrer psychosozialen Funktionen. Überspitzt ausgedrückt betreiben wir „Psychotherapie mit dem Skalpell" in den Fällen, bei denen die konservative Psychotherapie nicht weiter kommt.

Zahlenmäßig stehen freilich die Bemühungen um körperliche Gebrechen im Vordergrund.

Fortschritte der Plastischen Chirurgie — durch Spezialisierung

Fortschritte in der Plastischen Chirurgie wurden früher durch Kriege stimuliert; heute taugt hierzu nur noch der Krieg auf der Straße. In Zeiten des Friedens, des Wohlstandes und der informierten Gesellschaft verlangt der Patient nach qualitativ immer besserer Versorgung, die unsererseits nur durch Spezialisierung erbracht werden kann.

Der letzte größere Innovationsschub in der Plastischen Chirurgie wurde in den 70er Jahren ausgelöst durch die formelle Anerkennung der Plastischen Chirurgie als Spezialfach mit geregelter Weiterbildungsordnung. Dieser Spezialist beschäftigt sich nicht mehr nur gelegentlich — als Hobby sozusagen — mit der Plastischen Chirurgie, sondern ausschließlich als Lebensaufgabe. Als logische Folge wurden in kurzer Zeit entscheidende Fortschritte erzielt zum Nutzen der uns anvertrauten Kranken.

Anhand einiger Beispiele möchte ich den Fortschritt in der Behandlung und die damit verbundene verbesserte Lebensqualität für den Patienten aufzeigen.

Kraniofaziale Chirurgie

Vorzeitige Verwachsungen der knöchernen Schädel- und Gesichtsnähte führen zu grotesken Fehlbildungen mit Hirndruck, Atemwegsverlegung und Heraustreten der Augen aus den Höhlen.

Früher mußte man sich mit Notmaßnahmen wie Tracheotomie, Lidvernähung und Nahtsprengungen zufriedengeben; die armen Kinder verstarben früh oder trugen Sehschäden und Intelligenzdefekte davon. Sie wurden nicht selten wegen ihrer grotesken Entstellung in Anstalten abgeschoben.

Heute sind wir in der Lage, das gesamte Hirn, die Orbita und den Gesichtsschädel bereits im frühen Säuglingsalter total umzuformen und zu normalisieren. Das Gehirn wird entlastet und kann seine volle Intelligenz entwickeln; die Augen werden in die Höhlen zurückverlagert oder näher zusammengeführt, die Nasenatemwege freigelegt und die Voraussetzungen für eine normale Sprache sowie Nahrungsaufnahme geschaffen. Diese Kinder sind keine Monster mehr, werden von Eltern, Geschwistern und Schulkameraden akzeptiert.

Gewebedehnung

Dieses Kind weist eine künstliche Beule am Hinterkopf auf. Wir haben zwei Plastikbeutel, sog. Gewebeexpander, unter die behaarte Kopfhaut gepflanzt und diese dann über Wochen mit Kochsalzlösung gefüllt, um dann den angeborenen Kopfhautdefekt in einer Operation ausschneiden und den Defekt mit der vorgedehnten behaarten Kopfhaut direkt verschließen zu können.

Früher mußten wir schrittweise vorgehen oder komplizierte Schwenklappen bilden, die entsprechende Narben hinterließen.

Angeborene Fehlbildung der weiblichen Brust — Amazonensyndrom

Diese Gymnasiastin litt sehr unter ihrer fehlgebildeten Brust, einem sog. Amazonensyndrom, bei dem eine Brust und der gleichseitige große Brustmuskel weitgehend fehlen. Nach der Pubertät wurde sie sehr scheu, ließ sich vom Turnunterricht befreien und wollte nicht mit den anderen Mädchen zum Baden gehen.

Wir haben den fehlenden Pectoralis durch den Latissimus dorsi ersetzt, am Ursprung und Ansatz abgetrennt und an der Thoraxvorderseite und am Humerus neu inseriert, gestielt nur am Gefäßnervenbündel. Gleichzeitig haben wir unter den verpflanzten Muskel einen Gewebedehner eingesetzt und diesen dann bis zur weitgehend symmetrischen Brustform aufgefüllt und in einem zweiten Eingriff gegen ein endgültiges Implantat ausgewechselt.

Die junge Dame hat mittlerweile erfolgreich das Abitur gemacht, ist lebensfroh und hat mir kürzlich ihren Freund vorgestellt.

Brustrekonstruktion nach Mastektomie

Nach neueren Erkenntnissen muß jede achte Frau damit rechnen, im Laufe ihres Lebens an Brustkrebs zu erkranken. Sehr häufig bedeutet dies den Verlust einer Brust und damit eines wesentlichen Symbols ihrer fraulichen Identität. Die übliche Einlage im BH kann das Dekolleté nicht ersetzen. Aus Verunsicherung und dem Gefühl der Verstümmelung werden Schwimmen, Sport und sogar sexuelle Aktivitäten vermieden. In großer Zahl suchen sie die Sprechstunde der Plastischen Chirurgen auf, um sich nach den zahlreichen Möglichkeiten der Brustrekonstruktion zu erkundigen.

Die Brustrekonstruktion mit dem Latissimuslappen, die ich selbst mitentwickelt habe, zählt heute noch in verfeinerten Abwandlungen zu den Standardmethoden.

In ausgewählten Fällen ist auch die primäre Rekonstruktion im Zusammenhang mit einer Mastektomie angezeigt. Ich darf Sie hierzu auf den Kurs am Samstag verweisen zum Thema „Schonende Brustchirurgie – Stadiengerechte Therapie des Mammacarcinoms".

Seit einiger Zeit versuchen wir von den Silikonimplantaten wegzukommen und eine Brust aus körpereigenem Gewebe gestielt oder frei vom Unterbauch oder Gesäß zu rekonstruieren.

Früher mußten wir das Gewebe recht umständlich in mehreren Schichten, z.B. vom Unterbauch über den Arm zur Brustwand transplantieren, während wir heute ein besseres Resultat in einer Sitzung erreichen können.

Mit der neuen Brust fühlen sich die Patientinnen wieder als vollwertige Frau; die Narben werden dafür gerne in Kauf genommen. Die sogenannte organerhaltende Brustchirurgie mit der damit notwendigerweise verbundenen massiven Nachbestrahlung empfinde ich als Plastischer Chirurg nicht als Fortschritt sondern als Rückschritt. Angesichts der durch Tschernobyl ausgelösten Becquerelhysterie bleibt es mir unbegreiflich, wie man trotz besserer chirurgischer Lösungen den Frauen mit noch kleinem Karzinom eine Minimalexzision mit maximaler Nachbestrahlung von 6000 bis 8000 Cray empfehlen kann. Wir Plastischen Chirurgen sehen als Folge davon eine wieder steigende Zahl von deformierten, verhärteten, strahlengeschädigten Brüsten, die sehr schwer zu behandeln sind.

Funktionserhaltende Tumorchirurgie

Die Fortschritte der Mikrochirurgie ermöglichen uns heute auch ausgedehnte Tumoren onkologisch einwandfrei zu resezieren und gleichzeitig die Funktion zu erhalten oder sofort zu rekonstruieren.

Ein großes, semimalignes, pleomorphes Adenom der Parotis wird zusammen mit der Restdrüse reseziert, wobei sämtliche Facialisäste geschont werden können.

Ein maligner Rezidivtumor mit Nervenbeteiligung hätte beinahe das Ende einer Karriere als Opernsänger bedeutet. Dank einer sofortigen Fazialisrekonstruktion mit autologen Nerventransplantaten feierte er ein Jahr nach dem Eingriff sein „Comeback" auf der Bühne.

Defektdeckung

Tragischerweise sind es besonders viele Jugendliche, die infolge überhöhter Geschwindigkeit von der Straße abkommen und in der Folge aus ihrer Lebensbahn geworfen, noch ehe es für sie richtig begonnen hat.

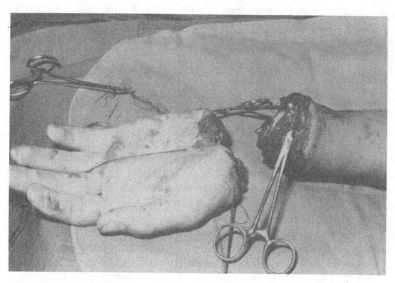

Abb. 1. Amputation der linken Hand

Früher bedeutete eine offene Unterschenkelfraktur mit großem Weichteildefekt ein monate- mitunter jahrelanges Krankenlager. Das Leben mußte unter einem schweren Handicap neu gestaltet werden.

Heute zieht der fortschrittliche Unfallchirurg schon in der Frühphase der Behandlung den Plastischen Chirurgen zu, der mit gestielten oder frei übertragenen mikrovaskulär angeschlossenen Muskel- und Hautlappen auch größte Weichteildefekte – manchmal sogar unter Einschluß von Knochen oder unterbrochenen Gefäßen – rekonstruieren hilft. Unter den gut durchbluteten Weichteilen heilt der Bruch besser und die Gefahr der chronischen Knocheneiterung ist gebannt. Die optimale interdisziplinäre Zusammenarbeit zwischen Unfall- und Plastischen Chirurgen verkürzt nicht nur ganz erheblich die Liegezeiten und spart damit Kosten ein, sondern verhilft einer großen Zahl Unfallverletzter dazu, zu einem vollwertigen privaten und beruflichen Leben zurückzukehren bis hin zur geliebten Sportart.

Mikrochirurgische Replantation

Einem jungen Mann wurde durch eine Maschine eine Hand vollständig vom Unterarm abgetrennt. Seit über einem Jahrzehnt haben Plastische Chirurgen tausende abgetrennter Körperteile erfolgreich replantiert, indem sie unter dem Mikroskop in mühevoller Arbeit die feinen Blutgefäßt, die Knochen, Sehnen und Nerven wieder aneinander nähten und fixierten. Hinter der großen Zahl verbergen sich Einzelschicksale, vom einfachen Hilfsarbeiter bis zur Pianistin deren Leben ohne eine erfolgreiche Replantation sicherlich einen schwer belastenden Verlauf genommen hätte.

Unser junger Mann hier kann mit seiner replantierten Hand fast alle Tätigkeiten wieder normal ausführen. Die Amputationslinie durch die Mittelhandknochen ist 1 Jahr später auf dem Röntgenbild kaum noch auszumachen.

Verbrennungen

Eine schwere Verbrennung zählt zu den schmerzhaftesten und folgenreichsten Verletzungen, die einem zustoßen können.

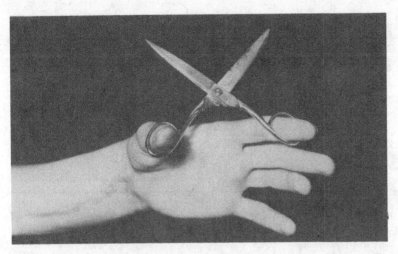

Abb. 2. 2 Jahre nach mikrochirurgischer Replantation mit voller Funktionswiederkehr

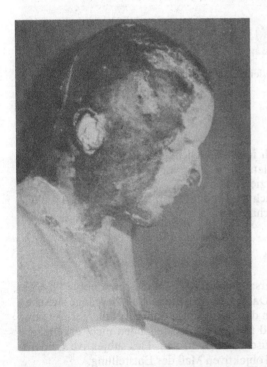

Abb. 3. Tiefreichende Verbrennung der rechten Kopf-Hals-Thoraxregion

Ein Großteil der Verletzten ist früher verstorben oder trug schwere Entstellungen davon.

Aufwendige Intensivmedizin gibt heute auch Schwerstverbrannten noch eine reelle Überlebenschance.

Mit der Frühexzision und -transplantation der tiefen Brandwunden können wir die gefürchteten Narben und Kontrakturen zumeist verhindern und vielfach eine befriedigende, funktionelle und ästhetische Wiederherstellung der körperlichen Integrität erreichen.

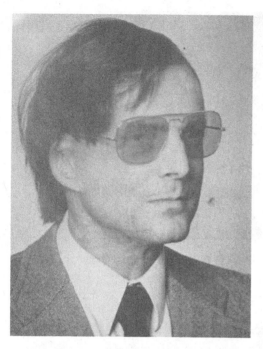

Abb. 4. 2 Jahre nach plastischer Rekonstruktion der behaarten Kopfhaut der rechten Gesichtshälfte, des Nasenflügels und der rechten Ohrmuschel

Große Hoffnungen setze ich persönlich in die Möglichkeiten der Hautzüchtung im Labor und Replantation auf den Brandverletzten, mit der wir an meiner Klinik in München-Bogenhausen schon schöne Erfolge erzielen konnten.

Die Sektion Plastische Chirurgie wird sich am Freitag Vormittag mit vielen Aspekten der Rehabilitation des Brandverletzten beschäftigen.

Ästhetische Chirurgie

Die Angst vor der Entstellung, dem Andersaussehen, der „Dysmorphophobie" hat bei manchen Individuen Krankheitscharakter. Dabei bestehen fließende Übergänge zwischen angeborener Fehlform mit Abweichung von der Norm sowie durch Unfall, Verbrennung oder Tumor erworbener Deformierung und für den Außenstehenden nicht erkennbare Abweichungen von der gedachten harmonischen Körperform. Der subjektive Leidensdruck korreliert keineswegs immer mit dem objektiven Maß der Entstellung.

Für den einfühlsamen Plastischen Chirurgen ist jedoch der Leidensdruck entscheidend für die Indikationsstellung zur operativen Korrektur.

Aspirationslipektomie

Genetisch und hormonell bedingte Fettgewebsspeicher, bei den Frauen als Reithosenadipositas bekannt, trüben das Wohlbefinden der Unglücklichen ganz enorm und trotzen allen diätetischen und gymnastischen Maßnahmen.l   Über einen fast unsichtbaren Schnitt können wir heute diese dysplastischen Fettpolster ein für allemal absaugen zur großen Erleichterung der betroffenen Frauen.

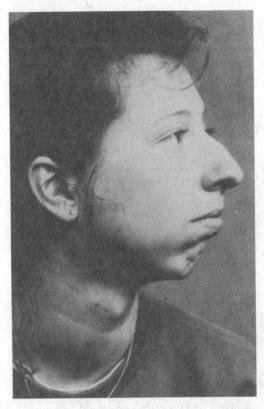

Abb. 5. 20jährige Frau mit Profilanomalie (Höckernase und fliehendes Kinn)

Altersfolgen

Manche Menschen neigen zu Bindegewebsschwäche. Die Folgen des Alterungsprozesses machen sich dann besonders negativ bemerkbar.

Sogenannte „Tränensäcke" werden durch Fettherniation aus der Orbita hervorgerufen. Sie werden vom Laien gerne mit unsolidem Lebenswandel gleichgesetzt.

Eine diffizile Lidplastik mit Orbitafettgewebsresektion kann für viele Jahre wieder normale Verhältnisse herstellen.

Profilplastik

Häßliche Höckernasen können wir schon seit 100 Jahren begradigen.

Heute sehen wir nicht nur die Nase, sondern die gesamte Gesichtsproportionen und können sie durch verfeinerte Techniken – wie hier im Sinne einer Profilplastik – mit einer Operation ohne sichtbare Narben harmonisieren. Das ehemalige häßliche Entlein blühte nach der Profilplastik schlagartig auf und war befreit von ihrem Minderwertigkeitskomplex.

Minderung der Lebensqualität

Gestatten Sie mir nach vielen positiven Beispielen den Hinweis auf mögliche Minderung der Lebensqualität durch Plastische Eingriffe mit enttäuschendem Ergebnis. Die Ursachen

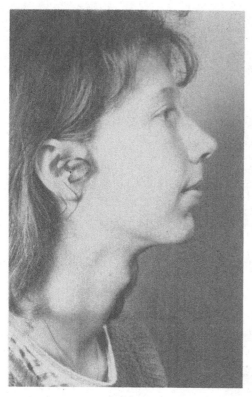

Abb. 6. 1 Jahr nach Profilplastik (gleichzeitige Rhinoplastik und Unterkiefervorschub)

sind vielfältig. Sie können in falscher Indikationsstellung, falscher Auswahl der Patienten, in mangelhafter Technik, in unvorhergesehenen Komplikationen, aber auch echten Behandlungsfehlern begründet sein.

Wir Plastischen Chirurgen sehen in letzter Zeit zunehmend häufiger unzufriedene Patienten, die mit Regressen drohen, meist operiert von fachfremden Kollegen, deren Kenntnisse in der Plastischen Chirurgie auf dem Studium bunt bebilderter Operationsanleitungen oder dem Besuch teurer Schnellsiedekurse beruht unter Abkürzung und Umgehung der geforderten langwierigen Weiterbildung zum Facharzt für Plastische Chirurgie.

Die Nachfrage seitens der Patienten nach qualifiierten Plastischen Chirurgen nimmt stetig zu. Viele dieser Patienten begeben sich auch für komplizierte Eingriffe in die Hände von Ärzten, die nicht aus der Chirurgie kommen, wie Dermatologie, Hals-Nasen-Ohren-Heilkunde, Gynäkologie usw., weil noch immer viele große Kliniken und Krankenhäuser der Chirurgie keine qualifizierten, selbständigen Abteilungen für Plastische Chirurgie anbieten können oder wollen. Besonders schmerzlich empfinden wir dieses Defizit an den Universitätskliniken. Ich rufe besonders die Ordinarien in unserer Gesellschaft auf die Zeichen der Zeit zu erkennen und der Plastischen Chirurgie den ihr gebührenden Platz in Lehre, Forschung und klinischer Weiterentwicklung einzuräumen.

7. Lebensqualität nach operativen Eingriffen in der Kinderchirurgie

W. Ch. Hecker

Kinderchirurgische Klinik im Dr. von Haunerschen Kinderspital der Universität München, Lindwurmstraße 4, D-8000 München 2

Quality of Live after Pediatric Surgical Operations

Summary. Quality of life is a complex entity without "normal finding" and can be judged by objective and subjective criteria. Quality of life of a child results out of the main factors which are connected to each other and represent the actual specific profile of a personality. The disease or dysplasia itself, personality of the patient, personality of the attending physician as well as of the parents. Quality of life of a child consists of five interwoven spheres: bodily function of the child; psychological well − being; social interactions; hphysical state; and parents.

Key words: Quality of life of a child − Quality of life of a child after surgery

Zusammenfassung. Lebensqualität ist eine komplexe Größe, die keinen Normalbefund kennt und durch objektive und subjektive Kriterien zu erfassen ist. Die Lebensqualität des einzelnen Kindes kommt zustande durch Zusammenwirken der Hauptfaktoren, die miteinander verflochten sind und das aktuelle personenspezifische Profil ergeben: Die eigentliche Krankheit oder Fehlbildung, die Persönlichkeit des Patienten, die Persönlichkeit des Arztes sowie der Eltern. Zur Lebensqualität eines Kindes gehören 5 miteinander verflochtene Bereiche zusammen: Die Funktionsfähigkeit des Kindes, das psychische Befinden, die soziale Bezogenheit, das physische Befinden sowie die Eltern.

Schlüsselwörter: Lebensqualität des Kindes − Lebensqualität des Kindes nach Operationen

Die Erfassung der Lebensqualität ist ein neues Forschungsgebiet (Najman u. Levine 1981, Bullinger u. Pöppel 1988), das sich erst etabliert und trotz bestehender Ansätze noch grundlegende konzeptionelle, methodische und praktische Probleme zu lösen hat, bevor Ergebnisse erzielt und beurteilt werden können. Das ist die Aussage von Pöppel, in dessen Münchner Institut für Medizinische Psychologie eine Forschungsgruppe über Lebensqualität arbeitet. Die bisherigen methodischen Ansätze beschäftigen sich ausschließlich mit Erwachsenen. Eine paediatrische oder gar kinderchirurgische Lebensqualitätsforschung gibt es noch nicht. Wie das Kind in allen biologischen Dimensionen kein kleiner Erwachsener ist, sondern seine eigenen Gesetze hat − Beispiel: Schockgeschehen − so auch in der Psychologie. Sie muß das Fließen und ständige Ändern im Wachstum berücksichtigen − die Entwicklungspsychologie hat sich hier etabliert, die aber Lebensqualitätsfragen noch nicht einmal in Anfängen, geschweige denn unter kinderchirurgischen Fragestellungen bearbeitet hat. Wir sind also auf eigene Überlegungen und Aussagen angewiesen, ohne daß die hier von der medizinischen Psychologie geforderten psychometrischen Gütekriterien (Pöppel, Bullinger 1988) wie Validität (Gültigkeit), Rehabilität (Zuverlässigkeit) sowie Sensitivität (Empfindlichkeit für therapieinduzierte Veränderungen) berücksichtigt werden können.

Tabelle 1. Objektive meßbare Kriterien zur Bestimmung der Lebensqualität bei Kindern (Martinius)

- Ökonomische Situation der Familie
- Soziale Bindungen in der Familie
- Kognitive Fähigkeiten
- Wahrnehmungsfähigkeiten, Denkfähigkeit
- Entwicklungsstand (Alter)
- Körperliche Gesundheit und Funktion
- Umwelt (zu Hause, Schule, Klinik)
- Coping – Kompetenz in Bewältigung von Konflikten – selber Lösungen finden

Tabelle 2. Subjektive Kriterien zur Bestimmung der Lebensqualität bei Kindern (Martinius)

unmittelbar	mittelbar
● Wohlbefinden	● Belastung der Familie (evtl. Ablehnen) und Folgeprobleme
● Lebensgefühl — Glück / Angst / Depression	
● Akzeptanz der Behinderung, der Krankheit	● Akzeptanz sich selbst = der Umwelt = anderen Kindern gegenüber
● Lebenserfahrung, Erinnerung positiv-negativ	● Arzt-Patienten-Familienbeziehung

Was ist Lebensqualität bei Kindern?

Martinius sagt: Lebensqualität ist eine komplexe Größe, die keinen Normalbefund kennt und durch objektive und subjektive Kriterien zu erfassen ist (Tabelle 1 und 2).

Unter objektiven Kriterien, die meßbar sind, versteht Martinius u.a. die ökonomische Situation der Familie, die sozialen Bindungen in der Familie, die kognitiven Fähigkeiten, die Wahrnehmungsfähigkeiten, den Entwicklungsstand, die körperliche Gesundheit und die Funktionsfähigkeit des Kindes. Letztlich rechnet Martinius auch die Umwelt und zwar zu Hause, in der Schule und in der Klinik, sowie das Coping dazu, die Kompetenz zur Bewältigung von Konflikten und zwar dahingehend, daß das Kind selbst Lösungen zur Überwindung von Konflikten zu finden in der Lage ist.

Die subjektiven Kriterien zur Bestimmung der Lebensqualität bei Kindern teilt Martinius in unmittelbare und mittelbare ein, wobei unter unmittelbaren Kriterien das Wohlbefinden des Kindes, das Lebensgefühl, die Akzeptanz seiner eigenen Behinderung oder Krankheit sowie seine bisherige Lebenserfahrung eingeordnet ist. Mittelbare Kriterien sind: Belastung der Familie, die Akzeptanz des Kindes sich selbst gegenüber, der Umwelt und anderen Kindern gegenüber sowie die Arzt-Patienten und die Arzt-Familien-Beziehung.

Die Lebensqualität des einzelnen Kindes kommt nach Pöppel zustande durch Zusammenwirken von folgenden Hauptfaktoren, die eng miteinander verflochten sind, – sie ergeben das aktuelle personenspezifische Profil –: Die eigentliche Krankheit oder Fehlbildung, die Persönlichkeit des Patienten und den Arzt (François Rabelais, 1494–1533). Für den pädiatrischen Bereich kommen unserer Meinung nach noch unverzichtbar als 4. Hauptfaktor die Eltern hinzu (Tabelle 3, Abb. 1).

Monika Ludwig und Ernst Pöppel haben ermittelt, daß zur Lebensqualität nicht „irgendwie alles" Subjektive dazu gehört, sondern daß Lebensqualität sich aus einer begrenzten Anzahl von miteinander verflochtenen Bereichen zusammensetzt, auf die sich jeder bisher befragte Patient bezogen hat (Tabelle 4, Abb. 2). Nämlich: 1. Die Funktionsfähigkeit eines Menschen. 2. Das psychische Befinden, 3. die soziale Bezogenheit eines Menschen und wir setzen 4. noch das physische Befinden und 5. die Eltern hinzu. Alle 5

Tabelle 3. Das *aktuelle, personenspezifische Profil* eines Kindes hinsichtlich
der Lebensqualität wird bestimmt durch:

- die eigentliche Krankheit-Fehlbildung
- die Persönlichkeit des Kindes
- die Persönlichkeit der Eltern
- die Persönlichkeit des Arztes

(Erweitert nach Pöpel – unter Verwendung von Gedanken Francois Rabelais
(1494–1553)

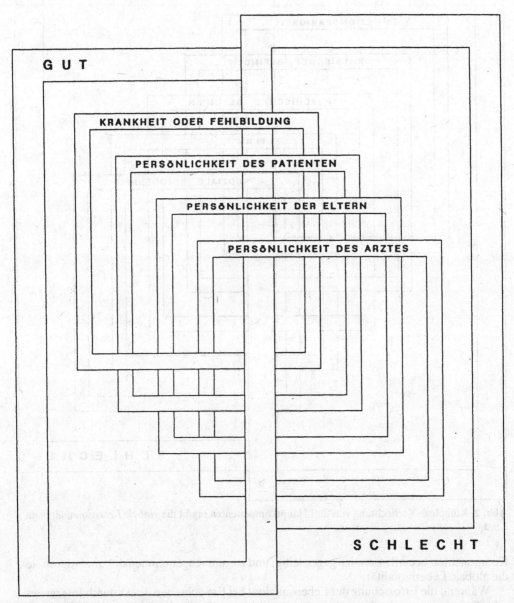

Abb. 1. Komplexe Verflechtung von vier Hauptfaktoren ergibt *das aktuelle personenspezifische Profil*
für die Lebensqualität des Einzelnen

Funktionsfähigkeit, funktionelle Kompetenz Physisches Befinden Psychisches Befinden Eltern Soziale Bezüge	**Tabelle 4.**5 Hauptkomponenten der Lebensqualität von Kindern (erweitert nach Monika Ludwig)

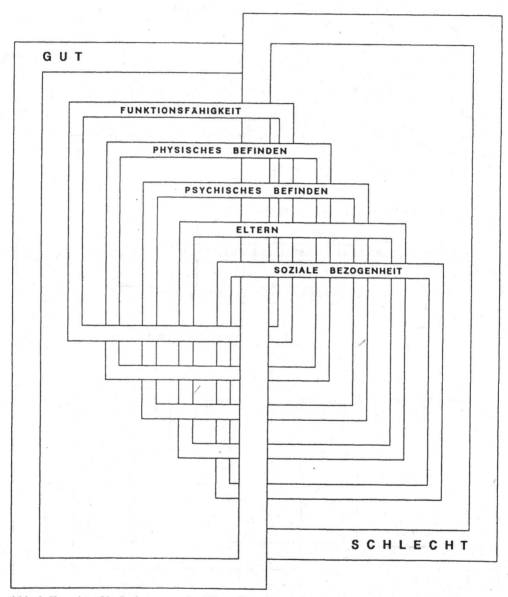

Abb. 2. Komplexe Verflechtung von fünf Hauptkomponenten ergibt die *globale Lebensqualität* beim Kind

Komponenten beeinflussen sich gegenseitig, und zusammengenommen dokumentieren sie die globale Lebensqualität.

Während die Erforschung der Lebensqualität bei Erwachsenen direkt durch Interviews oder Fragebogen ermittelt werden kann, ist dieses im Kindesalter bis zum 12. Lebensjahr (Ludwig 1988) nur beurteilbar über die Eltern, Pflegepersonen und Ärzte.

Für alle Studiendesigns gilt, daß die Lebensqualitätserhebungen parallel zu den klinischen Studien – und bei Kindern immer in Gegenwart der Eltern – stattfinden sollen (Bullinger 1989), um Zusammenhänge zwischen medizinischen und psychosozialen Daten analysieren zu können.

Kind ist nicht Kind und chirurgischer Eingriff nicht chirurgischer Eingriff. Eine Einteilung hinsichtlich der Erforschung der Lebensqualität ist notwendig in Bezug auf das Alter und auf die Ursachen der Operation:

A. Alter: Neugeborene, Säuglinge, Kleinkinder und größere Kinder
B. Ursachen der Operationen:
   1. Fehlbildungen
   2. Erkrankungen
      a) benigne Erkrankungen
      b) maligne Erkrankungen
      c) traumatische Erkrankungen

Die Voraussetzung, daß Lebensqualität überhaupt relevant wird, ist das Leben selbst. Koslowski diskutiert, ob Lebensqualität wichtiger als Leben sei und zitiert das Schillerwort: „Das Leben ist der Götter höchstes nicht".

Das größte Wunder auf Erden ist das Leben (Eugène Ionescu). Von ihm leitet sich alles ab. Nicht nur die Existenz von uns Menschen. Das Leben ist Voraussetzung, daß sich überhaupt Lebensqualität entwickeln kann. In der Ermöglichung gerade beginnenden Lebens postnatal zum Weiterleben durch operative Korrektur mit dem Leben nicht vereinbarer Fehlbildungen, schafft der Kinderchirurg die Basis für Lebensqualität überhaupt. Das Leben ist am Anfang, also primär unser höchstes Gut, das Leben steht somit primär über der Lebensqualität. Das sind die kinderchirurgischen Antworten auf Koslowski's Fragen und auf das Schillerwort.

1. These

Der kinderchirurgische Fortschritt schafft durch Korrektur nicht mit dem Leben zu vereinbarender Fehlbildungen Lebensqualität dort, wo Leben an seinem Beginn durch Fehlbildungen oder Erkrankungen unmöglich ist.

Die Lebensqualität in allen kindlichen Altersstufen ist nach den Schemata von Martinius und von Pöppel theoretisch meßbar, wir verfügen nur noch nicht über die Meßmethoden. Aber eine gewisse globale Lebensqualität ist für den kundigen Arzt durch Beobachtung zweifellos erkennbar. Hier wollen wir einige Beispiele nennen. Zur ersten These Kinderchirurgie schafft überhaupt erst die Voraussetzung für eine Lebensqualität: Ein Neugeborenes, untergewichtig, mit extremem Hydrocephalus, hochgradigem Hirndruck, hat ohne chirurgische Intervention nur eine Lebenserwartung von wenigen Wochen oder Monaten. Nach der Anlage eines ventriculoperitonealen Shunts registrieren wir ein vollkommen normales Gedeihen und eine jeweils altersentsprechende uneingeschränkte Lebensqualität.

2. These

Die Lebensqualität des Kindes ist unabhängig von seinem Entwicklungsstand, von der Differenziertheit seiner Empfindungen. Lebensqualität fließt! In der Sprechstunde berichtet eine Mutter über ihren wegen Analatresie operierten 5jährigen Sohn, der ein begeisterter Fußballspieler ist, daß es ihr nicht gelingt, den Buben zum verordneten regelmäßigen Toilettengang zu bekommen, wenn draußen die Freunde zum Fußballspielen rufen. Es stört ihn überhaupt nicht, wenn die Hose beim Fußballspiel voll ist, Hauptsache ist, er schießt ein Tor. Daß er stinkt, stört weder ihn noch seine gleichaltrigen Freunde. Das änderte sich aber nach den ersten Schuljahren. Im Alter von 10 Jahren wird bei dem gleichen Jungen eine Rezidiv-Rectourethrale Fistel festgestellt, zu deren Verschluß ein Anus-praeter angelegt wird. Die Fistel wurde durch Musculus gracilis-Interposition verschlossen und der Anus-praeter sollte zurückverlegt werden. Der Junge weigerte sich aber. Mit dem gut versorgten Kunstafter könne er nun wieder mit seinen Freunden Fußballspielen, er würde nicht mehr beim Sport die Hose voll machen, was ihn nun furchtbar störe, er würde auch nicht mehr stinken, was seine Freunde verabscheut hatten, er könne jetzt also wie jeder andere Junge Fußballspielen. Der Anus-praeter wurde also nicht zurückverlegt. Im Alter von 18 Jahren kommt der gleiche Patient in die Sprechstunde und bittet um Rückver-legung des Kunstafters, weil seine Freundin mit ihm nicht intim zusammensein möchte, da sie sich vor dem Kunstafter ekele. Lebensqualität fließt!

Ein 10jähriges Mädchen, mehrfach abdominell und thorakal operiert wegen einer kon-genitalen Hiatushernie, refluxbedingter Oesophagusstenose und Pylorusstenose konnte nach zahlreichen, in verschiedenen Kliniken durchgeführten Operationen wieder ein-wandfrei essen und schlucken und trug zu einer Jubiläumsveranstaltung unserer Klinik freudig als Vertreterin der Patienten ein langes, selbst verfaßtes Gedicht vor, welches Lebensfreude, Glück und Zufriedenheit zum Ausdruck brachte. Dasselbe Mädchen ent-wickelte aber daumenstarke Keloidnarben am Thorax und am Abdomen, die excidiert wurden, das Keloid entwickelte sich aber noch stärker als vorher. Im Alter von 20 Jahren stellte sich das Mädchen wieder vor, aber weniger um eine erneute Behandlung des Keloids zu erbitten, als vielmehr um mir größte Vorwürfe zu machen, daß wir sie damals im frühen Kindesalter nicht haben sterben lassen. Jetzt sei sie Studentin an der Universität Montpel-lier, habe ihren Freund verloren, weil sie sich mit ihren wirklich abscheulich häßlichen Keloidnarben nicht, wie in Südfrankreich üblich, in Mini-Badebekleidung zum Schwim-men am Strand unter die Menschen wagen wollte. Lebensqualität fließt!

3. These

Minderung der Lebensqualität fehlgebildeter Kinder kann entstehen durch bewußtgewor-dene Defizite gegenüber Gesunden („Normalen"). Kinder sind bestrebt, diese Defizite durch Betonung (Training) anderer Komponenten der Lebensqualität auszugleichen. Aus der Unterlegenheit in einer Komponente wird die Überlegenheit in eine andere Kompo-nente. Ein Junge mit einer Phokomelie ist nur in der Lage mit Prothesen mühsam zu gehen und kann an dem Spielen, Sport und Herumtollen der Gleichaltrigen nicht teilnehmen, er besucht eine normale Schule. Die Zeit, die seine Kameraden für Spiel, Herumtoben und Sport benutzen, verwendet er mit Lesen, Rechnen, Sprachen lernen und Computerwissen-schaft. Er ist mit Abstand der beste Schüler, es gelingt ihm Autorität zu gewinnen, die Freunde beschließen, ihn rollstuhlfahrend an ihren Spielen und Sport zu beteiligen, er wird der Anführer seiner Klassenkameraden, studierte und promovierte summa cum laude.

4. These

Faktoren der Lebensqualität können sich durch gegenseitige Beeinflussung positiv oder negativ potenzieren. Ein Junge – Mutter Aussiedlerin, bei der Geburt 16 Jahre alt – mit einer Blasen-Darm-Spalte, Meningocele und späterer Tethered Cord und einer Dysmelie beider Beine, versorgt mit Prothesen, einem Anus-praeter und einer Brickerblase wird, da die Großeltern kurz hintereinander starben, die Mutter arbeiten mußte, zu Pflegeeltern gegeben, die nur auf das Geld zum Pflegeunterhalt aus waren und dem Kind die notwen-dige Liebe und Zuwendung fehlen ließen. Als wir das Kind im Rahmen der üblichen Nach-sorgeuntersuchungen sahen, fanden wir einen tief deprimierten, verhaltensgestörten Buben vor. Die junge Mutter fand dann bald einen Freund, der ihren mehrfach fehlgebil-deten Sohn akzeptierte, die Mutter heiratete, der Junge konnte in die Familie zurückge-nommen werden, blühte auf, lernte unter prächtiger Hilfe seines Stiefvaters mit seinen Prothesen ausgezeichnet laufen, geht in eine normale Schule und kompensiert seine kör-perlichen Fehlbildungen durch gute Schulleistungen.

5. These

Auch kleinere Eingriffe, die aber oft für die Psyche und Seele von Kindern von großer Bedeutung sind, können die Lebensqualität im positiven Sinne beeinflussen.

So erzählte uns ein 5jähriger Bub, der sich nach mehreren, anfangs nicht glücklich verlaufenden Operationen zur Korrektur einer Hypospadie wieder vorstellte, daß er nun in der Jugendgruppe seiner Straße voll akzeptiert sei, weil er jetzt am Wettpieseln teilnehmen konnte.

Wie der nun am Pieselwettbewerb teilnehmende Junge über seinen jetzt recht gestalteten Penis glücklich war, ist das auch bei einem anderen Buben zu verzeichnen, bei dem es gelang, einen verborgenen Penis wieder in vernüftiger Größe an das Licht des Tages zu befördern. Er mochte nicht mehr am Turnunterricht teilnehmen, weil anschließend alle Jungens unter die Dusche beordert wurden und er sich wegen seines nicht sichtbaren Penis dort nicht mehr präsentieren wollte.

Gleiches ist für Mädchen mit einem virilisierten äußeren Genitale zu sagen, bei denen die Klitoris wie eine Glans imponiert. Die operative Korrektur verschafft dem Kind wieder das Bewußtsein, ein richtiges Mädchen zu sein und man muß hier wissen, das Geschlechtsbewußtsein entwickelt sich bei Kindern bereits nach dem 2. Geburtstag.

Wir wollen der Diskussion von Grenzfällen nicht ausweichen, ich meine die Trennung von siamesischen Zwillingen, die mir die Kritik von Chirurgen einbrachte, die derartige Operationen als experimentelle Chirurgie am Menschen und als ethisch verwerflich bezeichneten. Was haben diese Kinder aber für eine Chance, wenn sie überleben und nicht getrennt werden? Doch nur ein Schaustellerleben als Monster auf Jahrmärkten wie im Mittelalter. Wir verfügen jetzt über die Erfahrung bei 11 siamesischen Pärchen, 9 konnten getrennt werden, 2 Paare starben vorher an nicht korrigierbaren Herzfehlern. Insgesamt überlebten 12 Kinder den Eingriff, 2 starben später an Infektionen. Die lebenden Kinder haben die Lebensqualität von völlig normalen Menschen − nur mit Narben am Körper − bis zu beinamputierten oder rectum- oder blasenamputierten Menschen. Hätten wir sie nicht operiert, hätte hier die Chirurgie ein humanes Defizit hinterlassen.

Meinem Grazer kinderchirurgischen Kollegen Hugo Sauer verdanke ich den nachfolgenden Brief einer Patientin, die eine Blasendarmspalte hatte. Sie schreibt u.a.: „Seit Sie mich das erste Mal operiert haben, sind fast 16 Jahre vergangen. Ich werde am 29. Mai 16 Jahre alt. Ich weiß nicht so recht, wie ich es Ihnen schreiben soll, wie ich das Leben finde. Obwohl ich manche Dinge, die ich gerne machen würde, nicht kann, finde ich das Leben trotzdem schön und lebenswert. In der Volks- und Hauptschule hatte ich mit der Gesundheit eigentlich keine Probleme. Ich fehlte nur wenige Schultage, es war kein Unterschied zwischen den anderen Mädchen und mir. Ich fuhr genau so Fahrrad und Ski und spielte Tennis in meiner Freizeit."

Abschließend wollen wir feststellen, daß wir zwar heute für das Kindesalter noch nicht über die notwendigen, allen testtheoretischen Gütekriterien genügenden Meßinstrumente verfügen, Kriterien, die die Forderung nach Reliabilität, Validität und Sensivität erfüllen, daß sogar vielleicht ein ideales Meßinstrument zur Erfassung der Lebensqualität nie existieren wird, daß aber trotzdem heute bereits das Bewußtsein der Chirurgen sensibilisiert werden muß, ihre operativen Fortschritte mit der Lebensqualität dem bereits von Kant formulierten und im Amerikanischen niedergelegten Menschenrecht auf Streben nach Glückseligkeit (Sternberger 1966) − the pursuit of happiness − der höchsten Stufe der Lebensqualität, in Einklang zu bringen. Der Kinderchirurg hat also neben den uralten Aufgaben des Arztes: Zu heilen, zu helfen, zu lindern, noch die Verpflichtung, den Kindern zum größtmöglichten Lebensglück zu verhelfen.

Literatur

Bullinger M (1988) Forschungsinstrumente zur Erfassung der Lebensqualität. In: Psychosoziale Onkologie, Jahrbuch der Med. Psychologie, Band 3. Springer, Berlin

Bullinger M, Pöppel E (1988) Lebensqualität in der Medizin: Schlagwort oder Forschungsansatz. Dtsch Ärzteblatt 85:504−505

Bullinger M (1989) Methoden zur Erfassung der Lebensqualität chirurgischer Patienten. Chirurg (im Druck)

Ionesco E (1975) Der Preis des Lebens. Kleine Zeitung 23.3.1975, S 3−4

Koslowski L (1989) Einführung zum Thema: „Lebensqualität in der Chirurgie". Dtsch Cirurgenkongreß München 1989

Ludwig M: pers. Mitteilung

Martinius J: pers. Mitteilung

Naymann JM, Levine S (1981) Evaluating the unpact of medical care and technology on the quality of line. Soc Sci Med 15 F:107−115

Sauer H (1977) Kinderchirurgie und Gesellschaft. Öst Ärztezeitung 32:57

Sternberger D (1966) Das Menschenrecht nach Glück zu streben. Heidelberger Jahrbücher, Springer, Berlin Heidelberg New York, S 13−21

8a. Chirurgischer Fortschritt und Lebensqualität, Lebensqualität nach Organtransplantation

R. Pichlmayr, St. Mauz, H. Repp und U. Frei

Medizinische Hochschule Hannover, Klinik für Abdominal- und Transplantationschirurgie, Konstanty-Gutschow-Str. 8, D-3000 Hannover 61

Surgical Progress and Quality of Life after Organ Transplantation

Summary. Kidney and liver transplantations are well established surgical procedures. During the past years survival rates have improved 3% of kidney transplantations have 1-year mortality. Subjective quality of life and professional rehabilitation are associated with the graft function parameters of successful therapy. Seventy-six percent of liver-transplanted patients consider their quality of live improved after the operation. 52% are able to return to work. Future efforts must focus on improving immunosuppression for specific tolerance and sensitizing the public to the problems of obtaining organs for transplantation.

Key words: Kidney and Liver Transplantation – Quality of Life – Rehabilitation

Zusammenfassung. Nieren- und Lebertransplantation (NT, OLT) sind heute etablierte Therapieverfahren. Nach verbesserten Überlebensraten (1-Jahresletalität bei NT 3%) sind eng an die Organfunktion gebundene Bezugsgrößen des Therapieerfolges die subjektiv empfundene Lebensqualität und die berufliche Rehabilitation. So beurteilen 76% der Lebertransplantierten die Lebensqualität im Vergleich zum Zustand vor der Operation als gebessert. 52% sind beruflich rehabilitiert. Zukünftige Anstrengungen müssen der Verbesserung der Immunsuppression mit dem Ziel einer spezifischen Toleranz sowie einer Sensibilisierung der Öffentlichkeit für die Probleme der Organgewinnung gelten.

Schlüsselwörter: Nieren- und Lebertransplantation – Lebensqualität – Rehabilitation

Organtransplantation ist beides: herausragender chirurgischer Fortschritt und Grundlage für eine persönlich bestimmbare Lebensqualität.

Zum Fortschritt

Früher häufige und heute noch gelegentlich vorgebrachte Meinungen, Organtransplantation sei Experiment am Menschen mit vereinzelt sensationellen Erfolgen, in der Regel aber tragischen Verläufen, haben keine Berechtigung bei Wertung der derzeitigen Ergebnisse: So liegt beispielsweise die 1-Jahresletalität einer Nierentransplantation mit 3% im Bereich der Letalitätshöhe der Dialyse, in späteren Jahren unter dieser; die 1-, 3- und 5-Jahresfunktionsquote der Transplantatniere liegt bei 85,7; 78,0% und 72,0% (derzeitige Ergebnisse in Hannover, jeweils Leichenorgan, Erstnierentransplantate, Risiko mit Lebensalter bis 75 Jahren und Diabetes mellitus eingeschlossen). Auch bei der Lebertransplantation sind die Ergebnisse im Hinblick auf sonst stets kurzfristig letalen Verlauf der Erkrankung insgesamt und vor allem bei elektiver Indikationsstellung mit etwa 90% 1-Jahres-Überlebenshöhe (Ergebnisse 1987/88) als ein großer Behandlungsfortschritt zu werten [1, 2].

Zur Lebensqualität

Auch hier ist der Beweis erbracht, daß sie nach und durch Organtransplantation langfristig hervorragend sein kann. Beispiele, wie die Möglichkeit zu schwerer körperlicher Arbeit, die die Gesamtaktivität widerspiegelt, oder das Glück, nach langjährigem Kranksein wegen posthepatitischer Leberzirrhose und Lebertransplantation im Finalstadium doch noch eine Familie gründen und ein gesundes Kind zur Welt bringen zu können, sind zwar nicht gerade alltäglich, aber keinesfalls Ausnahmen. Es ist ja nicht nur Ziel, sondern es gehört geradezu zum Wesen der Organtransplantation, daß Wiedergesundung erreicht wird. Für ein funktionierendes Transplantat ist es charakteristisch, alle Funktionen dieses Organs quantitativ und qualitativ voll wieder aufzunehmen. Darin unterscheidet sich ja gerade der biologische Organersatz, die Transplantation, von jedem technologischen, auch von dem derzeit bestmöglichen für lebenswichtige Organe, der Dialyse oder der Insulingabe. Bewiesen ist diese vollständige Normalisierung der durch Versagen des eigenen Organes ausgefallenen Funktionen durch ein Transplantat experimentell etwa durch vollständige Normalisierung des Blutzuckerspiegels und Ausbleiben von Sekundärschäden bei der spontan diabetischen Ratte oder klinisch an der Normalisierung des Hämoglobinwertes durch Erythropoietin-Bildung im Transplantat. Dabei zeigt sich auch wieder der Unterschied zum technologischen Ersatz: Durch gentechnologisch hergestelltes Erythropoietin kann heute die Hämoglobinsynthese und damit die Leistungsfähigkeit von Dialysepatienten wesentlich verbessert werden. Die hierbei gesteigerte Hypertonierate [3] weist aber auf das Fehlen der Feinsteuerung hin, das nur durch das Organ, eben auch durch das Transplantat im vollen Umfang gegeben ist. Ein weiteres Beispiel, das gerade die Thematik psychischer und sozialer, also die sogenannte Gesamtrehabilitation oder Gesamtlebensqualität betrifft, ist die durch Nierentransplantation wiedergewonnene Normalisierung des Wachstums und der pubertären Entwicklung niereninsuffizienter Kinder [4, 5].

Organtransplantation beinhaltet also im Grundsätzlichen alle Voraussetzungen zur Schaffung der individualgerechten, von einer Krankheit befreiten Lebensqualität. Somit stellt sich die Frage, wie oft dies auch tatsächlich erreicht wird oder ob es von anderen transplantationsinhärenten Begleitumständen beeinträchtigt wird. Dies sei zunächst statistisch, anschließend mehr nach subjektivem Eindruck ausgeführt.

Daten zur Lebensqualität von Patienten nach Organtransplantation

Statistisch stellt sich das Problem der Bezugsgrößen. Berufsausübung ist dabei ein führendes, sicher aber nicht vollständiges Kriterium. Demnach sind laut EDTA-Statistik 1980 nach Nierentransplantationen 81% gegenüber an Dialyse 46% der Patienten berufstätig; bei unseren Patienten nach Lebertransplantation liegt die Quote bei 52%. Doch ist Berufstätigkeit gerade auch in unserer Arbeitsmarktsituation keineswegs identisch mit Berufs- oder Arbeitsfähigkeit. Tiefergehende Analysen, die viele objektive und patientenbezogene subjektive Parameter mit berücksichtigen, sind für Nieren- und Lebertransplantation verschiedentlich in Bearbeitung [6, 7, 8]. Soweit bekannt, weisen sie zwar — erwartungsgemäß – auf individuelle Unterschiede im Verarbeitungsmuster und in der Verarbeitungsfähigkeit hin, bestätigen aber im wesentlichen den Grundsatz der Parallelität von Funktionsnormalisierung und positiven Lebensqualitäten. Der Grad der Funktionsnormalisierung des Transplantats spielt somit die Hauptrolle: als Maß für die Organfunktion liegt der Kreatininwert etwa bei Patienten nach Nierentransplantation nach 1, 3, und 5 Jahren bei

167, 192 und 170 µmol/l. Sie zeigt im statistischen Durchschnitt somit zumindest eine hohe Partialnormalisierung. Allerdings findet sich etwa nach Nierentransplantation bei Kindern ein langsamer Abfall der Kreatinin-Clearance [4], der zwar nicht aktuell, jedoch möglicherweise im Verlauf nach mehreren Jahren auch für die Gesamtrehabilitation Bedeutung haben könnte.

Bei Lebertransplantation erreichen von unseren Patienten, die 3 Monate überleben, nach einem Jahre 61% eine weitgehend normale, 34% eine eingeschränkte und 5% eine stark eingeschränkte Transplantatfunktionshöhe [9].

Die entscheidende Problematik für die Wiederherstellung einer guten Lebensqualität liegt in einer solchen nur partiell erzielten oder sich verschlechternden Funktion des Transplantats. Hierauf wird später nochmals eingegangen.

Persönliche Bewertung

Aufgrund vieler Gespräche mit den Patienten seien folgende für eine Gesamtbewertung der Lebensqualität wichtige Parameter angeführt (Tabelle 1).

Tabelle 1. Lebensqualität nach Organtransplantation

Persönliche Wertung zu:
a) Bewertung des Behandlungserfolges durch den Patienten
b) Bewertung des Behandlungserfolges durch die Familie
c) Einstellung zum „fremden" Organ – Gedanken an den Organspender
d) die Akzeptanz der Medikamenteneinnahme
e) Beobachtung der Transplantatfunktion

a und b) Die Bewertung der Therapie durch den Patienten und durch die Familie ist — bei Überlebenden — stets positiv. Hier ist sehr häufig ein geradezu faszinierendes Wiedergewinnen an Lebensmut und eine Erleichterung vieler persönlicher und familiärer Probleme evident. Besonders markant ist dies, wenn einige Jahre nach Nierentransplantation wiederum ein Verlust der Transplantatfunktion zur erneuten Dialysebehandlung führt; diese wird dann oft gerade psychisch sehr schwer empfunden und alle früheren Probleme treten in meist verstärkter Form wieder hervor. Die positive Einstellung über die gewonnene Lebenszeit gilt in der Regel auch für Situationen mit lebensbegrenzendem Erkrankungsrezidiv, insbesondere bei Malignomen. Freilich ist es im Einzelfall wohl niemandem bekannt, ob die tragische Erfahrung des Rezidivs oder eine primäre Hoffnungslosigkeit schlimmer ist.

c) Die Einstellung zum „fremden" Organ wandelt sich bei längerem, guten Funktionieren des Organs stets zu einer zum „neuen eigenen Organ" als Geschenk eines Unbekannten, der sicher in Gedanken und im Gedenken eine große Rolle spielt, dessen Schicksal, das nicht bekannt ist, als vermutlich tragisch, aber für sich selbst als daran nicht Schuldigen nicht belastend empfunden wird. Dies würde sich ändern, wenn wir Ärzte in der Organgewinnung unethisch, z.B. kommerziell, vorgingen.

d) Die Dauerimmunsuppression ist sicher ein gravierendes medizinisches Problem, besonders mit Folgen der erhöhten Tumorinzidenz und alle Anstrengungen müssen dahin gehen, Entwicklungen zu einer spezifischen Toleranz zu finden. Doch wird die Medikamentenart und die Tatsache der Dauermedikation heute, mit Ausnahme einer selten erforderlichen hohen Kortikoidbehandlung, von dem Patienten als wenig belastend empfunden.

e) Die Eigenbeobachtung der Transplantatfunktion und der erhobenen Meßdaten sind gerade auch für den Patienten der überraschend entscheidende Punkt. Jede Verschlechterung, sei sie interkurrent oder progressiv, wird als ernste Bedrohung empfunden und wirkt sich — je nach persönlicher Verhaltensweise — auf alle Lebensbereiche negativ aus.

Bei persönlichen Gesprächen mit den Patienten ist so gut wie nie das „Transplantiert-sein", das letztlich immer als ein großes Glück betrachtet wird, das Problem, sondern stets die Frage nach dem qualitativen und prospektiven Ergebnis dieser Behandlung. Entsprechend belastend können somit Transplantationen mit mangelhaften funktionellen Ergebnissen und interkurrenten Komplikationen sein. Dies schmälert zwar nicht den Wert der Behandlung für die Mehrzahl gut rehabilitierter Patienten; doch sind bei der Besprechung der Lebensqualität auch die Verläufe und Schicksale zu bedenken, die sich bei Patienten und deren Angehörigen ereignen, die nur partiell erfolgreich oder gar letal verlaufen. Besonders schwere Verläufe lassen dabei häufig die Frage nach der Berechtigung der Fortführung oder Intensivierung von Intensivmaßnahmen, oder etwa einer Retransplantation auftreten. Sie muß jeweils bestmöglich individuell entschieden werden. Doch weisen manche Verläufe eine oft unerwartete gute Wendung auf: So bei einem Patienten, der wegen eines schweren septischen Colitis ulcerosa-Schubes bei fortgeschrittener sklerosierender Cholangitis zunächst colektomiert, dann wegen Leberinsuffizienz lebertransplantiert wurde und im Folgenden wegen der septischen Ausgangslage und mancher Komplikationen dreimal relaparotomiert, mit offenem Abdomen (7 Tage Spülung) behandelt und 71 Tage beatmet wurde. Die Frage der Berechtigung zur Fortsetzung der häufig intensivierten Behandlungsmaßnahmen wurde gerade auch von erfahrenen Intensivärzten und -schwestern wiederholt gestellt. Eine sichtbare, weitgehend vollständige Rehabilitation, jetzt 6 Monate nach der Transplantation, weist auf die Problematik solcher Entscheidungen hin. Ein solches Ergebnis bei einzelnen Patienten ist aber nicht ohne Belastung anderer, auch solcher ohne guten Ausgang erreichbar − was sicher ein großes Problem darstellt.

Zusammenfassung

Die Transplantation gerade der Organe Niere, Leber und Herz ist heute ein etabliertes Behandlungsverfahren und ermöglicht das Überstehen schwerer Erkrankungen. Die Lebensqualität nach Organtransplantationen hängt entscheidend von dem Grad der Funktion des Transplantats ab. Prinzipiell ist ein Transplantat in der Lage, alle spezifischen Funktionen voll zu ersetzen. Damit ist die Grundlage zur individualgerechten Gestaltung auf Lebensqualität gegeben. Bei gestörter Organfunktion ist diese in unterschiedlichem Maße beeinträchtigt.

Prinzipiell erreichbare Gesundung einerseits und nicht immer erreichter Grad von Gesundung und Lebensqualität andererseits stellen somit folgende Aufgaben:

1. Bei der überragenden Bedeutung des medizinischen Therapieerfolges ergibt sich die Aufgabe, spezifisch die einzelnen, den Verlauf besonders gefährdenden Komplikationen, so etwa eine CMV-Infektion, technische Fehler, Fehldeutungen einer Abstoßung, Fehlbeurteilung der Qualität eines Spenderorganes u.a. spezifisch und intensiv zu bearbeiten.

2. Für die weniger gut rehabilitierten − aber auch z.T. für die gut rehabilitierten − Berufsfähigen, aber aus äußeren Gründen nicht Beschäftigten, sind Begleitmaßnahmen, insbesondere soziale Hilfen zu verbessern.

3. Bei der − wie gezeigt − hohen generellen Aussicht auf einen Erfolg einer Transplantation wird letztlich auch die Lebensqualität der von Krankheit Betroffenen, auf ein Organtransplantat Wartenden und Hoffenden beeinflußt. Das Wissen um die Behandelbarkeit ihres Leidens kann zu Zweifel und Verzweiflung führen, wenn Hoffnungen geweckt, aber − wie bei vielen Dialysepatienten derzeit − über Jahre hinweg enttäuscht werden. Auf die Verpflichtung zur Hilfe für diese Patienten durch persönliches Engagement in der Organgewinnung − eine Verpflichtung, die wohl häufig noch zu wenig verspürt wird und die jeden im medizinischen Bereich Tätigen betrifft − sei somit auch in diesem Zusammenhang hingewiesen.

Literatur

1. Kalayoglu M, Statta RJ, Hoffmann RM, Sollinger HW, Belzer FO (1988) Quadruple Immunosuppression therapy for liver transplantation. Transpl Proc Vol XX, No. 1 Suppl 1:524–529
2. Bismuth H (1988) Liver transplantation: The Paul Brousse experience. Transpl Proc Vol XX No. 1 Suppl 1:486–489
3. Frei U, Nonnast-Daniel B, Koch KM (1988) Erythropoietin und Hypertonie. Klin Wochenschr 66:914–919
4. Offner G, Pichlmayr R, Hoyer PF, Ringe B, Bunzendahl H, Wonigeit K, Brodehl J (1989) Renal transplantation in pediatric patients with special reference to long-term cyclosporin treatment in childhood. Clin Transplantation 3 (in press)
5. Offner G, Hoyer PF, Jüppner H, Krohn, HP, Brodehl J (1987) Somatic growth after kidney transplantation. AJDC 141:541–546
6. Koch U, Beutel M, Broda M, Muthny FA (1987) Prä- und postoperative Situation Nierentransplantierter. In: Gerber WD, Miltner W, Mayer K (eds) Verhaltensmedizin: Ergebnisse und Perspektiven interdisziplinärer Forschung. Edition Medizin, Weinheim, S 341–364
7. Tarter RE, Erb S, Biller PA, Switala J, van Thiel DH (1988) The quality of life following liver transplantation: A preliminary report. Liver Transplantation, Gastroenterology Clinics of North America, 17,1:207–217
8. Simmons RG, Abress L, Anderson CR (1988) Quality of life after kidney transplantation. Transplantation 45:415–421
9. Mauz St, Weimann A, Ringe B, Künsebeck HW, Freyberger H, Pichlmayr R (1989) Rehabilitation nach Lebertransplantation. (In Vorbereitung)

8b. Schlußwort

L. Koslowski

Kleiststr. 7, D-7400 Tübingen

Meine Damen und Herren!

Wir alle haben wohl während dieser Sitzung empfunden, wie schwierig es ist, Lebensqualität zu definieren. Wahrscheinlich ist es gar nicht möglich, ein objektive Begriffsbestimmung zu geben – so wenig wie für den Begriff der Freiheit.

Als Chirurgen sind wir zuständig für körperliche Leiden. Wir sind dazu erzogen, den Kranken und seine somatischen Störungen in einen naturwissenschaftlichen Rahmen einzuordnen. Das bringt uns in Versuchung, den Patienten als Stichprobe zu betrachten, die unser allgemeines Wissen, die Ergebnisse unserer Statistik bestätigen soll.

Aber damit werden wir ihm nicht gerecht! Wir müssen seine Einzigartigkeit als Person im Auge behalten – selbstverständlich nicht, während wir eine Darmnaht legen oder eine Platte verschrauben – aber davor und danach.

Die chirurgische Reparatur kann nie Selbstzweck sein. Sie soll dem Patienten helfen, sein Schicksal zu bewältigen, sein Leben als geglückt zu empfinden. Das scheint mir der wesentliche Inhalt des Begriffs Lebensqualität zu sein.

Der Kranke hat nicht nur ein Anrecht auf die *An*wendung chirurgischer Technik, sondern auch auf menschliche *Zu*wendung. Besonders gilt das für die Kranken, deren Schicksal es ist, in unseren Händen sterben zu müssen. Die Qualität ihrer letzten Lebenstage darf nicht zwischen Apparaturen einer Intensivstation versickern. Dies ist allerdings leichter gesagt als getan. Manchmal erreichen wir mehr Lebensqualität durch Beschränkung auf den kleinstnötigen Eingriff, als durch eine risikoreiche große Operation.

Lebensqualität können wir als Chirurgen nicht mit der Gießkanne unterschiedslos über alle Patienten verteilen, denn jeder möchte seinen ganz persönlichen Anteil am Geschenk des Lebens haben und behalten. Jeder kämpft um das, was ihm nach Krankheit und Operation noch an Handlungs- und Erlebnisfähigkeit verblieben ist, und trauert um das Verlorene. Auch wir Chirurgen müssen ihm dabei helfen, wir dürfen diese Aufgabe nicht auf den Hausarzt und die Angehörigen abschieben.

Es gab eine Zeit, da ging ein chirurgischer Klinikchef bei seiner Visite in einem großen Krankensaal schweigend von Bett zu Bett, hörte die Berichte der Assistenten an und verließ schweigend den Saal. Zwanzig Patienten blickten ihm nach. Das war gewiß kein gutes Beispiel für einen symmetrischen Dialog, wie ihn Herrn Schreiber gefordert hat. Es war symmetrisches Schweigen.

Jeder von uns frage sich, was er als Patient von seinem Chirurgen als Beitrag zur Lebensqualität erwarten würde. Eine Antwort geben uns die ärztlichen Kollegen, die wir operieren.

Lebensqualität nach operativen Eingriffen II

9. Lebensqualität als entscheidendes Kriterium im Alltag und in der Forschung des Chirurgen*

H. Troidl

Chirurgische Klinik, II. Chirurgischer Lehrstuhl der Universität zu Köln, Ostmerheimer Str. 200, D-5000 Köln 91

Quality of Life- a Relevant Endpoint of Everday's Life and Research of a Surgeon

Summary. Symptoms and their effects on quality of life are reasons for the patient to consult the physician. They are the basis for active treatment, choice of therapeutic concepts and evaluation of success. However, quality of live parameters are rarely used and accepted as relevant endpoints to be determined after surgical interventions. 5 typical clinical situations demonstrate that only evaluating different dimensions of quality of life parameters can help to examine the success of surgical interventions. It is therefore emphasized that such parameters should be more widely used in everyday clinical case as well as in surgical research.

Key words: Endpoints − Quality of Life-definition − Surgical Examples − Palliation

Zusammenfassung. Symptome, vor allem deren Wirkung auf die Befindlichkeit des Patienten, sind häufig Grund für den Arztbesuch und Gründe für ärztliches Handeln, die Therapiewahl und deren Erfolgsbeurteilung. Ein relevantes Zielkriterium, d.h. eine Variable, mit der sich die Wirkung einer chirurgischen Intervention real beschreiben läßt, ist als Parameter der Lebensqualität bisher wenig akzeptiert. In 5 klinischen Standardsituationen wird aufgezeigt, daß nur mittels verschiedener Dimensionen der Lebensqualität eine vernünftige, klinisch relevante Aussage einer chirurgischen Intervention zu erzielen ist. Es wird daher gefordert, solche Parameter verstärkt im klinischen Alltag und in der chirurgischen Forschung anzuwenden.

Schlüsselwörter: Zielkriterien − Lebensqualität-Definition − chirurgische Beispiele − Palliation

Einleitung

Seit Menschengedenken − im wahrsten Sinne des Wortes − ist die Befindlichkeit bzw. die beeinträchtigte Befindlichkeit einer der Hauptgründe für ärztliches Handeln, für die Wahl des therapeutischen Konzeptes und nicht zuletzt für die Bewertung der durchgeführten Therapie. In der „Sprechstundenatmosphäre" wird dies täglich deutlich. „Na, was führt Sie denn zu mir, wie geht es Ihnen?" fragt ein jeder Arzt seinen Patienten nach entsprechender Begrüßung. Der Gallensteinkranke [14] ist hierfür ein gutes Beispiel: Unerträgliche Schmerzen und/oder Beeinträchtigung der gewohnten Lebensform, (Einschränkung der

---

* Meinem „Chef" und diesjährigen Präsidenten der Deutschen Gesellschaft für Chirurgie, Herrn Prof. Dr. med. Horst Hamelmann, zum 65. Geburtstag gewidmet.

Nahrungsaufnahme, Wahldiät) und die Sorge, es könnte etwas „Schlimmes" dahinterstekken, führen den Kranken zum Arzt. Der erfahrene, sorgfältige Chirurg kommt — allein aufgrund dieser Symptomatik und dem Nachweis von Gallensteinen — zu dem Schluß, daß eine Operation, nämlich die Cholezystektomie, die richtige Therapie ist.

Etwa 1 oder 2 Monate später, bei der Wiedervorstellung des so Behandelten, fragt der Chirurg seinen Patienten zuerst: „Na, wie geht's? Können Sie wieder alles essen? Haben Sie noch Schmerzen? Wie fühlen Sie sich? Wie geht es bei der Arbeit?" Ist der Patient schmerzfrei, kann er fast schon wieder alles essen, sind damit auch Sorgen und Ängste genommen. Ist die Leistungsfähigkeit wiederhergestellt, dann sind der Kranke und der Chirurg zufrieden. Beide sind der Überzeugung, daß die gewählte ärztliche Maßnahme erfolgreich und sinnvoll war!

Wie in einer anderen Welt stellt sich dieselbe Situation auf „hoch"-wissenschaftlichen Kongressen und in der medizinisch-wissenschaftlichen Literatur dar [18, 19]. Bewertungen chirurgischer Interventionen anhand der Zielkriterien „Schmerz", der Möglichkeit der normalen Nahrungsaufnahme, der Leistungsfähigkeit oder der Befindlichkeit bzw. Lebensqualität sind extrem selten [12, 24].

Ein typisches Beispiel hierfür ist eine Arbeit über den Erfolg der chirurgischen Maßnahme bei der chronischen Pankreatitis [11].

Obwohl der Hauptgrund die Indikation zur Operation das Symptom „Schmerz" war, wird dieses Symptom in der Bewertung der chirurgischen Intervention und bei der Wahl der verschiedenen chirurgischen Möglichkeiten nicht als Zielkriterium verwendet.

Seit Jahrzehnten werden zur Bewertung therapeutischer Konzepte in der Chirurgie überwiegend nur die Zielkriterien Op-Letalität, Komplikationsraten, Überlebenskurven und Labordaten herangezogen [17]. Nicht nur beim Karzinomkranken, sondern bei der Mehrzahl der „chirurgischen Alltagsprobleme" ist aber die Befindlichkeit Grund für chirurgische Intervention, ja sogar Basis für die Wahl des chirurgischen Vorgehens und die eigene spätere Erfolgsbeurteilung.

"What we really want to know and to show in presenting results, is the quality of the patient's life ..."[13].

Dem Thema entsprechend ist es die Absicht dieser Darstellung, aus der Sicht des Chirurgen eine akzeptable Definition eines relevanten Zielkriteriums im allgemeinen und des Zielkriteriums Lebensqualität im besonderen zu geben. Darüberhinaus sollen chirurgische Beispiele zur Diskussion gestellt werden, bei denen die Lebensqualität als relevantes Zielkriterium angesehen wird.

Lebensqualität als relevantes Zielkriterium

Allgemein versteht man unter einem relevanten Zielkriterium eine Variable — eine meßbare Eigenschaft von Patienten oder eines therapeutischen Prozesses —, die es erlaubt, den Effekt einer Intervention, also z.B. eines chirurgischen Eingriffes, realistisch zu erkennen bzw. zu beschreiben [23, 15]. Ein gutes Beispiel ist die schon zitierte Arbeit über die Wirkung der chirurgischen Intervention bei der chronischen Pankreatitis. Das Symptom „Schmerz" ist hier das relevante Zielkriterium, nicht die Hypoglykämie, wenn auch letztere ihre Bedeutung hat.

Einen praktikablen Vorschlag für die inhaltliche Beschreibung von Zielkriterien, die die Lebensqualität erfassen, machte 1977 White [22] mit seinen mittlerweile berühmten 5 „D".

Death — Disease — Discomfort — Disability — und Dissatisfaction. Die 5 „D's" beschreiben gut die Zielkriterien, mittels derer man im klinischen Alltag und in der klinischen Forschung den Effekt einer Intervention, bezogen auf die Lebensqualität, beschreiben kann (Tabelle 1).

Um nicht falsch verstanden zu werden, die Op- Letalität, die Op-Komplikationen und Daten zur Analyse des Überlebens waren, sind und werden vor allem in der Karzinom-Chirurgie weiterhin von Bedeutung sein. Dies gilt vor allem bei der Entwicklung und Prü-

Tabelle 1. Inhaltliche Beschreibung von Zielkriterien, die die Lebensqualität erfassen lassen. Die 5 „D" nach White (1967) (siehe Sh. Wood-Dauphinee, H. Troidl, Principles and Practice of Research) [8, 22, 23]

Death Tod Op.-Letalität	definiert als schwerwiegendste „Einschränkung" der Befindlichkeit
Disease Krankheit	Kombination von physischen Zeichen, subjektivem Symptomen und pathologischen Testergebnissen (z.B.: Blutwerte, Temperatur, EKG, Diarrhoe, Histologie)
Discomfort Unbehagen durch Beschwerden	Symptome wie Schmerz, Übelkeit, Atemnot, Angst, Depression, Anorexie, Mattigkeit
Disability körperliche Behinderung und Einschränkung im tägl. Leben	Einschränkung der Fähigkeit gewohnte Tätigkeiten auszuüben (z.B. sich selbst zu versorgen, einkaufen, laufen, arbeiten, schlucken)
Dissatisfaction Unzufriedenheit	Unzufriedenheit mit der Behandlung oder Beeinträchtigung durch das Therapievorgehen

fung neuer Techniken. Diese sogenannten konventionellen Kriterien sind aber in vielen chirurgischen Bereichen entweder nicht ausreichend oder sogar irrelevant. Als Beispiel seien die Hernienrekonstruktionen nach Bassini oder Shouldice oder verschiedene Rekonstruktionsverfahren nach totaler Gastrektomie genannt, bei denen OP-Letalität und Gesamt-Überleben zwischen den verschiedenen Verfahren als gleich anzusehen sind [16].

Hier sind vor allem „Discomfort" und „Disability" sehr wichtige praktische und häufig zu berücksichtigende Zielkriterien.

„*Discomfort*" beschreibt Zustände wie körperliches Unbehagen, das ausgelöst durch Krankheitssymptome wie Schmerz, Übelkeit, Appetitlosigkeit, Abgeschlagenheit, Angst und Depression den Patienten zum Arzt führt. „*Discomfort*" ist, wie schon aufgeführt, eine sehr häufige Indikation und ein Beurteilungskriterium für die chirurgische Therapie.

„*Disability*", also Behinderung, Einschränkung der alltäglichen Aktivitäten, wie sich selbst versorgen, arbeiten oder Sport treiben, ist eine weitere Möglichkeit, den Effekt einer Intervention zu beurteilen. Die physische Komponente dieses Zielkriteriums ist ein wichtiges und von den Chirurgen eigentlich lange benutztes Zielkriterium. Der *Karnofsky-Index* ist ein gutes Beispiel hierfür [7].

Mit der Beurteilung der Befindlichkeit haben auch das Bestimmen von Winkelgraden, das Zählen amputierter Finger etc., vor allem in der Begutachtungsmedizin, wenig zu tun. Hier ist die entscheidendere Frage, wie ein Patient emotional oder sozial seine Behinderung verarbeitet!

Gründe, die für die immer noch geringe Akzeptanz der „Befindlichkeit" als Zielkriterium in Frage kommen, sind die verständliche, aber auch notwendige Vorliebe der Chirugen für die Technik. Gegen die Erziehung und den Zugang zum Verständnis von Krankheit als biochemische und physiologische Störung kämpfen die sogenannten „weichen Daten" als Parameter der Lebensqualität nicht zuletzt wegen des Problems der Definition der Lebensqualität und den Möglichkeiten, diese Dimension zu messen [24, 18].

Ein weiterer Grund ist aber auch das geringe Interesse, besser die Ignoranz vieler Kliniker ganz allgemein an diesem Aspekt der Medizin. Daraus resultiert ein übergewichtiger Einfluß von Soziologen, Psychologen und Epidemiologen, für mich eine Ursache dafür, daß die vorliegenden Vorstellungen über Definitionen, aber vor allem von Meßinstrumenten der Lebensqualität, in der Klinik noch nicht brauchbar sind!

„Kooperative Theoretiker können zwar unschätzbar hilfreich sein, aber die Grundlagenforschung, die der Kliniker vor allem benötigt, muß er selbst entwickeln"... (Feinstein, Clinimetrics) [3]. Man kann aber feststellen, daß dieser Überzeugung Feinstein's Kliniker, speziell Chirurgen, immer wieder, wenn auch noch zu selten, entsprochen haben. Als Beispiele seien zwei publizierte kontrollierte Studien von John Goligher [5] und J. M. Watts [21] genannt, deren Ziel es war zu beantworten, welche von vier verschiedenen Möglichkeiten zur chirurgischen Therapie der Hämorrhoiden die geringsten postoperativen Schmerzen bereiten würden. Goligher et al. benutzten bei dieser Patientenbefragung fünf einfache Fragen, um über den Schmerz, nach jeder der angewandten Methoden zur Entfernung von Hämorrhoiden, Auskunft zu bekommen:

(a) almost none,
(b) less than average,
(c) average,
(d) more than average,
(e) severe,

Ein weiteres Beispiel, das die Chirurgie sicher verändert hat, ist der Einsatz einer „allgemeinen Gesundheitsbeurteilung" nach Visick [20]. J. Goligher hat in seiner mittlerweile berühmten Arbeit „The York Leeds Trial" die Chirurgie unter Zuhilfenahme der „Visick-Kriterien" sicher verändert [4]. Diese Beispiele zeigen, daß einzelne Chirurgen mit Instrumenten Symptome bis zu einem bestimmten Grad zu messen versucht haben, um chirurgisch-therapeutische Konzepte zu beurteilen. Diese Instrumente bedürfen aber noch der Testung und Validierung, orientiert an den derzeitigen Erkenntnissen und Methoden der klinischen Forschung [23]. Im allgemeinen läßt sich zur Situation heute feststellen, daß die Betrachtungsweise vieler Kliniker noch zu symptomorientiert ist, und der Schritt, wie das Symptom vom einzelnen Kranken verarbeitet wird, fehlt! Natürlich ist die Bestimmung von Parametern der Lebensqualität nicht für alle chirurgischen Alltagsprobleme von Relevanz. So ist die Bestimmung der Lebensqualitätsparameter nach einer Schilddrüsenresektion unsinnig, da der Kranke in den meisten Fällen nach 4−6 Tagen völlig gesund und beschwerdefrei nach Hause geht. Für die Wahl eines relevanten Zielkriteriums für eine gegebene Situation wurden die in Tabelle 2 aufgestellten Richtlinien entwickelt. An diesen Richtlinien müssen sich auch zu bestimmende Zielkriterien zur Messung der Lebensqualität orientieren. Einige Beispiele aus der Chirurgie, bei denen die Messung der Lebensqualität ein relevantes Zielkriterium ist, werden im nächsten Abschnitt besprochen.

Beispiele in der Chirurgie, bei denen die Lebensqualität ein „relevantes Zielkriterium" ist (Tabelle 2)

Grundsätzlich ist die Lebensqualität dann ein relevantes Zielkriterium, wenn die chirurgische Intervention möglichst viele, die Lebensqualität definierende Dimensionen beeinträchtigt (Tabelle 3). Dies ist umso sinnvoller, wenn diese Beeinträchtigung die Regel und

Tabelle 2. Richtlinien für die Wahl eines relevanten Zielkriteriums (modifiziert nach Sh. Wood-Dauphinee, H. Troidl, 1988)

Ein Zielkriterium hat Relevanz, wenn es:
− das eigentliche Problem des Patienten erfaßt

− mit hoher Wahrscheinlichkeit auf Änderungen im therapeutischen Vorgehen anspricht

− bei möglichst vielen Patienten und bei der häufig interessierenden Gruppe festzustellen ist

− sich zusammensetzt aus persönlichen, klinischen und biochemisch-physikalischen Daten

− auch für künftige Therapiekonzepte gültig ist so wenig wie möglich, aber so viel wie nötig Variable umfaßt

− präzise und von anderen Untersuchern nachvollziehbar ist

Tabelle 3. Standardsituation mit klinischen Beispielen in der Chirurgie, bei denen die Lebensqualität das relvante Zielkriterium ist

Standardsituation in der Klinik	Beispiel in der Chirurgie	am häufigsten betroffene Dimensionen der Lebensqualität	Gewichtung der Zielkriterien
I. Beeinträchtigung der Befindlichkeit ohne Lebensbedrohung	Leistenhernie Gallensteine Hämorrhoiden chron. Pankreatitis periphere arterielle Verschlußkrankheit Meniskusriß	Unbehagen durch Beschwerden körperliche Behinderung und Einschränkung im täglichen Leben Krankheit Unzufriedenheit Tod	Discomfort Disability Disease Dissatisfaction Death
II. Beeinträchtigung der Befindlichkeit mit Lebensbedrohung, Lebensverlängerung aber Morbidität	Stoma bei Colitis Amputation bei Gefäßerkrankungen Transplantation von: Herz, Leber, Niere	Unbehagen durch Beschwerden körperliche Behinderung und Einschränkung im täglichen Leben Krankheit Unzufriedenheit Tod	Discomfort Disability Disease Dissatisfaction Death
III. Verschiedene Therapiemöglichkeiten bei gleicher Op.-Letalität, Komplikationen und Überleben	autonomes Adenom: Radio-Jod vs OP art. Verschlußkrankheit Profundaplastik vs Bypass Magen-Ca: verschiedene Rekonstruktionen	Unbehagen durch Beschwerden körperliche Behinderung und Einschränkung im täglichen Leben Unzufriedenheit Krankheit Tod	Discomfort Disability Dissatisfaction Disease Death
IV. Bessere Lebensqualität, aber Therapierisiko „trade off"	Collitis: Stoma vs Pelvic-Pouch Coxarthrose: konservativ vs Endoprothese	Unbehagen durch Beschwerden Tod körperliche Behinderung und Einschränkung im täglichen Leben Unzufriedenheit Krankheit	Discomfort Death Disability Dissatisfaction Disease
V. Keine oder geringe Lebensverlängerung „Pallation"	Ösophagus-Ca Pankreas-Ca	Unbehagen durch Beschwerden körperliche Behinderung und Einschränkung im täglichen Leben Unzufriedenheit Krankheit Tod	Discomfort Disability Dissatisfaction Disease Death

nicht die Ausnahme ist! Man sollte sich deshalb klar sein, welche der Dimensionen der Befindlichkeit durch die chirurgische Intervention vor allem betroffen sind. Ist es z.B. eine Funktionsstörung, ist es eine Funktionsstörung in Kombination mit Angst oder ist es der Schmerz, der den Alltag stark beeinträchtigt (discomfort).

Tabelle 3 macht deutlich, daß bei den gewählten, sogenannten Standardsituationen aus der Klinik die einzelnen Dimensionen der Lebensqualität in ihrer Gewichtung stark wechseln.

Man muß sich außerdem darüber im klaren sein, welche der Dimensionen die Lebensqualität betreffend aus der Sicht des Kranken entscheidend sind, einfach deshalb, weil die Lebensqualität sicher überwiegend die Lebensqualität des Kranken und nicht die des Arztes ist.

Ein weiterer allgemeiner Grund, die Lebensqualität zu bestimmen, ist dann gegeben, wenn sie die überwiegende oder alleinige Indikation zur chirurgischen Intervention war.

Beispiele hierfür sind das Hämorrhoidalleiden oder Durchblutungsstörungen der unteren Extremitäten aus dem Bereich der Gefäßchirurgie. Auch wenn keine oder nur geringe Lebensverlängerungen durch die operative Maßnahme zu erwarten sind (Beispiel Ösophagus-Ca, Pankreas-Ca) sind Parameter der Lebensqualität die eigentlich relevanten Zielkriterien für die Wahl des Therapiekonzeptes (Art der Palliation).

Schon vor nahezu 30 Jahren schrieb W. Lawrence [10], einer der Pioniere der onkologischen Chirurgie und der chirurgischen Therapie des Magenkarzinoms: „... the relevant benefit obtained from a surgical procedure, in terms of palliation, must depend on the comfort achieved as well as possible extension of life."

W. Spitzer [8], der sich als Internist und Epidemiologe seit langer Zeit klinisch und wissenschaftlich mit der Befindlichkeit als Zielkriterium befaßt, definierte die Palliation bei einer Diskussion 1986 wie folgt: „Cure has more to do with length of survival, palliation has more to do with the quality of survival." Mit anderen Worten spricht man von Palliation, wenn nach derzeitigem Wissen, Können und ärztlichem Einsatz das Leben nicht mehr zu retten oder nur geringfügig zu verlängern ist. Dies ist, mit wenigen Ausnahmen, die Situation in der Karzinomchirurgie.

In einer derartigen Situation ist jede Intervention nur dann berechtigt, wenn ihre Anwendung die Befindlichkeit verbessert oder mindestens unbeeinträchtigt läßt, aber auf keinen Fall dazu beiträgt, daß das nicht zu verlängernde Leben negativ beeinflußt wird. Diese entscheidende Information läßt sich aber nur mittels Bestimmung der Lebensqualität machen.

Man kann bei der Wahl der Lebensqualität als relevantes Zielkriterium dies auch folgendermaßen ausdrücken: „Die Befindlichkeit ist dann zu messen, wenn ihre Bewertung Informationen liefert, die handlungs-relevant sind". Diese Forderung von M. Bullinger läßt sich durch zwei Arbeiten als extrem praktikabel und deshalb überzeugend belegen [1, 2]. Wir selber konnten in einer Studie zeigen [16], daß die Gastrektomie wegen fortgeschrittenem Magenkarzinom die Befindlichkeit nach der Operation extrem negativ beeinträchtigt. Diese Beeinträchtigung dauert mindestens 3−6 Monate. Kranke, die wegen eines fortgeschrittenen Magenkarzinoms nicht länger als diese Zeitspanne zu leben haben, haben von einer Gastrektomie keinen Nutzen.

Klußmann [9] macht mit seiner Untersuchung zur Akzeptanz des Stomas deutlich, daß eine intensive Aufklärung, die Betreuung, das Alter und die Persönlichkeitsstruktur oft vernachlässigt, von alles entscheidender Bedeutung sind. Schließlich zeigten Grundmann et al. [6], daß die Extirpation wegen Rektumkrebs im Vergleich zur Resektion eine bedeutende Einschränkung der Lebensqualität in wichtigen Teilaspekten bedeutet. All diese handlungsrelevanten Informationen wurden gewonnen, weil Dimensionen der Lebensqualität als Zielkriterien gewählt wurden.

Literatur

1. Bullinger M, Pöppel E (1988) Lebensqualität in der Medizin: Schlagwort oder Forschungsansatz. Dtsch Ärzteblatt 85:679
2. Bullinger M, Hasford J (1989) Testing and evaluating quality of life measures for German clinical trials. In: Patrick D, Feeny D (eds) Quality of life as an outcome in clinical trials. Raven Press, New York

3. Feinstein A (1986) Clinimetric perspectives. In: The Portugal conference measuring quality of life and functional status in clinical and epidemiological research. J Chron Dis 40:635−640
4. Goligher JC, Pulvertaft CN, Watkinson G (1964) Controlled trial of vagotomy and gastro-enter-ostomy, vagotomy and antrectomy and subtotal gastrectomy in elective treatment of duodenal ulcer. Interim report. Br Med Surg 1:455−460
5. Goligher JC, Graham NG, Clark CG, Dedombal FT, Glies G (1969) The value of stretching the anal sphincter in the relief of post-haemorrhoidectomy pain. Br J Surg 56:859
6. Grundmann R, Said S, Krinke S (1989) Lebensqualität nach Rektumresektion- und extirpation. Ein Vergleich mit Hilfe verschiedener Meßparameter. DMW 114, 12:453−457
7. Karnofsky DA, Burchenal JH (1949) Clinical evaluation of chemotherapeutic agents in cancer. In: McLeod CM (ed) Evaluation chemotherapeutic agents. Columbia University New York, p 191
8. Katz S (1987) The Portugal Conference: Measuring quality of life and functional status in clinical and epidemiological research. J Chron Dis 40
9. Klußmann R, Sönnichsen A (1984) Stomaakzeptanz. Abhängigkeit von somatischen und psychischen Faktoren. MMW 129:442
10. Lawrence W, Vanamee P, Peterson AS, McNeer G, Levin S, Randall HT (1960) Alterations in fat and nitrogen metabolism after total and subtotal gastrectomy. Surg Gynecol Obstet 11:601
11. Morel Ph (1987) Surgery for chronic pancreatitis. Surgery 101:130
12. O'Young J, McPeek B (1987) Quality of life variables in surgical trials. J Chron Dis 40:513−522
13. Small WP, Krause U (1972) An introduction to clinical research. Churchill Livingstone, Edinburgh, London
14. Troidl H, Paul A (1986) Cholelithiasis und Cholezystitis. Therapiewoche 36:3320−3327
15. Troidl H, Kusche J, Vestweber K-H, Eypasch E, Bouillon B (1987) Quality of Life: An important endpoint both in surgical practice and research. J Chron Dis 40:423−528
16. Troidl H, Kusche J, Vestweber K-H, Eypasch E, Maul U (1987) Pouch versus esophagojejun-ostomy after total gastrectomy: A randomized clinical trial. Wld J Surg 11:699−722
17. Troidl H, Spangenberger P (1989) Metastasenchirurgie und Lebensqualität. Die Befindlichkeit als entscheidendes Zielkriterium bei palliativer Chirurgie. (im Druck)
18. Troidl H (1989) Lebensqualität: Ein relevantes Zielkriterium in der Chirurgie. Chirurg (im Druck)
19. Troidl H, Vestweber K-H, Neugebauer E, Reinecke K (1989) Lebensqualität als Zielkriterium in der Chirurgie. Fischer, Stuttgart (in Vorbereitung)
20. Visick AH (1948) Study of failures after gastrectomy: Hunterian lecture. Ann Roy Coll Surgns Engl 3:266
21. Watts JM, Bennett RC, Duthie HL, Goligher JC (1964) Healing and pain after different forms of heamorrhoidectomy. Br J Surg 51:38
22. White KE (1967) Improved medical care statistics and health services system. Pub Health Rep 82:847
23. Wood-Dauphinée S, Troidl H (1986) Endpoints for clinical studies: Conventional and innovative variables. In: Troidl H, Spitzer WO, McPeek B, Mulder DS, McKneally MF (eds) Principles and practice of research. Springer, Berlin Heidelberg New York
24. Wood-Dauphinée S, Troidl H (1989) Assessing quality of life. A review. Theor Surg 4:35−44

10. W. Spitzer (Montreal): Das Konzept der Lebensqualität: Theorie oder praktisch anwendbar?

Manuskript nicht eingegangen

11. Methoden und Instrumente zur Messung und Beurteilung der Lebensqualität

W. Lorenz

Institut für Theoretische Chirurgie, Zentrum für Operative Medizin I, Philipps-Universität, Klinikum Lahnberge, D-3550 Marburg

Methods and Instruments for Measuring and Evaluating Quality of Life

Summary. The measurement of quality of life is a new and methodologically difficult approach for assessing the outcome of an operation. It is not a degenerated slogan of a superficial "recreation society". It must be determined by a team of surgeons and professionals using psychometry and social sciences. If possible, onyl validated test procedures should be employed in clinical trials. The quick development of new procedures should be avoided. The quality of life is today generally a more sensitive criterion for the success of an operation than perioperative mortality.

Key words: Quality of Life – Methods of Measurement – Domains – Surgical Studies

Zusammenfassung. Messen von Lebensqualität ist ein neuer, schwieriger, methodologischer Ansatz, nicht das degenerierte Schlagwort einer oberflächlichen Freizeitgesellschaft. Es muß im Team von Chirurgen und Theoretikern erstellt werden, die Psychometrie und Sozialwissenschaft professionell beherrschen. Wenn möglich, soll auf bereits validierte Testverfahren zurückgegriffen werden. Die Messung von Lebensqualität ist in der Regel *heute* ein viel empfindlicheres Kriterium für den Operationserfolg als die Bestimmung der perioperativen Mortalität.

Schlüsselwörter: Lebensqualität – Meßmethoden – Domäne – chirurgische Studien

In ihrem Leitartikel im Deutschen Ärzteblatt [1] weisen die aus der medizinischen Psychologie stammenden Autoren Bullinger und Pöppel mit Trauer darauf hin, daß die „erkennbare Vermarktung und drohende Degeneration des Begriffes Lebensqualität zum Schlagwort" diesen neuen Forschungsgegenstand verhindert, bevor noch seine grundlegenden methodischen und praktischen Probleme gelöst und seine Ergebnisse beurteilt werden können.

Dieses Schicksal teilt die Beurteilung der Lebensqualität heute mit nahezu allen methodologischen Gebieten der Theoretischen Chirurgie [2]:

- *Prospektive kontrollierte klinische Studien* werden zum „Würfelspiel von entarteten Medizintechnokraten oder Losärzten", frei nach Spiegel [3] und Hackethal [4]
- *Querschnitts- und Längsschnittstudien* zur Pathogenese von Krankheiten fallen in die Hände „grauer Doktorandenmäuse oder flotter Habilitationsschmiede"
- *Metaanalysen* werden zum zweifelhaften „Übersichtsartikel"
- *Operationsindikation* als klinische Entscheidung wird vom „Draufgängertum der Chirurgen" bestimmt
- *Risikoeinschätzung* vor einer Operation ändert sich „jeweils nach dem letzten Fall"
- *Hochtechnologie* wird nach dem „Prestige taxiert"

Tabelle 1. Leistungsstärke und Aufwand analytischer Systeme in der Medizin (Chirurgie)

Analytisches System	*Stärke für* Urteil, Kritik Widerlegung	*Aufwand für* Lernen, Durchführen Analyse, Mitteilung
Ideologisch	gering	gering
Heuristisch (intuitiv)	mäßig – groß	mäßig – groß
Formal (objektiv)	sehr groß	gering – groß

Warum soll dann die *Beurteilung der Lebensqualität* nicht am „Traumschiff in der Karibik" festgebunden werden?

Koexistenz von drei analytischen Systemen in der Medizin: Einfluß auf den chirurgischen Alltag

Die „Gänsefüßchen" in der vorausgehenden Einleitung weisen darauf hin, daß wir uns heute mehr als im vergangenen Jahrhundert und ähnlich wie in der beginnenden Renaissance [5] daran gewöhnen müssen, daß analytische Systeme im täglichen Leben, in der Medizin allgemein und speziell in der Chirurgie in drei Gruppen zerfallen (Tabelle 1). Diese existieren *nebeneinander,* ob wir als „Schulmediziner" es wollen oder nicht.

In diesem Zusammenhang hat es keinen Zweck mehr, die Existenz eines *„ideologischen Systems in der Medizin"* zu leugnen. Es gab es im Dritten Reich („Rassenhygiene"), es gab es in der Stalinzeit („Lysenko"), es begegnet uns heute wieder mit Übermacht bei zahlreichen (aber nicht allen!) Grünen, Anthroposophen, Homöopathen und Journalisten. Es besitzt eine Kontinuität über die Jahrhunderte. Seine Stärke besteht darin, daß es der Kritik und Widerlegung [6] kaum zugänglich ist, seine dadurch demonstrierte Unwissenschaftlichkeit wird in einer Zeit der Wissenschaftsfeindlichkeit zum Triumph. Und vor allem, das ideologische System benötigt wenig Zeit zum Lernen, zu einer mühevollen Durchführung in der realen Welt und einer kritischen Analyse (Tabelle 1). Deshalb ist es meist sehr einfach und schnell mitteilbar. Totale Glückseligkeit, vom einzelnen als bare Münze bekannt, ist in der Tat ein Ziel von Lebensqualität, an dem es nichts zu zweifeln und deshalb auch nichts zu messen gibt.

Das zweite System ist die *heuristische, intuitive Analyse.* Ihre Stärke liegt in der steten Verfügbarkeit im Alltag, in jeder Situation, im gesunden Menschenverstand, was dem *einzelnen* Patienten gut tut. Es enthält aber viele unbewußte Erfahrungen und Meinungen: deshalb ist seine Urteilsstärke groß beim erfahrenen älteren Arzt – aber das Risiko der Intuition ist groß bei einem Unerfahrenen, der unter Personalmangel und im Notfall behandeln muß, und relativ groß bei einer neurotischen Persönlichkeit (Tabelle 1). Was sie hinsichtlich Lebensqualität für gut heißen, ist nicht die Überzeugung und der Wille des Kranken.

Für den erfahrenen, charakterlich reifen Chirurgen war der Aufwand (Tabelle 1) für den Weg zum intuitiven Handeln groß – ein ganzes Berufsleben lang. Für den jüngeren Kollegen dagegen ist der Aufwand relativ gering, dies wird bei der Verherrlichung intuitiven Handelns am individuellen Fall oft übersehen. Modernste psychologische Untersuchungen haben sich intensiv mit der Intuition bei chirurgischen Entscheidungen beschäftigt. Ihr Ergebnis ist skeptisch [7].

Das dritte System ist die *formale, objektive,* auf Logik und in der Regel auf statistischen Modellen basierende *Analyse* (Tabelle 1). Durch ihre detaillierten Untersuchungsprotokolle ist ihre Stärke für Kritik und Widerlegung bei weitem die größte. Dies schwächt sie nicht, sondern macht sie stark, wenn sich so viele an ihr vergeblich reiben. Aber das formale statistische System ist bisher nur für wenige Situatonen vorhanden, wie wir sehen werden. Der Aufwand (Tabelle 1) einschließlich profilierter Psychologen für die Erstellung von Instrumenten zur Messung der Lebensqualität ist hoch. Aber wenn sie existieren und

- Spezifische Symptome der Krankheit
- Fähigkeit, sich um sich selbst zu kümmern
- Beweglichkeit
- Tägliche Aktivität
- Zeitvertreib in der Freizeit
- Psychologischer Zustand
- Menschliche Beziehungen/mit Unterstützung
- Rollen innerhalb der Familien
- Sich wohlfühlen

Tabelle 2. Domänen für die objektive Untersuchung der Lebensqualität des chirurgischen Patienten

(Nach S. Wood-Dauphnée und Troidl, [12])

an verschiedenen Orten und unter verschiedenen Bedingungen bestätigt, d.h. validiert werden, dann ist ihr Aufwand durch Computerisierung gering und ihre Verfügbarkeit jederzeit gewährleistet [8–11] (Tabelle 1).

Kriterien (Domänen, Dimensionen) zur Analyse der Lebensqualität

Was fordert eine formale, objektive Analyse der Lebensqualität vom chirurgischen Untersucher? Sharon Wood-Dauphinee, eine bemerkenswerte frankokanadische Arbeitsmedizinerin, und Hans Troidl haben diese Kriterien (Domänen, Dimensionen) zur Analyse der Lebensqualität in einer jüngsten Arbeit zusammengestellt [12] (Tabelle 2). Die Analyse der Lebensqualität ist die Analyse eines sehr komplexen, durch viele Variablen beeinflußten Zustands. Sie umfaßt zu allererst die spezifischen Symptome der Krankheit vor und nach der Operation – dies wird jeder Chirurg akzeptieren. Weitere Kriterien, die sich aber aus einer Vielzahl von Situationen herauskristallisiert haben, sind die Fähigkeit, sich um sich selbst zu kümmern, Beweglichkeit, Ausmaß der täglichen Aktivität, Zeitvertreib in der Freizeit, der psychologisch beschreibbare Zustand, der Zustand zwischenmenschlicher Beziehungen mit und ohne Unterstützung, die Rollen innerhalb der Familie und eine komplexe Variable, das Sich-Wohlfühlen, das in allen bisherigen Studien zur Lebensqualität [12] eine außerordentlich wichtige Rolle spielt.

Instrumente, Profile und Indices zur Analyse der Lebensqualität

In welcher Form werden diese zahlreichen Kriterien zur Messung der Lebensqualität zusammengestellt? Dies geschieht in sogenannten Instrumenten, Profilen oder Indices, welche für die einzelnen Domänen verschiedene Teste oder Prüfskalen enthalten. Die erste Zusammenstellung für die Chirurgie stammt wiederum aus der Arbeit von Wood-Dauphinee und Troidl [12]. Vier Beispiele wurden daraus zusammengestellt, die zeigen sollen, wie unterschiedlich die verschiedenen Domänen oder Dimensionen des Lebens hierdurch abgedeckt werden (Tabelle 3). Der Spitzer-Index [13], einer der bedeutendsten auf dem Gebiet der Messung von Lebensqualität überhaupt (Tabelle 4), berücksichtigt beim Krebs nicht die krankheits- und organspezifischen Symptome im Gegensatz zu Schipper [14]. Diese Forderung wird heute eigentlich immer gestellt, aber nach neuesten Ergebnissen von Wood-Dauphinee und Troidl (persönliche Mitteilung) wieder bezweifelt. Bei Herz-Kreislaufoperationen spricht die Indexserie nach Levine [15] nur wenige Domänen an, die Serie nach Wenger [16] dagegen alle. Deshalb erhebt sich hier die Frage, nach welchen Gesichtspunkten ein Instrument zur Messung der Lebensqualität eigentlich zusammengestellt wird. Dies ist krankheits- und situationsabhängig, also je nach Problem variabel und bietet infolge der Vielfalt der Variablen auch eine große Zahl von Lösungsmöglichkeiten.

Tabelle 3. Instrumente zur Messung der Lebensqualität: Einschluß verschiedener Domänen (aus Wood-Daphinee und Troidl [12])

Domänen	Instrumente			
	Krebs		Herz-Kreislauf	
	Spitzer	Schipper	Levine	Wenger
Symptome		+	+	+
Selbstversorgung	+			+
Beweglichkeit	+			+
Tägliche Aktivität	+	+	+	+
Freizeitumgang		+		+
Psychischer Zustand	+	+	+	+
Soziale Kontakte	+	+		+
Rolle in Familie			+	+
Wohlfühlen	+	+	+	+

Tabelle 4. Lebensqualitätsindex nach Spitzer, Übersetzung nach Rohde [10] für die deutsche TNM-Magenkarzinomstudie. Originalarbeit in J. Chron. Dis. [13]

Lebensqualitätsindex
(J. Chron. Dis 34 (1981) 585): Bewerten Sie die 5 nachfolgenden Gesichtspunkte mit 2,1 oder 0!

Aktivität — Während der letzten Woche hat der Patient...
2 = ganztags oder überwiegend in seinem Beruf/Haushalt oder anderen freiwilligen Aktivitäten (ob berentet oder nicht) gearbeitet.
1 = in seinem Beruf/Haushalt/freiwilligen Aktivität gearbeitet, jedoch war größere Hilfe nötig oder die Arbeitszeit mußte gekürzt werden.
0 = nicht arbeiten oder seinen Haushalt führen können.

Alltagsleben — Während der letzten Woche hat der Patient...
2 = sich selbst waschen, anziehen, mit Nahrung versorgen, den eigenen Wagen fahren oder öffentliche Verkehrsmittel benutzen können.
1 = mit spezieller Hilfe (andere Personen/spezielle Ausrüstungen) seine täglichen Aktivitäten bewerkstelligen können.
0 = sich nicht selbst versorgen oder leichte Aufgaben übernehmen oder seine Wohnung verlassen können.

Gesundheit — Während der letzten Woche hat der Patient...
2 = gesagt er fühle sich „sehr gut" und zwar überwiegend oder es erschien so.
1 = keine Energie gehabt und sich überwiegend „nicht so gut" gefühlt und zwar häufiger als nur gelegentlich.
0 = sehr krank gefühlt. Er erschien schwach und hinfällig und zwar überwiegend oder war bewußtseinsgetrübt.

Umwelt-beziehung — Während der letzten Woche hat der Patient...
2 = gut zu anderen Kontakt aufgenommen und zumindest mit einem Familienmitglied und/oder Freund regelmäßigen Kontakt aufrechterhalten.
1 = eingeschränkten Kontakt zur Familie und/oder Freunden gehabt oder der Kontakt war durch seinen Zustand nur beschränkt möglich.
0 = selten oder nur, wenn es absolut notwendig war, Kontakt zur Familie und/oder zu Freunden gehabt oder bewußtlos gewesen.

Zukunft — Während der letzten Wochen war der Patient...
2 = in ruhiger und positiver Gemütsverfassung und akzeptierte und beherrschte seine persönlichen Umstände.
1 = manchmal betrübt, weil er seine persönlichen Umstände nicht akzeptierte oder er hatte Perioden von Angst und Depression.
0 = erheblich verwirrt oder sehr angstvoll, depressiv oder bewußtlos.

Totaler Lebensqualitätsindex:

Kriterien für die Akzeptanz eines Instruments zur Messung der Lebensqualität

Vier Kriterien aber muß ein Instrument zur Messung der Lebensqualität unbedingt erfüllen, wenn es als akzeptabel angesehen werden soll [12].

1. *Empfindlichkeit:* An die erste Stelle möchte ich, im Gegensatz zu Wood-Dauphinee und Troidl [12] die Empfindlichkeit des Instruments gegenüber Veränderungen in den Domänen setzen, die es zu messen vorgibt. Dies muß man experimentell prüfen. Beispiele für das Versagen in diesem Kriterium ist beim Magenkarzinom die Visick-Klassifikation, die ja für Ulkus entwickelt wurde [17].

2. *Zuverlässigkeit:* An zweiter Stelle folgt die Zuverlässigkeit, die am besten als „Reproduzierbarkeit" vereinfacht wiedergegeben werden kann. Wenn zwei Chirurgen desselben Ausbildungsstandes dieselben Patienten beurteilen, dann sollten sie hinsichtlich ihrer Ermittlung der Lebensqualität nicht erheblich voneinander abweichen. Auch dieses Kriterium muß experimentell geprüft werden. Der Spitzer-Index z.B. wurde an Tausenden Patienten in zwei Erdteilen auf Reproduzierbarkeit geprüft und für gut befunden [18].

3. *Validität:* An dritter Stelle folgt die Validität. Sie ist das Ausmaß dafür, daß ein Index auch das mißt, was er vorgibt zu messen. Wenn ein Index z.B. bei einer schmerzhaften Krankheit einen hohen Wert für Lebensqualität liefert, obwohl der Patient zu diesem Zeitpunkt starke Schmerzen hat, dann ist das Instrument nicht ausreichend valide. Hieraus folgt wiederum, daß ein Index ausreichend experimentell getestet werden muß, bevor er akzeptabel ist.

Ein interessantes Beispiel für fehlende Validität ist aber auch die Domäne „biochemische Veränderungen" beim sogenannten Operationsstreß. Dieser bedeutet eine verminderte Lebensqualität vor chirurgischen Eingriffen, und seine Verminderung oder Beseitigung durch ein beruhigendes Gespräch oder durch Analgetika und Benzodiazepine als Prämedikation ist ein wichtiges Ziel für die Schaffung von mehr Lebensqualität. Operationsstreß wird in der Regel durch Bestimmung von Hormonen der neuroendokrinen Achse biochemisch objektiviert, z.B. durch Messung von ACTH, Katecholaminen, Prolactin, Wachstumshormon und Cortisol [19].

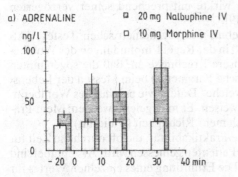

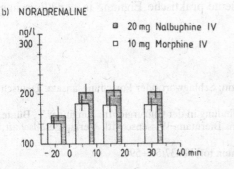

Abb. 1. Plasmaadrenalin und -noradrenalinspiegel bei Patienten nach Gabe von Nalbuphin (gestreifte Säulen) und Morphin (offene Säulen). Mittelwerte ± SEM für jeweils 16 Personen (Suttmann et al. [19])

114

a) DRUG EFFECTS (VAS)

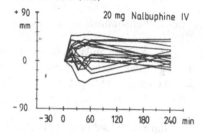

b) DRUG EFFECTS (VAS)

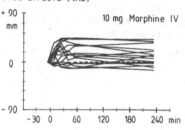

Abb. 2. Veränderungen im individuellen VAS (visual analogue scale) nach Nalbuphin und Morphin. Zeichen des Wohlbefindens vor allem bei Morphin, denn Werte unter 0 zeigen unerfreuliche, Werte über 0 aber erfreuliche Empfindungen an. Aus Suttmann et al. [19].

Klinisch werden nun Opioide, wie Morphin und andere Analgetika, als klassisches Mittel der *Streßelimination* diskutiert. Unsere Arbeitsgruppe konnte nachweisen, daß Nalbuphin und Morphin selbst alle biochemischen Merkmale von Operationsstreß produzierten, obwohl sie in psychometrisch bestimmten Domänen, wie das Sichwohlfühlen, ganz klar den Operationsstreß verminderten. Abb. 1 zeigt die Ergebnisse mit den klassischen Streßhormonen Adrenalin und Noradrenalin. Vor allem Nalbuphin produzierte eine beachtliche Katecholaminfreisetzung, also trotz Analgesie und Euphorie eine eindeutige „Streßreaktion". Morphin in klinischen Dosen, z.B. beim herzchirurgischen Eingriff, ist in dieser Hinsicht deutlich weniger belastet. Beim Prolactin wirkten beide Opioide gleichsinnig [19]. Sogar orales Morphin auf der Intensivstation wirkte entsprechend seiner verzögerten Resorption über 4 Stunden „streßerzeugend" [19].

Ganz im Gegensatz hierzu stand das Ergebnis des psychometrischen Testes VAS (= visual analogue scale), das bei Werten über 0 in der Regel Empfindungen des Wohlbefindens signalisierte (Abb. 2). Damit zeigen unsere Ergebnisse an, daß die sogenannten „harten" Daten für Operationsstreß (biochemische Parameter) beim Messen der Lebensqualität komplett versagen können, während „weiche" Daten, wie psychisches Wohlbefinden, sich als valide in psychometrischen Tests erweisen. Es muß gelernt werden: Mehr Präzision (in Labortests) bedeutet nicht automatisch mehr Richtigkeit (Validität).

4. *Praktikabilität:* Das letzte Kriterium ist die Praktikabilität, die oft durch die Zeit für die Ermittlung eines Wertes an einem einzelnen Patienten gemessen wird. Akzeptabel sind z.B. Zeiten von 10 bis 30 min pro Fragebogen. Die Ermittlung eines einzelnen Wertes für Lebensqualität mit dem Spitzerindex beträgt in einer routinierten Nachsorge nicht mehr als 3–5 Minuten. Dies unterstreicht nachhaltig seine praktische Eignung in der klinischen Routine.

Literatur

1. Bullinger M (1988) Lebensqualität in der Medizin: Schlagwort oder Forschungsansatz. Deutsch Ärztebl 85:679–680
2. Lorenz W, Rothmund M (1989) Entscheidungsfindung in der Chirurgie. In: Junginger T, Bünte H (eds) Jahrbuch der Chirurgie, Vol 2. Dr. Hans Biermann Wissenschaftl. Verlagsgesellschaft, S 13–24
3. Der Spiegel (1978) Experiment gelungen, Patienten tot, No 37:54–59

4. Hackethal J (1984) Wie man gute und schlechte Ärzte erkennt. Quick, Nr. 33:40
5. Knaus WA (1988) The science of prediction and its implications for the clinician today. Theor Surg 3:93−101
6. Popper KR (1974) Objektive Erkenntnis − Ein evolutionärer Entwurf. Hoffmann und Campe, Hamburg, S 1−417
7. Kahneman D, Slovic P, Tversky A (1982) Judgment under uncertainty: Heuristics and biases. Cambridge University Press,Cambridge, pp 1−555
8. Rohde H, Troidl H (1984) Das Magenkarzinom. Thieme Stuttgart New York, S1−186
9. Katz S (1987) The Portugal conference: measuring quality of life and functional status in clinical and epidemiological research. J Chron Dis 40:459−650
10. Rohde H (1987) Gastric Cancer. Scand J Gastroenterol [Suppl] 22:133:1−106
11. Aaronson NK, Beckmann JH (1987) The quality of life of cancer patients. Monograph series of the european organization for research and treatment of cancer, vol 17, Raven Press, New York, pp 1−304
12. Wood-Dauphinee SL, Troidl H (1989) Assessing quality of life in surgical studies. Theor Surg 4:35−44
13. Spitzer WO, Dobson AJ, Hall J, Chesterman E, Levi J, Shepherd R, Battista RN, Batchlove BR (1981) Measuring the quality of life of cancer patients. A concise QL-index for use by physicians. J Chron Dis 34:585−597
14. Schipper H, Levitt M (1985) Measuring quality of life: risks and benefits. Cancer Treat Rep 69:1115−1125
15. Levine S, Croog SH (1985) Quality of life and the patient's response to treatment. J Cardiovascular Phar Suppl 1 7:132−134
16. Wenger NK, Mattson ME, Furberg CD, Elinson J (1984) Assessment of quality of life in clinical trials of cardiovascular therapies. Am J Cardio 54:908−913
17. Troidl H, Menge KH, Lorenz W, Vestweber KH, Barth H, Hamelmann H (1979) Quality of life and stomach replacement. In: Herfarth C, Schlag PN (eds) Gastric Cancer. Springer, Berlin Heidelberg, pp 312−317
18. Spitzer WO,Shenker SC (1984) Messen der Lebensqualität bei Karzinompatienten: Zur Entwicklung eines exakten Lebensqualitätsindex. In: Rohde H, Troidl H (Hrsg) Das Magenkarzinom. Thieme, Stuttgart New York, S62−73
19. Suttmann H, Doenicke A, Lorenz W, Ennis M, Müller OA, Dorow R, Ackenheil M (1986) Is perioperative stress a real surgical phenomenon or merely a drug-induced effect? Theor Surg 1:119−135

12. Lebensqualität — Kriterium in der Behandlungsstrategie Schwerstverletzter

B. Bouillon, V. Hirschel, R. Imig, T. Tiling und H. Troidl

II. Chir. Lehrstuhl der Universität zu Köln, Klinikum Merheim, Ostmerheimerstr. 200, D-5000 Köln 91

Quality of Life — Criterion for Therapeutic Intervention in the Multiple Injured Patient

Summary. A cohort study of 202 patients showed that all different aspects of quality of life — physical function, psychological function, social function and symptoms — were altered after multiple injury. Sixty-three percent of the patients rated their quality of life after trauma as average or bad. Since the quality of life is a relevant problem after trauma, it is necessary to use it as an important endpoint to judge results after multiple injury. Findings from such studies must be integrated into existing diagnostic and therapeutic concepts.

Key words: Multiple Injured Patient — Quality of Life — Endpoint

Zusammenfassung. In einer Studie an 202 Patienten konnte gezeigt werden, daß alle Bereiche der Lebensqualität, körperliche Funktion, psychische Funktion, soziale Funktion und Symptome, nach schwerer Verletzung beeinträchtigt sind. 63% der Patienten geben ihre Befindlichkeit 1—4 Jahre nach dem Unfall mit mäßig oder schlecht an. Da Lebensqualität nach schwerer Verletzung ein relevantes Problem darstellt, muß es bei der Beurteilung des Behandlungserfolges als Endpunkt berücksichtigt werden. Erkenntnisse aus diesbezüglichen wissenschaftlichen Arbeiten müssen dann in bestehende diagnostische und therapeutische Konzepte umgesetzt werden.

Schlüsselwörter: Schwerstverletzter — Lebensqualität — Endpunkt

Nach Informationen des statistischen Bundesamtes in Wiesbaden ereigneten sich 1984 360000 Unfälle mit Personenschaden. Etwa 130000 Personen wurden dabei schwer verletzt [1]. Wenn man davon ausgeht, daß etwa die Hälfte aller Unfälle durch Verkehrsunfälle verursacht werden, so ergibt sich eine Gesamtzahl von jährlich etwa 250000 Schwerstverletzten. Zwei Faktoren bestimmen maßgeblich unser Handeln in der Versorgung dieser Schwerstverletzten, zum einen das Überleben des Patienten zu sichern und zweitens die Unfallfolgen so gering wie möglich zu halten.

Um die Blickrichtung bei der Behandlung Schwerstverletzter zu erkennen, haben wir exemplarisch in 4 Zeitschriften über einen Zeitraum von drei Jahren die Häufigkeit von bestimmten Endpunkten in wissenschaftlichen Arbeiten über Schwerstverletzte untersucht (s. Tabelle 1). Die Mortalität und Morbidität wurden jeweils in 75% der Arbeiten als Endpunkt gewählt, die paraklinischen Daten, wie Laborergebnisse, Röntgen- und CT-Befunde in 69% und die Lebensqualität, dabei vornehmlich der Bereich der körperlichen Funktion, wurde in 8% der Arbeiten als Endpunkt gewählt. Daraus formulieren wir die Hypothese, daß die Lebensqualität in der Behandlung Schwerstverletzter derzeit nicht ausreichend berücksichtigt wird. Die Fragen, die sich an diese Hypothese knüpfen, sind

Tabelle 1. Häufigkeit von Endpunkten in wissenschaftlichen Arbeiten über Schwerstverletzte (1985–1987)

Journal	n	Mortalität	Morbidität	Paraklinik	Lebensqualität
Chirurg	3	2	2	2	0
Unfallchirurg	4	4	4	3	2
Ann. Surgery	32	22	22	21	1
J. Trauma	36	28	28	26	3
Gesamt	75	56	56	52	6

1. Ist die Lebensqualität bei Schwerstverletzten überhaupt ein relevantes Problem?
2. Kann die Lebensqualität bei Schwerstverletzten gemessen werden?
3. Wie kann die Lebensqualität diagnostische und therapeutische Konzepte bei der Behandlung Schwerstverletzter beeinflussen?

Um dieser Fragestellung nachzugehen, führten wir eine Untersuchung durch, die die Frage „Wie geht es schwerstverletzten Patienten nach ihrem Unfall?" beantworten sollte. Als Studienzeitraum wurde der 1. 1. 1984 bis 31. 12. 1987 gewählt, die Population setzte sich aus den Schwerstverletzten, die in unserer Klinik stationär betreut wurden zusammen und die Untersuchung wurde als Kohortstudie angelegt.

Die Letalität bei 202 Schwerstverletzten betrug 30%, bei einem Patientengut, das definiert wurde durch ein Durchschnittsalter von 35,3 Jahren, einem Trauma Score von 11,1 und einem Injury Severity Score von 36,5. Berechnet man aus diesen Angaben die zu erwartende Letalität entsprechend der TRISS-Methodologie, so ergibt sich eine vorausgesagte Letalität von 35%, die zeigt, daß unsere Therapie mit dem Standard vergeichbar ist [2, 3, 4].

Um der Frage nach der Lebensqualität dieser Patienten nach ihrem Unfall nachzugehen, entwickelten wir einen Fragebogen, der die Bereiche körperliche Funktion, psychische Funktion, soziale Funktion und Symptome des Patienten erfaßt. Zum Zeitpunkt des Studienplanes fand sich kein fertiger Fragebogen, der unsere Vorstellungen von Lebensqualität erfaßt hätte, daher wurde in einem Panel ein neues Frageinstrument entwickelt. Die 50 Fragen setzten sich aus offenen Fragen, geschlossenen Fragen mit kategorisierten Antwortmöglichkeiten und einem globalen Index (Spitzer-Index) zusammen [5, 6]. Von den 141 überlebenden Patienten konnte an 130 der Fragebogen ausgehändigt werden. 76 dieser Fragebögen konnten für die Analyse verwertet werden. Dabei wurden 27 Patienten ein Jahr nach dem Unfall, 20 zwei Jahre nach dem Unfall, 17 Patienten drei Jahre nach dem Unfall und 12 Patienten vier Jahre nach ihrem Unfall befragt.

Auf die Frage „Wie geht es Ihnen heute, einige Jahre nach Ihrem Unfall?" mit den definierten Antwortmöglichkeiten sehr gut, gut, mäßig und schlecht gaben 63% der Patienten an, daß es ihnen mäßig oder schlecht ginge (s. Abb. 1). Dieses Ergebnis deutet schon an, daß die Befindlichkeit des Patienten nach einem schweren Unfall beeinträchtigt ist.

Auf die Frage nach der größten Belastung als Folge des Unfalles gaben 49% der Patienten die körperliche Funktion als Problem an, 29% die geistige Funktion, 25% seelische Probleme, 25% Schmerzen und 18% berufliche Sorgen (s. Abb. 2). Dieses Ergebnis zeigt, daß alle Bereiche der Lebensqualität, körperliche Funktion, psychische Funktion, soziale Funktion und Symptome als Folge des Unfalles ein Problem darstellen.

Auf die Frage, inwieweit sich das Leben der Patienten durch den Unfall und die daraus erwachsenen Probleme geändert hat, gaben 59% der Patienten an, daß sich ihr Leben deutlich oder stark verändert habe. Dieses deutet an, daß die aufgeführten Problemkreise entsprechend deutliche Auswirkungen auf das Leben des Patienten haben.

Eine weitere Frage aus dem sozialen Bereich beschäftigt sich mit dem Freundeskreis der Patienten nach dem Unfall. 30% gaben an, daß dieser durch den Unfall kleiner geworden sei. Dieses ist ein Hinweis darauf, daß sich Patienten als Folge des Unfalles zurückziehen.

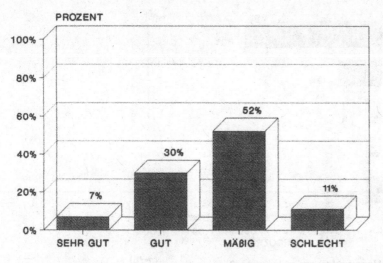

Abb. 1. Wie geht es ihnen heute, einige Jahre nach dem Unfall?   **(n=76)**

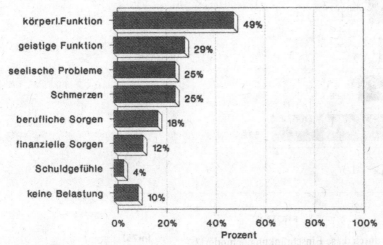

Abb. 2. Was ist zur Zeit ihre größte Belastung durch den Unfall?   **(n=76)**

Als eines der Hauptprobleme wurde die Einschränkung der körperlichen Funktion genannt. Auf die Frage, wo diese Hauptfunktionseinschränkungen liegen, wurde in 60% die untere Extremität genannt (s. Abb. 3). Auf die sich anschließende Frage, ob Patienten sich durch diese Einschränkungen behindert fühlten, gaben 71% der Patienten an, daß sie sich deutlich oder stark durch diese Einschränkung behindert fühlten (s. Abb. 4). Auf die nächste Frage bezüglich der Verarbeitung der Behinderung, gaben nur noch 37% der Patienten an, daß sie deutlich oder stark unter diesen Einschränkungen leiden. Es läßt sich erkennen, daß die Patienten sich durch die Einschränkungen deutlich behindert fühlen, daß ihr Leidensdruck jedoch weniger ausgeprägt ist (s. Abb. 5).

Analysiert man das Symptom Schmerz als eine Folge des Unfalles, so geben 30% keine Schmerzen an, 42% aber häufige oder immerwährende Schmerzen. Auf die Frage nach der Verarbeitung dieser Schmerzen, erkennt man, daß je häufiger Schmerzen angegeben werden, der Leidensdruck um so deutlicher ist.

120

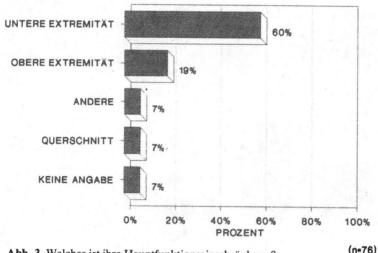

Abb. 3. Welches ist ihre Hauptfunktionseinschränkung?   (n=76)

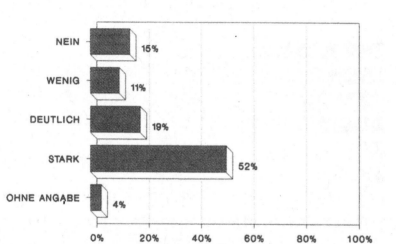

Abb. 4. Fühlen sie sich durch diese Einschränkung behindert?   (n=76)

Als weiteren Punkt aus dem Komplex soziale Integration ist die Frage nach der Arbeitsfähigkeit anzusehen. 34% der Patienten gaben an, nicht mehr arbeitsfähig zu sein, 33% konnten ihre Tätigkeit nur noch eingeschränkt bzw. nach Umschulung nachgehen. Diese Angaben decken sich weitgehend mit Angaben zur Arbeitsfähigkeit in der internationalen Literatur [7, 8].

Analysiert man den Spitzer Index ein Jahr nach dem Unfall, so erkennt man, daß dieser globale Index durchaus in der Lage ist erstens zu diskriminieren und zweitens Einbußen im Bereich der Befindlichkeit zu erkennen. Ob dieser Index in der Lage ist, über die Zeit Veränderungen der Lebensqualität zu erkennen, kann zur Zeit noch nicht beantwortet werden.

Als Ergebnis der Untersuchung läßt sich feststellen, daß die Lebensqualität nach schwerer Verletzung klar ein Problem darstellt und daß alle Bereiche der Lebensqualität, körperliche, geistige und soziale Funktion, betroffen sind. Die Frage ist, inwieweit diese Erkenntnis in der Behandlung Schwerstverletzter berücksichtigt werden kann?

Als ein Problem stellten sich in der Untersuchung die Verletzungen der unteren Extremitäten dar. Sie sind bestimmend für die Lebensqualität nach schwerer Verletzung sowohl

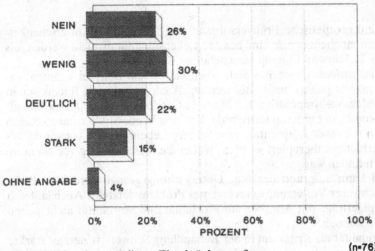

Abb. 5. Leiden sie unter diesen Einschränkungen?

bezüglich der körperlichen Funktion als auch bezüglich der häufigsten Schmerzlokalisation. An diesem Ergebnis läßt sich auch die Veränderung des Blickwinkels bezüglich eines Problems erkennen, wenn man den Endpunkt wechselt. In einer Regressionsanalyse mit der Frage, welche Körperregionen für die Mortalität entscheidend sind, fand sich die Schädel-Hirn-Verletzung als die bestimmende Verletzung für das Überleben, gefolgt vom Thoraxtrauma, dem Abdominaltrauma und der Extremitätenverletzung. Führt man die gleiche Analyse bezüglich der Lebensqualität durch, so werden die Extremitätenverletzungen zum wichtigsten prognostischen Einzelfaktor.

Im folgenden möchten wir einige Beispiele als Hypothesen formulieren, wie Lebensqualität als Kriterium therapeutische Konzepte in der Zukunft verändern könnte.

Hypothese 1

Durch Frühversorgung operationsbedürftiger Frakturen wird möglicherweise die Lebensqualität des Patienten verbessert.

Dabei ist zu erwarten, daß sich vor allem die körperliche Funktion verbessern wird, aber auch die psychische und soziale Funktion sowie Symptome als Folge der Verletzung könnten positiv beeinflußt werden.

Hypothese 2

Schwerstverletzte, die schon während ihrer Krankenhausbehandlung psychologisch betreut werden, haben eine bessere Lebensqualität.

Hier würden sich vor allem Veränderungen im Hinblick auf die psychische und soziale Funktion ergeben, aber auch Verbesserung der körperlichen Funktion und eine Reduzierung der Symptome können erwartet werden. Diese Hypothese wird unterstützt durch eine Arbeit von Tobiasen, erschienen im Journal of Trauma 1985 [9], in der 20 Brandverletzte untersucht wurden. Randomisiert wurden 10 Patienten einer speziellen psychologischen Betreuung zugeführt, die anderen 10 Patienten erhielten die normale Betreuung. Dabei fand sich, daß die psychologisch speziell betreute Gruppe eine signifikant kürzere Liegezeit im Krankenhaus vorwies, diese Gruppe Schmerzen psychisch besser verarbeitete und die soziale Reintegration in dieser Gruppe signifikant besser war als in der Kontrollgruppe.

Hypothese 3

Durch Amputation und prothetische Frühversorgung einer komplexen Unterschenkel-quetschverletzung kann möglicherweise eine bessere Lebensqualität erreicht werden, als durch eine aufwendige Rekonstruktion mit monatelanger Behandlung.

Dieses ist sicher das provokanteste Beispiel. Auch bei diesem Beispiel könnten alle Bereiche der Lebensqualität positiv beeinflußt werden. Analoge Beispiele finden sich in Untersuchungen zur Mamma-Amputation bei Mamma-Carcinomen und Oberschenkel-amputationen bei Sarkomen der unteren Extremität. Entsprechende Studien haben zeigen können, daß Patienten mit einer Amputation eine bessere Lebensqualität vorweisen, als Patienten, die organerhaltend therapiert wurden, wobei die Verbesserung vor allem im psychischen Bereich zu finden war.

Zusammenfassend kann aufgrund der o.g. Untersuchung gesagt werden, daß die Lebensqualität nach schwerer Verletzung ein relevantes Problem darstellt. Auch läßt sich festhalten, daß Therapieerfolge mit Angaben zur Mortalität und Morbidität nicht ausreichend beurteilt werden können.

Damit die Lebensqualität als Kriterium in der Behandlung Schwerstverletzter stärker berücksichtigt werden kann, ist es notwendig, ein valides, reliables und praktikables Instrument zu ihrer Erfassung beim Trauma zu erarbeiten. Wissenschaftiche Arbeiten, die Schwerstverletzte untersuchen, müssen dann die Lebensqualität als *ein* Zielkriterium neben konventionellen Endpunkten berücksichtigen. Als entscheidender dritter Schritt müssen dann aus diesen Arbeiten gewonnenen Erkenntisse in bestehende diagnostische und therapeutische Konzepte umgesetzt werden.

Literatur

1. Statistisches Bundesamt, Wiesbaden 1985
2. Champion HR, Sacco WJ, Carnazzo AJ et al. (1981) Trauma score. Crit Care Med 9:672−676
3. Baker S, O'Neill B, Haddon W et al. (1974) The injury severity score: a method for describing patients with multiple injuries and evaluating emergency care. J Trauma 14:187
4. Champion HR, Sacco WJ, Carnazzo AJ et al. (1981) Trauma score. Crit Care Med 9:672−676
5. Troidl H, Kusche J, Vestweber K-H, Eypasch E, Koeppen L, Bouillon B (1987) Quality of life: an important endpoint both in surgical practice and research. J Chron Dis 40:523−528
6. Spitzer WO, Dobson AJ, Hall J, Chestermann E, Levi J, Shepherd R, Battista RN, Catchlove BR (1981) Measuring the quality of life of cancer patients. A concise QL-index for use by physicians. J Chron Dis 34:585−597
7. Rhodes M, Aronson J, Moerkirk G, Petrash E (1988) Quality of life after the trauma center. J Trauma 28:931−938
8. MacKenzie EJ, Shapiro S, Smith RT et al (1987) Factors influencing return to work following hospitalization for traumatic injury. Am J Public Health 77:329−334
9. Tobiasen JM, Hiebert JM (1985) Burns and adjustment to injury: Do psychological coping strategies help? J Trauma 25:1151−1155

13. Lebensqualität als Rechtfertigung für risikoreiche Therapiekonzepte – Pouch oder einfache Rekonstruktion

K.-H. Vestweber, L. Köhler, E. Eypasch und H. Troidl

II. Lehrstuhl für Chirurgie der Universität zu Köln, Ostmerheimer Str. 200, D-5000 Köln 91

Quality of Life as a Reason for Risky Therapeutical Concepts – Pouch vs. Simple Reconstruction

Summary. The classic endpoints of mortality and morbidity are no longer sufficient to evaluate new therapeutic concepts. Since significant differences are rarely found between the different patient groups, e.g. pouch vs simple reconstructions in the intestinal tract. Patients undergoing total gastrectomy have a better quality of life after receiving a Hunt-Lawrence-Rodino-pouch than after simple esophagojejunostomy. Similarly ileoanal pouch reconstruction in the pelvis after total colectomy impairs a patient's well-being less than classic enterostomas. Colonic pouch after following very low anterior resections could provide a new approach by substituting for rectum capacity.

Key words: Quality of Life – Pouch-Reconstructions

Zusammenfassung. Konventionelle Endpunkte wie Mortalität und Morbidität reichen zur Beurteilung neuer Therapiekonzepte nicht mehr aus, da sich zwischen einzelnen Gruppen keine ausreichenden Unterschiede ergeben – so auch für Pouch-Rekonstruktionen im Intestinaltrakt. Nach Gastrektomie ergeben sich bessere Befindlichkeitswerte für Patienten mit einem Hunt-Lawrence-Rodino-Pouch als nach einer einfachen Oesophago-Jejunostomie. Ebenso beeinträchtigen ileoanale Pouch-Rekonstruktionen im kleinen Becken nach totaler Colektomie das Befinden weniger als klassische Stomata. Ein neuer Ansatz könnte der Colon-Pouch nach tiefen Anastomosen werden.

Schlüsselwörter: Befindlichkeit – Reservoir-Konstruktionen

Wenn ein Organ, das eine Reservoirfunktion hat, chirurgisch entfernt wird, ist es leicht vorstellbar, daß sich dies als Funktionsstörung bemerkbar macht. Die Konsequenz aus dieser Beobachtung ist der Ersatz dieses Organs durch ein chirurgisch konstruiertes Reservoir, das in seiner Funktion dem ursprünglichen Organ möglichst nahe kommt. Gerade in neuester Zeit haben sich verschiedene Reservoirkonstruktionen, wie der „Pouch" nach totaler Magen- und Rectumentfernung, eingeführt.

Schon frühzeitig ist erkannt worden, daß ein großes Problem nach totaler Magenentfernung und Anschluß des Oesophagus an den Dünndarm die fehlende Volumenkapazität des Ersatzorgans ist. Deshalb hat 1922 bereits Hoffmann einen durchaus akzeptablen Vorschlag zur Konstruktion eines Reservoirs aus Dünndarm gemacht [5]. Wegen der technischen Probleme und der zu erwartenden Komplikationen im postoperativen Verlauf, wurden solche Vorschläge aber erst in den fünfziger Jahren in die praktische Chirurgie am Patienten eingeführt.

Eine wichtige Frage ist die Wertigkeit, solche aufwendigen chirurgischen Verfahren richtig einzustufen, da das einzige Ziel eine Befindlichkeitsverbesserung über die Funk-

Tabelle 1. Komplikations- und Mortalitätsraten aus einigen Publikationen zur Rekonstruktion nach totaler Gastrektomie [1, 3, 9, 14]

	Rekonstruktion	Komplikationen gesamt %	Mortalität gesamt %
Lygidakis (1981)	LYG-Pouch	13	6
	HLR-Pouch	58	17
	ROUX-Y	33	8
Thiede (1985)	HLR-Pouch	50	5
Hassler (1986)	S.-P.-Puch	76	12,5
	ROUX-Y	30	8
Bittner (1987)	HLR-Pouch + Oe. Jejunost.	17	2,2

tionsverbesserung darstellt. Es ist deshalb notwendig, neben den klassischen Endpunkten wie Mortalität, Morbidität, Langzeitüberleben und anderen, neue Endpunkte, wie die Befindlichkeit, zur Bewertung einzuführen.

Pouchrekonstruktion nach totaler Gastrektomie

Zur Bewertung der Pouchrekonstruktionen nach Gastrektomie seien zunächst konventionelle Endpunkte betrachtet. Überschaut man die umfangreiche Literatur bezüglich Mortalität und Morbidität sowie Komplikationen nach verschiedenen Rekonstruktionsverfahren nach totaler Gastrektomie, so läßt sich feststellen, daß die Patientenkollektive verschiedener Publikationen kaum vergleichbar sind. Ingesamt schwanken die Angaben erheblich. Beispiele für angegebene Komplikationen und Mortalität gibt Tabelle 1. Entscheidungen für die Klinik, ein bestimmtes Rekonstruktionsverfahren anzuwenden, lassen sich hieraus kaum treffen.

Die Entscheidung kann nur mittels eines prospektiv randomisierten Vergleichs letztendlich getroffen werden. Die vorläufigen Ergebnisse einer solchen Studie, im Vergleich von einfacher Oesophago-Jejunostomie mit Braun'scher Fußpunkts-Anastomose und dem Hunt-Lawrence-Rodino-Pouch, wurden von Troidl vorgelegt [14]. Von den klassischen Endpunkten ergibt diese Studie z.B. bereits einen günstigeren Verlauf der Körpergewichtskurve nach Hunt-Lawrence-Rodino-Pouch im Vergleich zur einfachen Oesophago-Jejunostomie, Abb. 1.

Zu den Endpunkten der Befindlichkeit wurden Fragen konstruiert mit einem sozialpersönlichen Fragenteil und einem krankheitsspezifischen Fragenkomplex. Es zeigt sich bei Bewertung der Summen der Fragen, daß prozentual jeweils ein günstigeres Ergebnis nach Pouchrekonstruktion erzielt werden konnte. Dies spiegelt insbesondere der krankheitsspezifische Fragenkomplex wieder. Hierbei lassen sich bei insgesamt allen Einzelfragen jeweils ein besseres Ergebnis für Patienten mit Hunt-Lawrence-Rodino-Pouch Rekonstruktionen erzielen [6]. Bei der graphischen Darstellung der Ergebnisse läßt sich aber ein weiteres erstaunliches Ergebnis zeigen, Abb. 2. Leben die Patienten nicht länger als 1 Jahr nach Gastrektomie, so erholen sie sich von diesem Eingriff zu keinem Zeitpunkt voll, und ihre Befindlichkeitskurve fällt ständig ab und erreicht nicht den unmittelbar präoperativen Stand. Leben die Patienten aber länger als 1 Jahr, so zeigen Patienten mit einer Pouchrekonstruktion ein gutes Erholen, und teilweise werden bezüglich der krankheitsspezifischen Fragen bessere Scorewerte als präoperativ erzielt. Die zahlenmäßig wenigeren Patienten, die eine Oesophago-Jejunostomie mehr als 1 Jahr überleben, erholen sich davon nicht gleichwertig. Diese Ergebnisse sind bisher nur als Trend zu werten und der endgültige Abschluß der Studie bleibt abzuwarten [14].

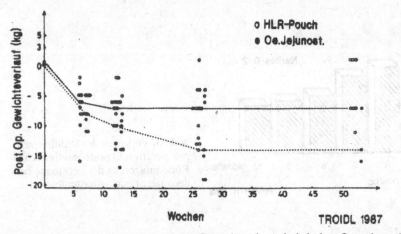

Abb. 1. Gewichtsverlauf nach totaler Gastrektomie und einfacher Oesophago-Jejunostomie versus Hunt-Lawrence-Rodino-Pouch [14]

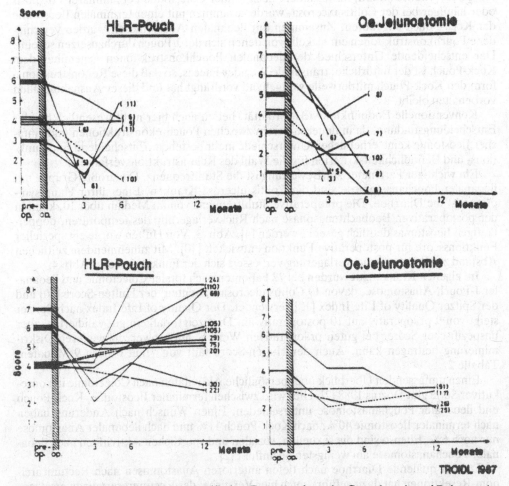

Abb. 2. Scoreverlauf der krankheits-spezifischen Fragen nach totaler Gastrektomie und Rekonstruktion mit Hunt-Lawrence-Rodino-Pouch (HLR) oder Oesophago-Jejunostomie bei Patienten, die ein Jahr nach der Operation nicht überleben (obere Kurven) und solche, die länger als 1 Jahr leben (untere Kurven), [14]

126

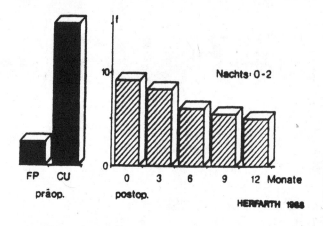

Abb. 3. Verhalten der Stuhlfrequenz präoperativ und postoperativ nach Rückverlagerung der Ileostomie bei ileoanaler Pouch-Anastomose [4]

Pouchrekonstruktionen nach Entfernung des Colon-Rectums

Als Pouchrekonstruktion, insbesondere nach totaler Colectomie bei familiärer Polyposis oder häufiger bei der Colitis ulcerosa, wurde zusammen mit einer terminalen Ileostomie der Kock-Pouch angeboten. Zusammen mit ileoanalen Anastomosen wurden verschiedene Pouchkonstruktionen entwickelt, von denen sich der J-Pouch durchzusetzen scheint. Der entscheidende Unterschied der ileoanalen Pouchkonstruktionen gegenüber dem Kock-Pouch ist der natürliche, transanale Weg der Faeces, so daß diese Rekonstruktionsform den Kock-Pouch mittlerweile weitgehend verdrängt hat und dieser Ausnahmefällen vorbehalten bleibt.

Konventionelle Endpunkte, wie Mortalität, helfen auch hier nicht wesentlich bei der Entscheidungsfindung, da in neueren Serien zwischen Pouchrekonstruktionen und einfacher Ileostomie keine erheblichen Unterschiede mehr bestehen. Entscheidend sind Funktions- und Befindlichkeitskriterien für die Wahl des Rekonstruktionsverfahrens.

Ein wichtiger Parameter zur Bewertung ist die Stuhlfrequenz. Die größte Gruppe mit ileoanaler Pouchanastomose sind die Colitis ulcerosa-Kranken. Eines ihrer Hauptsymptome ist die Diarrhoe. Die präoperative Stuhlfrequenz von im Median über 10, kann in der postoperativen Beobachtungsphase nach Rückverlagerung des temporären, doppelläufigen Ileostomas deutlich gesenkt werden [4], Abb. 3. Von Hultén wurde ein spezieller Funktionsscore für postoperative Funktion entwickelt [10]. Mit zunehmendem zeitlichen Abstand zur Ileostomarückverlagerung verbessert sich der Funktionsscore, Abb. 4.

Im eigenen Krankengut wurden bei 22 Patienten nach totaler Colectomie und ileoanaler J-Pouch-Anastomose, davon 19 Colitis ulcerosa-Patienten, der Hultén-Score [10] und der Spitzer Quality of Life Index [12] verwendet. Der Quality of Life Index nach Spitzer steigt von 9 präoperativ auf 10 postoperativ an. Dies zeigt, daß ein gut validierter, aber unspezifischer Score, bei guten präoperativen Werten, nur schwer zur weiteren Diskriminierung beitragen kann. Auch der Hultén-Score fällt von 7 auf 6 nach 9 Monaten, Tabelle 2.

Einen umfassenden Überblick über persönliche Aktivitäten nach Colectomie in konsekutiver Serie gibt Dozois 1988 [2]. Hier wird zwischen terminaler Ileostomie, Kock-Pouch und ileoanaler Pouchanastomose unterschieden. Einen Wunsch nach Änderung haben nach terminaler Ileostomie 40%, nach Kock-Pouch 11% und nach ileoanaler Anastomose nur noch 6%. Ebenso sind die sexuellen, sozialen und sportlichen Aktivitäten nach ileoanaler Pouchanastomose am wenigsten beeinflußt [2].

Die oft quälende Diarrhoe nach tiefen anterioren Anastomosen nach Rectumcarcinom-Resektionen hat dazu geführt, auch hier Versuche, das Rectumreservoir zu ersetzen, vorzunehmen. So haben Parc [11] und Larzorthes [7] 1986 Colonpouch-Rekonstruktionen beschrieben. Hierzu wird ein J-förmiger Pouch aus dem zur Anastomose in das kleine Becken gebrachten oralen Colonanteil konstruiert und am kurzen Rectumstumpf anastomo-

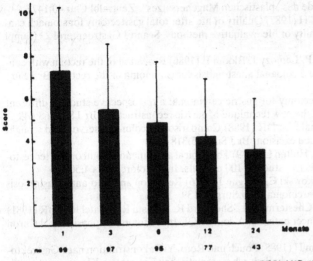

Abb. 4. Verlauf des Funktionsscore nach Hultén [10] bei ileoanaler J-Pouch-Anastomose nach Colektomie bei Colitis ulcerosa – Eine stetige leichte Verbesserung mit zunehmendem zeitlichen Abstand [10]

Tabelle 2. Spitzer Quality of Life Index [12] und Hultén-Score [10] nach ileoanaler Pouch-Anastomose prä- und postoperativ. $n_{ges} = 22$

	n	Spitzer[a]	Hultén[a]
Präoperativ	22	9 (3–10)	7 (0–13)
Vor Ileostomie Rückverlagerung	20	9 (4–10)	–
6 Monate nach Ileostomie Rückverlagerung	17	10 (7–10)	8 (2–11)
9 Monate nach Ileostomie Rückverlagerung	10	10 (8–10)	6 (1–12)

[a] Median und Bereich   Köln-Merheim 1988

siert. Bisher lassen sich nach einer Untersuchung von Nicholls 1988 [9] und auch einer eigenen kleinen Serie, noch keine endgültigen Wertungen vornehmen. Es zeigt sich ein geringer Trend zu Gunsten besserer Stuhlkontinenz.

Aufwendigere chirurgische Therapiekonzepte, wie Pouchrekonstruktionen, werden operativ-technisch und in der perioperativen Versorgung zunehmend machbar. Ihre Rechtfertigung erhalten diese aber durch die Bewertung konventioneller Endpunkte und zusätzlich durch die Beurteilung der Befindlichkeit mit Symptomen und deren Verarbeitung.

Literatur

1. Bittner R, Butters M, Roscher R, Beger HG (1987) Oesophago-Jejunostomie – Wie sicher ist die Handnaht heute? Chirurg 58:43–45
2. Dozois RR, O'Rourke JS (1988) Newer operations for ulcerative colitis and crohn's disease. Surg Clin North Am 68:6, 1339–1352
3. Hassler H, Bochud R, Nöthiger F, Stafford A (1986) Total gastrectomy: is the early postoperative morbidity and mortality influenced by the choice of surgical procedure? World J Surg 10:128–136
4. Herfarth Ch, Stern J (1988) Rectumersatz durch Dünndarm – Das intrapelvine Reservoir. Chirurg 59:133–142

5. Hoffmann V (1922) Eine Methode des „plastischen Magenersatzes". Zentralbl Chir 40:1477

6. Kusche J, Vestweber KH, Troidl H (1987) Quality of life after total gastrectomy for stomach cancer. Results of three types of quality of life evaluative methods. Scand J Gastroenterol 22 (Suppl 133):96–101

7. Lazorthes F, Fages P, Chiatasso P, Lemozy J, Bloom E (1986) Resection of the rectum with construction of a colonic reservoir and coloanal anastomosis for carcinoma of the rectum. Br J Surg 73:136–138

8. Lygidakis NJ (1981) Total gastrectomy for gastric carcinoma: a retrospective study of different procedures and an assessment of the new technique of gastric reconstruction. Br J Surg 68:649

9. Nicholls RJ, Lubowski DZ, Donaldson DR (1988) Comparison of colonic reservoir and straight colo-anal reconstruction after rectal excision. Br J Surg 75:318–320

10. Oresland T, Fasth S, Nordgren S, Hulten L (1989) The clinical and functional outcome after restorative proctocolectomy. A prospective study in 100 patients. Int J Colorect Dis 4:50–56

11. Parc R, Tiret E, Frileux P, Moszkowski E, Loygue J (1986) Resection and colo-anal anastomosis with colonic reservoir for rectal carcinoma. Br J Surg 73:139–141

12. Spitzer WO, Dobson AJ, Hall J, Chesterman JL, Shepherd R, Battista RN, Catchlove BR (1981) Measuring the quality of life of cancer patients. A concise QL-Index for use by physicians. J Chron Dis 34:585

13. Thiede A, Fuchs KH, Hamelmann H (1985) Pouch und Roux-Y-Rekonstruktion nach Gastrektomie. Eine zeitsparende Magenersatztechnik durch systematischen Einsatz von Klammernahtgeräten. Chirurg 56:599–604

14. Troidl H, Kusche J, Vestweber KH, Eypasch E, Maul U (1987) Pouch versus esophagojejunostomy after total gastrectomy: a randomized clinical trial. World J Surg 11:699–712

15. Troidl H (1989) Lebensqualität: Ein relevantes Zielkriterium in der Chirurgie. Chirurg (in Druck)

14. Wie beeinflußt die Lebensqualität die Indikation für palliativ chirurgische Maßnahmen?

P. Schlag

Sektion für Chirurgische Onkologie, Chirurgische Universitäts-Klinik Heidelberg, Im Neuenheimer Feld 110, D-6800 Heidelberg

How Does Life Quality Affect the Decision on Palliative Surgical Measures?

Summary. Palliative operations have the aim of eliminating tumor symptoms and functional disorders and, if possible, improving the survival time, when incurability was diagnosed. The lacking possibility of cure requires careful risk-benefit evaluation of palliative operations. In this case, the general risk of such an intervention, its effectiveness and the patient's tolerance are relevant factors in the evaluation of life quality. It is important not only to prolong the life expectancy but also to alleviate various symptoms and avoid or eliminate physical deformations and functional disorders. Although it is still difficult to quantify "life quality", it is a decisive factor in palliative surgery beside the elimination of pain and maintenance of body functions. For example to avoid an artificial anus and relieve from pain is generally more important for patients than the statistical results of marginally prolonged survival time. Extensive palliative surgery is indicated when survival time and life quality can significantly be improved, compared to other treatment modalities.

Key words: Malignant Tumors – Surgery – Palliative Therapy – Life Quality

Zusammenfassung. Palliative Operationen haben die Beseitigung von Tumorsymptomen und funktionellen Störungen, unter Umständen verbunden mit einer Verbesserung der Überlebenszeit bei erwiesener Inkurabilität zum Ziel. Die fehlenden Heilungsmöglichkeiten verpflichten bei palliativen Operationen in besonderer Weise zur Risiko/Nutzenabwägung, wobei das allgemeine Risiko des Eingriffs, die Belastbarkeit des Patienten und die Effizienz der Operation im Hinblick auf die Lebensqualität bedeutsam sind. Für die Überlegung spielen somit nicht nur die Lebensverlängerung, sondern vor allem die Linderung der Beschwerden unterschiedlichster Art und die Vermeidung bzw. Beseitigung körperlicher Entstellungen und funktioneller Belästigungen eine wesentliche Rolle. Obwohl „Lebensqualität" trotz aller Bemühungen nach wie vor nur schwer zu quantifizieren ist, kommt der Schmerzbeseitigung und der Funktionserhaltung unter chirurgisch palliativen Gesichtspunkten die entscheidendste Bedeutung zu. Die Vermeidung eines Anus praeters oder die Beseitigung von Schmerzen sind für den Patienten in der Regel von größerem Wert als der statistische Gewinn einer nur marginal verlängerten Überlebenszeit. Ausgedehntere palliative operative Eingriffe können angezeigt sein, wenn Überlebenszeit und Lebensqualität deutlich im Vergleich zu anderen Behandlungsverfahren verbessert werden.

Schlüsselwörter: Maligner Tumor – Operation – Palliative Therapie – Lebensqualität

Palliative Eingriffe umfassen ein breites Spektrum chirurgischer Verfahren mit unterschiedlicher Zielsetzung. Palliative Operationen im engeren Sinn haben die Beseitigung von Tumorsymptomen und funktionellen Störungen in der zu erwartenden Lebensspanne bei erwiesener Inkurabilität zum Ziel [4]. Daneben werden palliative Eingriffe zur Prophylaxe von Tumorkomplikation und zur Tumorverkleinerung im Rahmen eines onkologischen Therapieplans durchgeführt [6]. Hierdurch soll auch bei genereller Inkurabilität des Leidens eine Lebensverlängerung gegenüber dem natürlichen Krankheitsverlauf erreicht werden. Schließlich zählen in kurativer Absicht durchgeführte Eingriffe, bei denen die histologische Untersuchung den möglichen Verbleib von Tumorgewebe ergibt, zu den Palliativ-Operationen [13]. Wir sprechen hierbei von R_1-Resektionen, operativen Verfahren also mit mikroskopisch zurückgebliebenen Tumorresten im Vergleich zur R_2-Resektion, mit bereits makroskopisch manifestem Tumorrestgewebe. Palliative Eingriffe sind nicht nur bei der Behandlung der Primärtumoren, sondern auch bei Tumorrezidiven möglich und sind von wenigen Ausnahmen abgesehen sogar hierbei die Regel [9]. Die fehlenden Heilungsmöglichkeiten verpflichten bei palliativen Operationen in besonderer Weise zur Risiko-/Nutzen-Abwägung, wobei das allgemeine Risiko des Eingriffs, die Belastbarkeit des Patienten und die Effizienz der Operation im Hinblick auf die Lebensqualität bedeutsam sind. Für die Überlegung spielen somit nicht nur die Lebensverlängerung, sondern vor allem die Linderung der Beschwerden unterschiedlichster Art und die Vermeidung bzw. Beseitigung körperlicher Entstellungen und funktioneller Belästigunen eine wesentliche Rolle. Allerdings wird eine rationale Risiko-/Nutzen-Abwägung erschwert durch das weitgehende Fehlen verläßlicher Daten zur Morbidität und Letalität palliativer Operationen sowie auch zum Spontanverlauf, an dem sich letztlich alle operativen Maßnahmen messen lassen müssen [6]. Im Folgenden soll die Komplexheit und Richtigkeit der Indikationsstellung gerade unter dem Aspekt der Lebensqualität erörtert werden.

Die Prognose beim Oesophagus-Carcinom ist auch nach operativer Tumorresektion generell schlecht, so daß nicht selten auch die Auffassung vertreten wird, jegliche Therapiemaßnahmen haben prinzipiell nur palliativen Wert. Wenngleich immerhin ein bescheidener Teil von 25–30% der Patienten nach R_0-Resektion eines Oesophagus-Carcinoms 5 Jahre postoperativ überlebt, trifft dies für R_1- und R_2-Resektionen nicht zu. Inwieweit stellt somit die Palliativ-Resektion tatächlich unter dem Aspekt der Lebensqualität eine Behandlungsalternative dar? Sicherlich ist das Patientenkollektiv nicht operativ therapierter Oesophagus-Carcinome mit Tubus- oder Lasertherapie von ihrer Ausgangssituation nicht vergleichbar, jedoch darf generell angenommen werden, daß durch den operativen Eingriff einer palliativen Resektion eine sicherere und längerfristigere Symptom- und Beschwerdekontrolle erreicht wird, als dies durch Tubus- oder Lasertherapie der Fall ist (Tabelle 1). Allerdings wird dies durch eine höhere eingriffbezogene Mortalität erkauft. Die Strahlentherapie muß hier differentialindikatorisch in Erwägung gezogen werden, hat jedoch gegenüber der palliativen Resektion den Nachteil einer wesentlich längeren Hospitalisierung der Patienten, einer nicht gesicherten Passage-Wiederherstellung und einer Reihe folgenschwerer unmittelbarer oder späterer Probleme wie Strikturen, Perforationen und Fistelbildungen, die das Verfahren auch in unseren Augen gegenüber der Palliativ-Resektion, soweit diese möglich ist, benachteiligt [14].

Die palliative Magenresektion hat gegenüber Bypass-Verfahren den Vorteil der sicheren Symptomkontrolle. Die Indikation zur Resektion ist leichter zu stellen, da das Opera-

Tabelle 1. Wiederherstellung der Nahrungspassage beim Oesophagus-Carcinom

	Klinik-Letalität	Hospitalisierung (Tage)	Befriedigende Schluckfähigkeit	Mediane Überlebenszeit
Palliative Resektion	10,5%	28	24 Wo.	36 Wo.
Lasertherapie (± After Loading)	–	24	12 Wo.	25 Wo.
Tubus-Implantation	8%	9	8 Wo.	11 Wo.

Chir. Univ.-Klinik Heidelberg

Tabelle 2. Effizienz palliativer operativer Therapie beim Magen-Carcinom

	Kliniksletalität	Beschwerdebesserung (Dysphagie/Appetit)	Überlebenszeit median
Palliative Resektion (n = 44)	20%	80% (8 Mon.)	13 Mon.
Palliative Gastrektomie (n = 61)	13%	70% (6 Mon.)	10 Mon.
Gastroenteroanastomose (n = 20)	25%	50% (2 Mon.)	4 Mon.
Explorative Laparotomie (n = 78)	4%	–	4 Mon.

Chir. Univ.-Klinik Heidelberg

Tabelle 3. Effizienz palliativer operativer Therapie beim Magen-Carcinom

	Kliniks-letalität	Anastomosen-insuffizienz	Längerfristige Befund-besserung (>3 Mon.)	Anastomosen-stenose	Überlebens-zeit (median)
Palliative Gastrektomie mit infiltriertem proximalen Resektionsrand	–	–	30/34	1/34	10 Mon.

Chir. Univ.-Klinik Heidelberg

tionsrisiko relativ niedrig ist (Tabelle 2). Unsere Erfahrungen sprechen auch dafür, die Gastrektomie unter palliativen Zielsetzungen bei akzeptabler postoperativer Letalität zu vertreten, da hierdurch bei insgesamt begrenzter Überlebenszeit der Patienten doch in einem hohen Maße eine Befundbesserung erzielt werden kann [4]. Die palliative Gastrektomie erscheint selbst dann nach unseren Erfahrungen sinnvoll, wenn kein tumorfreier proximaler Resektionsrand eingehalten werden kann. Erneute Passagestörungen durch Tumorwachstum im Anastomosenbereich wird im allgemeinen nicht mehr erlebt (Tabelle 3). Während der limitierten Überlebenszeit profitiert aber der Patient in erheblichem Maße vom operativen Eingriff der Gastrektomie, ohne daß diese transthoracal mit all ihren möglichen höheren Komplikationsrisiken erweitert werden müßte. So konnten wir auch zeigen, daß hinsichtlich verschiedener Dimensionen seelischen Befindens kein Unterschied zwischen palliativ und kurativ gastrektomierten Patienten besteht (Abb. 1).

Eine ähnlich problematische Therapiesituation ergibt sich auch beim Pankreaskopf-Carcinom. Die Gesamt-Überlebenszeit nach palliativem biliodigestivem Bypass und potentieller kurativer Pankreasresektion sind kaum unterschiedlich [12]. Kaum ein Patient lebt nach beiden Verfahren länger als 2 Jahre (Abb. 2). Somit muß man die Pankreasresektion beim Pankreaskopf-Carcinom in den meisten Fällen als palliativen Eingriff sehen. Hierbei ist allerdings wichtig festzuhalten, daß die erzielte Palliation nach Resektion günstiger und längerfristig eintritt, als dies nach biliodigestivem Bypass der Fall ist (Tabelle 4). Andererseits bietet der operative biliodigestive Bypass gegenüber endoskopischen oder radiologischen Drainagen längerfristige lebensqualitative Vorteile [15].

Auch für die palliative Therapie des colorectalen Carcinoms steht die Aufrechterhaltung einer ungestörten Darmpassage im Vordergrund. Dies sollte so früh wie möglich, am besten noch vor dem Auftreten von Stenose und Verschlußerscheinungen erfolgen, da die Notfallresektion im Ileus, stets mit einer erhöhten Gefährdung einhergehen [6, 8]. Auch chronische oder akute Blutverluste durch den Tumor verlangen nach einer palliativen Resektion. Durch palliative Resektion kann auch der Verjauchung, der Perforation und der Fistelbildung vorgebeugt werden. Ferner stellt auch die Schmerzbeseitigung ein wichtiges Therapieziel dar. Ob durch eine palliative Tumoroperation im Sinne einer Tumorresektion auch eine Lebensverlängerung beim Colon-Carcinom erzielt wird, kann bis heute nicht sicher beurteilt werden. Jedoch sind operative palliative Maßnahmen, insbesondere dann, wenn sie eine Verstümmelung bzw. Funktionsstörung, wie die Anlage eines Anus praeter naturalis umgehen, auch bei beschränkter Lebenserwartung angezeigt.

132

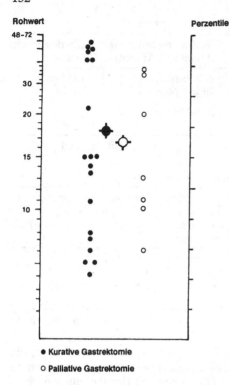

Rohwert

48–72

Perzentile

- Kurative Gastrektomie
- Palliative Gastrektomie

Abb. 1. Beschwerdefragebogen zur Lebensqualität nach Zerssen: Postoperative Evaluation nach Gastrektomie

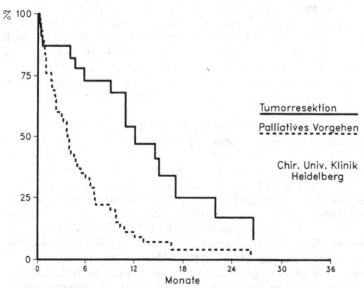

Tumorresektion

Palliatives Vorgehen

Chir. Univ. Klinik
Heidelberg

Abb. 2. Pankreas-Karzinom: Überlebenszeit in Abhängigkeit von der Operation

Andererseits kann abgesehen von onkologischen Gesichtspunkten eine Lebensverlängerung durch die Verminderung oder Beseitigung von Komplikationen erreicht werden (Abb. 3). Inwieweit generell eine Verminderung der Tumormasse unter palliativen und insbesondere lebensqualitativen Gesichtspunkten sinnvoll ist um die Effektivität von anderen Zusatzmaßnahmen zu steigern, muß derzeit allgemein offen bleiben [6, 7]. Das Konzept der Tumorzellreduktion ist besonders dort fragwürdig, wo bisher ohnehin keine oder nur unzureichend effektive additive Behandlungsmaßnahmen zur Verfügung stehen. Für

Tabelle 4. Whipple'sche Operation versus biliodigestiver Bypass zur Behandlung des Pankreaskopf-Carcinoms

	Whipple-OP (n = 50)	Bypass-OP (n = 76)
Verbesserung des Allgemeinbefindens	68%	28%
Verbesserung der Symptome	68%	39%
Mediane Befundbesserung	7 Mon.	5 Mon.
Medianes Überleben	15 Mon.	13 Mon.

Chir. Univ.-Klinik Heidelberg

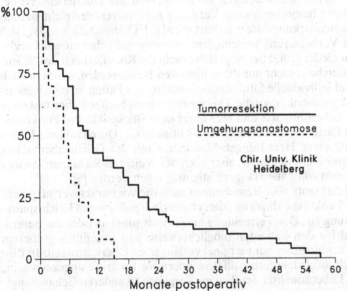

Abb. 3. Palliative operative Therapie beim Colon-Carcinom – Überlebenszeit

eine palliativ-chirurgische Matastasentherapie gibt es kaum Indikationen. Bei Lebermetastasen kann nur selten eine Blutung, die Ruptur oder starke Schmerzzustände zur Operation zwingen. Bei Lungenmetastasen kann eine palliative Resektion u.U. bei Atelektasen mit Infektion und Abszedierung in Betracht gezogen werden [2]. Hirnmetastasen können zur Beseitigung intracranieller Raumforderungen neurologischer Symptome operativ angegangen werden. Bei Skelettmetastasen stellt die Instabilität mit drohender Fraktur eine äußerst sinnvolle palliative Operationsindikation dar [5]. Obgleich Metastasentherapie im eigentlichen Sinn in der Regel Palliativ-Behandlung ist, so ergeben sich doch z.B. beim colorectalen Carcinom gerade Hinweise, daß hierdurch in 30% der Fälle eine Kuration der Erkrankung realisiert werden kann [3]. Das operative Vorgehen ist auch hier gerade unter dem Blickwinkel der Lebensqualität gerechtfertigt, da die Chance einer eventuellen Heilung wahrgenommen werden kann, zum Anderen aber operative Eingriffe allgemein wenig belastend, die Morbidität vertretbar und insbesondere das Zeitintervall, das stationär zur Therapie im Vergleich zur Gesamt-Überlebenszeit verbracht werden muß, äußerst gering ist (Tabelle 5). Die Anzahl vergleichbarer stationärer Behandlungstage unter Chemotherapie von colorectalen Lebermetastasen ist deutlich ungünstiger. Dies

134

Tabelle 5. Resektion von Lebermetastasen beim Colorectalen Carcinom

	OP-Letalität	Morbidität des Eingriffs	Hospitalisierungszeit in % zur Überlebenszeit	Überlebenszeit (median)
Internationales Lebermetastasenregister (n = 859)	5,5%	29%	4%	24 Mon.
Eigenes Krankengut (n = 105)	4,7%	34%	6%	28 Mon.

Chir. Univ.-Klinik Heidelberg

trifft sowohl für die intraarterielle sowie intravenöse Behandlung in gleicher Weise zu. Nicht nur unsere eigenen Erfahrungen belegen aber, daß zwar die Überlebenszeit der Patienten bei intraarterieller Chemotherapie im Vergleich zur intravenösen nicht wesentlich verlängert, aber die Nebenwirkungsrate reduziert wird [11]. Offensichtlich schlägt sich dies jedoch nicht auf eine Verbesserung verschiedener wissenschaftlicher zu erhebender Indices der Lebensqualität nieder [10]. Hier zeigt sich erneut die Komplexizität des Begriffes „Lebensqualität", da durchaus nicht nur die subjektiven Beschwerden, sondern auch Zuwendung, Hoffnung und individuelle Situationsbeurteilung des Patienten eine wesentliche Rolle spielen. Chirurgisch-onkologische Therapieverfahren besitzen aber trotzdem auch im Hinblick auf die Lebensqualität und hier unter dem Blickpunkt der Funktionserhaltung bei Tumoren im Extremitätenbereich eine wichtige Rolle. Durch isolierte Extremitätenperfusion mit Hilfe einer Herz-Lungen-Maschine kann der Gliedmaßenverlust beim metastasierten Extremitäten-Melanom, aber auch bei Weichteil-Sarkomen in einer nicht unbeträchtlichen Anzahl von Fällen längerfristig umgangen werden [9].

Obgleich „Lebensqualität" trotz aller Bemühungen nach wie vor nur schwer zu quantifizieren ist [1], kommt der Funktionserhaltung unter chirurgisch palliativen Gesichtspunkten entscheidende Bedeutung zu. Die Vermeidung eines Anus praeters oder die Beseitigung von Schmerzen sind für den Patienten möglicherweise von wesentlich größerem Wert, als der statistische Gewinn einer nur marginal verlängerten Überlebenszeit. In Einzelfällen können aber auch ausgedehntere palliative operative Eingriffe angezeigt sein, wenn Überlebenszeit *und* Lebensqualität deutlich im Vergleich zu anderen Behandlungsverfahren verbessert werden.

Literatur

1. Bullinger M, Pöppel E (1988) Lebensqualität in der Medizin: Schlagwort oder Forschungsansatz. Dt Ärzteblatt 85/11:504
2. Drings P, Vogt-Moykopf I (Vol eds) (1988) Therapy of Lung Metastases. In: Eckardt S, Holzner JH, Nagel GA (eds) Contributions to oncology (Beiträge zur Onkologie), Vol 30. Karger, Basel München Paris London New York New Delhi Singapore Tokyo Sydney
3. Hohenberger P, Schlag P, Schwarz V, Herfarth C (1988) Leberresektion bei Patienten mit Metastasen colorectaler Carcinome – Ergebnisse und prognostische Faktoren. Chirurg 59:410–417
4. Junginger T, Muschong N, Pichlmaier H (1984) Palliative Verfahren bei Magenkarzinomen. Münch Med Wochenschr 126/15:444–448
5. Kinzl L, Mutschler W, Raible M (1984) Palliativmaßnahmen bei Knochenmetastasen. Münch Med Wochenschr 126/15:459–461
6. Schildberg FW, Meyer G (1988) Palliative Operationsverfahren beim fortgeschrittenen Coloncarcinom. Chirurg 59:625–633
7. Schlag P, Herrmann R, Kuttig H (1986) Palliative Maßnahmen bei Kolon- und Rektumkarzinom. Münch Med Wochenschr 126/15:454–458
8. Schlag P (1986) Der onkologische Notfall – Aspekte operativer Therapie bei gastrointestinalen Karzinomen. In: Isele H (Hrsg) Onkologie für den Hausarzt. Zuckschwert, München Bern Wien San Fransisco, S 76–80

9. Schlag P (Hrsg) (1987) Das Tumorrezidiv – Therapeutische Möglichkeiten. VCH Verlagsgesellschaft, Weinheim

10. Schlag P, Feil H, Ruoff G, Hohenberger P, Hölting T, Buhl K (1987) Onkologische Behandlung zu Hause: Erfahrungen mit einer ambulanten intraarteriellen Chemotherapie von Lebermetastasen. Schweiz Med Wochenschr 117:1342–1346

11. Schlag P, Hohenberger P (1988) Regionale Chemotherapie von Lebertumoren – Eine Situationsanalyse. Chirurg 59:218–224

12. Schlag P (1989) Cancer surgery – Conservative or radical? In: Beger HG et al. (eds) Cancer Therapy. Springer, Berlin Heidelberg, New York Tokyo, S 154–162

13. Schlag P, Buhl K, Schwarz V, Möller P, Herfarth C (1989) Die neue TNM-Klassifikation und ihre Auswirkungen auf die chirurgische Behandlung des Magen-Carcinoms. Chirurg 60:8–15

14. Siewert JR, Ries G, Fink U (1984) Palliative Behandlung des Ösophaguskarzinoms. Münch Med Wochenschr 126/15:438–443

15. Turnbull ADM, Guerra J, Starnes HF (1989) Results of surgery for obstructing carcinomatosis of gastrointestinal, pancreatic, or biliary origin. J Clin Oncol 7/3:381–386

15. Lebensqualität aus der Sicht einer Hausärztin

G. Koslowski

Kleiststr. 7, D-7400 Tübingen

A General Practitioner's View of Life Quality

Summary. Permanent loss of physical or mental abilities in the course of disease or trauma changes a person's lifestyle, causes uncertainty and cancels general standards. The patient feels a diminishment of his quality of life and becomes aware of being a living creature. He must not despair. He needs help to come to terms with his illness. What has he lost? What has remained? What are his new possibilities? In his search for a new concept of life he should not be left alone. This is a task for a good doctor.

Key words: Life Quality − General Practice

Zusammenfassung. Dauerhafte Einbußen körperlicher oder geistiger Fähigkeiten als Folgen von Krankheiten oder Traumen ändern den Lebensrhythmus, schaffen Unsicherheit, heben Maßstäbe auf. Sie werden als Minderung der Lebensqualität empfunden. Der Kranke wird sich seiner Kreatürlichkeit bewußt. Aber er darf nicht verzweifeln. Er braucht Hilfe in der Auseinandersetzung mit der Krankheit: Was hat er verloren? Was ist ihm geblieben? Was kann er sich an Neuem erschließen? Bei diesem Bemühen um ein neues Lebensgefühl darf er nicht allein gelassen werden.

Schlüsselwörter: Lebensqualität − ärztliche Praxis

Stellen Sie sich vor ...

An einem einzigen Tag Ihres Lebens
würde durch einen Unfall entschieden:

Ihre Ehe wird fragwürdig,
denn Sie sind nicht mehr partnerschaftsfähig.

Ihr Zuhause, Ihre Wohnung wird gekündigt,
denn Sie schaffen die Treppen nicht mehr.

Ihre Zukunftspläne werden annuliert,
denn Sie sind untauglich geworden.

Tanz und Sport gibt es nicht mehr für Sie,
denn Sie sind bewegungsunfähig.

Keine Versicherung nimmt Sie mehr an,
denn an Ihnen gibt es nichts mehr zu versichern.

Ihre Umgebung zieht sich zurück,
denn Unglück steckt an.

Dies schrieb Claudio Kürten, auf seiner Hochzeitsreise durch einen nichtverschuldeten Unfall querschnittsgelähmt, in seinem Buch „Patientenwirklichkeit"!

Nach einem solchen Bericht und in Gedanken an die Not chronisch Kranker und Sterbender mag es geradezu anmaßend erscheinen, als Gesunder über die Lebensqualität Schwerkranker und Schwerverletzter zu sprechen. Ich tue dies, betroffen von der Härte des manchem Kranken auferlegten Schicksals, betroffen aber auch von den Grenzen unserer ärztlichen Möglichkeiten.

Die Lebensqualität Schwerkranker kann nicht mit den Maßstäben Gesunder gemessen werden. Sie ist anders als der Trend unserer Zeit, der Gesundheit, Jugend und vor allem Leistungsfähigkeit fordert. Es ist nicht leicht, in einem durch Krankheit veränderten Leben eine neue Orientierung, andere Qualitäten zu finden. Gerade dabei sind neben Angehörigen und Freunden wir Ärzte besonders gefordert.

Eine Krankheit macht keine Konzessionen, sie kennt keine Pause, keinen Feierabend, keine 40-Stunden-Woche und keinen Urlaub. Man kann ihr nur begrenzt und − wenn überhaupt − nur vorübergehend entfliehen.

Es machte mich betroffen, als ein ärztlicher Kollege, selbst eben erst von schwerer Krankheit genesen, mir einmal sagte: „Wenn man krank ist, ist man arm dran." Deshalb ist es wichtig, daß der Kranke in den Mühen seiner Krankheit nicht allein gelassen wird. Alleingelassen von seinen Angehörigen, auch von Ärzten und Pflegekräften, zu denen Kontakt aufzunehmen seine Krankheit ihn zwingt. Er ist ihnen in der Vielschichtigkeit seiner Existenz ausgeliefert. Die Umwelt sollte sich des Zwanges solcher Auslieferung bewußt sein und dem Kranken das Gefühl von Abhängigkeit und Verlassenheit ersparen.

Dennoch glaube ich, daß gerade die Krankheit Dimensionen erschließt, die manchem Gesunden in der Banalität seines Alltags verschlossen bleiben. Manche schöpferische Taten wären ohne Krankheit nie vollbracht worden, und mancher Mensch wäre ohne die Erfahrung von Krankheit nie er selbst geworden. Sicher wäre unsere Gesellschaft inhumaner, wenn sie nicht immer wieder durch kranke und hilfebedürftige Menschen zu Rücksicht und Rückbesinnung gezwungen würde.

Zunächst aber ist es ärztliche Aufgabe, im Kampf gegen die Krankheit die bestmöglichen Strategien zu entwickeln, alle zur Verfügung stehenden Therapiemöglichkeiten zu nutzen, Schmerzen zu lindern, die Berechtigung ärztlicher Verbote zu prüfen. Gerade in dieser Hinsicht sind Ärzte oft erstaunlich unsensibel.

Es muß die Würde des Kranken geschützt werden, auch dann, wenn elementare Funktionen gestört sind. Auch ein desorientierter oder bewußtloser Patient hat seine Würde!

Niemals aber darf man als Arzt der Versuchung erliegen, mit dem Schicksal des Patienten zu hadern. Der Arzt soll nicht das Unmögliche erzwingen wollen.

Hoffnung zu vermitteln, Hoffnung auch eigenem Zweifel zum Trotz, erscheint mir manchmal als das Schwierigste, Hoffnung in dem Bewußtsein, daß das Leben weder vorhersag- noch verfügbar ist. Hoffnung, aller Angst zum Trotz.

Es gibt Kranke, die in ihrer Angst und Verzweiflung so unendlich einsam sind, daß sie sich jedem Hilfeangebot verschließen. Sie nörgeln, schimpfen, sind lästig und aggressiv. Wie reagieren wir − oft instinktiv − auf solche lästigen Patienten? Entweder machen wir sie mit Feundlichkeit mundtot, oder wir distanzieren uns und isolieren sie. Das Schlimmste dabei ist die Ironie.

Oft aber sind es gar nicht wir, auf die der Kranke einen Zorn hat, sondern das, was wir repräsentieren: Gesundheit, Energie, Lebenstüchtigkeit. Wir stoßen solche Kranken geradezu auf das, was sie verloren haben: Unabhängigkeit, Unbekümmertheit, kurz, alles, was ihre Lebensqualität vor der Erkrankung, vor dem Unfall ausmachte. Wir sollten ihnen helfen, ihren Zorn, ihre hilflose Wut und ihre Aggressionen auszulassen, ohne uns auf vordergründige, unaufrichtige Antworten und überflüssige Verbote zurückzuziehen.

Schließlich hat es die Natur nicht von ungefähr so eingerichtet, daß der Mensch lachen und − weinen kann. Und hat nicht gerade der Kranke ein Recht auf seinen Zorn, seine Ungeduld und − seine Tränen?

Als Hausärztin ist man in besonderer Weise auf die Hilfe der Angehörigen angewiesen. Ihre Reaktion hat einen wesentlichen Einfluß auf den Ablauf der Krankheit und die Einstellung des Kranken zu ihr. Wie aber reagieren Angehörige? Wie reagiert man selbst als Angehörige? Je größer die Sorge, umso subjektiver ist oft die Reaktion.

Der folgende Kommentar der Mutter eines Patienten gibt etwas von den Schwierigkeiten zwischen Arzt und Angehörigen wieder:

„Vielleicht erwarten wir zu viel von den Ärzten. Wir machen sie zu Göttern und erwarten von ihnen, daß sie jedes Wehwehchen erkennen und heilen können. Dabei räumen wir den Irrtum nur wenig und der Vergebung so gut wie gar keinen Platz ein. Jetzt bin ich bereit, jedes menschliche Versagen eines Arztes zu akzeptieren – außer der Weigerung überhaupt etwas zu sagen und außer einem regelrechten Betrug."

Man muß als Hausärztin immer wieder mit den Angehörigen sprechen, erklären, sich um schonende Ehrlichkeit bemühen. Manches verstehen sie erst nach vielen Wiederholungen. Man muß ihnen helfen, gerecht zu sein und dem Kranken die notwendige Ruhe und Zuversicht zu vermitteln. Zuversicht, daß auch das Beste für ihn getan wird, daß man ihn nicht fallen läßt, daß er weiterhin ein vollwertiges Mitglied der Familie, der Gesellschaft bleibt, und daß die erzwungene Pause einen Sinn bekommt.

So kann er allmählich lernen, die Krankheit zu akzeptieren und mit ihr umzugehen. Und er soll die sorgende, aber unaufdringliche Liebe spüren, die auch durch körperlichen Verfall, Verunstaltung und Nachlassen der geistigen Kräfte nicht gemindert wird.

Wie aber sieht die Wirklichkeit oft aus? Zunächst reagieren Angehörige mit einem Übermaß an gutem Willen und Fürsorge. Dann aber, wenn sich erweist, daß die Krankheit lange dauern, ja wahrscheinlich zum Tode führen wird, daß die Pflege vielerlei Anstrengung erfordert, setzt oft Ermüdung ein.

Die Kranken spüren das und resignieren vorzeitig. Sie finden keinen Sinn mehr in der Krankheit und sind nicht in der Lage, ihr Leben neu einzurichten. Das nimmt ihnen Mut und Selbstbewußtsein. Dumpfe Traurigkeit und Angst bemächtigen sich ihrer. Angst, weil es uns, den Gesunden, nicht mehr gelingt, eine persönliche Beziehung zu dieser Angst aufzubauen, weil wir ihnen in unserer Hilflosigkeit, in der Ungeübtheit gegenüber dem Kreatürlichen die innere Gemeinschaft entzogen haben, und wohl auch, weil wir selbst nicht mehr die Kraft haben, mit langdauernden Störungen zu leben.

Ich denke in diesem Zusammenhang besonders an die Begleitung von unheilbar Kranken und Sterbenden. Der Umgang mit solchen Kranken nötigt allen Beteiligten zunächst das Eingeständnis der eigenen Ohnmacht ab. Danach wird das Probem der Wahrheit gegenüber dem Kranken auch zum Problem der Wahrheit gegen sich selbst.

Sind wir fähig, die eigene Ohnmacht zu ertragen? Beherrschen wir die Kunst des ruhigen Verweilens noch? Können wir den Kranken noch erreichen? Erreicht er uns noch?

Haben wir noch eine Beziehung zu seiner inneren Not? Können wir noch jenen Trost vermitteln, den die Ilias in der bilderreichen Sprache Homers schildert:

„Und setzte sich vor ihn nieder, den Tränenvergießenden,
streichelte ihn mit der Hand,
sprach das Wort und benannte es heraus:
Kind, was weinst Du? Welch Leid ist Dir ins Herz gekommen?
Sprich es aus, verbirg es nicht im Sinn,
damit wir es beide wissen."

Es aussprechen zu dürfen, aussprechen z.B., daß es unendlich schwer ist, zu sterben, kann Hoffnung und Ruhe vermitteln, auch wenn es nichts mehr zu tun, sondern nur noch da zu sein gilt.

Mancher unter Ihnen mag das von mir gesagte als zu subjektiv empfinden. Die Hausärztin soll aber vor allem auch menschliche Hilfe geben und dies in einer Sprache, die der Hilfsbedürftige versteht.

Die Lebensqualität eines Schwerkranken ist eben auch abhängig von solcher Hilfe. Sie ist eine Herausforderung an alle, die das Leben und das Sterben Schwerkranker begleiten. Sie verlangt von uns nicht, Antwort zu wissen auf alle Fragen, sie verlangt zuerst Linderung der körperlichen Not. Sie verlangt weiter, daß Klagen nicht ungehört verhallen, sondern mitfühlend aufgenommen werden.

Die ganze Traurigkeit eines Schwerkranken darf sich darin entfalten: Das Aufbegehren gegen die enger werdenden Grenzen des Lebens, das Aussprechen der Sehnsucht nach dem Verlorenen, der Neid auf die Gesunden, der Hader mit dem Schicksal. Die Hoffnung, die nie verlischt, und das schrittweise Anerkennen des Unvermeidlichen.

Welche Hilfe auch immer zu erbringen, welcher Dienst zu leisten ist von Angehörigen, Pflegekräften und Ärzten – für alle, die Verantwortung tragen für die Qualität des Lebens – und des Sterbens – Schwerkranker, gilt das Wort des Aristoteles: „Alles, was getan wird, ist es wert, gut getan zu werden."

16. J. Wawersik (Kiel): Lebensqualität aus der Sicht eines Patienten

Manuskript nicht eingegangen

Freie Vorträge

Lebensqualität

17. Zur Bestimmung von Lebensqualität — theoretische Konzepte, praktische Möglichkeiten

Th. Küchler und H. W. Schreiber

Abt. f. Med. Psychologie u. Abt. f. Allgemeinshirurgie, Universitätskrankenhaus Hamburg-Eppendorf, Martinistr. 52, D-2000 Hamburg 20

Assessment of Quality of Life — Theoretical Concepts and Practical Considerations

Summary. The Hamburg study group "(Quality of Life) and Surgery" proposes a model for assessment integrating all theoretically relevant aspects of QL. This model combines the *dimension of experience* (somatic, psychic, interpersonal, socioeconomic and spiritual level) with the various *system of reference* (individual, family, social group, cultural/political background) within the *time dimension*. From a methodological point of view *self-assessment* of QL and *rating by others,* e.g. physicians, have to be differentiated. The comparability of the patient's own evaluation of his QL and that of his surgeon in individual cases as well as in therapeutic studies is the goal.

Key words: Quality of Life

Zusammenfassung. Zur Bestimmung von Lebensqualität (LQ) schlägt die Hamburger Arbeitsgruppe „LQ in der Chirurgie" ein Modell vor, das — im Sinne einer Integration aller theoretisch für die Definition von LQ wichtigen Parameter — die menschlichen *Erlebensdimensionen* (körperlich/funktionale, psychische, interpersonelle, sozioökonomische und spirituellen Ebene) mit den verschiedenen *Bezugssystemen* von Individuum, Familie, sozialer Gruppe und kulturellem (politischen) Hintergrund in der *Zeitdimension* verknüpft. Methodologisch ist zwischen *Selbst-* und *Fremdeinschätzung* zu unterscheiden. Ziel sollte die Vergleichbarkeit der Evaluation von LQ durch den behandelnden Arzt mit derjenigen des Patienten selbst sein, beim Einzelfall im klinischen Alltag ebenso wie bei der vergleichenden Evaluation von Therapiestudien.

Schlüsselwörter: Lebensqualität

18. Messung des Gesundheitszustandes (der Lebensqualität) nach operativen Eingriffen

W. H. Jäckel, R. Cziske, T. Schochat, W. Mutschler, A. Stinner und E. Jacobi

Rheumaklinik Bad Wurzach, D-7954 Bad Wurzach

Assessing Health Status after Surgery

Summary. The MOPO (Measurement of Patient Outcome) scales, designed to measure physical and psychosocial aspects of patient health status in several chronic diseases by self-report, have met the common test criteria of validity, reliability and sensitivity towards change. Patients awaiting total hip replacement significantly differed from healthy controls in all of the MOPO subscales (mobility, physical activities, household activies, activities of daily living, social activities, pain, anxiety and depression). Total hip replacement produced significant improvement in all of these dimensions of well-being, thereby confirming the scales' ability to reflect the most important determinants of health status and quality of life after surgery.

Key words: Health Status — Quality of Life — Outcome

142

Zusammenfassung. Die MOPO-Skalen (Measurement of Patient Outcome) erfassen als Self-report-Instrument den Gesundheitszustand in seiner körperlichen und psychosozialen Dimension. Sie wurden in den letzten Jahren durch umfangreiche Untersuchungen bezüglich der Testgütekriterien (Reliabilität, Validität, Sensitivität) abgesichert. Bei Patienten vor der Implantation einer Totalendoprothese des Hüftgelenkes fanden wir im Vergleich zu Normalpersonen signifikante Beeinträchtigungen der Mobilität, der körperlichen Aktivitäten, der Aktivitäten im täglichen Leben und der Aktivitäten im Haushalt sowie der sozialen Aktivitäten und auch erhöhte Werte für Schmerz, Depressivität und Ängstlichkeit. Durch die Operation konnte in allen Dimensionen des Befindens eine signifikante Besserung erzielt werden. Mit den MOPO-Skalen steht somit ein reliables, valides, praktikables und sensitives Instrument zur Erfassung der wichtigsten Determinanten der Lebensqualität nach operativen Eingriffen zur Verfügung.

Schlüsselwörter: Gesundheitszustand – Lebensqualität – Outcome-Erfassung

19. Lebensqualität und funktionelle Ergebnisse verschiedener Resektionsverfahren beim Magenkarzinom

K. Buhl, P. Schlag, G. Ruoff und Ch. Herfarth

Chir. Universitätsklinik Heidelberg, Abt. 2.1. (Ärztl. Dir.: Prof. Dr. Ch. Herfarth) Im Neuenheimer Feld 110, D-6900 Heidelberg

Quality of Life and Functional Results following Different Types of Resections for Gastric Carcinoma

Summary. Functional results and quality of life were evaluated at least one year postoperatively following different operative procedures in 74 patients with gastric cancer operated for cure (total gastrectomy n = 53, proximal gastrectomy n = 6, distal gastrectomy n = 15). No significant differences could be elicited, when patients with total gastrectomy and distal gastrectomy were compared. After proximal gastrectomy patients complained more often of heartburn, feeling ill and a reduction in overall well-being. In addition they had reduced appetite and hunger, which resulted in a significantly lower state of nutrition.

Key words: Gastric Carcinoma – Gastric Resection – Quality of Life – Follow up

Zusammenfassung. Mit dem Ziel, inwieweit beim Magenkarzinom verschiedene Operationsverfahren die funktionellen Ergebnisse bzw. Faktoren der Lebensqualität beeinflussen, wurden 74 kurativ operierte Patienten, 53 nach totaler Gastrektomie (TG), 15 nach distaler (DR) und 6 nach proximaler Resektion (PR) frühestens ein Jahr postoperativ nachuntersucht. Keine relevanten Unterschiede fanden sich dabei zwischen Patienten nach TG und DR, wohingegen die nach PR einen signifikant schlechteren Ernährungsstatus aufwiesen. Sie klagten oft über Sodbrennen, häufig bestand ein ausgeprägtes Krankheitsgefühl und das eigene Wohlbefinden wurde überwiegend nur als mäßig beurteilt.

Schlüsselwörter: Magenkarzinom – Gastrektomie – Nachuntersuchung – Lebensqualität

20. Lebensqualität nach Magenresektionen: Ein Vergleich von Billroth I, Billroth II und Resektion mit Roux-Y-Rekonstruktion

W. Schweizer, Th. Blunschi, Ph. Gertsch und L. H. Blumgart

Universitätsklinik für Viszerale und Transplantationschirurgie, Inselspital, CH-3010 Bern

Quality of Life after Gastric Resection: Comparison of Billroth I, Billroth II and Roux-en-Y Reconstruction

Summary. The quality of life of 53 patients who underwent gastric resection and one of three different methods of reconstruction, was compared. Laboratory and clinical criteria, Visick-grading, assessment of life quality by indices and the patient's subjective evaluation generally showed significantly better results for the Roux-en-Y reconstruction (p < 0,05). Billroth I tended to be superior to Billroth II. These results correlate well with the literature on each of the three single procedures. If possible, (depending on underlying disease, extent of resection) reconstruction with Roux-en-Y in patients with partial gastrectomy generally has the best long-term outcome, followed by Billroth I. Both techniques appear to be superior to the Billroth II technique.

Key words: Gastric Resection − Quality of Life

Zusammenfassung. Wir haben 53 Patienten mit Magenresektion nach einem Mittel von drei Jahren bezüglich postoperativem Verlauf klinisch und labormäßig sowie mittels Visick-Klassierung, Beurteilung der Lebensqualität nach einem Index und Beurteilung durch den Patienten selbst nachkontrolliert. Dabei schneidet die Roux-Y-Rekonstruktion bezüglich der meisten gebräuchlichen Kriterien gegenüber den anderen Operationen signifikant besser ab (p < 0,05). Unsere vergleichend und standardisiert durchgeführte Untersuchung ergibt für die einzelnen Operationen gut mit der Literatur übereinstimmende Daten, womit wir aus unseren Ergebnissen schließen dürfen, daß nach Möglichkeit (Grundmorbus, Ausdehnung der Resektion) bei Magenresektionen die Rekonstruktion mit Roux-Y und bedingt Billroth I gegenüber der Billroth II Resektion zu bevorzugen ist.

Schlüsselwörter: Magenresektion − Lebensqualität

21. Lebensqualität nach Gastrektomie bei Magen-Ca-Patienten

B. Kurtz, M. Hasenbring, O. Stremme und A. Thiede

Abtlg. Allgemeine Chirurgie der Universitätsklinik Kiel, Arnold-Heller-Str. 7, D-2300 Kiel

Quality of Life of Stomach-Cancer Patients following Gastrectomy

Summary. In a 5-year longitudinal study two types of reconstruction following gastrectomy (Roux-Y/ Jejunal Interposition-JIP) were studied with regard to their effect on quality of life. The first findings on the med.-psychological situation in 27 patients were obtained 6 to 9 months postoperatively using a semi-structured interview (KISS). There was a definite tendency toward a lower rate of somatic complaints in JIP patients. An increase in anxiety and depression correlated in both groups with dietary problems. Whereas mental problems appeared to be the largest stress factor, the patients felt their emotional and social situation had improved. In both groups so-called problem patients (22%), whose quality of life appeared to be severly reduced in all aspects of life unrelated to the tumor stage, were identified.

Key words: Stomach Cancer − Gastrectomy − Postoperative Quality of Life

Zusammenfassung. Im Rahmen einer 5-Jahres Längsschnittuntersuchung zum Vergleich der Roux-Y und Jejunuminterposition (JIP)-Rekonstruktion liegen erste med.-psychologische Ergebnisse zur LQ 6−9 Monate nach OP vor. Es wurden 27 Patienten mittels eines standardisierten Intervies (KISS) untersucht. Der Vergleich zeigt deutliche Tendenzen für ein geringeres Auftreten einzelner Körperbeschwerden bei JIP-Patienten. Erhöhte Angst und Depressivität gehen in beiden Gruppen mit vermehrten ernährungsbedingten Beschwerden einher. Ingesamt fühlen sich die Patienten zu diesem Zeitpunkt am stärksten durch die intrapsychischen Probleme belastet, wohingegen die emotionale und soziale Situation als eher stärkend erlebt wird. Es lassen sich unabhängig vom Tumorstadium sog. „Problempatienten" identifizieren (22%), deren LQ in allen erhobenen Lebensbereichen stark beeinträchtigt ist.

Schlüsselwörter: Magenkarzinom − Gastrektomie − Lebensqualität/postoperativ

22. Beurteilung der Lebensqualität von palliativ behandelten Patienten mit Kardiakarzinomen des Stadiums T 4

J. Erhard, H. Schwantes und F.W. Eigler

Abt. f. Allgemeine Chirurgie, Universitätsklinikum Essen, Hufelandstr. 55, D-4300 Essen 1

Quality of Life in Patients with Palliatively Treated Carcinoma of the Cardia, Stage T 4

Summary. Two groups of patients who had undergone palliative treatment such as endotubus (n = 16) or resection (n = 14) for a stage T 4 carcinoma of the cardia were questioned about their quality of life (QL), either 7.1 (group 1) or 10.2 (group 2) months (average) after the operation. The score obtained was based on the subject's general state of health, whether he was beridden or if pain, dysphagia, or vomiting were present. There was no significant difference in the QL-index between the two groups. Endotubus palliation proved to be a satisfactory compromise as far as quality of life was concerned. Short-term resection resulted in a gain in QL but more patients were depressed by the worsening of their condition.

Key words: Quality of Life − Carcinoma of the Cardia − Palliative Treatment

Zusammenfassung. 30 Patienten mit palliativ behandelten Kardiakarzinomen des Stadiums T 4 wurden postoperativ hinsichtlich ihrer Lebensqualität (LQ) nachverfolgt. Es handelte sich um 14 Pat. nach Resektion und 16 Pat. nach Endotubus-Implantation. Die mittleren Überlebenszeiten betrugen 10,2 bzw. 7,1 Monate. Allgemeinzustand, Bettlägerigkeit, Schmerz, Dysphagie und Erbrechen wurden zur Beurteilung der LQ berücksichtigt, ein signifikanter Unterschied ergab sich für beide Gruppen nicht. Die Behandlung eines fortgeschrittenen Kardiakarzinoms mit einem Endotubus stellt eine befriedigende Therapie dar. Die Resektionsbehandlung ergibt mittelfristig einen Gewinn an LQ, konfrontiert die Patienten jedoch rasch mit einer dann deutlicher empfundenen Verschlechterung.

Schlüsselwörter: Lebensqualität − Kardiakarzinom

23. Morbidität nach Ösophagusresektion

K. Thon, O. Horstmann, P. Verreet und H.-D. Röher

Klinik für Allgemeine und Unfallchirurgie, Heinrich Heine Universität, Moorenstr. 5, D-4000 Düsseldorf (Leiter: Prof. Dr. H.-D. Röher)

Morbidity after Oesophageal Resection

Summary. Systematic follow up could be performed in 45 out of 67 patients with oesophageal carcinoma operated on between 5/86 and 12/88. Excluding hospital mortality (10%) one third of the patients developed an anastomic stenosis requiring repeated bougienage. Nearly 90% of patients with proven recurrence (n = 26) showed a continuous decrease of the AP-scale (Karnofsky) and QL-index (Spitzer), but only one third of those without a recurrent tumor. These results were not influenced by extent of the tumor. Even though postoperative morbidity can not be adequately assessed before operation for an individual patient, the indication for operation, however, has to take into account the potentially high postoperative morbidity of oesophageal resection.

Key words: Oesophageal Carcinoma − Oesophageal Resection − Morbidity

Zusammenfassung. Im Rahmen eines standardisierten Nachsorgeprogramms konnten 45 von 67 Patienten mit Ösophagusresektion aus dem Zeitraum 5/86 bis 12/88 im Langzeitverlauf beobachtet werden. Bei einer Klinikletalität von 10% entwickelten 33% der Patienten eine bougierungsbedürftige Anastomosenstenose. Während es bei ca. 90% der Patienten mit Rezidiv (n = 26) zu einer kontinuierlichen Abnahme des Karnofsky- und Spitzer-Index sowie des Gewichtes kam, zeigten nur ein Drittel der Patienten ohne faßbares Rezidiv hierfür eine Verschlechterung im Vergleich zum präoperativen Status. Obwohl eine individuelle Einschätzung der späteren Morbidität präoperativ kaum möglich ist, muß die potentiell hohe postoperative Morbidität dennoch bei der Indikationsstellung mit berücksichtigt werden.

Schlüsselwörter: Ösophaguskarzinom – Ösophagusresektion – Morbidität

24. Lebensqualität nach Oesophagektomie beim Oesophaguscarcinom

J. D. Roder[1], P. Herschbach[2], M. Ritter[1], A. Sellschopp[2], J. R.Siewert[1]

[1] Chirurg. Klinik und [2]Inst. f. Psychosomatische Med., Psychotherapie und Med. Psychologie der TU München, Klinikum rechts der Isar, Ismaningerstr. 22, D-8000 München 80

Quality of Life following Esophagectomy for Cancer of the Esophagus

Summary. Eighty patients, who had undergone esophagectomy for malignant tumors in our clinic, participated. Quality of life was determined by the following psychological tests: complaint list, satisfaction with life and psychosocial stresses. The total complaint score of these patients equaled that of a standardized group of patients with somatic disorders. Their score value was significantly above the level of a representative standard population, but lower than patient collectives with cardiac and psychiatric disease. Compared to other tumor patients their major psychosocial stresses were the loss of social activity and diminished physical fitness rather than fears and depression.

Key words: Quality of Life – Esophagectomy

Zusammenfassung. Die Untersuchung wurde an 80 Patienten, die bei maligner Grunderkrankung des Oesophagus an unserer Klinik oesophagektomiert wurden, durchgeführt. In einem standardisierten Interview wurden zur Beurteilung der Lebensqualität die standardisierten psychologischen Meßinstrumente, Beschwerdeliste, Lebenszufriedenheit und psychosoziale Belastungen eingesetzt. Zusätzlich wurden organspezifisch-medizinische und sozial-demographische Merkmale der Patienten erfaßt. Der Beschwerden-Summenwert der Untersuchungsgruppe lag signifikant über dem Wert für die Norm-Stichprobe, jedoch unterhalb der Werte der Vergleichsgruppen herzkranker und psychiatrisch kranker Patienten. Der Schwerpunkt der psychosozialen Belastungen lag verglichen mit anderen Tumorpatienten weniger im Bereich von Angst und Depression als im Verlust von sozialer Aktivität und Einschränkung von körperlicher Leistungsfähigkeit.

Schlüsselwörter: Lebensqualität – Oesophagektomie

25. Erfolgreiche klinische Dünndarmtransplantation – Eine entscheidende Verbesserung der Lebensqualität beim Kurzdarmsyndrom

E. Deltz und H. Hamelmann

Univ.-Klinik Kiel, Abtlg. Allg. Chirurgie, Arnold-Heller-Str. 7, D-2300 Kiel

Successful Clinical Small-Bowel Transplantation – An Improvement of the Quality of Life in Patients with Short-Bowel Syndrome

Summary. Despite the success of total parenteral nutrition (TPN) the quality of life of patients on TPN is impaired by permanent intravenous catheters and the danger of intercurrent septic episodes. The small-bowel transplantation is the only causal therapy for short-gut syndrome patients. After a 10-year period of extensive experimental work involving immunology, surgical technique, and physiology of grafts, the first small-bowel transplantation was successfully performed in August 1988. A two-step operative technique was used to achieve long-term graft survival and graft function. Small-bowel transplantation offers patients with short-gut syndrome a better quality of life.

Key words: Total Parenteral Nutrition – Short-Gut Syndrome – Small-Bowel Transplantation

Zusammenfassung. Trotz der großen Erfolge der langfristig durchgeführten totalen parenteralen Ernährung sind diese Patienten durch den permanenten Venenkatheder sowie die Gefahren von rezidivierenden Sepsisepisoden in ihrer Lebensqualität beeinträchtigt. Die einzige kausale Therapie bietet die Dünndarmtransplantation. Nach einer über 10jährigen Phase der experimentellen Untersuchungen, die die Immunologie, die chirurgische Technik und die Physiologie des Dünndarmtransplantates betrafen, ist es nach anfänglichen vergeblichen Versuchen der Dünndarmtransplantation im August 1988 erstmals gelungen, eine erfolgreiche Dünndarmtransplantation durchzuführen und eine langfristige Transplantatfunktion zu erreichen.

Schlüsselwörter: Totale parenterale Ernährung − Kurzdarmsyndrom − Dünndarmtransplantation

26. Lebensqualität nach Lebertransplantation

H. B. Kober, Th. Küchler, Ch. Brölsch, B. Kremer, J. Henning, A. Baker, D. Henne-Bruns und R. Thistletwaite

Abt. f. Med. Psychologie u. Abt. für Allgemeinchirurgie, UKE Hamburg, Martinistr. 52, D-2000 Hamburg 20

Quality of Life after Liver Transplantation

Summary. In the first stage of an international interdisciplinary study the quality of life (QL) of 38 patients after liver transplantation at the Department of Surgery, University of Chicago, was evaluated and compared with a group of patients with chronic liver diseases (n = 12) and with a group of healthy controls (n = 15). The main instrument for evaluation was the modified E.O.R.T.C.-QL-Questionnaire combined with a structured interview. The results were as follows:

1. LTX-patients rated their overall QL as high as the healty controls;
2. LTX-patients rated their overall physical status slightly lower than the healthy controls, but significantly better than the chronic liver patients;
3. Patients with chronic rejection (scheduled for retransplantation) rated their QL worse in almost all aspects than chronic liver patients;
4. Woman rated their QL after LTX better in most aspects than men did.

Key words: Quality of Life − Liver Transplantation

Zusammenfassung. Als erster Schritt einer internationalen, interdisziplinären Studie wurde die Lebensqualität (LQ) von 38 am Dep. of Surgery der University of Chicago lebertransplantierter Patienten evaluiert und mit einer Gruppe chronisch Leberkranker (n = 12) sowie einer gesunden Kontrollgruppe (n = 15) verglichen. Als Hauptuntersuchungsinstrument dienten der modifizierte E.O.R.T.C.-LQ-Fragebogen sowie ein strukturiertes Interview. Ergebnisse:

1. LTX-Patienten schätzten ihre globale LQ ebenso gut wie Gesunde ein;
2. LTX-Patienten schätzten ihren globalen körperlichen Zustand zwar etwas schlechter als Gesunde, aber signifikant besser als chronisch Leberkranke ein;
3. Patienten mit chronischer Abstoßung (Retransplantationskandidaten) schätzten ihre QL in nahezu allen Aspekten schlechter als chronisch Kranke ein;
4. Frauen erleben ihre LQ nach LTX als durchweg besser als Männer.

Schlüsselwörter: Lebensqualität − Lebertransplantation

27. Verbesserung der Lebensqualität durch enterale Ernährung incurabler Carcinompatienten

A. Paul, K. H. Vestweber, B. Viell und H. Troidl

II. Lehrstuhl für Chirurgie der Universität zu Köln, Ostmerheimer Str. 200, D-5000 Köln 91

Improved "Quality of Life" by Enteral Nutrition in Terminal Cancer Patients

Summary. Between 10/86 and 11/88, 37 terminal tumor patients, median age 64 (21–84) years, underwent endoscopic gastrostomy of jejunostomy. The received an additional enteral nutrition of 1500–2200 kcal/day. The Karnofsky-Performance-Status (KPS) and the Spitzer-Quality of Life Index (QL) were measured before and at weekly intervals following initiation of enteral nutrition. Median survival was 59 (1–581) days. Before initiation of enteral nutrition median KPS and QL were 40 (20–80) and 2 (2–8) respectively. After 3 weeks, KPS and QL improved significantly to 60 (40–90) and 6 (4–8), respectively. Both indices remained stable, decreasing only 2–3 weeks before the patients expired. Thus, additional enteral nutrition provides terminal cancer patients with a time-limited benefit.

Key words: Malignancy – Enteral Nutrition – Palliation

Zusammenfassung. Zwischen 10/86 und 11/88 wurde bei 37 Carcinompatienten, Alter im Median 64 (21–84) Jahre, eine endoskopische Gastrostomie bzw. eine Jejunostomie angelegt. Sie wurden mit 1500–2200 kcal/Tag ernährt. In wöchentlichem Abstand wurden der Karnofsky-Performance-Status (KPS) und der Spitzer-Quality of Life Index (QL) erhoben. Die Überlebenszeit betrug im Median 59 (1–581) Tage. Vor Ernährungsbeginn lag der KPS und QL bei 40 (20–80) und 2 (2–8). Innerhalb von 3 Wochen kam es zu einem signifikanten Anstieg des KPS und QL auf 60 (40–90) und 6 (4–8). Diese Indices blieben stabil und fielen 2–3 Wochen vor dem Tode wieder ab. Patienten mit einem incurablen Tumorleiden haben einen zeitbegrenzten Benefit durch eine enterale Zusatzernährung.

Schlüsselwörter: Carcinom – Enterale Ernährung – Palliation

Aktuelles Thema

Spezialisierung, Subspezialisierung – Fragmentation der Chirurgie

Weiterbildung und Fortbildung in der Chirurgie gemeinsam mit dem Berufsverband

28. K. Hempel (Hamburg): Spezialisierung, Subspezialisierung – Fragmentation der Chirurgie

Manuskript nicht eingegangen

29. Weiterbildung in einer Universitätsklinik mit integrierten Spezialgebieten

H. Pichlmaier und P. Thul

Chirurgische Universitätsklinik Köln-Lindenthal, Joseph-Stelzmann-Str. 9, D-5000 Köln 41

In Training at an University Hospital with Integrated Subspecialities

Summary. During a 14 year period 145 medial doctors were employed at the Chirurgische Universitätsklinik Köln 45 became certified general surgeons after a mean of 7,2 years. 18 received a PhD. 4800 operations year permitted the training and qualification of 0.7 doctors for the subspeciality vascular surgery and 0.8 doctors for traumatology per year. Despite extended selection 53 did not accomplish board certification for surgery in the hospital of their initial training.

Key words: Surgical Training – Integrated Subspecialities – Professional Fate – Subspeciality Training

Zusammenfassung. In einem Zeitraum von 14 Jahren waren im Wechsel 145 Ärzte an der Chirurgischen Universitätsklinik in Köln-Lindenthal tätig. 45 davon haben die Weiterbildung mit dem Gebietsarzt abgeschlossen, 18 haben sich habilitiert. Der weitere berufliche Weg wurde verfolgt. Für die Gebietsbezeichnung mußten 7,2 Jahre investiert werden. Bei einer jährlichen Operationszahl von 4800 Eingriffen konnten im gleichen Zeitraum pro Jahr 0,7 Kollegen das Teilgebiet Gefäßchirurgie und 0,8 Kollegen das Teilgebiet Unfallchirurgie erwerben. Trotz erheblicher Anfangsauswahl erreichten 53 das ursprüngliche Ausbildungsziel an ihrer Anfangsklinik nicht.

Schlüsselwörter: Chirurgische Weiterbildung – Integrierte Teilgebiete – Berufliches Schicksal – Teilgebietsweiterbildung

Eine wesentliche Aufgabe der Krankenhäuser und Kliniken ist die Weiterbildung von Gebietsärzten. Es ist der Wunsch jedes Krankenhauses an der Facharztweiterbildung beteiligt zu werden, da sich nur so ein volles Spektrum interessierter junger Kollegen zur Auswahl stellt. Die Weiterbildung von Gebietsärzten und Teilgebietsärzten bleibt der beste Weg zu einer eigenen Schule und zu eigenständiger Chirurgie, aber auch zu einem gewachsenen und durch Auswahl herangebildeten Stamm von Mitarbeitern.

Andererseits ist die Weiterbildung an definierte Voraussetzungen gebunden, die nicht von allen Krankenhäusern und nicht in jedem der geforderten Bereiche erfüllt werden. Die volle Weiterbildung zum Chirurgen ist damit an bestimmte Bereichsgrößen und an ein definiertes Aufkommen von Operationen geknüpft. Im Zeitalter des Computers sind Ärztekammern, beispielsweise die in Nordrhein-Westfalen, dazu übergegangen, die Zulassung zur Facharztweiterbildung von der Korrelation bestimmter Richtzahlen und den individuellen Operationsaufkommen der einzelnen ausbildenden Häuser abhängig zu machen.

Eine grundsätzliche Frage, die man sich auch in Deutschland stellt, allerdings bisher bei uns nicht mit der erforderlichen Schärfe beantwortet hat, ist die Frage, nach der für die Versorgung der Bevölkerung benötigten Zahl an chirurgischen Gebiets- und Teilgebietsärzten. Die veröffentlichten Zahlen der Kassenärztlichen Vereinigungen reichen hierfür naturgemäß nicht. In Holland sind diese Zahlen präzisiert und in die Zukunftsplanung einbezogen. Hier werden den einzelnen Institutionen zulässige Weiterbildungsquoten vorgegeben. Während auf der einen Seite in der Bundesrepublik verbindliche Zahlen fehlen und damit die eine Eckgröße Schätzungen vorbehalten bleibt, ist die zweite Eckgröße meines Wissens ebenfalls nicht definiert, nämlich die mögliche Zahl an Gebiets- und Teilgebietsärzten, die im Bereich Chirurgie tatsächlich pro Jahr weitergebildet werden können.

Von einer speziellen mehrschichtigen Problematik betroffen sind die Universitätskliniken. Hier ist die Spezialisierung am weitesten fortgeschritten und die Notwendigkeit einer geregelten Rotation zur Ausbildung bis in die oberen Funktionsstufen in besonderem Maße zwingend. Andererseits ist die Relation von Assistenten und Oberärzten zu Patienten bedeutend höher als in Krankenhäusern vergleichbarer Größe, da die Aufgaben der Lehre und der Forschung hinzukommen. Es ergibt sich somit möglicherweise eine quantitative Schwierigkeit, die für die Weiterbildung erforderlichen Gesamtzahlen an Operationsgruppen aufzubringen und eine qualitative Schwierigkeit, als die Vielzahl der Spezialitäten in der gegebenen Weiterbildungszeit von 6 Jahren für das Gebiet eine komplette Rotation schwierig macht. Nicht in meine Überlegungen einbezogen ist dabei die wissenschaftliche Tätigkeit oder ein höchst erwünschter Auslandsaufenthalt. Unter Umständen könnte dies dazu führen, daß gerade die Institutionen, die aufgrund des Zwanges zur Lehre in besonderem Maße zur Weiterbildung geeignet sind, in praxi Schwierigkeiten haben, Fachärzte heranzubilden.

Ich habe die betreffenden Größen an der von mir geleiteten Klinik in einem Zeitraum von 14 Jahren zusammengestellt und eine Analyse versucht. Die Struktur der Klinik ergibt sich aus dem folgenden Bild. In den Gesamtbereichen der Allgemein-, Thorax-, Gefäß-, Unfall- und Wiederherstellungschirurgie existiert unter einem geschäftsführenden Direktor und zwei Klinik-Direktoren ein gemeinsamer rotierender Stamm von Assistenten, Fachärzten und Oberärzten. Jeweils ein besonders qualifizierter Oberarzt ist jenseits der Rotation zur Vertretung der beiden Direktoren über einen längeren Zeitraum verpflichtet. Er nimmt jedoch im übrigen an der Rotation teil.

Das Operationsaufkommen des Jahres 1988 betrug 4816 Eingriffe ausschließlich der poliklinischen Operationen. Schlüsselt man dieses Krankengut nach dem Operationskatalog der Weiterbildungsordnung auf, so ergibt sich folgendes Bild in sieben Gruppen. Dabei habe ich den Anteil derjenigen Operationen, die für die Weiterbildung in Frage kommen, geschätzt und die mögliche Anzahl von Weiterzubildenden pro Jahr errechnet. Es ergeben sich grundsätzlich zwei Bereiche mit konkurrierenden Interessen, nämlich die Gefäß- und die Unfallchirurgie. Hier besteht außer eimem Anspruch des im Gebiet Weiterzubildenden an Beteiligung am Operationsaufkommen ein stärkerer Anspruch des in Teilgebietsausbildung Begriffenen, so daß hier möglicherweise Engpässe auftreten können. Dies ist bei dem hohen Aufkommen an Gefäßchirurgie und den geringen Erfordernissen der Gebietsweiterbildung in diesem Bereich wenig relevant. Im Bereich der Unfallchirurgie jedoch ist eine Konkurrenzsituation möglich. Diese definiert auch in wechselseitiger Beeinflussung die Zahl der im Gebiet und im Teilgebiet weiterzubildenden Ärzte und kann sich limitierend auswirken.

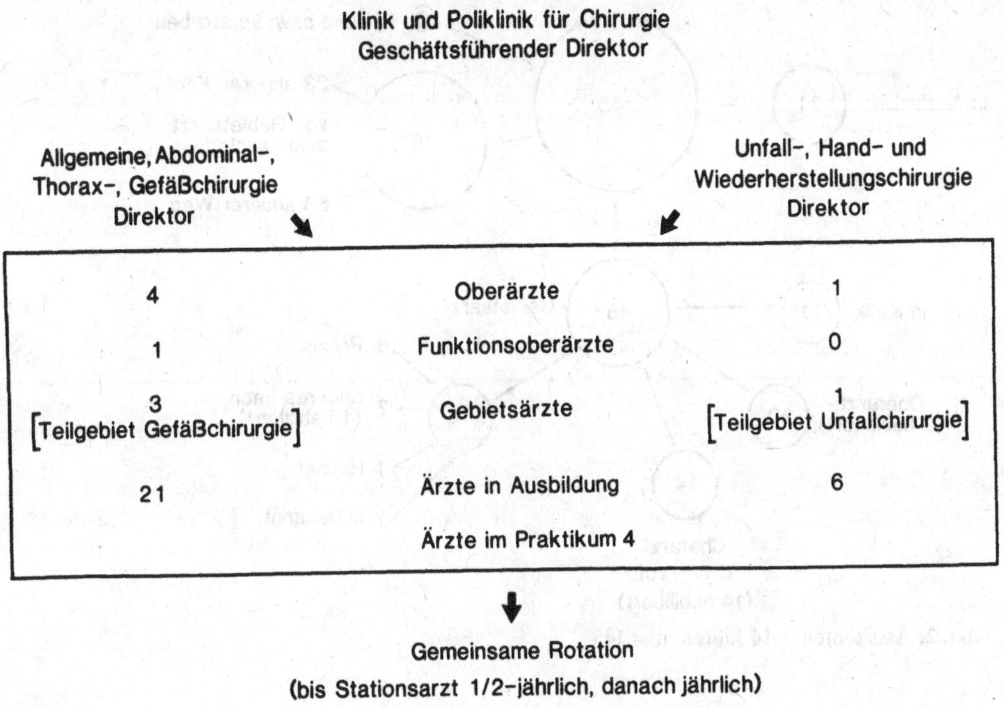

Klinik und Poliklinik für Chirurgie
Geschäftsführender Direktor

Allgemeine, Abdominal-,
Thorax-, Gefäßchirurgie
Direktor

Unfall-, Hand- und
Wiederherstellungschirurgie
Direktor

4	Oberärzte	1
1	Funktionsoberärzte	0
3 [Teilgebiet Gefäßchirurgie]	Gebietsärzte	1 [Teilgebiet Unfallchirurgie]
21	Ärzte in Ausbildung	6
	Ärzte im Praktikum 4	

Gemeinsame Rotation

(bis Stationsarzt 1/2-jährlich, danach jährlich)

Abb. 1.

Tabelle 1. Operationsverzeichnis, 4816 stationäre Eingriffe

Soll	Ist gesamt	für Gebietsärzte geeignet	möglich
Gruppe 1: Kopf, Hals 20	191	100	5
2: Brustwand, -höhle 20	270	100	5
3: Bauchwand, -höhle	1750	1000	5
größere Operationen 100			
weitere Operationen 100			
4: Stütz-, Bewegungsapparat 30	121	90	3
5: Gefäße, Nerven, Lymphsystem 20	*1046*	200	10
6: Unfallchirurgie 130	*998*	400	3
7: Plastische und Wiederherstellungschirurgie 20	120	70	3,5
8: Sonstige, z.B. Transplantation, Oesophagus- chirurgie, etc.	320	?	?

Die zweite wichtige Größe bei Betrachtung der Gesamtsitutaton ist nun die Zahl der Assistenten und Oberärzte, vor allem aber deren Flußgeschwindigkeit durch die Weiterbildung. Hierbei ergibt sich folgendes Bild: In dem genannten Zeitraum waren 145 Ärzte, die Direktoren nicht mitgerechnet, in der Klinik tätig. 76 davon sind vor Erreichen des Gebietsarztes ausgeschieden. Auf diese Größe komme ich zurück. Drei sind inzwischen im Ruhestand bzw. verstorben, 21 befinden sich z.Z. in Ausbildung, 45 haben die Weiterbildung mit dem Gebietsarzt abgeschlossen, 18 haben sich habilitiert. Von diesen Fachärzten sind 34 aus der Klinik ausgeschieden. Sechs haben eine chirurgische Praxis eröffnet, zwei sind in ein anderes Fach übergewechselt, einer ist in die Heimat zurückgekehrt, der Weg eines dieser Kollegen konnte nicht eruiert werden. Zehn sind in anderen Krankenhäusern und Kliniken Oberärzte geworden, 14 haben als Chefärzte bzw. in C4-Position eine selbständige Stellung gefunden, 11 befinden sich z.Z. in der Klinik.

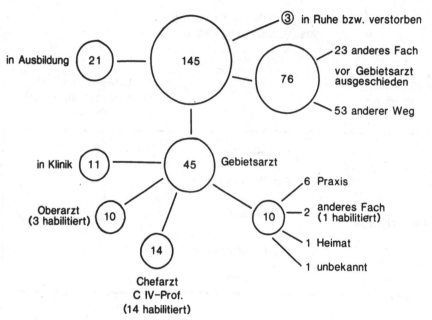

Abb. 2. Assistenten in 14 Jahren, n = 145

Lassen sie mich noch einmal auf die 76 vor Erreichen des Facharztes ausgeschiedenen Kollegen zurückkommen, denn diese Größe ist für die Gesamtbetrachtung von Bedeutung. 25 haben bei uns ein sogenanntes Gegenjahr durchlaufen, sie hatten die Absicht, eine chirurgische Basis für ihre Weiterbildung in einem anderen Fach zu schaffen. 53 haben uns verlassen, obwohl sie primär das Ziel hatten, Chirurgen zu werden. Sie haben dies andernorts verwirklicht oder aufgegeben. Einem Teil von ihnen hat es bei uns nicht gefallen. Von der Mehrzahl haben wir uns getrennt.

Insgesamt waren in dem genannten Zeitraum an unserer Klinik 45 Fachärzte. 39 von ihnen haben die Gebietsbezeichnung in den genannten 14 Jahren erreicht. Um an dieses Ziel zu gelangen, mußten sie im Durchschnitt 7,2 Jahre investieren. Die Überschreitung der Regelgröße hängt nicht zuletzt mit der Tatsache zusammen, daß die bereichsbezogenen 10 Rotationsgebiete in 4 ein Verweilen von einer, in 4 von je ½ und in 4 weiteren von zwei Rotationsperioden erlauben. Da auf Intensivstation im Schichtdienst gearbeitet werden muß, sind in diesem Bereich mehrfache Rotationsperioden unumgänglich.

Aus den genannten Zahlen ergibt sich, daß wir im Jahr 2,7 Gebietsärzte für Chirurgie weiterbilden. Korreliert man diese Größe zum Operationsgut, so zeigt sich auch bei vorsichtiger Schätzung der für die Weiterbildung geeigneten Operationszahlen, daß diese Größe unter der möglichen von 3 liegt. Ohne im einzelnen aus Zeitgründen näher darauf einzugehen, sei vergleichsweise gesagt, daß die im gleichen Zeitraum erworbenen Teilgebietsbezeichnungen pro Jahr 0,7 für Gefäßchirurgie un 0,8 für Unfallchirurgie betrugen. Einer der Kollegen hat in der genannten Zeit die Teilgebietsbezeichnung Kinderchirurg erworben.

Betrachten wir die genannten Zahlen in einer Zusammenschau, so zeigt sich, daß 27% unserer Assistenten im genannten Zeitraum Gebietsärzte wurden, daß sich 12% in diesem Zeitraum habilitierten, daß 10% aller selbständige Positionen erreichten und 14,5% in Ausbildung sind.

Ich möchte diese Übersicht nicht beenden, ohne einen abschließenden kritischen Kommentar:

Die Organisation der Weiterbildung Chirurgie ist nicht problemfrei. So fehlt vor allem eine bundeseinheitliche Richtgröße für die Zahl der auszubildenden Gebietsärzte.

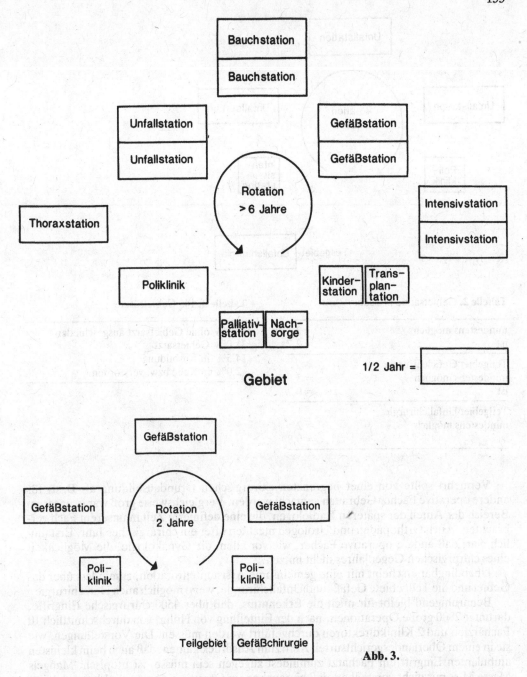

Abb. 3.

Wenig nützlich ist es, Weiterzubildende sozusagen unterwegs zu verlieren. Doch bleibt für mich die Frage offen, wie die Anfangsauswahl von jungen Ärzten für die Weiterbildung zum Chirurgen besser gestaltet werden kann. Während ich zunächst alleine die Vorstellungsgespräche führte und Entscheidungen traf, habe ich dann wechselnd Oberärzte hinzugezogen. Seit zwei Jahren wählen die beiden Direktoren der Klinik die Bewerber aus. Die Beurteilung nach dem Auswahlgespräch ist so gut wie nie diskrepant, die Selektion mit weniger als 5% der Bewerber außerordentlich hoch. Dennoch ist es beunruhigend, daß 36% der Weiterbildungsanfänger ihr ursprüngliches Ziel nicht erreichen.

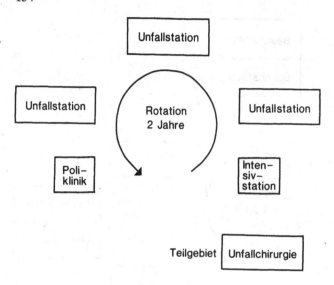

Tabelle 2. Gebietsärzte pro Jahr	
mindestens möglich	= 3
ist	= 2,7
Teilgebiet Gefäßchirurgie	
mindestens möglich	= 3
ist	= 0,7
Teilgebiet Unfallchirurgie	
mindestens möglich	= 2
ist	= 0,8

Tabelle 3. 145 Gebietsärzte	
52,5%	ohne Gebietsarzt ausgeschieden
31,0%	Gebietsarzt
14,5%	in Ausbildung
2,0%	in Ruhe bzw. verstorben

Vermehrt sollte von einer begrenzten chirurgischen Grundausbildung als Basis für andere operative Fächer Gebrauch gemacht werden. Vergleichsweise groß war in unserem Bereich der Anteil der späteren Radiologen, die eine definierte Zeit in unserem Fach verbrachten. Auch Orthopäden und Urologen machten öfter ein chirurgisches Jahr. Erstaunlich war, daß andere operative Fächer, wie vor allem die Gynäkologie, die Möglichkeit eines chirurgischen Gegenjahres nicht nutzen.

Unabdingbar erscheint mir eine gemeinsame Assistentenrotation, zumindest über das Gebiet und die Teilgebiete Gefäß- und Unfallchirurgie, wenn möglich auch Herzchirurgie.

Beunruhigend bleibt für mich die Erkenntnis, daß über 4500 chirurgische Eingriffe, darunter 2800 große Operationen, nach der Einteilung von Höhn, von durchschnittlich 10 Fachärzten und 2 Klinikdirektoren durchgeführt werden müssen. Die Vorstellungen, wie sie in einem Oberlandesgerichtsurteil Köln zum Ausdruck kamen, daß auch beim kleinsten ambulanten Eingriff ein Facharzt zumindest zugegen sein müsse, ist utopisch. Mangels Masse ist es mir nicht vorstellbar, daß hieraus gar ein Organisationsverschulden abgeleitet werden könnte. Die bis vor kurzem und noch immer geübte Vertragspraxis in Nordrhein-Westfalen ist in einem Fach mit so langen Weiterbildungszeiten wie der Chirurgie und ihren Teilgebieten nicht adäquat. Wenn Ärzte spätestens nach 10 Jahren und höchstens nach 3–4 Jahren Tätigkeit als Facharzt, 2–3 Jahren als Teilgebietsarzt, die Institution verlassen müssen, wenn sie bis dahin nicht habilitiert sind, ist ein qualitatives und rechtlich relevantes Versorgungsproblem gegeben, das der Lösung harrt.

Weiterbildung in der Chirurgie ist eine ständige und in höchstem Maße verantwortungsvolle Aufgabe. Ausblickend warte ich mit Interesse, ja mit Spannung und nicht ganz ohne Sorge auf Entwicklungen, die uns ab 1992 in diesem Bereich der gemeinsame Markt bringen wird.

30. Weiterbildung in einem Departmentsystem (MHH)

H. Tscherne und J. Jähne

Unfallchirurgische Klinik, Medizinische Hochschule Hannover, Konstanty-Gutschow-Str. 8, D-3000 Hannover 61

Surgical Training in a Department (Medical School Hannover)

Summary. Among 100 surgical trainees (1/89; chief residents: n = 24) 34 finished their program (median age: 34.5 Y) after a mean of 6.3 years. During the program the trainees rotated in at least three different clinics and performed the required number of operations. Since 50% of the trainees are in the first 3 years of training 63.8% of all operations are currently performed by chief residents. This allows only three operations/month/trainee. Until 1988 the concept of qualified surgical training in a department was ensured. Due to an increase in trainees (+36%) the training will be prolonged in the near future.

Key words: Department − Surgical Training − Prolongation of Training

Zusammenfassung. Unter 100 Assistenten (1/89; Oberärzte: n = 24) sind 34 Fachärzte, die nach durchschnittlich 6,3 Jahren (mittl. Alter: 34,5 Jahre) die Weiterbildung beendet haben. Im Schnitt wurden dabei 3 Rotationen in den verschiedenen Kliniken absolviert. Der Operationskatalog wurde voll erfüllt. Da sich 50% der Assistenten in den ersten 3 Ausbildungsjahren befinden, werden z.Z. 63,8% der Operationen von Oberärzten durchgeführt, auf jeden Assistenten entfallen 3 Op's/Monat. Bis 1988 konnte im Department Chirurgie der MHH eine qualifizierte Ausbildung gewährleistet werden. Durch Zunahme der Assistenten wird sich die Weiterbildung verlängern.

Schlüsselwörter: Department − chirurgische Weiterbildung − Verlängerung der Ausbildungszeiten

Ziel des 1968 gegründeten Department Chirurgie (heute: Zentrum Chirurgie) der Medizinischen Hochschule (MHH) war es, durch planmäßige Rotationen in den verschiedenen Kliniken zeitgerecht eine umfassende chirurgische Ausbildung zu gewährleisten. Dadurch sollte die Weiterbildung, wie vor kurzem noch konstatiert, nicht zu einer zufälligen Angelegenheit werden [2]. Auch wenn heute die fachliche Gliederung der Chirurgie im Sinne eines Department − oder Zentrumsystems oder ähnlicher Organisationsformen an der Mehrzahl der medizinischen Fakultäten der Bundesrepublik Deutschland institutionalisiert ist, wurde der damals geschaffenen neuartigen Klinikstruktur sehr viel Mißtrauen entgegen gebracht. Durch die Schaffung von Departments wurde die traditionelle Großklinik in überschaubare Bereiche aufgegliedert, ohne daß ein vielleicht zu befürchtender „Hang zur Abgrenzung und Einfriedung des eigenen Terrains" [5] erfolgte.

156

Allgemeine Betrachtungen

Das Zentrum Chirurgie der MHH setzt sich aus sieben selbständigen Kliniken zusammen, bestehend aus Herz-, Thorax- und Gefäß-, Abdominal- und Transplantations- sowie Unfallchirurgie und Urologie im Zentralklinikum der MHH sowie drei weiteren, der MHH unmittelbar angegliederten Kliniken (Allgemein-, Hand-, Plastische- und Wiederherstellungschirurgie im Oststadt-Krankenhaus, Orthopädie im Annastift). Die Abteilungen werden von jeweils einem in Krankenversorgung und Forschung selbständigen ordentlichen Professor C4 geleitet.

Der Zentrumsvorstand setzt sich aus den Klinikdirektoren, zwei gewählten Assistentenvertretern und zwei Vertretern des nichtwissenschaftlichen Personals zusammen. Der geschäftsführende Direktor wird alle zwei Jahre gewählt, wobei die Geschäftsführung seit 21 Jahren Herrn Prof. Dr. Borst (Klinik für Herz-, Thorax- und Gefäßchirurgie) obliegt.

Obwohl die Weiterbildung zum Chirurgen in der Weiterbildungsordnung geregelt und schriftlich fixiert ist [3], wird kein eigentliches Trainingsprogramm vorgeschrieben, sondern lediglich der Inhalt der Weiterbildung in groben Zügen skizziert. Bei der Schaffung des Departments Chirurgie im Jahre 1968 wurde davon ausgegangen, daß die einzelnen chirurgischen Kliniken entsprechend ihrer Bedeutung für die Facharztanerkennung zur Weiterbildung der Assistenten beitragen und diese nach einem Rotationssystem erfolgen müßte [1]. Eine sog. Weiterbildungskommission berät und beschließt den Einsatz der einzelnen Assistenten während der Rotation. Diese Tatsache stellt keine Selbstverständlichkeit dar, da selbst an vielen Universitätkliniken aufgrund organisatorischer Schwierigkeiten kein geregelter Austausch der Assistenten zwischen den einzelnen Abteilungen besteht [5]. Der Weiterbildungskommission des Zentrums Chirurgie der MHH gehören alle Klinikdirektoren sowie ein gewählter Oberarzt und Assistentenvertreter jeder Klinik an. Sie entscheiden über Einstellung, Einsatz und Verantwortung des einzelnen Assistenten im Rotationsprozeß. Jeder Neubewerber muß sich dieser Kommission stellen, nachdem die einzelnen Kliniken schon eine Vorauswahl getroffen haben.

Überblick 1985–1988

Grundparameter der Leistungsfähigkeit einer Weiterbildungsstätte sind die Anzahl der Krankenbetten, die Liegezeit der Patienten, die Fächerung der Abteilung, die Operationsfrequenzen sowie der ärztliche Stellenplan. Die folgenden Zahlen des Zentrums Chirurgie der MHH beziehen sich dabei im wesentlichen auf die Stammkliniken im Zentralklinikum, nämlich die Herz-, Thorax- und Gefäßchirurgie (HTG), die Abdominal- und Transplantationschirurgie (ABD) und die Unfallchirurgie (UCH), da nur die Assistenten dieser Abteilungen nahezu voll an der Rotation teilgenommen haben. Partiell wurden jedoch in diese Auswertung auch Zahlen der Abteilung Hand-, Plastische- und Wiederherstellungchirurgie aufgenommen.

Das Zentrum Chirurgie verfügt zusammen über 634 Betten, wobei auf die drei Stammkliniken 309 Betten entfallen (HTG: 87 Betten; ABD: 110 Betten; UCH: 112 Betten). Die durchschnittliche Belegung dieser drei Kliniken im Jahre 1988 (Mitternachtsstatistik) betrug 80,6%. Dies entspricht bei z.Zt. 85 Assistenten dieser drei Kliniken einem Arzt-Patientenverhältnis von 0,35 Arztstellen pro belegtes Bett. Die durchschnittliche Verweildauer der Patienten in der Klinik betrug für die drei Abteilungen 8,9 Tage.

Bei einer Gesamtzahl von 7360 operativen Eingriffen des Jahres 1988 wurden von der Herz-, Thorax- und Gefäßchirurgie 1966, von der Abdominalchirurgie 2505 und von der Unfallchirurgie 2889 Operationen durchgeführt.

Der bei Gründung des Departments erstellte Rotationsplan [1] sah eine Rotation von vier Einheiten à sechs Monaten in den einzelnen Stammkliniken sowie zwei bis drei Rotationsperioden in den beiden anderen Kliniken vor (Tabelle 1). Dazu kamen zwei bis drei weitere Perioden in den Funktionsbereichen wie z.B. Poliklinik, Intensivstation oder Forschung. Die genaue Aufschlüsselung der Ausbildungszeiträume der Fachärzte

Tabelle 1. Rotationsplan des Zentrums Chirurgie der Medizinischen Hochschule Hannover

	UCH	ABD	HTG
Unfallchirurgie	4	2	1−2
Abdominalchirurgie	3	4	2−3
Herz-Thorax-Gefäße	2	2	4
Funktionen (Poliklinik/Intensiv/Forschung)	2−3	2−3	2−3
Sonstiges (Kinder/Hand)	0−1	0−1	0−1

Tabelle 2. Tatsächliche Rotationen der Fachärzte (Stand 12/1988) während der chirurgischen Weiterbildung. Bei der Gesamtsumme der Rotationen sind unterschiedliche Weiterbildungszeiten vor Eintritt in das Zentrum Chirurgie bzw. verzögerte Beantragung der Facharztanerkennung nicht berücksichtigt

	UCH	ABD	HTG	Zentrum Chirurgie
Unfallchirurgie	5,7	3,3	1,6	3,5
Abdominalchirurgie	2,6	6,0	2,0	3,5
Herz-Thorax Gefäße	2,0	3,0	6,0	3,6
Intensiv	0,9	1,6	0,6	1,0
Kinder	0,1	0,4	−	0,2
Hand-Plastische Wiederherstellung	0,1	−	−	0,03
Ausland	−	−	1,0	0,3
Gesamt	11,4	14,3	11,2	12,13

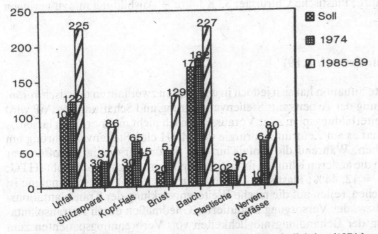

Abb. 1. Vergleich der Operationszahlen zweier Facharztkollektive (1974 bzw. 1985−1988) mit den geforderten OP-Zahlen

(1978−1988) zeigt, daß dieses ursprüngliche Konzept voll erfüllt werden konnte (Tabelle 2), wobei allerdings der Funktionsbereich „Poliklinik" aufgrund von Strukturveränderungen in den einzelnen Kliniken (z.B. Teamsystem in der UCH und ABD) wieder partiell zurückverlagert wurde. Ein weiterer wesentlicher Parameter für die Qualität der chirurgischen Weiterbildung stellt darüberhinaus die Zahl der während der Ausbildung selbständig durchgeführten Operationen dar. In Abb. 1 sind die Operationszahlen der Fachärzte der Jahre 1974 sowie 1985 bis 1988 dargestellt. Das in der Weiterbildungsordnung vorgeschriebene Soll wurde von beiden Kollektiven, besonders jedoch in der zweiten Hälfte der acht-

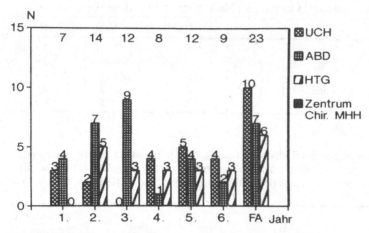

Abb. 2. Weiterbildungsabschnitt der Assistenten am Zentrum Chirurgie (Stand 1/1989) unter besonderer Berücksichtigung der einzelnen Kliniken; oben angegeben die Gesamtzahl der Assistenten des Zentrums pro Ausbildungsjahr

ziger Jahre, mehr als erfüllt. Wie schon die Rotationszahlen belegen, konnte die Gesamtzeit der Weiterbildung mehrheitlich innerhalb der vorgeschriebenen Mindestzeiten erbracht werden; bis zur Facharztanerkennung benötigten die Assistenten zwischen 1985 und 1988 in der HTG und UCH je 6,3 Jahre, in der ABD 6 Jahre. Das Alter bei der Facharztanerkennung lag im Durchschnitt bei 34,5 Jahren (UCH: 34,3 Jahre; ABD: 35,0 Jahre; HTG: 34,3 Jahre; Plastische Chirurgie: 33,8 Jahre – Ausbildung nur zu geringen Teilen an der MHH).

Aktuelle Bestandsaufnahme (1. 1. 89)

Die bisher dargestellte Situation hat sich jedoch in den letzten zwei Jahren drastisch verändert. Durch Verkürzung der Arbeitszeit, Stellenvermehrung und Schaffung des AiP wird sich der bisherige Weiterbildungsplan aller Voraussicht nach nicht mehr erfüllen lassen.

Bis zum 1. 1. 89 hat es am Zentrum Chirurgie der MHH eine Stellenvermehrung um 36% (n = 29) gegeben. Während die Unfallchirurgie davon nur wenig betroffen war (n = 2, 6,5%), haben die anderen Kliniken ihren Stellenplan um bis zu 53% erhöht (HTG: n = 7,41%; ABD: n = 12, 44%; Plastische Chirurgie: n = 8, 53%). Diese Zunahme ist sicherlich in wesentlichen Teilen auf die rasche Weiterentwicklung der Transplantationschirurgie zum einen bzw. der Versorgung amputierter Gliedmaßen durch Retransplantation und Erweiterung der Behandlungsmöglichkeiten von Verbrennungspatienten zum anderen erklärbar.

Bedingt durch die Erhöhung des Stellenplanes hat es bei den in der Ausbildung befindlichen Assistenten eine deutliche Verschiebung zu relativ jungen Assistenten gegeben, die besonders die Abdominalchirurgie betrifft, während die Unfallchirurgie eine gleichmäßige Verteilung mit der höchsten Zahl an Fachärzten aufweist (Abb. 2). Von den 100 Assistenten und Oberärzten (ABD: n = 34; UCH: n = 28; HTG: n = 23; Plastische Chirurgie: n = 15) sind rund ein Drittel Fachärzte (UCH: n = 10, ABD: n = 7; HTG: n = 6; Plastische Chirurgie: n = 11), wobei sechs Unfallchirurgen (60% der Fachärzte), ein Abdominalchirurg (14% der Fachärzte), fünf Kardiovaskular-Chirurgen (83% der Fachärzte) und vier Plastische Chirurgen (36% der Fachärzte) eine Teilgebietsbezeichnung führen. Parallel mit der Stellenvermehrung hat eine Wandlung des operativen Spektrums stattgefunden. Es überwiegen derzeit die großen Eingriffe auf dem Gebiet der onkologischen Chirurgie sowie der Transplantation, daneben auf dem Gebiet der Unfallchirurgie die operative Ver-

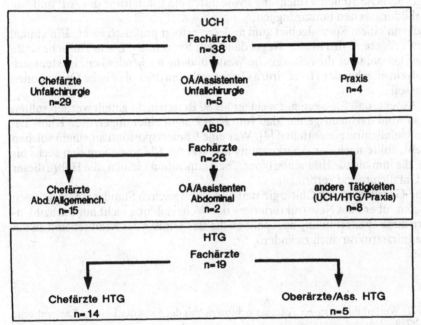

UCH   n=501 ⟨ OÅ + FÅ   ≙ 62.5%
                Ass.   ≙ 37.5%

Abd. n=602 ⟨ OÅ   ≙ 61.0%
                Ass.   ≙ 39.0%

HTG   n=362 ⟨ OÅ   ≙ 68.0%
                Ass   ≙ 32.0%

UCH 187/19 ≙   pro Assistent 10 OP's/3 Mo

Abd. 236/24 ≙   pro Assistent 10 OP's/3 Mo

HTG 116/16 ≙   pro Assistent 7 OP's/3 Mo

Abb. 3. Operationsfrequenzen der Oberärzte/Fachärzte und Assistenten während eines dreimonatigen Zeitraumes (1. 1. 87–31. 3. 87)

UCH
Fachärzte
n=38

Chefärzte   OÅ/Assistenten   Praxis
Unfallchirurgie   Unfallchirurgie   n=4
n=29   n=5

ABD
Fachärzte
n=26

Chefärzte   OÅ/Assistenten   andere Tätigkeiten
Abd./Allgemeinch.   Abdominal   (UCH/HTG/Praxis)
n=15   n=2   n=8

HTG
Fachärzte
n=19

Chefärzte HTG   Oberärzte/Ass. HTG
n=14   n=5

Abb. 4. Beruflicher Werdegang der Assistenten (1968–1989) des Zentrums Chirurgie der Medizinischen Hochschule Hannover. Auffallend ist die „Fachtreue" innerhalb der Teilgebiete

sorgung polytraumatisierter Patienten und die Wirbelsäulen- und Beckenchirurgie. Beide Phänomene führen dazu, daß z.Z. über 60% der Eingriffe von den Klinikleitern bzw. den Oberärzten durchgeführt werden. Umgekehrt können somit in den einzelnen Kliniken nur etwa sieben bis zehn Operationen in drei Monaten pro Assistent durchgeführt werden, eine Zahl, die erheblich niedriger als in den ersten 18 Jahren des Bestehens des Zentrums Chirurgie ist (Abb. 3).

Im Hinblick auf künftige Strukturplanungen erscheint es unabdingbar, den beruflichen Werdegang der am Zentrum Chirurgie der MHH ausgebildeten Fachärzte zu analysieren (Abb. 4). So sind alle Fachärzte der Kardiovaskular-Chirurgie ihrem Fach treu geblieben, 14 davon als Chefärzte. Gleiches gilt analog für die Abdominalchirurgie, wobei hier jedoch sechs Kollegen andere Tätigkeiten ausüben. Von den 38 unfallchirurgischen Fachärzten sind ebenfalls alle in der Unfallchirurgie tätig, 29 davon als Chefärzte. Darüberhinaus haben weitere fünf Chirurgen an der MHH ihre Zusatzbezeichnung „Unfallchirurgie" erworben, acht Orthopäden und fünf Allgemeinmediziner haben einen Teil ihrer Weiterbildung in der Unfallchirurgie absolviert.

Die Ausbildungsdauer bis zur Übernahme einer leitenden Position als Ordinarius oder Chefarzt betrug bei ausschließlicher Weiterbildung an der MHH für die Unfallchirurgie 13,2, für die Abdominalchirurgie 13,6 und für die Herzchirurgie 12,5 Jahre.

Schlußbetrachtungen

1. Ein Department-Zentrumsystem kann einem angehenden Chirurgen eine Weiterbildung bieten, die der Weiterbildungsordnung hinsichtlich der breiten Fächerung in allen Spezialgebieten der Chirurgie voll entspricht. Er wird von kompetenten Chirurgen und akademischen Lehrern weitergebildet.
2. Die Weiterbildungszeiten können künftig nicht mehr garantiert werden. Ob dadurch auch die erforderliche Kontinuität nicht gewährt werden kann [3], muß die Zukunft zeigen. Durch Verkürzung der Arbeitszeit, Einführung des Schichtdienstes und die dadurch erforderliche Stellenvermehrung sowie durch die Einführung des AiP sind längere Weiterbildungszeiten unumgänglich.
3. Ein Wechsel von einem Spezialgebiet zum anderen erfolgt praktisch nicht. Ein einmal angestrebtes Teilgebiet wird in aller Regel dauerhaft fortgeführt. Diese Tatsache sollte Veranlassung geben, über die chirurgische Weiterbildung nachzudenken. Es stellt sich die Frage, ob ein angehender Herzchirurg Osteosynthesen oder plastische Operationen durchführen soll.
4. Unter dem Aspekt, daß Kliniken mit weniger als 80 Betten nicht geteilt werden sollten [5], muß man wohl davon ausgehen, daß vom Krankengut einer ungeteilten Klinik ca. 50% auf die Unfallchirurgie entfallen [4]. Wer eine Chefarztposition an einem solchen Haus anstrebt, sollte nach der Anerkennung als Arzt für Chirurgie von den sechs bis acht Jahren, die ihm bis zur Erlangung einer Chefarztposition bleiben, die Hälfte dieser Zeit in der Unfallchirurgie verbringen.
5. Die deutsche Gesellschaft für Chirurgie und alle chirurgischen Standesorganisationen sind aufgerufen, über eine Neustrukturierung der Weiterbildung nicht nur nachzudenken, sondern diese Weiterbildung angepaßt an die Bedürfnisse der Kranken und an die chirurgische Infrastruktur auch zu ändern.

Literatur

1. Borst HG (1972) Weiterbildung in der Allgemeinchirurgie aus der Sicht des Leiters. Langenbecks Arch Chir 332:739–744
2. Hempel K (1986) Strukturelle Entwicklung in der Chirurgie. Vortrag Norddeutsche Chirurgenkonferenz, Neumünster, 22. 2. 1986
3. Hempel K (1987) Chancen des chirurgischen Nachwuchses. Informationen des Berufsverbandes der Deutschen Chirurgen. Nr. 5:66–68
4. Hempel K (1989) Ist-Zustand der Chirurgie 1986/87. Vortrag Symposium „Quo Vadis Chirurgia", München, 20./21. 1. 1989
5. Siewert JR (1986) Für eine chirurgische Kernklinik. Informationen des Berufsverbandes der Deutschen Chirurgen. Nr. 12:159–161

31. Weiterbildung und Fortbildung in der DDR

R. Reding

Klinik für Chirurgie der Wilhelm-Pieck-Universität, Leninallee 35, DDR-Rostock 2500

Specialization and Further Qualification in the GDR

Summary. The surgical residency in the GDR is regulated by a degree of specialization. The training lasts 5 years. The acknowledgment as a surgeon (in german: Facharzt für Chirurgie) requires a successful passed examination. Besides of the theoretical knowledge great importance is attached to the practical training, whereby a minimum of operations in routine general surgery is necessary. The training is realized in surgical departments and hospitals under guidance of an experienced surgeon. Since not all of the surgical departments are accepted to carry through the entire residency, residents have to get parts of there training at big hospitals. The further training of the approved surgeons is organized by the Academy for Medical Education and is realized decentrally

Key words: Residency in GDR – Duration of Specialization – List of Requirements

Zusammenfassung. Die Weiterbildung zum Facharzt für Chirurgie ist in der DDR durch eine Facharztordnung gesetzlich geregelt. Die Weiterbildungszeit beträgt 5 Jahre. Die Anerkennung als Facharzt für Chirurgie erfolgt nach erfolgreich bestandenem Kolloquium. Neben theoretischen Kenntnissen wird besonderer Wert auf die praktische Ausbildung gelegt, wobei im Facharztkatalog eine Mindestanzahl von Operationen in der Routinechirurgie notwendig ist. Die Weiterbildung erfolgt in den stationären Einrichtungen unter Anleitung des Weiterbildungsleiters. Nicht alle chirurgischen Einrichtungen sind für die volle Weiterbildung zugelassen, so daß der Einsatz der Facharztkandidaten in großen Kliniken erfolgt. Die Fortbildung der Fachärzte wird von der Akademie für Ärztliche Fortbildung organisiert und dezentralisiert verwirklicht.

Schlüsselwörter: Facharztweiterbildung in der DDR – Dauer der Ausbildung – Anforderungskatalog

32. Weiterbildung aus der Sicht des jungen Chirurgen

M. Edelmann

Chir. Univ.-Klinik, Krankenhaus Merheim, Ostmerheimer Str. 100, D-5000 Köln 91

Residency Training: The Young Surgeon's Point of View

Summary. Acquired operation skills suffer due to the gap filling gathering of surgical experiences in the operating room. The up to date passing on of information to surgical housemen can be improved by replacing it in part by training programs. The proposed dynamic program of an operation syllabus helps to achieve a better surgical education of housemen. Research programs should be installed as a part of surgical training. Due to the extend of their surgical duties and extra lectures housemen need a new syllabus regulation that meets the requirements stated above.

Key words: Training Programs − Operation Syllabus − Residency Training

Zusammenfassung. Der Erwerb operativer Fähigkeiten leidet durch sich verschlechternde Randbedingungen chirurgischer Weiterbildung. Zur effektiveren Vermittlung operativer Kenntnisse wird der teilweise Ersatz von Operationsassistenzen durch Trainingsprogramme vorgeschlagen. Eine Dynamisierung des Operationskataloges durch Orientierung an der statistischen Häufigkeit von Eingriffen erscheint geboten. Der zunehmenden Bedeutung klinischer Forschung soll durch Schaffung von Forschungstagen und -wochen als Teil der Weiterbildung Rechnung getragen werden. Der verordnete Freizeitausgleich für Bereitschaftsdienste behindert Kliniksbetrieb und Weiterbildung. Eine Neuregelung ist dringend erforderlich.

Schlüsselwörter: Trainingsprogramme − Operationskatalog − Weiterbildung − Freizeitausgleich

Als ein in stetiger Weiterentwicklung befindlicher Wissenszweig ist die Medizin und damit auch die Chirurgie Neuerungen und Veränderungen ausgesetzt, denen sie sich stellen muß. Der Fortschritt in der Chirurgie läßt ständig verbesserte, kostenintensivere Behandlungsmethoden und neue Operationstechniken entstehen. Veränderte gesellschaftspolitische Strömungen und eine Erschöpfung der finanziellen Ressourcen gestalten die Rahmenbedingungen, innerhalb derer die Weiterbildung zum Chirurgen erfolgen muß.

Der Abbau von bezahlten Überstunden, der Wegfall von Bereitschaftsdienstvergütung durch Umwandlung in Freizeitausgleich und ein schlechteres Anfangsgehalt als Folge eines enger werdenden finanziellen Spielraums betreffen den chirurgischen Assistenzarzt direkt. Seitens der Kostenträger und der Verwaltung wird die Leistungs- und Effizienzkontrolle ärztlichen Handelns beständig gesteigert. Dies schlägt sich nieder in einer Flut von neuen Formularen, Notwendigkeitsbescheinigungen, Verlängerungsanträgen und Leistungsstatistiken, deren Bearbeitung in den assistenzärztlichen Tätigkeitsbereich fällt.

Neben der durch zunehmend informierte und kritische Patienten zeitaufwendigeren Patientenbetreuung stellt die Patientenverwaltung damit einen überproportional wachsenden Aufgabenbereich des chirurgischen Assistenten dar. Je nach Struktur der ausbildenden Klinik fallen zusätzliche Tätigkeiten im Notarztwesen, der Ausbildung von Studenten im praktischen Jahr, Ärzten im Praktikum und der Schwesternausbildung an.

Damit droht der Kern der chirurgischen Weiterbildung, die Vermittlung operativer Fähigkeiten und Strategien in den Hintergrund zu geraten. Eine Straffung und Neugliederung der Vermittlung und des Erwerbes operativer Fähigkeiten erscheint dringend geboten.

Operative Techniken werden bisher in der Praxis fast ausschließlich durch Operationsassistenzen vermittelt. Neben unbestreitbaren Vorteilen bringt ein derartiges Konzept zahlreiche Nachteile mit sich. Bei der Operationsassistenz kann das Erlernen einzelner Operationsschritte nur im Rahmen des gesamten Operationsablaufes ohne die Möglichkeit einer Wiederholung erfolgen. Gezieltes Training von Einzelschritten, gegebenenfalls deren Wiederholung, ist nicht möglich. Im Interesse einer kurzen Operationsdauer wird rasch gearbeitet; die zur detaillierten Anleitung erforderliche Zeit ist oft nicht vorhanden.

Bei unvorhergesehenen, krisenhaften Wendungen des Operationsablaufes ist die emotionale Belastung des Operationsteams hoch. Dies steht einer sachlich-ruhigen Erläuterung von Einzeltechniken entgegen. Der Einsatz unterschiedlicher Techniken erfolgt situationsbedingt, ist nur begrenzt vorhersehbar und kann damit nicht in ein Ausbildungskonzept einbezogen werden. Die Analyse einzelner Operationsschritte und deren Bedeutung für den Operationserfolg ist durch den Zwang zum raschen Arbeiten intraoperativ nicht möglich. Im Interesse des Patienten besteht Erfolgszwang für jeden Operationsschritt, der das Umsetzen neuer Techniken durch den Asistenten oft nicht ermöglicht.

Daß die Vermittlung operativer Techniken anders und zeitgemäßer erfolgen kann, zeigen chirurgische Trainingsprogramme, wie sie beispielswiese in den Vereinigten Staaten seit einiger Zeit Verwendung finden [1].

Zu Beginn eines Trainingsprogramms werden die psychomotorischen Fähigkeiten des teilnehmenden Assistenten ermittelt, damit eventuelle Schwächen gezielt angegangen werden können. Die aufgrund einer Analyse von Operationsabläufen ermittelten Einzelschritte eines operativen Vorgehens werden isoliert trainiert. Der Zeitrahmen ist dabei frei wählbar, ein streßfreies Arbeiten am Operationsmodell − Tier oder Gewebematerial − ermöglicht eine effiziente Vermittlung von Einzeltechniken.

Dies kommt einem systematischen, geplanten Aufbau operativer Techniken entgegen und ermöglicht eine schrittweise Synthese des gesamten Operationsablaufes. Der Einsatz moderner Trainingsmethoden einschließlich der Eigenkontrolle durch Videoaufzeichnungen bietet sich an und findet anderswo bereits erfolgreich Anwendung. Statt eines sofortigen Erfolgszwanges mit der Gefahr des Versagens, wie er intraoperativ stets gegeben ist, wird im Trainingsprogramm eine Wiederholung des Operationsschrittes bis zur erfolgreichen Ausführung durch den Assistenten ermöglicht. Schließlich kommt es einer Vereinheitlichung der chirurgischen Ausbildung sehr entgegen, wenn Inhalt und Rahmenbedingungen derartiger chirurgischer Trainingsprogramme durch die verantwortlichen Gremien festgelegt und deren Durchführung überwacht werden.

Ein vordringliches Ziel bei der Weiterbildung zum Chirurgen ist für den Assistenzarzt die Erfüllung des Operationskataloges. Er entsteht bisher durch Festlegung. Dies ermöglicht eine Steuerung der Weiterbildungsinhalte seitens der zuständigen Ausschüsse. Ein gravierender Nachteil ist die regelhaft auftretende Diskrepanz zwischen vorgegebener Operationszahl gemäß Weiterbildungsordnung und tatsächlichem Operationsaufkommen im Patientengut bei den einzelnen Operationstechniken [2].

Die Auswirkungen auf die Praxis der Weiterbildung sind zahlreich. Allen bekannt ist die Jagd der Assistenten auf seltene Operationen. Die Gefahr einer mangelnden Berücksichtigung neuer Operationsmethoden ist stets gegeben. Bei einer Festlegung über mehrere Jahre kann auf Veränderungen chirurgischer Praxis nur unzureichend reagiert werden. Lücken im operativen Spektrum des angehenden Chirurgen sind die Folge. Dies kann keine wünschenswerte Entwicklung sein.

Wäre es demgegenüber nicht besser, Art und Häufigkeit der im Operationskatalog genannten Operationen an jährlich ermittelte tatsächliche Operationshäufigkeiten in deutschen chirurgischen Kliniken anzupassen? Ein intensiveres Training wichtiger, weil häufiger Operationen wäre damit gewährleistet. Der Operationskatalog könnte rasch an sich verändernde Operationstechniken angepaßt werden und wäre durch die ständige Aktualisierung des Operationsspektrums zukunftsorientiert. Damit würde die Vorbereitung auf eine eigenständige operative Tätigkeit optimiert. Notwendige Voraussetzung ist hierzu allerdings eine zentrale Statistik der tatsächlichen Operationshäufigkeiten, die noch zu schaffen wäre. In Kliniken, die ein stark vom Durchschnitt abweichendes Operationsspektrum aufweisen, sollte dann keine Weiterbildung mehr möglich sein.

Der Assistent in der chirurgischen Weiterbildung muß sich frühzeitig mit seinem beruflichen Werdegang nach der Weiterbildungszeit befassen. Eckdaten der sich stetig verschlechternden Berufsaussichten des Facharztes für Chirurgie sind die nicht beeinflußbaren, gleichbleibenden Patientenzahlen, die eine Stellenvermehrung nicht erwarten lassen und die ständig wachsende Zahl der aus den Universitäten nachdrängenden Mediziner. Eine erfolgreiche Gestaltung des beruflichen Werdegangs erscheint deshalb nur über den Erwerb von zusätzlichen Qualifikationen und Kenntnissen jenseits der Weiterbildung zum Facharzt möglich [3].

Der Erwerb von Teilgebietsbezeichnungen ist eine häufig genutzte Möglichkeit, den „Marktwert" zu erhöhen. Für den Erwerb einer Teilgebietsbezeichnung spricht, daß sie nach der Weiterbildungszeit erfolgt, und daß die hierzu nötige Ausbildung im Rahmen der Berufstätigkeit als Facharzt für Chirurgie im entsprechenden Arbeitsverhältnis geschieht. Das so zu erreichende Berufsziel ist gegenwärtig die verantwortliche oberärztliche Tätigkeit im Teilgebiet. Stellen mit leitender ärztlicher Funktion werden heute fast ausschließlich an Bewerber mit zusätzlichen akademischen Graden vergeben. Die hierzu erforderliche wissenschaftliche Tätigkeit findet überwiegend bereits während der Weiterbildung zum Facharzt statt. Da wissenschaftliche Arbeit vom Krankenhausträger zwar gern gesehen, aber nicht gefördert wird, muß sie überwiegend während der Freizeit und zu Lasten des Privatlebens erfolgen. Oft verlängert sie die Weiterbildungszeit um mehrere Jahre. Wenn zusätzliche wissenschaftliche Qualifikationen zunehmend Voraussetzungen für leitende ärztliche Funktionen werden, muß auch in der Weiterbildungszeit hierfür Raum geschaffen werden! Ein feststehender klinikfreier Tag pro Woche oder Forschungswochen und -monate innerhalb der Weiterbildungszeit sind andernorts bereits die Regel [3.

Ein zumindest teilweiser Freizeitausgleich für anfallende Bereitschaftsdienste erfolgt heute überall an chirurgischen Kliniken. Da der verwaltungsseitig verordnete Freizeitausgleich meist keine Neueinstellungen zur Folge hat, lassen sich die finanziellen Konsequenzen für den Assistenzarzt in der Formel „Gleiche Arbeit in kürzerer Zeit für weniger Geld" zusammenfassen. Sicher bietet die Dienstbefreiung am Tage nach Bereitschaftsdiensten den Vorteil einer geringeren physischen Belastung und eines Zeitgewinns, der Familie und wissenschaftlicher Tätigkeit zugute kommen kann. Schwerer wiegen aber die Nachteile durch weniger operative Ausbildung wegen Abwesenheit des Assistenten im Routineprogramm. Nachteile ergeben sich auch durch Informationsverluste, wie sie beim notwendigen Wechsel des für die Patientenbetreuung zuständigen Assistenten entstehen.

Weil das Nachhausegehen nach dem Bereitschaftsdienst an unserer Klinik für den einzelnen Assistenten eine um 20−30% verminderte Operationsfrequenz bedeuten würde, haben sich die Assistenten alle entschieden: sie bleiben und arbeiten weiter. Somit hat sich die Regelung des Freizeitausgleiches, die ursprünglich zum Schutz und zur Entlastung der Bereitschaftsdienst leistenden Assistenten gedacht war, ins genaue Gegenteil gewandelt: die Belastung der Assistenzärzte ist unverändert hoch, Entlastung entstand nur für die Budgets der Krankenhausträger. Eine Reform der Bereitschaftsdienstregelung, die die tatsächlichen Verhältnisse an deutschen Krankenhäusern berücksichtigt, erscheint deshalb dringend geboten.

In Zusammenfassung des bisher Gesagten ist folgendes zu fordern:
- Trainingsprogramme statt Operationsassistenzen zur Vermittlung operativer Einzeltechniken.
- Tests zur Ermittlung psychomotorischer Fähigkeiten zu Beginn der Trainingsprogramme.

- Erstellung eines Kataloges von Basis-Operationstechniken, die unter entspannten Trainingsbedingungen eingeübt werden.
- Einsatz von modernen Trainingsverfahren aus den Sportwissenschaften unter Benutzung von Videoaufzeichnungen.
- Eigenständiges Operieren unter Anleitung nach Absolvierung eines Trainingsprogrammes.
- Orientierung des Operationskataloges an der tatsächlichen Häufigkeit von Eingriffen.
- Ermöglichung von wissenschaftlicher Tätigkeit im selbst gewählten Spezialgebiet.
- Abbau von zusätzlichen Belastungen durch anschwellende Verwaltungstätigkeit.
- Reform der Bereitschaftsdienstregelung.

Es bleibt zu hoffen, daß die vorangestellten Anregungen zur Reform der chirurgischen Weiterbildung Eingang in die Praxis finden.

Literatur

1. Barnes RW (1987) Surgical handicraft: teaching and learning surgical skills. Am J Surg 153:422−427
2. Willis JB, Burchell DJ, Hanson CM (1983) A preliminary analysis of accreditation criteria for surgical procedures by orthopedic residents. J Med Educ 58:648−654
3. Taylor I, Cooper A (1987) Surgical research: is it important for training? Br J Surg 74:1073−1074

33. Inhalte und Durchführung der Fortbildung für Chirurgen

E. H. Farthmann

Abt. f. Allg.-Chir. mit Poliklinik d. Chir. Univ. Klin., Hugstetterstr. 55, D-7800 Freiburg

Contents and Methods of Continuing Medical Education for Surgeons

Summary. The need for continuing medical education results from the challenge of retaining competence in treating patients. The quality of care is thus directly related to continuing medical education. Contents are knowledge as well as behaviour. Methods should be orientated towards personal needs and problems encountered. Selective and critical reading is of paramount importance. Of equal impact are more or less formalized personal interactions. Learning by teaching is an effective means of continuing medical education.

Key words: Continuing Medical Education − Quality of Care − Knowledge − Behaviour

Zusammenfassung. Die Verpflichtung zur Fortbildung leitet sich aus dem ärztlichen Handlungsauftrag ab. Die Wahrung der Kompetenz erfordert eine ständige Erneuerung der persönlichen Qualifikation. Damit bestimmt Fortbildung die Qualität ärztlicher Leistung. Inhalte sind Wissen und Verhaltensweisen. Methoden müssen personenbezogen und problemorientiert sein. Dem selektiven Lesen kommt eine zentrale Bedeutung zu. Daneben stehen spontane und formalisierte Interaktionen mit anderen. Auch Lehren dient der eigenen Fortbildung im Sinn des ständigen Lernens.

Schlüsselwörter: Fortbildung − Qualitätssicherung − Wissensinhalte − Verhaltensweisen

Zur Eingrenzung des Themas

Ausbildung bezeichnet das Studium, also den Zugang zum ärztlichen Beruf. Das Ziel ist die Approbation. *Weiterbildung* dient der persönlichen Qualifikation im Gebiet. Sie endet mit der Anerkennung als Gebietsarzt. *Fortbildung* hingegen hat kein zeitlich oder inhaltlich umschriebenes Programm, das mit dem Erwerb einer persönlichen Qualifikation endet. Sie dient allein der Optimierung der Krankenversorgung. Ihr Ziel ist also die Qualität der ärztlichen Leistung.

Diese Darstellung kann nicht die vielfachen Methoden der Fortbildung auf ihren Effekt untersuchen und daraus Empfehlungen ableiten; denn es gibt praktisch keine empirischen oder prospektiven Studien über das Ergebnis von Fortbildungsmaßnahmen. Das hat offensichtlich seinen Grund in der Tatsache, daß das Ergebnis von Fortbildung, also die Qualität der Krankenversorgung, nur schwer quantifizierbar ist.

Daher sollen in Thesenform einige Überlegungen vorgetragen werden:

1. Die *Verpflichtung* zur Fortbildung leitet sich aus dem ärztlichen Handlungsauftrag ab.
2. Das *Ziel* der Fortbildung ist die Optimierung der Krankenversorgung.

3. Die *Inhalte* der Fortbildung sind medizinisches Wissen und dessen Anwendung, also ärztliches Verhalten.
4. Die *Methoden und Medien* der Fortbildung müssen individuell und problemorientiert eingesetzt werden.

Zur 1. These

Nach ihrem Selbstverständnis ist die Medizin nicht allein angewandte Naturwissenschaft oder Geisteswissenschaft allein, sondern eine Handlungswissenschaft, genauer die Wissenschaft vom vernünftigen Handeln. Dies gilt in besonderem Maße für die Chirurgie.

Ärztliches und damit chirurgisches Handeln aber beruht auf *Wissensinhalten* und *Verhaltensweisen*. Beide Kategorien sind zeitbedingt einem ständigen Wandel unterworfen und damit anpassungsbedürftig. Wenn also die Qualität ärztlichen Handelns vom Standard des Wissens und des Verhaltens abhängt, müssen diese ständig erneuert werden. Erneuerung bedeutet in diesem Zusammenhang sowohl den Erwerb neuer Inhalte wie den Verzicht auf überholte.

Hieraus resultiert die Verpflichtung zu lebenslanger Fortbildung. Da sie qualitätsrelevant ist, erreicht Fortbildung ethische Dimensionen. Lernen muß also zu einer lebenslangen Gewohnheit werden. Im Gegensatz zu Ausbildung und Weiterbildung endet Fortbildung nie. Damit liegt die Verantwortung für die Fortbildung beim Einzelnen. Sie gründet auf dem Anspruch auf Kompetenz. Diese läßt sich nicht ein für allemal erreichen, sondern muß ständig erneuert werden.

Aus diesem individuellen Anspruch und Ansatz resultiert die Tatsache, daß es keine allgemein verbindlichen Fortbildungsprogramme geben kann. Fortbildungsinhalte lassen sich nicht für eine Berufsgruppe kategorisieren. Vielmehr ist immer und für jeden Einzelnen eine persönliche Planung erforderlich, die sich an den Merkmalen der individuellen Tätigkeiten und Aufgaben orientiert.

Zur 2. These

Wenn das Ziel der Fortbildung die Optimierung der Krankenversorgung ist, bedeutet dies den Verzicht auf die vordergründige Vorstellung, daß Fortbildung sich in der Vermittlung und dem Erwerb faktischen Wissens erschöpft. Ein kenntnisreicher Mediziner ist nicht notwendigerweise ein guter Arzt. Das Ziel aller Bemühungen um eine bessere Krankenversorgung ist nicht das Wissen an sich, sondern seine Anwendung, seine Umsetzung in vernünftiges Handeln. Fortbildung muß also an ihren Ergebnissen in der Patientenversorgung gemessen werden.

Damit stellt sich die Frage nach der Beurteilbarkeit der Qualität von Krankenversorgung. Dieser Komplex wird in erster Annäherung als Qualitätssicherung umschrieben. Sie beginnt mit der exakten Dokumentation und endet bei der kritischen Analyse der eigenen Behandlungsergebnisse. Nur so kann jeder für sich die Frage beantworten, ob er Bedarf an Verbesserung, also an Fortbildung hat. Dabei findet sich die Chirurgie im Vergleich zu anderen medizinischen Fächern in einer vergleichsweise günstigen Ausgangsposition. Viele Parameter ihrer Behandlungsergebnisse lassen sich objektivieren und damit vergleichbar machen.

Zusammenfassend kann also das Ziel jeder Fortbildung als die gute chirurgische Praxis oder – in juristischer Formulierung – als gute chirurgische Übung bezeichnet werden. Sie berührt damit unmittelbar den Standard chirurgischen Handelns als eine normative Kategorie.

Zur 3. These

Es ist unbestritten, daß *Wissen* Inhalt von Fortbildung sein muß. Die Wissenslawine und der immer raschere Umsatz von Wissensinhalten reduzieren die Halbwertzeit medizinischen Wissens auf derzeit 5–7 Jahre. Es fällt also nicht schwer zu errechnen, nach welcher Zeit der Berufsausübung der mit dem Universitätsabschluß vermittelte Wissensstand obsolet ist.

Kategorisch betrachtet geht es um die folgenden Wissensinhalte:

– das Verständnis von Krankheitsursachen,
– die Beurteilung von diagnostischen Maßnahmen,
– die Abschätzung der Prognose einer Erkrankung,
– die Beurteilung des Nutzens einer Therapie.

Selbstverständlich nimmt in der Chirurgie das Erlernen neuer Techniken und Fertigkeiten eine zentrale Stellung ein. Dies ist aber im allgemeinen nicht Gegenstand von Fortbildung.

Aber auch wenn Wissensinhalte und Techniken unverzichtbar sind, wird doch die Qualität ärztlichen Handelns mindestens im gleichen Maße von *Verhaltensweisen* bestimmt. Verhaltensweisen in diesem Sinn sind Ausdruck von Haltungen. Dazu gehören Offenheit, Kritikfähigkeit und eine nie erlahmende Neugier mit der Bereitschaft, ständig Fragen zu stellen. Fragen steht am Beginn jeder Fortbildung, und diese Grundhaltung sollte ständig gestärkt werden.

Verhaltensweisen steuern Denkvorgänge und Entscheidungsprozesse, also die Umsetzung vorhandenen Wissens. Dies hat man seit langem in der studentischen Ausbildung erkannt und daraus den Schluß gezogen, daß die Vermittlung von Verhaltensweisen wichtiger ist als die Weitergabe von Fakten.

Dem entspricht in der klinischen Medizin die Erfahrung, daß suboptimale Behandlungsergebnisse ihre Ursachen eher in falschen Verhaltensweisen als im Mangel an Wissen haben. In dieser Hinsicht gehört die Medizin zu den komplexen Organisationssystemen wie die Raumfahrt. Solche Systeme folgen dem zweiten Gesetz der Thermodynamik, nach dem sie ständig die Tendenz haben, in den Zustand der Unordnung zurückzukehren. Dem kann nur eine ständige Kontrolle und die Einrichtung von Sicherungen begegnen. Dieses Prinzip wird damit zu einem wesentlichen Element der Fortbildung.

Zur 4. These

Dem Prinzip, Methoden und Medien der Fortbildung problemorientiert einzusetzen, liegt eine alte didaktische Erfahrung zugrunde. Ohne persönlichen Bezug zu den Inhalten bleibt auch Fortbildung in der Chirurgie ineffektiv. Diese Gefahr besteht in hohem Maße für formelle Fortbildungsveranstaltungen, die sich in Vorträgen erschöpfen.

Die Basis jeder persönlichen Fortbildung ist das *Lesen*. Lesen kann man immer, Lesen kann wie kaum ein anderes Fortbildungsmedium exakt den persönlichen Interessen angepaßt werden. Lesen sollte Gewohnheit sein. Den größten Lerneffekt hat Lesen, wenn es gezielt und unmittelbar dem Auftauchen einer Frage folgt.

Angesichts der ständig steigenden Informationsflut sind bestimmte Vorsichtsmaßnahmen angebracht. Die jährliche Zunahme biomedizinischer Zeitschriften beträgt 6–7%. Neben der Quantität stellt sich das Problem der Qualität. Man hat von einer Explosion der Mißinformation gesprochen, da nur 20% der Publikationen wissenschaftliche Kriterien erfüllen. Sinnvolles Lesen muß daher zumindest zwei Grundvoraussetzungen erfüllen:

Erstens muß Lesen selektiv sein. Die Selektion kann patientenbezogen und problembezogen erfolgen. Patientenbezogen bedeutet, daß sich die Frage dem Lesenden durch die Konfrontation mit einem schwierigen, individuellen Patienten aufgedrängt hat. Problembezogenes Lesen wird sich im allgemeinen an dem häufigen Vorkommen bestimmter Krankheiten im eigenen Tätigkeitsbereich orientieren.

Die zweite Grundvoraussetzung von sinnvollem Lesen ist kritisches Lesen. Es gibt einige Grundregeln, nach denen Studienergebnisse beurteilt werden können. Beispielhaft sei ihre Übertragbarkeit genannt, auch als externe Validität bezeichnet. Im allgemeinen wird dies nicht beachtet, so daß die Regel gilt: Studienergebnisse gelten nur für Studienpatienten. Weiterhin wird bei der Beurteilung von diagnostischen und therapeutischen Maßnahmen oft nicht zwischen Effektivität und Effizienz unterschieden, d.h. die Frage des Nutzens für den Patienten bleibt offen.

Die *neuen Medien* haben die Fortbildungslandschaft bisher wenig verändert. Für die Zukunft sind in diesem Bereich aber erhebliche Änderungen und Erleichterungen zu erwarten. So wird allein der Zugriff auf die Literatur durch medizinische Datenbanken außerordentlich erleichtert. Der Computer wird mit Wahrscheinlichkeit an die Stelle des persönlichen Sonderdruckarchivs treten. Weiterentwicklungen sind Expertensysteme, Electronic Mail und Konsultation über den Computer. Das Angebot an Computer-Assisted-Instruction (CAI) wächst ständig.

Einer eigenen Darstellung wäre die Verwendung von *Video* in der ärztlichen Fortbildung wert. Die Verbindung von Video und Lernsoftware erschließt neue Perspektiven. Ob Videokonferenzen via Satellit die in sie gesetzten Hoffnungen erfüllen, bleibt abzuwarten.

Neben den Methoden, die dem einzelnen aufgrund seiner persönlichen Präferenz und Planung zur Verfügung stehen, sind von ebensolcher Bedeutung alle Aktivitäten, die Wissensinhalte und Verhaltensweisen durch *Interaktion mit anderen* vermitteln.

Der kollegiale Austausch nimmt, auch wenn er wenig formalisiert ist, in der Fortbildung eine unterschätzte Bedeutung ein. Er beginnt mit geplanten oder auch zufällig am Problem zustandekommenden Besprechungen in der Klinik, also mit Konferenzen, Konsilien. Diese Aktivitäten lassen sich durchaus verbessern und strukturieren. Ein bewährtes Beispiel und eine Verbindung zur zentralen Stellung des Lesens ist der Zeitschriftenclub, in dem Beauftragte regelmäßig über ihnen zugewiesene Zeitschriften berichten.

Mehr Gebrauch machen sollte man auch von externen Kontakten, die durchaus nicht immer einen großen Rahmen haben müssen. Da Informationsbedarf auf beiden Seiten besteht, ist es meist ohne Schwierigkeiten möglich, Gastreferenten einzuladen. Wenn damit gemeinsame Visiten verbunden werden, ist der Gewinn an Informationen und Austausch an Erfahrungen meist beträchtlich. Umgekehrt sind Besuche anderer Kliniken unbedingt empfehlenswert. Es ist erstaunlich, wie wenig diese Möglichkeit genutzt wird.

Ein letzter Gedanke in diesem Zusammenhang betrifft das *Lernen durch Lehren*. Seneca sagte: „Homines, dum docent, discunt." Dies gilt durchaus nicht nur für den universitären Bereich. In keinem anderen medizinischen Fach hat der Begriff der „Schule" eine derartige Bedeutung wie in der Chirurgie. Dies bedeutet, daß jeder, der das Anfängerstadium hinter sich hat, in diesen Lehrprozeß einbezogen ist. Auch Assistenten sollten sich dieser Verantwortung gegenüber jüngeren Kollegen bewußt sein und des Vorteils, den eine systematische Vorbereitung und Reflexion über ein Thema für den bringt, der es anderen zu vermitteln hat.

Es versteht sich am Rande, daß dieser doppelte Fortbildungseffekt vor allem für die gilt, die zur Weiterbildung des Nachwuchses ermächtigt und damit verpflichtet sind. Hier berühren sich Weiterbildung und Verantwortung für die eigene Fortbildung in unmittelbarer Weise.

Zum Schluß zwei Gedanken:

- Fortbildung ist keine unliebsame Pflicht, sondern ein Privileg des Einzelnen, das ihm die Freude am Beruf bewahrt. So verstanden sollte sie positiv empfunden werden.
- Ausgang und Ziel der Fortbildung ist immer die eigene individuelle ärztliche Tätigkeit. Ihre Quelle ist die Neugier und die Frage, die sich in der täglichen Arbeit stellt. Damit schließt Fortbildung den Kreis zwischen den sich täglich stellenden Aufgaben und ihrer optimalen Lösung.

34. Juristischer Anspruch auf Fortbildung und Kontrolle

W. Weissauer

Leerstetter Straße 44, D-8508 Wendelstein

A Legal Claim to Continued Education and Supervision

Summary. The patient has a claim to treatment commensurate with the standard of an experienced specialist. He who performs a service in which he is incompetent or no longer competent increases the risk of the treatment and at the same time exposes himself to the accusation of criminal responsibility. The systematic provision of continued education and advance training is essential to guarantee professional qualifications. This also includes the requisite organization (procedural quality) and the provision of appropriate personnel, equipment and premises (structural quality) at the place of surgery.

Key words: Professional Qualification − Procedural and Structural Quality

Zusammenfassung. Der Patient hat Anspruch auf eine Behandlung nach dem Standard des erfahrenen Facharztes. Wer eine Leistung erbringt, die er noch nicht oder nicht mehr voll beherrscht, erhöht das Behandlungsrisiko und setzt sich dem Vorwurf des strafrechtlichen Übernahmeverschuldens aus. Die Sicherung der fachlichen Qualifikation erfordert eine systematische Weiter- und Fortbildung. Diese sollten sich auch auf die zweckentsprechende Organisation (Prozeßqualität) und auf die personelle, apparative und räumliche Ausstattung der chirurgischen Arbeitsstätte (Strukturqualität) erstrecken.

Schlüsselwörter: Fachliche Qualifikation − Prozeß- und Strukturqualität

Aufgabe des Arztes ist die Erhaltung von Leben und Gesundheit. Er kann aber niemals den Erfolg seiner Behandlung garantieren. Selbst ein Routineeingriff, der ihm tausendmal gelingt, kann beim Tausendeinstenmal mißlingen und infolge einer Verkettung ungünstiger Umstände zu schweren Gesundheitsschäden und zum Tod des Patienten führen. Je offensiver und aggressiver die Methode ist, die der Arzt anwendet, um eine Krankheit wirksam zu bekämpfen, desto offensichtlicher ist in aller Regel auch der Ursachenzusammenhang zwischen der Behandlung und einem etwaigen Behandlungsmißerfolg und den daraus resultierenden iatrogenen Schäden.

Chirurgie ist der Prototyp einer aggressiven Medizin. Sie hat das Spektrum der Behandlungsmöglichkeiten seit der Mitte des vorigen Jahrhunderts in einem kaum vorstellbaren Ausmaß erweitert und differenziert. Der Chirurg ist andererseits aber wegen der Evidenz von Behandlungsmißerfolgen auch am stärksten unter allen ärztlichen Spezialisten mit Schadensersatzprozessen und Strafverfahren belastet. Zudem verläuft die Entwicklung von medizinischem und forensischem Risiko gerade in der Chirurgie paradox. Während es in den letzten beiden Jahrzehnten gelungen ist, die Eingriffsrisiken drastisch zu reduzieren, ist die Zahl der Schadensersatzprozesse und der Strafverfahren ebenso drastisch angestiegen.

Diese paradoxe Entwicklung hat viele Ursachen, aber sie hat, anders als man vielleicht annehmen könnte, ihre Ursache keineswegs in einem mangelndem Verständnis des Gesetzgebers oder der Rechtsprechung für die Probleme der Medizin. Unsere Gerichte erkennen durchaus an, daß es wegen der Unwägbarkeiten biologischen Geschehens eine Medizin ohne Risiko nicht geben kann. Das schicksalshafte, mit ärztlicher Kunst nicht beherrschbare Risiko darf der Chirurg in Kauf nehmen, wenn der Eingriff aufgrund einer sorgfältigen Nutzen-Risikenbilanz als indiziert erscheint. Der indizierte und lege artis durchgeführte Heileingriff, in den der Patient wirksam eingewilligt hat, bleibt rechtmäßig auch wenn er mißlingt und den Patienten schwer schädigt.

Zivil- und strafrechtliche Haftung des Chirurgen setzen voraus, daß der Gesundheitsschaden auf einer schuldhaften Fehlleistung des Arztes beruht oder daß er den Eingriff ohne wirksame Einwilligung des Patienten durchgeführt hat. Zu verfahren hat der Chirurg nach der in der konkreten Situation erforderlichen Sorgfalt. Kommt es zu einem Behandlungsmißerfolg mit iatrogenen Schäden, so entscheiden die Gerichte nicht vom grünen Tisch aus nach eigenen theoretischen Maßstäben, was der Arzt zu tun oder zu unterlassen hatte; sie stellen vielmehr auf einen berufsspezifischen Sorgfaltsmaßstab ab. Sie prüfen, wie sich ein erfahrener Chirurg in der gleichen konkreten Situation verhalten hätte und stützen sich bei dieser Beurteilung auf die Gutachten chirurgischer Sachverständiger.

Im Ergebnis bedeutet dies, daß der Chirurg an den Leistungs- und Sorgfaltsstandards seines eigenen Fachgebietes gemessen wird. Wie die höchstrichterliche Rechtsprechung wiederholt im Zusammenhang mit Anfängeroperationen entschieden hat, hat der Patient den Anspruch auf eine Behandlung nach dem Leistungsstandard des erfahrenen Facharztes. Ziel der theoretischen und praktischen Weiterbildung ist es, den angehenden Chirurgen Schritt für Schritt an diesen Standard heranzuführen. Solange er einen Eingriff nicht voll beherrscht, darf er ihn nicht selbständig und eigenverantwortlich durchführen. Die Anfängeroperation muß unter der unmittelbaren Aufsicht und Verantwortung eines dafür qualifizierten Chirurgen stehen.

Nach dem Prinzip der Eigenverantwortung des unmittelbar Handelnden hat jeder, der einen ärztlichen Eingriff durchführt, primär für seine eigene Leistungsfähigkeit einzustehen. Das Strafrecht stellt zwar, anders als das Zivilrecht, bei der Prüfung des Verschuldens auf die persönlichen Kenntnisse und Erfahrungen des unmittelbar Handelnden ab. Wer seine Qualifikation für den Eingriff aber nicht ausreichend prüft, muß mit dem Vorwurf des Übernahmeverschuldens rechnen.

Gefordert wird zunächst und vor allem anderen also die Selbstkontrolle. Darüber hinaus hat aber auch derjenige weitreichende Kontrollpflichten, der einem anderen eine Aufgabe überträgt. Der leitende Chirurg und die von ihm mit der Kontrolle beauftragten Mitarbeiter müssen vor einer Übertragung einer Aufgabe die Qualifikation dessen prüfen, der sie durchführen soll, sie müssen ihm die erforderlichen Anweisungen erteilen und seine Leistungen überwachen.

Die Anerkennung als Gebietsarzt bestätigt dem Chirurgen, daß er in diesem Zeitpunkt über den fachlichen Leistungsstandard und die persönliche Zuverlässigkeit verfügt, auf die bei der forensischen Beurteilung chirurgischen Handelns abzustellen ist. Zu dieser fachlichen und persönlichen Qualifikation gehört auch die Fähigkeit zu beurteilen, wo die eigenen Leistungsgrenzen sind. Kein Chirurg kann wohl mehr für sich in Anspruch nehmen, das Gesamtgebiet der Chirurgie in allen Details zu beherrschen.

Mit der Anerkennung als Gebietsarzt geht die Weiterbildung nahtlos in die chirurgische Fortbildung über. Die theoretischen Erkenntnisse und die praktischen Erfahrungen sind gerade in der Chirurgie in unablässigem Wandel und in einer Weiterentwicklung begriffen, die sich offenbar immer mehr beschleunigt. Der Fortschritt der Medizin macht aus schicksalhaften Risiken beherrschbare, dieser Fortschritt hat aber seinen Preis. Die Leistungs- und Sorgfaltsstandards, die der Chirurg zur Beherrschung des Risikos zu beachten hat, differenzieren sich und die Anforderungen werden härter. Hierin liegt auch die Auflösung unseres Paradoxons. Da die Rechtsprechung beim Sorgfaltsmaßstab auf die fachspezifischen Leistungsstandards abstellt, was zweifellos die einzig sinnvolle Lösung ist, wird der Chirurg bei Behandlungsmißerfolgen forensisch an immer strengeren Maßstäben gemessen.

Genügen kann er diesen Anforderungen nur, wenn er sich permanent fortbildet und damit den Anschluß an die Anforderungen seines Fachgebietes behält, aber sich angesichts der unablässigen Spezialisierung und „Superspezialisierung" innerhalb der Chirurgie letztlich dann auf das beschränkt, was er noch voll beherrscht.

Eine systematische Weiter- und Fortbildung sind in der Chirurgie die wichtigsten Elemente der Qualitätssicherung, die bei der fachlichen und persönlichen Qualifikation des Chirurgen beginnt. Daß die Kontrolle dieser Qualifikation, also der Beherrschung des jeweiligen Leistungsstandards der Chirurgie, für sich allein nicht genügt, um den forensischen Anforderungen und den Anforderungen des Gesetzgebers zu genügen, der im Gesundheitsreformgesetz die Krankenhäuser verpflichtet, sich an Maßnahmen zur Qualitätssicherung zu beteiligen, wird bei einem Blick auf die bisher durchgeführten Programme zur Qualitätssicherung in der Chirurgie evident. Die Qualitätssicherung im Sinne dieser Programme soll dem Chirurgen die Möglichkeit eröffnen, die Ergebnisqualität chirurgischer Leistungen seiner Arbeitsstätte mit dem Durchschnitt aller Arbeitsstätten zu vergleichen, die an dem Programm teilnehmen. Ist das eigene Ergebnis deutlich schlechter als das Durchschnittsergebnis, liegen also etwa die Infektionsraten bei Knochenbruchbehandlung eindeutig über dem Durchschnitt, so kann dies auf Mängeln der persönlichen Qualifikation des leitenden Chirurgen sowie seiner ärztlichen und nichtärztlichen Mitarbeiter beruhen, aber ebenso auch auf Mängeln in der Prozeßqualität und in der Strukturqualität seiner Arbeitsstätte.

Der Begriff der Prozeßqualität meint Rechtsvorschriften und Richterrecht, organisatorische Anordnungen und fachliche Weisungen, aber z.B. auch interdisziplinäre Absprachen, mit denen die Arbeitsläufe innerhalb der chirurgischen Arbeitsstätte und ihre Kooperation mit anderen Fachgebieten im Rahmen der horizontalen und vertikalen Arbeitsteilung geregelt sind. Der leitende Chirurg und jeder seiner Mitarbeiter mag noch so hervorragend für seine Aufgabe qualifiziert sein; gibt es aber keine strikte Aufgabenverteilung innerhalb der eigenen Abteilung und keine strikte Abgrenzung der Aufgaben zwischen den einzelnen Fachabteilungen, so kann der Patient beispielsweise dadurch zu Schaden kommen, daß im Rahmen der Arbeitsteilung ein Mitarbeiter sich zu Unrecht auf den anderen verläßt (sogenannter negativer Kompetenzkonflikt).

Die sachgerechte Organisation der chirurgischen Fachabteilung oder chirurgischen Klinik ist im wesentlichen Aufgabe des leitenden Arztes, der dem Träger gegenüber die Gesamtverantwortung für die ordnungsgemäße Versorgung der Patienten trägt. Diese Organisationsverantwortung des leitenden Arztes erstreckt sich auch auf die richterrechtlichen Anforderungen einer sachgerechten Aufklärung und Dokumentation. Daß Anordnungen des Gesetz- und Verordnungsgebers, wie z.B. Bestimmungen der neuen Röntgenverordnung, Tarifbestimmungen über die Begrenzung der Arbeitszeit und krankenhauspolitische Entscheidungen eine sachgerechte Organisation erheblich erschweren können, erleben Sie jeden Tag.

Um einen Problemkreis in diesem Zusammenhang als exemplarisch anzusprechen: Die Rechtsprechung geht davon aus, daß es innerhalb der Fachabteilung keinen Bereich gebe, um den sich der leitende Arzt gar nicht zu kümmern bräuchte. Dies gilt selbst für die Pflege, den originären Aufgabenbereich von Krankenschwestern und Krankenpflegern. Auch Fehler in der Grund- und in der Behandlungspflege können den Heilerfolg gefährden. Die Aufspaltung der Verantwortungsbereiche im Krankenhaus zwischen Pflege und ärztlicher Versorgung läßt hier jedoch nun Überschneidungszonen entstehen, die weit bis in die ärztliche Versorgung hineinwirken. Der Chirurg verliert selbst seinen Einfluß darauf, welche Schwestern und Pfleger ihm für assistierende Leistungen am Op-Tisch zur Verfügung stehen. Wie aber soll er die Verantwortung für die Operation tragen, wenn er nicht selbst seine Mitarbeiter auswählen und ihre Kenntnis- und Erfahrungsstand überprüfen kann?

Noch viel schwieriger ist die Situation des Chirurgen bei der Einflußnahme auf die Strukturqualität. Die ordnungsgemäße Versorgung der Patienten nach den jeweiligen Leistungsstandards der Chirurgie kann er nur dann gewährleisten, wenn ihm ausreichend qualifizierte ärztliche und nichtärztliche Mitarbeiter zur Verfügung stehen und wenn die räumlichen, apparativen und hygienischen Voraussetzungen einer modernen Chirurgie gegeben sind. Der Chirurg, insbesondere der leitende Arzt einer Fachabteilung oder einer chirurgischen Klinik, droht hier zwischen den Mühlsteinen von Justiz und Bürokratie zermahlen zu werden. Der Krankenhausträger beruft sich darauf, er können der Chirurgie nur das zur Verfügung stellen, was ihm die öffentliche Hand an Investitionen und die Kostenträger im Pflegesatz zur Bestreitung der Betriebskosten bewilligen. Die Gerichte andererseits stellen sich auf den Standpunkt, daß derjenige, der ein Krankenhaus betreibt, dies ordnungsgemäß tun müsse und für seine Leistungsfähigkeit einzustehen habe. Manifest werden Mängel der Strukturqualität aber beim Behandlungsmißerfolg im konkreten Einzelfall, für den primär der Chirurg rechtlich zur Verantwortung gezogen wird.

Ziel der chirurgischen Fortbildung muß es deshalb sein auch die erforderlichen Kenntnisse zur Kontrolle der Prozeß- und Strukturqualität zu vermitteln. Kann der Chirurg schon nur einen begrenzten Einfluß auf die Bedingungen ausüben, unter denen er im Krankenhaus seinen Beruf ausübt, so sollte er wissen, was er unternehmen muß, damit nicht Mängel an der Ergebnisqualität chirurgischer Leistungen, die er nicht zu vertreten hat, forensisch letztlich ihm angelastet werden.

Kehren wir zurück zu dem Aspekt, daß der Chirurg seine Leistungen nach den fachspezifischen Standards zu erbringen hat, so umfassen diese selbstverständlich auch die Prozeß- und Strukturqualität. Defizite in der Ergebnisqualität chirurgischer Leistungen können zur zivil- und strafrechtlichen Haftung führen, die heute das Fachgebiet so sehr belasten. Auf weitere Sicht scheinen mir aber gerade für den Chirurgen die Konsequenzen noch weit einschneidender und gefährlicher, die sich aus den vom Gesetzgeber angeordneten Qualitätskontrollen sowohl für die kassenärztliche Tätigkeit des niedergelassenen Chirurgen als auch für die Leiter und die Mitarbeiter chirurgischer Fachabteilungen und chirurgischer Kliniken ergeben können. Werden bei der Qualitätskontrolle an der einzelnen Arbeitsstätte Defizite gegenüber dem Durchschnitt festgestellt, so muß nach den Ursachen geforscht werden.

Auf die Behebung von Qualifikationsmängeln und von Mängeln in der Prozeßqualität hat der Chirurg regelmäßig zumindest einen begrenzten Einfluß. Bestehen dagegen grundlegende Mängel in der Strukturqualität, so kann sie der Krankenhauschirurg nicht von sich aus beheben und oft wohl auch nicht der Krankenhausträger aus seinen eigenen Mitteln. Beruhen etwa ungünstige Infektionsquoten auf schwerwiegenden Mängeln in der baulichen Gestaltung eines Hauses, die weitreichende Sanierungsmaßnahmen erfordern, so liegt es angesichts des Überhangs an Krankenbetten nahe, das Krankenhaus oder jedenfalls die chirurgische Abteilung stillzulegen. Damit verlieren die betroffenen Chirurgen ihre wirtschaftliche Existenz.

Mitbestimmt wird die Strukturqualität durch eine ausreichende personelle Besetzung. Trotz der stürmischen Entwicklung der Chirurgie gelten heute im wesentlichen noch die Anhaltszahlen von 1969. Daß sie korrekturbedürftig sind, wird kaum jemand bezweifeln. Gleichwohl konnte zwischen Krankenhausträgern und Kostenträgern bisher keine Einigung über neue Anhaltszahlen erzielt werden.

Es ist, so scheint mir, eine gemeinsame Aufgabe der wissenschaftlichen Gesellschaften und des Berufsverbandes für die Weiter- und Fortbildung der Chirurgen zu sorgen, um ihre fachliche und persönliche Qualifikation sicherzustellen. Angesichts der zunehmenden Bedeutung der Prozeß- und Strukturqualität für die Güte der chirurgischen Leistung werden sich die Aktivitäten von Gesellschaft und Berufsverband nun aber in Richtung einer umfassenden Qualitätssicherung weiterentwickeln müssen. Die interdisziplinären Vereinbarungen zur Aufgabenabgrenzung und zur Kooperation mit anderen Fachgebieten sind ein Beispiel für die Aktivitäten auf dem Gebiet der Prozeßqualität. Bei der Strukturqualität gehört die Durchsetzung angemessener Honorare vor allem für den niedergelassenen Chirurgen zu den essentiellen Aufgaben des Fachgebietes. Da die Einrichtung der Praxis sowie ihre personelle und apparative Ausstattung aus den Honoraren erwirtschaftet werden muß, kann der niedergelassene Chirurg die geforderte Qualität seiner Leistung nur dann garantieren, wenn er in seinen Honoraren eine angemessenen Kostenerstattung erhält. Ähnliches gilt für die Qualitätssicherung im Krankenhaus, die nur dann möglich ist, wenn es gelingt, auf die Anhaltszahlen Einfluß zu gewinnen.

Sehen wir die Entwicklung im ganzen, so muß die Chirurgie nach vorwärts trachten und die Möglichkeiten chirurgischer Behandlung auch in Zukunft erweitern und differenzieren. Sie muß andererseits im Interesse der Patientensicherheit aber auch dafür sorgen, daß das chirurgisch Machbare auf breiter Basis in einer Qualität beherrscht wird, die den in ständiger Weiterentwicklung befindlichen Leistungsstandards entspricht.

35. Die Akademie für chirurgische Weiterbildung und praktische Fortbildung im Berufsverband der Deutschen Chirurgen

J. Witte

Klinik für Allgemein- und Abdominalchirurgie, Zentralklinikum Augsburg, Stenglinstraße 2, D-8900 Augsburg

The Academy of postgraduate Surgical Education in the Professional Association of German Surgeons

Summary. The aim of the academy is to present an up-to-date knowledge of all fields of surgery to young surgeons in the 5th/6th year of education. The main topics are taken from general, trauma, vascular, pediatric, neuro- and heart-surgery. The meetings are helt once per year in five different cities in Germany.

The second branch of the academy is an annual symposium dealing with five different current events that will be discussed each for half a day.

Furthermore there is offered a course for ultrasound and another for endoscopy.

Key words: Academy of postgraduate surgical education

Zusammenfassung. Ziel der Akademie ist das Angebot einen aktuellen allgemeinen Wissensstand für Chirurgen im 5. und 6. Ausbildungsjahr anzubieten. Die Themen sind den Weiterbildungskatalogen der Landesärztekammern entnommen.

Das zweite Ziel der Akademie ist es, fünf verschiedene Themen in einem jährlichen Symposium (ein Thema pro Halbtag) mit sehr ausführlichen Diskussionen zu behandeln. Außerdem werden Kurse in der Sonographie und Endoskopie angeboten.

Schlüsselwörter: Akademie für Chirurgische Weiterbildung und praktische Fortbildung

Die Idee einer Akademie im Berufsverband der Deutschen Chirurgen (BDC) geht auf eine Forderung Müller-Ostens zurück (1). Strukturell ist die Akademie in zwei Aufgabengebiete geteilt:

a) Chirurgische Weiterbildung
b) Praktische Fortbildung („Chirurgentag").

Chirurgische Weiterbildung

Ziel der Weiterbildungs-Seminare ist es, Assistenten im 5. und 6. Weiterbildungsjahr eine Standortbestimmung mit allgemein anerkanntem Wissensstand anzubieten. Der Themenkatalog entspricht dem Weiterbildungskatalog der Landesärztekammern und wird jährlich in gleicher Form angeboten. Die einmal jährlich abgehaltenen Seminare von je 1 Woche sind strukturell gegliedert in 2½ Tage Allgemeinchirurgie (mit Kinderchirurgie), 1½ Tage Unfallchirurgie (mit Neurochirurgie), 1 Tag Gefäß- und Thoraxchirurgie (mit Herzchirurgie). Die Weiterbildungs-Seminare wurden erstmals 1986 in Augsburg angeboten und jährlich um einen Standort erweitert. Sie finden jetzt jeweils im Frühjahr in Augsburg, Essen und Fulda sowie im Herbst in Kiel und Dortmund statt.

Es ist geplant ab 1990 in Augsburg Teilgebiets-Seminare für die Unfallchirurgie, plastische Chirurgie und Gefäßchirurgie anzubieten.

Praktische Fortbildung („Chirurgentag")

Die zweite Aufgabe der Akademie ist es, jährlich während eines sog. „Chirurgentages" Fortbildungsthemen für Chirurgen anzubieten mit dem Ziel, praktische Chirurgie in Einzelthemen zu vermitteln, die ausführlich mit langen Diskussionszeiten angeboten werden. Hierbei wird Wert darauf gelegt, daß die Diskussionszeit mindestens der Vortragszeit für Fragen entspricht. Seminare für praktische Fortbildung werden jeweils am letzten Wochenende im Oktober eines jeden Jahres an wechselnden Standorten angeboten (Augsburg, Heidelberg, Essen, Bremen, Mannheim, Berlin, Nürnberg) und gliedern sich strukturell in: Allgemein-interessierende Themen, jeweils ein Thema aus der Gefäß- und Unfallchirurgie sowie zwei Themen aus der Allgemeinchirurgie.

Parallel hierzu werden ganztägig über zwei Tage jeweils ein Sonographie-Grundkurs und Endoskopie-Kurs angeboten. Beide Kurse unterteilen sich in jeweils ½ Tag Theorie und ½ Tag praktische Übungen. In die Weiterbildungs-Seminare können sich jeweils 60 Personen einschreiben, beiden Herbsttagungen („Chirurgentag") für praktische Chirurgie soll die Gesamtteilnehmerzahl 300 bis 400 Personen nicht überschreiten. Die Sonographie- und Endoskopie-Kurse sind auf jeweils 40 Teilnehmer begrenzt.

Diagnostik und Therapie des akuten und chronischen Pleuraempyems

Gemeinsam mit Teilgebiet Thorax- und Kardiovaskular-chirurgie

36. M. Thermann (Bielefeld): Ursachen und Diagnostik

Manuskript nicht eingegangen

37. Morphologische Aspekte des infizierten Pleuraergusses

J.-U. Lawerenz und K.-M. Müller

Institut für Pathologie der Berufsgenossenschaftlichen Krankenanstalten, Bergmannsheil – Universitätsklinik – Gilsingstr. 14, D-4630 Bochum 1

Morphological Aspects of Infected Pleural Effusions

Summary. Acute empyema is characterized by purulent effusions. Fibrinous adhesions may form between the pleural surfaces. If the purulent exudate is insufficiently resorbed, pronounced organisation and demarcation of the exudate occurs in the intermediate stage. This leads to scar formation or to completely demarcated empyema remnants in late stages. Besides its classic causes traumatic and iatrogenic injuries are increasingly causing empyema. Differential diagnosis must include empyema-like effusions in cancer patients. The course of the disease depends on the virulency and the type of infection, as well as on the immunological state of the patient and the therapeutic regimen.

Key words: Pleura – Empyema

Zusammenfassung. Das akute Empyem ist durch den eitrigen Erguß charakterisiert. Zwischen den Plaurablättern können sich fibrinöse Adhäsionen bilden. Bei unvollständiger Resorption des eitrigen Exsudates entwickelt sich in der Intermediärphase eine zunehmende Organisation und Demarkation des Exsudates. Dies führt in Spätstadien zu Pleuraschwarten und vollständig abgekapselten Empyemresten. Neben den klassischen Empyemursachen kommt es gehäuft zur traumatischen oder iatrogenen Entstehung von Pleuraempyemen. Differentialdiagnostisch sind vor allem empyemartige Ergüsse bei Tumorpatienten abzugrenzen. Der Verlauf ist in erster Linie abhängig von der Virulenz und Art des Erregers, vom immunologischen Status des Patienten und von den eingeleiteten Therapiemaßnahmen.

Schlüsselwörter: Pleura – Empyem

Definition

Unter einem Empyem werden Eiteransammlungen in vorgebildeten Körperhöhlen und Hohlräumen verstanden. Insofern entspricht ein Pleuraempyem einem Pyothorax und als Ursache ist im weitesten Sinne eine purulente Pleuritis anzusehen.

Anatomische Grundlage

Die Pleurahöhle wird von einem visceralen und parietalen Blatt ausgekleidet. Histologisch besteht die Pleura aus einer schmalen Schicht gefäßreichen kollagenen Bindegewebes mit einer äußeren und inneren elastischen Grenzlamelle und einer Bedeckung durch ein einreihiges Mesothel. Bemerkenswert ist vor allem die erhebliche Reaktionsbereitschaft der Pleura im Rahmen entzündlicher Prozesse einhergehend mit erheblicher Hyperämie. Ferner kommt es häufig zur Ausbildung mesothelialer Reizformen, die zu differentialdiagnostischen Schwierigkeiten führen können (Müller 1983).

Formale Pathogenese des Pleuraempyems

Nach der formalen Pathogenese teilen wir die Entstehung eines Pleuraempyems in drei Phasen ein. Die *akute Phase* entspricht dem floriden exsudativen Stadium einer purulenten Entzündung. Zytologisch finden sich in dem Exsudat ganz überwiegend neutrophile Granulozyten, in späteren Stadien auch vermehrt Makrophagen. Von einer purulenten Entzündung spricht man bei einem Gehalt von mehr als 10 000 Granulozyten pro mm^3. Vor allem bei traumatischer Genese des Empyems finden sich auch vermehrte hämorrhagische Beimengungen. Nach vergleichsweise kurzer Zeit lassen sich auch stärkere fibrinöse Beimengungen des Exsudates belegen. Diese führen zu Verklebungen der Pleurablätter und häufig zur Ausbildung von kleinen Kammern (Emerson 1981).

Bei einem günstigen Verlauf des Plauraempyems kommt es zur Lyse und weitgehenden Resorption des Exsudates. Herdförmige Verklebungen können zu strangförmigen Verwachsungen führen, die vergleichsweise geringe funktionelle Einschränkungen bedeuten.

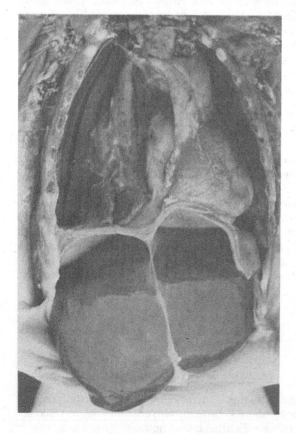

Abb. 1. Akute Phase eines Pleuraempyems (Z.n. Ösophagusperforation bei Pylorusatresie, 2 Tage altes Neugeborenes)

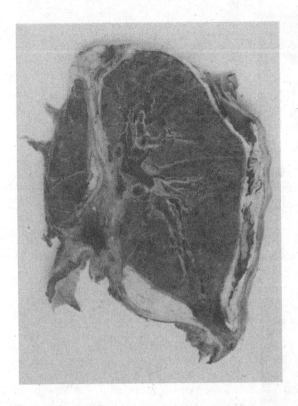

Abb. 2. Chronisches Pleuraempyem mit Empyemresthöhle

Bei unvollständiger Resorption kommt es zum Übergang in die *Intermediärphase*. Histologisch im Vordergrund stehen die zunehmende Organisation des Exsudates mit vermehrtem Einsprossen von Kapillaren und im weiteren Verlauf zunehmender Faservermehrung. Es ergeben sich formale Ähnlichkeiten mit der Organisation eines abgesackten Hämatoms. Im weiteren Verlauf wird das Exsudat zunehmend demarkiert und von einem narbenartigen Bindegewebe eingeschlossen.

Durch die hierbei einsetzende Behinderung der Organisation und Resorption entwickeln sich in *Spätphasen* Empyemresthöhlen, in denen das Exsudat in kreideförmige Massen übergehen kann. Anderenfalls führt die zunehmende Organisation zur Ausbidung von flächenhaften Pleuraverschwartungen mit Fesselung der Lunge. Nach der formalen Pathogenese entspricht der Verlauf eines Pleuraempyems somit einem dynamischen Prozeß. Sofern es in der akuten Phase zu einer weitgehenden Lyse und Resorption des Exsudates kommt, erfolgt eine Ausheilung ohne nennenswerte Folgen. Bei zunehmender Organisation des Exsudates ist ein Übergang in Spätphasen mit Entwicklung von Empyemresthöhlen und Pleuraverschwartung zu erwarten, gelegentlich bilden sich auch dystrophische Verkalkungen in den Pleuraschwielen aus.

Ätiologie des Pleuraempyems

Früher waren die häufigsten Ursachen des Pleuraempyems Begleitreaktionen im Rahmen von Pneumonien. Diese konnten sich sowohl während (parapneumonisch) wie wenige Tage nach abgelaufenen Pneumonien (metapneumonisch) entwickeln. Nach Einführung der Antibiotika-Therapie sind purulente Begleitreaktionen der Pleura bei Pneumonien selten geworden. So finden sich bei Pneumokokken-Pneumonien zwar weiterhin in 10% exsudative Reaktionen der Pleura, während diese vor Einführung der Antibiotika-Therapie fast immer einem Empyem entsprachen, handelt es sich heute in der Regel um sterile

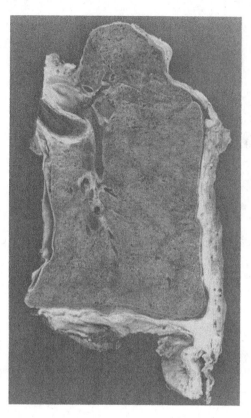

Abb. 3. Alte posttuberkulöse Pleuraschwarte

Akut	purulente Entzündung	
		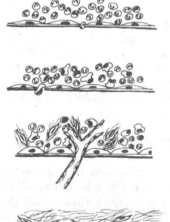
Intermediär	mangelhafte Resorption (Fibrin)	
	zunehmende Organisation	
	Faservermehrung	
Spät	Pleuraverschwartung	
	Empyemresthöhle	

Abb. 4. Phasen des Pleuraempyems

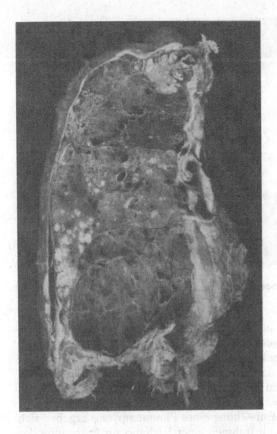

Abb. 5. Pleuramitbeteiligung bei exsudativer Tuberkulose

Ergüsse (Green 1965). Weitere Möglichkeiten der Entstehung eines Pleuraempyems ergeben sich durch transdiaphragmal fortgeleitete Entzündungen beispielsweise im Rahmen eines subphrenischen „Abszesses" oder fortgeleitete Entzündungen von Seiten des Oesophagus oder der Thoraxwand.

Der Anteil von tuberkulösen Pleuritiden an bioptisch entnommenen Proben wird auch in neueren Statistiken mit bis zu 20% angegeben (Übersicht bei Churg 1987). Dabei kann es sich – wie bei allen tuberkulösen Entzündungsformen – um rein exsudative oder mehr granulomatöse, bzw. proliferative Mitbeteiligungen handeln. Ursache einer tuberkulösen Mitbeteiligung der Pleura können fortgeleitete azinös-exsudative Pneumonien sein. Daneben kommen Tuberkel- bzw. Kavernenperforationen in die Pleura in Betracht und es kann zur hämatogenen (miliaren) Streuung und Mitbeteiligung der Pleura kommen. Die häufig chronischen Verläufe der spezifischen Pleuraerkrankungen führen meist zu stark beeinträchtigenden Spätfolgen wie flächenhaften Fesselungen der Lungen, bzw. Ausbildung von Empyemresthöhlen mit verbliebenen verkäsungsartigen Nekrosen, in denen sich zum Teil noch virulente Erreger nachweisen lassen (Hofmann 1988; Kuntz 1968).

Vor allem bei abwehrgeschwächten Patienten, wie immunsuppressiv behandelten Patienten, chronischen Alkoholikern und Tumorpatienten kommen gehäuft atypische spezifische Entzündungen wie Pleuritiden durch Candida, Aspergillus oder Aktinomykosen vor.

In seltenen Fällen können auch vaskuläre Komplikationen, vor allem durch infizierte Embolien zur Ausbildung von Pleuraempyemen führen (Scharer 1972).

Zunehmend häufiger sehen wir Pleuraempyeme traumatischer Genese. Neben den direkten Verletzungsfolgen kann es sich auch um Spätkomplikationen eines intensivmedizinisch behandelten Lungenversagens handeln, wie beispielsweise um Mitbeteiligungen der Pleura im Rahmen von schweren abszedierenden Pneumonien bei Langzeitbeatmung.

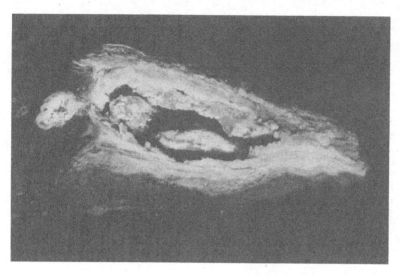

Abb. 6. Chronisches Pleuraempyem bei Kavernenperforation

Daneben gewinnen Pleuraempyeme als Komplikation iatrogener Maßnahmen an Bedeutung. Neben infizierten Katheterlagern eingelegter Saugdrainagen dürften Stumpf-insuffizienzen bei Zustand nach Pneumonektomie die häufigsten iatrogenen Möglichkei-ten der Entstehung eines Pleuraempyems darstellen. Die erweiterten thoraxchirurgischen Möglichkeiten, wie Oesophagusresektionen mit Interposition von Magen- und Dünndarm-teilen, stellen gleichfalls Risikofaktoren der Entwicklung eines Pleuraempyems dar.

Weitere iatrogene Möglichkeiten der Entstehung eines Pleuraempyems ergeben sich aus physikalischen Pleurareizungen, z.B. im Rahmen einer Radiatio zur Prävention des Rezidivs eines Mammakarzinoms.

Empyem-artige Bilder entwickeln sich auch bei tumorösen Grunderkrankungen, ver-gleichsweise am häufigsten bei Mammakarzinomen, aber auch bei Bronchialkarzinomen und Ovarialkarzinomen. Etwa 50% der Patientinnen mit einem Mammakarzinom sollen im weiteren Verlauf exsudative Reaktionen der Pleura aufweisen (Leff et al. 1978). Bei Pleuramesotheliomen entwickeln sich gelegentlich Bilder wie bei einem chronischen Empyen.

Zur differentialdiagnostischen Abgrenzung sind ferner rein fibrinös-exsudative Reak-tionen im Rahmen einer Urämie oder einer rheumatischen Systemerkrankung zu ewähnen (Churg 1987).

Verlauf des Pleuraempyems

Der weitere Verlauf eines Pleuraempyems scheint vor allem von drei Faktoren abhängig. Dies sind *Virulenz und Art des Erregers.* Spezifische Pleuraentzündungen neigen unbehan-delt immer zu einem chronischen Verlauf. Ferner die *Abwehrlage des Organismus.* Immunsuprimierte Patienten neigen gleichfalls zu chronischen Therapie-resistenten Ver-läufen und zur Infektion durch atypische Erreger. Ferner sind die eingeleiteten *Therapie-maßnahmen* von besonderer Bedeutung für den Verlauf. Neben der heute als selbstver-ständlich anzusehenden antibiotischen Therapie erscheint es aus pathologisch-anatomi-scher Sicht sinnvoll, möglichst frühzeitig und nachhaltig für eine Reduktion des Exsudates zu sorgen, um eine Lyse und weitgehende Resorption zu begünstigen und gleichzeitig die aus der einsetzenden Organisation abzuleitende Verschwartung zu behindern.

Literatur

Churg A (1987) Diseases of the pleura. In: Thurlbeck WM (ed) Pathology of the lung. Thieme, Stuttgart, pp 803–820

Emerson P (1981) Purulent pleura effusion (empyema). In: Emerson P (ed) Thoracic medicine. Butterworth, London, pp 619–628

Green RA (1965) Pleural inflammation and pleural effusion. In: Baum GL (ed) Textbook of pulmonary disease. Little Brown, Boston, p 668

Hofmann A (1988) Thoraxchirurgie bei Erkrankungen der Pleura und des Zwerchfells. Atemw-Lungenkrkh 14/9:438–454

Kuntz E (1968) Die Pleuraergüsse. Differentialdiagnose, Klinik und Therapie. Urban und Schwarzenberg, München

Leff A, Hopewell PC, Costello J (1978) Pleural effusion from malignancy. Ann Intern Med 88:532

Müller K-M (1983) Pleura. In: Doerr W, Seifert G (eds) Spezielle pathologische Anatomie, Band 16: Pathologie der Lunge. Springer, Berlin, S 1295–1398

Scharer L (1972) Pleurisy, pleural effusions and empyema. In: Holman CW, Muschenheim C (eds) Bronchopulmonary diseases and related disorders. Harper & Row, Hagerstown, pp 766–784

38. Erregerspektrum beim akuten und chronischen Pleuraempyem

W. Ebert, H. Bülzebruck und H. G. Bauer

Thoraxklinik Heidelberg-Rohrbach, Amalienstr. 5, D-6900 Heidelberg

Bacteriology of Acute and Chronic Empyema

Summary. A retrospective analysis of the causative organisms was performed in 162 cases of empyema: 132/162 (= 81,5%) cases had positive cultures. Twenty-two different organisms were cultured from 235 isolates. The aerobic gram-positive bacteria were the largest group (61.7%), followed by aerobic gram-negative rods (21.7%), anaerobic bacteria (8.5%), and mycobacteria (5.1%). 1.8 bacterial species were recovered for each case of empyema. Polymicrobial empyema accounted for 48% of the cases. Therefore more than one antimicrobial agent should be administered to ensure adequate coverage.

Key words: Empyema Thoracis − Bacteriology − Retrospective Analysis

Zusammenfassung. In einer retrospektiven Analyse wurde das Erregerspektrum von 162 Empyemen untersucht. Der kulturelle Nachweis gelang bei 132/162 (= 81,5%) der Empyeme. 22 verschiedene Keime wurden in 235 Isolaten angezüchtet. Es dominierten die gram-positiven Kokken (61,7%), gefolgt von aeroben gram-negativen Stäbchen (21,7%), Anaerobiern (8,5%) und Mykobakterien (5,1%). Pro Empyem wurden 1,8 Keime isoliert. Bei 48% der Empyeme lag eine Mischinfektion vor. Aus diesem Grund sollte eine Polychemotherapie durchgeführt werden.

Schlüsselwörter: Pleuraempyem − Bakeriologie − retrospektive Analyse

Unter einem Pleuraempyem versteht man einen entzündlichen Pleuraerguß, in dem entweder kulturell und/oder durch Gramfärbung Bakterien nachgewiesen werden können, oder es handelt sich um ein steriles Exsudat mit einem pH < 7 und einer Glucosekonzentration <40 mg/dl. Das zum Empyem führende Erregerspektrum hat sich in den letzten 50 Jahren wiederholt gewandelt. Während in der präantibiotischen Ära Pneumokokken und Streptococcus pyogenes dominierten, war die Reihenfolge nach Verfügbarkeit des Penicillins in den 40er Jahren Staphyloccocus aureus, gefolgt von Pneumokokken und Streptococcus pyogenes. Seit dem Einsatz semisynthetischer, β-Lactamase-stabiler Penicilline erweiterte sich die Palette um gramnegative Bakterien und Anaerobier.

In einer retrospektiven Analyse wurde für den Zeitraum vom 01. 01. 1983−31. 12. 1987 das Erregerspektrum von 162 Empyemen unterschiedlicher Ätiologie (metapneumonisch: 49%, posttuberkulös: 20%, iatrogen: 11%, Karzinom-bedingt: 5%, posttraumatisch: 5%, sonstige: 11%) untersucht. Zum Zeitpunkt der Aufnahme in unserer Klinik waren 52% der Patienten bereits antibiotisch anbehandelt.

Der kulturelle Nachweis bakterieller bzw. mykologischer Infektionen gelang bei 132/162 (= 81,5%) der Empyeme. 30/162 (= 18,5%) waren steril. Am häufigsten konnten Erreger aus Drainageabstrichen (42%), aus Abstrichen bei Drainageeinlage und operativen Verfahren (32%), sowie aus Pleurapunktaten (4%) angezüchtet werden.

	N	%
Aerobe Kokken	145	61,7
Staphylokokken	93	39,6
Streptokokken	39	16,6
Enterokokken	13	5,5
Aerobe gram-neg. Bakterien	51	21,7
Pseudomonas	15	6,4
E. coli	13	5,5
Klebsiella	5	2,1
Proteus sp.	4	1,7
Hämophilus	3	1,3
Enterobacter	3	1,3
Citrobacter	2	0,9
Salmonella (Serotyp Newport)	2	0,9
Sonstige	4	1,7
Anaerobier	20	8,5
Bacteroides	10	4,3
Sonstige	10	4,3
Mykobakterien	12	5,1
Pilze	4	1,7
Sonstige	3	1,3
Gesamt	235	100,0

Tabelle 1. Anzahl und prozentualer Anteil der Erreger von 235 positiven Kulturen

Tabelle 2. Erregerspektrum beim Pleuraempyem im Vergleich mit [1, 3, 5, 6, 7]

	Lutz et al. [6]	Bartlett et al. [1]	Geslin [3]	LeBlanc u. Tucker [5]	Mandel u. Thadepalli [7]	Ebert et al.
Isolate/Empyeme	761/638	214/83	33/23	83/58	121/56	235/132
Erreger/Empyem	1,2	2,6	1,4	1,4	2,2	1,8
Aerobier	667 (88%)	74 (35%)	23 (70%)	69 (83%)	65 (54%)	196 (83%)
Gram-pos. Kokken	429 (56%)	44 (21%)	15 (46%)	37 (45%)	40 (33%)	145 (62%)
Gram-neg. Bakt.	238 (31%)	30 (14%)	8 (24%)	32 (39%)	25 (21%)	51 (22%)
Anaerobier	86 (11%)	140 (65%)	10 (30%)	8 (10%)	56 (46%)	20 (9%)
Mykobakterien	–	–	–	3 (4%)	–	12 (5%)
Sonstige	–	–	–	3 (4%)	–	7 (3%)

Insgesamt wurden 22 verschiedene Keime in 235 Isolaten nachgewiesen. Es dominierten aerobe grampositive Kokken, gefolgt von aeroben gramnegativen Bakterien, Anaerobiern und Mykobakterien. Pilze wurden in 4 Fällen isoliert (Tabelle 1). Das Verhältnis der grampositiven Kokken zu den gramnegativen Stäbchen und den Anaerobiern war 7:3:1. Pro Empyem wurden 1,8 Keime isoliert. In 52% der Fälle wurde nur 1 Keim nachgewiesen, bei 48% der Empyeme lag eine Mischinfektion vor. 29% der Empyeme besaßen 2 Keime, 14% 3 Keime, 4% 4 Keime und je 1% 5 beziehungsweise 6 Keime.

Die Erregerverteilung entspricht im Aerobierbereich weitgehend den Ergebnissen anderer Autoren (Tabelle 2). In sämtlichen Untersuchungen wurde ein signifikanter Anteil aerober gramnegativer Bakterien gefunden. Dies unterstreicht den Stellenwert, den die gramnegativen Organismen in der Empyembakteriologie mittlerweile eingenommen haben. Bei den Streptokokken ist der hohe Anteil der zur Viridans-Gruppe zählenden, Cephalosporin- und Aminoglykosidresistenten S. milleri bemerkenswert [2].

Im Gegensatz zu den Aerobiern findet man bei den Anaerobiern größere Abweichungen. Der Prozentsatz der Anaerobierisolate variiert von 1% [10] über 5% [4] bis zu

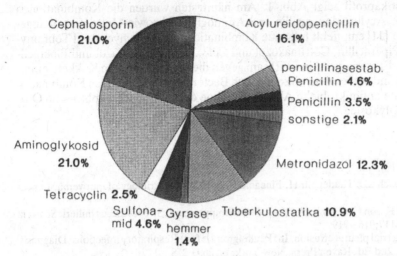

Abb. 1. Prozentuale Verteilung der zur Therapie der 162 Empyeme eingesetzten Antibiotika

65% [1]. Der von uns gefundene Anaerobieranteil von 9% korrespondiert gut mit den Daten von Lutz et al. [6] und LeBlanc und Tucker [5]. Als Hauptursachen für die beträchtliche Variation in der Anzahl der mitgeteilten Anaerobierisolate sind technische Schwierigkeiten bei der Anaerobierbakteriologie und die hohe Sensitivität der Anaerobier gegenüber Antibiotika zu nennen. Es sollten deshalb für prospektive Studien zum Erregerspektrum des Pleuraempyems nur Patienten herangezogen werden, die nicht antibiotisch anbehandelt sind. Die vergleichsweise niedrige Anaerobierausbeute in unserem Kollektiv ist in erster Linie durch die antibiotische Vorbehandlung vor Klinikaufnahme zu erklären. Zum anderen sollte eine sorgfältige Anaerobierbakteriologie mit der Ausschöpfung aller diagnostischen Möglichkeiten, die adäquate Probengewinnung und -transport einschließen, betrieben werden. Die prospektiv und mit konsequenter Anaerobierdiagnostik durchgeführte Studie von Bartlett et al. [1] hat gezeigt, daß die Anaerobier eine führende Rolle beim Pleuraempyem einnehmen. Nach unserer Erhebung hat die Ätiologie mit Ausnahme des spezifischen Empyems keinen signifikanten Einfluß auf das Erregerspektrum. Erwartungsgemäß war der Anaerobieranteil bei Empyemen aufgrund der in den Pleuraraum eingebrochenen Lungenabszesse mit 33% am höchsten. Beim spezifischen Empyem ist der ätiologische Nachweis aus der Ergußflüssigkeit bekanntlich nicht einfach zu führen. Nach Winterbauer [11] liegt die Trefferquote der Mikroskopie unter 10% und der kulturelle Nachweis gelingt nur in 25% der Fälle. Wir konnten bei 28% der spezifischen Empyeme Mykobakterien anzüchten. Einen hohen diagnostischen Stellenwert nimmt die Pleurabiopsie ein, da in 50% der Fälle positive Kulturen erhalten werden.

Während des Klinikaufenthaltes kommt es häufig zu einem Wechsel im Erregerspektrum, da über einen längeren Zeitraum hochdosiert verabreichte Antibiotika zu einer antibiotischen Selektion führen können. Hier spielen nach Eliminierung endogener Erreger häufig hochresistente Hospitalkeime die Hauptrolle. So konnten wir bei Erregerwechsel beispielsweise hochresistente Staphylokokken anzüchten, die nur noch Cotrimoxazol-empfindlich und gegenüber Imipinem partiell empfindlich waren.

Das Pleuraempyem erfordert eine prompte antibiotische Therapie, die sich initial nach der Gramfärbung richten sollte. Das Therapieschema ist gegebenenfalls aufgrund der kulturellen Befunde und der Antibiogramme zu modifizieren. Mandal und Thadepalli [7] empfehlen, die Antiobiotika hochdosiert, in der Anfangsphase i.v., später oral, über einen längeren Zeitraum zu verabreichen (3–6 Wochen). Die Spülung des Pleuraraums mit antibiotikahaltigen Lösungen bringt wahrscheinlich keinen Vorteil [9]. Eine Ausnahme bildet die Spülung mit Rifampycin bei Staphylokokken [8]. Da häufig Mischinfektionen angetroffen werden, ist eine Polychemotherapie angezeigt. Das bei unserem Patientenkollektiv applizierte Antibiotikaprofil zeigt Abb. 1. Am häufigsten wurden die Kombinationen Cephalosporin bzw. Acylureidopenicillin und Aminoglykosid sowie Metronidazol angewandt. Winterbauer [11] empfiehlt folgende Kombinationen: Clindamycin und Tobramycin, Cefoxitin und Piperacillin, Cotrimaxozol und Cefoxitin, Cotrimoxazol und Piperacillin. Clindamycin und Tobramycin sind wirksam gegen die meisten aeroben Kokken, gramnegativen Stäbchen und Anaerobier einschließlich Bacteroides. Die letzteren Kombinationen bieten eine breite antimikrobielle Abdeckung ohne die Gefahr der Nephro- und Ototoxizität der Aminoglykoside.

Literatur

1. Bartlett JG, Gorbach SL, Thadepalli H, Finegold SM (1974) Bacteriology of empyema. Lancet I:338–340
2. Ferber T, Mueller F, von Graevenitz A (1987) Pleuraempyeme mit Streptococcus milleri. Schweiz Med Wochenschr 117:916–919
3. Geslin P (1983) Bactrial pleural effusion. In: Pennington JE (ed) Respiratory infections: Diagnosis and Management. 2nd Ed. Raven Press, New York, pp 269–278
4. Hirsch A, Ruftie P, Nebut M, Bignon J, Crétien J (1979) Pleural effusion: Laboratory tests in 300 cases. Thorax 34:106–112
5. LeBlanc KA, Tucker WY (1984) Empyema of the thorax. Surg Gyn Obstet 158:66–70
6. Lutz A, Grooten O, Berger MA (1963) Considerations à propos des germes isolés dans 638 cas de pleurésies purulentes. Strasbourg Med 14:119–128
7. Mandal AK, Thadepalli H (1987) Treatment of spontaneous bacterial empyema thoracis. J Thorac Cardiovasc Surg 94:414–418
8. Mordasini C, Krneta A, Baumann HR (1988) Zur Diagnose und Therapie des Pleuraempyems. Schweiz Med Wochenschr 118:1633–1640
9. Van de Stadt S, Serruys-Schoutens E, Thys JP, Rocmans P (1985) L'empyème thoracique. Mise ou point bactériologique et thérapeutique. Acta Chir Belg 85:79–88
10. Weese WC, Shindler ER, Smith IM, Rabinovich S (1973) Empyema of the thorax then and now. A study of 122 cases over four decades. Arch Intern Med 131:516–520
11. Winterbauer RH (1988) Pulmonary In: Fishman AP (ed) Diseases and disorders, 2nd Ed. McGraw-Hill, New York, pp 2139–2157

39. Gefahren und Fehler bei der Pleurapunktion und beim Einlegen von Saugdrainagen

D. Krumhaar

Lungenklinik Havelhöhe, Kladower Damm 221, 1000 Berlin 22

Complications due to Errors in Puncture and Drainage of the Pleural Space

Summary. Mistakes during puncture and drainage of the pleural space can result in serious complications. A few case reports are presented. Injuries of intrathoracic and intraabdominal organs can occur-, the latter mainly due to underestimating the elevated level of the diaphragm. Trauma of the liver and spleen are mainly observed in such cases. To avoid such life-threatening complications "blind" puncture and drainage should be avoided and visual aids such as fluoroscopy, CT and ultrasonography should be used more frequently.

Key words: Pleural Drainage – Complications

Zusammenfassung. Die häufigsten Fehler und Komplikationen der Punktionen und Drainagen des Pleuraraumes werden dargestellt. Einige Kasuistiken werden demonstriert. Neben intrathorakalen Verletzungen drohen bei Zwerchfellhochstand oder zu tief gewähltem Zugang intraabdominelle Verletzungen, insbesondere von Leber und Milz. Zur Vermeidung derartig schwerwiegender Fehler und Komplikationen sollten Punktionen und Drainagen des Pleuraraumes möglichst nicht blind, sondern gezielt unter Sichtkontrolle mittels Durchleuchtung, Computertomographie oder Sonographie durchgeführt werden.

Schlüsselwörter: Pleuradrainage – Fehler – Komplikationen

Punktionen und Drainagen des Pleuraraumes gehören zu den Routine- und Standardverfahren nicht nur in der Thorax-, sondern auch in der Unfall- und Allgemeinchirurgie.

Nach Wolfart [6] stellen die Anlagen einer Drainage, wie im engeren Sinne auch die Pleurapunktion, chirurgische Eingriffe dar.

Bei unsachgemäßer Indikation und Ausführung bergen beide Methoden schwerwiegende Risiken und Komplikationsmöglichkeiten in sich.

I. Pleurapunktion

Interessant und kontrovers ist häufig die Frage: Pleurapunktion oder Pleuradrainage. Insbesondere beim Pleuraempyem ist es mitunter strittig, ob wiederholtes Punktieren schneller und besser zum Ziel führt, als die Saugdrainagebehandlung.

Die Fehler und Komplikationen der Pleurapunktion sind in Tabelle 1 aufgelistet:

Fehlpunktionen sind besonders dann komplikationsträchtig, wenn primär zu dicklumige Punktionskanülen gewählt werden.

Tabelle 1. Komplikationen bei Pleurapunktionen

I. Akutkomplikationen
1. Primär zu dicklumige Kanüle
2. Verletzung einer Intercostalarterie (cave: Rippenunterrand paravertebral)
3. Punktion der thorakalen Aorta (cave: paravertebrale Punktion)
4. Luftembolie bei Punktion und Spülung von Empyemhöhlen
5. Via falsa
   a) Lungenparenchymverletzung
   b) Zwerchfellverletzung
   c) Verletzung von Bauchorganen (Leber, Milz, Niere, Magen-Darm)

II. Spätkomplikationen
1. Subphren. Abszess (nach intraabd. Punktion)
2. Impfmetastase im Punktionskanal (mal. Erguß)

Tabelle 2. Pleurapunktion: Vermeidung von Komplikationen

1. Punktionsstelle: Oberrand der Rippe
2. a) Durchleuchtungs-Sonographie-CT-gesteuerte Punktion
   b) Markierung der Einstichstelle: „tiefster Punkt" unter Durchleuchtung
3. „Vor"-Punktion mit dünner Kanüle
4. Keine Punktion mit „leerer" Nadel (cave: Luftembolie über Intercost. Vene)

Bei extrem paravertebralem Punktionszugang drohen die Verletzung der Intercostalarterie und der thorakalen Aorta [3].

Eine seltenere, im Schrifttum mitgeteilte Komplikation ist die massive Luftembolie bei Punktion und Spülung von Empyemhöhlen [3, 5].

Hauptkomplikation ist zweifellos die „blind" durchgeführte, zu tiefe Punktion – also die Via falsa – mit der Verletzungsgefahr des Lungenparenchyms, des Zwerchfells und der Bauchorgane, namentlich Milz, Leber und Niere sowie Magen-Darmtrakt.

Hierzu eine eigene Kasuistik:

Bei einer 48jährigen Frau wurde ein linksseitiger basaler Erguß nach Pneumonektomie eines kleinzelligen Bronchial-Ca. von hinten unten punktiert. Einen Tag später Hb-Abfall auf 4,1 g%. Nach Substitution von 2,5 l Blut Hb-Anstieg auf normale Werte. Eine Thorakotomie war nicht erforderlich. Röntgenologisch fand sich ein doppeltfaustgroßes kugelförmiges Hämatom ausgehend vom Diaphragma, welches die Pneumonektomiehöhle zu ⅔ ausfüllte. Die Röntgen-Thoraxaufnahme 1 Jahr später zeigte eine Totalverschattung der Pneumonektomiehöhle li. infolge Ausbildung eines Fibrothorax. Eine Zwerchfell-Gefäßverletzung infolge zu weit kaudal durchgeführter dorsaler Punktion muß angenommen werden.

Als Spätkomplikation wird gelegentlich ein subphrenischer Abszeß nach versehentlicher intraabdomineller Punktion mit Verletzung des Gastrointestinaltrakts beobachtet.

Eine bekannte und von uns selbst mehrfach gesehene Spätkomplikation ist die Impfmetastase der Thoraxweichteile nach Punktion maligner Pleuraergüsse.

Komplikationen nach Pleurapunktionen werden verständlicherweise nur spärlich publiziert.

Nur so ist es erklärlich, daß in einer Literaturübersicht [2] bei 1100 diagnostischen Pleurapunktionen von 9 Autoren nur 9 Fehlpunktionen (7mal Leber und je einmal Niere und Milz) mitgeteilt wurden.

In Tabelle 2 ist aufgelistet, wie sich Fehlpunktionen und Punktionskomplikationen vermeiden lassen:

Als Punktionsstelle ist der Oberrand der Rippe zu wählen, um intercostale Gefäß- und Nervenläsionen zu vermeiden.

Es ist bisweilen erstaunlich, wie weit proximal das Zwerchfell reichen kann – namentlich bei extremer Adipositas, nach Lungenresektionen, nach Thoraxtrauma und bei

1. Lungenparenchym
2. Herz-Gefäße
3. Oesophagus
4. Zwerchfell und Abdominalorgane

Tabelle 3. Verletzungsmöglichkeiten bei fehlerhafter Pleuradrainage („via falsa")

schrumpfenden bronchopulmonalen Erkrankungen. Hier kann die Forderung nach Punktion des „tiefsten Punktes" sehr leicht zu einer intraabdominellen Fehlpunktion führen, so daß in diesen besonderen pathologisch-anatomischen Situationen eine „blinde" Punktion vermieden werden sollte.

Zu fordern ist vielmehr die gezielte Punktion. Hierbei bieten sich heute neben der althergebrachten und viel zu selten angewandten Pleurapunktion unter Durchleuchtung die Sonographie- und CT-gesteuerten Punktionen des Pleuraraumes an.

Zu vermeiden ist die Punktion mit „leerer Nadel", da hierdurch Luftembolien infolge Verletzung von Intercostalvenen mehrfach beobachtet wurden [3].

Dem Zwecke der luftdichten Pleurapunktion dient am besten die Kanüle mit Verschlußhahn oder die Rotanda-Spritze [1].

II. Pleura-Drainage

Eine optimale Pleuradrainage von Flüssigkeiten erfolgt grundsätzlich am tiefsten Punkt. Von dieser Regel ausgenommen sind der Pneumothorax und andere intrathorakale Luftansammlungen, die weiter proximal in der Axillar- oder Medioclavicularlinie drainiert werden.

Wie bei den Pleurapunktionen ergeben sich auch bei der fehlerhaften Einführung des Pleuradrains mittels Trokart oder Führungsstab Verletzungsmöglichkeiten intrathorakaler und intraabdomineller Organe, die in der Regel weitaus schwerwiegender und vital bedrohlicher sind als die zuvor geschilderten Punktionsverletzungen.

Die wesentlichen Verletzungen sind in Tabelle 3 aufgelistet:

Lungenverletzungen, die von Einblutungen in den Pleuraraum und Weichteilemphysem gefolgt sind, bedürfen nur relativ selten einer Notfall-Thorakotomie; sie heilen nach Drainagekorrektur meist spontan.

Herz- und Gefäßverletzungen sind glücklicherweise selten. Sie können sich ereignen, wenn nach linksseitigen Pneumonektomien Herz- und Mediastinum weit nach links verzogen sind. Über eine derartige Kasuistik berichtete Denck [1].

Eine Herz-Gefäßverletzung droht auch, wenn beim Pneumothorax oder traumatischem Hämatothorax der Drain in der Medioclavicularlinie zu weit zentral-parasternalwärts eingeführt wird.

Ösophagusverletzungen sind ebenfalls Raritäten. Sie kommen höchstens dann vor, wenn der Ösophagus bei chronischen Empyemen extrem verzogen ist und gleichzeitig die Thoraxdrainage zu weit dorsal eingelegt wird. Es sind Fälle beschrieben, in denen der Thoraxdrain direkt in den Ösophagus eingelegt wurde [1].

Zwerchfell- und Bauchorganverletzungen wurden bereits bei den Komplikationen der Pleurapunktion erwähnt. Auch hier ist ein falsch eingeschätzter bzw. unterschätzter Zwerchfellhochstand häufigste Ursache einer Verletzung von Bauchorganen; meist handelt es sich um Leber- oder Milzverletzungen, die mit massiver Blutung und Schocksymptomatik einhergehen und zur unverzüglichen Laparotomie bzw. Thorakotomie zwingen.

Eigene Kasuistik

29jährige Frau, die nach einem Fenstersturz in suizidaler Absicht multiple Frakturen und u.a. auch Rippenserienfrakturen erlitt. Im Notarztwagen erfolgte im Rahmen der Erstversorgung unter der Diagnose eines traumatischen Pneumothorax re. die Einlegung einer dünnen Matthys-Drainage in den re. Thorax. Einlieferung in eine andere Klinik. Dort mas-

194

1. Drains zu weich und zu dünnlumig	Tabelle 4. Fehlerhafte Drainage des Pleuraraumes

1. Drains zu weich und zu dünnlumig
2. Zu kurze, mangelhaft fixierte Drains
3. Draineinlage extrathorakal (Weichteile)
4. Häufige Unterbrechung der Dauersaugung
5. Zu kurze Verweildauer der Saugdrainage

sive rechtsseitige Thoraxverschattung, so daß eine dicklumige Thoraxdrainage rechts erfolgte, aus der sich innerhalb von 6 Stunden 4000 ml Blut entleerten. Verlegung in unsere Klinik und sofortige Not-Thorakotomie. Nach Ausräumung von 2000 ml flüssigen und koagulierten Blutes fand sich infolge des eingelegten Matthys-Katheters eine winzige Zwerchfellverletzung mit spritzender Blutung aus einer Arteria musculo-phrenica. Umstechung dieser arteriellen Blutung. Komplikationsloser postoperativer Verlauf.

Auch fehldiagnostizierte Sero-Pneumothoraces – in Wirklichkeit handelt es sich um Hernien, Relaxationen oder Rupturen des Zwerchfells – führen nicht selten zur subphrenischen Einlage eines Drains in den Magen oder das Quercolon mit der Notwendigkeit zur sofortigen operativen Revision.

Eine besonders häufig beobachtete Problematik betrifft die fehlerhaft durchgeführte Drainage beim Spontanpneumothorax. In einem 10-Jahreszeitraum der Lungenklinik Heidelberg-Rohrbach, über den Vogt-Moykopf und ich 1973 auf dem Nordwestdeutschen Chirurgenkongreß berichteten [4], wurden von 323 Patienten mit Spontanpneumothorax 171 wegen Komplikationen meist nach fehlerhafter Drainage eingewiesen. In sieben Fällen hatte sich nach langer auswärtiger Behandlung ein Empyem entwickelt, das jeweils eine Dekortikation mit mehrmonatigem Krankenhausaufenthalt erforderlich machte.

Im einzelnen beobachteten wir folgende vermeidbare Drainagefehler (Tabelle 4):
1. Zu dünnlumige und zu weiche Drainagen wie Venen- und Venülenkatheter wurden verwendet, die verstopften, abknickten oder kollabierten.
2. Zu kurze und mangelhaft fixierte Drainagen wurden eingelegt, die sich in der Folgezeit retrahierten und zum Gewebeemphysem führten.
3. Nicht selten wurden Drainagen am knöchernen Thorax vorbei in die Brustwandweichteile eingelegt.
4. Die Saugung wurde häufig und mehrfach täglich unterbrochen, was jeweils zum Kollaps der Lunge führte.
5. Die Saugdrainage wurde bereits nach 1–2 Tagen entfernt, was dann natürlich zu einem sogenannten „Frührezidiv" führte.

Zusammenfassend läßt sich feststellen, daß Punktionen und Drainagen des Pleuraraumes diagnostisch und therapeutisch dankbare und segensreiche Maßnahmen sind, die jedoch Geschick und Erfahrung erfordern.

Die Möglichkeiten der gezielten Punktion und Drainage des Pleuraraumes unter Sichtkontrolle mittels Durchleuchtung, Sonographie oder CT sollten viel häufiger genutzt werden, um ernste und z.T. lebensbedrohliche Komplikationen zu vermeiden.

Literatur

1. Denck H (1983) Entlastungseingriffe an der Pleura. In: Breitner B (Hrsg) Chirurgische Operationslehre, Band II. Urban und Schwarzenberg, München Berlin Wien
2. Fick H (1975) Punktionsbiopsien und Thorakoskopien. In: Handbuch der Tuberkulose, Band III. Thieme, Stuttgart
3. Huzly A (1967) Pleurapunktion, Thorakoskopie und intercostale Pleuradrainage. In: Intra- und postoperative Zwischenfälle, Band I. Thieme, Stuttgart
4. Krumhaar D, Vogt-Moykopf I, Scheida F (1974) Vermeidbare Fehler und Komplikationen bei der Behandlung des Spontanpneumothorax. Zbl Chir 99:984–985
5. Lutz W (1950) Luftembolie bei Pneumothoraxbehandlung. Tuberk-Arzt 4:720
6. Wolfart W (1975) Behandlung des Pleuraempyems. In: Handbuch der Tuberkulose, Band III. Thieme, Stuttgart

40. Früh- und Spätkortikation – Indikation und Technik

H. Denck

Krankenhaus Lainz, I. Chirurgische Abteilung, Wolkersbergenstr. 1, A-1130 Wien

Early and Late Pleural Decortication – Indication and Technique

Summary. Our experience with 224 decortications performed between 1957 and 1987 is reported. Insufficient drainage of tuberculous and unspecific pleural empyema was the main indication. Haemothorax, pleural loculation and chronic serofibrinous pleuritis were indications of secondary importance. Mortality following decortication was on the order of 0.1% and postoperative morbidity, 3%. However, in the past 10 years there has been a general reduction of aggressive surgical treatment. Whereas decortication and thoracoplasty account for 12% and 4% respectively of our surgical pulmonary procedures, therapy with closed-tube drainage has increased to 84%.

Key words: Pleural Empyema – Haemothorax – Decortication – Closed-Tube Drainage

Zusammenfassung. Es wird über ein Krankengut von 224 Dekortikationen aus den Jahren 1957 bis 1987 berichtet, wobei die Indikationen vorwiegend das durch Drainage nicht suffizient zu behandelnde unspezifische und spezifische Pleuraempyem war, der Haematothorax, die Schwarte und die chronische serofibrinöse Pleuritis stehen erst an 2. Stelle. Derzeit ist die Letalität nach Dekortikation 0,1% und die postop. Morbidität 3%. Im eigenen Krankengut sind die Dekortikationen in den letzten 10 Jahren auf 12% und die thorakoplastischen Eingriffe auf 4% abgesunken, die Sanierung durch reine Bülaudrainage auf 84% gestiegen.

Schlüsselwörter: Pleuraempyem – Haematothorax – Dekortikation – Bülaudrainage

Die Behandlungsstrategie pleuraler Erkrankungen hat sich in den letzten Jahrzehnten ganz wesentlich verändert und es werden die eigenen Erfahrungen der letzten 3 Jahrzehnte besprochen. Die Erfahrungen, die an Hand der Behandlung von 1154 Patienten mit akutem und chronischem Pleuraempyem gemacht werden konnten, werden analysiert. Wesentlich ist, daß es durch die Entwicklung der modernen Antibiotika immer weniger Pleuraempyeme gibt und daß durch rechtzeitige und suffiziente Entlastung von Empyemen und Haematothoraces Sekundäreingriffe wie die Dekortikation immer seltener notwendig werden. Ebenso können wir durch den epidemiologischen Verlauf der Lungentuberkulose, früher unser Hauptindikationsgebiet thoraxchirurgischen Handelns, feststellen, daß heute Eingriffe wegen Lungen- und Pleuratuberkulose nur mehr eine Seltenheit darstellen. So kommt es, daß sich der Behandlungsschwerpunkt pleuraler Erkrankungen immer mehr und mehr in Richtung alleinige Bülaudrainage (mit oder ohne Pleurodese) verschiebt. Noch vor 10 Jahren war die Dekortikation ein relativ häufig durchgeführter Eingriff, ist aber von 20% auf 12% aller Behandlungsformen zurückgegangen. Nahezu ganz verschwunden aus unserem Repertoire ist die Thorakoplastik oder andere plastische Maßnah-

Tabelle 1. Dekortikation, n = 224 (1957–1987)

	akut 6 Wo.	chron. 6 Wo.	gesamt
Unspezifisch Empyem	30	71 (8)	101
Spezifisches Empyem	–	37 (16)	37
Haematothorax	20	12 (4)	32
Schwarte	–	27 ·	27
Chron. serofibrinöse Pleuritis	–	23	23
Parasitäre Pleuraerkrankung	4	– (1)	4
	54	170 (29)	224

+ Lungenresektion 29/224 = 13%

( ) = + Lungenresektion

men, etwa die myocutane Plastik verschwunden und wird nur bei Ausnahmefällen angewandt [1, 3].

Indikation nach Trennung zwischen akuten [2] und chronischen pleuralen Infektionen für die Entrindung der Lunge ist an Hand unseres eigenen Krankengutes in Tabelle 1 wiedergegeben.

Die Letalität nach Dekortikation hat sich von ursprünglich 17,5% auf 0,9% senken lassen (perioperatives Management und operative Technik), die postoperative Morbidität ist von 22 auf 3% gesunken [4, 6]. Als Kontraindikationen gegen eine Dekortikation gilt nach wie vor die floride Bronchustuberkulose, sowie Bronchusstenosen entzündlicher oder tumoröser Art (präoperative Bronchoskopie!) sowie relativ die ausgedehnte Lungenveränderungen wo zu prüfen ist, welche Lungenteile bei der Dekortikation eventuell mitentfernt werden müssen. Das Problem für die Indikation und Durchführung der Dekortikation ist immer noch die innere Fistel. Diese kann bei oberflächlichen Parenchymfisteln mittels Fibrinpleurothese, Sterilisierung der Resthöhle und Belassung derselben nach Abdrainage im sterilen Zustand behandelt werden. Wie gesagt ist oft eine zusätzliche Lungenresektion zum Verschluß größerer bronchopleuraler Fisteln notwendig. Nur in Ausnahmefällen wird man nach Versagen aller Therapiemaßnahmen von Bülaudrainage bis kombinierter Pleura- und Lungenresektion zur Thorakoplastik im herkömmlichen Sinne oder wie in den letzten Jahren zum myocutanen Lappen [5] Zuflucht finden müssen. Immer mehr und mehr werden Resthöhlen mittels Bülau-Spüldrainage und eventueller gleichzeitiger Fibrinpleurodese behandelt und nach 3maliger Keimfreiheit abdrainiert und belassen. Die Operationstechnik besteht darin, daß nach bei uns üblicher dorsolateraler Thoraktomie, die Pleuraschwarte oder der Haematothorax zunächst extrapleural total gelöst werden muß, um dann entweder den gesamten Schwartensack total vom oft geringfügig veränderten Hilus aus von der Lunge abzuschälen und wenn möglich total ohne Eröffnung zu entfernen [6]. Man soll dabei trachten, möglichst wenig Parenchymläsionen zu setzen und lieber Stellen mit besonders fester Adhäsion zur Lunge stehen lassen, als hier größere Parenchymdefekte zusetzen. Wichtig ist es in dem basalen Anteil die dort oft eingerollten Unterlappenanteile exakt zu befreien und die Lunge natürlich komplett vom Zwerchfell zu lösen, was mitunter auch zu Zwerchfelläsionen führen kann, die gesondert genäht werden müssen.

Wenn es nicht gelingt vom Hilus aus die Dekortikation auszuführen, muß mitten durch das Empyem oder durch die Veränderung eingegangen werden, und von diesen Schnitträndern aus in mehreren Teilen die Dekortikation durchgeführt werden.

Die Operation wird nach exakter Blutstillung durch Einlegung zweier langgelochter Drainagen vorne und hinten in den Sinus phrenicocostalis beendet. Die Risiken bestehen in intra- und postoperativer Blutung, wobei die Lösung aus dem Apex die Vena subclavia besonders gefährdet ist, was die Anregung ergibt, daß der Anaesthesist stets einen Zugang von der Vena cava inferior schaffen sollte, um im Falle einer solchen schweren Blutung mit Gefahr der Luftembolie durch totales Abklemmen der Vena cava superior Komplikationen verhindern kann und trotzdem noch einen Infusions- und Transfusionszugang hat. In

Tabelle 2. Therapie

unspezifisch		spezifisch
	Empyem	
Punktion – Spülung Bülau + – Rippenres. (Fibrinpleurodese) Dekortikation	Lunge!	Tuberkulostatische Therapie lokal – allgemein
	Bronchopleurale Fistel Lunge (Trichterplastik)	
Pleuro – Lob – Pneumoenktomie – Bronchopleurale Fistel Lunge		

unserem Krankengut kam es in 3% zu schwerer Blutung meist aus diesem Grund. Bei 2 Patienten von 224 kam es gleichzeitig zur Luftembolie. Die weiteren leichteren Komplikationen sind Pneumothorax, die Luftfistel und eventuell ein Hautemphysem, was durch entsprechende Änderung der Drainage meist behoben werden kann. Immerhin bleiben in 4% unserer Patienten Resthöhlen, die oft keiner sekundären Therapie bedürfen, nur im Falle der Infektion sekundärer Maßnahmen etwa des myocutanen Lappens oder sogar einer Thorakoplastik bedürfen. Die Tabelle 2 zeigt unser derzeitiges Therapieschema bei unspezifischem und spezifischem Empyem, wobei hier auf die in seltenen Fällen notwendige Trichterplastik nach open window Thorakostomien hingewiesen werden soll.

Wie bereits festgestellt, werden sich große Eingriffe an der Pleura zunehmend durch rechtzeitige suffiziente Entlastungsdrainage unter zusätzlicher Spülung oder Pleurodese immer mehr und mehr vermeiden lassen, woraus man erkennen kann, wie wichtig die rasche Erkennung und einfache Behandlung pleuraler Erkrankungen ist. Seltene Indikationsgebiete wie in unserem Krankengut parasitäre Erkrankungen stellen ein gesondertes Kapitel dar, ebenso ist die Dekortikationsbehandlung von chronischen pleuralen Verschwartungen oder bei der chronisch serofibrinösen Pleuritis von Fall zu Fall zu diskutieren. Im akuten Stadium eines unspezifischen Pleuraempyems oder eines Haematothorax ist bei mehrfach abgekapselten Höhlenbildungen der Begriff der Dekortikation oder Bülaudrainage mit Rippenresektion schwer zu trennen. Falls mit der einfachen Bülaudrainage die komplette Entleerung der Pleura in diesen Fällen nicht möglich ist, und sich mehrfache Septen mit gekämmerten Ergüssen gebildet haben, wird eine sogenannte Bülaudrainage mit Rippenresektion gemacht, wobei die Thorakotomie mindestens so groß sein muß, daß man mit einer ganzen Hand in die Pleura eindringen kann. Alle Septen werden zerrissen, die Pleurahöhle wieder in eine einzelne gut drainierbare Höhle verwandelt und alle Reste von Blut, Eiter und Fibrinauflagerungen für gewöhnlich mit der Hand abgewischt. Diese Handlung muß exakt durchgeführt werden, bis sich tatsächlich die Lunge wieder entfalten kann. Ob man diesen Akt als Frühdekortikation oder Bülaudrainage mit Rippenresektion bezeichnet, ist unserer Meinung nach nicht von Bedeutung.

Literatur

1. Bruck H, Wurnig P (1961) Die Sanierung therapieresistenter Thoraxfisteln durch Hautplastik. Thoraxchirurgie 9:395
2. Bülau G (1891) Für die Heberdrainage bei Behandlung des Empyems. Z Klin Med 18:31
3. Clagett OTh, Geraci JE (1963) A procedure for the management of post pneumonectomy empyema. J thorax cardivasc sug 45:141−145

4. Denck H (1983) Entlastungseingriffe in der Pleura. In: Breitner (Hrsg) Operationslehre II, Ergänzung 1983. Urban und Schwarzenberg, München Wien Baltimore
5. Müller LCh, Salzer GM, Anderl H (1988) Die Sanierung infizierter Pleuraresthöhlen mit bronchopleuraler Fistel durch Inselmuskellappen. Z Herz-Thorax-Gefäßchir Band 2, Heft 1.
6. Salzer G (1942) Verhütung und Behandlung der Empyemresthöhle. Mitteilungen aus den Grenzgebieten der Medizin und Chirurgie, 46/1:122

41. Funktionelle Aspekte des Pleuraempyems und der Pleuraschwiele

H. Toomes, A. Linder und G. Friedel

Klinik Schillerhöhe, Zentrum für Pneumologie und Thoraxchirurgie, Thoraxchirurg. Abt., D-7016 Gerlingen/Stuttgart

Pleural Empyema Viewed from a Functional Aspect

Summary. Decortication for pleural empyema with or without residual cavities was performed in 161 patients. Indications were sanitation of infection sites and improvement of respiratory function. A total of 73.3% of the patients had a non-specific and 22.4% a tuberculous empyema. Postoperative complications included 8.7% wound infections and 1.2% recurring empyema. Operative mortality was 0.6%. To estimate pulmonary function, the preoperative values of blood gas analysis and vital capacity were assessed in 75 patients and compared with those obtained after one year. A relatively slight improvement was seen only in those patients who had a preoperative reduction of vital capacity amounting to more than 40%. An indication for decortication solely to improve pulmonary function is rare. As a rule decortication is indicated for the simultaneous removal of septic foci and functional improvement.

Key words: Empyema − Decortication − Indication − Pulmonary Function

Zusammenfassung. Bei 161 Patienten wurde eine Dekortikation wegen Pleuraschwarte mit oder ohne Empyemresthöhle durchgeführt. Indikationen waren: Herdsanierung und Funktionsverbesserung. 73,3% der Kranken hatten ein unspezifisches und 22,4% ein tuberkulöses Empyem. Unter den postoperativen Komplikationen waren zu verzeichnen: In 8,7% eine Wundinfektion, ein erneutes Empyem in 1,2%. Die Operationsletalität betrug 0,6%. Zur Beurteilung der Lungenfunktion wurden Blutgasanalyse und Vitalkapazität nach einem Jahr mit den präoperativen Werten bei 75 Patienten verglichen. Die Durchschnittswerte zeigten keine signifikante Verbesserung der postoperativen Lungenfunktion. Nur bei Patienten mit einer mehr als 40%igen Reduktion der präoperativen Vitalkapazität konnte eine Verbesserung erreicht werden. Die Indikation zur alleinigen Funktionsverbesserung kommt sehr selten in Frage. In der Regel handelt es sich doch um die Kombination − nämlich Herdsanierung und Funktionsverbesserung.

Schlüsselwörter: Pleuraempyem − Dekortikation − Lungenfunktion

Die Dekortikation wird zur Entfernung einer Pleuraschwarte durchgeführt. Die Entstehung der Pleuraschwarte kann mehrere Ursachen haben. Die Hauptursachen sind: Empyem, Haematothorax und chronischer Pneumothorax.

Zum Verständnis der Pathophysiologie bei der Pleuraschwarte hat u.a. Konietzko mit mehreren Arbeiten beigetragen [3, 4]. Er hat wiederholt darauf hingewiesen, daß die wesentliche funktionelle Störung bei der Pleuraschwarte weniger in der direkten Fesselung der Lunge als vielmehr in der Beeinträchtigung der Funktion des Zwerchfelles liegt. Die ungenügende Kontraktion des wichtigsten Atemmuskels führt zu einer regionalen Herabsetzung der Ventilation und der Hustendynamik.

Körperlich limitierend für den Patienten ist das Unvermögen, sein Atemzugsvolumen unter Belastung adäquat zu steigern.

Operationsindikation

Die Indikation für die Dekortikation kann von 2 Gesichtspunkten her gestellt werden:

1. Zur Herdsanierung und zur Vermeidung von weiteren Komplikationen.
2. Zur Funktionsverbesserung.

Die *Herdsanierung* ist besonders wichtig bei tuberkulösen Schwarten, die sonst zu häufigen Exacerbationen neigen. Bestehende bronchopleurale Fisteln führen wegen ständiger Reinfektion oft zum Mißerfolg der konservativen Therapie. Eine Kyphoskoliose mit fortschreitender Atrophie der Brustwandmuskulatur tritt besonders rasch bei Kindern auf [1, 2]. Mit einer frühzeitigen und korrekt durchgeführten Drainagebehandlung kann in den meisten Fällen bei den Kindern eine Verschwartung der Lunge vermieden werden. Bei Versagen der Therapie ist die Dekortikation indiziert.

Die Indikation zur *Funktionsverbesserung* setzt voraus, daß die Lunge selbst intakt ist. Dies kann praktisch nur mit einer Bronchographie und Pulmonalisangiographie nachgewiesen werden. Natürlich muß auch eine restriktive Störung der Lungenfunktion nachweisbar sein, um eine Verbesserung mit dem Eingriff erreichen zu können. Da es sich um relativ große Eingriffe handelt, sollte im Einzelfall immer die erhoffte Funktionsverbesserung in Relation zu dem operativen Risiko und dem Alter des Patienten gesetzt werden. Bei nicht erhöhtem Operationsrisiko haben wir eine restriktive Störung oder eine szintigraphische Minderperfusion von mehr als 30% bei Erwachsenen und 20% bei Jugendlichen als Richtlinie gesetzt [5].

Operative Technik

Die Pleuraschwarte sollte, soweit möglich, in einem Stück mit evtl. vorhandenen Empyemresthöhlen entfernt werden [5, 6]. Bei älteren oder sehr ausgedehnten Verschwartungen kann die Ablösung von der Umgebung extrem schwierig sein. Besonders vorsichtig müssen Zwerchfell und Mediastinum entfesselt werden, um eine Beschädigung des Nervus phrenicus und des Zwerchfells zu vermeiden, weil sonst eine erhoffte Funktionsverbesserung ausbleibt. Ein typisches Operationspräparat ist in Abb. 1 zu sehen. Aus dem Bild geht deutlich hervor, daß eine Punktions- oder Drainagebehandlung wegen der multiplen abgekapselten Empyemhöhlen wenig erfolgversprechend ist. Die Dekortikation ist ein schwieriger Eingriff und setzt gute anatomische Kenntnisse und große thoraxchirurgische Erfahrung des Operateurs voraus.

Der postoperative Erfolg ist auch von einer guten krankengymnastischen Kooperation des Patienten abhängig.

Ergebnisse

Um die Indikation zur Funktionsverbesserung zu überprüfen, führten wir eine retrospektive Studie von Patienten durch, die innerhalb einer 10-Jahresperiode dekortiziert wurden. Es wurden 161 Dekortikationen durchgeführt.

Die Ätiologie der Pleuraschwarte geht aus der Tabelle 1 hervor. Das Durchschnittsalter betrug 41,7 Jahre. 3 Kinder waren unter 10 Jahren.

Von den 161 Patienten wurden 39 früher als 8 Wochen nach Krankheitsbeginn operiert, was wir als Frühdekortikation bezeichnen. Der Hauptanteil der Patienten wurde aber erst

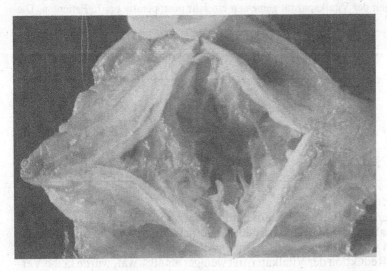

Abb. 1. Aufgeschnittene Pleuraschwarte mit multiplen abgekapselten Empyemhöhlen

Tabelle 1. Ätiologie der Pleuraschwarte

	n	%
Unspezifische Pleuraschwarte	118	73,3
Pleuritis tuberculosa	36	22,4
Pleuritis carcinomatosa	3	1,9
Pleuraschwarte nach Haematothorax	3	1,9
Unbekannt	1	0,5
	161	100

Tabelle 2. Komplikationen nach der Dekortikation

	n	%
Rethorakotomie wegen Nachblutung	3	1,9
Phrenicusparese	2	1,2
Empyem	2	1,2
Wundinfektion	14	8,7
Alkoholentzugsdelir	4	2,5
Herzinfarkt	1	0,6
Cerebraler Insult	1	0,6

nach Ablauf von 8 Wochen dekortiziert. In 120 Fällen war die ganze Lunge von der Schwarte gefesselt und in 41 Fällen nur zum Teil.

Komplikationen traten bei 16,7% der Patienten postoperativ auf (Tabelle 2). Die eingriffsspezifischen Komplikationen sind Nachblutung, Phrenicusparese und sekundäres Empyem. Die beiden Empyemrezidive traten bei den Patienten mit Alkoholentzugsdelir wegen Sekretretention und mangelnder Mitwirkung auf.

Die Operationsletalität betrug 0,6%. 1 Patient verstarb nach Herzinfarkt und dekompensierter Mitralinsuffizienz.

Für die Beurteilung der funktionellen Ergebnisse ist die Blutgasanalyse von geringem Wert. Die Werte lagen sowohl vor als nach der Dekortikation im Normbereich. Aus der Vielzahl der möglichen spirometrischen und bodyplethysmographischen Meßwerte zeigt nach Angaben der Literatur und nach eigener Erfahrung die Vitalkapazität die Veränderung der Funktion am besten.

Tabelle 3. Veränderungen der Vitalkapazität gemessen ein Jahr postoperativ bei 75 Patienten. Die Zahlen in Klammern geben die Schwankungsbreite an

n	Präop. Reduktion %	Postop. Verbesserung %	Postop. Verschlechterung %
0	0–10		
1	11–20		16
4	21–30		8 (22–6)
13	31–40		0,25 (12–9)
30	41–50	8 (−4–29)	
19	51–60	10,3 (4–15)	
8	61–70	13,8 (10–18)	

Die Veränderungen der Vitalkapazität ein Jahr postoperativ im Vergleich zu den praeoperativen Werten haben wir genauer analysiert. Die prae- und postoperativen Werte lagen bei 75 Patienten vor. Die Ergebnisse gehen aus der Tabelle 3 hervor. In den Fällen, wo die praeoperative Reduktion der Vitalkapazität weniger als 40% war, wurde keine Verbesserung erreicht, sondern in einigen Fällen mußte sogar eine relativ ausgeprägte Verschlechterung in Kauf genommen werden.

In den Fällen mit über 40%iger praeoperativer Reduktion der Vitalkapazität verschlechterte sich der Wert nur bei einem Patienten. In den restlichen Fällen wurde eine Verbesserung der Vitalkapazität verzeichnet.

Schlußfolgerung

Aus chirurgischer Sicht liegen zwei Hauptindikationen für die Dekortikation vor:

1. Die Indikation zur Herdsanierung.
2. Die Indikation zur Funktionsverbesserung.

Aufgrund eigener Ergebnisse und Angaben in der Literatur kommt die Indikation ausschließlich zur Funktionsverbesserung sehr selten in Frage und setzt eine praeoperative Reduktion der Lungenfunktion von mindestens 40% voraus. Meistens handelt es sich um eine Kombination der beiden Indikationsgruppen.

Literatur

1. Huzly A (1966) Abszedierende Pneumonie mit Spannungspneumothorax beim Säugling, Kleinkind und Jugendlichen. Z Kinderchir 2:172
2. Huzly A (1967) Frühe operative Behandlung des akuten Pyopneumothorax. Thoraxchirurgie 15:656
3. Konietzko N, Schlehe H, Rühle K. H, Brandstetter J, Matthys H (1976) Kardiopulmonale Funktionsstörungen in Ruhe und körperlicher Belastung bei Patienten mit einseitiger Pleuraschwarte. Pneumologie 105:105–113
4. Konietzko N, Brandstetter F, Steinberg U, Petro W (1980) Die gefesselte Lunge − Ergebnisse der Dekortikation. Atemwegs- und Lungenkrankheiten 6:191–200
5. Toomes H, Vogt-Moykopf I, Ahrendt J (1983) Decortication of the Lung. Thorac Cardiovasc Surgeon 31:338–341
6. Windheim K v (1980) Pleuraempyem. Chirurg 51:556–561

42. Therapie der Parenchym- und Bronchusfistel beim chronischen Pleuraempyem und der Empyemresthöhle

D. Zeidler

Krankenanstalten der Stadt Köln – Lungenklinik Ostmerheimer Str. 200, D-5000 Köln 91

Treatment of Bronchial Fistula and the Fistula of Pulmonary Parenchyma in Chronic Pleural Empyema

Summary. The peripheral bronchial fistula, which is not visible by direct endoscopic examination, is closed by endoscopic application of fibrin glue. Sometimes only conservative therapy with irrigation of the pleural space is sufficient and effective. The postlobectomy fistula of the bronchus stump is treated by preoperative puncture and irrigation of the pleural space, followed by a corrective reamputation of the stump of the bronchus or a sleeve resection with end-to-end anastomosis. The post-pneumonectomy fistula has to be corrected by preoperative irrigation of the pleural space and a corrective second amputation by an extrapleural transmediastinal procedure. Sometimes it is necessary to use an opposite posterior access. An alternative is to cover the stump by an intercostal muscle flap without directly closing the fistula by suture. The remaining pleural space must be obliterated by using an additive pedunculated muscle flap of the thoracic wall.

Key words: Bronchial Fistula – Postoperative Pleural Empyema – Treatment

Zusammenfassung. Verschluß der peripheren endoskopisch nicht sichtbaren Bronchusfistel mit Fibrinkleber möglich, oft nur konserv. Therapie mit Spülung des Pleuraraumes nötig. Nach Lobektomien auftretende Bronchusstumpffistel erfordert die vorbereitende Punktion und Spülung der Pleurahöhle. Danach Nachamputation des Stumpfes, evtl. Manschettenresektion. Bronchusfistel nach Pneumonektomien müssen nach vorheriger Säuberung des Pleuraraumes extrapleural entweder transmediastinal oder von der Gegenseite aus nachreseziert werden. Alternative Stumpfdeckung mit einem intercostalen Muskellappen ohne erneuten Verschluß der Fistel. Verschluß des verbleibenden Pleuraraumes durch zusätzlich gestielten Muskellappen von der Thoraxwand.

Schlüsselwörter: Bronchusfistel – postoperatives Pleuraempyem

Die akut postoperativ auftretende Bronchusstumpffistel hat eigene Gesetzmäßigkeiten und ist durch eine sofortige, notfallmäßige Revision zu verschließen und ist nicht Thema dieses Beitrages. Die Verlaufsdynamik und die Symptomatik einer postpneumonisch oder im späteren postoperativen Verlauf auftretenden Fistel, d.h. innerhalb von Wochen bis zu mehreren Monaten, kann sehr unterschiedlich sein. Dabei fallen zunehmender Reizhusten, eitriger oder blutiger Auswurf und plötzliche Fieberschübe auf. Eine basale Verschattung mit oder ohne Sekretspiegel oder ein Pneumothorax weisen auf die Verbindung zwischen Pleuraraum und Bronchialsystem hin. Die Bronchoskopie zeigt beim zentralen Sitz der Läsion entweder erst die punktförmige, stichkanalartige Öffnung an der früheren

Nahtreihe des Bronchusstumpfes oder bereits den breit offenen Stumpf, dessen Ränder gesäumt sind von nekrotischem weißlichem Material. Bei peripherem Sitz der Fistel im Lungenparenchym, wie dies nach einer atypischen Resektion oder postpneumonisch oder bei einem bullösen Emphysem der Fall sein kann, ist endoskopisch kein verbindlicher Befund zu erheben. Eventuell bringt eine Sekretstraße die Möglichkeit der Lokalisierung des Defektes. Die Pleurapunktion bringt den Beweis des Empyems, die Bakteriologie des eitrigen Sekretes ist notwendig, obwohl in dieser Phase der Antibiotikagabe kein hoher Stellenwert zukommt. Vorrangig zu diesem Zeitpunkt ist die gezielte Punktion oder Drainage des Pleuraraumes mit Spülung, um eine Aspiration auf die Gegenseite zu verhindern. Zusätzlich soll die Spülung eine Keimreduktion bewirken. Daneben trägt auch die gezielte Lagerungsdrainage zur Expektoration und damit zur Säuberung des Pleuraraumes bei. Zeigt die Fistel mit diesen Maßnahmen in wenigen Tagen eine Tendenz zur Verkleinerung, ist es gerechtfertigt, allein konservativ zu verbleiben. Wichtig für die Entscheidung über das Procedere ist ebenso die primäre Ausdehnung bzw. Größe der Fistel.

Besonders die nur wenige mm großen Fisteln sind für zusätzliche konservative Maßnahmen wie z.B. die Fibrinklebung geeignet. Ist damit kein Erfolg zu erzielen, so ist nach genügender Säuberung des Pleuraraumes die operative Revision der Fistel notwendig. Am einfachsten ist die Versorgung der Fistel am rechten Unterlappenstumpf, dabei löst die Nachresektion des Mittellappens mit der Schaffung eines sauberen Resektionsrandes das Problem am einfachsten. Eine Manschettenresektion des Oberlappenstumpfes mit anschließender End-zu-End-Anastomose ist eine weitere Alternative, eine Fistel des linken Unterlappenstumpfes kann eine Reimplantation des linken Oberlappens in den linken Stammbronchus notwendig machen. Eine Pneumonektomie soll, wenn irgend möglich, vermieden werden. Die alleinige, sogenannte Anfrischung der Wundränder am Bronchusstumpf ohne Nachresektion hat sich als Routinemethode nicht bewährt. Neben dem erneuten Bronchusverschluß ist die volle Ausdehnung der Restlunge notwendig, um eine Auffüllung des vorhandenen Pleuraraumes zu gewährleisten. Ist dies nicht der Fall, ist das nächste Empyem bereits programmiert. Zur Lösung dieses Raumproblems gehört die Dekortikation der Restlunge oder im Einzelfall die laterale Fixation des Zwerchfells zur Obliteration des Zwerchfellrippenwinkels. Bei der operativen Behandlung der Empyemresthöhle ist die Dekortikation gleichermaßen als wesentliche Maßnahme anzusehen. Ein häufiger Diskussionspunkt ist die zusätzliche Abdeckung der Bronchusnaht. Am einfachsten wäre ein Pleuralappen, meist ist jedoch nach dem Primäreingriff mit ausgedehnter Lymphadenektomie keine Pleura mehr vorhanden. Alternativ bieten sich als besseres Material ein gestielter Lappen des Perikards oder des großen Netzes an.

Sehr viel problematischer erscheint die Stammbronchusfistel nach Pneumonektomie. Drei Probleme sind dabei von Bedeutung:

1. Die große Resorptionsfläche der Pleura mit der schnellen Toxinresorption,
2. der lege artis kurz abgesetzte Bronchusstumpf und
3. infolge der direkten Verbindung der Fistel zur gegenseitigen Lunge die hohe Aspirationsgefahr.

Auch hier gilt für die weitere Versorgung die vorbereitende, allerdings sehr arbeitsintensive und vorsichtige Säuberung der Pleurahöhle mittels Spülung in Seitenlage des Patienten. Oft verbietet dabei das instabile Mediastinum die zusätzliche Möglichkeit der Saugdrainage. Der negativ gewordene Bakterienbefund in der Spülflüssigkeit soll dann den Zeitpunkt für die operative Revision der Fistel angeben. Dabei sind verschiedene operative Zugangswege möglich. Allen Verfahren gemeinsam ist die Vermeidung des intrapleuralen Raumes. Dabei bietet sich für die linksseitige Stammbronchusfistel der posterolaterale Zugang von der Gegenseite zur Freilegung der Bifurkation und erneuten Durchtrennung des Stammbronchus von dorsal her an. Bei einem langen Stumpf des rechten Hauptbronchus kann der extrapleurale dorsale Zugang von rechts versucht werden, meistens ist jedoch der Stumpf zu kurz oder die Pleuraschwarte reißt bei der Präparation ein und der Pleuraraum ist eröffnet. Durch ein elegantes aber technisch aufwendiges Verfahren kann über einen medianen transsternalen Zugang nach einer Nachamputation der zentralen pulmonalen Gefäßstümpfe die Bifurkation von vorne freigelegt und die Bronchusnachamputation durchgeführt werden. Auf transpleuralem Wege hat sich eine Nachresektion des rechten ebenso wie des linken Stammbronchusstumpfes nicht bewährt. Dabei kann besonders die Identifizierung der Gefäßstümpfe Schwierigkeiten machen. Uns hat sich dabei die vorsichtige Kürretage der Fistelränder und das Legen mehrerer Nähte in der Fistelumgebung bewährt, wobei die Fistelränder nur locker adaptiert oder sogar offen belassen werden. Eine Rippe wird vollständig reseziert und der dadurch entstehende, von ventral und dorsal oder nur einfach vascularisierte Lappen aus 2 Intercostalmuskelbündel wird mit den vorher gelegten Nähten auf der Fistelöffnung fixiert. Sinnvoll, aber nicht zwingend, ist es in der gleichen Sitzung, den verbleibenden freien Pleuraraum zu verkleinern. Zur Vermeidung einer Thorakoplastik empfiehlt sich der gestielte Muskellappen von der Thoraxwand, der eventuell sogar noch mehrfach gefaltet wird, um den Hohlraum voll auszufüllen.

Die periphere Parenchymfistel bietet meistens ein weniger aufregendes Bild als die zentrale Fistel. Vorrangig auch hier die Spülung des Pleuraraumes. Meist schließen sich diese Fisteln dann ohne weitere Maßnahmen. Läßt sich das Segment der Fistel jedoch lokalisieren, ist der endoskopische Versuch der Fistelklebung mit Fibrinkleber angezeigt. Der Sog an der Bülaudrainage kann bei der peripheren Fistel im Einzelfall nützlich sein, allerdings kann auch gerade deswegen die Fisten offen gehalten werden.

Als Resumée möchte ich folgendes festhalten:

Je kleiner eine Fistel ist und je weiter peripher sie liegt, um so eher besteht die Möglichkeit der konservativen Therapie auch unter zusätzlicher Verwendung des Fibrinklebers. Zentrale, starre oder röhrenförmige, nicht kollapsfähige Fisteln sollten nach entsprechender Vorbereitung operativ verschlossen werden. Es gibt allerdings für die Behandlung der Bronchusfisteln, vielleicht mit Ausnahme der großen Stammbronchusfisteln, nicht immer nur den Erfolg durch das chirurgische Vorgehen. Den Beweis für die Behauptung bringen die Fälle, bei denen eine Operation vorgeschlagen aber aus verschiedenen Gründen wie z.B. bei einer OP-Ablehnung oder einem frischen Infarkt nicht durchgeführt wurde und die trotzdem zum Verschluß des Defektes im Bronchus kamen. Der Vorteil des operativen Vorgehens besteht aber in der wesentlichen Zeitersparnis, der Beseitigung des Empyems und in der Prophylaxe weiterer Komplikationen wie Aspiration zur Gegenseite. Das konservative Vorgehen ist als möglicher Weg anzuerkennen. Es bleibt jedoch vorrangig nur ein guter Kompromiß bzw. die zweitbeste Lösung.

43. Das Pleuraempyem im Kindesalter

I. Joppich und P. Liedgens

Kinderchirurgische Klinik (Direktor: Prof. Dr. I. Joppich), Klinikum Mannheim, Fakultät für Klinische Medizin der Universität Heidelberg, Theodor-Kutzer-Ufer, D-6800 Mannheim 1

Empyema in Children

Summary. Empyema is a rare parapneumonic complication in children. The use of antibiotics and closed-tube thoracostomy drainage has superseded operative procedures like decortication even in anaerobic infections. Only a few authors still recommend early decortication. However empyemas based on malformations such as lobar emphysema or cystic lung should be treated surgically.

Key words: Empyema − Decortication

Zusammenfassung. Das früher sehr häufige parapneumonische Pleuraempyem wird im Kindesalter nur noch selten beobachtet. Eine konsequente antibiotische Therapie, insbesondere der Anaerobier-Infektionen und frühzeitige Drainagebehandlung macht darüber hinaus eine operative Dekortikation praktisch stets überflüssig. Nur wenige Autoren empfehlen noch eine Frühdekortikation. Sekundäre pleuropulmonale Eiterungen bei kongenitalen Fehlbildungen (lobäres Emphysem, Lungencysten) dagegen erfordern adäquate Resektionen.

Schlüsselwörter: Pleuraempyem − Frühdekortikation

Die eitrige Erkrankung der Pleura hat im Laufe der Zeit einen vielfachen Wechsel therapeutischer Beurteilungen erfahren. Erfolg oder Mißerfolg der mehr konservativen oder eher operativen Therapie ließen das Pendel der vorherrschenden therapeutischen Einstellung immer wieder von der einen zur anderen Seite schwingen.

Das Pleuraempyem ist heute im Kindesalter außerordentlich selten geworden, insbesondere bezüglich seiner operativen Aspekte. Das ist letztlich Folge einer konsequenten Antibiotikatherapie der früher ursächlich dominierenden pulmonalen Infektionen und einer frühzeitigen Drainagetherapie nach der Maxime: ubi pus, ibi evacua.

Damit wurde das Pleuraempymen vorwiegend zu einem internistisch-pädiatrischen Problem und die früher vorherrschende Diskussion, ob konservative oder operative Therapie, bzw. Früh- oder Spätdekortikation, trat völlig in den Hintergrund. Die Letalität reduzierte sich von früher 60−90% auf praktisch 0% [4].

Um so überraschender ist, daß diese Frage in letzter Zeit wieder vermehrt aufgegriffen wurde. Die Befürwortung der Frühdekortikation beim parapneumonischen Empyem, vor allem die aggressive Einstellung etwa der Arbeitsgruppe um Kosloske vom Department of Surgery and Pediatrics der University of New Mexico School of Medicine in Albuquerque löste stürmische kontroverse Diskussionen aus [6, 8].

Eine Pleuraentzündung ist ähnlich wie die Peritonitis fast stets eine Erkrankung sekundärer Art. Wir differenzieren die Pleuritis durch Fortleitung bei Pneumonie, auch abszedierende Pneumonie, Lungenabszeß, traumatisch oder postoperativ, durch hämatogene

oder septische Streuung, durch Superinfektion auf dem Boden kongenitaler Lungenfehl-
bildungen oder nach Fremdkörperaspiration, autochthon ohne erkennbare Ursachen.

Dabei gibt es keine Diskussion über klare Indikationen zum operativen Eingriff bei
sekundären Pleuraeiterungen zur Beseitigung der Ursachen durch mehr oder weniger ausgedehnte Resektionen.

Das parapneumonische Pleuraempyem ist eine Ansammlung eitrig-fibrinösen Exsu-
dats in der Pleurahöhle, das durch Fibringerinnung schnell dickflüssig und durch Fibrobla-
stenaktivität bindegewebig verändert, pyofibrös organisiert wird, anfangs mehr einzelne
Plaques, dann größere Verbände gallertiger Gewebestränge und -schwielen, schließlich
Narben und Schwarten bildet.

Operiert man die Kinder in der Frühphase, so zeigen sich diese eitrigen Reparations-
vorgänge als sulzig – gallertige, fingerdicke, jedoch zerreißliche Eiter-Fibrinmassen, die
sich zerfallend und bruchstückweise, aber doch relativ leicht von der Lungenoberfläche
abziehen lassen. Die Pleura visceralis wird kaum entscheidend verletzt. Der Pleuraraum
läßt sich befriedigend reinigen, spülen und durch anschließende Saugdrainage ausreichend
sanieren. Die Patienten erholen sich schnell.

Schon wenige Tage später sind diese Fibrin-Eiter-Gallert-Massen bindegewebig zu derben Narbenplatten und Schwielen organisiert, die sich nunmehr nur noch unter erheblicher
Traumatisierung von der Lungenoberfläche abziehen lassen im Sinne einer Pleurektomie,
ein Eingriff, der blutreich, traumatisierend ist und mit erheblichen Lungenparenchymver-
letzungen und Alveolareinrissen einhergeht.

Daraus scheint sich zunächst eine klare Indikation für eine Frühdekortikation abzuleiten. Aber schon dieser Begriff ist nicht genau definiert. So operieren die Amerikaner Kosloske und Cartwright [6] bereits nach 3–5tägiger erfolgloser konservativer Therapie, während Lindner und Meissner [7] aus Leipzig die Grenze der Früh- zur Spätkortikation erst
nach der 10. Krankheitswoche ansetzen.

Nach Hofmann [2] ist diese Zeitdiskussion allerdings müßig, denn: „Nicht die Dauer
der Erkrankung, sondern vielmehr der Fibringehalt des Ergusses und die Tendenz, daß das
Fasergewebe in die Lungenoberfläche einsproßt, sind für Schwierigkeiten bei einer Dekortikation und Pleurektomie verantwortlich."

Diese unterschiedlich rasche Organisation des Empyems ist ganz offensichtlich eine
Frage der Mikroorganismen. Der vorwiegend para- und metapneumonische Prozeß wurde
früher zu 80 und mehr Prozent durch Pneumokokken und Haemophilus influenzae ausgelöst, durch die Antibiotika wechselte das Erregerspektrum zu 95% auf Staphylokokken
[3, 8]. Die schnelle bindegewebige Verwandlung des gallertigen Eiters verursachen aber
Anaerobier [2, 5], deren klinische Kriterien sind gleichzeitig die erfolglose konservative
Therapie. Daraus würde folgen, daß die aggressive chirurgische Intervention dem voraus-
sehbaren fibroblastischen Einwachsen des sich organisierenden Eiters in die viscerale
Pleura und Lungenoberfläche zuvorkommen muß. Dieser Zeitpunkt ist nach unseren
Erfahrungen in der 3.–4. Woche der Infektion gegeben, um den Eingriff noch als wenig
traumatisierende Frühdekortikation durchführen zu können [4]. Der 3.–5. Tag erscheint
als wesentlich verfrüht im Hinblick auf die noch nicht greifende Effektivität konservativer
Maßnahmen.

Ohne jede Frage ist die Frühdekortikation und Empyemektomie in den ersten Krank-
heitstagen extrem effektiv und erlaubt die volle Ausdehnung der Lunge unter direkter
Sicht zum Zeitpunkt der Operation. Die Patienten erholen sich schnell, der Krankenhausaufenthalt ist kurz. Der wesentliche Nachteil ist, daß die Dekortikation dennoch ein großer
chirurgischer Eingriff ist. Entscheidend aber ist, daß röntgenologische Langzeituntersuchungen von Freij et al. [1] die vielfache klinische Erfahrung ausreichend dokumentiert
haben, daß die dicke entzündliche Schwarte zwischen den Pleurablättern durch Spontanre-
mission völlig verschwindet. So stellte Meissner [9] kürzlich zurückschauend in einer Analyse fest, daß er von 92 Frühkortikationen wohl zwei Drittel unnötig operiert habe. Und
Reuter und Neumann [10] von der Kinderchirurgischen Klinik in Berlin-Buch mußten bei
77 komplizierten Pleuropneumonien keine einzige Thorakotomie mehr durchführen.

Wir selber haben seit 1973 den früher von uns propagierten Eingriff [4] nicht mehr durchgeführt und dennoch seitdem keinen einzigen Fall einer Spätoperation als Zeichen einer fälschlichen Unterlassung erlebt.

So läßt sich aus der Literatur und durch eigene Erfahrungen belegen, daß bei konsequenter konservativer Therapie des para- und postpneumonischen Pleuraempyems bei Kindern etwa durch Punktion, Drainage, bronchoskopische Absaugung und Aufblähung, Atemgymnastik, Antiobiotika etc. eine Frühdekortikation heute praktisch nie indiziert, ein Späteingriff höchstens den seltenen Fällen einer inadäquaten Primärtherapie vorbehalten bleibt.

Literatur

1. Freij BJ, Kusmiesz H, Nelson JD, McCracken GH (1984) Parapneumonic effusions and empyema in hospitalized children: a retrospektive review of 227 cases. Pediatr Infect Dis 3:587
2. Hofmann A (1988) Thoraxchirurgie bei Erkrankungen der Pleura und des Zwerchfells. Atemw Lungenkrkh 14:438
3. Joppich I, Hecker WCh, Schmid F, Eppel M (1967) Analyse und Behandlungsergebnisse der Pleuraempyeme im Säuglings- und Kindesalter. Arch Kinderheilk 176:113
4. Joppich I (1969) Die Behandlung des Pleuraempyems im Kindesalter unter besonderer Berücksichtigung der Frühdekortikation. Z Kinderchir 7:368
5. Kosloske AM, Cushing AH, Shuck JM (1980) Early decortication for anaerobic empyema in children. J Pediatr Surg 15:422
6. Kosloske AM, Cartwright KC (1988) The controversial role of decortication in the management of pediatric empyema. J Thorac Cardiovasc Surg 96:166
7. Lindner H, Meissner F, Bennek J (1984) Unsere therapeutische Einstellung bei Pleuraeiterungen. Kinderärztl Prax 52:564
8. McLaughlin FJ, Goldmann D, Rosenbaum DM, Harris GBC, Schuster SR, Strieder DJ (1984) Empyema in children: clinical course and long-term follow-up. Pediatrics 73:587
9. Meissner F (1984) Über die Berechtigung der Frühdekortikation. II. Wörthersee-Symposium, Klagenfurt 15./16.6.1984, Zit. n. [10]
10. Reuter G, Neumann Ch (1986) Zur Behandlung des Pleuraempyems im Kindesalter. Pädiatrie Grenzgeb 25:251

44. Ergebnisse und Komplikationen der Behandlung des akuten und chronischen Pleuraempyems — eine retrospektive Analyse der letzten 5 Jahre

H.-G. Bauer, G. Probst, E. Bauer und I. Vogt-Moykopf

Chirurgische Abteilung, Thoraxklinik Heidelberg-Rohrbach, Amalienstraße 5, D-6900 Heidelberg

Results and Complications in the Management of Acute and Chronic Pleural Empyema — Retrospective Analysis of the Past Five Years

Summary. In 162 patients treated surgically for pleural empyema, 212 surgical interventions were necessary. As primary treatent cest-tube drainage was more effective than closed chest tubes. Decortication, which was carried out in 43 patients, was followed by further surgical procedures in three patients. If primary treatment is not effective early decortication is indicated to avoid septic complications (30-day mortality amounted to 7.4%). Two patients died from septic complications.

Key words: Pleural Empyema — Therapy — Decortication — Prognosis

Zusammenfassung. Von 212 therapeutischen Maßnahmen an 162 Pat. wg. prim. Pleuraempyem waren 117 (55%) Spüldrainagen mit 79% Primärerfolg effektiver als 27 (13%) Saugableitungsdrainagen (Erfolg in 40%). Nach Frühdekortikation als Erst-(12)- und Zweitmaßnahmen (131) bestanden bei 3 von 31 Pat. weitere chirurgische Therapieerfordernisse. Bei Versagen der Drainagebehandlung oder bei primär protrahiertem Krankheitsverlauf ist chirurgischer Behandlungsbedarf in Form einer Frühdekortikation angezeigt, um septischen Zustandsbildern vorzubeugen (30-T.-Let. 7,4%, bei 2/12 Pat. Sepsis als direkte Todesursache).

Schlüsselwörter: Primäres Pleuraempyem — Therapeutischer Stufenplan — Frühdekortikation — Ergebnisanalyse 60 Monate

Vom 1. 1. 83 bis 31. 12. 87 wurden 162 Patienten, davon 125 Männer (77%) und 37 Frauen (23%) wegen eines akuten oder chronischen, nicht durch thoraxchirurgische Maßnahmen verursachten Pleuraempyems behandelt. Die rechte Thoraxseite war dabei mit 59% gering häufiger betroffen als die linke. Die Altersverteilung weist einen Gipfel im 6. Lebensjahrzehnt auf, wobei zwischen 30−69 Jahren ein Plateau besteht, und unter 20 Jahren nur 3 Patienten behandelt wurden [1, 2].

Begleiterkrankungen sowie prädisponierende Faktoren waren in 43% das Zigarettenrauchen, in 23% ein Alkoholabusus und in 18% ein Diabetes mellitus. Nur in 10% lag eine chronisch-obstruktive Atemwegserkrankung vor. 2% der Patienten standen bei Erkrankungsbeginn unter immunsuppressiver Therapie.

Die Symptomatik war jeweils bei der Hälfte des Kollektivs Dyspnoe, Fieber und ein unspezifischer Brustschmerz. Bei 31% der Patienten bestanden bronchitische Reizzustände, Gewichtsverlust wurde bei 21% beobachtet, 10% litten an Nachtschweiß. Nur bei 4% waren gravierende Symptome wie Hämoptysen vorhanden. Führendes Erstsymptom war zu gleichen Anteilen (22%) Brustschmerz, Dyspnoe und Fieber.

Ätiologisch führte die Pneumonie mit 48%, gefolgt von der Tuberkulose mit 20% und iatrogen verursachten Pleuraempyemen in 10%. Trauma und Karzinom waren jeweils in 5% die Ursache, Bronchiektasen sowie Lungenabszesse bei 4% ursächlich anzuschuldigen. Bei 3 von 162 Patienten war ein Lungeninfarkt mit vorausgegangener Lungenembolie der auslösende Faktor. Eine Analyse der 17 therapiebedingten Pleuraempyeme ergab, daß bei 11 Patienten ein Zustand nach Saugdrainageneinlage vorlag. Dreimal bestand eine Folge nach Thorakotomie mit langem zeitlichen Intervall. Ein Langzeitbeatmungserfordernis war in einem Fall alleinige Ursache, ebenso wie einmal eine chemische Pleurodese und einmal ein operativer Eingriff an der Brustwand vorausgegangen waren.

In 7 Fällen waren abdominelle Infekte des Oberbauches ursächlich anzuschuldigen. Darunter waren 2 Gallenblasenempyeme, 2 Leberabszesse, eine colopleurale Fistel, eine bilio-pleuro-bronchiale Fistel und ein paranephritischer Abszeß eruierbar. In einem Fall war die Ursache für die Empyementstehung eine Fremdkörperaspiration.

Da bei einem Großteil der Patienten in anderen Kliniken eine Vorbehandlung erfolgt war, wurde die vorausgegangene Therapieform ermittelt. Sie bestand 99mal in der Applikation von Antibiotika, 74mal in diagnostischen und therapeutischen Punktionen, 35mal in einer operativen Maßnahme, meist in Form einer geschlossenen Thorakotomie mit Saugdrainageneinlage. Komplizierende Befunde bei Diagnosestellung waren 18mal eine bronchopleurale Fistel, 3mal eine pleurocutane Fistel und 2mal eine Parenchymfistel. Fisteln zum Lumen des oberen Gastrointestinaltraktes waren nicht beobachtet worden. Nach routinemäßiger und spezifischer Röntgendiagnostik erfolgte bei 48% der Patienten diagnostisch zusätzlich eine Bronchoskopie. Bei 24% wurde eine Thorakoskopie durchgeführt, bei 20% der Ultraschall zu Rate gezogen. Bei 19% erfolgte die diagnostische Punktion des Pleuraempyems. Nur bei 4% sah man sich veranlaßt, eine Computertomographie durchzuführen.

Die Analyse der infektspezifischen Laborparameter wie Leukozytenzahl und Hämoglobinwerte zeigte, daß sie als Entscheidungshilfe nur eingeschränkt verwertbar waren. So bestand eine sichere Erhöhung der Leukozytenzahl über 20 000 U/µl nur bei 10% der Patienten. Bei 40% waren die Werte mäßig bis deutlich erhöht (10000 bis 20000 U/µl), und bei 44% lagen Normalwerte vor. Bei 16% der Patienten konnte eine Infektanämie mit Werten unter 10 g/dl Hämoglobin postuliert werden.

Die hier durchgeführten Erstmaßnahmen (162) waren bei 6% der Patienten Antibiotikagabe und Punktion, bei 15% die alleinige Saugdrainageneinlage und bei 70% eine Spüldrainagenbehandlung [3]. Dabei wurde nach geschlossener Thorakotomie immer eine superiostale Rippenresektion durchgeführt. Bei 1% der Patienten erfolgte als Erstmaßnahme die Anlage eines Thoraxfensters nach Kleesattel, bei 7% eine Frühdekortikation des Infektes und bei 1% eine primäre Thorakoplastik.

Eine Überprüfung der Effektivität der einzelnen Therapiemaßnahmen zeigte, daß bei 15 von 25 Patienten, die primär nur eine Saugdrainageneinlage erhalten hatten, weitere chirurgische Maßnahmen erforderlich wurden. So wurde zweimal im sekundären Ansatz eine Fensterung nach Kleesattel durchgeführt, 10mal war der Saugdrainageneinlage eine Frühdekortikation gefolgt. Bei 2 Patienten wurde eine Parenchymresektion durchgeführt, und in einem Fall eine Thorakoplastik als direkte Folgemaßnahme für notwendig erachtet. Interessanterweise war bei einem der 10 Patienten, die sekundär mit einer Frühdekortikation versorgt worden waren, im dritten operativen Ansatz eine Thorakoplastik erforderlich geworden.

Die Analyse der 113 primären Spülbehandlungen zeigt, daß bei 89 Patienten weitere Maßnahmen nicht erforderlich waren. Bei 21 der 113 Patienten mit primärer Spülbehandlung mußte eine Frühdekortikation angeschlossen werden. Bei 3 der 113 primären Spüldrainagenbehandlungen war als sekundäre Maßnahme eine Thorakoplastik direkte operative Folgebehandlung. Interessant erscheint auch bei dieser Gruppe, daß von den 21 Patienten mit sekundärer Frühdekortikation 3 Patienten mit einem dritten operativen Eingriff versorgt werden mußten. Bei 2 Patienten war jeweils eine Parenchymresektion erforderlich, sowie in einem Fall eine Thorakoplastik plus Parenchymresektion durchgeführt worden. Es zeigte sich also, daß bei 60% der Patienten, die nur eine Saugdrainagenbehandlung bekamen, eine Folgebehandlung erforderlich wurde, während dies nur bei 21% der Patienten mit primärer Spüldrainagenbehandlung der Fall war. Besondere Beachtung verdient die Tatsache, daß bei allen Patienten, die primär mit einer Frühdekortikation versorgt worden waren (n = 12), weiterführende therapeutische Maßnahmen nicht notwendig wurden. Eine vollständige Ausheilung durch die Erstbehandlung mittels Saugdrainagenbehandlung zeigte sich nur in 11%, während dies bei 72% der Spüldrainagenbehandlung der Fall war. Ebenso kamen 75% der insgesamt 43 mit Frühdekortikation behandelten Patienten nach diesem Eingriff zur vollständigen Ausheilung.

Insgesamt erfolgten bei den 162 Patienten 212 therapeutische Maßnahmen. Der Anteil größerer Eingriffe wie die Fensterungen nach Kleesattel, die Frühdekortikationen, die Thorakoplastiken und Lungenparenchymresektionen betrug dabei 27%. Die Saugdrainageneinlagen hatten einen Anteil von 13%, die Spülsaugdrainagenbehandlungen einen Anteil von 55%.

Als Komplikationen dieser größeren chirurgischen Maßnahmen sind bei Frühdekortikationen (n = 43) zwei Blutungen mit Rethorakotomieerfordernis zu verzeichnen. In zwei Fällen war wegen verzögertem postoperativen Verlauf eine Eröffnung der Luftwege durch Tracheotomie erforderlich. Es bestand eine hohe Wundinfektrate mit 10% sowie eine hohe Rate mit postoperativen Sekretrentionsproblemen (10%).

Die Komplikationen nach Thorakoplastik (n = 6) waren eine Rethorakotomie, in einem Fall eine massive Sekretretention mit wiederholtem Bronchoskopiebedarf. In 2 Fällen bestand das Erfordernis einer plastischen Tracheotomie. Bei allen 6 Patienten war primäre Wundheilung zu verzeichnen.

Die 30-Tage-Letalität betrug für alle 212 therapeutischen Maßnahmen 7,4%. Bezogen auf die Ätiologie zeigte sich, daß 4 dieser 12 Patienten tuberkuloseerkrankt waren. Bei 3 Patienten bestand eine Pneumonie. Bei 2 von 12 Patienten lag ein Karzinom vor, bei 2 weiteren ein Lungeninfarkt, bei einem ein Lungenabszeß. Die direkten Todesursachen im Rahmen der 30-Tage-Letalität waren bei 10 von 12 Patienten nicht krankheitsspezifisch [9]. Sechsmal lag eine cardiorespiratorische Insuffizienz vor, in einem Fall eine dekompensierte Leberzirrhose. 2 Patienten verstarben in einer Tumorprogression, einer an einer fulminanten Lungenembolie. Nur in zwei Fällen war die direkte Todesursache eine Sepsis.

Die Behandlungsziele der Pleuraempyembehandlung sind:

1. die Infektkontrolle
2. die Beseitigung der zugrundeliegenden Krankheitsursache
3. die suffiziente Drainage der Empyemflüssigkeit und die Resektion der Empyemkapsel
4. die vollständige Wiederausdehnung der Lunge [11]
5. die Vermeidung empyembedingter Komplikationen (ein Empyema necessitatis mit Entleerung durch die Thoraxwand oder Anschlußfindung an die Mediastinal- bzw. Oberbauchorgane, die Ausbildung eines metastatischen Abszesses)

Der therapeutische Stufenplan orientiert sich an den Verlaufsphasen des Pleuraempyems [7, 8]:

1.) Ist bei noch geringer Viskosität mit nur wenigen zellulären Bestandteilen die geschlossene Pleuradrainage unter Umständen ausreichend, so wird in der zweiten fibrinopurulenten oder Übergangsphase mit Eindickung der Pleuraflüssigkeit und Anreicherungen polymorphkerniger Leukozyten und Fibrin immer eine offene Drainage mit superiostaler Rippenresektion und Spülsaugbehandlung (physiologische Kochsalzlösung/Varidase®) erforderlich sein.

2.) Sind das Exsudat und die zellulären Anteile in Organisation übergegangen, dieser Vorgang kann bereits in einer zeitlich frühen Phase des Empyems eintreten, so sollte in jedem Falle die Infektfrühdekortikation durchgeführt werden, da nur mit dieser Maßnahme eine komplette Wiederausdehnung der Lunge sowie eine vollständige Beseitigung des infektiösen Detritusmaterials erreicht werden kann [5].

3.) Verbleiben nach einer Pleuraempyembehandlung chronische Hohlraumprozesse, so sind diese durch thorakoplastische Maßnahmen im Idelfall in Verbindung mit gestieltem

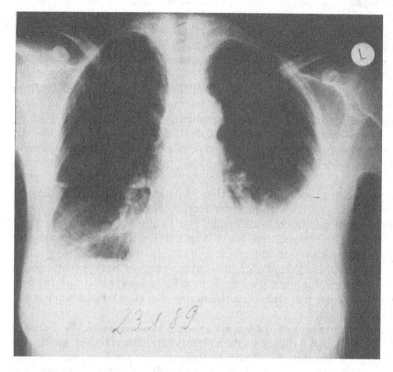

Abb. 1.

Gewebetransfer aus der Thoraxwand therapierbar [10]. Eine sekundäre Ausheilung und damit zeitraubende Verläufe sind dabei die Regel.

Prinzipielle Zielsetzung aller Behandlungsbemühungen ist es, eine Dauerdrainagen-situation zu vermeiden. Da ein Großteil der Patienten jedoch aufgrund eines primär redu-zierten Allgemeinzustandes den Belastungen chirurgischer Behandlungsverfahren nicht gewachsen ist, stellt diese Therapieform für viele Patienten die einzige Behandlungsmög-lichkeit dar.

Ein Fallbeispiel soll unterstreichen, wie für den chirurgischen Behandlungsbedarf in Form der Infektdekortikation weniger der numerische Zeitfaktor des Krankheitsverlaufes als vielmehr die histomorphologische Reife und damit das Stadium der pathoanatomischen Strukturen des Empyems (früh, intermediär, spät) [6], meßbar durch Kriterien der bildge-benden Darstellungen, die entscheidenden Richtlinien sein müssen.

Eine zirka 50jährige Patienten mit der Tätigkeit einer Kühlhauslageristin erkrankt an einem pleuropneumonischen Infekt. Mit starken allgemeinen Krankheitszeichen erfolgt die Aufnahme in einem auswärtigen Krankenhaus. Dort werden die Zeichen der linksbasa-len dorsal gelegenen Ergußkonzentration mit Verdacht auf Beginn eines Pleuraempyems diagnostiziert.

24 Stunden später wurde eine massive Zunahme des Befundes konstatiert (Abb. 1) und die Verlegung in die chirurgische Abteilung der Thoraxklinik Heidelberg-Rohrbach veran-laßt. Die umgehend durchgeführte Empyemdrainage bringt die Lunge, die bereits in einer Fibrinmembran gefesselt ist, nicht zur Ausdehnung (Abb. 2.) Es wird umgehend die Indi-kation zur Frühdekortikation gestellt. Der Eingriff verläuft erfolgreich. Innerhalb von 24 Stunden nach dieser chirurgischen Maßnahme kommt es zum Aufschießen eines massiven Pleuraempyems der rechten Thoraxcavität (Abb. 3) mit Multifokusierung und Kamme-rung des Prozesses, so daß auch auf der rechten Seite eine Infektdekortikation erforderlich wird, die ebenfalls den gewünschten Erfolg zeigt (Abb. 4). Drei Wochen nach dieser Behandlung mit rückläufigen Symptomen und guter Erholung der Patientin kommt es zu

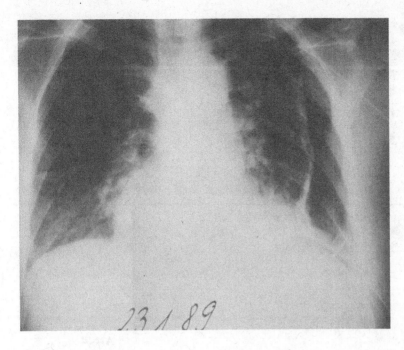

Abb.2.

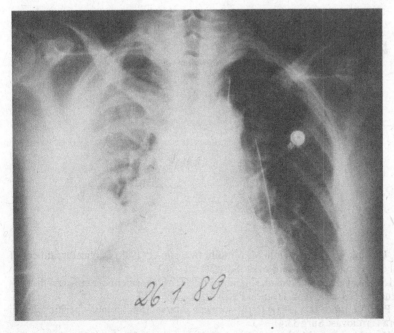

Abb. 3.

einer Mittellappensymptomatik, für die bereits eine chirurgische Strategie geplant war (Abb. 5). Bei klinischer Befundbesserung scheint ein Zuwarten gerechtfertigt. Es kommt zur Lösung des Mittellappenprozesses und nach insgesamt siebenwöchiger stationärer Behandlungsdauer zur endgültigen Erholung der Patientin (Abb. 6.).

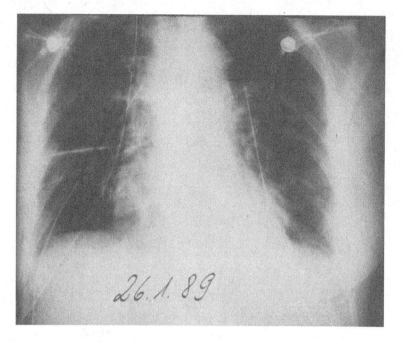

Abb. 4.

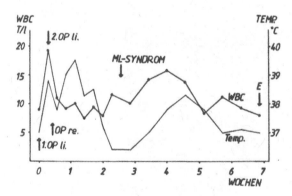

Abb. 5.

Literatur

1. Alp M, DoganR, Ucanok K, Kaya S, Ünlü M, Moldibi B, Cetin G (1988) Surgical treatment of childhood pleural empyema. Thorac Cardiovasc Surg 36:361–364
2. Beg MH, Ahmad SH, Reyazuddin, Shahab, Chandra J (1987) Management of empyema thoracis in children – a study of 65 cases. Ann Tropical Paediatrics 7:109–112
3. Frimodt-Möller PC, Vejlsted H (1985) Early surgical intervention in non-specific pleural empyema. J Thora Cardiovasc Surg 33:41–43
4. Hoover E, Hwei-Kang Hsu, Ross M, Gross A, Webb H, Ketosugbo A, Finch P (1986) Reappraisal of Empyema thoracis. Surgical intervention when the duration of illness is unknown. Chest 90:4
5. Ioka S, Sawamura K, Mori T, Iuchi K, Nakamura K, Monden Y, Kawashima Y (1985) Surgical treatment of chronic empyema. J Thorac Cardiovasc Surg 90:179–185
6. Lawerenz J, Müller KM (1989) Pleuraempyeme – pathologisch-anatomische Aspekte. 106. Kongreß der Dt Ges f Chir, Vortrag Nr. 25
7. Lemmer J, Botham M, Orriger M (1985) Modern management of adult thoracic empyema. J Thorac Cardiovasc Surg 90:849–855

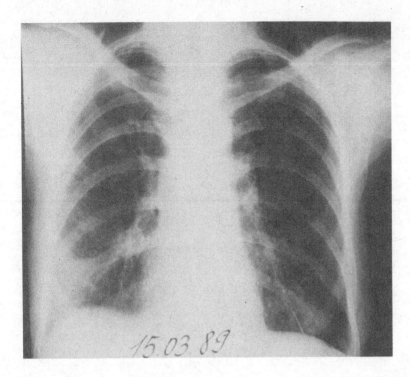

15.03 89

Abb. 6.

8. Mandal A, Thadepalli H (1987) Treatment of spontaneous bacterial empyema thoracis. J Thorac Cardiovasc Surg 94:414−418
9. Mavroudis C, Symmonds J, Minagi H, Thomas A (1981) Improved survival in management of empyema thoracis. J Thorac Cardiovasc Surg 82:49−57
10. Pairolero P, Arnold P, Piehler J (1983) Intrathoracic transposition of extrathoracic skeletal muscle. J Thorac Cardiovasc Surg 86:809−817
11. Toomes H, Vogt-Moykopf I, Ahrendt J (1983) Dekortikation der Lunge aus funktioneller Sicht. Prax Klin Pneumol 37:342−245

45. Das Pleuraempyem als Komplikation gastrointestinaler Eingriffe

L. Sunder-Plassmann

Chirurg. Klinik und Poliklinik der LMU München, Klinikum Großhadern, Marchioninistraße 15, D-8000 München 70

Pleural Empyema Complicating Gastrointestinal Operations

Summary. The diagnosis of empyema following gastrointestinal operations is usually established at an early stage (Stage I/II in 23 of our own 29 patients). The decisive factor in therapy is the careful and precise insertion of a drainage tube under radiologic control (ultrasound, CT) followed by efficient suction drainage. Nevertheless mortality in this special group of postoperative septic complications was 56%, since extrathoracic sepsis could not always be eliminated promptly enough when diffuse peritonitis was the source of sepsis.

Key words: Suction Drainage

Zusammenfassung. Das Empyem nach gastrointestinalen Eingriffen wird in der Regel in der Frühphase (Stad. I/II) diagnostiziert (im eigenen Krankengut 23 von 29 Patienten). Therapeutisch entscheidend ist die vorsichtige (manuelle) Plazierung einer ausreichenden Drainage unter genauer radiologischer Lokalisation mit konsekutiver effektiver Saug-Spül-Behandlung. Trotz dieser Maßnahmen (Durchleuchtung, Sonographie, CT) war die Letalität in der Frühphase des Empyems mit 56% sehr hoch, da die ursächliche, meist extrathorakale Sepsisquelle nicht immer prompt ausgeschaltet werden konnte.

Schlüsselwörter: Saug-Spüldrainage

Ätiologisch und therapeutisch nimmt das Pleuraempyem nach gastrointestinalen Eingriffen eine Sonderstellung ein: Die Infektionsursache liegt in der Regel außerhalb des Thorax und therapeutisch steht nicht die offene Thorakotomie sondern die geschlossene Drainagebehandlung an erster Stelle. Empyeme mit subphrenischer Ursache sind auch zahlenmäßig eher von untergeordneter Bedeutung: Unter 516 Patienten fand Le Roux nur 42 mit Empyem nach subphrenischer Operation. Im eigenen Krankengut (Tabelle 1) sahen wir bei 103 Patienten mit Empyem die Ursache bei 72 Patienten intrathorakal, nur bei 31 lag

	n	Letalität in %	Tabelle 1. Letalität
Intrathorakale Eingriffe:	2857	1,9	
– anatomische Lungenresektion bei BC	961	3,7	
– Empyem nach thoraxchirurgischem Eingriff	36		
– davon nach Bronchusstumpfinsuffizienz	17	11	
– Empyem nach gastrointestinalem Eingriff	23	53	
– andere subphrenische Ursachen	8		

ein Empyem mit intraabdomineller Ursache vor. Im gleichen Zeitraum wurden 25 Patienten mit metapneumonischem Empyen behandelt.

Der Infektionsweg ist am häufigsten transdiaphragmal und verläuft über den sympathischen Erguß, der durch eine Störung des Starling'schen Gleichgewichtes zwischen transpleuraler Filtration und Rückresorption zustandekommt. Durch Überwiegen der transpleuralen Filtration aufgrund der entzündlich bedingten Permabilitätszunahme der Pleura, kommt es zu übermäßiger Flüssigkeits-Filtration, die die Rückresorptionsleistung der viszeralen Pleura überfordert. Die Folge ist eine Ansammlung eiweißreicher Flüssigkeit im Pleuraraum, welche erst sekundär auf dem Lymphweg vom Abdomen aus bakteriell besiedelt wird aufgrund der Tatsache, daß subphrenische Organe cephalad nach kranial lymphatisch drainieren und so die diaphragmale und parietale Pleura lymphogen infizieren können. Die Voraussetzung für ein postoperatives Empyem ist demnach in der Regel ein nicht rechtzeitig diagnostizierter bzw. therapierter sympathischer Erguß, sowie eine persistierende, subdiaphragmale Sepsisquelle, die ungenügend nach außen drainiert ist und deshalb lymphogen die parietale Pleura befällt.

Gerade beim beatmeten Patienten mit abgelaufener Peritonitis kommt jedoch auch eine primär transpleurale Empyementstehung in Frage und zwar im unmittelbaren Anschluß an eine Pneumonie, die zur direkten Infektion der Pleura führt. Der weitere Ablauf dieser Empyemform ist durch ein entzündliches Pleuraexsudat gekennzeichnet, das sehr schnell innerhalb weniger Tage in ein Pleuraempyem übergeht und abläuft wie ein metapneumonisches Empyem.

Der 3. Infektionsmodus schließlich ist die direkte Kontamination beim thorakoabdominalen bzw abdomino-thorakalen Eingriff während der Operation oder postoperativ durch Nahtinsuffizienz. Dieser Kontamination geht entweder ein Zweihöhleneingriff voraus oder eine hohe transhiatale Anastomose mit Eröffnung meist des linken Pleuraraumes und sekundärer linkspleuraler Infektion. Ursachen für den am häufigsten zugrundeliegenden linksseitigen subphrenischen Abszeß sind Eingriffe am Magen und Pankreas, selten am Colon, rechts stehen Eingriffe an der Leber, den Gallenwegen und dem Duodenum im Vordergrund. Auch subphrenische Residuen nach diffuser Peritonitis kommen beidseits in Betracht.

Therapie

Die Diagnose des Empyems nach gastrointestinalen Eingriffen wird in der Regel im Stadium I und II gestellt, also zu einem Zeitpunkt, wo noch keine Verschwielungen im Vordergrund stehen, sondern das Empyem noch flüssig ist. Im eigenen Krankengut konnten daher von 29 Patienten 23 mit geschlossener, transkutaner Drainage bzw. Spülbehandlung behandelt werden. Voraussetzung für die effektive Drainagebehandlung ist die exakte Lokalisation, zumal Septenbildung durch fibrinige Verwachsungen nicht selten ist. Beim Intensivpatienten kommt insbesondere die Ultraschalluntersuchung bzw. die Computertomographie zur Anwendung, da die Durchleuchtung am liegenden Patienten häufig unergiebig ist. Auch bei weit dorsal gelegenen Befunden und hochstehendem Zwerchfell ist die Unterscheidung zwischen Empyemflüssigkeit, Lungengewebe, Leber und Zwerchfell mit der Computertomographie in der Regel möglich.

Die Plazierung der Drainage erfolgt bei diesen Patienten prinzipiell nicht mit der Trocar-Methode, sondern nach Art einer „Mini-Thorakotomie" und digitaler Austastung des Pleuraspaltes, da sonst Verletzungen des Lungenparenchyms eventuell auch intrapulmonale Plazierungen kaum vermeidbar sind. Alternativ kommt – insbesondere beim umschriebenen, gekammerten Prozeß, ein doppellumiger Pleurakatheter (Charriere 12–16) zur Anwendung, der unter computertomographischer Kontrolle vorgeschoben wird. Obwohl bei 23 Patienten bisher eine radiologisch erfolgreiche Drainage und Spülbehandlung möglich war, beträgt die Letalität im eigenen Krankengut beim Empyem nach gastrointestinalen Eingriffen 50%, wobei das Empyem als Begleiterkrankung nur als Teilfaktor der Letalität zu werten ist. Im gleichen Zeitraum betrug die Letalität beim metapneumonischen Empyem (n = 25) nur 5%, beim Empyem nach thoraxchirurgischen Eingriffen (n = 36) 11%. Die entscheidend höhere Letalität des Empyems nach gastrointestinalen Eingriffen beruht demnach auf der ursächlichen intraabdominellen Sepsisquelle, die oft genug trotz Etappenlavage und Spülung nicht rechtzeitig genug ausgeschaltet bzw. beherrscht werden konnte. Respiratorische Insuffizienz bzw. septisches Mehrorganversagen bestimmen dann den schicksalhaften Verlauf.

Zusammenfassung

Das Pleuraempyem nach gastrointestinalen Eingriffen findet sich bevorzugt linksseitig bei intraabdomineller Sepsisquelle durch lymphogene Infektion oder durch direkte Infektion beim thorakoabdominalen Eingriff. Die Diagnose erfolgt in der Regel im Stadium I und II, so daß die geschlossene Drainage bzw. Saug-Spül-Behandlung therapeutisch im Vordergrund steht. Entscheidend beim Einlegen der Drainage ist die stumpfe präparatorische Technik ohne Verwendung eines Trocars. Entscheidende Bedeutung kommt weiterhin der exakten Lokalisation des Prozesses zu, die beim Intensivpatienten in der Regel mit Ultraschall bzw. mit der Computertromographie gestellt wird. Trotz aller Drainagebemühungen ist im eigenen Krankengut die Letalität beim Pleuraempyem nach gastrointestinalen Eingriffen höher als bei allen anderen Empyemformen, sie beträgt 50%. Ursache ist nicht das Empyem selbst, sondern die in der Regel schwere septische intraabdominelle Infektion.

Literatur

Le Roux BT, Mohlala ML, Odell JA, Whitton ID (1986) Suppurative disease of the lung and pleural space. Part I: Empyema thoracis and lung abscess. Curr Probl Surg 13:1−87

Freie Vorträge

Herz- und Thoraxchirurgie

46. Lebensqualität nach aorto-koronarer Venenbypassoperation (ACVB): Langzeitergebnisse

N. Pallua, E. Rugo, A. Voss und E. S. Bücherl

Chirurgische Klinik und Poliklinik, Universitätsklinikum Rudolf Virchow-Charlottenburg, Spandauer Damm 130, 1000 Berlin 19

Quality of Life after Coronary Artery Bypass Grafting (CABG): Long-Term Results

Summary. A total of 1315 CABG (average 2.7/patient) were performed in 489 patients (393 males, 96 females), 31−75 years old. In addition valves were replaced in 27 patients. Five years after cardiac surgery 79.6% were staged as NYHA I and II. Relief of pain in NYHA-stage I was significantly higher in 37.7% of the men than in 15.6% of the women (P < 0.05). Total death rate was 14.5%. Five years after CABG the perioperative death rate was 3.9%. The 5-year survival rate in men was significantly higher (87.0%) than in women (71.9%) (p ± 0.05). After an average rehabilitation period of 6.5 months, 38.0% of the patients returned to work. This together with their markedly improved quality of life justifies the indication for CABG.

Key words: Aortocoronary Venous Bypass Operation − Long Term Results − Quality of Life − Postoperative Begin of Work

Zusammenfassung. Bei 489 Patienten (393 m, 98 w) zwischen 31 und 75 Jahren wurden 1980 und 1981 1315 ACVB (Durchschnitt 2,7/Pat.) angelegt; zusätzlicher Herzklappenersatz bei 27 Patienten. Nach 5 Jahren waren 79,6% der Pat. im NYHA-Stad. I und II. Die Schmerzbefreiung zum NYHA-Std. I war bei den 37,7% Männern signifikant (P < 0,05) höher als bei den 15,6% Frauen. Gesamtletalität der Bypasspat.: 14,5%, 3.9% davon perioperativ. Die 5-Jahres-Überlebensrate der Männer war mit 87,0% signifikant höher als die der Frauen mit 71,9% (p < 0,05). Nach einer durchschnittlichen Rehabilitation von 6,5 Monaten nahmen 38,0% die Arbeit wieder auf. Damit rechtfertig eine deutlich verbesserte Lebensqualität die Indikation zur Bypassoperation.

Schlüsselwörter: Aorto-koronare Venenbypassoperation − Langzeitergebnisse − Lebensqualität − postoperative Arbeitsaufnahme

47. Untersuchungen zu perioperativen Komplikationen nach A. mammaria-Bypass

P. Kleine, P. Schröder, P. Glogaza und E. Struck

Herzchirurgische Klinik, Zentralklinikum Augsburg, Stenglinstr., D-8900 Augsburg

Perioperative Complications after Internal Mammary Artery Bypass Grafting

Summary. Between 01/87 und 12/88 the preoperative data and intra- and early postoperative complications of 1213 patients undergoing coronary bypass surgery were investigated. Internal mammary artery (LIMA) was used in 372 patients. A few complications like pleural efusions or bleeding occurred more likely in the LIMA-group, but incidence of myocardial infarction and early mortality were reduced. As a conclusion LIMA can be recommended in coronary bypass surgery with regard to early postop. results.

Key words: Internal Mammary Artery – Coronary Bypass Surgery – Perioperative Complications

Zusammenfassung. Zwischen 01/87 und 12/88 wurden 1213 Patienten nach Coronarbypassoperationen bzgl. ihrer präoperativen Daten sowie ihrer intra- und früh postoperativen Komplikationen untersucht. Bei 372 Patienten war die A. mammaria int. (LIMA) verwendet worden. In der LIMA-Gruppe traten vermehrt Pleuraergüsse und Nachblutungen auf, aber Infarktrate und Frühletalität wurden gesenkt. Insgesamt kann die LIMA auch im Hinblick auf die früh postoperativen Ergebnisse bei Coronarbypassoperationen empfohlen werden.

Schlüsselwörter: A. mammaria interna – Coronarbypassoperation – Perioperative Komplikationen

48. Arteria gastroepiploica dextra und Arteria omentalis als Alternativen für den Coronararterienbypass

O. Dapunt, M. Zukriegel, P. K. Ghosh und F. Unger

Herzchirurgie, Landeskrankenanstalten, Müllner Hauptstraße 48, A-5020 Salzburg

Right gastroepiploic Artery and Omental Artery, Alternate Grafts for Coronary Artery Bypass

Summary. In quest of alternate arterial conduits we conducted the anatomical studies in 30 cadavers on right gastroepiploic (RGEA), left gastric (LGA) splenic (SA) and omental artery (OA) regarding graftability. Our studies indicated: RGEA and OA grafts can reach all coronary arteries, RGEA-pedicle should be passed behind the pylorus to gain length, LGA and SA are often short in length and are not suitable conduits because of the large diameter, complicated preparation and possible subsequent hazards. Based on our observations we have already done four clinical cases with RGEA conduits.

Key words: Coronary Bypass – Right Gastroepiploic Artery – Omental Artery

Zusammenfassung. Im Hinblick auf alternative art. conduits wurden an 30 Leichen anatomische Studien betreffend die A. gastroepiploica dextra (RGEA), die A. gastrica sin. (LGA), die A. lienalis (SA) und ie A. omentalis (OA) durchgeführt. Unsere Studien zeigten: RGEA und OA Grafts erreichen alle Coronararterien, der RGEA-Pedikel sollte hinter den Magen gelegt werden, um Länge zu gewinnen. LGA und SA sind oft zu kurz und ungünstige conduits bedingt durch den großen Durchmesser und mögliche Komplikationen. Basierend auf unseren Ergebnissen haben wir bereits in vier Fällen RGEA conduits angewandt.

Schlüsselwörter: Coronarer Bypass – A. gastroepiploica dextra – A. omentalis

49. R. Hetzer, H. Warnecke, A. Schiessler, E. Hennig (Berlin): Zur mechanischen Überbrückung des terminalen Herzversagens und seiner Begleitkomplikationen bis zu einer Transplantation

Manuskript nicht eingegangen

50. Erfahrungen im Qualitätsmonitoring mit einem breiten Merkmalspektrum in der Herzchirurgie

P. Glogaza, P. Kleine, K. Christof, E. Wilde und E. Struck

Herzchirurgische Klinik, Zentralklinikum Augsburg, Stenglinstr. 2, D-8900 Augsburg

Quality Monitoring with a Large Variety of Data in Cardiac Surgery

Summary. The cardiac surgery departments of several hospitals try to obtain information about quality as regards indication, surgical therapy and postoperative treatment by using a large variety of pre-, intra- and postoperative data. Our department has produced quality-oriented documentation since 1985. Since 1 January 1987 the data has been computer analyzed. Using interdepartment monitoring we analyze our data every month. For better conclusions, we also compared periods of half a year and the full years of 1987 and 1988. There were significant changes in critical care which necessitated changes in therapy.

Key words: Quality Monitoring in Cardiac Surgery — Collection of Clinical Data — Computer-Assisted Decision Therapy

Zusammenfassung. In der Herzchirurgie werden in Kooperation mit mehreren Kliniken mit einem weiten Datenspektrum Anstrengungen unternommen, Aufschluß über Qualität in der Indikationsstellung, der operativen Therapie sowie in der Nachbehandlung zu erhalten. In unserer Klinik wird eine qualitätsbezogene Dokumentation seit 1985 durchgeführt. Seit 1. 1. 1987 sind die Daten per Computer auswertbar. Dabei werden im Rahmen eines innerklinischen Monitorings Qualitätsvergleiche in monatlichen und längeren Zeitabständen vorgenommen. Im Jahresvergleich 1987 und 1988 zeigten sich signifikante Unterschiede in intensivmedizinischer und weiterer postoperativer Behandlung, die Therapiekorrekturen erforderlich machten.

Schlüsselwörter: Herzchirurgisches Qualitätsmonitoring — Klinische Datenerfassung — Computerassistierte Therapieentscheidungen

51. Chirurgie der zentralen Lungenembolie: Bedeutung der rechtzeitigen Indikationsstellung

E. Ph. Bauer, L. K. von Segesser und M. I. Turina

Klinik für Herzgefäßchirurgie Universitätsspital Zürich, Rämistraße 100, CH-8091 Zürich, Schweiz

Massive Pulmonary Embolism: Indication and Surgical Therapy

Summary. Between 1975 and 1987 massive pulmonary embolism (PE) was treated surgically in 37 patients. Circulation was stable in 12 patients and unstable in 25; in this group 10 had undergone previous resuscitation due to cardiac arrest. There were 7/37 early deaths (19%); 6 of these patients had to be resuscitated prior to surgery. Only 1/27 (4%) died in the group with stable circulation. Diagnosis of PE was made clinically in most cases; confirmation by echocardiography was useful. Pulmonary angiography was made in patients with uncertain diagnosis and stable circulation. Operation is indicated in patients with unstable circulation and proven central PE; it is advisable in patients with embolism of the main pulmonary artery or its major branches. Hospital mortality is very high when the patient has to be resuscitated preoperatively; in this group surgery should be performed only in younger patients with a short period of resuscitation. Surgical treatment is successful only under optimal logistic conditions.

Key words: Pulmonary Embolism — Surgery — Indication

Zusammenfassung. Von 1975 bis 1987 wurden 37 Patienten wegen einer massiven zentralen Lungenembolie (LE) operiert. Präoperativ waren 12 Patienten kreislaufmäßig stabil und 25 instabil; in dieser Gruppe mußten 10 wegen eines Kreislaufstillstandes reanimiert werden. Frühpostoperativ starben 7/37 Patienten (19%). Davon gehörten 6 zur Gruppe die präoperativ reanimiert wurden. Nur 1/27

Patienten (4%) verstarb in der Gruppe mit erhaltener Zirkulation. Die Diagnose der zentralen LE erfolgte vorwiegend klinisch und eventuell echokardiografisch. Bei unsicherem Befund und stabilem Kreislauf wurde zusätzlich die Angiografie durchgeführt. Die Indikation zur operativen Therapie stellen wir bei kreislaufmäßig instabilen Patienten mit verifizierter frischer zentraler LE und bei solchen mit nachgewiesener Embolie der A.pulmonalis bzw. dessen Hauptstämme. Die operative Mortalität ist sehr hoch, wenn der Kreislaufstillstand schon aufgetreten ist und der Patient reanimiert werden muß; die Indikation sollte in dieser Gruppe eng gestellt werden. Die Embolektomie unter Reanimationsbedingungen wird nur bei kurzer Reanimationsdauer und bei jüngeren Patienten durchgeführt. Der Erfolg kann nur unter optimalen logistischen Bedingungen erwartet werden.

Schlüsselwörter: Lungenembolie – Chirurgie – Indikation

52. Lebensqualität der operierten Lungenkrebskranken

F. Kulka

Thoraxchirurgische Klinik der Fortbildungsuniversität, H-1389 Budapest, P.O.B. 112, Ungarn

The Quality of Life after Resection for Lung Cancer

Summary. Questionnerie by Karnofsky has been sent to 2505 patients resected more than 3 years ago for lung cancer. There are 950 survivors after 5 years and 130 pts. after 15 years. Since the mean age was 60,5 years at the time of surgery and 70% of the operated patients has certain associated diseases, not surprisingly, principally "survival" itself is to be praised. A mere 17% of the blue collar workers underwent procedures resulting ventilation surface loss run their original job, while 60% of the white collar ones. The quality of survival is very much affected by advanced age and the presence of previously detected or lately diagnosed associated disease.

Key words: Quality of survival associated diseases

Zusammenfassung. Die Lebensqualität von 2505, mehr als 3 Jahre überlebende, operierte Lungenkrebskranken wurde nach Karnofsky untersucht. 950 Patienten überlebten mehr als 5 Jahre, und 130 15 Jahre. Das Durchschnittsalter der Kranken im Zeitpunkt der Operation betrug 60,5 Jahre, so ist 75% der überlebenden Rentner. Es ist beachtenswert, wieweit die Begleiterkrankungen die Lebensqualität beeinflussen. Mit dem Fortschreiten des Alters, mit der operativen Belastung mit der Verlust eines Teiles der Atmungsoberfläche wird offensichtlich die Prognose und natürlich auch die Qualität des Überlebens beeinflußt.

Schlüsselwörter: Überleben – Durchschnittsalter – Begleiterkrankungen

53. Prognostische Faktoren bei Thoraxtrauma

H. G. Rau, A.J. Jung, G. Hohlbach und F. W. Schildberg

Klinik für Chirurgie der Universität zu Lübeck, Ratzeburger Allee 160, D-2400 Lübeck

Prognostic Factors in Chesttrauma

Summary. 130 Patients with chest trauma were classified according the two Scoring Systems ISS and SAPS. The prognostic relevance of these Scoring Systems was evaluated. Patients with isolated chest trauma (n = 26) were compared to those with additional organ injuries (n = 104). In a follow up examination of 42 Patients the diffusions- and vitalcapacity was measured in order to determin the long term results. The correct prognosis was determined with the ISS of 21 points in 71% and with the SAPS of 12 points in 77%. When combining both Scoring Systems the predictive value rose to 80%. As a long term defect we found a significant decrease of the vital capacity in both groups independent of additional organ injuries.

Key words: Scores – Chesttrauma – Diffusionscapacity

Zusammenfassung. 130 Patienten mit Thoraxtrauma wurden durch zwei unterschiedliche Score-Systeme, dem ISS und SAPS, klassifiziert, und die prognostische Relevanz dieser Scoresysteme geprüft. ZweiGruppen, isoliertes (n = 26) und kombiniertes Thoraxtrauma (n = 104), wurden verglichen. Bei 42 Patienten wurde eine Diffusionskapazitäts- und Vitalkapazitätsbestimmung zur Evaluierung der Langzeitfolgen durchgeführt. Die Richtigkeit der Prognose kann, für den ISS bei 21 Punkten mit 71% und für den SAPS bei 12 Punkten mit 77%, angegeben werden. Kombiniert man beide Score-Systeme, so erhöht sich die Aussagegenauigkeit auf 80%. Als Spätfolge läßt sich eine Verschlechterung der Vitalkapazität erkennen, die unabhängig von einem isolierten oder kombinierten Thoraxtrauma erscheint.

Schlüsselwörter: Score – Thoraxtrauma – Diffusionskapazität

54. Kombinierte Rekanalisierung der zentralen Atemwege bei bösartigen Lungentumoren: Langzeitverlaufsbeobachtung bei Patienten mit erneuter Lasertherapie (Lth)

Peter C. Bauer, E. Hermes-Husemann, L. Freitag und D. Greschuchna

Zentrum für Pneumologie und Thoraxchirurgie Ruhrlandklinik (Ärztlicher Direktor: Prof. Dr. N. Konietzko), Tüschener Weg 40, D-4300 Essen-Heidhausen

Combined Reopening of the Central Airways in Malignant Lung Tumors with Laser and Brachytherapy (Bth): Longterm Observation of Patients Requiring Subsequent Lasertherapy (Lth)

Summary. Following combined primary reopening of the central airways with neodym YAG Laser and Bth with Ir-192 repeated Lth was often necessary in 11 patients (pat). This make up 10% of the collective of pat solely receiving bth. 3 groups can be differentiated: Group 1: 8 pat (average age (AA) 60 years) squamous cell carcinoma (SCC); group 2: 3 pat (AA 48 years) following previous surgery for SCC; group 3: 2 pat (AA 44 years) adenoid cystic carcinoma. The average survival time between diagnosis and death (6 pat)/follow-up examinations (2 pat) was 18 month, in group 1 between recurrence and death (2 pat)/follow-up examination (1 pat) was 48 month. Longer survival time in group 2 probably due to altered lymphatic spread of tumor in more central parts of the bronchial tract. The average survival time following Bth was 12 months for both groups. The most common cause of death was haemoptysis (6×) and tracheomalacia (2×).

Key words: Neodym YAG Laser – Lung Tumor – Brachytherapy – Palliative Therapy

Zusammenfassung. Bei 11 Patienten (Pat) war nach kombinierter primärer Rekanalisierung mit dem Neodym-YAG-Laser und der Brachytherapie (Bth) mit Ir-192 eine erneute Rekanalisierung mittels Laser erforderlich. Dies sind 10% der Pat mit alleiniger Bth. Eine Dreiteilung ist möglich: I: 8 Pat (Durchschnittsalter (DA) 60 Jahre) mit Plattenepithel-Carcinom (PEC); II: 3 Pat (DA 48 Jahre) mit voroperiertem PEC; III: 2 Pat (DA 44 Jahre mit adenoid-cystischem Carcinom). Die mittlere Überlebenszeit zwischen Erstdiagnose und Exitus (6 Pat)/Kontrolle (2 Pat) betrug in Gruppe I 18 Monate, in Gruppe II zwischen Rezidiv und Exitus (2 Pat)/Kontrolle (1 Pat) 48 Monate. Ursache der längeren Überlebenszeit in Gruppe II kann die veränderte lymphangische Ausbreitung in zentrale Abschnitte der Atemwege sein. Die mittlere Überlebenszeit nach Abschluß der Bth liegt in beiden Gruppen bei 12 Monaten. Häufige Todesursachen waren Haemoptoe (6×) und Tracheomalazie (2×).

Schlüsselwörter: Neodym YAG Laser – Lungentumor – Brachytherapie – palliative Therapie

55. Möglichkeiten und Indikationen des Neodym-YAG-Lasers der Wellenlänge 1318 nm bei Lungenresektionen

A. Rolle, O. Thetter, E. Unsöld und G. Eitinger

Chir. Klinik Innenstadt u. Chir. Poliklinik d. Univ. München, Nußbaumstr. 20, D-8000 München 2

Indications and Abilities of the Neodym-YAG-Laser of 1318 nm Wave Length on Lung Resections

Summary. In spite of unsuccessful previous applications on parenchymal organs, we have demonstrated the effectiveness of the Nd:YAG laser on lung tissue. We found the second, and not the standard wavelength, to possess superior cutting, coagulation and sealing properties. We will report on the first 47 patients using this wavelength (1318 nm). Simultaneous cutting and coagulation appears paritcularly advantageous in patients exhibiting impaired lung function and/or multiple metastasis.

Key words: Neodym-YAG Laser – 1318 nm Wavelength – Lung Resections

Zusammenfassung. Bei bislang frustraner Applikationsfroschung an parenchymatösen Organen konnten wir die Effektivität des Nd:YAG-Lasers am Lungenparenchym demonstrieren. Der Standardwellenlänge überlegen, fanden wir eine bessere Schneide- und Koagulationsfähigkeit bei der zweiten Wellenlänge von 1318 nm. Außerdem ist die Versiegelungsfähigkeit bei 1318 nm ausgeprägter. Es wird über 47 Patienten berichtet, bei denen Lungenresektionen mit dem Nd:YAG-Laser bei 1318 nm vorgenommen wurden. Vorteilhaft erscheint das gleichzeitig bluttrockene und luftdichte atypische Parenchymschneiden bei funktionell eingeschränkten Tumorpatienten und der parenchymsparende Effekt z.B. bei Resektionen multipler Lungenmetastasen.

Schlüsselwörter: Neodym-YAG-Laser – 1318 nm Wellenlänge – Lungenresektionen

56. Endoskopische Behandlungsmöglichkeiten bronchopleuraler Fisteln nach Lungenresektion mit und ohne Entwicklung eines Pleuraempyems

R. Elfeldt, D. Schröder, Ch. Beske, und H. Hamelmann

Chirurgische Univ.-Klinik der CAU Kiel, Arnold-Heller-Straße 7, D-2300 Kiel

Endoscopic Closure of Bronchopleural Fistulas after Lung Resections with or without Empyema of the Pleural Cavity

Summary. Bronchopleural fistulas are rare complications following lung resections or perforations of lung abscesses. Empyema of the pleural cavity, in contrast, can be the consequence of any kind of fistula. By using fibrin glue, which can be applied bronchoscopically, it is now possible to achieve an immediate closure of bronchopleural fistulas and thus shorten a tedious drainage therapy, which until recently had to be carried out. It is easy to localize the fistular segment by obstructing the segmental bronchi with the bronchoscope during continuous suction at the thorax drain.

Key words: Fibrin Glue – Bronchopleural Fistula – Empyema of the Pleural Cavity

Zusammenfassung. Bronchopleurale Fisteln sind seltene Komplikationen nach Lungenresektionen oder nach Lungenabszeßperforationen. Häufig ist ein Pleuraempyem die Folge einer solchen Fistel. Durch den Einsatz von Fibrinkleber, der bronchoskopisch appliziert werden kann, ist es nun möglich, einen sofortigen Verschluß bronchopleuraler Fisteln zu erreichen und somit eine sonst notwendige langwierige Drainagetherapie erheblich zu verkürzen. Durch Verschluß der Segmentbronchien mit dem Bronchoskop bei gleichzeitigem Dauersog an der Thoraxdrainage gelingt eine schnelle Lokalisation der Fistel.

Schlüsselwörter: Fibrinkleber – bronchopleurale Fistel – Pleuraempyem

57. Automatische Identifizierung und Prognosebeurteilung von 30 Bronchialkarzinomen mit der Durchflußzytometrie

F. Liewald, G. Valet, H. Dienemann, R. Wirsching und L. Sunder-Plassmann

Chirurgische Klinik der Ludwig-Maximilians-Universität München, Klinikum Großhadern, Marchioninistr. 15, D-8000 München 70

Automatic Identification and Prognostic Evaluation by Flow Cytometry — An Experimental Study of Thirty Lung Carcinomas

Summary. Biochemical parameters of cells can be analysed quantitatively by flow cytometry, allowing in addition to routine histopathology also automated tumor diagnosis and extended tumor classification. Measurement of the electrical resistance and cell fluorescence simultaneously permits analysis of cell volume, DNA content, intracellular esterase activity and intracellular pH value. With a multifactorial analysis of the results in the self-learning database system DIAGNOS 1 85% of thirty carcinomas were automatically identified as abnormal. Patients with euploid bronchial carcinoma showed a significantly better survival rate than patients with aneuploid tumors. The ploidy might be used to identify those who would benefit from N_2 lymph node resection.

Key words: Flow Cytometry — Prognosis — Automatic Diagnosis

Zusammenfassung. Die Durchflußzytometrie ermöglicht eine quantitative Analyse biochemische Parameter auf zellulärer Ebene und gestattet damit zusätzlich zur routinemäßigen Histopathologie eine automatische Tumordiagnostik und neue erweiterte Tumorklassifikationen. Mit Hilfe der elektrischen Widerstandsmessung und der Fluoreszenzbestimmung können Zellen gleichzeitig auf ihr Zellvolumen, DNS-Gehalt und intrazellulären pH-Wert untersucht werden. Durch multifaktorielle Analyse der Meßwerte konnten in dem selbstlernenden Datenbanksystem DIAGNOS1 85% der Karzinome auf automatischem Wege als abnorm erkannt werden. Pat. mit euploidem DNS-Gehalt wiesen eine signifikant bessere Überlebenswahrscheinlichkeit auf, als Pat. mit aneuploiden Tumoren. Die Indikat. zur N_2 LK-Dissekt. könnte dadurch beeinflußt werden.

Schlüsselwörter: Durchflußzytometrie — Prognosebeurteilung — automatische Diagnosestellung

Europäisches Thema

Leberchirurgie I

58. Pathophysiologische Grundlagen Moderner Leberchirurgie

S. Bengmark

Chirurgische Universitätsklinik, Universität Lund, 221 85 Lund, Schweden

Pathophysiologic Fundamentals of Modern Liver Surgery

Summary. Successful liver surgery depends on the regeneration of the liver. Most of our knowledge about regeneration stems from experimental studies in rats. While morphological regeneration occurs early more sophisticated functions such as bile salt production and bile salt conjugation takes a long time to normalize. A review is given of the many factors that contribute to regeneration. The object of most current interest is the role of fibronectin. After experimental hepatectomy the secretion of plasma fibronectin increases. This might be the single most important factor involved in hepatic regeneration.

Key words: Liver Surgery — Hepatic Regeneration — Fibronectin

Die einzigartige Fähigkeit der Leber zu regenerieren hat die Forscher seit Jahrhunderten erstaunt. Hepatozyten sind hochdifferenzierte Zellen mit niedrigem Umsatz, oder anders ausgedrückt mit langer Lebenszeit. Zellen dieser Art regenerieren in der Regel schlecht.

Jedoch zeigen experimentelle und klinische Erfahrungen das Gegenteil. Sowohl nach chirurgischer Resektion als auch nach infektiösem oder toxischem Leberschaden setzt schnelle Regeneration ein.

Die Regeneration der Leber ist verschieden von der anderer Organe. Es handelt sich nicht um eine echte Regeneration sondern mehr um einen kompensatorischen Zuwachs. Dieser besteht ebenso aus der Größenzunahme einzelner Zellen – Hypertrophie – wie aus der Zunahme der Zahl der Zellen – Hyperplasie.

Die Hyperplasie selbst ist sehr eindrucksvoll. Das kompensatorische Wachstum besteht im wesentlichen in einer Zunahme der verbliebenen Leberanteile. Ein neues Wachstum der entfernten Leberanteile wird nicht beobachtet – eine Tatsache, die nicht nur Laien, sondern auch manchmal Ärzten nicht bekannt ist.

Bei Nagetieren geschieht die Leberregeneration außerordentlich schnell. Sogar nach 70%iger Leberresektion ist das normale Lebervolumen innerhalb von 2 Wochen wieder hergestellt (Abb. 1). Etwas anders verhält es sich beim Menschen, wo sich der Regenerationsprozeß über mehrere Monate erstreckt.

Die Leberregeneration startet unmittelbar nach der Resektion und schon 18–24 Stunden nach der chirurgischen Resektion wird ein Mitosestopp bei den parenchymalen Zellen (Abb. 2), speziell die Bindegewebzellen, regenerieren langsamer (Abb. 3), ein Verhalten, was man besonders bei der Behandlung der Leberzirrhose versucht hat auszunutzen.

Im Tierexperiment läßt sich zweifelsfrei beweisen, daß wiederholte Leberresektionen zu einem Verschwinden der Zirrhose führen, da die parenchymale Regeneration die Bindegewebsregeneration übertrifft. Die Möglichkeiten, dieses klinisch auszunutzten, sind jedoch begrenzt, obgleich auch Versuche dazu gemacht wurden.

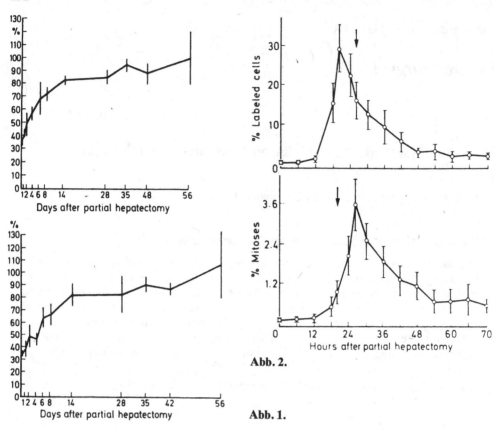

Abb. 2.

Abb. 1.

Bevor ich darauf eingehe, die Faktoren, die die Leberregeneration beeinflussen näher zu analysieren, möchte ich auf einige weitere spezifische Merkmale der Leberregeneration hinweisen. Aus einer Reihe von Arbeiten ist es offensichtlich, daß die Fähigkeit der Leber zu regenerieren mit dem Alter abnimmt. Dieses Bild zeigt die regenerative Antwort, die Bucher in seinen klassischen Arbeiten aus den sechziger Jahren beschreibt.

Der Unterschied ist deutlich bei säugenden Ratten im Vergleich zu jungen und älteren Ratten.

Ein anderes Merkmal der Regeneration ist, daß deren Intensität in klarer Beziehung zur Größe der Resektion steht (Abb. 4). Dieses Bild, das auch aus Nancy Buchers klassischer Arbeit stammt, zeigt die regenerative Antwort bei 68%, 43%, 34% und 9% Leberresektionen.

Während des letzten Jahrhunderts versuchte man, die regulatorischen Mechanismen zu erfassen. Weit bis in die vierziger Jahre ging man meistens davon aus, daß die Regeneration durch den Blutzufluß gesteuert wird. Man versuchte in den klassischen Studien zu beweisen, daß eine kräftig erhöhte Leberdurchblutung per Gramm Lebergewicht zu einer erhöhten Leberregeneration führt. Mehrere Arbeiten, nicht zuletzt von Weinbren, haben jedoch gezeigt, daß DNA-Synthese und Mitoseaktivität der Leber von diesen Verhältnissen nicht beeinflußt werden. Sowohl das ligieren des Artria hepatica als auch das Ableiten des Pfortaderblutes durch eine portocavale Anastomose beeinflussen die Leberregeneration nicht.

Es war seit langem bekannt, daß die Leberregeneration durch humorale Faktoren reguliert wird. Das hat man zum Beispiel in Gewebekulturen zeigen können, in denen Plasma leberresezierter Tiere einen stimulierenden Effekt hatte. Dadurch, daß man zwei Ratten in einem sogenannten Parabiose-Versuch zusammenschloß, konnte man auch feststellen, daß die normale Leber der einen Ratte wächst, obwohl die andere Ratte leberreseziert wurde.

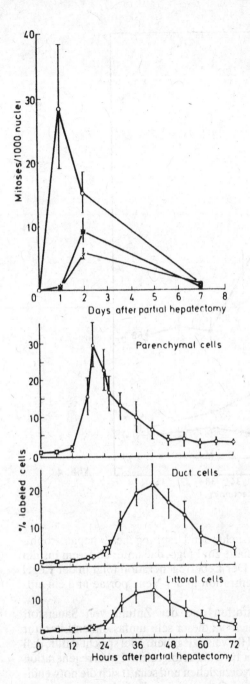

Abb. 3.

Auch wenn die Regeneration morphologisch außerordentlich schnell geschieht, dauert es lange, bis die vollständige funktionelle Regeneration stattfindet. Unsere eigenen Arbeiten in den sechziger Jahren zeigten zum Beispiel, daß die Fähigkeit, Gallensalze bei der Ratte zu konjugieren bis zu 6 Monate nach der Leberresektion immer noch herabgesetzt war. Sicherlich gehören Gallensalzproduktion und Gallensalzkonjugation zu den empfindlichsten Testen, die wir bei der Leberfunktion haben.

Die Kenntnis eines humoralen Faktors und fehlende Möglichkeiten, diesen Faktor zu identifizieren, haben dazu geführt, daß man den Begriff „hepatotrophischer Faktor" geprägt hat. Woraus hepatotrophische Faktoren bestehen, hat sich nur sehr schwer definieren lassen. Wahrscheinlich ist es so, daß das Pfortaderblut viele hepatotrophische Faktoren

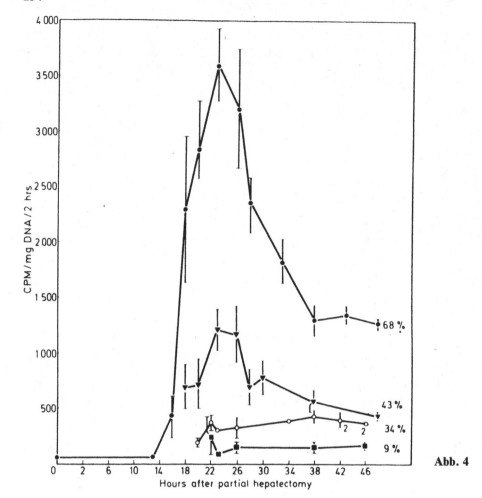

Abb. 4

enthält. In verschiedenen Ansätzen hat man versucht, den Ursprung dieser hepatotrophischen Faktoren vom Pankreas herzuleiten. Das hatte zur Folge, daß unter anderem Insulin und Glukagon großes Interesse auf sich zogen. Der Leberregeneration folgt in der Regel eine Steigerung der endogenen Glukagonkonzentration in der Vena portae und ein entsprechender Abfall der Insulinkonzentration.

Großes Interesse wurde auch den Nährstoffen und der Zufuhr von Sauerstoff geschenkt. Die Zeit erlaubt es nicht, daß ich mich bei dieser sehr umfassenden Literatur aufhalte. Ich muß mich daher begnügen, einige Hinweise zu geben. Viel spricht dafür, daß diese Stoffe eher Voraussetzungen als Ursachen für eine erfolgreiche Leberregeneration sind. Der Körper scheint die Leberregeneration vorzuziehen und schafft sich die notwendigen Bestandteile durch Katabolismus von anderen Organen, um die Leber zu regenerieren. Bedeutung wurde auch einer großen Zahl anderer Substanzen beigemessen, von denen einige genannt werden sollen: Wachstumhormon, sogenannte Somatomedine, Schilddrüsenhormon, Nebennierenhormon, Parathhormon, epidermale Wachstumsfaktoren, Prostaglandin und andere mehr.

Im Blut und im Lebergewebe von Tieren, die aktiv eine Leberregeneration durchlaufen, gibt es eine Gruppe von stimulierenden und inhibierenden Peptiden, die ähnlich aber nicht identisch mit einem der bekannten Hormone oder wachstumsmodulierenden Faktoren sind.

Es spricht sehr viel dafür, daß dieser Mechanismus der Regeneration sehr komplex ist, und daß es bisher nicht geglückt ist, ihn zu klären.

In letzter Zeit hat man auch begonnen, die Rolle des Immunosystems bei der Leber-regeneration zu diskutieren. Immunologie ist sehr populär, und wenn man etwas nicht zufriedenstellend erklären kann, greift man gerne zur Immunologie. Die Tatsache, daß eine partielle Hepatektomie die DNA-Synthese in den Lymphorganen und eine Antikör-perbildung induziert, stützt die Annahme, daß die Lymphorgane eine Rolle spielen. Andere Beobachtungen sind, daß Lymphozyten, die zusammen mit regenerierenden Leberzellen gezüchtet werden, zu einer Proliferation stimuliert werden. Auch hat man beobachtet, daß letal bestrahlte Ratten die einer partiellen Hepatektomie unterzogen wur-den, ihre Fähigkeit zu regenerieren nach einer Transfusion von Lymphozyten von Ratten, die eine aktive Leberregeneration durchmachen, wiederholten.

In letzter Zeit hat speziell das Fibronectin Interesse gefunden. Fibronectin wird synthe-tisiert und von der Leber ausgeschieden. Nach 70%iger Hepatektomie steigt die Sekretion des Plasmafibronectins. Die Signalsubstanz der Leber ist das Fibronectin, das vielleicht den Regenerationsprozeß startet.

Es fehlt uns noch vieles, um das Geheimnis der Leberregeneration verstehen zu kön-nen. Bis dahin müssen wir uns damit begnügen, die Bedingungen für die Regeneration so optimal wie möglich zu machen. Dazu gehören ausreichende Zufuhr von Sauerstoff, Nähr-stoffen u.a.m. und die Vermeidung schädlicher Einflüsse wie Bakterien, Viren, Chemika-lien usw., denn die Chirurgen sind Nutznießer der Tatsache, daß die funktionelle Kapazität der Leber überdimensioniert ist. Bei einer normalen Leberfunktion sind vorübergehend ca. 20% des normalen Lebergewebes zum Leben ausreichend.

Dieser Umstand hat die Voraussetzung für die moderne Leberchirurgie geschaffen.

59. A. Priesching (Wien): Erkenntnis in der Anatomie der Leber und Folgerungen für Leberresektionen und Behandlung des Lebertraumas

Manuskript nicht eingegangen

60. Tumorresektionen in der Leber

M. Trede, M. Raute und J. Sturm

Chirurg. Klinik im Klinikum Mannheim der Universität Heidelberg, Theodor-Kutzer-Ufer, D-6800 Mannheim

Liver Resection for Primary Malignant Tumours

Summary. Over a 16-year period 54 patients presented with primary malignant liver tumours: 10 (18.5%) were considered inoperable, 44 underwent laparotomy. Nineteen (35%) turned out to be inoperable. A resection with curative intention was performed 25 times (47%) (11 right or extended right and 2 left hemihepatectomies, 12 mono − or bisegmentectomies). Hospital mortality was 8% (n = 2). The median survival time of those who died following resection was 22 months. Four patients have survived for more than 5 years, and three of them are still free of recurrence (5 year survival rate: 17% excl. hospital mortality).

Key words: Primary Liver Malignancy − Liver Resection

Zusammenfassung. Vom 1. 1. 1973 bis 1. 3. 1989 beobachteten wir 54 Patienten mit einem primären malignen Lebertumor. 10 Patienten (18,5%) wurden bereits präoperativ als inoperabel eingestuft. Eine Laparotomie erfolgt bei 44 Pat.: 19 (35%) erwiesen sich als inoperabel, während 25mal (47%) eine Resektion mit kurativer Intention vorgenommen wurde (11 rechte bzw. erweiterte rechte und 2 linke Hemihepatektomien sowie 12 Mono- oder Bisegmentektomien). Die Hospitalletalität betrug 8% (n = 2). Die mediane Überlebenszeit der trotz Resektion an dem Tumorleiden verstorbenen Patienten betrug 22 Monate. 4 Pat. haben mehr als 5 Jahre überlebt − 3 rezidivfrei (5-Jahresüberlebensrate 17% excl. Hospitalletalität).

Schlüsselwörter: Primäre Lebermalignome − Leberresektion

Maligne Primärtumoren der Leber gehören in Asien und Teilen Süd-Afrikas zu den häufigsten und tödlichsten Krebsformen überhaupt, während sie in westlichen Ländern zu den Raritäten (1−3% aller Malignome) zählen [9]. So entfielen unter 220 anatomischen Leberresektionen, die vom 1. 1. 1973 bis 1. 3. 1989 an der Mannheimer Klinik durchgeführt wurden, nur 25 auf primäre Malignome der Leber. Insgesamt behandelten wir während dieses Zeitraumes 54 Patienten mit einem solchen Tumor, wobei 47mal eine histopathologische Bestätigung erfolgte, während die Diagnose in den anderen Fällen etwa durch hochpathologische Tumormarker ausreichend gesichert war. Unter den primären Malignomen der Leber sind die hepatozellulären Karzinome (HZK) am häufigsten, gefolgt von dem cholangiozellulären Karzinom, das seinen Ursprung sowohl an peripheren als auch an zentralen Gallengängen haben kann. Zystadenokarzinome und Rhabdomyosarkome sind dagegen Raritäten [3]. Von unseren 47 histologisch untersuchten Fällen waren 31 primäre Leberzellkarzinome (2 vom fibrolamellären Typ), 13 cholangiozelluläre Karzinome (2 Thorotrasttumoren), 1 Rhabdomyosarkom sowie 2 unklassifizierte Malignome. Übereinstimmend mit den Literaturangaben kamen auch in unserem Patientenkollektiv Männer im

Oberbauchschmerz	22
Zufallsbefund (US)	11
Akutes Abdomen (Ruptur: 2)	4
Fieber	3
Ikterus	8
Oberbauchtumor	9

Tabelle 1. Primär maligne Lebertumoren (n = 54), Klinik-Symptomatik

Keine OP möglich	10 (18,5%)
Inop. bei Laparotomie	19 (35%)
„Kurative" Resektion	25 (47%)

Tabelle 2. Primär maligne Lebertumoren (n = 54), Resektionsquote

Verhältnis 3:2 häufiger vor. Das Durchschnittsalter aller 54 Patienten betrug 54 Jahre. Erwähnenswert ist, daß trotz unmittelbarer Nähe des Mannheimer Klinikums zur Deutschen Weinstraße nur bei 16 der 47 histologisch gesicherten Fälle eine Leberzirrhose nachweisbar war, die sich dann durchweg als inoperabel erwiesen. Der Tumormarker Alpha-Fetoprotein war bei 3 der 31 Leberzellkarzinome kleiner als 20 ng/ml, während er 6mal mit über 400 ng/ml stark pathologisch erhöht war.

Von unseren 54 Patienten präsentierten sich etwa 40% mit vagen Oberbauchschmerzen (Tabelle 1). Immerhin jeder 6. Patient fiel durch einen indolenten Oberbauchtumor auf. 2 Patienten kamen mit akuten Abdomen infolge Tumorruptur zur Aufnahme. So kollabierte ein 58jähriger Mann aus völliger Gesundheit mit akuten Oberbauchschmerzen. Das CT zeigte einen Tumor im rechten Leberlappen (7. Segment) sowie Zeichen einer stattgehabten intraabdominellen Blutung. Nach rascher Laparotomie konnte ein rupturiertes primäres Leberzellkarzinom unter Drosselung des Leberstiels über 16 Minuten durch atypische Resektion kurativ entfernt werden. – Einer allgemeinklinischen Erfahrung der letzten Jahre entsprechend, häuften sich durch den ubiquitären Einsatz des Ultraschalls die Zufallsbefunde, und keineswegs alle waren „harmlose" Inzidentilome: ein Fünftel der primär malignen Tumoren wurde so entdeckt.

Beispiel: Ein 55jähriger Mann kam wegen heftigen Nasenblutens in die Medizinische Klinik. Bei einer Ultraschalluntersuchung wurde zufällig ein Lebertumor entdeckt, der bei einem Alpha-Fetoprotein von 19 620 µg/ml a priori hochverdächtig auf ein Leberzellkarzinom war. Die radikale Tumorresektion durch links-laterale Bisegmentektomie war möglich, dennoch erlag der Patient bereits 6 Monate später seinem Tumorleiden.

Die Resektabilität primär maligner Lebertumoren ist bei unterschiedlichen Selektionskriterien schwer definierbar. Die Angaben zur Resektionsquote liegen weltweit zwischen 20 und 44% [1].

An der Mannheimer Klinik konnten 47% mit „kurativer" Intention reseziert werden, während bei knapp 20% aufgrund allgemeiner oder lokaler Inoperabilität gar keine Operation in Frage kam. Außer dem extrahepatischen Tumornachweis ist dabei die grenzwertige Leberfunktion infolge Zirrhose ein entscheidendes Kriterium für Inoperabilität (Tabelle 3). Da es noch immer keinen einwandfrei zuverlässigen Funktionstest gibt, der es präoperativ erlaubt, die Funktionsreserve der Zirrhoseleber zu bestimmen, orientieren wir uns an den altbekannten Parametern der Snythese- und Exkretionsleistung wie z.B. Serum-Albumin, Prothrombinzeit, Cholinesterase und Bilirubin. Dagegen lehnen wir einen Resektionsversuch allein aufgrund der präoperativen Angiographie nur selten ab, auch wenn sie eine extrahepatische Gefäßinfiltration vermuten läßt.

Ein Beispiel: Trotz Infiltration des linken Pfortaderastes durch ein cholangiozelluläres Karzinom des linken Lappens, konnte der Tumor durch linksseitige Hemihepatektomie

1. Aszites
2. Leberfunktionsmangel (Zirrhose)
   a) Serum Albumin <2,5 g%
   b) Prothrombinzeit <50%
   c) Cholin Esterase <1500 U/l)
   d) Bilirubin >3 mg%
3. Extrahepatischer Tumornachweis
4. Extrahepatische Gefäßinfiltration

Tabelle 3. Primär maligne Lebertumoren, Kriterien der Inoperabilität

Tabelle 4. Primär maligne Lebertumoren, Frühergebnisse

Resektionsverfahren	Pat.-Zahl	OP. + Hospital Letalität
re. Hemihepatektomie	5	–
erweiterte rechte Hemihepatektomie	6	2
li. Hemihepatektomie	2	–
li. lat. Bisegmentresektion	2	–
Segmentresektion	10	–
Gesamt	25	2 (8%)

1. adäquater Zugang (bilat. subcostal)
2. Exploration inkl. Ultraschall
3. weite Mobilisierung
4. präliminäre Hiluspräparation – auch „Venenhilus"
5. stumpf-sensible Parenchymdurchtrennung – mit dem Finger
6. temporäre Leberstiel-Drosselung
7. Drainage

Tabelle 5. Tumorresektionen in der Leber, Technik

radikal operiert werden, wobei der rechte Pfortaderast mittels Gore-Tex-Patch rekonstruiert wurde. Die Patientin überlebte diesen letztlich palliativen Eingriff immerhin 2½ Jahre.

Bei einem Drittel der Patienten stellte sich die Inoperabilität erst bei der Laparotomie heraus. Dabei ist heute vor allem die intraoperative Sonographie eine entscheidende Maßnahme, um die Tumorfreiheit der Restleber zu überprüfen. So wurden kürzlich bei einem 46jährigen Zirrhotiker, bei dem ein bekanntes Leberzellkarzinom im 2. Segment entfernt werden sollte, durch intraoperative Sonographie 2 weitere kleine Tumoren im 4. und 8. Segment entdeckt. In Anbetracht dieser inoperablen Situation wurde der Eingriff dann als Probelaparotomie beendet.

Die Art der Resektion operabler Tumoren richtet sich nach deren Sitz und Größe (Tabelle 4). Auch im eigenen Krankengut geht die Tendenz zumindest bei kleineren Tumoren seit Jahren in Richtung mehr oder weniger anatomischer Segmentresektionen. Im Hinblick auf die Operationstechnik sollen nur einige Grundsätze der Tumorresektion hervorgehoben werden (Tabelle 5):

1. Ein adäquater Zugang ist durch bilateralen Subcostalschnitt und Einsatz eines Stuhler-Hakens fast immer möglich. Dabei beginnen wir die Exploration über einen kleineren rechtsseitigen Schnitt, bis die Operabilität geklärt ist. Die früher von uns regelhaft vorgenommene Erweiterung nach rechtsthorakal (oder vertikal nach oben durch Sternotomie) ist im allgemeinen nicht erforderlich und bleibt heute Ausnahmefällen vorbehalten.

Reseziert	25 Pat.
Post-Op verstorben	2
Später verstorben (n. median: 22,3 Mon.)	13
Am Leben (median: 35,6 Mon. post OP)	10
(4 mehr als 5 Jahre)	

Tabelle 6. Primär maligne Lebertumoren, Spätergebnisse

2. Eine großzügige komplette Mobilisierung der Leber ist bei allen Resektionen, besonders am rechten Lappen, Voraussetzung für den Erfolg. Man beginnt mit der Durchtrennung des Lig. falciforme nach dorsal bis zum Venenkonfluenz. Durch Retraktion der Leber nach links wird das rechte Lig. triangulare angespannt und unter Schonung der Nebenniere bis zur V. cava inferior durchgetrennt.

3. Die preliminäre Hiluspräparation sichert die beiden Gefäßäste von V. portae und A. hepatica propria sowie den Gallengang zum jeweiligen Leberlappen. Aber auch die zahlreichen kleinen direkten sowie die große rechte Lebervene versorgen wir bei der Hemihepatektomie − bisher immer ohne Zwischenfall − vor der Parenchymdurchtrennung. Dabei wird der Tisch mit der nach medial hervorluxierten Leber nach links gekippt, so daß der Operateur sogar im Sitzen einen ungestörten Zugang zu dem sonst so versteckten Gebiet der retrohepatischen V. cava hat.

4. Die Parenchymdurchtrennung erfolgt ganz konservativ entweder durch stumpf-sensible Gewebezerreibung zwischen Daumen und Zeigefinger − oder mit Hilfe eines Instrumentes wie z.B. einer Péan-Klemme. Diese Methode ist schnell, wirksam sowie kosten- und blutsparend. Während dieser Operationsphase erfolgt die *routinemäßige* Drosselung des Leberstiels (Pringle-Manöver). Sie dauerte bei den letzten Hemihepatektomien im Durchschnitt 14 Minuten. Wir verfügen inzwischen zwar auch über ein Ultraschallskalpell, ohne darin jedoch einen entscheidenden Vorteil zu sehen − abgesehen von besonderen Situationen wie etwa der „Feindissektion" bei einer Hilusresektion.

Die Hospitalletalität betrug bei unseren 25 anatomisch resezierten Patienten 8%. Wir verloren 2 Patienten nach erweiterter rechtsseitiger Hemihepatektomie infolge Leberversagens am 7. bzw. 17. postoperativen Tag. Im Schrifttum liegt die Operationsletalität in einem Bereich von 5−20% [1, 10]. Sie liegt im allgemeinen höher, wenn es sich um Resektionen an Zirrhoselebern handelt [4]. Abgesehen von den beiden tödlich verlaufenen Fällen, beobachteten wir bei 7 weiteren von insgesamt 44 operierten Patienten eine passagere Leberinsuffizienz − 3mal nach einfacher Probelaparotomie bei Zirrhotikern. Nach unserer Erfahrung ist ein leichter passagerer Ikterus vor allem nach erweiterter rechter Hemihepatektomie fast die Regel. Andere typische Komplikationen nach Tumorresektion der Leber wie Nachblutung oder Gallefistel traten in unserem Kollektiv nicht auf.

Die wichtigste „Spätkomplikation" ist das Tumorrezidiv. Insgesamt fünf unserer Patienten wurden wegen eines Rezidivs relaparotomiert. In drei Fällen bestand eine inoperable Situation, während das Rezidiv bei zwei Patienten jeweils 2 Jahre nach dem Ersteingriff nochmals reseziert werden konnte.

Beispiel: In einem auswärtigen Krankenhaus wurde anläßlich einer Dupuytren'schen Operation bei einem 44jährigen Mann zufällig ein großes Leberzellkarzinom durch Ultraschall entdeckt. Der gut differenzierte Tumor konnte durch erweiterte rechte Hemihepatektomie entfernt und der Patient 13 Tage später entlassen werden. Nach 2 Jahren wurde ein Rezidiv in der stark hypertrophierten Restleber festgestellt, das sich kurativ atypisch resezieren ließ.

Bei der Analyse der Spätergebnisse muß kritisch gefragt werden, ob die Tumorresektion den Spontanverlauf überhaupt entscheidend beeinflußt. Nach einer Analyse der japanischen Liver-Cancer-Study-Group [5] ist immerhin der vorsichtige Schluß erlaubt, daß die operierten Patienten, insbesondere nach Tumorresektion, doch etwas besser als die nichtoperierten abschneiden. Im Schrifttum werden globale 5-Jahresüberlebensraten zwischen 10 und 45% angegeben [4, 6, 8]. Hepatozelluläre Karzinome haben eine bessere Prognose als cholangiozelluläre Karzinome, insbesondere wenn keine Leberzirrhose vorhanden ist [5]. Am günstigsten, was Resektabilität und Langzeitprognose angeht, wird der fibro-lamelläre Typ des hepatozellulären Karzinoms beurteilt [2, 4]. In unserem kleinen Kollektiv von 25 Fällen haben bisher 4 Patienten mehr als 5 Jahre – längstens 12 Jahre – überlebt, von denen 3 rezidivfrei sind (Tabelle 6). Unter Ausschluß der Hospitalletalität entspricht dies einer tatsächlichen 5-Jahresüberlebensrate von 17%.

Literatur

1. Adson M (1988) Primary hepatocellular cancers – Western experience. In: Blumgart LH (ed) Surgery of the liver and biliary tract, vol 2. Churchill, Livingstone, pp 1153–1165
2. Guest J, Blumgart LH (1987) Surgery of liver tumours. In: Williams R, Johnson PJ (eds) Bailliere's Clinical Gstroenterology I.87 Liver Tumours. pp 131–150
3. Hodgson JH (1987) Fibrolamellar cancer of the liver. J Hepatol 5:241–247
4. Iwatzuki S, Starzl T (1988) Personal experience with 411 hepatic resections. Ann Surgery 208 (4):421–434
5. Liver Cancer Study Group of Japan (1987) Primarly liver cancer in Japan, Sixth report. Cancer 60:1400–1411
6. Nagao T, Goto S, Kawano N, Inoue S, Mizuta T, Moriokia Y, Omori Y (1987) Hepatic resection for hepatocellular carcinoma. Clinical features and long term prognosis. Ann Surgery 205 (1):33–40
7. Okuda K, Fujinoto I, Hanai A, Urano Y (1987) Changing incidence of hepatocellular carcinoma in Japan. Cancer Res 47:4967–4972
8. Smith R (1979) Bradshaw Lecture 1977: tumors of the liver. Annuals of the Royal College of Surgeans of England 61:87
9. Soreide O, Blumgart LH (1986) Benign and Malignant liver tumours. Chirurgische Gastroenterologie 38 (3)
10. Thompson H, Tompkins R, Longmire W (1983) Major hepatic resection, a 25 year experience. Arch Surg 197:375–388

61. J. Scheele (Erlangen): Neue technische Möglichkeiten bei Leberresektionen

Manuskript nicht eingegangen

62. Tumoren der Hepatikusgabel

H. Wolff und K. Ridwelski

Chirurgische Klinik der Charité Schumannstr. 20/21, Berlin 1040 – DDR

Klatskin Tumours

Summary. Seventy-nine patients with extrahepatic cholangiocarcinomas were treated at the surgical clinic of the Charité from 1981 to 1988. Thirty-two of these patients suffered from Klatskin tumour. The diagnosis was made using sonography, CT, ERCP or PTC and angiography. Sixteen patients were considered inoperable. The other 16 patients underwent 12 resections and four liver transplantations. Two of these transplanted patients are still tumour-free, their survival times ranging from 2 to 6 years. The median survival time of the patients undergoing resection amounts to 22 months and operation mortality, 18%.

Key words: Cholangiocarcinoma – Resection – Liver Transplantation

Zusammenfassung. An der Chirurgischen Klinik der Charité wurden von 1981 bis 1988 79 Pat. mit extrahepatischen malignen Gallengangstumoren behandelt. Bei 32 Pat. handelte es sich um Karzinome der Hepatikusgabel. Die Diagnostik umfaßt die Sonographie, Computertomografie, ERCP bzw. PTC und die Angiografie. Bei 16 Pat. lag Inoperabilität vor. Bei 16 Pat. erfolgte die kurative Behandlung, 12mal die Resektion, bei 4 Pat. die Lebertransplantation. Von den transplantierten sind 2 Pat. tumorfrei mit einer Überlebenszeit von 2 und 6 Jahren. Die mediane Überlebenszeit der kurativ resezierten Patienten liegt bei 22 Monaten, die Operationsletalität betrug 18%.

Schlüsselwörter: Cholangiokarzinom – Resektionsbehandlung – Lebertransplantation

Die kurative Resektion von Tumoren der Hepatikusgabel ist erst in den letzten 10 Jahren mit einem gewissen Erfolg vorgenommen worden. Die Resektionsquoten konnten gesteigert werden, und die operativen Eingriffe wurden erweitert, teilweise mit Hemihepatektomie, und schließlich bietet auch die Lebertransplantation eine weitere Möglichkeit der Behandlung. Aber auch palliative Maßnahmen haben sich durch die Entwicklung der Endoskopie und der transhepatischen Methoden wie Drainage und Protheseneinlage verbessert, so daß eine Standortbestimmung notwendig erscheint (Tabelle 1).

Tabelle 1. Therapiekonzepte beim Cholangiokarzinom der Hepatiskusgabel

kurativ	palliativ
Resektion	perkutane oder endoskopische Drainage
Lebertransplantation	Radiatio – intraoperativ
	– intraduktal
	Chemotherapie – systemisch
	– regional
	operative Drainage

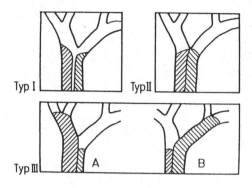

Abb. 1. Klassifikation der Klatskin-Tumoren nach Bismuth und Corlette (1975)

Das Karzinom der Gallengangsbifurkation ist eine Seltenheit, die Häufigkeit beträgt nur 0,2% aller bei der Autopsie gefundenen Karzinome. In der DDR werden jährlich ca. 1250 Gallenblasenkarzinome und nur 450 Gallenwegskarzinome registriert. Das männliche Geschlecht ist gegenüber dem weiblichen im Verhältnis von 2:1 häufiger betroffen. Der Altersgipfel liegt im 8. Dezennium.

Nach einer Sammelstatistik von 776 Gallenwegskarzinomen von Moertel 1974 [1] liegen nur ca. 10% der Tumoren im Bereich der Hepatikusgabel. In der Klassifikation der Klatskin-Tumoren folgen wir der Einteilung nach Bismuth und Corlette aus dem Jahre 1975 [2]. Beim Typ I ist das Karzinomwachstum auf die distale Hepatikusgabel beschränkt, und es besteht noch eine Verbindung zwischen Ductus hepaticus sinister und dexter. Die vollständige Ausmauerung der Bifurkation entspricht dem Typ II. Ist zusätzlich der linke oder rechte Ductus hepaticus infiltriert und die Segmentaufteilung erreicht, so liegt bereits der Typ III vor (Abb. 1).

Das Wachstum ist meist zirkulär und stenosierend. Makroskopisch kann man diffus infiltrierende und polypöse Karzinome unterscheiden.

Histologisch finden sich bis auf seltene Ausnahmen nur Adenokarzinome.

Obwohl das zentrale Gallengangskarzinom sehr spät metastasieren soll, sind doch 70% der Patienten zum Diagnosezeitpunkt bereits inoperabel. Als Metastasierungswege finden sich bevorzugt die hämatogene Ausbreitung in die Leber sowie die lymphogene Aussaat in die Lymphknoten des Lig. hepatocholedochus, des Leberhilus, Pankreasoberrand- und Truncus coeliacus-Bereich. Auch die Peritonealkarzinose ist anzutreffen [3].

Die Ätiologie dieser Tumoren ist bisher nicht geklärt [4]. In der Diskussion ist das gehäufte gleichzeitige Auftreten einer Cholezystolithiasis bzw. konnataler Gallengangszysten. Wir konnten in unserem Krankengut bei einer Patientin 15 Jahre nach angelegter Zystojejunostomie bei der Reoperation ein Gallengangskarzinom erfolgreich resezieren. Der Kausalzusammenhang zur Parasiteninfektion scheint bewiesen. Eine erhöhte Inzidenz bei Colitis ulcerosa-Patienten läßt auch an immunologische Faktoren denken. Tierexperimentell kann ein cholangiozelluläres Karzinom auch chemisch erzeugt werden.

Das eigene Krankengut der Chirurgischen Klinik der Charité von 1981 bis 1989 besteht aus 32 Patienten mit einem Cholangiokarzinom der Hepatikusgabel. Es handelte sich dabei um 18 Männer und 14 Frauen mit einem Durchschnittsalter von 66,2 Jahren. Der jüngste Patient war 32 und der älteste 74 Jahre alt.

Die führenden Syptome des Karzinoms an der Hepatikusgabel waren der Ikterus, Gewichtsabnahme, Juckreiz und Oberbauchschmerz. Weiterhin konnten wir Nahrungsmittelunverträglichkeit, Koliken, Aszites und einen palpablen Oberbauchtumor feststellen. Das Kardinalsymptom − der Ikterus − stellt das Frühsymptom dar. Die schnelle Abklärung der Ursache des Ikterus ist Grundvoraussetzung einer kurativen chirurgischen Therapie (Tabelle 2).

Das folgende Diagnostikprogramm bietet sich an:

Symptom	%
Ikterus	93,8
Gewichtsabnahme	69,0
Pruritus	65,9
Oberbauchschmerz	34,1
Speisenunverträglichkeit	21,7
Koliken	15,5
palpabler Tumor	12,4
Aszites	12,4

Tabelle 2. Symptome bei 32 Patienten mit Cholangiokarzinom der Hepatikusgabel

Tabelle 3. Kurative Therapie bei 32 Patienten mit Cholangiokarzinom der Hepatikusgabel

Therapie	Patientenzahl	%
Resektion	12	37,5
davon: Hilusresektion	8	
Hilus- und Leberteilresektion	2	
Hilusresektion mit Gefäßrekonstruktion	2	
Lebertransplantation	4	12,5
	16	50,0

Nach der Anamnese und klinischen Untersuchung die Paraklinik, die das Enzymmuster der extrahepatischen Obstruktion zeigt. Die Sonograhpie dokumentiert die dilatierten intrahepatischen Gallenwege und führt oft bereits den Tumornachweis, während durch die Computertomographie und Kernspintomographie sich nur selten eine Befunderweiterung ergibt. Ihre Berechtigung ist die Erfassung von Lymphomen, Lebermetastasen oder einer Hilusinfiltration. Eine Seltenheit stellt der Nachweis eines intraduktalen Tumorwachstums im CT oder MRT dar.

Die Sicherung der Diagnose erfolgte in der Regel durch die ERC(P) und PTC. Während die ERC den Gangabbruch im proximalen Ductus hepaticus communis dokumentiert, werden durch die PTC die obere Tumorgrenze und die Hepatikusgabel sichtbar.

Die Angiographie ist ein wichtiger Bestandteil der Diagnostik, um bereits präoperativ eine mögliche Gefäßinfiltration und die Gefäßarchitektur der Leber sichern zu können.

Mit diesem diagnostischen Stufenprogramm ist auch die Abgrenzung von anderen Obstruktionen möglich [5]. Schwer abzutrennen ist die sklerosierende Cholangitis. Hin und wieder wird die endgültige Diagnose erst intraoperativ gestellt, so auch, daß der Primärtumor nicht von zentralen Gallengängen, sondern von der Gallenblase ausging.

Zu den Behandlungsergebnissen:

Bei 16 Patienten wurde eine Therapie unter kurativer Zielstellung durchgeführt, 12mal in Form einer Resektion und 4mal eine Lebertransplantation. Neben der alleinigen Tumorresektion im Hilus mußte zusätzlich jeweils 1mal eine rechte bzw. linke Hemihepatektomie und bei 2 Patienten eine Gefäßrekonstruktion ausgeführt werden (Tabelle 3).

Die Op.-Technik ist weitgehendst standardisiert. Nach Exploration der gesamten Bauchhöhle und Dissektion der hilären Strukturen mit Lymphknotenbiopsie wird nach Entschluß zur Resektion der Choledochus weit distal durchtrennt und nach vorn geschlagen. Damit gelingt die Isolierung von der V. portae und A. hepatica. Nun können der rechte und linke Ductus hepaticus nach proximal verfolgt und der Tumor reseziert werden. Tumorfreie Schnittränder, gesichert durch Schnellschnittuntersuchung, sind meistens erst in Höhe der segmentalen intrahepatischen Gallengänge zu erreichen. Infiltrierte Gefäßabschnitte können unter Umständen mitreseziert werden.

Eine Zusammenführung der intrahepatischen Gallengänge sollte angestrebt werden und die Rekonstruktion mit einer retrokolisch verlagerten Y-Roux-Schlinge als Portojejunostomie erfolgen.

Tabelle 4. Palliative Therapie bei 32 Patienten mit Cholangiokarzinom der Hepatikusgabel

Therapie	Patientenzahl	%
Resektion	2	
chirurgische Drainage	5	
explorative Laparotomie und endoskopische Drainage	6	
endoskopische Drainage	3	
	16	50

Therapie	Monate
endoskopische Drainage	2
explorative Laparotomie	1,2
Drainage-Operation	4
palliative Resektion	6
kurative Resektion	22
Lebertransplantation	30

Tabelle 5. Mediane Überlebenszeit bei 32 Patienten mit Cholangiokarzinom der Hepatikusgabel

Liegt eine lokale Inoperabilität vor – Kriterien sind die Tumorinfiltration in das Parenchym beider Leberlappen bzw. beider Arterienäste sowie die hohe intraduktale Tumorausbreitung – so kann bei Fehlen einer bioptisch gesicherten extrahepatischen Metastasierung die Lebertransplantation in Betracht kommen. Bei 4 Lebertransplantationen bei Cholangiokarzinom der Bifurkation konnte eine durchschnittliche Überlebenszeit von 2,6 Jahren erreicht werden. Die maximale Überlebenszeit beträgt zur Zeit 6 Jahre.

Palliativ führten wir 2 Resektionen aus. Die endgültige Histologie ergab eine eingeschränkte Radikalität. Drainagemaßnahmen und explorative Laparotomien sowie eine symptomatische Therapie kamen bei den restlichen Patienten zur Anwendung (Tabelle 4).

Die operativen Drainageverfahren wie Ringdrainage, Völckerdrainage, etc. sollten heute zugunsten der endoskopischen Möglichkeiten verlassen werden. So hat auch die PTC-Drainage als extern-interne Drainage bei inoperativen Fällen ihre volle Berechtigung. Die Prognose ist jedoch bei allen palliativen Behandlungsstrategien schlecht. Durchschnittliche mediane Überlebenszeiten von 1,2 bis 6 Monaten belegen dies [6, 7, 8].

Nur die kurative Resektion und unter Umständen die Lebertransplantation ermöglichen die Chance einer langfristigen Heilung [9, 10, 11]. Die mediane Überlebenszeit nach Resektion liegt bei 22 Monaten (Tabelle 5). Die Frühletalität bis zum 30. p.op. Tag betrug in unserem Krankengut 18%. 4 verstorbene Patienten sind nur palliativ operiert worden. Weitere Komplikationen bei unseren Patienten waren Wundheilstörungen – 6mal –; Pleuraergüsse – 3mal –; Pneumonien – 4mal – und einmal ein subhepatischer Abszeß.

Die Möglichkeit einer Resultatverbesserung liegt einmal in einer hohen erfolgreichen Resektionsquote – also keine therapeutische Resignation –, in einer eventuellen intraoperativen Bestrahlung und adjuvanter Chemotherapie [12].

Literatur

1. Moertel CG (1974) Extrahepatic bile ducts. Ampulla of Vater. In: Holland JF, Frei E (eds) Cancer medicine. Lea and Febiger, Philadelphia, pp 1551–1559
2. Bismuth H, Corlette MB (1975) Intrahepatic cholangioenteric anastomosis in carcinoma of the hilus of the liver. Surg Gynaecol Obstet 140:170–178
3. Less CD, Zapolanski A, Cooperman AM et al. (1980) Carcinoma of the bile ducts. Surg Gynaecol Obstet 151:193–198
4. Wagner EH, Ballmer FT, Blumgart LH (1987) Hepatikusgabeltumor – heute. Schweiz Med Wochenschr 117:2104–2112

5. Okuda K, Ohto M, Tsuchiya Y (1988) The role of ultrasound, percutaneous transhepatic cholangiography, compated tomographie scanning and magnetic resonance imaging in the preoperative assessment of bile duct cancer. World J Surg 12:18—26
6. Todoroki T, Okamura T, Fukao M et al. (1980) Gross appearance of carcinoma of the main hepatic duct and its prognosis. Surg Gynaecol Obstet 150:33—40
7. Sezeur A, Kracht M, Fagnicz P-L et al. (1989) Proximal stenosis of the bile ducts: results with a new surgical endoprosthesis. World J Surg 13:100—104
8. Voyles CR (1985) The exo-endoprosthesis in proximal billary enteric anastomoses. Am J Surg 194:80—83
9. Pichlmayr R, Ringe B, Lauchart W et al. (1988) Radical Resection and liver grafting as two main components of surgical strategy in the treatment of proximal bile duct cancer. World J Surg 12:68—77
10. Ouchi K, Matsuno S, Sato T (1989) Long-term survival in carcinoma of the biliary tract. − Analysis of prognostic factors in 146 resections. Arch Surg 124:248—252
11. Beazley RM, Hadjis N, Benjamin IS et al. (1984) Clinicopathological aspects of high bile duct cancer: Experience with resection and bypass surgical treatment. Ann Surg 199:627—634
12. Otto RT, August DA, Sugarbaker PH (1985) Treatment of proximal biliary tract carcinoma: an overview of techniques and results. Surgery 97:251—262

63. R.Y. Calne (Cambridge): Lebertransplantation

Manuskript nicht eingegangen

64. Leberchirurgie im Repertoire des Allgemeinchirurgen

G. Eßer

Chirurgische Klinik der Krankenhaus Maria Hilf GmbH Sandradstr. 43, D-4050 Mönchengladbach

Surgery of the Liver in General Hospitals

Summary. In 1987, 2082 operations of the liver were performed in Germany by 196 of 230 consulted surgical departments in general hospitals. Surgery for liver injuries predominates in suburban hospitals, where as planned interventions are more often performed in main clinics. Our hospital resections of 1–6 subsegments of the liver in 134 patients averaged a mortality of 4,5%. Problems of benign and malignant tumours as well as of the chronic inflammed Echinococcus cyst are mentioned. The standards of the apparative assistance is interpreted and procedures are explained.

Key words: Surgery of the Liver – Traumatic Liver Injuries – Liver Tumours – Liver Metastases

Zusammenfassung. 1987 wurden in 196 von 230 auf Befragung antwortenden Krankenhäusern 2082 Leberoperationen ausgeführt. Traumachirurgie überwiegt im peripheren Krankenhaus, geplante Lebereingriffe sind häufiger in zentralen Kliniken. In der eigenen Klinik hatten Resektionen von 1 bis 6 Lebersegmenten eine Letalität von 4,5%. Auf Probleme der Chirurgie benigner und maligner Lebertumoren und entzündlicher Echinococcuszysten wird hingewiesen. Die apparativen Normen werden interpretiert, Verfahrensweisen erläutert.

Schlüsselwörter: Leberchirurgie – Lebertrauma – Lebertumoren – Lebermetastasen

Ich fühlte mich nicht kompetent, für den Allgemeinchirurgen schlechthin zu sprechen. So verfaßte ich einen Fragebogen. 230 Kollegen danke ich sehr für ihre zeitaufwendigen Recherchen, ihre Informationen und Anregungen.

Kaum ⅕ der Chirurg. Abteilungen konnte ich erfassen. 1987 wurden in diesen aber 2.082 Leberoperationen ausgeführt. Die Frequenz nimmt seit 1985 deutlich zu (Tabelle 1).

Es waren 4 Gruppen registrierbar:

1. Keine Leberchirurgie, in abnehmender Zahl
2. Nur Lebertrauma-Behandlung
3. Lebertrauma und wohl eingeschränkte Metastasenchirurgie
4. Auch geplante größere Lebereingriffe.

Tabelle 1. Leberoperationen im Allgemeinkrankenhaus (n = 229)

	Anzahl	Kliniken	keine Op.	nur Trauma
1985	1363	168	61	17
1986	1609	189	40	20
1987	2082	196	33	16
	5054			

Tabelle 2. Leberoperationen im Allgemeinkrankenhaus: Operationen (Kliniken)

	1985	1986	1987	Gesamt
Lebertrauma	404 (133)	447 (146)	528 (157)	1379
benigne Tumoren	177 (61)	194 (67)	292 (87)	663
Lebermetastasen	569 (128)	737 (147)	998 (158)	2304
prim. Leber-Ca.	56 (29)	69 (34)	93 (39)	218
Echinococcus	77 (46)	83 (56)	95 (51)	255

Tabelle 3. Leberoperationen im Allgemeinkrankenhaus 1987 (n = 195); (keine Leberchirurgie in 33 Kliniken)

Bettenzahl	bis 70	71−100	101−120	121−150	ab 151
Klinikzahl	15	74	63	53	23
Lebertrauma	16	138	171	92	83
benigne Tumoren	3	62	67	69	56
Lebermetastasen	14	231	235	290	217
prim. Leber-Ca.	−	12	20	22	21
Echinococcus	−	17	27	23	15
insgesamt	33	460	520	496	392

Tabelle 4. Leberoperationen im Allgemeinkrankenhaus

Operationszahl	1−9	10−20	21−30	über 31	Klinikzahl
Kliniken					229
1985	120	33	12	3	168
1986	134	34	18	3	189
1987	118	48	18	12	196

Tabelle 5. Leberoperationen im Allgemeinkrankenhaus 1987 (n = 195)

Operationszahl	1−9	10−20	21−30	über 31
Gesamtoperationen der Gruppe				
Lebertrauma	237	135	104	54
Elektivoperationen	290	507	357	398

Das Indikationsspektrum zur Leberoperation zeigte, daß Lebermetastasenchirurgie im Allgemeinkrankenhaus überwiegt, Lebertrauma häufig ist und alle Operationen zunehmen (Tabelle 2).

Bei Bettenzahldifferenzen sind annähernd gleiche Gesamtoperationszahlen vorhanden (Tabelle 3). Die Frequenz der Operationen nimmt aber mit der Klinikgröße zu. Nur in wenigen Allgemeinkrankenhäusern werden über 20 oder über 30 Leberoperationen pro Jahr ausgeführt (Tabelle 4).

Je mehr Leberoperationen durchgeführt werden, desto seltener ist das Lebertrauma, d.h., es sind zentrale Schwerpunktkliniken (Tabelle 5). 228 Kliniken erreichten Höchstzahlen über 40, eine Leberspezialklinik mit 45 Betten über 50 Leberoperationen (Tabelle 6).

¼ der Kliniken vermerkten, keinen Leberoperateur zu haben (Tabelle 7).

Zur Gruppe der Allgemeinchirurgen mit umfänglichem Indikationsspektrum zur Leberchirurgie gehören auch wir (Tabelle 8). Da eine übersichtliche Archivierung bei uns fehlt, half mir bei den Recherchen nur die persönlich geführte Auflistung aller größeren Eingriffe, die allein ich analysieren konnte.

Höchstzahl der Operationen in 228 Kliniken		in Spezialklinik
1985	41	41
1986	38	47
1987	44	57

Tabelle 6. Leberoperationen im Allgemeinkrankenhaus

Anzahl der Leberoperateure in 229 Kliniken		
0 = 55	3 = 50	
1 = 36	4 = 15	
2 = 70	5 = 3	

Tabelle 7. Leberoperationen im Allgemeinkrankenhaus

Lebereingriffe		362
Shuntoperationen		90
Leberresektionen		134
Prim. Leber-Ca.		22 (7Zi)
		(5 CHCC)
Gallenblasen-Ca.		11
Gallengangs-Ca.		2
Gallengangsstriktur		4 (1Zi)
Leberrupturen		38 (2Zi)
Metastasen	ca.	80
Echinococcus		37 (1alv.)

Tabelle 8. Leberchirurgie Maria Hilf, MG 1. 7. 1970 bis 31. 12 1988

Unter 362 in den Operationsbüchern aufgeführten Lebereingriffen hatte ich bis Dezember 1988 170 Operationen aufgezeichnet. Näher analysiert habe ich 134 Leberresektionen, unter denen sich 22 primäre Leberkarzinome mit 7 Zirrhosen und 11 Gallenblasenkarzinome fanden (Tabelle 9). Es überwog die Chirurgie bei Lebermetastasen. Unter 134 Leberresektionen betrug die Letalität 4,5%. Bei den 3 zuerst aufgeführten Todesfällen war der Tod nicht abzuwenden, der Leberoperation nicht anzulasten.

Elf Leberzirrhosen wurden reseziert, davon drei hemihepatektomiert, ein Patient mit Bisegmentektomie von einem 4780 g schweren primären hepatozellulären Karzinom befreit nach in gleicher Sitzung ausgeführtem mesenterico-cavalen Shunt. Es verstarb nur eine Zirrhosepatientin 7 Stunden nach Tumorperforationsblutung operiert an den Schockfolgen.

Die Zahl der resezierten Subsegmente nach der Nomenklatur von Kauffmann – Priesching (8 im Uhrzeigersinn, Lobus caudatus als Nr. 9) sagt nicht immer etwas über die Größe des Tumors (Beispiel der Zirrhosepatient) und auch nicht über den Umfang der Resektion, weil mitunter simultan Magen, Kolonabschnitt, Rektum, Pankreaskopf oder Niere reseziert wurden.

Auch die benignen Geschwülste der Leber sind nicht immer einfach zu exstirpieren (Tabelle 10). Wir resezierten Hämangiome bis 2400 g Gewicht, drei Adenome über 1000 g, ein Leberlipom von 900 g, cholangioläre Zysten von 3 l Inhalt, einen Leberabszeß mit 2 l Inhalt, Amöbenabszesse superinfiziert oder perforiert, Echinococcuszysten in Kopfgröße.

Ein besonderes Wort zu den Echinoccocuszysten.

Der entzündlich fibrosierende Leberechinococcus gehört mit zu den schwierigsten Aufgaben in der Leberchirurgie. Bei 37 Echinococcusoperationen hatten wir 2 Todesfälle. In beiden Fällen erkannten wir zu spät den Einbruch in die V. cava und die Lebervenen. Ein 41jähriger Patient verstarb in tabula, ein 38jähriger in der Schockfolge nach einer operati-

252

Tabelle 9. Leberresektionen Maria HIlf, MG 1. 7. 1970 bis 31. 12. 1988

	134		† 6 (4,5%)		
1 Subsegment	25 (4 Zi)	1li, 24re	† 1		Zirrhose-Ca-Perforation 7 Std. vor Op, Schockfolge nach 2 Tagen
2 Subsegmente	53 (4 Zi)	15li, 20re, 18bds			
3 Subsegmente	14	1li, 8re, 5bds			
4 Subsegmente	33 (3 Zi)	10li, 23re	† 2	1	Hilusdissektion bei Echinococcus außerh. Schockfolge nach 2 Tagen
				1	Hypernephrom kopfgroß in li. LL Arrest durch Herzbeuteltamponade nach Resektion
5 Subsegmente	8	2li, 6re	† 3	1	prim. HCC, Lymphmetastasen Exitus nach 18 Tagen
				1	prim. HCC, Tumoreinbruch in Pfortader Leberkoma Exitus nach 7 Tagen
				1	Metastasen re u. li Venenenge, Leberödem Leberkoma Exitus nach 6 Tagen
6 Subsegmente	1				

Segmenteinteilung nach Kauffmann-Priesching

Tabelle 10. Leberoperationen Maria Hilf, MG 1. 7. 1970 bis 31. 12. 1988

Benigne Tumoren

		Zysten	
Hämangiome	18		
Adenome	8	cholangioläre	2
Hamartome	1	dysontogenetische	14
FNH	2	Zystenleber	2
Lebernekrose	2		
org. Hämatom	1	Abszesse	
Narbenschwiele	1		
Lipom	1	Leberabszeß	5
Regeneratknoten	1	Amöbenabszeß	2
eitriges Infiltrat	1		

ven Massenblutung. Hier ist die intraoperative Sonograhpie mit rechtzeitiger Erkennung der Gefäßbeteiligung lebensrettend. Echinococcuszysten, die die V. cava überlagern oder der V. cava aufsitzen, sollen grundsätzlich eröffnet, ausgeräumt und mit 0,5%iger $AgNO_3$-Lösung gespült werden. In 2. Sitzung nach 3 bis 6 Monaten läßt sich die Restschwiele mitunter problemlos auslösen, wenn zystische Veränderungen ein Rezidiv nicht ausschließen lassen. –

Lassen Sie mich nun zu den Möglichkeiten, Erfordernissen und apparativen Normen der Leberoperation im Allgemeinkrankenhaus und zur Nachsorge Stellung nehmen.

Die von mir in der Aussendung abgefragten Geräte sind teilweise an allgemeinen Krankenhäusern vorhanden, nur in wenigen aber intraoperative Sonographiemöglichkeit und ein Ultraschalldissektor (Tabelle 11).

Ein *Fibrinsprühgerät* (DM 10 000) sollte für nicht durch Naht deckbare Leberflächen vorhanden sein. Gallefisteln lassen sich hierdurch weitgehend vermeiden, durch bessere Verteilung und Ausnutzung des Fibrinklebers Kosten sparen.

Der *Saphirkoagulatur* (DM 12 000) ist nützlich, kann aber durch Elektrokugelkoagulation ersetzt werden.

Fibrinsprühgerät	105
Saphirkoagulator	76
intraop. Sonografie	39
Ultraschalldissektor	13
Gefäßprothese	118
Blutrefusionsgerät	89

Tabelle 11. Leberoperationen im Allgemeinkrankenhaus: vorhandene Geräte (n = 229)

Sonographie	41%
Computertomographie	48%
Palpation	59%
intraop. Sonographie	98%

Tabelle 12. Metastasenerfassung (Machy u. Mitarb. 1987)

Tabelle 13. Überlebenszeit nach Resektion von Lebermetastasen kolorektaler Karzinome, Mittelwert aus 32 Kliniken (1827 Patienten) 1976 bis 1987 (n = Autoren)

1 J.	2 J.	3 J.	4 J.	5 J.	7 J.	10 J.
87%	58%	48%	39%	29%	27%	19%
n = 16	n = 20	n = 19	n = 7	n = 20	n = 2	n = 3

Die *intraoperative Sonographie* sollte heute überall vorhanden sein, wo geplante Leberresektionen erfolgen und auch überall dort, wo Metastasen systematisch exstirpiert werden. Mit präoperativen Möglichkeiten werden nach Machy et al. nur bis 50% der Metastasen erfaßt (Tabelle 12). Trede und Raute schätzten den Erfolg bimanueller Leberpalpation 1983 wohl etwas optimistisch auf 95%. Die intraoperative Sonographie bringt 98% Gewähr. Machy et al. fanden hierbei unter 84 Patienten 10 mit 14 zusätzlichen Metastasen. Damit bleibt kein Zweifel an der Zweckmäßigkeit und Notwendigkeit intraoperativer Sonographie. − Wir benutzen ein kleines, sehr leistungsfähiges Gerät der Firma Kretz zum Gesamtpreis von DM 130 000 zugleich für Ganzkörpersonographie, endorektale Sonographie und die intraoperative Lebersonographie.

Bei Tumornähe zum arteriellen und venösen Hilusbereich bietet ein *Ultraschalldissektor* eindeutige Vorteile bei der Leberresektion. Er ermöglicht blutungsfreie Tumorabsetzungen von den großen Gefäßen. Die größere Parenchymmasse wird dennoch zeitsparender mit Finger-fracture-Technik disseziert. − Der von uns benutzte Ultraschalldissektor der Fa. Söring kostet DM 73 000.

Gefäßprothesen für den Ersatz der V. cava sollten vorliegen, wo große Leberchirurgie betrieben wird. Priesching berichtete über 3 Cavaersatz-Notwendigkeiten. Wir haben viermal die V. cava partiell reseziert, 3× bei Echinococcus, 1× beim primären Leberkarzinom. Ich führte eine plastische Korrektur aus, bislang keinen Prothesenersatz. − 24 mm Goretex-Ring-Prothese und gestrickte Dacronprothese von 30 mm sollten vorrätig gehalten werden.

Ein *Blutrefusionsgerät* erübrigt sich weitgehend, wenn grundsätzlich in Blutleere der Leber operiert wird. Nützlich wäre die Blutrefusion bei Zirrhoseresektionen und vor allem bei unbeabsichtigter Cava- oder Lebervenenverletzung. Hier bleibt aber meist keine Zeit zum Einsatz.

Ein Wort zur Effektivität von Leberresektionen bei malignen Prozessen. Hier wurden mehrfach Zweifel geäußert.

Beim primären Leberkarzinom ist die Prognose ungünstig. Operabel sind 5−37%. Umschriebene Karzinome unter 5 cm haben eine höhere Heilungschance um 45% für 5 Jahre. Sonst ist mit einem 5-Jahresüberleben in 10% der Fälle zu rechnen.

Kolonmetastasen haben je nach Tumorstadium, Zahl und Lokalisation unterschiedliche Prognosen. Die Leber ist aber hier bei zwangsläufigem Portaldurchfluß des Intestinalblutes der erste Blutfilter. Damit sind, wie die Übersicht zeigt, doch gute Heilungsergeb-

Tabelle 14. Prognosefaktoren einer Lebermetastasenresektion

1. *Tumorstadium*	Dukes A	++ Dukes B	+ Dukes C	–
2. *Metastasenzahl*	solitär	++ bis 4	+ über 4	–
3. *Lokalisation*	unisegmental	++ unilobär	+ bilobär	–

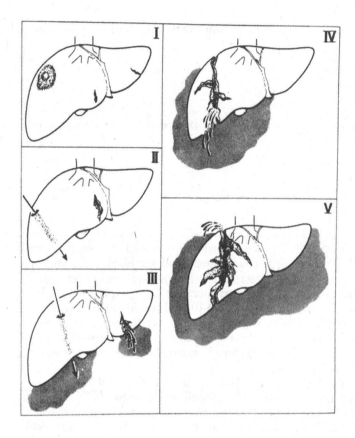

Abb. 1. Lebertrauma und Blutungsausmaß (Priesching, A. 1986)

nisse erzielbar (Tabelle 13) bei bis zu 4 Lebermetastasen (Tabelle 14), vorausgesetzt, die Operation wird lege artis durchgeführt. Das heißt, bei Resektionen und auch bei Keilexzisionen und Enucleationen muß die resezierte Metastase an allen Resektionsflächen mit wenigstens 1 cm gesundem Leberparenchym bedeckt sein.

Bei ungenügender Ausbildung in der Leberchirurgie ist es verantwortungsvoller und ehrenwerter auf diese Chirurgie zu verzichten, als sie risikoreich inkompetent auszuführen. – Gerät bei einem Lebertrauma oder einem Lebereingriff ein Chirurg einmal in Not, sollte ein Leberchirurg aus einem Schwerpunktkrankenhaus bereit sein, zu Hilfe zu eilen.

Leberchirurgie im allgemeinen Krankenhaus ist obligat für das Lebertrauma (Abb. 1). Dies erfordert Kenntnisse in Anatomie und Chirurgie der Leber. Erinnert sei daran: Ligamentocclusion primär (Abb. 2), Fingeraustastung der Leberwunden (Abb. 3), keine ungezielten tiefgreifenden Nähte, eher Adaptation der Risse und Stützung durch umgebende Bauchtücher (Abb. 4).

Leberchirurgie ist kein Problem der Nachsorge mehr. Eine Überwachung für 1–2 Nächte auf der Intensivstation dient nur rechtzeitiger Erkennung einer Nachblutung. Nachbeatmung und parenterale Ernährung sind überflüssig. Ein postoperatives Leberkoma wird durch keine Intensivtherapie verhindert. Die Operation ist entscheidend. –

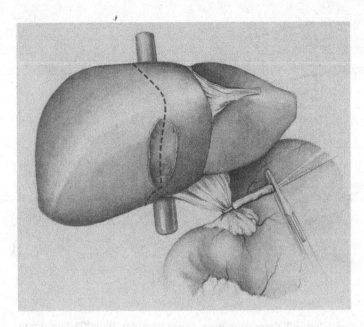

Abb. 2. Okklusion des Lig. hepato-duodenale zur Bluteinflußsperre für die Leber (Toleranzzeit 60 Minuten)

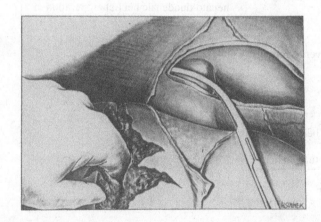

Abb. 3. Fingeraustastung einer Leberrupturwunde und Abklemmung der V. cava transdiaphragmal im Mediastinum (Priesching, A. 1986)

Im allgemeinen Krankenhaus tätig, führte ich den Nachweis der Leberoperationsmöglichkeit in Durchblutungsunterbrechung der Leber für 60 Minuten, dies sowohl für die Normalleber, als auch für die Zirrhoseleber (Tabelle 15). Seit 1974 habe ich dies als Regelmaßnahme propagiert. Damit wurden Leberresektionen blutungsarm und nun auch für das allgemeine Krankenhaus praktikabel.

Ich habe auch den Nachweis führen können, daß bei Leberzirrhosekranken Hemihepatektomien möglich sind, und daß Leberresektionen bei Leberzirrhose auch dann überlebt werden, wenn bei portaler Hypertension zuvor in gleicher Sitzung ein porto-systemischer Shunt angelegt wird.

Leberchirurgie ist also heute keine Frage der Klinik mehr, sondern eine Frage der Erfahrung und des Engagements des jeweiligen leitenden Chirurgen.

Das Handling der Leberresektion habe ich in 25 Punkten zusammengefaßt und ausgehändigt. Auf Anfrage sende ich diese Zusammenstellung und bei Hospitierungswunsch eine Auflistung entsprechender Kliniken gerne zu. –

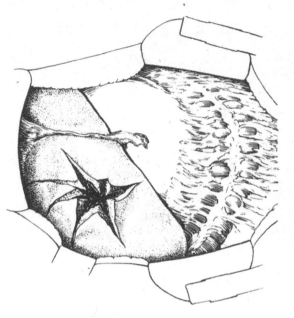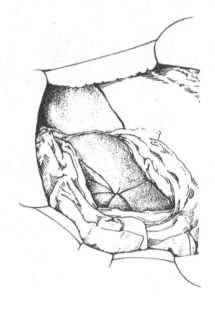

Abb. 4. Kompression einer ausgedehnten Leberruptur nach Adaptation der Wundflächen durch abstützende umgebend eingebrachte Bauchtücher (Pichlmayr, R., Neuhaus, P. 1986)

Vorteile:
1. Sofortige Blutstillung
2. Verkleinerung der Leber
3. Verbesserung der Übersicht
4. Abkühlung der Leber (Toleranzzeitverlängerung)
5. Blutfreie Operation
6. Gezielte Ligaturmöglichkeit
7. Möglichkeit korrekter Naht
8. Schockvermeidung
9. Toleranzzeit über 60 Minuten
10. Bessere Erreichbarkeit der V. cava bei Einriß
Nachteile:
1. Passagere portale Stauung (Milzruptur möglich)

Tabelle 15. Dauerokklusion des Lig. hepato-duodenale bei Leberoperationen

Literatur

Eßer G (1989) Chirurgische Behandlung kolorektaler Lebermetastasen. In: Schweiberer, L., J.R. Itzbicki: Kolorektale Chirurgie (in Vorbereitung)

Eßer G (1989) Die Chirurgie des malignen Hepatoms in der Zirrhoseleber in Zentralblatt für Chirurgie (im Druck)

Eßer G (1979) Zeit – und blutsparende Leberresektion. Chirurg 50:136

Eßer G (1979) Leberresektionen bei Leberzirrhose. Chirurg 50:146

Eßer G (1983) Leberresektionen im Grenzbereich der Toleranz. In: Häring R (Hrsg) Chirurgie der Leber, Edition Medizin, Weinheim

Eßer G, Gielen H (1976) Leberresektionen unter Occlusion des Lig. hepato-duodenale. Chirurg 47:221

Machy J, Isomoto H, Yamachita Y, Kuruhiji T, Shirouzu K, Kakegawa T (1987) Intraoperative Ultrasonography in screenig for liver-metastases from colorectal cancer: Comparative accuracy with traditional procedures. Surgery 101:678

Piesching A (1986) Leberresektion – Chirurgische Anatomie, Indikationen, Technik. Urban & Schwarzenberg, München

Theilmann L, Gmelin K (1985) Das primäre Leberkarzinom. Klinikarzt 14:169

Trede M, Raute M (1983) Lebermetastasenresektion: Technik, Fehler und Gefahren. Langenbecks Arch Chir 361:525

65. Europäisches Thema Leberchirurgie – Neuentwicklungen in der Leberchirurgie (in situ-Protektion und ex situ-Operation)*

R. Pichlmayr, G. Gubernatis, P. Lamesch, S. Raygrotzki und J. Hauss

Medizinische Hochschule Hannover, Klinik für Abdominal- und Transplantationschirurgie, Konstanty-Gutschow-Str. 8, D-3000 Hannover 61

European Topic: Hepatic Surgery – New Developments in Hepatic Surgery (in situ Preservation and ex situ Operations)

Summary. Ex situ operations on the liver, a new surgical approach, and operations on a vascularly isolated and in situ hypothermic-perfused liver were performed in 12 patients. The indications for either approach were limited to patients for whom a conventional approach was impossible or seemed insufficiently radical. In one case a huge symptomatic focal nodular hyperplasia in segment IV became resectable only with the ex situ-technique. Our first experience showed that preoperative cholestasis is a high-risk factor for postoperative hepatic insufficiency; three patients with marked preoperative cholestasis died. In patients with good preoperative liver function these two approaches allow a more radical liver resection and are the only possibility for tumor resection in particular situations.

Key words: Liver Resections – Ex Situ – In Situ Approach

Zusammenfassung. Eine ex situ Operation der Leber als neues und eine Operation an der in situ hypotherm perfundierten und vaskulär isolierten Leber als ein wiederaufgegriffenes und weiterentwickeltes Verfahren wurden bisher 12mal durchgeführt. Indikationen waren begrenzt auf Situationen, in denen eine andere operative Therapie nicht möglich war oder ggf. nicht ausreichend radikal erschien; einmal handelte es sich um eine Indikation wegen benigner Erkrankung (FNH). Die bisherigen Ergebnisse weisen darauf hin, daß vor allem eine präoperative Cholestase ein hoher Risikofaktor für die Entwicklung einer postoperativen Leberinsuffizienz darstellt. 3 letale Verläufe stehen hiermit in Zusammenhang. Andererseits erscheinen die Verfahren bei guter präoperativer Leberfunktion tolerabel und eröffnen wohl einen höheren Grad von Radikalität bzw. die einzige Chance einer Tumorresektion in ausgewählter Situation.

Schlüsselwörter: Leberresektion – ex situ-/in situ-Technik

Einleitung

Vor einem Jahr wurde an dieser Stelle erstmals über eine ex situ-Operation der Leber berichtet [1]. Die damals vorgestellte Patientin, die an riesigen Leber- und zahlreichen kleineren extrahepatischen Metastasen eines Leiomyosarkoms des Magens litt, wurde in der Folgezeit noch einmal wegen einer Tumormetastase zwischen Magen und Leber operiert und befindet sich derzeit in gutem Allgemeinzustand. Seither wurde diese Technik weitere 8mal und die im letzten Jahr ebenfalls angeführte, auf Fortner [2] zurückgehende in situ-

* Mit Unterstützung durch die DFG

Tabelle 1. Leberresektionen wegen maligner und benigner Tumoren 1986 bis 1988 (außer Op der Leber ex situ und hypotherm in situ)

	n			Letalität
Primäre Lebermalignome	52	Hemihepatektomie	6	
(davon in Ci.: 14	71	größerer Eingriff	9	12,0%
verstorben: 3)	2	kleiner Eingriff	–	
Lebermetastasen	69	Hemihepatektomie	4	
	45	größerer Eingriff	5	6,9%
	31	kleiner Eingriff	1	
Benigne Lebertumoren	30	Hemihepatektomie	–	
	8	größerer Eingriff	–	0%
	29	kleiner Eingriff	–	
gesamt	n = 337		25	7,4%

Tabelle 2. Indikationsgruppen für eine Operation der Leber ex situ und hypotherm in situ

Indikationsbereich	Möglichkeiten der		Indikation zur Op ex situ
	konventionellen Leberresektion	Lebertransplantation	oder mit in situ Protektion
I. elektiv	möglich	entfällt	Ziel: höhere Radikalität?
II. fakultativ (wahlweise)	technisch nicht sicher oder kaum radikal durchführbar	prinzipiell möglich, aber vielleicht vermeidbar oder insgesamt schlechtere Prognose	zu verbesserter Radikalität, kompl., vasculärer Rekonstruktionen
III. ausschließlich („de necessité")	technisch nicht durchführbar	kontraindiziert (z.B. Metastasenleber, extrahepatische Metastasen)	als einzige Möglichkeit

Protektionierung und Operation an der blutleeren Leber 3mal durchgeführt. Zusammenfassend können einige Verläufe als besonders gut bezeichnet werden, andere verliefen ungünstig. Hierzu zwei Vorbemerkungen:

1. Die konventionelle Leberchirurgie ist, wie auch in vorausgegangenen Referaten gezeigt, sehr fortgeschritten [3]. Ausgedehnte Resektionen sind hierbei möglich. In der eigenen Klinik wurden von 1986 bis 1988 125 Resektionen wegen primären Malignoms (davon 14mal in Zirrhose), 145 Resektionen wegen Metastasen und 67 Resektionen wegen benigner Erkrankungen mit einer Letalität von 12,0% bzw. 6,9% und 0% durchgeführt (s. Tabelle 1). Entsprechend eng ist somit das Indikationsspektrum für eine neue Form der Leberchirurgie. Die mögliche Indikation hierzu ist, zumindest derzeit, auf zwei Bereiche eingegrenzt (s. Tabelle 2):

a) Eine konventionelle Leberresektion ist technisch nicht durchführbar, eine Lebertransplantation kontraindiziert, z.B. wegen Metastasenleber oder extrahepatischer Metastasen. Hier stellt das neue Verfahren die einzige Möglichkeit einer chirurgischen Behandlung dar (Indikationsgruppe III).

b) Die Leberresektion ist technisch nicht sicher oder ggf. nicht radikal durchführbar; eine Lebertransplantation käme prinzipiell in Betracht, ist möglicherweise aber vermeidbar oder wegen insgesamt schlechter Prognose kaum indiziert. Hier stellt ein neues Verfahren eine mögliche Alternative zu beiden, dem Versuch einer Leberresektion und dem einer Transplantation dar (Indikationsgruppe II).

Tabelle 3. Technisches zur in situ-Protektionierung und Operation an der blutleeren Leber (Protektionslösung: HTK-Bretschneider)

1. Gesamtfreilegung der Leber (auch Durchtrennung NN-Vene)
   Isolierung der Gefäße

2. Bypass-Anlage
   a) extrakorporal porto-cavo-caval (Biopumpe)
   b) intracaval
   c) ohne Bypass

3. Perfusion der Leber über V. portae (HTK) (evtl. via V. mesenterica inf.)
   unter Abklemmung V. cava supra- und subhep., A. hepatica und Choledochus-Hilus
   Ablauf des Perfusates über Incision V. cava subhep.
   Oberflächenkühlung der Leber

4. Op an blutfreier Leber
   Wiederholung der Perfusion nach 60 Min. (HTK)

5. Wiederdurchblutung über V. portae
   Ablauf des Perfusates V. cava subhep.
   Eröffnung aller Gefäße

Die Indikationsgruppe I, also eine elektive Indikationsstellung zu den neuen Verfahren, um etwa die Tumorradikalität zu erhöhen, erscheint erst nach weiterer Erprobung der Methodik in den beiden anderen Indikationskategorien berechtigt.

2. Die Hauptunsicherheit liegt in der Bewertung eines Lebervorschadens und dessen Verstärkung durch zusätzliche Schäden der Konservierung und Ischämie. Trotz Hinzufügung spezieller Leberfunktionstests bleibt dies derzeit das Hauptproblem in der Indikationsstellung; Mißerfolge des letzten Jahres sind im wesentlichen auf eine Fehlbeurteilung in dieser kritischen Frage zurückzuführen. Zu den allgemeinen Vorbedingungen für eines der neuen Verfahren, besonders für die ex situ-Operation, zu denen Erfahrungen in der Lebertransplantation und Bypass-Technik [4] sowie anästhesiologische Erfahrungen in der Behandlung eines anhepatischen Zustandes [5] zählen, scheint auch die Möglichkeit einer Lebertransplantation bei Versagen der Operation zu gehören.

Verfahren und Ergebnisse

Im Folgenden seien Indikationen und spezielle Gesichtspunkte der 9 Patienten, die nach der ex situ-Methode und der 3, die nach der in situ-Protektionierung innerhalb eines Jahres operiert wurden, dargestellt (Einzelheiten s. [6]).

Zunächst zu der *in situ-Protektionierung* und Operation an der blutleeren Leber (s. Tabelle 3):

Technisch ist die völlige Isolierung der Leber von der Umgebung, auch unter Durchtrennung der Nebennierenvene und Isolierung der Gefäße, der erste Schritt. Als Bypass-Technik kommt wohl hauptsächlich die typische extrakorporale porto-cavo-cavale Umleitung über eine Biopumpe (2mal durchgeführt) oder auch ein Vena cava interna-Shunt (1mal versucht, jedoch ohne gute Funktion) in Betracht; bei guten Kreislaufverhältnissen und nicht allzulanger Abklemmzeit ist wohl auch ein Verzicht auf einen Bypass möglich.

Das Charakteristikum bei den 3 Patienten war eine Tumorlokalisation (einmal primärer, zweimal metastastischer Tumor) in besonders ungünstigen Bereichen, jeweils in der Gegend der nach Tumorresektion einzig zu erhaltenden Vene. Bei allen 3 Patienten wurde eine konventionelle Operation für nicht durchführbar bzw. zu risikoreich gehalten. Operation und postoperativer Verlauf bei diesen 3 Patienten war gut. Retrospektiv erscheint die

260

Tabelle 4. Ex situ-Operation an der Leber – Derzeitiger Stand

Gute Voraussetzung:	bei nicht geschädigter Leber (etwa bei HCC ohne Cirrhose, Lebermetastasen u.a.)
	↑
Grenze	?———?
	↓
wohl nicht möglich:	bei vorgeschädigter Leber (Cholostase, Cirrhose/Fibrose, eingeschränkte Funktion)

Indikation bei 2 Patienten richtig, bei einer bezüglich des Tumorstadiums und der Progression der Metastasen fraglich.

Die Situation und auch die postoperativen Verläufe bei den *ex situ-Operationen* waren uneinheitlicher. Die Indikationen waren 4mal Metastasen, 1mal eine FNH, 4mal ein Klatskin-Tumor. 4 Operationen gehörten zum Indikationsbereich II., also als Alternativindikation, 5 Operationen zum Bereich III, d.h. als einzige Möglichkeit. Besprochen sei einerseits die Indikation bei FNH und andererseits bei Klatskin-Tumoren.

a) *FNH:* Eine FNH ist meist keine Operationsindikation. Sie war bei der 30jährigen Patientin ausnahmsweise gegeben und dringend wegen einer erheblichen Kompression der Vena cava mit Einflußstauung im Bereich der unteren Körperhälfte und orthostatischer Kollapsneigung; nachgewiesen war weiter ein Größenwachstum. Der ungünstige Sitz eines etwa 8 cm großen FNH-Knotens zwischen intrahepatischer Vena cava caudalis und den 3 Leberhauptvenen erschien bei einer Laparotomie Irresektabilität zu ergeben. Berichte von Starzl über Lebertransplantationen bei ungünstigem Sitz oder multiplem Vorkommen einer FNH gaben Anlaß zur Diskussion bezüglich einer solchen Indikation. Die Lebertransplantation wegen einer benignen Erkrankung in jugendlichem Alter erscheint aber höchst problematisch. Bei der letztlich unbedingten Operationsbedürftigkeit des Befundes wurde – in diesem Fall unter Transplantationsmöglichkeit – die ex situ-Operation durchgeführt; sie hat m.E. die Irresektabilität auf konventionellem Weg, dagegen die durchaus praktikable Durchführung in der ex situ-Technik ergeben. Der postoperative Verlauf war ausgesprochen gut.

b) *Klatskin-Tumoren:* Relativ konträr, d.h. ungünstig waren bisherige Versuche verlaufen, konventionell als irresektabel oder bestenfalls nicht radikal operable (R_2) Klatskin-Tumoren ex situ zu operieren. Ausgesprochen günstig wären die technischen Möglichkeiten, Radikalität könnte sicher in wesentlich höherem Maße erreicht, lokale Rezidive somit vielleicht eingeschränkt werden. Doch scheint die Lebervorschädigung durch Cholestase und evtl. Cholangitis, auch wenn klinisch und laborchemisch nicht ausgeprägt, möglicherweise doch zu stark zu sein und gestaltet eine zusätzliche Schädigung durch Konservierung und Ischämie nicht tolerabel. So war etwa bei einem Patienten mit guter präoperativer Leberfunktion nach einer ex situ-erweiterten Rechtshemihepatektomie mit glattem Operationsverlauf und guter Anastomosierung der Gefäße (nur geringer Transfusionsbedarf von 3 Ery-Konzentraten) die Leberfunktion über 10 Tage marginal und zunehmend schlechter werdend, so daß eine Transplantation vorgenommen werden mußte. Dies war auch in zwei weiteren Situationen wegen Leberinsuffizienz erforderlich: Einmal bestand ein Fehler im Belassen eines nicht gut durchbluteten Segmentes mit toxisch-septischer Entwicklung, einmal war ohne Resektion die schon präoperativ schlechte Leberfunktion postoperativ praktisch erloschen.

Diskussion

Sicher ist – auch nach einem Jahr – die ex situ-Operation noch Neuland. In dieser Zeit wurde auf strengste Indikationsstellung geachtet; trotzdem belasten letale Verläufe. Gute Verläufe beweisen wohl andererseits den potentiellen Wert. Hauptaufgabe der nächsten Zeit wird es besonders sein, die Grenze genauer zu bestimmen zwischen „guter" Leber, die sehr wohl die ex situ-Technik selbst mit großem Parenchymverlust toleriert und einer solchen, die schon die ex situ-Maßnahmen alleine auch ohne oder nur unter geringer Leberresektion nicht verträgt (Tabelle 4). Ein Problem also, das auch in der Lebertransplantation noch nicht gelöst ist, nämlich das der Qualitätsbeurteilung eines Spenderorgans, die Quantifizierung seiner Vorschädigung und deren Prognose unter verschiedenen zusätzlichen Einflüssen.

Literatur

1. Pichlmayr R, Bretschneider JH, Kirchner E et al. (1988) Ex-situ Operation der Leber. Eine neue Möglichkeit in der Leberchirurgie. Langenbecks Arch Chir 373 (2):122–126
2. Fortner JG, Shiu MH, Kinne DW etal. (1974) Major hepatic resections using vascular isolation and hypothermic perfusion. Ann Surg 280 (4):644–651
3. Iwatsuki S, Starzl TE (1988) Personal experience with 411 hepatic resections. Ann Surg 208 (4):421–434
4. Shaw BW, Martin DJ, Marquenz JM et al. (1984) Venous bypass in clinical liver transplantation. Ann Surg 200:524–534
5. Grosse H, Bornscheuer A, Ringe B (1987) Anästhesie bei Lebertransplantation: kardiovaskuläre und metabolische Veränderungen und ihr Management. Anaesthesie Wiederbelebung Intensivbehandlung 16:377
6. Pichlmayr R (1989) Technique und preliminary results of extracorporeal liver surgery (bench procedure) and of surgery on the in situ-preserved liver. Br J Surg (in press)

Leberchirurgie II

66. Chirurgie der Metastasenleber

Ch. Herfarth und P. Hohenberger

Chirurgische Universitätsklinik Heidelberg, Im Neuenheimer Feld 110, D-6900 Heidelberg

Surgery of Liver Metastases

Summary. Technical improvements in liver resection therapy have forced optimism towards an extended indication for treatment. Operative mortality has improved, and a median survival time of 30 months, and 5 year survival rates of about 30% are reported. Perioperative course of CEA, time of onset of liver metastases, intrahepatic distribution and extrahepatic disease are factors of prognostic relevance. However, the intensity of follow-up, statistical artefacts and the time period reported on, severely influence survival curves. Additional therapeutic efforts are necessary to improve the number of patients that may benefit from surgical therapy of colorectal liver metastases.

Key words: Colorectal Cancer − Liver Metastases − Surgical Treatment

Zusammenfassung. Technische Verbesserungen der Resektionsbehandlung von Lebertumoren haben zu einer erweiterten Indikationsstellung zur Chirurgie von Lebermetastasen geführt. Bei einer geringen Operationsletalität (3−5%) ist mit Überlebenszeiten von median 30 Monaten und einem Fünfjahresüberleben nach der Life-table-Analyse um 30% zu rechnen. Wichtige Aussagen zur Prognose erlauben Daten wie CEA-Verlauf, metachrones oder synchrones Tumorwachstum, extrahepatischer Befall, mono- und bilobäre Metastasen der Leber. Insgesamt haben unterschiedliche statistische Auswertungen, Intensität der Nachsorge und auch die Untersuchungsperiode an sich die Ergebnisse beeinflußt. Neue zusätzliche Verfahren zur Verbesserung der Ergebnisse müssen gefunden werden.

Schlüsselwörter: Kolorektales Karzinom − Lebermetastasen − Chirurgische Therapie

Optimismus und Skepsis stehen sich in der Einschätzung des chirurgischen Therapieerfolges bei Lebermetastasen gegenüber. Während die Optimisten von einer wichtigen therapeutischen Möglichkeit sprechen, bei einer größeren Zahl von Patienten durch Resektionsbehandlung die Metastasierung zu beherrschen, und in der Chirurgie von Lebermetastasen eine notwendige Maßnahme zur Verbesserung der Überlebensrate sehen, fragen die Anderen skeptisch nach dem Wert, der Behandlungsnotwendigkeit und der Begründung der Metastasenresektion.

Als primäres Organfilter für Tumorzellen gilt die Leber beim kolorektalen Karzinom. Hieraus ist am ehesten die Indikation zur Leberresektion mit kurativer Zielsetzung abzuleiten. Es sollen daher die nachfolgenden Ausführungen auf die Fragen der Lebermetastasenchirurgie des kolorektalen Karzinoms beschränkt werden. Die daraus zu ziehenden Folgerungen liefern jedoch auch ein allgemeines Paradigma.

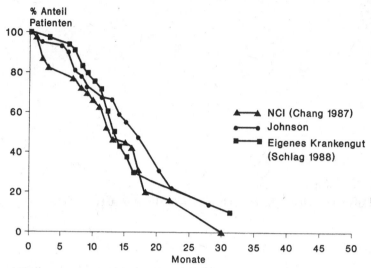

Abb. 1. Lebermetastasen kolorektaler Karzinome
Überlebenszeit nach intraarterieller Chemotherapie

Voraussetzungen und allgemeine onkologische Überlegungen

Autopsiedaten bei Patienten mit kolorektalem Karzinom zeigen in 53% Lebermetastasen. Die Leber bleibt alleiniger Manifestationsort [3] in 67%, hierbei handelt es sich in nahezu der Hälfte der Fälle um solitäre und singuläre Metastasen.

Literaturdaten über den Spontanverlauf der Erkrankung bei Lebermetastasen kolorektaler Karzinome geben mediane Überlebenszeiten von 6−11 Monaten an. Für solitäre Metastasen allerdings werden 15−21 Monate berichtet [4, 18, 19, 20]. Mit dem Tod durch Leberversagen ist bei einem Viertel der Patienten zu rechnen [16].

Therapeutische Konzepte

Therapeutische Konzepte zur Behandlung von Lebermetastasen sind gefordert und erscheinen für einen Teil der Patienten mit ausschließlich auf die Leber beschränkter Metastasierung logisch und begründet.

Die Daten der systemischen Chemotherapie enttäuschen mit medianen Überlebenszeiten von maximal 14 Monaten [6, 13], auch unter Kombinationschemotherapien. Leider hat die locoregionäre Chemotherapie die Ergebnisse der systemischen Behandlung bei Lebermetastasen nicht signifikant verbessern können [17a]. Die zu Beginn der 80er Jahre mitgeteilten Überlebensraten von median 25 Monaten können nicht reproduziert werden. Gerechnet ab Behandlungsbeginn liegen die medianen Überlebenszeiten mit 12−17 Monaten nur geringfügig besser als bei systemischer Therapie − kaum einer dieser Patienten überlebt drei Jahre (Abb. 1). Ebenso enttäuschend sind bisher örtliche externe oder interne Strahlentherapie mit/oder ohne Chemotherapie. Auch die Desarterialisation der Leber mit Chemotherapie über die Vena portae erbrachte keinen therapeutischen Gewinn. Die Lebertransplantation bei Lebermetastasen zeitigt ungünstige Ergebnisse − eine Tatsache, die das Problem der systemischen Ausbreitung von Mikrometastasen bei Lebermetastasen anspricht. Günstige Einzelfälle wurden nur kasuistisch publiziert [14].

Als einziges vielversprechendes Verfahren bei resektablen Lebermetastasen bleibt die chirurgische Therapie. Basis hierfür ist die These, daß Lebermetastasen bei kolorektalen Karzinomen eine regionäre begrenzte Fernmetastasierung bedeuten können.

Tabelle 1. Überlebenszeit nach Leberresektion von Metastasen kolorektaler Karzinome (Kaplan-Meier-Schätzungen)

			mediane Überlebenszeit	5-Jahres-Überleben
Ekberg	1987	(n = 72)	24 Monate	20%
eig. Krankengut		(n = 105)	28 Monate	32%
Adson	1987	(n = 141)	28 Monate	25%
Hughes	1988	(n = 859)	29 Monate	32%
Butler	1986	(n = 65)	36 Monate	34%
Iwatsuki	1989	(n = 90)	32 Monate	38%
Fortner	1984	(n = 65)	42 Monate	38%

Tabelle 2. Prognostische Faktoren hinsichtlich des rezidivfreien Intervalls

Zeitintervall zum Primärtumor	mediane rezidivfreie Zeit
bis 6 Monate	4 Monate
7–12 Monate	9 Monate
13–24 Monate	11 Monate
über 24 Monate	17 Monate

Die Technik der Leberresektion bei Lebermetastasen hat sich perfektioniert. Die Kenntnis der chirurgischen Anatomie der Leber mit ihrem Segmentaufbau ermöglicht segmentorientierte Resektionstechniken. Eine exakte Lokalisierung der zu resezierenden Strukturen ist durch die intraoperative Ultrasonographie möglich. Strukturerhaltende Technik erlaubt das Ultraschallmesser und schließlich gewährleisten Gefäßorientierung, ggf. das Pringle-Manöver und Fibrinklebung blutsparendes Operieren.

Die technischen Verbesserungen in der Resektionsbehandlung von Lebertumoren sind somit beträchtlich. Sie verführen auch zu einer bereitwilligeren Grundhaltung in der Indikationsstellung. Die Zunahme des technisch Machbaren muß jedoch gleichzeitig zur Frage der qualitativen Leistung und dem endgültigen Ergebnis des chirurgischen Vorgehens führen.

Die Operationsletalität für die Leberresektion bei Lebermetastasen liegt bei durchschnittlich 3–5%, bewegt sich für die Segment-Excision gegen 0% und für ausgedehnte Hemihepatektomien und erweiterte Eingriffe je nach Selektion des Krankengutes gegen 10%. Die Überlebenszeit beträgt median um 30 Monate (24-42 Monate), das Fünfjahresüberleben liegt nach der Life-table-Analyse um 30% (Tabelle 1), in Heidelberg derzeit bei 32%.

Auf dieser relativ einheitlichen Basis klinischer Ergebnisse lassen sich eine Reihe weiterer Beurteilungsparameter festhalten, die ich anhand unseres Krankengutes darstellen möchte (Übersicht in [8a]):

Patienten über 70 Jahre haben von vornherein keine schlechtere Überlebenszeit als jüngere. Der Gewinn der Operation ist also für die Altersstufen vergleichbar. Fällt bei präoperativ erhöhtem CEA-Spiegel der Wert postoperativ nicht auf Normalwerte ab, so bedeutet dies eine hochsignifikante Verschlechterung der Prognose [7]. Patienten mit metachronen Metastasen profitieren besonders von der Operation. Je länger das Zeitintervall zum Primärtumor, desto länger auch die mediane rezidivfreie Zeit nach der Lebermetastasenoperation ([8] Tabelle 2). Der Profit wird also durch die Wachstumsgeschwindigkeit, d.h. die Tumorbiologie definiert.

Aber auch solche Patientengruppen lassen sich festlegen, die *nicht* wesentlich von der Metastasenresektion gewinnen. Wird neben der Lebermetastase noch extrahepatische Tumorerkrankung diagnostiziert und potentiell erfolgreich behandelt, wie z.B. durch Resektion von Lungenmetastasen oder lokaler Rezidive, so haben diese Patienten jedoch eine signifikant schlechtere Prognose als solche ohne extrahepatischen Tumor (Abb. 2).

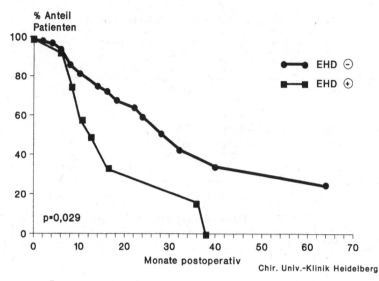

Abb. 2. Überlebenszeit nach Leberresektion – Extrahepatische Tumorausbreitung

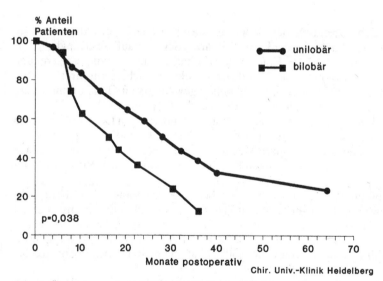

Abb. 3. Überlebenszeit nach Leberresektion – bilobäre Metastasierung

Dies gilt auch für Patienten mit bilobärem Leberbefall verglichen mit solchen mit Befall nur eines Leberlappens (Abb. 3).

Die Beurteilung des Therapieerfolges wird durch mehrere Faktoren beeinflußt:

Eine intensive und engmaschige Nachsorge verkürzt das rezidivfreie Intervall. Schon im eigenen Krankengut differieren die medianen rezidivfreien Zeiten postoperativ in Abhängigkeit von den regelmäßigen Nachsorgeuntersuchungen zwischen 7 und 12 Monaten. So wird in Studien ohne regelmäßige postoperative Kontrolluntersuchung – wie in vielen der angloamerikanischen Serien – eine längere mediane Rezidivfreiheit beschrieben. Wird dann noch das Ergebnis statistisch alterskorrigiert, wie es einige Kliniken tun, so läßt sich das 5-Jahres-Überleben noch einmal bei einem Altersdurchschnitt der Patienten von 60 Jahren um 13% nach oben korrigieren.

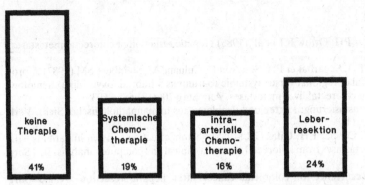

Chir. Univ.-Klinik, Heidelberg

Abb. 4. Lebermetastasen kolorektaler Karzinome: Indikationen zum chirurgischen Vorgehen, 10/1981 − 10/1988 (n = 448)

Je nach Nachbeobachtungsperiode ändern sich die Therapieergebnisse. So hat die Gruppe von Iwatsuki und Starzl aus den 60- und 70er Jahren Fünfjahresüberlebenszeiten von 52% berichtet, während sich in den 80er Jahren nur noch 32% Fünfjahresüberlebende finden [10, 11].

Zusammenfassung

Das mediane rezidivfreie Intervall nach Leberresektion wegen Lebermetastasen kolorektaler Karzinome ist mit 9 bis 13 Monaten kurz. Der hohe Anteil von Patienten mit disseminiertem Tumorrezidiv (70−80%) in allen Serien zeigt, daß die These der auf die Leber beschränkten Fernmetastasierung in der Tat nur für einen kleinen Prozentsatz von Patienten zutrifft.

Die Anzahl wirklich tumorfrei überlebender Patienten nach 5 Jahren ist im Gegensatz zur Life-table-Analyse gering. Sie schwankt zwischen 0 und 10%. 2 von 33 Patienten bei Sugarbaker [1], 0 von 36 bei Petrelli [15], 3 von 81 bei Fortner [5], 3 von 105 in Heidelberg, 9 von 90 bei Starzl [11] und 71 von 859 in der Sammelstatistik von Hughes [9].

Es ist also zu folgern: Eine kleine Gruppe von Patienten profitiert echt von der chirurgischen Therapie der Lebermetastasen. Meist bedeutet *Resektion* von Lebermetastasen *Reduktion* von Tumormasse. Die Indikation zur operativen Lebermetastasenchirurgie sollte Patienten mit einem niedrigen Risiko zum Tumorrückfall vorbehalten werden.

Insgesamt ist der Anteil an Patienten, bei denen die Indikation zur Leberresektion an unserer Klinik gestellt wurde, gering. Von 448 uns zugewiesenen Patienten wurde nur bei 40% eine chirurgische Behandlung vorgenommen, wobei 24% der Patienten leberreseziert wurden. Weitere 16% erhielten eine locoregionäre Chemotherapie. Alle anderen Patienten wurden einer systemischen Chemotherapie zugeführt oder nicht behandelt (Abb. 4).

Ausblick

Im Augenblick entsteht der Eindruck des Erreichens eines Therapieplateaus. Adjuvante Chemotherapieverfahren konnten die Behandlungsresultate bisher nicht verbessern. Ein Neuansatz liegt derzeit in der Nutzung der Möglichkeit der Induktion einer tumorspezifischen Immunantwort durch eine aktive spezifische Immunisierung mittels des operativ gewonnenen Tumorgewebes.

268

Literatur

1. August DA, Sugarbaker PH, Ottow RT et al. (1985) Hepatic resection of colorectal metastases. Ann Surg 201:210–218
2. Chang AE, Schneider PD, Sugarbaker PH, Simpson C, Culnane M, Steinberg SM (1987) A prospective randomized trial of regional versus systemic continuous 5-fluorodeoxyuridine chemotherapy in the treatment of colorectal liver metastases. Ann Surg 206(12):685–693
3. Eder M (1984) Die Metastasierung: Fakten und Probleme aus humanpathologischer Sicht. Verh Dtsch Ges Pathol 68:1–11
4. Finan PJ, Marshall RJ, Cooper EH, Giles GR (1985) Factors affecting survival in patients with synchronous hepatic metastases from kolorectal cancer: a clinical and computer analysis. Br J Surg 72:373–377
5. Fortner JG (1988) Recurrence of colorectal cancer after hepatic resection. Am J Surg 155:378–382
6. Herrmann R, Sphen J, Beyer JH, v. Franque U, Schmieder H, Holzmann K, Abel U (1984) Sequential methotrexate and 5-fluorouracil – improved response rate in metastatic colorectal cancer. J Clin Oncol 2:591–594
7. Hohenberger P, Schlag P, Schwarz V, Herfarth Ch (1988) Leberresektion bei Patienten mit Metastasen colorectaler Karzinome – Ergebnisse und prognostische Faktoren. Chirurg 59 (6):410–417
8a. Hohenberger P, Herfarth Ch (1989) Prognostische Faktoren der chirurgischen Therapie von Lebermetastasen kolorektaler Karzinome. In: Schweiberer L (Hrsg) Das Coloncarcinom. Thieme, Stuttgart (im Druck)
9. Hohenberger P, Schlag P, Schwarz V, Herfarth Ch (1989) Tumour recurrence following liver resection for colorectal metastases – Implications and results of further treatment. Br J Surg (submitted for publication)
9. Hughes KS, Rosenstein R, Simon R, Songhorabodi S, Adson MA, Ilstrup D, Fortner J, Maclean B, Foster JH, Daly JM, Fitzherbert D, Sugarbaker PH, Iwatsuki S, Starzl T, Ramming KP, Longmire WP, O'Toole K, Petrelli N, Herrera L, Cady B, McDermott W, Nims T, Enker WE, Coppa GF, Blumgart LH, Bradpiece L, Urist M, Aldrete J, Schlag P, Hohenberger P, Steele C, Hodgson G, Hardy T, Harbora D, McPherson A, Lim C, Dillon D, Happ R, Ripepi P, Villella E, Smith W, Rossi RL, Remine S, Oster M, Conolly D, Abrams J, Al-Jurf A, Hobbs KEF, Li M, Howard T, Lee E (1988) Resection of the liver for colorectal carcinoma metastases – A multiinstitutional study of long-term survivors. Dis Colon Rectum 31(1):1–4
10. Iwatsuki S, Shaw BW, Starzl T (1983) Experience with 150 Liver Resections. Ann Surg 197:247–253
11. Iwatsuki S, Starzl T (1989) Personal experience with 411 hepatic resections. Ann Surg 208:421–434
12. Johnson LP, Rivkin SE (1985) The implanted pump in metastatic colorectal cancer of the liver – risk versus benefit. Am J Surg 149:595–598
13. Machover D, Goldschmidt E, Cholet P (1986) Treatment of advanced colorectal and gastric adenocarcinoma with 5-fluorouracil and high-dose folinic acid. J Clin Oncol 4:865–696
14. Mühlbacher F, Piza F (1987) Orthotopic transplantation for secondary malignancies of the liver. Transpl Proceed 19(2):2396–2398
15. Petrelli NJ, Nambisan RN, Herrera L et al. (1985) Hepatic resection for isolated metastasis from colorectal carcinoma. Am J Surg 149:205–209
16. Pickren JW, Tsukada Y, Lane W (1984) Liver metastases: analysis of autopsy data. In: Weiss L, Gilber HA (eds) Liver Metastases. Hall, Boston, pp 2–18
17. Schlag P, Hohenberger P, Schwarz V, Herfarth Ch (1988) Intraarterielle 5-Fluorouracil-Chemotherapie bei Lebermetastasen kolorektaler Karzinome. Medizinische Klinik 83:705–709
17a. Schlag P, Hohenberger P (1988) Regionale Chemotherapie von Lebermetastasen – Eine Situationsanalyse. Chirurg 59:218–224
18. Wagner JS, Adson MA, van Heerden JA (1984) The natural history of hepatic metastases from colorectal cancer. Ann Surg 199:502–507
19. Wanebo HJ, Semoglou C, Attiyeh F, Stearns MJ (1978) Surgical management of patients with primary operable colorectal cancer and synchronous liver metastases. Am J Surg 135:81–85
20. Wood CB, Gillis CR, Blumgart LH (1976) A retrospective study of the natural history of patients with liver metastases from colorectal cancer. Clin Oncol 7:285–288

67. Kombinierte onkologische Methoden bei Primärtumoren und Metastasen der Leber

K. Schwemmle

Klinik für Allgemein- und Thoraxchirurgie des Zentrums für Chirurgie, Anästhesiologie und Urologie der Justus-Liebig-Universität Gießen, Klinikstraße 29, D-6300 Gießen

Combined Procedures in the Oncological Treatment of Metastases and Primary Cancers of the Liver

Summary. In the past ten years 74 patients with carcinomas of the liver and 575 patients with liver metastases have been treated at the surgical clinic in Giessen. The median survival time of patients suffering from primary liver cancer was 364 days with combined treatment, but only 123 days with monotherapy. Similar results were obtained in patients with metastases (median survival time 365 days after combined therapy, 216 days after monotherapy). The results of this retrospective study suggest that a combined therapy is superior to single treatment regimen.

Key words: Liver Tumors − Metastases − Combined Treatment

Zusammenfassung. In 10 Jahren wurden an der Gießener Klinik 74 Pat. mit primären Lebertumoren und 575 Kranke mit Metastasen überwiegend kolorektaler Karzinome (n = 381) behandelt.
Die mediane Überlebenszeit der Leberkarzinome war nach kombinierter Behandlung 364 Tage, nach Anwendung nur eines Therapieverfahrens dagegen 123 Tage. Auch die Kombinationstherapie von 216 Pat. mit Metastasen (mÜLZ 365 Tage) schnitt besser ab als nach Monotherapie (n = 356, mÜLZ 216 Tage). Möglicherweise profitieren die Patienten von der kombinierten Anwendung lokoregionaler Therapieverfahren.

Schlüsselwörter: Leberkarzinom − Lebermetastasen − Kombinationsbehandlung

Krankengut

In der Gießener Klinik wurden in den vergangenen 10 Jahren 649 Patienten wegen primärer (74 Pat.) und sekundärer (575 Pat.) Lebertumoren behandelt (Tabelle 1). Das Durchschnittsalter ist mit 52,6 Jahren relativ niedrig. Es fällt auf, daß Kranke mit kolorektalen Metastasen durchschnittlich kaum 54 Jahre alt waren, während der Altersgipfel von Patienten mit Kolon- und Rektumkarzinomen zwischen 65 und 70 Jahren liegt.

Wenn möglich, wurden Primärtumoren wie Metastasen reseziert. Außerdem wurden verschiedene Methoden einer regionalen Chemotherapie angewandt (intraarterielle Infu-

		w	m	Du.-Alter	Tabelle 1. Maligne Erkrankungen der Leber, Gießen 1979−1988 (n = 649)
primäre Tumoren	74	34	40	51,7 Jahre	
Metastasen	575	278	297	52,8 Jahre	

Tabelle 2. Therapie primärer Lebertumoren (n = 74)	
Resektion	4
Resektion nach Embolisation	2
Resektion und regionale Chemotherapie	10
regionale (i.a.) Infusion	29
Chemoembolisation	14
isolierte Leberperfusion	2
kombinierte Therapie	13

Tabelle 2. Therapie primärer Lebertumoren (n = 74)

Tabelle 3. Primärtumoren bei 575 Pat.	
kolorektales Karzinom	381
Mammakarzinom	57
malignes Melanom	30
gastrointestinaler Tumor	31
Uterus- und Ovarialkarzinom	10
Harnwegskarzinom	9
anderer Primärtumor	34
unbekannter Primärtumor	23

Tabelle 3. Primärtumoren bei 575 Pat. mit Lebermetastasen, Gießen 1979–1988

sion, intraarterielle Infusion in Kombination mit Filtration zur partiellen Eliminierung der Zytostatika im Blut der unteren Hohlvene, isolierte regionale Perfusion mit Hyperthermie der Leber, Chemoembolisation).

In der retrospektiven Auswertung unseres Krankengutes haben wir auf eine Berechnung statistischer Unterschiede verzichtet, da die Patienten den einzelnen Gruppen nicht zufällig zugeordnet waren und auch quantitativ teilweise erhebliche Gruppendifferenzen bestehen. Die medianen Überlebenszeiten wurden nach dem Therapiebeginn der Lebererkrankung berechnet, nicht nach dem Primärtumor.

Leberkarzinome

Überwiegend handelte es sich um hepatozelluläre Karzinome (48 von 74 Pat.). 14 Patienten hatten ein cholangiozelluläres Karzinom, 5 ein Adenokarzinom. Der Rest (7 Pat.) entfällt auf seltene Tumorformen. Eine Resektion war nur in 22% der Fälle möglich (Tabelle 2).

Die mediane Überlebenszeit (mÜLZ) war 136 Tage. Nach kombinierter Behandlung (364 Tage) war sie dreimal so lang wie nach Monotherapie (123 Tage). Allerdings enthielt die Gruppe der 25 Patienten mit kombinierter Therapie 12 der 16 resezierten Patienten.

Lebermetastasen

Unter den Patienten mit Lebermetastasen sind kolorektale Karzinome als Primärtumor am meisten vertreten (Tabelle 3). Von den verschiedenen therapeutischen Möglichkeiten wurden am häufigsten regionale Kurzzeitinfusionen (356 Fälle) und Leberresektionen (94 Fälle) angewandt, wobei letztere überwiegend durch adjuvante Zyklen einer intraarteriellen Infusionsbehandlung ergänzt wurden (Tabelle 4). Die Chemoembolisation war Therapie erster Wahl bei Patienten mit Metastasen endokriner Tumoren und letzter therapeutischer Versuch nach erfolgloser intraarterieller Zytostatikainfusion. 216 Patienten wurden kombiniert behandelt, 356 mit einer Monotherapie. Insgesamt schnitt die kombinierte Therapie mit einer mÜLZ von 365 Tagen besser ab als die Monotherapie (mÜLZ 216 Tage).

Tabelle 4. Therapie und mediane Überlebenszeit (Tage) bei 575 Patienten mit Lebermetastasen

	n	Monotherapie		Komb.-Therapie	
		n	mÜLZ	n	mÜLZ
Resektion	94	7	–	87	358
isolierte Perfusion	49	15	225	34	510
intraarterielle Infusion	356	320	239	36	442
Chemoembolisation	55	17	123	38	270
mehr als zwei Verfahren	21	–	–	21	498
	575	359	216	216	365

Tabelle 5. Behandlungsverfahren und mediane Überlebenszeit in Tagen bei 381 Patienten mit kolorektalem Karzinom

	n	Monotherapie		Komb.-Therapie	
		n	mÜLZ	n	mÜLZ
Resektion	67	4	–	63	424
isolierte Perfusion	45	15	225	30	510
intraarterielle Infusion	239	223	274	16	493
Chemoembolisation	17	1	–	16	347
multiple Verfahren	13	–	–	13	506
	381	243	265	138	435

Metastasen kolorektaler Karzinome

Bei den 381 Patienten mit Metastasen kolorektaler Karzinome war die mÜLZ 324 Tage ohne wesentlichen Unterschied zwischen Kolonkarzinomen (mÜLZ 314 Tage) und Rektumkarzinomen (mÜLZ 348 Tage).

18% der Patienten wurden reseziert. Fast immer schloß sich eine intraarterielle Infusionsbehandlung an. Bei 16 von 239 Kranken wurde die primäre intraarterielle Zytostatikatherapie mit einer regionalen Infusion und Filtration zur partiellen Entfernung des Zytostatikums (5–FU) auf der venösen Seite ergänzt. Die Chemoembolisation spielte in der Behandlung von Metastasen kolorektaler Karzinome keine wesentliche Rolle. Bei 30 von 45 Patienten schlossen sich nach einer isolierten regionalen Perfusion Zyklen mit intraarteriellen Kurzinfusionen an.

Beim Vergleich der kombinierten Therapie mit der Monotherapie scheint sich ein Vorteil für die Kombinationsbehandlung abzuzeichnen und zwar für alle Therapieschemata (Tabelle 5). Aus den eingangs erwähnten Gründen müssen allerdings die unterschiedlichen Behandlungsergebnisse kritisch gesehen werden; vor allem bei Patienten mit einer regionalen Infusion sind die Vergleichsgruppen sehr unterschiedlich gewichtet.

Metastasen von Mammakarzinomen und malignen Melanomen

Auch bei Patienten mit Metastasen von Mammakarzinomen und malignen Melanomen ergibt sich bei jeweils kleinen Fallzahlen ein besseres Ergebnis der kombinierten Therapie (Tabelle 6). Alle Patientinnen mit Mammakarzinomen waren mit einer systemischen Chemotherapie vorbehandelt worden, ohne daß sich ein Effekt auf die Lebermetastasen abzeichnete. Die intraarterielle Infusionsbehandlung erfolgte mit Mitomycin C, Adriablastin und 5-Fluorouracil. Führendes Behandlungsverfahren bei den Lebermetastasen maligner Melanome war die Chemoembolisation mit Cis-Platin und Mitomycin C.

Tabelle 6. Therapie und mediane Überlebenszeit (Tage) bei Patienten mit Mammakarzinomen und malignen Melanomen

	n	Mammakarzinom mono.	komb.	n	malignes Melanom mono.	komb.
Resektion	4	–	4	1	–	1
intraarterielle Infusion	50	34	16	3	2	1
Chemoembolisation	2	1	1	23	9	14
mehrere Verfahren	1	–	1	3	–	3
	57	35	22	30	11	19
mediane ÜLZ (Tage)		135	253		123	180

	n	%	mÜLZ (Tage)
Solitärmetastase	38	10	530
unter 25% des Lebervolumens	62	16	425
25% – 75% des Lebervolumens	177	47	360
über 75% des Lebervolumens	104	27	238
	381	100	324

Tabelle 7. Mediane Überlebenszeit in Abhängigkeit vom Tumorbefall. Lebermetastasen kolorektaler Karzinome

Schlußfolgerungen

Wenn man die Ergebnisse der Behandlung von Lebermetastasen zusammenfaßt, kann man mit aller Vorsicht den Schluß ziehen, daß offenbar eine Kombinationsbehandlung die mediane Überlebenszeit verlängert, unabhängig davon, ob man das Krankengut nach Diagnosen (Tabelle 5 und Tabelle 6) oder nach Therapieverfahren (Tabelle 4) aufschlüsselt.

Allerdings hängen Erfolg und Mißerfolg aller unserer therapeutischen Bemühungen von den Ausgangsbefunden ab. Je später die Therapie erfolgt und je ausgeprägter der Leberbefall ist, umso kürzer sind die Überlebenszeiten (Tabelle 7).

Jegliche regionale, also lokale Behandlung von Lebertumoren muß erfolglos bleiben, wenn extrahepatische Tumormanifestationen entweder bei Therapiebeginn schon bestehen (im eigenen Krankengut in über 10%) oder wenn sie während der Behandlung auftreten (bei primären Lebertumoren in 19%, bei Metastasen in 27%). Inwieweit eine zusätzliche systemische Therapie die Behandlungsergebnisse verbessern kann, wissen wir nicht. Wir haben sie bisher nicht angewandt, nicht zuletzt deshalb, weil man dann mit erheblichen Nebenwirkungen rechnen muß, die bei intraarterieller Therapie kaum zu erwarten sind.

68. Europäisches Thema: Leberchirurgie II − Regionale Chemotherapie

C. Hottenrott und M. Lorenz

Chirurgische Universitätsklinik Frankfurt, Theodor-Stern-Kai 7, D-6000 Frankfurt 70

Liver Surgery II: Regional Chemotherapy

Summary. The most important methods of regional chemotherapy are exemplified by 657 cases of primary and secondary liver only malignancies. I. Adjuvant portal therapy of the liver with resection of the colorectal primary malignancy seems to be advantageous for advanced tumors. II. It is still unresolved whether survival is prolonged by adjuvant treatment of the liver following curative resection of colorectal liver metastases. III. The median survival time (FUDR, pump) is 17 months for palliative local chemotherapy of unresectable colorectal liver metastases. IV. Primary non-resectable liver malignancies show the best results after chemoembolisation (Frankfurt method).

Key words: Locoregional Chemotherapy of the Liver − Colorectal Liver Metastases − Liver Carcinoma − Chemoembolisation of the Liver

Zusammenfassung. An 657 Patienten mit primären und sekundären isolierten Lebermalignomen werden die wichtigsten Methoden der regionalen Chemotherapie aufgezeigt. 1. Die adjuvante portale Chemotherapie der Leber bei der Primärtumorresektion colorektaler Tumoren. Ein Vorteil scheint vorzuliegen. 2. Die adjuvante Therapie der Leber bei der Resektion colorektaler Lebermetastasen. Ob die Lebenszeit verlängert wird, ist noch strittig. 3. Die klassische palliative regionale Chemotherapie nicht resezierbarer colorektaler Lebermetastasen. Die mediane Überlebenszeit beträgt 17 Monate. 4. Primär nicht resezierbare großvolumige Lebertumoren (meist Leberkarzinome bei Zirrhose) werden am effektvollsten chemoembolisiert (Frankfurter Methode).

Schlüsselwörter: Lokoregionale Chemotherapie der Leber − colorektale Lebermetastasen − Leberkarzinome − Chemoembolisation der Leber

Kaum ein Gebiet hat die Chirurgie in den letzten 10 Jahren so beflügelt wie die regionale Chemotherapie der Leber. An der Chirurgischen Unversitätsklinik Frankfurt wurden seit der Implantation des ersten Hepaticakatheters 1982 657 Patienten mit isolierten Lebermalignomen primärer und sekundärer Art behandelt. Fast ein Drittel der Patienten (n = 207) wurde reseziert oder einer Lebertransplantation unterzogen. Der größte Anteil wurde regional chemotherapiert, wobei FUDR kontinuierlich über eine Pumpe bei 162 Patienten mit colorektalen Lebermetastasen und 13 Patienten mit nicht colorektalen Lebermetastasen und andere Therapien über einen Port bei 179 Patienten mit ebenfalls überwiegend colorektalen Lebermetastasen verabreicht wurden. Eine Chemoembolisation erfolgte bei 96 Patienten. Dabei handelt es sich um ein neues eigenes Verfahren, welches hier ebenfalls kurz dargestellt werden soll.

Je nach Zugang unterscheidet man eine intratumorale direkte, eine Behandlung über die Arterie und Pfortader, sowie eine intraperitoneale bzw. enterale Therapie, wo die orale

274

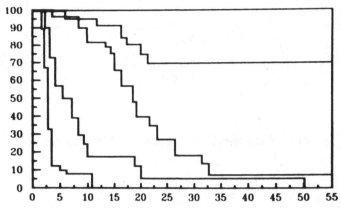

Abb. 1. Überlebenszeitkurven von Patienten mit Lebermetastasen colorectaler Primärtumoren von links nach rechts: 1 Keine Resektion des Primärtumors; 2 Nur Resektion des Primärtumors ohne Behandlung der Lebermetastasen; 3 Resektion des Primärtumors und I.A.-Chemotherapie (FUDR Pumpe 14 Tage); 4 Entfernung des Primärtumors und Resektion der Lebermetastasen

Applikation von 5-FU z.B. zu einer hochdosierten Anflutung der Leber über die Pfortader führt.

Aus der Vielzahl der verschiedenen Therapiemöglichkeiten sollen nur die Wichtigsten aufgezeigt werden, welche bereits zum Teil klinisch etabliert sind:

1. Die adjuvante Therapie der Leber bei der Primärtumorresektion colorektaler Karzinome unter der Vorstellung, daß trotz No touch-Technik Tumorzellen über die Pfortader in die Leber verstreut werden und somit Lebermetastasen induzieren. Hier erscheint eine Therapie über die Pfortader sinnvoll.

Diesbezügliche randomisierte Untersuchungen zeigen einen signifikanten Vorteil der Vierjahresüberlebenszeit, speziell bei Dukes B-Patienten von 92% versus 60% (p < 0,002 [1]). Andere randomisierte Untersuchungen (St. Mary's, Rotterdamm, Mayo/NCCTG, NSABP und EORTC) sind bezüglich der Überlebenszeit nicht signifikant oder noch nicht auswertbar [2].

Wir selbst haben uns einer dreiarmigen randomisierten Untersuchung der Schweizer Arbeitsgemeinschaft Klinische Krebsstudien (SAKK) angeschlossen, welche eine 5-FU und Mitomycin C-Therapie intraportal versus intravenös versus Null vergleicht.

2. Die adjuvante Therapie der Restleber nach Resektion isolierter colorektaler Lebermetastasen und vollständiger Entfernung des Primärtumors. Ob hierdurch ein Rezidiv in der Leber verhindert und die Überlebenszeit der Patienten verlängert werden kann, ist ungewiß.

Diesbezüglich prospektive, zum Teil randomisierte Untersuchungen mit intraarterieller Applikation von FUDR oder 5-FU zeigen zum Teil signifikante Vorteile der therapierten Patienten [3, 4, 5]. Insgesamt erscheint der Wert dieser Behandlung jedoch noch nicht ausreichend gesichert. Er muß letztlich gemessen werden an einer Fünfjahresüberlebensrate von 24% von Patienten mit alleiniger Resektion ohne zusätzliche Therapie [6].

3. Die klassische palliative regionale Chemotherapie nicht resezierbarer, diffuser colorektaler Lebermetastasen nach vollständiger Entfernung des Primärtumors. Bei dieser Behandlung scheint der intraarterielle Weg gegenüber dem portalen gesichert. Den besten Beweis für die Wirksamkeit dieser Therapie (FUDR-Pumpe) sehen wir in all denjenigen Patienten, wo es unter der regionalen Chemotherapie zu einer Fehlperfusion der Leber kommt. Im szintigraphisch minderperfundierten Areal wachsen die Metastasen weiter, während sie im regelperfundierten Areal stagnieren oder verschwinden.

Ein Vorteil müßte sich jedoch im wesentlichen durch eine Überlebensverlängerung therapierter Patienten äußern. Die Abbildung 1 zeigt von links nach rechts die Überlebenskurven unserer Patienten mit colorektalen Lebermetastasen, je nachdem, ob keine Thera-

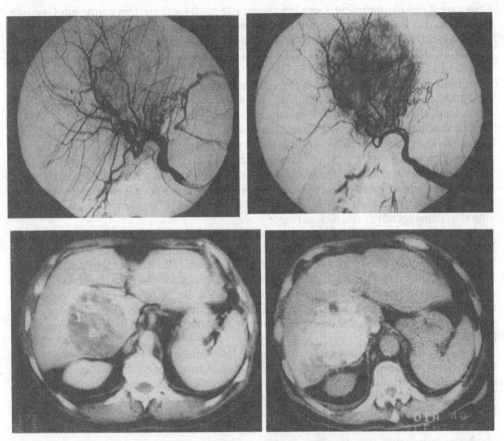

Abb. 2. Ausschluß der gesunden Leberperipherie durch Gabe eines Vasopressors über die A. hepatica mittels eines transfemoralen Katheters: Bild links oben Nativangiogramm, Bild rechts oben nach Gabe des Vasopressors. − 2. Bildreihe: Computertomographie vor und nach Chemoembolisation eines hepato-zellulären Karzinoms mit kleinen Tumorsatelliten. Nachweis einer elektiven Tumorembolisation ohne Beeinträchtigung der gesunden, bzw. nicht tumorösen Leberperipherie

pie durchgeführt wurde, nur der Primärtumor entfernt wurde die Lebermetastasen aber unbehandelt blieben (mediane Überlebenszeit 6 Monate), die Lebermetastasen zusätzlich regional chemotherapiert wurden (mediane Überlebenszeit 17 Monate), oder sogar eine Resektion der Metastasen möglich war. Natürlich sind die verschiedenen Gruppen nicht vergleichbar. Eine objektive Kalkulation der Überlebensverlängerung kann heute nur noch aufgrund sorgfältiger Untersuchungen unbehandelter und behandelter Patienten vorgenommen werden.

Danach beträgt die mediane Überlebenszeit unbehandelter colorektaler Lebermetastasen im Stadium II/III 7,7 Monate [7, 8, 9, 10, 11]. Die mediane Überlebenszeit von Patienten mit isolierten colorektalen Lebermetastasen und regionaler Chemotherapie (FUDR-Pumpe) kann heute gesichert mit 17 Monaten angenommen werden [12, 13, 14]. Daraus errechnet sich eine Lebenszeitverlängerung durch die regionale Chemotherapie von 9 Monaten bei guter Lebensqualität dieser Patienten.

4. Großvolumige, zumindest primär inoperable Lebermalignome − in der Regel wird es sich um Leberkarzinome auf dem Boden einer Zirrhose handeln − werden am effektvollsten chemoembolisiert. 96 Patienten wurden nach der Frankfurter Methode transfemoral katheterisiert. Über den Arteria-Hepatica-Katheter wurde anschließend die gesunde Leberperipherie zunächst durch einen Vasopressor ausgeschaltet (Abb. 2), wonach das

Tumorareal elektiv embolisiert werden konnte. Je nach Gefäßsystem wurde ein Gemisch von Mitomycin C, Lipiodol, Spherex, Durapartikeln oder Spiralen benutzt.

Eine elektive Tumorembolisation konnte durch eine nachfolgende CT in 91% der Fälle gesichert werden. Eine Remission (WHO) war nach 3 Monaten Beobachtungszeit nur bei 28% der Patienten zu beobachten. Bei der Mehrzahl der Patienten jedoch kam es zu einer Stagnation des Tumorwachstums. Die mediane Überlebenszeit beträgt 11,6 Monate. 59% der Patienten hatten ein hepato-zelluläres Karzinom bei Leberzirrhose. Nach der Embolisation kann eine Resektion bzw. Lebertransplantation möglich werden.

Das Problem der regionalen Chemotherapie liegt im Aufwand und den Kosten. Eine besondere Diagnostik zur Sicherung des isolierten Leberbefalls (CT, Immunscan, Tumormarker, Angio) ist notwendig ebenso wie ein zusätzlicher operativer Eingriff und ein Implantat in Form einer Pumpe oder eines Ports. Regelmäßige Behandlungszyklen und Kontrollen sind notwendig. Komplikationen können durch lokale Toxizität bzw. technische Komplikationen auftreten. Aufwand und Kosten einer Chemoembolisationsbehandlung sind demgegenüber deutlich geringer.

In der Behandlung colorektaler Lebermetastasen ist der Effekt einer chirurgischen Resektionsbehandlung gesichert. Sinnvoll erscheint auch eine Chemoembolisationsbehandlung großer Tumoren. Ob eine adjuvante Therapie der Leber nach Resektion von Lebermetastasen oder eine palliative Therapie nicht resezierbarer diffuser Metastasen erfolgen sollte, ist bislang nicht eindeutig gesichert. Zu diesen beiden Fragestellungen (2. und 3.) sind derzeit randomisierte multizentrische Studien mit Unterstüzung der Deutschen Krebsgesellschaft unter eigener Leitung angelaufen. Eine Beteiligung anderer Kliniken ist erwünscht.

Die Zukunft der regionalen Chemotherapie läßt weniger Invasivität, eine noch direktere Wirkung am Tumor selbst, eine evtl. zirkadiane Chronotherapie zur Reduktion lokaler Toxizitäten [6], eine Kombination mit Beta-Strahlern, einen mehr prophylaktischen Einsatz, sowie einen Einsatz auch außerhalb der Onkologie erwarten, wie er bereits in Form einer lokalen Antikoagulantien- bzw. Schmerztherapie bekannt ist.

Literatur

1. Taylor I, Machin D, Mullee M, Trotter G, Cooke T, West C (1985) A randomized controlled trial of adjuvant portal vein cytotoxic perfusion in colorectal cancer. Br J Surg 72:359−363
2. Metzger U, Rothlin M, Largiadier F (1988) Perioperative Chemotherapie bei gastrointestinalem Carcinom. Chirurg 59:225−229
3. Kemeny M, Goldberg DA, Browning S, Metter GE, Miner PJ, Terz JJ (1985) Experience with continuous regional chemotherapy and hepatic resection as treatment of hepatic metastases from colorectal primaries. Cancer 55:1265−1270
4. Hodgson WJB, Friedland M, Ahmed T, Mittelman A, Berman H, Katz S, Morgan J, Byrne D (1986) Treatment of colorectal hepatic metastases by intrahepatic chemotherapy alone or as an adjuvant to complete or partial removal of metastatic disease. Ann Surg 210:420−425
5. Patt YZ, McBride CM, Frederick CA, Claghorn LJ, Cleary KR, Boddie W, Charnsangavej, Mavgilit GM (1987) Adjuvant perioperative hepatic arterial Mitomycin C and Floxuridine combined with surgical resection of metastatic colorectal cancer in the liver. Cancer 59:867−873
6. Hughes KS, Rosenstein RB, Songhorabodi S, Adson MA, Ilstrup DM et al. (1988) Resection of the liver for colorectal carcinoma metastases − A multi-institutional study of long-term survivors. Dis Colon Rectum 31:1−4
7. Pettavel J, Morgenthaler F (1978) Protracted arterial chemotherapy of liver tumors − An experience of 107 cases over a 12-year period. Prog Clin Cancer 7:217−233
8. Nielsen J, Balslev I, Jensen HE (1971) Carcinoma of the colon with lievermetastases − Operative indications and prognosis. Acta Chir Scand 137:463−465
9. Wood GB, Gillis CR, Blumgart LH (1976) A retrospective study of the natural history of patients with liver metastases from colorectal cancer. Clin Oncol 2:285−288
10. Bengtsson G, Carlsson G, Hafström L, Jönsson PE (1981) Natural history of patients with untreated liver metastases from colorectal cancer. Am J Surg 181:586−589
11. Wagner JS, Adson MA, von Herden JH, Adson MH, Ilstrup DM (1984) The natural history of

hepatic metastases from colorectal cancer – A comparison with resective treatment. Ann Surg 199:502–508

12. Kemeny N, Daly J, Reichman B, Geller N, Botet J, Oderman P (1987) Intrahepatic or systemic infusion of fluorodeoxyuridine in patients with liver metastases from colorectal carcinoma – A randomized trial. Ann Int Med 107:459–465

13. Hohn D, Stagg R, Friedman M, Ignoffo R, Rayner A, Hannigan J, Lewis B (1987) The NCOG randomized trial of intravenous (IV) vs hepatic arterial (IA) FUDR for colorectal cancer metastatic to the liver. Proc Asco 6:333

14. Hottenrott C, Lorenz M (1989) Kann das Auftreten extrahepatischer Metastasen unter einer regionalen Chemotherapie der Leber durch eine zusätzliche systemische Chemotherapie verhindert werden? – Eine randomisierte Multicenter-Studie. Z Gastroenterol 1:1–7

69. Vorgehen bei Rezidivtumoren der Leber

G. Gubernatis, P. Vogt, R. Raab und R. Pichlmayr

Medizinische Hochschule Hannover, Klinik für Abdominal- und Transplantationschirurgie, Konstanty-Gutschow-Str. 8, D-3000 Hannover 61

Second Hepatic Resections for Primary and Secondary Liver Tumors

Summary. From 1981 to 1988, 13 patients with liver metastasis and 7 patients with primary hepatic tumors underwent a second hepatic resection for tumor recurrence. A second resection was feasible even after an extensive first resection. Several patients experienced tumor recurrence shortly after the first resection, but lived a long time after the second resection. The actuarial survival after a second resection for colorectal metastasis was similar to that after the first resection. Therefore a second resection for tumor recurrence is reasonable and may prove especially important in individual situations.

Key words: Second Hepatic Resection – Hepatic Metastasis – Hepatocellular Carcinoma – Recurrence

Zusammenfassung. Von 1981 bis 1988 wurden 13 Patienten mit Lebermetastasen und 7 Patienten mit primärem Lebertumor wegen Tumorrezidivs nach erster Resektion zweitreseziert. Die zweite Resektion war auch nach ausgedehnter Erstresektion technisch möglich. Mehrere Patienten erfuhren das Tumorrezidiv kurz nach der Erstresektion und überlebten nach der zweiten Resektion langfristig. Die Überlebenswahrscheinlichkeit nach Zweitresektion wegen Lebermetastasen war vergleichbar zum Überleben nach Erstresektion. Resezierende Zweiteingriffe sind ein wichtiger Bestandteil onkologischer Therapiekonzepte und können individuell besonders bedeutsam sein.

Schlüsselwörter: Primärer Lebertumor – Lebermetastasen – Tumorrezidiv – Leberresektion

Rezidivoperationen wegen maligner oder auch benigner Lebertumoren sind insgesamt selten. Sowohl operative Schwierigkeiten wie die Erwartung, durch einen Zweiteingriff onkologisch wenig wirkungsvolles erreichen zu können, mögen die Zurückhaltung begründen. Andererseits ist bekannt, daß sowohl hepatozelluläre Karzinome wie auch kolorektale Metastasen lokoregionär isoliert rezidivieren können, möglicherweise lohnt sich also ein Rezidiveingriff individuell.

In der Klinik für Abdominal- und Transplantationschirurgie in Hannover wurden in den Jahren 1981–1988 40 Rezidiveingriffe vorgenommen, 20 bei primären malignen Lebertumoren, 3 bei primären benignen Lebertumoren und 17 wegen Lebermetastasen. Von den 17 wegen Lebermetastasenrezidivs und in Erwartung von Resektabilität erneut operierten Patienten konnten 13 tatsächlich nochmals reseziert werden. Die Tabelle 1 zeigt die Auflistung von 12 Patienten mit kolorektalen Metastasen und einen Patienten mit Metastasen ienes Leiomyosarkoms des Magens. Die Liste der 12 Patienten ist nach dem

Tabelle 1. Zweitresektionen wegen Rezidiv von Lebermetastasen

Ersteingriff an der Leber	Zeit (Mon.)	Re-Eingriff	Verlauf
ex situ	4	hypoth. in situ	lebt > 6 Monate
Hemihep. re.	21	atyp. Res.	lebt > 56 Monate
Hemihep. li.	7	atyp. Res.	lebt > 53 Monnate
Hemihep. re.	69	Segm. + Port.	Tod nach 27 Monaten
Hemihep. li.	10	Wedge re.	lebt > 24 Monate
Hemihep. re.	3	Wedge li.	Tod nach 17 Monaten
Hemihep. li.	7	Wedge + Port	Tod nach 7 Monaten
Segm. Res. VI + VII	23	Resthemihep re.	lebt > 24 Monate
Segm. Res. VI + VII	3	Hemihep. re. Wedge li.	lebt > 12 Monate
Wedge re.	71	Hemihep. re.	lebt > 55 Monate
Wedge re.	7	Resthemihep. re.	lebt > 48 Monate
Wedge re.	5	Segm. Res. re. + li.	Tod nach 25 Monaten
Hemihep. li.[a]	16	Enucleation von 2 Metast.	lebt > 17 Mon.

[a] Leiomyosarkom des Magens

Ausmaß des Primäreingriffes und der Überlebenszeit geordnet. Aus dieser Aufstellung können 3 Ergebnisse gewonnen werden:

1. Auch nach mittleren und großen Erstresektionen wie z.B. Hemihepatektomie oder sogar ex situ Operationen ist ein resezierender Zweiteingriff möglich.
2. Bei einem Patienten konnte 3mal eine Resektion vorgenommen werden. Der Patient lebt derzeit über 12 Monate nach der letzten Operation.
3. Rezidive entstehen teilweise relativ kurzfristig nach dem hepatischen Ersteingriff. Auch in diesen Fällen sind nach der zweiten Resektion durchaus längere Überlebenszeiten erreichbar.

Natürlich erhebt sich dabei die Frage, ob nicht auch ohne Zweitresektion solche Überlebenszeiten erreichbar wären. Bei den 13 Patienten handelt es sich um 6,5% von 201 wegen Lebermetastasen resezierten Patienten. Die Überlebenszeiten dieses Gesamtkollektivs sind in Abbildung 1 durch die mit Quadraten markierte Kurve dargestellt und entsprechen internationalen Statistiken, in denen 1-Jahres-Überlebenszeiten von ca. 70–90% und 5-Jahres-Überlebenszeiten von ca. 20–40% angegeben werden [1–5]. Die aktuellen Ergebnisse einer Multicenterstudie zeigen unter Vernachlässigung der Operationsletalität eine 5-Jahres-Überlebenswahrscheinlichkeit von 33% [6].

Das Teilkollektiv derjenigen Patienten, die später zweitreseziert wurden, ist ab Datum des hepatischen Ersteingriffes mit Punkten dargestellt. Daß diese Kurve am höchsten liegt, zeigt zwar einerseits die Selektivität dieser Patientengruppe, andererseits aber auch, daß bei Auftreten von Rezidiven Resektionen, sofern möglich, berechtigt und auch erforderlich sind. Dies wird um so deutlicher durch die mit Dreiecken dargestellte Kurve der Überlebenswahrscheinlichkeit nach der Zweitresektion, die im Vergleich zum Gesamtkollektiv immer noch besser oder zumindest ähnlich gut ist.

Über Vorgehensweisen bei intrahepatischem Rezidiv nach Resektion primärer Lebertumoren liegen nur vereinzelte Berichte vor [7–9]. Im eigenen Patientengut konnte von 20 Patienten, die wegen intrahepatischen Rezidivs eines primären malignen Lebertumors unter der Erwartung von Resektabilität erneut operiert wurden, konnte eine definitive chirurgische und potentiell kurative Therapie in Form von Resektion oder Transplantation immerhin in der Hälfte der Fälle durchgeführt werden. Die Tabelle 2 zeigt eine Auflistung der wegen Malignomrezidivs zweitresezierten Patienten, geordnet nach dem Ausmaß der Erstresektion und der Überlebenszeit. Drei Schlußfolgerungen können aus dieser Aufstellung gezogen werden:

1. Auch nach erweiterten Hemihepatektomien sind zweite resezierende Eingriffe möglich.

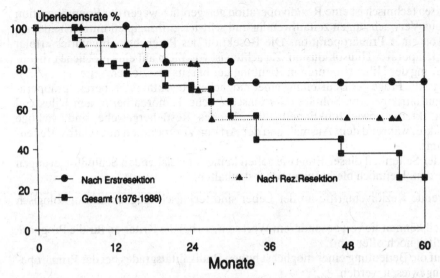

Abb. 1. Überlebenswahrscheinlichkeit nach Kaplan Maier von Patienten mit kolorektalen Lebermetastasen (Operationsletalität vernachlässigt: Alle Patienten (Quadrate), Patienten mit späterer Zweitresektion wegen Metastasenrezidives ab Datum des hepatischen Ersteingriffs (Punkte), Patienten mit Metastasenrezidiv nach dem hepatischen Zweiteingriff (Dreiecke)

Tabelle 2. Zweitresektionen bei Rezidiv von primären malignen Lebertumoren

Tumortyp	Prim. Resektion	Zeit (Mon.)	Rezidiveingriff	Verlauf
HCC	Erw. Hemihep.	8	Wedge li.	Tod nach 30 Monaten
HCC	Erw. Hemihep.	4	Segm.res.	Tod nach 7 Monaten
CCC	Erw. Hemihep.	3	Enukleat.	Tod nach 22 Monaten
HCC	Hemihep. + Lymphaden.	20	atyp. Res.	lebt > 37 Monate
GB	Hemihep.	26	Segm.res.	lebt > 8 Monate
HCC	Hemihep.		Segm.res.	lebt > 12 Monate
HCC	li. lat. Res.	12	Resthemihepat. li.	
		9	→ LTx	lebt > 34 Monate

HCC: Hepatocelluläres Carcinom
CCC: Cholangiocelluläres Carcinom
GB: Gallenblasencarcinom

2. Rezidive treten teilweise nach nur kurzer Zeit auf. Auch in diesen Fällen werden nach der Zweitresektion erhebliche Überlebenszeiten beobachtet.
3. Der Anteil primär erweitert resezierter Patienten am Kollektiv der Patienten mit zwei Resektionen ist relativ groß im Verhältnis zu dem Anteil der erweiterten Resektionen am Gesamtkollektiv aller nur einmal resezierten Patienten. Die Überlebenszeit der erweitert resezierten und später zweitresezierten Patienten ist relativ gering. Dies beides weist auf die Bedeutung der Radikalität des Ersteingriffes hin und stellt den Wert parenchymsparender Resektionen auch bei kleinem Erstbefund infrage, ohne diese hier definitiv beantworten zu können.

Die Resektionen wegen Rezidivs primärer benigner Lebertrumoren sind sehr selten, die Zeiträume zwischen Operationen bemessen sich nach Jahren, und bei bekanntem Regenerationsvermögen ist eine zweite Resektion meist möglich. So wurden bei einem Patienten 3 Jahre nach Entfernung einer großen fokal-nodulären Hyperplasie (FNZ) 6 Rezidivtumoren enukleiert. Der Patient lebt jetzt über 4 Jahre rezidivfrei.

Chirurgisch technisch ist eine Rezidivoperation gelegentlich wegen der Freipräparation der Leber aus Verwachsungen zeitaufwendig und schwierig. Prinzipiell unterscheidet sie sich nicht von einer Primäroperation. Die Resektion des Parenchymabschnittes erfolgt meist unter temporärer Hilusokklusion. Zu achten ist vor allem auf eine mögliche erhebliche Verlagerung der Hilusstrukturen in Richtung der bereits resezierten Seite.

Wichtig ist die Frage der Beurteilung einer möglichen Resektabilität, bereits präoperativ wie erneut intraoperativ. Solitäre oder umschriebene Tumoren bei freiem Hilus und Fehlen von Ikterus sowie funktionell ausreichendes Restlebergewebe sind wichtige Gesichtspunkte, während dem Ausmaß und der Art der Voroperation nur relative Bedeutung zukommt.

Wegen der Seltenheit dieser Eingriffe sollen keine weitreichenden Schlußfolgerungen gezogen werden. Dennoch bleibt folgendes festzuhalten:

1. Resezierende Rezidiveingriffe an der Leber sind technisch möglich und onkologisch sinnvoll.
2. Individuell können sie von besonderem Wert sein, wobei die Kriterien für die Prognose im Einzelfall noch offen sind.
3. Es soll auf die Bedeutung eines möglichst hohen Radikalitätsgrades bei der Primäroperation hingewiesen werden.

Literatur

1. Adson MA (1987) Resection of Liver metastases – When is it Worthwhile? World J Surgery 11:511–520
2. Ekberg H, Tranberg K-G, Andersson R, Lundstedt Ch, Hägerstrand I, Ranstam J, Bengmark S (1987) Patern of recurrence in liver resection for colorectal secondaries. World J Surg 11:541–547
3. Fortner JG (1988) Recurrence of colorectal cancer after hepatic resection. Am J Surg 155:378–382
4. Greenway B (1988) Hepatic metastases from colorectal cancer: resection or not. Br J Surg 75:513–519
5. Hohenberger P, Schlag P, Schwarz V, Herfarth Ch (1988) Leberresektion bei Patienten mit Metastasen colorectaler Carcinome. Ergebnisse und prognostische Faktoren. Chirurg 59:410–417
6. Hughes KS (1988) Resection of the liver for colorectal carcinoma metastases: A multi-institutional study of indications for resection. Surgery 103:278–288
7. Kanematsu T, Matsumata T, Takenaka K, Yoshida Y, Higashi H, Sugimachi K (1988) Clinical management of recurrent hepatocellular carcinoma after primary resection. Br J Surg 75:203–206
8. Nagasue N, Yukaya H, Ogawa Y, Sasaki Y, Chang Y-C, Niimi K (1986) Second hepatic resection for recurrent hepatocellular carcinoma. Br J Surg 73:434–438
9. Sasaki Y, Imaoka S, Fujita M, Miyoshi Y, Ohigashi H, Ishikawa O, Furukawa H, Koyama H, Iwanaga T, Kasugai H, Kojima J (1987) Regional therapy in the management of intrahepatic recurrence after surgery for Hepatoma. Ann Surg 206:40–48

70. Lebertransplantation bei Tumoren

B. Kremer

Chirurgische Universitätsklinik Hamburg-Eppendorf, Martinistraße 52, D-2000 Hamburg 20

Liver Transplantation in Malignant Hepatobiliary Tumors

Summary. According to the European Liver Transplant Registry the percentage of patients selected to receive liver grafts for malignant liver disease decreased from 40% in 1983 to 23% currently. This development is due to disappointing results: 2-year survival rates of about 25–30% have been reported for malignant diseases compared to about 70% for benign diseases. Correlating the stage of the primary tumor and the survival time according to TNM-grading recent publications now show that the T 1–3 and N-0 stage are clearly prognostic for long-term survival in contrast to a T-4 or N-1 stage which indicate a limited prognosis for about 90% of patients with HCC and Klatskin carcinoma during the first postoperative year.

Key words: Prognosis – Liver Transplantation – HCC, Klatskin Carcinoma

Zusammenfassung. Nach der European Liver Transplant Registry hat der Anteil der Tumorpatienten an der Indikation zur Lebertransplantation von 40% bis 1983 auf heute 23% abgenommen. Ursache dieser Entwicklung waren die eher enttäuschenden Langzeitergebnisse der Tumorpatienten mit Überlebenszeiten von 25–30% nach 2 Jahren gegenüber 70% für Patienten nach Lebertransplantation wegen einer Leberzirrhose im Endstadium. Bei Korrelation von Tumorstadium des Primärtumors und Überlebenszeit nach Transplantation zeigen jetzt erste Publikationen das T 1–3 und das N 0 Stadium als deutlich günstige prognostische Kriterien im Gegensatz zum T 4 oder N 1 Stadium beim HCC und Hepatikusgabel-Ca.

Schlüsselwörter: Prognose – Lebertransplantation – HCC – Klatskin-Tu

Die gestellte Thematik schließt auch Indikationen zur Lebertransplantation bei gutartigen Tumoren wie Riesenhemangiomen der Leber oder Zystenleber bei entsprechender Symptomatik mit ein. Die Indikationsstellung erfolgt bei diesen Patienten analog zur Indikationsstellung bei Leberzirrhose nach den Funktionskriterien des Restparenchymes. In seltenen Fällen können persistierende Druckbeschwerden oder ein Cavakompressionssyndrom eine vorzeitige Entscheidung erfordern.

Verschiedene Faktoren haben in den letzten Jahren dazu geführt, die Indikation zur Lebertransplantation bei malignen primären und sekundären Tumoren der Leber zurückhaltender zu stellen.

Es sind dies:

– Die limitierte Lebenserwartung der Tumorpatienten nach LTX im Vergleich zu den guten Langzeitergebnissen nach LTX aus benigner Indikation sowie die Weiterentwicklung resezierender Techniken z.B. „ex-vivo- Resektion".

Nach den derzeit vorliegenden Daten der EUROPEAN LIVER TRANSPLANT REGISTRY überleben 25–30% der Tumorpatienten das zweite Jahr gegenüber ca. 70%

der Patienten, die wegen einer nicht malignen Grunderkrankung der Leber elektiv transplantiert wurden. Unsere eigenen Ergebnisse in Hamburg bei Patienten nach Lebertransplantation wegen einer Endstadiumszirrhose zeigen nach zwei Jahren eine analoge Überlebensrate von 71%. Hieraus begründen wir unsere zurückhaltende Indikationsstellung zur Lebertransplantation bei Tumorpatienten.

Daß dies eine allgemeine Entwicklung war, zeigen sowohl die Daten der einzelnen Zentren hinsichtlich des Anteils der Tumorpatienten am Gesamtkollektiv der Lebertransplantierten als auch die Zahlen der European Liver Transplant Registry, in der der Anteil der Tumorpatienten von ehemals 1983 von ca. 40% auf derzeit etwa 23% abgenommen hat.

Die Einschränkung der Indikationen bei Tumorpatienten folgte bis 1988 jedoch eher nach subjektiven Gesichtspunkten. Kriterien, die strengen onkologischen Maßstäben stand halten würden, wie stadienbezogene Zuordnung der Überlebensraten, waren bis dahin nicht erstellt worden.

Bilder von katastrophal schneller Metastasierung nach Lebertransplantation wegen maligner Grunderkrankung, wie der hier beispielhaft dargestellten Thoraxkontrolle mit extremer Progression der Lungenfilialisierung innerhalb von 4 Monaten nach Transplantation eines HCC Stadium T4, N0, M0 und Exitus 6 Monate post transplantationem, beeinflussen durchaus emotional die Indikationsstellung.

Derzeit liegen drei Publikationen vor, die wenigstens teilweise prognostische Faktoren unter Einbeziehung des Tumorstadiums in einem größeren Patientenkollektiv berücksichtigen.

Die 1988 publizierten Ergebnisse des King's College bzw. der Calne-Gruppe zeigen prognostische Kriterien auf dem Boden des histologischen Typs des primären hepatocellulären Karzinoms. Günstige Parameter waren der fibrolamilläre Typ, bzw. die Tumorentstehung in einer Leberzirrhose. Diese Ergebnisse waren durchaus im Trend der allgemeinen Denkweise und Erfahrung; wobei diese Erfahrungen offensichtlich auf zu kleinen Zahlen oder noch zu frühzeitiger Analyse beruhten, denn neuere Ergebnisse der hannoveraner und der Starzl-Gruppe widersprechen jetzt ganz oder partiell dieser Ansicht.

Die Ergebnisse aus Hannover zeigen keinen Unterschied zwischen Zirrhotikern und Nicht-Zirrhotikern in bezug auf die Prognose des HCCs nach Transplantation. Andererseits bestehen nach diesen Daten aus Hannover deutliche Unterschiede im Langzeitüberleben zwischen T1–3- und T4-N0-M0-Stadien und besonders zwischen den N0- und N1-Stadien.

Die Ergebnisse aus Pittsburgh zeigen nur einen prognostischen Vorteil für das fibrolamilläre Ca bis zum 2. Jahr nach Transplantation, danach gleichen sich die Überlebensraten der Patienten mit den verschiedenen histologischen HCC-Typen an. Ein deutlicher Unterschied besteht in dieser Serie allerdings zwischen Patienten mit einem HCC in einer Zirrhose und allen anderen Tumorpatienten bis auf die Haemangioendotheliome, die auch eine gute Prognose zu haben scheinen.

Im Unterschied zu den hannoveraner Ergebnissen, die keinen prognostischen Faktor in der begleitenden Zirrhose sehen, zeigt die Pittsburger Serie, daß Patienten, die eigentlich als Endstadiumszirrhosepatienten primär transplantiert wurden, bei denen aber zufällig histologisch ein HCC gefunden wurde, trotzdem der Verlauf dem eines Zirrhose-Patienten entsprach.

Kontroverse Ergebnisse wurden von der Gruppe aus Cambridge und aus Hannover zur Prognose transplantierter Patienten mit einem Gallenwegs-Ca publiziert.

Während in Cambridge praktisch 95% der Patienten innerhalb des ersten Jahres nach Transplantation verstarben unabhängig ob der Tumorsitz zentral oder peripher im Gallenwegssystem war, zeigen die Analysen aus Hannover, daß sich in dieser eher desolaten Indikationsgruppe gerade eine Patientengruppe verbirgt, die offensichtlich sogar langfristig von der Lebertransplantation profitiert.

Diese läßt sich nur bei strengen TNM-Klassifizierung identifizieren. Das Dia zeigt, daß Patienten im N1-Stadium ziemlich genau dem von der Cambridge-Gruppe angegebenen

Verlauf entsprechen. Eine hochsignifikante bessere Prognose haben aber Patienten mit einem N0-Stadium unabhängig vom T-Stadium 1–3.

Zusammenfassend kann man derzeit folgende prognostisch günstige Faktoren herausarbeiten:

Beim HCC ein T1–3 im Gegensatz zum T4 Stadium; noch signifikanter ein N0 gegenüber einem N1-Stadium. Zusätzlich scheint das Grading G1–2 zu G3–4 einen Einfluß zu haben.

Die Bedeutung einer gleichzeitigen Zirrhose wird noch kontrovers diskutiert.

Für die Gallenwegskarzinome haben einzig bisher die zentralen Hepatikusgabelkarzinome im N0-Stadium eine günstige Prognose.

71. Chirurgie bei benignen Lebertumoren

B. Ringe, S. Mauz, H. Barg-Hock, J. Kotzerke und R. Pichlmayr

Medizinische Hochschule Hannover Klinik für Abdominal- und Transplantationschirurgie, Konstanty-Gutschow-Straße 8, D-3000 Hannover 61

Surgery for Benign Liver Tumors

Summary. The most frequent benign liver tumors are hemangioma, focal nodular hyperplasia (FNH) and adenoma. It is essential for the diagnosis to differentiate these lesions from malignant tumors. While sonography, bolus-CT scan, chole-/bloodpool scintigraphy usually yield a safe diagnosis of hemangioma or FNH, adenomas do not show characteristic features. Operation is indicated for hemangioma or FNH only in case of tumor growth and/or symtpoms. Operation for adenoma is as a rule indicated because of possible malignant transformation or uncertain differentiation from malignoma. Operative procedures include anatomical/atypical liver resection, ex situ resection or liver transplantation.

Key words: Benign Liver Tumors – Differential Diagnosis – Therapy

Zusammenfassung. Die häufigsten benignen Lebertumoren sind Haemangion, fokalnoduläre Hyperplasie (FNH) und Adenom. Besonders wichtig ist die differential-diagnostische Abgrenzung untereinander u. gegenüber malignen Tumoren. Durch Sonographie, Bolus-CT, Chole-/Blutpoolszintigraphie können Haemangiom und FNH meistens sicher diagnostiziert werden, während Adenome kein charakteristisches Verhalten aufweisen. Eine Operationsindikation besteht bei Haemangion oder FNH nur bei Größenzunahme und/oder Beschwerden, bei Adenom stets wegen möglicher maligner Entartung bzw. unsicherer Abgrenzung zum Malignom. Operationsverfahren sind anatomische/atypische Leberresektionen, ex situ Resektion oder Lebertransplantation

Schlüsselwörter: Benigne Lebertumoren – Differentialdiagnostik – Therapie

Von der Vielzahl der benignen Tumoren und tumorähnlichen Veränderungen der Leber sind die häufigsten und klinisch besonders relevanten Läsionen hepatozelluläre Adenome, fokal-noduläre Hyperplasie (FNH) und kavernöse Hämangiome [1, 5].

Die scheinbare Zunahme dieser Tumoren ist ganz wesentlich darauf zurückzuführen, daß sie häufig als Zufallsbefund im Rahmen nicht-invasiver Untersuchungen wie der Sonographie entdeckt werden. Nur vergleichsweise seltener treten durch entsprechende Größe, Lage und Wachstum Symptome oder gar eine Störung der Leberfunktion auf. Die Gefahr der Ruptur mit Blutung in den Tumor oder in die freie Bauchhöhle wird in der Literatur unterschiedlich beurteilt, scheint jedoch für das Adenom deutlich größer zu sein. Gerade für diesen Tumortyp wurde auch die mögliche Entwicklung zum hepatozellulären Karzinom beobachtet, während ein Malignitätsrisiko bei FNH oder Hämangiom kaum bzw. nicht bekannt ist. Die wesentlichen Charakteristika dieser Tumoren sind in Tabelle 1 zusammengestellt [2, 3, 6]. Hinsichtlich der Ätiologie sind zumindest für FNH und Adenom äußere Einflüsse, wie z.B. die Einnahme oraler Kontrazeptiva beschrieben.

Tabelle 1. Benigne Lebertumoren – Charakteristika

	FNH	Adenom	Haemangiom	Bemerkungen
Häufigkeit	1–2% (9,3%)	ca. 3% (12,1%)	1–20% (54,9%)	Autopsiematerial (Resektion: Iwatsuki 1988)
Symptome	ca. 20%	47–62%	ca. 15%	Kreitner 1987
Leberfunktionsstörung	selten	selten	kaum	weitgehend abhängig von Wachstum und Tumorgröße
Rupturgefahr	0–9,2%	30–40%	1,8–19,7%	Foster 1988
Malignitätsrisiko	kaum	ja	nein	Goodman 1987

Tabelle 2. Benigne Lebertumoren – Differentialdiagnostik

	FNH	Adenom	Haemangiom
Sonographie	+: zentral echoreich, peripher inhomogen	(+): echoarm-echoreich	++: echoreich
Bolus-CT	++: hyperdens → isodens	(+): hypo-/isodens, inhomogen	++: hypo- → hyper- → isodens (zentripetal)
Choleszintigraphie	+++: hyperperfundiert → normal → „trapping"	(+): normal → Defekt → „trapping"	Ø normal → Defekt
Blutpoolszintigraphie	Ø	Ø	++: gesteigerte Anreicherung
NMR	Ø	Ø	+: T_2 positiver Kontrast
Angiographie	+: hypervascularisiert, radiäre Struktur scharf abgegrenzt	(+): hypervascularisiert	++: fleckförmige Anreicherung
Bewertung	meistens sichere Diagnose + Differenzierung[a]	meistens keine sichere Diagnose, Differenzierung nur durch Ausschluß anderer Tumoren	meistens sichere Diagnose + Differenzierung[a]

Ø	= nicht weiterführend	[a] durch mindestens zwei Untersuchungsmethoden
(+)	= uncharakteristisch	
+	= hinweisend	
++	= meistens charakteristisch	
+++	= spezifisch	

Klinisch bedeutsam sind einerseits die sichere Diagnosestellung und Differenzierung untereinander bzw. gegenüber malignen Lebertumoren, und andererseits die sich daraus evtl. ergebenden therapeutischen Konsequenzen.

Diagnose und Differentialdiagnose

Neben klinischen und laborchemischen Untersuchungen einschließlich Tumormarkern steht heute eine ganze Reihe überwiegend nicht-invasiver diagnostischer Methoden zur Verfügung, die je nach Fragestellung gezielt zur Anwendung kommen (Tabelle 2).

Zur Diagnosestellung einer FNH ist besonders die Choleszintigraphie geeignet: In der sequentiell durchgeführten Untersuchung zeigt sich typischerweise eine Trias von initialer Hyperperfusion, normaler Speicherung und Retention der Aktivität im Tumor („trapping"), womit dieses Verfahren als hochspezifisch angesehen werden kann [4]. Auch die Computertomographie mit Kontrastmittelbolusapplikation ergibt meistens ein charakteristisches Bild mit anfänglicher Hypo- und Übergang in Isodensität. Sonographie und Arteriographie können auf diese Läsion hinweisende Ergebnisse liefern.

Hämangiome weisen bei folgenden Untersuchungsmethoden häufig charakteristische Zeichen auf: In der Sonographie findet sich ein echoreicher Tumor, während im Bolus-CT eine zentripetal fortschreitende Änderung der Dichtewerte zur Darstellung kommt. Blutpoolszintigraphie und Angiographie zeigen eine gesteigerte bzw. typisch fleckförmige Anreicherung. Hinweisend und vielleicht zukünftig an Bedeutung zunehmend kann auch die Kernspintomographie beurteilt werden.

Zur Bewertung läßt sich feststellen, daß bei FNH und Hämangiom meistens eine sichere Diagnose und Differenzierung möglich ist, so daß auch eine histologische Sicherung nicht notwendig wird, vorausgesetzt, zwei verschiedene Untersuchungsmethoden zeigen das gleiche Ergebnis.

Demgegenüber gelingt es beim Adenom mit den genannten Techniken im allgemeinen nicht, ein für diesen Tumor charakteristisches Verhalten nachzuweisen. Eine sichere Abgrenzung besonders gegenüber malignen Lebertumoren ist somit nicht gewährleistet. Aus den Charakteristika der verschiedenen Tumoren sowie den diagnostischen Möglichkeiten lassen sich die im Einzelfall erforderlichen weiteren Maßnahmen ableiten.

Operationsindikation und Therapie

Sind bei einem Patienten mit den beschriebenen diagnostischen Verfahren FNH oder Hämangiome zweifelsfrei nachgewiesen, so empfehlen wir im allgemeinen eine langfristige Kontrolle des Befundes, um etwaige Veränderungen zu erkennen. Lediglich bei Beschwerden und/oder dokumentiertem Tumorwachstum sehen wir eine Indikation zur operativen Tumorentfernung.

Können diese beiden Tumorarten jedoch nicht sicher differenziert werden, besteht also der Verdacht auf ein Adenom, ist wegen unsicherer Diagnosestellung und Malignitätsrisiko bzw. der Möglichkeit eines bereits vorliegenden Malignoms eine Operationsindikation stets gegeben.

Operationsverfahren der Wahl sind die anatomische oder atypische Leberresektion, ggf. die Tumorresektion ex situ bei ungünstiger Lage und Größe, oder die Lebertransplantation zum Beispiel bei multiplen Adenomen auf dem Boden von Stoffwechselerkrankungen oder Haemangiomatose [5, 7, 8].

Eigene Ergebnisse

Im Zeitraum von 1974−1985 wurde bei insgesamt 75 Patienten mit benignen Lebertumoren eine Operation durchgeführt (Tabelle 3). Die überwiegende Mehrheit dieser Patienten hatte ein oder mehrere Haemangiome (n = 40) oder fokal-noduläre Hyperplasien (n = 30), nur in 5 Fällen lag ein Adenom vor. Alters- und Geschlechtsverteilung waren in etwa vergleichbar, wobei sich jedoch ein deutliches Überwiegen weiblicher Patienten im mittleren Lebensalter fand. Meistens waren eine ausgeprägte Symptomatik bzw. relativ große Tumoren Anlaß zur Operation.

Bei der Mehrzahl von 41 Patienten konnten die Tumoren durch parenchymsparende Segmentresektionen oder atypische Resektionen entfernt werden, während in 19 Fällen anatomische oder erweiterte Hemihepatektomien erforderlich wurden. Bei 15 Patienten wurde lediglich eine explorative Laparotomie mit Biopsie durchgeführt (Tabelle 4). Ein

Tabelle 3. Benigne Lebertumoren – Patientenübersicht MHH 1974–1985 (n = 75)

	FNH	Adenom	Haemangiom
Patienten (n)	30	5	40
Alter (J)	36 ± 8,7 (15–56)	34 ± 10,7 (20–45)	49 ± 9,3 (32–70)
Geschlecht w : m	29 : 1	4 : 1	27 : 13
Symptomatik			
Druckgefühl/Schmerzen	19	2	20
tastbarer Tumor	5	1	2
Icterus	1	–	1
path. Laborwerte (γ-GT, AP)	10	1	3
Zufallsbefund/Tumornachsorge	14	–	18
keine	–	1	2
Tumorgröße (cm)	7,4 ± 3,8 (2–17)	10 ± 4,5 (4–15)	7,4 ± 4,7 (2–20)
Tumoranzahl sol. : mult.	21 : 9	5 : 0	28 : 12

Tabelle 4. Benigne Lebertumoren – Operationsverfahren MHH 1974–1985 (n = 75)[a]

	FNH	Adenom	Haemangiom	gesamt
Anatomische Resektion re.	5	–	3	8
Anatomische Resektion li.	2	1	3	6
Erweiterte Resektion re.	2	–	–	2
Erweiterte Resektion li.	3	–	–	3
Segmentresektion	8	–	13	21
Atypische Resektion	6	3	11	20
PL + PE	4	1	10	15

[a] Op-Letalität: $\frac{1}{75}$ = 1,3%

Patient mit einem Adenom verstarb infolge einer Blutungskomplikation, während die übrigen Patienten die Operation auch langfristig gut überstanden.

Eine Tumorresektion ex situ mit anschließender Auto-Transplantation der Leber wurde bei einer jungen Patientin mit FNH erfolgreich durchgeführt. Hier lag ein recht großer Tumor direkt im Einmündungsbereich der Lebervenen vor, der mit konventionellen Methoden technisch irresektabel war.

Unsere Erfahrungen mit allogener Lebertransplantation bei benignen Lebertumoren oder tumorartigen Läsionen umfaßt bislang 10 Patienten (Tabelle 5). Von 4 Patienten mit Adenomen – bei kryptogener Zirrhose bzw. auf dem Boden einer Glykogenose Typ I – war in einem Fall bereits eine Leberresektion wegen eines hochdifferenzierten hepatozellulären Carcinoms vorausgegangen. Jeweils 2 Patienten hatten eine diffuse Haemangiomatose bzw. Angiomatose der Leber. Insgesamt sind 6 Patienten mit einem Beoachtungszeitraum bis über 39 Monate nach der Transplantation ohne Hinweis für erneute Tumoren am Leben und sehr gut rehabilitiert.

Schlußfolgerung

In scheinbar zunehmendem Maße wird der Chirurg mit Patienten konfrontiert, bei denen der Verdacht auf einen benignen Lebertumor vorliegt. In diesen Fällen ist die vordringliche Aufgabe, die Diagnose so weit wie möglich mit den gegenwärtigen zur Verfügung ste-

Tabelle 5. Benigne Lebertumoren – Lebertransplantation MHH Nov. 1972 bis Febr. 1987 (n = 10)

LTx Nr.	Alter (J)	Geschlecht	Vorgeschichte	Diagnose	Verlauf
82	36	w	Hemihepatectomie re. (9. 2. 83)	FNH (Leberversagen)	verstorben: 0 d (Coma)
88	8	m	Ikterus, CT-Tumor	Adenom, Cryptogene Cirrh.	verstorben: 11 Mon. (chron. Abst.)
267	23	m	PE (10. 86)	Adenome, GSD I	lebt: 27 Monate
289[a]	24	w	Leberresektion re+li (9. 5. 84)	Adenome, GSD I	lebt: 23 Monate
419[a]	23	w	Leberresektion li (5. 79)	Adenome, GSD I	lebt: 3 Monate
176	41	w	Spontanruptur → Tamponade (7. 10. 85)	Haemangiomatose (Bltg)	verstorben: 37 d (Sepsis)
438	53	w	Kasabach-Merrit-Syndrom (81)	Haemangiomatose	lebt: 1 Monat
183	42	w	Ligatur A. hepatica (9. 7. 85)	Angiomatose	lebt: 39 Monate
338	46	w	PL (28. 8. 87)	Angiomatose	verstorben: 5 d (MOF)
182	53	m	ERCP, PE (10. 4. 85)	Papillomatose	lebt: 39 Monate

[a] Geschwister

henden Methoden zu sichern und gegenüber anderen, besonders malignen Tumoren, abzugrenzen. Gerade hier muß bei der Indikationsstellung zur Operation sehr sorgfältig zwischen möglichem Schaden für den Patienten und Notwendigkeit des Eingriffes abgewogen werden.

Literatur

1. Foster JH (1982) Benign liver tumors. World J Surg 6:25–31
2. Foster JH (1988) Benign liver tumors. In: Blumgart LH (ed) Surgery of the liver and biliary tract. Churchill Livingstone, Edinburgh London Melbourne New York, pp 1115–1127
3. Goodman ZD (1987) Benign tumors of the liver. In: Okuda K, Ishak KG (eds) Neoplasms of the liver. Springer, Berlin Heidelberg New York London Paris Tokyo, pp 105–125
4. Gratz KF, Creutzig H, Brölsch C, Neuhaus P, Majewski A, Pichlmayr R, Hundeshagen H (1984) Choleszintigraphie zum Nachweis der fokal-nodulären Hyperplasie (FNH) der Leber? Chirurg 55:448–451
5. Iwatsuki S, Starzl TE (1988) Personal experience with 411 hepatic resections. Ann Surg 208:421–434
6. Kreitner KF, Thelen M, Schild H, Heintz A, Störkel S (1987) Epidemiologische und klinische Aspekte der fokal-nodulären Hyperplasie der Leber. Dtsch Med Wochenschr 112:891–896
7. Leese T, Farges O, Bismuth H (1988) Liver cell adenomas. Ann Surg 208:558–564
8. Pichlmayr R, Neuhaus P, Brölsch C (1984). Die Chancen einer chirurgischen Behandlung von Lebertumoren. Verh Dtsch Krebs Ges 5:473–482

72. Shuntchirurgie im Hinblick auf die Indikation zur Lebertransplantation

E. Broelsch, P. Vogelbach, J. C. Emond, J. R. Thistlethwaite, S. A. Woodle, A. L. Baker, und P. F. Whitington

Department of Surgery, General Surgery and Transplantation Surgery The University of Chicago, Box 259 5841 S. Maryland Avenue, Chicago, Illinois 60 637 U.S.A.

Shunt Surgery and Its Implication for Liver Transplantation

Summary. Sclerotherapy and protosystemic shunt surgery are established procedures for treating bleeding esophageal varices. Liver transplantation (OLT) has not yet been established as primary therapy of portal hypertension. In a series of 43 patients with uncontrollable bleeding, shunt surgery was employed in 26 patients with contra-indications to OLT and in 2 whose liver disease had not progressed. In the remaining 15 patients, OLT was performed in urgent (n = 8) and emergency settings (n = 7). The results obtained indicate that immediate shunting in nontransplant candidates results in one-year survival for 67–83% of Child's class A or B Patients and only 42% Child's C category regardless of the type of shunt procedure performed. In transplant candidates with a similar risk status (Child;s B and C) 5 of 8 patients receiving an urgent transplant and 4 of 7 patients receiving emergency OLT during active bleeding survived for one year or more. These results indicate that bleeding varices can be treated successfully by OLT.

Key words: Shunt Surgery – Liver Transplantation – Variceal Bleeding

Zusammenfassung. Während Sklerotherapie und Shuntchirurgie etablierte Verfahren in der Behandlung von Varizenblutungen darstellen, ist die Rolle der Lebertransplantation noch nicht gesichert. Die Ergebnisse von 43 Patienten mit unkontrollierbarer Varizenblutung werden dargestellt. In 28 Fällen wurde ein Shunt angelegt und in 15 Fällen konnte die Grunderkrankung mit einer Lebertransplantation geheilt werden. Die Ein-Jahresüberlebensraten in der Child-Kategorien B und C sind bei transplantierten Patienten besser als bei Shuntoperierten. Bei Möglichkeit zur Transplantation kann die akute Varizenblutung bei selektionierten Patienten mit einer Lebertransplantation behandelt werden.

Schlüsselwörter: Shuntchirurgie – Lebertransplantation – Varizenblutung

Die Behandlung der akuten Varizenblutung bei Leberzirrhose und portaler Hypertension war 3 Jahrzehnte lang eine Domäne der Shuntchirurgie in ihren verschiedensten Variationen [1–6].

Die überzeugende Effektivität und Kosten-Nutzen-Relation der Sklerotherapie hat in den vergangenen 15 Jahren diese Rolle übernommen, und sich als Ersttherapie bei Blutungen aus Oesophagusvarizen etabliert [7–10].

Die Komplikationen der Langzeittherapie jedoch ebenso wie die unterschiedliche Erfolgsrate der Notfallbehandlung haben generell zu einer Wiederbesinnung auf die

Shuntchirurgie geführt [4, 11, 12]. Beide Verfahren haben inzwischen durch verfeinerte Techniken in der Diagnostik der Varizenblutung und durch pharmakologisch substituierende, drucksenkende Therapie das Risiko des Verblutens deutlich senken können [13–17].

Keines der Verfahren jedoch stellt eine Behandlung des Grundleidens dar, so daß der Stellenwert der Behandlung der Zirrhose im Endstadium – nämlich der Lebertransplantation – bereits bei der Behandlung der Varizenblutung in das Indikationsspektrum miteinbezogen werden muß [18].

Hat die Shuntchirurgie – gerade begriffen, ihren verlorenen Stellenwert wieder aufzuholen – angesichts dieses neuen Verfahrens endgültig an Bedeutung verloren?

Diese hypothetische Frage ist grundsätzlich zu verneinen, aber sie zwingt zu einem differenzierteren Denken im therapeutischen Vorgehen und zur entsprechenden Anpassung an die im Einzelfall vorgegebenen therapeutischen Notwendigkeiten und Möglichkeiten.

Unabhängig davon, welches Verfahren sich in der Zukunft durchsetzten wird, sind grundsätzlich zwei Gegebenheiten festzuhalten:

1. Sklerotherapie und Shuntchirurgie sind in allen Schwerpunktkliniken durchführbar und stellen somit den praktischen Eckpfeiler der Therapie der Komplikationen der portalen Hypertension dar.
2. Die Lebertransplantation stellt derzeit noch keineswegs die Behandlung jeder Form der Leberzirrhose dar, die zu Varizenblutung führen kann und ist überdies von institutionellen Voraussetzungen abhängig.

Die folgende Analyse stammt aus einer Klinik in der alle Behandlungsformen integriert sind und sie stellt somit den Ansatz zu neuen Entwicklungen dar und wird als therapeutisches Vorgehen zur Diskussion gestellt. Insbesondere wird das Problem angeschnitten, ob eine Transplantation bei unkontrollierbarer Varizenblutung bei geeigneten Patienten indiziert sein kann, beziehungsweise, wann eine konventionelle Shuntoperation vorzuziehen ist.

Patientengut und Indikationskriterien

Von über 460 Zirrhotikern, die zwischen Oktober 84 und März 88 zur Behandlung vorgestellt wurden, befanden sich 43 Patienten, bei denen die Varizenblutung durch Sklerotherapie nicht mehr kontrolliert werden konnte und bei denen die Entscheidung zur Shuntanlage oder TX gefällt werden mußte. Bei diesen Patienten handelte es sich um eine, in Bezug auf die Grunderkrankung und die vorausgegangene Sklerosierungsbehandlung unselektionierte Gruppe, bei denen aber eine Zirrhose ebenso dokumentiert war wie eine Blutung aus Varizen. Bei 20 Patienten konnte die Blutung nicht kontrolliert werden, wobei das Standardvorgehen in Sondentamponade mit pharamakologischer Drucksenkung bei gleichzeitiger endoskopischer Diagnostik und Sklerosierungsbehandlung bestand.

12 Patienten hatten eine frühe Rezidivblutung nach initial erfolgreicher Tamponade und Sklerosierung und 9 Patienten bluteten aus Fundusvarizen. Bei allen Patienten erfolgte die definitive Blutstillung noch während der gleichen Hospitalisation.

Sämtliche Patienten wurden unter diesen Voraussetzungen als chirurgische Kandidaten für eines der beiden Verfahren angesehen. Konnte die Blutung vorübergehend gestillt werden, so wurde zum frühestmöglichen Zeitpunkt die definitive Operation durchgeführt: In 28 Fällen eine Shuntoperation oder Devaskularisation und in 15 Fällen eine Transplantation (Tabelle 1).

Die Bezeichnung Intervallshunt konnte hierfür definitionsgemäß nicht gewählt werden, so daß wir für die Fälle in denen wenigstens 48–72 Stunden keine Blutung stattgefunden hatte die Bezeichnung „dringlich" gewählt haben.

Das bevorzugte Verfahren bestand in einer direkten portocavalen Anastomose – portocavaler Seit-Seit oder mesocavaler Anastomose. Splenorenale Anastomosen (n = 7) wurden aufgrund anatomischer Gegebenheiten durchgeführt und zwar bei Patienten, bei

Operationsverfahren	Zeitpunkt[a] Dringlich	Notfall	Gesamt
Shunts	14	12	26
Mesocaval	5	4	9
Porto-caval	2	8	10
Spleno-renal	7	–	7
Devaskularisation	1	1	2
Lebertransplantation	8	7	15

Tabelle 1. Chirurgisches Operationsverfahren zur Drucksenkung bei Varizenblutung

[a] Dringlich: <7 Tage nach Blutung

	N =
Alter > 60 j.	5
Activer Alcoholismus	9
Child's-Kategorie A	2
Hemorrhagischer Schock	2
Mehrfachkomplikationen[a]	9

Tabelle 2. Kontraindikationen zur Lebertransplantation bei akuter Varizenblutung

[a] Zwei oder mehr gleichzeitige relative Kontraindikationen: Alter >60 j; Gewicht >150 kg; Alkoholabusus; protrahierter Schock; Diabetes.

denen eine vollständige Blutumleitung ungünstig gewesen wäre (Child B + C Patienten). In 15 Fällen wurde eine Lebertransplantation durchgeführt, davon in 7 Fällen bei akuter protrahierter Blutung mit liegender Sengstaken Sonde. Die Entscheidung für eine Shuntoperation und gegen eine Transplantation fiel aufgrund folgender Kriterien (Tabelle 2):

Ergebnisse

Von 28 Patienten, die eine Shuntoperation erhielten wurden 14 „dringlich" operiert und bei 14 wurde ein sog. Katastrophenshunt angelegt. 12 Patienten der ersten Gruppe überlebten (86%) und nur 6 der letzteren Gruppe (43%). Setzt man die Child-Kriterien als Bezugsparameter ein, so ergibt sich eine Überlebensrate von 83 bis 80% bei den günstigen Child Klassen A und B und 42% in der Child Klasse C. In Bezug auf die durchgeführten Operationsverfahren, ergeben sich die günstigsten Überlebensraten nach splenorenalen Anasetomosen, gefolgt von portocavalen und mesocavalen Shunts mit 60 bis 67%. Die Dissektionsverfahren waren in beiden Fällen ungünstig.

Zu den erwähnten 28 Patienten gehören 2 Patienten, die bei einem Child Stadium A noch keine Transplantationskandidaten waren und deshalb vorerst eine Dekompressionsoperation erhielten (SRA), (Tabelle 3). Transplantiert wurden ausschließlich Patienten der Child B und C Kategorie mit Aszites, Enzephalopathie und Kuagulopathie. 8 Patienten wurden innerhalb von 72 Stunden nach der letzten Blutung tranplantiert.

5 dieser 8 Patienten sind zwischen einem und 3 1/2 Jahren nach LTX am Leben (Tabelle 4).

7 Patienten wurden im Stadium der akuten unkontrollierbaren Blutung mit liegender Sonde und Vasopressintropf innerhalb von 48 Stunden operiert und von diesen sind 4 zwischen 3½ und 1 Jahr am Leben (Tabelle 5).

Diskussion

Blutende Oesophagusvarizen stellen etwa ein Drittel der Komplikationen bei Patienten mit fortgeschrittener Leberzirrhose dar. Für ihre Behandlung haben sich Verfahren der Sklerotherapie und der Shuntchirurgie etabliert. Erfolgreiche Sklerotherapie sowie Shunt-

Überlebensrate = N (%)	
Dringlich	12/14 (86%)
Zeitpunkt <	
Notfall	6/14 (43%)
A	5/6 (83%)
Child's Klasse B	8/10 (80%)
C	5/12 (42%)
Shuntverfahren	
splenorenal	6/7 (86%)
portocaval	6/10 (60%)
mesocaval	6/9 (67%)
Dissektion	0/2 (0%)

Tabelle 3. Einfluß von Operationszeitpunkt, Child-Klassifikation und Shuntverfahren auf die Überlebensrate von Nichttransplantationskandidaten

Tabelle 4. Präoperative Parameter und Verlauf von Patienten mit dringlicher[a] Lebertransplantation

Alter[b]	Diagnose[c]	PT[d]	Bili[e]	Alb[f]	Ascites[g]	PSE[h]	Nut[i]	RBC[j]	Surv[k]
1	BA	29	30	1,6	2	2	2	14	0
1	BA	2	12	2,7	2	0	2	2	1
1	BA	3	20	3	1	0	2	3	1
1	GA	6	23	3,3	2	2	2	13	1
50	CAH	8	3,5	2,8	2	0	2	40	1
26	CAH	6	17	2,4	2	1	2	23	1
25	CAH	9	44	2,8	2	2	2	90	0
39	2BC	6	38	3	2	1	2	21	0

[a] OLT innerhalb von 7 Tagen während ktiver Blutung
[b] Jahre
[c] CAH = chronisch aktive Hepatitis, GA = Gallengangsatresia, 2BC = secundäre biliäre Zirrhose
[d] PT = Prothrombin Zeit, Verlängerung in s
[e] mg/dl
[f] g/dl
[g] 1 = mild, 2 = massiv
[h] PSE = porto-systemische Encephalopathie, 1 = mild, 2 = Koma
[i] NUT = Mangelernährung, 1 = mild, 2 = stark
[j] RBC = Bluteinheiten während OLT
[k] Überleben 1 Jahr nach OLT

anlage im frühen Zirrhosestadium haben ein Verbluten aus Varizen weitgehend verhindert. Insbesondere durch wiederholte Sklerotherapie gelingt es, die Komplikationen auch bei Fortschreiten der Leberzirrhose zu verhüten, bis der Zeitpunkt der Transplantation erreicht ist. Dieser Fortschritt der Sklerotherapie – durch den die Shuntchirurgie weitgehend abgelöst wurde – wirkt sich effektiv nur bis zu dem Krankheitsgrad aus, an dem die Varizenverödung sicher durchgeführt werden kann. Zunehmend wird ein Endpunkt erreicht, der durch Oesophagusulzerationen, Strikturen und Fundusvarizen gekennzeichnet ist. Bei Blutungskomplikationen dieser Patienten stellt sich das Problem des therapeutischen Vorgehens, bei dem eine rasche Entscheidung getroffen werden muß.

Die chirurgischen Möglichkeiten lagen in der Vergangenheit nur in der Durchführung von Shuntoperationen oder Dissektionsverfahren. Die Lebertransplantation hatte vor allem aus logistischen Gründen keine nennenswerte Bedeutung. Das Bestehen eines Transplantationsprogrammes erlaubt jedoch eine Erweiterung im Entscheidungsprozeß, in dem sie für Patienten, deren Grunderkrankung eine Transplantation zuläßt, diese Option auch zum Zeitpunkt einer kaum beherrschbaren Blutungskomplikation bereit hält.

In unserem Krankengut wurde deshalb die Selektion grundsätzlich in Transplantationskandidaten und in Nicht-Transplantationskandidaten vorgenommen. Bei letzteren bleibt

Tabelle 5. Präoperative Parameter und Verlauf von Patienten mit Notfall[a]-Lebertransplantation

Alter[b]	Diagnose[c]	PT[d]	Bili[e]	Alb[f]	Ascites[g]	PSE[h]	Nut[i]	RBC[j]	Surv[k]
39	CAH	1	3,5	2,4	2	1	1	48	0
52	CAH	2	22	2,0	2	2	2	27	1
48	CRYPT	8	5,2	2,8	2	2	2	29	1
35	CRYPT	9	3,2	2,9	2	1	2	72	0
58	CRYPT	10	12	2	2	2	2	24	0
34	ETOH	10	30	1,8	2	2	2	35	1
54	PBC	2	21	2,8	1	1	2	27	1
39	2BC	6	38	3	2	1	2	21	0

[a] OLT während aktiver Blutung
[b] Jahre
[c] CAH = chronisch aktive Hepatitis, CRYPT = cryptogene Cirrhose, ETOH = alcoholische Cirrhose, PBC = primär biliäre Cirrhose
[d] PT = Prothrombin Zeit, Verlängerung in s
[e] mg/dl
[f] g/dl
[g] 1 = mild, 2 = massiv
[h] PSE = porto-systemische Encephalopathie, 1 = mild, 2 = Koma
[i] NUT = Mangelernährung, 1 = mild, 2 = stark
[j] RBC = Bluteinheiten während OLT
[k] Überleben 1 Jahr nach OLT

die Shuntchirurgie die effektivste Form der definitiven Blutungskontrolle, während für TX-Kandidaten beide Verfahren möglich sind. Ob man Patienten mit einer durch Transplantation heilbaren Erkrankung bis zu diesem Blutungsstadium kommen lassen soll ist zweifelhaft; wichtig ist festzustellen, daß auch eine Shuntanlage eine spätere TX nur unwesentlich verkompliziert [18, 25].

Bei cholestatischen Lebererkrankungen sowie Parenchymerkrankungen nichtalkoholischer Genese entscheiden wir uns dafür, eine Transplantation nach oder sogar bei schwerer Blutung durchzuführen. Aus mehreren Berichten ist zu entnehmen, daß eine Warten auf Besserung der Gesamtsituation in der Mehrzahl der Fälle zu fatalen Komplikationen führt [20–24].

In unserem, nach zwei Gesichtspunkten selektrioniertem Patientengut, zeigt sich bei den Nicht-TX-Kandidaten, daß der Zeitpunkt der Operation und der Grad der Lebererkrankung den Erfolg determinieren. Die unkontrollierte Blutung stellt bei rascher Shuntanlage bei Child A Patienten keine unbehandelbare Komplikation dar, während sie bei Child C Patienten nur ein Einjahresüberleben von 42% erlaubt (Tabelle 3).

Demgegenüber läßt sich bei Patienten mit durch Transplantation heilbarer Grunderkrankung in der gleichen Risikogruppe ein Überleben von 58% erzielen, wobei gleichzeitig eine Therapie der Grunderkrankung erfolgt. Aufgrund der objektivierbaren klinischen Parameter sind Analogien zu Erfahrungsberichten anderer Kliniken erlaubt, die belegen, daß >60% dieser Patienten bei Fortsetzung einer anderen Therapie letale Komplikation entwickelt hätten [19].

Transplantationen im Stadium der akuten Blutung sind bislang als Kontraindikation angesehen worden. Bei Verfügbarkeit von Spenderorganen erscheint uns eine Änderung dieser Indikationsstellung möglich. Vor allem dann, wenn die Alternative lediglich in der Anlage eines Katastrophenshunts besteht. Die hohe Mortalität des Shuntverfahrens ist gegen eine hohe Überlebensrate nach Transplantation zu werten, so daß unser Vorgehen indiziert erscheint. Würde man aus dieser Patientengruppe 40% durch einen Shunt aus der Blutungsgefahr herausbringen, aber nicht transplantieren, so hätte die gleiche Patientengruppe bei einer später notwendigen Transplantation mit einer zusätzlichen Mortalität von 50% zu rechnen. Dies gilt einschließlich der Operationen im Elektivstadium, die Patienten mit CAH-Zirrhose eine Überlebensrate von 50–60% ermöglicht [18, 25].

Schlußfolgerung

Unsere Ergebnisse lassen die folgenden Schlußfolgerungen zu:

1. Die Initialbehandlung von Zirrhotikern mit Varizenblutung stellt die Sklerotherapie dar.
2. Bei nicht fortzuführender Sklerotherapie sollte bei Nicht-Transplantationskandidaten eine Shuntoperation durchgeführt werden, bevor diese Pat. das Child-Stadium B oder C erreicht haben. Dies gilt ebenso für Transplantationskandidaten, wofern noch keine Transplantations-Indikation gegeben ist.
3. Bei Transplantationskandidaten im Child B und C Stadium stellt die gleiche Sitatuion eine unmittelbare Transplantations-Indikation dar. Diskonnektionsverfahren sind bei Nicht- Transplantationskandidaten ebenso berechtigt, jedoch nicht bei Transplantationskandidaten.
4. Bei Transplantationskandidaten mit unkontrollierbarer Blutung ist die Notfall-Transplantation dem Katastrophenshunt vorzuziehen. Die Voraussetzungen hierfür sind logistischer Art und die Bereitschaft dem Patienten in kritischer Situation eine realistische Überlebenschance, auch auf Kosten der Überlebens- und Transplantationsstatistik zu geben.

Literatur

1. Warren WD, Zeppa R, Fomon JJ (1967) Selective trans-splenic decompression of gastroesophageal varices by distal splenorenal shunt. Ann Surg 166:437−465
2. Conn HO (1974) Therapeutic portocaval anastomosis: to shunt or not to shunt. Gastroenterology 67:1065−1971
3. Mikkelson WP (1974) Portal Hypertension. Therapeutical protocaval shunt. Arch Surg 108:302−305
4. Millikan WJ, Warren WD, Henderson JM et al. (1985) The Emory prospective randomized trial: Selective versus nonselective shunt to control variceal bleeding. Ten year follow-up. Ann Surg 201:712−722
5. Langer B, Taylor BR, Mackenzie DR, Gilas T, Stone RM, Blendis L (1985) Further report of a prospective randomized trial comparing distal splenorenal shunt with end-to-side protocaval shunt. An analysis of encephalopathy, survival and quality of life. Gastroenterology 88:424−429
6. Warren WD, Galambos JT, Reipe SP, et al. (1987) Distal splenorenal shunt versus endoscopic sclerotherapy for the long-term management of variceal bleeding. Ann Surg 203:454−461
7. Terblanche J, Northover JMA, Bornman P, et al. (1979) A prospective evaluation of injection sclerotherapy in the treatment of acute bleeding from esophageal varices. Surgery 85:239−245
8. Fleig WE, Stange EF, Ruttenauer K, Ditschuneit H (1983) Emergency endoscopic sclerotherapy for bleeding esophageal varices: a prospective study in patients not responding to balloon tamponade. Gastrointest Endosc 29:8−14
9. Paquet KJ (1983) Endoscopic paravariceal injection sclerotherpy of the esophagus: indications, technique, complications: results of a period of 14 years. In: Selected papers from the Cleveland Clinic course: endoscopic sclerotherapy of esophageal varices. Gastrointest Endosc 29:310−315
10. Cello JP, Grendall JH, Crass RA, Weber TE, Trunkey TE (1986) Endoscopic sclerotherapy versus portocaval shunt in patients with severe cirrhosis and acute variceal hemorrhage (long term followup). N Engl J Med 316:11−15
11. Orozco H et al. (1988) Ten years of selective shunts for hemorrhagic portal hypertension. Surgery 103/1:27−31
12. Warren WD, Millikan WJ, Henderson JM, Rasheed ME, Salam AA (1985) Selective variceal decompression after splenectomy of splenic vein thrombosis with a note on splenopancreatic disconection. Ann Surg 199:694−792
13. Millikan (1985) see 4
14. Clark AW, Westaby D, Sick DBA et al. (1980) Prospective controlled trial of injection sclerotherapy in patients with cirrhosis and recent variceal haemorrhage. Lancet II:552−554
15. Blei AT (1986) Pharmacokinetic-hemodynamic interactions in cirrhosis. In: Groszmann RJ (ed) Seminars in Lever Disease-Portal hypertension: Circulatory and renal abnormalities. Thieme Medical Publishers, New York, vol 6(4), pp 299−308

16. Polio J, Groszmann RJ (1986) Hemodynamic factors involved in the development and rupture of esophageal varices: A pathophysiologic approach to treatment. In: Groszmann RJ (ed) Seminars in Liver Disease-Portal hypertension: Circulatory and renal abnormalities. Thieme Medical Publishers, New York, vol 6(4), pp 318–331

17. Paquet KJ, Koussouris P (1986) Is there an indication for prophylactic endoscopic paravariceal injection sclerotherapy in patients with liver cirrhosis and portal hypertension? Endoscopy (Suppl 2):32–35

18. Iwatsuki S, Starzl TE, Todo S et al. (1988) Liver transplantation in the treatment of bleeding esophageal varices. Surgery 104:697–705

19. Westaby D, Williams R (1986) Elective sclerotherapy-technique and results, Endoscopy 18 (Suppl 2):28–31

20. Grossmann MD, McGreevy JM (1988) Effect of delayed operation for bleeding esophageal varices on child's class and indices of liver function. Am J Surg 156:502–505

21. Olsson R (1972) The natural history of esophageal varices. A retrospective review study of 224 cases with liver chirrhosis. Digestion 6:65–71

22. Nachlas MM, O'Neil JE, Campbell AJA (1955) The life history of patients with cirrhosis of the liver and bleeding esophageal varices. Ann Surg 141:10–23

23. Graham DY, Smith JL (1981) The course of patients after variceal hemorrhage. Gastroenterology 80:800–809

24. Smith JL, Graham DY (1982) Variceal hemorrhage, a critical evaluation of survival analysis. Gastroenterology 892:968–973

25. Brems JJ, Hiatt RJ, Busuttil RW et al. (1989) Effect of a prior portosystemic shunt on subsequent liver transplantation. Ann Surg 209 (1):51–56

73. Aspekte einer künstlichen Leber

P. Neuhaus und R. Steffen

Chirurgische Klinik und Poliklinik des Universitätsklinikums Rudolf Virchow der Freien Universität Berlin, Spandauer Damm 130, 1000 Berlin 19

Perspectives of Artificial Liver Support

Summary. Artificial liver support may be indicated in cases of fulminant toxic or drug-induced liver failure, in fulminant viral hepatitis, after surgical procedures such as extended liver resections or liver transplantation with primary graft failure, and in some cases of chronic endstage liver disease. Neither artificial nor biological liver support systems have shown any convincing results, whereas plasma exchange combined with intensive medication is suitable for temporary liver failure or for providing support until a donor organ for liver transplantation becomes available.

Key words: Hepatic Failure − Artificial Liver

Zusammenfassung. Die Indikation zum partiellen oder totalen Leberersatz stellt sich bei toxisch bedingtem oder medikamenteninduziertem fulminanten Leberversagen, bei akutem Leberversagen nach Virushepatitis, nach ausgedehnten Leberresektionen oder nach Lebertransplantation und mit Einschränkungen bei terminaler Leberinsuffizienz auf dem Boden chronischer Leberkrankheiten. Künstliche und biologische Leberersatzsysteme haben bis heute noch keine überzeugenden Erfolge gebracht, dagegen ist der Plasmaaustausch in Kombination mit medikamentösen Maßnahmen, z.B. zur Regulation des Hirndrucks, geeignet, einen temporären Funktionsausfall bzw. die Zeit bis zur Lebertransplantaion zu überbrücken.

Schlüsselwörter: Leberversagen − künstliche Leber

Die Indikation zum partiellen oder totalen Leberersatz − entweder als temporäre und unterstützende Maßnahme oder als definitiver Organaustausch − stellt sich im Augenblick des reversiblen oder irreversiblen Versagens vitaler Leberfunktionen.

Das klinische Krankheitsbild des akuten Leberversagens bleibt dabei unscharf definiert, Hauptmerkmale sind Blutungen bei gestörter Gerinnungsfunktion und Thrombozytopenie, neurologische Auffälligkeiten und biochemische Zeichen der Leberinsuffizienz. So ist bei einem Quick-Wert unter 20% nach Gerok die Prognose zweifelhaft, unter 10% infaust. Prognostisch ungünstig sind auch Störungen anderer Syntheseleistungen, z.B. ein Serumbilirubin-Anstieg über 25 mg/dl, wogegen ein Albuminmangel prognostisch nicht besonders gut zu verwerten ist.

Die „hepatische Enzephalopathie" wird als Folge gestörter Entgiftungsfunktion angesehen, als Synonym wird beim akuten Leberversagen auch der Ausdruck „Komastadium" verwendet und in Schweregrade angegeben.

Stellvertretend für die zahlreichen möglichen Symptome der Enzephalopathie seien hier im Stadium III Somnolenz, Desorientiertheit und Sprachstörungen genannt, denen im

Tabelle 1. Enzephalopathiestadien (Komastadien) nach Gerok (1987)

Stadium I	Schlafstörungen, Verstimmtheit, Euphorie, Konzentrationsstörungen, Ruhelosigkeit, Erregbarkeit, Angst, Ziellosigkeit, Apathie, Fingertremor, Beeinträchtigung des Schreibvermögens
Stadium II	offensichtliche Persönlichkeitsveränderungen, zeitliche Desorientiertheit, Müdigkeit, Gedächtnisstörungen, Nesteln, Grimassieren, flapping tremor, Gähnen, Ataxie
Stadium III	Somnolenz, Stupor, zeitliche und örtliche Desorientiertheit, unartikulierte Sprache, deutliche Verwirrtheit, Rigidität, Hyperreflexie
Stadium IV	Bewußtlosigkeit, Koma, Schmerzreize erhalten
Stadium V	Bewußtlosigkeit, Koma, Schmerzreize nicht erhalten

Stadium IV und V Bewußtlosigkeit, EEG-Veränderungen und schließlich das Erlöschen der Schmerzreaktionen folgen (Tabelle 1).

Die Enzephalopathie ist aber nicht nur Ausdruck einer gestörten Entgiftungsfunktion, sondern auch Ausdruck einer gestörten Regulation z.B. mit Erhöhung des intrakraniellen Drucks bis hin zum Hirnödem.

Weiteres Beispiel einer gestörten Regulation ist der Säure-Basen-Haushalt, wobei es initial zu einer metabolischen Alkalose durch die eingeschränkte Harnstoffsynthese kommt. Während gleichzeitig der Ammoniakspiegel steigt, führen später sekundäre Regulationsstörungen an Herz, Lungen und Nieren zu einer metabolischen Azidose.

Nun lassen sich für ein akutes Leberversagen unterschiedliche Ursachen identifizieren, die bei den therapeutischen Überlegungen zu berücksichtigen sind.

1. Das toxisch bedingte oder medikamenteninduzierte fulminante Leberversagen, bei dem es sich in der Regel um ein einmaliges Ereignis mit massiver Leberzellschädigung, aber der Möglichkeit der Regeneration handelt.
2. Das fulminante Leberversagen bei akuter Virushepatitis, bei dem zwar auch prinzipiell die Möglichkeit der Regeneration und der Restitution der funktionierenden Leberzellmasse gegeben ist, bei dem aber die Schädigung in schwer abschätzbarer Form persistiert.
3. Die terminale Leberinsuffizienz auf dem Boden einer vorbestehenden zirrhotischen Lebererkrankung, bei der die Chancen einer Regeneration schlecht sind, es sei denn, für den Funktionszusammenbruch verantwortliche Ursachen wie Endotoxinaemien könen identifiziiet und beseitigt werden.
4. Hinzu kommt neuerdings die temporäre Insuffizienz nach ausgedehnten Resektionen und das primäre oder sekundäre Transplantatversagen nach Lebertransplantationen, bei dem zumindest prinzipiell ein vorübergehender künstlicher Organersatz, ähnlich wie bei dem zuerst genannten fulminanten Leberversagen aus toxischer Ursache die besten Erfolgschancen haben sollte.

Drei Anforderungen sind an künstliche oder biologische Leberunterstützungs- oder -ersatzsysteme zu stellen:

Es müssen:

1. Syntheseleistungen ersetzt,
2. Entgiftungsfunktionen übernommen,
3. Dysregulation beseitigt

werden.

Syntheseleistungen können am besten global durch Frischplasma-Ersatz und Plasmaaustausch substituiert werden. Dies hat den Vorteil, daß nicht nur bekannte und definierte Blutbestandteile wie Zucker, Albumine, Aminosäuren, Fette, Gerinnungsfaktoren und Hormone, sondern auch unbekannte Plasmabestandteile in annähernd physiologischen Konzentrationen zugeführt werden.

Durch Plasmaaustausch können darüber hinaus die unterschiedlichsten Toxine zumindest zum Teil eliminiert und angehäufte schädliche Metabolite in ihrer Konzentration reduziert werden.

So hat Brunner kürzlich über eine 50%ige Erfolgsrate bei der Behandlung des akuten Leberversagens mittels eines differenzierten Plasmaaustausch-Programmes berichtet. Bis 1986 überlebten dagegen nur etwa 20% seiner Patienten, die mit aggressiver Plasmapherese behandelt wurden.

Immer mehr wird die Kombination medikamentöser Maßnahmen zur Senkung des Hirndrucks, zur Elimination der Endotoxine, zur Behandlung bakterieller Komplikationen und zur Regulation des intra- und extrazellulären Wasser- und Elektrolythaushaltes mit Plasmaaustausch oder -substitution als derzeit wirksamstes therapeutisches Regime zur Entgiftung, Substitution und Regulation erkannt.

Allerdings haften diesem heute in der Klinik am weitesten verbreiteten Verfahren der Behandlung des akuten Leberversagens noch Mängel und Unzulänglichkeiten an, z.B. die Gefahr eines schweren Lungenödems, an dem früher die meisten Patienten bei forciertem Plasmaaustausch und Plasmapherese verstarben, und die unzulängliche Entgiftungsleistung, so daß die Suche nach alternativen Behandlungswegen weitergehen muß.

Von den im engeren Sinne als künstliche Leber „apostrophierten Therapiemodalitäten" ist zunächst die „Charcoal Hemoperfusion" die Adsorbtion von Toxinen bei der Perfusion des Blutes durch eine Aktivkohleschicht zu nennen. Die ersten Versuche vom Kings College Hospital in London wurden 1974 publiziert, wobei einerseits noch feinste Kohlepartikel zu Mikroembolien in der Lunge führten und andererseits ein deutlicher Plättchenverlust in den Kohlefiltern auftrat. Das Ziel war deshalb die Beschichtung der Kohlepartikel mit der Toxine permeablen, biokompatiblen Kunststoffen wie Kollodium, Polyhydroxyäthylmetacrylat (Polyhäma) und Zellulose.

1982 publizierte Williams' Arbeitsgruppe die Behandlungsergebnisse von 76 Patienten, von denen 31 im Komastadium III und 45 im Komastadium IV waren. Unter Zusatz von Prostaglandin I 2 zur Kohleperfusion trat kein Plättchenverlust mehr auf, 65% der Patienten im Stadium III und 20% der Patienten im Stadium IV konnten erfolgreich behandelt werden.

Die Rate der Mißerfolge geht parallel mit der Inzidenz von Hirnödemen, eine Komplikation, die immer wieder in den Mittelpunkt rückt und eventuell doch nach aggressiver Diagnostik einer Therapie mit Mannitol, Histamin-Antagonisten, Theophyllin, Hämofiltration und Hämodialyse zugänglich ist.

Neben dem Plasmaaustausch, der Plasmapherese und der Hämoperfusion wurden verschiedene Dialyse- und Austauschverfahren mit Ionenaustauschharzen, unterschiedlichen Dialysemembranen und auf Kunststoffträgern fixierten Entgiftungsenzymen experimentell und zum Teil klinisch erprobt. Sie alle haben zur Zeit nicht mehr oder noch keine klinische Bedeutung.

Ebensowenig konnte die isolierte extrakorporale Leberperfusion mit Pavian- oder Schweinelebern – in Deutschland von Fischer, Tung und Häring und von Lee propagiert und durchgeführt – überzeugen. Bis auf Einzelerfolge waren die Ergebnisse katastrophal schlecht, und sie wird deshalb meines Wissens genauso wenig mehr eingesetzt wie die Kreuzzirkulation.

Durch eigene Untersuchungen und Verbesserungen der extrakorporalen auxiliären Leberperfusion konnten einige technische Probleme durch ein physiologischeres Perfusionsverfahren beseitigt werden, und es gelang, die Überlebenszeit hepatektomierter Versuchstiere durch die auxiliäre Leberperfusion auf mehr als das Doppelte eines Kontrollkollektives zu verlängern. Die extrakorporal perfundierte Leber zeigte dabei auch nach 24 Stunden Perfusion immer noch eine praktisch normale Funktion, doch ist der technische Aufwand immens hoch (Abb. 1 und 2). Selbst, wenn man dies in Kauf nimmt, bleiben die biologischen Probleme der heterologen Leberperfusion wie die Thrombozytenadhärenz im heterolog perfundierten Organ mit gleichzeitigem Verbrauch von Gerinnungsfaktoren und der daraus resultierenden Funktionsbeeinträchtigung.

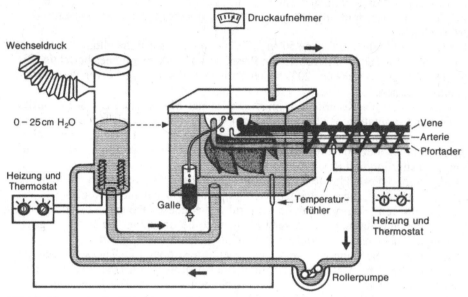

Abb. 1. Schema der Perfusionsapparatur zur extracorporalen Leberperfusion: Durch passive Entfaltung des Pfortaderniederdrucksystems und intermittierende äußere Druckanwendung kann eine homogene Leberperfusion und volle Funktionsfähigkeit über 24 Stunden aufrechterhalten werden

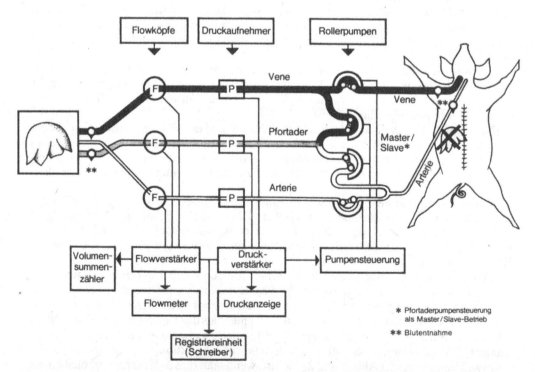

Abb. 2. Schema der extracorporalen Leberperfusion: Die auxiliäre extrakorporale Leberperfusion mit einem hepatektomierten Tier entsprechend dem dargestellten Perfusionskreislauf führte bei normaler Funktionsfähigkeit der extrakorporalen Leber zur Überlebensverlängerung des hepatektomierten Tieres

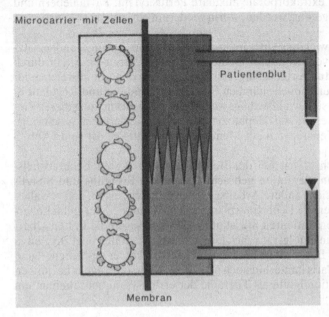

Microcarrier mit Zellen

Patientenblut

Membran

Abb. 3. Schematische Darstellung
der Trennung von Patientenblut
und auf Mikrocarriern fixierten
Hepatozyten durch eine Dialyse-
membran, es kann so durch diese
Membran ein Substrataustausch
ohne direkten Kontakt der Zellen
mit dem Patientenblut stattfinden

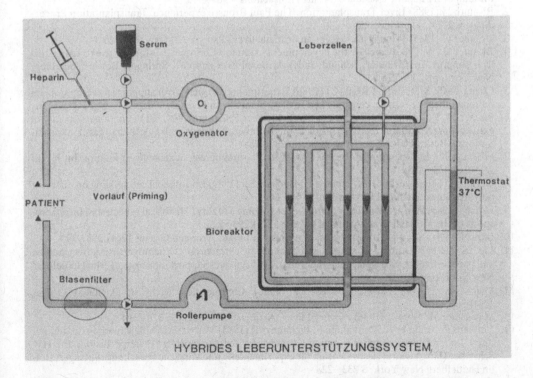

Heparin

Serum

Leberzellen

O_2

Oxygenator

Thermostat
37°C

PATIENT

Vorlauf (Priming)

Bioreaktor

Blasenfilter

Rollerpumpe

HYBRIDES LEBERUNTERSTÜTZUNGSSYSTEM

Abb. 4. Vorstellung eines hybriden Leberunterstützungssystems mit extrakorporal isolierten Hepatozyten

Wenn überhaupt, sollte die extrakorporale auxiliäre Perfusion mit Pavianlebern und nicht mit Schweinelebern durchgeführt werden, worin wiederum ein immenses logistisches und ethisches Problem liegt.

Fernziel ist natürlich die Entwicklung eines hybriden Leberunterstützungs- und -ersatzsystems mit einer Besiedlung von Kunststoffmembranen oder Carrier-Partikeln durch möglicherweise beliebig in Kultur vermehrbare Hepatozyten, die dann in ausreichender mange auch effektiv alle drei Funktionen, nämlich Entgiftung, Synthese und Regulation, übernehmen könnten. Zur Zeit sind wir allerdings weit von der Verwirklichung dieses Zieles entfernt, da weder die Isolierung der Hepatozyten, noch das Überleben geschweige denn die Vermehrung dieser Hepatozyten auf Membranen derzeitig gelöst sind (Abb. 3 und 4).

Den entscheidenden Fortschritt hat bei der Behandlung des akuten Leberausfallskomas aber wohl die Lebertransplantation gebracht. Besonders Bismuths und Starzl's Arbeitsgruppe, aber auch zahlreiche andere Arbeitsgruppen konnten zeigen, daß von allen möglichen Behandlungsverfahren die Lebertransplantation nicht nur dem terminal Leberinsuffizienten, sondern auch den Patienten mit akutem Leberversagen die besten Überlebenschancen bietet. Die Gesamterfolgsrate nach Lebertransplantationen liegt zur Zeit in einigen Zentren über 90% – in Berlin ist bisher von 16 Patienten keiner gestorben – und beim akuten Leberversagen in Paris immerhin noch über 70%. Man sollte daher bei jungen Patienten die Lebertransplantation heute als Therapie der ersten Wahl bei fulminantem Leberversagen ansehen.

Literatur

1. Agishi T, Teraoka S, Fuchinoue S, Honda H, Ota K (1988) An adsorption and filtration technique for temporary hepatic assistance. Asaio Transactions 4:969–971
2. Bismuth H (1988) Liver Transplantation: The Paul Brousse experience. Transplantation Proceedings, vol XX, 1, pp 486–489
3. Brunner G (1985) What is needed for an artificial liver? Prog in Art Org 715–720
4. Brunner G (1981) Advances in the development of immobilized enzymes for future extracorporeal liver support. In: Brunner, Schmidt (eds) Artificial liver support. Springer, Berlin Heidelberg New York, pp 230–235
5. Chang TMS, MD, PhD, FRCP (C) (1986) Experimental artificial liver support with emphasia on fulminant hepatic failure: concepts and review. Seminars in Liver Disease vol 6, No. 2:148–158
6. Fischer M, Botterman P, Sommoggy S v, Schleicher P, Erhardt W (1981) Functional capacity of extracorporeal baboon liver perfusions. In: Brunner, Schmidt (eds) Artificial Liver Support. Springer, Berlin Heidelberg New York, pp 280–285
7. Freeman JG, Matthewson K, Record CO (1986) Plasmapheresis in acute Liver Failure. Int J Artif Org 9(6):433–438
8. Gerlach J, Schauwecker HH, Hennig E, Bücherl ES (1989) Endothelial cell seeding on different polyurethanes. Artificial Organs 13(2):144–147
9. Hori M (1988) Will artificial liver therapy ever become a reality? Historical aspects and future prospects of the artificial liver. Artificial Organs 12(4):293–295
10. Inou N (198) Approach of hepatic assist utilized in Japan. Artificial Organs 12(4):296–299
11. Lie TS (1981) Treatment of acute hepatic failure by extracorporeal hemoperfusion over human and baboon liver. In: Brunner, Schmidt (eds) Artificial liver support. Springer, Berlin Heidelberg New York, pp 268–273
12. Malchesky PS, Omokawa S, Nosé Y (1988) Chronic hepatic assist. Artificial Organs 12(4):300–304
13. Matsushita M, Nosé Y (1986) Artificial liver. Artificial Organs 10(5):378–384
14. Neuhaus P, Neuhaus R, Vonnahme F, Pichlmayr R (1983) Verbesserte Möglichkeiten des temporären Leberersatzes durch ein neues Konzept der extrakorporalen Leberperfusion. In: HW Schreiber (Hrsg) Chirurgisches Forum für experimentelle und klinische Forschung. Springer, Berlin Heidelberg New York, S 233–228
15. Ozawa K, Kamiyama Y, Kimura K, Ukikusa M, Kono Y, Yamato T, Shimahara Y, Nakatani T, Asano M, Irie R, Kawashima S, Uchida K, Ohtoshi M, Aoyama H, Hirsai F, Yasuda K, Tobe T

(1982) Clinical experience of postoperative hepatic failure treatment with pig or baboon liver cross-hemodialysis with an interposed membrane. Artificial Organs 6(4):433–446

16. Ozawa K, Kamiyama Y, Kimura K, Ukikusa M, Kono Y, Yamato T, Shimahara Y, Nakatani T, Asano M, Irie R, Kawashima S, Uchida K, Ohtoshi M, Aoyama H, Hirai F, Yasuda K, Tobe T (1982) The effects of heterologous liver cross-hemodialyis on adenylate energy charge of the remnant liver after major hepatic resection. Artificial Organs 6(4):447–452

17. Simson AES, Langley PG, Hughes RD (1980) Prostacycline to prevent platelet activation during charcoal hemoperfusion in fulminant hepatic failure. Lancet I:173–175

18. Stieber AC, Iwatsuku S, Starzl TE (1988) Ortotopic liver transplantation for fulminant and subacute hepatic failure. Asaio Transactions 4:959–964

19. Tung LC, Häring R, Weber D, Waldschmidt J (1981) Experience in the treatment of hepatic coma by extracorporeal liver perfusion. In: Brunner, Schmidt (eds) Artificial Liver Support. Springer, Berlin Heidelberg New York, pp 274–279

20. Uchino J, Tsuburaya T, Kumagai F, Hase T, Hamada T, Komai T, Funatsu A, Hashimura E, Nakamura K, Kon T (1988) A hybrid bioartificial liver composed of multiplated hepatocyte monolayers. Asaio Transactions 4:972–977

21. Williams R, Ede R, Hughes R (1985) Use of artificial liver support. Int J Pharmacol Res 5(6):381–387

Freie Vorträge

Leberchirurgie

74. Die atypische Leberresektion mit Hilfe des Ultraschallaspirators bei Lebermetastasen

J. Adolf, J. Lange, S. Thorban und J. R. Siewert

Chirurgische Klinik und Poliklinik der TU München, Ismaningerstr. 22, D-8000 München 80

Atypical Resection of Liver Metastases using the Ultrasound Surgical Aspirator

Summary. Radical non-anatomical resection of liver metastases was performed in 21 patients using the ultrasound surgical aspirator. There were two recurrences in different segments of the liver within the followup period of 15 months. None of the patients died. By using the ultrasound surgical aspirator, perioperative blood transfusions were reduced by 30% and the postoperative complication rate dropped from 20% to 5%. Operation time did not increase significantly. Atypical resection is sufficient in 50% of the patients for radical removal of metastases. Resection of the liver using the ultrasound surgical aspirator is low-risk and parenchyma-saving technique.

Key words: Non-Anatomical Liver Resection − Liver Metastasis − Ultrasound Aspirator

Zusammenfassung. Bei 21 Patienten wurde mit Hilfe des Ultraschallaspirators eine radikale Metastasenextirpation atypisch durchgeführt. Im Beobachtungszeitraum von 15 Monaten traten 2 Rezidivmetastasen in jeweils anderen Lebersegmenten auf, kein Patient verstarb. Im Vergleich zur konventionellen Resektionstechnik ließ sich der perioperative Transfusionsbedarf um 30% und die p.op. Komplikationsrate von 20 auf 5% senken. Die Operationszeit ist nicht wesentlich verlängert. Das atypische Vorgehen ist in ca. 50% der Fälle zur radikalen Metastasenextirpation ausreichend. Die Ultraschallaspiration ist ein komplikationsarmes und parenchymsparendes Resektionsverfahren.

Schlüsselwörter: atypische Leberresektion − Lebermetastasen − Ultraschallaspirator

75. Leberteilresektion − Metabolische Veränderungen und Lebensqualität

H. Lippert und H. Wolff

Chirurgische Klinik der Charité Berlin, Schumannstraße 20/21, 1040 Berlin, DDR

Partial Liver Resection − Metabolic Changes and Quality of Life

Summary. The postoperative course of 163 patients with partial liver resection depended on previous liver damage, intraoperative blood loss and postoperative infusion therapy. Perioperative mortality was 3.7%. Prealbumin synthesis increased after infusion of branched chain acids. Regeneration of the liver after partial resection is impaired by decreased liver perfusion, protein deficiency and liver cirrhosis. The normal remaining liver is regenerated to normal size in 4 to 6 months, after which the patients have normal energy.

Key words: Liver Resection − Liver Regeneration

Zusammenfassung. Der postoperative Verlauf bei 163 Patienten nach partieller Leberresektion war abhängig vom bestehenden Leberschaden, dem intraoperativen Blutverlust und der postoperativen Infusionstherapie. Die perioperative Letalität betrug 3,7%. Ein Anstieg der Syntheseleistung (Präalbuminspiegel) wurde nach Infusion von verzweigtkettigen Aminosäuren gefunden. Die Leberregeneration nach der Teilresektion ist abhängig von der Restleberdurchblutung, dem Eiweißhaushalt und einer bestehenden Leberzirrhose. Die normale Restleber ist regeneriert innerhalb von 4–6 Monaten auf die Normgröße. Die Patienten erreichen dann wieder eine ausreichende Leistungsfähigkeit.

Schlüsselwörter: Leberresektion – Leberregeneration

76. Prospektive Langzeituntersuchung zum Regenerationsverhalten der Leber nach Leberresektion

R. Engemann, H. Heidemann, K. Hoffmann und H. Hamelmann

Chir. Univ.-Klinik Kiel, Arnold-Heller-Str. 7, D-2300 Kiel 1

Prospektive Study of the Regeneration of the Liver after Resection

Summary. The aim of the study was to investigate the regeneration phenomenon of the liver by measuring the antipyrin clearance (AP) as parameter for the cytochrome P 450-system and the indocyaningreen clearance (ICG) as a parameter for the active biliary transport system after liver resection (n = 9). The following values were obtained:

	preop.	+1 week	+4 weeks	+12 weeks	+24 weeks
AP-CL ml/min	55.1 ± 24.8	27.2 ± 10.6	26.6 ± 11.5	30.9 ± 13.2	29.3 ± 10.6
ICG-Cl ml/min	561 ± 162	488 204	519 ± 187	462 ± 81	458 ± 130

Despite normalisation of clotting factors and serum bilirubin soon after resection, the AP clearance did not recover within 6 months.

Key words: Liver Resection – Regeneration – Liver Function

Zusammenfassung. Durch Bestimmung der Leistung des Cytochrom P 450-Systems (Antipyrinclearance, AP) und des Bilirubinexkretionssystems (Indocyaningrünclearance, ICG), wird die Funktionsleistung der regenerierenden Leber nach Resektion beurteilt (n = 9).

	präop.	+1 Wo	+4 Wo	+12 Wo	+24 Wo
AP-CL ml/min	$55,1 \pm 24,8$	$27,2 \pm 10,6$	$26,6 \pm 11,5$	$30,9 \pm 13,2$	$29,3 \pm 10,6$
ICG-CL ml/min	561 ± 162	488 ± 204	519 ± 187	462 ± 81	458 ± 130

Trotz klinischer Normalisierung der Leberfunktion (Bilirubin, Gerinnungsfaktoren) bereits nach kurzer Zeit kommt es nicht zu einer Normalisierung des Cytochrom P 450-Systems innerhalb von 6 Monaten.

Schlüsselwörter: Leberresektion – Regeneration – Leberfunktion

77. Lohnt sich die Suche nach symptomlosen Lebermetastasen?

U. Metzger, P. Indra und F. Largiadèr

Department Chirurgie, Universitätsspital, Rämistraße 100, CH-8091 Zürich, Schweiz

Screening for Liver Metastases?

Summary. In a prospective follow up study more than 400 patients with radically resected colorectal cancer were screened for early diagnosis of liver metastases. At a median follow up of 36 months, 75 patients developed metastatic disease. Eighty percent of these patients were asymptomatic at the time of diagnosis. Resectability in this group of patients was 44%, whereas only 13% of symptomatic liver metastases were radically operable ($p < 0.05$). The actuarial 5-year survival for curative resection of liver metastases is 26%, whereas all patients with inoperable or unresectable liver deposits died within 36 months.

Key words: Liver Metastases – Colorectal Cancer – Followup – Screening

Zusammenfassung. In einer prospektiven Studie zur Nachsorge radikal operierter kolorektaler Karzinome wurden mehr als 400 Patienten zur frühzeitigen Rezidiv-Diagnose untersucht. Innerhalb von 36 Monaten fanden sich bei 75 Patienten Lebermetastasen. 80% dieser Patienten waren bei Diagnosestellung beschwerdefrei. Die Resektabilitätsrate in dieser Patientengruppe betrug 44%, währenddem nur 13% der symptomatischen Lebermetastasen-Patienten radikal operiert werden konnten (p < 0,05). Die 5-Jahres-Überlebensrate der radikal operierten Lebermetastasenträger betrug 26%, währenddem alle Patienten mit inoperablen oder nicht radikal operierten Lebermetastasen innerhalb von 36 Monaten starben.

Schlüsselwörter: Lebermetastasen – Kolorektalkarzinom – Nachsorgestudie – Nachuntersuchung

78. Resektion Synchroner Lebermetastasen Kolorektaler Karzinome – Ergebnisse des einzeitigen und zweizeitigen Vorgehens

P. Vogt, R. Raab, B. Ringe und R. Pichlmayr

Klinik für Abdominal- und Transplantationschirurgie, Medizinische Hochschule Hannover, Konstanty-Gutschow-Str. 8, D-3000 Hannover

Hepatic Resection for Synchronous Liver Metastases of Colorectal Cancer

Summary. From 1977–1988, 36 patients underwent hepatic resection for synchronous liver metastases from colorectal cancer (19 combined and 17 consecutive resections). There was no operative mortality, and the median survival was 28 months (recurrence-free, 13.5 months). The 5-year cumulative survival was 20% for total resections, 33% for combined resections, 0% for consecutive resections and 41% and 0% respectively for solitary and multiple metastases. Hepatic resection for cure improves the poor survival of patients with synchronous liver metastases of colorectal cancer.

Key words: Colorectal Cancer – Synchronous Liver Metastases – Hepatic Resection

Zusammenfassung. Bei 36 Patienten mit isolierten synchronen Lebermetastasen kolorektaler Karzinome wurde eine potentiell kurative Leberresektion vorgenommen (19 einzeitige, 17 zweizeitige Resektionen). Resultate: Keine Operationsletalität, mediane Überlebenszeit 28 Monate (rezidivfrei 13.5 Monate). 5-Jahresüberlebensraten: Gesamt 20%, einzeitige Resektion 33%, zweizeitige Resektion 0%, Solitärmetastasen 41%, multiple Metastasen 0%. In allen geeigneten Fällen sollte eine potentiell kurative Resektion synchroner Lebermetastasen kolorektaler Karzinome versucht werden, da hiermit die primär schlechte Prognose deutlich verbessert werden kann.

Schlüsselwörter: Kolorektales Karzinom – synchrone Lebermetastasen – Leberresektion

79. Die regionale Chemotherapie von Lebermetastasen kolorektaler Karzinome

F. Safi, R. Roscher, R. Bittner und H. G. Beger

Universität Ulm, Abteilung Chirurgie I, Steinhövelstraße 9, D-7900 Ulm

Regional Chemotherapy in Hepatic Metastases of Colorectal Carcinoma

Summary. Fifty patients with biopsy-proven colorectal cancer metastatic to the liver were treated with infusion of 5-fluorodeoxyuridine (FUDR). Twenty-five (ia group) received only intraarterial FUDR perfusion. The another twenty-five (ia/iv group) received simultaneous intraarterial and intravenous infusion of FUDR. The complete and partial response rate was 56% vs 64% respectively, in the ia and ia/iv randomized groups. Extrahepatic spread of cancer developed in 68% of the ia group and 29% of the ia/iv group within a median follow up time of 16 months. The survival rates of ia and ia/iv treated patients were 86%–85& after one year of therapy, 54%–40% after two years and 12%–30% after three years.

312

Key words: Colorectal Cancer – Liver Metastases – Regional and Systemic Chemotherapy

Zusammenfassung. 50 Patienten mit Lebermetastasen kolorektaler Karzinome wurden in zwei Gruppen chemotherapiert: in einer IA-Gruppe (n = 25) mit intraarterieller und einer IA/IV-Gruppe (n = 25) mit intraarterieller und intravenöser Applikation von FUDR. Die Remissonsrate war in der IA-Gruppe 56%, in der IA/IV-Gruppe 64%. 68% der Patienten in der IA-Gruppe und 29% in der IA/IV-Gruppe entwickelten in einem medianen Zeitraum vom 16 Monaten ein extrahepatisches Tumorrezidiv (p < 0,01). Die Überlebensraten der IA und IA/IV behandelten Patienten betrug nach einem Jahr 86% zu 85%, nach zwei Jahren 54% zu 40% und nach drei Jahren 12% zu 30%.

Schlüsselwörter: Kolorektales Karzinom – Lebermetastasen – regionale und systemische Chemotherapie

80. K.-H. Schultheis, K. Schwemmle, Ch. Gebhardt, E. Richter, F. Schumacher (Nürnberg): Der Stellenwert der Chemoembolistaion im chirurgischen Therapiekonzept maligner primärer und sekundärer Lebertumoren

Manuskript nicht eingegangen

81. Lebertransplantationen verbessern das Überleben von Patienten mit fortgeschrittener primär biliärer Cirrhose: Mayo-Modell und Pittsburgh-LTx-Patienten

B. H. Markus, V. Mazzaferro, R. Dickson und T. E. Starzl

Chir. Univ.-Klinik, Theodor-Stern-Kai 7, D-6000 Frankfurt am Main 70

Liver Transplantation Offers Improved Survival in Patients with Primary Biliary Cirrhosis: Mayo Model vs. Pittsburgh LTx Patients

Summary. Although LTx has been accepted as lifesaving in a variety of liver diseases, including primary biliary cirrhosis (PBC), no trials have been performed to assess the efficacy of LTx. We developed a cox regression model utilizing a Mayo database of 418 PBC patients for estimating survival in patients without LTx, according to age, serum bilirubin, albumin, prothrombin time, and the clinical severity of edema. This model was applied to a Pittsburgh transplant population consisting of all PBC patients (n = 161, LTx 3/1980 to 6/1987). The actual post-transplant survival curve of these 161 patients was compared with the survival estimates based on the Mayo model (for these patients w/o LTx). Post-transplantation survival overall was markedly and significantly better than that predicted by the Mayo model for these patients in the absence of transplantation (by one year: 76% to 45%, p < 0.001). This analysis strongly suggests the efficacy of LTx in patients with advanced PBC.

Key words: Liver Transplantation – PBC – Survival – Efficacy

Zusammenfassung. Basierend auf einer Datensammlung der Mayo-Clinic von 418 Patienten mit PBC haben wir ein Cox-Regressions-Modell entwickelt zur Einschätzung des Überlebens von PBC-Patienten ohne LTx, anhand von Alter, Serum-Bilirubin, Albumin, Prothrombinzeit und des klinischen Schweregrades der Ödeme. Dieses Modell wurde angewandt auf alle Pittsburger LTx-Patienten mit PBC (n = 161, LTx 3/1980 bis 6/1987). Wir verglichen die aktuelle Post-Ltx-Überlebenskurve dieser 161 Patienten mit Überlebensberechnungen basierend auf dem Mayo-Modell (für diese Patienten, wenn sie nicht transplantiert worden wären). Das Überleben war nach der Transplantation deutlich und signifikant besser als vorhergesagt durch das Mayo-Modell (z.B. bei 1 Jahr: 76% zu 45%, p < 0.001). 67% der Patienten gingen wieder einer Volltagsbeschäftigung nach. Diese Analyse demonstriert die Effizienz der LTx bei Patienten mit fortgeschrittener PBC.

Schlüsselwörter: Leber-Transplantation – PBC – Überleben – Effizienz

82. Ist der porto-cavale Shunt noch vertretbar?

L. W. Storz und W. Schaupp

Chirurg. Klinik, Klinikum Mannheim der Univ. Heidelberg, Theodor-Kutzer-Ufer, D-6800 Mannheim 1

Justification for a Portocaval Anastomosis?

Summary. The porto-systemic anastomosis still has a place in the management of bleeding varices. The functional reserve of the liver as well as the hemodynamic pattern strongly influence which particular type of shunt is chosen. Experience with 196 porto-systemic shunts − 160 porto-caval end-to-side − shows that elective decompression can be done with acceptable mortality (4%) and risk of encephalopathy (4−6%). Recurrent bleeding occurred in 4% of porto-caval end-to-side shunts and 15% of various other types of anastomosis.

Key words: Elective Porto-Caval Anastomosis

Zusammenfassung. Bei nicht sicher stillbaren Ösophagusvarizenblutungen ist der Shunt nach wie vor indiziert. Die Shuntform wird durch die Funktionsreserve und Hämodynamik der Leber bestimmt. Die Erfahrung mit 196 Anastomosen, davon 160 porto-caval End-zu-Seit, zeigt, daß elektiv mit einer Letalität von 4% und einer diätisch korrigierbaren Enzephalopathierate von 4−6% geshuntet werden kann. Rezidivblutungen werden porto-caval bei 4%, bei anderen Shunts bei 15% beobachtet.

Schlüsselwörter: Porto-cavaler Shunt, elektiv

Neue technische und methodische Entwicklungen in der Lasertechnologie und in der Lithotrypsie bei der Gallensteinbehandlung

1. Sitzung: Stand und Zukunft der Lasertechnologie in der Chirurgie

83. Laserqualitäten und -anwendungsbereiche, derzeitiger Stand und Perspektiven

A. G. Hofstetter

Klinik und Poliklinik für Urologie der Medizinischen Universität zu Lübeck, Ratzeburger Allee 160, D-2400 Lübeck 1

Laser Qualities and Applications: Update and Future Aspects

Summary. Laser beams are used in a variety of surgical applications and promise to become even more meaning in the next years with the advent of new technology. Depending on the energy density, application time and wavelength of the laser beam, a variety of interactions takes place with tissue. Some of these are now standard procedures for cutting, welding and coagulating. Other interaction are being used experimentally in therapeutic and diagnostic procedures, e.g. stone destruction and angioplasty. Laser induced fluorescence and holography have opened a wide range of spectroscopic analysis. Raman-spectroscopy will allow respiratory gas analysis in a split second. Photoablation holds great promise for athermic cutting, angioplasty and the spectroscopic differentiation of tissue.

Key words: Laser − Tumor and Stone Destruction − Athermic Cutting − Angioplasty − Holography − Raman-Spectroscopy

Zusammenfassung. Die Einsatzmöglichkeit von Laserstrahlung in der Medizin ist vielgestaltig und dürfte in den kommenden Jahren mit der Isotopentrennung, der laserinduzierten Kernfusion, der optischen Nachrichtenübertragung und den Laser-Computern noch weitere Bedeutung erlangen. Das Produkt aus Energiedichte, Bestrahlungszeit sowie Wellenlänge beinhaltet eine Bandbreite von Gewebsreaktionen, die zum Teil als etablierte Standardverfahren zum Schneiden, Schweißen und Koagulieren in die Chirurgie Einzug gehalten haben, zum Teil als High-power-Effekte in Form der Steinzertrümmerung oder Angioplastie gerade in der Medizin Fuß fassen und als Low-power-Strahlung das Experimentierstadium noch nicht verlassen haben. Die laserinduzierte Fluoreszenz und Holographie wird in Zukunft die Differenzierung von Geweben gestatten und die Ramanspektroskopie wird uns unter anderem Atemgas-Analysen in Bruchteilen von Sekunden ermöglichen. Athermisches Schneiden, Angioplastie und spektroskopische Gewebedifferenzierung verspricht die Photoablation.

Schlüsselwörter: Laser − Tumorbehandlung − Steinzertrümmerung − athermisches Schneiden − Holographie − Raman-Spektroskopie − Angioplastie

Die Einsatzmöglichkeiten von Laserstrahlung in der Medizin sind inzwischen vielgestaltig und dürften in den kommenden Jahren weitere Bedeutung erlangen, wenn man die in der Technik vorgegebenen Möglichkeiten wie die Isotopentrennung mit Laserlicht, das Laserröntgen, die optischen Nachrichtensysteme und die Lasercomputer betrachtet.

Tabelle 1. Laser in der Chirurgie

Behandlungsziel	Laser	Klinische Indikation
Tumorzerstörung durch Koagulation	cw Nd:YAG	solide, lokalisierte Tumoren (endoskopisch und offen)
	cw Argon	kleine oberflächliche Tumoren (z.B. Haut)
Exzision	cw CO_2	lokalisierte, solide Tumoren (offen)
Photodynamischer Effekt	cw oder gepulster Farbstoff	CiS; multiple oberflächliche Tumoren

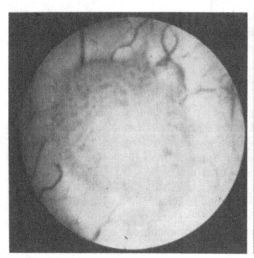
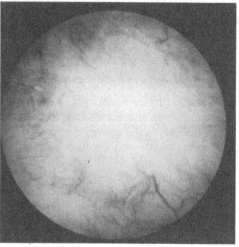

Abb. 1. Kirschgroßer Blasen-Tumor vor Laserbestrahlung

Abb. 2. Zustand 6 Wochen nach Laserbestrahlung – reizlose Narbenbildung

Das Produkt aus Energiedichte und Einwirkungszeit sowie Wellenlänge beinhaltet eine Bandbreite von Gewebsreaktionen, die zum Teil als etablierte Standardverfahren zum Schneiden, Schweißen und Koagulieren in die Chirurgie Einzug gehalten haben.

Tabelle 1 gibt einen Überblick über den *Lasereinsatz zur Tumorzerstörung*, wobei hier besonders hervorgehoben werden muß, daß diese Verfahren berührungsfrei arbeiten, indem sie entweder *Wärmeeffekte* oder *photochemische Vorgänge* ausnutzen. Was die Ausnutzung der Wärmewirkung zur Tumorzerstörung betrifft, so sollte man für endoskopische, aber auch offene Verfahren den tiefgreifenden Koagulationseffekt des Neodym-YAG-Lasers nutzen, da nur dieser Laser neben einer ausreichenden Koagulationstiefe den gleichzeitigen Verschluß der Blut- und Lymphgefäße garantiert. Das *Protobeispiel* für die Wirksamkeit des Neodym-YAG-Lasers bei der endoskopischen Tumorzerstörung ist der *Blasentumor* wie die nächsten Abbildungen zeigen (Abb. 1 und 2, Tabelle 2 und 3).

Der *Argon-Laser* ist dagegen nur bei sehr oberflächlich wachsenden Tumoren oder Gefäßanomalien der Haut indiziert. Der Schneideeffekt des *CO_2-Lasers* ist dort gefragt, wo es gilt, Tumoren sehr exakt zu exzidieren wie im Bereich des Gehirns oder an parenchymatösen Organen.

Ein sicher wichtiger Schritt in der Tumorbehandlung ist die Ausnutzung *photodynamischer Effekte* von niederenergetischen Lasern des sichtbaren Lichtes in Kombination mit photosensibilisierenden Substanzen, wie z.B. HpD-Derivaten, wenngleich diese Applika-

Tabelle 2. Laser in der Chirurgie

Behandlungsziel	Laser	Klinische Indikation
Gewebeschweißen	cw CO_2 cw Nd:YAG cw Argon	Mikrochirurgie (Gefäße, tubuläre Organe, z.B. Duct. def.)
Blutstillung	cw Nd:YAG	blutende Ulcera, Tumoren
Entzündungshemmung	cw Nd:YAG	z.B. interstitielle oder radiogene Zystitis

Tabelle 3. Laser in der Chirurgie

Behandlungsziel	Laser	Klinische Indikation
Entfernung von Strukturen	cw Nd:YAG cw Argon cw CO_2	Strikturen durch Tumoren, Narben
Fistelverschluß	cw Nd:YAG	z.B. Oesophagotracheale Fistel
Angioplastie	cw Nd:YAG gepulst. Nd:YAG gepulst. Farbstoff gepulst. Excimer cw CO_2	Revaskularisierung

Tabelle 4. Laser in der Chirurgie

Behandlungsziel	Laser	Klinische Indikation
Lithotripsie	gepulster Nd:YAG gepulster Farbstoff gepulster Alexandrit	Harnleiter-, Gallengang-, Pankreas-, Speichelsteine

tionsform noch der Optimierung bedarf, vor allem hinsichtlich der Auswahl der photosensibilisierenden Substanzen. Am Medizinischen Laserzentrum Lübeck laufen aus diesem Grunde zur Zeit Untersuchungen zur Klärung der photosensibilisierenden Eigenschaften bestimmter, bereits im klinischen Einsatz befindlicher Zytostatika. Für die Substanzen *Mitomycin* und *Epirubicin* scheint sich die photodynamische Verwendbarkeit zu bestätigen.

In der *Mikrochirurgie* (Tabelle 4) sind vor allem die *Schweißeffekte* von Dauerstrichlasern interessant, während der Lasereinsatz zur Blutstillung nur unter bestimmten Voraussetzungen und Operationstechniken Vorteile bringt.

Die *entzündungshemmenden* und *schmerzstillenden* Lasereffekte werden im einzelnen heute noch nicht verstanden, könnten aber mit Vorgängen wie der Prostaglandin-Synthesehemmung oder Zerstörung von Schmerzrezeptoren in Zusammenhang gebracht werden.

Weitere interessante Möglichkeiten des Einsatzes thermischer und nichtthermischer Laser zeigt Tabelle 5, wenngleich hier in den meisten Fällen die eindeutige Überlegenheit zu anderen Methoden noch nicht belegt wurde. Dies trifft vor allem für die *Angioplastie* zu, wobei mir scheint, daß dabei die athermischen Lasereffekte, vor allem bei der Revaskularisierung von Herzkranzgefäßen einen Fortschritt bringen könnten. Die *Highpower-Wirkungen* gepulster Laser zur Steinzertrümmerung (Abb. 8) haben zu einer neuen Generation von Lithotriptoren geführt, die demnächst auf dem Markt erscheinen werden und aufgrund ihrer Einfachheit und günstigen Kosten-Nutzen-Relation bestechen.

Tabelle 5. Laser in der Chirurgie

Verfahren	Laser	Klinische Indikation
Holographie	Röntgen	z.B. chromosomale Ultrastruktur
Interferometrische Holographie	Rubin	z.B. Tumorinfiltration
Photochemische Prozesse	cw Farbstoff gepulst. Farbst. gepulst. Excimer	Erkennung von CiS Gewebeanalyse
Spektroskopie	cw Argon cw Farbstoff	Gewebeanalyse

Dagegen findet sich die oben erwähnte *Photoablation* zur Revaskularisation von arteriosklerotischen Gefäßen noch im Experimentierstadium.

Sehr erfolgversprechend scheint das *athermische Schneiden* mit *Eximer-Lasern* in der Gelenks-Chirurgie und zur Auftrennung molekularer Strukturen in der Gentechnik.

Was die *Lowpower-Laser* betrifft, so ist es hier noch immer nicht gelungen, Irrationales und Psychosomatisches von rationalen Beeinflussungen physiologischer und pathologischer Stoffwechselabläufe zu trennen.

Was wird die Zukunft bringen?

Neben dem therapeutischen Lasereinsatz wird vor allem die diagnostische Anwendung Bedeutung erlangen. Aussichtsreich sind die *laserinduzierte Fluoreszenz* und *Holographie* zur Gewebedifferenzierung, vor allem wenn es gilt, endoskopisch oder auf kleinstem Raum Informationen zu sammeln. Vielleicht wird uns in naher Zukunft die *Raman-Spektroskopie Atemgasanalysen* in Bruchteilen von Sekunden liefern und das *Laserröntgen* Einblicke in die Ultrastruktur der Zellen sowie Zellsubstanzen erlauben, die wir uns heute kaum vorstellen können.

Soviel zum derzeitigen Einsatz der Laserstrahlung in der Medizin und Ausblicke für die Zukunft.

Damit ist aber das Reportoire des Lasereinsatzes in der Medizin noch nicht erschöpft und die weitere technische Entwicklung wird uns sicherlich neue Möglichkeiten in Therapie und Diagnostik an die Hand geben. Mancher wird sich fragen, ob dieser technische Einsatz in der Chirurgie sinnvoll und erstrebenswert ist. Den Zweiflern sei gesagt, daß es gerade diese neuen Technologien sind, die das endoskopische Operieren in der Chirurgie nunmehr ermöglichen und die Voraussetzungen dafür bieten, daß viele Eingriffe für den Patienten unproblematischer geworden sind.

Darüber hinaus darf nicht vergessen werden, daß der Krankenhausaufenthalt in vielen Fällen durch die Lasertechnologie verkürzt und somit auch der Kostenexplosion im Gesundheitswesen gegengesteuert werden kann. Diese Fragen zu klären, ist meines Erachtens eine der wichtigsten Aufgaben der Laserfachzentren.

84. Laserchirurgie an parenchymatösen Organen

H.-J. Meyer und K. Dinstl

Klinik für Abdominal- und Transplantationschirurgie, Medizinische Hochschule Hannover, Konstanty-Gutschow-Str. 8, D-3000 Hannover 61

Lasers in Surgery of Parenchymal Organs

Summary. Several physical methods of cutting and/or coagulating are available in addition to CO_2 or Nd:-YAG-lasertechnology for surgery of the parenchymal organs. The promising experimental results obtained in partial hepatectomies were not reduplicated in clinical situations. Exceptions are the contact Nd-YAG laser which had good or excellent results and the use of lasers in pediatric surgery of parenchymal organs, depending on the patient's physiological condition. If the corresponding technological requirement are realized, new applications of lasers will emerge, above all those using sonographic or endoscopic techniques.

Key words: Lasers in Surgery – Surgery of Parenchymal Organs

Zusammenfassung. In der Chirurgie parenchymatöser Organe stehen eine Vielzahl physikalischer Verfahren zum Schneiden u./o. Koagulieren zur Verfügung, so auch der CO_2- und Nd-YAG-Laser. Erfolgversprechende experimentelle Ergebnisse, wie beim Einsatz des Nd-YAG-Lasers in der Leberchirurgie, konnten bei klinischer Erprobung nicht erreicht werden. Eine Ausnahme mag der Kontakt-Nd-YAG-Laser darstellen; ebenso lassen sich in der Chirurgie kindlicher parenchymatöser Organe hervorragende Ergebnisse erzielen. Nach Realisierung entsprechender technischer Voraussetzungen zeichnen sich evtl. generell neue Aspekte zum Einsatz der Laserchirurgie an parenchymatösen Organen ab, besonders bei sonographisch- oder endoskopisch gerichteter Arbeitsweise.

Schlüsselwörter: Laserchirurgie – Chirurgie an parenchymatösen Organen

Aktuellen Stellenwert und Bedeutung der Laserchirurgie an parenchymatösen Organen einer kurzen, kritischen Bilanz zu unterziehen, muß sich als schwierig erweisen, da sich in dieser chirurgischen Entität im Vergleich zu anderen generell wohl kaum eine obligate bzw. absolute Indikation zum Einsatz des Lasers hat herauskristallisieren können. Dies unterstreicht u.a. auch die Analyse eines internationalen – wie deutschen – Journals der Lasermedizin der Jahrgänge 1983 und 1984 bzw. 1987 und 1988: nur jeweils eine bzw. zwei von 69 bzw. 70 Arbeiten beschäftigten sich mit der „offenen" Chirurgie parenchymatöser Organe. Zudem stehen gerade in der Chirurgie von Leber und Milz eine Vielzahl alternativer, physikalischer Verfahren mit dem angestrebten Ziel einer sicheren Blutstillung zur Verfügung; so sind hier unter den sog. Schneidinstrumenten noch das CUSA-Gerät und das „sucton knife" zu nennen (Tabelle 1) [3, 7, 10, 11].

Unabhängig davon kamen aber sehr bald nach Realisierung der technisch-physikalischen Voraussetzungen bzw. Entwicklung leistungsfähiger Lasersysteme sowohl der CO_2- wie auch der Nd-YAG-Laser experimentell wie klinisch in der Chirurgie intraabdominel-

Tabelle 1. Möglichkeiten der konventionellen und physikalischen Verfahren zur Blutstillung an parenchymatösen Organen

konventionelle Verfahren	andere physikalische Verfahren
→ Durchstechungen und Ligaturen	→ Kompressionstamponade
	→ HF-Chirurgie
	→ Kryochirurgie
	→ IR-Kontakt-Koagulator
	→ Fibrinklebung
	→ Heißluftstrahl
	→ Laser
	→ Mikrowellenkoagulator

Ziel:
effektive und suffiziente Blutstillung

ler, parenchymatöser Organe, also Leber, Milz, Pankreas und Nieren, aber auch in der Mammachirurgie, zum Einsatz, um die Kombination von Lasertomie und -koagulation zu nutzten [1, 2, 3, 4, 8, 9].

Neben bekannten und auch generell akzeptierten Vorteilen des Lasers, wie z.B. exaktes Schneiden mit oder ohne Gewebekontakt, verminderter Wundschmerz etc., wurde besonders in der Tumorchirurgie nach dem „no-touch-Prinzip" durch den Laser ein Versiegelungseffekt afferenter wie efferenter Blut- bzw. Lymphbahnen mit möglicher Reduktion einer Tumordissemination propagiert. Obwohl vom therapeutischen Ansatz her, vor allem beim tumornahen Operieren, sicherlich logisch, steht aber gerade dieser Aspekt weiterhin in der Diskussion und beweisende, klinisch relevante Ergebnisse stehen aus [12].

Übersicht zur experimentellen und klinischen Laserchirurgie an parenchymatösen Organen

In der Chirurgie von Leber, Milz oder Nieren konnte zwar der CO_2-Laser ausreichende Schneideffizienz aufweisen, allerdings, auch bei temporärer Okklusion der Parenchymdurchblutung, kaum suffiziente Hämostase am Schnittrand [2, 3, 8]. Diese durch den Lasertyp vorgegebene, insgesamt nur mäßig synchrone koagulierende Wirksamkeit führte zur Erprobung anderer Lasertypen bzw. kombinierter Lasersysteme.

In eigenen Experimenten wurden dabei verschiedene Nd-YAG-Laser − stabile Laborlaser im kontinuierlichen oder Q-switch-Betrieb wie auch mobile Nd-YAG-Laser der Wellenlänge 1,06 µ bzw. 1,32 µ − und ein kombinierter CO_2/Nd-YAG-Laser in der Leberchirurgie eingesetzt. Es gelang dabei, Wedge-Resektionen bis zu einer Schichtdicke der Leber von 2,5 cm durchzuführen [7]. Die morphometrisch verifizierbare Nekrosebreite am Resektionsrand lag entsprechend den Ergebnissen anderer Forschungsgruppen zwischen 4,2 und 5,8 mm (Abb. 1) [4, 5, 7, 9]. Bei Einsatz eines Kontakt-Nd-YAG-Lasers − also Gewebekontakt mittels Saphirspitzen − konnte neben anderen Vorteilen auch eine Reduktion der Nekrosetiefe am Schnittrand auf 0,3 bis 0,8 mm nachgewiesen werden, allerdings fallen die Ergebnisse des direkten Vergleiches des Nd-YAG-Lasers mit oder ohne Gewebekontakt gegenüber dem CUSA-Gerät bzw. „suction knife" bezüglich des intraoperativen Blutverlustes bzw. der Operationsdauer eher günstiger für letztere beiden Verfahren aus (Tabelle 2) [10, 11].

Trotzdem konnten in der klinischen Leber- und Pankreaschirurgie gewisse positive Aspekte des Nd-YAG-Kontaktlasers gegenüber dem kontaktlosen Laser beobachtet werden [5]; auch ein kombinierter CO_2/Nd-YAG-Laser konnte klinisch erfolgreich und effektiv bei Leberresektionen eingesetzt werden [9]. Eine besonders positive Tendenz zum Einsatz des Nd-YAG-Lasers zeichnet sich zudem in der Chirurgie parenchymatöser Organe des Neugeborenen oder im Säuglingsalter ab, wo durch die physiologischen Konditionen:

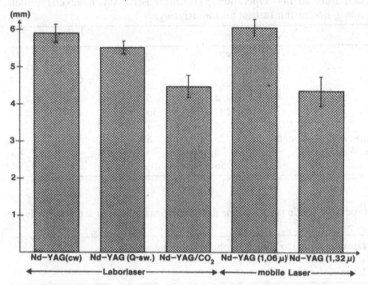

Abb. 1. Thermische Schädigungsbreite am Schnittrand nach partiellen Leberresektionen mit verschiedenen Lasern

Tabelle 2. Exp. Untersuchungen beim Einsatz verschiedener physikalischer Verfahren bei der Leberresektion [10, 11]

je 8 Tiere (Hunde) pro Gruppe	stumpfe Diss.	Nd-YAG-Laser (kontaktlos)	CUSA
resez. Gewebe (g)	141 ± 15	146 ± 7	155 ± 12
Blutverlust (ml)	120	110	80
Op. Zeit (min)	47,3	31,5	36,8
Nekrosebreite (mm)	0,2–2,8	1,3–3,1	0,2–0,4

je 6 Tiere (Schweine) pro Gruppe	„suction knife"	Nd-YAG-Laser (kontakt)	CUSA
Blutverlust (ml)	112	174	149
Op. Zeit (min)	49	48	67
Anz. Ligaturen (n)	32	12	27

geringe Größe der Organe, hoher Wassergehalt sowie kleine Gefäßdurchmesser, die Vorteile des Lasers hervorragend genutzt werden können [6].

Die eigenen, sicherlich limitierten, weil primär enttäuschenden Ergebnisse beim Lasereinsatz in der Leberchirurgie des Erwachsenen – sowohl bei anatomischen Resektionen wie auch bei Metastasenexcisionen – konnten dies hinsichtlich der erhofften Schneideffizienz und Hämastase am Schnittrand bei gleichzeitig verlängerter Operationsdauer nicht bestätigen. Auch bei langjähriger Erfahrung und häufigem Einsatz des CO$_2$-Lasers in der Allgemeinchirurgie ließen sich positive Erfahrungen lediglich in der Anal-, der septischen Chirurgie und bei Operationen von Tumoren der Haut und Weichteile ableiten (Tabelle 3). Ein eher enttäuschender Trend mußte besonders in der Parenchymchirurgie festgestellt werden; dies zudem bei fast ausschließlicher Anwendung in der Mammachirurgie, wo der CO$_2$-Laser zur Ablation des Drüsenkörpers inklusive Pectoralismuskulatur eingesetzt wurde. In einer kontrollierten Studie wurde die Laser- mit der konventionellen Chirurgie im klinischen Stadium I und II des Mammacarcinoms einem Vergleich unterzogen. Bei einer Nachuntersuchungsquote von 96% konnten dabei bezüglich lokoregionärer Rezidiv-

Tabelle 3. Einsatz eines CO_2-Lasers bei 1447 Operationen (I. Chirurgische Abt. Krankenanstalten Rudolfstiftung Wien und Ludwig-Boltzmann-Institut für Laserchirurgie)

	n	%	
■ Mammatumoren	873	60,3	
– benigne	390	26,9	60,6
– maligne	483	33,4	
■ Leber	4	0,3	
■ Noduli hämorrhoidales	199	13,7	
■ Sacraldermoide	114	7,9	
■ chr. Ent., Fisteln, Ulcera, Amputationen	125	8,6	39,4
■ Tumoren von Haut und Weichteilen	76	5,3	
■ Magen-Darm-Trakt	56	3,9	

Tabelle 4. Kontrollierte prospektive Studie zur Chirurgie des Mammacarcinoms: Laser – vs. konventionelle Chirurgie

op. Verfahren: radikale Mastektomie und axilläre Lymphadenektomie
CO_2-(Sharplan)-Laser
n = 141 Patienten (34–69 Jahre)

	Laserchirurgie n = 76	konv. Chirurgie n = 65
▶ klin. Tumorstadium I	51,3%	50,8%
▶ klin. Tumorstadium II	49,7%	49,2%
▶ Hormonreceptoren pos.	70,0%	64,0%
▶ Hormonreceptoren neg.	30,0%	36,0%
▶ Chemotherapie	50,0%	47,0%

Tabelle 5. Kontrollierte prospektive Studie zur Chirurgie des Mammacarcinoms: Laser – vs. konventionelle Chirurgie

▶ postop. Letalität : 0%
▶ nachunters. Pat. : n = 136 (96%)
▶ Beobachtungszeit : x̄ = 37,1 Mon. (3–110 Mon.)

	Laserchirurgie (n = 74)	konv. Chirurgie (n = 62)
▶ Lokalrecidive	6 (8%)	2 (3%)
– Narbe	1	–
– Axilla	5	2
▶ verstorben an Grunderkrankung	21 (28%)	15 (24%)

raten keine Vorteile oder positiven onkologischen Effekte zugunsten des Lasers beobachtet werden; es muß dabei aber berücksichtigt werden, daß die axilläre Lymphadenektomie chirurgisch konventionell erfolgt war (Tabellen 4 und 5) [2, 7].

Schlußfolgerungen

Faßt man präliminär die erzielten Ergebnisse zusammen, so muß die Frage nach dem „Wohin" bzw. der Indikation oder Problemstellung für den Laser in der Chirurgie parenchymatöser Organe wohl generell erlaubt sein, um so mehr, da die in anderen medizinischen Fachdisziplinen durch den Laser – besonders in der Kinderchirurgie, wo der Laser teilweise schon als „Routineinstrument" bezeichnet werden kann – eröffneten Dimensionen bisher nicht erreicht werden konnten. Trotzdem sollte das sicherlich sehr effektive „Therapeutikum Laser" in seiner technischen Weiterentwicklung mit Interesse verfolgt werden, um es dann ggf. unter innovativen Indikationsstellungen, besonders auch bei sonographisch – oder endoskopisch gerichteter Arbeitsweise, wie z.B. bei Vaporisation von multiplen Lebermetastasen, Gallengangs- oder Pankreastumoren etc., nutzen zu können.

Literatur

1. Aranoff BL (1983) Lasers in general surgery. World J Surg 7:681
2. Dinstl K, Fischer LP (1981) Der Laser. Springer, Berlin Heidelberg New York
3. Dixon JA (1988) Current laser applications in general Ssrgery. Ann Surg 4:355
4. Godlewski G, Gineves P, Chinsolles JM, Viel E (1983) Hepatic resection with an Nd:YAG-laser in pig. Lasers Surg Med 3:217
5. Joffe SN, Brackett KA, Sauker MY, Daikuzono N (1986) Liver resection with the Nd-YAG-Laser: A comparison of a new contact probe, the laser scalpel, with the conventional non-contact method. In: Waidelich W, Kiefhaber P (Hrsg) Laser Optoelektronic in der Medizin, Springer, Berlin Heidelberg New York
6. Meier H, Dietl KH, Stöhr G, Willital GH (1986) Laserresektion von Leber, Milz und Niere als Alternativverfahren bei Kindern. Lasers Surg Med 2:68
7. Meyer H-J, Dinstl K (1988) Anwendung der Laser-Chirurgie an parenchymatösen Organen. Chirurg 59:68
8. Mullins F, Jennings B, McClusky L (1986) Liver resection with continous wave carbon dioxide laser. Am Surg 34:717
9. Sultan RA, Fallouh H, Lefebvre-Vilardebo N, Ladouch-Barde A (1986) Separate and combined use of Nd-YAG- and CO_2-lasers in liver resection: A preliminary report. Laser Med Sci 1:101
10. Schröder T, Hasselgren PO, Brackett KA, Joffe SN (1987) Techniques of liver resection. Arch Surg 122:1166
11. Tranberg KG, Rigotti P, Brackett KA, Bjomsen HS, Fischer JE, Joffe SN (1986) Liver Resection. A comparison using the Nd-YAG laser, an ultrasonic surgical aspirator, or blunt dissection. Am J Surg 151:368
12. Tuchmann A, Fischer P, Bauer P, Plenk H jr, Braun O, Dinstl K (1986) Skalpell und CO_2-Laser im Tierexperiment. Eine Vergleichsstudie an Impftumroen der Maus. Langenbecks Arch Chir 368:125

85. Indikationen und Ergebnisse der Laseranwendung in der Trachea und im Bronchialsystem

H. D. Becker

Thoraxklinik der LVA Baden, Amalienstr. 5, D-6900 Heidelberg

Indications and Results of Laser Treatment of the Trachea and Bronchial System

Summary. The Nd-YAG-laser is an ideal tool for surgery within the narrow bronchial system, provided indications, contraindications and a safe technique are observed. Complications of advanced tumors in the central bronchial system can be averted and patients can be treated by adjuvant therapy with reasonable median and long-term prognosis. In many cases of benign lesions patients can be spared the risks of major thoracic surgery. Complications are comparatively rare.

Key words: Endobronchial Laser Treatment – Therapeutic Bronchoscopy – Bronchial Carcinoma – Nd-YAG Laser

Zusammenfassung. Bei Beachtung der Indikationen und Kontraindikationen und Anwendung einer adäquaten Technik ist der Nd-YAG-Laser ein ideales Operationsinstrument im Tracheobronchialsystem. So lassen sich insbesondere Patienten mit Komplikationen fortgeschrittener Tumoren an den einsehbaren Abschnitten des zentralen Bronchialsystems behandeln, und es kann ihnen die Möglichkeit einer weiteren Therapie mit entsprechender Langzeitprognose eröffnet werden. In vielen Fällen mit gutartigen Prozessen kann dem Patienten ein thoraxchirurgischer Eingriff erspart werden. Die Risiken sind vergleichsweise gering.

Schlüsselwörter: endobronchiale Laseranwendung – operative Bronchoskopie – Bronchialkarzinom – Nd-YAG-Laser

Technische Vorzüge des Lasers

Der Nd-YAG-Laser hat in den letzten Jahren eine zentrale Stellung im therapeutischen Repertoire des Pneumologen eingenommen und endobronchiale operative Eingriffe mit mechanischen Instrumenten, der Kryosonde und der elektrischen Hochfrequenzdiathermie in vielen Fällen verdrängt. In idealer Weise ergänzt er die heutigen Möglichkeiten der Thoraxchirurgie sowie der konservativen Behandlung durch Radio- und Chemotherapie.

Dies verdankt er seinen physikalischen Eigenschaften: Mit hoher Energiedichte und geringer Streuung läßt er sich mühelos über schmalkalibrige Glasfasern ins Bronchialsystem einspiegeln. Im Gegensatz zu anderen Systemen ist seine Wirkung gut steuerbar und mit dem Auge sichtbar, so daß alle gewünschten thermischen Effekte von der Tumorkoagulation mit Verlötung der Gefäße bis zur Karbonisation und völligen Vaporisation kontrolliert vorgenommen werden können. Die Möglichkeit berührungsfreier Applikation macht ihn zu einem idealen Instrument für operative Eingriffe im engen Tracheobronchialbaum, der ja aus vitalen Gründen zur Beatmung freigehalten werden muß. Wenn das Lumen durch obstruierende Prozesse eingeengt und die Belüftung durch eine poststenoti-

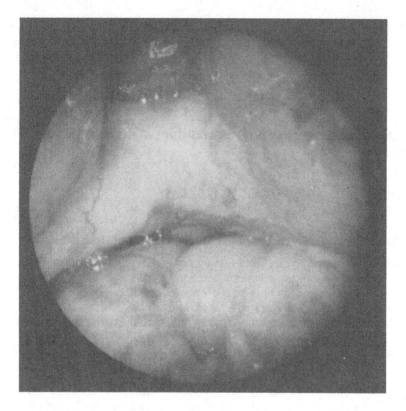

Abb. 1.

sche Sekretretention weiter eingeschränkt ist, können Blutungen durch mechanische Abtragung oder eine weitere Lumenverlegung durch Einbringen der Kryosonde rasch zu einer deletären Situation führen.

Besonderheiten der endobronchialen Laseranwendung

Im Vergleich zu anderen chirurgischen Anwendungen des Lasers bestehen bei der endobronchialen Anwendung weitere Besonderheiten: aus ersichtlichen Gründen ist die Anwendung inerter Gase zur Vermeidung von Bränden nicht möglich; im Gegenteil muß häufig zur Aufrechterhaltung der Oxygenation in einem hochangereicherten Luft-Sauerstoffgemisch behandelt werden. In Kombination mit den sich entwickelnden Rauchgasen entsteht so ein sehr leicht brennbares Gemisch. Darüber hinaus haben die Rauchgase neben der Sichtbehinderung eine erhebliche toxische Wirkung auf das Lungenparenchym.

Aus diesen Besonderheiten ergeben sich die Sicherheitsregeln für die endobronchiale Laseranwendung, über die inzwischen ein allgemeiner Konsensus besteht: Der Eingriff sollte bis auf geringe Ausnahmen in Allgemeinnarkose durchgeführt werden. Zur sicheren Ventilation und Freihaltung der Atemwege, insbesondere bei Komplikationen, ist das starre Bronchoskoprohr anzuwenden. Durch die Beatmung über einen Hochfrequenz-Jet-Automaten lassen sich Asphyxien weitgehend verhindern. Die Entwicklung hoher Temperaturen mit Gefahr der Brandentstehung werden durch niedrige Energien (30 Watt zur Koagulation und 40 Watt zur Abtragung) sowie kurze Impulsdauern von 1–2 Sekunden vermieden. Hierdurch ist auch die Eindringtiefe geringer und es werden Perforationen kaum beobachtet. Die entstehenden Rauchgase werden während des Eingriffes kontinuierlich neben der Lasersonde über den Biopsiekanal abgesaugt. Die Sondenspitze selbst wird durch Druckluft gekühlt und von Beschlag durch Rauch und Sekret freigehalten.

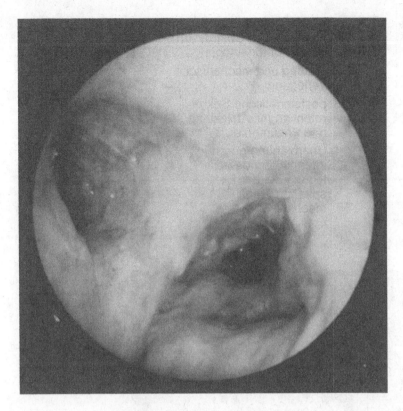

Abb. 2.

Indikationen zur endobronchialen Laseranwendung

Dank dieser Sicherheitsvorkehrungen haben sich eine Vielzahl von Indikationen für die endobronchiale Laseranwendung ergeben. Zugänglich sind in bronchoskopisch einsehbaren Bereichen gelegene endobronchiale und bis in die Bronchuswand hineinreichende Prozesse, die abgetragen werden können, ohne ein Leck ins Mediastinum oder in den Pleuraraum zu erzeugen.

Benigne

Unter den benignen Veränderungen sind es vorwiegend die Folgen nach Entzündung und Trauma am Tracheobronchialbaum wie Membranen, Granulationen und Narbensegel. Sie können, ebenso wie Knopflochstenosen, durch perforierende spezifische Lmyphknoten zur Behinderung der Atmung oder poststenotischen Belüftungsstörungen führen. Blutungsquellen, wie zum Beispiel angiodysplastische Fehlbildungen, können mit dem Laser koaguliert werden. Eindeutig benigne Neoplasien, die ausschließlich endobronchial lokalisiert sind, wie Papillome und Chondrolipofibrome, lassen sich mit dem Laser oft radikal entfernen. Als weiteres Beispiel findet sich in der Abb. 1 eine tumorförmige Bronchusamyloidose des linksseitigen zentralen Bronchialsystems mit Verschluß der Lappenostien. Nach der Laserabtragung (Abb. 2) sind die Ostien wieder frei, die Dynspnoe des Patienten hat sich deutlich gebessert und die FEV_1 ist um 1,2 l gestiegen.

Mit der beschriebenen Technik lassen sich komplikationslos auch Veränderungen in der Nähe brennbarer Kunststoffe, wie der Verschluß von Endoprothesen durch Granulationen oder blutende Fadengranulome abtragen.

328

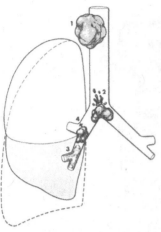

1. mechanische Obstruktion
   durch Tumorverlegung
2. Blutung und mechanische
   Verlegung
3. poststenotische Sekretretention mit Atelektase
   und Pneumonie
4. Überblähung durch
   intermittierende Ver-
   legung bei der Ex-
   spiration (Ventil-
   mechanismus)   **Abb. 3.**

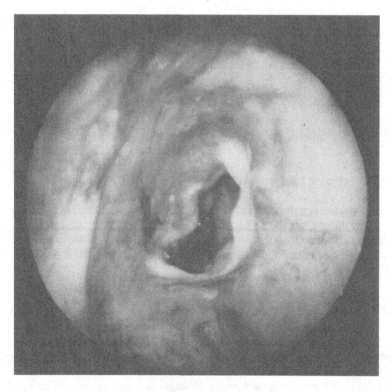

Abb. 4.

Maligne

Die weitaus größte Anzahl von Lasereingriffen wird allerdings bei malignen Erkrankungen vorgenommen. Hier sind es vorwiegend die Komplikationen des Bronchialkarzinomes und seiner Metastasen, wie die zentrale Atemwegsstenose, der Sekretverhalt, die Blutung und der Ventilmechanismus, die Anlaß zum Lasereingriff geben (Abb. 3). Hier kann häufig durch den Lasereingriff auch bei fortgeschrittenen Tumoren durch Beseitigung lebensbedrohlicher Akutsymptome den Patienten die Chance einer adjuvanten Therapie eröffnet werden.

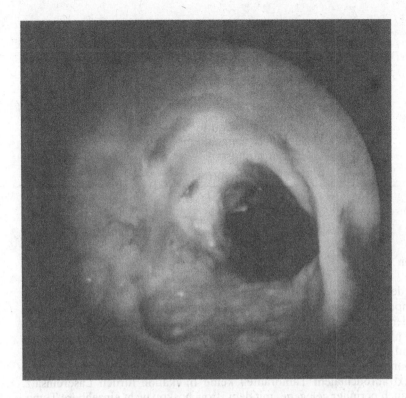

Abb. 5.

Eine Sonderstellung nimmt die alleinige palliative Laserabtragung langsam wachsender inoperabler Tumoren zur Langzeitpalliation ein. In der Abb. 4 findet sich hierfür das Beispiel eines langstreckigen Tracheaverschlusses durch ein adenoid-cystisches Karzinom (früher Zylindrom). Durch wiederholte endobronchiale Abtragung konnte bei der 77jährigen Patienten über drei Jahre der Erstickungstod abgewendet werden (Abb. 5), bis sie schließlich einem Schlaganfall erlag. Auch langsam wachsende endobronchiale Metastasen, wie z.B. beim Hypernephrom, konnten so über längere Zeit behandelt werden.

Die photochemische Laserbehandlung endobronchialer Frühkarzinome nach Sensibilisierung durch die Gabe von Hämatoporphyrin-Derivaten befindet sich derzeit nach wie vor im experimentellen Stadium.

Daß die palliative Behandlung fortgeschrittener Tumoren dem Patienten auch eine mittel- bis längerfristige Überlebensprognose eröffnet, zeigte eine retrospektive Zwischenauswertung bei 105 der von uns behandelten Tumorpatienten: die mittlere Überlebenszeit betrug ½ Jahr, nach 2 Jahren lebten noch 25% und nach 3 Jahren 20% der Patienten.

Kombination mit Endobrachyradiotherapie

Zur Verbesserung der mittel- und langfristigen Prognose verspricht die Kombination der endobronchialen Laseranwendung mit der endobronchialen Kleinraumbestrahlung beizutragen (endobronchiale Brachyradiotherapiy in afterloading-Technik). Hierzu wird über endoskopisch eingelegte Führungssonden computergesteuert eine hochaktive Strahlungsquelle (192 Iridium) an den Tumor herangeführt. Durch eine hohe Oberflächendosis bei steilem Dosisabfall in der näheren Umgebung können so unter Schonung umgebender strahlensensibler Organe, wie der Lunge und des Herzens, vorwiegend endoluminal und in der näheren Umgebung des zentralen Bronchialsystems wachsende Tumoren behandelt werden. Erste Zwischenergebnisse verliefen ermutigend.

330

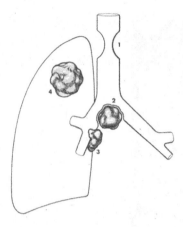

1. malazische Stenose
2. Kompression ohne
   Tumorinfiltration/
   -einbruch
3. alleinige Abtragung
   benigner / semimaligner
   „Eisbergtumoren"
4. periphere Tumoren
   der Lunge

Abb. 6.

Kontraindikationen

Kontraindikation der endobronchialen Laseranwendung ist die alleinige Behandlung potentiell kurativ operabler Tumoren. Dies verlangt insbesondere vom Endoskopeur eine genaue Kenntnis der modernen thoraxchirurgischen Operationsverfahren, für die inzwischen selbst der Befall der Bifurkation oder der Trachea keine absolute Grenze mehr darstellt. Daneben sind reine malazische Stenosen, eine Kompression des Bronchialsystems von außen ohne Tumoreinbruch sowie die alleinige Abtragung sogenannter Eisbergtumoren mit großem extrabronchialem Tumoranteil keine Indikation fürden Lasereinsatz. Selbstredend sind auch peripher gelegene, mit dem Bronchoskop nicht einsehbare Tumoren mit großem extrobronchialem Tumoranteil keine Indikation für den Lasereinsatz. Laserbehandlung inoperabler Tumoren mit infauster Kurzzeitprognose dar, durch die der Tod des Patienten nur um Tage hinausgeschoben, aber nicht längerfristig abgewendet werden kann (Abb. 6).

Komplikationen

Bei Beachtung der Indikationen und Kontraindikationen unter Anwendung einer adäquaten Technik ist die endobronchiale Lasertherapie ein komplikationsarmer Eingriff: bei 410 Anwendungen beobachteten wir 12mal cardiorespiratorische Komplikationen; in einem Falle mit tödlichem Ausgang. Die übrigen konnten durch intensivmedizinische Maßnahmen behoben werden. Drei schwere Blutungen und ein toxischer Rauchgasinhalationsschaden ließen sich ebenfalls konservativ behandeln. Lediglich einmal kam es zur Bronchusperforation mit Ausbildung einer ösophago-bronchialen Fistel. Die gesamte Zahl an schweren Komplikationen ist mit 17 (4,1%) vergleichsweise gering.

Zusammenfassung

So können in vielen Fällen von Tumorkomplikationen am zentralen Bronchialsystem durch den Einsatz des Lasers den Patienten die Chancen einer adjuvanten Therapie mit entsprechender Prognose eröffnet werden und Patienten mit gutartigen Veränderungen risikoreiche operative Eingriffe erspart bleiben. Bei Beachtung der Indikationen und Kontraindikationen sowie Anwendung einer adäquaten Technik ist der endobronchiale Lasereinsatz ein vergleichsweise komplikationsarmer Eingriff.

(Literatur beim Verfasser)

86. Der endoskopische Einsatz des Neodym-YAG Lasers im oberen und unteren Gastrointestinaltrakt

P. Kiefhaber, F. Huber und K. Kiefhaber

Stadtkrankenhaus Traunstein – Akademisches Lehrkrankenhaus der Ludwig-Maximilians-Universität München, D-8220 Traunstein

Endoscopic Neodymium-YAG Laser Therapy for the Upper and Lower Gastrointestinal Tract

Summary. Endoscopic neodymium-YAG laser therapy for the gastrointestinal tract has been proved since 1975. Mortality and time of convalescence of patients treated with laser for acute or potential bleeding lesions have been markedly reduced in contrast to surgery. Sessile neoplastic polyps can be removed endoscopically by laser. Laser recanalization of obstructed carcinoma or scars in the upper and lower gastrointestinal tract to relieve dysphagia or ileus improves the patient's quality of life and has benefits for subsequent operations.

Key words: Neodymium-YAG Laser – Endoscopy – Gastrointestinal Bleeding – Gastrointestinal Tumours

Zusammenfassung. Die endoskopische Neodym-YAG Lasertherapie im Gastrointestinaltrakt hat sich seit 1975 bewährt. Bei der akuten Blutung sowie den potentiellen Blutungsquellen wurde im Gegensatz zu rein operativen Verfahren eine erhebliche Reduktion der Letalität und Rekonvaleszenzzeit erzielt. Sessile, neoplastische Polypen können endoskopisch abgetragen werden. Im Gegensatz zu konventionellen Verfahren bietet die Laserrekanalisation von Karzinomobstruktionen und Narbenstenosen im oberen und unteren Gastrointestinaltrakt zur Beseitigung der Dysphagie oder des Ileus wesentliche Vorteile bezüglich der Lebensqualität und nachfolgender Operationen.

Schlüsselwörter: Neodym-YAG Laser – Endoskopie – gastrointestinale Blutungen – gastrointestinale Tumoren

Einführung

In der endoskopisch-operativen Therapie hat sich im Gastrointestinaltrakt seit 1975 ein Hochleistungs-Neodym-YAG Laser (Medilas, MBB München) klinisch bewährt.

Die Wellenlänge (λ) seiner Strahlung, die im elektromagnetischen Spektrum bei 1,06 µm liegt, hat im Gegensatz zu anderen Laserwellenlängen, wie beispielsweise die des Argon-Lasers ($\lambda \approx 0{,}5$ µm) oder des Carbondioxyd-Lasers ($\lambda = 10$ µm) eine relativ geringere Absorption im Wasser und Hämoglobin (Abb. 1). Diese geringere Absorption im Wasser und Hämoglobin bedeutet, daß der Neodym-YAG Laserstrahl gegenüber den anderen endoskopisch verwendbaren Laserwellenlängen tiefer in das Gewebe eindringt. Die Eindringtiefe wird mit dem Quotienten $1/\alpha$ ausgedrückt, wobei α den Absorptionsquotienten darstellt. Strahleindringtiefen in trübe Medien werden mit dem Beer'schen Absorptionsgesetz bestimmt. Der Absorptionskoeffizient α der einzelnen Gewebsstruktu-

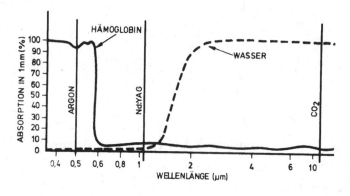

Abb. 1. Bei 1,06 μm (Emission des Nd:YAG Lasers) des elektromagnetischen Spektrums ist die Strahlabsorption im Hämoglobin und im Wasser gering

Laser	$1/\alpha$ (cm) Leber	$1/\alpha$ (cm) Magen
Argon Laser $\lambda \approx 0,5\,\mu m$	0,2 mm	0,36 mm
Nd-YAG-Laser $\lambda = 1,06\,\mu m$	0,8 mm	1,75 mm
CO_2-Laser $\lambda = 10\,\mu m$	0,05 mm	–

Tabelle 1. Strahleindringtiefen $1/\alpha$ cm von Argon-, Nd:YAG- und CO_2-Laser in Lebergewebe ($\sim$ Blut) und Magenschleimhaut

ren hängt von der Dichte, der Farbe und vor allem der Durchblutung des Gewebes ab. So ist für praktische, endoskopische Zwecke gesehen die Eindringtiefe des Neodym-YAG Lasers im Blut und in der Leber ($1/\alpha = 0,8$ mm) die gleiche, während die hellere Magenschleimhaut eine größere Eindringtiefe von $1/\alpha = 1,75$ mm hat (Tabelle 1).

Zur Stillung arterieller Blutungen sind kurze Pulse von 0,5 sec Dauer und hoher Laserausgangsleistung von 80–90 W bei den gegenwärtig gebräuchlichen Lasertransmissionssystemen mit einem Divergenzwinkel des aus der Faser austretenden Laserstrahls von 10° geeignet. Nur durch diese hohen Leistungen kann der Abtransport der zur Koagulation notwendigen Laserenergie durch das strömende Blut überwunden werden.

Tumorgewebe kann mit nur geringgradig höheren Laserleistungen, mit ca. 100 W (90–100 W) und Pulsen von 1–2 s Dauer, durch Vaporisation abgetragen werden. Dabei werden gleichzeitig in den tieferen Schichten des Tumors die potentiell blutenden Tumorgefäße durch Koagulation verschlossen.

Ein neu entwickeltes dreikanaliges Laserendoskop (Olympus, Tokyo) erlaubt im Gegensatz zu derzeit gebräuchlichen Systemen ein übersichtlicheres endoskopisches Arbeiten ohne Rauchentwicklung. Neben einem wahlweise applizierbaren, koaxialen CO_2-Gas- oder Wasserstrahl kann gleichzeitig abgesaugt werden ohne den Laserlichtleiter entfernen zu müssen [5].

Die klinischen Indikationen, die sich schon in den ersten Jahren herauskristallisiert haben, umfassen gegenwärtig:
1. Die akute gastrointestinale Blutung
2. Die potentiellen Blutungsquellen
3. Die breitbasigen, neoplastischen aber benignen Polypen
4. Die Rekanalisation obstruierender Karzinome des oberen und unteren Gastrointestinaltraktes
5. Die Rekanalisation von peptischen und narbigen Stenosen an Anastomosen und
6. Die endoskopische Laser-Lithotripsie

Für die endoskopische Verwendung eines gepulsten, im Nanosekundenbereich arbeitenden Neodym-YAG Lasers stehen aber derzeit noch keine geeigneten Lasertransmissionssysteme zur Verfügung. Andere gepulste Lasersysteme sind ebenso noch im experimentellen Stadium.

1975–1982		1983–12/1988	
Child A 6/28 = 21%		0/32 = 0 %	
Child B 16/34 = 47%	= 35,5%	1/29 = 3,4%	= 1,6%
Child C 56/56 = 100%		26/35 = 74,3%	
Gesamt 78/118 = 66%		27/96 = 28,1%	

Tabelle 2. Letalität von Patienten mit einer akuten Ösophagus- oder Magenvarizenblutung mit alleiniger Laserkoagulation (1975–1982) und kombinierter Sklerosierungs- und Lasertherapie (1983–1988)

1. Akute gastrointestinale Blutung

Bei der akuten gastrointestinalen Blutung hat sich aufgrund mehrerer klinischer Studien mit inzwischen jeweils über 1000 (nicht ausgewählten) Patienten pro Untersucher sowie einiger kontrollierter Studien im Blutungsstadium Forrest I und II die berührungslose endoskopische Neodym-YAG Laserkoagulation gegenüber operativen und gegenüber anderen endoskopischen Blutstillungsverfahren durchgesetzt [6, 10, 13].

Mit der endoskopischen Neodym-YAG Laserkoagulation gelang uns im Stadium Forrest I die primäre Blutstillung in 94,3% (1263/1340) bei einem nicht ausgewählten Patientengut (n = 1070).

Die blutungsauslösenden Ursachen waren sowohl für das erste Blutungsereignis, als auch für die meisten Rezidivblutungen, Medikamente (wie beispielsweise Analgetika, Antibiotika, Antikoagulantien) oder Blutersatzmittel (wie Dextrane, Gelatine Lösungen) [3, 11, 12].

Bei der akuten Ösophagusvarizenblutung konnte durch die Kombination der endoskopischen Laserkoagulation mit der paravasalen Sklerosierungstechnik [2, 8, 14] die primäre Blutstillungsrate von 91,2% (279/306) bei einem nicht ausgewählten Krankengut zwar nicht gesteigert werden, die Klinikletalität ließ sich jedoch, verglichen mit ausschließlicher Laserkoagulation, von insgesamt 66% (78/118) auf 28,1% (27/96) senken. Im Stadium Child A+B gelang die Reduktion der Klinikletalität von 35,5% (22/62) auf 1,6% (1/71) (Tabelle 2).

Ballonsonden wurden bei der Blutstillung äußerst selten verwendet und wenn, dann nur kurzfristig, für maximal 30 Minuten.

Bei der akuten Ulkusblutung hat sich beim Verschluß blutender akuter und blutender chronischer Ulzera die vorherige, lokale, perivasale Injektion von 1:20 000 verdünnter Adrenalinlösung bezüglich der Schnelligkeit und Sicherheit der Laserkoagulation als hilfreich erwiesen [4, 9]. Diese Verbesserung der Blutstillungstechnik blutender Ulzera war notwendig geworden, nachdem uns die trikonische Quarzfaser als Lasertransmissionssystem nicht mehr zur Verfügung stand. Im Gegensatz zu der seit ca. 1982 gebräuchlichen Quarz-Silizfaser (MBB) war bei der trikonischen Quarzfaser vor allem der größere Querschnitt des aus der Faser austretenden Laserstrahls, bei gleichzeitiger geringerer Strahldivergenz, von wesentlichem Vorteil.

Durch die endoskopische Blutstillung mit dem Neodym-YAG Laser konnte im Vergleich zu rein operativen Verfahren die Klinikletalität bei den akuten Ulzera von 58% (76/131) auf 19,8% (42/212) und bei den blutenden chronischen Ulzera von 25% (26/102) bei Resektionen und 15% (12/78) bei Vagotomie auf 0% (0/48) gesenkt werden (Tabelle 3).

Die Todesursachen der Patienten mit blutenden akuten Ulzera waren vorwiegend nicht therapierbare Grundleiden.

2. Potentielle Blutungsquellen

Potentielle Blutungsquellen, wie Osler-Hämangiome oder Angiodysplasien, im oberen wie auch im unteren Gastrointestinaltrakt können mittels Laserkoagulation endoskopisch kurativ verschlossen werden (n = 53). Bei Angiodysplasien im Zökum ist wegen der dünnen Darmwand Vorsicht geboten.

Tabelle 3. Letalität von Patienten mit blutenden akuten und blutenden chronischen Ulzera (Blutungsstadium Forrest I) bei ausschließlich operativer Therapie, bei Blutstillung mit dem Nd:YAG Laser und nur in Einzelfällen nachfolgender operativer Therapie (Anfangszeit: 1975–1979 und nach Optimierung: 1980–1988)

		München		Traunstein
		nur OP 1967–1977	Laser [± OP] 1975–1979	Laser [± OP] 1980–1988
Akute Ulzera		76/131 = 58%	66/195 = 33,8%	42/212 = 19,8%
Chronische Ulzera	Vagotomie	12/ 78 = 15%	2/ 58 = 3,4%	0/ 48 = 0%
	Resektion	26/102 = 25%		

Einzelne kurze Laserpulse hoher Leistung (80–90 W) sind bezüglich einer Perforation ungefährlicher als viele Laserpulse geringerer Leistung (20–40 W).

3. Breitbasige, neoplastische aber benigne Polypen

Im Gegensatz zu gestielten Polypen kann man breitbasige Polypen, wie villöse Adenome, mit der Schlinge endoskopisch nicht vollständig abtragen. Um fokale Karzinome im Polypen zu erfassen, die in unserem Untersuchungsgut in einer Häufigkeit von 23,3% (20/86) auftraten, liefern ausschließliche Zangenbiopsien kein zuverlässiges Ergebnis. Man sollte daher soweit als möglich große Teile des Polypen mit der Biopsieschlinge abtragen, um repräsentatives histologisches Material zu gewinnen. Die mit der Schlinge nicht mehr abtragbare Basis des Polypen kann dann mit dem Laser vollständig koaguliert werden. Anschließend überwächst normale Mukosa vom Rand her den Defekt. Bei Vorliegen eines fokalen Karzinoms sollte, bei Operabilität des Patienten, die Resektion erfolgen.

4. Rekanalisation obstruierender Karzinome des oberen und unteren Gastrointestinaltraktes

Die Dysphagie oder Aphagie, ausgehend von stenosierenden Karzinomen des Ösophagus-,Magens oder Duodenums und lokalen Tumorrezidiven an Anastomosen, kann am besten durch Laservaporisation in ein, höchstens zwei, Sitzungen beseitigt werden (n = 97). Von Vorteil ist dabei die vorherige Bougierung über einen endoskopisch gelegten Führungsdraht, so daß der Tumor von aboral nach oral abgetragen werden kann (Abb. 2). Dieses Vorgehen verhindert vor allem bei, in der Längsachse verzogenen, Tumoren des Ösophagus das Einschlagen falscher Vaporisationsrichtungen. Nur in den Fällen, bei denen der Führungsdraht für die Bougierung nicht eingeführt werden kann, sollte man Schritt für Schritt von oral nach aboral rekanalisieren (Abb. 3) [5]. Im Vergleich zu herkömmlichen Verfahren, wie der palliativen Operation, der Gastrostomie, der Pertubation oder der Radio- oder Chemotherapie ist die Laserrekanalisation das rascheste und für den Patienten schonendste Verfahren. Nach einer kontrollierten Studie von Barr und Krasner ist die alleinige Laserrekanalisation der Pertubation sowie der Kombination von Laservaporisation und Pertubation überlegen [1]. Außerdem ist bei den Adenokarzinomen des Ösophagus, im Gegensatz zu der schlechteren Ansprechrate auf Radio- und Chemotherapie, die Laservaporation voll wirksam.

Mellow bezeichnete die Laserrekanalisation beim Plattenepithelkarzinom des Ösophagus mit nachfolgender Chemo- und Radiotherapie bei bisher 8 Fällen als eine „kurative" Therapie [7].

Beim Ileus oder Subileus, hervorgerufen durch obstruierende kolorektale Karzinome, kann mittels Laserrekanalisation der Ileus oder Subileus entlastet werden. Damit wird die präoperative, orthograde Darmspülung sowie die totale Koloskopie zur Auffindung syn-

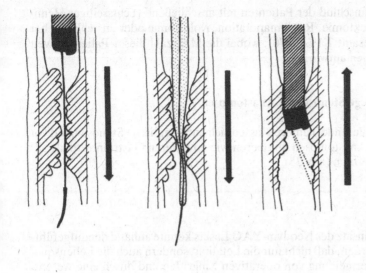

Abb. 2. Maligne Ösophagus-
stenosen. Endoskopisches
Vorgehen zur Stenoseeröff-
nung durch Bougierung über
einen Führungsdraht und
nachfolgender Laservaporisation des Tumorgewebes von
distal nach proximal

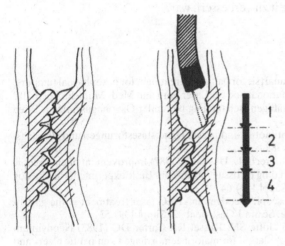

Abb. 3. Endoskopisches Vorgehen bei
nicht sondierbaren Stenosen mit anschließender Laservaporisation des Tumorgewebes. Es empfiehlt sich bei ungewissem
Lumenfortgang ein Mehrschrittvorgehen
in zeitlichen Abständen

chroner Karzinome (5–6%) und neoplastischer Polypen (ca. 30%) möglich. Damit entfällt auch die zeitaufwendige, und bezüglich der Sterilität risikoreiche, intraoperative Darmspülung. Der Patient kann sich außerdem präoperativ von den Symptomen des Ileus erholen. Weiterhin gewinnt man Zeit für wesentliche präoperative Untersuchungen wie ‚staging‘ und ‚grading‘ des Tumors. Durch die Laserrekanalisation kann somit ein Noteingriff in einen Elektiveingriff umgewandelt werden. Beim linksseitigen, obstruierenden, kolorektalen Karzinom kann anstatt eines zwei- bis dreizeitigen operativen Vorgehens die primäre Tumorresektion und die primäre Anastomosierung erfolgen. Ein weiterer Vorteil des Elektiveingriffs besteht in der Möglichkeit der, seit kurzem empfohlenen, intraoperativen Radiotherapie.

Von 1980 bis 1988 konnten mit dem Neodym-YAG Laser 64 von 70 (= 91,4%) der obstruierenden kolorektalen Karzinome rekanalisiert werden. Bei vorwiegend endophytischen Karzinomen, bei denen die Dicke des Tumors schlecht beurteilbar war, mußte von einer Laserrekanalisation Abstand genommen werden. Bei den 4 Perforationen, die unterhalb der Stenose lagen, konnte durch eine sofort angeschlossene Operation ein ungünstiger Verlauf verhindert werden. Die Klinikletalität bei primärer linksseitiger Hemikolektomie oder anteriorer Resektion nach erfolgreicher Laserrekanalisation der Tumorobstruktion betrug 3,2% (1/31). Die Gesamtletalität aller Patienten mit Laserrekanalisation von kolorektalen Tumoren, unter Einschluß der Patienten mit anschließend rechtsseitiger Hemikolektomie, subtotaler Kolektomie, Rektumaputation, Kolostomie oder ausschließlicher Lasertherapie, betrug insgesamt 7,1% (5/70), wobei die Mehrzahl dieser Patienten weit fortgeschrittene Tumorstadien aufwiesen.

5. Peptische Stenosen, narbige Stenosen an Anastomosen

In gleicher Weise wie obstruierende Tumoren lassen sich auch peptische Stenosen und vor allem narbige Stenosen an Anastomosen im oberen wie im unteren Gastrointestinaltrakt durch Laservaporisation eröffnen (n = 35).

Zusammenfassung

Mit dem endoskopischen Einsatz des Neodym-YAG Lasers konnte anhand der aufgeführten Indikationen gezeigt werden, daß nicht nur die Letalität, sondern auch die Lebensqualität der Patienten durch Vermeidung von operativen Eingriffen und durch eine wesentliche Verkürzung der Rekonvaleszenzzeit zu verbessern war.

Literatur

1. Barr H, Krasner N (1987) Quality of life analysis for palliative treatment for oesophageal tumours. In: Abstracts, 7th Congress of the International Soc for Laser Surg and Med, Munich, Abstr 102
2. Denck H (1963) Zur Frage der zweckmäßigen Behandlung blutender Ösophagusvarizen. Wien Klin Wochenschr 76:274
3. Duda D, Heyes H, Wenske C (1984) Antibiotika-induzierte Hämostasestörungen und Blutungsneigungen. Dtsch Med Wochenschr 109:388
4. Heldwein W, Lehnert P, Wiebecke B, Ruprecht L, Unsöld E (1987) Improvement of endoscopic laser therapy in gastrointestinal ulcer bleeding by tissue infiltration. Basic experiments on the dog stomach in vivo. Scand J Gastroent 22 (Suppl 139):64
5. Kiefhaber P (1987) Indications for endoscopic Neodymium-YAG laser treatment in the gastrointestinal tract. Twelve years' experience. Scand J Gastroent 22 (Suppl 139):53
6. MacLeod IA, Mills PR, MacKenzie JF, Joffe SN, Russel RI, Carter DC (1983) Neodymium yttrium aluminium garnet laser photocoagulation for major haemorrhage from peptic ulcers and single vessels; a single blind controlled study. Br Med J 263:345
7. Mellow MH (1988) YAG laser therapy prior to radiation and chemotherapy for the primary "curative" treatment of squamous cell carcinoma of the esophagus. In: International Conference: photodynamic therapy and medical laser application, London. Abstract 392, Lasers in medical science. Baillière-Tindall London
8. Paquet KJ, Engel C (1974) Die Wandsklerosierung des Ösophagus in der Therapie der akuten Ösophagusvarizenblutung und der drohenden Hämorrhagie bei dekompensierter Leberfunktion. Z Gastroenterologie 12:395
9. Rutgeerts P, Vantrappen G, Brockaert L, Coremans G, Janssens J, Geboes K (1984) A new and effective technique of YAG laser photocoagulation for severe upper gastrointestinal bleeding. Endoscopy 16:115
10. Salmon PR, Swain Cp (1986) Laser photocoagulation – results of a randomised controlled clinical trial. Endoscopy 18 (Suppl 2):56
11. Schramm W (1980) Multitransfusion – Pathophysiologie und praktische Konsequenzen. Dtsch Med Wochenschr 105:1105
12. Schramm W (1983) Hämostaseologische Diagnostik und Therapie der akuten oberen gastrointestinalen Blutung. Z Gastroenterologie 21:253
13. Swain CP (1983) Endoscopic Nd:YAG laser control of gastrointestinal bleeding. In: Joffe SN, Muckerheide MC, Goldman L (eds) Neodym YAG Laser in Medicine and Surgery. Elsevier, New York Amsterdam Oxford, p 16
14. Wodak E (1958) Die konservative Behandlung der Ösophagusvarizen. HNO 13:131

87. Stand und Perspektiven des Laser-Einsatzes in der Gefäßchirurgie

P. W. Ascher, J. Lammer und E. Pilger

Univ.-Kliniken für Neurochirurgie, Radiologie und Interne Medizin der Karl-Franzens-Universität, Auenbrugger Platz, A-8036 Graz, Österreich

State of the Art und Future Aspects of Laser Use in Angiological Surgery

Summary. We report on a project to determine the feasibility of treating carotid artery stenosis with the argon laser (1985) and the clinical results of recanalising peripheral arteries. Training for the above-mentioned project showed that sapphire-tipped Nd:YAG laser optical fibers are the proper instruments for recanalisation. New attempts with new catheter material should make the recanalisation of the carotid artery possible in the future.

Key words: Percutaneous Recanalisation – Nd:YAG Laser – Sapphire Tip

Zusammenfassung. Ausgehend von unserem Projekt, die verschlossene Carotis mit Argon Laser percutan zu rekanalisieren, berichten wir über Resultate, die wir beim Training dieser Methode an peripheren Arterien in klinischer Routine erzielten. Diese Übungen zeigten die Kombination Nd:YAG-Laser-Fiberoptiken mit sphärischen Saphirspitzen als die praktische Lösung für diese Aufgabe. Neue Versuche mit neuem Kathetermaterial sollen in Zukunft auch die Carotis für diese wenig invasive Behandlungsmethode zugänglich machen.

Schlüsselwörter: Percutane Rekanalisation – Neodymium-YAG-Laser – Saphirspitzen

1984 wurde beim Erstautor dieser Arbeit das Interesse an der Laserrekanalisation von Gefäßen geweckt. Während des LANSI-Meetings 1985 wurde dann zusammen mit den Radiologen der Grazer Klinik der Entschluß gefaßt, diese Methode für die Carotisrekanalisation in Graz zu erproben. Nach ausgedehnten Voruntersuchungen an Leichen zum Erlernen der Technik und histologischen Untersuchungen der Laserwirkungen an frischen menschlichen Kadavergefäßen, welche ein lineares Verhältnis zwischen Laserbestrahlung und Gefäßabtragung zeigten, begannen wir noch im selben Jahr an 3 Patienten die Methode auszuprobieren. Damals stand uns, von Choy zur Verfügung gestellt, nur ein Argon-Laser mit den nötigen Lichtfaserübertragungssystemen, zur Verfügung. Obwohl dieser Laser rein überlegungsmäßig äußerst ungeeignet für derartige Prozeduren erscheint, gelang es doch, an 3 Patienten die Machbarkeit dieser Methode zu beweisen. Bestehende Restprobleme bezüglich der Patientensicherheit, Katheterbeschaffenheit und geeigneten Laser ließen uns 1986 dieses Projekt einstweilen stoppen. Um Erfahrung zu gewinnen, wählten wir damals die geraden Arterien der unteren Extremitäten von Patienten mit chronischen Verschlüssen. Das Ergebnis dieses Trainings war klinisch jedoch so überzeugend, daß inzwischen an der Universitätsklinik für Radiologie in Zusammenarbeit mit der Medizinischen Univ.-Klinik, Department für Angiologie, die Rekanalisation peripherer Beingefäße zur klinischen Routine wurden.

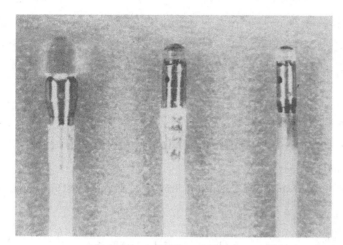

Abb. 1.

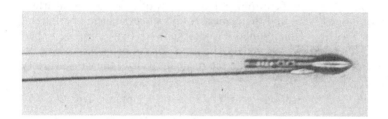

Abb. 2.

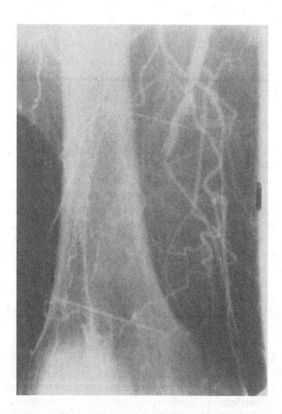

Abb. 3.

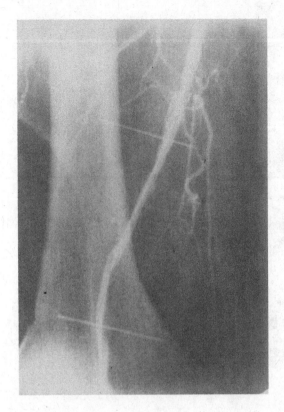

Abb. 4.

Als Energielieferanten verwendeten wir den Neodymium-YAG-Laser mit der Wellenlänge von 1064 nm, anfänglich das Modell der Firma MBB-AT, MEDILAS der ersten Generation, später den Typ CL 60 von Surgical Laser Technologies. Entscheidend war dabei die Einführung der Saphirkontaktspitzen (Surgical Laser Technologies) (Abb. 1), die wir nach Vergleich mit den Hot Tips (Abb. 2) als eindeutig überlegen erkannten. Mittels Sendlinger-Katheter haben wir in der Zeit vom 1. 5. 1986 bis 1. 5. 1988 259 Patienten behandelt. Die Indikation stellte dabei der Verschluß der Arteria femoralis oder poplitea (Abb. 3, 4 und 5, 6) dar. Die Dauer des Verschlusses mußte mindestens 4 Monate betragen und der Grad der Klinik mindestens Fontain II b–IV. Die Mindestlänge des Verschlusses bei allen unseren Eingriffen betrug 2 cm. Nach dem Grad der Ausfälle waren die Patienten wie folgt zu teilen: II b 184, III 48 und IV 27. Das mittlere Alter der Patienten betrug 66 (33–91 Jahre). Die mittlere Länge der Anamnese war 9 Monate (4–36), die mittlere Länge des Verschlusses 7 cm (2–26). In 196 Fällen ware die Arteria femoralis superficialis, in 29 Fällen die Arteria poplitea und in 34 Fällen femorapopliteale Arterien betroffen. Bei diesen 259 Patienten gelang in 217 Fällen (84%) die primäre Rekanalisation. Die meisten dieser Patienten (214) wurden anschließend an die Rekanalisation mittels Ballon gedehnt. Bei 16 Patienten (86%) konnte der Eingriff wegen hochgradiger Verkalkung nicht durchgeführt werden. Bei 26 Patienten (10%) kam es zu einer Perforation, weshalb der Eingriff abgebrochen werden mußte. Bei diesen insgesamt 42 Patienten wurde bei 30 Patienten eine Bypass-Operation angeschlossen, 11 Patienten konnten nur konservativ behandelt werden und 1 Patient mußte amputiert werden. In den erfolgreichen 217 Fällen kam es zu folgenden Nebenwirkungen: 194mal zu lokaler Erwärmung (75%), bei 31 Patienten trat lokaler Schmerz auf (12%). 5 Patienten hatten bei der anschließenden angiographischen Kontrolle eine periphere Embolisation (2%), ohne weitere Komplikationen. Bei weiteren 5% kam es an der Punktionsstelle zu einer stärkeren Blutung (2%), letztlich bei 2 Patienten (0,7%) zur Ausbildung einer AV-Fistel.

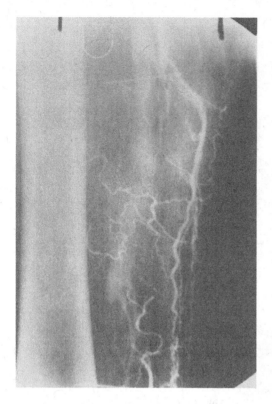

Abb. 5.

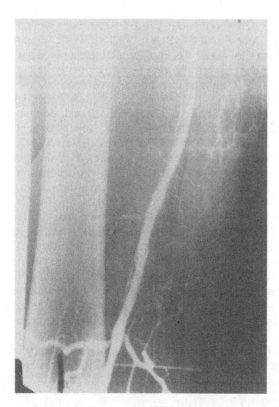

Abb. 6.

Die Langzeitergebnisse zeigten bisher in 13% eine Restenose. Alle diese 13 Patienten konnten mit einer neuerlichen Ballondilatation behandelt werden. Bei 30 Patienten kam es nach über einem Jahr zu einer Reokklusion. Davon wurden 15 Patienten per Bypass behandelt, bei 6 Patienten genügte eine Laserrekanalisation, bei 2 weiteren Patienten die Rekanalisation plus Ballondilatation, 2 Patienten mußten leider amputiert werden und bei den verbleibenden 5 Patienten wurde in der Folge nur konservative Therapie betrieben.

Diese Ergebnisse sind so gut, daß sich die oben geschilderte Behandlung an der Univ. Klinik für Radiologie in Graz als Routinebehandlung eingebürgert hat und an einem Tag wöchentlich die Laserrekanalisationen durchgeführt werden. Sie haben aber auch gleichzeitig unsere Begeisterung wieder soweit entfacht, daß wir forciert mit neuem Kathetermaterial und modifizierten Lasereinheiten das ursprüngliche Ziel, die Rekanalisation bzw. das Abtragen von Ulcera im Bereich der Carotis ins Auge gefaßt haben.

2. Sitzung: Lithotrypsie in der Gallensteinbehandlung

88a. Einführung

F. W. Schildberg

Klinik f. Chirurgie der Med. Universität, Ratzeburger Allee 160, D-2400 Lübeck

Vor 7 Jahren wurde während des Kongresses der Deutschen Gesellschaft für Chirurgie der 100. Wiederkehr der ersten Cholezystektomie gedacht. Sie löste seinerzeit die bis dahin propagierte Cholezystotomie/stomie mit Steinextraktion ab, da erfahrungsgemäß von der in situ belassenen Gallenblase später neue Probleme ausgingen. Daraus wurde geschlossen, daß nicht der Stein sondern die kranke Gallenblase als hauptsächlicher Krankheitsherd zu vermuten war. Folgerichtig stellte man ihre Entfernung in den Mittelpunkt des therapeutischen Vorgehens. Seit dieser Zeit gilt die Cholezystektomie als die Methode der Wahl bei der Behandlung des Gallensteinleidens. Sie erfuhr in den darauffolgenden Jahrzehnten eine stetige Verbesserung ihrer Technik, so daß sie heute allgemein als eine risikoarme, theoretisch wohl begründete und im Hinblick auf das Steinleiden in hohem Maße erfolgreiche Operationsmethode gilt. Ihre Letalität ist mit etwa 0,3% sehr gering und beträgt nur etwa 5–10% der Letalität des komplizierten Steinleidens.

Nachdem bereits vor 15 Jahren damit begonnen worden war, die Gallengangssteine überwiegend mit endoskopischen Methoden zu extrahieren und somit den chirurgischen Eingriff zu umgehen, wurden in vergangenen Jahren zunehmend auch Alternativen zur Cholezystektomie wegen Gallenblasensteinen entwickelt. Hierzu sind heute in erster Linie die Verfahren der Litholyse zu nennen, bei denen durch Zufuhr von Gallensäuren versucht wird, die Dysbalance zwischen Cholesterin und Gallensäuren zu beseitigen und so die Lithogenität der Galle zu normalisieren (Tabelle 1). Zu diesen Verfahren rechnen wir die medikamentöse Litholyse, deren bei großen Steinen nur mäßige Erfolgsrate und die relativ lange Behandlungsdauer durch Fragmentation der Steine mit Hilfe der ESWL deutlich vergrößert werden konnte. Damit erweiterte sich auch der Indikationsbereich für die medikamentöse Litholyse.

Auf einem anderen Prinzip beruht die chemische Litholyse. Hier werden die Gallenblasenkonkremente mit Hilfe von tertiärem Methyl-Butyl-Äther aufgelöst. Da sich dieses Lösungsmittel wegen seiner Toxizität nicht systemisch verabreichen läßt, muß es durch Direktpunktion der Gallenblase in diese instilliert werden, wobei ein Übertritt des Äthers in die Gallenwege und den Darm unerwünscht ist. Dieses Verfahren weist eine hohe Erfolgsrate auf. Schon dabei stellt sich die Frage nach den Vor- und Nachteilen, nach der

Tabelle 1. Therapie der Cholelithiasis

Litholyse
  Medikamentöse Lyse (Cheno-, Urso-Desoxycholsäure)
  Medikamentöse (Lyse + ESWL)
  Chemische Lyse (Methyl-tert-Butyl-Äther)

Instrumentelle Verfahren
  Endoskopische Extraktion von Gallengangssteinen nach Papillotomie
  Perkutan transhepat. Litholapaxie

Operative Verfahren
  Cholezystektomie eventuell mit Gallengangsrevision
  (Transduodenale Papillotomie)
  (Cholezysto(s)tomie)

Differentialindikation, den Risiken und Gefahren und schließlich nach etwaigen Folgestörungen, zu denen auch die Rezidivsteine zu rechnen wären. Immerhin gibt es Berichte aus der Literatur mit Rezidivraten nach Steinextraktion in über 50%.

Als Alternative zur Cholezystektomie beginnt sich die perkutane transhepatische Steinextraktion mit oder ohne Lithotripsie einzurichten (Abb. 1). Dieses Verfahren, welches wir in den letzten 3 Monaten nach Abschluß tierexperimenteller Studien bei 3 Patienten durchführten, scheint – soweit bisher beurteilbar – keine besonderen Risiken zu besitzen. Nach transhepatischer Punktion der Gallenblase wird der Punktionskanal über einen Führungsdraht in Seldinger-Technik erweitert, bis schließlich ein starres Nephroskop in die Gallenblase eingebracht werden kann. Über dieses läßt sich das Organ inspizieren, die Konkremente können mit Hilfe eines Lasers oder des Ultraschallithotripters zertrümmert und Fragmente durch das Nephroskop extrahiert bzw. herausgespült werden. Abschließend wird das Instrument unter fortlaufender Versiegelung des Instrumentierkanals mit Fibrinkleber zurückgezogen. Komplikationen haben wir bisher bei diesem Vorgehen nicht beobachtet, jedoch einen Fehlschlag bei einem 4. Patienten, weil – wie sich bei der späteren Operation herausstellte – wegen fehlender Kontaktfläche zwischen Gallenblase und Leber die Einführung des Instruments in die Gallenblase nicht möglich war. Bei diesem Patienten wurde der Eingriff im Sinne einer Cholezystektomie beendet.

Das bei all den genannten Alternativen zur Cholezystektomie irritierende Moment ist das Belassen der Gallenblase in situ. Muß nicht befürchtet werden, daß hiervon weitere Störungen ausgehen, was in der Literatur bei über 50% der Patienten der Fall ist? Waren die chirurgischen Vorstellungen von der kranken Gallenblase als Ursache des Beschwerdebildes falsch? Hat sich etwa das Krankheitsbild in den vergangenen Jahrzehnten verändert oder erlauben uns nur die verbesserten diagnostischen Möglichkeiten eine differenzierte Betrachtung? Kommt es unter diesen neuen Therapiemöglichkeiten nicht lediglich zu einer Verzögerung der Operation und zu ihrem Verschieben in einen ungünstigeren Lebensabschnitt?

An all diese Fragen denkt man bei der Betrachtung der folgenden Themen. Man darf gespannt sein auf die Darstellung des Für und Wider der einzelnen Methoden und schließlich auch auf die abschließende Stellungnahme des Chirurgen, ob und inwieweit diese neuen Techniken geeignet und in der Lage sind, die Chirurgie des Gallensteinleidens dauerhaft zu beeinflussen oder ob man in ihnen weniger die Verfahrenskonkurrenz als eine Herausforderung zu weiteren Verbesserungen an der Cholezystektomie sehen kann.

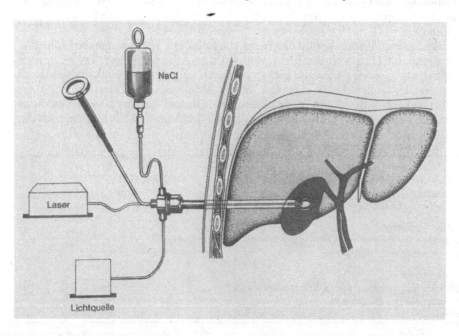

Abb. 1.

88b. Gerätetypen, technische Entwicklungen und Besonderheiten der extrakorporalen Lithotripsie — Steinortungsprobleme*

J. Seifert

Experimentelle Chirurgie der Abt. Allgemeine Chirurgie der Univ. Kiel, Michaelisstr. 5, D-2300 Kiel 1

Different Types of Apparatuses, Technical Developments and Specialities of Extracorporeal Lithotripsy — Localization of Stones

Summary. Three methods are used for the extracorporeal disintegration of gallstones and kidney stones. Shock waves can be generated by an underwater spark, the discharge of piezoelectric crystals, or electromagnetic waves. The shock waves must then be focussed to disintegrate the stones. Depending on how they are generated the focus of the shock waves is like a dot or an ellipsoid. In most cases the stones can be localized by ultrasound. X-ray localization should also be possible.

Key words: Extracorporeal — Disintegration — Gallstones

Zusammenfassung. Zur extrakorporalen Zertrümmerung von Gallen- oder Nierensteinen kommen 3 prinzipiell unterschiedliche Methoden zur Anwendung. So können mittels einer Unterwasser-Funkentladung, mittels der Entladung von piezoelektrischen Kristallen und mittels elektromagnetischer Wellen Stoßwellen erzeugt werden. Zur optimalen Lithotripsie müssen die Stoßwellen auf den Stein fokussiert werden. Je nach Prinzip erhält man einen mehr punktförmigen oder elliptoiden Fokus. Für die Steinortung im Gallengangssystem sollten Ultraschall und Röntgenortungssysteme verfügbar sein.

Schlüsselwörter: extrakorporale Gallensteinzertrümmerung

Schon vor mehr als 10 Jahren ist die extracorporale Steinzertrümmerung mittels Schockwellen, die durch eine Unterwasser-Funkentladung induziert wurden, in die Medizin eingeführt worden. Brendel et al. [1, 2] ist es zu verdanken, daß die berührungsfreie Steinzertrümmerung eine für die Nierensteine etablierte [3, 6] und für die Gallensteine sich etablierende Methode ist [1, 2, 8, 9]. Obwohl die extracorporale Steinzertrümmerung noch nicht allzu lange klinisch praktiziert wird, sind die auf dem Markt befindlichen Geräte vielfältig und werden von immer neueren, aber auch besseren Anlagen abgelöst.

Das grundsätzliche Prinzip der Steinzertrümmerung liegt darin, daß Stoßwellen, wenn sie auf Grenzflächen stoßen, große Zug- und Druckkräfte freisetzen können. Eine Grenzfläche ist vorhanden, wenn die Stoßwelle von einer Flüssigphase auf eine feste, aber auch gasförmige Phase trifft. Da der Mensch in über 80% aus Flüssigkeit besteht, entlädt sich die Energie einer Stoßwelle, die in einem Wasserbad erzeugt und fortgeleitet wurde, erst, wenn sie auf einen festen Stein trifft. Zudem müssen mehrere Stoßwellen auf einen Punkt fokussiert werden, um dort eine maximale Energiefreisetzung zu erreichen.

---

* Herrn Prof. Dr. H. Hamelmann zum 65. Geburtstag gewidmet

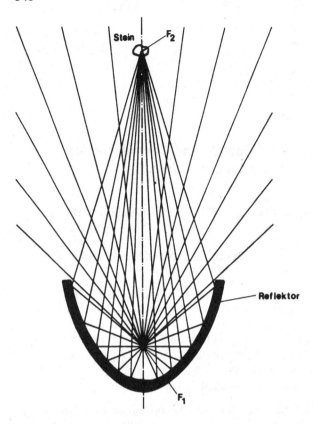

Abb. 1. Im 1. Brennpunkt (F_1) eines Ellipsoides wird unter Wasser eine Funkenentladung erzeugt. Dadurch entsteht eine Stoßwelle, die durch den Reflektor des Ellipsoides im 2. Brennpunkt (F_2) gebündelt wird. Im 2. Brennpunkt muß der Stein lokalisiert sein

Wiederentdeckt wurde dieses Prinzip durch Düsenjägerpiloten, die feststellten, daß beim Durchbrechen der Schallmauer an bestimmten Stellen der Tragfläche Metallteile herausbrachen. Bei näherer Untersuchung stellte die Fa. Dornier fest, daß dies ein Effekt der Stoßwellen ist, die im Zusammenhang mit dem Durchbrechen der Schallmauer auftreten.

Eine neuere Erklärung für die steinzertrümmernde Wirkung von Stoßwellen liegt im Begriff der „Kavitation". Unter Kavitation versteht man kleine gashaltige Hohlräume in Festkörpern oder Gasbläschen in Flüssigkeiten. Trifft eine Stoßwelle auf solch eine winzige Gasblase, so treten an den Grenzflächen Zugkräfte auf, wodurch die Kavitation expandiert wird. In diesem expandierten Zustand strömt weiteres Gas aus der Umgebung in die „Kavitation" ein. Beim Abklingen der Zugwelle kollabiert das Bläschen, hat aber nun mehr Gas als vorher, wodurch ein Druck entsteht [4, 5].

In der angewandten Medizin kommen heutzutage im wesentlichen drei Prinzipien zur Anwendung, um Stoßwellen zur extrakorporalen Lithotripsie zu erzeugen. Das erste Prinzip ist das einer unter Wasser erzeugten Funkenentladung (s. Abb. 1). Die Stoßwellen, die dabei entstehen, werden im Brennpunkt eines Ellipsoides erzeugt und im zweiten Brennpunkt gebündelt. Dort muß der Stein, der zertrümmert werden soll, fokussiert werden.

In der Abb. 2 ist das zweite Prinzip der Stoßwellenerzeugung abgebildet. Es handelt sich um piezoelektrische Kristalle, die in einem Kugelsegment so angeordnet sind, daß die elektrische Energie, mit der sie aufgeladen werden, sich im Kugelmittelpunkt trifft, in dem wiederum der Stein liegen muß.

Das dritte Prinzip der Stoßwellenerzeugung beruht auf elektromagnetischen Wellen (s. Abb. 3), die mit einer Kunststofflinse auf den Stein fokussiert werden. Dabei wird durch elektrischen Strom, der durch eine Spule fließt, ein Magnetfeld erzeugt, das in einer darüberliegenden Metallmembran ein gleichgerichtetes Feld induziert. Dadurch wird die Membran von Magneten abgestoßen, wodurch in dem anliegenden Wasser eine Stoßwelle entsteht.

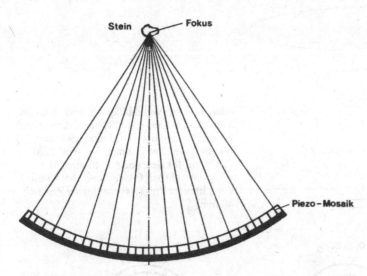

Abb. 2. Piezoelektrische Kristalle werden in einem Kugelsegment so angeordnet, daß die damit erzeugten Stoßwellen sich in einem Fokus treffen. Dort sollte auch der Stein gelagert sein

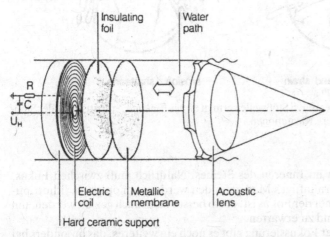

Abb. 3. Die elektromagnetische Stoßwellenerzeugung beruht auf einem Magnetfeld, wodurch in einer darüberliegenden Metallmembran ein gleichgerichtetes Feld induziert wird. Dadurch wird die Membran vom Magneten abgestoßen. In dem anliegenden Wasser entsteht dadurch eine Stoßwelle, die mit einer akkustischen Linse fokussiert wird

Unterschiede dieser Prinzipien liegen nicht nur in der Erzeugung, sondern auch im Effekt. Wie in der Abb. 4 dargestellt, kann man mit dem Gerät, was den piezolektrischen Effekt ausnutzt, am besten fokussieren. Damit wird eine hohe Druckwelle auf einen kleinen Punkt gebracht. Die zweitbeste Fokussierung der Stoßwellen erreicht man mit dem elektromagnetischen Prinzip, wobei der Fokus vergleichbar ist mit dem Stoßwellengerät, wo durch einen Unterwasserfunken die Stoßwellen erzeugt werden.

Die Größe des Fokus spielt bei der Zerstörung des Steins eine erhebliche Rolle. Wie die Abb. 5 zeigt, wird ein Stein durch die auftretende Stoßwelle an zwei Seiten zerstört. Einmal dort, wo die Stoßwelle auf den Stein trifft und weiterhin dort, wo die Stoßwelle aus dem Stein wieder austritt. Je kleiner der Fokus ist, desto kleiner ist auch die Stelle, wo der Stein zerstört wird. Wenn man zusätzlich noch die Wirkung des Kavitationseffektes berücksichtigt, dann ist die zerstörende Wirkung bei einem großen Fokus auf einer größeren Fläche

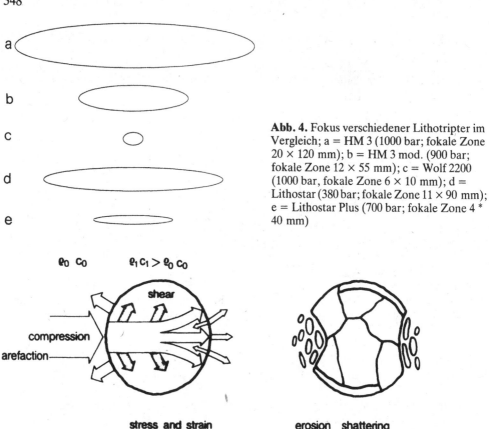

Abb. 4. Fokus verschiedener Lithotripter im Vergleich; a = HM 3 (1000 bar; fokale Zone 20 × 120 mm); b = HM 3 mod. (900 bar; fokale Zone 12 × 55 mm); c = Wolf 2200 (1000 bar, fokale Zone 6 × 10 mm); d = Lithostar (380 bar; fokale Zone 11 × 90 mm); e = Lithostar Plus (700 bar; fokale Zone 4 * 40 mm)

Abb. 5. Die Zerstörung eines Steines durch Stoßwellen erfolgt an der Ein- und Austrittsstelle der Stoßwelle und durch Veränderungen der „Kavitationen"

wirksam, möglicherweise auch im Inneren des Steines. Natürlich muß zwischen Fokus, Steingröße und Energie ein vernünftiges Maß gefunden werden, um optimale lithotriptische Kräfte zu erhalten. Je kleiner der Fokus ist, desto besser kann auch gezielt werden, um so weniger Nebenwirkungen sind zu erwarten.

Abgesehen vom Problem der Fokussierung gibt es noch ein weiteres, das besonders bei der Lithotripsie der Gallensteine zum Tragen kommt. Es ist die Ortung der Steine. Bei der Entwicklung des ersten Lithotripters wurden Röntgenortungssysteme eingesetzt, weil die Ultraschallortung noch nicht genügend entwickelt war. Dabei wurden zwei Röntgensysteme rechtwinklig angeordnet. Wenn der Stein auf beiden Bildschirmen in einem Fadenkreuz war, konnte die Stoßwelle ausgelöst werden, weil deren Fokus ebenfalls im Fadenkreuz lag. Durch die Weiterentwicklung der Ultraschallortung wurde dann auch ein System verfügbar, welches besonders gut Nierensteine mit Ultraschall orten kann. Das Problem für die Ortung der Gallenblasen- und vor allem Gallengangssteine ist, daß die Steine sehr klein sein können, so daß sie mit Ultraschall nicht mehr sicher diagnostiziert werden können. Weiterhin können Gewebeüberlagerungen von z.B. Lungengewebe eine Ortung unmöglich machen. Deswegen müssen derzeit für eine exakte Ortung von Gallensteinen am besten sowohl die Möglichkeit der Ultraschallortung als auch die der Röntgenortung gegeben sein. Die modernen Geräte werden in zunehmendem Maße, wenn sie für die Gallensteinzertrümmerung eingesetzt werden, mit beiden Ortungssystemen ausgestattet und werden in zunehmendem Maße auch immer kleiner und handlicher, so daß sie schon im Lastwagen untergebracht werden können und so zu den Orten des Bedarfs fahren können.

Sicherlich liegt die Zukunft der medizinischen Schockwellenanwendung nicht allein in der Zertrümmerung von Nieren- oder Gallensteinen. Tierexperimentelle Anwendungen dieses Prinzips zeigen, daß damit auch Tumoren zertrümmert werden können [7]. Es bleibt abzuwarten, für welche Leiden und vielleicht speziellen Indikationen die Anwendung von Schockwellen größere Vorteile erbringen als die herkömmlichen Therapieverfahren.

Literatur

1. Brendel W, Chaussy Ch, Fossmann B, Schmiedt E (1979) A new method of non invasive destruction of renal calculi by shock wave. Br J Surg 66:907
2. Brendel W, Enders G (1983) Shock waves for gall stones: animal studies. Lancet I:1054
3. Chaussy Ch, Brendel W, Schmiedt E (1980) Extracorporeally induced destruction of kidney stones by shock waves. Lancet II:1265−1268
4. Coleman A, Saunders J, Crum L, Dyson M (1987) Acoustic cavitation generated by extracorporeal shock wave lithotripter. Ultrasound Med Biol 13:69−76
5. Delius M, Brendel W (1988) A mechanism of gallstone destruction by extracorporeal shock waves. Naturwissenschaften 75:200−201
6. Drach G, Dretler S, Fair W, Finlagson B, Gillenwater J, Griffith D, Lingemann J, Newman D (1986) Report of the United States cooperative study of extracorporeal shock waves lithotripsy. J Urol 135:1127−1133
7. Goetz AE, Königsberger R, Conzen P, Lumper W, Gamarra F, Brendel W (1988) Shock wave induced breakdown of the tumor microcirculation. In: Steiner R (ed) Laser lithotripsy, Springer Berlin Heidelberg
8. Sackmam M, Delius M, Sauerbruch T, Holl J, Weber W, Ippisch E, Hagelbauer U, Wess O, Hepp W, Brendel W, Paumgartner G (1988) Shock wave lithotripsy of gallbladder stones − the first 175 patients. N Engl J Med 318:393−397
9. Sauerbruch T, Delius M, Paumgartner G, Holl J, Wess O, Weber W, Hepp W, Brendel W (1986) Fragmentation of gallstones extracorporal shock waves. N Engl J Med 314:818−822

89. T. Sauerbruch (München): Indikation und Ergebnisse der Lithotrypsie von Gallensteinen

Manuskript nicht eingegangen

90. Ändert der Lithotripter die Gallensteinchirurgie?

G. Heberer, H.-J. Krämling und R. Merkle

Chirurgische Klinik und Poliklinik der Ludwig-Maximilians-Universität München, Klinikum Großhadern, Marchioninistr. 15, D-8000 München 70

Does Lithotripsy Change Gallstone Surgery?

Summary. Extracorporeal shock-wave lithotripsy (ESWL) is a new method for treating gallstones. ESWL is an alternative method to cholecystectomy for treating symptomatic gallbaldder stones − complicated cases excluded − in about 15% of all cases. The risk of stone recurrence with all its consequences (symptoms, complications, late mortality) has to be weighed against the higher morbidity and mortality of surgical treatment. ESWL can be used for bile duct stones instead of endoscopy. Concrements cannot be removed mechanically (10−20%) have been treated with a high success rate (80%) using ESWL. In summary, at present ESWL is restricted to a small number of selected cases.

Key words: Gallbladder Stones − Bile Duct Stones − Extracorporeal Shock-Wave Lithotripsy − Surgical Treatment

Zusammenfassung. Die extrakorporale Stoßwellenlithotripsie (ESWL) stellt ein neues Verfahren in der Behandlung der Cholelithiasis dar. Bei symptomatischen Gallenblasensteinen eignen sich etwa 15% aller elektiv zu behandelnden Patienten − nicht dagegen komplizierte Fälle − für die ESWL als Alternativ-Verfahren zur Cholezystektomie. Das Rezidivsteinrisiko mit allen Folgen der erneuten Steinerkrankung steht der höheren Morbidität und Letalität der chirurgischen Behandlung gegenüber. − Bei Gallengangssteinen stellt die ESWL eine Ergänzung endoskopischer Methoden dar. Mechanisch nicht extrahierbare Konkremente (10−20%) werden mit einer hohen Erfolgsrate (80%) durch ESWL behandelt. − Damit bleibt heute das Indikationsspektrum für die ESWL auf wenige ausgewählte Fälle beschränkt.

Schlüsselwörter: Cholezystolithiasis − Choledocholithiasis − Extrakorporale Stoßwellenlithotripsie − Chirurgische Therapie

Die Einführung der extrakorporalen Stoßwellenlithotripsie (ESWL) in die Urologie hatte − seit ihrer ersten klinischen Anwendung in der Behandlung von Nieren-, Harnleiter- und Harnblasensteinen im Jahre 1980 im Klinikum Großhadern [2] − eine drastische Reduzierung der operativen Eingriffe wegen Urolithiasis zur Folge: Betrug die offene Nierensteinchirurgie 1980 noch über 30% aller urologischen Eingriffe, so bleibt sie heute − 9 Jahre später − nur noch in etwa 2% bestimmten Problem-Indikationen vorbehalten.

1985 wurde nach tierexperimentellen Voruntersuchungen [1] der erste Patient mit einem Gallenblasenstein durch extrakorporale Stoßwellen behandelt. Inzwischen wurden fast 600 Behandlungen wegen Gallenblasen- und Gallengangssteinen allein in unserem Klinikum durchgeführt [12]. Wir müssen uns fragen, ob für die Behandlung des Gallensteinleidens eine ähnlich spektakuläre Entwicklung wie in der Urologie auf uns zukommt. In

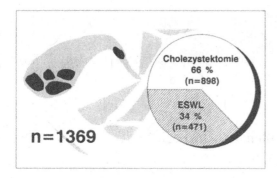

Abb. 1. Behandlung von Patienten mit Gallenblasensteinleiden durch Cholezystektomie oder extrakorporale Stoßwellenlithotripsie (ESWL), (n = 1369, 1. 1. 1985 bis 31. 12. 1988)

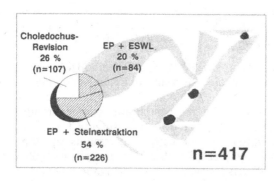

Abb. 2. Behandlung von Patienten mit Gallengangssteinen durch Choledochusrevision, endoskopische Papillotomie (EP) und Steinextraktion sowie extrakorporale Stoßwellenlithotripsie (ESWL), (n = 417, 1. 1. 1985 bis 31. 12. 1988)

welchem Ausmaß könnten Cholezystekomie und Choledochusrevision als chirurgische Standardeingriffe beim Gallensteinleiden in Zukunft von der ESWL ersetzt werden?

Die Lithotripsie ist heute noch nicht so verbreitet, daß bereits ein allgemeiner Rückgang der operativen Eingriffe zu verzeichnen ist. In der Chirurgischen Klinik im Klinikum Großhadern hat die Einführung der ESWL sogar zu einem deutlichen Anstieg operativer Eingriffe wegen eines Gallensteinleidens geführt. Dies war bedingt durch eine große Anzahl von Patienten, welche die Entschlußkriterien für die Lithotripsie [4] nicht erfüllten und deswegen der chirurgischen Therapie zugeführt wurden.

Die aktuellen Ergebnisse der extrakorporalen Stoßwellenlithotripsie scheinen erfolgversprechend [12]. Die Ergebnisse der chirurgischen Therapie, die in den letzten 4 Jahren − also seit Einführung der ESWL − erreicht werden konnten, sind ebenfalls ermutigend [4]. Darüber hinaus gilt es auch die Ergebnisse unseres interdisziplinären Behandlungskonzeptes darzustellen, das in einer offenen wie vertrauensvollen Zusammenarbeit mit der Medizinischen Klinik II (Direktor: Prof. Dr. G. Paumgartner) erarbeitet werden konnte.

Patientengut und Behandlungsverfahren

Vom 1. 1. 1985 bis 31. 12. 1988 wurden in der Medizinischen Klinik II und in der Chirurgischen Klinik insgesamt 1786 Patienten wegen eines Gallensteinleidens behandelt. Der größte Teil, nämlich 1369 Patienten (77%), wurde wegen eines Gallenblasensteinleidens entweder einer Cholezystektomie (66%) oder einer Behandlung mit extrakorporalen Stoßwellen (34%) zugeführt (Abb. 1). Dieser relativ hohe Anteil von ESWL behandelten Patienten erklärt sich aus der Zuweisung von Patienten vor allem zur Stoßwellentherapie. Er entspricht − zumindest unter den bestehenden Ein- und Ausschlußkriterien [4] − epidemiologisch nicht der Rate der für die ESWL geeigneten Patienten. Dieser Anteil liegt

	%-Steinfreiheit
Gallenblasensteine (n = 1369)	
Cholezystektomie (n = 898)	100
ESWL (n = 471) Solitärsteine	90
2–3 Steine	60–70
Gallengangssteine (n = 417)	
Choledochus-Revision (n = 107)	96
Endoskopische Papillotomie ± ESWL (n = 310)	95

Tabelle 1. Steinfreiheit nach verschiedenen Behandlungsverfahren in der interdisziplinären Therapie des Gallensteinleidens (n = 1786, 1. 1. 1985 bis 31. 12. 1988)

sicher niedriger. Von über 3000 Patienten, die der Medizinischen Klinik II mit der Frage der Indikation zur ESWL vorgestellt wurden, eigneten sich nur 21% für die Stoßwellenlithotripsie [12]. Geht man von einer bereits erfolgten Patientenselektion vor der Überprüfung der Indikation zur ESWL aus, so dürfte der Anteil der Patienten noch niedriger liegen: schätzungsweise zwischen 10 und 15%.

Gallengangssteine hatten mit 417 Patienten, das entspricht 23%, einen überproportional großen Anteil am Gesamtkrankengut (Abb. 2). Die Inzidenz von symptomatischen Gallengangssteinen liegt epidemiologisch gesehen niedriger, etwa bei 15%. Auch hier machte sich die Art der Zuweisung bemerkbar, da Gallengangssteine und insbesondere deren Komplikationen uns aus kleineren Krankenhäusern zur weiteren Behandlung zugewiesen wurden. Von den 417 Patienten wurden 26% operativ behandelt. Bei über der Hälfte (54%) wurden endoskopisch nach Papillenspaltung die Steine extrahiert. Bei 20% mußte zusätzlich eine ESWL durchgeführt werden.

Ergebnisse, Komplikationen, Letalität

Die Ergebnisse der verschiedenen Behandlungsverfahren sind in Tabelle 1 dargestellt. Die Cholezystektomie führt bei Gallenblasensteinen natürlich zur Steinfreiheit aller Patienten. Nach ESWL wird dagegen trotz adjuvanter Litholysetherapie nur ein Teil der Kranken steinfrei: innerhalb von 2 Jahren 90% bei Solitärsteinen und nur 60–70% bei 2–3 Steinen. Für Gallengangssteine besteht in unserer Untersuchungsserie hinsichtich der Steinfreiheit kein Unterschied. Beide Verfahren sind in über 90% erfolgreich.

In alle therapeutischen Überlegungen muß die Rate der Komplikationen einbezogen werden. Für die elektive Cholezystektomie errechnet sich in den letzten 4 Jahren eine Gesamtmorbidität von 4,3%. Kardiale und pulmonale Komplikationen stehen an der Spitze. Auch die ESWL von Gallenblasensteinen weist eine Reihe von Nebenwirkungen und Komplikationen auf – zahlenmäßig sogar höher, dabei aber weniger schwer [12]. Die Letalitätsrate der elektiven Cholezystektomie in unserem Krankengut ist mit 0,28% erfreulich niedrig. Die operative Behandlung wird aber vermutlich auch in Zukunft eine höhere Letalität als die ESWL behalten. Ob dies durch den Vorteil der definitiven Sanierung des Gallensteinleidens aufgewogen wird, muß heute noch offen bleiben.

Auch für die Choledocholithiasis konnten in den letzten 4 Jahren Verbesserungen der chirurgischen Therapie erreicht werden. Die Rate bewußt zurückgelassener oder übersehener Gallengangssteine wurde auf 3,7% (4/107) gesenkt. Noch erfreulicher war die Entwicklung der Letalität: Bei den 107 konsekutiv durchgeführten Eingriffen verloren wir keinen Patienten.

Faßt man die Ergebnisse der Behandlung des Gallensteinleidens im Rahmen unseres interdisziplinären Therapiekonzepts zusammen, so findet sich eine Senkung der Letalität von 0,28% (chirurgisch) auf 0,17% (gesamt) für Gallenblasensteine und von 0,30% (endoskopisch) auf 0,23% (gesamt) für Gallengangssteine (Tabelle 2). Ein auf den ersten Blick überzeugendes Konzept. – Dennoch bleiben einige Fragen offen.

354

Tabelle 2. Letalität der verschiedenen Behandlungsverfahren in der Therapie des Gallensteinleidens (n = 1786, 1. 1. 1985 bis 31. 12. 1988)

Gallenblasensteine (n = 1369)	
elektive Cholezystektomie (n = 718) 0,28%	elektive Cholezystektomie oder ESWL (n = 1189) 0,17%

Gallengangssteine (n = 417)	
endoskop. Papillotomie + Steinextraktion ± ESWL (n = 310) 0,30%	endoskop. Papillotomie + Steinextraktion ± ESWL oder Choledochusrevision (n = 417) 0,23%

Alter	<40	40–60	60–70	>70
Choledocholithiasis	16%	17%	32%	35%
Akute Cholezystitis	7%	13%	29%	51%
Empyem	5%	18%	34%	43%
Notfall-Eingriff	17%	20%	23%	40%

Tabelle 3. Häufigkeit komplizierter Verläufe des Gallensteinleidens in Abhängigkeit vom Lebensalter der Patienten (n = 2367, 1. 10. 1977 bis 31. 12. 1988)

Gallenblasen-Rezidivsteinrisiko nach ESWL

Die ESWL ist ebenso wie andere alternative Verfahren in der Behandlung von Gallenblasensteinen mit der Tatsache belastet, daß die Gallenblase als Ort der Rezidivsteinbildung belassen wird. Schon Langenbuch hatte 1882 nach seiner ersten Cholezystektomie den Vorteil darin gesehen, daß man „nicht nur das Krankheitsprodukt sondern auch die Krankheitsursache respektive den Sitz der Krankheit" mitentfernen würde [5]. Nach systemischer Litholyse sind Rezidivraten von 50% innerhalb von 5 Jahren beschrieben [6]. In älteren Studien wurde nach Cholezystotomie und Steinentfernung bei 81% der Patienten innerhalb von 15 Jahren ein Steinrezidiv beobachtet [8]. Die neuesten Zahlen nach ESWL ergeben 15% Rezidive nach 2 Jahren [10]. Mit dem Auftreten von Steinrezidiven kann es aber auch zum erneuten Auftreten von Symptomen des Gallensteinleidens kommen, weiterhin zu Komplikationen und auch zu einer gewissen Letalität im Langzeitverlauf. Es könnte sein, daß die Cholezystektomie durch die ESWL nur in ein höheres Lebensalter, möglicherweise in ein Komplikationsstadium hinausgeschoben würde.

Dies hätte weitreichende Konsequenzen. In unserem chirurgischen Krankengut der letzten 12 Jahre (n = 2367) wurden Gallenblasensteine in insgesamt 28% als Notfalleingriff oder im Stadium der Komplikation behandelt, der Rest elektiv. Symptomatischer Hydrops (37%) akute Cholezystitis (29%), Gallenblasenempyem (21%) sowie gedeckte oder freie Perforation (13%) waren die häufigsten Indikationen für die Cholezystektomie. Die Letalität bei diesen Eingriffen lag erheblich über der elektiver Operationen. Während das Komplikationsstadium bereits eine Hospitalletalität von 4,5% aufwies, stieg dieser Anteil für Notfalloperationen auf 18,7%.

Das Lebensalter der Patienten erwies sich ebenfalls als wichtiger prognostischer Faktor. Vom 4. bis zum 8. Lebensjahrzehnt nahmen komplizierte Verläufe der Cholelithiasis kontinuierlich zu (Tabelle 3). Die Wahrscheinlichkeit einer simultanen Cholezysto-/Choledocholithiasis stieg von 16% auf 35%, das Auftreten einer Cholezystitis von nur 7% unter 40 auf immerhin 51% über 70 Jahre. Das Gallenblasenempyem nahm in dieser Zeitspanne von 5% auf 43% zu und der risikoreiche Notfalleingriff von 17% auf 40%. Das zunehmende Alter stellt damit per se eine Risikoerhöhung für Patienten mit Cholelithiasis dar, da alle oben genannten Faktoren die Letalität von operativen Eingriffen deutlich erhöhen. Abbildung 3 zeigt diesen Anstieg der Letalität parallel zum Lebensalter, zusätzlich die überproportionale Erhöhung bei komplizierten Fällen.

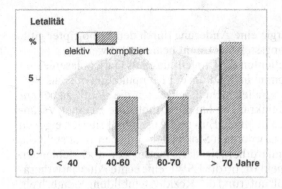

Abb. 3. Letalität der Cholezystektomie in Abhängigkeit von Alter und Komplikationsstadium (n = 2367, 1. 10. 1977 bis 31. 12. 1988)

Zusammengefaßt könnte also bei symptomatischen Gallenblasensteinen eine durch die Rezidivsteinbildung nach ESWL ausgelöste Verschiebung der elektiven Cholezystektomie in eine höhere Altersgruppe oder in ein Komplikationsstadium letztendlich eine höhere Letalität insgesamt bedingen. Dieses Problem ist allerdings erst nach Kenntnis der Rezidivstein-, der Komplikations- und Letalitätsrate im Langzeitverlauf beurteilbar. Entsprechende Nachuntersuchungsergebnisse müssen abgewartet werden. Die zukünftige Bedeutung der ESWL für die Behandlung der Cholezystolithiasis wird wesentlich von diesen Ergebnissen abhängen.

Behandlungskosten

Die Finanzierbarkeit unseres Gesundheitswesens ist zu einem wichtigen sozioökonomischen Problem geworden. Deswegen muß auch die Frage der Kosten eines neuen Behandlungsverfahrens, wie der ESWL, angesprochen werden. Ein exakter Vergleich der Aufwendungen für die Behandlung von Gallenblasensteinen läßt sich zum gegenwärtigen Zeitpunkt nicht anstellen – angesichts noch vieler unbekannter Faktoren in der Einführungsphase dieser neuen Therapie. Nach heutigen Kriterien scheint die eigentliche Therapie – ESWL wie Cholezystektomie – je nach Berechnungsgrundlagen zwischen 3000 und 7000 DM zu kosten [7, 14]. Geräteanschaffung bzw. OP-Bereitstellung und deren Unterhalt sowie Aufwendungen für Personal gehen hier ein. Die Ausgaben für die Hospitalisation fallen bei der ESWL kaum (1–2 Tage), bei der Cholezystektomie (7–14 Tage) stark ins Gewicht. Immerhin kostet ein Tag stationärer Aufenthalt im Bundesdurchschnitt 250 DM, an Universitätskliniken ist mit 350 DM zu rechnen. Die adjuvante Lysetherapie stellt für die ESWL einen wesentlichen Faktor dar. Etwa 3000 DM kosten allein die Litholysemedikamente für 1 Jahr Behandlungsdauer [7]. Notwendige sonographische Kontrollen bzw. die ärztliche Überwachung der Therapie oder die Behandlung von Folgeerscheinungen kommen hinzu. Die volkswirtschaftlichen Kosten der Arbeitsunfähigkeit ist nach chirurgischer Behandlung erheblich höher als für die ESWL. Ein Tag wurde 1987 mit 130 DM veranschlagt. Trotzdem fällt dieser Faktor, absolut gesehen, für die operierten Patienten nur mäßig ins Gewicht, da nur etwa 1/3 der Kranken im Erwerbsprozeß stehen. Frühmorbidität und -letalität sind für die ESWL niedrig. Nach Cholezystektomie machen sie einen mäßig hohen Anteil aus. Das letztendlich entscheidende Kriterium für die Kosten der ESWL wird die zu erwartende Rezidivsteinrate sein. Die Behandlung der Rezidivsteine, die Therapie einer erneuten Symptomatik oder von Komplikationen, auch die dann eventuell notwendige Cholezystektomie gehen in die Kostenrechnung als wesentliche Faktoren mit ein.

Zusammenfassung

Die Frage, ob es in der Gallensteinchirurgie eine Änderung durch den Lithotripter gibt, muß für Gallenblasensteine und Gallengangssteine getrennt beantwortet werden.

Epidemiologisch tritt bei 85% aller Patienten die Cholelithiasis als Gallenblasenleiden auf. Mindestens ¼ dieser Steinkranken kommt im Stadium der Komplikation oder als Notfall in Behandlung. Die ESWL ist in diesen Fällen nicht möglich. Für die elektiv zu behandelnden symptomatischen Gallenblasensteinkranken hat die Lithotripsie zu einer Veränderung der Indikationen geführt. Nach den heutigen Ein- und Ausschlußkriterien eignen sich 10 bis 15% zur Behandlung mit extrakorporalen Stoßwellen. Für den Rest stellt die Cholezystektomie nach wie vor die Standardtherapie dar. Wegen der noch fehlenden Langzeitbeobachtung ist es aber völlig ungeklärt, ob die ESWL eine echte Alternativtherapie zur Cholezystektomie darstellt, oder ob aufgrund der Rezidivsteinbildung lediglich ein Hinausschieben des Operationszeitpunktes in ein höheres Alter oder in ein Komplikationsstadium erfolgt. Dies kann frühestens in 5 bis 10 Jahren entschieden werden.

Für die Choledocholithiasis, die insgesamt nur etwa 15% aller Gallensteinpatienten betrifft, ist die ESWL keine primäre Alternativmethode zur chirurgischen Therapie. Hier haben die endoskopischen Methoden in den vergangenen Jahren die operative Behandlung zu einem wesentlichen Teil ersetzt. Etwa die Hälfte der Choledochussteine werden heute nach wie vor chirurgisch durch supraduodenale Choledochotomie und Steinextraktion behandelt. Dies sind vor allem Patienten mit einer simultanen Cholezysto-Choledocho-Lithiasis ohne wesentliches Operationsrisiko, die sich einer Cholezystektomie unterziehen. Die Erhaltung der Papille ist der entscheidende Vorteil der Operation. Patienten mit hohem Operationsrisiko oder in fortgeschrittenem Alter sowie alle Komplikationen des Gallengangssteinleidens, wie Cholangitis oder Pankreatitis, werden dagegen primär einer endoskopischen Therapie zugeführt. Isolierte Choledochussteine, vor allem nach Cholezystektomie, sind fast ausschließlich endoskopisch zu behandeln. Die ESWL stellt in der Behandlung der Choledocholithiasis für Patienten, bei denen die endoskopische Papillotomie und Steinextraktion bzw. die mechanische Lithotripsie versagt (10−20%), eine adjuvante Methode dar [13]. Etwa 80% dieser Patienten werden − so behandelt − steinfrei, so daß nur noch die wenigen Therapieversager dieser kombinierten Methode der chirurgischen Behandlung zugewiesen werden müssen. Insgesamt gesehen ändert die Einführung der Lithotripsie damit bei Gallengangssteinen die primäre Indikation zu endoskopischen oder chirurgischen Behandlung nicht.

Bezieht man diese Zahlen auf die Gallensteinchirurgie in der BRD, so muß bei ungefähr 60 Millionen Einwohnern von etwa 10% Gallensteinträgern ausgegangen werden [9]. Mindestens 25%, d.h. 1,5 Millionen erleben einen symptomatischen Verlauf innerhalb von 15−30 Jahren [10]. Andere Schätzungen gehen von einer Symptomhäufigkeit von 30−50% während des Lebens aus [3]. Bei diesen Patienten wurden bisher pro Jahr etwa 100 000 Cholezystektomien vorgenommen [3]. Es ist vorstellbar, daß allenfalls 10% dieser Gallenblasenentfernungen durch die ESWL ersetzt werden könnten. Damit bleibt die chirurgische Behandlung nach wie vor die beherrschende Methode in der Therapie des Gallensteinleidens.

Literatur

1. Brendel W, Enders G (1983) Shock waves for gallstones: animal studies. Lancet 1:1054
2. Chaussy C, Brendel W, Schmiedt E (1980) Extracorporeally induced destruction of kidney stones by shock waves. Lancet 2:1265
3. Engelhardt GH (1987) 100 Jahre Gallensteinchirurgie − was ist heute aktuell? Krankenhausarzt 60:834
4. Heberer G, Paumgartner G, Krämling H-J, Sackmann M, Sauerbruch T (1989) Interdisziplinäre Behandlung des Gallensteinleidens: Chirurgie, Endoskopie, Lithotripsie. Chirurg 60:219
5. Langenbuch C (1882) Ein Fall von Exstirpation der Gallenblase wegen chronischer Cholelithiasis. Heilung. Berlin Klin Wochenschr 19:725

6. Lanzini A, Jazrawi RP, Kupfer RM, Maudgal DP, Joseph AE, Northfield TC (1986) Gallstone recurrence after medical dissolution: An overestimated threat? J Hepatol 3:241
7. Leuscher U (1981) Bilanz der medikamentösen Gallenstein-Auflösung. Med Klin 76:232
8. Norrby S, Schönebeck J (1970) Long-term results with cholecystolithotomy. Acta Chir Scand 136:711
9. Paumgartner G, Sauerbruch T (1988) Heutiger Stand von Litholyse und Lithotripsie von Gallensteinen. Chirurg 59:190
10. Ransohoff DF, Gracie WA, Wolfenson LB, Neuhauser D (1983) Prophylactic cholecstectomy or expectant management for persons with silent gallstones: a decision analysis to asses survival. Ann Intern Med 99:199
11. Sackmann M (1989) Die extrakorporale Stoßwellentherapie der Cholelithiasis: Indikation und Ergebnisse. Fortschr Med (in Druck)
12. Sauerbruch T (1989) Indikation und Ergebnisse der Lithotripsie von Gallensteinen. Langenbecks Arch Chir Suppl II (Kongreßbericht 1989)
13. Sauerbruch T, Stern M, and the Study Group for Shock-Wave Lithotripsy of Bile Duct Stones (1989) Fragmentation of bile duct stones by extracorporeal shock waves. A new approach to biliary calculi after failure of routine endoscopic measures. Gastroenterology 96:146
14. Sonnenberg A, Leuschner U, Leuschner M (1982) Erwartungskosten bei der konservativen und chirurgischen Behandlung der unkomplizierten Cholezystolithiasis. Z Gastroenterologie 20:66

Neue technische und methodische Entwicklungen in der Chirurgie: Maschinelle Nahttechniken

91. Neuentwicklungen, technische und strategische Perspektiven der maschinellen Nahttechnik

B. Ulrich

Chirurgische Klinik, Kliniken der Landeshauptstadt Düsseldorf, Gräulinger Str. 120, D-4000 Düsseldorf-Gerresheim

New Products, Technical and Strategical Perspectives

Summary. Mechanical suture is possible by linear, circular and so-called anastomotic devices. Linear staplers work with metal clips and polyglactin, while circular-stapler-anastomoses function with metal clips and the Murphy principle. Compared to hand suturing staplers have not only the advantage of saving time but they also provide for a simple closure of the duodenal stump, the bronchus and the safe anastomosis of the rectum and the esophagus. The clipless compression-anastomosis seems to have a promising future. Its advantages include the absence of a foreign body, larger diameter of the anastomosis and no risk of postoperative haemorrhage. Our results with staplers (1987–1988) prove their superiority: there were only three insufficiencies among 140 circular anastomoses of the esophagus and the rectum. No complications occured in 153 applications of linear staplers on the bowel and the lung.

Key words: Stapler – Results – Compression Anastomosis

Zusammenfassung. Die maschinelle Naht ist möglich mittels linearer, circulärer und sogenannter Anastomosierungsgeräte. Bei linearen Geräten werden Klammern aus Metall und Kunststoff verwandt, circuläre Stapler arbeiten mit Klammern oder mittels Kompression (Murphy-Prinzip). Ein Vorteil der Stapler- gegenüber der Handnaht (ohne Berücksichtigung des Zeitgewinns) findet sich beim unkomplizierten und effektiven Duodenal- und Bronchusverschluß sowie bei Oesophagus- und Rektumanastomosen. Zukunftsträchtig scheint die klammerlose Kompressionsanastomose zu sein. Ihre Vorteile: keine Fremdkörper, weiteres Lumen, keine Nachblutung. Die eigenen Ergebnisse mit Staplern (1987–1988) zeigen ihre Überlegenheit: 3 Insuffizienzen bei 140 Anastomosen an Oesophagus und Rektum. Keine Komplikationen bei 153 Anwendungen linearer Stapler an Darm und Lunge.

Schlüsselwörter: Stapler – Vorteile – Kompressionsanastomosen

Das Umfrageergebnis bei Deutschen Chirurgen von 1985/86 zeigte, daß 75% aller chirurgischen Abteilungen bereits Erfahrungen mit maschinellen Nahttechniken hatte. Viele Chirurgen schienen sie aber nicht fehlerfrei anwenden zu können. Sonst wären Angaben über den Bronchusverschluß mit weißen TA-Magazinen (nur für Gefäße geeignet) nicht erklärlich.

Nahttechniken für die Einbringung eines Clips (z.B. aus Titanium mit wenig Streustrahlen im CT) zum Gefäßverschluß, zum Hautverschluß, zum Fascienverschluß und zur Adaptation von kleinen Knochenfragmenten (Staplizer) sollen der Vollständigkeit halber vorangestellt werden. Die verbleibenden Geräte maschineller Nahttechniken können in 3 Gruppen unterteilt werden:

Tabelle 1. Lineare Stapler mit Doppelreihe (Übernähung nicht notwendig)

Auto Suture	Ethicon
TA	LS
Breite: 30, 55, 90 mm	Breite: 30, 60, 90 mm
Metall und Einmalkunststoffgeräte	nur Einmalkunststoffgeräte mit Teilnachlade-
mit Magazinen: grün: 4,8, blau: 3,5, weiß: 2,0	gerät RU
Edelstahl (Chrom-Nickel)	Edelstahl (Chrom-Nickel)
Immer-B-Form	Modifizierte B-Form
Sonderform:	*Sonderform:*
TA 90 B	FS (60, 90)
TA 90 BN	
Indikationen: Magenverkleinerungsoperationen	Indikationen: ?; evtl. Sperroperation der Fundus-
	hinterwand
Rotikulator 30,55 Indikation ?	
TA 30 weiß mit 3 Klammerreihen:	
Indikation: Lungengefäßverschluß	

1. lineare Klammernahtgeräte
2. zirkuläre Klammernahtgeräte
3. Anastomosierungsgeräte

Bei den linearen Geräten werden Instrumente mit Metallklammern (in einer einfachen oder Doppelreihenanordnung) und resorbierbaren Kunststoffklammern aus Polysorb-Dexon in Doppelreihe zum Blindverschluß von Hohlorganen angeboten.

Zirkuläre Nahttechniken zur Herstellung von Anastomosen bedienen sich ein- oder doppelreihiger Klammerreihen oder des Murphy-Prinzips mit Kompression und Nekrose.

Anastomosierungsgeräte arbeiten mit 2 doppelten Metallklammernahtreihen zwischen 2 zu verbindenden Hohlorganen, die anschließend durch 1 Messer voreinander getrennt werden. Die Klammernahtgeräte arbeiten entweder mit Klammern oder aber nach dem Kompressionsprinzip (Murphy-Prinzip). Die Klammern sind entweder aus Neusilber (Friedrich-Apparat, Petz-Apparat, Aesculap-Ulrich-Apparat), aus Edelstahl (62–69% Eisen, 16–18% Chrom, 10–14% Nickel), aus einer Edelstahl-Titanium-Legierung und/oder aus Poliglycolsäure (Polysorb). Die Klammer hat eine ideale Halte- und Reißfestigkeit sowie beste Durchblutungsbedingungen, wenn die sogenannte B-Form erreicht wird.

Der Einsatz der verschiedenen Geräte, ihre Indikation sowie die Vor- und Nachteile sollen im Folgenden besprochen werden. Grundsätzlich gilt, daß Metallgeräte sicherer arbeiten als Kunststoffgeräte (Einmalgeräte), da bei dickerem Gewebe Letztere durch Scherkräfte zu Mißerfolgen führen können.

Geräte mit einer Neusilberklammernahtreihe wie der Friedrich-Apparat, der Petz-Apparat und die neuen Aesculap-Ulrich-Klemmen müssen mit einer Serosanahtreihe zusätzlich gedeckt werden, da ansonsten nicht nur eine Blutungsgefahr, sondern auch eine Insuffizienzgefahr besteht. Die Doppelklammernahtreihen der Amerikanischen Stapler-Hersteller brauchen dagegen nicht mehr übernäht werden.

A. Lineare Geräte

Die linearen Geräte können angewandt werden

1. zum sauberen Verschluß von Hohlorganen (Magen, Darm, Bronchus) und
2. zur Erstellung von Anastomosen (zusammen mit Anastomosierungsgeräten).

Wir selbst verwenden die linearen Geräte nur zum Verschluß des Duodenalstumpfes und des Bronchusstumpfes (immer grünes Magazin mit einer Klammerkantenlänge von

Tabelle 2. Circuläre Geräte

Auto Suture	Ethicon
EEA	ILS
Edelstahl (Chrom-Nickel)	Edelstahl (Chrom-Nickel)
Metallgerät Magazingrößen: 25, 28, 31	kein Metallgerät Einmalgeräte: 21, 25, 29, 33 (mit aufschraubbarem konischem Metallhut besser einführbar)
Halsanastomose (collare Oesophagogastro-stomie) mit	Halsanastomose (collare Oesophagogastrostomie) mit
CEEA 21	ILS 21
Sonderform: Premium CEEA	
Indikation: transdiaphragmale Oesophagus-resektion (evtl. tiefe Rektumresektion)	

3,5 mm). Der Unterschied der linearen Stapler der Hersteller Auto-Suture und Ethicon ist aus Tabelle 1 zu entnehmen. Grundsätzlich besteht der Unterschied einmal darin, daß Auto Suture sowohl Metall- als auch Einmalgeräte anbietet und darin, daß bei richtiger Vorgabe der Gewebedicke (nur durch erfahrenen Chirurg möglich) bei Auto Suture immer die optimale B-Form erreicht wird und bei der Fa. Ethicon eine sogenannte modifizierte B-Form zustande kommt. Letzteres bedeutet, daß bei dünnem Gewebe zu viel Metall einge-rollt wird und bei dickem Gewebe die B-Form nicht ganz geschlossen ist. Der Einsatz eines linearen Staplers mit Gelenken (Rotikulator) hat bestenfalls eine Indikation beim Bron-chusverschluß nach Pneumonektomie links.

B. Zirkuläre Stapler

Die zirkulären Stapler erfreuen sich immer größerer Beliebtheit. Sie eignen sich insbeson-dere für Anastomosen dort, wo sie mit Handnaht schlecht durchzuführen sind z.B. beim Oesophagus und beim tiefen Rektum. Das 1. Gerät dieser Art auf dem Markt war das rus-sische SPTU mit 1 Klammernahtreihe, das inzwischen als veraltet gilt. Weiterentwicklun-gen sind die Geräte der Markenführer Auto Suture und Ethicon (Tabelle 2). Abgesehen von dem Nachteil, daß Ethicon-Geräte nicht als Metallgeräte zur Verfügung stehen, ergän-zen sie sich recht gut, als die größeren Durchmesser der Firma Ethicon mit 33 mm bei tie-fen Rektumanastomosen besser und ungefährlicher sind, andererseits aber Sonderformen bei der Firma Auto Suture mit abnehmbarer Gegendruckplatte zum leichteren Einführen bei der transdiaphragmalen Oesophagusresektion vorhanden sind.

Die Idee der Kompressionsanastomose ohne Verwendung von Klammern ist beste-chend und wird möglicherweise in Zukunft die bisherigen Klammergeräte verdrängen. Die bisher auf dem Markt befindlichen russischen Geräte haben den Nachteil der gefährlichen Zusammensetzung bzw. schwierigen Bedienung (AKA II) oder den, daß sie nur mit einer Magazingröße von 21 mm verfügbar waren (Einmalgerät AKA IV), inzwischen in den Größen 21, 26, 31 erhältlich. Der Vorteil der Kompressionsanastomosen ist der, daß die Magazin-Außendurchmesser fast dem Innendurchmesser entsprechen, was bei den Klam-mermagazinen nicht der Fall ist (hier ist der Innendurchmesser meist 1,2 cm geringer als der Außendurchmesser). Neben den AKA-Geräten werden noch weitere Fabrikate für klammerlose Kompressionsanastomosen angeboten wie z.B. der sogenannte BAR-Ring (biofragmentaler Anastomosenring aus Polygluconsäure und Barium), der Rosati-Ring aus Polypropylene, der Janssen-Ring (Polyester-Polyethylenterephtalate mit Magneten)

Tabelle 3. Einsatz von zirkulären Klammernahtgeräten im Städtischen Krankenhaus Düsseldorf-Gerresheim, Prof. Dr. B. Ulrich (1. 1. 1987 bis 31. 12. 1988)

Anastomose Gerät	Oe-Ma collar	Oe-Ma abd.	Oe-Je	Oe-Ko collar	Ma-Je	Du-Je	Je-Je	Il-Ko	Ko-Ko	Ko-Re	Re-Re extrakorp.	Gesamt
DEEA 21	1	–	–	–	–	–	–	–	–	–	–	1
EEA 25	–	–	–	–	–	–	1	1	–	–	–	2
EEA 28	–	–	23	–	1	2	2^b	2	–	7	–	37^b
EEA 31	–	–	–	–	–	–	–	2	3	$47s^{2i}$	2	$54s^{2i}$
ILS 21	8	–	–	1	–	–	–	–	–	–	–	9
ILS 25	3^s	–	–	–	1	–	–	–	–	–	–	4
ILS 29	–	1	2	–	–	–	–	–	–	3	–	6
ILS 33	–	–	–	–	–	–	–	–	–	23^i	1	24^i
AKA 31	–	–	–	–	–	–	–	–	–	3	–	3
	12	1	25	1	2	2	3	5	3	83	3	140
Komplikationen	1s	–	–	–	–	–	1b	–	–	3^i 1s	–	6(4,2%)
Insuffizienz %	–	–	–	–	–	–	–	–	–	3,6	–	2,1
Stenose %	8,3	–	–	–	–	–	–	–	–	1,2	–	1,4
Blutung %	–	–	–	–	–	–	–	–	–	–	–	0,7

und der Csiky-Apparat aus Metamid, der peranal störend aus dem Anus herausragt. Abgesehen davon, daß viele dieser Fabrikate nur in begrenzten Durchmessern (25–30 mm) zur Verfügung stehen, sind sie meist nicht problemlos im unteren Rektum anwendbar. Der BAR-Ring, der sich innerhalb von 3 Wochen auflöst und in den Größen 28, 31 und 34 mm vorhanden ist, eignet sich nur dort, wo er problemlos per Hand eingesetzt werden kann. Für die Anastomose im tiefen Rektum wäre ein Trägergerät vonnöten.

C. Anastomosierungsgeräte

Die Anastomosierungsgeräte wie z.B. das GIA-Gerät der Firma Auto Suture und das PLC-Gerät der Firma Ethicon werden vorzugsweise zum sauberen Durchtrennen von Hohlorganen benutzt, um eine Kontamination des Bauchraumes mit Darminhalt zu verhindern. Die Erstellung von Anastomosen oder eines Pouch birgt die Gefahr einer Blutung in sich. Sicherer als die Einmalgeräte sind auch hier die Metallgeräte. Sonderformen ohne Messer für die Anlage von Klammern zur Sperroperation gibt es als SGIA und PL 4–50. Wie sicher die maschinellen Nahttechniken in der Hand Geübter sind, geht aus den Tabellen 3 und 4 hervor. Bei dem Einsatz linearer Geräte (insgesamt 153) wurde nicht eine Komplikation beobachtet, bei der Verwendung zirkulärer Klammergeräte (Tabelle 3) wurden lediglich 3 Insuffizienzen (2,1%) und 1 Stenose (1,4%) registriert.

Zusammenfassung

Obwohl statistisch die Maschinennaht der Handnaht nicht überlegen scheint, gibt es bei Anastomosen im Bereich des Oesophagus und des tiefen Rektums Vorteile der Stapler gegenüber der Handnaht. Darüber hinaus scheinen Vorteile beim Verschluß des Bronchus und des Duodenalstumpfes sowie bei der sauberen Durchtrennung von Hohlorganen bei

Tabelle 4. Einsatz von linearen Klammernahtgeräten im Städtischen Krankenhaus Düsseldorf-Gerresheim, Prof. Dr. B. Ulrich (1. 1. 1987 bis 31. 12. 1988)

Gerät	Organ Magen	Duo-denum	Jejunum	Meckel-Divertikel	Ileum	Kolon	Summe Gastro-intestinal-trakt	Haupt-bronchus	Lappen-bronchus	Lungen-gewebe	Summe Lunge	Gesamt
Auto-Suture TA 30	2	–	–	–	–	–	2	2	3	2	7	9
Auto-Suture TA 55	8	40	28	–	1	5	62	3	4	5	12	94
Auto-Suture TA 90	2	–	–	–	–	–	2	–	–	1	1	3
Ethicon LS 30	3	–	–	–	–	–	3	–	–	–	–	3
Ethicon LS 60	2	2	2	–	–	–	6	–	2	–	2	8
Aesculap-Ulrich	34	–	–	–	–	–	34	–	–	–	–	34
GIA	–	–	–	2	–	–	2	–	–	–	–	2
Summe	51	42	30	2	1	5	111	5	9	8	22	153

keine Komplikation

der Anwendung von Klammernahtgeräten zu bestehen. Aufgrund einer aktuellen Umfrage aus dem Jahr 1985/86 verwenden bereits heute 75% aller Chirurgen Klammernahtgeräte. Die Maschinennaht soll die Handnaht nicht verdrängen, sie ist auch nicht als einfache, dafür aber teure Alternative zur Handnaht zu verstehen. Die Kenntnis der verschiedenen Instrumente, ihrer Klammergrößen, ihrer Indikationen und ihrer Komplikationsmöglichkeiten ist die absolute Voraussetzung für die Anwendung. Das heißt, daß maschinelle Nahttechniken nur in die Hand geübter Operateure, nicht aber in die Hand von Auszubildenden gehören.

92. Technische Voraussetzungen zur Durchführung kontrollierter Studien mit dem Zielkriterium: Postoperative Lebensqualität nach Gastrektomie

A. Thiede, K. H. Fuchs und H. Hamelmann

FEK Neumünster, Chirurg. Klinik, Friesenstr. 11, D-2350 Neumünster

Technical Prerequisites for Performing Controlled Studies of the Postoperative Quality of Life after Gastrectomy

Summary. A study of 78 cases of gastrectomy in which two reconstruction procedures Roux-en-Y + pouch and interposition + pouch were compared and which is still in progress, yielded the following results:
1. It is possible to use both methods only with staplers and have few complications in a time-saving procedure.
2. A Roux-en-Y + pouch takes $\bar{x}$ = 50 min; an interposition + pouch requires $\bar{x}$ = 90 min (net time of reconstruction).
3. It is sometimes impossible for anatomical reasons to use an interposition + pouch.
4. The more complex procedure − the interposition + pouch − does not have a higher rate of complications.
5. Technical development permits controlled studies investigating the long-term target: quality of life.

Key words: Gastrectomy − Roux-en-Y + Pouch − Interposition + Pouch

Zusammenfassung. In einer noch nicht abgeschlossenen kontrollierten Studie mit 78 Fällen von Gastrektomie und zwei zu vergleichenden Rekonstruktionsverfahren − Roux-Y + Pouch; Interposition + Pouch − konnten wir bisher folgende Aussagen gewinnen:
1. Unter totaler Verwendung von Staplern lassen sich zeitsparend und komplikationsarm beide Operationsstrategien verwirklichen.
2. Die Roux-Y + Pouch Wiederherstellung erfordert einen Zeitaufwand von $\bar{x}$ = 50 Min, für die Interposition+Pouch benötigen wir $\bar{x}$ = 90 Min (reine Rekonstruktionszeit).
3. Die Interposition+Pouch ist nicht immer einsetzbar (Anatomie).
4. Der höhere rekonstruktive Aufwand bei Interposition + Pouch geht nicht mit einer höheren Rate an Komplikationen einher.
5. Die technische Entwicklung ermöglicht kontrollierte Studien mit dem Zielkriterium Lebensqualität.

Schlüsselwörter: Gastrektomie − Roux-Y + Pouch − Interposition + Pouch

Einleitung

Im Vordergrund der Entwicklung und Diskussion der Anwendung der modernen Staplertechnologie stehen Praktikabilitätsvorteile, innovative strategische Entwicklungen und Kostenanalysen. Also chirurgisch praktische Argumente.

1. Durchführbarkeit	
2. Intraoperative Komplikationen	Registrierung Elimination
3. Analyse von technisch bedingter	Morbidität Letalität
4. Analyse von strategisch begingter	Morbidität Letalität
5. Analyse funktioneller und somatischer Veränderungen	
6. Adaptationsfähigkeit und Adaptation	
7. Relation von Rekonstruktionsverfahren und Lebensqualität	

Aus unserer Sicht eröffnet diese Technologie bei systematischem Staplereinsatz darüber hinaus ein weites Feld wissenschaftlicher Analysen zum Vergleich aufwendiger strategischer Konzepte. Am Beispiel der Planung und teilweisen Durchführung einer kontrollierten Studie zur Gastrektomie soll dies dargestellt werden. Voraussetzungen zum Vergleich aufwendiger Operationsstrategien in kontrollierten Studien sind:

1. Die Standardisierung komplizierter Operationsabläufe.
2. Die Eleminierung subjektiver Einflüsse des Operateurs auf den Operationsablauf.
3. Die Senkung technisch bedingter Komplikationen durch den systematischen Einsatz des Stapler.

Über 90 Jahre nach der ersten erfolgreichen Gastrektomie durch Schlatter im Jahre 1897 sind eine Vielzahl von Rekonstruktionsverfahren nach Gastrektomie angegeben. Die jeweilige Wahl wird eher durch persönliche Erfahrungen, als durch wissenschaftlich fundierte Langzeitanalysen des Funktionsverhaltens und der Lebensqualität bestimmt. Kontrollierte Vergleichsstudien unterschiedlicher Rekonstruktionsstrategien liegen experimentell nur vereinzelt aus jüngster Zeit (Zittel et al. 1989, Niebel et al. 1989) und klinisch bisher nicht vor.

Die Wahl des Rekonstruktionsprinzips wird überwiegend durch chirurgisch praktische Erfahrungen bedingt.

Derzeit in Europa mit Abstand häufigstes angewandtes Verfahren ist die Roux-Y-Rekonstruktion, gefolgt von der Interpositions-Rekonstruktion nach Longmire-Gütgemann (Heberer et al. 1988).

Wir hielten einen zusätzlichen Pouch bei beiden Verfahren als Ergänzung für sinnvoll und mit Staplern für relativ einfach praktikabel und im Vergleich standardisiert für durchführbar (Thiede et al. 1987 a, b).

Ziele und Planung der Studie

Als kurzfristige Ziele sind die Prüfung der Durchführbarkeit, die Analyse der interoperativen Komplikationen, um eine Elemination zu erreichen, eine Analyse der operationstechnisch bedingten Morbidität und Letalität zu nennen. Als mittelfristige Ziele sind Analysen von strategisch bedingter Morbidität und Letalität, Analysen funktioneller und somatischer Veränderungen und die Adaptationsfähigkeit und Adaptation anzusehen. Und als langfristiges Ziel ist letztlich die Erarbeitung der Relation von Rekonstruktionsverfahren und Lebensqualität anvisiert (Tabelle 1).

Einige Daten zur Entwicklung, Planung und zum Stand der Studie sollen hier vorgestellt werden.

Um die technischen Probleme dieser Entwicklung zu analysieren und zu eleminieren, wurde eine Pilotstudie von 1983–1985 vorgenommen. Die eigentliche Studie begannen wir 1985. Die Studie ist primär auf 100 Fälle angelegt, sie ist jedoch erweiterungsfähig.

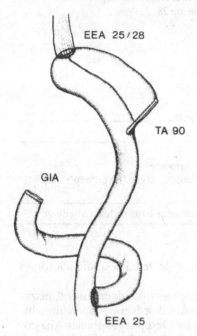

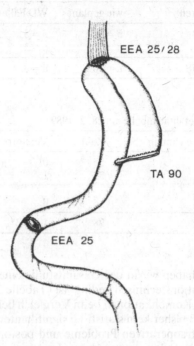

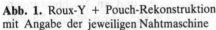

Abb. 1. Roux-Y + Pouch-Rekonstruktion mit Angabe der jeweiligen Nahtmaschine

Abb. 2. JIP + Pouch-Rekonstruktion mit Angabe der jeweiligen Nahtmaschine

Durch die Blockrandomisierung, die wir auf Empfehlung von Immich gewählt haben, werden Blöcke von 20 Fällen aneinandergereiht.

So war ein Beginn an einem Ort in Kiel möglich und eine multizentrische Fortsetzung in Kiel und Neumünster problemlos.

Intraoperativ wird geprüft, ob beide Verfahren möglich sind. Am 28. 2. 1989 haben wir eine Zwischenanalyse vorgenommen. Inzwischen sind 78 Patienten in dieser Studie.

Stand der Planung und Durchführung, erste Zwischenergebnisse

Nach Planung sollen zur Zeit 40 Patienten mit Hilfe der Roux-Y-Rekonstruktion mit Pouch (Abb. 1) operiert worden sein, während bei 38 Patienten eine jejunale Interposition mit Pouch (Abb. 2) vorgesehen war.

Bei der intraoperativen Prüfung, ob beide Verfahren möglich sind, ergaben sich jedoch in der einen Gruppe bei 5 und in der anderen bei 3 Fällen anatomische und pathologische Situationen, bei denen die Rekonstruktion nur durch eine Roux-Y-Rekonstruktion mit Pouch möglich war. Dieses sind die sogenannten Withdrawn- (WD) Fälle. Der Durchführungsstand lautet am 28. 2. 1989 wie folgt:

In 35 Fällen ließ sich wie geplant eine Roux-Y-Rekonstruktion mit Pouch, in weiteren 35 Fällen eine jejunale Interposition mit Pouch nach Plan durchführen, und aus beiden Gruppen ergaben sich 8 WD-Fälle (Tabelle 2).

Die perioperative Letalität wies einen einzigen Patienten in der Interpositionsgruppe auf, der allerdings nicht an operationstechnisch bedingten Komplikationen starb. Dieser Patient hatte gleichzeitig ein Hypernephrom rechts, das bei der Operation, d.h. Gastrektomie, mit entfernt wurde.

Postoperativ kam es zu einer Pneumonie und zu einem anschließenden Nierenversagen. Operationstechnisch waren an der Oberbauchrekonstruktion keine Probleme erkennbar. Die Anwendung der Staplertechologie ansich wies keine Problematik auf.

Op.-Verfahren	wie geplant	WD Fälle
Roux Y + P	n = 35	n = 5
JIP + p	n = 35	n = 3
gesamt n = 78	n = 70	n = 8

Tabelle 2. Durchführungsstand der Studie am 28. 2. 1989

Tabelle 3. Letalitätstabelle am 28. 2. 1989

Gruppenbezeichnung	Zahl n	Verstorben	Ursache
Roux Y + P	35	0	–
JIP + P	35	1	Pneumonie Nierenversagen (Hypernephrom)
WD	8	0	–
Gesamt	78	1 = 1,3%	nicht operationstechnisch bedingt

Damit haben wir in der Gesamtstudie eine Letalität von derzeit 1,3%, die allerdings nicht operationstechnisch bedingt ist (Tabelle 3).

Zu den Komplikationen beim Vergleich beider Verfahren ist zusammenfassend auszuführen, daß bisher kein statistisch signifikanter Unterschied in den drei Gruppen hinsichtlich der intraoperativen Probleme und postoperativ an der Oesophagus-Pouch-Anastomose, an Nahtdehiscenzen bzw. Leckagen an anderer Stelle und an Nachblutungen erkennbar ist, wobei diese Komplikationen postoperativ auf einem sehr niedrigen Niveau liegen.

Welche Aussagen sind zur Zeit möglich?

In der Anwendbarkeit ist die Roux-Y-Rekonstruktion mit 100% immer praktizierbar die jejunale Interposition, aus anatomisch-pathologischen Gründen nur in 90%. Der Gesamtzeitaufwand mit durchschnittlich 4 Stunden 15 Minuten ist um etwa 40 Minuten kürzer als bei der jejunalen Interposition mit Pouch, dieser Unterschied beruht auf der reinen Rekonstruktionszeit, wie die vergleichende Zeitanalyse zeigt. Dabei sind die Schwankungsbreiten relativ knapp bei den jeweiligen Verfahren. In den Operationskomplikationen und in der Letalität sind die Unterschiede nicht signifikant.

Wir können bei einer Zwischenanalyse heute zu den kurzfristigen Zielen sagen, daß einerseits aufwendige Rekonstruktionsverfahren mit sehr niedrigen Komplikationsraten durchführbar sind, daß auch eine aufwendigere Rekonstruktion vergleichbar niedrige postoperative Komplikationsraten aufweist und damit die operationstechnischen Voraussetzungen für die Durchführung, Planung und Auswertung solcher Studien gegeben sind (Tabelle 4).

Der Studienstand und unsere Untersuchungen zeigen eindeutig, daß klinische Studien möglich sind, die sich nicht nur auf Praktikabilitäts-, Anwendungs- und Kostenanalysen beziehen.

Diskussion

Durch den systematischen Einsatz von Staplern sind große Oberbauchrekonstruktionen mit sehr niedrigen Komplikationsraten zeitsparend möglich.

Dies ist als Praktikabilitätsvorteil zu werten. Die ehemalige Achillesferse der Rekonstruktion nach Gastrektomie ist sowohl bei manuellen Verfahren (Bittner u. Beger 1988) als auch bei maschinellen Vorgehen (Deltz 1989) eleminiert.

Die maschinelle Anastomose ist darüber hinaus komplikationsarm transabdominal, transdiaphragmal bei Lokalisation oberhalb des Zwerchfells anzulegen (Thiede et al. 1988).

Aussagen	Roux Y + P	JIP + P
Anwendbarkeit:	100%	90%
Gesamtzeitaufwand:	x̄ = 4,15	x̄ = 4,55
Reine Rekonstruktion:	x̄ = 50 min	x̄ = 90 min
Komplikationen		n.s.
Letalität		n.s.

Tabelle 4. Aussagen zum gegenwärtigen Stand der Studie

Pouchbildungen sind mit GIA-Nahtmaschinen bei Beachtung und Vermeidung von Nachblutungen relativ einfach und komplikationsarm erstellbar. Durch die Standardisierung und weitgehende Eleminierung der subjektiven Einflüsse des Operateurs auf die Rekonstruktionsverfahren werden strategische Konzepte technisch vergleichbar, da die technische Durchführung gleichförmig durchgeführt werden kann.

Es sind so auch Studien möglich, die wissenschaftliche Perspektiven aufweisen.

So sind Studien zu erkenntnistheoretischen Fragen (Operationsstrategien) mit mittelfristigen (Funktion) und langfristigen (Lebensqualität) Zielen sinnvoll planbar und durchführbar geworden.

Literatur

1. Bittner R, Beger HG (1988) Esophago-Jejunostomie. The importance of surgical technique. Nitrition 4:169–170
2. Deltz E (1989) Tricks, Fehler und Gefahren beim Einsatz von Nahtmaschinen am oberen Gastrointestinaltrakt. Langenbecks Arch Chir Suppl II (Kongreßbericht 1989): 370 ff.
3. Heberer G, Teichmann RK, Krämling HJ Günther B (1988) Results of gastric resection for carcinoma of the stomach, the European experience. World J Surg 12:374–381
4. Niebel G, Eggert F, Zittel T, Thiede A (1989) Ergebnisse standadisierter Verhaltensbeobachtungen an Ratten nach Gastrektomie. Vergleich von Roux-Y und Interpositionsrekonstruktionsprinzip in kontrollierte Studien. Langenbecks Arch Chir (Suppl) Springer, Berlin Heidelberg New York, S 169–173
5. Thiede A, Fuchs KH, Hamelmann H (1987 a) Pouch and Roux-en-Y Reconstruction after Gastrectomy. Arch Surg 122:837–842
6. Thiede A, Fuchs KH, Hamelmann H (1988) Esophago jejunostomy: New stapling techniques. Nutrition 4:171–173
7. Thiede A, Hamelmann H (1987b) Manuelle Naht versus/sive Maschinennaht aus der Sicht Deutschlands. Langenbecks Arch Chir 372:105–112
8. Zittel T, Niebel G, Thiede A (1989) Interposition oder Roux-Y-Rekonstruktion nach Gastrektomie. Ergebnisse einer kontrollierten Studie, Vergleich somatischer Parameter. Langenbecks Arch Chir (Suppl) Springer, Berlin Heidelberg New York, S 163–167

93. Tricks, Fehler und Gefahren beim Einsatz von Nahtmaschinen am oberen Gastrointestinaltrakt

E. Deltz

Universitätsklinik Kiel, Abtlg. Allgemeine Chirurgie, Arnold-Heller-Str. 7, D-2300 Kiel

Tricks, Mistakes and Dangers using Stapler Devices in Upper Gastrointestinal Tract Surgery

Summary. Special technical procedures are the prerequisite for the successful use of stapling techniques in surgery of the upper GI tract. Organ surfaces which are to be connected by staplers have to be cleaned meticulously of all fat and mesenterium. Purse string sutures in the hiatus oesophagei should be done by hand. The instrument has to be inserted carefully to avoid leasons of the mesenterium. Kinking of bowel segments has to be avoided; the bowel or gastric segments must be spread over the circular staplers. Anastomoses should be checked for bleeding and patency. Thus stapling can be done successfully in routine resections of the stomach and in the transabdominal approach to cardia region and lower esophagus.

Key words: Upper GI tract – Stapling – Techniques

Zusammenfassung. Besondere technische Bedingungen sind die Voraussetzung für eine erfolgreiche Anwendung von Nahtmaschinen in der Chirurgie des oberen GI-Traktes. Organoberflächen müssen sorgfältig von Bindegewebe und Mesenterialresten befreit werden. Die Tabaksbeutelnaht im Hiatus oesophagei sollte mit der Hand angelegt werden. Das Einführen des Instrumentes hat sorgfältig zu erfolgen, ohne Läsionen im Mesenterium zu erzeugen. Ein Abknicken oder ein Mitfassen der Hinterwand bei Darmsegmenten ist zu vermeiden. Die Anastomosen müssen auf Bluttrockenheit und Durchgängigkeit geprüft werden. Die Berücksichtigung bestimmter technischer Voraussetzungen ermöglicht die erfolgreiche Anwendung von Staplern bei Eingriffen am Magen und unteren Oesophagus.

Schlüsselwörter: Maschinelle Nahttechniken – Oberer Gastrointestinaltrakt

Die Klammernahttechnik am oberen Magen-Darm-Trakt ist eine spezifische Technik und keine Vereinfachung oder Abkürzung von Präparations- oder Nahtschritten der Handnahttechnik. Das heißt, daß für die erfolgreiche Anwendung von Nahtmaschinen bestimmte technische Bedingungen einzuhalten sind. Diese können durch bestimmte Kunstgriffe erleichtert werden wodurch typische Fehler und Komplikationen vermieden werden können.

Bei der *Präparation* der mit Nahtmaschinen zu vereinigenden Teile im oberen Magen-Darm-Trakt also Oesophagus, Magen und Dünndarm ist es wichtig, daß glatte Organoberflächen geschaffen werden, damit die Teile des Staplers fehlerfrei fassen können. So ist z.B. am Magen die große Kurvatur im Bereich der vorgesehenen Anastomose völlig freizupräparieren.

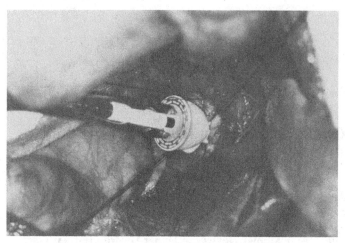

Abb. 1. Einführen der Druckplatte des CEA-Nahtgerätes bei Anspannen des Oesophagus durch Haltefäden, die die zuvor gelegte Tabaksbeutelnaht mit erfassen

Auch Dünndarmsegmente, die durch eine Naht vereinigt werden sollen, müssen durch Abpräparation des Mesenteriums sorgfältig für die Maschinennaht vorbereitet werden.

Ein entscheidendes technisches Detail stellt die richtige Anwendung der *Tabaksbeutelnaht* dar. Insbesondere bei Oesophagogastrostomien oder Oesophagojejunostomien im Hiatus oesophagei oder sogar intrathorakal nach Spaltung der Zwerchfellschenkel ist es schwierig, die Tabaksbeutelnaht instrumentell mit Hilfe der Tabaksbeutelklemme anzulegen. Hier empfiehlt es sich, nach Fassen und Anklemmen des Oesophagus mit einer Statinsky-Klemme die Tabaksbeutelnaht mit der Hand anzulegen. Für das Anspannen des Oesophagus zur Einführung der Druckplatte hat sich das Legen von Haltefäden (Abb. 1), die unterhalb der Tabaksbeutelnaht gestochen werden, bewährt. Hier legen wir mindestens 6 Haltefäden, um den Zug durch die Tabaksbeutelnaht möglichst auf die gesamte Oesophagus-Circumferenz zu übertragen.

Ein typischer Fehler beim Knüpfen der Tabaksbeutelnaht am Oesophagus nach Einführen des Kopfes des EEA-Gerätes ist das ungenügende Anziehen der Tabaksbeutelnaht (Abb. 2). Ist die Tabaksbeutelnaht nicht fest genug geknotet, so resultiert nach Zusammenführung und Betätigung der Maschine eine unvollständige Ausschneidung des Anastomosenringes und eine insuffiziente Anastomose.

Eine Korrektur dieses Fehlers ist möglich durch zusätzliches Legen von Nähten die im Sinne einer Tabaksbeutelnaht um den Zentraldorn geknüpft und anschließend fest angezogen werden.

Wird die Tabaksbeutelnaht mit der Tabaksbeutelklemme angelegt, so ist es wichtig, die geraden Nadeln nicht einzeln durch die Tabaksbeutelklammer hindurchzuführen.

Es resultiert weil die geraden Nadeln dann nur einen Teil der Darmwand fassen, eine unvollständige Tabaksbeutelnaht, die durch Handnaht korrigiert werden muß.

Bei Gebrauch der Tabaksbeutelklemme, in Abbildung 3 am Beispiel des Magens gezeigt, muß die zweite große Nadel durch die Klemme geführt werden, solange die erste sich noch in der Tabaksbeutelklemme befindet.

Dann resultiert eine regelhafte Tabaksbeutelnaht, die die Darmwand gleichmäßig erfaßt.

Bei der Erstellung von Anastomosen mit der EEA-Nahtmaschine, wobei längere Darmsegmente miteinander verbunden werden sollen, ist es wichtig, das Darmsegment nicht zu lang zu wählen. Wird versucht ein zu langes Darmsegment aufzufädeln, kommt es leicht zu Zerrungen oder Einrissen und Blutungen im Mesenterium. Dies kann insbeson-

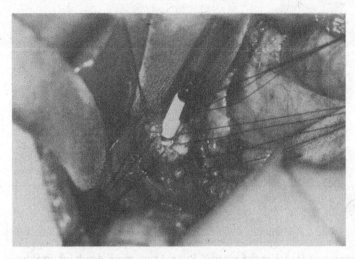

Abb. 2. Die Oesophaguswand wird wegen des ungenügenden Anziehens der Tabaksbeutelnaht nicht vollständig über der Druckplatte zusammengezogen

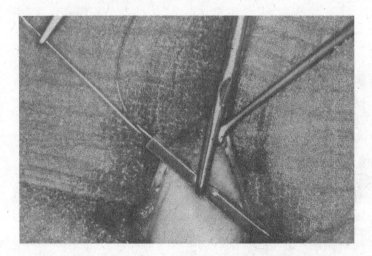

Abb. 3. Einführen der geraden Nadel in die Tabaksbeutelklemme

dere bei der Erstellung von Ersatzmägen oder von Interponaten zwischen Oesophagus und Duodenum problematisch werden.

Wird eine Interposition mit Ersatzmagenbildung hergestellt [1], so empfiehlt es sich, die Nahtmaschine nach Erstellung des Ersatzmagens vom Interponat her einzuführen, weil damit eine gewisse Darmlänge gespart wird und das Darmsegment sich leichter auffädeln läßt.

Ein typischer Fehler bei der *Adapation* der mit der Nahtmaschine zu vereinigenden Darmteile sind Abknickungen oder Verdrehungen der Darm- oder Magenteile. Abbildung 4 zeigt eine typische Komplikation und einen typischen Fehler bei der Erstellung einer Y-Roux-Anastomose mit der EEA-Nahtmaschine durch Verdrehung der Darmteile und Mitfasern der Hinterwand durch die Maschine entstanden.

Die *Einführung der Nahtmaschine* am Dünndarm, z.B. für eine Y-Roux-Anastomose wird erleichtert, wenn die Darmwand mit einem Stieltupfer über den durchbohrenden Dorn gestreift wird. Damit ist die Perforationsöffnung minimal klein und man kann sich eine Tabaksbeutelnaht ersparen.

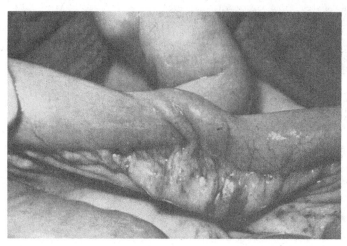

Abb. 4. Verdrehung, Abknickung und Stenosierung einer Y-Roux-Anastomose durch inkorrektes Anspannen der zu vereinigenden Darmteile über Magazin und Druckplatte sowie Mitfassen der Hinterwand des Darmsegments durch die Maschine

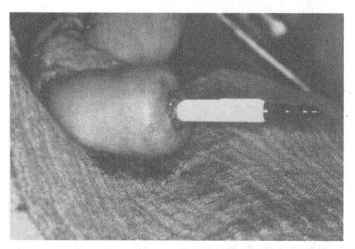

Abb. 5. Druckplatte in ein Dünndarmsegment eingeführt. Es finden sich keine überstehenden Darmwand- oder Bindegewebsreste im Bereich der circulären Tabaksbeutelnaht. Eine circuläre maschinelle Anastomose ist problemlos möglich

Die glatte Ausbreitung der Magen- und Darmsegmente über Magazin und Druckplatte wird erleichtert wenn man sich den Dünndarm mit einem ausgezogenen Tupfer über dem Magazin anspannt.

Bei der Verwendung von geraden Staplern (z.B. GIA-Nahtgerät), wird die glatte Ausspannung ohne Falten erleichtert, wenn die Darmsegmente durch Haltefäden in die Nahtmaschine hineingezogen werden.

Am Magen ist die Ausbreitung der Magenwand leicht möglich durch Anspannen mit mehreren Ellis-Klemmen.

Danach kann die Nahtmaschine (z.B. die TA-Nahtmaschine) ohne Probleme angesetzt werden und die Durchtrennung und der Verschluß der Magenwand ist problemlos.

Entscheidend wichtig für die Sicherheit von circulären Anastomosen ist, daß sich im Bereich der maschinell zu erstellenden Naht keine überflüssigen Gewebsreste oder Wulstungen der Schleimhaut, insbesondere um den Zentraldorn herum, befinden. Sind nach Knüpfen der Tabaksbeutelnaht hier noch Gewebsreste vorhanden, so müssen diese sorgfältig abpräpariert werden, so daß ein glatte Oesophagus-, Magen- oder Darmfläche im vorgesehenen Anastomosenbereich entsteht.

Abb. 5 zeigt einen vorbereiteten Dünndarmabschnitt mit eingebrachter Druckplatte ohne überstehende Mucosareste rund um den Zentraldorn im Bereich der Tabaksbeutelnaht.

Eine grundlegende wichtige Voraussetzung für die komplikationslose Anwendung von Nahtmaschinen ist selbstverständlich die *korrekte Bedienung* der Nahtapparate.

Dies bezieht sich auf das Abdrücken, was nur einmal erfolgen darf und nicht mehrfach, das regelhafte Öffnen der Maschine durch Lösen von Magazin und Druckplatte und das vorsichtige drehend-ziehende Entfernen der Nahtmaschine.

Wichtig ist die *Kontrolle* der maschinell erstellten Nähte und Anastomosen.

Die Blutstillung dieser Anastomosen ist nur bedingt möglich, da sie nicht immer einsehbar sind, ist aber leicht wenn man Ersatzmägen auskrempelt.

Hierbei ist es wichtig, bei der Elektrokoagulation Klammern der Metallnahtreihe nicht mit zu erfassen, da hierbei größere Nekrosen im Nahtbereich entstehen können.

Hier ist es besser, singuläre Blutungen durch Umstechungen zu stillen.

Circuläre Anastomosen am Magen und Darmsegmenten sind mit einem Stieltupfer zugänglich oder sie können durch Haken eingestellt werden. Damit kann die Bluttrockenheit und die Durchgängigkeit der Anastomosen geprüft werden.

Unter Berücksichtigung bestimmter technischer Details bei der Anwendung von Nahtmaschinen und Anwendung spezifischer Präparationsschritte stellt die Nahtmaschine eine wesentliche Erleichterung für Eingriffe im oberen Gastrointestinaltrakt dar.

Die Staplertechnik vereinfacht einerseits Routineeingriffe am Magen und ermöglicht andererseits eine Ausdehnung der abdominellen transdiaphragmalen Operationen bei Erkrankungen der Cardia und des unteren Oesophagus.

Literatur

1. Thiede A, Fuchs KH, Hamelmann H (1986) Klammernahtgeräte zur Rekonstruktion eines Ersatzmagens. In: Ulrich B (Hrsg) Klammernahttechnik, Chirurgische Gastroenterologie mit interdisziplinären Gesprächen. TM-Verlag, Hameln
2. Thiede A, Schröder D, Fuchs KH, Hamelmann H (1985) Fehler und Gefahren bei Klammernahtgeräten. In: Kremer K, Kümmerle F, Kunz H, Nissen R, Schreiben HW (Hrsg) Intra- und postoperative Zwischenfälle, Bd II. Thieme, Stuttgart New York, S 381−393

94. Die abdominale, transdiaphragmale Oesophagusanastomose

B. Günther

Städt. Krankenhaus München-Neuperlach, 1. Chirurgie, Oskar-Maria-Graf-Ring 51, 8000 München 83

Transabdominal Transhiatal Esophagojejunostomy

Summary. The following points appear to be important for performing a transhiatal esophagojejunostomy: incision of the crura of the diaphragm for a wide approach to the mediastinum, purse-string suture by hand, frozen section of the oral rim of the resectum, no suture of the hiatus after anastomosis, drainage through the abdomen and use of a new curved, circular stapling device with removable central rod. The transhiatal technique makes feasible operations of tumors on the esophagogastric junction which regularly require thoracic approaches.

Key words: Transabdominal – Transhiatal Esophagojejunostomy – Esophagogastric Junction – Circular Stapling Device

Zusammenfassung. Bei Durchführung der transabdominalen transdiaphragmalen Oesophago-Jejunostomie nach Roux scheinen mit folgende technische Details wichtig: Quere Incision der Zwerchfellschenkel mit weitem Zugang zum Mediastinum, Tabaksbeutelnaht in Handnahttechnik, intraoperativer Schnellschnitt des oralen Resektionsrandes, Offenlassen des Hiatus zum Abdomen, transabdominale Drainagen und Verwendung eines gebogenen Nähapparates mit entfernbarem Zentralstab mit Gegendruckplatte. Mit Hilfe der transdiaphragmalen Technik sind Eingriffe bei Tumoren am oesophago-gastralen Übergang möglich, die sonst Zweihöhleneingriffen vorbehalten sind.

Schlüsselwörter: Transdiaphragmale Oesophago-Jejunostomie – zirkuläre Nähapparate – oesophago-gastraler Übergang

95. Staplerabhängige Operationsverfahren im kolorektalen Bereich

A. Schafmayer, H. Köhler, R. Schlemminger und J. Schleef

Chirurgische Universitätsklinik, Robert-Koch-Str. 40, D-3400 Göttingen

New Stapling Techniques in Colorectal Surgery

Summary. Since its introduction, stapling has gained considerable interest in colon surgery. The double stapling technique is a further development. From 1984 to 1989, 110 low anterior resections were performed at the Department of General Surgery, University of Goettingen. In 73 patients anastomosis was performed by double stapling; in 37 cases the EEA stapler was used. The double stapling group had an insufficiency rate of 2.7% compared with 5.4% in the EEA group. Another useful indication for stapler techniques is a reconstructive operation according to the Hartmann procedure. In none of 43 such interventions between 1983 and 1988 was insufficiency of the anastomosis seen. Another useful employment of staplers is construction of colonic reservoirs after proctocolectomy.

Key words: Colorectal Anastomoses − Double Stapling − Colonic Reservoir

Zusammenfassung. Seit Einführung der maschinellen Nahtapparate werden diese zunehmend in der Colonchirurgie eingesetzt. Ein weiterer Fortschritt dieser Entwicklung stellt die Double-Stapling-Technik dar. Zwischen 1984 und 1989 wurden an der Chir. Univ.-Klinik Göttingen 110 tiefe anteriore Resektionen vorgenommen. Bei 73 Patienten wurde die Anastomosierung mittels Double-Stapling, 37mal mit dem EEA und Tabaksbeutelnaht ausgeführt. Die Insuffizienzrate lag bei der Gruppe mit Double-Stapling bei 2,7% und war um die Hälfte niedriger als in der Gruppe mit EEA (5,4%). Die Anwendung maschineller Nahtanastomosen hat sich auch bei Rekonstruktionseingriffen nach Hartmannscher Operation bewährt. Bei keinem der zwischen 1983 und 1988 vorgenommenen 43 Kontinuitätseingriffen sahen wir eine Insuffizienz. Ein weiterer sinnvoller Einsatz für die Klammernahtgeräte ergibt sich für die Pouchbildung bei kontinenzerhaltender Proktokolektomie.

Schlüsselwörter: Kolorektale Anastomosen − Double-Stapling-Technik − Pouchbildung

Neben der oesophagointestinalen Anastomose hat die Anwendung der Stapler in der Rektumresektionschirurgie inzwischen einen festen Platz eingenommen. Die Sicherheit von Hand- und Maschinennaht bei der tiefen anterioren Rektumresektion wurde in mehreren randomisierten Studien untersucht [1, 2, 7, 10].

Hinsichtlich der Anastomoseninsuffizienz und Wundheilungsstörung zeigten einige Studien [1, 2, 7] keinerlei signifikante Unterschiede, während Thiede et al. [10] jedoch eine Verringerung der Insuffizienzrate nach Maschinennaht in ihrem Krankengut aufzeigen konnten. Sowohl in der Studie von Beart und Kelly [1] als auch bei Thiede et al. [10] konnten in einigen Fällen sphinktererhaltende Operationen nur unter dem Einsatz von Staplern (EEA) durchgeführt werden, die in den Publikationen als „With drawn" Fälle bezeichnet

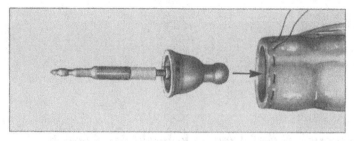

Abb. 1. Proximale Tabaksbeutelnaht mit der dekonektierten Druckplatte des PC EEA

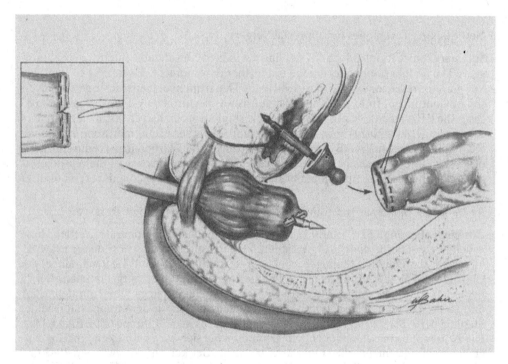

Abb. 2. Double-Stapling Technik End-zu-End

sind. Diese waren mit 21,6% bei Thiede et al. [10] vor allem bei Männern mit engem Bekken vorhanden. Die Anastomosenhöhe lag zwischen 3 und 7 cm, die Insuffizienzrate betrug in ihrer Studie 15,4% im Gegensatz zu Beart und Kelly mit 10% [1]. Thiede et al. konnten zeigen, daß die Insuffizienzrate abhängig ist von der Anastomosenhöhe [10]. Eine wesentliche Rolle für eine suffiziente Klammernahtanastomose spielt die Tabaksbeutelnaht, die an einem sehr kurzen Rektumstumpf nur sehr schwierig angelegt werden kann. Die Tabaksbeutelklemme in der alten Form ist bei solchen Fällen sicher nicht zu empfehlen, hierbei sollte der überwendlichen Naht der Vorzug gegeben werden. Immer wieder ergeben sich jedoch Schwierigkeiten die Tabaksbeutelnaht fest um die Geräteachse zu knoten, vor allem bei weiter Rektumampulle. Daher wenden wir in unserer Klinik die von Knight und Griffen [5] und später von Cohen et al. [3] beschriebene „Double stapling"-Technik an.

Ein weiterer Vorteil beim Anlegen einer sehr tiefen Anastomose bietet der neue PCEEA, bei dem die vordere Druckplatte der Geräte abgenommen werden kann und

Tabelle 1. Nahtinsuffizienz nach tiefer anteriorer Rektumresektion

Autor	Patientenzahl	Anastomosen-lokalisation	Insuffizienzrate	Stenosen
Cohen	26	2–11 cm (med. 5,5 cm)	3,8%	8,3%
Kreiskötter	24	4–17 cm	8,3%	–
Wedell et al.	85	–	4,7%	2,3%
eigenes Krankengut	73	3–11 cm (med. 5 cm)	2,7%	2,7%

	Insuffizienz	Stenosen
Double-Stapling-Technik	2,7%	2,7%
Maschinelle Anastomose mit Tabaksbeutelnaht	5,4%	8,1%

Tabelle 2. Nahtinsuffizienz nach tiefer anteriorer Rektumresektion, Double-Stapling-Technik versus Tabaksbeutelnaht

damit die proximale Tabaksbeutelnaht einer besseren Kontrolle zugängig ist (Abb. 1). Für das Anlagen der Anastomose bevorzugen wir die End-zu-End-Technik durch die lineare Klammernahtreihe (Abb. 2). Die End-zu-Seit-Anastomose hat sich bei uns wegen der endoskopischen Schwierigkeiten im Rahmen der postoperativen Nachkontrolle nicht bewährt.

Chirurgische Ergebnisse:

In unserer Klinik wurden von 1984 bis 1988 110 tiefe anteriore Resektionen vorgenommen. Das Durchschnittsalter der Patienten betrug 63,3 Jahre, die Anastomosenhöhe lag zwischen 3 und 11 cm. Bei 73 Patienten wurde die Anastomosierung in Form der „Double Stapling"-Technik ausgeführt, während bei 37 Patienten eine Tabaksbeutelnaht zur Anwendung kam. Tabelle 1 zeigt unsere Ergebnisse im Vergleich zu anderen Autoren [3, 6, 12]. Die Insuffizienzrate lag bei den Patienten mit „Double stapling"-Technik mit 2,7% um die Hälfte niedriger als in der Patientengruppe mit Tabalsbeutelnaht (Tabelle 2). Auch die Zahl der Stenosen war deutlich verringert. Es ist wichtig, daß bei dieser Technik der EEA 31 bevorzugt wird, um möglichst den gesamten Querschnitt des Darmes im Anastomosenring zu erfassen. Abb. 3 zeigt ein postoperatives Röntgenbild der Klammernahtreihe bei einer Anastomosenhöhe von 3 cm.

Als weitere staplerabhängige Operationsverfahren sind die Rekonstruktionen nach Hartmann'scher Operation anzuführen. Von 1983 bis 1988 führten wir an unserer Klinik nach akuter Divertikulitis 47 Rekonstruktionen durch, 43mal mit maschineller Anastomose und 4mal mittels Handnaht. Lediglich bei einem Patienten nach Handnaht ergab sich eine Insuffizienz, die uns zum Anlegen eines Colostoma transversalis zwang.

Neben den oben aufgeführten Verwendungsmöglichkeiten ergibt sich ein weiterer sinnvoller Einsatz der GIA-Geräte bei der Pouchbildung im Rahmen des Colonpouches [8] oder der kontinenzerhaltenden Proktokolektomie [4]. Sowohl bei dem von Utsunomiya [11] beschriebenen J-Pouch als auch den von Park angegebenen Verfahren des Kolonpouches kann die Seit-zu-Seit-Anastomose der Pouchbildung durch den GIA 90 erfolgen. Park et al. [8] gaben bei 31 Patienten mit coloanalem Pouch eine Insuffizienzrate von 3% an, die Anastomosenlokalisation betrug 1–7 cm. Stenosen sahen sie bei 9,6% ihrer Patienten. Stern et al. [9] geben dem maschinell durchgeführten S-Pouch wegen der größeren Reservoirbildung und der spannungsfreien Anastomose gegenüber dem J-Pouch den Vorzug.

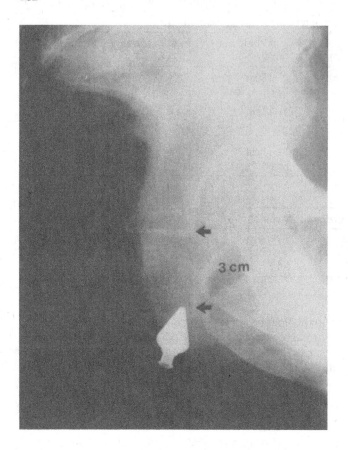

Abb. 3. Postoperatives Röntgenbild einer Double-Stapling
Anastomose in 3 cm Höhe
(Markierung an der anocuta-
nen Grenze)

Schlußfolgerung

Zusammenfassend können wir aufgrund unserer Erfahrung feststellen, daß die „Double-stapling"-Technik für die Ausführung einer sehr tiefen anterioren Rektumresektion eine wertvolle Hilfe und Erleichterung darstellt ohne höheres Morbiditäts- wie Letalitätsrisiko für den Patienten, dagegen mit deutlich niedrigerer Insuffizienzrate. Die Anwendung maschineller Nahtanastomosen bei der Reanastomosierung nach Hartmann'scher Operation stellt ebenfalls eine wertvolle Ergänzung zur bisherigen Klammernahttechnik dar. Staplerbevorzugte Verfahren finden bei dem Kolon oder Ileumpouch ebenfalls eine sinnvolle Anwendung.

Literatur

1. Beart RW, Kelly KA (1981) Randomized prospective evaluation of the EEA stapler for colorectal anastomoses. Ann J Surg 141:132–147
2. Brennan SS, Pickford JR, Evans M, Pollock AV (1982) Stapler or sutures for colonic anastomosis – a controlled clinical traial. Br J Surg 69:722–724
3. Cohen Z, Myers E, Langer B, Taylor B, Railton RH, Jamieson C (1983) Double stapling technique for low anterior resection. Dis Colon Rect 26:231–235
4. Herfarth CH, Stern J (1986) Die kontinenzerhaltende Proktocolektomie. Chirurg 57:263–270
5. Knight ChD, Griffen FD (1983) Techniques of low rectal reconstruction. Curr Prob Surg 20:388–456
6. Kreisköther I, Arbogast R, Wasmer HP (1985) Die bimaschinelle Rectumanastomose („Double stapling-Technik" Chirurg). 56:179–182

7. McGinn FP (1985) Staples or sutures for low colorectal anastomoses − a prospective randomized trial. Br J Surg 72:603−605
8. Parc H, Tiret E, Frileux P, Moszkowski E, Loygue J (1986) Resection and colo-anal anastomosis with colonic reservoir for rectal carcinoma. Gr J Surg 73:139−141
9. Stern H, Bernstein M, Killam S, Cohen Z (1987) A stapled S-shaped ileoanal reservoir. Dis Colon Rectum 30:214−219
10. Thiede A, Jostarndt L, Hemelmann H (1986) Prospektive und kontrollierte Studien in der kolorektalen Chirurgie. Vergleich von Handnaht und Staplernaht bei Rektumanastomosen. In: Akovbiantz A, Denck H, Paque KJ, Zöckerl CE (Hrsg) Chirurgische Gastroenterologie mit interdisziplinären Gesprächen, Nr. 2. TM-Verlag, Hameln, S 91−112
11. Utsunomiya J (1983) Studies on total coloectomy, mucosal proctectomy and ileoanal anastomosis (ileoanastomy). Nippon Geka Gakkai Zaschi 84:749
12. Wedell HJ, Meier zu Eisen P, Banzhaf G, Schlageter M (1986) Anteriore und tiefe anteriore Resektion in der sogenannten „Double layer"-Technik. In: Ulrich B, Winter J (Hrsg) Klammernahttechnik in Thorax und Abdomen. Praktische Chirurgie Bd. 99, Enke, Stuttgart, S 43−148

96. Tricks, Fehler und Gefahren beim Einsatz von Staplern im kolorektalen Bereich

N. Haschke und A. Thiede

Chirurgische Klinik Friedrich-Ebert-Krankenhaus, Friesenstraße 11, D-2350 Neumünster

Tricks, Mistakes and Risks in Using Staplers in the Colorectal Region

Summary. Ten years' experience of performing 970 operations in which circular colorectal anastomoses were stapled chiefly in the lower two-thirds of the rectum according to the open standard method is reviewed. The deeper the anastomosis and the narrower the pelvis, the higher the rate of complications, especially leakages. This is not only due to pathological, anatomical reasons or technical difficulties, but also to inappropriate application and handling of the staplers. Accurate diagnosis and a systematic procedure after sufficient training can reduce this rate. A precise analysis of the mistakes and risks resulted in a number of standard techniques and tricks which perfect the use of this technology.

Key words: Low Anterior Rectum Resection – EEA Stapler – Avoidance of Mistakes – Tricks

Zusammenfassung. Grundlage des Vortrages sind 10jährige Erfahrungen von 970 Operationen mit zirkulären kolorektalen Stapleranastomosen überwiegend in den unteren Rektumzweidritteln in der offenen Standardmethode. Mit zunehmender Tiefe und Beckenenge steigt die Komplikationsrate vor allem an Leckagen nicht nur aus pathologisch-anatomischen Gründen und durch technische Schwierigkeiten, sondern auch durch fehlerhafte Einsetzung und Handhabung von Nahtgeräten. Letztere Faktoren lassen sich durch strenge Indikationsstellung und systematisches Vorgehen nach ausreichendem Training reduzieren. Eine genaue Analyse von Fehlern und Gefahren führte zu einer Reihe von Standards und Tricks, die die Anwendung dieser Technologie perfektionieren.

Schlüsselwörter: Tiefe anteriore Rektumresektion – EEA-Gerät – Fehlervermeidung – Tricks

Aus der Vielzahl der möglichen zum Teil zumindest auch theoretisch funktionell attraktiven Staplertechniken hat sich uns aus Gründen der Anatomie, Funktion, Praktikabilität, Komplikationsarmut und Kostenvertretbarkeit die End-zu-End-Anastomosierung durch transanalen Geräteeinsatz bewährt. Grundlage meines Vortrages sind 10jährige praktische Erfahrungen von inzwischen über 970 Operationen in Kiel und Neumünster mit zirkulären kolorektalen Klammeranastomosen. Einsatzschwerpunkt für dieses Vorgehen ist für uns das mittlere und untere Rektumdrittel, während das übrige Kolon die Domäne für die Handnaht mit monofilem absorbierbarem Nahtmaterial darstellt.

Rekonstruktionen nach tiefen anterioren Rektumresektionen unter radikaltumorchirurgischen Gesichtspunkten sind vor allem bei männlich engen Becken nur mit leicht praktikabler Technik komplikationsarm möglich. Wir bevorzugen dabei die anatomischge-

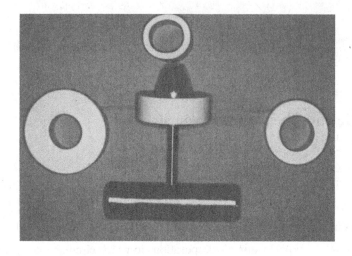

Abb. 1. Rektumstempel mit Polsterringen in verschiedenen Größen

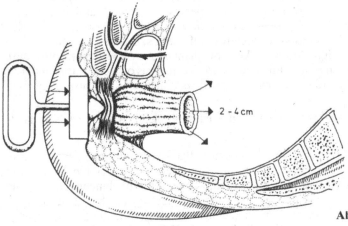

2 – 4 cm

Abb. 2. Rektumstempel in situ

rechte Passagewiederherstellung in der offenen Methode, weil damit die distale Resektionsgrenze unter Sichtkontrolle festgelegt werden kann.

Wesentliche Heilungsstörungen sehen wir nach orthograder Darmspülung unter perioperativer Antibiotikaprophylaxe sowie intraoperativer Spülung mit bakterizid und zytozid wirkendem Chloramin selten.

Komplikationen wie Anastomosen-Leckagen oder seltener -Stenosen und -Nachblutungen sind teilweise Folge falschen Geräteeinsatzes oder fehlerhafter Handhabung und seltener eines Gerätedefektes bei mangelnder Wartung oder unzureichender Kontrolle durch den Operateur vor dem Einsatz. Das sofortige Erkennen ermöglicht die rechtzeitige Korrektur. Komplikationsarme Verläufe erwarten wir bei strenger Staplerindikation. Kontraindikationen sind für uns: Darmwandödem und Entzündung mit Gefahr der Lekkage sowie höherdosierte Vorbestrahlung und längere Anus-praeter-Ausschaltung mit Gefahr der Schrumpfung.

Die tiefe Anastomosierung läßt sich erleichtern durch eine Vielzahl von Tricks, von denen ich hier nur einige besonders wichtige herausstellen möchte.

Mit einem Rektumstempel läßt sich von außen der Beckenboden zur besseren Exposition und exakteren Präparation um 2–4 cm hochstülpen. Das tumortragende Segment kann mit gewinkelter Schere korrekt abgesetzt werden.

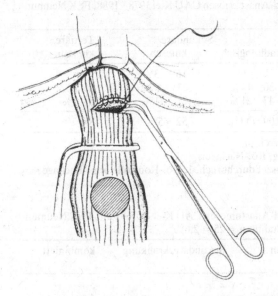

Abb. 3. Schrittweise Nahtanlage unter schrittweiser Darmabsetzung

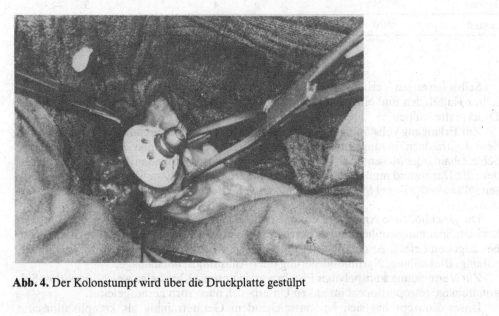

Abb. 4. Der Kolonstumpf wird über die Druckplatte gestülpt

Eine sichere Verankerung der monofilen Tabaksbeutelnaht am ausreichend befreiten Darmrand ist nur überwendlich möglich, die Tabaksbeutelklemme eignet sich in der Tiefe nicht.

Bei sehr tiefer Situation hat sich uns die schrittweise Nahtanlage unter schrittweiser Darmabsetzung bewährt, wobei ein leichter Zug am Resektat hilfreich ist.

Ein Teil der für den Rektumstumpf aufgeführten Probleme gilt auch proximal, wo sie wegen besserer Exposition nicht zu übersehen sind und sofort korrigiert werden können. Am wichtigsten ist hier die ausreichende Mobilisierung zur Vermeidung jeglicher Nahtspannung, zumal die EEA-Technologie zur Anastomosierung unter Spannung verleitet. Darmwanddehnungsrisse sind durch schonendes Weiten mit Präpariertupfern oder Kornzange vermeidbar.

Tabelle 1. Kolorektale EEA Stapler End-zu-End-Anastomosen CAU Kiel 1978–1988, FEK Neumünster 1983–1988: Leckagen

Anastomosen Lokalisation	n	Primäre		Sekundäre		Tertiäre
			radiologisch	klinisch		klinisch
9 cm u. ↑	533	11 2%	32 6%	16 3%		–
6–8 cm	213	9 4%	30 14%	11 5%		2 1%
3–5 cm	224	16 7%	47 21%	25 11%		6 3%
gesamt	970	36 ≈ 4%	109 ≈ 11%	52 ≈ 5%		8 ≈ 1%

Primäre Leckage:	Intraoperativ, Sofortkorrektur
Sekundäre Leckage:	Postoperativ 6.–10. Tag, Rö.-Nachweis
Tertiäre Leckage:	Postoperativ später, Abszeßdurchbruch, 1. Rö.-Kontrolle ohne Leckage

Tabelle 2. Kolorektale EEA Stapler End-zu-End-Anastomosen CAU Kiel 1978–1988, FEK Neumünster 1983–1988: Primäre Krankenhausgesamtletalität n = 25 = 2,6%

Anastomosen-Lokalisation	n	rein technisch	Sekundärerkrankung	kombiniert
9 cm u. ↑	533	–	2	3
6–8 cm	213	1	6	4
3–5 cm	224	2	4	3
gesamt	970	3 ≈ 0,3%	12 ≈ 1,2%	10 ≈ 1,1%

Selbst bei engen Verhältnissen läßt sich der Kolonstumpf problemlos mit Hilfe kurzgefaßter Haltefäden und einer Nierenstielklemme zunächst hinten und dann vorn über die Druckplatte stülpen.

Zur Erlangung vollständiger Stanzringe müssen die Tabaksbeutelnähte zirkulär eng an den Zentraldorn herangeknotet werden können. Überstehende Fadenenden, Clips, Schleimhaut oder Mesenterialreste sind vor dem dosierten Schließen des Gerätes zu entfernen; die Darmwand muß dazu allseits glatt und frei anliegen. Zur Vermeidung von Stenosen sollten in der Regel Magazindurchmesser von 31 oder allenfalls 28 mm verwendet werden.

Die abschließende Anastomosenkontrolle auf Durchgängigkeit, Dichtigkeit, Bluttrockenheit, Spannungsfreiheit und ausreichende Durchblutung bei vollständigen Stanzringen bestätigt den Erfolg. Anderenfalls ist die sofortige Korrektur erforderlich, wie z.B. Übernähung, Blutstillung, Nachmobilisierung oder Anastomosenneuanlage.

Zur Vermeidung transpelviner Fisteln wird in unserer Klinik eine weiche easy-flow Silikondrainage retroperitoneal im linken Unterbauch nach vorn herausgeleitet.

Unser Konzept hat sich bei ausreichendem Gerätetraining als komplikationsarm bewährt mit geringer Leckagerate und technischer Letalitätsquote von nur 0,3% bei 2,6% Gesamtletalität von 970 Patienten. Unser Konzept ist für uns vorerst Standard.

97. H. D. Becker (Tübingen): Vor- und Nachteile der Stapleranwendung in der gastrointestinalen Notfallchirurgie

Manuskript nicht eingegangen

98. Technische Hilfen durch Nahtmaschinen in der Lungenchirurgie*

D. W. Schröder

Chirurgische Universitätsklinik Kiel, Abtlg. Allgemeine Chirurgie, Arnold-Heller-Str. 7, D-2300 Kiel 1

Technical Advantages of Staplers in Pulmonary Surgery

Summary. Linear stapling devices ensure a safe resection in lung surgery. They are not only convenient for closing the bronchial stump, but also highly efficient for dividing the main pulmonary artery or lobar veins. The superiority of stapling is immediately obvious in the division of fissures and tangential resections of lung parenchyma. Bronchopleural fistulas can be easily avoided. The safe and appropriate use of stapling divices makes a standardized procedure in lung surgery possible.

Key words: Techniques − Staplers − Pulmonary Surgery

Zusammenfassung. Die Klammernahtgeräte gewährleisten in der Lungenchirurgie einen hohen Sicherheitsstandard. Unter Beachtung der technischen Merkmale, sind sie für jeden Bronchus zu verwenden. Die herausragende technische Hilfe ist bei der zentralen Versorgung der Pulmonalarterien und -venen zu sehen. Bei den tangentialen, peripheren Parenchymresektionen können ausgedehnte bronchopleurale Fisteln vermieden werden. Dieser nahttechnisch bedingte Vorteil zeigt sich insbesondere bei dem mechanisch minderwertigen Lungenparenchym des Emphysems. Die Klammertechnik ermöglicht eine Systematisierung der Resektionsverfahren, die auch für vergleichende Studien wichtig ist.

Schlüsselwörter: Technik − Klammergeräte − Lungenresektionen

Der hinreichend überprüfte hohe Sicherheitsstandard der maschinellen Resektionsverfahren, erlaubt die systematische Anwendung in der Lungenchirurgie [1]. Dabei offenbaren sich mit der Naht- und Gerätetechnik Vorteile, die zur Entwicklung eines neuen operationstaktischen Konzeptes geführt haben [2]. Es wurde in einer Serie von 215 zentralen und peripheren Lungenresektionen verfolgt (Tabelle 1 und 2). Die mit dem Klammerverfahren verbundenen, nützlichen technischen Hilfen erleichtern das Resektionsverfahren am Bronchus, an den zentralen Pulmonalgefäßen und am Lungenparenchym wesentlich.

Grundsätzlich kann jeder Bronchus mit der Klammernaht verschlossen werden. Die *mechanischen Voraussetzungen,* die für die Sicherheit eines Bronchusverschlusses gewährleistet sein müssen, werden gerade mit dieser Nahttechnik zuverlässig erfüllt [3]. Der Vorteil der maschinellen Naht zeigt sich darin, daß ein gleichmäßiger und dadurch auch spannungsfreier Verschluß hergestellt werden kann. Dabei wird im Gegensatz zur Einzelknopfnaht des offenen Bronchus die Retraktionskraft während der Versorgung vom Magazin aufgenommen. Dieser Vorteil kommt insbesondere bei der unmittelbaren tangentialen Absetzung des Hauptbronchus an der Trachea zum Tragen. Mit dem schnellen Klammer-

---

* Herrn Professor Dr. H. Hamelmann zum 65. Geburtstag gewidmet

Pneumonektomie	38
Bi- und Lobektomien	98
Segment- und Keilresektionen (Metastasen)	12
periphere Parenchymresektionen (Emphysem, Cysten)	55
offene Lungenbiopsien	12
Total	215

[a] AUTO-SUTURE®, United States Surgical Corp.

Tabelle 1. Einsatz der Klammergeräte[a] TA 30 – 55 – 90 – GIA bei zentralen und peripheren Lungenresektionen

TA 55	grünes Magazin, 4,8 mm		Hauptbronchus
TA 30	blaues Magazin, 3,5 mm		Segmentbronchus
TA 30 V	weißes Magazin, 2,5 mm		Venen und Arterien
TA 90	grünes Magazin		Parenchymresektion
GIA		1,5 mm	Parenchymresektion

[a] AUTO-SUTURE®, United States Surgical Corp.

Tabelle 2. Technische Angaben zu den verwendeten Klammernahtmaschinen[a]

verschluß des ungeöffneten Hauptbronchus kann die bakterielle Kontamination gering gehalten werden. Beatmungsprobleme treten kaum auf [4].

Die Klammergeräte sollten parallel zu den Knorpelringen angesetzt werden, um die pars membranacea und die Knorpelspangen senkrecht zueinander verschließen zu können. Nach der Klammerung wird das Resektat unmittelbar an der verschlossenen Klammermaschine mit dem Skalpell abgetrennt. Übernähungen oder Deckungen des Bronchus sind aus klammertechnischer Sicht nicht erforderlich.

Am linken Hauptbronchus kann die Anwendung schwieriger sein

Der Zugang zur Bifurkation kann erleichtert werden, wenn der linke Stammbronchus zunächst vorläufig auf der Höhe des Oberlappens verschlossen wird. Die Präparation des verschlossenen Bronchus unter dem Aortenbogen ist nach Entfernung des Präparates technisch einfacher. Abgewinkelte Geräte – wie der Rotikulator – erleichtern den Verschluß am Niveau der Trachea nicht entscheidend.

Die maschinelle Versorgung der Pulmonalgefäße

Alle zentralen und interlobären Arterien können mit dem TA 30- oder mit dem 30V-Magazin geklammert werden.

Die dünnwandige, leicht verletzbare Arteria pulmonalis läßt sich besonders schonend und sicher zentral und interlobär mit dem TA 30V versorgen. Im Gegensatz zur Handnaht ist der transpericardiale Klammerverschluß medial der Vena cava mit dem Klammergerät technisch wesentlich einfacher und sicherer. Bei zentralem Tumorsitz wird die linke Arterie pulmonalis direkt tangential am Truncus pulmonalis abgesetzt.

Der Truncus anterior des rechten Oberlappens kann unmittelbar lateral der vena cava – abgesetzt werden, ohne daß bei der Nähe zum absteigenden inferioren Pulmonalast seine Verletzung zu befürchten ist. Damit entfallen die beim Karzinom häufig schwierigen Präparationen am kurzen Truncus und den Segmentästen. Ligaturen am Präparat können durch Metallklips ersetzt werden, wenn sie überhaupt erforderlich sind. Wir verzichten in den meisten Fällen auf die zentralen Ligaturen zumal wir beim Karzinom die Vene zuerst versorgen.

Die lineare Klammernaht der Gefäße sollte bei der intrapericardialen Absetzung der großkalibrigen Venen ausgenutzt werden. Bei der erweiterten Pneumonektomie bietet das tangentiale Klammern der Venen am Vorhof oder mit dem Vorhof hohe Sicherheit. Die zirkuläre Ligatur der Vene ist technisch häufig risikoreich und führt bei kurzer Gefäßlänge leicht zum Einreißen der zarten, kaliberstarken Pulmonalvenen. Der lineare, planparallele Verschluß der Venen und Arterien vermeidet sicher diese gefürchtete Konplikation.

Mit dieser Technik wird auch das Abgleiten der Naht beim Durchtritt durch das Pericard bei der extrapericardialen Absetzung sicher ausgeschlossen. Zusätzliche Durchstechungsligaturen und die dreifache Nahtsicherung sind nicht mehr erforderlich.

In diesem Zusammenhang sollte darauf hingewiesen werden, daß die Arterien und Venen erst nach Entfernung der Klammergeräte durchtrennt werden sollten. Damit können technische Geräteprobleme und Konzentrationsmängel sofort erkannt und behoben werden, ohne daß lebensbedrohliche Blutungen auftreten.

Segment- und Parenchymresektionen

Bei Segmentresektionen ist der Einsatz der Klammergeräte zur Versorgung der Venen oder Arterien wenig hilfreich. Ihr Vorzug bei diesen Operationen liegt ausschließlich in der Vermeidung bronchopleuraler Fisteln, die bei den intersegmentalen- oder tangentialen Parenchymresektionen unvermeidlich sind.

Aus nahttechnischer Sicht besteht der Vorteil darin, daß das Lungengewebe nicht gerafft wird und dadurch kaum zusätzliche Verletzungen oder Fisteln auftreten.

Mit Hilfe der Klammertechnik verlieren die anatomischen Segmentresektionen bei peripher gelegenen Metastasen und Karzinomen an Bedeutung. Der Vorteil der atypischen Parenchymresektionen liegt darin, daß man sich eindeutig an dem pathologischen Befund orientieren kann. Somit kann der Tumor in einem hinreichenden Sicherheitsabstand entfernt und gleichzeitig parenchymsparend reseziert werden.

Der luftdichte Verschluß kann bei flächenhaften Fisteln sehr eindrucksvoll mit der Klammertechnik hergestellt werden. Eine wichtige Voraussetzung hierzu ist allerdings der totale Kollaps der Lunge während die Naht geklammert wird. Wenn man nicht mit dem Carlens-Tubus arbeitet spielt besonders hier die Zeit der Apnoe eine Rolle. Die Grenzen der Parenchymresektion werden bei geblähtem Zustand der Lunge definiert aber unter Apnoe geklammert. Diese Technik hat sich besonders bei der tangentialen Resektion des Lungenemphysems bewährt. Aufgrund der mechanischen Minderwertigkeit des Lungengewebes beim Emphysem entstehen mit der Handnaht immer zusätzliche Einrisse, die über das Ausmaß der Stichkanäle hinausgehen. Mit dem Klammergerät läßt sich die Naht unter der Apnoe spannungsfrei herstellen. Das Ergebnis ist ein anders nicht zu erreichender regelmäßiger Parenchymverschluß. An der Staplernaht können die verbliebenen Stichkanäle mit dem Fibrinkleber versorgt werden, wenn es überhaupt erforderlich ist.

Zusammenfassend ist festzustellen, daß die Klammertechnik bei der Versorgung der Bronchien, Gefäße und des Lungenparenchyms nicht nur technische Erleichterungen mit sich bringt, sondern Vorteile aufweist. Sie liegen nicht zuletzt auch in einer Systematisierung des Operationsablaufes, der sich in der Lungenchirurgie anbietet.

Literatur

1. Ravitch MM, Steichen FM (1987) Principles and practise of surgical stapling. Year Book Medical Publishers, Chicago London Boca Raton
2. Schröder D, Thiede A, Jostarndt L, Schaube H, Hamelmann H (1987) Prospective studies of the value of staplers in pulmonary surgery. In: Ravitch MM, Steichen FM (eds) Principles and practise of surgical stapling. Year Book Medical Publishers. Chicago London Boca Raton, pp 329–345
3. Maaßen W, Stamatis G, Greschuchna D (1986) Die Anwendung von Klammergeräten bei pulmonalen Gefäßen, Vorhofteilresektionen und Keilexzisionen der Lungen. In: Ulrich B, Winter F Klammertechnik in Thorax und Abdomen. Praktische Chirurgie Band 99. Enke, Stuttgart, S 15–18
4. Ulrich B, Winter F (1986) Klammertechnik in Thorax und Abdomen. Praktische Chirurgie, Band 99. Enke, Stuttgart

99. Fehler und Gefahren bei der Anwendung des Klammernahtgerätes in der Lungenchirurgie

Th. Junginger und S. Walgenbach

Klinik und Poliklinik für Allgemein- und Abdominalchirurgie der Jóhannes Gutenberg-Universität, Langenbeckstr. 1, D-6500 Mainz

Faults und Disadvantages of Stapling Devices for Lung Resections

Summary. The staple closure of the bronchus, like the manual technique, depends on some essential prerequisites: vascular supply, the length and thickness of the bronchial stump, the resection line, the type of stapler and the size of staples used. GIA 55 or 90 instruments allow safe and simple closure of lung parenchyma. Familiarity with the stapling technique is essential for success.

Key words: Stapler − Bronchus − Parenchyma

Zusammenfassung. Voraussetzungen für die Anwendung von Klammernahtgeräten am Bronchus sind die sparsame peribronchiale Devaskularisation, ein ausreichend langer Bronchusstumpf, die Wahl der richtigen Resektionsebene und des geeigneten Klammergerätes. Zum Lungenparenchymverschluß sind Klammerschneidegeräte (GIA) den linearen Klammergeräten überlegen. Ein maschineller Gefäßverschluß ist vor allem zum Verschluß der linken A. pulmonalis, der Lungenvenen und bei Vorhofteilresektionen angezeigt. Wichtig zur Vermeidung von Fehlern ist die Vertrautheit mit dem Gerät.

Schlüsselwörter: Klammernaht − Bronchus − Lunge

Klammernahtgeräte finden in der Thoraxchirurgie breite Anwendung. Die Frage, ob das Risiko des Eingriffs hierdurch vermindert wird, muß allerdings offen bleiben. Im eigenen Krankengut konnte durch routinemäßigen Einsatz der linearen Klammergeräte zum Bronchusverschluß das Risiko lungenresezierender Eingriffe gesenkt werden (Tabellen 1 und 2), in anderen Untersuchungsreihen war dies weniger deutlich [4].

Fehler bei der Anwendung ergeben sich aus der Nichtbeachtung von Voraussetzungen, die im folgenden für die Anwendung der Klammernahtgeräte am Bronchus, am Lungenparenchym und an den Lungengefäßen dargestellt werden sollen.

1. Maschineller Bronchusverschluß

Die Voraussetzungen für die Anwendung des Klammergeräts zum Bronchusverschluß entsprechen teilweise denen der manuellen Naht.

394

1.1. Sparsame peribronchiale Devaskularisation

Die ausreichende Durchblutung des Bronchialstumpfes ist für die Heilung nach manuellem und maschinellem Bronchusverschluß in gleicher Weise bedeutend. Die Freilegung soll nur soweit erfolgen, bis das Klammergerät angelegt werden kann. Bei zu weitreichender Devaskularisation drohen Wandnekrosen und die spätere Abstoßung der Klammerreihen.

1.2. Ausreichend langer Bronchusstumpf

Der für die Naht vorgesehene Bronchusstumpf darf weder zu lang noch zu kurz sein. Bei zu langem Stumpf kann eine Entzündung des Blindsacks eine Insuffizienz bedingen. Andererseits muß die Bronchialwand so lang sein, daß die Lefzen von beiden Klammerreihen vollständig gefaßt werden [3].

1.3. Resektionsebenen

Die Absetzung des Bronchus sollte möglichst nahe am Abgang aus dem entsprechenden Hauptbronchus parallel zum Knorpel erfolgen, wobei Pars membranacea und Pars cartilaginia ohne Verwerfungen und Doppelungen aufeinander zu liegen kommen sollen, da sonst die Klammern das Gewebe nicht vollständig fassen [8].

1.4. Klammergerät

Für den Hauptbronchus sind Magazine mit einer Klammerhöhe von 4,8 mm (grünes Magazin), für den Lappenbronchus Magazine mit einer Klammerhöhe von 3,5 mm erforderlich (blaues Magazin). Segmentbronchien werden in der Regel nicht maschinell versorgt, sondern ligiert oder durch extramuköse Einzelkopfnähte versorgt. Positionsschwierigkeiten des TA-Geräts können sich beim linksseitigen Hauptbronchusverschluß ergeben, insbesondere wenn ein Tumor unter dem Aortenbogen das Einbringen des Geräts verhindert. In dieser Situation kann der sogenannte Rotikulator hilfreich oder auch die manuelle Naht angezeigt sein. Eine Naht der Bronchuslefzen distal der Klammerreihen wird vielfach durchgeführt, ist jedoch nicht erforderlich. Immer sollte die Dichtigkeit des Bronchusverschlusses unter Wasser und unter Lungenblähung vor dem Verschluß der Thorakotomie überprüft werden, damit Undichtigkeiten durch Einzelknopfnähte beseitigt werden [8]. Eine Deckung des Lappenbronchus ist unnötig. Beim Hauptbronchus kann dies abhängig vom Ausmaß der Lymphknotendissektion sinnvoll sein. Bei dicker Bronchuswand, insbesondere bei starker Entzündung fassen auch die großen Klammern zu wenig Material, so daß in dieser Situation die manuelle Naht bevorzugt werden sollte.

2. Maschineller Parenchymverschluß

Lineare Klammergeräte sind in besonderer Weise für periphere Lungenresektionen geeignet. Möglich ist dies mit den TA-Geräten, die tangential oder keilförmig eingesetzt werden. Nachteilig ist der im Klammermagazin vorhandene Dorn, der beim Schließen zu einem Parenchymdefekt führt. Werden die Geräte keilförmig eingesetzt, sollte versucht werden, nur eine Parenchymöffnung zu schaffen. Dieser Parenchymdefekt muß nach Klammerung übernäht werden (monofiler resorbierbarer Faden). Besser als die linearen Stapler sind die GIA 55- oder -90-Apparate. Beim Klammer- und Schneidevorgang wird das Gewebe zwischen den zwei bzw. vier letzten Klammern nicht durchtrennt. Durch Überklammerung in diesem Bereich kann das Parenchym bei keilförmiger Exzision nahezu luftdicht durchtrennt werden. Diese Technik hat die früher übliche Resektion zwi-

Tabelle 1. Lungenresektion 1975–1988. Chirurgische Universitätsklinik Köln und Klinik für Allgemein- und Abdominalchirurgie Mainz

	Handnaht n = 85		Klammernaht n = 156	
	n	%	n	%
Pleuropneumonektomie	–	–	3	1,9
Pneumonektomie	19	22,4	18	11,6
Bilobektomie	9	10,6	13	8,3
Lobektomie	36	42,3	78	50,0
Segmentresektion	5	5,9	5	3,2
Periphere Resektion	5	5,9	37	23,7
Erweiterte Resektion	7	8,2	2	1,3
Sonstige	4	4,7	–	–

Tabelle 2. Intra- und postoperative Komplikationen nach Lungenresektion

	Handnaht n = 85		Klammernaht n = 156	
	n	%	n	%
Technische Probleme	–	–	4	2,6
Stumpfinsuffizienz	6	7,1	3	1,9
Letalität	8	9,4	4	2,6
Stumpfinsuffizienz	4	4,7	1	0,6
Ateminsuffizienz	3	3,5	2	1,3
Nachblutung	–	–	1	0,6
Intestinale Blutung	1	1,2	–	–

schen Klemmen weitgehend abgelöst. Die Transsegmentektomie, die auf Hilushöhe klammert, führen wir wegen der Gefahr von Perfusions- und Ventilationsstörungen im nicht durchbluteten und verbleibenden Parenchym [7] nicht durch.

3. Maschineller Gefäßverschluß

Für den Gefäßverschluß sind Magazine mit einer Klammerhöhe von 2,5 mm (weißes Magazin) geeignet. Voraussetzung für den maschinellen Gefäßverschluß ist die spannungsfreie Adaptation der Gefäßwände. Zur Anwendung kommt die Klammerung vor allem an der linken A. pulmonalis, beim intraperikardialen Absetzen beider Lungenvenen und bei Vorhofteilresektionen, wo diese Technik bei großen Bronchialkarzinomen gegenüber der Naht über einer Klemme einen zusätzlichen Sicherheitsabstand gewährt [1]. Die rechte A. pulmonalis kann unter Umständen intraperikardial besser durch Ligatur als mit dem Klammergerät versorgt werden. Nur wenige Komplikationen der maschinellen Gefäßversorgung wurden mitgeteilt. Hierzu gehören letale Nachblutungen, oft bedingt durch technische Fehler [2], und Thrombosierungen, die von der Klammernaht ihren Ausgangspunkt nehmen.

4. Gefahren der Klammernahtgeräte

Als Gefahr bei der Anwendung des Klammernahtgeräts wird der Verlust an ausreichender Routine mit dem manuellen Bronchusverschluß angeführt [2], der bei technischem Defekt der maschinellen Naht oder Stumpfinsuffizienz notwendig wird. Allerdings ist ein völliger

Tabelle 3. Anwendungsbereiche von Klammernahtgeräten in der Lungenchirurgie

Versorgung	Klammernahtgerät geeignet	nicht geeignet
Bronchus	Stammbronchus Lappenbronchus	Segmentbronchus Wandverdickung
Parenchym	Periphere Resektion Parenchymbrücken	Transsegmentektomie
Gefäße	A. pulmonalis li. Lungenvenen Vorhofteilresektion	(A. pulmonalis re.)

Verzicht auf manuelle Nahttechniken in der Thoraxchirurgie nicht möglich. Manschetten- und Trachealresektionen erfordern unverändert die Beherrschung der manuellen Nahttechnik, die dann bei Versagen der maschinellen Klammerung zur Anwendung kommen kann. Bedeutsamer sind ökonomische Überlegungen, wonach die Anwendung des Klammergeräts in Situationen, in denen ihr Vorteil nicht erwiesen ist, zu einer erheblichen finanziellen Mehrbelastung führt. Klammergeräte sollten daher nur dort zur Anwendung kommen, wo sie das Risiko des Eingriffs senken.

Klammergeräte erlauben den einfachen und sicheren Bronchus-, Parenchym- und Gefäßverschluß in der Lungenchirurgie (Tabelle 3). Beim maschinellen Bronchusverschluß war die Quote an technischem Versagen im eigenen Krankengut 2,6% (4/156). Wichtig zur Vermeidung von Fehlern bei der Anwendung ist die Vertrautheit mit dem Gerät [6], die mehr als das Alter des Chirurgen oder seine allgemeinchirurgische Erfahrung über den Erfolg bei der Anwendung des Geräts entscheidet.

Literatur

1. Dart CH Jr, Scott StM, Takaro T (1970) Six-year clinical experience using automatic stapling devices for lung resections. Ann Thorax Surg 9:535
2. Hood RM, Kirksey TD, Calhoon JH, Arnold HS, Tate RS (1973) The use of automatic stapling devices in pulmonary resection. Ann Thorac Surg 16:85
3. Irlich G (1986) Bronchusstumpfinsuffizienz und Pleuraempyem nach Klammernaht an Bronchus und Lunge in der Thoraxchirurgie. In: Ulrich B, Winter I (Hrsg) Klammernahttechnik in Thorax und Abdomen. Enke, Stuttgart
4. Junginger Th, Walgenbach S, Pichlmaier H (1989) Maschineller und manueller Bronchusverschluß – Ergebnisse einer konsekutiven Untersuchungsserie. Langenbecks Arch Chir 374:1–6
5. Konrad RM, Ulrich B, Huth F, Ammedick U, Peters JH (1973) Die Bronchusstumpfinsuffizienz nach Verwendung des Klammernahtgerätes. Thoraxchirurgie 21:513
6. Lawrence GH, Ristroph R, Wood JA, Starr A (1982) Methods for avoiding a dire surgical complication: Bronchopleural fistula after pulmonary resection. Am J Surg 144:136–139
7. Maaßen W, Stamatis G, Greschuchna D (1985) Klammernahtgeräte in der Chirurgie der Lunge. Chirurg 56:227
8. Rutten APM, Sikkenk PJH (1982) Stapling devices in pulmonary surgery. Netherl J Surg 34:211

100. W. Teichmann (Hamburg): Kritische Analyse der Kostenentwicklung des Staplereinsatzes

Manuskript nicht eingegangen

Freie Vorträge

Neue technische Entwicklungen

101. Handnaht oder Klammernaht nach Darmresektion wegen entzündlicher Dickdarmerkrankungen.

R. Kirchner, S. Walgenbach und Th. Junginger

Klinik und Poliklinik f. Allgemein- u. Abdominalchirurgie der Johannes Gutenberg-Universität, Langenbeckstr. 1, D-6500 Mainz 1

Sutured or Stapled Anastomosis after Resection for Inflammatory Large Bowel Disease

Summary. Between 1. September 1985 und 31. December 1988, 87 anastomoses were performed: 59 cases of sigmoid diverticulitis, 21 Crohn's disease or ulcerative colitis, 4 radiation and 3 ischemic colitis. The 47 sutured anastomoses mainly involved the rectosigmoid region, whereas 40 stapled anastomoses were performed in the upper two-thirds of the rectum. Defecation resumed earlier and the period of parenteral nutrition was shorter when stapled anastomoses were used. One symptomatic leakage occurred with the EEA-premium device. No patient died. Anastomotic stricture was not observed. Staplers are an important addition to surgical technique, especially for the upper two-thirds of the rectum.

Key words: Inflammatory Large Bowel Disease – Stapler Anastomoses – Sutured Anastomoses

Zusammenfassung. Vom 1. 9. 1985 bis zum 31. 12. 1988 wurden 87 Anastomosen gefertigt; 59 wegen Sigmadivertikultitis, 21 bei Morbus Crohn/Colitis ulcerosa, 4 nach Radiatio und 3 nach ischämischer Kolitis. 47 manuelle Anastomosen, vorwiegend im rektosigmoidalen Übergang stehen 40 Stapleranastomosen, besonders im oberen und mittleren Rektumdrittel gegenüber. Nach Klammernaht setzte die Stuhltätigkeit früher ein, die Infusionsdauer war kürzer. Ein symptomatischer Nahtbruch entstand nach Anwendung des EEA-Premiumgerätes. Kein Patient verstarb. Narbige Anastomosenstenosen entwickelten sich nicht. Besonders im oberen und mittleren Rektum stellen die Stapler eine wichtige Ergänzung der chirurgischen Technik dar.

Schlüsselwörter: Entzündliche Dickdarmerkrankungen – Klammernaht – Handnaht

102. Ösophagusersatz durch Magen und intrathorakale Ösophagogastrostomie mit Hilfe neuer Klammernahtgeräte

W. Wahl und Th. Junginger

Klinik und Poliklinik für Allgemein- und Abdominalchirurgie der Johannes Gutenberg-Universität, Langenbeckstr. 1, D-6500 Mainz

The Stomach as Esophageal Substitute and Intrathoracic Esophagogastrostomy with the Help of New Surgical Stapler Instruments

Summary. From 1. September 1985 to 28. February 1989, 37 patients underwent a resection of the esophagus (transmediastinal blunt dissection n = 15, transthoracic esophagectomy n = 22). New surgical stapler instruments (GIA 90, EEA 25) were used to form a tube and to make an intrathoracic anastomosis. More then ten times the number of lymph nodes could be eliminated by using abdominal and intrathoracic dissection (blunt dissection 1985–1988: 5.4 lymph nodes/patient; transthoracic esophagectomy 1989: 66 lymph nodes/patient). The risk of the operation was reduced because of the abdominal-thoracic procedure. The rate of stenosis of the intrathoracic EEA-anastomosis amounted to 21% (blunt dissection 14%) and the total mortaliy was 5.4%.

Key words: Esophagogastrostomy — Surgical Stapler Instruments

Zusammenfassung. Von 9/85 bis 2/89 wurden 37 Patienten wegen eines Ösophaguskarzinoms operiert. Bei 15 Patienten erfolgte eine stumpfe Dissektion und bei 22 eine abdomino-thorakale Ösophagus-resektion. Zur Bildung des Schlauchmagens und zur intrathorakalen Anastomose wurden neue Klammernahtinstrumente eingesetzt (GIA 90, EEA 25). Durch die abdominelle und thorakale Lymphknotendissektion konnte die Zahl der entfernten Lymphknoten mehr als verzehnfacht werden (Stumpfe Dissektion 1985–1988: 5,4 Lymphknoten/Patient, abdomino-thorakale Resektion 1989 66 Lymphknoten/Patient). Das Risiko der Operation wurde durch das abdomino-thorakale Vorgehen gesenkt. Die Stenoserate der intrathorakalen EEA-Anastomose betrug 21% (stumpfe Dissektion 14%) und die Gesamtletalität 5,45.

Schlüsselwörter: Ösophagogastrostomie — Klammernahtgeräte

103. Optimierte Kolostomie-Anlage mit der EEA-Stapler-Technik

J. Radomsky, F. G. Krammling und W. Hartel

Abteilung Chirurgie Bundeswehrkrankenhaus, Postfach 12 20, D-7900 Ulm/Donau

Optimized Colostomy Construction with EEA-Stapler Technique

Summary. At least 30% of all patients suffering from rectal carcinoma can only be treated by rectum exstirpation and colostomy. The care of the stoma often remains the one limiting factor in the rehabilitation of these patients. With the EEA — stapler technique, of full details which are given in this paper, it is possible to place a stoma correctly and without any chance of failure exactly on the site marked in advance. The stoma constructed in this way is circular with a defined diameter of 31 mm and at skin level. This enables the precise fit of a stoma appliance. Eighteen patients have been operated on with this technique during a period of 8 months.

Key words: Surgical Technique — Surgical Staplers — Colostomy

Zusammenfassung. Mindestens 30% aller Patienten mit Rektumkarzinom können weiterhin nur durch Rektumexstirpation und Kolostomie behandelt werden. In der Rehabilitation dieser Patienten ist die Stomaversorgung oft der limitierende Faktor. Mit der EEA-Stapler-Technik, die ausführlich beschrieben wird, ist es möglich, ein Stoma korrekt und fehlerfrei und exakt an die vormarkierte Stelle zu plazieren. Das so angelegte Stoma ist kreisrund, im Hautniveau, mit einem definierten Durchmesser von 31 mm. Das macht eine millimetergenaue Anpassung an ein Stoma-Versorgungssystem möglich. 18 Patienten wurden in einem Zeitraum von 8 Monaten in dieser Technik operiert.

Schlüsselwörter: Operative Technik — Chirurg. Klammernahtgeräte — Kolostomie

104. Erfahrungen mit dem biofragmentablen Anastomosenring (BAR) bei Kolonanastomosen — Europäische Multicenterstudie

M. Betzler, C. J. Cahill, J. A. Gruwez, J. Jeekel, J. C. Patel und B. Zederfeldt

Chirurg. Univ.-Klinik Heidelberg, Im Neuenheimer Feld 110, D-6900 Heidelberg

Experience with the Biofragmentable Anastomosis Ring (BAR) in Large Bowel Anastomosis — European Multicenter Study

Summary. Suture-free colonic anastomosis using a biofragmentable anastomosis ring (BAR) was evaluated in a prospective randomised comparison with sutures and staples for elective colorectal surgery. A total of 101 patients underwent BAR anastomosis, 85 a suture anastomosis, and 16 a stapled anastomosis. There were two anastomosic leaks in the patients with BAR anastomosis, seven in patients with a sutured anastomosis, and one with a stapled anastomosis. Wound infection occurred in ten BAR patients, ten sutured patients, but not in any stapled patients. There was no statistically significant difference in these or other postoperative complications between the groups. The BAR is easy to use and is a safe alternative to sutures and staples for large bowel anastomosis.

Key words: Colon Surgery − Anastomotic techniques

Zusammenfassung. In einer prospektiv randomisierten Studie wurde die nahtlose Kolonanastomosentechnik mit dem biofragmentablen Anastomosenring (BAR) im Vergleich mit konventionellen Anastomosentechniken (Hand-, Staplernaht) bei elektiver colo-rektaler Chirurgie evaluiert. Bei 101 Pat. wurde ein BAR-Ring eingesetzt; 85 Anastomosen wurden durch Handnaht und 16 durch Staplertechnik versorgt. Die Anastomoseninsuffizienzrate betrug in der BAR-Gruppe n = 2, in der Handnaht-Gruppe n = 7 und in der Stapler-Gruppe n = 1. Es fanden sich keine statistisch signifikanten Unterschiede bezüglich der postop. Komplikationen zwischen den beiden Gruppen. Dementsprechend kann die BAR-Anastomose als einfache und sichere Alternative zu konventionellen Anastomosentechniken am Dickdarm angesehen werden.

Schlüsselwörter: Kolonchirurgie − Anastomosentechnik

105. Anwendung des TA-Staplers in der Milzchirurgie

S. Uranüs, L. Kronberger, A. Beham und W. Stenzl

Univ.-Klinik für Chirurgie, Graz, Auenbruggerplatz 1, A-8047 Graz, Österreich

Use of the TA-Stapler in Spleen Surgery

Summary. Due to the important hematologic and immunologic functions of the spleen, organ preservation has become a main goal in spleen surgery. Beside conventional methods such as suture, coagulation and gluing, there is also resection by TA-stapler. After satisfactory animal trials this method was applied in six cases of partial resection of the human spleen. TA-55 and TA 90 instruments with absorbable copolymer staples and non-resorbable steel staples were used, thus allowing rapid resection with little loss of blood. In none of the six patients did postoperative complications occur.

Key words: Partial Splenectomy − Stapler − Splenic Preservation − Hemisplenectomy

Zusammenfassung. Aufgrund der wichtigen hämatologischen und immunologischen Funktionen ist die Organerhaltung bei Operationen an der Milz das Ziel der Chirurgen geworden. Dies ist neben den konventionellen Methoden, wie direkte Naht, Koagulation und Klebung, auch durch Resektion mit TA-Stapler möglich. Diese Methode wurde nach ihrer tierexperimentellen Erprobung sechsmal an der humanen Milz zur Teilresektion angewendet. Es wurden TA-55 und TA-90 Instrumente mit absorbierbaren Kunststoff- und nicht resorbierbaren Stahlklammern verwendet. Diese Art der Resetion konnte schnell und blutungsarm durchgeführt werden. Der postoperative Verlauf war bei allen sechs Patienten komplikationslos.

Schlüselwörter: Milzresektion − Stapler − Milzerhaltung − Hemisplenektomie

106. A. Garcia-Donas, J. Guerrero, J. Herrerias, C. Cerrasco (Sevilla): Extrakorporale Stoßwellen-Lithotrypsie bei Gallenblasen- und Choledochussteinen. Jahresüberblick

Manuskript nicht eingegangen

107. Die piezoelektrische Lithotripsie von Gallensteinen

J. M. Rothenbühler, C. Beglinger, B. Meier, A. Marx, C. Ackermann und F. Harder

Allg. Chir. Klinik, Dept. Chirurgie, und Abt. Gastroenterologie, Kantonspital, Ch-4031 Basel

Piezoceramic Lithotripsy of Gallbladder Stones

Summary. Twenty-eight patients with gallbladder stones were treated by piezoceramic lithotripsy in an outpatient manner without sedation, analgesia or anaesthesia. Fifteen patients required more than one treatment (range 2–4). Gallstone fragmentation was achieved in all patients. The following side effects were recorded: mild pancreatitis in one patient, transient microscopic haematuria in one, transient abnormal liver function test in three and cutaneous petechiae in two patients. Eighteen percent of our patients became stone-free within 2 months, 39% within 4 months and 61% within 6 months.

Key words: Gallstone – Piezoceramic Lithotripsy

Zusammenfassung. Wir haben 28 Patienten mit Cholezystolithiasis mittels piezoelektrisch erzeugten Stoßwellen behandelt. Die Behandlung erfolgte ambulant, ohne Monitoring, ohne Sedation oder Analgetika. 15 Patienten wurden mehrmals (2–4x) behandelt. Die Fragmentation gelang in allen Fällen. Wir hatten folgende Nebenwirkungen zu verzeichnen: milde Pankreatitis 1, milde passagere Mikrohämaturie 1, passagerer Leberenzymanstieg 3, kutane Petechien 2. 18% unserer Patienten wurden innert 2 Monaten steinfrei, 39% innert 4 Monaten und 61% innert 6 Monaten.

Schlüsselwörter: Gallenstein – piezoelektrische Lithotripsie

108. Neue Kriterien zur Einteilung von Oesophagusmotilitätsstörungen: Amb. 24-Std. Manometrie versus punktuelle Messung im Labor

E. Eypasch, T. R. DeMeester, K. H. Vestweber und H. Troidl

II. Chirurgischer Lehrstuhl der Universität zu Köln, Krankenhaus Köln-Merheim, Ostmerheimer Str. 200, D-5000 Köln 91

New Criteria for the Classification of Esophageal Motor Disorders: Ambulatory 24-Hour Manometry vs. Dip-Stick Testing in the Lab

Summary. Prolonged ambulatory esophageal manometry was performed in 20 healthy subjects and 46 patients with chest pain and dysphagia. Twenty variables of the motor profile were entered into a multivariate discriminant analysis to generate a motility score. When tested on a second set of normals and patients, the score performed with an 87% accuracy. It was applied in 13 individuals with nutcracker esophagus and in 16 individuals with non-specific motor disorders. Ten nutcrackers and six patients with non-specific disorders scored positive for spasm. The motolity score can be a useful tool for classifying patients with motor disorders.

Key words: Chest Pain – Esophageal Motility – Ambulatory Monitoring

Zusammenfassung. Ambulante 24-Stunden-Manometrien mit einem computerisierten tragbaren System wurden bei 20 Normalpersonen und bei 46 Patienten mit Brustschmerz und Dyshpagie durchgeführt. 20 Variablen des Druckprofils wurden in eine lineare Diskriminanzanalyse eingegeben, um einen Motilitätsscore zu erstellen. Der Score wurde an einer zweiten Population von Gesunden und Kranken mit diffusem Spasmus getestet und erzielte eine Genauigkeit von 87%. 10 von 13 Individuen mit Nußknacker-Oesophagus und 6 von 16 mit unspezifischen Motilitätsstörungen erzielten einen pathologischen Score. Wir schließen, daß der Motilitätsscore ein Werkzeug werden kann, um Motilitätsstörungen quantitativ zu beschreiben.

Schlüsselwörter: Brustschmerz – Oesophagusmanometrie – Ambulante Messung

109. Funktionsdiagnostik bei Patienten mit gastrooesophagealer Refluxkrankheit

A.-K. Eckstein, K.-H. Fuchs, R. Elfeldt, H. Schaube und H. Hamelmann

Chirurgische Univ.-Klinik Kiel, Abt. Allgemeine Chirurgie, Arnold-Heller-Str. 7, D-2300 Kiel

Functional Investigations in Patients with Gastroesophageal Reflux Disease (GERD)

Summary. Functional investigations such as endoscopy, 24-h-ph-monitoring, manometry and gastric juice analysis were performed in 106 patients with clinical and/or endoscopic signs of GERD. In 78% of the patients a pathologic acid reflux and in 3% an alkaline reflux was found. The cause of the demonstrated reflux was shown to be an insufficient LES in 87% of these cases while 14% presented with gastric hyperacidity at the same time. In 9% of the cases gastric hypersecretion was found to be the singular factor responsible for the reflux. A motility disorder of the esophageal corpus could be demonstrated in 3% of patients. By assessing the pathophysiologic cause of the illness a specific therapy and individual choice of the most beneficial operative procedure could be devised for each case.

Key words: GERD – Esophagitis – 24-h pH-Monitoring

Zusammenfassung. Bei 106 Patienten mit klinischen und/oder endoskopischen Zeichen einer gastrooesophagealen Refluxkrankheit führten wir Funktionsuntersuchungen, wie Endoskopie, pH-Metrie, Manometrie und Magensaftanalyse durch. Dadurch konnte bei 78% der Pat. ein pathologischer Säure- und bei 3% ein alkalischer Reflux festgestellt werden. Bei 87% war als Ursache hierfür ein insuffizienter unterer oesophagealer Sphinkter. Davon hatten 14% zusätzlich eine gastrale Hyperazidität. Bei 9% der Pat. bestand der Reflux ausschließlich aufgrund der Hypersekretion. 3% der Pat. hatten eine Motilitätsstörung des Oesophaguskorpus. Durch die Abklärung der patho-physiologischen Ursache der Erkrankung konnte eine spezifische Therapie eingeleitet werden und damit auch die Wahl des geeigneten Operationsverfahrens.

Schlüsselwörter: GERD – Oesophagitis – 24-h-pH-Manometrie

110. J. Schneider, H. Modler, R. Kist (Göttingen): Erste Ergebnisse der intraluminalen Druckmessung des Oesophagus und seiner Sphinkteren mit dem Laserstrahl-Motilitätssensor FFP

Manuskript nicht eingegangen

111. Erfahrungen mit dem Neodym-YAG Laser bei Operationen an den großen parenchymatösen Organen

G. Hauck, C. Mick, F. Schier und J. Waldschmidt

Kinderchirurgie, Univ.-Klinikum Steglitz Berlin, FU Berlin, Hindenburgdamm 30, 1000 Berlin 45

Surgery of Large Parenchymal Organs with Neodym-YAG Laser

Summary. The specific qualities of the Neodym-Yag laser provide particular advantages for surgery of the parenchymal organs: high precision, effective cutting with minimal bleeding, nontactile operation, sealing of blood and lymphatic vessels and secretory ducts, rapid epithelialisation, and prevention of infection. Since 1983 we have gathered experience on more than 1000 patients, mostly for surgery on the body surface or during endoscopy; 10% of the cases involved operations on parenchymal organs. Apart from the effective cutting combined with optimal control of bleeding, a considerable advantage was the complete sealing of the resected area. This prevented leakage of lymphatic or excretory fluids (such as bile, pancreatic, salivary or urinary secretions). Thus bile fistulas, ascites, hematomas and seromas were safely avoided. Drainage of the thoracic, abdominal or retroperitoneal wound cavities was unnecessary.

Key words: Laser Surgery – Parenchymal Organs

Zusammenfassung. Vorteile des Neodym-YAG-Lasers bei der Chirurgie an den großen parenchymatösen Organen sind: hohe Präzision, geringe Blutung bei gutem Schneideffekt, berührungsloses Operieren, Versiegelung von Blutgefäßen, Lymphgefäßen und Ausführungsgängen, schnelle Epithelialisation, Vermeidbarkeit von Infektionen. Wir haben seit 1983 Erfahrungen bei mehr als 1000 Patienten sammeln können, meist bei Eingriffen an der Körperoberfläche und bei endoskopischen Operationen, in 10% bei Operationen an parenchymatösen Organen. Dabei erwies sich neben der guten Schneidwirkung bei optimaler Blutstillung als vorteilhaft die Versiegelung der Resektionsflächen, so daß weder Lymph- noch Sekretaustritte (Galleflüssigkeit, Pankreassekret, Speicheldrüsensekret, Urin usw). zu beobachten waren. Auf eine Drainage der Wundhöhlen wurde daher sowohl in der Thorax-, der Bauchhöhle und im Retroperitonealraum verzichtet.

Schlüsselwörter: Laser-Chirurgie – parenchymatöse Organe

112. Kurative und palliative Laser-Therapie im Bereich des Tracheobronchialbaums und des Gastrointestinaltrakts

H. F. Kienzle, A. Kohlstetter, und R. Bähr

Städt. Klinikum Karlsruhe, Chirurgische Klinik, Moltkestr. 14, D-7500 Karlsruhe 1

Curative und Palliative Laser Therapy of the Trachea, Bronchus and Gastrointestinal Tract

Summary. From 1. January to 31. August 1988, 32 patients at the Chir. Klinik Klinikum Karlsruhe were treated with a Nd:YAG laser. Three benign stenoses of the trachea and bronchus were removed, and in five cases of malignant stenosis unobstructed breathing was achieved. Five benign stenoses of the esophagus or cardia were eliminated completely, and six of eight malignant stenoses a free passage was achieved. Three benign stenoses of the rectum were removed, and seven malignant stenoses where treated successfully in five patients.

Key words: Laser Therapy – Trachea – Bronchus – Gastrointestinal Tract

Zusammenfassung. Vom 1. 1. 1987 bis 31. 8. 1988 wurden an der Chir. Klinik des Städt. Klinikum Karlsruhe bei 32 Patienten 79 Lasersitzungen durchgeführt. Im Bereich des Tracheobronchialbaums waren bei 3 benignen Stenosen durch 1–2 Sitzungen anhaltende Symptom- und Beschwerdefreiheit zu erzielen. Bei 5 malignen Stenosen konnte die Luftnot dauerhaft beseitigt werden. 5 benigne Stenosen des Oesophagus bzw. der Cardia konnten komplett behoben werden, von 8 malignen Stenosen war 6× eine Passagewiederherstellung möglich. 3 benigne Stenosen des Rectums konnten saniert werden, 7 maligne Stenosierungen konnten in 5 Fällen erfolgreich erweitert werden, 2× war ein Anus praeter erforderlich.

Schlüsselwörter: Lasertherapie – Tracheobronchialbaum – Gastrointestinaltrakt

113. Palliative Endoskopische Lasertherapie beim fortgeschrittenen und inoperablen Rektumkarzinom

Ch. Sebening, M. Jung, U. Mechtersheimer und B. C. Manegold

Chirurgische Abteilung, Klinikum der Stadt Mannheim, Theodor-Kutzer-Ufer, 6800 Mannheim

Palliative Endoscopic Laser Therapy in Advanced and Inoperable Rectal Carcinoma

Summary. In palliative therapeutic management of stenotic or bleeding inoperable rectal cancer endoscopic laser therapy has continuously gained in importance because of its high effectiveness and low complication rate in tumor recanalisation and hemostasis. Colostomy can most often be avoided or at least postponed. From May 1985 to December 1988, 77 patients with inoperable primary or local recurrent rectal cancer were treated with a Nd:YAG laser. Sufficient tumor-recanalisation was achieved in 1−3 sessions in 62 of 66 patients with stenotic symptoms. Maintenance sessions were generelly necessary after a 5-week delay. No complications due to laser therapy were observed. Six patients needed colostomy within the first 4 weeks after laser therapy and another 11 patients after a 6 month delay. Forty-three deaths of tumorous origin occured after a mean survival of 5.3 months.

Key words: Rectal Carcinoma − Palliative Endoscopic Laser Therapy

Zusammenfassung. Beim stenosierenden oder blutenden inoperablen Rektum-NPL hat sich die palliative endoskopische LASER-Therapie in der Hand des Erfahrenen als effektive, komplikationsarme und sinnvolle Therapieform mit dem Ziel der Tumorrekanalisation bzw. Blutstillung erwiesen. Von 5/1985 bis 12/1988 wurden 77 Pat. mit inoperablem Primär- oder Rezidiv-NPL mittels Nd-YAG-Laser behandelt. Eine primär suffiziente Lumenaufweitung gelang bei 62 von 66 zu rekanalisierenden Pat. in 1−3 Sitzungen. Erhaltungssitzungen waren durchschnittlich alle 5 Wochen erforderlich. Komplikationen wurden nicht beobachtet. Bei 6 Pat. mußte innerhalb der ersten 4 Wochen, bei 11 jenseits von 6 Monaten ein anus praeter angelegt werden. 43 Pat. verstarben tumorbedingt bei einer mittleren Überlebenszeit von 5,3 Monaten.

Schlüsselwörter: Inoperables Rektumkarzinom − palliative endoskopische Lasertherapie

Kurs

Manuelle und apparative Nahtverfahren in der Praxis

114a. OP-Kurs Manuelle und apparative Nahtverfahren in der Praxis

B. Lünstedt, J. C. Braun und B. Buchholz

Chirurgische Universitätsklinik, Abt. Allg. Chirurgie, Arnold-Heller-Str. 7, 2300 Kiel 1

Manual Suturing and Stapler Techniques in Practical Use

Summary. Different gastrointestinal anastomoses were performed using special gut preparations. Oesophagojejunostomy, ileotransversostomy and anterior resection were demonstrated by hand and by stapler techniques. Caution and contraindications for the use of special suture materials and surgical stapling instruments were recommended. Modern suture materials with special indications were demonstrated and a survey of surgical stapling instruments was given. Before using any surgical suture material and stapling instrument the precise knowledge of their use is necessary fo safe application.

Key words: GI Anastomoses − Suture Material − Hand Anastomoses − Stapler Anastomoses

Zusammenfassung. Drei Moderatoren demonstrierten parallel operative Techniken zur Erstellung von Anastomosen im Gastrointestinaltrakt. Als Präparate dienten präparierte Schweinemägen und Därme. Die Anastomosenformen Oesophagojejunostomie, Ileotransversostomie und Rektum End-zu-End wurden sowohl in Handtechnik als auch mit Hilfe von Klammernahtgeräten demonstriert. Typische Fehlermöglichkeiten beider Verfahren wurden diskutiert. Moderne Nahtmaterialien mit teilweise spezieller Indikation wurden vorgestellt, sichere Knotentechniken demonstriert und eine Übersicht moderner Klammernahtgeräte gegeben. Die genaue Kenntnis der Geräte und ihre sichere Handhabung wurden als unabdingbare Voraussetzungen für die sichere Anwendung gefordert.

Schlüsselwörter: GI-Anastomosen - Handnaht − Klammernaht − Nahtmaterialien

114b. Stapler

J. Braun

Chirurgische Klinik der Medizinischen Fakultät der RWTH Aachen, Pauwelstraße, D-5100 Aachen

Stapling Instruments

Summary. The use of surgical stapling instruments for bowel anastomoses has offered a technical alternative to traditional hand-sewn anastomoses and has markedly facilitated these operations. Gastrointestinal tract anastomoses are safe to perform, provided that the surgeon has acquired the knowledge and skill to avoid certain errors and pitfalls. The increased number of anastomotic complications that neophytes in surgical stapling experience can be minimized if potential technical pitfalls and judgmental errors are previously identified. This course provides a demonstration of the basic linear and circular staple anastomoses, outlines important errors and precautions in anastomotic stapling and includes methods for avoiding these errors.

Key words: Staplers − Bowel Anastomosis

Zusammenfassung. Der Einsatz von chirurgischen Klammernahtgeräten bei Darmanastomosen bietet eine technische Alternative zur traditionellen Handnaht und hat diese Operationen wesentlich vereinfacht. Anastomosen des gastrointestinalen Traktes können sicher durchgeführt werden, vorausgesetzt der Chirurg hat sich die nötige Kenntnis und Geschicklichkeit in der Handhabung dieser Klammernahtgeräte angeeignet. Auch beim weniger Geübten kann die Rate der anastomosenbedingten Komplikationen in Grenzen gehalten werden, wenn ihm die damit verbundenen potentiellen technischen Schwierigkeiten und Fehlbeurteilungen vorher genau bekannt sind. Im Rahmen dieses Kurses werden daher lineare und circulare Klammernahtanastomosen demonstriert, wichtige Gefahrenquellen und Vorsichtsmaßnahmen umrissen und Methoden zur Vermeidung dieser technischen Fehler aufgezeigt.

Schlüsselwörter: Stapler – Klammernahtgeräte

Unfallchirurgie I
gemeinsam mit Teilgebiet Unfallchirurgie

Die Behandlung von frischen kombinierten Kniebandverletzungen

115. Anatomie des Kniegelenkes und ihre klinische Relevanz

N. Haas, P. Lobenhoffer

Unfallchirurgische Klinik, Medizinische Hochschule Hannover, Konstanty-Gutschow-Str. 8, D-3000 Hannover 61

Anatomy of the Knee Joint and Its Clinical Relevance

Summary. The stability of the knee joint is ensured by dynamic and static structures. The most important medial structures are the medial collateral ligament, medial capsular ligament, posterior oblique ligament, semimembranous muscle, and the pes anserinus group. The main supportive structures on the lateral side include the iliotibial band, lateral collateral ligament, lateral capsular ligament, popliteal tendon, arcuate ligament, and the biceps muscle. The cruciate ligament pillar is the center of rotation. The classification of knee instability requires new orientation that places the main emphasis on the translation of the joint compartments and the description of the injured structures.

Key words: Knee − Anatomy − Function − Classification

Zusammenfassung. Die Stabilität des Kniegelenkes wird durch dynamische und statische Strukturen gesichert. Die wesentlichen medialen Strukturen sind: das med. Seitenbande, das med. Kapselband, das hintere Schrägband, der M. semimembranosus und die Pes anserinus-Gruppe. Lateral spielen Tractus iliotibialis, lat. Seitenband, lat. Kapselband, Popliteussehne,Lig. arcuatum und der M. biceps eine entscheidende Rolle. Der zentrale Angelpunkt ist der Kreuzbandpfeiler. Die Kreuzbänder gehorchen dabei dem kinematischen Prinzip einer überschlagenen Viergelenkskette. Die Klassifikation von Knieinstabilitäten bedarf einer Neuorientierung, wobei die Translation der Gelenkskompartimente bestimmt und die einzelnen Verletzungen deskriptiver dargestellt werden.

Schlüsselwörter: Knie − Anatomie − Funktion − Klassifikation

Das Knie stellt das entwicklungsgeschichtlich älteste bekannte Gelenksprinzip dar. Bereits die Saurier vor 370 Millionen wiesen knöcherne Gelenkskonturen auf, die exakt den menschlichen Femur- und Tibiakonturen entsprechen. Die ältesten dokumentierten Funde mit erhaltenen Bändern sind 320 Millionen Jahre alt und zeigen einen der heutigen Anatomie entsprechenden Aufbau mit vorderem und hinterem Kreuzband [1].

  Was sind nun die speziellen Merkmale dieses Gelenks, die sich über die Evolution bei so verschiedenen Lebewesen erhalten haben?

  Das grundlegende kinematische Prinzip des Systems Femur − Kreuzbänder − Tibia entspricht einer überschlagenen Viergelenkskette, wobei das Tibiaplateau der Hüllkurve der 2 gelenkig verbundenen Koppel der Kreuzbänder entspricht. Auf diese Weise kann bei erhaltener Stabilität die Bewegungsfreiheit aufrechterhalten werden. Bei der Beugung muß das Femur dabei eine durch die Kreuzbänder kontrollierte Roll-Gleitbewegung durchführen, wobei zunächst ein Rollen, dann vermehrt ein Gleiten nach vorn erfolgt. Ohne diesen Mechanismus würde das Femur über das Tibiaplateau nach dorsal rollen [2].

Das Gelenk umfaßt 5 Compartimente: das vordere, hintere, mediale und laterale Compartiment sowie den Zentralpfeiler mit den Kreuzbändern. Die Kapselbandstrukturen sind jeweils in 3 Schichten angeordnet: die oberflächliche, mittlere und tiefe Schicht.

Von ventral nach dorsal können 3 Segmente unterschieden werden: vorderes, mittleres und hinteres Segment.

Die wesentlichste Struktur im vorderen Compartiment ist der Streckapparat. Seine Funktion ist hinlänglich bekannt. Hinzuweisen ist auf die Ligg. patellofemorale laterale und mediale, die in die Retinacula eingewoben sind und der Stabilisierung der Patella dienen.

Im vorderen Segment der medialen Strukturen (Abb. 1) finden wir das Retinaculum. Es setzt die Quadricepsfascie fort, hier sind oberflächliche und mittlere Schicht verschmolzen, darunter liegt die Gelenkskapsel.

Im mittleren Segment wird die oberflächliche Schicht durch das Retinaculum gebildet. Darunter liegt in der mittleren Schicht das mediale Kollateralband. Es weist im Mittel eine Breite von 2 und eine Länge von 11−15 cm auf. Seine langen Fasern entsprechen exakt den biomechanischen Forderungen der Burmester-Kurven, dem kinematischen Prinzip des Knies [2]. Man muß bei der Präparation bedenken, daß sich die ventralen Fasern bei Flexion über die dorsalen schieben.

In der tiefsten Schicht liegt unter dem Innenband das mediale Kapselband. Es ist vom oberflächlichen Innenband meist durch eine Bursa getrennt und hat einen meniskofemoralen und meniskotibialen Anteil. Es dient der statischen Fixierung des Innenmeniskus (Abb. 2).

Im dorsalen Segment ist das Retinaculum die oberste Schicht. Darunter liegt als Verschmelzung der mittleren und tiefen Schicht das hintere Schrägband oder POL [3]. Es weist eine trapezförmige Gestalt mit Fixierung am Tub. adductorium und am Tibiakopf auf. Nach ventral ist es mit dem Innenmeniskus verbunden, nach dorsal wird es vom M. semimembranosus gespannt. Es ist ein wesentlicher Stabilisator gegen Außenrotation und Valgusstress. Es wirkt dabei als dynamisiertes Ligament mit teils statischer, teis aktiv-muskulärer Funktion über den Semimembranosus. In Verbindung mit dem Innenmeniskus wird auch die ventrale Translation der Tibia gebremst, wobei der Meniskus als Radschuh wirkt.

Die wichtigsten dynamischen Stabilisatoren der Medialseite sind der Pes anserinus sowie der M. semimembranosus. Insbesondere der Semimembranosus mit seinen 5 wie Saugnäpfe auf die dorsomediale Gelenksecke verteilten Ansätzen gewährleistet eine aktive Kontrolle der Gelenksstabilität.

Der Innenmeniskus ist im Mittel bis zu 17 mm breit (Hinterhorn) und bis zu 7,5 mm dick (Abb. 5). Seine Kollagenfasern sind wie Scherengitter angeordnet, was die Form der häufigen Rißbildungen erklärt. Seine Ernährung erfolgt offensichtlich über ein komplexes System von Mikrotubuli [4]. Sein Verlust erhöht den Flächendruck des medialen Gelenkknorpels um 45% [5].

Im lateralen Gelenksabschnitt (Abb. 3) wiederholt sich der 3schichtige Aufbau. Im vorderen Segment finden wir das laterale Retinaculum mit seinen Verstärkungen, den Ligg. patellofemorale und tibiale. Im mittleren Segment wird die oberflächliche Schicht vom Tractus iliotibialis gebildet, wobei wir ein ventrales iliotibiales Band, mit Ausläufern in die Unterschenkelfascie und das Patellaretinaculum, und einen mehr dorsalen Tractus mit einer knöchernen Fixierung am Tub. Gerdy unterscheiden. Der Tractus ist eine dem Menschen eigene Struktur, die sich mit dem aufrechten Gang entwickelt hat. Seine Funktion ist die einer lateralen Zuggurtung des Femurs bei Belastung der unteren Extremität. In Relation zur Momentanachse des Kniegelenks wirkt er in Streckung als Extensor, in Beugung als Flexor des Gelenks, eine Tatsache, die beim Auftreten des Pivotshift von Bedeutung ist. Zusätzlich enthält der Tractus in seinen tiefen knochennahen Anteilen ein Fasersystem, das kniegelenksnah am Femur und an der Tibia fixiert ist und eine wesentliche Rolle für die anterolaterale Stabilität des Gelenks spielt [6]. Da der tiefe Tractusanteil auch mit

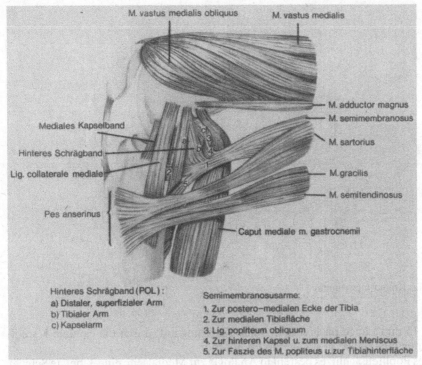

Abb. 1. Mediales Kniekompartiment

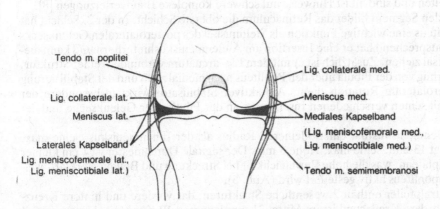

Abb. 2. Schematische Darstellung der med. und lat. Seitenbänder

dem Biceps in Verbindung steht, ist er auch bei posterolateralen Rotationsbewegungen von Bedeutung. Dieses tiefe Fasersystem ist von W. Müller als LFTLA (Lig. femoro-tibiale laterale anterius) benannt worden [7].

In der mittleren Schicht des 2. Segments findet sich das laterale Kollateralband. Es ist bis zu bleistiftdick und wird meist durch eine Bursa von der unterkreuzenden Popliteus-sehne getrennt.

Diese verläuft aszendierend von dorsolateral nach cranial und inseriert etwas ventral des Außenbandursprungs. Wesentlich ist die Kenntnis der Anatomie des Hiatus popliteus, wobei die Sehne durch eine Kapselduplikatur entlang des Außenmeniskus verläuft. Dieser

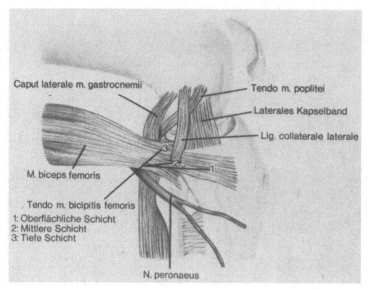

Abb. 3. Laterales Kniekompartiment

weist auf ca. 13 mm Länge nach cranial keine Fixierung auf, durch die caudale Kapselbrücke verlaufen die Gefäße der A. genus lat. inferior.

Ventral des Popliteusschlitzes besteht in Analogie zur Medialseite eine 3. tiefste Schicht mit dem lateralen Kapselband. Dieses kann in einen meniskofemoralen und meniskotibialen Teil getrennt werden (Abb. 2). Tibiale knöcherne Ausrisse des lateralen Kapselbandes sind nicht selten und sind meist Hinweise auf schwere komplexe Bandverletzungen [8].

Im dorsalen Segment bildet das Retinaculum die oberste Schicht. In der 2. Schicht hat der M. popliteus eine wichtige Funktion als Stellmuskel des posterolateralen Gelenksecks (Abb. 4). Entsprechend hat er eine Insertion am Außenmeniskushinterhorn und kann diesen nach dorsal ziehen. Zusätzlich ist er mit dem Lig. arcuatum verbunden, einer Struktur, die bogenförmig von der Fibula über den Popliteus nach medial zieht und der Stabilisierung gegen posterolaterale Rotation dient. Als aktiver Stabilisator wirkt insbesondere der M. biceps mit seinen verschiedenen Insertionen an der Fibula, der Gelenksecke und der Tibia.

Der Außenmeniskus hat einen kleineren Radius als der Innenmeniskus, seine max. Breite beträgt 13 mm, seine max. Höhe 6 mm. Der sagitale Durchmesser ist 1 cm kleiner als das Tibiaplateau, was die hohe Beweglichkeit bei Streckung und Beugung erklärt, welche vom M. popliteus aktiv gesteuert wird (Abb. 5).

Der Zentralpfeiler enthält 2 wesentliche Strukturen, das vordere und hintere Kreuzband. Das vordere Kreuzband ist im Mittel 31 mm lang und 10 mm breit. Ursprung und Ansatz haben eine große Ausdehnung von ca. 17 × 11 mm. Das Band kann funktionell in 3 Bündel (anteromedial, intermediär, posterolateral) unterteilt werden, ohne daß dies einer histologischen Abgrenzung entsprechen würde [9]. Das anteromediale Bündel entspringt ganz dorsocranial am Femur und endet anteromedial an der Tibia. Es ist der wichtigste Teil des Bandes, da es im Gegensatz zu den anderen Bündeln über den gesamten Bewegungszyklus gespannt bleibt. Es ist somit das „Leitbündel" und der Bandanteil, der isometrisch verläuft. Seine Position sollte daher bei der Kreuzbandplastik imitiert werden [7].

Das hintere Kreuzband ist im Mittel 38 mm lang und 14 mm breit. Es kann in 2 funktionelle Bündel, ein anterolaterales und ein posteromediales, zerlegt werden. Der Ansatz des hinteren Kreuzbandes erstreckt sich bis zu 2 cm unterhalb des Tibiaplateaus. Es ist daher schwierig, Eingriffe am tibialen Ansatz durch die Eminentia durchzuführen. Auch beim hinteren Kreuzband ist nur ein Teil der Fasern isometrisch plaziert, nämlich jene, die dem

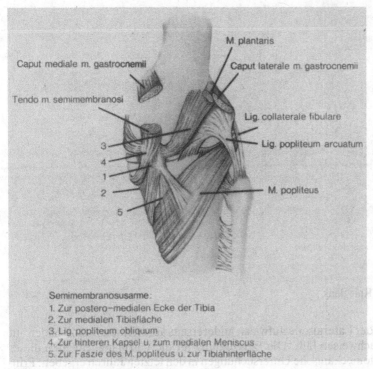

Caput mediale m. gastrocnemii

M. plantaris

Caput laterale m. gastrocnemii

Tendo m. semimembranosi

Lig. collaterale fibulare

Lig. popliteum arcuatum

3
4
1
2
5

M. popliteus

Semimembranosusarme:
1. Zur postero-medialen Ecke der Tibia
2. Zur medialen Tibiafläche
3. Lig. popliteum obliquum
4. Zur hinteren Kapsel u. zum medialen Meniscus
5. Zur Faszie des M. popliteus u. zur Tibiahinterfläche

Abb. 4. Dorsales Kniekompartiment

posteromedialen Bündel entsprechen. Die übrigen Bandanteile spannen sich vor allem in Flexion an.

Das hintere Kreuzband wird durch 2 Bandzüge verstärkt, die vom Außenmeniskushinterhorn nach cranial vor und hinter dem Kreuzband zum Femurcondylus verlaufen. Es handelt sich um das Lig. Wrisberg und Humphrey. Diese Bänder sind die Ursache dafür, daß auch bei Ruptur des hinteren Kreuzbandes in Innenrotation keine hintere Schublade auftritt, da sie dann angespannt sind.

Aus der Kenntnis der Anatomie stellt sich für den Kliniker die Frage einer Klassifikation von Kniegelenksinstabilitäten. Grundsätzlich soll eine Klassifikation folgende Forderungen erfüllen: die Pathoanatomie exakt beschreiben, umfassend und doch einfach anzuwenden sein und therapeutische Relevanz aufweisen. Angesichts der komplexen Pathomechanik werden sich kaum alle Forderungen erfüllen lassen. Durchgesetzt hat sich die Klassifikation nach Nicholas, die dem Untersuchungsgang insbesondere der Schubladenprüfung in verschiedenen Rotationsstellungen entspricht. Sie geht davon aus, daß bei Verletzungen der Hauptstabilisatoren des Gelenks die Rotationsachse zunehmend aus dem Zentrum in die Peripherie wandert und eine pathologische Bewegung des verletzten Compartiments um diese neue Drehachse auftritt. Im typischen Fall der anteromedialen Rotationsinstabilität kommt es zu einer graduellen Zunahme der vorderen Schublade in Innenrotation entsprechend der Verletzungskette POL, Innenband, vorderes Kreuzband. Geht die Schädigung weiter und umfaßt auch die Gegenseite, kann schließlich eine pathologische Bewegung beider Abschnitte um das erhaltene hintere Kreuzband entstehen, die neben einer Rotation eine erhebliche Translation nach vorn beinhaltet. Dieser Zustand (AMRI + ALRI) wird beispielsweise als gerade vordere Knieinstabilität bezeichnet.

In der Praxis zeigt sich, daß diese Klassifikation oft etwas willkürlich ist, da bei größeren Instabilitäten eine Zerlegung in Rotationskomponenten nicht mehr gelingt. Als Beispiel mag die akute AMRI dienen, die gleichzeitig einen Pivotshift als Ausdruck einer pathologi-

412

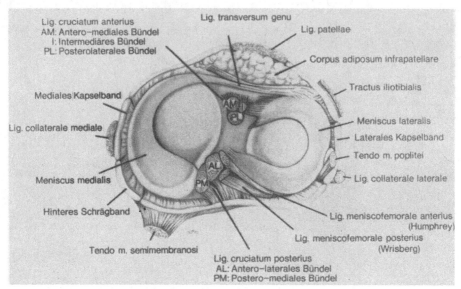

Abb. 5. Aufsicht auf das Knieglenk

schen Bewegung auch der Lateralseite aufweist, andererseits aber keinen Bandschaden auf der Knieaußenseite nachweisen läßt. Die Begründung für die Unzulänglichkeiten dieser Klassifikation haben biomechanische Untersuchungen in den letzten Jahren ergeben. Prinzipiell entsteht bei jeder größeren Instabilität eine erhebliche Translation, die gegenüber der Rotation im Vordergrund steht. Das heißt, die Rotationsachse wandert aus dem Gelenk und kann nicht auf einen Gelenkabschnitt beschränkt werden.

Daher sind neue Dokumentationsformen entwickelt worden, die mehr den heutigen biomechanischen Kenntnissen entsprechen. In den Untersuchungsbögen der Orthopädischen Arbeitsgruppe Knie der Schweiz werden alle Stabilitätstests in 20 und 90 Grad entsprechend ihrer Ausprägung eingetragen [10]. Verbindet man die Kästchen, so entsteht eine Art Hüllkurve, die die Hauptrichtungen der Instabilität exakt wiedergibt und damit auch direkte Rückschlüsse auf die verletzten Strukturen ermöglicht.

Noyes und Grood haben gleichzeitig ein ganz ähnliches System entwickelt [11]. Diese Topogramme haben den Vorteil, daß die Schematisierung keinen Datenverlust bedingt, und eignen sich sicherlich für wissenschaftliche Zwecke und Nachuntersuchungen bereits jetzt sehr gut. Für den klinischen Alltag ist die Nicholas-Klassifikation weiterhin brauchbar, wenn man sich vergegenwärtigt, daß sie eine Hilfskonstruktion darstellt und keine exakte Diagnose beinhaltet.

Eine eigentliche neue Klassifikation und Terminologie der Knieinstabilitäten wird zur Zeit in internationalen Gremien erarbeitet und soll eine übernationale Vergleichbarkeit und Verständigung erleichtern.

Literatur

1. Dye SF, Baker CL (1985) An evolutionary perspective of the knee. 4th Congress of the International Society of the Knee Salzburg, Austria, May, pp 12–17
2. Menschik A (1974) Mechanik des Kniegelenkes, Teil 1. Z Orthop 112:481–495
3. Hughston JC, Andrews JR, Cross MJ, Moschi A (1976) Classification of knee ligament instabilities. Part I: The medial compartment and cruciate ligaments. J Bone Joint Surg 58-A 2:159–172
4. Bird MDT, Sweet MBE (1988) A system of nutrient canals in the semilunar menisci. 3rd Congress of the European Society of Knee Surgery and Arthroscopy. Amsterdam 16.–20. 5. 88, Abstract book 5

5. Kummer E (1985) Biomechanik der Meniscen, 2. Kongress der Deutschsprach. Arbeitsgemein-schaft für Arthroskopie, Köln 25.−26. 10. 85
6. Lobenhoffer P, Posel P, Witt S, Wirth CJ (1987) Distal femoral fixation of the iliotibial tract. Arch Orthop Trauma Surg 106:285−290
7. Müller W (1981) Das Knie. Form, Funktion und ligamentäre Wiederherstellungschirurgie Springer, Berlin Heidelberg New York
8. Tscherne H, Lobenhoffer P, Blauth M, Hoffmann R (1987) Primäre Rekonstruktion von Kapsel-bandverletzungen des Kniegelenkes. Orthopädie 16:113−129
9. Odensten J (1985) Functional Anatomy of the anterior cruciate Ligament and a rationale for reconstruction. J Bone Joint Surg 67:257
10. Müller W, Biedert R, Hefti F, Jakob RP, Munzinger U, Stäubli HU (1988) OAK Knee Evaluation. A new way to assess knee ligament injuries. Clin Orthop Rel Res 232:37−50
11. Noyes FR, Grood ES, Suntay WJ, Butler DL (1983) The three dimensional laxity of the anterior cruciate deficient knee as determined by clinical laxity tests. Iowa Orthopaedic J 3:32

116. Diagnostik frischer kombinierter Kniebandverletzungen (klinische und apparative Diagnostik)

V. Hendrich

Unfallchirurg. Abt. (Ärztl. Direktor: Prof. Dr. E. H. Kuner) der Chirurg. Univ. Klinik Freiburg, Hugstetter Str. 55, 7800 Freiburg

Diagnosis of Acute Combined Knee Ligament Injuries

Summary. Detailed information about the cause of the accident, possible previous injuries and a meticulous clinical examination are essential for a correct diagnosis. The Lachman test has been demonstrated to detect an ACL injury. Its reliability however is dependent on avoiding an inappropriate internal rotation and may be curtailed by voluminous musculature and a bucket-handle tear. Reproducible testing of the pivot shift can be carried out only under anaesthesia. Magnetic resonance imaging (MRI) is of high diagnostic validity in acute ACL injuries. With the aid of arthroscopy even partial tears of the ACL, chondral lesions and injuries of the dorsal parts of the joint are detected. Sometimes prior to an arthrotomy diagnostic and therapeutic arthroscopy are combined.

Key words: Clinical Examination – Lachman Test – MRI – Arthroscopy

Zusammenfassung. Zur klinischen Untersuchung muß eine ausführliche Anamnese zum Unfallhergang und möglichen Vorschäden erhoben werden. Von hohem diagnostischen Wert ist der Lachman-Test bei der Verletzung des vorderen Kreuzbandes. Dabei ist eine Innenrotation zu vermeiden, eingeschränkt verwertbar ist er bei voluminöser Muskulatur und durch einen gleichzeitig vorliegenden Korbhenkelriß des Meniskus. Der Pivot-Shift-Test ist nur in Narkose aussagekräftig. Von besonderem Wert in der Diagnostik von frischen Kreuzbandschäden ist die Kernspintomografie. Die Arthroskopie stellt die entscheidende diagnostische Bereicherung bei Knorpelschäden, partiellen vorderen Kreuzbandrupturen und Verletzungen der dorsalen Gelenkabschnitte dar. In diesen Abschnitten können oft diagnostische und therapeutische Arthroskopie vor einer eventuellen Arthrotomie kombiniert werden.

Schlüsselwörter: Klin. Untersuchung – Lachman-Test – NMR – Arthroskopie

Wenn auch unterschiedliche Auffassungen im Therapiekonzept frischer kombinierter Kniebandverletzungen bestehen können, so wird doch übereinstimmend zuvor eine korrekte Diagnostik gefordert. Die große zusätzliche Sicherheit, die uns die Arthroskopie gab, sollte nicht dazu verführen, die bewährte klinische Diagnostik und Anamneseerhebung bei frischen Kniebandverletzungen in den Hintergrund treten zu lassen.

Immer noch steht die Erhebung von Anamnese und spezieller Unfallanamnese am Beginn der Diagnostik. Bekannte Vorschäden an einem verletzten Kniegelenk lenken bei einem Bagatellunfall den Verdacht auf häufig auftretende Folgeschäden, wie beispielsweise den Zusammenhang älterer vorderer Kreuzbandschaden – Meniskusläsion. Auch für die Beurteilung kombinierter frischer Bandverletzungen ist die Differenzierung eventueller früherer und frischer Läsionen besonders wichtig. Gezielt ist nach dem Unfallhergang zu fragen. Beispielsweise kann der typische Valgusaußenrotationsmechanismus von vielen verunfallten Skifahrern klar beschrieben werden. Als Hinweis auf eine gravierende Verletzung wird das Zerreißen verletzter Strukturen häufig bemerkt und angegeben. Die Frage nach der Funktionstüchtigkeit der verletzten Gliedmaße nach dem Unfall, beispielsweise nach einem entstandenen Instabilitätsempfinden, ist besonders wichtig. Einschränkend muß beim trainierten Sportler auf die stabilisierende Funktion der Muskulatur mit der entsprechenden Täuschungsmöglichkeit über die tatsächlich entstandene Instabilität verwiesen werden. Tritt ein Gelenkerguß innerhalb der ersten 6 Stunden nach dem Unfall auf, ist ein Haemarthros anzunehmen. Auch dieses an sich verläßliche Zeichen kann bei ausgedehnten Band- und Kapselzerreißungen durch eine Drainage des Ergusses in die umgebenden Weichteile verschleiert werden.

Letztere Überlegung ist natürlich auch bei der klinischen Untersuchung mit Inspektion und Palpation zu berücksichtigen. Gezielt werden Schmerzpunkte über verletzungsanfälligen Strukturen palpiert. Eine rasche Orientierung über Sensibilität, Spontanbeweglichkeit und Durchblutung der verletzten Extremität sollte jedoch am Beginn der klinischen Untersuchung stehen.

Vor den Stabilitätsprüfungen wird die aktive Beweglichkeit des verletzten Kniegelenks bis zur Schmerzgrenze geprüft und nach der Neutral-0-Methode dokumentiert. Bei suffizientem Steckapparat ist das Abheben des gestreckten Beines von der Unterlage möglich. Bei Ruptur des hinteren Kreuzbandes ist häufig eine spontane hintere Schublade beim Aufstellen des Knies in 90°-Beugung zu beobachten.

Um konstitutionsbedingte Bandlaxizitäten auszuschließen, auf diese Irrtumsmöglichkeit bei Kindern und Jugendlichen sei besonders verwiesen, muß die Stabilität im Seitenvergleich geprüft werden. Wird die unverletzte Extremität zuerst untersucht, lernt der Patient den Ablauf der Untersuchung ohne wesentliche Belastung kennen.

Am verletzten Kniegelenk sollte vorsichtig vorgegangen werden, um keine zusätzlichen Schäden an intakten Strukturen mittels langem Hebelarm beispielsweise bei der Valgus-Varus-Belastung zu setzen. Die mediale und laterale Aufklappbarkeit sollte in 0°- und 30°-Beugung überprüft werden. Vorteilhaft hat es sich dabei erwiesen, den Fuß in der Achselhöhle einzuklemmen, mit einer Hand das Kniegelenk in Testrichtung zu belasten, mit der frei gewordenen Hand aber den Gelenkspalt zu palpieren. Näherungsweise kann die Aufklappbarkeit bis 5 mm der Wertung 1+, bis 10 mm der Wertung 2+ und darüberhinaus der Wertung 3+ gleichgesetzt werden. Die Prüfung der medialen Aufklappbarkeit führt auf der Lateralseite des Kniegelenks zu einer Druckerhöhung. Ein derartiger Kompressionstest kann auf der betroffenen Seite auf Meniskus- und Knorpelschäden hinweisen. Hackenbruch und Müller (1987) betonen, daß eine Zunahme der Instabilität beim Valgusstreß von der Innenrotation zur Außenrotation für eine dorsomediale Kapselschädigung (Semimembranoseck) spricht, beim Varusstraße führt die Außenrotation zur Entspannung des Tractus iliotibialis.

Auch die Schubladentests, die auf eine mögliche Störung des Rollgleitvorganges infolge Kreuzbandbeteiligung hinweisen, sollten in verschiedenen Rotationsstellungen überprüft werden. Während eine hintere Schublade in 90°-Beugung auf eine Verletzung des hinteren Kreuzbandes, eventuell in Kombination mit dorsalen Kapselstrukturen hinweist, ist der entsprechende Bezug vordere Schublade und Läsion des vorderen Kreuzbandes nur mit Einschränkungen herzustellen. In einem hohen Prozentsatz ergibt die klassische vordere Schubladenuntersuchung bei frischen Rupturen des vorderen Kreuzbandes falsch negative Ergebnisse.

Torg (1976) ist die Angabe des sog. Lachman-Tests, der extensionsnahen vorderen Schubladenprüfung, zu verdanken. Die Untersuchung ist auch dann möglich, wenn ein begleitendes Haemarthros eine Kniebeugung bis nahe 90° verhindert. Die reflektorische Anspannung der Ischiocruralmuskulatur wird in komfortabler leichter Beugung des Kniegelenks vermieden. Die in dieser Position artikulierende verhältnismäßig flache Zirkumferenz des Femurcondylus behindert bei einer Zerreißung des vorderen Kreuzbandes die Translationsbewegung der Tibia nach vorn nicht. Auch bei diesem Test ist es möglich, die

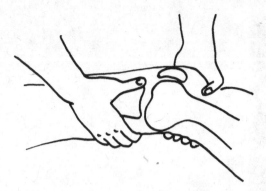

Abb. 1. Handhaltung beim Lachman-Test

Verschiebung auf Höhe des Gelenkspaltes zu palpieren. Eingeschränkt verwertbar ist er bei voluminöser Muskulatur und durch einen gleichzeitig vorliegenden Korbhenkelriß des Meniskus; fehlerhaft wäre es, die Untersuchung in Innenrotation der Tibia vorzunehmen (Frank 1985) Abb. 1.

Eine Erweiterung des extensionsnahen Schubladentests stellt die Anordnung nach Werner Müller dar. Dabei sitzt der Untersucher und umfaßt sowohl den proximalen Unterschenkel als auch den distalen Oberschenkel von lateral. Eine eventuell vorhandene pathologische Beweglichkeit des Kniegelenks ist bei der Beurteilung der Schublade in Augenhöhe nach vorn und hinten möglich. Häufig ist es nicht möglich, unmittelbar nach dem Unfall zu untersuchen, bevor ein Gelenkerguß und eine schmerzhafte Muskelverspannung die Untersuchung behindern. Die Erstuntersuchung in der schmerzhaften Anfangsphase einige Stunden nach dem Unfall muß bei entsprechendem Verdacht ggf. wiederholt werden, nachdem das schmerzhafte Knie für maximal 5 Tage in einer Oberschenkelgipsschiene ruhiggestellt wurde. Ein Kniegelenkserguß ist unter aseptischen Kautelen zu punktieren. Seine Beschaffenheit ergibt die bekannten diagnostischen Hinweise. Eine definitive Abklärung mit Arthroskopie und die eventuell notwendige Operation sollten beim Haemarthros – auch ohne vorherige Punktion in vielen Fällen wahrscheinlich – baldmöglichst angestrebt werden.

Regelmäßig wird im eigenen Krankengut eine Untersuchung in Narkose unmittelbar praoperativ durchgeführt. Neben den dargelegten Stabilitätsuntersuchungen sind dann auch aussagekräftige sog. dynamische Stabilitätsuntersuchungen möglich. Der sogenannte Pivot-shift-Test (Galway et al., 1972) zeigt bei vorderer Kreuzbandruptur in Strecknähe einen gestörten Rollgleitmechanismus. Der Gleitvorgang in Strecknähe wird gewissermaßen abrupt nachgeholt. Der Vorgang basiert unter anderem auf folgenden anatomischen Gegebenheiten: Der mehr konkaven Konfiguration des lateralen Tibiaplateaus gegenüber einer konvexen Wölbung medial und dem Umstand, daß der Tractus iliotibialis etwa ab einer Position von 30°-Beugung in Strecknähe zum Stecker wird. Der klassische Pivot shift-Test wird am gestreckten Bein in Innenrotation des Fußes und Valgusbelastung des Kniegelenks durchgeführt. Bei langsamer Beugung und fehlendem vorderen Kreuzband rollt das laterale Tibiaplateau nur ab, bei einer Beugeposition von 30° wird mit einem mehr oder weniger ausgeprägten Schnapp-Phänomen der Gleitvorgang nachgeholt. Jakob et al. haben 1987 auf eine Möglichkeit der Schweregradeinteilung des Pivot shift-Tests hingewiesen. Festzuhalten ist bei diesem und ähnlichen Tests mit Subluxationsphänomen, daß sie bei der frischen Verletzung nur unter Narkose reproduzierbar sind.

Röntgenaufnahmen des Kniegelenks werden nach der eingangs erwähnten kurzen klinischen Untersuchung, d.h. vor den Stabilitätstests, durchgeführt. Auf gehaltene Röntgenaufnahmen, deren Ergebnis ohnehin durch Schmerzen und Muskelverspannungen beeinflußt ist, verzichten wir wegen der Strahlenbelastung.

Die apparative Diagnostik frischer kombinierter Kniebandverletzungen mit Halteapparaten, die die Aufzeichnung von Last-Translationsdiagrammen in verschiedenen Beugepositionen des Kniegelenks ermöglichen, dürfte ebenso wie computergestützte drei-

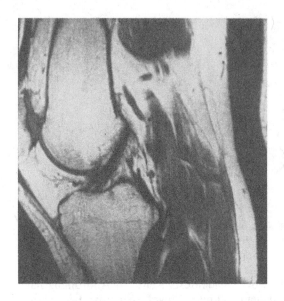

Abb. 2. Kernspintomografie bei intaktem
vorderen Kreuzband

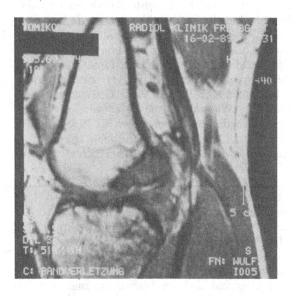

Abb. 3. Kernspintomografie bei frischem
femoralen Ausriß des vorderen Kreuzbandes

dimensionale Stabilitätsdarstellungen durchaus von wissenschaftlichem Wert, aber nicht
für die breite klinische Anwendung geeignet sein. Über mikroprozessor-gestützte dreidimensionale Darstellungen von Kapselbandinstabilitäten des Kniegelenks sowohl mit
einem Haltegerät für standardisiert gehaltene Röntgenaufnahmen, als auch einem opto-
elektronischen Meßgerät, haben unter anderem Strobel et al. 1986 berichtet.

Von den modernen, nicht invasiven Untersuchungsverfahren wie Ultraschall, Compu-
tertromografie und Kernspintomografie scheint letztere den größten Wert bei der nicht
invasiven apparativen Diagnostik frischer kombinierter Kniebandverletzungen zu haben.
Unter anderem berichten Christel et al. (1988) in einer prospektiven Studie über 22 derartig verletzte Kniegelenke von einer diagnostischen Sicherheit in der Kreuzbanddiagnostik
von 100%. Wir sind dabei, in Zusammenarbeit mit unseren Radiologen eine ähnliche
Sicherheit — zumindest in der Kreuzbanddiagnostik — zu erwerben (Abb. 2 und 3).

Wie anfangs erwähnt, stellt die Arthroskopie des Kniegelenks für uns die entscheidende diagnostische Bereicherung dar. Auch bei ohnehin gegebener Indikation zur Arthrotomie kann uns die in gleicher Narkose vorher durchgeführte Arthroskopie wesentliche zusätzliche Hinweise insbesondere im Bereich der hinteren Gelenkabschnitte geben. Dabei kann es sogar leichter sein, einen bei der Arthroskopie festgestellten hinterhornnahen Außenmeniskusradiäreinriß arthroskopisch zu sanieren, bevor zur Versorgung der anderen verletzten Strukturen arthrotomiert wird. Oft kann die gezielte Incision zur Arthrotomie nach vorheriger arthroskopischer Abklärung des Kniegelenks kleiner gehalten werden. Wir möchten andernorts über die in unserem Krankengut häufige Kombination von vorderer Kreuzbandläsion und − bei der Arthrotomie schlecht zugängiger − hinterhornnaher Meniskusläsion ausführlicher berichten.

Literatur

1. Christel P, Roger B, Witvoet J, Laval-Jeantet M, Cabanis EA (1988) Valeur et intérêt diagnostiques de l'imagerie par résonance magnétique dans la pathologie ménisco- ligamentaire traumatique du genou. Rev Chir Orthop 74:402
2. Frank C (1986) Accurate interpretation of the Lachman test. Clin Orthop 213:163
3. Galway RD, Beaupré A, MacIntosh DL (1972) Pivot shift: a clinical sign of symptomatic anterior cruciate ligament insufficiency. J Bone Joint Surg 54-B:763
4. Hackenbruch W, Müller W (1987) Untersuchung des verletzten Kniegelenkes. Orthopädie 16:100
5. Jakob RP, Stäubli HU, Deland JT (1987) Grading the Pivot shift. Objective tests with implications for treatment. J Bone Joint Surg 69 B:294
6. Strobel M, Stedtfeld H-W, Stenzel H (1986) Die mikroprozessorgestützte dreidimensionale Darstellung von Kapselbandinstabilitäten des Kniegelenkes. Hefte Unfallheilk 181:144
7. Torg JS, Conrad W, Kalen V (1976) Clinical diagnosis of anterior cruciate ligament instability in the athlete. Am J Sports Med 4:84

117a. Behandlung von frischen, kombinierten Kniebandverletzungen: Konservative Behandlung

E. Beck

Univ.-Klinik für Unfallchirurgie, Anichstr. 35, A-6020 Innsbruck, Österreich

Bis vor wenigen Jahren war die allgemein anerkannte Meinung, daß alle Kniebandverletzungen einer operativen Therapie zugeführt werden müssen.

Lorenz Böhler hat je nach Schwere der Kniebandverletzung, die durch eine gehaltene Rötgenaufnahme durch Aufklappbarkeit in Graden oder Millimeter dokumentiert wurde, eine Gipsruhigstellung in der Oberschenkelgipshülse zischen 6 und 16 Wochen empfohlen.

Eine differenzierte Diagnostik, wie sie heute üblich ist, war damals noch nicht Allgemeingut. Es sind daher die Ergebnisse der konservativen Behandung der Kniebandverletzungen, die retrospektiv kontrolliert wurden, mit den Ergebnissen der prospektiven Studien über operative Therapie nicht vergleichbar.

Jonasch konnte bei einer Nachuntersuchung von 500 nichtselektionierten Kniebandverletzungen aus dem Krankengut der Klinik von Lorenz Böhler bei der Nachuntersuchung in 66,4% subjektive Beschwerdefreiheit und in 33,6% Unsicherheit im Kniegelenk finden. Rund die Hälfte der Nachuntersuchten zeigte klinisch eine gute Bandstabilität des Kniegelenkes.

Zifko et al. fanden anhand einer Nachuntersuchung von 1000 Fällen aus dem Unfallkrankenhaus Wien-Meidling, einem Krankenhaus der Böhler-Schule, bei einer Aufklappbarkeit bis zu 4 mm regelmäßig nach 6wöchiger Gipsruhigstellung gute Ergebnisse. Auch bei einer Aufklappbarkeit von 5 bis 6 mm waren 64% der Kniegelenke bandfest. Bei einer Aufklappbarkeit von 7 bis 10 mm war noch mehr als die Hälfte der Nachuntersuchten bandstabil. Erst bei stärkerer Instabilität waren die Ergebnisse deutlich schlechter.

Aufgrund dieser zum Teil nicht befriedigenden Endergebnisse nach konservativer Behandlung der Kniebandverletzungen wurde zunehmend mehr eine operative Therapie der Kniebandverletzungen vorgenommen. Auch wir haben uns dieser Linie angeschlossen. Schon 1980 konnten wir anhand einer Nachkontrolle von 500 operierten Kniebandverletzungen nachweisen, daß rund 25% der Operierten eine Restinstabilität hatten.

Diese schlechten Ergebnisse wurden auf fehlerhafte Operationstechnik und mangelhafte Kenntnis der Bandisometrie zurückgeführt. In der Zwischenzeit wurden zahlreiche Arbeiten, auch aus dem angloamerikanischen und deutschen Raum, publiziert, die diese Untersuchungsergebnisse bestätigt haben. Die schlechten Ergebnisse beruhen auf der fehlenden Ausheilung der Kreuzbandruptur.

Seitenbandruptur

In prospektiven Studien konnten verschiedene Arbeitsgruppen aus Amerika (Ellasser 1974, Fetto 1978, Hastings 1980, Indelicato 1983 und Jones 1986) zeigen, daß auch bei Grad III-Verletzungen der Kniebänder zwischen operativer und konservativer Therapie kein wesentlicher Unterschied bestand.

Die Behandung erfolgte dabei zum Teil rein funktionell, zum Teil mit kurzdauernder Gipsruhigstellung und zu einem anderen Teil mit einer Schienenbehandlung.

Durchschnittlich waren die Ergebnisse der früheren konservativen Behandlung der jetzigen operativen Therapie und der modernen funktionellen konservativen Therapie vergleichbar.

Ballmer und Jakob haben bei isolierten Seitenbandrupturen gefunden, daß bei Gipsruhigstellung und Behandung mit einer funktionellen Schiene gleiche Ergebnisse zu erzielen sind, daß aber bei funktioneller Behandlung mit der Schiene um 30% früher Arbeits- und Sportfähigkeit erreicht werden kann.

Aufgrund dieser Ergebnisse scheint es heute gerechtfertigt zu sein, isolierte Seitenbandverletzungen, die bei der Untersuchung in Streckstellung stabil sind und sich nur bei einer Beugung von 30° aufklappen lassen, konservativ zu behandeln. Die Endergebnisse mit Gipsruhigstellung und funktioneller Therapie sind vergleichbar.

Isolierte Kreuzbandruptur

Die schlechten Ergebnisse der operativen und konservativen Therapie sind auf die mangelnde Heilung der Kreuzbandrupturen zurückzuführen. Dies gilt auch für die operative Therapie, wenn das Kreuzband genäht oder reinseriert wird.

Nachkontrollen von Rangger an unserer Klinik haben bei Reinsertion von frischen Kreuzbandverletzungen sowohl beim Lachmann-Test wie auch beim Schubladen-Test und dem KT 1000-Test nach Daniel ergeben, daß in rund 50% der Fälle eine Instabilität über 3 mm bestand.

Es lassen sich daher ausreichend gute Ergebnisse bei Kreuzbandrupturen nur durch zusätzliche Augmentation oder Kreuzbandplastik erreichen. Wenn daher aufgrund der klinischen Untersuchung und des vorliegenden Haemarthros eine Kreuzbandverletzung vermutet wird, sollte heute zum Ausschluß und Behandlung von Mitverletzungen an den Menisci und Knorpel unbedingt arthroskopiert werden.

Besteht eine Ruptur des Kreuzbandes, muß in Abhängigkeit des Alters und der sportlichen Aktivität des Verletzten die Entscheidung getroffen werden, operativ oder konservativ zu behandeln.

Bei der konservativen Behandlung dieser isolierten Kreuzbandruptur sollte durch Muskelkräftigung eine gewisse Stabilität erreicht werden. Eine spätere Kreuzbandplastik kann unter Umständen erforderlich werden.

Allgemein wird die Meinung vertreten, daß der Riß des vorderen Kreuzbandes der Beginn vom Ende eines Kniegelenkes sei. Der typische Verlauf ist die zunehmende Rotationsinstabilität, der Meniskusriß, der Knorpelschaden und die Arthrose.

McDaniel hat 1980 anhand von 50 Fällen, bei denen im Rahmen einer Arthrotomie wegen Meniskusschaden eine Kreuzbandruptur gefunden wurde, bei einer Nachuntersuchung 10 Jahre später gefunden, daß nach wie vor 72% der Fälle sportfähig waren, 47% keinerlei Einschränkung hatten, obwohl das Kniegelenk locker war. die Arthroserate war nur minimal. Es ist daher vertretbar, bei Kreuzbandrupturen älterer und wenig sportlich aktiver Personen eine konservative Behandlung durchzuführen.

Komplexe Bandinstabilität

Betrachtet man nun die komplexe Instabilität des Kniegelenkes, so besteht diese im Prinzip aus einer Ruptur des Seitenbandes, des hinteren Schrägbandes, eventuell des Meniskus, dann aber meist basisnahe und mit einer guten Prognose, und einer vorderen Kreuzbandruptur.

Wenn nun in diesen Fällen eine konservative Behandlung vorgenommen wird, kann man mit großer Wahrscheinlichkeit eine Heilung der Seitenbandstrukturen und des basisnahen Meniskusrisses erwarten, nicht jedoch die Heilung des Kreuzbandrisses, werden.

Es würde daher die Situation eintreten wie sie bei der isolierten vorderen Kreuzbandruptur gegeben ist, nämlich Stabilität des Seitenbandapparates und nur unidirektionale Instabilität infolge des Kreuzbandrisses.

Es ist allerdings zu berücksichtigen, daß durch längerbestehende Instabilität Sekundärerscheinungen wie Meniskus- und Knorpelläsionen und Arthrosen auftreten können.

Jonasch hat in seinen Nachuntersuchungsergebnissen nur 7,3% Arthrosen finden können. Exakte Untersuchungen von Winkler aus unserer Klinik haben unter 473 operierten Nachuntersuchten bei verbleibender Instabilität bei 40% eine leichte Zunahme der Arthrose erkennen lassen.

Zusammenfassend kann gesagt werden, daß auch heute noch isolierte Knieseitenbandrisse konservativ behandelt werden können. Die funktionelle Therapie, eventuell mit einer Schienenbehandlung, hat gegenüber der Gipsruhigstellung den Vorteil, daß die Funktion rascher wiederum hergestellt ist. Die Therapie ist jedoch oft schmerzhaft, die Ruhigstellung führt rascher zur Schmerzfreiheit; sie sollte aber kurzdauernd und nicht über drei Wochen erfolgen.

Bei arthroskopisch diagnostiziertem vorderem Kreuzbandriß kann bei sportlich wenig aktiven Patienten, oder solchen, die bereit sind ihre sportlichen Aktivitäten einzuschränken, und bei älteren Patienten eine funktionelle Therapie durchgeführt werden. Es ist jedoch der Verletzte darauf hinzuweisen, daß später Meniskusrupturen und mit Erhöhung der Instabilität eintreten kann, dann noch eine Bandplastik erforderlich wird.

Komplexe Bandinstabilitäten sind nach wie vor eine Domäne der operativen Behandlung aber auch hier gilt, daß bei älteren Verletzten eine Ruhigstellung zur Ausheilung der Seitenbandruptur und eventuell des basisnahen Meniskusrisses führen kann, eine unidirektionale Instabilität aber immer bleibt.

Literatur

1. Ballmer PM, Jakob RP (1988) The non operative treatment of isolated complete tears of the medial collateral ligament of the knee. Arch Orthop Trauma Surg 107:273−276
2. Ellsasser JC, Reynolds FC, Omohundro JR (1974) The non-operative treatment of collateral ligament injuries of the knee in professional football players. J Bone Jt Surg 56A:1185−1190
3. Fetto JF, Marshall JL (1978) Medial collateral ligament injuries of the knee: A rationale for treatment. Clin Orthop 132:206−218
4. Hastings DE (1980) The non-operative management at collateral ligament injuries of the knee joint. Clin Orthop 147:22−28
5. Indelicato PA (1983) Non-operative treatment of complete tears of the medial collateral ligament of the Knee. J Bone Jt Surg 65A:323−329
6. Jonasch E (1984) Konservative Behandlung von frischen Knieseitenbandrupturen. Nachuntersuchungsergebnisse von 500 Fällen. H Unfallheilkd 167:191−193
7. Jones RE, Bradford Henley M, Francis P (1986) Nonoperative management of isolated grad III colateral ligament injury in high school football players. Clin Orthop 138:137−140
8. McDaniel WJ, Dameron TB (1980) Untreated ruptures of the anterior cruciate ligament. J Bone Jt Surg 62A:696−704
9. Rangger Ch (1988) Vergleich und Ergebnisse von vorderer Kreuzbandrekonstruktion. Dissertation:1−86
10. Winkler W (1988) Die Entwicklung der posttraumatischen Arthrose nach operativ versorgter Kniebandverletzung. Dissertation:1−65

117b. W. Müller (Basel): Behandlung von frischen kombinierten Kniebandverletzungen: Operative Behandlung

Manuskript nicht eingegangen

118. Offene Kniegelenksverletzungen (einschließlich Gefäß- und Nervenläsionen)

W. Glinz und V. E. Meyer

Klinik für Unfallchirurgie und Klinik für Wiederherstellungschirurgie, Universitätsspital, Rämistraße 100, CH-8091 Zürich

Open Injuries of the Knee

Summary. Immediate definitive reconstruction of all damaged structures leads to better results than delayed operations. If direct closure of the joint is not possible, local rotational flaps, muscle flaps or free skin-fat tissue flaps (i.e. a scapular flap) may be used. In injuries of the popliteal artery, the interposition of a saphenic vein graft is preferable to local reconstruction of the artery. Nerve injuries are the only exception to comprehensive primary repair. Reconstruction in these lesions is usually done later when all wounds are healed. The postoperative treatment includes the use of continuous passive motion whenever possible.

Key words: Open Injuries of the Knee − Dislocation of the Knee − Injury of Ligaments − Popliteal Artery Injury

Zusammenfassung. Die definitive sofortige Versorgung aller verletzter Strukturen führt zu besseren Resultaten als aufgeschobene Rekonstruktionen. Ist die direkte Naht zum Gelenkverschluß nicht möglich, kommen lokale Verschiebelappen, reine Muskellappen oder freie Haut-Fettgewebs-Transplantate in Frage (z.B. der Skapulalappen). Bei Verletzungen der A. poplitea ist dem V. saphena Interponat gegenüber der lokalen Rekonstruktion der Arterie wegen besseren Spätergebnissen der Vorzug zu geben. Nervenverletzungen sind die einzige Ausnahme zur umfassenden Primärrekonstruktion; die Nervenrekonstruktion erfolgt in der Regel postprimär bei gesicherter Wundheilung. In der postoperativen Behandlung wird, wenn möglich, die motorisierte Bewegungsschiene eingesetzt.

Schlüsselwörter: Offene Knieverletzung − Knieluxation − Bandverletzung − A. poplitea Verletzung

Frische offene Kniegelenksverletzungen stellen einen ganzen Strauß von praktischen Problemen. Es geht dabei nicht nur um die Versorgung einzelner Läsionen, sondern es braucht neben allgemein gültigen Prinzipien ein *maßgeschneidertes Konzept* des Vorgehens. Jeder Fall ist anders und muß als Einzelfall beurteilt werden. Ins Konzept gehören klare Vorstellungen über den Wundverschluß und die Nachbehandlung.

Beurteilung

Das operative Vorgehen kann nur geplant werden, wenn eine *genaue präoperative Diagnostik* Auskunft gibt über Frakturen, Instabilitäten, periphere Durchblutung sowie motori-

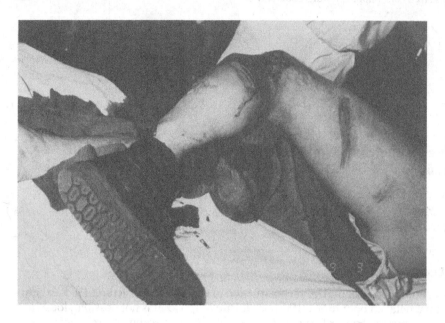

Abb. 1. Eine Kniegelenksluxation sollte vor jeder über die klinische Untersuchung hinausgehenden Abklärung reponiert werden

Tabelle 1. Verletzungen der A. poplitea und des N. peroneus bei Knieluxation

	Luxationen	Verletzung A. poplitea	Verletzung N. peroneus
Nikoai (1960) [20]	33	6 (18%)	12 (36%)
Jonasch (1961) [10]	39	4 (10%)	
Kennedy (1963) [11]	22	7 (32%)	4 (18%)
Shields et al. (1969) [28]	26	10 (38%)	9 (35%)
Reckling und Peltier (1969) [23]	15	3 (20%)	2 (13%)
Meyers und Harvey (1971) [19]	18	3 (16%)	6 (32%)
Taylor et al. (1972) [32]	43	5 (12%)	4 (9%)
Green (1977) [7]	41	17 (41%)	
Sisto und Warren (1985) [29]	20	2 (10%)	8 (40%)
Levitsky et al. (1988) [16]	16	6 (38%)	

sche und sensible periphere Ausfälle. Aufgrund dieser Informationen, ergänzt durch die Stabilitätsprüfung in Narkose, werden auch die operativen Inzisionen gewählt.

Vor jeder weiteren Abklärung mit Ausnahme der klinischen Untersuchung werden *Gelenksluxationen* reponiert, also auch vor Anfertigen eines Röntgenbildes (Abb. 1). Dies sollte wenn möglich schon auf der Unfallstelle erfolgen, sonst unmittelbar nach Aufnahme auf die Notfallstation. In der Regel ist die Reposition ohne Narkose möglich.

Röntgenaufnahmen sind unerläßlich. Viele *Frakturen* können selbst intraoperativ schlecht beurteilt werden, wie subchondrale Impressionsfrakturen der Patellarückfläche oder manche Tibiakopffrakturen. Andererseits können die für das spätere Schicksal so wichtigen *Knorpelverletzungen* nur durch direkte Betrachtung erfaßt werden [4]. Es ist dabei hilfreich zu wissen, daß Patellafrakturen häufig mit zusätzlichen Knorpelverletzungen am femoralen Gleitlager, Tibiakopffrakturen mit solchen am Femurkondylus und Patellaluxationen mit Knorpelschäden an der Patellarückfläche medial und am femoralen Gleitlager lateral einhergehen.

Knieluxation

Die Knieluxation ist eine der seltensten Luxationen überhaupt. Im Krankengut der Mayo-Klinik fanden sich unter 2 254 162 Klinikaufnahmen der Jahre 1911 bis 1960 lediglich 4 Knieluxationen [9]. Nach einer Sammelstatistik von Green [7] mit 245 Luxationen sind drei Viertel der Fälle Luxationen in der Sagittalebene (vordere Luxation in 40%, hintere in 33%). Eine laterale Luxation findet sich bei etwa einem Fünftel (18%); die mediale Verrenkung (4%) und die Rotationsluxation (5%) sind Seltenheiten.

In der Anamnese ist in der Regel eine erhebliche Gewalteinwirkung vorhanden.

Der dramatischste Bericht in der Literatur beschreibt einen Unfall, bei dem 17 Leute in einem stürzenden Aufzug 5 Stockwerke tief fielen: Drei Personen aus dieser Gruppe erlitten Kniegelenksluxationen [11].

Ihre große Bedeutung erhält die Knieluxation durch die Begleitverletzungen: Selbstverständlich sind Bandzerreißungen die Regel. Häufige Begleitverletzungen sind aber auch diejenigen der A. poplitea und des N. peroneus (Tabelle 1).

Böhler fand eine Popliteaverletzung zwar nur in einem von 32 Fällen [9]: Wahrscheinlich kamen die Patienten mit Gefäßverletzungen gar nicht mehr zu ihm. Alle übrigen Angaben in der Literatur ergeben eine durchschnittliche Häufigkeit von 25%. Die gleiche durchschnittliche Häufigkeit findet sich auch für Begleitverletzungen des N. peroneus. Erstaunlicherweise ist der N. tibialis ganz selten betroffen [7, 10, 11, 16, 19, 20, 23, 28, 29, 32].

Von den 216 Luxationen in der Literatur, bei denen entsprechende Angaben vorhanden sind, lag in 35 Fällen (16%) eine offene Verletzung vor.

Prinzipien der operativen Versorgung

Das moderne Prinzip der operativen Versorgung schwerer offener Knieverletzungen heißt *sofortige definitive Versorgung* aller verletzten Strukturen, also der Frakturen, aller Bänder, der Gefäße und wenn möglich des Weichteilmantels. Eine Ausnahme machen lediglich Nervenverletzungen (s. unten).

Dieses Prinzip führt eindeutig zu besseren funktionellen Resultaten als aufgeschobene Rekonstruktionen. Auch in der Handchirurgie hat sich die aufgeschobene Versorgung, die „urgence différée" schon lange als Irrweg erwiesen.

Die Voraussetzung für ein solches Vorgehen ist die minuziöse operative Wundreinigung mit Entfernung aller Fremdkörper und exaktem Débridement.

Ein Großteil der schwersten offenen Knieverletzungen findet sich bei Motorradfahrern [14]. Abbildung 2a zeigt eine solche offene Verletzung nach Motorradsturz bei einem 19jährigen: Es lagen massivste offene Trümmerfrakturen des Kondylenmassivs sowie des distalen Femurs, des Tibiaplateaus medial und lateral sowie der Tuberositas tibiae und der Patella vor. Daneben waren alle Bänder zerrissen, wie auch das Ligamentum patellae. Wir haben damals die stufenweise primäre Rekonstruktion aller verletzten Strukturen vorgenommen; wegen den Weichteilverhältnissen wurden bei den Frakturen nur Minimalosteosynthesen mit Schrauben und Spickdrähten durchgeführt. Der direkte primäre Wundverschluß war möglich und führte zu einer problemlosen Wundheilung. Die Abb. 2b und 2c zeigen das heutige Spätergebnis, 16 Jahre nach dem Eingriff: Volle Streckung und nur mäßig eingeschränkte Flexion. Der Patient ist voll arbeitsfähig, fährt natürlich wieder Motorrad und ist Inhaber eines florierenden Motorradgeschäftes geworden.

Gelenkverschluß

Erstaunlich oft ist der Gelenksverschluß durch eine *direkte Naht* möglich. Oberflächliche Kontusionen und Schürfungen haben keine Folgen, wenn die Operation unmittelbar nach dem Unfall erfolgt. Hautkontusionen, bei denen kein Überleben der Haut erwartet wer-

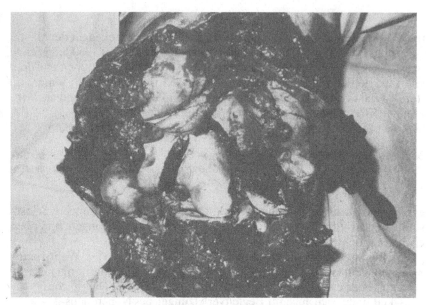

a

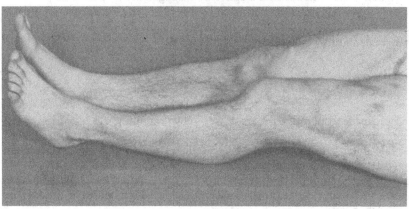

b

Abb. 2a−c. Schwerste offene Kniegelenkszertrümmerung bei einem 19jährigen Motorradfahrer und Spätergebnis, 16 Jahre nach vollständiger primärer Rekonstruktion mit voller Streckung und nur mäßig eingeschränkter Flexion (s. Text)

den kann, werden primär exzidiert. Verletzungen der Muskulatur werden ausgiebig débridiert und wenn das Kniegelenk selbst geschlossen werden kann später mit Spalthauttransplantaten versorgt.

Viel zu wenig zur Anwendung kommen *lokale Rotationslappen,* die doch einen erheblichen Hautgewinn bringen und oft elegant einen direkten Wundverschluß ohne Spalthauttransplantat ermöglichen. Die Abbildungen 3a und 3b zeigen einen Verschluß des Kniegelenkes bei kontusionierten und unsicheren Hautverhältnissen mit primärer Hautexzision und durch Rotieren zweier Lappen gegeneinander, was einen spannungsfreien primären Verschluß ermöglichte.

Das Gelenk selbst kann auch durch einen reinen *lokalen Muskellappen* ohne Hautinsel, wie den distal gestielten Gastrocnemiuskopf oder den distal gestielten Vastus lateralis-Lappen [30] verschlossen werden, mit späterer Spalthautdeckung auf dieser Muskulatur. Solche Lappen sind zum Verschluß des Gelenkes nicht empfehlenswert, führen sie doch in der Regel zu einer meist erheblichen Beeinträchtigung der Kniekontur.

Freie Haut-Fettgewebslappen mit mikrovaskulärem Anschluß haben heute einen festen Platz in der Deckung von Defekten im Kniebereich. Lappen mit Muskulatur, wie der Latis-

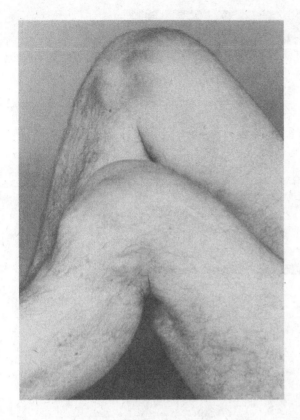

Abb. 2c

simus dorsi-Lappen sind eher ungünstig, da sie wegen ihrem Muskelanteil zu dick sind [18, 26, 31].

Eine Reihe möglicher Haut-Fettgewebslappen sind heute bekannt: Leistenlappen, Skapulalappen, Rektuslappen, paraskapulärer Lappen, Dorsalis pedis-Lappen [1, 18, 33]. Einer der Lappen der ersten Wahl ist der *Skapulalappen,* der bei konstanter Anatomie einen großen Lappen bis 24 cm Länge und 12 cm Breite mit langem Gefäßstiel ermöglicht [2, 8]. Er ist weitgehend haarlos und hinterläßt eine kosmetisch sehr akzeptable Narbe an der Entnahmestelle. Abbildung 4 zeigt den Einsatz eines Skapulalappens in der Akutversorgung eines Gelenksdefektes an der Knievorderseite bei einer 19jährigen Frau nach Sturz mit dem Motorfahrrad.

Eine solche freie Lappenplastik sollte beim offenen Kniegelenk so früh wie möglich durchgeführt werden, allenfalls auch notfallmäßig, so bald sicher ist, welche Strukturen vital sind. Der Eingriff sollte auf alle Fäle in den ersten 72 Stunden nach der Verletzung vorgenommen werden.

Verletzungen der A. poplitea

Die klinische Bedeutung von Verletzungen der A. poplitea zeigt sich in der hohen Amputationsrate, wenn keine Rekonstruktion erfolgt, wie schon die Erfahrungen des II. Weltkrieges mit der Notwendigkeit der Amputation in 72% zeigten [24]. Sammelstatistiken über das Schicksal der Extremität nach Popliteaverletzung bei Knieluxationen [7, 24] zeigen eindrücklich wie Amputationsfälle unter operativer Versorgung des Gefäßes viel seltener werden: Betrug die Amputationsrate bis 1970 78%, zwischen 1970 und 1974 67%, sank sie in der Periode von 1974 bis 1978 auf 15%.

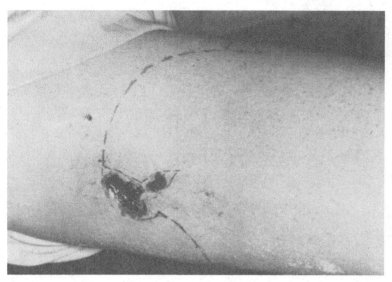

a

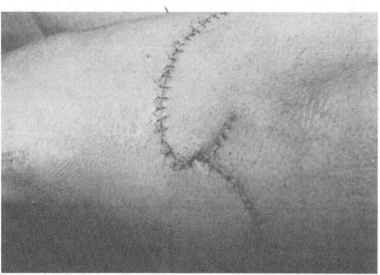

b

Abb. 3a, b. Doppelter lokaler Rotationslappen bei Hautdefekt: **a** Operationsplanung, **b** primärer Wundverschluß mit dieser Technik

Bemerkenswert sind 2 Einzelarbeiten: Fabian et al. [3] haben das große Krankengut von 31 Jahren des Grady Memorial Hospital in Atlanta, Georgia, analysiert: Die Amputationsrate betrug 74% in der Zeit, als die Ligatur des Gefäßes die Standardbehandlung darstellte, nur noch 28% in der ersten Zeit der operativen Rekonstruktion und lediglich noch 6% in den letzten 12 Jahren vor der Publikation. Lim et al. [17] berichteten über 31 konsekutive Fälle ohne Amputation.

Zeitfaktor

Die Wiederherstellung der arteriellen Strombahn sollte innerhalb von 6–8 Stunden erfolgen. Die oben erwähnte Arbeit von Lim [17] zeigt aber, daß 6 dieser 31 Fälle ohne Amputation später als 24 Stunden nach der Verletzung rekonstruiert wurden. Trotzdem müssen

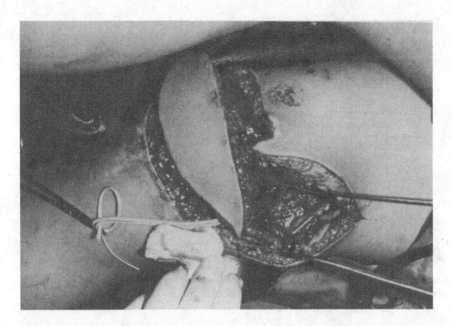

Abb. 4. Freier Haut-Fettgewebelappen (Skapulalappen) zur primären Deckung eines vorderen Gelenksdefektes nach Motorfahrradunfall

bei so später Wiederherstellung der Durchblutung ischämische irreversible Schäden an der Muskulatur erwartet werden, auch wenn die Amputation umgangen werden kann.

Arteriographie

Die präoperative Arteriographie ist in hohem Maße wünschenswert: Mehr Information heißt zielgerichtete Operation und bessere Operationsplanung. Der Verschluß, sei es durch Abriß des Gefäßes, häufiger aber durch Intimaverletzungen und Thrombose findet sich in der Regel auf Höhe des Gelenkspaltes. Gelegentlich liegt der Verschluß aber auch höher als klinisch vermutet oder mehr distal.

Keinesfalls darf bei verminderter peripherer Durchblutung klinisch die Diagnose von *arteriellen Spasmen* gestellt werden, wenn sie nicht in der Angiographie dargestellt werden und gleichzeitig gezeigt wird, daß die großen Arterien durchgängig sind.

Operationstechnik

Ist es wichtig, aus Stabilitätsgründen zuerst andere Strukturen (z.B. Frakturen) zu versorgen, empfiehlt sich – je nach Zeitverhältnissen – gelegentlich das Anlegen eines temporären inneren Shunts.

In manchen Fällen ist die direkte Rekonstruktion der Arterie mit Niedernaht der Intima und Erweiterungsangioplastik mit Venenpatch möglich. Angiographische Verlaufskontrollen durch Largiadèr et al. [15] zeigen jedoch auch bei klinisch beschwerdefreien Patienten eindeutig eine Überlegenheit der Überbrückung mit einem autologen Veneninterponat. Die Rekonstruktion mit lokaler Thrombektomie, Intimafixation und Patchangioplastik ergab bei dieser Untersuchung selten ideale Langzeitresultate, weil die Arterienwand traumatisiert bleibt: Es traten vorzeitige degenerative Veränderungen, ausgehend von der traumatisierten Arterienwand, auf, die nach Jahren Ursache von Rezidiv-

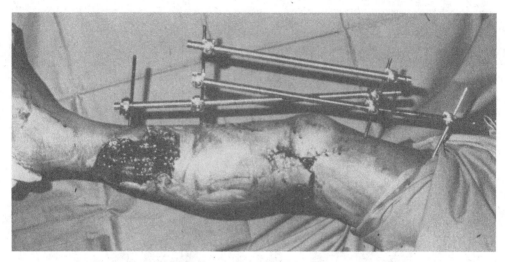

Abb. 5. Ein gelenksüberschreitender Fixateur externe zur Ruhigstellung des Kniegelenkes erleichtert die postoperativen Wundkontrollen und die weitere Wundbehandlung

verschlüssen waren, wie auch aneurysmatische Erweiterungen, die zu arterio-arteriellen Embolien oder lokalem Verschluß führten.

Die Resektion des traumatisierten Gefäßabschnittes mit V. saphena-Interponat scheint darum das operative Verfahren der Wahl, auch wenn eine lokale Rekonstruktion an und für sich möglich ist.

Kompartment-Syndrom

Nach der Wiederherstellung der Strombahn bei Popliteaverletzungen ist das Kompartment-Syndrom gefürchtet. Es sei daran erinnert, daß am Unterschenkel vier Muskelkompartimente bestehen, die jedes ein unabhängiges Logensyndrom zulassen [6]. Die Faszienspaltung muß jedes betroffene Kompartiment erfassen. Von einem lateralen Zugang aus können alle vier Muskellogen eröffnet werden.

In Fällen, bei denen man ein Logensyndrom befürchtet oder mit großer Wahrscheinlichkeit erwartet, wird man bereits intraoperativ unmittelbar nach der Wiederherstellung der Durchblutung die Faszienspaltung vornehmen. Die Gewebedruckmessung kann für einen solchen Entscheid hilfreich sein [6]: Druckwerte über 45 mmHg bei normalem arteriellen Druck zwingen zur Faszienspaltung. Bei später Wiederherstellung der Durchblutung ist die Wahrscheinlichkeit eines Kompartment-Syndroms so groß, daß wir immer eine Faszienspaltung vornehmen, wenn der Blutfluß durch die Arterie länger als 8 Stunden unterbrochen war.

Eine Myoglobinurie durch Rhabdomyolyse beim postoperativen Kompartment-Syndrom kann zur schweren Niereninsuffizienz und Anurie führen. Die Prävention des Nierenversagens umfaßt das Konzept der forcierten Diurese und die obligatorische Alkalinisierung des Urins [6].

Venenverletzungen

Bei *Verletzungen der V. poplitea* sollte, wenn immer möglich, die Rekonstruktion erfolgen, vor allem wenn es sich um eine Begleitverletzung zur Arterienläsion handelt. Die Oedembildung ist wesentlich geringer, der arterielle Outflow dadurch verbessert. Ist eine direkte

Rekonstruktion nicht möglich, wird die V. saphena magna als Interponat eingesetzt; die Verwendung einer temporären arterio-venösen Fistel distal ist in Betracht zu ziehen.

Nervenverletzungen

Die operative Versorgung von Nervenverletzungen bedeutet heute mikrochirurgische Technik und dafür kompetente Chirurgen. Die primäre Naht kommt nur bei glatter Durchtrennung in Frage; in der Regel werden Transplantate notwendig sein.

Die operative Behandlung von Nervenverletzungen ist die Ausnahme des Prinzips der umfassenden primären Rekonstruktion. Sie wird in der Regel postprimär vorgenommen, d.h. 6 bis 8 Wochen nach Unfall, bei gesicherter Wundheilung. Die Ergebnisse sind keineswegs schlechter als eine primäre Rekonstruktion; das Konzept hat überdies den Vorteil, daß zunächst auch wieder eine gute Beweglichkeit des Gelenkes erzielt werden kann.

Postoperative Behandlung

In der postoperativen Nachbehandlung verwenden wir, wenn immer möglich, die *motorisierte Bewegungsschiene*. Wenn eine Ruhigstellung des Gelenkes unabdingbar ist, ziehen wir als Alternative zur Gipsfixation in vielen Fällen einen gelenksüberschreitenden Fixateur externe vor [12]. Dieser ist besonders günstig, wenn häufige Wundkontrollen oder gar weitere operative Eingriffe zur Wundbehandlung in der Folge notwendig sind (Abb. 5).

Die offene Knieverletzung profitiert von einer kurzdauernden Antibiotikatherapie, die schon präoperativ beginnt. Wir verwenden vorzugsweise ein Cephalosporin der 2. (allenfalls der 3.) Generation. Über die Synovialis werden Antibiotika in bakterizider Konzentration in die Synovialflüssigkeit, also ins Innere des Gelenkes, abgegeben.

Arthroskopie

Welche klinische Bedeutung hat die Arhroskopie bei offenen Knieverletzungen? In der Akutphase ermöglicht Sie die Entfernung von Fremdkörpern aus dem Gelenk wie Steine, Glassplitter oder Schmutz [5]. Wiederholt wurde auch über den Einsatz der Arthroskopie zur Extraktion von Projektilen bei Schußverletzungen [22], ja sogar von Speerspitzen bei Stammeskämpfen in Afrika [25] berichtet. Die Arthroskopie ist überdies indiziert, wenn diagnostisch Unklarheiten über das Gelenksinnere bestehen.

So zeigte die Akutarthroskopie bei einer Pfählungsverletzung durch einen Gartenzaun mit Eintrittsstelle medial ins linke Kniegelenk mit verschmutzter, ca 2 cm langer Wunde und geringgradigem Hämarthros eine Läsion des medialen Meniskus-Vorderhornes. Nach Débridement der Wunde und partieller arthroskopischer Meniskusresektion komplikationslose Heilung.

Im weiteren Verlauf sollte diese Technik bei anhaltenden Beschwerden eingesetzt werden, zunächst vor allem aus diagnostischen Gründen. Die Arthroskopie eignet sich aber auch später hervorragend zur Entfernung von Fremdkörpern und Verunreinigungen im Innern des Kniegelenkes [5].

Literatur

1. Biemer E (1986) Indikation für den freien Gewebetransfer im Gegensatz zu alternativen Deckungsmethoden. Chirurg 57:113−114
2. Dos Santos LF (1980) Retalho escapular: um novo retalho livre microcirurgio. Revista Brasileira de Cirurga 70:133

434

3. Fabian TC, Turkleson ML, Connelly TL, Stone HH (1982) Injury to the popliteal artery. J Surg 143:225–228
4. Glinz W (1977) Diagnostik der frischen Knorpelverletzung des Kniegelenkes. Langenbecks Arch Chir 345:423–429
5. Glinz W (1987) Diagnostische Arthroskopie und arthroskopische Operationen am Kniegelenk. 2. Aufl, Huber, Bern, Stuttgart, Toronto
6. Glinz W (1987) Kompartment-Syndrome der unteren Extremität. Z Unfallchir Vers Med Berufskr 80:263–274
7. Green NE, Allen BL (1977) Vascular injuries associated with dislocation of the knee. J Bone Jt Surg 59-A:236–239
8. Hamilton SG, Morrison WA (1982) The scapular free flap. Br J Plast Surg 35:2–7
9. Hoover NW (1961) Injuries of the popliteal artery associated with fractures and dislocations. Surg Clin North Am 41:1099–1122
10. Jonasch E (1961) Traumatische Verrenkung des Kniegelenks. Beiheft Mschr Unfallheilk Vers Med 68
11. Kennedy JC (1963) Complete dislocation of the knee joint. J Bone Jt Surg 45 A:889–904
12. Klasen HJ, Zimmermann KW, ten Duis JH (1986) Indications for the application of Wagner's method of external fixation across the knee joint. Arch Orthop Trauma Surg 105:364–368
13. Klingensmith W, Oles P, Martinez H (1965) Arterial injuries associated with dislocation of the knee or fracture of the lower femur. Surg Gyn Obstet 961–964
14. Kurock W, Sennerich Th (1987) Lokale Verletzungen beim Knieanpralltrauma motorisierter Zweiradfahrer. Z Unfallchir Vers Med Berufskr 80:119–122
15. Largiadèr J, Glinz W, Wicky B (1984) Arterien- und Venenverletzungen in der Traumatologie: angiographische Verlaufskontrollen. Helv Chir Acta 51:773–777
16. Levitsky KA, Berger A, Nicholas GG, Vernick CG, Wilber JH, Scagliotti ChJ (1988) Bilateral open dislocation of the knee joint. J Bone Jt Surg 70 A:1407–1409
17. Lim LT, Michuda MS, Flanigan DP (1980) Popliteal artery trauma. Arch Surg 115:1307–1313
18. Meyer VE (1983) Freie mikrochirurgische Gewebetransplantation in der Unfallchirurgie. Chirurg 54:366–373
19. Meyers MH, Harvey JP (1971) Traumatic dislocation of the knee joint. J Bone Jt Surg 53 A:16–29
20. Nikolai N (1960) Erfahrungen bei 33 Kniegelenkverrenkungen. Langenbecks Arch Klin Chir 294:150–172
21. O'Donnell TF, Brewster DC, Darling RC, Veen H, Waltman AA (1977) Arterial injuries associated with fractures and/or dislocations of the knee. J Trauma 17:775–784
22. Parisien JS, Esformes I (1984) The role of arthroscopy in the management of low-velocity gunshot wounds of the knee joint. Clin Orthop Rel Res 185:207–213
23. Reckling FW, Peltier LF (1969) Acute knee dislocations and their complications. J Trauma 9:181–191
24. Savage R (1980) Popliteal artery injury associated with knee dislocation: improved outlook? Am Surg 46:627–632
25. Schweitzer G, Persönliche Mitteilung
26. Schumann D, Herrberger U, Höft HD, Oswald P (1988) Freier myokutaner Latissimus-dosi-Lappen zur funktionellen Rehabilitation der unteren Extremität. Zbl Chir 113:329–335
27. Serafin D, Georgiade NG, Smith DH (1977) Comparison of free flaps with pedicled flaps for coverage of defects of the leg or foot. Plastic Reconstr Surg 59:492–499
28. Shields L, Mital M, Cave EF (1969) Complete dislocation of the knee: experience at the Massachusetts General Hospital. J Trauma 9:192–215
29. Sisto DJ, Warren RF (1985) Complete knee dislocation. A follow-up study of operative treatment. Clin Orthop Rel Res 198:94–101
30. Swartz WM, Ramasastry SS, McGill JR, Noonan JD (1987) Distally based vastus lateralis muscle flap for coverage of wounds about the knee. Plastic Reconstr Surg 80:255–263
31. Takami H, Takahashi S, Ano M (1983) Microvascular free muscolocutaneous flaps for the treatment of avulsion injuries of the lower leg. J Trauma 23:473–477
32. Taylor AR, Arden GP, Rainey HA (1972) Traumatic dislocation of the knee. A report of forty-three cases with special reference to conservative treatment. J Bone Jt Surg 54B:96–102
33. Zuker RM, Manktelow RT (1986) The dorsalis pedis free flap: technique of elevation, foot closure and flap application. Plast Reconstr Surg 77:93–104

119. Frühkomplikationen, Begleit- und Nachbehandlung von frischen kombinierten Kniebandverletzungen

A. Wentzensen

Berufsgenossenschaftliche Unfallklinik Ludwigshafen, Ludwig-Guttmann-Str. 13, 6700 Ludwigshafen-Oggersheim

Early Complications, Concomitant and Follow-up Treatment of Fresh Combined Capsular Ligament Injuries

Summary. A graduated, concomitant and follow-up treatment of fresh knee-joint ligament injuries helps to reduce pain, restore mobility and increase muscular strength. By slowly increasing joint mobility, secondary ligament slackening is avoided. Likewise static loading should be increased gradually. Physiotherapeutic exercise techniques to restore proprioceptive ligamentous control mechanisms as well as transcutaneous electrical neurohpysiological stimulation, ice treatment, ultrasound and isokinetic training techniques support these measures. Early complications include infection and stagnating mobility despite intensive exercise treatment. Both require consistent, purposeful action.

Key words: Knee-Joint – Ligament Injury – Concomitant Treatment – Early Complications

Zusammenfassung. Die zeitlich abgestufte Begleit- und Nachbehandlung nach frischen Kniebandverletzungen dient der Minderung von Schmerzen, Wiedererlangung von Beweglichkeit und Zunahme von Muskelkraft. Durch langsame Zunahme der Gelenkbeweglichkeit werden sekundäre Bandlockerungen vermieden, dies gilt auch für eine zu frühe statische Belastung. Krankengymnastische Übungstechniken zur Wiedererlangung von propriozeptivligamentären Steuerungsmechanismen sowie transcutane elektrische neurophysiologische Stimulation, Eisbehandlung, Ultraschall und isokinetische Trainingstechniken unterstützen diese Maßnahmen. Frühkomplikationen sind der Infekt und die stagnierende Beweglichkeit trotz intensiver Übungsbehandlung. Beide erfordern ein konsequentes zielgerichtetes Handeln.

Schlüsselwörter: Kniebandverletzung – Begleitbehandlung – Frühkomplikationen

Einleitung

Ziel einer erfolgreichen begleitenden Behandlung bei kombinierten Kapselbandverletzungen am Kniegelenk muß es sein, die operativ versorgten Bänder zu schützen, gleichzeitig aber die diesen passiven Stabilisatoren zugeordneten aktiven Synergisten zu trainieren, um einen aktiven dynamischen Schutz der versorgten Strukturen wiederzuerlangen.

Daß dieses Ziel unter vernünftigen und vertretbaren ökonomischen Bedingungen und somit auch in einem entsprechenden zeitlichen Rahmen erfolgen muß, kann nicht ausdrücklich genug betont werden.

Defizite bestehen sicher noch in der Zusammenarbeit von Arzt, Krankengymnast und Patient, die als untrennbare Einheit einen Mittelweg beschreiten müssen, der auf der einen Seite theoretisch ausgearbeitete und wünschenswerte Prinzipien und auf der anderen Seite tatsächlich praktikable Behandlungsmöglichkeiten vorsieht. Wichtig ist hier vor allem auch der ständige Informationsaustausch in bezug auf den jeweiligen Stand des Behandlungsergebnisses.

Aufgabe des behandelnden und auch weiterhin betreuenden Artzes muß es dabei sein, dem Patienten Einsicht in Behandlungskonzept- und -ziel zu vermitteln.

Dieser Einsicht von seiten des Patienten sind vom Verständnis her Grenzen gesetzt, bewährt hat sich uns ein noch an der Tübinger Klinik entworfenes Skriptum zur Aufklärung für Patienten mit Kapselbandverletzungen am Kniegelenk, welches dem intellektuell ausreichend Geschultem die notwendige Einsicht in die einzelnen Behandlungsschritte vermitteln kann.

Es lohnt sich auf jeden Fall, einen Begleit- und Nachbehandlungsplan aufzustellen, dessen Ablauf kontrolliert und eingehalten werden muß.

Der Behandlungsplan unterteilt Zeitabschnitte, in denen durch definierte Maßnahmen definierte Ziele erreicht werden sollen.

Die krankengymnastische Übungsbehandlung setzt die wesentlichen Schwerpunkte im Rahmen dieser Behandlung und bedient sich dabei neben originären krankengymnastischen Techniken auch der Kältetherapie, der Elektrotherapie, Hydrotherapie sowie bestimmter spezieller Trainingsformen, wie z.B. der Isokinetik.

Auch wenn es klare Rahmenbedingungen für den zeitlichen Ablauf und das Ausmaß der Behandlungsform gibt, so wird das Verletzungsmuster und die Art der operativen Versorgung Einfluß auf das Begleit- und Nachbehandlungsregime haben.

Prinzipien der Begleit- und Nachbehandlung

Die Prinzipien einer Begleit- und Nachbehandlung lassen sich nach unserem heutigen Kenntnisstand folgendermaßen formulieren:

1. Schutz der operativ versorgten Kapselbandstrukturen durch ein limitiertes Bewegungsausmaß.
2. Wiedererlangung propriozeptiver musklär-ligamentärer Steuerungsmechanismen durch krankengymnastische Übungstechniken.
3. Gezieltes Muskeltraining der dynamischen Stabilisatoren für die jeweils verletzten Bandstrukturen.
4. Langsame Zunahme der Gelenkbeweglichkeit zur Vermeidung sekundärer Bandlockerungen, bzw. Überdehnung des Narbengewebes.

Eine gewisse Standardisierung des Begleit- und Nachbehandlungsprogrammes ist notwendig, auch wenn bei jedem Patienten individuelle Faktoren zu berücksichtigen sind. Alter, Beruf, sportliche Aktivität, persönliche Motiviation sowie Verletzungsart und durchgeführte Versorgung beeinflussen das therapeutische Vorgehen.

Seitdem die nachteiligen Folgen der Immobilisation für Bindegewebe, Knorpel, Muskel und Knochen bekannt sind, gibt es nur noch wenige Ausnahmen, bei denen postoperativ eine durchgehende Immobilisierung über einen längeren Zeitraum erfolgt.

Immobilisierung führt am paraarticulären Bindegewebe zur Abnahme von löslichem Kollagen und zu einem Verlust von Hyaluronsäure, im feingeweblichen Bereich tritt eine Desorientierung von Bindegewebsfasern auf und im ultramikroskopischen Bereich wird ein fehlgeleitetes Cross linking der neu gebildeten Kollagenfibrillen mit einer daraus resultierenden Behinderung des Gleitvermögens beschrieben.

Auch am Knorpel führt die Immobilisierung zu einem Kollagenverlust mit Auflockerung der Matrix und es muß deshalb für die Klinik die Frage gestellt werden, ob eine Extremität mit immobilisierten Gelenken überhaupt voll belastet werden darf oder ob sich daraus nicht nachteilige Folgen für das Gelenk ergeben, wie dies im Tierversuch nachgewiesen werden konnte.

Durch die kontinuierlich passive Bewegung auf der Motorschiene kann diesen Veränderungen frühzeitig entgegengewirkt werden, die Bewegung auf der elektrischen Schiene bewirkt über propriozeptive und sensorische Rückmeldungen zum ZNS eine Wiederherstellung von unterbrochenen neuromuskulären Reflexen, eine Zunahme der Muskelspannung und es läßt sich ein positiver Einfluß auf die Gewebsregeneration des Bindegewebes und des Knorpels nachweisen.

Schließlich sind auch die Einflüsse der Inaktivität auf den Skelettmuskel bekannt, schlagwortartig zusammengefaßt sind dies eine Verschiebung des Verhältnisses von schnellen Typ-II-Muskelfasern zu langsamen Typ-I-Fasern. Dies erklärt auch die besonders auffällige Betroffenheit des Musculus vastus medialis, gleichzeitig findet eine Reduzierung des Querschnittes der langsamen Fasern als Zeichen der Funktionsbeeinträchtigung statt. Nach fünf Wochen beträgt die Abnahme etwa ein Viertel des Muskelumfanges.

Untersuchungen von Häggmark haben ergeben, daß bei leichtem Schmerzempfinden die motorische Einheit der Typ-I-Fasern und bei starken Schmerzen die Typ-II-Fasern gehemmt werden. Dies korreliert mit der klinischen Beobachtung, daß Patienten mit entsprechend heftigen postoperativen Schmerzen über einen längeren Zeitraum nicht in der Lage sind, isometrische Anspannungsübungen durchzuführen. Je früher ein Patient aber in der Lage ist einen guten Quadrizepstonus zu entwickeln, destoweniger wird er mit postoperativen Ergußproblemen zu tun haben. Die kontinuierlich passive Bewegung unterstützt dies zusätzlich unter der Voraussetzung einer korrekten und schonenden Operationstechnik.

Aus diesem Grunde sollte der nach Kapselbandoperationen am Kniegelenk ohnehin schon vorhandene Schmerz entsprechend angegangen werden. Geeignete Maßnahmen sind postoperative Eisbehandlung, rückenmarksnahe Betäubungstechniken, die jedoch nicht mit einer Einschränkung der Motorik einhergehen sollten, oder auch lokale Infiltrationen in die Gelenkkapsel zum Schluß des Eingriffes werden beschrieben.

Postoperatives Regime

Phase 1 (Abb. 1)

Unser gegenwärtiges Behandlungsregime beginnt bei noch liegenden Wunddrainagen mit der kontinuierlich passiven Bewegung auf der elektrischen Bewegungsschiene aus einer hohen Oberschenkelliegegipsschiene mit 20°-Beugestellung heraus in einem Bewegungsausmaß von 0/20/60°. Hier liegt die Überlegung zugrunde, daß in diesem Bewegungsbereich die versorgten Bandstrukturen am wenigsten unter Spannung geraten (Abb. 2).

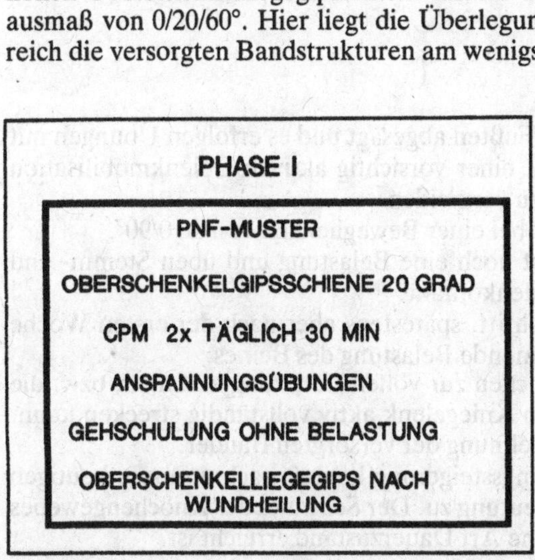

PHASE I

PNF-MUSTER

OBERSCHENKELGIPSSCHIENE 20 GRAD

CPM 2x TÄGLICH 30 MIN

ANSPANNUNGSÜBUNGEN

GEHSCHULUNG OHNE BELASTUNG

OBERSCHENKELLIEGEGIPS NACH WUNDHEILUNG

Abb. 1

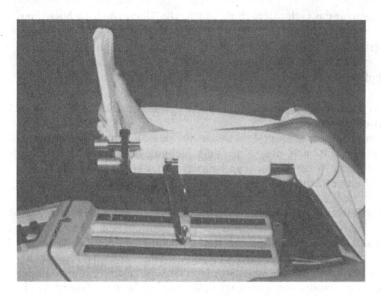

Abb. 2

Die Erfahrung, daß das Kniegelenk so früh nach dem operativen Eingriff ohne wesentliche Schmerzen wieder bewegt werden kann, gibt dem Patienten Vertrauen für die weitere Behandlung.

Diese Maßnahmen werden ergänzt durch isometrische Übungen, wobei der Schwerpunkt bei den Synergisten liegt. Diese isometrischen Übungen werden dann Wirkung zeigen, wenn mehrmals täglich Anspannungen mit 40% bis 50% der Muskelkraft in Zyklen von vier bis fünf Einzelübungen für je zehn Sekunden erfolgen. Im Mittelpunkt der Überlegung steht dabei der wiederhergestellte Zentralpfeiler und seine zunehmende Belastbarkeit.

Gehschulung mit angewickelter Gipsschiene ohne Belastung und eine vermehrte Schulung der Ischiocruralmuskulatur bei vorderer Instabilität, eine vermehrte Schulung der Quadrizepsmuskulatur bei hinterer Instabilität sowie Übungen des operierten Beines in allen möglichen Ausgangsstellungen bilden den Schwerpunkt in dieser Behandlungsphase.

Nach Wundheilung und Entfernung der Hautfäden erfolgt das Anlagen eines Oberschenkelliegegipses für weitere 2 1/2 Wochen.

Phase II (Abb. 3)

Danach wird dieser Verband geschalt, das Fußteil abgesägt und es erfolgen Übungen mit verstärktem Muskeleinsatz, dabei wird mit einer vorsichtig aktiven Gelenkmobilisation begonnen um ein sekundäres Überdrehen zu vermeiden.

Das Bewegungsziel in dieser Phase liegt bei einer Beweglichkeit von 0/10/90°.

In dieser Phase vermeiden wir zunächst noch eine Belastung und üben Stemm- und Abrollfunktionen und Fußübungen mit Bodenkontakt.

Entsprechend dem individuellen Fortschritt, spätestens aber nach der ersten Woche dieser Behandlungsphase erfolgt die zunehmende Belastung des Beines.

Der Patient sollte erst dann mit Gehstöcken zur vollen Belastung kommen, bzw. die Gehstöcke weglassen können, wenn er sein Kniegelenk aktiv vollständig strecken kann. Anderenfalls käme es allzuleicht zur Überdehnung der versorgten Bänder.

Der frühzeitigen zunehmenden Belastungssteigerung kommt nach unserem heutigen Wissensstand eine ganz entscheidende Bedeutung zu. Der Schwund des Knochengewebes vollzieht sich annähernd exponentiell bis eine Art Dauerzustand erreicht ist.

```
┌─────────────────────────────────────────┐
│              PHASE II                    │
│  ┌───────────────────────────────────┐  │
│  │   ÜBUNGEN MIT VERSTÄRKTEM          │  │
│  │       MUSKELEINSATZ                │  │
│  │                                    │  │
│  │   VORSICHTIGE AKTIVE GELENK-       │  │
│  │   MOBILISATION (0/10/90)           │  │
│  │                                    │  │
│  │   GEHSCHULUNG MIT FERSENKONTAKT    │  │
│  │   ZUNEHMENDE BELASTUNG             │  │
│  │                                    │  │
│  │       BEWEGUNGSBAD                 │  │
│  └───────────────────────────────────┘  │
└─────────────────────────────────────────┘
```

Abb. 3

Am spongiösen Knochen tritt dieser Zustand rascher ein als am kompakten und es erscheint gesichert, daß dieser Endzustand im Sinne eines steady state nach etwa 16 Wochen erreicht wird und durch Wiederaufnahme der physiologischen Belastung voll rückbildungsfähig ist.

Der Verlust von Calzium ist die wesentliche biologische Folge des Funktionsverlustes. Der Calziumverlust läßt sich im Urin nachweisen und auch nicht durch ein definiertes Trainingsprogramm mit dem Fahrradergometer im Liegen aufhalten. Erst die Einwirkung der Schwerkraft im Sinne der axialen Druckbelastung führt zur Normalisierung der Calziumwerte.

Diese Ergebnisse lassen den Schluß zu, daß für die der Gravitation entgegenstehenden Knochen der unteren Extremität die Schwerkrafteinwirkung als einzig adäquate Art der aktiven Beanspruchung zu gelten hat.

In dieser Phase kommt neben einer verstärkten Arbeit gegen Widerstand auch das Bewegungsband zur Anwendung, in dem die Patienten bei entsprechender Wassertiefe stehend üben und frei gehen sollen.

Phase III (Abb. 4)

An diese Behandlungsphase, deren Dauer sich nach dem individuell erreichten Fortschritt richtet, schließt sich in jedem Fall eine ambulante Phase an, in der bei verstärkter reaktiver Fuß- und Beinarbeit und abnehmender Stabilisierung die Belastung gesteigert wird.

```
┌─────────────────────────────────────────┐
│              PHASE III                   │
│  ┌───────────────────────────────────┐  │
│  │   GEHSCHULUNG MIT VOLLER          │  │
│  │       BELASTUNG                    │  │
│  │                                    │  │
│  │   NEUROMUSKULÄRE KOORDINATIONS-    │  │
│  │       ÜBUNGEN                      │  │
│  │                                    │  │
│  │   KEINE FORCIERTE KNIESTRECKUNG !  │  │
│  │       (0/5/110)                    │  │
│  │                                    │  │
│  │   REAKTIVE STABILISIERUNG IN       │  │
│  │   VERSCHIEDENEN GELENKSTELLUNGEN   │  │
│  └───────────────────────────────────┘  │
└─────────────────────────────────────────┘
```

Abb. 4

Phase IV

Im Anschluß an diese Phae wird der Patient selbsttätig weitertrainieren, erlaubt ist jetzt ein steigerndes Kraft- und Konditionstraining, welches sich den Ansprüchen des Patienten anpassen wird, Kraulschwimmen bzw. vertikaler Beinschlag sowie Fahrradfahren mit langsam wachsenem Widerstand sind zu empfehlen.

Eine verstärkte sportliche Belastung sollte nicht vor Ablauf von sechs bis neun Monaten wiederaufgenommen werden. Als notwendige Vorbereitung dazu gelten Lauftraining auf weichem, ebenen Untergrund (frühestens ab der 12. bis 16. Woche), Steigerung von Gewichtsübungen, Rennen von Achterfiguren, Intervalltraining, Seilspringen und Twisten, sofern leistungssportliche Aktivitäten oder Kampfsportarten angestrebt werden.

Bei hinteren Instabilitäten wird Schwerpunkt auf Kräftigung der Quadrizepsmuskulatur gelegt, die Vollbelastung erfolgt verzögert.

Elektrostimulation

Untersuchungsergebnisse an gesunden Probanden haben die Einwirkung von Elektrostimulation auf Muskelkraft und Muskelmasse nachweisen können. Durch die Aktivierung einer großen Anzahl von motorischen Einheiten durch Wechselstrom mit hoher Frequenz und hoher Stromstärke ließen sich bei gleichzeitig kompletter tetanischer Kontraktur des Muskels entsprechende Muskelzuwächse erzielen. Diese Untersuchungsergebnisse von gesunden Probanden sind nicht ohne weiteres auf die Verhältnisse nach operativ versorgten Kapselbandverletzungen zu übertragen, hier scheint die Schwellstrombehandlung (Abb. 5) zur Aktivierung der Muskulatur dem Wechselstrom überlegen zu sein, lediglich bei einliegenden Implantaten sollte sie nicht zur Anwendung kommen.

Entsprechende Untersuchungen zur Wirksamkeit von Schwellstrombehandlungen mittels computertomographischer Messungen der Umfangsmaße der Oberschenkelmuskulatur haben ergeben, daß eine gewisse additive Verbesserung durch diese zusätzliche Maßnahme im Vergleich zu Patienten, die ohne Schwellstrom behandelt wurden, zu verzeichnen ist.

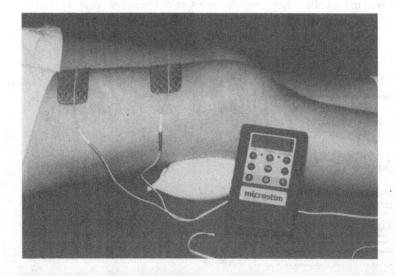

Abb. 5

Orthesen

Die American Academy of Orthopedic Surgery unterteilt Knieorthesen in drei Kategorien:

1. Prophylaktische Orthesen, sie sollen Knieverletzungen verhindern oder reduzieren.
2. Rehabilitative Orthesen, sie lassen nur einen kontrollierten Bewegungsablauf zu und werden nach Operationen und bei konservativer Behandlung eingesetzt.
3. Funktionelle Orthesen, sie verbessern und führen bei Knieinstabilitäten.

Für die rehabilitativen Orthesen ist in jedem Fall die Forderung zu stellen, daß die Verschieblichkeit des Schienbeinkopfes nach vorne und die medio-laterale Aufklappbarkeit eingegrenzt und die Rotationsbewegungen der Tibialängsachse zur queren Knieachse kontrolliert werden. Orthesen, die diesen Anforderungen nicht genügen, sind für die Rehabilitation wertlos.

Die Problematik der meisten Orthesentypen besteht darin, daß sie nach dem Prinzip der Weichteilverspannung wirken und die Qualität der Kontrolle des Kniegelenkes durch die Orthese in hohem Maße vom Muskelmantel abhängig ist.

Nach einer Erhebung von AAOS, die mehrere Studien ausgewertet hat, gibt es bislang weder für die prophylaktischen noch funktionellen Orthesen einen gesicherten Hinweis, daß damit erneute Verletzungen ausgeschlossen werden können, vor allem bei Bewegungen im anterior-posterioren Verlauf.

Isokinetische Trainingsformen

Bislang gibt es noch keine gesicherten Kenntnisse, zu welchem frühestmöglichen Zeitpunkt nach Operation isokinetische Trainingsprinzipien zur Kräftigung des Muskulatur ohne Schaden für den Kapselbandapparat eingesetzt werden können:

Bereits in der Frühphase kann aber der sogenannte Crossing-Effekt genutzt werden, bei dem durch Training der unverletzten Seite durch Irradiation und Bahnung motorischer Efferenzen die kontralaterale, nach Verletzung inaktivierte Muskelkette mit innerviert und mittrainiert werden kann.

Frühkomplikationen

Die häufigste Komplikation ist die Steifigkeit des Kniegelenkes im Sinne eines ausbleibenden zeitgerechten Bewegungszuwachses. Die Ursache kann eine inadäquate Wiederherstellung der Strukturen und Zuordnung zu ihren anatomischen Ursprungsorten sein. Weitere Möglichkeiten sind Verklebungen der verschiedenen Rezessus, eine Synovitis oder sehr selten eine Infektion ohne typische klinische Zeichen.

Besonders nachteilig ist ein Bewegungsverlust im Patellofemoralgelenk, dieses Gelenk muß deshalb täglich sowohl vom Krankengymnasten als auch vom Patienten in cranio-caudaler wie in medio-lateraler Richtung mobilisiert werden (Abb. 6.).

Ein volles Bewegungsausmaß des Knies kann zwar auch bei eingeschränkter Beweglichkeit im Patellofemoralgelenk erreicht werden, dies geht aber eindeutig zu Lasten eines erhöhten Anpreßdruckes der Patella mit Schmerz, Knorpelschaden und Arthrose.

Es erfordert große Erfahrung in diesen Fällen abzuschätzen, ob mit der krankengymnastischen Übungsbehandlung ein weiterer Fortschritt zu erzielen ist oder ob unter Umständen in der Frühphase Verklebungen, die noch nicht organisiert sind, durch eine vorsichtig dosierte Narkosebewegung in Periduralanästhesie überwunden werden können. An eine solche Narkosebewegung muß sich erneut eine Behandlung auf der elektrischen Bewegungsschiene mit kontinuierlich passiver Bewegung anschließen.

Eine im Rahmen einer Begleit- und Nachbehandlung auftretende zunehmende Instabilität ist eine ernste Komplikation. Sie hat ihre Ursachen in einer möglicherweise übersehe-

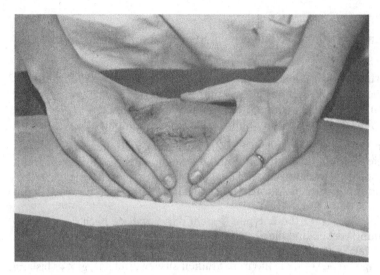

Abb. 6

nen Verletzung des Kapselbandapparates, in einer Überdehnung der versorgten Strukturen aufgrund nicht anatomischer oder isometrischer Versorgung oder eines erneuten Traumas aufgrund mangelnder Kooperation oder unglücklicher Umstände.

In diesem Fall sollte man dies mit dem Patienten besprechen und am besten diesen
Umstand, sobald es Psyche und Weichteile des Patienten zulassen, korrigieren.

Der postoperative Kniegelenksinfekt geht nicht immer mit klassischen Parametern einher:

Temperaturanstieg am 3./4. Tag, Schmerzzunahme und Ergußbildung verlangen in
jedem Fall eine Abklärung und ggfs. eine sofortige Revision und Anlage einer Spül-Saug-
drainage. Nach Abklingen der objektiven Entzündungsparameter kann mit der kontinuierlich passiven Bewegungsbehandlung fortgefahren werden. Ein Umsteigen auf Saugung
und Entfernung der Drainagen erfolgt nach bakteriologischer Kontrolle und läßt einen
glimpflichen Ausgang dieser ernsten Komplikation erhoffen. Ein postoperatives Haema-
tom läßt sich vermeiden, wenn nach Beendigung der rekonstruktiven Maßnahmen nach
Einlage einer Redondrainage in das Gelenk und Verschluß der Synovialis die Blutsperre
geöffnet und nochmals sorgfältige Blutstillung durchgeführt wird.

Ein postoperativer Erguß sollte zunächst durch physikalische Maßnahmen wie Kompression und Eisbehandlung zur Rückbildung gebracht werden. Nur in Ausnahmefällen
sollte eine einmalige Punktion dieses Ergusses erfolgen, wenn es sich zeigt, daß er durch die
genannten Maßnahmen nicht beseitigt werden kann. Thrombose und Embolie stellen im
Rahmen der operativen Versorgung von Kapselbandverletzungen am Kniegelenk Risikofaktoren dar, die einer Thromboseprophylaxe bedürfen. In seltenen Fällen kann es auch
einmal zu sehr rasch auftretenden Bewegungseinschränkungen durch lokale Verkalkungen
kommen.

Zusammenfassung

Nach Charnley bedarf eine perfekte Operation nur einer geringen Rehabilitation.
Andrews, ein renommierter amerikanischer Kniegelenkschirurg, bezeichnet den Wert der
Rehabilitation im Rahmen der Gesamtbehandlung mit 75%.

Müssen wir daraus schließen, daß wir noch weit von einer perfekten Operationstechnik
entfernt sind oder sind wir an den Grenzen der Wiederherstellung angelangt?

Literatur

Andrish JT (1985) Ligamentous injuries of the knee. Orthop Clin of North Am, 16 (2):273–284

Arvidsson I, Eriksson E (1988) Counteracting Muscle atrophy after ACL injury: Scientific bases for a rehabilitation program. In: Feagin JA (Hrsg) The crucial ligaments. Churchill Livingston, New York Edinborough London

Cabric M, Apell HJ (1987) Zur Wirkung hochfrequenter Elektrostimulation auf Muskelkraft und Muskelmasse. Dt Z Sportmed 38/1:15–18

Häggmark T, Jansson E, Eriksson E (1981) Fiber type and metabolic potential of the thigh muscle in man after knee surgery and immobilization. Int J Sport Med 2:12–17

Hughston JC (1985) Complications of anterior cruciate ligament surgery. Orthop Clin of North Am 16 (2):237–240

Müller W (1982) Das Knie. Springer, Berlin Heidelberg New York

Stanish WD, Curwin S (1988) Special techniques in rehabilitation. In: Feagin JA (ed) The crucial ligaments. Churchill Livingstone, New York Edinborough London, pp 483–492

Skyhar MJ, Danzig LA, Hargens AR, Akeson WH (1985) Nutrition of the anterior cruciate ligament. Effects of continous passive motion. Am J Sports Med 13 (6):415–418

Steadman JR, Higgins RW (1988) ACL injuries in the elite skier. In: Feagin JA (ed) The crucial ligaments. Churchill Livingstone, New York Edinborough London, pp 471–482

Wentzensen A (1985) Wiederherstellung und biomechanische Bedeutung des vorderen Kreuzbandes am Kniegelenk nach Verletzung – eine klinische und experimentelle Studie. Habilitationsschrift, Tübingen

Unfallchirurgie II

Der Fixateur externe, seine Bedeutung und der Einsatz bei der Akutversorgung von Polytraumatisierten

120. Th. Klöss (Tübingen): Die Bedeutung der Sofortstabilisierung von Frakturen bei Polytraumatisierten aus der Sicht des Anästhesisten

Manuskript nicht eingegangen

121. O. Trentz (Homburg/Saar): Fixateur externe Techniken bei verschiedenen Frakturen und ihr Vorteil im Rahmen der Akutversorgung von Polytraumen

Manuskript nicht eingegangen

122. Der Fixateur externe bei der Behandlung schwerer Beckenfrakturen

D. Havemann und H. J. Egbers

Abt. Unfallchirurgie Klinikum der Univ. Kiel (Dir.: Prof. Dr. D. Havemann), Arnold-Heller-Str. 7, D-2300 Kiel 1

External Fixation in Servere Pelvic Fractures

Summary. The use of external fixation for pelvic injuries is mainly determined by the type of pelvic girdle fracture and by the severity of the general injury. Exact diagnosis of the extent of injuries can be made with a pelvic X-ray a.p. Pennal's technique and CT imaging. The iliosacral joint can be repositioned by transduced compression via Schanzscrews inserted above the acetabulmum and directed toward the iliosacral joints. Triangular compression frame construction is applied along the plane of the pelvic inlet. The advantages include easier intensive care, early functional mobilization, minimised trauma and decreased blood loss. Disadvantages are the risk of pin tract infection and patient discomfort. Of 92 patients treated thus, these were 11 cases of ankylosis of the iliosacral joint, two malunions and two persistent instabilities of the pelvic girdle.

Key words: Triangular Compression Frame – Assembly – Mobilization – Results

Zusammenfassung. Die Anwendung eines Fix. ext. am Becken wird hauptsächlich bestimmt vom Typ der Beckenringfraktur und vom Schweregrad der Gesamtverletzung. Die exakte Diagnose stützt sich auf die Beckenübersichts-Aufnahmen a.p., die Rö-Aufnahmetechnik n. Pennal und das CT. Die Reposition des iliosacralen Gelenkes erfolgt durch Druckübertragung der Schanz-Schrauben, die oberhalb des Azetabulums in Richtung auf die Iliosacralgelenke eingesetzt werden. Dreieckförmiger Druckrahmenaufbau in der Beckeneingangsebene. Vorteile: erleichterte Intensivpflege, frühfunktionelle Behandlung, Minimaltrauma, geminderter Blutverlust. Nachteile: Kanalinfektion, Diskomfort. 92 Fälle: 11 Ankylosen des Sacroiliacalgelenkes, 2 Pseudarthrosen, 2 verbleibende Instabilitäten.

Schlüsselwörter: Dreieckförmiger Druckrahmen – Aufbau – Mobilisation

Hohe Gewalteinwirkungen in einer Höhe von 4000–7500 N (1 N = 1 kg · m/s^2) sind nach Bruchlastuntersuchungen von Gragg et al. (1970) und Patrick (1973) erforderlich, um das Becken des gesunden Erwachsenen in Abhängigkeit von der Richtung der einwirkenden Kräfte in den Gelenkverbindungen zu sprengen und den knöchernen Ring zu brechen. Diese unfallmechanischen Bedingungen erklären die Tatsache, daß nach eigenen Untersuchungen (n = 92, 1970–1988) die Beckenringverletzung in ca. 60% Bestandteil eines Polytraumas war. 10% wiesen Verletzungen der harnableitenden Wege und überwiegend extraperitoneale Verletzungen des Bauchraumes auf.

Bei dem in der Mehrzahl der Fälle vorliegenden höheren Schweregrad der Gesamtverletzung können vor allem in der Frühphase der Behandlung externe Verfahren zur Fixation stabiler und instabiler Beckenringfrakturen und -luxationen nach der Reposition vorteilhaft sein, weil sie wegen der Anwendungsweise ein relativ schonendes Vorgehen ermöglichen. Voraussetzung dafür ist, daß die externe Stabilisation von der konstruktiven Gestaltung her eine ausreichende mechanische Leistungsfähigkeit und Akzeptabilität für den Unfallverletzten aufweist.

Das Prinzip der externen Beckenfixation besteht in der Erhaltung der Reposition und der Möglichkeit, durch eine Rahmenmontage ausreichenden Druck zur zuverlässigen Stabilisation in die Beckeneingangsebene einzuleiten. Während mit den am Beckenkamm inserierenden Montagen des Fixateur externe Drucke von 8–12 kg/cm^2 (Bonnell 1975) erzeugt werden können, ist über am Tuberculum ilicum supraacetabulär von latero-ventral eingebrachte Gewindestifte und Druckeinleitung in die Beckeneingangsebene nach Untersuchungen von Egbers (1986) ein Druck von über 30 kg/cm^2 zu erzielen, der bei vertikalen Ringbrüchen auch ausreicht, um eine frühfunktionelle Behandlung und definitive Stabilität bis zur Knochenbruchheilung zu ermöglichen.

Die *Vorteile* der externen Fixation bestehen darin, daß sie als Sofortmaßnahme mit einem operativen Minimaltrauma verbunden ist. Die in der überwiegenden Zahl der Fälle notwendige Intensivpflege wird optimiert oder überhaupt erst möglich.

Retroperitoneale Blutungen aus den oft großen Frakturflächen werden reduziert. Sekundäreingriffe (Laparatomie, innere Osteosynthesen) sind gegebenenfalls möglich. Dem stehen als *Nachteile* gegenüber, daß eine anatomisch korrekte Reposition nicht in jedem Fall erzielbar ist, die Insertionsstellen der Schanz-Schrauben pflege- und kontrollbedürftig sind, für den Verletzten die Montage zeitweilig eine Minderung der Lebensqualität hervorruft und die volle Frühbelastung begrenzt ist.

Die *Indikationen* für die Anwendung des Fixateur externe sind:

1. Polytrauma oder Mehrfachverletzung,
2. Dislozierte Beckenringfraktur
3. Luxation/Luxationsfraktur im ventralen/dorsalen Segment oder kombiniert,
4. offene Beckenringverletzung.

Kontraindikationen sind das Vorliegen einer Acetabulumfraktur mit Beckenringinstabilität und irreponible dorsale Fragmente, die eine Kompression des Beckenringes ausschließen.

Entscheidende Hinweise für die Art des Vorgehens ergeben sich aus der speziellen *Diagnostik,* die Voraussetzung für eine präoperative Planung ist.

Zu fordern sind eine Beckenübersichts-Aufnahme, Schräg-Aufnahmen nach Pennal (1980) – Abb. 1, 2 – mit um 40° nach cranial und caudal in das Becken einfallendem Zentralstrahl, Computertomographie, Ausschluß oder Nachweis einer Urogenital- und/oder Abdominalverletzung. Hinsichtlich der Wertigkeit der diagnostischen Verfahren kommt der CT-Untersuchung eine hohe Aussagefähigkeit zu, die für die klassifizierende Analyse des Verletzungstyps die sichersten Auskünfte gibt. Die Aufnahmetechnik nach Pennal hat jedoch den Vorteil, nicht an das Vorhandensein eines Computertomographen gebunden und ohne längere Untersuchungszeit durchführbar zu sein. Sie erlaubt eine klare Zuordnung der Fragmente und läßt das erforderliche Repositionsmanöver im Rahmen des Eingriffes eindeutig bestimmen.

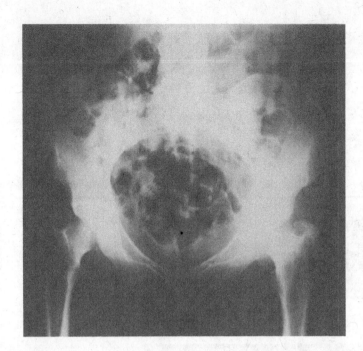

Abb. 1

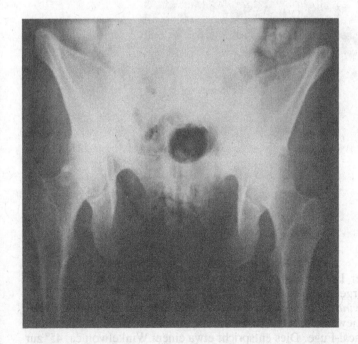

Abb. 2

Das *Verfahren der externen Fixation* ist im Laufe des letzten Jahrzehntes durch Veränderungen der Insertionsorte der Schanz-Schrauben und der Richtung des die Stabilisation verbessernden Druckes auf den Beckenring modifiziert worden. Voraussetzung für eine hohe Stabilität ist einerseits die Steifigkeit der externen Montage, die Sitzfestigkeit der Knochengewindestifte und die Qualität der *Reposition*. Sie ist mit der Anwendung extendierender Kräfte (Extensionstisch!) nur möglich bei unilateraler Verletzung.

448

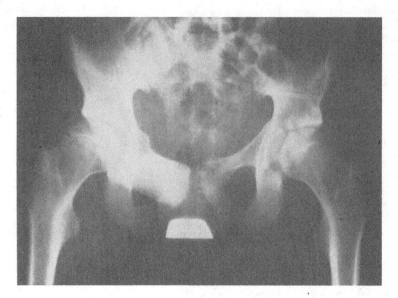

Abb. 3

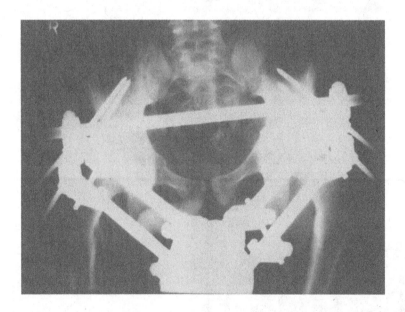

Abb. 4

Bei Vorliegen bilateraler Dislokationen muß die Reposition über die eingesetzten Schanz-Schrauben direkt vorgenommen werden.

Die *Einbringung der Gewindestifte* erfolgt von vetro-lateral supraacetabulär unter Bildwandlerkontrolle paarweise jeweils rechts und links unter Einsatz von Gewebeschutzhülen in Richtung auf die sacroiliacal-Fuge. Dies entspricht etwa einem Winkel von ca. 45° zur Frontal- und ca. 30° zur Sagittalebene. Die Schraubendistanz der Paare beträgt jeweils ca. 2,0–2,5 cm.

Die *Montage* des triangulären Rahmens mit einem transversalen, der Kompression dienenden Rohr aus dem AO-Rohrsystem wird vormontiert und als Doppelrohr-Aufbau angebracht (Abb. 3, 4).

In der *postoperativen Phase* ist eine Schräg- und Halbseitenlage je nach seitlicher Ausladung des Rahmens möglich. Die Eintrittsstellen der Schanz-Schrauben sind zweimal täglich zu säubern und mit PVP-Jod-Salben-Mulltupfern abzudecken. Die Rahmenkonstruktion muß am zweiten postoperativen Tag gewartet werden: Nachspannen der Transversalkompression und Überprüfung aller Schraubenverbindungen auf festen Sitz. Krankengymnastische Übungen sind abhängig vom Gesamtzustand in differenzierter Form als isometrische Anspannungsübungen oder als geführte assistive Bewegungen möglich.

Die *Mobilisation* des Unfallverletzten wird abhängig gemacht von der biomechanischen Parametern folgenden Klassifikation der Beckenringstabilität. Bei stabilen Beckenringfrakturen ist mit der Fixationsmontage die Mobilisation zunächst im Gehbad, dann mit Gehwagen und schließlich an Unterarmgehstützen von der 2.–3. postoperativen Woche ab' möglich. Bei Luxationen bzw. Luxationsfrakturen mit ligamentären Verletzungen des dorsalen Segmentes sind erst von der 3.–6. Woche ab mobilisierende Behandlungen in gleicher Reihenfolge wegen der Gefahr von Redislokationen zu empfehlen.

Bei der Durchführung der externen Stabilisation sind spezifische *Fehler und Gefahren* zu beachten. Die zu weit medial liegende Insertion der Schanz-Schrauben kann zu einer Verletzung des femoralen Gefäßnervenbündels führen. Verletzungen des N. cutaneus femoris lateralis werden durch konsequente Verwendung von Gewebeschutzhülsen vermieden, die Hautincisionen sollten lateral einer Lotlinie liegen, die von der Spina iliaca anterior superior gefällt wird. Das Schraubengewinde der Schanz-Schrauben kann aus dem Corpus ilii austreten, wenn das Einschrauben mit stärkerem Druck erfolgt. Die Mächtigkeit des Weichteilmantels und bei Bewegungen auftretende Hautspannungen verursachen nicht selten (ca. in 20%) Kanalinfektionen (sog. „pin tract infection"), die zur Demontage des Systems zwingen können.

Überlastung durch zu hohe und zu frühzeitige Vertikalbeanspruchung führen zur Lokkerung der Fixation.

Die kontinuierlich durchgeführten Kontrolluntersuchungen, in denen bisher ein nachuntersuchtes Kollektiv von 39 Verletzungen enthalten ist, zeigen, daß in etwas über einem Viertel aller Patienten länger als ein Jahr nach dem Umfall Schmerzen im Sacroiliacalbereich angegeben wurden. In 11 Fällen wurden Ankylosen des Sacroiliacalgelenkes nachgewiesen, die keine Schmerzen und keine Funktionsminderung verursachten. In allen Fällen lagen Luxationen oder Luxationsfrakturen der Articulatio sacroiliaca vor. Jeweils zwei Fälle zeigten eine persistierende Subluxation mit Instabilität des Beckenringes und parailiosacrale Pseudarthrose, die im Gegensatz zu der Instabilität nur geringe Beschwerden zur Folge hatten.

Die klinischen Erfahrungen lassen erkennen, daß die externe Stabilisation schwerer Beckenfrakturen ein wenig invasives, mit niedrigem Risiko belastetes Verfahren für die Primärversorgung darstellt. Die Intensivpflege wird wesentlich erleichtert, in geeigneten Fällen kann eine primäre Definitivbehandlung bis zur knöchernen Heilung erfolgen.

Ungeachtet der Vorteile ist die biomechanische Leistungsfähigkeit des Verfahrens kritisch gegen die Art der Beckenverletzung abzugrenzen. Der Wechsel auf eine innere Osteosynthese kann nach vorangegangener äußerer Fixation stets erwogen werden.

123. A. Rüter (Augsburg): Komplikationen und Nachteile der Fixateur externe Osteosynthese bei Polytraumatisierten

Manuskript nicht eingegangen

124. Umsteigen vom Fixateur externe und wann beim Polytraumatisierten

K. Weise und N. Karnatz

Berufsgenossenschaftliche Unfallklinik, Schnarrenbergstraße 95, D-7400 Tübingen

Change of Stabilization Method after External Fixation in Polytraumatized Patients

Summary. External fixation of fractures in polytraumatized patients normally should be regarded as temporary. After the patient's general condition is stabilized, in most cases it is necessary to change the procedure in order to provide sufficient mobility of joints, timely bony healing and early mobilisation. The earlier the transition toward internal osteosynthesis, the lower the complication rate. The follow up of 37 polytraumatized patients who were subjected to 50 changes of method after primary external fixation is described.

Key words: External Fixation − Polytraumatized Patients

Zusammenfassung. Osteosynthesen mit dem Fixateur externe sind normalerweise als temporäres Verfahren angelegt. Nach Stabilisierung des AZ ist vielfach ein früher Verfahrenswechsel erforderlich, um die Funktion der Gelenke, zeitgerechten knöchernen Durchbau und rasche Mobilisierbarkeit zu gewährleisten. Je früher der Wechsel stattfindet, um so geringer ist die Komplikationsrate. Die Nachuntersuchung von 37 polytraumatisierten Patienten mit 50 Verfahrenswechseln wird vorgestellt.

Schlüsselwörter: Verfahrenswechsel − Fixateur externe − Polytrauma

1. Einleitung

Ist der polytraumatisierte Patient im Verlauf der 2. Operationsphase mit Fixateur externe-Montagen in diversen Variationen versorgt, können die Entscheidungen zum weiteren Procedere ohne massiven Zeitdruck gefällt werden. Dies bedeutet jedoch keinesfalls, daß der Chirurg, zufrieden über die erreichte Stabilisierung der Frakturen und damit des Allgemeinzustandes des Patienten auf seinen Lorbeeren ausruhen und auf einen günstigen weiteren Heilverlauf vertrauen kann. Die besonderen Charakteristika eines Fixateur externe einerseits und spezielle Eigenheiten der jeweiligen Frakturen andererseits lassen der äußeren Fixation häufig nur das Prädikat einer „temporären Osteosynthese" zukommen. Fraglos ist es der Zeitfaktor, der die Anwendung eines Fixateur externe limitiert, da bei Überschreiten eines bestimmten Intervalls zwischen Erststabilisierung und Sekundärversorgung keine günstigen Langzeitergebnisse mehr erwartet werden können. Dies gilt in Sonderheit für Frakturen mit Gelenkbeteiligung oder reine Gelenkbrüche, aber auch für Frakturen mit bekannt verzögerter Heilungstendenz. In diesen Fällen ist ein *früher Verfahrenswechsel* unabdingbar, sofern die Begleitumstände ein solches Vorgehen erlauben. Hinzu kommt noch die bekannte Tatsache, daß ein „Umsteigen" vom Fixateur externe auf ein internes Osteosyntheseverfahren umso komplikationsträchtiger ist, je länger dessen Liegedauer ausgedehnt wird. Es sei nur andeutungsweise an Reizungen und Infektionen der Hautdurchtrittsstellen, an die Auslockerung transfixierender Elemente und zunehmend grö-

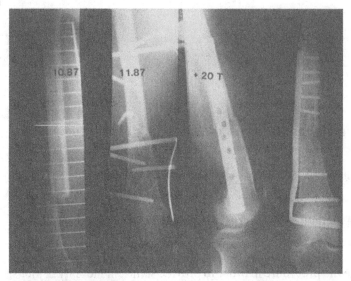
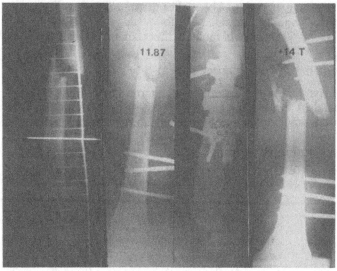

Abb. 1a–d. E. K., 23; polytraumatisierter Patient mit SHT, Milzruptur und doppelseitiger Femurfraktur. **a** Distale Femurfraktur re., primäre Stabilisierung mit Fixateur externe, früher Verfahrenswechsel auf interne Osteosynthese mit Condylenplatte. **b** Femurschaftfraktur im mittleren Drittel li., Primärstabilisierung mit Fixateur externe; Ausriß und Bruch der Schanz'schen Schrauben im Durchgangssyndrom. **c** Schrittweiser knöcherner Durchbau mit medialer Abstützung ohne zeitliche Verzögerung. **d** Direktes, frühes Umsteigen auf intramedulläre Stabilisierung, zunehmende Kallusbildung

ßere „Höfe" um dieselben bei Durchdringen mehr oder weniger voluminöser Muskulatur erinnert.

Aus diesen Überlegungen heraus wird verständlich, wie wichtig ein individuell abgestimmtes, sich auf den weiteren Verlauf erstreckendes Behandlungskonzept ist, welches den Allgemeinzustand des Patienten, Art, Schwere und Anzahl seiner Verletzungen, die auf die jeweilige Fraktur bezogene Dringlichkeit der Weiterversorgung und die Reihenfolge der späteren Operationsmaßnahmen berücksichtigt.

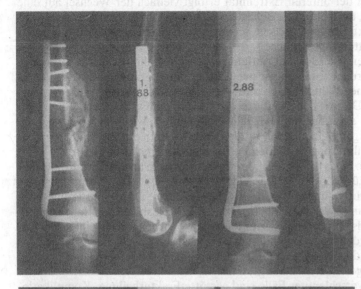

Abb. 1c

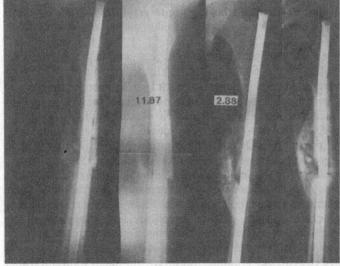

Abb. 1d

2. Definition

Zunächst muß zwischen *frühem Umsteigen* und *spätem Verfahrenswechsel* differenziert werden, wobei die Grenze zwischen beiden willkürlich festgelegt und fließend ist. Wir verstehen unter einem *frühen Verfahrenswechsel* das Umsteigen innerhalb der ersten 3 Wochen post traumam, was in der Regel *einzeitig,* also ohne eingeschaltetes Sicherheitsintervall möglich und dazu mit deutlich besseren Voraussetzungen für die Rekonstruktion von Knochen bzw. Gelenk verbunden ist. Basierend auf den Erfahrungen der vergangenen Jahre, in welchen der günstigste Zeitpunkt für das Umsteigen häufig verpaßt wurde, hält man jetzt in der weit überwiegenden Mehrzahl der Fälle ein kurzes Intervall zwischen Ersteingriff und definitiver Versorgung für wünschenswert. Dies gilt in besonderem Umfang für Gelenkfrakturen, deren Rekonstruktion nur innerhalb der ersten 2 Wochen einigermaßen sicher möglich und deren Immobilisierung über längere Zeit mit erheblichem Funktionsverlust verbunden ist.

Bei Schaftfrakturen an der unteren Extremität erfolgt vielfach der Wechsel auf eine intramedulläre Schienung, um frühzeitige Belastbarkeit bzw. Mobilisierbarkeit zu gewährleisten. Metaphysäre Frakturen bzw. Brüche an der oberen Extremität bedürfen in der Regel der sekundären Plattenosteosynthese.

Liegt der Fixateur externe reizlos ein, treffen wir beim Verfahrenswechsel nur einige wenige Sicherheitsvorkehrungen, indem wir neben einer perioperativen Antibiotikaprophylaxe mit Entnahme eines Wundabstriches für ausreichende Drainage von Marknagel bzw. Plattenlager sorgen. Die Art der Zweitosteosynthese ist auf Frakturform und -lokalisation abzustimmen, muß aber auch individuellen Bedingungen wie dem Vorliegen von Kettenfrakturen, beidseitiger Betroffenheit an den unteren Extremitäten und spezieller Erfordernisse für die Mobilisierung des Patienten Rechnung tragen (Abb. 1a−b).

Insgesamt ist das Risiko eines frühen Verfahrenswechsels nach unserer Erfahrung eher gering, der Gewinn bezüglich der Abkürzung des gesamten Heilverlaufes infolge Beschleunigung von Frakturheilung und frühzeitiger Möglichkeit zur Mobilisierung sowie einer dauerhaft guten Funktion beträchtlich. Daß eine Vielzahl primär mit Fixateur externe versorgter, ehemals polytraumatisierter Patienten nicht zeitgerecht einem Verfahrenswechsel zugeführt werden kann, liegt meist nicht am schlechten Allgemeinzustand des Patienten oder unüberwindlichen lokalen Hinderungsgründen, sondern an einer falschen und zeitlich unnötig verzögerten Behandlungtaktik.

Das Ergebnis solcher verschleppter Fälle sind gestörte Frakturheilung, Komplikationen am Fixateur externe, schlechte funktionelle Langzeitergebnisse und nicht zuletzt unnötig lange Ausheilungszeiten mit allen nachteiligen sozialen und volkswirtschaftlichen Konsequenzen.

Um die Risiken des *späten Verfahrenswechsels* zu verringern, empfiehlt sich die Zwischenschaltung eines osteosynthesefreien Sicherheitsintervalls, während dem die Hauptdurchtrittsstellen abheilen können. Dies ist in der Regel nach 1−2 Wochen geschehen und dauert erfahrungsgemäß um so länger, je mehr Muskulatur transfixiert bzw. je länger die Liegedauer des Fixateur ausgedehnt war. Hatten bereits ein Reizzustand bzw. eine pintract-infection vorgelegen, ist das Risiko des „Umsteigens" deutlich höher anzusiedeln und demzufolge die Indikation für ein internes Osteosyntheseverfahren streng zu überprüfen. In dieser Situation kann gelegentlich das Intervall bis zur definitiven knöchernen Abheilung im Gipsverband überbrückt werden, ein durchaus übliches Vorgehen bei Frakturen am Unterschenkel. Nach Abbau des Fixateur externe und geplantem Verfahrenswechsel wird die Stabilität vorübergehend im Gipsverband gewährleistet, welcher zur Behandlung der Durchtrittsstellen gefenstert ist. Selten ist eine temporäre Extensionsbehandlung erforderlich. Perioperative Antibiotikaprophylaxe und sonstige Sicherheitsvorkehrungen entsprechen dem Vorgehen bei frühem Umsteigen (Abb. 2a und b).

Gelegentlich kann es hilfreich sein, bei Trümmerfrakturen, vor allem während früher Verfahrenswechsel, den Fixateur externe bis zur Implantation eines überbrückenden internen Osteosyntheseverfahrens zu belassen, da ansonsten die primäre Reposition verloren gehen könnte. Die Vorteile des späten Umsteigens, insbesondere bei Trümmer- und Mehrfragmenturen des Schaftes, sind darin zu erblicken, daß die Fragmente bereits untereinander abgebunden haben und damit aus einer relativen oder Ausnahmeindikation für die gedeckte Marknagelung eine gute Indikation geworden ist. In solchen Fällen dient der Verfahrenswechsel vor allem dazu, den letzten Anstoß zum knöchernen Durchbau des Bruches zu geben.

3. Ergebnisse, Fallbeispiele

Nachdem sich der Fixateur externe erst in den letzten Jahren als Standardverfahren in der Primärbehandlung des polytraumatisierten Patienten etabliert hat, liegen nun allmählich erste Erfahrungen hinsichtlich der Vorteile, der Komplikationsmöglichkeiten, des richtigen Zeitpunktes bzw. der Art des „Umsteigens" sowie zu Heilungszeiten und Behandlungsresultaten vor. Diesbezüglich haben wir Krankenunterlagen und die klinischen bzw.

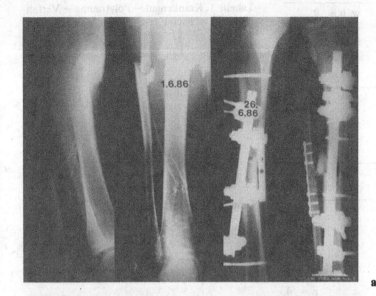

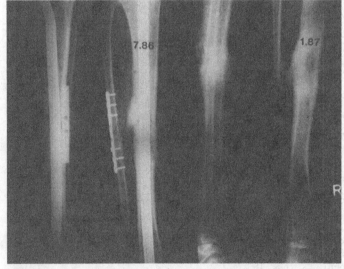

Abb. 2a, b. W. R., 19; Polytrauma u.a. mit Fraktur O III re. Unterschenkel **a** Primärstabilisierung mit Fixateur externe und Plattenosteosynthese der Fibula. **b** Später Verfahrenswechsel zur intramedulären Stabilisierung nach Sanierung des Weichteilschadens

röntgenologischen Ergebnisse anläßlich von Nachuntersuchungen ausgewertet, wobei wir vor allem den Zeitpunkt des Verfahrenswechsels mit der Heilungsdauer der Fraktur, der Komplikationsrate und der erreichten Funktion in Korrelation gebracht haben.

Zwischen Juni 1986 und September 1988 sind in der Berufsgenossenschaftlichen Unfallklinik Tübingen 37 polytraumatisierte Patienten mit zusammen 50 relevanten Frakturen nach primärer Fixateur externe-Osteosynthese sekundär einem Verfahrenswechsel unterzogen worden. Angaben zu Patientendaten, Frakturart und -lokalisation sowie dem Ausmaß des Weichteilschadens gehen aus den folgenden Tabellen hervor:

m. n = 28	w. n = 9	
Frakturen	n = 50	
Alter im ∅	36 Jahre	

Tabelle 1. Krankengut − Polytrauma − Verfahrenswechsel nach F.e.-Osteosynthese

Unterschenkel	n = 23
Femur	n = 22
Obere Extremität	n = 2
Becken	n = 2
OSG	n = 1

Tabelle 2. Lokalisation (n = 50)

Quer	n = 15
Trümmer	n = 12
Gelenkfrakturen	n = 7
Schräg	n = 6
Torsion	n = 4
2-Etagen	n = 2
Sonstige	n = 4

Tabelle 3. Frakturform (n = 50)

G I	n = 15	0 I	n = 6
G II	n = 6	0 II	n = 8
G III	n = 5	0 III	n = 10
Fascienspaltung n = 11			

Tabelle 4. Frakturart (n = 50)

I (0−19 P.)	n = 3
II (20−34 P.)	n = 20
III (35−48 P.)	n = 12
IV (>48 P.)	n = 15

Tabelle 5. Polytraumaindex (n = 50)

Organe	n = 76	*Frakturen*	n = 151
SHT	n = 19	Gesicht	n = 16
Thorax	n = 17	Rippen	n = 18
Abdomen	n = 24	ob. Extr.	n = 31
Urogenital	n = 7	Becken	n = 19
Sonstige	n = 7	unt. Extr.	n = 65
		WS	n = 2

Tabelle 6. Begleitverletzungen (n = 227)

Fixateur externe		Zusatzmaßnahmen	
Unilateral	n = 32	Fibulaverplattung	n = 12
V-förmig	n = 6	Zugschrauben	n = 2
Gelenküberbr.	n = 12	Sonstige	n = 6

Tabelle 7. Primärosteosynthese (n = 50)

Legt man bezüglich des Verfahrenswechsels die 3-Wochen-Grenze zugrunde, lassen sich die Fälle nach frühem und spätem Umsteigen aufschlüsseln, wobei in beiden Kollektiven ein Trend zur intramedullären Stabilisierung auffällt:

früh (<3 Wochen)	spät (>3 Wochen)
n = 13	n = 37
∅ nach 13 Tagen	∅ nach 54 Tagen

Tabelle 8. Verfahrenswechsel (n = 50)

	früh	spät
MN	n = 7	n = 17
Platte	n = 5	n = 16
F.e.	n = 1	n = 8

Tabelle 9. Verfahrenswechsel auf folgende Osteosynthese:

Gefährlichste Komplikation beim Umsteigen vom äußeren auf ein inneres Osteosyntheseverfahren ist der Infekt. Die Differenzierung zwischen frühem und spätem Verfahrenswechsel bzw. Art und Ausmaß der Infektion zeigt folgende Tabelle:

	früh	spät
Infekt	–	n = 12
oberflächlich	–	n = 3
tief (vorher)	–	n = 3
tief (nachher)	–	n = 6
Pseudarthrose	–	n = 10
aseptisch	–	n = 7
infiziert	–	n = 3

Tabelle 10. Komplikationen – Verfahrenswechsel –

Es zeigt sich wie erwartet, daß nur der späte Verfahrenswechsel zu infektiösen Komplikationen bzw. Pseudarthrosenbildung geführt hat. In 3 Fällen waren bereits ohne Verfahrenswechsel Reizzustände bzw. mehr oder weniger starke putride Sekretion am Fixateur externe aufgefallen, die zu einem Umsteigen auf eine geänderte Fixateur externe-Montage veranlaßten. Daraus ist die Konsequenz zu ziehen, daß das erhöhte Risiko eines Verfahrenswechsels stets gegen dessen therapeutischen Gewinn abzuwägen ist.

Eine weitere wichtige Information bieten die Ausheilungszeiten, differenziert nach dem Zeitpunkt des Verfahrenswechsels und dem danach benötigten Intervall sowie der Gesamtdauer bis zum knöchernen Durchbau.

	VW früh	VW spät
gesamt	∅ 18 Wo.	∅ 24 Wo.
nach VW	∅ 16 Wo.	∅ 18 Wo.

Tabelle 11. Ausheilungszeiten (n = 42)

42 Fälle konnten im Mittel nach 12 Monaten nachuntersucht werden. Über den Zustand der Weichteile, die radiologische Situation bzw. die Funktion geben nachstehende Tabellen Auskunft:

blande	n = 40
Fistel	n = 2

Tabelle 12. Nachuntersuchung – Weichteile –

458

durchbaut	n = 37
Defekt	n = 4
Infektzeichen	n = 1

Tabelle 13. Nachuntersuchung – Röntgen –

frei	65,5%
leicht ↓	12,7%
deutlich ↓	21,8%

Tabelle 14. Nachuntersuchung – Funktion –

4. Diskussion

Osteosynthesen mit dem Fixateur externe beim mehrfachverletzten oder polytraumatisierten Patienten sind in der Regel als temporäres Stabilisierungsverfahren anzusehen. Sobald es die Umstände erlauben, muß im Interesse einer Abkürzung des Heilverfahrens und der Vorteile bezüglich krankengymnastischer Übungsbehandlung, Mobilisierbarkeit, Beschleunigung der knöchernen Heilung sowie Komfort des Patienten auf eine andere, in der Regel interne Osteosynthese umgestiegen werden. Je früher der Verfahrenswechsel erfolgt, um so besser greifen die unumgänglichen Sicherheitsvorkehrungen und desto weniger ist ein osteosynthesefreies Intervall zur Sanierung der Hautdurchtrittsstellen erforderlich. Nach unseren eigenen Erfahrungen ist beim frühen direkten Umsteigen auf die intramedulläre Stabilisierung kaum mit einer infektiösen Komplikation zu rechnen. Komplikationen sind aber dann häufig, wenn bereits vor dem Umsteigen Reizzustände und vermehrte Sekretion im Bereich der Hautdurchtrittsstellen existieren. In solchen Fällen muß die Indikation zum Verfahrenswechsel streng überprüft und gegebenenfalls mit dem Fixateur externe ausbehandelt wrden. Darüberhinaus kommt es bei frühem Umsteigen höchst selten zur verzögerten Knochenbruchheilung bzw. zur Pseudarthrose. Aus dem eigenen Krankengut ist ersichtlich, daß in den letzten Jahren mit dem Verfahrenswechsel häufig zu sehr gezögert wurde, so daß, wenn immer möglich, dieses Intervall weiter abzukürzen ist.

Zusammenfassend kann man sagen, daß ein frühzeitiger Verfahrenswechsel nach Fixateur externe bei Polytraumatisierten die Regel sein sollte, da er selten mit Komplikationen behaftet und demzufolge bereits während der Primärversorgung in das therapeutische Konzept bezüglich zeitlicher Planung und der Montagetechnik einzubeziehen ist.

Literatur

1. Burri C, Kreuzer U (1981) Behandlung von Extremitätentraumen beim Schwerverletzten. Klinikarzt 10:860–874
2. Eitenmüller J, Schmidt KH, Gutierrez F, Reichmann W (1984) Erfahrungen mit der Verwendung des Fixateur externe bei polytraumatisierten Patienten. Akt Traumatol 14:237–242
3. Faist E, Dittmer H, Inthorn D, Krämling HJ (1985) Der polytraumatisierte Patient. Münch Med Wochenschr 127:603–608
4. Nast-Kolb D, Duswald K-H, Waydhas C, Müller K, Schweiberer L (1985) Notfallchirurgische Aspekte des Polytraumas. Münch Med Wochenschr 127:699–701
5. Tscherne H, Oestern H-J, Sturm JA (1984) Die Belastbarkeit Mehrfachverletzter und ihre Bedeutung für die operative Versorgung. Langenbecks Arch Chir 364 (Kongreßbericht 1984):71–77

Unfallchirurgie III

Möglichkeiten und Grenzen der funktionellen Behandlung von Frakturen und Gelenkverletzungen

125. Funktionelle Anpassung an Gelenken mit unterschiedlichem Belastungsmodus*

B. Tillmann

Anatomisches Institut der Universität zu Kiel, Olshausenstraße 40, D-2300 Kiel

Functional Adaption of Joints with Different Mechanical Stress

Summary. The density of osseous tissue and the alignment of the cancellous trabeculae of the hip joint depend on magnitude, direction and position of the resultant force affecting the hip joint. The cancellous architecture surrounding the acetabulum moreover is influenced by forces acting at the symphysis and the iliosacral joints. The articular bones of the ankle joint are subjected to compressive stress. In the lateral areas of the joint a bending stress which results from tensile forces exerted by the collateral ligaments is superimposed on the compressive stress.

Key words: Articular Joint Stress − Hip Joint − Ankle Joint

Zusammenfassung. Am Hüftgelenk hängen Materialverteilung und Ausrichtung des gelenknahen Knochens von Größe, Richtung und Lage der Gelenkresultierenden ab. Die Ausrichtung der Spongiosatrabekel in der Umgebung des Acetabulum wird außerdem durch die in den Iliosakralgelenken und in der Symphyse übertragenen Kräfte beeinflußt. Den axial auf Druck beanspruchten Knochen des oberen Sprunggelenks ist im Malleolenbereich eine Biegebeanspruchung überlagert, die durch die Zugverspannungen von Seiten der Kollateralbänder zustandekommt.

Schlüsselwörter: Gelenkbelastung − Hüftgelenk − oberes Sprunggelenk

Belastung − Beanspruchung − funktionelle Anpassungsvorgänge

Die Belastung eines Gelenks erfolgt durch die Vektorsumme (Gelenkresultierende R) aller auf ein Gelenk wirkenden Kräfte. Bei der überwiegenden Zahl der Diarthrosen setzt sich die Gelenkresultierende aus den Vektoren der Muskel- und Bandkräfte sowie der Last des Teilkörpergewichts zusammen (Pauwels 1935). Bei einigen Gelenken ist der Vektor der Last von untergeordneter Bedeutung. Am Femoropatellargelenk z.B. entsteht die Krafteinleitung durch Zugverspannung der an der Patella angreifenden Muskeln und Bänder, das Gewicht der Patella kann in diesem Fall vernachlässigt werden (Maquet 1976).

Von der Größe der Gelenkbelastung hängt die Gelenkbeanspruchung ab. Einfluß auf die Größe der Gelenkbeanspruchung (Größe der Druckspannungen) haben außerdem die kraftaufnehmende Gelenkfläche sowie die Lage der Gelenkresultierenden R (Kummer 1968). Bei der Bewegung ändert die Gelenkresultierende R ihre Größe, Richtung und Lage.

---

* Herrn Professor Dr. B. Kummer zum 65. Geburtstag gewidmet.

Die Struktur der gelenkbildenden Stützgewebe ist funktionell an Größe und Art der Beanspruchung angepaßt. Die Aufnahme des Gelenkdrucks erfolgt zunächst durch den hyalinen Gelenkknorpel, der für das subchondrale Knochengewebe einer Art „Stoßdämpferfunktion" ausübt. Bei bewegungsbedingter Gelenkbelastung tritt das von Proteoglykanen gebundene Wasser des Knorpelgewebes in die Gelenkhöhle, im entlasteten Zustand gelangen Wasser und niedermolekulare Bestandteile der Synovia durch Konvektion in den Gelenkknorpel (s. Tillmann und Schünke 1989). Dieser belastungsabhängige Mechanismus der Wasserverschiebung ist Voraussetzung für die Knorpelernährung sowie für die Gelenkflächenlubrikation.

Gelenkknorpel bleibt nur dort erhalten, wo die durch die Gelenkbelastung erzeugten Druckkräfte einen Maximalwert nicht über- und einen Minimalwert nicht unterschreiten (Tillmann 1969). Im ersten Fall kommt es in Folge einer unphysiologisch hohen Gelenkbeanspruchung zu degenerativen Veränderungen im Knorpel und nachfolgend im subchondralen Knochengewebe. Ist die Gelenkbeanspruchung zu niedrig, wird der Gelenkknorpel dünner und schwindet schließlich vollständig. Bei exzentrischer Lage der Gelenkresultierenden R im Hüftgelenk z.B. führt die ungleichmäßige Verteilung des Gelenkdrucks (Druckspannungen) zur Zerstörung des Knorpelgewebes in dem Gelenkflächenabschnitt, wo die Druckspannungen die obere Toleranzgrenze überschreiten; diese Zone liegt in den meisten Fällen am äußeren Rand des Pfannendachs. Im gegenüberliegenden Teil der Facies lunata sinken die Spannungen auf so niedrige Werte, daß der Gelenkknorpel schwindet. Im entlasteten Bereich der Gelenkfläche treten häufig Reparationsversuche in Form von Osteophytenbildungen auf (Tillmann 1984).

Die Größe der Richtungsänderung der Gelenkresultierenden R bei Bewegungsexkursionen hat ebenfalls Einfluß auf die Form der Gelenkstrukturen. Eine Bewegungseinschränkung am Hüftgelenk z.B. kann zu einem Schwund von Knorpelgewebe im medialen Bereich des Femurkopfes führen, da der Erhaltungsreiz für das Knorpelgewebe in diesem Areal fehlt (Tillmann 1978).

Der subchondrale Knochen ist an die Beanspruchungsgröße durch seine Materialmenge (Dichte) angepaßt. Die Beanspruchungsart findet ihren Niederschlag in der Ausrichtung der Spongiosatrabekel (Pauwels 1954). Die Strukturanalyse des gelenknahen Knochens soll im folgenden beispielhaft zur Demonstration des unterschiedlichen Belastungsmodus von Gelenken dienen. Die Materialverteilung wurde an Röntgenbildern von 2 mm dicken planparallelen Knochenschnitten mit dem Fernsehbildanalysator IBAS II[1] gemessen (Schleicher, Tillmann, Zilles 1980). Die Ausrichtung der Spongiosatrabekel wurde an Röntgenbildern von Knochenschnitten in verschiedenen Ebenen sowie durch Freilegung der Substantia spongiosa nach Abtragen der Kortikalis untersucht.

Lasttragende Gelenke

Als Beispiel für ein Gelenk, bei dessen Belastung das Körpergewicht einen wesentlichen Faktor darstellt, wird das Hüftgelenk gewählt, das in der Frontalebene durch eine resultierende Kraft (Hüftgelenkresultierende R) belastet wird, die sich aus der Vektorsumme des Teilkörpergewichts S_5 und der Muskelkraft der Abduktoren M zusammensetzt (s. Pauwels 1973).

Der subchondrale Knochen des Caput ossis femoris und der Facies lunata des Acetabulum zeigt normalerweise eine gleichmäßige Materialverteilung. Die Messung der Knochendichte im Röntgenbild ergibt eine nahezu symmetrische Anordnung von Zonen gleicher Dichte in der subchondralen Kortikalis (Abb. 1). Die morphologischen Befunde stimmen mit der von Pauwels (1973) errechneten Spannungsverteilung am Hüftgelenk überein.

Der gelenknahe Knochen des Hüftgelenks wird auf Druck beansprucht. Im Caput ossis femoris und in der Facies lunata ziehen die Spongiosatrabekel senkrecht in die subchon-

---

[1] Für die Messung danke ich Herrn Dipl.-Ing. Dr. A. Schleicher, Anatomisches Insitut der Universität zu Köln

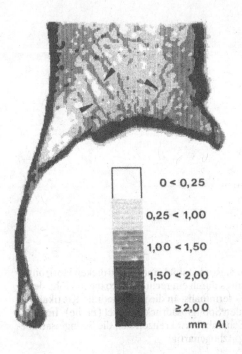

0 < 0,25

0,25 < 1,00

1,00 < 1,50

1,50 < 2,00

≥ 2,00

mm Al

Abb. 1. Äquidensiten vom Röntgenbild eines 2 mm dicken planparallelen Frontalschnittes durch ein Acetabulum. Die Dichte des subchondralen Knochens ist gleichmäßig über die Gelenkfläche verteilt. Von der äußeren und inneren Kortikalis des Darmbeins kommen kräftige Spongiosatrabekel, die nach kaudal in die subchondrale Kortikalis ziehen (Pfeilköpfe).

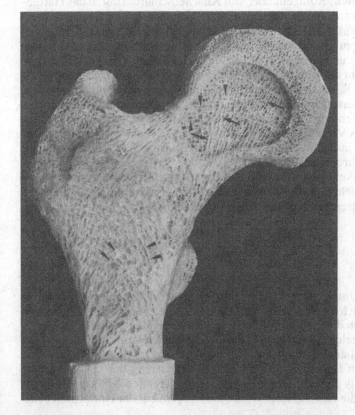

Abb. 2. Rechtes Femur vom Erwachsenen in der Ansicht von vorn. Zur Darstellung der Substantia spongiosa wurde die Kortikalis abgetragen. Im Bereich der Metaphyse wurden außerdem die Spongiosatrabekel in der Tiefe freigelegt. Aus dem Femurkopf ziehen Spongiosatrabekel (Pfeile) in den medialen Teil des Schenkelhalses, sie werden rechtwinklig von Spongiosazugtrabekeln gekreuzt (Pfeilköpfe). Distal der Linea intertrochanterica sind die Spongiosaplatten spitzbogenartig ausgerichtet (doppelte Pfeilköpfe)

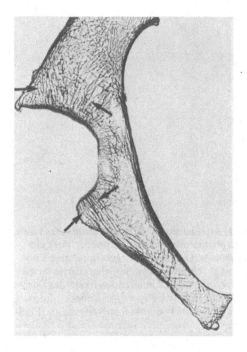

Abb. 3. Röntgenbild eines 2 mm dicken Horizontal-schnittes durch ein rechtes Os coxae in Höhe der Linea terminalis. In die subchondrale Kortikalis strahlen Spongiosadrucktrabekel (Pfeile). Im oberen Schambeinast kreuzen sich die Spongiosatrabekel spitzbogenartig

drale Kortikalis (Abb. 1 und 2). Diese Drucktrabekel bestehen dreidimensional aus einem Fachwerk von Spongiosaplatten. Röntgenbilder von Knochenschnitten durch das Hüftgelenk in der Frontal- und Horizontalebene zeigen außer den axial ausgerichteten Spongiosadrucktrabekeln auch senkrecht dazu verlaufende Spongiosazugtrabekel. Am Acetabulum strahlen die von der subchondralen Kortikalis ausgehenden Drucktrabekel V-förmig nach cranial in die äußere und innere Kortikalislamelle des Beckenknochens ein (Abb. 1 und 3). Die Knochenstruktur des Acetabulum und seiner Umgebung wird nicht nur durch die Hüftgelenkresultierende R, sondern auch durch die im Bereich der Symphysis pubica und der Iliosakralgelenke übertragenen Kräfte beeinflußt (Tillmann 1985). Von der Facies auricularis des Darmbeins ziehen Spongiosatrabekel bogenförmig zum Pfannendach und in den angrenzenden Teil des Vorderhorns der Facies lunata. Aus dem Vorderhorn treten Spongiosazüge nach ventral in den oberen Schambeinast, wo sie sich mit Trabekeln, die von der inneren Kortikalis ihren Ausgang nehmen, spitzbogenartig kreuzen. Diese Ausrichtung der Spongiosatrabekel spricht für eine Biegebeanspruchung des oberen Schambeinastes (Abb. 3). In vergleichbarer Weise ist die Substantia spongiosa im Sitzbein ausgerichtet, wo die Spongiosaplatten oberhalb des Tuber ischiadicum ebenfalls spitzbogenartig angeordnet sind.

Belastung durch Zugkräfte

Die Kraftübertragung vom Unterschenkel auf den Fuß erfolgt nach Kummer (1967) durch eine Resultierende R_t, die sich aus der Vektorsumme des Körperteilgewichtes G und der Muskelkraft M_t ergibt. Durch die vertikal verlaufende Resultierende R_t werden gleichzeitig Teile des oberen Sprunggelenks belastet. Da die Gelenkflächen im Bereich des lateralen Knöchels nahezu sagittal ausgerichtet sind, ist eine Kraftübertragung von Seiten der Resultierenden R_t in diesem Bereich nicht möglich. Die Belastung der Gelenkflächen erfolgt am Malleolus lateralis über die Zugverspannung der lateralen Kollateralbänder. Am Malleolus medialis sind die Gelenkfacetten um ca. 60° gegenüber der Horizontalebene

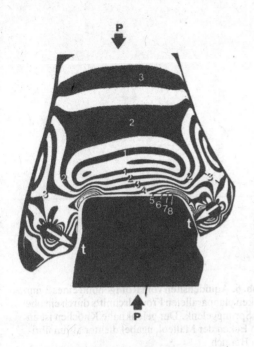

Abb. 4. Isochromaten in einem Kunststoffmodell (VP 1527) des oberen Sprunggelenks bei Belastung durch axiale Druckkräfte (P) – in Simulation der Resultierenden R_t – sowie durch Zugkräfte (t) – in Simulation der Zugverspannung durch die Kollateralbänder –. Das Auftreten von Isochromaten hoher Ordnungszahlen an den Ecken des Malleolengabelmodells ist auf die Druck- und Biegebeanspruchung dieser Region zurückzuführen

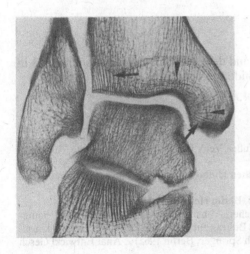

Abb. 5. Röntgenbild eines 2 mm dicken planparallelen Frontalschnitts durch die Sprunggelenke. Spongiosadrucktrabekel (Pfeile) treffen senkrecht in die subchondrale Kortikalis; sie werden rechtwinklig von bogenförmig verlaufenden Spongiosazugtrabekeln (Pfeilköpfe) gekreuzt. Im Malleolus lateralis überkreuzen sich die Spongiosatrabekel spitzbogenartig

geneigt, so daß hier die Belastung teilweise durch die Resultierende R_t sowie durch die Zugverspannung des Lig. deltoideum erfolgt. Die Bedeutung der Krafteinleitung durch den Bandapparat bei der Belastung der seitlichen Anteile des oberen Sprunggelenks läßt sich im spannungsoptischen Modellversuch durch die Anordnung der Isochromaten veranschaulichen (Tillmann, Bartz und Schleicher 1985) (Abb. 4). Außerdem konnte anhand des Trajektorienverlaufs gezeigt werden, daß die gelenkbildenden Knochen des oberen Sprunggelenks durch die aufgezeigte Belastungsform auf Druck und Biegung beansprucht werden. Das Knochengewebe ist durch Materialverteilung und Ausrichtung der Substantia spongiosa an diese Art der Beanspruchung funktionell angepaßt. Die axial in die subchondrale Kortikalis einstrahlenden Spongiosadrucktrabekel werden im Bereich der Malleolen spitzbogenförmig von Spongiosazugtrabekeln gekreuzt (Abb. 5). Die Biegebeanspruchung des gelenknahen Knochens an den Übergängen der Facies articularis inferior tibiae

464

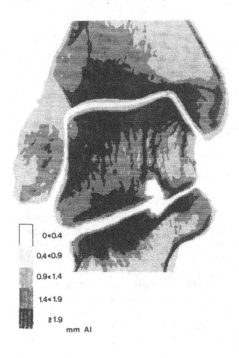

0 < 0.4

0.4 < 0.9

0.9 < 1.4

1.4 < 1.9

≥ 1.9

mm Al

Abb. 6. Äquidensiten vom Röntgenbild eines 2 mm dicken planparallelen Frontalschnitts durch ein oberes Sprunggelenk. Der gelenknahe Knochen ist an den Ecken der Malleolengabel dichter als im übrigen Bereich

zu den Gelenkflächen des Malleolus medialis und des Malleolus lateralis kommt auch in der hohen Materialdichte dieser Zonen im Äquidensitenbild zum Ausdruck (Abb. 6).

Literatur

Kummer B (1967) Funktionelle Anatomie des Vorfußes.Verh Dtsch Ges Orthop. Enke, Stuttgart, S 482–493

Kummer B (1968) Die Beanspruchung des menschlichen Hüftgelenks. I. Allgemeine Problematik. Z Anat Entwickl Gesch 127:277–285

Maquet P (1976) Biomechanics of the knee. Springer, Berlin Heidelberg New York

Pauwels F (1954) Kritische Überprüfung der Rouxschen Abhandlung: „Beschreibung und Erläuterung einer knöchernen Kniegelenksankylose". V. Beitrag zur funktionellen Anatomie und kausalen Morphologie des Stützapparates. (In: Ges Abh Springer, Berlin 1965) Z Anat Entwickl Gesch 117:528–552

Pauwels F (1973) Atlas zur Biomechanik der gesunden und kranken Hüfte. Springer, Berlin Heidelberg New York

Schleicher A, Tillmann B, Zilles K (1980) Quantitative analysis of X-ray images with a television image analyser. Microsc Acta 83:189–196

Tillmann B (1969) Die Beanspruchung des menschlichen Hüftgelenks. III. Die Form der Facies lunata. Z Anat Entwickl Gesch 128:329–349

Tillmann B (1978) A contribution to the functional morphology of articular surfaces. In: Bargmann W, Doerr W (eds). Normal and pathological anatomy, Vol. 34. Thieme, Stuttgart

Tillmann B (1984) Funktionelle Anatomie der Gelenke. In: Spezielle pathologische Anatomie. Doerr G, Seifert G (Hrsg) Bd 18 Pathologie der Gelenke und Weichteiltumoren. Springer, Berlin Heidelberg New York Tokyo, S 1–81

Tillmann B, Bartz B, Schleicher A (1985) Stress in the human ankle joint: A brief review. Arch Orthop Trauma Surg 103:385–391

Tillmann B, Schleicher A (1985) Funktionelle Anatomie des Hüftgelenkes. Hefte zur Unfallheilkunde 174:423–433

Tillmann B, Schünke M (1989) Struktur und Funktion extrazellulärer Matrix. Anat Anz (im Druck)

126. Standortbestimmung der funktionellen Therapie. Definition und Indikationen

H. Tscherne und B. W. Wippermann

Unfallchirurgische Klinik, Medizinische Hochschule Hannover, Postfach 610180, D-3000 Hannover 61

The Current Status of Functional Treatment — Definitions and Indications

Summary. Functional treatment can be defined as a form of therapy in which the involved segment of the locomotor system is either not immobilized at all or the immobilization is incomplete and lasts only for a limited time. Function of the involved segment is therefore restored during the treatment. Many fractures, especially those of the upper extremity, stable fractures as well as a number of joint injuries such as AC-joint dislocation, ankle ligament rupture and Achilles tendon rupture can be treated functionally. Functional Treatment is an integral part of regular conservative fracture treatment and also important for the operative management of fractures and joint injuries.

Key words: Functional Treatment — Definitions, Indications

Zusammenfassung. Die rein funktionelle Behandlung einer Verletzung kann definiert werden als eine Therapieform, bei der der betroffene Körperabschnitt entweder gar nicht oder nur für kurze Zeit und unvollständig ruhiggestellt wird, ohne daß eine operative Versorgung notwendig ist. Die Funktion ist also bereits während der Behandlung ganz oder teilweise wiederhergestellt. Indiziert ist diese Behandlungsform bei einer Vielzahl von Frakturen, besonders an der oberen Extremität und bei stabilen Brüchen, aber auch bei Gelenksverletzungen wie beispielsweise der AC-Gelenkssprengung, dem Außenbandriß und der Achillessehnenruptur. Die funktionelle Therapie ist aber auch Bestandteil der konservativen und operativen Behandlung von Knochenbrüchen und Gelenksverletzungen.

Schlüsselwörter: Funktionelle Therapie — Definition — Indikationen

Definition

Die Funktion ist im Großen Brockhaus [1] definiert als die Tätigkeit, Bestätigungsweise eines Gewebes und auf die Biologie bezogen als die Leistung eines Organs.

Ziel der Behandlung von Frakturen und Gelenksverletzungen ist die möglichst rasche und vollständige Wiederherstellung der Funktion des verletzten Abschnittes am Bewegungsapparat. Funktionell ist in der gleichen Quelle definiert als auf die Funktion bezogen; wirksam.

Funktionelle Therapie ist damit per Definition Bestandteil einer jeden Behandlungsform dieser Verletzungen, da unsere Behandlung immer die Funktion des Verletzten im Auge haben muß und andererseits auf jeden Fall wirksam sein sollte.

Die rein funktionelle Behandlung einer Verletzung kann definiert werden als eine Therapieform, bei der der betroffene Körperabschnitt entweder gar nicht oder nur für kurze Zeit und unvollständig ruhiggestellt wird, ohne daß eine operative Versorgung notwendig ist. Die Funktion der Extremität ist also bereits während der Behandlung ganz oder teilweise wiederhergestellt.

Diese Form der Behandlung kommt im wesentlichen für stabile Verletzungen in Frage. Stabilität ist dabei definiert als die Eigenschaft der anatomischen Strukturen, physiologischen Kräften standzuhalten.

Nach Abklingen des initialen Wundschmerzes und des posttraumatischen Ödems kann die funktionelle Therapie entweder in Form der Vollbelastung der entsprechenden Extremität oder mit passiven und aktiven Bewegungsübungen beginnen. Als Beispiel seien hier selbstgeführte Bewegungen erwähnt, welche beim eingestauchten Oberarmkopfbruch angewendet werden können.

Auch im Rahmen der konservativen Knochenbruchbehandlung spielt die funktionelle Therapie eine entscheidende Rolle. Lorenz Böhler hat bereits im Jahre 1929 in seiner ersten Auflage der „Technik der Knochenbruchbehandlung" [2] den folgenden Satz vermerkt:

„Während der notwendigen Dauer der Ruhigstellung der gut eingerichteten Bruchstücke müssen möglichst viele oder alle Gelenke des verletzten Gliedes und der ganze Körper unter Vermeidung von Schmerzen in vollem Umfange selbsttätig bewegt werden, um Störungen des Blutumlaufes, den Schwund der Muskeln und des Kalkgehaltes der Knochen sowie Einschränkungen der Beweglichkeit der Gelenke zu vermeiden (funktionelle Bewegungsbehandlung)".

Selbstverständlich spielen funktionelle Gesichtspunkte auch bei der operativen Behandlung von Frakturen und Gelenksverletzungen eine entscheidende Rolle. Die wesentliche Intention der Prinzipien der AO ist ja die Schaffung einer Übungsstabilität vermittels der zuvor durchgeführten Osteosynthese. In der 1963 veröffentlichten „Technik der Operativen Frakturenbehandlung" [3] können wir lesen:

„Die funktionell stabile Osteosynthese soll die Bruchfragmente so fest miteinander verbinden, daß sich eine äußere Fixation möglichst von Anfang an erübrigt und die Muskeln und Gelenke der verletzten Extremität postoperativ sofort schmerzfrei bewegt werden können".

Auch bei der operativen Behandlung von Gelenksverletzungen ist die funktionelle Nachbehandlung möglich, das heißt, daß Eingriffe am Bandapparat möglichst auch „übungsstabil" sein sollten. Untersuchungen aus unserem eigenen Hause [4] zum Einsatz des hinteren Kreuzbandes beim Schaf haben ergeben, daß Tiere, welche ihre Extremitäten bei stabilem Bandersatz postoperativ voll belasten, eine bessere Funktion des Gelenkes und auch eine höhere Reißfestigkeit des ersetzten Bandes aufwiesen. Auch in der Klinischen Praxis geht seit einigen Jahren der Trend zur funktionellen Nachbehandlung von Bandnähten oder Bandrekonstruktionen.

Bereits während der Operation werden entscheidend die Weichen gestellt für das funktionelle Ergebnis. Die wichtigsten Aspekte sind hier die weichteilschonende Operation und die Wahl eines Operationsverfahrens, welches eine Nachbehandlung ohne Ruhigstellung ermöglicht.

Indikationen

Für eine rein funktionelle Therapie kommen eine große Zahl von Verletzungen des Bewegungsapparates in Frage. Unter den Frakturen werden die folgenden in aller Regel ohne längerfristige vollständige Ruhigstellung behandelt:

Schlüsselbein- und Schulterblattbruch, Oberarmkopf- und -schaftbruch, stabiler Speichenhalsbruch, isolierter Ellenbruch, stabile Brüche der thorakolumbalen Wirbelsäule, Brüche der Wirbelkörperfortsätze, Rippen- und Brustbeinbrüche, stabile Beckenbrüche, eingestauchter Schenkelhalsbruch, isolierter Wadenbeinbruch, Unterschenkelbruch, Zehenbruch.

Bei den Frakturen des Oberarm- und Ellenschaftes hat sich das Behandlungskonzept nach Sarmiento [5] mit vorgefertigten Braces auch in Mitteleuropa durchgesetzt.

Unser Vorgehen möchten wir am eigenen Krankengut exemplarisch am Beispiel des Oberarmschaftbruches darstellen. Es wird zunächst der Bruch konventionell eingerichtet und beispielsweise im verstärkten Gilchrestverband für 2–3 Wochen ruhiggestellt. Wenn sich nach dieser Zeit der Kallus verfestigt hat, wird der Brace angelegt. Für maximal eine Woche darf der Ellenbogen im Armtragetuch passiv gebeugt werden, aber schon jetzt wird mit Pendelübungen und isometrischem Muskeltraining begonnen.

Nach 3 Wochen wird mit geführten Bewegungen für das Schulter- und Ellenbogengelenk begonnen und nach 4 Wochen beginnt der Patient mit aktiven Bewegungsübungen. Nach 5–9 Wochen sind die Frakturen in der Regel ausgeheilt. Die in unserer Klinik erzielten Ergebnisse korrelieren mit den von Sarmiento publizierten Resultaten.

Die Behandlung des Unterschenkelbruches mit der von Sarmiento angegebenen Methode hat in Mitteleuropa nicht so breite Akzeptanz gefunden wie dies für die Frakturen an der oberen Extremität der Fall ist. Die frühzeitige Belastung der Extremität ohne vorherige Extensionsbehandlung hat zur Folge, daß eine gewisse Verkürzung und auch Achsenfehlstellung der Extremität von vornherein vorprogrammiert und akzeptiert wird. Das Ausmaß der Verkürzung der ausgeheilten Fraktur richtet sich dabei ganz wesentlich nach der initialen Verkürzung, welche bereits bei der Unfallröntgenaufnahme besteht. Der Vorteil dieses Behandlungsverfahrens ist vor allem darin zu sehen, daß z.B. beim Unterschenkelbruch keine stat. Behandlung notwendig ist. Dies ist in den Vereinigten Staaten von entscheidender Bedeutung, da ein großer Anteil der Unfallopfer nur unzureichend krankenversichert ist. In unserer Gesellschaft wird eine mit einer Verkürzung von etwa 2 cm ausgeheilte Unterschenkelfraktur aber wohl nur schwerlich hingenommen, weshalb sich bei uns dieses Verfahren beim Unterschenkelbruch nicht in dem Maße durchgesetzt hat. Es besteht allerdings die Möglichkeit, eine reguläre Extensionsbehandlung für 3 Wochen mit einem Brace fortzuführen. Auf diese Weise verbindet man die Vorteile der konservativen Therapie mit denen der funktionellen Behandlung.

In den letzten Jahren wird eine ganze Reihe von Gelenksverletzungen konservativ funktionell behandelt, nachdem zuvor die Indikation zur operativen Versorgung gesehen wurde. Exemplarisch seien hier die Schultereckgelenkssprengung, der Außenbandriß am Sprunggelenk und die Achillessehnenruptur genannt.

Wir haben in den letzten Jahren bei der Schultereckgelenkssprengung Schwerregrad III nach Tossy überwiegend die Indikation zur funktionellen Behandlung gestellt, nachdem in prospektiv randomisiert angelegten Studien gezeigt werden konnte, daß sich funktionell keine Unterschiede ergeben zwischen konservativer und operativer Behandlung [6]. Bei funktioneller Behandlung dieser Patienten sollte allerdings darauf hingewiesen werden, daß der Hochstand des lateralen Claviculaendes weiterbestehen bleiben kann. Bei operativer Behandlung steht diesem Nachteil neben den sonstigen Risiken die oft sehr unästhetische Narbenbildung an der Schulterhöhe gegenüber.

Im Jahre 1985 wurde in unserer Abteilung eine prospektiv randomisierte Studie zur Therapie der Außenbandruptur am oberen Sprunggelenk bei 200 Patienten initiiert [7]. Es liegen jetzt die Zweijahresnachuntersuchungsergebnisse dieser Studie vor. Es bestätigt sich hier das bisherige Ergebnis der Einjahresnachuntersuchung, wonach sich zwischen den operierten und den konservativ funktionell behandelten Patienten keine signifikanten Unterschiede bezüglich der Funktion, Gelenkstabilität und Zufriedenheit der Patienten ergeben. Aufgrund der Ergebnisse dieser Studie sehen wir jetzt nur noch in Ausnahmefällen eine Indikation zur operativen Behandlung des frischen Außenbandrisses am oberen Sprunggelenk. Zwischenzeitlich wurden über 1000 Außenbandrisse in 90% mit gutem Erfolg konservativ behandelt.

Im Jahre 1987 wurde an unserem Hause eine ebenfalls prospektiv randomisierte Studie zur Behandlung der Achillessehnenruptur begonnen [8]. In dieser Studie werden die Ergebnisse einer operativen und einer nicht operativen Behandlung jeweils mit funktioneller Nachbehandlung miteinander verglichen. Am Unfalltag wird bei allen Patienten eine Sonographie der Achillessehne durchgeführt um zu prüfen, ob sich die Sehnenenden in Extension des Sprunggelenkes gut adaptieren. Das Behandlungsprotokoll sieht eine initiale Ruhigstellung im Oberschenkelgipsverband für eine Woche vor. Anschließend wird der modifizierte Boxerschuh mit einer Absatzerhöhung um 3 cm angepaßt. Dieser Schuh wird bei operierten und nicht operierten Patienten insgesamt für 6 Wochen unter Vollbelastung getragen, wobei nach 4 und 6 Wochen je 1 cm Absatzerhöhung abgenommen wird.

Wir haben bei den 48 bisher auf diese Weise funktionell behandelten Achillessehnenrupturen keine Reruptur oder sonstige Nachteile gesehen. Nach 8 Wochen hatten alle Patienten die freie Beweglichkeit des Sprunggelenkes wiedererlangt. Nach 3 Monaten betrug die durchschnittliche Kraft für die Plantarflexion im Mittel 87% der gesunden Seite, wobei sich keine signifikanten Unterschiede zwischen den Behandlungsgruppen ergaben.

Trotz der jetzt noch relativ kurzen Beobachtungszeit, werden wir die konservative Therapie der Achillessehnenruptur fortsetzen, da sich unsere bisherigen Erfahrungen mit den bereits publizierten Resultaten in der skandinavischen und anglo-Amerikanischen Literatur decken [9].

Auch bei der konventionellen konservativen Therapie der Knochenbrüche haben sich einige Neuerungen ergeben. Wenn sich grundsätzlich an den eingangs zitierten Prinzipien von Lorenz Böhler nichts geändert hat, so sind doch durch die Entwicklung der Bewegungsschienen einige neue Therapieformen entstanden, wie zum Beispiel bei nicht dislozierten Schienbeinkopfbrüchen.

Nach der operativen Behandlung von Gelenkfrakturen und Knorpelverletzungen hat sich basierend auf den Erkenntnissen von Salter [10] der Einsatz von motorisch betriebenen Bewegungsschienen bewährt. Die Continous Passive Motion fördert die Regeneration des verletzten Gelenkknorpels und die Wiedererlangung des vollen Bewegungsausmaßes des verletzten Gelenkes.

Abschließend kann festgestellt werden, daß bei Beachtung der aufgezeigten Prinzipien einer funktionellen Behandlung von Verletzungen am Bewegungsapparat unser Behandlungsziel rascher und vollständiger erreicht werden kann.

Literatur

1. Brockhaus Enzyklopädie (1966) F. A. Brockhaus, Wiesbaden
2. Böhler L (1929) Die Technik der Konchenbruchbehandlung. Maudrich, Wien
3. Müller ME, Allgöwer M, Willenegger H (1963) Technik der operativen Frakturbehandlung. Springer Berlin Göttingen Heidelberg
4. Kasperczyk W, Bosch U, Oestern JH, Tscherne H (1988) Animal model for early motion in experimental knee surgery. Abstract Book, 3rd Congress of European Society of Knee Surgery and Arthroscopy, Amsterdam pp 29–30
5. Sarmiento A, Latta LL (1981) Closed functional treatment of fractures. Springer, Berlin Heidelberg New York
6. Larsen E, Bjerg-Nielsen A, Christensen P (1986) Conservative or surgical treatment of acromioclavicular dislocation. J Bone Joint Surg 65A:552–555
7. Zwipp H, Tscherne H, Hoffmann R, Wippermann B (1986) Therapie der frischen fibularen Bandruptur. Orthopäde 15:446–453
8. Thermann H, Zwipp H, Südkamp N, Tscherne H (1988) Operativ versus konservativ-funktionelle Behandlung der Achillessehnenruptur. Vortrag gehalten auf der 52. Jahrestagung der Deutschen Gesellschaft für Unfallheilkunde Berlin. Hefte zur Unfallheilkunde (im Druck)
9. Nistor L (1981) Surgical and non-surgical treatment of Achilles Tendon rupture. J Bone Joint Surg 63A:394–399
10. Salter RB, Simmonds DF, Malcolm BW, Rumble EJ, MacMichael D, Clements ND (1980) The biological effect of continous passive motion on the healing of full-thickness defects in articular cartilage. An experimental investigation in the rabbit. J Bone Joint Surg 62A:1232–1251

127. G. Muhr (Bochum): Funktionelle Behandlung als Bestandteil der operativen Knochenbruchbehandlung

Manuskript nicht eingegangen

128. Funktionelle Behandlung von Gelenkfrakturen

H. U. Langendorff

Abt. für Unfallchirurgie, Chirurgische Klinik, Universitäts-Krankenhaus Eppendorf, Martinistr. 52, D-2000 Hamburg 20

Functional Treatment of Joint Injuries

Summary. The absence of functional load causes damage to different extents in various structures of the joint. Especially cartilage, joint capsule and ligaments are affected. Although operative functional treatment provides better prerequisites for avoiding such damage compared to conservative procedures, the results are not satisfactory in nearly 25% of the cases. Functional treatment of fractures of the joint by extension and continuous passive motion are suitable wherever operative reconstructions do not seem successful or have been proven to be superior as in fractures of the calcaneus.

Key words: Joint Injuries — Functional Treatment

Zusammenfassung. Fehlende funktionelle Beanspruchung verursacht Schäden in unterschiedlichem Ausmaß an den verschiedenen Gelenkstrukturen. Besonders betroffen sind hierbei der Knorpel, die Gelenkkapsel und der Bandapparat. Obgleich durch eine operative funktionelle Behandlung günstige Voraussetzungen geschaffen wurden, um derartige Gelenkschäden zu vermeiden im Vergleich zu konservativen Maßnahmen, befriedigen die Ergebnisse in annähernd 25% nicht. Die funktionelle Frakturenbehandlung von Gelenkverletzungen durch Extension und kontinuierliche passive Bewegung erscheint zweckmäßig, wo immer eine operative Rekonstruktion nicht erfolgversprechend erscheint oder sich diese wie z.B. bei der Calcaneusfraktur als überlegen erwiesen hat.

Schlüsselwörter: Gelenkverletzungen — funktionelle Behandlung

Morphologischer Aufbau, Bewegung und Belastung sind für die Funktionstüchtigkeit eines Gelenkes untrennbar miteinander verknüpft. Erlaubt erst der besondere anatomische Aufbau des Gelenkes mit seinen verschiedenen Strukturelementen die Übertragung von Bewegung und Belastung, kommt der funktionellen Beanspruchung des Gelenkes entscheidende Bedeutung für die Ernährung und den Erhalt der morphologischen Strukturen zu. Funktionsstörungen können sich daher einerseits aus verletzungsbedingten Formveränderungen ergeben, andererseits führt jede mangelnde funktionelle Beanspruchung zu einer Veränderung der Gelenkphysiologie, woraus sich nachhaltige Rückwirkungen auf die morphologischen Strukturen ergeben. Ziel der Behandlung ist es, durch geeignete Maßnahmen diesen circulus vitiosus zu durchbrechen. Dabei ist die Wiederherstellung der Gelenkform ebenso wichtig, wie die Funktion. Keineswegs genügt die Rekonstruktion der anatomischen Strukturen allein, den Gelenkschaden zu verhindern. Es ergibt sich damit die Frage, welche Priorität wir der Wiederherstellung der Form oder der Aufrechterhaltung der Funktion einräumen.

Schäden aus mangelnder funktioneller Beanspruchung erwachsen den einzelnen Strukturelementen des Gelenkes nicht nur in unterschiedlichem Ausmaß, sie zeichnen sich vor allem durch eine unterschiedliche Reparationsfähigkeit aus.

Am Knochen führt die fehlende funktionelle Beanspruchung zu einer raschen Demineralisation, wovon insbesondere der subchondrale Knochen betroffen ist. Seine Stoffwechselaktivität ist hier am größten. So reduziert eine dreimonatige Ruhigstellung den Mineralsalzgehalt des Knochens um 5 bis 7%, dagegen bedarf es eines achtmonatigen intensiven körperlichen Trainings, um eine Normalisierung des Knochenkalksalzgehaltes zu erreichen. Gleichzeitig nimmt die Quantität des trabeculären Knochens ab, während seine qualitativen Eigenschaften erhalten bleiben. Hingegen ist die reparative Potenz im spongiösen Knochen groß. Frakturierte Bruchflächen finden bereits nach einer Woche knöchernen Anschluß und erweisen sich nach 3 bis 4 Wochen als fest. Da der spongiöse Knochen nur endostal ausheilt unter teilweisem Verlust seiner physiologischen Spongiosaarchitektur, neigt er jedoch zu einem Zusammensintern unter der Belastung.

In ähnlicher Weise ist auch die Muskulatur betroffen. Bereits bei dreiwöchiger Ruhigstellung reduziert sich das Muskelvolumen um die Hälfte, und die Muskelaktivität ist, wie elektromyographische Untersuchungen zeigen, um 75% herabgesetzt. Dagegen bedarf der Wiederaufbau des Muskelmantels etwa der doppelten Zeitspanne körperlichen Trainings.

Sind die Veränderungen am Knochen und an der Muskulatur reversibel, so trifft dies nicht in gleichem Umfange auf die Knorpel- und Kapselbandstrukturen zu. Die reparative Potenz des hyalinen Knorpels ist beim Erwachsenen nur in unzureichendem Maße gegeben und alle Versuche, chondrale Defekte zur Ausheilung zu bringen, sind eingeschränkt. Experimentelle Untersuchungen zeigten, daß sowohl kurzfristige Ruhigstellung, wie längere Distraktion des Gelenkes, wie sie bei einer Extensionsbehandlung denkbar sind, zu degenerativen Veränderungen und Knorpelnekrosen führen. Ihre Ursache liegt in der gestörten Ernährung infolge fehlender Wechseldruckbelastung und Störung der synovialen Trift.

Regressive Veränderungen drohen auch den Kapselbandstrukturen. Die kollagene Faserstruktur unterliegt einem ständigen Umbauprozeß von Abbau, Neusynthese und Remodelling. Bereits innerhalb von 7 bis 10 Tagen erfolgt durch kollagenolytische Aktivität die Resorption funktionell nicht beanspruchten Gewebes, wovon insbesondere die Kapselanteile betroffen sind, deren physiologische Spannung herabgesetzt ist. Die kollagene Neubildung erfolgt nur in dem Umfange, als zur Überbrückung der Distanz zwischen den angrenzenden Knochen notwendig ist. Es kommt zu einer Desorientierung der Bindegewebsfasern und einem fehlgeleiteten cross-linking der neugebildeten Kollagenfibrillen. Betroffen sind dann vor allem Gelenke, die aufgrund ihrer großen Exkursionsmöglichkeit eine weite Gelenkkapsel besitzen, wie z.B. das Schultergelenk.

Den genannten Schäden stehen die Schäden gegenüber, die aus allen Formveränderungen des Gelenkes erwachsen, wie intraartikuläre Frakturen, Knorpelverletzungen und Kapselbandläsionen. Inkongruenzen der Gelenkfläche, begleitende Instabilitäten und Achselfehlstellungen spielen für das Schicksal des Gelenkes eine richtungsweisende Rolle. So führt jede Verwerfung der Gelenkfläche zur Schädigung der korrespondierenden Knorpelfläche und jede Fehlbelastung, sei sie durch Achsenfehlstellung oder ligamentäre Instabilität bedingt, zur Arthrose.

Damit erscheint eine rein konservative Behandlung von Gelenkverletzungen wenig zweckmäßig, da sich zum Immobilisationsschaden zusätzlicher Schaden aus allen Formveränderungen gesellt.

Die operativ-funktionelle Therapie hingegen schafft bessere Voraussetzungen für die Gelenkbeweglichkeit. Exakte Rekonstruktion der Gelenkfläche, Beseitigung von Fehlstellungen, stabile Fixation der Fragmente und Versorgung von Kapselbandzerreißungen mit evtl. Augmentation ermöglichen eine frühzeitige Bewegung. Die operative Rekonstruktion von Gelenkverletzungen stellt jedoch hohe Ansprüche an die operative Technik des Operateurs. Eine operative Rekonstruktion des Gelenkes scheint nur dann gerechtfertigt, wenn diese eine frühfunktionelle Nachbehandlung erlauben. Darüber hinaus muß der

Operateur – und dies ist unverzichtbar für das operative Verfahren – vertraut sein mit den Begleit- und Nachbehandlungsmaßnahmen. Diese umfassen die aktive wie passive Übungsbehandlung, Bewegungsschulung, Physio- und Ergotherapie und die Motivation von Patient und Arzt gleichermaßen. Diese Maßnahmen haben sich an dem verletzungsbedingten Gelenkschaden, dem verbleibenden Defekt und der Stabilität zu orientieren.

Hervorragende Möglichkeiten bieten frühpostoperativ die Bewegungsschienen, wie sie ursprünglich vom Bimler handbetrieben heute moderner motorbetrieben für alle großen Gelenke zur Verfügung stehen. Die kontinuierlich passive Bewegung wirkt sich nicht nur günstig auf die Ernährung des Knorpels und die Durchblutung des Knochens aus, gleichzeitig wird die Gefahr der fibrösen Einsteifung herabgesetzt und die Neigung zu Ödemen und Gelenkergüssen vermindert. Darüber hinaus lassen sich die Bewegungsausmaße begrenzen, sofern dies nach Art der Verletzung – wie z.B. nach Bandrekonstruktionen – geboten erscheint. Weiterhin bewirkt die Bewegung über propriozeptive und sensorische Rückkopplungsmechanismen eine Wiederherstellung neuromuskulärer Reflexe, und es läßt sich ein positiver Einfluß auf die Regeneration von Bindegewebe und Knorpel nachweisen.

Die Bewegungsschienen erscheinen uns vorteilhafter als die verschiedenen Modifikationen der Bewegungsgipse. Wir machten bei ligamentären Verletzungen des Kniegelenkes die Erfahrung, daß hierbei Fensterödeme, Verklebungen des Rezessus suprapatellaris und gehäuft Thrombosen auftraten. Hinzu kommt, daß ein Scharniergips die physiologische Rollgleitbewegung des Kniegelenkes nicht nachvollzieht und bei nicht idealer Achsenlage des Scharniers das Knie gefährdet wird.

Kommt in der frühen postoperativen Phase, vor allem dem Erhalt der passiven Beweglichkeit Bedeutung zu, ist im weiteren Verlauf dem Wiederaufbau des Muskelmantels Rechnung zu tragen. Insbesondere nach ligamentären Verletzungen kommt der muskulären Führung des Gelenkes als aktiver Stabilisator und Schutzmechanismus vor übermäßiger Beanspruchung Bedeutung zu. Das Muskeltraining hat sich dabei an den verletzten Strukturen zu orientieren. So bedarf beispielsweise bei anteriomedialer Kniebandverletzung besonders die Pes anserinus-Gruppe und die ischio-crurale Muskulatur Beachtung, während bei hinteren Instabilitäten die synergistisch wirkende Kniestreckmuskulatur trainiert werden muß. Weiterhin sind Koordinationsstörungen, Dysfunktionen und proprioneuromuskulärer Reflexbahnen Beachtung zu schenken, zu deren Beseitigung am ehesten die sog. PNF-Methode geeignet erscheint.

Dennoch erweist sich auch unter strenger Berücksichtigung der Indikationsstellung die operative Behandlung von Gelenkverletzungen immer wieder problematisch. Es ist individuell sorgfältig abzuwägen, ob in der Tat durch die Operation eine anatomische Rekonstruktion der Gelenkstrukturen möglich ist, wie stark und wie schnell sich verbleibende Inkongruenzen in einer Sekundärarthrose manifestieren und wie der unfallunabhängige Zustand des Gelenkes ist. Betrachtet man die funktionellen Ergebnisse operativ behandelter Gelenkverletzungen kritisch, so zeigen sie zwar in der Regel zwar günstigere Ergebnisse, als nach rein konservativer Behandlung, dennoch können sie in etwa ¼ der Fälle nicht befriedigen. Es darf darüber hinaus nicht vergessen werden, daß aufgrund ungünstiger Weichteilverhältnisse in Gelenknähe die operativen Verfahren mit einer nicht unerheblichen Komplikationsrate belastet sind, die zwischen 8 und 14% schwanken. Ohne Zweifel betreffen sie überwiegend schwerste Gelenkverletzungen, bei denen von vornherein die Aussichten auf eine Rekonstruktion eingeschränkt sind. Wenn der erfahrene Operateur dabei eher zu konservativem Vorgehen neigen wird, erscheint dem Unerfahrenen gerade hier die Operation oft zwingend notwendig.

Wir befinden uns hier letztlich in dem Dilemma, nicht konservativ behandeln zu wollen und nicht operativ handeln zu können.

Vielleicht mag die nichtoperative funktionelle Frakturenbehandlung hier eine Lücke schließen. Sie werden früher bereits vom Bimler und heute von Sarmiento und Latta vertreten. Sie stellen die Funktion als physiologisches Element zur Frakturschienung und Frakturheilung in den Mittelpunkt ihrer Überlegungen. Dabei gehen sie von der Vorstellung aus, daß bei aktiver Bewegung ein Kompressionsdruck durch die Muskelmanschette auf

Tabelle 1. Spätergebnisse (5,8 Jahre) nach funktioneller Behandlung von Calcaneusfrakturen (n = 56)

Frakturtyp (Kohnlein/Weller)	Gut	Befriedigend	Schlecht
I	20	12	5
II	8	1	–
III	9	–	–
IV	1	–	–
Gesamt:	67,9%	23,2%	8,9%

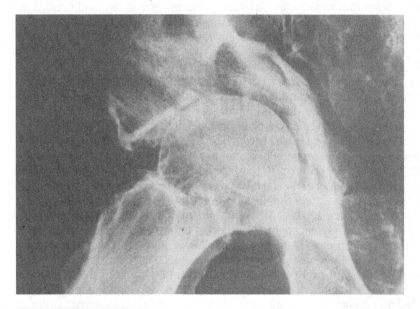

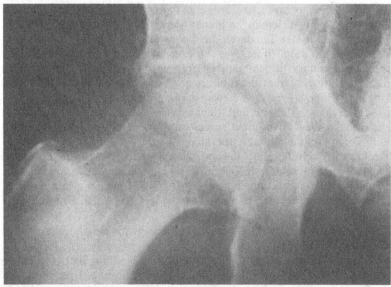

Abb. 1 und 2. Acetabulumfraktur und Einstellung der Fragmente nach 3wöchiger Extension und kontinuierlicher Bewegung auf der Motorschiene

die Fraktur ausgeübt wird. Während bei diaphysären Frakturen der Muskelmantel ausweichen kann und daher eines zusätzlich zirkulären Verbandes bedarf − analog eines nicht komprimierbaren Flüssigkeitszylinders − müssen die Verhältnisse bei Gelenkfrakturen differenzierter betrachtet werden. Der spongiöse Knochen neigt zwar einerseits zur raschen Frakturheilung, andererseits muß der auf die Fragmente einwirkende dislozierende Muskelzug durch eine entsprechende angelegte Schiene ausgeschaltet werden. Sind die Frakturen infolge des tiefen Ineinanderstauchens der spongiösen Fragmente stabil, können sie rein funktionell behandelt werden. Als Beispiel sei hier die Calcaneusfraktur genannt. Trotz oftmals ungünstiger biomechanischer Situation zeigten unsere funktionell behandelten Calcaneusfrakturen recht gute Ergebnisse (Tabelle 1), an denen die immer wieder versuchten und oft gescheiterten operativen Verfahren sich müssen messen lassen. Gleiches gilt sinngemäß für stabile intraartikuläre Frakturen ohne wesentliche Stufenbildung oder Impressionen, wie Spaltbrüche des Tibiakopfes oder des Radiusköpfchens.

Problematischer hingegen sind gelenknahe, mono- oder diacondyläre Frakturen. Liegt nur ein großes Hauptfragment vor, wie beispielsweise bei der typischen Radiusextensionsfraktur, kann versucht werden, gezielt den dislozierend einwirkenden Muskelzug − hier des brachioradialis − auszuschalten. Eine in Supinationsstellung anmodellierte Schiene läßt eine freie Beweglichkeit im Ellenbogengelenk und Palmarflexion im Handgelenk zu. Bei Tibiakopffrakturen hingegen empfiehlt Sarmiento die funktionelle Behandlung auf postero-laterale Condylenfrakturen bei intakter Fibula und diacondyläre Frakturen mit Fibulafraktur zu begrenzen, da ansonsten ein asymmetrisches Abgleiten der Fragmente droht.

Uns erscheint in dieser Situation die Extension und Bewegung auf der Motorschiene der sicherere Weg zu sein. Achsenfehlstellungen können hierdurch korrigiert und Sekundärdislokationen vermieden werden, ohne daß die Vorteile der funktionellen Behandlung aufgegeben werden. Dieses Prinzip ist im Grunde keineswegs neu und ist bei der Behandlung der Oberarmkopfbrüche seit Pölchen längst Allgemeingut.

Diese Methode hat sich vor allem bei Gelenktrümmerfrakturen bewährt, bei denen eine operative Rekonstruktion von vornherein wenig erfolgversprechend erschien. So machten wir die Erfahrung, daß unter der Extension und kontinuierlich dosierter Bewegung sich die Fragmente häufig weitgehend anatomisch gerecht arrangierten (Abb. 1−4). Allerdings sollte bei sich abzeichnender Erfolglosigkeit frühzeitig eine Operation in Erwägung gezogen werden. Drohen bei primärer Rekonstruktion vor allem den kleineren Fragmenten Durchblutungsstörungen, so haben diese meist nach einer Woche knöchernen Anschluß gefunden. Man kann sich dann auf die Stabilisierung der Hauptfragmente und Auffüllung bestehender Defekte durch Spongiosaplastik beschränken.

Dennoch lassen sich bislang die Leistungsfähigkeit und die Grenzen der nichtoperativen funktionellen Therapie nicht sicher abschätzen. So ergaben sich beispielsweise in einer randomisierten Studie von Stewart bei 243 Radiusextensionsfrakturen keine Unterschiede hinsichtlich des funktionellen Ergebnisses nach konventioneller Gipsbehandlung und funktioneller Schienenbehandlung nach Sarmiento. Offenbleiben muß auch trotz mancher gegenteiliger Veröffentlichungen, inwieweit sich die funktionelle Therapie für ligamentäre Verletzungen eignet. Mag die Situation bei ACG-Sprengungen und Außenbandrupturen des Sprunggelenkes noch vergleichsweise günstig sein und das Auseinanderweichen der Bandenden durch entsprechend geformte Schienen oder Schuhe ausgeschaltet werden, eignet sich diese Methode keinesfalls zur Behandlung frischer Kreuzband- oder Komplexinstabilitäten des Kniegelenkes. Allein bei chronischer Instabilität des Kniegelenkes vermag der gezielte Aufbau der Muskulatur die Instabilität zu begrenzen. Auch bei Verletzungen des ulnaren Seitenbandes am Daumen scheint eine funktionelle Behandlung wenig zweckmäßig, da durch die Interposition des Adductor pollicis eine Adaption der Bandenden nicht gegeben ist.

Grundlage der Behandlung bei Gelenkverletzungen ist die funktionsorientierte Therapie, sei sie konservativ, operativ-funktionell oder nicht operativ-funktionell. Vor- und Nachteile der einzelnen Verfahren sind in jedem Einzelfall sorgfältig gegeneinander abzuwägen. Haben wir uns in der Vergangenheit oft − vielleicht zu oft − an anatomisch-rekon-

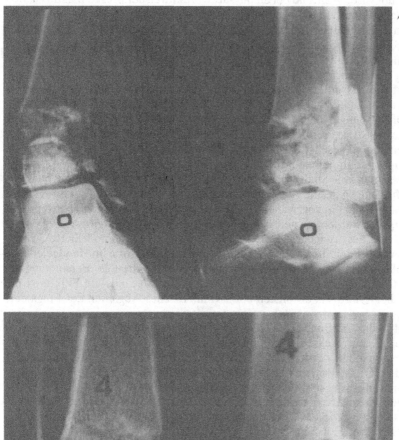

Abb. 3 und 4. Pilon-Fraktur nach 4wöchiger Extension und krankengymnastischer Übungsbehandlung

struktiven Gesichtspunkten orientiert, sind funktionelle Gesichtspunkte diesen mindestens ebenbürtig. Ein bewegliches Gelenk mit mäßigem Ergebnis ist allemal besser als ein steifes.

129. K. Wanner (Bochum): Kontraindikationen der funktionellen Knochenbruchbehandlung

Manuskript nicht eingegangen

130. Das posttraumatische Ödem als begrenzender Faktor frühfunktioneller Behandlungsmaßnahmen und seine pharmakodynamische Beeinflußbarkeit

R. Nissen, S. Loeschke und A. Peters

Abteilung für Unfallchirurgie der Chirurgischen Universitätsklinik Kiel, Arnold-Heller-Str. 7, D-2300 Kiel 1

Pharmacological Treatment of Post-traumatic Oedema to Allow Early Functional Exercise

Summary. Post-traumatic oedema is a limiting factor of early functional exercise following fractures. A review of drug prophylaxis used in many clinical studies is given. A 30% reduction of oedema development following bimalleolar fractures was achieved with cyclooxigenase inhibitors (azapropazone) and aprotinin. It is pointed out that nonsteroidal antiphlogistic drugs inhibit the collagen metabolism during the healing of rat skin-wounds.

Key words: Early Functional Exercise − Post-traumatic Oedema − Antiphlogistic Drugs − Collagen − Metabolism

Zusammenfassung. Das posttraumatische Ödem begrenzt die frühfunktionelle Übungsbehandlung nach operativ versorgter und stabiler Fraktur. Medikamentöse ödemprophylaktische Maßnahmen wurden in vielen klinischen Studien überprüft. Eine Übersicht wird gegeben. In einer eigenen prospektiv randomisierten Studie an Patienten mit operierten bimalleolären Brüchen fand sich unter Azapropazon und Aprotinin eine Ödemverringerung von 30%. Es wird auf die Störung des Kollagenstoffwechsels bei hoher oder prolongierter Dosierung hingewiesen, an Hautwunden der Ratte experimentell belegt.

Schlüsselwörter: Frühfunktionelle Behandlung − posttraumatisches Ödem − Antiphlogistika − Kollagenstoffwechsel

Die Indikation zu frühfunktionellen Behandlungsmaßnahmen im therapeutischen Konzept der heutigen Frakturbehandlung beruht auf wissenschaftlich und empirisch gewonnenen Erkenntnissen sowohl der Pathophysiologie des Traumas als auch der Biomechanik. In den letzten Jahren ist die vielfältige Bedeutung des Weichteilmantels mit den Strukturen der trophischen Organisation und der Funktion für die Heilung in ihrer vollen Tragweite erkannt worden. Erst der möglichst frühe Gebrauch stabilisierter Skelettabschnitte und funktionellen Ansprüchen genügende zugfeste Rekonstruktionen von Kapsel-Sehnen und Bandstrukturen kann die negative Folgen prolongierter Immobilisation eliminieren oder mindern. Voraussetzung für die Durchführbarkeit eines frühfunktionellen Managements ist darüber hinaus der reizlose nicht infizierte oder infektgefährdete Weichteilmantel und nicht zuletzt das Abklingen des posttraumatischen oder operativen Schmerzes.

Die Physiologie der Wundheilung verläuft ohne Bezug auf die Genese des Traumas stets phasenhaft mit Entzündung, Exsudation, Proliferation und Reparation. Entzündungsphase und Exsudationsphase werden sichtbar in den klassischen Zeichen Calor, Rubor, Dolor, Tumor und Functio laesa. Sie sind zugleich die entscheidenden motilitätseinschränkenden Symptome.

Nach bisheriger Kenntnis der physiologisch-biochemischen Abläufe der Entzündungsphase ist diese bestimmt durch die Acidose infolge der Blutgefäßverletzung und Hypoxie mit nachfolgend eintretender Dilatation noch intakter Mikrogefäße und Zunahme ihrer Permeabilität mit Ausbildung eines Ödems.

Desweiteren akkumulieren interstitiell Leukozyten, insbesondere Makrophagen und Granulozyten, aus deren Lysosomen proteolytische Enzyme freigesetzt werden. Diese Reaktionen werden zum Teil durch Freisetzung biogener Amine wie Histamin und Catecholamin, Aktivierung des Kininsystemes und durch Freisetzung sogenannter freier Sauerstoffradikale veranlaßt. Im wesentlichen aber ist diese Reaktion, wie Untersuchungen von Willis 1969 [19] und Vane 1971 [18] erstmals nachwiesen, ausgelöst durch eine komplexe kaskadenartige bis jetzt noch nicht vollständig bekannte Syntheseleistung des Eicosanoid-Arachidonsäure-Stoffwechsels.

Diese Fettsäurenderivate entstehen aus gebundenen ungesättigten Fettsäuren bestimmter Molekülgröße unter Wirkung lysosomaler Enzyme, sogenannter Phospholipasen, die diese zu freien C20 ungesättigten Fettsäuren umsetzten, der Arachidonsäure. Aus dieser wiederum leiten sich durch enzymatisch gesteuerte Reaktionen die biologisch aktiven Eicosanoide ab [13].

Unter Wirkung der Lipoxigenase entstehen Hydro(peroxi)fettsäuren und Leukotriene. Über die Wirkung der Cyclooxigenae die Prostaglandine und Thromboxane. Diese auch rein dargestellten Substanzen können die Symptome der Entzündungsphase auslösen und führen isoliert appliziert zu Gefäßdilatation, Permeabilitätssteigerungen, Ödembildungen, Schmerzauslösung und Zellimmigration sowie Zellfunktionssteuerung.

Aus der Kenntnis dieser Abläufe lassen sich vielfache pharmakologische Ansatzpunkte zur Beeinflussung der posttraumatischen beziehungsweise postoperativen Entzündungsphase finden.

Eine Vielzahl der im einzelnen nicht aufführbaren klinisch pharmakologische Studien zu Überprüfung der Beeinflußbarkeit der Gewebeentzündung wurden durchgeführt und belegen durch ihre Vielfalt die Relevanz des therapeutischen Problems [1, 7, 11, 12, 20].

Ein statistisch erhärtbarer Einfluß auf die entzündliche Reaktion läßt sich unter Corticosteroiden erreichen, durch Stabilisierung der Lysosomenmembran und damit der Aktivitätsverringerung lysosomaler Enzyme, sowie Einschränkung der Granulozytenaggregation [5, 6, 14].

Die Anwendung des Proteaseninhibitors Aprotinin führt über Blockierung des Kininsystemes und Hemmung der Freisetzung von lysosomalen Enzymen gleichfalls zur Ödemverringerung wie zahlreiche Autoren beobachteten [2, 8].

Corticoide und Proteasenhemmer inhibieren indirekt den Eicosanoidstoffwechsel über die Blockierung der Lysosomenfunktion und Hemmung der Phospholipase-Aktivität [13]. Der direkt auf den Arachidonsäurestoffwechsel und Synthese der biologisch aktiven Produkte zielende pharmakologische Angriffspunkt ergibt sich unter dem Einsatz der Cyclooxigenasehemmer, den nichtsteroidalen Antiphlogistika. Lipoxigenasen-Inhibitoren sind zur Zeit noch nicht in der klinischen Anwendbarkeit [13].

Die Inhibition der Cyclooxigenase ermöglicht wie die Steroidtherapie die statistisch signifikante Verringerung der inflammatorischen Reaktion wie viele Autoren nachwiesen [3, 4, 10, 17].

In einer prospektiv randomisierten Studie an Patienten mit Sprunggelenksbrüchen wurde die pharmakologisch mögliche antiödematöse Prophylaxe perioperativ untersucht unter Kombination des Proteaseninhibitors Aprotinin prä- und postoperativ je 200 000 IE/die mit Azapropazon 1 g/die welches sowohl lysosomenfunktionshemmend und Cyclooxigenase inhibierend wirkt. 18 Patienten mit mono- und bimalleolären Sprunggelenksbrüchen wurden so prophylaktisch behandelt und wiesen gegenüber einer 17-kopfstarken nichtbehandelten Vergleichsgruppe um 30% geringere Umfangmaße über den Malleolen auf.

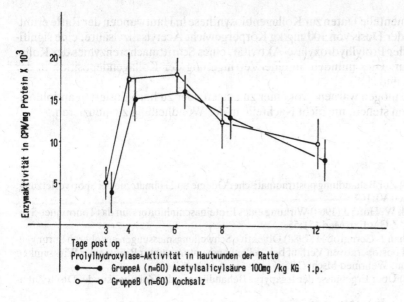

Prolylhydroxylase-Aktivität in Hautwunden der Ratte

●──● GruppeA (n=60) Acetylsalicylsäure 100mg /kg KG i.p.

○──○ GruppeB (n=60) Kochsalz

Abb. 1.

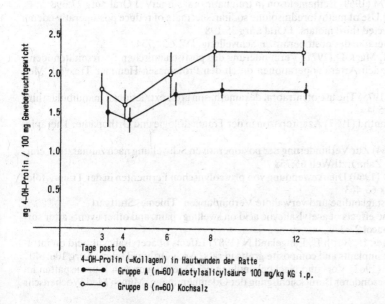

4-OH-Prolin (=Kollagen) in Hautwunden der Ratte

●──● Gruppe A (n=60) Acetylsalicylsäure 100 mg/kg KG i.p.

○──○ Gruppe B (n=60) Kochsalz

Abb. 2.

Die Zeitdauer bis zur Mobilisation war um 2 Tage bei der behandelten Gruppe kürzer und diese Patienten konnten 2 bis 3 Tage früher aus stationärer Behandlung entlassen werden.

Eine statistisch signifikante Unterscheidung konnte für die verschiedenen Zeiten der Messung post operationem nicht in allen Punkten nachgewiesen werden, wohl in Folge des noch zu geringen Umfanges der Untersuchung.

Dennoch wird die Tendenz dieser Befunde und die Ergebnisse der bekannten Studien für so ermutigend gehalten, daß eine Fortsetzung und Erweiterung der Untersuchung und dieser Prophylaxe-Indikation sinnvoll erscheint.

Allerdings muß an dieser Stelle darauf hingewiesen werden, daß eine massive pharmakologische Hemmung der inflammatorischen Phase der Gewebeheilung nachteilig ist.

Solheim et al. fanden 1987 [15] experimentell eine Störung der Knochenheilung unter Acetylsalicylsäure-Medikation.

478

Eigene experimentelle Daten zur Kollagenbiosynthese in Hautwunden der Ratte ermittelt, wiesen unter der Dosis von 100 mg/kg Körpergewicht Acetylsalizylsäure, eine signifikante Reduktion der Prolylhydroxylase-Aktivität, eines Schrittmacherenzymes der Kollagenbiosynthese auf. Dies mündete in eine Verringerung der Kollagendeposition in der Wunde (s. Abb. 1 und 2.).

Diese Befunde mögen warnend vor einer zu langen oder zu hoch dosierten antiphlogistischen Medikation stehen, um nicht Nachteile in der Wundheilung zu induzieren.

Literatur

1. Bongen H (1979) Zur Behandlung posttraumatischer Ödeme und Hämatome bei Sportverletzung. Dtsch Z Sportmed VI:169
2. Eigler FW, Stock W, Höfer J (1969) Wirkung eines Proteinaseninhibitors auf das Tourniquet-Syndrom der Ratte. Z Ges Exp Med 151:55
3. Esch PM, Kapphan J, Gerngroß H (1988) Objektive Schwellungsmessungen am oberen Sprunggelenk im prä- und postoperativen Verlauf bei Außenbandrupturen unter Prüfung der Wirksamkeit von Azapropazon. Wehrmed Mschr 2:75
4. Hardt HL (1953) Über Ergebnisse der Irgapyrin-Behandlung in der Zahnheilkunde. Dtsch Zahnärztl Z 8:1136
5. Hooley JR, Francis FM (1969) Bethametason in traumatic oral surgery. J Oral Surg 27:398
6. Huffmann GG (1977) Use of methylprednisolone sodium succinate of reduce postoperativ edema after removal of impected third molars. J Oral Surg 35:198
7. Lorber CG (1967) Therapie der postoperativen Schwellung. DZZ 22:734
8. Maurer P, Scherer H, Mack D (1971) Verminderung des postischämischen Extremitätenödems nach wiederherstellenden Arterienoperationen durch den Proteinasen-Hemmer Trasylol. Med Welt 22:43
9. Messer FJ, Keller JJ (1975) The use of intraoral dexamethason after extraction of mandibular third molars. Oral Surg 40:594
10. Pfeil J, Niethard F, Kanth J (1987) Azapropazon in der Traumatologie und Orthopädie. Therapiewoche 37:895
11. Schilli W, Lenz P (1964) Zur Verhinderung der postoperativen Schwellung nach zahnärztlich chirurgischen Eingriffen. Zahnärztl Welt 65:758
12. Shostok P, Walther D (1960) Die Anwendung von proteolytischen Fermenten in der Traumatologie. Mschr Unfallheilk 63:463
13. Schroer K (1984) Prostaglandine und verwandte Verbindungen. Thieme, Stuttgart
14. Skjelbred P (1984) The effects of acetylsalicylic acid on swelling, pain, and other events after surgery. Br J Clin Pharmacol 27:379
15. Solheim LF, Rönningen H, Barth E, Langeland N (1987) Effects of acetylsalicylic acid on intramuscular bone matrix implants and composite grafts in rats. Arch Orthop Trauma Surg 106:140
16. Struwe FE, Schilli W (1963) Vor- und Nachbehandlung bei Operationen von Lippenspalten im Säuglingsalter unter besonderer Berücksichtigung der Ödemhemmung. Münch Med Wochenschr 105:2063
17. Träger KH, Brunner E (1973) Zur Anwendung von nicht steriodalen Antiphlogistika bei postoperativen Schwellungen. Med Welt 24:1752
18. Vane JR (1971) Inhibition of prostaglandin synthesis as a mechanism of action for aspirin-like drugs. Nature (London) 231:232
19. Willis AL (1973) Parallel assay of prostagland PGF_{2a}. Nature (London) 244:114
20. Zachariae L, Clemmonsen Th, Olesen P, Ulfeldt M (1970) The effect of a diuretic (Centyl, Leo) on the oedema of the hand following surgical treatment of Dupuytren's contracture. Acta Orthop Scand 41:411

Unfallchirurgie IV

Pathologische Frakturen

131. Pathologische Knochenfrakturen: Definition und Klassifikation

C. P. Adler

Pathologisches Institut der Universität Freiburg, Ludwig-Aschoff-Haus, Referenzzentrum für Knochenkrankheiten (Leiter: Prof. Dr. C. P. Adler) Albertstraße 19, D-7800 Freiburg

Pathological Bone Fractures: Definition and Classification

Summary. A bone fracture is a complete or imcomplete discontinuity of bone caused by a direct or indirect force. A pathological bone fracture is a bone fracture which occurs without adequate trauma and is caused by a preexistent pathological bone lesion. Causes include resorption of bone mass (osteoporosis), reduction of bone quality (osteomalacia, osteonecrosis), insufficient bone production (osteogenesis imperfecta, fibrous dysplasia), augmented bone resorption (giant cell granulomas, aneurysmal bone cyst), pathological bone remodelling (Paget's disease), or local bone destruction due to tumorous growths. A pathological bone fracture has to be detected clinically as well as radiologically and its cause diagnosed histologically in order to ensure adequate therapy.

Key words: Bone fractures − Pathological Bone Fractures − Causes of Pathological Bone Fractures − Frequency of Pathological Bone Fractures

Zusammenfassung. Eine Knochenfraktur stellt eine vollständige oder unvollständige Kontinuitätstrennung eines Knochens dar, die durch eine direkte oder indirekte Gewalteinwirkung zustande gekommen ist. Bei einer pathologischen Fraktur handelt es sich um einen Knochenbruch ohne adäquates Trauma, dem eine pathologische Veränderung des Knochengewebes zugrunde liegt. Ursachen sind: Abbau der Knochenmasse (Osteoporose), Verminderung der Knochenqualität (Osteonekrose), ungenügende Knochenbildung (Osteogenesis imperfecta, fibröse Dysplasie), verstärkter Knochenabbau (Riesenzellgranulome), verstärkter Knochenanbau (Osteopethrose), ein überschießender Knochenumbau (Ostitis deformans Paget) oder Tumoren. Eine pathologische Fraktur muß klinisch-radiologisch erkannt und deren Ursache histologisch diagnostiziert werden, um eine adäquate Therapie zu ermöglichen.

Schlüsselwörter: Knochenfraktur − pathologische Knochenfraktur − Ursachen pathologischer Knochenfrakturen − Häufigkeit pathologischer Knochenfrakturen

Eine Knochenfraktur stellt eine vollständige oder unvollständige Kontinuitätstrennung eines Knochens dar, die durch eine direkte oder indirekte Gewalteinwirkung zustande gekommen ist. Bei einer pathologischen Knochenfraktur handelt es sich um einen Knochenbruch, der durch ein inadäquates Trauma verursacht worden ist und dem eine krankhafte Veränderung des Knochengewebes zugrunde liegt [2]. Wenn überhaupt keine traumatische Gewalteinwirkung vorangegangen ist, sprechen wir von einer Spontanfraktur. Bei einer kontinuierlichen lokalen Überbelastung eines Knoches kann sich eine sog. schleichende Fraktur oder Streßfraktur entwickeln, die schließlich zu einer Spontanfraktur führen kann [20].

Bei einer Stressfraktur ist der Röntgenbefund meistens pathognomonisch; eine Biopsie wird gewöhnlich nicht durchgeführt. Es handelt sich histologisch um ursprünglich gesundes Knochengewebe, in dem ein lebhafter reaktiver Knochenumbau stattfindet, der sich im Knochenszintigramm durch eine massive Aktivitätsanreicherung markiert [7, 13]. Ganz anders ist die Situation bei einer pathologischen Fraktur oder Spontanfraktur, die auf dem Boden einer vorbestanden Schädigung des Knochengewebes erfolgt. Hierbei erfahren wir einerseits aus der Anamnese vom Frakturereignis ohne adäquates Trauma und finden andererseits im Röntgenbild osteolytische oder osteosklerotische Strukturveränderungen im Frakturbereich. In solchen Fällen muß die Grundkrankheit durch eine gezielte Knochenbiopsie histologisch abgeklärt werden.

Knochenabbau: Generell liegt einer pathologischen Knochenfraktur eine quantitative Reduktion oder qualitative Verminderung des Knochengewebes zugrunde. Bei einer Verminderung von Knochengewebe sprechen wir generell von einer *Osteoporose,* deren Ursache ein verstärkter Knochenabbau, wie bei der Involutions- oder Immobilisationsosteoporose, oder eine ungenügende Knochenbildung, wie bei der Osteogenesis imperfecta, ist. Die mechanische Qualität des Knochengewebes wird auch durch einen unphysiologischen Kochenanbau oder Knochenumbau, wie bei der Ostitis deformans Paget oder Osteopetrose, reduziert, wobei häufig pathologische Frakturen auftreten. Schließlich ist eine lokale Knochendestruktion durch ein Tumorgewebe eine häufige Ursache einer pathologischen Fraktur.

Die weitaus häufigsten pathologischen Knochenfrakturen treten bei einer *Involutionsosteoporose* auf. Unter 1402 von uns histologisch untersuchten Knochenfrakturen fanden wir 888 pathologische Frakturen; das sind 63,3%. Von diesen hatten 36,2% eine Involutionsosteoporose als Ursache der Fraktur, wobei mit 235 Fällen (73%) der Schenkelhals bei weitem am häufigsten betroffen war. Hier besteht schon physiologisch ein Locus minoris resistentiae: denn im sog. Wardschen Dreieck bestehen große Spongiosalücken, die sich bei der Osteoporose vergrößern − bis die Fraktur auch ohne Trauma passiert [26]. Histologisch finden wir dann inmitten des osteoporotischen Spongiosagerüstes bei frischer Fraktur ein fibrinös-blutig imbibiertes Markfettgewebe, in dem sich bei länger zurückliegendem Frakturereignis ein fibrös-knöchernes Kallusgewebe abzeichnet.

Knochenabbau und Verminderung der Knochenqualität: Zu den Osteoporosen müssen auch die metabolischen Osteopathien gerechnet werden, bei denen es ebenfalls zu einer Reduktion der Knochenstabilität kommt [12]. Bei der *Osteodystrophia fibrosa cystica generalisata von Recklinghausen* bei primärem Hyperparathyreoidismus entwickeln sich bekanntlich sog. „braune Tumoren", wobei es sich um resorptive Riesenzellgranulome handelt [8]. Infolge des osteoklastären Knochenabbaues kommt es lokal zu Spongiosafrakturen und zu einer überschießenden osteoklastären Knochenresorption in diesem Bereich. Somit stellen diese sog. „braunen Tumoren" in Wirklichkeit unvollständige pathologische Knochenfrakturen bei Hyperparathyreoidismus dar. Es besteht kein Tumorwachstum.

Eine pathologische Knochenfraktur kann auch iatrogen durch medizinische Maßnahmen induziert werden. So führt eine lange Kortikoidtherapie oft zu einer sog. *Cushing-Osteoporose* vor allem in den Wirbelkörpern [17]. Hier kommt es dann zu Kompressionsfrakturen, die mit einer hyperplastischen Kallusbildung einhergehen. Nach einer Strahlentherapie kann sich eine *Radioosteonekrose* mit starker Zerstörung von Knochengewebe entwickeln. Eine Spontanfraktur ist in einem derartig geschwächten Knochenabschnitt geradezu vorprogrammiert [11]. Als weitere Ursachen einer pathologischen Knochenfraktur fanden wir in 31,2% Knochenmetastasen, in 8,8% primäre maligne Knochentumoren und in 7,2% benigne tumoröse Knochenläsionen.

Verminderte Knochenbildung: Bei mehreren Skelettdysplasien infolge genetischer Defekte kommt es typischerweise zu pathologischen Knochenfrakturen. Als Beispiel hierfür steht die *Osteogenesis imperfecta,* bei der es infolge eines Osteoblastendefektes zu einer ungenügenden Knochenbildung kommt [25]. Beim Typ III der Osteogenesis imperfecta [24] finden wir außerordentlich dünne lange Röhrenknochen mit Verbiegungen, die leicht frakturieren und häufig eine Pseudarthrose entwickeln. Beim letalen Typ II der Osteo-

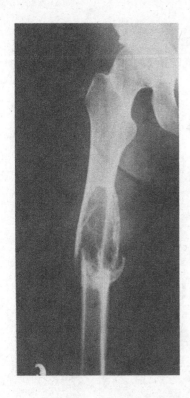

Abb. 1. Fibröse Knochendysplasie Jaffe-Lichtenstein des rechten proximalen Femurs mit pathologischer Knochenfraktur

genesis imperfecta treten multiple Knochenfrakturen bereits intrauterin auf [4]. Definitionsgemäß handelt es sich jeweils um pathologische Knochenfrakturen. Lokalisierte Knochendysplasien prädisponieren die befallenen Knochenabschnitte zu einer pathologischen Konchenfraktur (Abb. 1). Beispiel hierfür ist die *fibröse Knochendysplasie Jaffe-Lichtenstein,* bei der das Knochenmark durch fibröse Gewebe ersetzt ist und Faserknochenbälkchen anstelle von Lamellenknochen gebildet sind (Abb. 2).

Verstärkter Knochenabbau: Ein verstärkter Knochenabbau tritt einerseits systemisch im Skelett, andererseits aber auch lokal auf und kann dann Ursache einer pathologischen Knochenfraktur sein. Solche Situationen beobachten wir bei verschiedenen ossären Riesenzellgranulomen wie dem *reparativen Riesenzellgranulom des Kiefers,* der *Riesenzellreaktion der kurzen Röhrenknochen* [23] oder der *aneurysmalen Knochenzyste* [15]. Hierbei ist es zuvor zu einer lokalen traumatischen Schädigung des Knochengewebes gekommen, das aus unbekannten Gründen mit einer überschießenden osteoklastären Knochenresorption reagiert. Damit ist lokal die Stabilität des betroffenen Knochenabschnittes herabgesetzt mit der möglichen Folge einer Spontanfraktur. Eine extreme Osteolyse mit Spontanfrakturen beobachten iwr bei sog. *Stout-Gorham-Syndrom,* bei dem der Knochen durch eine starke Gefäßproliferation lokal aufgelöst wird [10, 19].

Verstärkter Knochenanbau: Auch eine Vermehrung von Knochengewebe, nämlich eine Osteosklerose, führt durch Abnahme der Knochenelastizität zur Knochenbrüchigkeit. Dies ist bei der recht seltenen *Osteopetrosis Albers-Schönberg* der Fall, bei der durch einen Enzymdefekt der Osteoklasten der Knochenabbau reduziert ist [21]. Es kommt röntgenologisch zum klassischen Bild der „sandwich vertebra" in der gesamten Wirbelsäule und zu einer sklerotischen Verdichtung der Knochenstrukturen mit Knochenauftreibung in den Röhrenknochen [5]. Histologische Untersuchungen lassen erkennen, daß das Knochengewebe ungemein brüchig ist; man sieht Berstungslinien im Bereich chondroider Einschlüsse, was auf eine verminderte Festigkeit des Knochens hinweist.

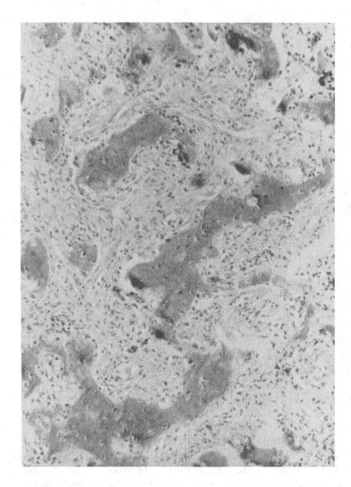

Abb. 2. Histologie der fibrösen Knochendysplasie. Goldner, 40×

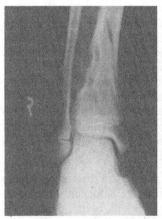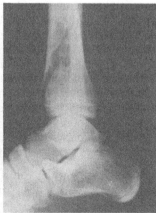

Abb. 3. Nicht-ossifizierendes Knochenfibrom der distalen Tibiametaphyse mit pathologischer Knochenfraktur

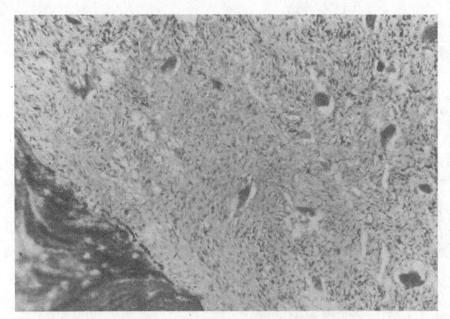

Abb. 4. Histologie des nicht-ossifizierenden Knochenfibroms. Goldner, 40×

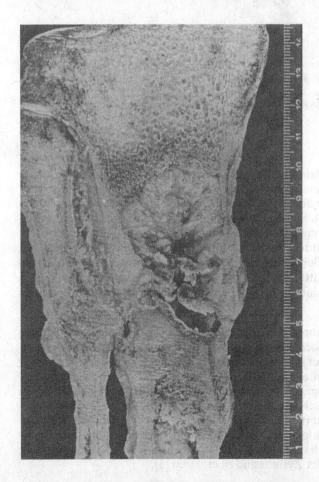

Abb. 5. Osteolytische Knochenmetastase eines hypernephroiden
Nierenkarzinoms in der proximalen Tibia mit pathologischer Knochenfraktur

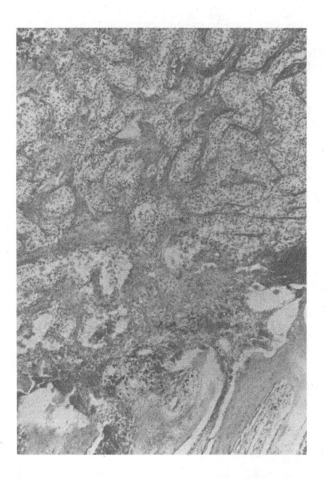

Abb. 6. Histologie der Knochenmetastase des hypernephroiden
Nierenkarzinomes. HE, 20×

Verstärkter Knochenumbau: Ein gleichzeitig stattfindender, überschießender Knochenab-
bau und Knochenanbau führt zu einem Knochengewebe minderer Qualität. Ein solcher
Knochenumbau ist bei der *Ostitis deformans Paget* besonders markant und führt in den
Wirbelkörpern einerseits zu großen Spongiosalücken, andererseits zur mächtigen Verdik-
kung der verbliebenen Trägerspongiosa. Häufig kommt es dabei zu Wirbelfrakturen.
Histologisch sehen wir ein ganz unregelmäßiges Spongiosagerüst von wellig begrenzten
Knochenbälkchen mit gleichermaßen vielen angelagerten Osteoblasten und Osteoklasten
sowie einem Mosaikmuster von Kittlinien. Es gibt Hinweise dafür, daß die Osteoklasten
durch Paramyxoviren geschädigt sind [6, 14], und eine überstürzte Exozytose von saurer
Phosphatase erfolgt [22].

Knochendestruktion: Knochentumoren und tumorähnliche Knochenläsionen sind häufige
Ursachen einer pathologischen Knochenfraktur. So macht eine *juvenile Knochenzyste* häufig erst durch eine solche Fraktur auf sich aufmerksam [1]. Im Kurettagematerial finden wir
dann histologisch Wandstrukturen einer glattwandigen Zyste ohne Epithelauskleidung.
Die pathologisch-anatomische Diagnose ist meistens nur in Verbindung mit dem Röntgenbefund möglich. Bei röntgenologisch nur angedeuteter pathologischer Fraktur weist eine
zsintigraphische Aktivitätsanreicherung auf die Läsion hin. Fleckige Verdichtungen in
einer solchen Zyste können im Röntgenbild den Eindruck eines Enchondroms oder Chon-
drosarkoms erwecken. Histologisch sind diese Verschattungen durch massive Einlagerung
eines zementartigen Materials in der Zystenwand zu erklären [3].

Auch ein *nicht-ossifizierendes Knochenfibrom* ist eine harmlose Knochenläsion, die jedoch häufig eine pathologische Knochenfraktur auslöst. Dieser absolut gutartige Knochentumor stellt meistens einen Zufallsbefund dar und kann schon röntgenologisch sicher diagnostiziert werden. Histologisch handelt es sich um ein fibro-histiozytäres Gewebe mit zahlreichen eingelagerten mehrkernigen Riesenzellen. Wenn bei sehr jungen Kindern eine Spontanfraktur vor allem im Tibiaschaft beobachtet wird und keine generelle Skelettdysplasie besteht, sollte zuerst an eine *Neurofibromatose v. Recklinghausen* gedacht werden [27]. Es entwickelt sich dabei eine Tibiapseudarthrose, und histologisch finden wir darin ein myxoid aufgelockertes neuro-fibromatöses Gewebe mit einzelnen Schwannschen Zellen.

Ursache einer pathologischen Knochenfraktur können schließlich immer auch maligne Tumoren sein, was meist röntgenologisch zu vermuten ist und histologisch abgeklärt werden muß. In der distalen Femurmetaphyse kann es sich dabei bei Jugendlichen um ein *Osteosarkom* [16] oder bei Erwachsenen um ein *Chondrosarkom* handeln. Prinzipiell können alle malignen Knochentumoren jeder Lokalisation eine pathologische Fraktur verursachen. Viel häufiger sind jedoch pathologische Knochenfrakturen bei *Knochenmetastasen* (Abb. 5) [9]. Vor der Therapie ist grundsätzlich eine bioptische Abklärung des Tumorgewebes erforderlich, auch wenn der metastasierende Primärtumor bekannt ist. Bei unbekanntem Primärtumor kann es oft ungemein schwer oder gar unmöglich sein, den Primärtumor zu benennen, insbesondere wenn das Metastasengewebe infolge der Fraktur stark alteriert ist. Treten allerdings typische Tumorstrukturen in Erscheinung – wie beispielsweise bei einer osteolytischen Knochenmetastase eines Mammakarzinoms im Schenkelhals mit zirrhösen Ephitelformationen [18] oder bei der Knochenmetastase eines hypernephroiden Nierenkarzinoms mit hellzytoplasmatischen Epithelien in tubulärer Anordnung (Abb. 6) –, dann kann der Histologe die Knochenmetastase diagnostizieren und gleichzeitig auch den Primärtumor benennen.

Eine pathologische Knochenfraktur kann klinisch vermutet werden, wenn ein adäquates Trauma in der Anamnese fehlt. Sie erscheint röntgenologisch als wahrscheinlich, wenn eine pathologische Strukturveränderung im Knochen zur Darstellung kommt. In den meisten Fällen ist eine histologische Abklärung erforderlich, vor allem um einen malignen Prozeß auszuschließen oder zu diagnostizieren.

Literatur

1. Adler CP (1973) Knochenzysten. Beitr Path 150:103–131
2. Adler CP (1983) Knochenkrankheiten. Diagnostik makroskopischer, histologischer und radiologischer Strukturveränderungen des Skeletts. Thieme, Stuttgart New York, S 98
3. Adler CP (1985) Tumor-like lesions in the femur with cementum-like material. Dose a „cementoma" of long bone exist? Skeletal Radiol 14:26–37
4. Adler CP, Bollmann R (1973) Osteogenesis imperfecta congenita (Vrolik). Med Welt 24:2007–2012
5. Althoff H (1968) Marmorknochenkrankheit (Morbus Albers-Schönberg). In: Handb. med Radiol, Bd V/3. Springer, Berlin, S 104
6. Baslé MF, Fournier JG, Rozenblatt S, Rebel A, Bouteille M (1986) Measles virus RNA detected in Paget's disease bone tissue by in situ hybridization. J Gen Virol 67:907–913
7. Bessler W (1967) Szintigraphische Untersuchungen nach Frakturen und Knochenoperationen. Fortschr Röntgenstr 107:654–662
8. Büngeler W, Dontenwill W (1959) Hormonell ausgelöste geschwulstartige Hyperplasien, hyperplasiogene Geschwülste und ihre Verhaltensweisen. Dtsch Med Wochenschr 84:1185
9. Bunting R, Lamont-Havers W, Schweon D, Kliman A (1985) Pathologic fracture risk in rehabilitation of patients with bony metastases. Clin Ortohp 192:222–227
10. Cannon SR (1986) Massive osteolysis. A review of seven cases. J Bone Joint Surg [Br] 68:144–146
11. Csuka M, Brewe BJ, Lynch KL, McVarty DJ (1987) Osteonecrosis, fractures, and protrusio acetabuli secondary to X-irradiation therapy for prostatic carcinoma. J Rheumatol 14:165–170
12. Delling G (1975) Endokrine Osteopathien. In: Veröffentlichungen aus der Pathologie, Heft 98. Fischer, Stuttgart

486

13. Doury P, Granier R, Metges PJ, Pattin S, Gaillard JF, Flageat J, Eulry F, Garandeau A (1987) La place de la scintigraphie osseuse dans les „fractures de fatique". Maladie de Pauzat. Rev Rhum Mal Osteoartic 54:491−497

14. Fagraeus A, Tyrell DL, Norberg R, Norrby E (1978) Actin filaments in paramyxovirus-infected human fibroblasts studied by indirect immunofluorescence. Arch Virol 57:291−296

15. Goudarzi Y, Sautman F (1987) Pathologische Frakturen im Kindes- und jugendlichen Alter bei benignen, semimalignen Knochentumoren und tumorähnlichen sowie entzündlichen Knochenveränderungen. Aktuel Traumatol 17:73−79

16. Jaffe N, Spears R, Eftekhari F, Robertson R, Cangir A, Takaue Y, Carrasco H, Wallace S, Ayala A, Raymond K (1987) Pathologic fracture in osteosarcoma. Impat of chemotherapy on primary tumor and survival. Cancer 59:701−709

17. Kailakow AM (1986) Osteoporosis and spontaneous fractures during corticosteroid therapy. Revmatologiia [Moskva] 4:73−74

18. Keene JS, Sellinger DS, McBeath AA, Engber WD (1986) Metastatic breast cancer in the femur. A search for the lesion at risk of fracture. Clin Ortop 206:282−288

19. Kulenkampff HA, Adler CP (1987) Radiologiche und pathologische Befunde beim Gorham-Stout-Syndrom (massive Osteolyse). Verh Dtsch Ges Path 71:574

20. Pentecost RL, Murray RA, Brindley HH (1964) Fatigue, insufficiency, and pathologic fractures. JAMA 187:1001−1004

21. Schaefer HE (1974) Osteopetrosis Albers-Schönberg im Adoleszenten- und Erwachsenenalter. Verh Dtsch Ges Path 58:337−341

22. Schaefer HE (1980) Ein atypisches Verteilungsmuster der tartratresistenten sauren Phosphatase in Osteoklasten bei Ostitis deformans Paget − zur pathogenetischen und diagnostischen Bedeutung. Verh Dtsch Ges Path 64:569

23. Seemann WR, Genz T, Gospos C, Goth D, Adler CP (1985) Die riesenzellige Reaktion der kurzen Röhrenknochen von Hand und Fuß. Fortschr Röntgenstr 142:454−457

24. Sillence DO, Rimoin DL (1978) Classification of Osteogenesis imperfecta. Lancet 8072:1041−1042

25. Stöß H (1988) Pathologische Anatomie der Osteogenesis imperfecta. Licht- und elektronenmikroskopische Untersuchungen am Stützgewebe. Med Klin 83:358−362

26. Uehlinger E, Puls P (1967) Funktionelle Anpassung des Knochens auf physiologische und unphysiologische Belastung. Langenbecks Arch klin Chir 319:362−374

27. Wellwood JM, Bulmer JH, Graff DJC (1971) Congenital defects in siblings with neurofibromatosis. J Bone Joint Surg 53B:314−318

132. Allgemeine Prinzipien und Techniken der Osteosynthese bei pathologischen Frakturen

U. Holz

Katharinenhospital Stuttgart, Abteilung für Unfall- und Wiederherstellungschirurgie, Kriegsbergstr. 60, D-7000 Stuttgart 1

Principles and Surgical Techniques of Stabilizing Pathological Fractures

Summary. Skeletal metastasis and pathologic fractures are signs of progressing neoplastic disease, but they are not life-threatening events. Stabilization is necessary to diminish pain and to maintain mobility. Principles of surgical stabilization include rigidity for long-term functional use, nondependence on bone healing and salvage of as much bone as possible to maintain muscle attachment for limb function. This is achieved by integrating bone, polymethylmetacrylate and implant into a solid unit. In the treatment of pathologic fractures not caused by malignancy biologic factors such as bone transplantation play a predominant role. In case of infection stability and vascularity of the bone is of utmost importance. Vascularity is achieved by pediculed or free-tissue transfer.

Key words: Pathologic Fracture − Composite Osteosynthesis

Zusammenfassung. Pathologische Frakturen bei Knochenmetastasen sind sichere Zeichen der fortgeschrittenen Tumorerkrankung, aber zumeist kein lebensbedrohliches Ereignis. Die Stabilisierung ist notwendig, um Schmerzen zu beseitigen und die Mobilität zu bewahren. Prinzipien dieser Osteosynthesen sind Stabilität durch Integration von Knochen, Implantat und Polymethymetacrylat zur soliden Einheit und die Schonung der Muskelansätze zur Erhaltung der Funktion. Bei pathologischen Frakturen nicht maligner Ursache stehen die biologischen Gesichtspunkte der Knochentransplantation im Vordergrund. Im Falle der Infektion sind Stabilität und Vaskularität des Knochens durch gestielten oder freien Gewebstransfer wichtige Maßnahmen.

Schlüsselwörter: Pathologische Frakturen − Verbundosteosynthese

Frakturen nach inadequatem Trauma am krankhaft veränderten Knochen werden als „pathologische Frakturen" definiert. Die krankhafte Schwächung des Knochens hat ihre Ursache z.B. in der Osteoporose, der Osteomalazie, Entzündungen, dem Morbus Paget, cystischen und tumorartigen Veränderunge sowie sekundären und selten primären Knochentumoren.

Je nach Dignität der pathologischen Knochenveränderung ist die Therapie in ihren Prinzipien kurativ, also im Sinne der biologischen Rekonstruktion der Skelettstabilität oder palliativ ausgerichtet. Vor jeder therapeutischen Überlegung ist die pathologische Knochenveränderung deshalb möglichst genau zu determinieren. Bei Metastasen sind Ausgangstumor, Zahl, Sitz und Größe der Absiedlungen und ihre Wachstumstendenz zu bestimmen [8]. Wichtigste diagnostische Mittel sind die konventionelle und moderne Radiologie und Nuklearmedizin.

Häufigste Ursache der pathologischen Frakturen sind Metastasen von Carcinomen der Mamma, der Niere, der Bronchien, der Prostata und der Schilddrüse.

Prinzipien bei pathologischen Frakturen verursacht durch Metastasen

Knochenmetastasen sind sichere Zeichen der fortgeschrittenen Tumorerkrankung und nur manchmal erstes Symptom derselben. Aber die pathologische Fraktur ist im allgemeinen kein lebensbedrohliches Ereignis. Die alsbaldige Stabilisierung ist notwendig um Schmerzen zu beseitigen, die Mobilität und Unabhängigkeit herzustellen und damit die Lebensqualität im nunmehr eng begrenzten Lebensabschnitt zu bewahren. Die pathologische Fraktur darf nicht zur Resignation und Passivierung führen!

Auch wenn für jeden anatomischen Ort besondere Techniken der Frakturstabilisierung erforderlich sind, so lassen sich dennoch folgende allgemeine chirurgischen Prinzipien herausstellen:

1. Die sofortige Stabilisierung muß auf lange Zeit unabhängig von knöchernen Heilungsreaktionen volle Belastbarkeit und Funktion gewährleisten. Die metastatische Knochendestruktion und die etwa begleitende Tumortherapie schließen eine Knochenheilung meist aus.
2. Um die Funktion zu gewährleisten, sollte soviel wie möglich an Knochensubstanz erhalten werden. Dies gilt besonders für Muskelansatzregionen.
3. Knochen, Osteosynthesematerial, respektive eine Endoprothese und Polymethylmetacrylat (PMMA) müssen zu einer soliden Einheit integriert werden (Verbundosteosynthese).

Diese Prinzipien beinhalten keine kurative Chirurgie am Ort der pathologischen Fraktur. Die sorgfältige Kürettage der Metastase dient in erster Line dazu, dem PMMA Platz zu machen. Die Defektauffüllung mit PMMA trägt entscheidend zur Festigkeit dieser integrierten Osteosynthese bei. Ohne PMMA-Abstützung besteht die Gefahr von Metallermüdungsbrüchen. Der Tumor und seine Metastasen müssen durch Chemotherapie und Radiotherapie kontrolliert werden [4]. Die Mechanismen der Etablierung von Tochtergeschwülsten sind noch nicht geklärt. Es steht aber fest, daß die systemische Dissiminierung des Tumors mit und ohne chirurgische Maßnahme erfolgt. Damit hat das Argument kaum noch Gewicht, daß die Stabilisierung der metastatischen Fraktur zur Tumorausbreitung beiträgt. Einer lokalen Ausbreitung des Tumors durch die chirurgische Intervention sollte dadurch entgegen gewirkt werden, daß eine schonende Operationstechnik angewandt wird.

Die unterschiedlich lange Überlebenszeit nach metastatischen Frakturen läßt es in manchen Fällen ratsam erscheinen, an Orten besonderer mechanischer Belastung neben der kombinierten Osteosynthese eine autogene Knochentransplantation vorzunehmen, um auch eine biologische Abstützung im Laufe der Zeit im Frakturbereich zu induzieren [7].

Bewährte Methoden zur Stabilisierung pathologischer Frakturen an den unterschiedlichen anatomischen Orten sind:

1. Gelenkendoprothesen bei Destruktionen der Gelenke oder angrenzender Skelettabschnitte
2. Verbundosteosynthese mit Platten, Winkelplatten und Verriegelungsnägeln bei meta- und diaphysären Frakturen
3. Diaphysäre Verkürzungsosteotomie oder Interpositionsplastik mit Kochenersatzmaterialien bei Destruktionen des Humerusschaftes

Prinzipien für besondere Frakturlokalisationen

Über die Hälfte aller Frakturen bei Knochenmetastasen der Röhrenknochen ereignen sich am Femur und dort überwiegend im proximalen Anteil [4, 6]. Pathologische Frakturen bei Metastasen am Hüftgelenk werden je nach Ausdehnung durch Standard- oder Spezialendoprothesen versorgt [13]. Wird eine wachsende oder schmerzhafte Metastase in dieser

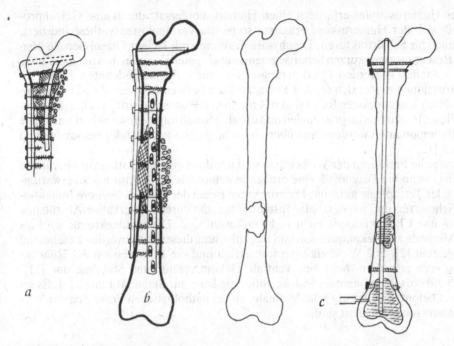

Abb. 1a–c. Verbundosteosynthesen am Femur **a** 95-Grad-Kondylenplatte und zusätzliche Abstütz-platte auf der Medialseite des Femurs im Verbund mit Knochenzement. Zusätzliche autogene Spongiosatransplantation entlang der Trochanter minor-Seite. **b** Doppelplattenverbundosteosynthese. **c** Verriegelungsnagelung im Verbund mit Knochenzement bei osteolytischen diaphysären Metastasen. Zusätzliche Zementverankerung des distalen Marknagelendes bei gefährdeter Stabilität der distalen Verriegelungsbolzen

Region beobachtet, so wird besser die „prophylaktische" Arthroplastik ausgeführt, denn bei weitreichender metastatischer Destruktion und der damit erforderlichen ausgedehnten chirurgischen Maßnahme, wird das funktionelle Resultat schlechter.

Für per- und subtrochantäre pathologische Frakturen mit Zerstörung der medialen Kortikalis empfiehlt sich eine Osteosynthese mit einer Kondylenplatte und zusätzlicher Abstüzungsplatte entlang der medialen Kortikalis [6, 10]. Bei längerer Lebenserwartung ist die mediale Abstützung zusätzlich durch ein Knochentransplantat anzustreben. Analog wird am distalen Femur verfahren (Abb. 1a). Pathologische Schaftfrakturen des Femur, besser bereits jede größere kortikale Läsion vor der manifesten Fraktur, können zwar durch eine Marknagelung oder Verriegelungsnagelung behandelt werden [1], aber die Langzeitstabilität ist gefährdet durch eine Zunahme der kortikalen Osteolyse. Eine Verbesserung der Marknagelosteosynthese solcher Frakturen ist durch zusätzliche Injektion von Knochenzement erreicht worden [9]. Der flüssige Zement wird über die Nageleinschlagstelle und über eine Bohrung im distalen Femur mit einer Zementspritze in die Markhöhle und den Nagel eingepreßt [16] (Abb. 1c).

Bei größeren Kortikalisdefekten kann dieses Verfahren nicht angewandt werden und es ist nach wie vor die Osteosynthese mit stabilen, breiten Platten und PMMA – auch als Doppelplattenosteosynthese lateral und ventral – indiziert. Bei dieser Technik werden die Schrauben erst nach Einbringen des Knochenzements fest angezogen (Abb. 1b).

Für die relativ seltenen metastatisch bedingten Frakturen der Tibia gelten die gleichen Grundsätze wie für die Femurfraktur.

Der Humerus wird proximal und diaphysär von Metastasen und pathologischen Frakturen betroffen. Fortgeschrittene Destruktionen des proximalen Humerus führen zur starken und irreversiblen Funktionsstörung der Schulter und daher sollte die Stabilisierung frühzeitig – also vor völliger Zerstörung – erfolgen. Die Auflösung der subchondralen

Zonen des Humeruskopfes erfordern einen Humeruskopfersatz durch eine Gelenkprothese. Läßt sich der Humeruskopf erhalten, so ist die Verbundosteosynthese indiziert. Dies gilt auch für Schaftfrakturen. Diaphysäre Frakturen mit kleiner Osteolysezone können nach Resektion eines kurzen Schaftsegmentes auch unter Kompression mit einer breiten Platte stabilisiert werden (Verkürzungsosteotomie). Bei ausgedehnten Humerusschaftdestruktionen eignet sich die aus Polyacetalharz besteende, zweiteilige Diaphysenprothese. Nach langstreckiger Resektion des zerstörten Knochens wird je eine Halbkomponente dieses Implantats im proximalen und distalen Schaftfragment verankert und beide Kunststoffkomponenten werden dann über eine schräge Nut miteinander verbunden und verschraubt [12].

Metastatische Frakturen der Wirbelsäule sind nur dann eine Indikation zur operativen Behandlung, wenn die Diagnostik eine drohende pathologische Fraktur mit zu erwartender Para- oder Tetraplegie aufzeigt. Dies droht bei Befall der Pedikel. Weitere Indikationen sind Schmerzen und schmerzhafte Instabilitäten, die durch konservative Abstützung und Radio- und Chemotherapie nicht zu beeinflussen sind. Die Laminektomie wird als effektive Methode zur Dekompression und Beeinflussung dieser Beschwerden zunehmend in Frage gestellt [2]. Die Wirbelkörperdestruktion und die Kompression des Rückenmarks von vorn erfordern meist eine ventrale Dekompression und Stabilisierung [11]. Aber auch die dorsale segmentale Instrumentierung kann zur Stabilität führen [5]. Es sei noch einmal betont, daß chirurgische Maßnahmen bei pathologischen Frakturen der Wirbelsäule relativ selten indiziert sind.

Prinzipien bei pathologischen Frakturen verursacht durch zystische, tumorartige Läsionen und durch Infektionen

Pathologische Frakturen der oberen Extremitäten bei juvenilen Knochenzysten, nicht ossifizierenden Fibromen und mit Einschränkung solche bei aneurysmatischen Knochenzysten, können konservativ behandelt werden [3, 6]. Die Rezidivgefahr bleibt allerdings bestehen. An Femur und Tibia resultiert bei solchen pathologischen Frakturen häufig eine Fehlstellung, so daß die Indikation zur Operation gegeben ist. Um Gewißheit über den Charakter der zystischen Knochenveränderung zu haben und um Rezidive zu vermeiden, ist die Resektion, Stabilisierung und der biologische Aufbau mit autogenen Knochentransplantaten zu empfehlen.

Bei der Infektion des Knochens mit pathologischer Fraktur sind die wichtigsten Prinzipien des Debridement bzw. die Sequestrotomie, die Stabilisierung ohne weitere Gewebszerstörung z.B. mit Hilfe des Fixateur externe und die sekundäre autogene Knochentransplantation. Weichteildefekte über dem infizierten Knochen werden heute durch einen gestielten oder freien Gewebetransfer gedeckt.

Prinzipien bei pathologischen Frakturen verursacht durch primäre Knochentumoren

Die pathologische Fraktur ist eher eine seltene Erscheinung bei primären Knochentumoren. Die Behandlung – Resektion oder Amputation – wird vom Charakter des Tumors bestimmt. Deshalb ist zunächst eine Probeexzision indiziert. Die Narbe der Inzision zur Probeentnahme muß bei der definitiven Resektion mit entfernt werden. Die allgemeinen Prinzipien maligner Knochentumoren wurden auf dem Chirurgenkongreß 1987 erörtert [14].

Herauszustellen sind wegen der Häufigkeit pathologische Frakturen bei Riesenzellentumoren und beim Myelom. Befallen sind meist die metaphysären und epiphysären Regionen auch mit pathologischem Einbruch ins Gelenk hinein. Die Tumorresektion und Arthrodese mit überbrückenden, großen autogenen Knochentransplantaten, die partielle Gelenkrekonstruktion, z.B. am Ellenbogen und die Endoprothetik sind je nach Ausdehnung und Lokalisation gute therapeutische Lösungen (Abb. 2).

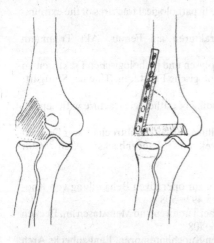

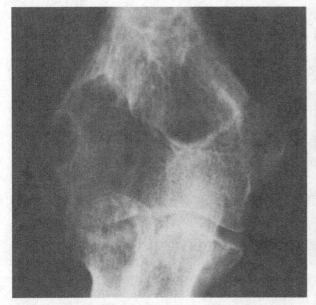
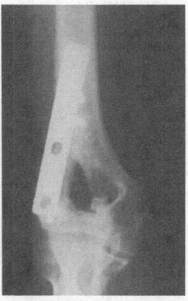

Abb. 2. Pathologischer Einbruch des Ellenbogengelenkes bei Myelom. Rekonstruktionsskizze und röntgenologisches Ergebnis 2 Jahre nach Transplantation eines abgewinkelten, autogenen Fibulasegmentes. Funktion Strecken-Beugen 0–30–110 Grad, Unterarmrotation 70–0–80 Grad

Literatur

1. Berentey G (1983) Ausnahmeindikation für die Verriegelungsnagelung. Die pathologische Fraktur im Metastasenherd. Hefte Unfallhk 161:170–179
2. Black P (1979) Spinal metastasis: Current status and recommended guidelines for management. Neurosurgery 5:726–746
3. Campanacci M, De Sessa L, Trentani C (1977) Scaglietti's method for conservative treatment of simple bone cysts with local injections of methylprednisolone acetate. Ital. J Orthop Traumatol 3:27
4. Colyer RA (1986) Surgical stabilisation of pathological neoplastic fractures. In: Current problems in cancer. 1986 Year Book Medical Publishers, New York, pp 118–168
5. Fidler MW (1985) Pathological fractures of the cervical spine. J Bone Jt Surg 67B:352–357

6. Ganz R, Isler B, Mast J (1984) Internal fixation technique in pathological fractures of the extremities. Arch Orthop Trauma Surg 103:73–80

7. Holz U (1985) Verbundosteosynthese bei Spontanfrakturen am Femur. Akt Traumatol 15:100–103

8. Holz U, Weller S (1981) Chirurgische Therapie der Osteolysen und pathologischen Frakturen im Humerusschaft. In: Wolter D (Hrsg) Osteolysen – Pathologische Frakturen. Thieme, Stuttgart, New York, S 134–142

9. Kunec JR, Randall JL (1984) Closed intramedullary rodding of pathologic fracture with supplemental cement. Clin Orthop 188:183–186

10. Mischowsky T, Schult W, Friedl W, Gerber B (1984) Stabilitätsverhalten subtrochantärer Doppelplattenverbundosteosynthesen nach Kontinuitätsresektion. Langenbecks Arch Chir Suppl:201–205

11. Morley T (1988) Persönliche Mitteilung

12. Müller KH, Müller-Färber J (1982) Diaphysärenprothese zur operativen Behandlung von Knochenmetastasen des Oberarmschaftes. Unfallheilkunde 85:499–508

13. Mutschler W, Burri C (1982) Ergebnisse der Behandlung bei Tumoren und Metastasen am Becken und proximalen Femur. Langenbecks Arch Chir 358:403–408

14. Salzer M, Knahr K (1987) Operative Technik bei malignen Knochentumoren. Langenbecks Arch Chir 372:301–306

15. Strube HD, Ritter G (1985) Die Verbundosteosynthese. Unfallchirurg 88:53–62

16. Varriale PL, Evans PEL, Sallis JG (1985) Fixation of pathologic fractures. Clin Orthop 199:256–2601

133. Die Osteoporose als Ursache der pathologischen Fraktur

H. W. Minne

Abteilung Innere Medizin I der Universitätskliniken Heidelberg, Luisenstraße 5, D-6900 Heidelberg

Osteoporosis, Pathogenesis and Bone fractures

Summary. Estrogen deficiency causes loss of trabecular bone, leading to fractures of the spine. One-third of all postmenopausal females suffers from type I osteoporosis, which is characterized by chronic pain, hump and height reduction. Fluorides, calcium plus vitamin D_3 are effectivly treat of the disease if given over 3–4 years. Calcitonin blocks pain episodes in more than 50% of the patients. Calcium deficiency and reduced mobility togehter with unknown reasons cause type II osteoporosis, which also affects males. Fifty thousand hip fractures occur annually in the Federal Republic of Germany and require additional surgical therapy.

Key words: Osteoporosis − Pathogenesis − Diagnosis − Treatment

Zusammenfassung. Östrogenmangel der Wechseljahre verursacht die Typ I Osteoporose der Wirbelsäule durch gesteigerten Verlust trabekulären Knochens. Ein Drittel aller Frauen ist durch die Krankheit bedroht. Das klinische Bild ist durch Dauerschmerz bei Buckelbildung und Größenverlust charakterisiert. Konservative Therapie sieht Fluoride, Calcium und Vitamin D_3 über Jahre, Calcitonin bei Schmerzen über 6−8 Wochen vor. Zusätzlicher Verlust kompakten Knochens ist die Ursache der Schenkelhals- und Radiusbrüche bei Typ II Osteoporose, die auch Männer trifft. Pathogenetisch werden Calcium- und Bewegungsmangel sowie noch unbekannte Ursachen angeschuldigt.

Schlüsselwörter: Osteoporose − Pathogenese − Diagnose − Behandlung

Einleitung

Verlust von Knochenmasse führt zu mechanischer Instabilität und in der Folge zu gesteigertem Bruchrisiko auch bei inadäquatem Trauma. Häufigste Ursache sind Osteoporosen, die systemisch Knochen schwinden lassen oder osteolytische Skelettmetastasen, die lokal zur Knochenauflösung führen.

Im folgenden werden die Osteoporosen des alten Menschen dargestellt (vgl. Tabellen 1 und 2). Der Beitrag ist gegliedert in einen pathophysiologischen Teil, die Darstellung diagnostischer Möglichkeiten sowie die Diskussion präventiver und therapeutischer Maßnahmen.

Tabelle 1.

Sekundäre Osteoporose:	Knochenschwund als Folge von Erkrankungen, die den Knochenabbau verursacht haben, z.B. Morbus Cushing, einheimische Sprue, haematologische Systemerkrankungen wie Plasmocytom, Mastocytose u.a.m.
Altersosteoporose: Typ I	Postmenopausen-Osteoporose mit überwiegendem Befall der Wirbelsäule als Folge des Verlustes trabekulären Knochens
Typ II	Senile Osteoporose mit Verlust auch des kompakten Knochens und Bruch von Röhrenknochen (z.B. Schenkelhalsfraktur-Radiusfraktur)
(Riggs, BL, Melfan, J. III, 1983)	

Tabelle 2.

Praeklinische Osteoporose	Knochenschwund, ohne daß bereits Knochenbruch bei inadaequatem Trauma eintrat; die diagnostischen Kriterien für diesen Knochenschwund sind z.Z. noch nicht festlegbar
Klinisch manifest Osteoporose	Knochenschwund mit Knochenbruch, der auf den Knochenschwund als Ursache zu beziehen ist

Tabelle 3. Pathogenese der pathologischen Fraktur bei Osteoporose

Vorgang	Ursache
Reduktion der Knochenmasse	Östrogenmangel der Wechseljahr Eingeschränkte Calciumzufuhr Reduzierte Mobilität (Inflammation-mediated Osteopenia)
Steigerung der Fallneigung	Kreislaufinstabilität bei Puls- und Blutdruckschwankungen Sedativa − Psychopharmaka allgemeine Hinfälligkeit

Pathophysiologie der pathologischen Fraktur bei Osteoporose: (Tabelle 3)

Mechanismen, die zu reduzierter Knochenmasse führen

Osteoporosebedingter Knochenbruch folgt u.a. krankheitsbedingtem, über normale Bedingungen hinausgehendem Knochenmasseverlust. Dabei ist Knochenabbau im Alter zunächst nicht unbedingt ausschließlich als Folge pathophysiologischer Prozesse zu werten, sondern möglicherweise die Konsequenz quasi physiologischer Altersinvolution. Erst über das Maß des altersphysiologisch „erlaubten" hinausgehender Knochenschwund scheint pathophysiologische Relevanz zu besitzen.

Knochenmasse wird während des Heranwachsens bis zum Erreichen einer Spitzenknochenmenge (Peak bone mass) aufgebaut. Eine Knochenmasse-Plateau-Phase wird zwischen dem 20. und 30. Lebensjahr erreicht. Ab dem 40. Lebensjahr verlieren Männer und Frauen jährlich bis zu 1,5% ihres Knochens. Prozesse, die diese Verlustrate zu steigern vermögen, werden als für die Entstehung von Osteoporosen relevant angesehen. Wir werden sehen, daß Stoffwechselstörungen, die diesen Knochenabbau steigern, Risikofaktoren für die Entstehung von Knochenbrüchen im Alter sind. Ein Teil dieser Risikofaktoren wurde in der Vergangenheit identifiziert. Zusätzliche Mechanismen sind jedoch zu diskutieren.

Jeder gesteigerte Knochenmasseverlust, der auf eine Krankheit zurückgeführt werden kann, wird in die Gruppe der sekundären Osteoporosen eingeordnet. Wir finden hier maligne Tumorleiden (z.B. Plasmozytom), intestinale Erkrankungen (z.B. M. Crohn, chronische Pankreatitis, einheimische Sprue), endokrinologische Erkrankung (z.B. M. Cushing, Hyperthyreose, Hypogonadismus) und anderes mehr.

Die Osteoporosen beim alten Menschen, die zunächst nicht auf derartige Grundkrankheiten zurückgeführt werden, sind in zwei Gruppen gegliedert:

Typ I Osteoporose: Der die Menopause als letzte vom Ovar gesteuerte Monatsblutung verursachende Östrogenmangel führt über eine sich 3−6 Jahre hinstreckende Steigerung des Knochenumsatzes mit negtiver Knochenbilanz zum Knochenschwund (Christiansen et al. 1981). Bei einem Drittel aller Frauen ist dieser besonders stark ausgeprägt, der entstehende gesteigerte Verlust trabekulären Knochens macht sie zu „fast losern". Es wird davon ausgegangen, daß dieser Verlust etwa 8−10 Jahre nach der Menopause zu gesteigerter Brüchigkeit im Bereich der Wirbelkörper mit der Ausbildung von Deckplatteneinbrüchen, Keilwirbelbildung oder Plattwirbel führt.

Typ II Osteoporose: Jenseits des 70. Lebensjahres wirken sich zusätzliche pathophysiologische Mechanismen, dies bei Frauen und Männern, negativ auf die Gesamtknochenmasse aus, d.h. hier geht auch kompakter Knochen verloren. Pathophysiologisch werden Mechanismen angeschuldigt, die sowohl den Knochenaufbau in der Jugend bremsen als auch den Knochenerhalt während des gesamten übrigen Lebens behindern.

Wahrscheinlich gebührt mangelhafter Calciumversorgung hier besondere Bedeutung. Der durchschnittliche Calciumkonsum in der Bundesrepublik beträgt pro Tag 690 mg bei einem Calciumbedarf von mindestens 800 mg/Tag in der Jugend und 1000−1500 mg in höherem Alter. Im Rahmen der Calciumhomöostase täglich verlorengehendes Calcium wird bei derartiger Mangelversorgung zur Aufrechterhaltung der Calciumkonzentration in extrazellulären Körperflüssigkeiten aus dem Knochen gelöst. Hierbei wird Knochen degradiert, so daß Knochenmasse verloren geht (Matkovic et al. 1979).

Es besteht außerdem eine enge Korrelation zwischen Muskelmasse und Knochenmasse. Immobilität führt, vermittelt durch bisher unbekannte pathophysiologische Mechanismen, zu einem Verlust an Knochenmasse und auch zu gesteigertem Bruchrisiko (Aström et al. 1987). Aus tierexperimentellen Untersuchungen in der Schwerelosigkeit des Weltraumfluges ist bekannt, daß Immobilität zu einer Inhibition osteoblastärer Knochenneubildung führt. Diese Befunde können grundsätzlich auf Personen mit eingeschränkter Mobilität übertragen werden.

Tierexperimentell konnte gezeigt werden, daß unspezifische, knochenferne ausgelöste Entzündung ebenfalls zur Knochenmassenreduktion durch Inhibition der Osteoblasten führt (Minne et al. 1984). Diese „Inflammation mediated Osteopenia" ist beim östrogendepletierten Tier akzeleriert und vermag möglicherweise, umgekehrt den Knochenmasseverlust bei Östrogenmangel zu steigern.

Ganz allgemein gilt, daß Frauen jedoch allein schon deshalb höheres Osteoporoserisiko in sich tragen, weil bei ihnen, genetisch determiniert, Knochenmasse in geringerem Umfange aufgebaut wird, als bei Männern. Bei Frauen ist die „Peak bone mass" niedriger als bei Männern. Somit ist auch bei nach der Menopause Östrogen-substituierenden Frauen die Wahrscheinlichkeit kritisch niedriger Knochenmasse, somit gesteigerten Bruchikos, größer als bei Männern.

Mechanismen, die zum Knochenbruch führen

Knochendichteanalysen bei Patienten mit Osteoporose-bedingtem Knochenbruch führten zu dem überraschenden Ergebnis, daß die Meßergebnisse z.T. sehr hohe Überlappungen mit Normalkollektiven aufwiesen.

Die ursprüngliche Hypothese, die Knochendichte sei dem Knochenbruchrisiko invers in hohem Maße korreliert, gerät hierdurch ins Wanken. Inzwischen ist aus pathologischanatomischen Studien, aber auch theoretischen Überlegungen deutlich geworden, daß

Tabelle 4. Diagnostische Möglichkeiten bei Osteoporose

Untersuchungs-techniken	Möglichkeiten	keine/eingeschränkte Möglichkeiten
Labor	Differentialdiagnostik, Abgrenzung sekundäre Osteoporosen	Erkennung von Risikopatienten, Diagnose der Osteoporose-Patienten
Konventionelles Röntgen	Diagnose von Frakturen Differentialdiagnose metabolischer Knochenkrankheiten Quantifizierung von Wirbeldeformierungen (Spine deformity Index)	Früherkennung von Knochenschwund, Diagnose praeklinischer Osteoporosen
Knochendichte-bestimmungen	Studien mit definierten Patienten-kollektiven	Diagnostik beim Einzelpatienten zur Krankheitsfrüherkennung, Erfassung einzelner Risikopatienten, Verlaufs-beobachtung unter Therapie
Alternative Techniken (z.B. Energie-Impedanzmessungen)	Forschungseinsatz	Routineeinsatz

eine derartige Korrelation nur mittelbar gilt. Bei auch skelettgesunden alten Menschen werden im trabekulären Knochenanteil gehäuft Mikrofrakturen gefunden, die die mechanische Kompetenz des bei der Dichteanalyse mitgemessenen Materials erheblich reduzieren. Auf Mikrofraktur folgende Reparatur mit Kallusbildung vermag sogar, erhöhte Dichte vorzutäuschen.

Darüberhinausgehend ist das Risiko zum Knochenbruch nicht nur durch das Vorhandensein oder Fehlen stabilen Knochens bestimmt, sondern auch durch die Größe der Gewalt, die bei Sturz auf einen Knochen einwirkt. In diesem Zusammenhang sind Studien von Interesse, die in den letzten Jahren zeigten, daß alte Menschen grundsätzlich erhöhtes Sturzrisiko aufweisen (Tinetti et al. 1988). Pulsschwankungen und wechselnder Blutdruck, jedoch auch Behandlung mit Psychopharmaka vermögen das Risiko zum Sturz zu steigern. Im Gegensatz zum Jugendlichen vermag der alte Mensch zumeist nicht mehr, federnd der Gewalt des Sturzes entgegenzuwirken. Bei derart „ungeschütztem" Sturz kommt es zu gesteigerter Gewalteinwirkung auf das massereduzierte Skelettsystem. Somit ist das Risiko zum Knochenbruch nicht nur durch die vorhandene Knochenmasse, sondern auch durch die Frequenz und Art von Stürzen determiniert.

Diagnostik bei Osteoporose: (Tabelle 4)

Es wäre ideal, wenn durch Analysen vor Eintritt des Knochenbruchs die Veränderungen sichtbar gemacht werden könnten, die diesen Bruch herbeiführen werden. Dies würde den Zeitpunkt spezifischer medikamentöser Therapie vorverlagern können. Effektive Präventionsmaßnahmen würden gezielt bei Risikogruppen eingesetzt werden können.

Über den Wert der Röntgenuntersuchung bei der Osteoporosediagnostik liegen längste Erfahrungen vor. Knochenverlust kann mittels Röntgenbild erst sichtbar gemacht werden, wenn mehr als 30−50% der Masse verschwunden sind. Wahrscheinlich wird sich hieran auch zukünftig nichts ändern lassen. Röntgenologisch können bei einzelnen Patienten Frühzeichen einer Osteoporose sichtbar gemacht werden: Schärfere Konturierung der Grund- und Deckplatten, Vertikalisierung der Spongiosastruktur gelten als Hinweis. Diese Frühzeichen sind jedoch nur bei einem Teil der Patienten mit manifester Osteoporose nachweisbar. Im eigenen Krankengut lag der Anteil unter 30% (unveröffentlichte Daten).

Unbestritten bleibt jedoch der Wert der Röntgenuntersuchung für die Diagnose von Frakturen. Dies gilt selbstverständlich für Brüche im Bereich von Röhrenknochen, jedoch auch für Brüche im Bereich der Wirbelkörper. Problematisch war hingegen in der Vergangenheit die „Quantifizierung" der durch Wirbelkörperbruch erzeugten Deformierung. Zerstörungsprogression im Bereich der Wirbelkörper wurde allenfalls semiquantitativ erfaßt (Kleerekoper et al. 1984). Durch Wirbelhöhenbestimmungen bei Normalpersonen konnte jedoch inzwischen ein „Wirbelhöhenstandard" entwickelt werden, der durch Transformation der Meßwerte in „Relativhöhen" (Division der gemessenen Wirbelhöhe durch die des 4. Brustwirbelkörpers) eine deutliche Verringerung des Schwankungsbereiches aufweist. Der Vergleich der aktuell beim Patienten mit Wirbelbruch gemessenen Relativhöhen mit diesem Standard erlaubt die Bestimmung eines „Wirbelsäulen-Deformitäts-Index" (Spine Deformity Index, SDI) der als Maß für Osteoporose-bedingte Verformung herangezogen wird (Minne et al. 1988). Computergestützte semiautomatische Auswertung der Röntgenbilder wird inzwischen zur Prüfung der Wirksamkeit einer Osteoporose-Therapie eingesetzt. Es hat sich gezeigt, daß Dichteanalysen im Bereich der Wirbelsäule unter Therapie das Ausmaß der trotz Therapie noch eintretenden Wirbelkörperfrakturierung oder Fraktur-Progression nicht vorhersagen können.

Die Bestimmung der Knochendichte mittels Photonenabsorptionsmetrie oder Computertomographie beruht auf dem Prinzip der Strahlenschwächung beim Durchgang durch knochendichtes Material, gibt somit ein Maß für die Menge mineralisierten Knochens im zu messenden Skelettareal. Es stehen hierfür die Single- bzw. die Dualphotonenabsorptiometrie für Bestimmungen am Arm sowie Dualphotonenabsorptiometrie für Bestimmungen im Bereich des 2.–4. Lendenwirbelkörpers zur Verfügung. Computertomographische Bestimmungen dienen der Quantifizierung des spongiösen Knochens im Radius, der Ulna sowie der Wirbelkörper. Die Meßgenauigkeit dieser Verfahren ist deutlich größer als bei konventionellen Röntgenuntersuchungen. Änderungen der Knochendichte im Bereich weniger Prozente können hierdurch sichtbar gemacht werden. Es wird davon ausgegangen, daß niedrige Knochendichte oder gesteigerter Verlust der Knochendichte in ein gesteigertes Frakturrisiko einmünden. Versuche wurden unternommen, Knochendichte-Grenzwerte zu bestimmen, jenseits von denen mit hoher Wahrscheinlichkeit Knochenbruch droht. Leider hat sich gezeigt, daß die Erwartungen in diese Techniken zum jetzigen Zeitpunkt noch nicht erfüllt werden können. Die Verfahren werden zwar mit Erfolg für epidemiologische Untersuchungen und unter Studienbedingungen eingesetzt. Der Einsatz beim Einzelpatienten oder zur Erfassung von Risikopatienten im Rahmen von Screening-Untersuchungen ist noch verfrüht, die Verfahren haben lediglich geringe Bedeutung (Hall et al. 1987). Besorgniserregend ist dabei insbesondere, daß in zunehmendem Maße Patienten lediglich aufgrund von Knochendichteanalysen bereits spezifisch osteologisch wegen angenommener Osteoporose (z.B. mit fluoridhaltigen Präparaten) therapiert werden.

Alternative Techniken

Wohl unter dem Eindruck der nicht ausreichenden Zuverlässigkeit der z.Z. verfügbaren Techniken beim Einzelpatienten werden zunehmend Bemühungen unternommen, neue Techniken zur direkten Bestimmung der mechanischen Kompetenz des Knochens, somit seines Widerstandes gegenüber mechanischer Belastung, zu entwickeln. Technisch kommen Schall-Leitgeschwindigkeitsbestimmungen im Bereich der Patella sowie Energie-Impedanz-Analysen im Bereich der Ulna zur Anwendung. Die in der eigenen Arbeitsgruppe durchgeführten Bestimmungen der „Bone stiffness" durch Energie-Impedanz-Analyse zeigen, daß der Verlust an Knochenfestigkeit mit zunehmendem Alter mit Hilfe einer solchen Analyse durchaus sichtbar gemacht werden kann (Ernst et al. 1989). Problematisch ist jedoch auch hier zunächst, daß bei der Mehrzahl der Patienten mit manifester Osteoporose deutliche Abweichungen vom Normalkollektiv noch nicht gezeigt werden können. Es muß daher zunächst offenbleiben, wann das eine oder andere neu entwickelte Verfahren bei der Diagnostik von Osteoporosen hilfreich eingesetzt werden kann.

Somit muß zusammenfassend festgehalten werden, daß mit Hilfe der in den letzten Jahren neu entwickelten und zum Teil mit sehr viel Optimismus propagierten Knochendichtebestimmung zwar Studien mit definierten Patientenkollektiven durchaus möglich sind, daß jedoch der Einsatz für allgemeine Screening-Untersuchungen verfrüht ist. Zurückhaltende Bewertung macht sich bei vielen Zentren, die große Erfahrungen mit diesen Techniken haben, zunehmend breit.

Behandlungsmöglichkeiten

Es ist anzustreben, Risikofaktoren für die Osteoporose mit dem Ziel auszuschalten, die Krankheitsentstehung zu verhindern. Hier ist zwischen sog. „weichen Risikofaktoren" und „harten Risikofaktoren" deutlich zu unterscheiden. Als weiche Risikofaktoren galten in der Vergangenheit relatives Untergewicht, Nikotinabusus sowie regelmäßiger Alkoholkonsum. Bei der Untersuchung eines Patientenkollektivs mit eingetretener Wirbelsäulenosteoporose hat sich jedoch gezeigt, daß diese Risikofaktoren nicht überproportional vertreten waren. Andersherum gesagt, bei der Mehrzahl der unter manifester Osteoporose leidenden Patientinnen bestanden diese Risikofaktoren nicht oder in zu vernachlässigendem Umfang. Dies soll jedoch keineswegs die allgemein nachteiligen Folgen gesteigerte Nikotin- bzw. Alkoholkonsums relativieren.

An harten Risikofaktoren sind mangelnde Mobilität, mangelhafte Versorgung mit Calcium sowie, dies bei der Frau, Hormonmangel nachgewiesen.

Mobilität

Wir empfehlen regelmäßige sportliche Tätigkeit bei Menschen jeder Altersgruppe aus zwei Motiven.

Muskelmasse und Knochenmasse sind positiv miteinander korreliert. Möglicherweise ist der als physiologisch angesehene Knochenschwund des Alters, wie Christiansen aus Kopenhagen annimmt, hauptsächlich auf reduzierte Muskelleistung im Alter zurückzuführen. Die auf Muskelmasse korrigierte Knochenmasse bleibt nämlich konstant. Muskulatur aktivierende sportliche Betätigung ist somit vorzüglich geeignet, Knochenmassenverlusten entgegenzuwirken (Angström et al. 1987).

Regelmäßige sportliche Tätigkeit verhindert „ungeschütztes Fallen" im Alter, das in der Regel zu grober Gewalteinwirkung beim Sturz auf das Skelett führt. Sportlich trainierte Menschen sind in der Lage, sich beim Sturz federnd abzustützen, so daß derartige grobe Gewalteinwirkung verhindert wird. Insbesondere Schenkelhalsfrakturen dürften maßgeblich durch ungeschütztes Fallen verursacht werden. Die Tatsache, daß mit zunehmendem Alter als Folge von Kreislaufinstabilität (Puls- und Blutdruckschwankungen) und durch zunehmende Verordnung von Beruhigungsmitteln und Psychopharmaka die Sturzneigung gesteigert ist, gewann hier besondere Bedeutung (Tinetti et al. 1988) und wird Konsequenzen bei der Praevention haben müssen (Baker et al. 1978).

Calciumversorgung

Sowohl während des Skelettaufbaus in der Jugend als auch im Alter ist ausreichende Calciumversorgung Voraussetzung für regelrechten Skeletterhalt. Der Tagesbedarf an Calcium liegt in der Jugend zwischen 800 und 1000 mg, im Alter zwischen 1000 und 1500 mg. Während einer Schwangerschaft und während der Stillzeit beträgt der Bedarf 2000 mg/Tag. Die durchschnittliche Calciumversorgung in der Bundesrepublik Deutschland ist defizitär: Im Durchschnitt enthält die Nahrung täglich 690 mg Calcium, beim älteren Menschen (Frauen über 60 Jahren) wurde ein täglicher Calciumkonsum von lediglich 400 mg/Tag ermittelt. Milch und Milchprodukte sind vorzügliche Calciumträger. ½ l Milch deckt

50% des Tagesbedarfes, Lab gefällte Käsesorten können gleich wirksam sein: 50 g eines Emmentaler Käses sind ½ l Milch äquivalent. Bei Milchunverträglichkeit und Abneigung gegenüber Milchprodukten ist auf andere Calciumträger auszuweichen. Ggf. muß empfohlen werden, die Möglichkeiten medikamentöser Calciumzufuhr zu nutzen (z.B. 500 mg Calcium/Tag als Brause Tablette). Die Notwendigkeit calciumarmer Ernährung bei Nierenstein-Patienten bleibt hiervon natürlich unberücksichtigt.

Hormonmangel:

Östrogen-substituierende Behandlung nach der Menopause kann den vorübergehend gesteigerten Knochenmasseverlust der Perimenopausezeit verhindern, zahlreiche Studien haben dieses belegt (Christiansen et al. 1982). Es ist sehr wahrscheinlich, daß hierdurch eine Reduktion der Frakturfrequenz in höherem Alter erzielt werden kann. Einer euphorisch optimistischen Meinung, Östrogen-substituierende Behandung könne das Problem Osteoporose praktisch lösen, ist jedoch zu widersprechen. Allein die Tatsache, daß Frauen, genetisch determiniert, geringere Knochenmasse besitzen als Männer, führt bei ihnen wahrscheinlich zu gesteigertem Knochenbruchrisiko im Alter unabhängig vom Östrogen-Substitutionsstatus.

Östrogen-substituierende Behandlung muß 10 oder mehr Jahre betrieben werden, um in wünschenswertem Umfang das Skelettsystem zu schützten. Östradiol-11-β-haltige Präparate (tägl. 1−2 mg) bzw. Präparate mit konjugierten Östrogenen (0,65−1,25 mg/Tag) sind zu empfehlen. Östriole sind am Knochen biologisch inaktiv. Es sollte laut Empfehlungen der Deutschen Gesellschaft für Endokrinologie (Deutsche Gesellschaft für Endokrinologie, Redaktion: Minne HW 1988) stets zyklusanaloge Behandlung mit Gestagenen während der zweiten Zyklushälfte durchgeführt werden. Kontraindikationen sind akute Thrombophlebitis, Östrogen-abhängig wachsende maligne Tumoren sowie Leberschaden mit allgemeinen Einschränkungen der Pharmakotherapie. Die bei Östrogengabe in antikonzeptioneller Absicht (Pille) genannten übrigen Kontraindikationen bestehen bei Östrogen-substituierender Behandlung im Alter nicht. Unter einer derartigen Behandlung ist von reduziertem Risiko eines Endometriums-Carcinoms und wahrscheinlich auch reduziertem Risiko eines Mamma-Carcinoms auszugehen. Es wird angenommen, daß durch langdauernde Östrogen-substituierende Behandlung ebenfalls das Atheroskleroserisiko reduziert werden kann.

Therapie bei präklinischer Osteoporose:

Wenn der Verdacht auf gesteigerten Knochenmasseverlust geäußert werden muß (bei eingeschränkter diagnostischer Sicherheit, s.o.) so ist vor Eintritt des ersten Knochenbruchs eine „Osteozyten-spezifische" Therapie (fluoridhaltige Präparate oder Calcitonin) noch nicht indiziert. Bei Patienten mit einer derartigen „präklinischen Osteoporose" sind jedoch die o.g. präventiven Maßnahmen der Calciumversorgung und körperlichen Aktivierung absolut indiziert. Häufig hatten jedoch lediglich Rückenschmerzen zu der Diagnose geführt. Hier gilt zu bedenken, daß etwa 30% aller älteren Menschen episodisch Rückenschmerzen erleiden, die mit Sicherheit nicht als Knochenschmerz durch Osteoporose zu interpretieren sind. Das Beschwerdebild ist mittels physikalisch/balneologischen Maßnahmen zu behandeln. In den allermeisten Fällen sind regelmäßige isometrische Übungen zur Kräftigung und Funktionsverbesserung der Rumpfmuskulatur erfolgreich.

Therapie bei klinisch manifester Osteoporose: (Tabelle 5)

Spezifisch chirurgische Maßnahmen sind bei Wirbelsäulen-Osteoporose zum jetzigen Zeitpunkt noch nicht möglich. Die bereits eingetretenen Wirbelverformungen können nicht korrigiert werden.

Tabelle 5. Medikamentöse Behandlung bei Osteoporose: Medikamente zur Steigerung der Knochenmasse, Reduktion weiteren Knochenabbaus, Beeinflussung der allgemeinen Beschwerden

		Substanz	Inhalt	Dosierungen und Therapiedauer
Fluoride plus Zusätze	Schema I	NaF	11,3 mg F$^-$/25 mg NaF 18,1 mg F$^-$/40 mg NAF	30–40 mg F$^-$/Tag über 3–4 Jahre
		Calcium		1000 mg/Tag über 3–4 Jahre
		Vitamin D$_3$		3000 E/Tag über 3–4 Jahre
	Schema II	Natriummono fluorophosphat	5 mg F$^-$/Kautablette	30 mg F$^-$/Tag
		mit Calcium	150 mg Ca^{++}/Kautablette	600–900 mg Ca^{++}/Tag
		Vitamin D$_3$		3000 E/Tag über 3–4 Jahre
Calcitonon		Lachscalcitonon	100 E/Ampulle	100 E jeden 2. Tag (bzw. 3 Ampullen/ Woche) über 6–8 Wochen
	experimentelle Therapien	Parathormon in Kombination mit Calcitonin	h.PTH 1–34 bzw. 1–38 Lachscalcitonin	noch offen
		Anabolika	Duradekabolin	noch offen
		Östrogene	Estradiol 17 β; konj. Östrogene	noch offen
		Bisphosphonate	EHDP, APD	noch offen

Spezifisch medikamentöse Behandlung zur Verhinderung weiterer Frakturen

Fluoride: Fluoridionen stimulieren osteoblastäre Knochenneubildung. Die Wirksamkeit konnte in zahlreichen Studien belegt werden. Langzeitbehandlung in ausreichender Dosierung führt zur eindeutigen Reduktion des Frakturrisikos (Riggs et al. 1982; Minne et al. 1988).

Nebenwirkungen: Gastrointestinale Nebenwirkungen mit Übelkeit und Schmerz im Epigastrium sind möglich. Die abendliche Einnahme der Fluoridpräparate reduziert die Inzidenz dieser Nebenwirkungen. Gelenkbeschwerden können zu jedem Zeitpunkt nach Beginn der Behandlung, die sich über 3–4 Jahre hinziehen sollte, auftreten. Zunächst bei Belastung, später auch in Ruhe, finden wir im Bereich der großen Gelenke häufig Schwellung, Rötung, Überwärmung. Der Befall der Sprunggelenke dominiert, grundsätzlich können jedoch alle Gelenke auch die im Bereich des Achsenskelettes, betroffen sein. Problematisch ist die Diagnose dieser Fluoridnebenwirkung bei Befall der Zwischenwirbelgelenke, da die resultierenden Beschwerden häufig auf die Grundkrankheit, nicht auf die Therapie bezogen werden. Pathogenetisch wird Mikrofrakturierung im Bereich der Spongiosa diskutiert. Dies erklärt jedoch nicht die Symptomatik im Bereich der Gelenksweichteile. Hier wird fluoridabhängige Periost-Schädigung angenommen. Bei derartigen Beschwerden ist die Fluorid-Behandlung für 4–6 Wochen zu unterbrechen. Hierunter schwinden die Beschwerden in der Regel. Etwa die Hälfte der Patienten verträgt eine dann wiedereinsetzende Fluorid-Behandlung in der ursprünglichen Dosierung, bei den übrigen muß die Fluoriddosis halbiert werden.

Calcium, Vitamin D 3: Die Gabe von 1000 mg Calcium/Tag steigert die Fluoridverträglichkeit. Calcium und Fluorid sollten bei Gabe der Einzelkomponenten zeitlich getrennt gegeben werden (z.B. je 500 mg Calcium Sandoz forte® morgens und mittags, Natrium-fluorid, 75−80 mg, abends). Calcium/Fluorid-Kombinationspräparate können alternativ gewählt werden. Wir geben Vitamin D 3 in der Dosis von 3000 E/Tag, um die Kalzifikation des durch Osteoblastenaktivierung entstehenden Osteoids zu fördern. Die Gabe von Vitamin D und Calcium sind kontraindiziert bei Patienten mit Nierensteinen. Eine Serum Calcium-Kontrolle 6 Wochen nach Beginn der Behandlung muß erfolgen, da bei Patienten mit unerkanntem beginnendem, noch mit Normocalciämie einhergehendem primären Hyper-parathyreoidismus unter der Behandlung Anstiege des Serum Calciums in den pathologischen Bereich denkbar sind. Unter den Voraussetzungen einer „gesunden Calcium-Homöostase" ist Hyperkalziämieentwicklung nicht zu erwarten.

Calcitonin: Osteoklastärer Knochenabbau kann durch die Osteoklasten hemmende Wirkung des Calcitonins verhindert werden. Bei Patienten mit foudroyant voranschreitender Osteoporose wird die Indikation zur Behandlung über 6−8 Wochen gestellt. Die Dosis beträgt 100 E, jeden 2. Tag injiziert. An Nebenwirkungen können Flush, Wärmegefühl, bei einzelnen Patienten auch Nausea auftreten. Darüberhinausgehende systemische Nebenwirkungen sind nicht bekannt geworden. Zur Verfügung steht auf dem deutschen Markt das Lachs-Calcitonin, allergische Reaktionen auf Fremdeiweiß werden praktisch nicht beobachtet.

Beschwerdelindernde Therapie: Bei über 50% der Patienten führt eine Calcitonin-Behandlung zu deutlicher Beschwerdereduktion. In dieser Zeit ist mit krankengymnastischen Übungen zu beginnen. Es empfehlen sich hier isometrische Übungen zur Kräftigung der Muskulatur und Funktionsoptimierung. Das Kuratorium Knochengesundheit stellt auf Wunsch einen Patientenratgeber zur Verfügung, der insbesondere auf die Durchführung derartiger Übungen in häuslicher Umgebung eingeht (Minne et al. 1987). Langfristig können nichtsteroidale Antiphlogistika in die Behandung einbezogen werden.

Chirurgische Behandlung der Osteoporose-bedingten Frakturen

Bei Bruch langer Röhrenknochen mit entsprechenden Funktionseinschränkungen sind osteochirurgische Maßnahmen indiziert. Die Wahl des Eingriffs (Gelenkersatz im Bereich der Hüfte bzw. Stabilisierung der Skelettanteile durch Verplattung oder Verschraubung) unterliegt üblichen chirurgischen Regeln.

Bei Patienten mit Frakturen im Bereich der Röhrenknochen ist stets zu überprüfen, ob gleichzeitig eine Wirbelsäulenosteoporose vorliegt. Im positiven Falle ist der Beginn einer medikamentösen Behandlung (s.o.) indiziert. Zur Frage, ob bei Patienten mit z.B. Schenkelhalsfrakturen ohne Osteoporosenachweis im übrigen Skelett eine medikamentöse Behandlung zu beginnen ist, liegen zum jetzigen Zeitpunkt noch keine Entscheidung-fördernden Studienergebnisse vor.

Literatur

Aström J, Ahnquist S, Beertema J, Jonsson B (1987) Physical activity in women, sustaining fracture of the neck of the femur. Br Ed Soc Bone Joint Surg 69-B; Nr. 3:381

Baker BR, Duckworth T, Wilkes E (1978) Mental state and other prognostik factors in femoral fractures of the elderly. J R Coll Gen Pract 28:557

Christiansen C, Christensen MS, Larsen N-E, Transbol I (1982) Pathophysiological mechanisms of estrogen effect on bone metabolism. Dose-response relationship in early postmenopausal women. Clin Endocrinol Metab 55:1124

Christiansen C, Christensen MS, Transbol I (1981) Bone mass in postmenopausal women after withdrawal of estrogen/gestagen replacement therapy. Lancet I:459

Deutsche Gesellschaft für Endokrinologie, Redaktion: Minne HW (1988) Östrogen/Gestagen-Substitution während und nach den Wechseljahren. Endokrinologie-Informationen 2/88:49

Ernst A, Zimmermanns V, Minne HW, Ziegler R (1989) Energieimpedenzbestimmungen an der Ulna bei Knochengesunden und Patienten mit Osteoporose (unveröffentlichte Daten)

502

Hall FM, Davis MA, Baran DT (1987) Bone mineral screening for osteoporosis (Sounding Board). N Engl J Med 316:221

Kleerekoper M, Parfitt AM, Ellis J (1984) Measurement of vertebral fracture rates in osteoporosis. In: Christiansen C, Arnaud CD, Nordin BEC, Parfitt AM, Peck WA, Riggs BL (eds) Proc. Copenhagen Int. Symp. Osteoporosis, Copenhagen: Dept. Clin. Chem., Glostrup Hosp., p 103

Matkovic V, Kostial K, Simonovic I, Buzina R, Broderec A, Nordin BEC (1979) Bone status and fracture rates in two regions of Yugoslavia. Am J Clin Nutr 32:540

Minne HW, Leidig G, Wüster Ch, Kunczik T, Ziegler R: Osteoporose, ein Patientenratgeber, Kuratorium Knochengesundheit e.V. (Hrsg) (Büro: Abt. Innere Medizin I, Endokrinologische Ambulanz, Luisenstraße 5, 6900 Heidelberg, Bezug auch durch Fa. Sandoz AG., Deutschherrenstraße, Nürnberg)

Minne HW, Leidig G, Wüster Ch, Siromachkostov L, Baldauf G, Bickel R, Sauer P, Lojen M, Ziegler R (1988) A newly developed spine deformity index (SDI) to quantitate vertebral crush fractures in patients with osteoporosis. Bone Mineral 3:335

Minne HW, Pfeilschifter J, Scharla St, Mutschelknauss S, Schwarz A, Krempien B, Ziegler R (1984) Inflammation-mediated osteopenia in the rat: a new animal model for pathological loss of bone mass. Endocrinology 115:50

Riggs BL, Melton J III (1983) Evidence for two distinct syndromes of involutional osteoporosis. Am J Med 75:899

Riggs BL, Seemann E, Hodgson SF, Taves DR, O'Fallon WM (1982) Effect of the fluoride/calcium regimen on vertebral fracture occurrence in postmenopausal women. N Engl J Med 306:446

Tinetti ME, Speechley M, Ginter SF (1988) Risk factors for falls among elderly persons living in the community. N Engl J Med 319:1701

134. Der benigne und semimaligne Knochentumor und die tumorähnlichen Läsionen als Ursache der pathologischen Fraktur

E. H. Kuner

Abteilung Unfallchirurgie der Chirurgischen Klinik der Albert-Ludwigs-Universität Freiburg/Brsg., Hugstetterstraße 55, D-7800 Freiburg

Benign and Semimalignant Bone Tumors and Tumorlike Lesions as Causes of Pathological Fractures

Summary. The aim of the treatment in cases of impending or manifest fracture within the area of a benign of semimalignant bone neoplasm is total osseous healing with a complete as possible preservation of function. In case of benign tumors and tumorlike alterations satisfactory results are often achieved by thorough curettage, perforation of sclerotic ridges and extensive cancellous tissue grafts. Relapses are often due to inadequate operative techniques. Semimalignant osteoclastomas require frozen section. Even in cases of disadvantageous localisations (neck of the femur, proximity to acetabulum, proximity to wrist), meticulously executed electrocauterisation allows a more radical operation and the maintenance of function of the joint.

Key words: Bone Fracture − Benign and Semimalignant Bone Neoplasm − Electrocauterisation − Osteoplasty − Osteosynthesis

Zusammenfassung. Behandlungsziel bei drohender oder manifester Fraktur im Bereich eines benignen oder semimalignen Knochenprozesses ist die vollständige knöcherne Ausheilung unter möglichst kompletter Erhaltung der Funktion. Bei den rein benignen Tumoren und den tumorähnlichen Veränderungen gelingt dies durch sorgfältige Curettage, Anbohrungen seklerosierter Leisten und große Spongiosaplastik oft sehr befriedigend. Rezidive sind nicht selten auf ungenügende Operationstechnik zurückzuführen. Die semimalignen Osteoklastome verlangen darüberhinaus die Schnellschnitt-Histologie. Auch bei sehr ungünstigen Lokalisationen (Schenkelhals, Acetabulumnähe bzw. Handgelenknähe) gelang es mit Hilfe einer sehr sorgfältig durchgeführten Elektrokauterisation die Radikalität zu erhöhen und die Gelenkfunktion zu erhalten.

Schlüsselwörter: Fraktur benigner und semimaligner Knochentumoren − Eletrokauterisation − Osteoplastik − Osteosynthese

Frakturen benigner und semimaligner Knochentumoren sowie tumorähnliche Läsionen machen im Krankengut der Chirurgie des Bewegungsapparates einen verschwindend kleinen Bruchteil aus. Der Umgang damit ist deshalb jedes Mal von neuem die Auseinandersetzung mit einer nicht zu unterschätzenden Problematik. Dies gilt vor allem, wenn es sich um semimaligne Tumoren handelt. Von selbst stellt sich die Frage, mit welcher Therapie sowohl Fraktur, als auch pathologischer Prozeß gleichzeitig und optimal behandelt werden können. Das Behandlungsziel ist vorgegeben und umfaßt die Wiederherstellung der Kontinuität durch knöcherne Ausheilung sowohl des krankhaften Prozesses als auch der Fraktur unter Erhaltung der Funktion.

Von den besonders frakturgefährdeten semimalignen Tumoren möchte ich hier vor allem auf das Osteoklastom und auf die benignen, tumorähnlichen Veränderungen – die solitäre bzw. juvenile Knochencyste und die aneurysmale Knochencyste – eingehen. Alle stellen sie wegen der Rezidivfreudigkeit und der gelegentlichen therapeutischen Unsicherheit bei manifester oder drohender Fraktur bzw. bei ihrer zufälligen Entdeckung eine ähnliche Problematik dar.

Grundsätzlich gilt für die Behandlung von Frakturen semimaligner und benigner Knochentumoren, daß einige wichtige Aspekte berücksichtigt werden müssen:

Diese sind:

1. Sicherstellung des Tumorcharakters
2. Einschätzung der Rezidivneigung und des Wahrscheinlichkeitsgrades zur malignen Entartung
3. Beachtung spezieller topografisch-anatomischer Besonderheiten
4. Logistik der speziellen, die Funktion erhaltenden Osteoplastik und Osteosynthese.

Das Osteoklastom – die sog. Riesenzellgeschwulst – ist ein lokal aggressiv wachsender primärer Knochentumor, dessen Dignität fraglich ist. Aufgrund histologischer Kriterien werden drei Differenzierungsgrade unterschieden:

– benignes Osteoklastom
– semimalignes Osteoklastom
– malignes Osteoklastom [1]

Gemeinsam ist allen das lokale, invasive und destruierende Wachstum. Daneben sind aber auch Osteoklastome bekannt, die trotz histologisch benignem Aussehen zu Lungenmetastasen geführt haben, obwohl sich das Tumorbild nicht sarkomatös umgewandelt hatte [1]. Ein weiteres Problem ergibt sich aus der für die operative Therapie äußerst ungünstigen Tumorlokalisation. Die Tumoren entstehen in der Epiphyse und entwickeln sich nach der Methyphyse hin. Somit kann die Erhaltung der Gelenkfunktion fraglich werden. Prädilektionsstellen sind das distale Femur, die proximale Tibia, der distale Unterschenkel und der distale Radius. Vor allem die Osteoklastome im Knie- und Beckenbereich erweisen sich in einem höheren Prozentsatz als maligne. Die Zahl der Rezidive ist sehr hoch und liegt nach der einfachen Kürettage zwischen 50 und 60% [1].

Für die Operationsplanung ist zu berücksichtigen, daß diese Tumoren stark vaskularisiert sind, indem zahlreiche neugebildete Arteriolengeflechte und Lakunen bestehen [1].

Die Behandlung der pathologischen Fraktur unterscheidet sich nicht wesentlich von der bei Entdeckung eines derartigen Prozesses. Sie ist in jedem Falle operativ und besteht aus der möglichst radikalen Tumorentfernung und der Wiederherstellung der Kontinuität durch Schaffung aller Voraussetzungen für eine knöcherne Heilung.

Zur radikalen Tumorentfernung stehen folgende Verfahren zur Verfügung:

– Teil- oder Total-Resektion
– mechanische Kürettage
– Hitzekoagulation durch Elektrokauterisation und Polymerisationshitze [14, 15, 18]
– Tiefgefrierung (Kryochirurgie) [7, 18]
– chemisch-toxisch (Phenol) [3, 4,]

Die Wiederherstellung der Kontinuität erfolgt in der Regel durch autologe Spongiosa bzw. corticospongiöse Späne. Bei Instabilität ist eine Plattenosteosynthese falls möglich indiziert, in anderen Fällen kommt auch eine passagere Immobilisierung z.B. in einem Schutzgipsverband in Frage.

Die Verwendung des Kieler Knochenspanes, wie dies gelegentlich in diesem Zusammenhang immer noch angegeben wird [5], lehnen wir gerade für die Überbrückung derartiger Defekte ab.

Nach Möglichkeit wird die Sanierung in einer Sitzung angestrebt. Dabei wird die Frakturzone bzw. der frakturgefährdete Bezirk großzügig fenestriert und die Defekthöhle einer sorgfältigen Kürettage unterzogen. Das so gewonnene Gewebe wird unverzüglich zur

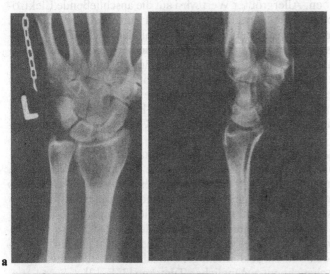

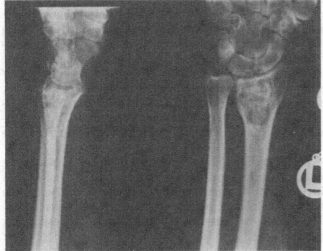

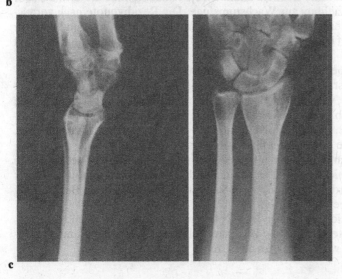

Abb. 1 a. Riesenzelltumor
(Grad II) distaler Radius. 01/
81 vollständige Ausräumung/
Elektrokauterisation/Nekrose-
Curettage/Anbohrung auto-
loge Spongiosaplastik. **b** 2
Monate nach Operation. In
Heilung begriffene Osteopla-
stik **c** Kontrolle 8 Jahre nach
Operation: vollständige
Beschwerefreiheit. Knöchern
komplett aufgefüllte ehema-
lige Tumordefekthöhle. Kein
Hinweis für Knorpelschaden
(gelenknahe Kauterisation!).
Kein Anhalt für Rezidiv

Schnellschnitt-Histologie gegeben. Allergrößter Wert wird auf die anschließende Elektrokauterisation mit der Kugelsonde gelegt. Die Innenwand wird Punkt für Punkt subtilst
bearbeitet und anschließend erneut kürettiert und gespült, so daß der größte Teil der Hit-
zenekrose entfernt ist. Sklerosezonen werden angebohrt. Danach erfolgt die Spongiosaplastik. Eventuell werden zusätzlich auch corticospongiöse Späne verwendet.

Liegen stabile Verhältnisse vor, wie z.B. am Becken, sind keine weiteren Maßnahmen
zur Stabilisierung erforderlich. Besteht aber eine drohende oder manifeste Fraktur, beispielsweise am distalen Radius in unmittelbarer Gelenknähe, kann der kleine Fixateur
externe in Frage kommen, oder aber die Immobilisierung im Gips- oder Kunststoffver-
band.

Ist eine Teil- oder Totalresektion erforderlich, müssen osteoplastische und stabilisierende Maßnahmen zur Erzielung einer vernünftigen Arthrodese durchgeführt werden.

In einem Fall, den wir behandelt haben, war die Riesenzellgeschwulst im Schenkelhals
einer 19jährigen Patientin gelegen. Vollständige Ausräumung und Osteoplastik zusammen
mit einer Winkelplattenosteosynthese erlaubten die funktionelle postoperative Behandlung [10]. Die Patientin ist seit 20 Jahren rezidiv- und beschwerdefrei.

Die Röntgenbestrahlung wird in der Regel wegen der möglichen Malignisierung vielfach ganz abgelehnt [2] oder doch sehr zurückhaltend gehandhabt. Sie wird heute eigentlich nur eingesetzt bei chirurgisch nicht gut zugänglichen Tumoren [3, 8, 12].

Wir selbst haben sie bei einer damals 39jährigen Patientin auf Empfehlung unseres
Radiotherapeuten durchgeführt. Bei ihr bestand eine Riesenzellgeschwulst Grad II in
unmittelbarer Nachbarschaft des linken Acetabulums. Nach Ausräumung, Elektrokauterisation und großer autologer Spongiosaplastik erfolgte die Nachbestrahlung. 5½ Jahre
später wurde wegen schwerster Arthrose eine Totalendoprothese erforderlich. Bei dieser
Operation konnten ausgiebige Biopsien entnommen werden. Sie waren alle negativ.

Inwieweit die Kryotherapie als zusätzliche Maßnahme die Behandlungsergebnisse verbessern wird, muß abgewartet werden. Jedenfalls ist darauf hinzuweisen, daß dieses Verfahren in einigen Fällen zu erheblichen Komplikationen geführt hat (Neuropraxie, Haut-
nekrosen und Frakturen, gehäuft Infektionen) [7, 11, 18].

Die solitäre bzw. juvenile Knochencyste ist unter den tumorähnlichen Läsionen die
Veränderung, für die eine Spontanfraktur geradezu pathognomonisch ist [8]. In fast 70%
der Falle wird sie beobachtet im Gegensatz zur aneurysmalen Knochencyste, bei der die
pathologische Fraktur nur in etwa 4−5% der Fälle gefunden wird [1]. Beiden Veränderungen gemeinsam ist der mehr oder weniger stark ausgeprägte Verlust an Knochensubstanz,
die ihren Ausdruck einmal in der mechanischen Insuffizienz findet [9], zum anderen aber
auch in der Rezidivfreudigkeit mit Größenzunahme [6]. Hinzu kommt die oftmals sehr
ungünstige topografische Beziehung zur Wachstumsfuge. Die Rezidivquote nach vorausgegangener üblicher Excochleation bzw. Kürettage-Operation, ist sehr hoch und wird für
die juvenile Knochencyste mit bis zu 50% angegeben [1, 8] und für die aneurysmatische mit
etwa 21% [1, 8].

Pathologische Frakturen bei juvenilen Knochencysten können zwar konservativ behandelt werden, die Ausheilungsrate aber ist sehr niedrig [5]. Als Behandlungsverfahren hat
sich die ausgiebige Kürettage, verbunden mit der Spongiosaplastik bzw. corticospongiösen
Spänen bewährt. Gelegentlich kann eine Osteosynthese erforderlich sein. Für die Behandlung des Rezidivs kommt u.E. die en bloc-Resektion in Frage, entweder mit Verkürzung,
oder mit Erhaltung der Länge durch Osteoplastik und Osteosynthese [9, 10].

Die lokale Corticoid-Behandlung bei der frischen pathologischen Fraktur der juvenilen
Knochencyste möchten wir nicht empfehlen, da dabei der Frakturherd unnötig eröffnet
werden muß. Im übrigen werden die mit der von Scalietti 1979 entwickelten Behandlung
erzielten Resultate nicht einheitlich beurteilt [16, 17].

Inwieweit die kontinuierliche Drainage und Dekompression von juvenilen Knochencysten mittels längsperforierten Schrauben zu einer definitiven Ausheilung und Vereinfachung der Therapie führen wird, muß man abwarten.

Literatur

1. Adler CP (1983) Knochenkrankheiten. Thieme, Stuttgart New York
2. Burri C, Betzler M (1977) Knochentumoren. Huber, Bern
3. Dahlin DC (1978) Bone tumors. General aspects and data on 6,221 cases. Thomas, Springfield-Illinois
4. Eckhardt JJ, Grogan TJ (1986) Giant cell tumor of bone. Clin Orthop 204:45
5. Feller A-M, Thielemann F, Flach A (1982) Juvenile Knochencysten – Pathogenese und Therapie. Chirurg 53:165
6. Ganz R, Noesberger B, Boitzy A (1973) Die juvenile Knochencyste und ihre Behandlung. Helv Chir Acta 40:155
7. Jacobs PA, Clemency RE (1985) The closed cryosurgical treatment of giant cell tumor. – Clin Orthop 192:149
8. Kotz R, Salzer-Kuntschick M, Lechner G, Immenkamp M (1984) In: Witt AN et al. (Hrsg) Orthopädie in Praxis und Klinik. Thieme, Stuttgart New York
9. Kuner EH, Kirchner R, Häring M (1977) Verfahrenswahl bei der Behandlung des Rezidivs von juvenilen und aneuratischen Knochencysten. Chirurg 48:781
10. Kuner EH, Schlickewei W, Greim D (1987) Überbrückung pathologisch bedingter Knochendefekte an der unteren Extremität
11. Marcove RC, Weis LD, Vagihaiwalla MR, Pearson R, Huvos AG (1978) Cryosurgery in the treatment of giant cell tumors of bone. Cancer 41:957
12. Mutschler W, Burri C (1987) Die chirurgische Therapie von Beckentumoren. Chirurg 58:724
13. Mulder JD, Poppe H, van Ronnen JR (1981) Primäre Knochengeschwülste. In: Schinz/Bänsch et al. (Hrsg) Lehrbuch der Röntgendiagnostik Bd II/Teil 2. Thieme, Stuttgart New York
14. Persson BM, Wouters HW (1976) Curettage and acrylic cementation in surgery of giant cell tumors of bone. Clin Orthop 120:125
15. Persson BM, Ekelund L, Lövedahl R, Gunterberg B (1984) Fabourable results of acrylic cementation for giant cells tumors. Acta Orthop Scand 55:209
16. Röhner H, Pfister U, Meeder PJ, Weller S, Uhrig J (1984) Frakturen bei benignen Knochencysten. Akt Traumatol 14:66
17. Scalietti O, Marchetti PG, Bartolozzi P (1979) The effects of methylprednisolone acetate in the treatment of bone cysts: Results of three years follow-up. J Bone Joint Surg 61B:200
18. Wiusman P, Härle A, Matthiaß HH, Roessner A, Erlemann R, Reiser M (1988) Giant Cell Tumor of Bone – an Analysis of 62 Cases. In: Heuck u. Keck (Hrsg) Fortschritte der Osteologie in Diagnostik und Therapie. Springer, Berlin Heidelberg

135. Die Knocheninfektion als Ursache der pathologischen Fraktur

D. Höntzsch

BG-Unfallklinik Tübingen, Schnarrenbergstr. 95, D-7400 Tübingen

Ostitis — the Cause of Pathological Fracture

Summary. A long persisting chronic recurring ostitis disturbs above all the different-iated conversion of fibrous bone into strong lamellar bone. The more that other factors disturb the vitality and vascularity of the bone, the more dystrophy, sclerosis and so-called crenae develop. Together this leads to new pathological refractures during inflammatory bone precesses. To avert these dangers adequate infection prophylaxis and therapy are necessary as well as consistent observace of biomechanical and biological principles.

Key words: Ostitis — Pathological Fracture — Refracture

Zusammenfassung. Eine lang andauernde chronisch rezidivierende Osteitis stört vor allem den differenzierten Umbau von Faserknochen zu tragfähigem Lamellenknochen. Je mehr weitere Faktoren die Vitalität und Vaskularität der Knochenfragmente stören, um so mehr entstehen Dystrophie, Sklerose und sogenannte Kerbenbildung. Dies zusammen ist dann wiederum die Ursache für pathologische Refrakturen bei einer Knocheninfektion. Um vor dieser Gefahr zu schützen sind eine adäquate Infektprophylaxe und Therapie sowie eine konsequente Beachtung biomechanischer und biologischer Grundsätze notwendig.

Schlüsselwörter: Knocheninfektion — pathologische Fraktur — Refraktur

Einleitung

Wir unterscheiden eine endogene und eine exogene Osteitis. Die exogene Osteitis wird auf direktem Weg posttraumatisch oder postoperativ verursacht.

Die hämatogenen Osteomyelitiden sind stark zurückgegangen und verursachen nur sehr selten pathologische Frakturen, da hier Markhöhle und Epiphysen aber weniger die Corticalis betroffen sind.

Pathologische Frakturen bei Osteitis sind also im Regelfall Refrakturen.

Formen der Osteitis

Die posttraumatische und postoperativen Infekte des Knochens neigen zu einem chronischen rezidivierenden Verlauf. Die Ursache liegt darin, daß es sich um ein bradytrophes Gewebe mit langsamen Stoffwechsel und besonderer Gefäßarchitektur handelt.

Wir unterscheiden nach Burri die *chronisch persistierende, chronisch exsudative* und *aggressiv exsudative Form.*

Im Verlauf einer Osteitis können alle Formen in unterschiedlicher Ausprägung vorkommen.

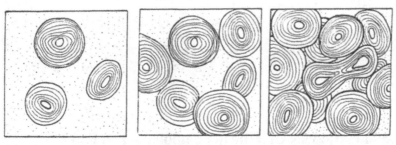

Abb. 1. Faserknochen (punktiert) wird zu Lamellenknochen umgebaut

Frakturheilung

Klinische Erfahrung und tierexperimentelle Forschungsarbeiten zeigen, daß unter günstigen Bedingungen auch beim Knocheninfekt eine primäre und sekundäre Knochenbruchheilung möglich ist. Der Infekt muß blande gehalten werden und es muß Stabilität vorliegen.

Regeneration des Knochens

Der Bildung von Kallusgewebe und Faserknochen folgt die osteoklastiche Knochenneubildung zu tragfähigem Lamellenknochen (Abb. 1).

Statische und dynamische Belastung sind notwendig, um die endgültige trabekuläre Struktur zu induzieren und auszurichten. Deshalb ist eine frühe Teil- und Vollbelastung auch bei der Knochenbruchheilung mit Infekt anzustreben (Abb. 2).

Störfaktoren durch Infektion für die Frakturheilung

Die Ausbildung von diesem tragfähigen System kann auf vielerlei Weise gestört werden. Neben der Infektion sind es vor allem Durchblutungsstörung und Dystrophie, die zur Gefügestörung führen.

Infektion, Weichteilschaden und Durchblutungsstörung bilden einen Kreislauf, je weniger dieser unterbrochen wird, desto mehr Störfaktoren beeinträchtigen die Frakturheilung:

1. Das Gleichgewicht von Knochenabbau und Knochenaufbau wird gestört. Es entstehen osteolytische Defekte.
2. Die Ausrichtung der geordneten Trabekelstruktur längs der Belastungslinien wird verhindert.
3. Nekrotische oder von der Blutversorgung abgeschnittene Knochenareale werden nicht revitalisiert, sondern bleiben als avitale Fragmente liegen. Nekroseareale können sich sogar vergrößern. Die Infektion selbst wird durch nekrotisches und schlecht durchblutetes Weichteil- und Knochengewebe aufrechterhalten und genährt. Deshalb steht auch die Sanierung der Weichteile an vorderster Stelle.

Formen der Gefügestörung

Wir können 3 Formen der Gefügestörung unterscheiden:
1. Dystrophie mit Demineralisation der Knochenlamellen
2. Sklerosierung mit ungeordneter Versprödung der Lamellen
3. Defekte durch nekrotische Knochenfragmente, Sequester oder Kerbenbildung.

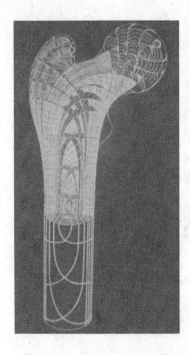

Abb. 2. Schematische Darstellung der Trabekelstruktur am proximalen Femur

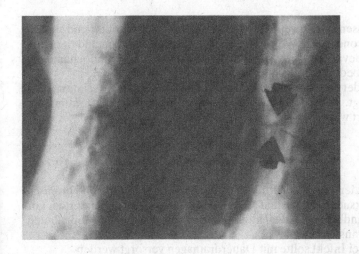

Abb. 3. Querverlaufende Refraktur im sklerotischen Knochen

Morphologie der patholgischen Refraktur

Infizierte Refrakturen beginnen in ¾ der Fälle am ursprünglichen Frakturspalt. Der Ausgangspunkt ist immer eine Schwachstelle, entweder Sequester und Kerbenbildung oder bei ¼ der Fälle ein ehemaliges Schraubenloch.

Die Nachkontrolle von 40 infizierten pathologischen Refrakturen am Femur zeigten, daß bei jedem dieser Patienten mehrere operative Eingriffe der Refraktur vorausgegangen waren. Zum Zeitpunkt dieser pathologischen Refrakturen lagen in über 80% eine Dystrophie und/oder Sklerosierung und jeweils der Hälfte der Fälle große Sequester und/oder eine röntgenologisch erkennbare Kerbenbildung vor.

Morphologisch ist zu erkennen, daß durch Wechselbelastung bei dem so geschädigten Knochen Mikrorisse im infizierten und sklerotischen oder nekrotischen Knochen nicht

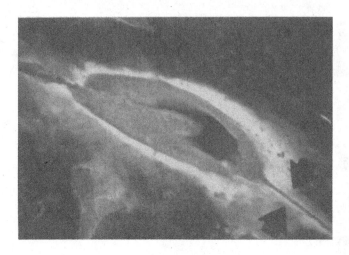

Abb. 4. Im histologischen Bild: Haarriß (Pfeile), Sklerose (hell) und osteolytische Cyste (Mitte)

repariert werden können. Von diesen Schwachstellen ausgehend verläuft die Refraktur quer (Abb. 3).

Im histologischen Bild sind in diesen Fällen sklerosierte Zonen, dystrophe Aufklockerungen und zystische Schwachstellen zu erkennen (Abb. 4.)

Infektprophylaxe

Schon beim Ersteingriff müssen Infektprophylaxe und Erhaltung von Vitalität und Vaskularität beachtet werden. Besonders die Weichteile müssen geschont werden und der Knochen sollte möglichst wenig devastiert werden. Nekrektomie und offene Wundbehandlung sind zur Infektverhütung unbedingt großzügig durchzuführen.

Frakturen mit offenem oder geschlossenem Weichteilschaden werden am schonsensten mit Fixateur externe versorgt. Plattenosteosynthesen sollten weit überbrückend in „no-touch-Technik" durchgeführt werden.

Therapie des Infektes

Ist der Knochen einmal infiziert, muß der Infekt blande gehalten werden. Ein chronisch exsudativer und aggressiv exsudativer Verlauf sollte vermieden werden. Hierzu trägt vor allem die offene Wundbehandlung, die Weichteilsanierung mit plastischen Maßnahmen bis hin zum freien Gewebetransfer bei.

Osteosynthesematerial bei Infekt sollte mit Dauerdrainagen versorgt werden.

Spongiosaplastiken sollten möglichst weit auf gesunde Knochenareale übergreifend brückenförmig angelegt werden.

Und es sollte eine biomechanisch günstige Osteosynthese ohne Störung der Frakturzone angestrebt werden.

Prophylaxe der Refraktur

Beim Infekt liegt meist eine Fistel oder Dauerdrainage vor und das einliegende Metall unterhält den Infekt. Deshalb muß die Metallentfernung vorangetrieben werden. Entscheidend in dieser Behandlungsphase sind:

1. Exakte und kritische röntgenologische Beurteilung
2. Evtl. eine nochmalige autogene Spongiosaplastik und neue Osteosynthese

3. Schrittweise Zunahme der Belastung durch:
   a) Temporären Klammer-Fixateur externe auf der Zugseite oder b) Leichte abstützende Schienenapparate (Betonung auf leicht) und c) Kooperation und Einsicht des Patienten

Behandlung der Refraktur

Zur Revitalisierung ist eine großzügige Decortication und in Einzelfällen auch eine Resektion avitaler Knochenenden auch unter in Kaufnahme von Längenverlust günstig.

Die wichtigsten therapeutischen Maßnahmen bei Refrakturen sind die überbrückende autogene Spongioplastik und die überbrückende Stabilisierung auf der Zugseite.

Literatur

Bucher O (1967) Cytologie, Histologie und mikroskopische Anatomie. Huber, Bern Stuttgart
Burri C (1974) Posttraumatische Osteitis. Huber, Bern Stuttgart
Rehn J, Schweiberer L, Tscherne H (1986) 50. Jahrestag der Deutschen Gesellschaft für Unfallheilkunde. Hefte zur Unfallheilkunde. Springer, Berlin Heidelberg New York, S 398–596
Kessler SB, Schweiberer L (1988) Refrakturen nach operativer Frakturbehandlung. Hefte zur Unfallheilkunde. Springer, Berlin Heidelberg New York London Paris Tokyo
Matter P, Brennwald J, Perren SM (1974) Biologische Reaktion des Knochens auf Osteosyntheseplatten. Schwabe, Basel Stuttgart
Müller KH (1981) Exogene Osteomyelitis. Springer, Berlin Heidelberg New York
Müller ME, Allgöwer M, Schneider R, Willen-Egger H (1977) Manual der Osteosynthese. Springer, Berlin Heidelberg New York
Perren SM (1988) Early temporary porosis of bone induced by internal fixation implants. Clin Orthop Realted 232:139–151
Sandritter W (1971) Histopathologie. Schattauer, Stuttgart New York
Rittmann WW, Perren SM (1974) Corticale Knochenheilung nach Osteosynthese und Infektion. Springer, Berlin Heidelberg New York
Wagner K (1987) Refrakturen des Femurschaftes. Ursachen, Maßnahmen und Ergebnisse. Inaugural-Dissertation, Eberhard-Karls-Universität Tübingen

136. Der bösartige Tumor (einschließlich Metastasen) als Ursache der pathologischen Fraktur

C. Burri und W. Mutschler

Abteilung für Unfallchirurgie, Hand-, Plastische und Wiederherstellungschirurgie der Universität Ulm, Steinhövelstraße 9, D-7900 Ulm

Pathological Fracture Caused by Malignant Bone Tumors (including Metastases)

Summary. Pathological fractures due to primary malignant bone tumors are extremely rare. The first step in their treatment is biopsy and stabilization with external or internal fixation including bone cement. The tumor is then typed, graded and staged. A multimodal therapy follows. In cases of bone metastases the tumor is immediately removed and internal fixation or endoprostheses are used for stabilization. Operative procedures and results are demonstrated in patients with metastases of the proximal femur.

Key words: Pathological Fracture − Primary Bone Tumors − Metastases − Operative Treatment

Zusammenfassung. Die pathologische Fraktur beim primär malignen Knochentumor ist extrem selten. Als Primärtherapie wird die Biopsie und Stabilisierung mit Fixateur externe oder Verbundosteosynthese empfohlen. Nach Kenntnis von Tumortyp und Tumorausdehnung schließt sich die definitive, multimodale Therapie an. Bei Knochenmetastasen mit Fraktur erfolgt die definitive Versorgung mit Tumorausräumung, Verbundosteosynthese oder Endoprothese sofort. Am Beispiel von Metastasen des proximalen Femur werden Verfahren und Ergebnisse im einzelnen dargestellt.

Schlüsselwörter: Pathologische Fraktur − primäre Knochentumoren − Metastasen Operation

Pathologische Frakturen stellen für jeden Patienten ein dramatisches Ereignis dar, führen sie doch ohne adäquaten äußeren Anlaß plötzlich zur Gebrauchs- oder Bewegungsunfähigkeit des betroffenen Skelettabschnittes. Die meist vorhandenen Vorzeichen der pathologischen Fraktur, Schmerzen und Schwellung, werden nicht selten vom Patienten wie vom Arzt bagatellisiert und durch symptomatische Maßnahmen wie Schmerzmittel und abschwellende Maßnahmen gemildert.

Für das Behandlungskonzept der pathologischen Fraktur beim malignen Tumor ist die zugrunde liegende Ursache maßgeblich. Daher muß streng zwischen den primär malignen und den sekundär malignen Knochentumoren (Metastasen) unterschieden werden. Bösartige Tumoren des Knochenmarkes, die Knochenlymphome und Myelome (Plasmozytome), werden als Systemerkrankungen heute nach den Grundsätzen der Metastasenchirurgie therapiert und daher dort mit abgehandelt.

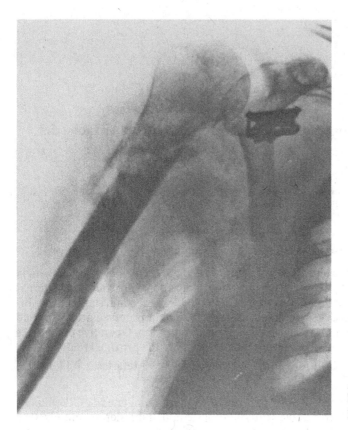

Abb. 1. Pathologische Fraktur bei einem Osteosarkom des proximalen Humerus

Primär maligne Knochentumoren

Pathologische Frakturen bei malignen Knochentumoren sind extrem selten. Die Häufigkeit der malignen Knochentumoren ist mit 1–2% aller malignen Tumoren insgesamt schon sehr gering [2]. Pathologische Frakturen bei diesem Malignomtyp werden nur an den großen Tumorzentren und auch nur als Einzelfälle beobachtet. In den großen Lehrbüchern finden sich keine generellen Angaben zu diesem Problem. Für einzelne Tumorformen werden folgende Aussagen gemacht: Pathologische Frakturen beim Riesenzelltumor Grad II und III: 10–15%; beim Ewing-Sarkom im Frühstadium 2–5%, im Spätstadium bis 15%; Retikulumzellsarkom und malignes fibröses Histiozytom des Knochens um 20–25% [2, 4, 5, 7]. Bei den häufigsten primären Knochentumoren, dem Osteosarkom und dem Chondrosarkom, fällt die pathologische Fraktur statistisch nicht ins Gewicht. Dies läßt sich einmal auf die pathologisch-anatomische Tatsache zurückführen, daß die Tumorzellen eine Knochenmatrix ausbilden, die eine gewisse biomechanische Reststabilität gewährleistet und zum anderen auf die klinische Beobachtung, daß rasch zunehmende Schmerzen und Schwellungen zur diagnostischen Abklärung führen, bevor es zur pathologischen Fraktur kommt.

Wir selbst sahen von 1978 bis 1988 nur 8 pathologische Frakturen. Bei einer Gesamtzahl von 162 Patienten mit Knochenmalignomen entspricht dies einem Prozentsatz von 4,9%. Die letzte pathologische Fraktur wurde 1982 beobachtet. Im einzelnen handelte es sich um 2 Osteosarkome mit pathologischen Frakturen am 4. Finger und am Oberarm (Abb. 1) und um je ein Ewing-Sarkom, malignes fibröses Histiozytom, aggressives Chondroblastom, Fibrosarkom des Knochens, unklassifizierbares Sarkom und Riesenzelltumor III, die alle am Oberschenkel zur pathologischen Fraktur führten.

Wie ist bei der pathologischen Fraktur des primär malignen Knochentumors nun *diagnostisch* und *therapeutisch* vorzugehen? Zunächst einmal ist es wichtig, daß man überhaupt an die Möglichkeit einer pathologischen Fraktur denkt. Es ist also durch Befragen des Patients das einwirkende Trauma und seine Inadäquanz oder die Spontanfraktur zu erkennen. Mit einer gezielten Tumoranamnese wird der Verdacht auf eine pathologische Fraktur erhärtet. Die klinische Untersuchung der frakturierten Region gibt nur dann einen Hinweis zur Ätiologie, wenn der Tumor als derbe Schwellung zu tasten ist.

Wegweisend in der *Diagnostik* ist die Standard-Röntgen-Untersuchung in 2 Ebenen. Hier wird man bei der sorgfältigen Analyse ein osteolytisches oder osteoblastisches Wachstum, eine Veränderung der Corticalis, eine pathologische Periostreaktion und weitere Umgebungsreaktionen erkennen. Die genaue Beachtung der genannten Kriterien wird die Unterscheidung zwischen tumorähnlichen Erkrankungen, benignen und malignen Knochentumoren auch bei der pathologischen Fraktur weitgehend ermöglichen.

Eine präoperative Röntgenaufnahme des Thorax zum Nachweis oder Ausschluß einer hämatogenen Metastasierung in der Lunge schließt sich an. Die sonst übliche lokale Zusatzdiagnostik mit bildgebenden Verfahren wie CT und MRT ist bei einer pathologischen Fraktur dem Patients schwer zuzumuten, ist aber im Einzelfall für die Therapieplanung äußerst hilfreich.

Die pathologischen Frakturen bei primären Knochentumoren müssen nicht sofort, sollen aber rasch versorgt werden. Beim Zugang sind die möglicherweise befallenen Kompartimente zu beachten; durch diese wird eingegangen. Während wir sonst die offene Inzisionsbiopsie propagieren, empfiehlt sich im Falle der pathologischen Fraktur nach Freilegen des Tumors die intraoperative Schnellschnittdiagnostik. Sie erlaubt in den meisten Fällen die Abgrenzung benigner/maligner Tumor und primärer Knochentumor/Metastase und entscheidet damit über das unmittelbar weitere Vorgehen. Bei tumorähnlichen Läsionen kann der befallene Bezirk korrekt ausgeräumt bzw. reseziert und stabilisiert werden, evtl. unter Verwendung von körpereigenem oder allogenem Knochenmaterial. Bei sicher benignen Läsionen kann ebenfalls die Ausräumung der Kontinuitätsresektion und die entsprechende Stabilisierung durchgeführt werden. Bei fraglicher Dignität, z.B. bei Riesenzelltumoren und bei sicherer Malignität empfiehlt es sich, zunächst einmal die Tumorausräumung vorzunehmen und die vorgegebene Instabilität durch einen Fixateur externe oder eine Verbundosteosynthese zu beseitigen. Die Tumorausräumung erlaubt dabei eine genaue makroskopische Beurteilung der betroffenen Gewebekomponenten (Knochen, Faszien, Muskelgruppen, Gefäße, Nerven), was besonders wichtig ist, wenn postoperativ die Beurteilbarkeit von CT oder MRT durch Metallartefakte eingeschränkt ist. Der Fixateur externe oder die Verbundosteosynthese geben dem Patients die sofortige Bewegungs- und Belastungsfähigkeit wieder und verbauen weder den Weg zu einer kompartmentgerechten, extremitätenerhaltenden Resektion noch zu einer Amputation. Nach sorgfältiger Aufarbeitung des Tumorpräparates und nach Abschluß der Umfelddiagnostik kann dann je nach Tumorgrad und Tumor-Ausdehnung interdisziplinär mit Onkologen, Strahlentherapeuten und onkologischen Chirurgen ein Therapiekonzept für den jeweils vorliegenden Tumortyp entwickelt werden.

Pathologische Frakturen können auch als Therapiefolgen auftreten. Z.B. ist bei einer Polychemotherapie von Osteosarkomen der Einbau autogener oder allogener Spongiosa erheblich verzögert. So ist ein Implantatversagen (Plattenbruch) möglich, weil die knöcherne Konsolidierung zu langsam fortschreitet [1, 8]. Als Spätkomplikation nach Radiotherapie beim Ewing-Sarkom werden Osteoradionekrosen beobachtet. Zur Therapie dieser pathologischen Frakturen können keine allgemeinen Richtlinien angegeben werden, hier ist nach individuellen Lösungen zu suchen.

Skelettmetastasen

Skelettmetastasen sind viel häufiger als primäre Knochentumoren. Das Skelett ist die zweithäufigste Lokalisation von Fernmetastasen maligner knochenmarkfremder Tumo-

Tumorentfernung	Stabilisierung
Keine	intramedulläre Schienung
Curettage/Resektion	Verbundosteosynthese
	Interpositionsplastik
	Endoprothesen
	Tumorprothesen
	Ersatz ganzer Knochen
Dekompression des Rückenmarks	ventrale, dorsale, ventro-dorsale Fusion der Wirbelsäule
Amputation, Exartikulation	keine

Tabelle 1. OP-Verfahren bei Skelettmetastasen

ren. Für große Kollektive liegt die Inzidenz zwischen 18% und 40%. Auf Mammacarcinome, Prostatacarcinome, Bronchial- und Nierencarcinome entfallen dabei etwa 80% der therapierten Patienten. Die meisten Knochenmetastasen manifestieren sich im gut durchbluteten roten Knochenmark, also im Achsenskelett und hier besonders in der Wirbelsäule. Bei den langen Röhrenknochen sind jeweils die proximalen Anteile stärker befallen als die distalen. Pathologische Frakturen treten nach Galasko [6] in etwa 10% der Fälle mit Skelettmetastasen auf.

Bei unserem eigenen Krankengut mit Knochenmetastasen aus den Jahren 1978 bis 1988 beobachteten wir 166 pathologische Frakturen des Beckens und der Extremitäten bei 323 operierten Patienten. Dies entspricht einem Prozentsatz von 51,4%. Darunter sind 6 pathologische Frakturen bei 14 Lymphomen und 16 bis 22 Plasmozytomen. Gesondert betrachtet werden 160 Patienten mit Wirbelsäulenmetastasen. Hier führt der langsame Zusammenbruch des osteolytischen Wirbels zu Frakturen ohne das eigentliche dramatische Ereignis der pathologischen Fraktur. Die Entscheidung zur Operation und das therapeutische Vorgehen an der Wirbelsäule hängen heute nicht mehr vom Nachweis einer pathologischen Fraktur ab.

Die Therapie von Skelettmetastasen

Die Therapie von Skelettmetastasen ist praktisch immer ein palliative Therapie. Es soll daher mit den am wenigsten eingreifenden Maßnahmen der größtmögliche Effekt erzielt werden. Das vorrangige Ziel der Therapie ist nicht die radikale Tumorentfernung, sondern die Schmerzlinderung, die Erhaltung oder die Widerherstellung der Stabilität des betroffenen Skelettabschnittes und damit die Erhaltung seiner Funktion, eine Verbesserung der Lebensqualität oder wenigstens eine Erleichterung der Pflege [3].

Bei pathologischen Frakturen der langen Röhrenknochen, des Beckens und der Wirbelsäule, bei Wirbelmetastasen mit progredienter spinaler und/oder radikulärer Kompression und bei peripheren Nervenkompressionssyndromen durch Skelettmetastasen sehen wir eine absolute Operationsindikation. Pathologische Frakturen heilen durch das Weiterwachsen des Tumors unter konservativer Therapie mit Gips oder Korsett nicht aus und werden in Abhängigkeit von der Zeit Schmerzen, Immobilität und sekundäre Komplikationen verursachen. Bei einem beginnenden Querschnittssyndrom oder der manifesten Nervenkompression kann nur durch die Operation eine effektive Dekompression und Tumorentfernung erreicht werden.

Pathologische Frakturen und akute spinale Kompressionssyndrome werden so früh als möglich operiert. Bei diesen Notfallsituationen wird durch eine extensive Diagnostik wertvolle Zeit verloren; auch ändert der vorliegende Primärtumor nur wenig an der operativen Technik. Man kann sich daher in solchen Fällen auf eine sorgfältige Anamnese, die körperliche Untersuchung und eine Übersichtsradiographie beschränken, an der Wirbelsäule

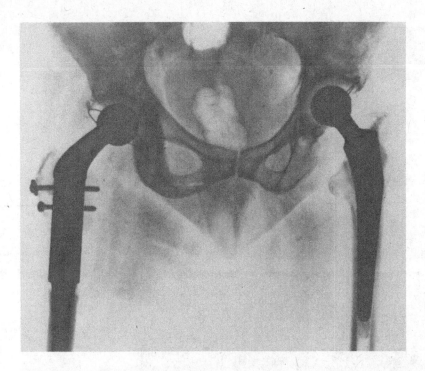

Abb. 2. Versorgung einer doppelseitigen pathologischen Schenkelhalsfraktur mit Tumorprothese nach Burri (rechts) und mit Geradschaftprothese nach Müller (links)

kommen ein CT oder MRT hinzu. Anders ist das Vorgehen bei Skelettmetastasen mit relativer Operationsindikation. Hier werden am besten im interdisziplinären Konsil die Befunde zusammengetragen, gewichtet und ein gemeinsamer Therapieplan festgelegt.

Generell versuchen wir, unter der palliativen Situation die Skelettmetastase marginal zu resezieren. Es ist demjenigen Operationsverfahren der Vorzug zu geben, das „schnell – sicher – simpel" ist und das eine rasche Mobilisation unter voller Belastung erlaubt. Das Operationsrisiko und die postoperative Morbidität müssen bei Carcinomträgern mit meist fortgeschrittener Erkrankung besonders sorgfältig bedacht werden. Prinzipiell stehen uns die in Tabelle 1 aufgeführten Operationsverfahren zur Verfügung.

Intramedulläre Stabilisierung. Von den gebräuchlichen Osteosyntheseverfahren kommt zur Stabilisierung *ohne Tumorentfernung* sinnvollerweise nur eine intramedulläre Schienung mir Marknägeln in Frage. Eine alleinige Plattenosteosynthese z.B. verlangt eine gewisse knöcherne Abstützung, die im tumorzerstörten Knochen nicht gegeben ist und daher zum Plattenausriß führen muß. Indiziert sind die intramedullären Kraftträger bei Metastasen mit Sitz in den Diaphysen von Humerus, Femur und Tibia, wenn dem Patienten kein größerer Eingriff zuzumuten ist und genügend Stabilität erreicht werden kann.

Verbundosteosynthese. Die Verbundosteosynthese ist die gebräuchlichste Methode, pathologische Schaftfrakturen zu stabilisieren. Als Knochenzement werden Polymethylmetacrylate verwendet, die nach Inkorporation durch Polymerisation aushärten und als Füll-, Abstütz- und stabiles Verankerungsmaterial für Metallimplantate dienen. Polymethylmetacrylat hat eine der Knochenkortikalis vergleichbare Druckfestigkeit und nimmt überwiegend die Druckkräfte bei Belastung auf. Es wird meist mit Platten kombiniert, die die Kompensation von Zug- und Biegekräften leisten bzw. den Knochen schienen.

Prothesen. Die Entwicklung von Prothesen zum Gelenkersatz bei degenerativen und posttraumatischen Erkrankungen hat auch neue Perspektiven in der Tumorchirurgie des Skelettsystems geschaffen. Heute werden Metastasen im Bereich von Gelenken oder gelenknah am günstigsten mit Endoprothesen behandelt (Abb. 2). Die Resektion muß so

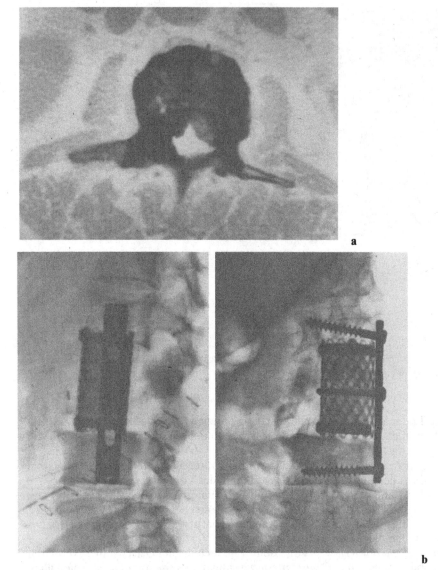

a

b

Abb. 3. a Computertomogramm eines metastasierenden Prostatacarcinoms in L3 mit Infiltration in den Spinalkanal. **b** Tumorausräumung, Dekompression und ventrale Verbundspondylodese mit Titankorb nach Harms und Platte

angelegt werden, daß der oft vorhandene große Weichteilanteil der Metastase mit entfernt wird und daß eine Verankerung der Prothese in gesundem Knochen ermöglicht wird. Im Unterschied zur radikalen Tumorentfernung bei primären Knochentumoren versuchen wir dabei Hauptnerven, Hauptgefäße, Muskeln und Muskelansätze zu erhalten. Je nach Ausdehnung der Tumorresektion werden zum Gelenkaufbau die entsprechenden Standardprothesen verwendet oder spezielle sog. Tumorprothesen eingesetzt. Meist wird die Prothese mit Knochenzement implantiert, um auch hier eine Sofortbelastung möglich zu machen.

Wirbelsäulenmetastasen sind überwiegend im Wirbelkörper und in den Bogenwurzeln lokalisiert. Durch Operation an der Wirbelsäule sind 2 Probleme zu lösen: Den Spinalkanal und die Nervenwurzeln von der Tumorkompression zu befreien und die tumorbedingte Instabilität, die zu stärksten spinalen Schmerzsyndromen führen kann, durch Tumorresektion und Stabilisation zu beseitigen.

Eine Dekompression wird von dorsal durch eine Laminektomie über mehrere Segmente, oder von ventral durch die vollständige Wirbelkörperentfernung mit Einschluß der benachbarten Bandscheiben erreicht.

Als Stabilisierungsverfahren wird heute die kurzstreckige, belastungsstabile Spondylodese angestrebt. Diese kann von ventral mit Wirbelkörperersatz, Knochenzement und Platte (Abb. 3), von dorsal mit transpedunkulär verankerten Platten oder Fixateur interne oder kombiniert ventro-dorsal vorgenommen werden.

Wie im Einzelfall vorgegangen wird, hängt von dem Tumortyp, dem Metastasierungsmuster, der Lokalisation und dem Allgemeinzustand des Patienten ab.

Zur Illustration dieser allgemeinen Verfahrensangaben seien die Daten einer Gruppe von Metastasen-Trägern des proximalen Femur zusammengefaßt. Von 1978 bis 1988 wurden an unserer Klinik 118 Patienten mit Metastasen dieser Lokalisation behandelt. 75 wurden mit pathologischen Frakturen eingeliefert. Als Primärtumor dominierte das Mammakarzinom (n = 55) gefolgt von den Tumoren des Urogenitaltraktes (n = 25) und unbekannten Primärtumoren (n = 14). 33 der 118 Patienten waren zwischen 50 und 59 Jahre alt, 37 zwischen 60 und 69 Jahren und 28 über 70 Jahre. Nur 18,6% waren jünger als 50 Jahre!

Bei diesen 118 Patienten wurden 130 primäre Eingriffe vorgenommen, da 12 Patienten bereits doppelseitige Femurosteolysen aufwiesen. Neben 43 Verbundosteosynthesen wurden 39 Totalendoprothesen des Hüftgelenkes und 43 Tumorprothesen für das proximale Femur implantiert. Zweimal wurde eine Kopfprothese eingesetzt, zweimal lediglich biopsiert. Nur in einem Fall mußte eine Hüftgelenksexartikulation durchgeführt werden. Als lokale Komplikationen hatten wir zwölf Prothesenluxationen, einen Protheseninfekt und zwei Hämatome zu verzeichnen. 21 Patienten starben im ersten postoperativen Monat. Von den anderen 97 Patienten waren nach dem ersten postoperativen Monat 56 voll gehfähig, 24 an Stock oder Krücken und 6 im Gehwagen mobilisiert. 4 Patienten wurden nicht mehr gehfähig. Bei 7 Patienten blieb der weitere Verlauf unbekannt.

Die mittlere Überlebenszeit nach dem Eingriff betrug rund neun Monate mit Einzelverläufen bis über 5 Jahre. Bis zum Todeszeitpunkt beobachteten wir in unserer Nachsorge nur drei lokale Rezidive, von denen lediglich eines zur Reosteosynthese wegen Plattenbruches zwang.

Insgesamt halten wir ein aktives, chirurgisches Vorgehen bei tumorbedingten Skelettinstabilitäten für gerechtfertigt. Nach unserer Erfahrung ist der Gewinn an Lebensqualität – vor allem nach der Versorgung von pathologischen Frakturen – erheblich und das Operationsrisiko vertretbar niedrig.

Literatur

1. Aebi M, Regazzoni P (1989) Bone transplantation. Springer, Berlin Heidelberg
2. Adler CP (1983) Knochenkrankheiten. Thieme, Stuttgart
3. Burri C, Schulte J, Voglic M (1980) Lokalbehandlung von Skelettmetastasen. In: Burri C, Herfarth Ch, Jäger M (Hrsg) Aktuelle Probleme in Chirurgie und Orthopädie. Band 14: Metastasen. Huber, Bern
4. Dahlin CC (1978) Bone tumors, 3d ed. Thomas, Springfield
5. Dominok G, Knoch HG (1977) Knochengeschwülste und geschwulstähnliche Knochenerkrankungen. VEB Fischer, Jena
6. Galasko CSB (1986) Skeletal metastases. Butterworths, London
7. Huvos AG (1979) Bone tumors. Saunders, Philadelphia
8. Witt AN, Rettig H, Schlegel KF, Hackenbroch M, Hupfauer W (1984) Orthopädie in Praxis und Klinik, Band III: Allgemeine Orthopädie, Teil 2: Tumoren und tumorähnliche Erkrankungen. Thieme, Stuttgart

137. M. Wannenmacher (Heidelberg): Onkologische und radiologische Begleitbehandlung

Manuskript nicht eingegangen

Freie Vorträge

Unfallchirurgie

138. Management des frischen Kniebinnentraumas unter besonderer Berücksichtigung der Meniskusläsion

O. Paar, M. Lippert* und P. Bernett*

Chirurgische Klinik der Med. Einrichtungen der RWTH-Aachen, D-5100 Aachen
* Klinik und Poliklinik für Sportverletzungen der TU München

Management of Acute Traumatic Knee Injuries with Special Attention to Meniscus Lesions

Summary. A total of 421 patients with lesions of the ACL were treated with a polypropylene augmented graft. In 194 patients with an acute injury the ACL was sutured and an additional augmentation was performed with LAD. The medial collateral ligament was injured in 121 of these cases. Severly injured ligaments were reconstructed by fibrin gluing and a temporary augmentation. Of 254 lesions for the medial meniscus 34 lesions in the posterior horn were sutured. Postoperative followup with arthroscopy CT-scan and sonography revealed complete healing of the meniscus lesions.

Key words: Augmentation of the ACL – Fibrin Gluing – Suturing of the Meniscus

Zusammenfassung. Bei 421 Patienten mit Läsion des vorderen Kreuzbandes wurde ein Prolyprophylenband eingesetzt. In 194 Fällen handelte es sich um eine frische Verletzung, die durch Kreuzbandnaht und eine zusätzliche LAD-Augmentationsplastik versorgt wurde. Das Innenband war in 121 Fällen verletzt. Diffuse Zerreißungen des Bandes (37 Fälle) konnten mit Fibrinkleber und einer temporären Augmentaton rekonstruiert werden. Von 254 Verletzungen des Innenmeniskus wurden 34 Längsrisse in der Degenerationszone des Hinterhorns genäht. Im Durchschnitt 17 Monate nach OP war bis auf einen Fall arthrographisch, computertomographisch und sonographisch die Rupturstelle im Hinterhorn narbig verheilt.

Schlüsselwörter: Augmentationsplastik des Kreuzbandes – Fibrinklebung – Meniskusnaht

139. M. Blauth, P. Lohenkoffer, H. Tscherne (Hannover): Ergebnisse der frühfunktionellen Nachbehandlung und Rekonstruktion der frischen vorderen Kreuzbandruptur

Manuskript nicht eingegangen

140. Kombinierte Kniebandverletzung im Kindes- und Jugendlichenalter. Diagnose – therapeutische Konzepte – Ergebnisse

J. Haus, H. J. Refior und C. Carl

Staatlich Orthopädische Klinik der LMU München, Harlachinger Straße 51, D-8000 München 90

Combined Knee Ligament Injuries in Children and Juveniles – Diagnosis – Therapeutic Concepts and Results

Summary. Combined ligamentous lesions were verified arthroscopically in 17 patients. There was a predominance of ACL and MCL ruptures and/or meniscal tears. Follow-up of 11 patients who underwent operations showed insufficient results of ACL refixation alone, but good results of ACL fixation plus an augmentative procedure or ligamentous plasty. Follow-up of six patients treated conservatively revealed instability and meniscal symptoms in three cases. Arthroscopy is recommended to clarify haemarthrosis in children and juveniles. Refixation and augmentation of the ruptured ACL, a subject of controversy in the literature, is endorsed, additional lesions should also be corrected surgically.

Key words: Arthroscopy in combined knee ligament injuries – Management of ACL Ruptures

Zusammenfassung. Bericht über arthroskopisch gesicherte kombinierte Kniebandläsionen bei 17 Patienten. Dominanz von vorderen Kreuzband-(VKB) und Seitenbandrupturen oder/und Meniskusverletzungen. Nachuntersuchung der 11 operierten Fälle: Ungenügende Gelenkstabilität bei bloßer VKB-Refixation; stabile Gelenksverhältnisse bei zusätzlicher Augmentation oder bandplastischer Versorgung. Instabilität und Meniskussymptomatik bei 3 der 6 nichtoperierten Fälle. Empfehlung einer arthroskopischen Abklärung bei Hämarthros auch in diesem Lebensalter. Befürwortung einer in der Literatur kontrovers diskutierten VKB-Refixation mit Augmentation und operativen Versorgung der Begleitverletzungen.

Schlüsselwörter: Arthroskopie bei kombinierter Kniebandverletzung – Behandlung der VKB-Ruptur

141. Komplexe Kapselbandverletzungen des Knies mit Rupturen des hinteren Kreuzbandes

L. Gotzen und C. Petermann

Klinik für Unfallchirurgie, Zentrum für Operative Medizin I der Philipps-Universität Marburg, Baldingerstraße, 3550 Marburg

Severe Knee Ligamentous Injuries with Rupture of the Posterior Cruciate Ligament (PCL)

Summary. A major knee trauma with rupture of the PCL is still a difficult surgical problem. Dislocations of the knee must be reduced and vascular damage in the popliteal area must be immediately repaired. We have found external transfixing of the severely unstable knees until ligamentous surgery is very useful. Our operative concept includes an augmented ligamentous repair and an augmented cruciate ligament replacement. The augmentation in addition to the ligament reconstruction ensures that functional knee rehabilitation can be begun very early without fear of secondary instability.

Key words: Knee Instability – Posterior Ligament Rupture – Reconstruction – Augmentation

Zusammenfassung. Komplexinstabilitäten des Knies mit HKB-Rupturen stellen nach wie vor ein schwieriges chir. Therapieproblem dar, Luxationen müssen sofort reponiert und Gefäßverschlüsse unverzüglich chirurgisch angegangen werden. Uns hat sich die externe Transfixation der Kniegelenke bis zur definitiven chirurgischen Bandversorgung bewährt. Die Erfahrungen aus 33 operativ versorgten Kniebandinstabilitäten mit HKB-Läsion (Zeitr. 85–88) haben dazu geführt, daß wir aktuell eine augmentierte Kapselbandrekonstruktion und einen augmentierten Kreuzbandersatz vornehmen. Die Kniegelenke können frühfunktionell ohne Gefahr einer sekundären Bandinsuffizienz nachbehandelt werden.

Schlüsselwörter: Hintere Kreuzbandrupturen – Bandnaht – Bandersatz – Augmentation

142. P. Krueger, K. Schiller, H. Waldner, L. Schweiberer (München): Die arthroskopisch assistierte Refixation und Augmentationsplastik des vorderen Kreuzbandes bei der frischen kombinierten Kniebandverletzung

Manuskript nicht eingegangen

143. Die umfassende Erstversorgung polytraumatisierter Patienten mit dem Fixateur externe – Erstbehandlung und Planung des weiteren Vorgehens

M. Hansis, D. Höntzsch und S. Weller

Berufsgenossenschaftliche Unfallklinik, Schnarrenbergstr. 95, D-7400 Tübingen

The "Over-All Treatment" of the Polytraumatized Patient with External Fixation

Summary. The over-all treatment of bone and joint injuries in the polytraumatized patient is essential to avert local or systemic complications. In such cases external fixation combines simple handling and high efficiency. It can be used for definitive or preliminary stabilization of fractures as well as for bridging joints in cases of severe instability and bad soft tissues or in order to avoid contractures. The combination of these indications is useful. However, a clear concept of further treatment steps (remobilization of joints or secondary internal osteosyntheses) is required at the time of the primary operation.

Key words: External Fixation – Changing of Osteosynthesis – Polytrauma

Zusammenfassung. Die möglichst umfassende Versorgung von Frakturen oder Luxationen am Unfalltag bietet dem Polytraumatisierten unbestreitbare Vorteile. Der Fixateur externe eignet sich hierzu in besonderem Maße. Bei der Erstversorgung kann er Einsatz finden zur definitiven oder präliminaren Stabilisierung von Frakturen und zur vorübergehenden Immobilisierung von Gelenken – bei ausgeprägten Instabilitäten, zum Schutze der Weichteile oder zur Kontrakturprophylaxe. Die Kombination der Indikationen erfordert schon beim Ersteingriff ein klares gedankliches Konzept der Weiterbehandlung, insbesondere hinsichtlich der Freigabe von Gelenken und der anstehenden sekundären inneren Osteosynthese.

Schlüsselwörter: Fixateur externe – Verfahrenswechsel – Polytrauma

144. Beckenringfrakturen beim Polytrauma. Operationstechnik und Ergebnisse der notfallmäßigen Montage des Fixateur externe in Schaufel und Pfannendach

F. Neudeck, K. M. Stürmer, S. Assenmacher und K. P. Schmit-Neuerburg

Universitätsklinikum Essen, Abteilung für Unfallchirurgie, Hufelandstraße 55, D-4300 Essen

Fractures of the Pelvic Ring in the Multiple Injured – Operative Technique and Results of Emergeny Montage of External Fixation in the Iliac Crest and Iliac Tubercule

Summary. In unstable fractures of the pelvic ring implantation of Schanz's screws alone in the iliac crest leads to insufficient fixation and loosening of the screws. Additional screws positioned from an anteriolateral direction under X-ray control in the iliac tubercule enforce the stability of the montage, especially that of the dorsocaudal pelvic ring. Thus results of the repositioning can be maintained much better and to compression of the fractured dorsal pelvis stops bleeding. Of 24 multiply injured patients who were treated in this way 11 presented in hemorrhagic shock. A anti-shock trousers (MAST) pro-

526

ved effecive in these patients. During preclinical treatment, thirteen patients died, six in the early phase. In the second stage 11 patients were switched to internal fixation with good functional results.

Key words: Pelvic-Ring Fracture – External Fixation – Multiple Injured

Zusammenfassung. Bei instabilen Beckenringfrakturen führt die alleinige Implantation der Schanz'-schen Schrauben des Fixateur externe in die Beckenschaufeln zu ungenügender Stabilität und Schraubenlockerungen. Zusätzliche, von antero-lateral unter BV eingebrachte Schanz Schrauben in das Pfannendach erhöhen die Stabilität der Montage besonders im dorso-caudalen Beckenring. So läßt sich das Repositionsergebnis besser halten und mit dem Ziel der Blutstillung Kompression im dorsalen Beckenbereich ausüben. Von 24 derart versorgten polytraumatisierten Patienten waren 11 primär im manifesten Schock, wobei sich in der präklinischen Versorgung die Anti-Schock-Hose (MAST) zur Blutstillung bewährt hat. 13 Patienten verstarben, davon 6 in der Frühphase. Sekundär wurde mit gutem funktionellem Ergebnis bei 11 Patienten auf eine interne Osteosynthese gewechselt.

Schlüsselwörter: Beckenringfraktur – Fixateur externe – Polytrauma

145. Stabilisierung des Beckens beim Polytrauma zur Bekämpfung der retroperitonealen Blutung

V. Nutz und G.-B. Stark

Chirurgische Klinik der Universität Bonn, Sigmund-Freud-Str. 25, D-5300 Bonn-Venusberg

Pelvic Stabilization in Polytrauma for Treatment of Severe Retroperitoneal Bleeding

Summary. From 1984 to 1988 42 fractures of the pelvis in multi-injuried patients were treated surgically injuries of the pelvic ring immediately (13 of 16) and fractures of the acetabulum last (19 of 26). Patients with instable pelvic ring often had severe retroperitoneal bleeding. Immediate stabilization of the pelvic ring was accomplished in seven cases by external fixation only; three patients were treated with osteosynthesis of the symphysis after surgery for urinary tract lesions. In three cases the bleeding was treated by tamponade or vascular operation before pelvic stabilization. Three patients with acetabulum osteosynthesis and three with pelvic stabilization died. All patients not undergoing surgery (5) died.

Key words: Pelvic Fracture – Polytrauma – Retroperitoneal Bleeding

Zusammenfassung. Von 1984 bis 1988 wurden 42 Beckenfrakturen beim Polytrauma operativ versorgt, die Azetabulumfrakturen überwiegend verzögert (19 von 26), Beckenringverletzung überwiegend primär (13 von 16). Die Schwerverletzten mit instabilem Becken zeigten oft lebensbedrohliche retroperitoneale Blutungen. In 7 Fällen erfolgte die sofortige Stabilisierung des Beckenrings allein mit dem Fixateur externe, dreimal auf dem Rückzug aus dem Abdomen nach Versorgung von Harnwegsverletzungen allein mit Symphysenplatte. Dreimal wurde zusätzlich die Blutung im Retroperitoneum direkt angegangen. Insgesamt starben 3 operierte Patienten mit Azetabulumfraktur und 3 mit Beckenringverletzungen, die 5 nicht operierten starben alle.

Schlüsselwörter: Beckenfraktur – Polytrauma – retroperitoneale Blutung

146. Behandlung instabiler Kniegelenksverletzungen mit schwerstem Weichteilschaden durch Transfixierung mit Fixateur externe

V. Bühren, Ch. Braun, I. Marzi und O. Trentz

Chirurgische Universitätsklinik – Abteilung Unfallchirurgie, D-6650 Homburg/Saar

Treatment of Unstable Compound Knee Injuries by External Fixation

Summary. The main problems in the treating severe knee injuries are the high risk of infection and the instability of the joint due to extensive skin lesions, compound fracture types and high-degree damage to ligaments. Thirteen open injuries were stabilized by transfixation of the joint using different external fixation constructions. Treatment was completed by minimal internal fixation, an additional autologous bone grafting in seven cases and early reconstruction of soft tissue coverage in most cases by myocutaneous flaps. Functional results were good or satisfactory in six patients, whereas two patients later required arthrodesis.

Key words: Compound Knee Injury – External Fixation – Joint Transfixation – Myocutaneous Flap

Zusammenfassung. Die Hauptprobleme in der Behandlung schwerster Kniegelenksverletzungen mit ausgedehntem Weichteilschaden, Zerstörung der Bandführung und begleitenden knöchernen Läsionen bestehen in der drohenden Infektgefahr und der kompletten Gelenkinstabilität. 13 derartige komplexe Knieverletzungen wurden durch verschiedene Fixateur externe-Montagen stabilisiert. Ergänzend erfolgte eine interne Minimalosteosynthese, in 7 Fällen zusätzlich eine autologe knöcherne und immer eine frühzeitige plastische Weichteilrekonstruktion, meist mit myocutanem Lappen. Bei 6 Patienten konnte eine gute oder zufriedenstellende Funktion erreicht, bei 2 Patienten mußte eine spätere Arthrodese vorgenommen werden.

Schlüsselwörter: offene Kniegelenksfraktur – Komplexinstabilität – Fixateur externe – Gelenktransfixation

147. Die funktionelle Behandlung gelenknaher Frakturen

S. B. Kessler, K. Wolff, W. Knoefel und C. Reininger

Chirurgische Klinik Innenstadt der Universität Nußbaumstr. 20, D-8000 München 2

Functional Treatment of Juxta-Articular Fractures

Summary. The osseous consolidation of juxta-articular fractures, which involve cancellous bone, is usually unproblematic. If no deformity is present, secondary dislocation resulting from muscle traction or normal strain must not be expected, and functional treatment of the fracture can be considered. This is the case for some fractures of the proximal humerus, the head of the radius, the tibial head and the tarsus. In the case of a lower extremity, however, one must consider the advantages of early mobilisation as compared to immobilisation in a cast with weight-bearing when planning the therapeutic regime.

Key words: Functional Treatment – Juxta-Articular Fractures

Zusammenfassung. Frakturen in Gelenknähe werden als Spongiosafrakturen meist problemlos knöchern überbrückt. Sofern keine wesentliche Fehlstellung vorliegt und keine sekundäre Dislokation durch Belastung und Muskelzug zu erwarten ist, kommt eine funktionelle Behandlung in Frage. Dies trifft z.B. für einen Teil der Frakturen am proximalen Humerus, am Radiusköpfchen, am Tibiakopf und an der Fußwurzel zu. An der unteren Extremität ist allerdings zu erwägen, ob man auf die frühfunktionelle Behandlung zu gunsten einer frühen Belastbarkeit im Gips verzichtet.

Schlüsselwörter: Funktionelle Behandlung – gelenknahe Frakturen

528

148. Die gedeckte externe Stabilisierung von Unterschenkelfrakturen als funktionelles Behandlungsverfahren

R. Schlenzka, R. Willms und L. Gotzen

Klinik für Unfallchirurgie der Philipps-Universität Marburg, Baldingerstraße, D-3550 Marburg

Closed External Fixation of Lower Leg Fractures as Functional Treatment

Summary. Monolateral external fixation has recently been developed as a functional way of treating lower leg fractures in a simple and safe manner. This method demands litte operative work and retains the full range of motion in the neighbouring joints, as well as full weightbearing with the bony fragments safely in place. Our good experience with 67 percutaneously stabilised lower leg fractures has led us to use external fixation frequently. The results confirm that this way of treatment is a good alternative to the usual methods.

Key words: Fractures – Functional Treatment – External Fixator

Zusammenfassung. Die monolaterale externe Fixation hat sich zu einem wertvollen Behandlungsverfahren entwickelt, mit dem sich Unterschenkelfrakturen einfach und sicher versorgen lassen. Die funktionelle Behandlungsmethode mit minimalem operativem Aufwand bietet die sofortige Bewegungsmöglichkeit der angrenzenden Gelenke, die rasche Mobilisierbarkeit und die Vollbelastbarkeit. Aufgrund der bei 67 geschlossenen, percutan stabilisierten Unterschenkelfrakturen gewonnenen Erfahrungen stellen wir die Indikation zur externen Fixation inzwischen großzügig. Die erzielten Ergebnisse bestätigen, daß diese Behandlungsmethode eine Alternative zu den gängigen Therapieverfahren darstellt.

Schlüsselwörter: Frakturen – funktionelle Behandlung – Fixateur externe

149. Die funktionelle Nachbehandlung nach Tibiakopfbrüchen

Th. Rüedi, H. Büchel, H. Bereiter und A. Leutenegger

Chirurgische Klinik, Kantonsspital, CH-7000 Chur, Schweiz

Functional Aftercare of Tibia Plateau Fractures

Summary. To achieve an optimal functional result after ORIF of displaced tibia plateau fractures (AO Type B and C) active and passive (CPM) exercises of the knee should be started on day one. To prevent a secondary joint line depression an autologous bicortical graft of the pelvic wall is used. This graft is introduced either in a horizontal or vertical manner, whereby the elevated articular fragments are securely supported. For additional fixation buttress plates or even screws alone may be used. After an average of $3^1/_2$ years postoperatively 93 of 98 patients were reviewed. Good or excellent function and normal use of the leg were observed in 90% of the 62 Type B fractures and in 80% of the 31 Type C fractures.

Key words: Tibia Plateau Fracture – Functional Aftercare – Biocortical graft

Zusammenfassung. Um nach Osteosynthese einer dislozierten Tibiakopfimpressionsfraktur (AO Typ B und C) ein gutes Funktionsresultat zu erlangen, sollte unmittelbar postoperativ mit aktiven und passiven (CPM) Bewegungsübungen begonnen werden. Dank Verwendung eines bicorticalen autologen Beckenwandkeils, der horizontal oder vertical eingebracht, die angehobene Gelenkfläche zuverlässig unterstützt, ist die geforderte Frühmobilisation auch möglich. Zur zusätzlichen Fixation genügen oft Schrauben allein. Durchschnittlich $3^1/_2$ Jahre nach Operation wurden 93 von 98 Patienten persönlich nachuntersucht. 90% der 62 Patienten mit B-Fraktur beurteilten die Funktion und Gebrauchsfähigkeit als gut bis sehr gut, während dies bei den 31 C-Brüchen bei 80% der Patienten der Fall war.

Schlüsselwörter: Tibiaplateaufraktur – Funktionelle Nachbehandlung – Biocorticaler Knochenkeil

150. Funktionelle Behandlung von schweren Calcaneusfrakturen

H. Winkler und A. Wentzensen

BG-Unfallklinik Ludwigshafen, Ludwig-Guttmann-Str. 13, D-6700 Ludwigshafen-Oggersheim

Functional Treatment of Severe Fractures of the Calcaneus

Summary. A total of 383 patients with fractures of the calcaneus received functional treatment without operaitve reconstruction of the subtalar joint. There was severe destruction of the subtalar joint (VIDAL III) in 62.1% of the patients. Examination 3 to 7 years later showed free movement of the ankle in 90% and 50% movement of the subtalar joint in 70%. A severe subtalar arthrosis was found in only 3.6%. Orthopadic shoes, were worn by 48% of the patients.

Key words: Fracture of the Calcaneus – Functional Treatment

Zusammenfassung. 383 Patienten mit Calcaneusfrakturen wurden ohne operative Rekonstruktion des unteren Sprunggelenkes funktionell behandelt. 62,1% hatten schwere Zerstörungen des unteren Sprunggelenkes (VIDAL III). Nachuntersuchungen 3 bis 7 Jahre später zeigten im oberen Sprunggelenk in 90% der Fälle freie Beweglichkeit. Im unteren Sprunggelenk war eine hälftige Bewegungseinschränkung beo 70% festzustellen. Schwere Arthrosen des unteren Sprunggelenkes fanden sich in nur 3,6%. 48% der Patienten trugen orthopädische Schuhe.

Schlüsselwörter: Calcaneusfraktur – Funktionelle Behandlung

151. Indikationen und Grenzen der funktionellen Frakturbehandlung von Oberarmschaftbrüchen im Sarmiento-Brace

M. Maghsudi, H. Reilmann und G. Regel

Unfallchirurgische Klinik der Med. Hochschule Hannover, Konstanty-Gutschow-Str. 8, D-3000 Hannover 61

Indications for Functional Treatment with the Sarmiento Brace in Humeral Shaft Fractures

Summary. From 1982 to 1988 71 patients at our clinic with closed humeral shaft fractures were treated with the Sarmiento brace. The patient's ages ranged from 13 to 79 years. The mean complete fracture healing time was about 6.4 weeks. A deviation of the axes of <5° was found in 40, of 5°–10° in 21 and of >10° in 10 patients. A shortening of the humeral shaft of <1 cm was found in 60 cases. In only 12 patients was a deficit in abduction of >20° in the shoulder observed. Contraindications for functional treatment with a brace are severe soft tissue damage, a primary or unresolvable diastasis of the fracture and secondary neurological lesions.

Key words: Humeral Fracture – Functional Fracture Treatment – Brace

Zusammenfassung. in den Jahren 1982–1988 wurden an unserer Klinik 71 geschlossene Humerusfrakturen funktionell im Sarmiento-Brace behandelt. Das Alter der Patienten lag zwischen 13 und 79 Jahren. Die mittlere Ausheilungszeit betrug 6,4 Wochen. Eine Achsenfehlstellung von <5° bestand bei 40, von 5°–10° bei 21 und von >10° bei 10 Patienten. Eine Schaftverkürzung von <1 cm wurde bei 60 Patienten festgestellt. Ein Abduktionsdefizit im Schultergelenk von >20° fanden wir nur bei 12 Patienten. Kontraindikationen der funktionellen Frakturbehandlung waren ausgedehnte Weichteilschäden, eine primär bestehende oder nicht zu beseitigende Diastase und sekundär auftretende neurologische Störungen.

Schlüsselwörter: Humerusfraktur – funktionelle Frakturbehandlung – Brace

530

152. Sechsjährige Erfahrung in der funktionellen Behandlung der Oberarmschaftfraktur in über 100 Fällen

M. Kayser, A. Ekkernkamp, und G. Muhr

Chir. Universitätsklinik BergmannsheilBochum, Gilsingstr. 14, D-4630 Bochum

Six Years's Exprience with Functional Treatment of Fractures of the Humeral Shaft in More than 100 Cases

Summary. Between 1983 and 1988 113 patients with fractures of the humeral shaft were treated with a functional brace. The results were good or even excellent in 92% of the patients. Shortening (more than 1 cm in 16%) and angulation (more than 10 degrees in 16%) were functionally and cosmetically of no significance. A brace was worn for 8 to 22 days after the day of the accident. When the brace was removed, 47% had normaly mobility of the shoulder. The duration of fixation, 7 to 8 weeks in most cases with an average of 7.7 weeks, was not so much determined by the type of fracture or the patient's age as by the state of the muscles. In the same period 11 patients required a secondary operative stabilization after functional treatment. The main reasons for thus were wrong indications (four), proximal fractures of the humeral shaft (three), interposition of the soft tissue (two) and intolerance of the brace (two).

Key words: Functional Treatment – Results – Indication – Limitation

Zusammenfassung. Von 1983 bis 1988 wurden bei uns 113 Patienten mit Oberarmschaftfraktur nach der funktionellen Methode behandelt. Die Funktionalität der verletzten Extremität und verbliebene Beschwerden ergaben in 92% gute bis sehr gute Ergebnisse. Verkürzungen (über 1 cm in 16%) sowie Achsenabweichungen (über 10 Grad in 16%) waren funktionell und kosmetisch belanglos. Die Dauer der Brace-Anlage vom Unfalltag lag zwischen 8 und 22 Tagen. Bei Brace-Abnahme haben 47% eine normale Schultergelenksbeweglichkeit. Die Fixationsdauer mit überwiegend 7 oder 8 Wochen mit einem Durchschnittswert von 7,7 Wochen wurde weniger durch den Frakturtyp und das Alter des Patienten als vielmehr des Muskelstatus beeinflußt. Bei 11 Patienten war nach vorhergehender funktioneller Behandlung im selben Zeitraum eine sekundäre operative Stabilisierung erforderlich. Neben Indikationsfehler (vier) waren proximale Oberarmschaftfrakturen (drei), Weichteilinterponat (zwei) sowie Braceintoleranz (zwei) die wesentlichen Ursachen.

Schlüsselwörter: Funktionelle Behandlung – Ergebnisse – Indikation – Grenze

153. Indikationen und Management zur operativen Therapie von drohenden und stattgefundenen Metastasenfrakturen der Extremitäten

G. Oedekoven und B. Claudi

Chirurgische Klinik u. Poliklinik der TU München, Klinikum rechts der Isar, Ismaninger Str. 22, D-8000 München 80

Indications and Management for Operative Therapy of Impending and Existing Metastatic Bone Fractures of the Extremities

Summary. Improvements in surgical and oncological palliative therapy as regards morbidity and mortality of cancer patients have increased the incidence of bone metastases and pathological fractures. Indications for surgical treatment of impending or existing metastatic bone fractures are life expectancy of more than 6 weeks, unmanageable pain, mobility and hygiene, and increased survival by avoiding complications due to the patient being bedridden. Impending fractures should be treated surgically if there is >50% osteolysis of the cortex circumference pathological avulsion fractures, persisting pain despite radiotherapy and neurovascular compromise.

Key words: Metastatic Bone Disesase – Indications for Surgery – Pathological Fractures

Zusammenfassung. Verbesserungen der chirurgischen und nicht-invasiven, onkologischen palliativen Therapie im Hinblick auf Morbidität und Mortalität der Krebspatienten, haben Knochenmetastasen und deren Frakturen häufiger werden lassen. Indikationen für chirurg. Interventionen von drohenden oder stattgefundenen Frakturen sind: Lebenserwartung >6 Wochen, Schmerzbeseitigung, bessere Mobilisation und Hygienemöglichkeiten, Verlängerung der Überlebenszeit durch Vermeidung von Komplikationen bei Bettlägerigkeit. Drohende Frakturen sollten operiert werden: bei >50% Osteolyse der Cortexzirkumferenz, pathologische Avulsionsfrakturen, Schmerzen trotz Strahlentherapie und neuro-vaskuläre Komplikationen.

Schlüsselwörter: metastatische Knochenerkrankung − Indikationen zur chirurgischen Intervention − pathologische Frakturen

154. Die Behandlung pathologischer Frakturen und ihre Ergebnisse

R. G. Holzheimer und K. Kunze

Unfallchirurgische Klinik (Prof. Ecke) der Justus-Liebig Universität Gießen, Klinikstraße 29, D-6300 Gießen

The Treatment of Pathological Fractures and the Results

Summary. From 1971 through 1988, 115 patients at the Giessen University Clinics for Trauma Surgery who had pathological fractures due to formation of metastases underwent operations with the aim of improving their quality of live. Pathological fractures were most frequently induced by mamma carcinoma (34), followed by bronchial carcinoma (19). The preferential sites of metastases were the proximal femur (41) and the femoral shaft (32). Compound osteosyntheses (55) and endoprostheses (30) were primarily used. The average survival time was 11 months.

Key words: Pathological Fractures − Metastases − Quality of Life

Zusammenfassung. Von 1971 bis 1988 wurden an der Unfallchirurgischen Universitätsklinik Gießen 115 Patienten mit durch Metastasen verursachten pathologischen Frakturen mit dem Ziel einer Verbesserung der Lebensqualität operiert. Meist waren die pathologischen Frakturen in der Folge eines Mammacarcinoms (34) oder eines Bronchialcarcinoms (19) aufgetreten. Die Metastasen waren bevorzugt im prox. Femur (41) und im Femurschaft (32) zu finden. Wir verwendeten hauptsächlich die Verbundosteosynthese (55) und die Endoprothese (30). Die durchschnittl. Überlebenszeit betrug 11 Monate.

Schlüsselwörter: Pathologische Frakturen − Metastasen − Lebensqualität

155. Ergebnisse der chirurgischen Behandlung von metastasenbedingten Frakturen

H. Rewitzer, N. Haas und H. Tscherne

Unfallchirurgiche Kinik, Medizinische Hochschule Hannover, Konstanty-Gutschow-Str. 8, D-3000 Hannover 61

Results of Surgical Treatment of Metastases − Induced Fractures

Summary. From 1971 to 1987, 281 patients with 309 metastases − induced fractures were surgically treated. The most common site of the primary tumors were breast, lung, kidney, GI tract and bone marrow; 45% of the fractures occurred in the femur, 20% in the humerus and 35% in the spine. The operative procedure was an augmented composite osteosynthesis in 66%, an endoprostehesis in 17% and an intramedullary splint in 15%. Early local complications, mainly due to infection or implant loosening, were seen in 4%, late complications with local tumor progression in 1%. The average postoperative survival time was 8 months.

532

Key words: Pathological Fractures − Bone Metastases

Zusammenfassung. Von 1971 bis 1987 wurden 281 Patienten mit 309 metastasenbedingten Frakturen operativ behandelt. Die Primärtumoren waren vorwiegend in Mamma, Lunge, Niere, GI-Trakt und im blutbildenden System lokalisiert, die Frakturen zu 45% im Femur, zu 20% im Humerus und zu 35% in der Wirbelsäule. Die Versorgung erfolgte bei 66% durch Verbundosteosynthese, bei 17% endoprothetisch und bei 15% mittels intramedullärer Schienung. Lokale Frühkomplikationen durch Infekt und Implantatlockerung fanden sich in 4%, Spätkomplikationen mit Tumorrezidiv in 1% der Fälle. Die durchschnittliche postoperative Überlebenszeit betrug 8 Monate.

Schlüsselwörter: pathologische Frakturen − Knochenmetastasen

156. Pathologische Frakturen der Wirbelsäule

W. Mutschler und O. Wörsdörfer

Abt. f. Unfallchirurgie der Universität Ulm, Steinhövelstr. 9, D-7900 Ulm

Pathological Fractures of the Spine

Summary. Pathological fractures of the spine are mainly caused by metastases. Operative techniques for decompression of the spinal cord and for stabilization of the spine using different types of ventral, dorsal and combined spondylodeses are demonstrated in 160 patients with pathological fractures. In 60 patients with a preexisting neurological deficit mainly root lesions were improved. Two-segment fusions were successful. The local complication rate was 9%, the mean survival time 10.5 month. Sixty-nine percent of the patients were able to move and to use upper and lower extremities.

Key words: Spine − Metastases − Operation

Zusammenfassung. Pathologische Frakturen der Wirbelsäule werden überwiegend durch Metastasen verursacht. Anhand von 160 Metastasen wird dargestellt, wie sich seit 1973 die operativen Verfahren zur Dekompression des Rückenmarks und zur Stabilisierung der Wirbesäule mit kurzstreckigen Spondylodesen entwickelt haben. Von 60 vorbestehenden neurologischen Ausfällen ließen sich vor allem Wurzelläsionen beheben; primär komplette Querschnittsläsionen konnten kaum beeinflußt werden. Kurzstreckige Spondylodesen haben sich bewährt, ihre Technik ist heute ausgereift. Die lokale Komplikationsrate betrug 9%. Die mittlere Überlebenszeit lag bei 10,5 Monaten. Das Ziel einer raschen Mobilisation und Gebrauchsfähigkeit der Extremitäten wurde bei 69% der Patienten erreicht.

Schlüsselwörter: Wirbelsäule − Metastase − Operation

157. W. Russe, A. Bötel (Bochum): Winkelstabile Wirbelsäulenimplantate in der Versorgung pathologischer instabiler thoraco-lumbaler Wirbelfrakturen

Manuskript nicht eingegangen

158. Der alloplastische Knochenersatz zur Behandlung von Metastasen an großen Röhrenknochen

R. Brutscher und A. Rüter

Klinik für Unfall- und Wiederherstellungschirurgie, Zentralklinikum Augsburg, Stenglinstr., D-8900 Augsburg

Alloplastic Bone Replacement for Metastasis in Long Tubular Bones

Summary. Alloplastic bone replacement is a good method for bridging the gap following partial resection of metastasis in long tubular bones. Proximal and distal intramedullary fixation allows immediate full weight bearing. Alloplastic replacement was performed in nine patients with pathological fractures, six of the femur and three of the humeral diaphysis. There were three complications: rotational instability, protrusion of bone cement into a neighbouring joint and the loosening of a prosthesis which was too small.

Key words: Bone Tumor — Metastasis — Alloplastic Segmental Replacement

Zusammenfassung. Der alloplastische Knochenersatz ist eine gute Alternativmethode zur Behandlung von Resektionsdefekten an Röhrenknochen. Die intramedulläre Verankerung am proximalen und distalen Röhrenknochen nach Resektion der Metastase erlaubt eine sofortige volle Belastbarkeit. In unserem Patientengut haben wir bei 9 Patienten den isolierten Schaftersatz bei pathologischen Frakturen 6mal am Oberschenkel und 3mal am Oberarmschaft durchgeführt. Als Komplikationen traten einmal eine Rotationsinstabilität, einmal ein Zementaustritt in ein angrenzendes Gelenk und einmal die Auslockerung einer zu kleinen Prothese auf.

Schlüsselwörter: Knochentumor — Metastase — Segmentersatz — alloplastisches Interponat

159. Die operative Behandlung von 48 pathologischen Femurfrakturen; Technik und funktionelle Ergebnisse

P. L. O. Broos, H. van Langenaker, P. M. Rommens und J. A. Gruwez

Abteilung für Unfallchirurgie (P. L. O. Broos) der Chirurgischen Klinik des Universitätskrankenhauses Leuven, Herestraat 49, B-3000 Leuven

Operative Treatment of Forty-Eight Pathological Fractures of the Femur: Technique and Functional Results

Summary. Forty patients with 48 pathological fractures of the femur were treated operatively between 1980 and 1988. There was an impending pathological fracture in six patients. More than 60% of the primary tumors were breast cancers. Thirteen fractures were situated in the femoral head and neck, 24 in the trochanteric region and 11 in the femoral shaft. An endoprosthesis was implanted in 20 cases and fracture stabilization was performed in 28 cases. More than half of the patients underwent operation during the first two days. There was no peri-operative mortality, 67.5% of the patients were able to walk postoperatively and significant pain reduction was achieved in 75%. The average survival time of all patients was 12 months. With the operative treatment of pathological femoral fractures, it was possible to improve the quality of life of most of our patients.

Key words: Femoral Fracture — Pathological Fracture — Operative — Quality of Life

Zusammenfassung. 40 Patienten mit 48 pathologischen Frakturen des Oberschenkels wurden im Zeitraum 1980—1988 operativ versorgt. Nur bei 6 Patienten war eine drohende Fraktur vorhanden. Bei mehr als 60% der Patienten war der Primärtumor ein Mammakarzinom. 13 Frakturen befanden sich im Bereich des Femurkopfes und des Schenkelhalses, 24 im Bereich des Trochantermassives und 11 im Schaftbereich. 20mal wurde eine Endoprothese implantiert und 28mal die Fraktur stabilisiert. Mehr als die Hälfte der Patienten wurden innerhalb 48 Stunden operativ versorgt. Postoperativ waren 67,5% der Patienten wieder gehfähig und bei 75% wurde eine signifikante Schmerzhinderung erreicht. Die durchschnittliche Überlebenszeit von allen Patienten betrug 12 Monate. Mit der operativen Behand-

534

lung von pathologischen Femurfrakturen war es möglich die Lebensqualität von den betroffenen Patienten erheblich zu verbessern.

Schlüsselwörter: Femurfraktur – pathologisch – Operation – Lebensqualität

160. Bündelnagelung bei pathologischen Oberarmschaftfrakturen

W. Link, T. Herzog und H. Beck

Chirurgische Universitätsklinik Erlangen, Maximiliansplatz 1, D-8520 Erlangen

Bundle-Nailing in Pathological Fractures of the Upper Arm

Summary. From 1973 to 1987 bundle-nailing was performed on 24 cases of pathological fracture of the upper arm. Four cases were due to benign bone cysts. Twenty patients suffered from fractures caused by metastases of malignant tumors. Covered bundle-nailing preserves soft tissues, poses hardly any risk, and is an excellent method for stabilizing fractures of the upper arm due to multiple bone metastases of malignant tumors. After the cast and spongiosa plastic are removed in cases of benign bone cysts open nailing is an alternative to plate osteosynthesis.

Key words: Bundle-Nailing – Pathological Fracture

Zusammenfassung. Zwischen 1973 und 1987 führten wir bei 24 pathologischen Oberarmfrakturen die Bündelnagelung durch. In 4 Fällen lagen benigne Knochenzysten vor. Bei 20 Patienten handelte es sich um Frakturen infolge Metastasen maligner Tumoren. Pathologische Oberarmschaftfrakturen infolge multipler knöcherner Metastasierung maligner Tumoren lassen sich durch die gedeckte Bündelnagelung risikoarm und weichteilschonend stabilisieren. Bei benignen Knochenzysten ist die offene Nagelung nach Ausräumung und Spongiosaplastik als Alternative zur Plattenosteosynthese anzusehen.

Schlüsselwörter: Bündelnagelung – pathologische Frakturen

161. Pathologische Fraktur bei juveniler Knochenzyste – ein neues Konzept zur Rezidivprophylaxe

A. Ekkernkamp, A. Lies und G. Muhr

Chirurgische Universitätsklinik u. Poliklinik, BG-Krankenanstalten Bergmannsheil Bochum, Gilsingstr. 14, D-4630 Bochum

The Important Role of Decompression in Preventing Recurrence of Simple Bone Cysts in Youth

Summary. The venous obstruction in the bone is the cause of this tumorlike lesion. Scaglietti combined decompression with injection of a corticosteroid into the cyst cavity. Chigira described a multiple drill hole method. We perforate the cyst wall and decompress continuously with cannulated screws for 12 months. Six patients were treated with excellent results and without any recurrence (24 months after the operation).

Key words: Bone Cysts – Decompression – Cannulated Screws

Zusammenfassung. Die tumorähnliche Erkrankung ist stets gutartig und bereitet keine Beschwerden. Die Diagnose wird in 90% nach Spontanfraktur gestellt. Zugrunde liegt eine venöse Abflußbehinderung; therapeutisch bedarf es der Druckentlastung. Die von Scaglietti vorgeschlagenen Einzelpunktionen sind schmerzhaft oder narkosepflichtig; alle Einzelsepten bedürfen der Entlastung, eine Histologie wird nicht gewonnen. Anzustreben ist die kontinuierliche Dekompression. Wir erreichen sie durch das Einbringen von Schrauben mit zentraler Perforation (Lochschrauben), nach Biopsie und Curettage durch eine Kortikalis eingebracht gestattet sie freien Abfluß in die Weichteile. 6 Pat. (prox. Humerus 4, prox. Femur 2) konnten erfolgreich behandelt werden. Bei der Materialentfernung nach 12 Mo. waren die Schraubenlöcher noch durchgängig. 2 Jahre später sind alle Pat. rezidivfrei.

Schlüsselwörter: Knochenzysten – Dekompression – Lochschrauben

Die Bedeutung der Endoskopie und Sonographie in der Chirurgie

162. Endoskopie und Sonographie verändern ein Fach: Beispiel Gynäkologie

K. Semm

Universitäts-Frauenklinik, Michaelisstraße 16, D-2300 Kiel

Endoscopy and Sonographie Change a Speciality: Gynecology

Summary. Pelviscopy, a surgical technique employing new apparatuses and instruments, has replaced the classic laparotomy in gynecology in over 75% of cases. According to an organ-oriented surgical catalogue, pelviscopic surgery has proven to be successful in the treatment of ectopic pregnancy (nearly 100%), ovarian cyst enucleation, oophorectomy, and myoma enucleation. In cases of extensive bowel and omental adhesiolysis, pain-free status is achieved in 60%. Second-look and repelviscopy enhance the success rate of adhesiolysis. The results achieved in Kiel have been statistically proven in over 15 000 peliviscopies.

Key words: Endoscopic Surgery − Surgical Laparoscopy − Pelviscopy

Zusammenfassung. Die Pelviskopie, eine operative Technik mit neuen Apparaten und Instrumenten, ersetzt in der Gynäkologie über 75% der klassischen Laparotomie. Anhand eines organorientierten Operationskataloges sind pelviskopische Operationen erfolgreich bei Eileiterschwangerschaften (bis zu 100%), Ovarialzystenenukleation, -ektomie, Myomenukleation etc. Bei exzessiver Darm- und Netzadhäsiolyse wird in 60% Beschwerdefreiheit erzielt. Second-look- und Re-Pelviskopien verbessern die Adhäsiolyseerfolge. Die Ergebnisse wurden in Kiel an über 15 000 Pelivskopien entwickelt und statistisch gesichert.

Schlüsselwörter: Endoskopische Chirurgie − Laparoskopie (operative) − Pelviskopie

Bisher hatte sich die Chirurgie mit den grundsätzlichen Prinzipien der Beherrschung von Operationstechniken zur Beseitigung von Organerkrankungen auseinander zu setzen. Jetzt steht nach der in nahezu vielen Fällen perfekten Ausreifung der technischen Verfahren die Selektion zwischen der Veränderung der Operationsmethoden im besonderen Bezug zur Verbesserung der Lebensqualität im Vordergrund unserer weiteren naturwissenschaftlichen Bemühungen. So ist z.B. in der Gynäkologie für nahezu alle bekannten morphologischen Krankheitsbilder, die eines chirurgischen Eingriffes bedürfen, eine entsprechende operative Technik entwickelt. Voraussetzung für jeden operativen Eingriff ist jedoch die mehr oder minder breite Eröffnung der Leibeshöhle durch Schnitt. Oft steht aber die damit verbundene Traumatisierung des völlig gesunden Organes: Bauchdecke in keiner Relation zum rein operativen Geschehen, z.B. einer Fimbriolyse zur Wiederherstellung der Eileiterdurchgängigkeit.

An der Universitäts-Frauenklinik in Kiel wird seit 1970 systematisch daran gearbeitet, die klassischen gynäkologischen operativen Eingriffe per laparotomiam durch entsprechende Entwicklungen apparativer und technischer Hilfsmittel in endoskopisch durchführ-

536

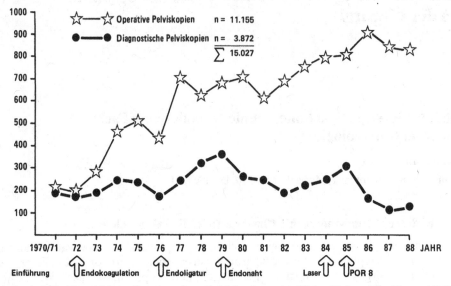

Abb. 1. Statistische Entwicklung der operativen Pelviskopie an der Kieler Universitäts-Frauenklinik zwischen 1970 und 1988

bare Methoden zu überführen. So hatten in Kiel seit 1970 von 15 027 Pelviskopien 11 155 operativen Charakter (Abb. 1).

Neben der Entwicklung perfekter endoskopischer Blutstillungsmethoden durch Endokoagulation, Schlingenunterbindung, Endoligatur und Endonaht, ferner durch Laser sowie Einsatz von Ischämiemitteln, z.B. POR 8, war es insbesondere der Ultraschall, der die pelviskopische Operationstechnik aus dem spekulativen Anwendungsbereich zum sicher indizierten Eingriff avancieren ließ. Durch dieses nicht aggressive diagnostische Verfahren läßt sich die Art der morphologischen Veränderung schon weitgehend diagnostizieren und die erforderliche operative Technik per pelviskopiam in etwa vorbestimmen. Insgesamt lassen sich ca. 75% der klassischen Laparotomien heute in der Gynäkologie durch die operative Pelviskopie ersetzen. Die Eingriffsart erfolgt nach einem organorientierten pelviskopischen Operationskatalog. Er erfaßt die pelviskopische Chirurgie

1. ... am Uterus
2. ... konservativ an den Andexen
3. ... radikal an den Adnexen
4. ... bei Extrauteringravidität
5. ... bei Endometriose
6. ... zur Follikelpunktion und dem Gametentransfer
7. ... zur intraabdominalen Adhäsiolyse
8. ... am Darm und
9. ... zur intraabdominalen Krebsdiagnostik.

Die ultraschallunterstützte chirurgische Pelviskopie erlaubt sichere und frühzeitige Eingriffe entsprechend dem genannten Operationskatalog.

Die endoskopischen Operationstechniken im Abdominalraum folgen nicht mehr den bisherigen allgemeinen Zielkriterien in der Chirurige, wie z.B.

– organtechnische Erfolge,
– technische Komplikationen,
– Operationsletalität und Überlebensrate,

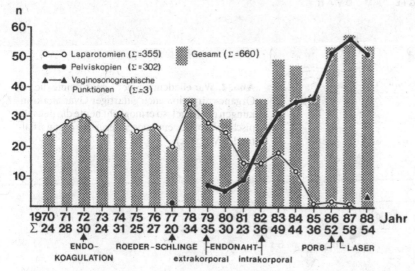

Abb. 2. Wandel der Operationstechnik einer Eileiterschwangerschaft von der Laparotomie zur Pelviskopie

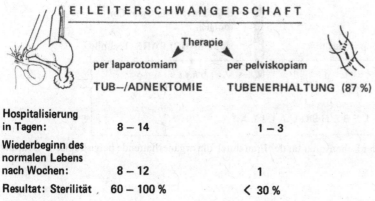

Abb. 3. Verbesserung der Lebensqualität durch pelviskopisch-operative Therapie der Eileiterschwangerschaft

sondern folgen insbesondere im Hinblick auf die Lebensqualität nach chirurgischen Eingriffen neuen Zielkriterien, wie

- Dauer des Krankenhausaufenthaltes,
- Dauer der Rekonvaleszenz,
- Lebensqualität post operationem und
- Verlust von Einkommen.

Dies war bislang kein Gegenstand wissenschaftlicher Arbeiten. Als Beispiel darf angeführt werden, daß 1988 an der Kieler Universtitäts-Frauenklinik alle 54 eingelieferten Eileiterschwangerschaften pelviskopisch operiert wurden, was bedeutet, daß bei diesem früher dramatischen Krankheitsbild die Laparotomierate auf „null" gesunken ist (Abb. 2). Die Lebensqualität ist dadurch wesentlich verbessert (Abb. 3). Bei der Operation an Ovarialgeschwulsten sank die Laparotomierate infolge der vorausgehenden Vaginosonographie, d.h. der Erfassung der inneren Ovarialstruktur, auf unter 10% und dient erstmals in erster

CHIRURGIE AM OVAR

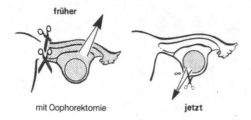

früher

mit Oophorektomie   jetzt

Abb. 4. War ehedem bei der Laparotomie die Organexstirpation auch gutartiger Ovarialerkrankungen die Regel, so ermöglicht heute die pelivskopische Chirurgie ein konservierendes organerhaltendes Vorgehen

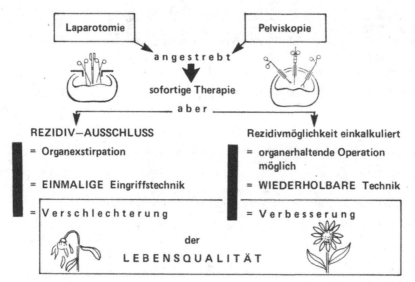

Abb. 5. Verbesserung der Lebensqualität der Frau durch die organerhaltende pelviskopische Ovarialchirurgie

ENDOSKOPISCHE APPENDEKTOMIE

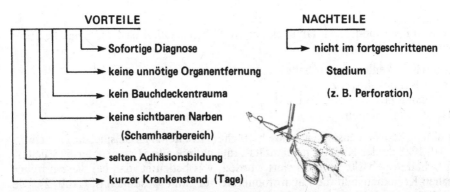

VORTEILE

→ Sofortige Diagnose

→ keine unnötige Organentfernung

→ kein Bauchdeckentrauma

→ keine sichtbaren Narben
   (Schamhaarbereich)

→ selten Adhäsionsbildung

→ kurzer Krankenstand (Tage)

NACHTEILE

→ nicht im fortgeschrittenen

   Stadium

   (z. B. Perforation)

Abb. 6. Veränderung der Indikationsstellung der Organexstirpation zur Vermeidung eines Rezidives durch die wiederholt durchführbare Pelviskopie sowie Verbesserung der Lebensqualität durch die endoskopische Appendektomie

Linie der Organerhaltung (Abb. 4). Der geringe physische Streß eines endoskopischen Eingriffes erlaubt es erstmals das Rezidiv einzukalkulieren, d.h. organhaltend zu operieren. Hatten ehedem Operationen am Ovar den Charakter der Kastration, so bedeuten die heutigen organerhaltenden Eingriffe per pelviskopiam eine wesentliche Verbesserung der Lebensqualität (Abb. 5).

Als völlig neue Operationstechnik entwickelten wir die ausgedehnte endoskopische Adhäsiolyse, unterstützt durch das Eingehen der endoskopischen Optik unter Sicht, die postoperative Drainage und insbesondere die „Second-Look-Pelviskopie". Anhand von drei Beispielen wird hier gezeigt, was die operative Pelviskopie heute für die klassische Abdominalchirurgie gewonnen hat, insbesondere beim mehrfach voroperierten (z.B. Ileus) Abdomen. Hier zeigt sich für massive Verwachsungsbäuche erstmals eine operative Therapieart, die nach mehrfachen Laparotomien solchen Menschen wieder ein lebenswertes Dasein schenkt.

Die pelviskopische Appendektomie ist technisch heute so weit perfektioniert, daß sie als Alternativmethode zum klassischen Verfahren auch bei der entzündeten Appendix als Routineverfahren empfohlen werden darf (Abb. 6). Dabei hat es sich gezeigt, daß das klassische Verfahren mit Tabaksbeutel- und/oder Z-Naht nicht mehr erforderlich ist, was die endoskopische Operationstechnik wesentlich vereinfacht und die Operationszeit verkürzt.

Nach endoskopischer Darm-Netz-Adhäsiolyse excessiver Verwachsungsbäuche wird bei einmaligem Eingriff Beschwerdefreiheit in ca. 60% erzielt, was per laparotomiam unmöglich ist. Diese Erfolgsrate verbessert sich durch die „Second-Look-Pelviskopie" am 2. oder 3. postoperativen Tag und durch eine Re-Pelviskopie nach 6–8 Monaten. Die Hospitalisierungszeit, die nach Laparotomien 8–14 Tage beträgt, sinkt per pelviskopiam auf 1–5 Tage, die Rekonvaleszentenzeit von mindestens 6 Wochen auf maximal 1 Woche. Das per laparotomiam methodisch vorprogrammierte Verwachsungsrezidiv von etwa 80% mit schweren Verwachsungen wird auf unter 40% mit nur noch leichten Adhäsionen verbessert.

Zusammenfassend ist festzustellen, daß die minimale invasive endoskopische Abdominalchirurgie, die in der Gynäkologie erstmals auch zur organerhaltenden Operation führte, die Lebensqualität fördert, den Krankenstand verkürzt, den Krankenbettbedarf verringert, den chronischen Verwachsungsbauch mit seinen Folgen verhindert und damit allgemein die Leistungsfähigkeit in der Chirurgie steigert.

163. Gastrointestinale Blutung — Wandel der Therapiekonzepte durch die Endoskopie*

K.-H. Fuchs

Chirurigische Univ.-Klinik Kiel, Abt. Allgemeine Chirurgie, Arnold-Heller-Str. 7, D-2300 Kiel 1

Gastrointestinal Bleeding: Change of Therapeutic Concept by Endoscopy

Summary. Since the introduction of endoscopy in diagnosis and treatment of gastrointestinal bleeding in the early seventies, emergency endoscopy has changed the therapeutic concept of this disease. At first the task of emergency endoscopy was limited to location of the bleeding site. In the eighties endoscopic hemostasis was established in many hospitals. In addition, preselection of patients who will benefit from surgery has become possible by endoscopic means. These factors have reduced significantly mortality due to GI bleeding.

Key words: Emergency Endoscopy — Gastrointestinal Bleeding

Zusammenfassung. Seit der Einführung der Notfallendoskopie bei der gastrointestinalen Blutung in den frühen siebziger Jahren hat ein Wandel der Therapiekonzepte stattgefunden. Während damals die Notfallendoskopie hauptsächlich die Verifikation der Blutungsquelle lieferte, wurde in den achtziger Jahren in vielen Kliniken eine suffiziente endoskopische Blutstillung etabliert und zusätzlich die Selektion der Patienten ermöglicht, für die eine chirurgische Behandlung Vorteile bringt. Die Anwendung dieser Faktoren bei der gastrointestinalen Blutung hat eine signifikante Senkung der Letalität dieser Erkrankung bewirkt.

Schlüsselwörter: Notfallendoskopie — gastrointestinale Blutung

Oesophagusvarizen und gastroduodenale Geschwüre sind die beiden wesentlichen Blutungsquellen bei der akuten gastrointestinalen Blutung. In einem chirurgischen Krankengut sind peptische Geschwüre die häufigste Blutungsursache [5, 21]. Die Wahl des richtigen Behandlungskonzeptes, endoskopische oder operative Blutstillung, war und ist Gegenstand kontrovers geführter Diskussionen [8, 42]. Tatsache ist, daß inzwischen die Notfallendoskopie und die endoskopische Blutstillung in vielen Kliniken angewendet wird, obwohl bisher ihr Wert fraglich schien. Es stellt sich die Frage, welchen Vorteil die Integration der Notfallendoskoie für den Patienten wirklich bringt. Die Evaluation des Behandlungserfolges bei der akuten gastrointestinalen Blutung sollte eine Reihe von Kriterien umfassen. Bei vielen dieser Patienten geht es primär um das Überleben, d.h. die Letalität ist das wichtigste Kriterium, mit dem ein Therapieerfolg bei diesen Kranken gemessen wird.

Ein zweites Kritterium ist die Befindlichkeit des Patienten während der Behandlungszeit, z.B. die Belastungen durch Kontrollendoskopien und Antacidaspülungen. Ein drittes Kriterium ist die Lebensqualität des Patienten nach der Behandlung. Dies gilt besonders

* Herrn Professor Dr. Hamelmann zum 65. Geburtstag gewidmet

Autor	Jahr	Letalität
Crook et al.	1972	29 %
Himal et al.	1974	12,5%
Hellers et al.	1975	12 %
Hoare et al.	1975	12 %
Feifel et al.	1977	31 %
Dronfield et al.	1979	14 %
Siewert et al.	1979	23 %

Tabelle 1. Letalität der gastroduodenalen Ulkusblutung in den siebziger Jahren

für die Patienten, deren Blutung zur Notoperation zwingt, der gewählte Eingriff aber postoperativ Folgen hinterläßt, die die Lebensqualität des Patienten verschlechtern.

Eine repräsentative Übersicht von Publikationen aus den siebziger Jahren zeigt eine Letalität zwischen 10 und 30% (Tabelle 1). Angesichts dessen standen bisher die anderen Zielkriterien der Behandlung im Hintergrund.

Prognostische ungünstige Faktoren, die zur hohen Letalität wesentlich beitragen, sind hohes Alter, Begleiterkrankungen und der Zwang zur Notoperation des Patienten im Schock [42].

Hohes Alter und Begleiterkrankungen müssen bei der Aufnahme eines Ulcusbluters hingenommen werden, aber es gibt Wege die Entscheidung zur Notoperation zu vermeiden. Die Vermeidung der Notoperation eines Patienten im Schock im denkbar schlechtesten Moment, ist der eigentliche Wandel, der sich im letzten Jahrzehnt vollzogen hat. Dieser Wandel beruht auf zwei wesentlichen Komponenten, einmal der Entwicklung einer suffizienten endoskopischen Blutstillung, zum zweiten auf der Selektion der Patienten, bei denen eine Operation in der risikoreichen Blutungsphase wirklich notwendig ist.

Endoskopische Blutstillung

Die gegenwärtig erfolgreichsten, endoskopischen Blutstillungsverfahren sind die mechanische Therapie, die Koagulationsverfahren und die Injetionsmethode. Die Oberflächentherapie, z.B. die Besprühung des Ulcus mit Fibrinkleber ist unwirksam bei größeren Blutungen [10]. Die mechanische Therapie, z.B. das Aufsetzen einer Klammer oder einer Naht auf das blutende Ulcus ist umständlich und aufwendig. Beim gegenwärtigen Wissensstand erscheint es fraglich, ob sich diese Methoden in der Klinik durchsetzen werden [10, 19, 20]. Die Wirksamkeit der Koagulationsverfahren ist in mehreren Studien bewiesen, technisch sind sie aufwendig und besonders der Laser ist teuer [14, 25, 28, 32, 33].

Die Injektionsmethode hat den Vorteil der einfachen Handhabung und des sehr günstigen Kosten-Nutzenverhältnisses [15, 36]. Beim Blutstillungsvorgang durch die Injektionsmethode lassen sich zwei Phasen unterscheiden: Die Kompressionsphase und die Entzündungsphase [16]. Durch die Injektion der Flüssigkeit in die unmittelbare Umgebung in 4 Quadranten um das blutende Gefäß werden Flüssigkeitsquaddeln von 1–3 ml in die Magenwand gesetzt. Dies Quaddeln werden so injiziert, daß durch ihre Ausdehnung das blutende Gefäß komprimiert wird. Dadurch wird die initiale Blutstillung erreicht.

In der zweiten Phase entsteht am Injektionsort eine granulozytäre Entzündungsreaktion. Das Ausmaß dieser Entzündungsreaktion hängt ganz wesentlich vom Injektionsmittel ab. Die Entzündungsreaktion klingt schließlich ab und führt zur Vernarbung des injizierten Bereiches. Hierdurch vernarbt letztendlich auch das blutende Gefäß. Experimentelle Untersuchungen zeigten, daß durch Injektion von Äthoxysklerol eine sehr ausgeprägte Entzündungsreaktion bis hin zu Mikroabszessen entsteht [16]. Diese Reaktion ist bei der Sklerosierungsbehandlung von Oesophagusvarizen erwünscht, bei der Blutstillung im Magen jedoch gefährlich. Hier kann es durch die Injektion von Äthoxysklerol in etwa 5–7% zu erheblichen Ulcerationen und in 1% zu Perforationen kommen.

Dagegen kann durch die Injektion von Thrombin eine unerwünscht starke Entzündungsreaktion in der Magenwand vermieden werden. Nach Thrombininjektion entsteht ein

Tabelle 2. Endoskopische Blutstillungstechniken

Methode	Atuor	Jahr	Kon-trolle	n	initiale Blutstillung	definitive Hämostase
Clips	Hachisu	1988	−	51	90%	?
Laser	Rutgeerts et al.	1983	+	130	95%	85%
	Kiefhaber et al.	1986	−	579	92%	86%
	Krejs et al.	1987	+	85	88%	−
E-Koagulation	Laine	1984	+	22	90%	86%
	O'Brian et al.	1986	+	101	−	93%
BICAP	Frühmorgen et al.	1986	+	55	87%	80%
EHT	Frühmorgen et al.	1986	+	64	92%	86%
Injektionsmethode Adrenalin +						
Polidocanol	Soehendra et al.	1985	−	102	100%	99%
	Balanzo et al.	1988	+	36	100%	80%
Aethanol	Asaki	1988	−	627	99%	95%
Thrombin	Hamelmann et al.	1989	−	365	92%	84%

histologisch bis 5 Tage nach Injektion nachweisbares Fibrinnetz, das zur Kompression und Blutstillung des blutenden Gefäßes beiträgt [16].

Die Übersicht in Tabelle 2 zeigt, daß unabhängig von der Art der endoskopischen Blutstillungsmethode ein hervorragender Blutstillungserfolg von über 90% der aktiven Blutungen erreicht werden kann. Die Wahl der Methode muß damit auch von ihrer Sicherheit und ihrem Preis abhängig gemacht werden. Nur noch im seltenen Fall einer Massenblutung muß nach Lokalisation der Blutungsquelle operiert werden. Sonst hat man nach erfolgreicher endoskopischer Blutstillung Zeit für die Intensivtherapie gewonnen, um den Patienten in einen besseren Allgemeinzustand zu bringen. Man hat auch Zeit für Entscheidung gewonnen, ob der Patient operiert werden muß oder ob man der endoskopischen Blutstillung langfristig vertrauen kann.

Einschätzung des Blutungsrisikos

Bei der Selektion der Patienten, bei denen eine Operation in der risikoreichen Blutungsphase notwendig ist, ist der wichtigste Faktor, die Einschätzung der Gefährlichkeit der Blutung. Ohne Endoskopie ist der Chirurg auf klinische Zeichen wie Hämatemesis und Melaena, Laborparameter oder den Blutkonservenverbrauch als Indikationsgrenze zur Operation angewiesen. Diese Parameter liefern nur einen verzögerten und groben Hinweis auf Ursache und Gefährlichkeit der Blutung [41]. Dies führt zwangsläufig dazu, daß die Blutungsgefahr einiger Patienten unterschätzt wird und die notwendige Operation hinausgeschoben wird bis es zu spät ist oder die Blutungsgefahr und das Risiko des Patienten wird überschätzt und er wird notfallmäßig operiert, ohne daß es notwendig war [5].

Die Pioniere der chirurgischen Endoskopie versprachen sich eine wesentliche Entscheidungshilfe von der Notfallendoskopie und Vorteile für den Patienten. Enttäuschend sind jedoch die Resultate der kontrollierten Vergleichsstudien mit und ohne Notfallendoskopie und auch mit und ohne Blutstillung hinsichtlich der Letalität (Tabelle 3). Das Wissen der exakten Diagnose und die endoskopische Blutstillung haben nicht ausgereicht, um im direkten Vergleich für den Patienten Vorteile zu erzielen, wenn die operative Therapie nicht in das Konzept integriert wird.

Inzwischen haben die Endoskopiker am Beispiel des blutenden gastroduodenalen Ulcus durch genaue Beobachtung morphologische Kriterien gefunden, die eine prognostische Einschätzung bezüglich der Gefährlichkeit einer Blutungsquelle zulassen [11, 40, 43]. Das heißt, es können endoskopisch bei der Notfallendoskopie Kriterien gefunden werden, die die Blutungsrezidivgefahr charakterisieren und damit die Operationsindikation besser

Tabelle 3. Letalität der oberen gastrointestinalen Blutung in kontrollierten Vergleichsstudien

Autor	Jahr	n	Letalität
Dronfield et al.	1977	322	9,6%
Graham et al.	1980	95	10,5%
Peterson et al.	1981	206	9,2%
Krejs et al.	1987	174	(1,7%)

Tabelle 4. Therapiekonzept bei der gastrointestinalen Blutung

	Marburg/Düsseldorf	Kiel	Therapiekonzept
Hohes Risiko	I_A	F_{1aG}, F_{1bG}, F_{2G}	frühelektive Operation
Niedriges Risiko	I_B, II, III	F_{1ag}, F_{1bg}, F_{2g}	Endoskopie

Tabelle 5. Auswirkungen des Konzeptwandels

Autor/Klinik/Jahr	n	Operationsfrequenz (%)	Letalität (%)
Thon et al., Marburg, 1984	112	43 → 53	15,6% → 5,4%
Wirtz et al., Kiel, 1984	87	51 → 34	22,0% → 8,6%

Tabelle 6. Letalität der gastroduodenalen Ulkusblutung 1988/89

Autor	Klinik	Jahr	n	Letalität
Stöltzing et al.	Düsseldorf	1988	188	7,6%
Friedl et al.	Heidelberg	1988	151	5,4%
Boeckl et al.	Salzburg	1988	210	5,0%
Hamelmann et al.	Kiel	1989	257	4,7%

abgrenzen. Von essentieller Bedeutung ist es dabei, was Troidl et al. 1985 zusammengefaßt haben: Der entscheidende Schritt ist bei der Entscheidungsfindung, das diagnostische Wissen, das wir durch die Endoskopie erworben haben, in ein wirksames Therapiekonzept umzusetzen.

Die ursprünglich von Forrest et al. [11] aufgestellten morphologischen Kriterien reichten für eine prognostische Differenzierung nicht aus. Auch die Erfassung der Blutungsintensität als spritzende oder sickernde Blutung [31, 35] zeigten keinen signifikanten prognostischen Unterschied für die Gefahr eines Blutungsrezidivs. Foster, Storey und Griffith haben auf die Gefährlichkeit eines sichtbaren Gefäßstumpfes nachgewiesen. Aber erst die differenzierte Unterscheidung der Größe des Gefäßstumpfes erwies signifikante Unterschiede hinsichtlich der Blutungsrezidivgefahr. Bei der gastroduodenalen Ulcusblutung hat die Größe des sichtbaren Gefäßstumpfes einen entscheidenden Einfluß auf die Wahrscheinlichkeit eines Blutungsrezidivs [43, 44].

Thon et al. [40] und unsere Arbeitsgruppe [44] konnten beim gastroduodenalen Ulcus nachweisen, daß durch die Identifizierung von Patienten mit besonders hohem Risiko und hoher Blutungsgefahr und durch die früh-elektive Operation dieser gefährdeten Patienten eine Senkung der Letalität erzielt werden kann (Tabelle 4). Das Prinzip des neuen Behandlungskonzeptes besteht darin, daß die Patienten mit starker Blutung oder großer Gefahr eines Blutungsrezidivs, d.h. Patienten mit großem Gefäßstumpf einer Hochrisikogruppe zugeordnet werden, die kurzfristig einer operativen Blutstillung bedürfen. Bei der Niedrigrisikogruppe reicht mit hoher Wahrscheinlichkeit eine konservative endoskopische Behandlung. Bei Blutungen aus kleinen Gefäßen kann man auf die Effizienz der endoskopischen Blutstillung vertrauen auch wenn ein Blutungsrezidiv auftritt. Blutungen aus großen Gefäßen, auch wenn sie zum Zeitpunkt der Notfallendoskopie nur sickern oder überhaupt nicht bluten, lassen sich nicht sicher dauerhaft, endoskopisch stillen und sollten deshalb frühelektiv operiert werden. Im letzteren Fall kann durch die endoskopische Blutstillung Zeit für die Verbesserung des Allgemeinzustandes des Patienten bis zur Operation gewonnen werden. Dieses neue Konzept wurde in einer prospektiven Studie überprüft und die Ergebnisse sind in Tabelle 5 dargestellt. Dieses Prinzip hat sich inzwischen in vielen Arbeitsgruppen durchgesetzt. Man kann heute davon ausgehen, daß eine Letalität um die 5% beim blutenden gastroduodenalen Ulcus erreicht werden kann (Tabelle 6).

Seit der Einführung der Notfallendoskopie bei der oberen gastrointestinalen Blutung in den frühen siebziger Jahren hat ein großer Wandel stattgefunden. Während damals die Notfallendoskopie hauptsächlich die Verifikation der Blutungsquelle und die Blutungsaktivität lieferte, wurde in den achtziger Jahren in vielen Kliniken eine suffiziente endoskopische Blutstillung etabliert und zusätzlich die Selektion der Patienten ermöglicht, für die eine chirurgische Behandlung Vorteile bringt.

Nachdem bereits viele Klinken das neue Konzept anwenden und mehr Patienten überleben, muß jetzt gefordert werden, zu erfassen, *wie* unsere Patienten überleben. Die Aufmerksamkeit sollte auf die Befindlichkeit des Patienten während der Behandlungszeit und auf die posttherapeutische Lebensqualität gelenkt werden.

Literatur

1. Asaki S, Nishimura T, Sato A, Hongo M, Ohara S, Shibuya D, Ohara M (1988) Efficacy of endoscopic hemostatic method with absolute ethanol injection for UGI bleedings. Endoscopy 20 (Suppl):24
2. Balanó J, Sainz S, Such J, Espinós JC, Guarner C, Cussó X, Monés J, Vilardell F (1988) Endoscopic hemostasis by local injection of epinephrine and polidocanol in bleeding ulcer. A prospective randomized trial. Endoscopy 20:289–291
3. Boeckl O, Pimpl W, Heinerman M (1988) The influence of emergency endoscopy on the outcome of severe gastroduodenal bleeding. Surg Endoscopy 2 (2):101
4. Crook JN, Gray LW Jr, Nance FC, Crohn I Jr (1972) Upper gastrointestinal bleeding. Ann Surg 175:771
5. De Dombal FT, Clarke JR, Clamp SE, Malizia G, Kotwal MR, Morgan AG (1986) Prognostic Factors in Upper G.I. bleeding. Endoscopy 18:6–10
6. Dronfield WM, Atkinson M, Langman MJS (1979) Effect of different operation policies on mortality from bleeding peptic ulcer. Lancet I:1126–1128
7. Dronfield MW, McIllmurray MB, Ferguson R, Atkinson M, Langman MJS (1977) A prospektive, randomised study of endoscopy and radiology in acute upper-gastrointestinal-tract bleeding. Lancet II:1167–1169
8. Erckenbrecht J, Wienbeck M (1981) Beeinflußt die Notfallendoskopie die Prognose der akuten Blutung aus dem oberen Verdauungstrakt? Internist 22:744
9. Feifel G, Heberer G (1977) Die Problematik der akuten oberen Gastrointestinalen Blutung. Chirurg 48:204
10. Fleischer D (1986) Endoscopic therapy of upper gastrointestinal bleeding in humans. Gastroenterology 90:217
11. Forrest JAH, Finlayson NDC, Shearmann DJC (1974) Endoscopy in gastrointestinal bleeding. Lancet II:394–397
12. Foster DN, Milozewski KJA, Losowsky MS (1978) Stigmata of recent hemorrhage in diagnosis and prognosis of upper gastrointestinal bleeding. Br Med J I:1173
13. Friedl P, Betzler M, Buhl K, Herfahrt Ch (1988) Emergency endoscopy in bleeding gastro-duodenal ulcers – Its role and limitations – Indications for early surgery. Surg Endoscopy 2 (2):101
14. Frühmorgen P, Matek W (1986) Electro-hydro-thermo- and bipolar probes. Endoscopy 18:62–64
15. Fuchs KH, Wirtz HJ, Schaube H (1984) Die Injektionsmethode zur Blutstillung bei Gastroduodenalen Läsionen. Dtsch Med Wochenschr 109:813–816
16. Fuchs KH, Wirtz HJ, Schaube H, Elfeldt R (1986) Initial experience with thrombin as injection agent for bleeding gastroduodenal lesions. Endoscopy 18:146–148
17. Graham DY, Houston MD (Texas) (1980) Limited value of early endoscopy in the management of acute upper gastrointestinal bleeding. Ann J Surg 140:284–290
18. Griffiths WJ, Neumann DA, Welsh JD (1979) The visible vessel as an indicator of uncontrolled or recurrent gastrointestinal hemorrhage. N Engl J Med 300:1411–1413
19. Hachisu T (1988) Evaluation of endoscopic hemostasis using an improved clipping apparatus. Surg Endosc 2:13–17

546

20. Hajiro K, Matsui H, Tsujimura D (1986) Endoscopic hemostasis with hemoclips, local injection and other new techniques: The japanese experience. Endoscopy 18 (Supplement 2):62–67
21. Hamelmann H, Fuchs KH (1989) Diagnostik und Therapie der gastrointestinalen Blutung. Chirurgia Helvetia (im Druck)
22. Hellers G, Ihre Th (1975) Impact of change to early diagnosis and surgery in major upper gastrointestinal bleeding. Lancet II:1250
23. Himal HS, Watson WW, Jones CW, Miller L, Maclean LD (1974) The management of upper gastrointestinal haemorrhage: A multiparametric computer analysis. Ann Surg 179:489
24. Hoare AM (1975) Comparative study between endoscopy and radiology in acute upper gastrointestinal haemorrhage. Br Med J1:27–30
25. Kiefhaber P, Kiefhaber K, Huber F, Nath G (1986) Endoscopic neodymium: YAG laser coagulation in gastrointestinal hemorrhage. Endoscopy 18 (Supplement):46–51
26. Krejs G, Little KH, Westergaard H, Hamilton JK, Spady DK, Polter DE (1987) Laser photocoagulation for the treatment of acute peptic-ulcer bleeding. N Engl J Med 316:1618–1621
27. Laine L (1987) Multipolar electrocoagulation in the treatment of active upper gastrointestinal tract hemorrhage. N Engl J Med 316:1613–1617
28. Matek W, Demling L (1986) Hemostasis – therapeutic alternatives to the laser. Endoscopy 18:17–20
29. O'Brien JD, Day SJ, Burnham WR (1986) Controlled trial of small bipolar probe in bleeding peptic ulcers. Lancet I:464–467
30. Peterson WL, Barnett CC, Smith HJ, Allen MH, Corbett DB (1981) Routine early endoscopy in upper-gastrointestinal-tract bleeding. A randomized, controlled trial. N Engl J Med 304:925–929
31. Rohde H, Thon K, Ohmann C, Fischer M, Willems L (1981) Prognostic significance of bleeding activity and bleeding type of lesions during early endoscopy in upper gastrointestinal bleeders. World J Surg 5:413
32. Rutgeerts P, van Trappen G, Broeckaert L et al. (1982) Controlled trial of YAG laser treatment of upper digestive hemorrhage. Gastroenterology 83:410-416
33. Salmon PR, Swain CP (1986) Laser photocoagulation – results of a randomised controlled clinical trail. Endoscopy 18:56–57
34. Siewert R, Schattenmann G, Lepsien G, Lüdtke FE (1979) Chirurgische Therapie der gastrointestinalen Blutung. In: Schreiber HW et al. (Hrsg) Gastrointestinale Blutung. Bibliomed, Kassel
35. Siewert JR, Castrup HJ (1982) Notfalleingriffe beim Ulcus duodeni. Chirurg 53:16–22
36. Soehendra N, Grimm H, Stenzel M (1985) Injection of non variceal bleeding lesions of the upper gastrointestinal tract. Endoscopy 17:129–132
37. Stöltzing H, Thon K, Röher HD (1988) Emergency endoscopy as a basis for therapeutic decisions in gastroduodenal ulcer hemorrhage: Results form a prospective trial. Surg Endosc 2 (2):100
38. Storey DW, Bown SG, Swain CP, Salmen PR, Kirkham JS, Northfield TC (1981) Endoscopic prediction of recurrent bleeding in peptic ulcer. N Engl J Med 305:915–916
39. Swain CP, Storey DW, Bown SC, Heath J, Mills TN, Salmen PR, Northfield TC, Kirkham JS, O'Sullivan JP (1986) Nature of the bleeding vessel in recurrently bleeding gastric ulcers. Gastroenterology 90:595–608
40. Thon K, Röher HD (1985) Das blutende Ulcus pepticum –Therapie? Wann? Welche? Langenbecks Arch Chir (Kongreßber) 366:99
41. Thon K, Ohmann C, Stöltzing H, Lorenz W (1986) Medical decision-making in upper gastrointestinal bleeding: The impact of clinical criteria for the diagnosis of recurrent hemorrhage. Theor Surg I:32–39
42. Troidl H, Vestweber KH, Kusche J, Boillon B (1986) Die Blutung beim peptischen Gastroduodenalulcus: Daten als Entscheidungshilfen für ein chirurgisches Therapiekonzept. Chirurg 57:272–380
43. Wirtz HJ, Fuchs KH, Bauer E, Hamelmann H (1984) Operation oder konservative Therapie? Neue Gesichtspunkte durch weitere Differenzierung des notfallendoskopischen Befundes bei Blutungen Gastroduodenaler Ulzera. Chirurg 55:444–447
44. Wirtz HJ, Fuchs KH, Schaube H (1984) Endoskopieabhängiges Therapiekonzept bei der gastroduodenalen Ulcusblutung. Fortschr Med 102:567–570

164. B. C. Manegold (Mannheim): Intestinale Stenosen: Der Wert endoskopischer Behandlungsverfahren

Manuskript nicht eingegangen

165. Endoskopie bei Erkrankungen von Gallenwegen und Pankreas

G. Kautz, B. Reers, C. Fiedler, F. Pelster und H. Bünte

Chirurg. Univ.-Klinik, Jungeblodtplatz 1, D-4400 Münster

Endoscopy of Biliary Duct and Diseases of the Pancreas

Summary. The results of endoscopic therapeutic methods (EST, TPCD), which changed the therapy of the frequent biliary duct and of the diseases of the pancreas, are discussed and the literature and treatment of our own patients are discussed. The choice of optimal therapy for the patient is possible only if endoscopic methods are part of a combined endoscopic-surgical concept of therapy selected in close cooperation with the surgeon. The therapy of cholelithiasis and acute pancreatitis are used as examples.

Key words: Endoscopic-Surgical Therapy − Billiary Duct − Pancreas

Zuammenfassung. Endoskopisch-therapeutische Methoden (EST, TPCD), deren Ergebnisse anhand des eigenen Krankengutes und der Literatur besprochen werden, haben die Therapie von häufigen Erkrankungen der Gallenwege und des Pankreas verändert. Für den einzelnen Patienten ist nur dann die bestmögliche Behandlung zu erreichen, wenn die endoskopischen Methoden in enger Zusammenarbeit mit dem Chirurgen in ein kombiniertes endoskopisch-chirurgisches Therapiekonzept eingebunden sind. Als Beispiele werden unter anderem die Therapie der Cholelithiasis und der akuten Pankreatitis vorgetragen.

Schlüsselwörter: Endoskopisch-chirurgische Therapie − Gallenwege − Pankreas

Die Endoskopie hat mit ihren therapeutischen Methoden zu einem Wandel der Therapie von häufigen Erkrankungen der Gallenwege und auch des Pankreas geführt. Die wichtigste Bedeutung kommt dabei der endoskopischen Sphinkterotomie (EST) und der transpapillären Cholangiodrainage (TPCD) zu.

Die endoskopische Sphinkterotomie hat sich als risikoarmer und effektiver Eingriff zur Behandlung von Papillenobstruktionen und von Gallengangssteinen erwiesen. Nach Sammelstatistiken von 1982 (n = 8585) [18] und 1987 (n = 18 422) [16] ist die EST mit einer Komplikationsrate von 7,5 bzw. 7,6% und einer Letalität von 1,1 bzw. 0,9% belastet. Werden die Prinzipien der EST (EST nur soweit wie unbedingt nötig; vollständige Steinextraktion bei der Erstbehandlung; TPCD, falls kein freier Abfluß nach der EST gewährleistet ist oder eine Steinextraktion mißlingt) eingehalten, so ist heute eine Komplikationsrate von weniger als 5% und eine Letalität von unter 1% zu erreichen. Im eigenen Krankengut mit 2832 Patienten betrug die Komplikationsrate 3% und die Letalität 0,5%.

Die Erfolgsrate der EST liegt heute deutlich über 95%, im eigenem Krankengut betrug sie 99%. Als Beispiel sei hier die Erfolgsrate bei magenresizierten Patienten angeführt. Sie betrug bei Magenresektion ohne Fußpunktanastomose 100% und bei allen Magenresizierten des eigenen Krankengutes (n = 149; B-I-OP/B-II-OP mit/ohne Fußpunktanastomose/ mit Roux-Y-Anastomose: 9/75/51/14) 93% bei einer gegenüber normalen anatomischen Verhältnissen zwar höheren, aber doch noch vertretbaren Komplikationsrate (7,2%) und

Tabelle 1. Endoskopische Therapie postoperativer Komplikationen – Gallenwege und Pankreas (aus 49 Kliniken)

Komplikation/Befund	Anzahl	Therapie-Erfolg n	Therapie-Erfolg %
Residualsteine	129	127	99
Papillenstenose	20	20	100
Biliäre Fisteln	21	19	90
Pankreokutane Fisteln	7	5	71
Ineffektive/mißlungene operative Gallengangsentlastung	32	30	94
Total	209	201	96

Letalität (1,5%). Mittels endoskopisch-therapeutischer Methoden können postoperative Komplikationen nach Eingriffen an Gallenwegen und am Pankreas in über 90% erfolgreich behandelt werden, Residualsteine und Papillenstenosen nahezu in 100% (Tabelle 1).

Mit Anwendung der mechanischen Lithotripsie kann heute die Choledocholithiasis in deutlich über 90%, bei 1131 Patienten des eigenen Krankengutes in 95%, erfolgreich behandelt werden. Inwieweit diese Erfolgsrate durch die Laser- und elektrohydraulische Stoßwellen-Lithotripsie verbessert werden kann, muß sich in Zukunft erweisen.

Bei der sehr niedrigen Komplikations- und hohen Erfolgsrate des endoskopischen Eingriffes lag es daher nahe, vor allem dort, wo eine Endoskopieabteilung in die chirurgische Klinik integriert ist, die endoskopische und chirurgische Therapie für die Behandlung der Cholelithiasis zu kombinieren. Während die Cholezystektomie mit zusätzlicher Choledochotomie oder transduodenaler Sphinkterotomie zur Gallengangssanierung mit einer Letalität von rund 4% und bei über 60jährigen mit noch höheren Letalitätsraten belastet ist [3, 10, 12], verzeichnet die endoskopische Gallengangsanierung eine deutlich niedrigere Komplikations- und Letalitätsrate, die zudem unabhängig vom Alter des Patienten ist. Das kombinierte Therapiekonzept der Gallengangssanierung bei Cholelithiasis muß daher zwangsläufig zu einer Verbesserung des Therapieergebnisses führen [8] wie dies kürzlich auch in einer Veröffentlichung von Böckl et al. [2] bestätigt wurde. Die Autoren ermittelten für die kombinierte endoskopisch-chirurgische Gallengangsanierung bei Cholelithiasis (n = 228) eine Komplikationsrate von 7,4% und eine Letalität von 1,3% gegenüber 22,3 bzw. 4,4% bei alleiniger chirurgischer Therapie.

Die Frage der Cholezystomie bei Patienten mit Gallenblase in situ nach endoskopischer Gallengangssanierung ist noch nicht eindeutig entschieden. Im Rahmen einer Dissertation von Dresemann [3] haben wir 185 konsekutive Patienten aus den Jahren 1978–1983 lückenlos nachuntersucht. Das Durchschnittsalter dieser Patienten betrug 75 Jahre, 90% waren älter als 60 Jahre und mehr als 70% älter als 70 Jahre. Bei einer durchschnittlichen Nachbeobachtungszeit von 36,5 Monaten betrug die Notfalloperationsrate 5,6% und die biliär bedingte Spätletalität 2,8%. Mehr als 90% der Patienten gaben 1 bis 6 Jahre nach der endoskopischen Gallengangssanierung Beschwerdefreiheit (85%) oder eine deutliche Besserung an. 34 Patienten waren zwischenzeitlich bei einem durchschnittlich erreichtem Lebensalter von rund 80 Jahren an nicht-biliären Erkrankungen verstorben. Aufgrund der eigenen Ergebnisse und auch anderer Autoren [14, 19] und unter Berücksichtigung der Longitudinalletalität der chirurgischen und endoskopischen Therapie der Choledocho-Cholezystolithiasis kann für Patienten unter 60 Jahren die chirurgische Therapie als erste Wahl und alternativ die kombinierte chirurgisch-endoskopische Therapie, für Patienten zwischen 60 und 70 Jahren die kombinierte chirurgisch-endoskopische und für über 70jährigen Patienten die alleinige endoskopische Therapie empfohlen werden.

Die Relationen der Indikationen zur endoskopischen Sphinkterotomie haben sich in den letzten 10 Jahren geändert. In unserem Krankengut hat die Häufigkeit der EST besonders bei Pankreatitis und zur transpapillären Cholangiodrainage zugenommen (Tabelle 2).

Bei der akuten Pankreatitis führen wir die ERCP seit 1980 routinemäßig als diagnostische Erstmaßnahme durch [5, 6], da sie als einzige diagnostische Methode zu einer sicheren

Tabelle 2. Indikationen der endoskopischen Sphinkterotomie (Erfolgsrate: 99%)

Indikation	Anzahl	%	
Choledocholithiasis	1013	35,8	
– nach Cholezystektomie		567	56
– und Gallenblase in situ		446	44
Papillenstenose	441	15,6	
– nach Cholezystektomie		301	68
– und Gallenblase in situ		140	32
Pankreatitis	397	14,0	
Juxtapapilläres Duodenalvertikel	66	2,3	
Papillentumor	50	1,8	
Seltene Indikationen	36	1,2	
EST zur TPCD/TPPD	829	29,3	
Total	2832	100,0	

Tabelle 3. ERCP-Befunde von 302 Patienten mit akuter Pankreatitis ungeklärter Ätiologie (ERC/ERP: 99%)

ERCP-Befund	Anzahl	%
Cholezystolithiasis	41	13,6
Choledocholithiasis	13	4,3
Papillenstenose	102	33,8
– nur D. Wirsungianus	30	9,9
Pancreas divisum	50	16,6
Juxtapapilläres Duodenaldivertikel	27	8,9
Seltene Befunde	21	7,0
Kein pathologischer Befund	15	4,9
ERCP mißlungen	3	1,0
Total	302	100,0

Aussage über die Papilla vateri, die Papilla minor, die biliopankreatische Konfluenz sowie die Röntgenmorphologie von Pankreas und Gallenwegen führt und als einzige Methode eine sichere Differentialdiagnose der biliären und nicht-biliären Pankreatitis erlaubt. Von 302 Patienten mit akuter Pankreatitis ungeklärter Ätiologie wiesen lediglich 5% keinen pathologischen Befund auf. Befunde wie kleinste Gallensteine, Papillenstenosen, Pancreas divisum und juxtapapilläres Duodenaldivertikel wurden von den üblichen diagnostischen Methoden nicht erfaßt (Tabelle 3).

Die akute biliäre Pankreatitis wird in der Regel durch eine passagere oder permanente Steineinklemmung verursacht. So konnten Acosta [1] und Kelly [9] bei über 90% der Patienten mit akuter biliärer Pankreatitis Steine entweder als Papillensteine oder im Stuhl nachweisen. Besonders erwähnenswert sind die Befunde von Acosta [1] über den Zusammenhang von der Dauer der Steineinklemmung und dem Ausmaß der intraoperativ gesehenen Veränderunge am Pankreas. Erst wenn die Dauer der Papillensteineinklemmung mehr als 36 Stunden betrug, konnten Pankreasnekrosen und bei mehr als 48 Stunden eine hämorrhagisch-nekrotisierende Pankreatitis beobachtet werden. Das Schicksal des Patienten mit einer akuten biliären Pankreatitis entscheidet sich also in den ersten 36–48 Stunden. Mündungsvarianten von Ductus choledochus und Ductus Wirsungianus sowie ein vorhandener funktionstüchtiger Ductus Santorini als Überdruckventil entscheiden mit darüber, welchen Verlauf die Pankreatitis bei Steineinklemmung im Individualfall nimmt. Entferne ich einen eingeklemmten Papillenstein eines Patienten mit noch ödematöser Pankreatitis mittels der am wenigsten belastenden EST zum frühestmöglichen Zeitpunkt, so habe ich ihn möglicherweise vor einer hämorrhagisch nekrotisierenden Pankreatitis bewahrt. Natürlich gehen Papillensteine irgendwann spontan ab – das geschieht, wie es immer so schön heißt, in mehr als 80% der Fälle – fragt sich nur wann und ob es dann nicht bereits zu einer nekrotisierenden Pankreatitis gekommen ist. Die frühzeitige endoskopische Sphinkterotomie stellt daher bei akuter biliärer Pankreatitis die adäquate Therapie dar. Hier möchte ich meinen verehrten Lehrer, Herrn Bünte erwähnen, der schon in den 70er Jahren immer wieder dazu aufgefordert hat, die endoskopische Sphinkterotomie bei akuter Pankreatitis vorzunehmen. So führte auch Herr Safrany, der lange Zeit in unserer Klinik tätig war, als erster die endoskopische Sphinkterotomie bei akuter biliärer Pankreatitis durch [15]. Seit 1980 führen wir die endoskopische Sphinkerotomie auch bei anderen Formen der akuten Pankreatitis durch [5, 6], dabei ist besonders wichtig zu erwähnen, daß bei Patienten mit nicht-biliär bedingter Pankreatitis in über 60% der Fälle eine Sphinkterotomie des Sphincter proprius pancreatis erforderlich war und in 10% eine transpapilläre Pankreasgangdrainage (TPPD), um einen freien Abfluß aus dem Pankreasgang zu erreichen.

Die endoskopische Sphinkterotomie war bei der akuten Pankreatitis im eigenen Krankengut (n = 194) mit einer Komplikationsrate von 4,1% und einer Letalität von 0,5% belastet und damit nicht höher als bei anderen Indikationen. Bei der kombinierten endoskopisch-chirurgischen Therapie der akuten Pankreatitis oder des akuten Schubes einer chronischen Pankreatitis verzeichneten wir eine Gesamtletalität von 5,2%. Die geringe Zahl des Schweregrades II und III (Tabelle 4) führen wir auf die rechtzeitige endoskopische Sphinkterotomie zurück, durch die bei einigen Patienten der Übergang in eine nekrotisierende Pankreatitis vermieden werden konnte.

Die Forderung nach einer frühzeitigen ERCP und EST bei akuter Pankreatitis wurde zwischenzeitlich durch eine kontrollierte Studie für die akute biliäre Pankreatitis untermauert [13]. Die Gesamtkomplikationsrate und die Dauer des Krankenhausaufenthaltes waren bei den endoskopisch behandelten Patienten signifikant und die Letalität deutlich niedriger als bei den konventionell behandelten Patienten. ERCP und endoskopische Sphinkterotomie sollten daher, wo die Voraussetzungen erfüllt sind, so früh wie möglich als diagnostische und therapeutische Erstmaßnahmen eingesetzt werden.

Die chronische Pankreatitis ist im Gegensatz zur akuten Pankreatitis nur symptomatisch zu behandeln. Dies trifft sowohl für die konservative als auch für die chirurgische Therapie zu. Bei der chronischen Pankreatitis haben endoskopische wie chirurgische Eingriffe Schmerzlinderung, Beseitigung von Cholestase und Ikterus sowie die Drainage von Pankreaspseudozysten zum Ziel. Als endoskopische Eingriffe stehen die endoskopische Sphinkterotomie des Sphincter proprius pancreatis, die transpapilläre Pankreasgangdrainage, die endoskopische Sphinkterotomie des Sphincter proprius choledochi, die transpapilläre Cholangiodrainage, die Steinextration aus dem Ductus Wirsungianus sowie die endoskopische Zystendrainage mit und ohne Endoprothese zur Verfügung. Eine endgültige Bewertung der endoskopischen Therapie der chronischen Pankreatitis und ihrer Komplikationen kann erst nach Langzeitbeobachtungen erfolgen. Beim akuten Schub der chronischen Pankreatitis scheint durch die kombinierte endoskopisch-chirurgische Therapie eine Verbesserung der Prognose erreichbar zu sein (Tabelle 4).

Abschließend möchte ich noch auf die zunehmende Bedeutung der transpapillären Cholangiodrainage eingehen. Die Häufigkeit hat gegenüber der Sphinkterotomie in den letzten Jahren deutlich zugenommen und erreichte 1988 mehr als 60% der endoskopischen Sphinkterotomien. Mehr als 80% der TPCD erfolgen bei einem malignen Verschlußikterus (Tabelle 5), 15% als präoperative, 70% als palliative und 15% als passagere TPCD – diese ausschließlich bei akuter und chronischer Pankreatitis sowie bei biliären Fisteln und mißlungener Steinextraktion.

Die Erfolgsrate liegt mit der transendoskopischen Methode [20] zwischen 80 und 90%, mit einer selbstentwickelten Methode, mit der unabhängig vom Instrumentierkanal des Endoskopes großlumige 14-French Endoprothesen implantiert werden können [5, 7], betrug sie 1988 96%. Dabei wird in über 80% der Fälle eine Normalisierung des Serum-Bilirubins erreicht. Bei 14-French Endoprothesen beträgt die Okklusionsrate 10% nach einer Liegedauer von mehr als 6 Monaten.

Tabelle 4. Ergebnis der endoskopisch-chirurgischen Therapie der akuten Pankreatitis (n = 248)

| Indikationen | Patienten | | Schweregrad | | Chir. | Therapie- |
| | | I | II | III | Therapie | Erfolg |
	n	n	n	n	n	n
Papillenstenose	61	34	18	9	18	58
– D. Wirsungianus	11	6	2	3	4	9
Juxtap. Duodenaldivertikel	12	11	–	1	2	12
Pancreas divisum	5	2	2	1	–	5
Papillenkarzinom	1	1	–	–	1	1
Biliäre Pankreatitis	104	68	22	14	16	98
Akuter Schub einer chronischen Pankreatitis	54	42	11	1	17	52
Total	248	164 (66%)	55 (22%)	29 (12%)	58 (23%)	235 (94,8%)

Tabelle 5. Indikationen und Erfolgsraten der TPCD (1979–1988)

Indikationen	Häufigkeit n	%	TPCD Erfolg %
Pankreas-CA	352	44	88
Gallenwegs-CA	215	26	87
Papillen-CA	15	2	93
Metastasen	73	9	81
Akute Pankreatitis	13	2	100
Chron. Pankreatitis	58	7	100
Steine/Fisteln	81	10	99
Total	807	100	90

Tabelle 6. Ergebnisse der palliativen TPCD und des palliativen chirurgischen Eingriffes beim malignen Verschlußikterus

Therapie/Autor	Patienten n	Komplikationen %	Letalität (30 Tage) %	Überlebenszeit Monate
Chirurgisch				
Sarr – 1984[a]	10 814			
– BDA	–	–	18	5,5
– PL	–	–	27	3,4
Malangoni – 1985	70	36	17	14
TPCD				
Tytgat – 1986*	3 337	21–31	9,5–19,5	–
Eigenes Krankengut	385	23	2,6	6,1

* Sammelstatistik; BDA: biliodig. Anastomose, PL: Probelap.

Das Durchschnittsalter der endoskopisch behandelten Patienten mit einem malignen Verschlußikterus betrug im eigenen Krankengut (n = 469) 70 Jahre, 77% waren älter als 60 und 18% älter als 80 Jahre. Leber- und Fernmetastasen waren zum Zeitpunkt der TPCD bei 31% der Patienten bekannt. Die TPCD war mit einer Gesamtkomplikationsrate (Früh-plus Spätkomplikationen) von 23% belastet bei einer TPCD bedingten Letalität von 0,3% und einer Kliniketalität von 2,1%. Die mittlere Überlebenszeit betrug nach palliativer TPCD beim malignen Verschlußikterus 6 Monate. Damit unterscheidet sie sich nicht wesentlich von den Überlebenszeiten nach chirurgischer palliativer Gallengangsentlastung (Tabelle 6). Bei einer niedrigeren Komplikations- und Letalitätsrate bietet sich die palliative TPCD daher bei inoperablen Patienten als Therapie der Wahl an.

552

Zusammenfassend läßt sich feststellen, daß mit den risikoarmen und effektiven endoskopisch-therapeutischen Methoden ein großer Fortschritt bei der Behandlung von Erkrankungen der Gallenwege und des Pankreas erzielt wurde. Die verantwortungvolle Indikation zur chirurgischen und endoskopischen Therapie kann heute jedoch nicht mehr alternativ gestellt werden, sondern nur im Rahmen eines kombinierten chirurgisch-endoskopischen Therapiekonzeptes. Dies trifft besonders für die Gallengangssanierung bei Cholelithiasis, für die akute Cholangitis, für postoperative Komplikationen nach Eingriffen an Gallenwegen und Pankreas sowie für die Therapie der akuten und chronischen Pankreatitis zu.

Literatur

1. Acosta JM, Pellegrini CA, Skinner DB (1980) Etiology and pathogenesis of acute biliary pancreatitis. Surgery 88:118−125
2. Boeckl O, Heinerman M, Pimpl W (1988) Einfluß der präoperativen selektiven Endoskopie auf Resultate und Therapiekonzept der Gallengangschirurgie. Dtsch Med Wochenschr 113:1950−1954
3. Dresemann G, Kautz G, Bünte H (1988) Langzeitergebnisse nach endoskopischer Sphinkterotomie bei Patienten mit Gallenblase in situ. Dtsch Med Wochenschr 113:500−505
4. Kautz G (1983) Transpapillary bile duct drainage with large caliber endoprosthesis. Endoscopy 15:312−315
5. Kautz G, Bünte H (1986) ERCP und endoskopische Sphinkerotomie bei akuter Pankreatitis. Verh Dtsch Ges Inn Med Bd 92:371−381
6. Kautz G (1987) Endoskopische Diagnostik und Therapie bei akuter Pankreatitis. Hans Marseille, München
7. Kautz G, Reers B, Keferstein R-D, Fiedler F (1987) Vorteile und erweiterte Indikationsliste der TPCD mit großlumigen Endoprothesen. In: Henning H, Wurbs D (Hrsg) Fortschritte der gastroenterologischen Endoskopie, Bd. 16. Demeter, Gräfelfing vor München, S 136−142
8. Kautz G (1987) Kommentar. Chirurgische Praxis 37:37−39
9. Kelly TR (1980) Gallstone pancreatitis: The timing of surgery. J Surg 88:345−350
10. Lygidakis NJ (1983) Incidence and significance of primary stones of the common bile duct in choledocholithiasis. Surg Gynecol Obstet 157:434−436
11. Malangoni M, McCoy DM, Richardson JD et al. (1985) Effective palliation of malignant biliary duct obstruction. Ann Surg 201:554−559
12. McSherry CK,Glenn F (1980) The incidence and causes of death following surgery for nonmalignant biliary tract disease. Ann Surg 191:271−275
13. Neoptolemos JP, Carr-Locke DL, London NJ et al. (1989) Notfallmäßige endoskopische retrograde Cholangiopankreatographie und endoskopische Sphinkerotomie versus konservative Behandlung bei akuter Pankreatitis aufgrund einer Cholelithiasis: Eine kontrollierte Studie. Lancet (Dtsch. Ausgabe) 3:12−17
14. Rosseland AR, Solhaug JH (1988) Primary endoscopic papillotomy (EPT) in patients with stones in the common bile duct and the gallbladder in situ: A 5−8 year follow-up study. World J Surg 12:111−116
15. Safrany L, Neuhaus B, Krause S et al. (1980) Endoskopische Papillotomie bei akuter, biliär bedingter Pankreatitis. Dtsch Med Wochenschr 105:115−119
16. Sahel J (1987) Komplikationen nach endoskopischer Papillotomie − Ergebnisse einer internationalen Umfrage. Leber Magen Darm 6:364−370
17. Sarr M, Cameron J (1984) Surgical palliation of unresectable carcinoma of the pancreas. World J Surg 8:906−918
18. Seifert E, Gail K, Weismüller J (1982) Langzeitresultate nach endoskopischer Sphinkterotomie. Dtsch Med Wochenschr 107:610−614
19. Seifert E, Schulte F, Chalybäus C (1989) Quo vadis endoskopische Sphinkterotomie? Z Gastroenterol 27:77−82
20. Soehendra N, Reynders-Frederix V (1979) Palliative Gallengangsdrainage. Dtsch Med Wochenschr 104:206−207
21. Tytgat G, Bartelsman J, Den Hartog Jager FCA et al. (1986) Upper intestinal and biliary tract endoprothesis. Diges Dis Sci 31:57S−76S

166. Mikroskopische endoskopische Tumorchirurgie. Was ist möglich?

G. Bueß

Klinik und Poliklinik für Allgemein- und Abdominalchirurgie, Langenbeckstraße 1, D-6500 Mainz 1

Microscopic Endoscopic Surgery − What is Possible?

Summary. The technique of transanal endoscopic micrusurgery was used to remove sessile polyps which involved the whole circumference and were up to 8 cm long. This defect is always closed endoscopically by transverse continous suture; in case of segmental resection end-to-end anastomosis is performed. The complication and recurrence rate is lower than that of conventional procedures. Moreover the postoperative course is shorter and the patient is free of pain. A second example of minimal invasive surgery is the endoscopic-microsurgical dissection of the esophagus. Here the whole esophagus is exposed endoscopically using the newly developed operating mediastinoscope. The definite superiority of this new technique to conventional procedures was proven by a controlled randomized experimental animal study.

Key words: Endoscopic Microsurgery − Rectal Tumor − Esophageal Cancer

Zusammenfassung: Bei der transanalen endoskopischen Mikrochirurgie können wir breitbasige Polypen bis zur zirkulären Ausdehnung und bis zu einer Länge von 8 cm resezieren. Der Wanddefekt wird endoskopisch in querer fortlaufender Technik wieder verschlossen, bei der Segmentresektion wird End-zu-End anastomosiert. Die Komplikations- und Rezidivrate ist im Vergleich zu konventionellen Verfahren günstiger, der postoperative Verlauf kürzer und schmerzfrei. Als 2. Beispiel einer tumorchirurgischen Maßnahme haben wir uns mit der endoskopisch-mikrochirurgischen Entfernung der Speiseröhre befaßt. Dabei wird mit einem neu entwickelten Operationsmediastinoskop die gesamte Speiseröhre endoskopisch zirkulär freipräpariert. In einer kontrollierten, randomisierten tierexperimentellen Studie konnten wir eindeutig die Überlegenheit über konventionelle Verfahren nachweisen.

Schlüsselwörter: Endoskopische Mikrochirurgie − Rektumtumor − Ösophaguskarzinom

Unter dem Begriff Endoskopische Mikrochirurgie verstehen wir eine chirurgische Vorgehensweise, die am pathologisch veränderten Organ den klassischen Regeln der Chirurgie folgt, aber unter der Kontrolle eines starren Endoskopes unter vergrößerter Sicht ausgeführt wird.

Während die konventionelle Operation in drei Phasen eingeteilt werden kann − Eröffnung der Körperhöhle und präparative Darstellung des pathologisch veränderten Organes − chirurgische Maßnahme am Ort der pathologischen Veränderung − Rekonstruktion des Zugangsweges − konzentriert sich die Endoskopische Mikrochirurgie auf die entscheidende mittlere Operationsphase, auf die erste und letzte Phase des konventionellen Vorgehens kann entweder ganz oder weitgehend verzichtet werden.

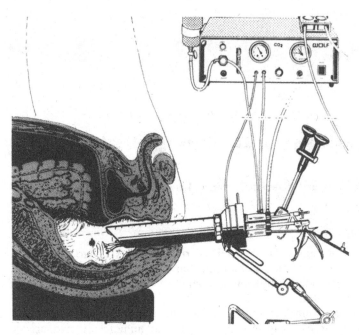

Abb. 1. Das Operationssystem für die Transanale Endoskopische Mikrochirurgie nach Bueß, Theiß, Hutterer

Das Konzept dieser Vorgehensweisen folgt dem Prinzip der Minimierung der Invasivität der Chirurgie, ein Ziel, das im angloamerikanischen Bereich mit dem Begriff „minimally invasive surgery" [10] oder „Keyhole surgery" belegt wird. Die Innovation für diese Form der Chirurgie geht von Deutschland aus [1], als Bezeichnung für diese Richtung verwenden wir den Begriff „Minimal Invasive Chirurgie". Die Endoskopische Mikrochirurgie ist ein wesentlicher Faktor für diesen neuen Zweig der Chirurgie, aber wir sehen gleichzeitig auch die Notwendigkeit, die konventionellen chirurgischen Verfahren in Richtung einer geringeren Belastung weiter zu entwickeln.

Das Motto des Chirurgenkongresses 1989 lautet: Fortschritt und Lebensqualität.

Das Konzept der von mir geleiteten Arbeitsgruppe, die eine Förderung des BMFT zur Verfügung steht, ist so ausgerichtet, daß gezielt neue chirurgische Techniken mit geringer Invasivität entwickelt werden. Eng damit sollte auch eine Verbesserung der Lebensqualität des nach Kriterien der Minimal Invasiven Chirurgie operierten Patienten sein.

Die Frage, was in Zukunft im Rahmen der Endoskopisch Mikrochirurgischen Tumorchirurgie möglich sein wird, ist nur spekulativ zu beantworten. Grundsätzlich bieten diese Verfahren im Vergleich zu konventionellen Vorgehensweisen besonders dann Vorteile, wenn der Zugang zum Tumor mit der konventionellen Chirurgie besonders schwierig und belastend ist. Dies ist beim Rektumtumor und beim Ösophaguskarzinom der Fall, so daß wir unsere Aktivitäten in den letzten Jahren besonders auf diese Krankheitsbilder ausgerichtet haben.

Die Transanale Endoskopische Mikrochirurgie (TEM)
(Methode nach Bueß, Theiß, Hutterer)

Bei diesem Verfahren [2] werden über ein weitlumiges Operationsrektoskop (Abb. 1), das während des Eingriffes über einen Martinarm gehalten wird, die stereoskopische, vergrößernde Winkeloptik und bis zu vier chirurgische Instrumente eingebracht. Die Operation

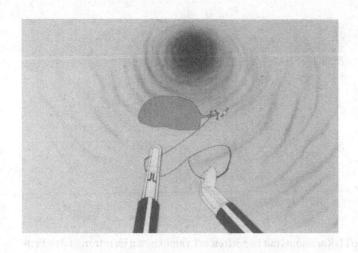

Abb. 2. Verschluß des Defektes durch quere, fortlaufende Naht, am Ende der Naht ein Silberklip

wird unter einer konstanten Dehnung mit CO_2-Gas durchgeführt, so daß sowohl bei der Präparation als auch bei der Naht optimale Sichtverhältnisse herrschen.

Diese Technik wurde an der Chirurgischen Universitätsklinik Köln-Lindenthal entwikkelt und wird jetzt seit 6 Jahren klinisch eingesetzt. In den letzten Jahren hat eine zunehmende Zahl größerer Kliniken in Deutschland ebenfalls mit dieser Operationstechnik begonnen. In videogestützten Trainingskursen, die wir zuerst in Köln und seit 1986 in Mainz durchgeführt haben, konnten bisher 180 Chirurgen in die neue Technik eingewiesen werden.

Wir haben bis jetzt über 250 Patienten operiert, 68 davon an der Kölner Klinik, und sehen aufgrund der klinischen Resultate folgenden Indikationsbereich:

Alle breitbasigen Polypen, die im Rektum und in unteren Sigma liegen, werden endoskopisch operiert. Ein invasives Karzinom sollte bei klinischem Verdacht durch Biopsie, auf alle Fälle durch eine endoluminale Ultraschalluntersuchung ausgeschlossen werden.

Polypen im extraperitonealen Bereich des Rektums entfernen wir immer in Vollwandtechnik. Dies hat den Vorteil, daß die Präparate nicht einreißen und damit eine Entfernung mit Sicherheitsabstand in toto möglich ist; beim Vorliegen eines pT1-Karzinomes, das oft erst bei der histologischen Aufarbeitung erkannt wird, ist dann eine Komplettheit der Entfernung gewährleistet, so daß in geeigneten Fällen auf eine radikale Nachoperation verzichtet werden kann. Nach der Excision des polypentragenden Wandanteils wird der Defekt immer durch eine quer verlaufende Naht mit monofilem, resorbierbarem Nahtmaterial verschlossen (Abb. 2). Zum Abschluß der Naht wird ein Silberklipp auf den Faden aufgepreßt.

Mit diesem Verfahren sind auch ausgedehnte Polypen angehbar. Wir haben im letzten Jahr in über 10 Fällen eine komplette Rektumsegmentresektion mit zirkulärer Anastomose auf endoskopischem Weg durchgeführt.

Eine Indikation zur lokalen Excision eines Karzinomes sehen wir in ausgewählten Fällen beim pT1-low-risk-Karzinom nach Hermanek [6] gegeben. Der histologische Nachweis eines Karzinomes konnte von uns nur bei 15 von 45 in Mainz operierten Patienten präoperativ erbracht werden. Wir haben in diesen Fällen bei extraperitonealer Tumorlokalisation retrorektales Fett mitentfernt und konnten bis zu vier tumorfreie Lymphknoten im Präparat nachweisen (Abb. 3). Bei 30 Patienten war die Diagnose des Karzinomes präoperativ nicht bekannt. Bei acht konsekutiv radikal nachoperierten pT1-low-risk-Karzinomen konnten wir im Resektionspräparat weder Tumorzellen noch Lymphknotenbefall finden.

Der postoperative Verlauf ist selbst nach ausgedehnten Segmentresektionen schmerzfrei. Die Patienten sind in der Regel schon am Abend des Operationstages voll mobil. Bei Vollwandexcision wird am fünften postoperativen Tag wieder mit der oralen Ernährung begonnen. Die mittlere postoperative Liegezeit betrug bei den Mainzer Patienten

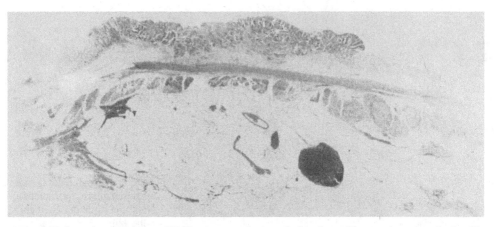

Abb. 3. Vollwandexcidat eines pT1-Karzinoms mit tumorfreiem Lymphknoten im retrorektalen Fettgewebe

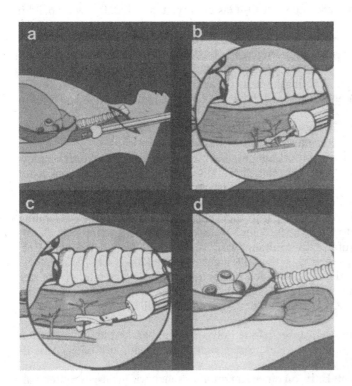

Abb. 4 a–d. Das Operationsverfahren für die Endoskopisch-Mikrochirurgische Dissektion des Ösophagus. **a** Das Operationsmediastinoskop wird über den collaren Zugang ins Mediastinum eingeführt, **b** ein Gefäß mit der bipolaren Pinzette gefaßt und koaguliert und **c** mit der Schere durchtrennt. **d** Nach Freipräparation des Ösophaguslagers wird der Ösophagus am Gummischlauch fixiert und nach abdominal extrahiert.

(n = 159) bei der Auswertung vom März 1989 neun Tage. Die Komplikationsrate ist mit 6,9% niedriger als bei vergleichbaren konventionellen Verfahren. Lediglich bei drei Patienten zeigten sich ernsthafte Probleme. In zwei Fällen mußte ein temporäres Stoma angelegt werden, eine Patientin ist bei erhöhtem pulmonalen Risiko aufgrund rezidivierender Lungenembolien an einer schweren postoperativen Embolie verstorben.

Bei 99 nachuntersuchten Patienten mit Adenomen liegt gegenwärtig die Rate operationswürdiger Rezidive bei 3% und ist damit deutlich niedriger als nach konventionellen Verfahren. Die Verlaufsbeobachtungen nach den lokalen Karzinomoperationen sind noch zu kurz, um hier bereits aussagekräftige Daten angeben zu können.

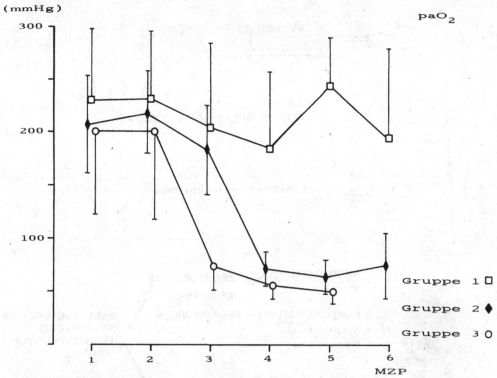

Abb. 5. Pulmonalarterieller Druck. Gruppe 1: während der endoskopischen Dissektion, Gruppe 2 und 3: beim konventionellen operatinoven Vorgehen

Die Endoskopisch Mikrochirurgische Dissektion des Ösophagus (EMDÖ) (Methode nach Bueß, Kipfmüller, Naruhn, Melzer)

Die Entfernung der tumortragenden Speiseröhre wird heute entweder über eine Thorakotomie oder die stumpfe Dissektion durchgeführt. Beide Verfahren sind durch die Kombination mit der ausgedehnten Laparotomie zur Vorbereitung des Ersatzorganes für den Patienten belastend und mit einem hohen Prozentsatz an pulmonalen Komplikationen verbunden [8]. Wir haben deshalb folgendes Operationsmodell entwickelt [3]:

Zwei Operationsteams operieren simultan. Das „abdominale Team" laparotomiert und bereitet den Magen für den Hochzug vor. Das „endoskopisch-mikrochirurgische Team" legt collar die Speiseröhre frei und geht mit dem neu entwickelten Operationsmediastinoskop ins hintere Mediastinum ein (Abb. 4). Durch stumpfe Präparation mit dem Sauger wird die Umgebung der Speiseröhre dargestellt. Die Blutgefäße werden präpariert und nach bipolarer Koagulation durchtrennt. Schließlich wird ein Gummizügel von der Cardia nach collar gezogen und damit die komplett freipräparierte Speiseröhre nach abdominal extrahiert.

In einer tierexperimentellen Studie, die von Herrn Kipfmüller durchgeführt wurde [7], konnte die problemlose Funktion des neu entwickelten Instrumentariums belegt werden. Die Dissektion dauert etwa eine Stunde und kann praktisch ohne Blutverlust durchgeführt werden. In einer kontrollierten, randomisierten tierexperimentellen Vergleichsstudie konnten wir die Überlegenheit gegenüber der stumpfen Dissektion und der abdominothorakalen Operation nachweisen. Abbildung 5 zeigt zum Beispiel den bandförmigen Verlauf des arteriellen pO^2 bei der EMDÖ, während bei den beiden anderen Verfahren ein deutlicher Abfall nachzuweisen ist.

558

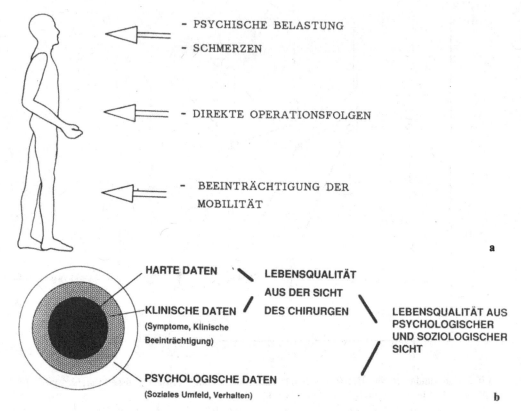

- PSYCHISCHE BELASTUNG
- SCHMERZEN

- DIREKTE OPERATIONSFOLGEN

- BEEINTRÄCHTIGUNG DER
  MOBILITÄT

a

HARTE DATEN
LEBENSQUALITÄT
AUS DER SICHT
DES CHIRURGEN
KLINISCHE DATEN
(Symptome, Klinische
Beeinträchtigung)
LEBENSQUALITÄT AUS
PSYCHOLOGISCHER
UND SOZIOLOGISCHER
SICHT
PSYCHOLOGISCHE DATEN
(Soziales Umfeld, Verhalten)

b

Abb. 6. a Belastung des Patienten durch einen operativen Eingriff; **b** Analyse der Lebensqualität nach chirurgischen Eingriffen (nach Feinstein)

Vom klinischen Einsatz, der zuletzt bei möglichst kleinen Karzinomen durchgeführt werden soll, erwarten wir eine deutliche Senkung der Operationszeiten und eine Minderung der postoperativen Komplikationen.

Diskussion

Die Frage der Lebensqualität hat im politischen Umfeld im letzten Jahrzehnt eine große Bedeutung erlangt. Die Tatsache, daß auch im Bereich der Chirurgie diese Fragen heute in den Mittelpunkt des Interesses rücken, folgt also einem gesellschaftlichen Trend und entspricht den Forderungen eines ethischen ärztlichen Handelns. Die Folgen, die eine Operation für den Patienten hat, versuche ich mit der Abb. 6a auszudrücken [4]. Troidl [9], dem das Verdienst zukommt, die Fragen der Lebensqualität für den Bereich der Chirurgie intensiv bearbeitet zu haben, beruft sich bei seiner Beurteilung auf A. Feinstein [5], dessen Analysekriterien in 6b ausgedrückt sind.

Wir sind überzeugt, daß eine Minimal Invasive Chirurgie im Sinne der Endoskopischen Mikrochirurgie für viele Krankheitsbilder das ideale Verfahren in bezug auf Respektierung der Lebensqualität ist.

Beweise können wir für den TEM bereits auf dem Sektor der harten klinischen Daten vorlegen. Klinische Daten im Sinne von Feinstein werten wir gegenwärtig aus und für die Analyse psychologischer Daten haben wir eine Studie in Zusammenarbeit mit einem Institut für Soziologie begonnen. Wir sind überzeugt, bald weitere Beweise dafür vorlegen zu können, daß eine Minimal Invasive Chirurgie zu einer besseren Lebensqualität führt.

Literatur

1. Bueß G (1989) Einleitung. In: Bueß G (Hrsg) Endoskopie – Von der Diagnostik bis zur Neuen Chirurgie. Ärzte-Verlag (im Druck)
2. Bueß G, Hutterer F, Theiß J, Boebel M, Isselhard W, Pichlmaier H (1984) Das System für die transanale endoskopische Rektumoperation. Chirurg 55:677–680
3. Bueß G, Kipfmüller K, Naruhn M, Melzer A (1989) Die endoskopisch-mikrochirurgische Dissektion des Ösophagus. In: Bueß G (Hrsg) Endoskopie – Von der Diagnostik bis zur Neuen Chirurgie. Ärzte-Verlag (im Druck)
4. Bueß G, Kipfmüller K, Naruhn M, Braunstein S, Junginger Th (1987) Endoscopic microsurgery in rectal tumors. Endosc 19:38–42
5. Feinstein AR (1977) Clinical biostatistics XLI. Hard science, soft data, and the challenges of choosing clinical variables in research. Clin Pharmacol Ther 22:485–498
6. Hermanek P, Gall FP (1986) Early (microinvaisve) colorectal carcinoma. Int J Colorect Dis 1:79–84
7. Kipfmüller K, Bueß G, Naruhn M, Duda D, Melzer A, Kessler S (1989) Die endoskopisch-mikrochirurgische Dissektion des Ösophagus – tierexperimentelle Ergebnisse. In: Bueß G (Hrsg) Endoskopie – Von der Diagnostik bis zur Neuen Chirurgie. Ärzte-Verlag (im Druck)
8. Siewert JR, Roder JD (1987) Chirurgische Therapie des Plattenepithelkarzinomes des Ösophagus – erweiterte Radikalität. Langenbecks Arch Chir 372:129
9. Troidl H, Kusche J, Vestweber KH, Eypasch E, Koeppen L, Bouillon B (1987) Quality of life: An important endpoint both in surgical practice and research. J Chron Dis 40/6:523–528
10. Wickham J (1987) The new surgery. Br Med J Dec:1581

167. Ultraschall in der Chirurgie — Wert und Gefahren einer neuen Entwicklung

M. Rothmund, H. J. Klotter, W. Pitsch

Klinik für Allgemeinchirurgie, Philipps-Universität Marburg, Baldingerstraße, D-3550 Marburg

Ultrasound (US) in Surgery — Risks and Benefits of a New Development

Summary. The value of US in enlarging the spectrum of diagnostic examination has been recognized. This also true for surgery in elective as well as emergency and intraoperative situations. Problems with US may arise when used by surgeons who do not have time enough for qualified training in this field due to intensive operation schedules or in cases where a 24-h US service is unavailable. Intensive education in diagnostic US for surgeons can help to avert this problem.

Key words: Sonography — Surgery — Value — Problems

Zusammenfassung. Der Wert der Ultraschalluntersuchung ist zur Erweiterung des Untersuchungsspektrums und als erstes einzusetzendes bildgebendes Verfahren unbestritten. Dies gilt auch für die Chirurgie in der elektiven und in der Notfallsituation sowie intraoperativ. Gefahren können bei der Sonographie in der Hand des Chirurgen gegeben sein, wenn bei Ärzten, die intensiv operativ tätig sind, zu wenig Zeit für eine qualifizierte Ausbildung besteht oder ein Ultraschallservice rund um die Uhr nicht zur Verfügung gestellt werden kann. Dies ist durch eine intensive Ausbildung durch Ultraschallkurse zu vermeiden.

Schlüsselwörter: Sonographie — Chirurgie — Wert — Gefahren

Die Ultraschalluntersuchung als bildgebendes Verfahren — im Gegensatz zur Doppler-Ultraschalluntersuchung — wurde bis vor 10 Jahren fast ausschließlich von Gynäkologen eingesetzt. Eindrucksvolle Fortschritte in der Technologie und dadurch erzielbare bessere Abbildungsmöglichkeiten innerer Organe führten zu einer weiten Verbreitung in der Medizin. Fast alle Kliniker, Internisten, Urologen, Pädiater usw. haben die Ultraschalluntersuchung in ihr diagnostisches Repertoire aufgenommen. Hinzu kamen die Radiologen, die sich mehr und mehr als Ärzte für bildgebende Verfahren verstehen und auch Untersuchungen, die nichts mit der Röntgentechnik zu tun haben wie die Kernspintomographie und auch die Sonographie, in ihr Fach eingegliedert haben. Chirurgen interessierten sich bis vor wenigen Jahren nur ausnahmsweise für die Sonographie. Es schien so, als würde hier eine weitere Entwicklung in der Medizin an der Chirurgie vorbeigehen.

Dieser Tendenz wurde durch wachsendes Interesse, insbesondere junger Kollegen, und formal durch die Erweiterung der Chirurgischen Arbeitsgemeinschaft für Endoskopie in eine Arbeitsgemeinschaft für Endoskopie und Sonographie Einhalt geboten. Schließlich wurde die Sonographie als notwendiges, zu erlernendes diagnostisches Verfahren 1988 in die Weiterbildungsordnung für das Gebiet Chirurgie aufgenommen [1]. Hier sind die Verdienste des Generalsekretärs sowie des Präsidenten des Berufsverbandes hervorzuheben.

562

Tabelle 1. Ultraschallbewertung nach Stufen der Nützlichkeit [aus 4]

1. Änderung des diagnostischen Vorgehens
   - Cholelithiasis
   - Struma
   - Verschlußikterus
   - Lebertumoren
   - Pankreaserkrankungen
   - Carotisstenosen
   - Aortenaneurysma
   - Bauch- und Thoraxtrauma

2. Änderung des geplanten Therapiekonzepts
   - Metastasennachweis in der Leber
   - stumpfes Bauchtrauma
   - Appendicitis
   - akute Cholecystitis ohne Steine

3. Positive Wirkung auf Ausgang der Krankheit
   Aortenaneurysma?
   Endokrine Pankreastumoren?
   Pankreaskarzinom T1?

Angesichts zahlreicher Kritiker − Chirurgen und Nichtchirurgen −, die unterschiedliche Argumente vorbringen, warum die Sonographie in unseren Händen fehl am Platze sei, stellt sich die Frage, ob die eben skizzierte Entwicklung, die mit der formalen Fixierung in der Weiterbildungsordnung endete, sinnvoll ist.

Wert

Es steht außer Frage, daß die Sonographie als außerordentlich nützliche Untersuchung auch für chirurgische Patienten angesehen werden muß. Folgt man formal den wissenschaftlichen Kriterien von Loop und Lustedt [3], so ist der Wert der Sonographie für die Stufe 1 und 2 gesichert, für die Stufe 3 fraglich. Die Stufen sind in Tabelle 1 dargestellt, wobei die einzelnen Erkrankungen nur Beispiele darstellen und der Katalog ohne weiteres erweitert werden könnte [4]. Die Frage ist jedoch, kann oder muß dieses nützliche Untersuchungsverfahren von Chirurgen selbst ausgeführt werden.

Zunächst scheint es sinnvoll, den Ist-Zustand anhand der Zahlen aus der eigenen Klinik und anhand von Daten, die aus einer Umfrage gewonnen wurden, zu skizzieren.

Eigene Erfahrungen

An der Klinik für Allgemeinchirurgie der Universität Marburg ist die Sonographie zusammen mit der Endoskopie und Proktologie in der Poliklinik unter dem Überbegriff „Chirurgische Diagnostik" institutionalisiert. Es steht ein Sonographiegerät in einem speziellen Sonographielabor für Routineuntersuchungen zur Verfügung, ein weiteres in der Notaufnahme, ein drittes auf der Intensivstation. Für intraoperative Untersuchungen sind zwei verschieden geformte Schallköpfe unterschiedlicher Frequenz (5 und 7,5 mHz) vorhanden. Die Dokumentation der Befunde wird durch ein Programm garantiert, das in einem Personal Computer, der im Sonographieraum steht, verarbeitet wird. Das Programm fordert vom Untersucher, den Befundbericht anhand von Standardfragen einheitlich zu erstellen.

Im Jahre 1988 wurden an der Klinik insgesamt 4700 Ultraschalluntersuchungen durchgeführt. Hier sind jedoch fast 2000 Doppler-Untersuchungen abzuziehen, so daß 2824 B-Scan-Untersuchungen verbleiben. Davon wurde die Mehrzahl elektiv im Sonographielabor vorgenommen, wobei sich stationäre und ambulante Untersuchungen etwa hälftig

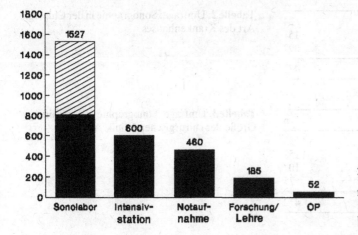

Abb. 1. Sonographische Untersuchungen (B-Scan) Klinik für Allgemeinchirurgie MR 1988 (n = 2824, schwarz = stationär, gestrichelt = ambulant)

verteilen. Am zweithäufigsten wurde die Sonographie in der Intensivstation, dann in der Notaufnahme eingesetzt. Im kleineren Umfang wurde im Rahmen der Ausbildung von Assistenen und Studenten sonographiert, wie auch intraoperativ (Abb. 1.)

Von insgesamt 24 Ärzten der Klinik sind 7 in der Lage, zuverlässig zu sonographieren. Die genannten Untersuchungen wurden von diesen 7 Ärzten ausgeführt. Um eine Erweiterung des sonographiefähigen Personenkreises zu erzielen, werden Sonographie und Endoskopie in halbjährlichem Wechsel im Rahmen der Assistentenrotation immer wieder neu besetzt.

In unserer eigenen Erfahrung erwies sich die Sonograpie, ausgeführt von Mitarbeitern der eigenen Klinik, in der elektiven Situation als sinnvoll, weil Anamnese, klinische Untersuchung und Sonographie in einer Hand lagen, insbesondere auch in der Akutsituation, z.B. beim Bauch- und Thoraxtrauma, wo keine Verzögerungen entstanden, weil etwa ein Internist oder Radiologe zur Diagnostik gerufen werden mußte [5]. Wertvoll erscheint uns die Sonographie in der Hand des Chirurgen auch im Rahmen der Tumornachsorge, die von uns selbst betrieben wird, auch deshalb, weil Zeitverluste, die durch Nachsuchen nach einem Termin in einer anderen Klinik zwangsläufig entstehen, vermieden werden. Schließlich scheint uns auf der Intensivstation, z.B. bei Frage nach intraabdominellen septischen Prozessen postoperativ die Sonographie in der Hand des Chirurgen, der ohnehin auch den klinischen Verlauf und den Operationssitus kennt, besonders hilfreich.

Umfrage

Um den Ist-Zustand der Sonographie in der Chirurgie möglichst umfassend wiederzugeben, wurde eine Umfrage veranlaßt und Fragebogen an 800 Krankenhäuser aller Größen in der Bundesrepublik Deutschland verschickt. Es trafen beantwortete Fragebögen aus 472 Kliniken ein. Die Art der Krankenhäuser und die Strukturierung der Bettenzahl sind den Tabellen 2 und 3 zu entnehmen.

Auf die Frage „Wer sonographiert bei Ihnen?" zeigte sich, daß immerhin knapp die Hälfte der chirurgischen Kliniken, die den Fragebogen beantworteten, sonographieren. Es ist jedoch bei einer Rücklaufquote von etwa 60% anzunehmen, daß unter den Kliniken, die nicht antworteten, sehr viele sind, die die Sonographie noch nicht selbst betreiben. Wie zu erwarten, sonographieren am häufigsten Internisten und zumindest nach dieser Umfrage nach den Chirurgen dann Radiologen. Die Summe der Antworten ergibt naturgemäß mehr als 100%, da in größeren Kliniken mehrere Abteilungen ein Sonographiegerät benutzen (Tabelle 4).

Aus Tabelle 5 geht hervor, daß das Personalproblem der Hauptgrund ist, warum in chirurgischen Kliniken oder Abteilungen nicht sonographiert wird. Die meisten gaben an,

Universitätskliniken	24
Lehrkrankenhäuser	151
Sonstige Krankenhäuser	297
alle	**472**

Tabelle 2. Umfrage: Sonographie in der Chirurgie
Art des Krankenhauses

Bettenzahl	n
< 75	133
75–100	158
101–125	107
>125	75
alle	**472**

Tabelle 3. Umfrage: Sonographie in der Chirurgie
Größe der chirurgischen Klinik/Abteilung

Abteilung/Klinik	n	%
Internisten	420	89
Radiologen	152	33
Chirurgen	228	48
andere	135	28

Tabelle 4. Umfrage: Sonographie in der Chirurgie
Wer sonographiert bei Ihnen?

Gründe	n	%
zu wenig Ärzte	90	40
fehlende Mittel	85	37
Widerstände		
– anderer Disziplinen	61	17
– der Verwaltung	39	17
kein Interesse	15	7
Absprache mit anderen	158	69

(n = 224)

Tabelle 5. Umfrage: Sonographie in der Chirurgie
Warum sonographieren Sie nicht?

daß zu wenig Ärzte vorhanden seien. Ein nicht ausreichendes Budget, das die Anschaffung von Sonographiegeräten verhindert, wird als zweithäufigster Grund für fehlende Sonographieaktivitäten angeben. Widerstände durch andere Disziplinen bzw. der Verwaltung werden jeweils von einem Fünftel der Befragten genannt. Es überrascht angenehm, daß nur 7% der Befragten, die nicht sonographieren, diese Situation mit fehlendem Interesse an der Ultraschalluntersuchung begründen. Die genannten teils peronellen, teils finanziellen oder auch strukturellen Gründe führten bei fast 70% der Kliniken zur Absprache mit anderen Abteilungen.

Von den 228 Kliniken bzw. Abteilungen, die über Sonographieaktivitäten berichten, verwenden fast alle die Sonographie als Elektivuntersuchung und in der Gefäßdiagnostik. Drei Viertel der Kliniken sonographieren in der Notaufnahme, zwei Drittel auf der Intensivstation und immerhin ein Drittel auch intraoperativ. Dies zeigt den doch sehr breiten Einsatz der Ultraschalluntersuchung in chirurgischen Kliniken, wenn einmal prinzipiell die Entscheidung gefallen ist, dieses Untersuchungsverfahren in das diagnostische Repertoire der Abteilung einzubinden (Tabelle 6).

Das in der Sonographieentwicklung führende Personal- bzw. Ausbildungsproblem wird im Detail noch einmal aus Tabelle 7 ersichtlich. Die kontinuierliche Vorhaltung eines sonographieerfahrenen Kollegen ist nur in größeren Kliniken möglich. In nur knapp 10% der Kliniken unter 75 Betten sind 4 oder mehr sonographieerfahrene Kollegen vorhanden, während dies in der Hälfte der Abteilungen mit einer Bettenzahl von mehr als 125 der Fall

Indikation	n	%
elektiv	213	93
Gefäßdiagnostik	190	83
Notaufnahme	167	73
Intensivstation	146	64
intraoperativ	83	36

(n = 228)

Tabelle 6. Umfrage: Sonographie in der Chirurgie Indikation?

Untersucher Bettenzahl	1	2	3	4	keine Angabe
< 75	21	22	9	6	2
75–100	17	26	17	13	2
101–125	6	14	10	15	2
>125	3	10	10	24	2
alle	47	72	46	58	8

Tabelle 7. Umfrage: Sonographie in der Chirurgie, Größe der Abteilung versus Zahl der Untersucher

	n	%
Stärkung der Position des Chirurgen	235	50
Verbesserter Service durch Internisten	29	6
Praktische Ausbildung in Kursen	419	89
Mehr Mittel zur Gerätebeschaffung	240	51
Mehr Vorträge auf Kongressen	196	42

(n = 472)

Tabelle 8. Umfrage: Sonographie in der Chirurgie, Vorschläge zur Verbesserung der Situation

ist. Ähnliches gilt für die Aufschlüsselung nach der Art des Krankenhauses. Fast alle Universitätskliniken, die geantwortet haben, geben an, mindestens 3 sonographieerfahrene Kollegen zur Verfügung zu haben, immerhin 17 von 24 können 4 oder mehr Kollegen, die für eine Ultraschalluntersuchung zur Verfügung stehen, vorweisen, während dies von den Lehrkrankenhäusern nur ein Viertel sind, von den sonstigen Krankenhäusern weniger als 10%.

Zur Verbesserung der Situation wird vor allem eine Förderung der Kenntnisse durch praktische Ausbildung in Kursen gewünscht, gefolgt von der Forderung nach mehr Mitteln zur Gerätebeschaffung und zur Stärkung der Position des Chirurgen innerhalb der Kollegen des Krankenhauses und gegenüber der Verwaltung, durch den Berufsverband und die Fachgesellschaft. Erfreulicherweise führen nur 6% der Befragten einen optimalen Service durch Internisten und andere Disziplinen als Vorschlag an, um die Sonographiesituation in der Chirurgie zu verbessern (Tabelle 8).

Zusammenfassend scheint ein maximales Interesse an der Sonographie unter Chirurgen vorzuliegen, die Verwirklichung einer umfassenden und qualitativ hochstehenden Sonographie scheitert jedoch vorerst noch an der Zahl der sonographiebefähigten Kollegen, vor allem in kleineren Krankenhäusern, an Finanzierungsproblemen und am Widerstand von Verwaltung und anderen Disziplinen im jeweiligen Krankenhaus.

Gefahren

Demgemäß bestehen zur Zeit die Gefahren der Sonographie in der Hand der Chirurgen darin, daß die Zahl der sonographiebefähigten Mitarbeiter pro Klinik bzw. Abteilung noch zu klein ist, um einen adäquaten Untersuchungsstandard rund um die Uhr gewährleisten zu können. Nach der eigenen Erfahrung sind wenigstens 4 bis 5 sonographieerfahrene Kollegen pro Klinik notwendig, um auch in Urlaubszeiten, in der Nacht und am Wochenende den Bedarf decken zu können. Sind weniger Sonographeure vorhanden, besteht die Gefahr, daß immer wieder Kollegen aus anderen Disziplinen herangezogen werden müssen, um die „chirurgisch-sonographischen Defizite" zu decken. In den Problemkreis der zu geringen Anzahl von Mitarbeitern gehört die Dienstzeitgestaltung in Krankenhäusern, wo durch die Bereitschaftsdienste und die anfallende Menge an Freizeitausgleich, der dann auch tatsächlich genommen wird, keine Zeit mehr ist, neben der Krankenversorgung und operativen Tätigkeit zu sonographieren.

Ein anderes Problem ist die Qualität der Mitarbeiter. Um tatsächlich ultraschallerfahrene Kollegen heranbilden zu können, ist eine spezielle Schulung *kontinuierlich* für etwa ein Vierteljahr, besser ein halbes Jahr, *intermittierend* über mehrere Jahre notwendig. Nur wenige Kliniken sind aufgrund der angespannten Personalpläne in der Lage, Kollegen so lange zu einer Ultraschall-Ausbildung abzustellen. Hier ist der Berufsverband gefordert, im Sinne der Weiterbildungsordnung eine Aufstockung von Personalstellen im ärztlichen Bereich zu unterstützen.

Ein weiterer Gefahrenpunkt könnte die maximale Belastung der Chirurgen durch Operationen sein. Kollegen in anderen operativen Fächern wie Gynäkologen, Orthopäden, Urologen usw. sind zeitlich nicht so stark durch operativen Einsatz gefordert, so daß hier mehr Valenzen für anderes, z.B. auch die sonographische Untersuchung, zur Verfügung stehen. Die im Vergleich zu diesen genannten Disziplinen maximale Einbindung von Chirurgen in operative Aktivitäten könnte ein Punkt sein, der die selbstverständliche Verbreitung dieser Untersuchungstechnik in der Chirurgie behindern könnte.

Wer mit Radiologen zusammengearbeitet hat, die alle bildgebenden Verfahren in ihrem Repertoire vorhalten, kann nicht verkennen, daß bei Abklärung bestimmter Krankheitsbilder die gleichzeitige Kenntnis der Befunde z.B. von Computertomographie, MDP, DSA und Ultraschall zu einer optimalen Aussage führen kann. Diese Tatsache wird von Verfechtern der Haltung, daß bildgebende Verfahren in einer Hand bleiben sollten, vertreten. Diese Haltung ist sicherlich anerkennenswert, kann jedoch nicht zu einem Verzicht der Chirurgen auf die sonographische Untersuchung führen. Zum einen wird man einem Radiologen, der auch ergänzend zu seinem durch ein anderes Verfahren erhobenen Befund sonographieren möchte, dies nicht verbieten, zum anderen wiegt auch der Vorteil schwer, daß Anamnese, klinische Untersuchung, Kenntnis des intraoperativen Befundes und die Sonographie beim Chirurgen in einer Hand liegen.

Dennoch können vor allem in einer Übergangsphase des Lernens die genannten Punkte dazu führen, daß eine optimale, vor allem kontinuierliche Versorgung durch ultraschallerfahrene Ärzte problematisch wird und daß es auch zu Problemen bei der Erlangung der Gebietsbezeichnung kommt. Es werden sicherlich in den nächsten Jahren eine ganze Reihe von weiterbildungsberechtigten Ärzten Probleme haben, ihren Assistenten eine ausreichende Sonographieerfahrung zu bescheinigen.

Ein allfälliges Problem für alle, die sonographieren, stellt sich auch für Chirurgen. Häufig wird, vor allem von noch unerfahrenen Assistenten, die klinische Untersuchung zugunsten der sonographischen Untersuchung vernachlässigt, was hin und wieder zu Fehlsteuerungen in der Diagnostik führen kann. Schließlich ist eine sehr variable und daher unzureichende Untersuchungsqualität ein klares Manko, wenn Mitarbeiter unterschiedlichen Ausbildungsstandes sonographieren und ihre Untersuchungsbefunde auf Station für bare Münze genommen werden.

Zusammenfassung

Es steht außer Zweifel, daß der Wert der sonographischen Untersuchung in der Hand von Chirurgen weit höher einzuschätzen ist, als die möglichen Gefahren, die mit zunehmender Untersucherzahl und -qualifikation im Laufe der Zeit immer geringer werden. Das Wort vom „verlängerten Stethoskop in der Hand des Chirurgen" [2] hat durchaus seine Berechtigung, vor allem wenn die Sonographie nicht allein, sondern im Zusammenhang mit Anamnese, klinischer Untersuchung und anderen Daten verwendet wird. Die Aussage eines die oben genannte Umfrage beantwortenden Kollegen „Ich halte es für viel wichtiger, daß die Assistenten gute Chirurgen werden, als daß sie auch noch in der Sonographie herumspielen" ist sicherlich als Ergebnis ernstzunehmender Sorgen und Argumente zu sehen. Sie kann jedoch auf Dauer nicht gehalten werden, wenn wir rundherum das Feld chirurgischer Krankheiten diagnostisch und thrapeutisch bestellen wollen.

Literatur

1. Weiterbildungsordnung und novellierte Fassung der Richtlinien über den Inhalt der Weiterbildung in Gebieten, Teilgebieten und Bereichen 1988. Deutsche Gesellschaft für Chirurgie – Mitteilungen 1 (1989):13–16
2. Kern E (1988) Über die Wertigkeit der Peritoneallage. Langenbecks Arch Chir 373:201
3. Loop JW, Lusted LB (1978) American college of radiology diagnostic efficacy studies. AJR 131:173–179
4. Rothmund M, Lorenz W (1988) Bewertung des Ultraschalls. Langenbecks Arch Chir Suppl II (Kongreßbericht):377–384
5. Strittmatter B, Lausen M, Salm R, Kohlberger E (1988) Die Wertigkeit der Ultraschalldiagnostik beim stumpfen Bauch- und Thoraxtrauma. Langenbecks Arch Chir 373:202–205

168. Sonographisch gesteuerte Punktionen und Drainagen

M. Aufschnaiter und K. Glaser

II. Universitätsklinik für Chirurgie, Anichstraße 35, A-6020 Innsbruck

Ultrasound – Goided Percutaneous Puncture and Drainage

Summary. A total of 703 fine-needle aspiration biopsies were performed for staging and typing of various neoplasms. Fine-needle aspirations of pathological fluid collections were carried aout 556 times mostly in patients with postoperative complications and acute abdomen. Sonographically guided percutaneous drainage of fluid collections using the Seldinger technique was employed in 78 cases. Due to unsatisfactory drainage 15 patients underwent subsequent surgery. There were no early complications caused by punctures. In one case of tumor aspiration biopsy needle tract seeding in the abdominal wall was observed.

Key words: Ultrasound – Guided Puncture – Drainage

Zusammenfassung. 703 Feinnadelpunktionen mit Entnahme zytologischen Materials aus Abdominal- und Thoraxorganen erfolgten zum Zweck des Tumorstagings und -typings. In 556 Fällen wurden durch Feinnadelaspiration Proben von pathologischen Flüssigkeitsansammlungen vor allem bei gestörtem postoperativen Verlauf und akutem Abdomen entnommen. 78mal kam eine sonographisch gezielte percutane Drainage pathologischer Flüssigkeitsansammlungen mit Seldinger-Technik zum Einsatz. Eine ungenügende Entleerung des Herdes war 17mal Anlaß zur Operation. Punktionsbedingte Komplikationen traten nicht ein. Als Spätfolge sahen wir eine Bauchdeckenimplantationsmetastase im Stichkanal nach Tumorfeinnadelpunktion.

Schlüsselwörter: Sonographie – gezielte Punktionen - Drainage

169. Th. Tiling (Köln): Endoskopische Gelenkchirurgie – eine neue Dimension

Manuskript nicht eingegangen

170. Die Kniearthroskopie heute

W. Glinz

Klinik für Unfallchirurgie, Universitätsspital Zürich, Rämistraße 100, CH-8091 Zürich

Arthroscopy of the Knee Today

Summary. Arthroscopy is not only the most reliable diagnostic tool in disorders of the knee joint but it also allows a one-step procedure of diagnosis and therapy in many cases. Most arthroscopic operations can be performed without hospitalisation. Postoperative morbidity is usually low. An excellent or good result was achieved in 91% of arthroscopic partial meniscectomies. Costs were reduced by sFr 6000 to 7000 for arthroscopic operations compared with arthrotomy. The advantage of most arthroscopic procedures perfomed today has been proven; however, the clinical value of others (i.e. arthroscopic suture of meniscal tears, repair of cruciate ligaments and abrasion-arthrosplasty) is still not clear. The frequency of complications is low (0.56%), and infections occur in less than 1%.

Key words: Arthroscopy of the Knee – Arthroscopic Operations – Meniscectomy – Abrasion-Arthroplasty

Zusammenfassung. Keine andere Methode erreicht die diangostische Zuverlässigkeit der Kniearthroskopie; diese ermöglicht aber auch Diagnostik und Therapie im gleichen Schritt. Viele arthroskopische Operationen können ambulant durchgeführt werden, und die meisten zeichnen sich durch eine geringe Morbidität aus. Die arthroskopische partielle Meniskektomie ergibt in 91% der Fälle ein sehr gutes oder gutes Resultat; die Kostenersparnis bei arthroskopischer Operation anstelle der Arthrotomie liegt zwischen sFr 6000.– und 7000.–. Die meisten heute am Knie durchgeführten arthroskopischen Operationen zeigen einen klaren Vorteil gegenüber der Arthrotomie; bei anderen (z.B. Meniskusrefixation, Oeprationen am vorderen Kreuzband und bei der Abrasions-Arthroplastik) steht der Stellenwert des arthroskopischen Vorgehens noch nicht fest. Die Gesamtrate aller bekannten Komplikationen ist gering (0,56%). Die Infektrate liegt unter 1%.

Schlüsselwörter: Kniearthroskopie – arthroskopische Operationen – Meniskektomie – Abrasions-Arthroplastik

Die arthroskopischen Techniken wurden am Knie entwickelt, und so steht das Knie mit seiner komplexen Anatomie und den vielfältigen Strukturen weiterhin weit an erster Stelle. Es ist überdies zur eigentlichen Achillesferse des modernen Menschen geworden. Sportverletzungen, bei denen das Knie am häufigsten betroffen ist, sind eine besondere Herausforderung. Gerade hier ist zunächst die zuverlässige klare Diagnose, wie sie die Arthroskopie mit ihrem direkten Blick auf die intraartikulären Strukturen ermöglicht, von besonderer Bedeutung.

Tabelle 1. Arthroskopische Befunde bei den zwei Hauptindikationen zur Akut-Arthroskopie; ungeklärter Hämarthros und akute Blockade (433 Akut-Arthroskopien)

I. *Hämarthros* (n = 261)	n
Bandverletzungen	175 (67%)
Meniskusverletzungen	112 (43%)
Knorpelschaden	27 (10%)
Osteochondrale Frakturen	20 (8%)
Alleinige Gelenkkapselverletzung	41 (16%)
Andere Verletzungen	8 (3%)
Kein pathologischer Befund	1 (0,4%)
II. *Akute Blockade des Gelenks* (n = 148)	n
Meniskusverletzung	125 (84%)
Knorpel- oder Knorpelknochenabsprengung	5 (3%)
Vordere Kreuzbandruptur total	5 (3%)
Vordere Kreuzbandruptur partiell	27 (18%)
Hintere Kreuzbandruptur partiell	1 (0,7%)
Mediale Seitenbandverletzung	8 (5%)
Hoffa-/Plica-/Synovialisverletzung	10 (7%)
Kein pathologischer Befund	4 (3%)

I. Arthroskopie zur Diagnostik

1. Meniskusdiagnostik

Die diagnostische Zuverlässigkeit der Arthroskopie ist mit anderen Methoden unerreicht [12]. Ernüchtert müssen wir auch die Grenzen unserer klinischen Beurteilung erkennen.

Bei 328 arthroskopisch verifizierten und operierten Meniskusverletzungen war die klinische Diagnose nur bei 115 Patienten (35%) völlig korrekt; bei weiteren 162 (49%) teilweise, wobei allerdings oft die Verletzung auf der falschen Seite vermutet wurde. In einem Sechstel der Fälle, nämlich bei 51 Patienten (16%), war die klinische Diagnose falsch oder gar nicht möglich.

Die arthrographische Beurteilung bezüglich Meniskus im gleichen Krankengut erwies sich dabei nur in 62% der Fälle (85 von 137 Arthrographien) als korrekt. Der arthrographische Befund war in 11 Fällen (8%) falsch-positiv den anderen Meniskus betreffend, in 34 Fällen (25%) falsch-negativ und bei 7 Patienten (5%) unklar.

2. Akut-Arthroskopie

Besondere Bedeutung für die Unfallchirurgie hat die Akut-Arthroskopie erlangt [8]. 13% unserer Kniearthroskopien wurden im akuten Stadium nach Trauma vorgenommen. Die Tabelle 1 zeigt die dabei festgestellten Befunde bei den beiden Hauptindikationen zur Akut-Arthroskopie, nämlich dem Hämarthros unklarer Ursache und bei akuter Blockade des Kniegelenkes.

So wurde in den Hämarthrosfällen ein großer Prozentsatz (67%) Bandverletzungen festgestellt, wobei es sich vor allem um totale oder partielle Rupturen des vorderen Kreuzbandes handelt. Daneben fanden sich alle denkbaren weiteren Verletzungen. Nur in einem von 261 Hämarthrosfällen wurde kein pathologischer Befund festgestellt. Diese Resultate sind durchaus vergleichbar mit den Erfahrungen anderer Autoren [2, 28].

Die akute Blockade des Kniegelenkes ist nicht immer, wie das Lehrbuch meint, durch eine Meniskusverletzung oder einen freien Gelenkkörper bedingt. In 27 von 148 Fällen mit akuter Knieblockade fand sich bei der Arthroskopie eine partielle vordere Kreuzbandruptur, die zu einer Pseudoblockade geführt hatte. Daneben wurden auch totale vordere Kreuzbandrupturen, hintere Kreuzbandrupturen, mediale Seitenbandverletzungen sowie Verletzungen des Hoffa'schen Fettkörpers, einer Plica oder der Synovialis gefunden. So führte die diagnostische Arthorskopie in vielen Fällen naturgemäß zu ganz anderen therapeutischen Konsequenzen.

3. Weitere klinische Bedeutung der diagnostischen Arthroskopie

Eine ganze Reihe von intraartikulären Krankheiten oder Verletzungen lassen sich ohne Arthroskopie nicht oder kaum erkennen [13]. Dazu gehören vor allem Schäden am Kniegelenksknorpel. Eine Reihe von Synovialisveränderungen, so das Vorliegen mechanisch störender pathologischer Plicae, hypertrophe und einklemmende Synovialiszotten, die Metaplasie der Synovialis bei der synovialen Chondromatose, eine Synovitis villonodularis pigmentosa, Angiektasien, oft auch Urateinlagerungen in Synovalis und Knorpel bei der Gicht oder Pyrophosphateinlagerungen bei der Chondrokalzinose lassen sich in der Regel nur arthroskopisch erfassen. Die endoskopische Untersuchung bringt auch die Möglichkeit der gezielten Synovialisbiopsie.

So stellen anhaltende ungeklärte Kniebeschwerden immer eine Indikation zur Arhtroskopie dar [13]. Aber auch bei bekannter Diagnose mag die Arthroskopie eine Reihe von Fragen klären, die für die Planung eines operativen Vorgehens (Operationsindikation, Wahl des Verfahrens, Zugänge) von entscheidender Bedeutung sind. In Begutachtungsfragen, bei der Planung der weiteren beruflichen Laufbahn von Spitzensportlern oder Sportlehrern und als Kontrolluntersuchung nach Operationen hat die diagnostische Arthroskopie einen festen Platz gefunden.

II. Arthroskopische Operationen

Die Arthroskopie war zunächst eine gute, zuverlässige diagnostische Methode; der revolutionäre Schritt aber war der *Schritt zur arthroskopischen Operation* [9].

Watanabe führte am 9. März 1955 als erste arthroskopische Operation die Entfernung eines gestielten Tumors im Recessus superior des Kniegelenkes durch: Es handelte sich um einen Riesenzelltumor [35]. Seine erste Meniskusoperation 1962 bestand zwar lediglich in der Abtragung eines kleinen Meniskuslappens [35], war aber sicher ein Meilenstein.

Arthroskopische Operationen sind heute Routine. Mankin [25] formulierte diesen Fortschritt so:

„Mit dem Arthroskop kann der verletzte Meniskus heute besser und schneller behandelt werden als eine Erkältung. Zugegebenerermaßen aber mit beträchtlich höheren Kosten!"

1. Allgemeines

Das Bestechende ist, daß die Arthroskopie *Diagnostik und Therapie* im *selben Schritt* ermöglicht.

Die meisten arthroskopischen Operationen zeichnen sich durch eine *sehr geringe postoperative Morbidität* aus und ergeben eine kürzere Arbeitsunfähigkeit und verminderte Rehabilitationsdauer verglichen mit dem Vorgehen durch Arthrotomie. Viele dieser Eingriffe können *ambulant* durchgeführt werden.

Die Liste der *operativen Möglichkeiten* am Knie ist lang (Tabelle 2). Das arthroskopische Vorgehen bei vielen Operationen ist heute von unbestrittenem Vorteil gegenüber der herkömmlichen Technik. Auch manche Operation „der zweiten Generation" sind im wesentlichen unbestritten. So hat die arthroskopische Synovektomie die Morbidität dieses Eingriffes drastisch reduziert und zu weit besseren funktionellen Ergebnissen, verglichen

Tabelle 2. Heute übliche arthroskopische Operationen am Kniegelenk

Operation	Vorteil des arthroskopischen Vorgehens gegenüber Arthrotomie
Meniskusresektion	gesichert
Meniskusrefixation	nicht gesichert
Entfernung freier Gelenkkörper/Fremdkörper	evident
Resektion einer pathologischen Plica synovialis mediopatellaris	gesichert
Resektion hypertropher oder eingeklemmter Synovialiszotten	gesichert
Synovektomie	gesichert
Durchtrennung von Narbensträngen	gesichert
Lösung von Verwachsungen	gesichert
Arthroskopische Therapie bei Kreuzbandverletzungen:	
– Versorgung frischer Kreuzbandrupturen/Augmentation	nicht gesichert
– Ersatz des vorderen oder hinteren Kreuzbandes	nicht gesichert
– Resektion von Kreuzbandanteilen	gesichert
Refixation von Knorpel-Knochen-Absprengungen	gesichert
Operationen bei Knorpelschäden und Gonarthrose:	
– Entfernung freier Gelenkkörper	gesichert
– Knorpelglättung (Abrasio)	gesichert
– Laterale Retinaculumspaltung	nicht gesichert
– Abtragung von Osteophyten	gesichert
– Abrasions-Arthroplastik	nicht gesichert
Operationen bei Osteochondrosis dissecans:	
– Subchondrale Spongiosaplastik	gesichert
– Arthroskopische Schraubenfixation	nicht gesichert
– Entfernung Dissektat/Gelenkkörper	gesichert
Reposition von Tibiaplateaufrakturen	nicht gesichert
Entfernung von Osteosynthesematerial	gesichert
Pyarthrosbehandlung	gesichert

mit der offenen Operation, geführt [4, 16]. Besonders vorteilhaft hat sich das arthroskopische Vorgehen auch bei der Behandlung akuter eitriger Knieinfekte erwiesen [17, 33].

Andere neuere arthroskopische Operationen müssen erst noch beweisen, daß sie vorteilhafter sind und zu besseren Ergebnissen führen als die konventionelle Technik (s. unten). Ich habe den Eindruck, daß man allzu oft fragt, ob eine Operation arthroskopisch *möglich* ist; man sollte eher fragen, ob eine Operation arthroskopisch *besser* ist.

2. Meniskusresektionen

Die häufigste und wichtigste arthroskopische Operation am Knie ist die Meniskusresektion. Ihre geringe postoperative Morbidität ist beeindruckend.

Unser erster Patient anfangs 1978 ging nach Resektion eines eingeschlagenen Korbhenkelanteils am folgenden Tag wieder zur Schule. Unser zweiter Patient konnte bei völliger Beschwerdefreiheit nach eingehender fliegerärztlicher Untersuchung am 10. postoperativenTag wieder voll als Pilot von Kampfflugzeugen eingesetzt werden.

Der Hauptvorteil der arthroskopischen Meniskusresektion liegt aber in der Möglichkeit der partiellen Meniskektomie. Die Erhaltung von gesundem Meniskusgewebe ist wesentlich leichter als bei der Arthrotomie.

Die geringe Belastung des Gelenkes resultiert in einer sehr kurzen Arbeitsunfähigkeit. In unserem Krankengut betrug diese im Durchschnitt aller Berufe 6,2 Tage [10]. Die Tabelle 3 ermöglicht den Vergleich mit der Arbeitsunfähigkeit nach Arthrotomie (z.B. durchschnittlich 90 Tage im Krankengut von Smilie). Selbst in modernen Serie wie denen

I. *Meniskusresektion durch Arthrotomie*

Lantzounis (1931)	38 Tage
Bristow (1935)	49 Tage
Terhune et al. (1943)	50 Tage
Duthie und Maclead (1943)	83 Tage
Bonar (1950)	85 Tage
Wynn et al. (1958)	62 Tage
Smillie (1963)	90 Tage
Nelson (1967)	42 Tage
Tregonning (1983)	33 Tage
Bergström et al. (1984)	31 Tage

II. *Arthroskopische Meniskusresektion*

Dandy (1978)	10,5 Tage
Glinz (1980)	6,5 Tage
Chana und Tubbs (1981)	18,8 Tage
Northmore-Ball und Dandy (1982)	8 Tage
Tregonning (1983)	12,9 Tage
Bergström et al. (1984)	9,6 Tage
Hamberg et al. (1984)	10,3 Tage
Klein und Schulitz (1984)	14 Tage
Whipple et al. (1984)	18,3 Tage
Glinz et al. (1986)	6,2 Tage

Tabelle 3. Durchschnittliche Arbeitsunfähigkeit nach Meniskusresektion durch Arthrotomie und Arthroskopie [10]

von Tregonning oder Bergström führt das Vorgehen mit kleiner Arthrotomie immer noch zur Arbeitseinstellung von einem Monat. Die Verkürzung des Arbeitsausfalls entspricht durchwegs auch der Erfahrung anderer Autoren [10].

Drei bis sieben Jahre nach Meniskusresektion haben wir bei 240 nachkontrollierten Patienten nach den Kriterien von Tapper und Hoover [34] in 91% der Fälle ein sehr gutes oder gutes Resultat erzielt. Nur bei 5 Patienten (2,1%) war das Ergebnis schlecht. Bei 6,7% der Patienten wurde ein befriedigendes Ergebnis erzielt [11]. Nur 6% der Patienten konnten später keinen Sport mehr treiben. Ohne Begleitverletzungen an Knorpel oder Bändern sind die Resultate erwartungsgemäß noch etwas besser. Interessanterweise sind unsere Resultate, im Gegensatz zur Erfahrung anderer Autoren, auch bei Patienten mit Begleitschäden überraschend gut, wure doch auch in diesem Krankengut ein gutes oder sehr gutes Resultat bei 90,4% der Fälle erzielt [10].

Verminderung der Hospitalisationszeit, kürzere Arbeitsunfähigkeit, Möglichkeit der ambulanten Operation: Das muß sich auch auf die Kosten auswirken. Mona [26] hat die Kostenersparnis einer arthroskopischen Meniskusresektion verglichen mit der Arthrotomie auf sFR 6000.– bis 7.000.– errechnet.

3. Arthroskopische Operationen mit noch ungesichertem Stellenwert

Die Tatsache, daß eine Operation arthroskopisch möglich ist, bedeutet natürlich noch nicht, daß ein solches Vorgehen auch für den Patienten vorteilhafter ist: "The feasibility of an opertaion is not the best indication for its performance" [27].

So sind Fragen auch der Berechtigung und Indikation der *Meniskusrefixation* noch ungeklärt, besonders auch was das Vorgehen (arthroskopisch oder offen) anbelangt. Auch der Wert der arthroskopischen *Kreuzbandnaht* oder des *arthroskopischen Kreuzbandersatzes* ist noch unklar, wie auch viele Fragen des technischen Vorgehens [13].

Bei *Knorpelschäden und Gonarthrose* sind arthroskopische Operationen, die mechanische Störfaktoren beseitigen, hilfreich und unbestritten, wie die Entfernung freier Gelenkkörper, das Abtragen sich loslösender Knorpelanteile oder von störenden Osteophyten.

Die *Abrasions-Arthroplastik* [19] will allerdings mehr: Durch Eröffnen der ossären Bluträume soll neuer Knorpel entstehen, ein nicht unbescheidenes Ziel. Der Preis dafür ist hoch. Die Operation ist zerstörerisch und mit einer beträchtlichen Morbidität verbunden, bedingt sie doch monatelange Entlastung und Schonung. Die Resultate sind selbst in der Hand von Johnson nicht überzeugend [19]: Besserung bei einem Verlauf von mindestens 2 Jahren nach der Operation in 77% von 95 nachkontrollierten Patienten, Verschlechterung der Situation bei 16%. Die Ergebnisse wären allenfalls auch durch den Lavageeffekt und die postoperative Schonung erklärbar [5]. Eine Vergleichsstudie von Bert und Maschka zwischen Abrasions-Arthroplastik und arthroskopischem Débridement verglichen mit arthroskopischem Débridement allein zeigen eindeutig bessere Resultate der alleinigen Gelenkstoilette: Diese ergab ein sehr gutes oder gutes Ergebnis in 66%, verglichen mit 51% bei der Abrasion-Arthroplastik, und ein schlechtes Ergebnis in 21%, verglichen mit 33% bei der Abrasions-Arthroplastik, welche auch häufiger zu einem späteren künstlichen Gelenkersatz führte [1].

4. Komplikationen der arthroskopischen Chirurgie

Arthroskopische Operationen sind keine problemlose Chirurgie, wie man in ihren Kinderzeiten glaubte [13, 31].

Die Gesamtrate der Komplikationen ist allerdings erstaunlich gering: Eine ausgedehnte Umfrage der Arthroscopy Association of North America 1985 ergab eine Häufigkeit von 0,56%, intraoperative Schäden, Anästhesiekomplikationen sowie postoperative Komplikationen eingeschlossen [32]. Die Phlebothrombose war dabei die häufigste Komplikation (752 Fälle von 395 566 Arhtorskopien, 34% der Komplikationen und 0,17% der Arthroskopien). In 234 Fällen kam es zu Nervenverletzungen (am häufigsten betroffen ist der N. saphenus oder einer seiner Äste) und bei 12 Patienten zu Gefäßverletzungen, meist Verletzungen der A. poplitea.

Operationen der „zweiten Generation", also ausgedehntere und schwierigere Operationen, sind häufiger mit Komplikationen belastet: 2,4% Komplikationen bei der Meniskusnaht (vor allem Nerven- und Gefäßläsionen), 1,8% bei Operationen am vorderen Kreuzband.

Die *Infektrate* ist gering und liegt in allen Statistiken unter 1‰ [13, 29]. In der oben zitierten Studie von Small betrug sie 0,8‰ [32]. Wir selbst haben bei 5000 Arthroskopien keine Infektion erlebt. Es sind aber Septikämien und Todesfälle durch Infekte mitgeteilt worden [13], so auch zwei Fälle von Gasbrand mit tödlichem Ausgang.

III. Arthroskopie in der Veterinärmedizin

Heute werden Pferd, Ochse, Kuh, Schwein, Hund, Katze und auch Kaninchen arthroskopiert [20, 21, 24, 30]. Besondere Bedeutung hat die Arthroskopie beim Pferd erlangt [24]. Hier kommt die alleinige diagnostische Arthroskopie kaum zur Anwendung, sind doch 90% dieser Arthroskopien operative Fälle. Hauptsächlichste Indikationen sind die Osteochondrose oder intraartikuläre Frakturen, wobei osteochondrotische Herde debridiert, Frakturfragmente entfernt und das Frakturbett saniert wird. Auch hier ist eine Synovektomie auf arthroskopischem Weg möglich.

Schlußfolgerungen

Eine moderne Kniechirurgie ist ohne Arthroskopie nicht mehr denkbar. Für Diagnostik und Therapie bereits umfassend eingesetzt, wird sie allerdings als Instrument der Forschung, vor allem bei Knorpelproblemen, noch viel zu wenig gebraucht.

Literatur

1. Bert JM, Maschka K (1989) The arthroscopic treatment of unicompartmental gonarthrosis: A five-year follow-up study of abrasion arthroplasty plus arthroscopic debridement and arthroscopic debridement alone. Arthroscopy 5:25–32

2. Benedetto KP, Glötzer W, Sperner G (1988) Arthroskopie beim traumatischen Hämarthros. Arthroskopie 1:63−67
3. Casscells SW (1988) The arthroscope as a research tool. Arthroscopy 4:36
4. Cleland LG, Treganza R, Dobson P (1986) Arthroscopic synovectomy: A prospective study. J Rheumatol 13:907−910
5. Dandy D (1986) Abrasion chondroplasty. Arthroscopy 2:51−53
6. Dick W, Glinz W, Henche HR, Ruckstuhl J, Wruhs O, Zollinger H (1978) Komplikationen der Arthroskopie. Eine Analyse von 3714 Fällen. Arch Orthop Traumat Surg 92:69−73
7. Glinz W (1974) Arthroscopy in trauma of the knee joint. In: The knee joint. Proceedings of the international congress. Rotterdam 1973. Excerpta Medica, Amsterdam 113−116
8. Glinz W, Rabner M, Ricklin T, Frei E (1984) Diagnostische und operative Arthroskopie bei frischen Knieverletzungen. Helv Chir Acta 52:525−538
9. Glinz W (1985) Arthroskopie − die stille Revolution. In: Hofer H (Hrsg) Fortschritte in der Arthroskopie. Enke, Stuttgart 1−5
10. Glinz W (1986) Indikation zum arthroskopisch-operativen Eingriff bei Meniskusverletzungen. H Unfallheilk 181:764−770
11. Glinz W, Ghafier M (1986) Arthroskopische Meniskusresektion: Resultate 1−7 Jahre nach der Operation. In: Tiling Th (Hrsg) Arthroskopische Meniskuschirurgie. Enke, Stuttgart 61−71
12. Glinz W (1987) Diagnostik des Meniskusschadens. Langenbecks Arch Chir 372:247−254
13. Glinz W (1987) Diagnostische Arthroskopie und arthroskopische Operationen am Kniegelenk. 2. Aufl. Huber, Bern, Stuttgart, Toronto
14. Graf BK, Clancy WG Jr (1987) Motorized arthroscopic instruments: a review. Arthroscopy 3:199−204
15. Guhl JF (1983) Evolution and development of operative arthroscopy; 1974 to present. Orthopedics 6:1104
16. Highenboten CL (1985) Arthroscopic synovectomy. Arthroscopy 1:190−193
17. Jackson RQ, Dandy DJ (1976) Arthroscopy of the knee. Grune and Stratton, New York, San Francisco, London, p 81
18. Johnson LL (1986) Arthroscopic surgery: principles and practices. 3rd ed. Mosby CV Comp, St. Louis, Toronto, Princeton
19. Johnson L (1986) Arthroscopic abrasion arthroplasty historical and pathologic perspective: present status. Arthroscopy 2:54−69
20. Kivumbi CW, Bennet D (1981) Arthroscopy of the canine stifle joint. Vet Rec 109:241−249
21. Knezevic RF, Wruhs O (1973) Arthroscopy in the horse, ox, pig and dog. Vet Med Rev 1:53
22. Löhnert J, Raunest J (1986) Arthroskopische Meniskusresektion und offene Meniskektomie − eine vergleichende Studie. Chirurg 57:723−727
23. McGinty JB (1987) Arthroscopy: a technique or a subspecialty? Arthroscopy 3:292−294
24. McIlwraith CW (1984) Experiences in diagnostic and surgical arthroscopy in the horse. Equine Vet J 16:11−19
25. Mankin JH (1983) Orthopedics in 2013: a prospection. J Bone Jt Surg 65−A:1190−1194
26. Mona D, Jaeck W, Segantini P (1986) Meniscektomie und Kosten. Eine Vergleichsstudie zwischen offenener und arthroskopischer Meniscektomie (ein ärztlicher Beitrag zur Kostendämmung) Z Unfallchir Vers Med Berufskr 79:89−94
27. Murphy's Law, Book two (1980) Price, Stern, Sloan Publ, Los Angeles
28. Noyes FR, Bosset RW, Good ES, Butler DL (1980) Arthroscopy in acute traumatic hemarthrosis of the knee. J Bone Jt Surg 62 A:687−695
29. Saillant S, Benazet JP, Roy-Camille R (1986) Complications of arthroscopy. In: Trickey EL, Hertel P (ed) Surgery and arthroscopy of the knee. Springer, Berlin Heidelberg New York, p 80
30. Siemering GH (1978) Arthroscopy of dogs. J Am Vet Med Assoc 172:575−577
31. Shermann OH et al. (1986) Arthroscopy − "No problem surgery". An analysis of complications in 2640 cases. J Bone Jt Surg 68-A:256−265
32. Small NC (1986) Complications in arthroscopy: The knee and other joints. Arthroscopy 2:253−258
33. Smith MJ (1986) Arthroscopic treatment of the septic knee. Arthroscopy 2:30−34
34. Tapper EM, Hoover NW (1969) Late results after meniscectomy. J Bone Jt Surg 51-A:517−526
35. Watanabe M, Bechtol RC, Nottage WM (1984) History of arthroscopic surgery. In: Heshmat Shahriaree (ed) O'Conner's textbook of arthroscopic surgery. Lippincott Com, Philadelphia, p 1−6
36. Watanabe M (1986) Memories of the early days of arthroscopy. Arthroscopy 2:209−214

171. H. Loeprecht (Augsburg): Endoskopische Chirurgie in den Arterien

Manuskript nicht eingegangen

172. Der Einfluß der Endoskopie auf die Chirurgie der Venen

A. Gaitzsch und G. Hauer

II. Chirurgischer Lehrstuhl der Universität zu Köln, Klinikum Köln-Merheim, Ostmerheimer Str. 200, D-5000 Köln 91

The Influence of Endoscopy of Venous Surgery

Summary. Endoscopic techniques influence the diagnosis and management of surgical problems more and more. The endoscopic subfascial dissection (ESDP) of incompetent venous perforators, which are often found in conjunction with a venous stasis ulcer, is a prime example. The two principles of surgical management, the interruption of blood flow through the perforators and the performance of a medial paratibial fasciotomy, are fulfilled with this technique. The evaluation of this new operative extraluminal endoscopic procedure using specific criteria suggests that it will become increasingly widespread.

Key words: Endoscopic − Perforators − Venous Stasis Ulcer

Zusammenfassung. Endoskopische Techniken beeinflussen Diagnose und Therapie in der Chirurgie in zunehmendem Maße. Die endoskopisch subfasziale Dissektion der Perforansvenen (ESDP), häufig mit Ulcus cruris vergesellschaftet, bietet dafür ein Beispiel. Die 2 chirurgischen Grundsätze zur Behandlung − die Blutstromunterbrechung in den Perforansvenen und die paratibiale Faszienspaltung - lassen sich durch sie verwirklichen. Die Bewertung dieses neuen extraluminären endoskopischen Vorgehens nach spezifischen Kriterien läßt erwarten, daß sich diese Methode weiter verbreitet.

Schlüsselwörter: Endoskopie − Perforansvenen − Ulcus cruris

Der Gebrauch von Endoskopen wurde 1969 von Vollmar et al. in die Gefäßchirurgie eingeführt (Tabelle 1). Im Zentrum seiner Überlegungen stand die intraluminäre Kontrolle der arteriellen und venösen Strombahn, wie sich unschwer aus seinem Indikationskatalog ersehen läßt [1]. Eine wirkliche Verbreitung hat die Gefäßendoskopie in diesen 20 Jahren noch nicht erfahren, obgleich zweifelsfrei mit ihr ein Sicherheitsgewinn verbunden ist.

Hauer hat für die Venenchirurgie mit der ESDP − endoskopisch subfazialen Dissektion der Perforansvenen − ein extraluminäres Operationsverfahren angegeben und 1987 in unsere Klinik eingeführt [2]. An dieser Innovation soll beispielhaft ein endoskopisches Operationsverfahren, dessen Einfluß auf die Venenchirurgie und die Überprüfbarkeit auf ihre klinische Relevanz dargestellt werden.

Tabelle 1. Indikationen der Gefäßendoskopie in der Venenchirurgie

1. Venöse Thrombektomie (speziell iliofemoralen Segment)
2. Intraluminale Diagnose eines Venensporns und der Klappenfunktion
3. Kontrolle eingenähter Grafts in der iliocavalen Etage

1. Sicherheit
2. Anwendbarkeit
3. Beeinflussung der Therapie
4. Vorteil für den Patienten
5. Vorteil für den Arzt
6. Effektivität
7. Coste-Benefit

Mod. nach Troidl 1988

Tabelle 2. Kriterien zur Bewertung einer neuen Technologie in der Therapie

Als Voraussetzung dazu müssen Ihnen einige Zahlen an die Hand gegeben werden, um die Dimension, in der wir uns bewegen, zu umreißen.

Becker et al. hatten 1986 im Rahmen einer Umfrage an 182 deutschen Kliniken 142 Antwortschreiben erhalten und daraus folgende Zahlen vorgelegt [3]. Jährlich werden 37 673 Operationen im arteriellen und 24 627 Operationen im venösen System durchgeführt; davon entfallen 65 auf venöse Rekonstruktionen, 1336 auf venöse Thrombektomien und 22 415 auf Varizenoperationen. Nur diese letzte Zahl hat für die weiteren Betrachtungen Relevanz, da in ihr die Patienten versteckt sind, die von der ESDP möglicherweise profitieren.

Um das Verfahren anwenden zu können, muß eine relevante Perforansveneninsuffizienz vorliegen, ihre Versorgung sollte eine Verbesserung der Hämodynamik erwarten lassen, wovon schließlich eine Beseitigung der trophischen Störungen zu erhoffen ist. Als Voraussetzung für atraumatisches Operieren in Blutsperre wird die Löfqvist'sche Rollmanschette angelegt. Abseits der trophischen Störungen wird sodann etwas lateral der Linton'schen Linie eine etwa 2–3 cm lange Inzision in Haut-, Unterhautfettgewebe und Faszie durchgeführt und die subfasziale Gleitschicht mit dem Finger stumpf präpariert. In dieser Gleitschicht wird das Endoskop eingebracht und die medialen bzw. posterioren Perforansvenen im Unterschenkelbereich eingesehen und versorgt. Die Faszie, sollte sie massiv induriert sein, kann unter Sicht paratibial gespalten werden. Im Zeitraum von 1. 12. 1987 bis 1. 3. 1989 wurden insgesamt 39 Patienten mit diesem Operationsverfahren versorgt, wobei insgesamt an 44 Beinen interveniert wurde. Der Altersmedian lag bei den 19 Frauen und 20 Männern bei 58 Jahren (von 37 bis 72 Jahren). Ein Patient befand sich im Stadium I der chronisch venösen Insuffizienz, 18 im Stadium II und 25 im Stadium III mit z.T. über Jahrzehnte bestehenden Ulzerationen im Gamaschenbereich. Die postoperative Liegedauer betrug 8,5 Tage im Median (Bereich von 3–39 Tagen).

Zur Bewertung einer neuen Technologie in der Therapie hat Troidl et al. 1988 mögliche Kriterien angegeben (Tabelle 2), nach denen ein Verfahren überprüft werden kann [4]. Sie sollte erstens sicher sein, was gewährleistet ist, da wir keine Letalität, zwei Infektionen und vier Hämatome in unserem Patientengut hatten. Sie ist zweitens anwendbar, da die Perforansvenen unter Sicht versorgt werden können, eine Faszienspaltung möglich ist, und der Kompartementdruck gemessen werden kann. Drittens wäre es theoretisch denkbar, daß durch die komplette Versorgung der Perforansvenen die Rezidivrate zu senken ist (lange Follow-up). Im Zentrum aller Überlegungen sollte viertens der Vorteil, der sich für den Patienten ergibt, stehen. Da beim endoskopischen Vorgehen nur ein einziger Schnitt nötig ist, ist sicher das kosmetische Resultat zu verbessern; die sofortige Mobilisation des Patienten ist möglich, wodurch eine kürzere Liegedauer erreicht werden kann. Durch das Operieren fernab vom möglicherweise bestehenden Ulkus mit herrschender Infektion sollten die postoperativen infektiösen Wundheilungsstörungen reduziert werden können. Fünftens ergibt sich für den Arzt der Vorteil der Übersicht über den Subfascialraum, der Faszienspaltung unter Sicht, des zeitsparenden und atraumatischen Operierens in Blutsperre. Daß es sich sechstens um eine effektive Methode handelt, zeigt sich in der Akzeptanz in mittlerweile 21 nationalen und internationalen Hospitälern, wobei sie überall in der täglichen chirurgischen Praxis durchführbar ist. Ein in die Argumentation immer stärker eingeführtes Kriterium ist siebtens die Cost-Benefit-Relation, wobei sich hier für die Zukunft möglicherweise ein ambulantes Operationsverfahren mit wenig kostenaufwendigem Instrumentarium etabliert.

Zusammenfassung

Die Methode der endoskopischen Perforansdissektion:

- geht die pathogenetischen Prinzipien kausal an
- ist leicht erlernbar
- ist wenig zeitaufwendig
- ist billig
- bedarf weiterer klinischer Prüfung

Ausblick

Endoskopische Techniken in Diagnostik und Therapie erweitern zunehmend die Palette unserer Möglichkeiten, verändern Therapiekonzepte zum Nutzen des Patienten und erhöhen die Sicherheit für den Operateur. In der Venenchirurgie stehen wir hier noch ganz am Beginn.

Literatur

1. Vollmar JF, Loeprecht H, Hutschenreiter S (1987) Advances in vascular endoscopy. Thorac cardiovasc surgeon 35:334–340
2. Hauer G, Gaitzsch A (1988) Endoskopische Perforansdissektion. Langenbecks Arch Chir Suppl II (Kongreßbericht) 157–160
3. Becker HM, Stelzer G, v. Rudkowski AP (1987) Gefäßchirurgie in Deutschland. Informationen des Berufsverbandes der deutschen Chirurgie e.V. Nr. 9:120–124
4. Troidl H, Spangenberger W, Kusche I (1988) Bewertung der Endoskopie. Langenbecks Arch Suppl II:385–392

Freie Vorträge

Diagnostische und operative Endoskopie und Sonographie

173. Duplex-Dopplersonografie zur Diagnostik der Abstoßungsreaktion nach Nierentransplantation — was leistet der „Pulsatile Fluß-Index" (PFI)?

K. H. Albrecht, K. W. Sievers, W. Niebel und F. W. Eigler

Abteilung für Allgemeine Chirurgie, Universitätsklinikum Essen, Hufelandstr. 55, D-4300 Essen

Duplex Ultrasound for Diagnosis of Renal Transplant Rejection — Evaluation of the Pulsatile Flow Index (PFI)

Summary. The PFI is calculated from the ratio of mean and maximum frequency shift of a pulsed Doppler signal which correlates with the peripheral flow resistance. The normal range of PFI in the renal artery was determined in 60 normal volunteers. A total of 163 consecutive duplex measurements were performed in transplant arteries of 58 patients. The PFI was compared with clinical parameters, radionuclide scintigraphy, and, when available, graft biopsy. The PFI allowed correct identification of rejection in 85% (sensitivity) and the absence of rejection in 81% (specifity) of the patients. Thus, PFI is a noninvasive method for differentiating between rejection and renal failure.

Key words: Renal Transplantation — Rejection — Duplex Ultrasound — Pulsatile Flow Index

Zusammenfassung. Der PFI wird aus dem Quotienten der mittleren und maximalen Frequenzverschiebung eines gepulsten Dopplersignals berechnet. Er korreliert mit dem peripheren Strömungswiderstand. Der Normalbereich wurde an Nierenarterien 60 gesunder Probanden ermittelt. 163 konsekutive Duplex-Untersuchungen wurden in Transplantatarterien von 58 Patienten durchgeführt. Der PFI wurde mit klinischen Parametern, Isotopennephrografie und ggf. einer Transplantatbiopsie verglichen. Eine Abstoßung wurde in 85% richtig zutreffend (Sensitivität) und in 81% richtig nicht zutreffend (Spezifität) erkannt. Der PFI erlaubt damit, nicht invasiv zwischen Nierenversagen und Abstoßung zu unterscheiden.

Schlüsselwörter: Nierentransplantation — Abstoßung — Duplex-Sonografie — Pulsatiler Fluß-Index

174. Ultraschallgeleitete Therapeutische Eingriffe — Technik und Ergebnisse —

R. Otto und H. Säuberli

Radiologisches Institut und Chirurgische Klinik des Kantonspitals, CH-5405 Baden/Schweiz

Therapeutic Interventions under Sonographic Guidance — Technique and Results

Summary. Therapeutic interventions to drain pathological fluid collections under sonographic guidance have been very successful. Ultrasound is especially suitable for the less invasive treatment of abscesses, pancreatic pseudocysts and hematomas yielding a cure rate of up to 90%. Palliative or preoperative measures include nephrostomy, drainage of the bile system and direct tumor therapy. In case of sonographic failure these interventions can also be performed under CT control (i.e. sympathectomy).

Key words: Abscess Drainage — Pancreatic Pseudocyst Drainage — Tumor Therapy — Sonographical Puncture

Zusammenfassung. Ultraschallgeführte therapeutische Eingriffe haben sich für die Drainage krankhafter Flüssigkeitsansammlungen bestens bewährt. Sie sind insbesondere für die wenig invasive, rasche Behandlung von Abszeß, Pseudozyste oder Hämatom geeignet und zeitigen eine Heilungschance bis zu 90%. Palliative oder präoperative Maßnahmen sind Nephrostomie, Gallenwegsdrainage und Tumordirekttherapie. Bei Versagen der Sonographie werden die Eingriffe CT-gesteuert vorgenommen (z.B. Sympathektomie).

Schlüsselwörter: Abszeßdrainage − Pseudozystendrainage − Tumortherapie − Ultraschallpunktion

175. Perioperative Sonographie beim Mammacarcinom

R. Ernst, A. Weber, K. H. Bauer, J. Friemann und V. Zumtobel

Chirurgische Klinik der Ruhr-Universität Bochum, St. Josef-Hospital, Gudrunstr. 56, D-4630 Bochum 1

Perioperative Ultrasonography in Breast Carcinoma

Summary. In a prospective study preoperative ultrasonography of 127 patients with carcinoma of the breast allowed the precise prediction of pTNM staging in 85.8% for tumor size and in 77.2% for lymph node involvement. Multicentric-multifocal carcinomas were diagnosed by ultrasonography in 20 of 29 patients; this was superior to mammography (9 of 29). Ultrasonography of specimens is useful in cases of negative clinical findings when tumor imaging is possible. The peroperative staging by ultrasonography ensures more precision planning and differentiated therapy of carcinoma of the breast, especially important with regard to breast-preserving therapy.

Key words: Breast Carcinoma − Preoperative Staging − Ultrasonography

Zusammenfassung. In einer prospektiven Studie konnte durch präoperative Sonographie bei 127 Mammacarcinomfällen das pTNM-Stadium bezüglich Tumorgröße in 85,8% und Lymphknotenbefall in 77,2% exakt vorausgesagt werden. Multizentrische-multifokale Carcinome wurden sonographisch mit 20 von 29 Fällen besser als mamographisch mit nur 9 von 29 Fällen erkannt. Die Sonographie der entnommenen Präparate sollte stets bei unsicherem Tastbefund und nur sonographisch darstellbarem Tumor durchgeführt werden. Planung und Durchführung einer differenzierten Therapie beim Mammacarcinom, besonders im Hinblick auf eine brusterhaltende Therapie wird durch die perioperative Mammasonographie wesentlich verbessert.

Schlüsselwörter: Mammacarcinom − Sonographie − präoperatives Staging

176. Zusätzlicher Informationsgewinn durch intraoperativen Ultraschall (IOUS) bei Lebermetastasen

R. Förster, H.-J. Klotter, H. Sitter und M. Rothmund

Zentrum f. Operative Medizin I, Klinik für Allgemeinchirurgie, Philipps-Universität Marburg, Baldingerstraße, D-3550 Marburg/L.

Additional Information by Using Intraoperative Ultrasonography (IOUS) in the Surgery of Liver Metastases

Summary. From 1982 to 1989 IOUS was used in 58 patients undergoing operations for liver metastases caused mainly by colorectal cancer. All preoperatively known tumors were localized. Additional metastases, which had been detected neither by preoperative diagnosis nor by surgical exploration were found in 11 (19%) of the patients. The operative strategy was consequently changed in six whereas resection was contraindicated in three patients, a more extensive resection was done in three other patients for whom the planned operation would not have been curative. IOUS offers a maximum sensitivity for detecting and localizing liver metastases and therefore is a useful tool for the liver surgeon.

Key words: Intraoperative Sonography – Liver Metastases – Operative Strategy

Zusammenfassung. Zwischen 1982 und 1989 haben wir bei 58 Patienten, die wegen Metastasen vorwiegend colorektaler Karzinome operiert wurden, die IOUS eingesetzt. Alle bekannten Tumoren konnten lokalisiert werden. Bei 11 (19%) Pat. wurden mit IOUS zusätzliche Metastasen gefunden, die weder präoperativ noch durch die chirurgische Exploration entdeckt werden konnten. Bei 6 (10%) der Pat. mußte die Operation geändert werden. Dreimal wurde auf die Resektion verzichtet, bei 3 Pat. wäre der geplante Eingriff nicht curativ gewesen – die Resektion wurde erweitert. Wir schließen: Die IOUS ist das sensitivste lokalisationsdiagnostische Verfahren bei Lebermetastasen und somit ein wichtiges Instrument in der Hand des Leberchirurgen.

Schlüsselwörter: Intraoperativer Ultraschall – Lebermetastasen – Operationstaktik

177. Die abdominelle Sonographie in der Diagnostik der ileocoecalen Invagination

A. Schäfer, V. Klingmüller und K. H. Muhrer

Klinik für Thorax- und Allgemeinchirurgie am Zentrum für Chirurgie der JLU Gießen, Klinikstraße 29, D-6300 Gießen

Abdominal Sonography in Diagnosis of Intussusception in Childhood

Summary. Abdominal sonography confirms not only the diagnosis of intussusception but gives important additional information. The observation of secondary phenomena such as ascites and wide bowels loops indicates that intussusception has been present for a longer time. In such cases hydrostatic reduction is unlikely to be effective. Therefore since 1985 children with advanced disease no longer receive an enema but undergo laparatomy immediately. This change in procedure resulted in an increase in the rate of successful hydrostatic reduction from 30 to 88% and the number of bowel resections fell from four to one in comparable patient groups.

Key words: Abdominal Sonography – Diagnosis – Intussusception

Zusammenfassung. Bei der kindlichen Invagination ermöglicht die abdominelle Sonographie die sichere Diagnosestellung und den Nachweis von Sekundärphänomenen wie Ascites und weitgestellten Darmschlingen. Dies läßt auf eine länger bestehende Invagination schließen, deren hydrostatische Reposition oft mißlingt. Daher verzichten wir seit 1985 bei der fortgeschrittenen Invagination auf den Kolonkontrasteinlauf und laparatomieren sofort. Nach dieser therapeutischen Änderung ist die Erfolgsrate der hydrostatischen Repositionen von 30 auf 80% gestiegen, die Zahl der Darmresektionen sanken bei vergleichbaren Patientengruppen von vier auf eine.

Schlüsselwörter: Kindliche Invagination – Sonographie – Diagnostik

178. Ultraschall versus i.v. Cholangiographie bei Gallensteinträgern: Screening der Choledocholithiasis

P. Lubinus, R. Engemann und H. Hamelmann

Chir. Univ.-Klinik Kiel, Arnold-Heller-Straße 7, D-2300 Kiel

Ultrasonography vs. Intravenous Cholangiography: Screening for Stones of the Bile Ducts

Summary. There is evidence that ultrasonography has the same sensitivity and specificity for detecting gallbladder and bile duct stones preoperatively as does i.v. cholangiography. In a retrospective analysis we tested how the number of X-ray examinations could be reduced by screening for bile duct stones according to six "risk factors". The results showed that while the same diagnostic accuracy in detecting gallbladder and bile duct stones was achieved the X-ray examinations were reduced by up to 50%.

Key words: Ultrasonography − i.v. Cholangiography of the Bile Duct Stones

Zusammenfassung. Es gibt Anhalte, daß die Sonographie bezüglich Sensitivität und Spezifität bei der Cholelithiasis der i.v. Cholangiographie nicht nachsteht. In einer retrospektiven Analyse haben wir ein auf 6 Risikofaktoren beruhendes „Screening der Choledocholithiasis" getestet, um die Anzahl der Röntgenuntersuchungen zu senken. Die Ergebnisse: 1) Wir würden verglichen mit unserem derzeitigen Konzept annähernd dieselbe diagnostische Treffsicherheit erreichen. 2) Wir könnten die Anzahl der Röntgenuntersuchungen halbieren.

Schlüsselwörter: Sonographie − i.v. Cholangiographie − Choledocholithiasis

179. Endoskopie der Ulcusblutung: Definition des Risikopatienten durch Lokalisation und Blutungsaktivität

R. Bumm, A. H. Hölscher, D. Schaumburg und J. R. Siewert

Chirurgische Klinik der TU München, Ismaningerstr. 22, D-8000 München 80

Endoscopy of the Bleeding Gastroduodenal Ulcer: Definition of the "Patient at Risk" by Ulcer Location and Bleeding Activity

Summary. The aim of this study was to identify patients at risk for early rebleeding, since mortality in this group of patients is high. All patients with bleeding gastroduodenal ulcer underwent early endoscopy; risk for rebleeding was classified as high; if (a) ulcers were located at the posterior duodenal bulb, the pyloric ring or the lesser gastric curvature; (b) initial bleeding intensity was high and (c) ulcer craters exhibited a visible vessel. Patients at risk were scheduled for early elective operative treatment. In 147 patients included in this study from 1982 to 1988, overall mortality was 8.8%. Mortality markedly decreased during the study period.

Key words: Ulcer Bleeding − Mortality − Early Rebleeding − Endoscopic Stigmata

Zusammenfassung. Ziel der Studie war es, Patienten mit einem hohen Risiko für ein frühes Blutungsrezidiv zu identifizieren, da die Klinikmortalität dieser Gruppe hoch ist. Alle Patienten mit gastroduodenaler Ulcusblutung wurden innerhalb von 8 h nach Aufnahme endoskopiert; das Risiko für ein Blutungsrezidiv wurde hoch eingeschätzt wenn (a) das Ulcus an der Bulbushinterwand, dem Pylorus oder kleinkurvaturseitig lokalisiert war; (b) die inititale Blutungsintensität hoch war und (c) im Ulcuskrater ein sichtbarer Gefäßstumpf aufzufinden war. Diese Patienten wurden einer frühelektiven operativen Therapie zugeführt. Bei 147 von 1982−1988 in die Studie aufgenommenen Patienten betrug die Gesamtmortalität 8,8%. Im Studienverlauf war ein drastischer Rückgang der Klinikmortalität zu verzeichnen.

Schlüsselwörter: Ulcusblutung − Kliniksmortalität − frühe Rezidivblutung − endoskopische Stigmata

180. Die Rolle der Notfallendoskopie (NE) bei der Selektion von Patienten mit gastroduodenaler (gd) Blutung für eine konservative oder chirurgische Therapie

W. Pimpl, O. Boeckl und M. Heinerman

I. Chir. Abt. und Ludwig-Boltzmann-Institut für exp. und gastroenterolog. Chir., Landeskrankenanstalten Salzburg, Müllner Hauptstraße 48, A-5020 Salzburg

Role of Emergency Endoscopy (EE) in Selecting Patients with Gastroduodenal (GD) Bleeding for Conservative or Surgical Treatment

Summary. In a prospective study three different treatment protocols for GD hemorrhage were compared. Following EE protocol I (n = 77) emergency operations (E.OP.) in 20.8%, elective surgery (EL.OP.) in 35% and conservative therapy (C.TH.) in 44.2%, with an overall mortality of 16.9%. In protocol II (n = 116) actively bleeding lesions were treated with injection therapy (epinephrine/polidocanol); this resulted in a reduction of E.OP. to 12.9% and EL.OP. to 18.1%, with an overall mortality of 9.5%. In protocol III (n = 222), additionally to the management of protocol II, lesions with high risk for rebleeding were operated "early electively", further reducing the death rate to 6.7%.

Key words: Gastroduodenal Hemorrhage – Emergency Endoscopy – Selection for Surgery

Zusammenfassung. Diese prospektive Studie vergleicht 3 konsekutive Behandlungsprotokolle bei gd-Blutung. Protokoll I (n = 77) umfaßte nach der NE Akutoperation (A.OP.) in 20,8%, elektive Chirurgie (E.OP.) in 35% und konservative Therapie (K.T.) in 44,2% mit einer Gesamtmortalität von 16,9%. Im Protokoll II (n = 116) wurden aktive Blutungen endoskopisch unterspritzt (Adrenalin/Polidokanol), was zu einer Reduktion der A.OP. (12,9%) und der E.OP. (18,1%) sowie der Mortalität auf 9,5% führte. Im Protokoll III (n = 222) wurden blutungsrezidivgefährdete Läsionen in Abänderung zu Protokoll II früh-elektiv operiert, was eine weitere Reduktion der Gesamtmortalität auf 6,7% zur Folge hatte.

Schlüsselwörter: Gastroduodenale Blutung – Notfallendoskopie – Selektion zur Operation

181. Endoskopische Fibrinklebung beim blutenden Gastroduodenalulcus – ein neues therapeutisches Konzept?

R. Salm, J. Sontheimer, K. Rückauer und H. Laaf

Chirurgische Universitätsklinik, Abt. Allgemeine Chirurgie mit Poliklinik, Hugstetterstr. 55, D-7800 Freiburg

Endoscopic Hemostasis with Fibrin-Sealant in Cases of Gastroduodenal Ulcer Bleeding – A New Therapeutic Concept?

Summary. Polidocanol, which is used in endoscopic hemostasis, can cause tissue damage which may possibly lead to recurrent hemorrhages. This was proven in a study comparing the effects of polidocanol and Fibrin 2-component sealant of the gastric mucous membrane in Wistar rats. Since 1 February 1988, 59 patients with gastroduodenal ulcer bleeding (17 Forrest (F) Ia, 15 FIb, 27 FIIa, and 6 FIIb) have undergone endoscopic hemostasis with fibrin sealant. The principle of early elective operation for patients in stages FIa and FIIa was abandoned under the study conditions. Compared to reports in the literature and our own earlier treatment groups, the proportion of recurrences was clearly reduced: there was one recurrence in the FIIa group and five in the FIa/b group. Three of these patients underwent operations, and a second endoscopic hemostasis with fibrin sealant resulted in definitive hemostasis in the others.

Key words: Ulcer Bleeding – Endoscopic Hemostasis – Fibrin Sealant – Tissue Reaction

Zusammenfassung. Das zur endoskopischen Blutstillung verwendete Polidocanol kann Gewebsschäden verursachen, die möglicherweise Rezidivblutungen mitbedingen. Dies konnten wir an der Magen-

588

schleimhaut von Wistar-Ratten im Vergleich mit Fibrin-2-Komponenten-Kleber nachweisen. Wir haben deshalb prospektiv seit 1. 2. 1988 bei bisher 59 Patienten mit gastroduodenaler Ulcusblutung (17 Forrest (F) Ia, 15 FIb, 21 FIIa, 6 FIIb) Fibrinkleber zur endoskopischen Blutstillung eingesetzt und das Prinzip der frühelektiven Operation für FIa- und FIIa-Stadien unter diesen Studienbedingungen verlassen. Im Vergleich zur Literatur und einer eigenen früheren Behandlungsgruppe war die Rezidivquote deutlich geringer: 1 Rezidiv in der FIIa- und 5 in der FIa/b-Gruppe. 3 dieser Patienten wurden operiert, bei den übrigen wurde mit einer nochmaligen Fibrinkleber-Therapie die definitive Blutstillung erreicht.

Schlüsselwörter: Ulcusblutung − endoskopische Blutstillung − Fibrinkleber − Gewebsreaktion

182. Der endoskopische Fistelverschluß im Gastrointestinaltrakt

G. Meyer, V. Lange, H. Wenk und F. W. Schildberg

Klinik für Chirurgie, Medizin. Universität Lübeck, Ratzeburger Allee 160, D-2400 Lübeck

Endoscopic Sealing of Gastrointestinal Fistulas

Summary. Endoscopic sealings of 37 gastrointestinal fistulas were performed. Thirty-four of the fistulas had originated postoperatively and three had developed spontaneously. While the success rate using Polidocanol and Prolamin was 50%, it increased in 80% with fibrin sealant. Primary disease, fistula age and purulent secretion have no influence on the outcome. Fistulas of the upper GI tract and abscess cavities respond favourably to this treatment whereas those located in the lower GI tract or associated with radiation therapy or Crohn's disease seem to respond unfavourably. Fifty percent of the fistulas can be occluded only after repeated trials.

Key words: Gastrointestinal Fistulas − Anastomotic Insufficiency − Fibrin Sealant − Endoscopic Sealing of Fistulas

Zusammenfassung. Es wird über 37 Versuche eines endoskopischen Verschlusses gastrointestinaler Fisteln berichtet. 34 Fisteln waren postoperativ und drei spontan entstanden. Während mit Polidocanol und Prolamin die Erfolgsrate nur 50% betrug, stieg sie mit dem Fibrinkleber auf 80% an. Grunderkrankung, Fistelalter und eitrige Sekretion hatten keine Bedeutung, günstig waren Fisteln des oberen G-I-Traktes und Abszeßhöhlen. Ungünstig scheinen Lokalisationen im unteren G-I-Trakt, Fisteln nach Strahlentherapie und bei M. Crohn zu sein. 50% der Fisteln können erst durch wiederholte Klebung verschlossen werden.

Schlüsselwörter: Gastrointestinale Fisteln − Anastomoseninsuffizienz − Fibrinkleber − endoskopischer Fistelverschluß

183. Die PEG zur transstomalen Entlastung chronischer intestinaler Obstruktionen

G. Lepsien, T. Neufang, K. Lepsien und F.-E. Lüdtke

Abtlg. Allgemeinchirurgie im Zentrum Chirurgie, Univ.-Kliniken Göttingen, Robert-Koch-Str. 40, D-3400 Göttingen

Percutaneous Endoscopic Gastrostomy (PEG) for Gastrointestinal Decompression in Patients with Chronic Intestinal Obstruction

Summary. Percutaneous endoscopic gastrostomy is the method of choice for the creation of a feeding gastrostomy. The PEG procedure can also be used for procuring gastrointestinal decompression. We report our experience in 26 patients (18 females, 8 males) with prior abdominal surgery and chronic intestinal obstruction caused by malignant disease. All patients depended on parenteral nutrition and naso gastric suction. The procedure failed in three patients because of no transillumination. No technical difficulties or severe complications were observed in 23 other patients. A complete intestinal compression was achieved in 18 (78.3%) patients. Gastroesophageal reflux disappeared in 69.6% and was reduced in the others. By combining PEG and parenteral nutrition, the main goal of palliation – discharge from the hospital and better quality of life – was realized in 16 (69.6%) of the incurable patients.

Key words: Percutaneous Endoscopic Gastrostomy (PEG) – Chronic Intestinal Obstruction – Gastrointestinal Decompression

Zusammenfassung. Percutane, endoskopisch kontrollierte Enterostomien gehören heute zum Repertoir des Endoskopikers. Nachdem wir die percutane, endoskopisch kontrollierte Gastrostomie zunächst zum Zwecke der enteralen Ernährung einsetzten, erweiterten wir die Indikation auf die transstomale Entlastung bei chronischen postduodenalen Passagestörungen. Bei 26 Patienten (18 w, 8 m) mit durch austherapierte Malignome des Abdominalraumes bedingten chronischen intestinalen Obstruktionen wollten wir die PEG einsetzen. 3mal war keine Diaphanoskopie erreichbar. 23 Patienten erhielten einen PEG-Katheter. Schwerwiegende Komplikationen traten nicht auf. Voroperationen waren kein Hindernis. Eine vollständige Entlastung wurde bei 18 (78,3%) Patienten erreicht. Die Refluxbeschwerden verschwanden mit PEG bei 69,6% der Behandelten und waren bei den übrigen geringer als zuvor. Unter Kombination von PEG zur Ableitung und Broviac-Katheter zur parenteralen Ernährung war bei 16 (69,6%) Patienten die angestrebte häusliche Weiterbehandlung möglich.

Schlüsselwörter: percutane endoskopische Gastrostomie (PEG) – chronische intestinale Obstruktion – gastrointestinale Dekompression

184. Ch. Petermann, D. Lorenz, M. Jung (Mannheim): Wert der routinemäßigen Kontroll-Endoskopie beim blutenden Gastroduodenal-Ulcus

Manuskript nicht eingegangen

Kurs

Praktische Endoskopie

185a. Praktische Endoskopie — Endoskopische Blutstillung

K.-H. Fuchs, H. Schaube und M. Homann

Christian-Albrechts-Universität zu Kiel, Abteilung Allgemeine Chirurgie, Arnold-Heller-Str. 7, D-2300 Kiel 1

Practical Endoscopy — Endoscopic Hemostasis

Summary. The workshop "Practial Endoscopy" was organized for the first time at the Congress of the German Society of Surgery. Video presentations demonstrated the injection method for endoscopic hemostasis. Different injection fluids with their advantages and disadvantages were shown. Endoscopic injection is a successful, safe and cheap method of hemostasis. This technique is indicated in all active bleeding lesions in the gastrointestinal tract including those at risk of recurrence.

Key words: Endoscopic Hemostasis — Injection Method — Emergency Endoscopy

Zusammenfassung. In diesem erstmals durchgeführten Kurs „praktische Endoskopie" zum Kongreß der Deutschen Gesellschaft für Chirurgie wurden an Hand von Videoaufzeichnungen, die Technik der Injektionsmethode mit Beispielen der endoskopischen Blutstillung demonstriert. Es wurden die verschiedenen Injektionsmittel sowie ihre Vor- und Nachteile gezeigt. Die Injektionsmethode muß als eines der erfolgreichsten, sichersten und billigsten Blutstillungsverfahren angesehen werden. Der Indikationsbereich für diese Methode liegt bei allen aktiven und blutungsrezidivgefährdeten Läsionen im Gastrointestinaltrakt.

Schlüsselwörter: endoskopische Blutstillung — Injektionsmethode — Notfallendoskopie

185b. Bougierungsbehandlung und endoskopische Celestintubus-implantation bei Stenosen des Ösophagus

H. Stöltzing

Klinik für Allgemeine und Unfallchirurgie, Heinrich-Heine-Universität, Moorenstr. 5, D-4000 Düsseldorf

Treatment of Esophageal Stenoses by Bougienage and Endoscopic Celestin Tube Implantation

Summary. Almost all benign and malignant esophageal strictures can be treated by endoscopically guided bougienage. A guide wire with a flexible tip is first positioned and then dilatation is performed. In our experience plastic bougies of the Savary type are best suited. The treatment can usually be performed on an outpatient basis, and the risk of complications is relatively low. Inoperable tumour stenoses can be treated by endoscopic Celestin tube implantation after wide bougienage (to 54—56 Ch.). Anaesthesia is recommended for this procedure and difficult implantations should be done under X-ray control.

Key words: Bougienage — Esophageal Stricture — Celestin Tube

Zusammenfassung. Nahezu alle benignen und malignen Stenosen des Ösophagus sind einer endoskopisch geführten Bougierungsbehandlung zugänglich. Nach Plazierung eines Führungsdrahtes mit flexiblem Ende hat sich hierfür insbesondere die Anwendung von Kunststoffbougies (nach Savary) bewährt. Die Bougierung kann meist ambulant durchgeführt werden, die Komplikationsrate ist niedrig. Bei inoperablen Tumorstenosen kann nach weiter Aufbougierung (54−56 Ch.) eine endoskopische Celestintubusimplantation erfolgen; eine Narkose ist empfehlenswert. Schwierige Plazierungen sollten unter Durchleuchtung vorgenommen werden.

Schlüsselwörter: Bougierung − Ösophagusstenose − Celestintubus

Gefäßchirurgie I
gemeinsam mit Teilgebiet Gefäßchirurgie

Rekonstruktive Eingriffe bei amputationsbedrohten Gliedmaßen

186. H. Rieger a. A. (Engelskirchen): Begriffsbestimmung amputationsbedrohter Gliedmaßen

Manuskript nicht eingegangen

187. Stellenwert der Triadenoperation bei Mehretagenverschluß

J. F. Vollmar und H. Hamann

Abteilung für Gefäß-, Thorax- und Herzchirurgie, Klinikum der Universität Ulm, Steinhövelstr. 5, D-7900 Ulm (Donau)

Value of the Triad Operation in Multilevel Arterial Occlusive Disease

Summary. A triad procedure, i.e., aorto iliac inflow repair + profundaplasty + lumbar sympathectomy, offers a simple and effective approach for revascularisation in patients with multilevel arterial occlusive disease. Approximately 85% of the affected limbs at stage III−IV may return to a stage I or II. Only 10% require an additional distal bypass. Indications, technical aspects and late resuts are presented.

Key words: Triad Operation − Profoundaplasty − Multifocal Arterial Occlusive Disease

Zusammenfassung. Die Triadenoperation (aorto-iliakale Einstromrekonstruktion + Profundaplastik + lumbale Sympathektomie) stellt bei einer Mehretagenerkrankung ein einfaches und erfolgreiches Rekonstruktionsprinzip dar. Rund 85% der betroffenen Gliedmaßen, auch im Stadium III und IV, lassen sich in ein Stad. I oder II zurückführen. Nur 10% bedürfen einer zusätzlichen distalen Bypassoperation. Indikation, technische Aspekte und Spätergebnisse werden dargestellt.

Schlüsselwörter: Triadenoperation − arterieller Mehretagenverschluß − Profundaplastik

Bei Mehretagenverschlüssen (z.B. A + B bzw. A + B + C), bietet die seit über zwanzig Jahren geübte Triadenoperation, die in der linken Bildseite dargestellt ist (Abb. 1), für viele Kranke auch im Stadium III bis IV ein äußerst erfolgreiches Wiederherstellungsprinzip. Als Grundsatz sollte gelten: Vor jeder peripheren Rekonstruktion unterhalb des Leistenbandes ist die aorto-iliakale Einstrombahn auf vorgeschaltete hämodynamische Hindernisse zu überprüfen. Die beste Aussage gibt hierbei eine Aortographie in zwei Ebenen. Die zweite Regel sollte sein, bei Mehretagenerkrankungen grundsätzlich zuerst die aorto-iliakale Einstrombahn zu rekonstruieren, da anderenfalls eine periphere Gefäßrekonstruktion in ihrer Funktionstüchtigkeit kurz über lang in Frage gestellt ist.

594

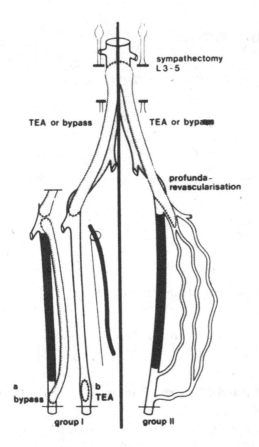

Abb. 1. Mehretagenverschluß und Korrektur-
möglichkeiten. Gruppe I: Korrektur der aorto-
iliakalen (A) und femoro-poplitealen (B) Gefäß-
etage als Simultankorrektur; Gruppe II: Triadenoperation. Korrektur ausschließlich der
aorto-femoralen Einstrombahn mit Profundaplastik und lumbaler Sympathektomie

Auch bei multifokaler arterieller Verschlußkrankheit bleibt die Arteria profunda femoris als wichtigstes Kollateralgefäß bei über 90% der Patienten frei von Verschlußprozessen
[8, 9, 10, 13, 14]. Letztere haben meistens ihre Begrenzung auf das Ostium und die ersten
zwei Zentimeter des Hauptstammes.

Aus zahlreichen strömungsmechanischen Modellen und gefäßmorphologischen Untersuchungen ist seit über 25 Jahren bekannt, daß der kompensatorischen Weitstellung des
Profundaabganges relativ enge anatomische Grenzen gesetzt sind [1]. Diese Erkenntnis
gab Veranlassung, das operationstaktische Vorgehen entsprechend zu variieren; nämlich:

a) Exzision eines verschlossenen Superficialisabganges;
b) langstreckige Erweiterung des Profundahauptstammes durch Patch oder spitzwinkelige
   End-zu-Seit-Anastomose eines Gefäßtransplantates nach dem Prinzip eines konischen
   Kaliberausgleiches;
c) vorsichtige mechanische Aufdehnung der distalen Hauptäste (Abb. 2)
d) intraluminale Blutungskontrolle durch Ballon- oder Anastomosensonde. Vermeidung
   von Gefäßklemmen!

Bei der elektromagnetischen Flußmessung in der Arteria profunda femoris vor und nach
Triadenoperation konnte mein früherer Mitarbeiter Heyden bereits vor zwölf Jahren in
einer konsekutiven Serie von 52 Patienten folgende Feststellungen machen [5, 6]:

1. Nach Profundarevaskulisation kommt es zu einem Anstieg des Stromzeitvolumens
   um durchschnittlich 126%. Die Flußgröße liegt mit einem Mittelwert von 150 ml/min
   um 40 bis 50% höher als bei poplitealen und kruralen Transplantatrekonstruktionen
   selbst mit distaler AV-Fistel [4] (Abb. 3).

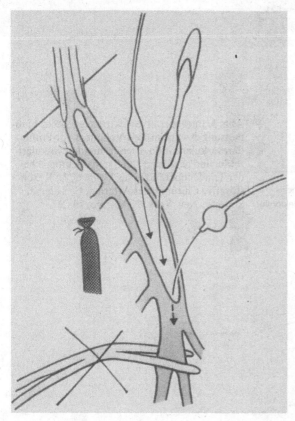

Abb. 2. Operationstaktische Prinzipien der Profundaplastik: **a** Exzision des verschlossenen Arteria femoralis-superficialis-Abganges. **b** Mechanische Aufdehnung der distalen Hauptäste. **c** Intraluminale Blutungskontrolle durch Ballon- oder Anastomosensonde. Kontraindiziert ist die Plazierung distaler Gefäßklemmen.

2. Im Gefolge der ipsilateralen Grenzstrangdurchtrennung L 3 bis L 5 ist ein weiterer Flußzuwachs um durchschnittlich 62% zu registrieren.
3. Die kumulative Durchgängigkeitsrate lag für die Triadenoperation (obere Kurve) nach fünf Jahren doppelt so hoch als die der simultanen Zweietagenkorrektur (untere Kurve) [14, 15] (Abb. 4). Diese Relation traf auch für Patienten im Stadium III und IV zu. In letzterer Gruppe kehrten 44% in ein Stadium I und 46% in ein Stadium II zurück. Auch die Amputationsrate lag nach Triadenoperation um ein Drittel niedriger als nach Totalkorrektur.

Im Laufe der letzten zehn Jahre ließen sich die zitierten Ergebnisse der Triadenoperation an 959 nachuntersuchten Gliedmaßen erneut bestätigen. Ein ungenügender Revaskularisationseffekt fand sich bei 10% dieses Kollektives, besonders bei Dreietagenverschlüssen im Stadium III und IV. Hier war in der Regel eine zusätzliche popliteale oder krurale Zweitkorrektur notwendig.

Die Domäne der Triadenoperation stellen die Kombinationsverschlüsse der Etagen A + B dar, besonders dann, wenn das sogenannte Empfängersegment für die Profundakollateralen, d.h. das erste Segment der Arteria poplitea seine Durchgängigkeit behalten hat [14, 15, 16, 17].

Aber auch bei verschlossenem Empfängersegment kann die zentrale Einetagenkorrektur bei gut entwickeltem Kollateralkreislauf über das Rete articulare und bei erhaltener Durchgängigkeit von wenigstens zwei Unterschenkelarterien zum vollen Erfolg führen.

Die Überlegenheit der Triadenoperation gegenüber primär langen peripheren Rekonstruktionen bei Kombinationsverschlüssen der Ober- und Unterschenkeletage scheint in erster Linie von drei Parametern abzuhängen:

596

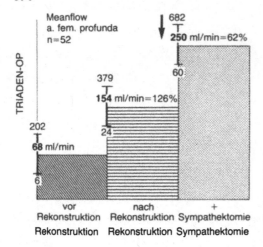

Abb. 3. Intraoperative elektromagnetische Flußmessung des Strom-Zeit-Volumens vor Profundarevaskularisation, nach Profundarevaskularisation und nach lumbaler Sympathektomie bei der Triadenoperation (aus Vollmar, J.: Rekonstruktive Chirurgie der Arterien, G. Thieme, Stuttgart-New York, 3. Auflage, 1982)

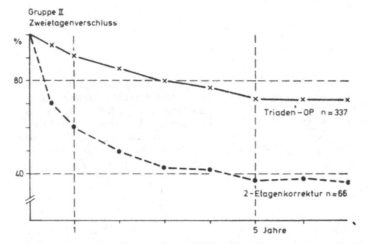

Abb. 4. Vergleich der Fünf-Jahres-Ergebnisse nach Korrektur des Zweietagenverschlusses (A + B). Life-table-Analyse nach Triadenoperation versus Zweietagen-Korrektur (aus Voss, E. U. und J. Vollmar: Aktuelle Chirurgie 1980, 15:77–94)

1. Von der Größe des Stromzeitvolumens durch die Arteria profunda femoris und ihre Kollateralen;
2. Von der erhaltenen Durchgängigkeit des sogenannten Empfängersegmentes und schließlich
3. vom Fehlen einer schweren Drei-Gefäßerkrankung im Unterschenkel und Plantarbereich. Im letzteren Falle sind auch den kruralen und pedalen Rekonstruktionen nur begrenzte Erfolgschancen gesetzt [12].

Zusammenfassung

1. Die Profundaplastik im Sinne einer langstreckigen konischen Erweiterung des Profundahauptstammes in Kombination mit einer lumbalen Sympathektomie L 3 bis L 5 stellt eine zeitsparende und effektive Alternative zu zahlreichen langstreckigen Rekonstruktionen im Ober- und Unterschenkelabschnitt dar. Eine wichtige indikatorische Voraussetzung ist der Nachweis und damit die Ausschaltung vorgeschalteter Strombahnhindernisse in der aorto-iliakalen Einstrombahn.

2. Bei kritischer Auswahl der Patienten und optimierter Operationstechnik wiegen die Vorteile der Triadenoperation bei weitem den Nachteil einer zeitaufwendigen Vollrevaskularisation der Gliedmaße auf. Die Langzeitergebnisse bis zu 13 Jahren postoperativ sind denen der langstreckigen Mehretagenkorrektur eindeutig überlegen. Bei Versagen einer Profundaplastik nimmt sie einer kniegelenksüberschreitenden langen Transplantatrekonstruktion nichts vorweg, d.h. diese kann in einer zweiten Sitzung jederzeit angeschlossen werden.

3. Die Verlagerung der gefäßchirurgischen Aktivität auf die Arteria profunda femoris und ihre vorgeschaltete Einstrombahn bedeutet für viele Patienten mit Kombinationsverschlüssen den Verzicht auf eine primäre zeitraubende periphere Transplantatrekonstruktion mit einem oft fragwürdigen Langzeiterfolg. Sie bedeutet zugleich reduziertes Risiko und Zeitersparnis sowohl für den Patienten als auch für den Chirurgen.

Literatur

1. Berguer R, Higgins RF, Cotton LT (1975) Geometry, blood flow, and reconstruction of the deep femoral artery. Am J Surg 130:68–73
2. Cotton LT, Roberts VC (1975) Extended deep femoral angioplasty: an alternative to femoro-popliteal bypass. Br J Surg 62:340–343
3. Falco G (1982) Die Korrektur des aorto-iliakalen und femoro-poplitealen Kombinationsverschlußes durch Triadenoperation. Dissertationsschrift Ulm
4. Harris PL, Campbell H (1983) Adjuvant arteriovenous shunt with femoro-tibial bypass for critical ischaemia. Br J Surg 70:377
5. Heyden B (1976) Die Stellung der Profundaplastik bei der Korrektur von Zweietagenverschlüssen (aorto-iliakal und femoro-popliteal) In: Kongreßband 9. Jahrestag. Österreich. Ges. Gefäßchirurgie. Egermann, Wien, S 271
6. Heyden B (1979) Therapeutisches Vorgehen bei Zweietagenverschlüssen (aorto-iliakal und femoro-popliteal). Ergebnisse aus rekonstruktiven Eingriffen an 400 Extremitäten von 1970–1976 an der Ulmer Klinik. In: Gefäßchirurgie aktuell 1978, TM-Verlag, Bad Oeynhausen, S 9–14
7. Leeds FH, Gilfillan RS (1961) Revascularization of the Ischemic Limb (Importance of Profounda Femoris Artery). Arch Surg 82:45–51
8. Martin P (1972) A reconsideration of arterial reconstruction below the inguinal ligament. J Cardiovasc Surg 13
9. Martin P, Frawley JE, Barabas AP, Rosengarten DS (1972) On the surgery of atherosclerosis of the profunda femors artery. Surgery 71:182–189
10. Morris GC, Edwards JR, Cooley DA (1961) Surgical importance of profunda femoris artery. Arch Surg 82:32
11. Okike N, Bernatz DE (1976) The role of the deep femoral artery in revascularization of the lower extremity. Mayo Clin Proc 51:209
12. Snyder StO, Wheeler JR, Gregory RT, Gayle RG (1985) Failure of arteriovenous fistulas at distal tibial bypass anastomotic sites. J Cardiovasc Surg 26:137
13. Thompson BW, Read RC, Slayden JE, Boyd CM (1977) The role of primary and secondary profundaplasty in the treatment of vascular insufficiency. J Cardiovasc Surg 18:55–62
14. Vollmar J (1982) Rekonstruktive Chirurgie der Arterien. 3. Aufl., Thieme, Stuttgart New York
15. Voss EU, Heyden B, Vollmar J (1979) Le traitement chirurgical des obstructions étagées aortoiliaques et fémoro-poplitées. Angéiologie 31:3–8
16. Voss EU, Vollmar J, Heyden B, Rudolph F (1980) Chirugische Therapie der chronischen aorto-iliakalen Arterienverschlüsse. Akt Chir 15:77–94
17. Zimmer B (1984) Die Stellung der Profundarevaskularisation und der lumbalen Sympathektomie im Rahmen der operativen Therapie aorto-iliakaler und femoro-poplitealer Kombinationsverschlüsse. Beobachtung nach 5 Jahren. Dissertationsschrift Ulm

188. W. Sandmann (Düsseldorf): Kniegelenksüberschreitender Bypass mit Vene

Manuskript nicht eingegangen

189. Kniegelenküberschreitender Bypass mit Kunststoff

H. Müller-Wiefel

Gefäßchirurg. Klinik des St. Johannes-Hospitals, Akadem. Lehrkrankenhaus, Duisburg-Hamborn, An der Abtei 7–11, D-4100 Duisburg

Below-Knee Bypass Procedures with Synthetic Graft Material

Summary. Synthetic tubes are the second choice for below-knee bypass materials. The ring-reinforced thin-walled Goretex-PTFE graft is an approved material which was tested in a multicenter study. The primary 3 years patency for below-knee femoral-popliteal bypass was 64%, for crural bypass 39%. A total of 195 grafts have been implanted. Long-term patency depends very much on the run-off conditions (81% in good and 43% in bad cases). The over-all limb salvage rate was 80% after 3 years.

Key words: Alloplastic Bypass – PTFE-Goretex Prosthesis – Below-Knee Femoral-popliteal Bypass Procedure

Zusammenfassung. Kunststoffprothesen stellen für den knieüberschreitenden Bypass das Material zweiter Wahl nach körpereigener Vene dar. Die ringverstärkte dünnwandige Goretex-PTFE-Prothese hat sich hierfür seit 1984 bewährt. In einer Multizenterstudie wurden 195 Implantationen vorgenommen. Die primäre Durchgängigkeit betrug nach 3 Jahren für popliteale Anschlüsse 64, für crurale 39%. Das Spätergebnis ist sehr vom Ausflußtrakt abhängig (81 bzw. 43% Durchgängigkeit nach 3 Jahren). Die Beinerhaltungsrate nach 3 Jahren lag insgesamt bei 80%.

Schlüsselwörter: Kunststoffbypass – PTFE-Goretex-Prothese – kniegelenksüberschreitender Bypass

Läßt sich eine kniegelenksüberschreitende Bypass-Anlage mit autogener Vene als das primär anzustrebende Vorgehen nicht realisieren, so kommt als Gefäßersatzmaterial der zweiten Wahl die Kunststoffprothese zum Einsatz, wenn man nicht im Einzelfall auf eine langstreckige Thrombendarteriektomie der femoro-poplitealen Achse oder den Composite-graft ausweichen will.

Generell ist bei Verwendung alloplastischen Materials für Bypassführungen in femoro-distal-poplitealer Position mit schlechteren Dauerergebnissen zu rechnen, als bei der Anlage einer autogenen venösen Bypass-Strecke – ein Sachverhalt, der noch mehr ins Gewicht fällt, wenn die das Kniegelenk überschreitende Umleitung zu einer cruralen Arterie führt.

Bei der Indikationsstellung sowie der taktischen Planung des Eingriffs gilt es, dies zu bedenken – was andererseits nicht heißt, daß für eine Bypassführung über das Kniegelenk hinaus mit modernem alloplastischem Material heute kein Raum mehr wäre.

Tabelle 1 stellt einige Argumente, die für die Verwendung alloplastischen Gefäßersatzes sprechen, zusammen. Eine fehlende oder ungeeignete Saphena magna ist im Alltag keine Seltenheit. Auch wenn im einen oder anderen Falle die Vena saphena parva verwertbar erscheint und theoretisch auch einmal Subkutanvenen der oberen Extremitäten heran-

600

Tabelle 1. Katalog einiger Indikationskriterien für Verwendung eines alloplastischen Gefäßersatzes bei kniegelenksüberspringer Rekonstruktion

Autogener Venenbypass = „Gold Standard"
Aber:
1. ausreichende Verfügbarkeit
2. Schonung für späteren Coronarbypass
3. reduzierte OP-Zeiten für Hochrisiko-Fälle
4. reduzierte Lebenserwartung relativiert lange Funktionsdauer
5. Thrombektomierbarkeit bei Prothese besser

gezogen werden können, so werden sich diese Techniken in der Praxis doch eher für komplexere crurale Rekonstruktionen anbieten, als für den Standardbypass auf die terminale Arteria poplitea.

Ob eine generelle Venenschonung bei bekannter coronarer Herzkrankheit berechtigt ist, wird im Schrifttum kontrovers diskutiert. Man muß aber wohl anmerken, daß dieses Argument in der Vergangenheit häufig zu liberal benutzt wurde. Dennoch gebietet sich ein den Gesamtverlauf der chronischen arteriellen Verschlußkrankheit berücksichtigender rationeller Umgang mit dem bei jedem Patienten nun einmal begrenzten Vorrat an hochwertigem biologischem Arterienersatzmaterial.

Neben der beim femoro-distal-poplitealen Bypass recht langen Kunststoffstrecke und dem vergleichsweise kleinen Kaliberquerschnitt wirkt sich die Notwendigkeit, eine Zone relativ weiter Beweglichkeit zu durchqueren, als zusätzliches Handicap aus. Aufgrund der Mechanik des Kniegelenkes erfährt die für orthotope Bypassführung im Bereich der Kniekehle zur Verfügung stehende Strecke eine signifikante Distanzverkürzung bis auf weniger als die Hälfte, so daß ein relativer Längenüberschuß des Prothesenrohres resultiert, der bei Kniebeugung über die 90°-Stellung hinaus noch verstärkt wird (Abb. 1).

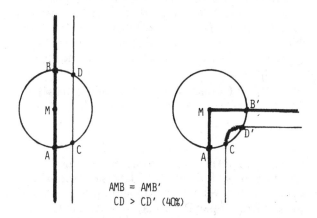

AMB = AMB'
CD > CD' (40%)

Abb. 1. Schema zur Mechanik des Kniegelenkes und der die Kniekehle bei orthotoper Bypassführung kreuzenden Prothesenstrecke. Bei Kniebeugung verringert sich die für den Bypassdurchtritt zur Verfügung stehende Distanz, so daß eine relative Überlänge resultiert, die an anderer Stelle kompensiert werden muß

Der Abknickungsgefahr, der glattwandige, nicht elastische Kunststoffröhren ohne Crimping in diesem Bereich unterliegen, hat man bekanntlich mit einer externen Verstärkung zu begegenen versucht und dabei einen äußeren Ring- oder Spiralbesatz gewählt. Ob es dabei günstiger ist, diesen segmentär oder in ganzer Länge anzubringen, soll hier nicht untersucht werden.

Das alloplastische Material unserer Wahl für den kniegelenksüberschreitenden Kunststoffbypass ist seit 1984 die RTW-Goretex-Prothese[1] aus dünnwandigem PTFE. Sie hat sich uns in der Vergangenheit bei entsprechender Indikation bewährt. Welche Ergebnisse sich mit der RTW-Goretex-Prothese erzielen lassen, wurde auch im Rahmen einer Multi-

---

[1] W. L. Gore GmbH, Putzbrunn bei München

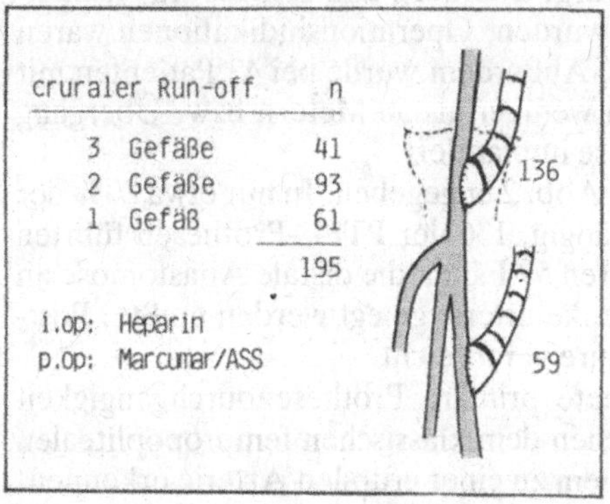

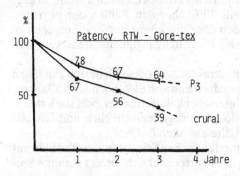

cruraler Run-off	n
3 Gefäße	41
2 Gefäße	93
1 Gefäß	61
	195

i.op: Heparin
p.op: Marcumar/ASS

Abb. 2. Übersicht zur Qualität des Ausflußtraktes am Unterschenkel bei 136 distal-popliteal sowie 59 crural anastomosierten Bypassführungen

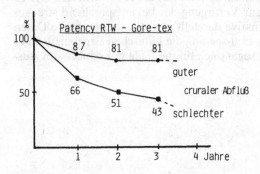

Abb. 3. Primäre Durchgängigkeitsraten für den kniegelenksüberspringenden femoro-poplitealen bzw. femoro-cruralen RTW-Goretex-Bypass ermittelt nach der Life-table-Methode

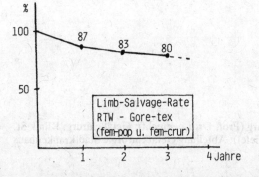

Abb. 4. Primäre Durchgängigkeitsraten für den kniegelenksüberspringenden RTW-Goretex-Bypass bei guten (obere Kurve) und schlechten (untere Kurve) cruralen Abflußbedingungen

Abb. 5. Beinerhaltungs-Rate nach der Life-table-Methode bei 195 Bypassoperationen

zenter-Studie eruiert, an der die Kliniken Augsburg, Duisburg und Rendsburg[2] teilnahmen, und in die 195 Implantationen einbezogen wurden. Operationsindikationen waren 72mal ein Stadium IV und 80mal ein Stadium III. Außerdem wurde bei 43 Patienten mit einer sehr kurzen schmerzfreien Gehstrecke von weniger als 50 Metern bzw. Übergang zum intermittierenden Ruheschmerz diese Prothese implantiert.

Die Qualität der cruralen Ausstrombahn ist in Abb. 2 angegeben. In nur etwa 20% der Fälle waren alle 3 Unterschenkelarterien durchgängig. 136 der PTFE-Prothesen führten zum terminalen Popliteadrittel, während in weiteren 59 Fällen die distale Anastomose an das proximale Drittel einer geeigneten Unterschenkelarterie gelegt werden mußte. Postoperativ wurde Marcumar gegeben bzw. Salizylsäure verabreicht.

Die nach der „Life-table-Methode" berechnete primäre Prothesendurchgängigkeit (Abb. 3) läßt einen deutlichen Unterschied zwischen dem klassischen femoropoplitealen Bypass zur infragenualen Arteria poplitea und jenem zu einer cruralen Arterie erkennen. Mit einer primären Funktionstüchtigkeit von 78% nach dem ersten und von noch 64% nach drei Jahren sind die Ergebnisse für den femoro-distal-poplitealen RTW-Goretex-Bypass akzeptabel. Bezieht man die erfolgreich durchgeführten Thrombektomien mit ein, so liegt die sekundäre Bypassdurchgängigkeit um jeweils 10% über den Zahlen der primären Durchgängigkeit. Crurale Bypassführungen lassen über die Länge der Zeit hingegen zu wünschen übrig. Hier sind nach 3 Jahren nur noch 39% Durchgängigkeitsrate zu verzeichnen.

Differenziert man nach der Qualität des Ausflußtraktes, so findet sich bei vorhandenen 3 bzw. 2 offenen Unterschenkelarterien eine Bypassfunktion von 81% noch nach 3 Jahren. Ein schlechter Run-off (nur eine durchgängige Unterschenkelarterie oder zwei stark stenosierte crurale Gefäße) beeinträchtigt die Funktionsrate dagegen erheblich und läßt die Durchgängigkeit bereits nach 2 Jahren auf die Hälfte absinken (Abb. 4).

Schließt man sich den Gepflogenheiten des amerikanischen Schrifttums an und hebt auf den Erhalt einer funktionstüchtigen Gliedmaße ab, so errechnet sich für das gesamte Studienkollektiv eine Rate von 80% nach 3 Jahren.

Der alloplastische, kniegelenksüberspringende, femor-popliteale Bypass kann der Rekonstruktion mit autogener Vene nicht ebenbürtig sein. Mit der RTW-Goretex-PTFE-Prothese steht uns jedoch ein Gefäßersatz zur Verfügung der bei entsprechend strenger Indikation eine auch noch erfreuliche Alternative darstellt, wobei experimentelle Daten zur Hoffnung berechtigen, daß mit Hilfe des Cell-seeding die klinischen Ergebnisse eines Tages verbessert werden können - vielleicht sogar auch für die Fälle mit schlechtem Ausflußtrakt oder cruralem Anschluß.

---

[2] I. Chirurgische Klinik, Zentralklinikum Augsburg (Prof. Dr. Loeprecht); Gefäßchirurg. Klinik St. Johannes-Hospital Duisburg (Prof. Dr. Müller-Wiefel); Abteilung Gefäßchirurgie Stadtkrankenhaus Rendsburg (Dr. Glücklich/Dr. Papachrysanthou)

190. Revaskularisation des isolierten Poplitea-Segments

D. Raithel

Abteilung für Gefäßchirurgie, Klinikum Nürnberg, Flurstr. 17, D-8500 Nürnberg 90

Revascularisation of an Isolated Popliteal Segment

Summary. An alternative to crural reconstruction of obliterations of the popliteal vascular axis and an angiographically ascertained isolated popliteal segment is a bypass to the isolated popliteal segment. A patency rate of 82.7% was found 1 year after bypass; after 3 years the patency totaled 76%, and after 4 years the cumulative patency rate amounted to 59%. A comparison of these results with those of crural reconstruction (a patency rate of no more than 60% after 3 years) proved the superiority of the bypass.

Key words: Isolted Popliteal Segment – Crural Reconstruction

Zusammenfassung. Bei Obliterationen der poplitealen Gefäßachse und angiographisch dokumentiertem isoliertem Popliteasegment bietet sich als Alternative zur cruralen Rekonstruktion an der Bypass auf ein isoliertes Popliteasegment. Wir fanden nach einem Jahr eine Durchgängigkeit von 82,7% nach 3 Jahren von 76% und nach 4 Jahren betrug die kumulierte Durchgängigkeit 59%. Vergleicht man diese Ergebnisse mit denen der cruralen Rekonstruktion mit einer Durchgängigkeit von nur 60% nach 3 Jahren, so zeigen diese Ergebnisse eindeutig die Überlegenheit der Rekonstruktion auf ein isoliertes Popliteasegment.

Schlüsselwörter: Isoliertes Popliteasegment – crurale Rekonstruktion

1967 berichteten Mannick et al. über die erfolgreiche Rekonstruktion der popliteo-cruralen Gefäßachse bei 31 Patienten in Form eines Bypass auf ein isoliertes Popliteasegment [5]. Die Durchgängigkeitsrate in dieser Gruppe betrug 65% nach 5 Jahren. Kaminski et al. berichteten über eine Durchgängigkeit von 90% nach 48 Monaten bei ihren Patienten mit einer Rekonstruktion auf ein isoliertes Popliteasegment [4]. Sie folgerten daraus, daß die Durchgängigkeit des Transplantates nicht abhängig ist vom run-off im Vergleich zu einer direkten Rekonstruktion auf ein Popliteasegment III oder auf eine Unterschenkelarterie. Darling et al. berichteten über eine patency von 71% nach 5 Jahren, Gupta 1987 über eine Offenheitsrate von 57% nach 4 Jahren [1, 3].

Material und Methode

Wir überblicken 73 Rekonstruktionen auf ein isoliertes Popliteasegment bei Patienten mit einer schweren peripheren Ischaemie. Die Indikation zur Operation war bei 42 Patienten ein Stadium III und bei 31 Patienten ein Stadium IV. 19 Patienten waren bereits voroperiert: 7 in der Beckenetage und 12 in der Ober- bzw. Unterschenkelgefäßetage.

Bei 37 Patienten haben wir eine dünnwandige Gore-Prothese mit einem Durchmesser von 6 mm implantiert, bei 25 Patienten eine Omniflow-Prothese und bei 11 Patienten eine autologe Vene.

Ergebnisse

Bei 6 Patienten kam es in der perioperativen Phase zu einem Sofortverschluß. 4 dieser Verschlüsse wurden revidiert, 2 erfolgreich. Somit ergibt sich eine Durchgängigkeit von 94,5% bei Klinikentlassung. 2 Patienten mußten wegen eines Sofortverschlusses und einer schweren Ischaemie noch während des Klinikaufenthaltes oberschenkelamputiert werden, was einer Amputationsrate von 2,8% entspricht.

Nach einem Jahr fanden wir eine Durchgängigkeit von 82,7%, nach 3 Jahren von 76%. Nach 4 Jahren betrug die kumulierte Durchgängigkeit 59%.

10 Patienten mußten trotz funktionierendem Bypass wegen einer massiven Nekrose unterschenkelamputiert werden. Bei 2 Patienten war eine Verlängerungsoperation crural notwendig, die dann zu einer Abheilung der Nekrosen führte.

Diskussion

Eine Analyse unseres Krankengutes zeigt, daß die besten Ergebnisse zu erwarten waren bei Patienten, die im Stadium III der AVK operiert wurden, und bei Patienten mit einer trockenen Nekrose. Bei ausgedehnter Gangrän bzw. feuchter Nekrose kamen diese nicht zur Abheilung, so daß wir in einigen Fällen trotz funktionstüchtigem Bypass eine Unterschenkelamputation vornehmen mußten. Es handelte sich hierbei aber um Patienten, bei denen primär eine crurale Rekonstruktion nicht möglich war. Die Rekonstruktionen im Stadium IV zeigten auch eine geringere Durchgängigkeit als die im Stadium III. Besonders war der Unterschied bereits innerhalb der ersten 12 Monate.

Bei den Patienten, die amputiert werden mußten, handelte es sich meist um ausgedehnte Komplettverschlüsse der gesamten Unterschenkeletage und um Patienten, bei denen es postoperativ auch nicht nach der Rekonstruktion zu einer signifikanten Verbesserung des Doppler-Index gekommen war. Im Mittel lag der praeoperative Doppler-Index bei diesen Rekonstruktionen auf ein isoliertes Popliteasegment um 0,34. Postoperativ konnte der Index auf im Mittel 0,73 angehoben werden. Bei den Patienten mit ausgedehnten Nekrosen kam es postoperativ nur zu einer unwesentlichen Verbesserung des Doppler-Index über 0,5. Diese Patienten hatten präoperativ bereits einen erheblich eingeschränkten Doppler-Index von im Mittel 0,23. Dieser Index stieg postoperativ nur unwesentlich auf Werte um etwa 0,55 im Mittel an.

Vergleicht man die verschiedenen Transplantatmaterialien so glauben wir, daß das Ergebnis der Rekonstruktionen unabhängig ist von dem Transplantatmaterial, obwohl die GORE-TEX-Prothese etwas besser abschnitt.

Wir hatten hier eine Sofortverschlußrate von nur 2,7%, bei der autologen Vene von 9,1%. Dieser Unterschied war statistisch nicht signifikant.

In 16% kam es bei Implantationen mit einer Omniflow-Prothese zu einem Sofortverschluß, der bei 2 Patienten erfolgreich revidiert werden konnte.

Vergleichen wir unsere Gesamtergebnisse mit den cruralen Rekonstruktionen – wenn eine crurale Rekonstruktion überhaupt als Alternative zur Diskussion steht – so fanden wir in unserem Krankengut bereits eine hohe primäre Verschlußrate von fast 16% im Gegensatz zu 6% bei dem isolierten Popliteasegment. Von unseren cruralen Rekonstruktionen mit autologer V. saphena magna waren nach einem Jahr noch 78%, nach 2 Jahren 64% und nach 3 Jahren 60% funktionstüchtig. Wesentlich schlechter waren die Ergebnisse, wenn die autologe Vene nicht verfügbar war und eine Kunststoffprothese oder biologische Materialien implantiert werden mußten. Die ringverstärkte PTFE-Prothese hatte eine Frühverschlußrate von 18%, nach 12 Monaten waren noch 69% und nach 36 Monaten knapp 48% durchgängig [6].

Unsere Ergebnisse decken sich mit denen von Gupta et al. aus dem Jahre 1982 [2]. So waren nach 4 Jahren von den Rekonstruktionen auf ein isoliertes Popliteasegment noch 84% funktionstüchtig im Gegensatz zu nur 69% auf eine Poplitea mit einem Abstrom in eine oder mehrere offene Unterschenkelarterien [2].

1987 berichtete Gupta über 172 Bypässe auf ein isoliertes Popliteasegment [3]:

Die Durchgängigkeitsrate nach 4 Jahren betrug in diesem Gesamtkrankengut 61%, wobei von den Rekonstruktionen mit Vene noch 75% und mit PTFE 58% durchgängig waren. Dieser Unterschied war jedoch nicht signifikant nach 48 Monaten. Die Extremität konnte in 72% erhalten werden.

Diese Ergebnisse und die unsrigen zeigen, daß der Bypass auf das isolierte Popliteasegment eine Alternative darstellt zur cruralen Rekonstruktion. Findet sich im Angiogramm ein Popliteasegment und in der mittleren oder distalen Unterschenkeletage wieder ein cruraler Anschluß, so neigen wir heute sogar zur primären Rekonstruktion auf dieses Popliteasegment, bevor langstreckig crural rekonstruiert wird, evtl. unter Zuhilfenahme von Kunststoff oder biologischen Materialien.

Bei ausgedehnter feuchter Gangrän käme aber doch bei cruraler Anschlußmöglichkeit primär die tibiale Rekonstruktion in Frage. Bei trockener Nekrose kann bedenkenlos auf das Popliteasegment rekonstruiert werden. Aufgrund unserer Ergebnisse und Erfahrungen möchten wir noch auf einige technische Details hinweisen.

Eine Endarteriektomie im Anschlußsegment der A. poplitea ist in jedem Falle zu vermeiden, ebenso ein Thrombektomieversuch. Es hat sich gezeigt, daß bei einem Thrombektomieversuch des poplitealen Anschlußsegmentes unter Umständen Kollateralen verlegt werden. Gelingt dann die Thrombektomie oder Endarteriektomie des Segments II−III der Poplitea nicht, dann ist der Abstrom über das ursprüngliche Popliteasegment nicht mehr gewährleistet.

Beim Rezidivverschluß eines femoro-poplitealen/cruralen Bypass mit einem angiographisch dokumentierten isolierten Popliteasegment sollte − wenn es die Ischaemie zuläßt − mit der Rekonstruktion etwa 2−4 Wochen gewartet werden. In dieser Zeit hat sich dann das Popliteasegment stabilisiert und ist viel besser für einen Segmentanschluß geeignet.

Da unsere Spätergebnisse mit der PTFE-Prothese vergleichbar sind denen mit autologer Vene, würden wir primär dazu neigen, die PTFE-Prothese zu implantieren, um später − falls crural noch rekonstruiert werden muß − die Saphena für diesen Eingriff zur Verfügung zu haben.

Nach kritischer Würdigung unserer Ergebnisse und Vergleich derselben mit denen aus der Literatur sind wir der Meinung, daß das isolierte Popliteasegment als Anschlußebene besonders geeignet ist für Patienten mit Ruheschmerz oder trockener Nekrose und insbesondere dann, wenn als Alternative eine gelenküberschreitende Rekonstruktion oder sogar ein cruraler Anschluß zur Diskussion stehen.

Literatur

1. Darling RC (1975) In discussion of bypass vein grafts in patients with distal popliteal artery occlusion. Am J Surg 129:421
2. Gupta SK, Veith FJ (1982) Fate of patients with a blind popliteal artery segment: limb loss with a patent femoropopliteal graft. In: Veith FJ (ed) Critical Problems in Vascular Surgery, Appleton-Century-Crofts, New York
3. CGupta SK (1987) Role and limitations of isolated popliteal artery segments in limb salvage reconstructions. Vortrag, gehalten auf dem 14. Annual Symposium on Current Critical Problems and New Horizons in Vascular Surgery, Waldorf-Astoria-Hotel New York, vom 13.−15. November 1987
4. Kaminski DL, Barner HB, Dorighi JA, Kaiser GC, Willman VL (1972) Femoropopliteal bypass with reversed autogenous vein. Ann Surg 177:232
5. Mannick JA, Jackson BT, Coffman JD, Hume DM (1967) Success of bypass vein grafts in patients with isolated popliteal artery segments. Surgery 61:17
6. Raithel D (1988) Früh- und Spätergebnisse bei Verschluß der popliteocruralen Achse in Abhängigkeit vom Transplantatmaterial und Rekonstruktionsebene − Wertigkeit des Anschlusses an ein isoliertes Popliteasegment. Vortrag, gehalten auf dem Symposium „Der crurale Gefäßverschluß" vom 1. 9. 1988 bis 2. 9. 1988 in Friedrichshafen

191. Der femoro-crurale Bypass — orthotop

J.-R. Allenberg, N. Maeder und H. Meybier

Chirurg. Univ. Klinik Heidelberg, Sektion Gefäßchirurgie, Im Neuenheimer Feld 110, D-6900 Heidelberg

Femoro-Distal Bypass Procedures in Anatomic Position

Summary. From 1980 to 1988 248 femoro-distal bypass procedures were performed in anatomical position for limb salvage due to peripheral artery disease. Bypass material strongly influenced bypass patency rate. The analysis showed a highly significant difference between venous and prosthetic grafts over a period of 3 years ($p < 0.0001$). Use of the composite jump craft technique increased patency rates after 3 years to 58%, which is close to that of vein bypasses (63%). Use of prosthetic bypass material alone achieved a patency rate of only 38%. It is concluded that technically more difficult procedures such as the composite jump graft technique are superior to prosthetic bypasses.

Key words: Femoro-Distal Venous Bypass — Orthotopic Distal Bypass — Distal Prothetic Monobypass — Jump Graft

Zusammenfassung. Im Zeitraum von 1980–12/1988 wurden 248 orthotope femorodistale Bypasses bei peripherer Verschlußkrankheit zur Extremitätenerhaltung angelegt. Der Unterschied der Durchgängigkeitsrate von Venenmonobypasses zu Prothesenbypasses ist über einen Zeitraum von 3 Jahren hochsignifikant ($p < 0,0001$). Mit der Composite Jump Graft Technik ist eine Annäherung der Durchgängigkeitsrate nach 3 Jahren auf 58% gegenüber 63% beim Venenmonobypass zu erzielen. Im gleichen Zeitraum liegt die Durchgängigkeitsrate des Prothesenbypass bei nur 38%. Daraus wird gefolgert, daß aufwendigere Verfahren, wie die Composite Jump Graft Technik dem Prothesenmonobypass vorzuziehen sind.

Schlüsselwörter: Femoro-distaler Venenbypass — orthotoper distaler Bypass — distaler Prothesenmonobypass — Jump graft

Der femoro-crurale Bypass — orthotop

Bei fortgeschrittener peripherer arterieller Verschlußkrankheit (pAVK) ist häufig die femoro-crurale Rekonstruktion die einzige Möglichkeit, die bevorstehende Amputation abzuwenden. Die Ergebnisse der cruralen Arterienchirurgie sind zwar im letzten Jahrzehnt verbessert worden, dennoch muß mit einer erheblichen Früh- und Spätverschlußrate gerechnet werden [6, 9]. Aus diesen Ergebnissen ergibt sich die Forderung, dieses Rekonstruktionsprinzip nur bei amputationsgefährdeter Extremität zur Anwendung zu bringen. Unterschiedliche Verfahren zur Revaskularisierung sind möglich; in dieser Zusammenstellung soll die Wertigkeit des zeitaufwendigen orthotopen Bypassverfahrens hinsichtlich der Früh- und Spätverschlußrate analysiert werden.

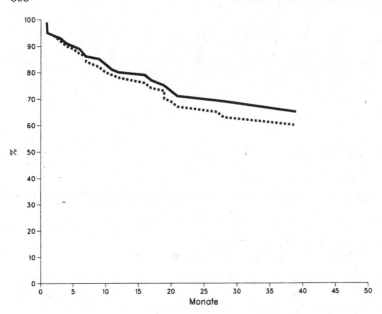

Abb. 1. Life-Table-Analyse der unkorrigierten und korrigierten Durchgängigkeit des orthotopen femoro-distalen Venenbypasses (n = 128) – korrigierte Patency, ... unkorrigierte Patency

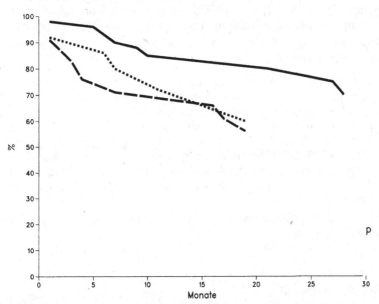

Abb. 2. Life-Table-Analyse der unkorrigierten Durchgängigkeit in Abhängigkeit vom peripheren Anschlußgefäß für den Venenmonobypass (– Art. tib. ant. n = 51, ... Art. fib. n = 25, – – – – Art. tib. post. n = 32) p = n.s.

Patientengut und Methode

Im Zeitraum vom 1. 1. 1989 bis 31. 12. 1988 wurden an der Chirurgischen Universitätsklinik Heidelberg 376 crurale Arterienrekonstruktionen durchgeführt. Davon sind insgesamt 248 Bypasses orthotop angelegt worden: Venenbypass n = 128, Prothesenmonobypass n = 44, Composite-jump-Bypass n = 49, andere Verfahren n = 27. Die Patientendaten

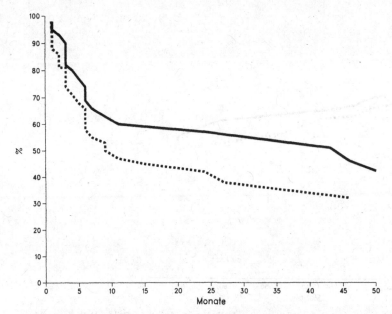

Abb. 3. Life-Table-Analyse für den femoro-distalen Prothesenbypass (n = 44) unkorrigierte und korrigierte Durchgängigkeit. – korrigierte Patency, ... unkorrigierte Patency

wurden prospektiv erfaßt, das Frühergebnis bezeichnet das Ergebnis zum Zeitpunkt der Krankenhausentlassung. Das Spätergebnis wurde durch ½jährliche postoperative Kontrolluntersuchungen ermittelt. Die Bypassfunktionsrate wird nach der Life Table Methode (Kaplan Meier) bestimmt, Unterschiede zwischen den einzelnen Verfahren mittels Log-Rank Test überprüft.

Orthotoper femoro-distaler Venenbypass

119 von 128 Venenmonobypasses sind primär offen (93%), von den 9 Verschlüssen können 4 erfolgreich revidiert werden, 2 Patienten verstarben während des Krankenhausaufenthaltes (1,5%) und in 2 Fällen mußte wegen fortschreitender Gangrän eine Amputation bei offenem Bypass durchgeführt werden. Das eigentliche Behandlungsziel, Leben und Extremität bei funktionierendem Bypass zu erhalten, wurde für 119 Patienten, entsprechend 93%, zum Zeitpunkt der Krankenhausentlassung erreicht.

Als Spätergebnis kann eine unkorrigierte Durchgängigkeitsrate von 63% (±5,8%) nach 3 Jahren ermittelt werden. Die korrigierte Durchgängigkeit bedeutet beim Venenbypass nur eine geringe Verbesserung auf 69% (±5,5%) zum gleichen Zeitpunkt (Abb. 1). Die separate Analyse nach dem cruralen Anschlußgefäß ergibt die günstigste Verlaufskurve für die A. tibialis anterior. Die Bypasses auf die A. fibularis weisen die gleiche unkorrigierte Durchgängigkeit auf wie der Bypass zur A. tib. posterior. Der Unterschied der unkorrigierten Durchgängigkeit für die einzelnen Anschlußgefäße war statistisch nicht signifikant (Abb. 2).

Orthotoper femoro-distaler Prothesenmonobypass

Der Prothesenmonobypass kam in unserem Krankengut nur bei Patienten zur Anwendung, bei denen eine für den Bypass geeignete Vene nicht zur Verfügung stand. In 36 von 44 Fällen war der Bypass offen (82%), von den 8 Frühverschlüssen konnten 4 erfolgreich

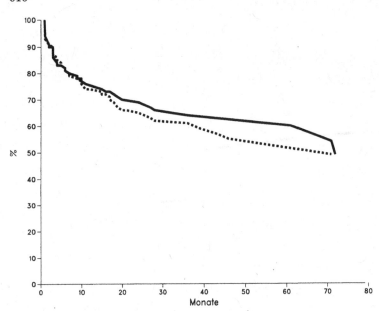

Abb. 4. Life-Table-Analyse für orthotope femoro-distale Rekonstruktionen: Beinerhaltung und korrigierte Durchgängigkeit. – Beinerhaltung, ... korrigierte Patency, n = 248

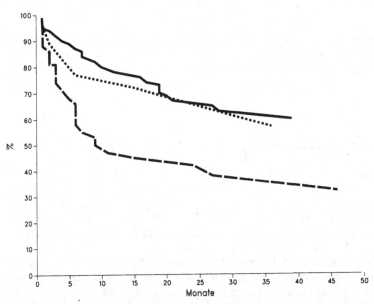

Abb. 5. Life-Table-Analyse der unkorrigierten Durchgängigkeit, Vergleich von Venenbypass (n = 128), Composite Jump graft (n = 49) und Prothesenpybass (n = 44). - Venenbypass, ... Composite Jumpgraft, – – – Prothesenmonobypass

thrombektomiert werden. Bei 2 Patienten mußte eine Amputation vorgenommen werden, 1mal bei offenem Bypass. Eine Letalität war in dem Krankengut von 44 Patienten nicht zu verzeichnen. Das Behandlungsziel bei Entlassung aus dem Krankenhaus wurde in 91% erreicht.

3 Jahre nach Bypassanlage wird mittels Life table Analyse eine unkorrigierte Durchgängigkeitsrate für Prothesenmonobypasses von nur 38% (±8%) erzielt. Die korrigierte Durchgängigkeit zum selben Zeitpunkt beträgt 57% (±8%) (Abb. 3).

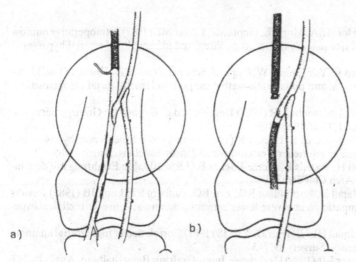

Abb. 6. Femoro distaler Composite Jump Bypass. Der proximale Bypassanteil besteht aus einer Kunststoffprothese. **a** Der Kunststoffbypass wird an ein offenes Poplitealsegment angeschlossen. **b** Das verschlossene Poplitealsegment dient zur Prothesenfixierung

Orthotoper femoro-distaler Composite-Jump-Bypass

Wenn das zur Verfügung stehende Venenmaterial zwar für einen Bypass geeignet, aber nicht lang genug ist, wird dem kombinierten Bypass in Form der Jump-Bypasstechnik der Vorzug vor dem Prothesenmonobypass gegeben (Abb. 6).

Bei dieser Technik wird der proximale Bypassanteil aus Prothesenmaterial hergestellt. In jedem Fall wird dieser Prothesenanteil auf ein offenes oder auch auf ein verschlossenes Arteriensegment zur Fixierung anastomosiert. Der kniegelenksüberschreitende Venenanteil wird Seit zu End mit dem Prothesenanteil anastomosiert (Abb. 6). Bei 41 von 49 Bypasses war die Rekonstruktion primär erfolgreich (84%). 2 von 8 verschlossenen Bypasses konnten erfolgreich revidiert werden. Das Behandlungsziel als Frühergebnis wurde bei Krankenhausentlassung in 84% der Fälle erreicht. Die Life table Analyse zeigt zwar in den ersten 6 Monaten einen Abfall der Durchgängigkeitskurve, im weiteren Verlauf jedoch wird ein dem Venenmonobypass vergleichbares Ergebnis erzielt. Nach 3 Jahren beträgt die unkorrigierte Durchgängigkeit 58% (±11%) (Abb. 5).

Beurteilung der orthotopen Bypassverfahren

Für die Bypassfunktion stellen sich als prognostisch relevante Faktoren heraus: der periphere Widerstand, der Erhalt der offenen Fußarkade und der Risikofaktor Diabetes mellitus [1, 7, 9]. Den wesentlichsten Einfluß auf die Durchgängigkeitsrate hat die Wahl des Transplantatmaterials. Die Unterschiede der primären Durchgängigkeit zwischen Venen- und Prothesenmonobypasses sind im eigenen Krankengut über den gesamten Kurvenverlauf hoch signifikant (p < 0,0001). Die ungünstigen Ergebnisse des Prothesenmonobypasses mit einer Durchgängigkeit von nur 38% nach 3 Jahren zwingen andere, auch zeitaufwendige Operationsverfahren, anzuwenden. Ist ein kurzer Venenanteil als Bypassmaterial verwendbar, bevorzugen wir die Composite-jump-graft-Technik zur femoro-distalen Überbrückung [8]. Auch wenn das Frühergebnis wohl infolge der technisch anspruchsvolleren Operation ungünstiger als das des Prothesenbypass ist, wird schon nach 6 Monaten der Vorteil deutlich. Der weitere Kurvenverlauf ist dem des Venenmonobypass angenähert (Abb. 5). Aufgrund unserer Ergebnisse wenden wir den Composite-jump-graft, wenn immer möglich, als das Verfahren der 2. Wahl nach dem Venenmonobypass an.

612

Literatur

1. Ascer E, Veith FJ, White-Flores SA, Morin L, Gupta SK, Lesser ML (1987) Intraoperative outflow resistance as a predictor of late patency of femoropopliteal and infrapopliteal arterial bypasses. J Vasc Surg 5/6:820
2. Bergan J, Veith F, Bernhard V, Yav I, Flinn W, Gupta S, Scher L, Samson R, Towne I (1982) Randomization on autogenous vein and polytetrafluorethylene graft in femoral-distal reconstruction. Surgery 92 (6):921
3. van Berge Henegouwen DP, Dautzenberg R (1987) Der rein pedale Bypass. In: Grenzen der cruralen Rekonstruktion. Demeter, Gräfelfing, S 30
4. Böhmig JH, Zeidler G, Harnoncourt F, Fischer B (1988) Orthograder freier Venenbypass in der Behandlung femoro-poplitealer arterieller Verschlüsse: 10-Jahres-Ergebnis. Angio 10:85
5. Gruss JB, Vargas-Montano H, Bartels B, Fietze-Fischer B (1985) 10 Jahre Erfahrung mit dem in-situ-Bypass. Langenbecks Arch Chir 366:317
6. Hobson RW, Lynck TG, Jamil Z, Karanfilian RG, Lee BC, Padberg FT, Long JB (1985) Results of revascularization and amputation in severe lower extremity ischemia: A five-year clinical experience. J Vasc Surg 2:174
7. O'Mara CS, Flinn WR, Neiman HL, Bergan JJ, Yao JS (1981) Correlation of foot arterial anatomy with early tibial bypass patency. Surgery 89:743
8. Paetz B, Maeder N, Allenberg J-R (1988) Der crurale Jump-Graft zur Beinerhaltung. Angio 10:217
9. Ricco J-B, Flinn WR, McDaniel MD, Yao IST, Bergan JJ (1983) Objective analysis of factors contributing to failure of tibial bypass grafts. World J Surg 7:347

192. Crurale Rekonstruktion extraanatomisch

U. Stockmann

Franziskus-Krankenhaus, Burggrafenstr. 1, 1000 Berlin 30

Extraanatomic Crural Reconstruction

Summary. In the difficult field of crural surgery technical details are very important. However only if we succeed in demystifying the crural bypass and integrating it in to general surgery, will we succeed in drastically lowering the number of amputations. To achieve this aim PTFE graft was used as extraanatomic bypass. Based on experience with more than 500 operations (since 1. January 1980), the Linton patch, and not the AV-fistula, is the best additional measure for treating distal anastomosis.

Key words: Extraanatomic Bypass – Crural Reconstruction

Zusammenfassung. Technische Details sind in dem diffizilen Gebiet der cruralen Chirurgie besonders wichtig. Jedoch: Nur wenn es gelingt, den cruralen Bypass zu entmystifizieren und in die Alltagschirurgie zu integrieren – d.h. einfach zu gestalten – wird es gelingen, die Zahl der Amputationen in unserem Land drastisch zu senken. In dem Bemühen, dies zu erreichen, legen wir den extraanatomischen Bypass mit einer PTFE-Prothese an. Aufgrund unserer Erfahrung mit mehr als 500 Eingriffen (seit 1. 1. 1980) sind wir der Ansicht, daß der Lintonpatch die beste additive Maßnahme an der distalen Anastomose darstellt und nicht die AV-Fistel.

Schlüsselwörter: Extraanatomischer Bypass – Crurale Rekonstruktion

In dieser Arbeit sollen die Unwägbarkeiten, d.h. die individuellen und daher nicht meßbaren Faktoren der cruralen Chirurgie besonders herausgestellt werden.

Die crurale Chirurgie gilt als schwierig, zeitaufwendig und revisionsanfällig. Der Erfolg ist keineswegs sicher. Oft genug muß daher die Amputation angeschlossen werden.

Der Chirurg ist in einer schwierigen Lage: Einerseits ist der crurale Eingriff häufig die einzige Möglichkeit, das Schicksal der Amputation abzuwenden, andererseits ist seine physische und psychische Kapazität begrenzt.

Wenn gerade eine frustrierende Serie von Mißerfolgen hinter ihm liegt, ist er viel eher geneigt, den ischämischen Gewebsschaden als hoffnungslos zu interpretieren, als wenn es ihm in kurzer Zeit gelungen wäre, die Amputation mehrfach abzuwenden.

Die Frustrationstoleranz des Chirurgen im Moment seiner Entscheidung – Erhaltungsversuch ja oder nein – läßt ihn ein flaues Unterschenkelangiogramm ganz unterschiedlich deuten: Für den Optimisten ein Hoffnungsschimmer und Argument für den Erhaltungsversuch, für den Pessimisten die Begründung für den schlechten peripheren Abstrom und damit Amputation.

Das Ausmaß dieses Problems wird deutlich, wenn man bedenkt, daß nach einem Zitat von dem Internisten Diehm immer noch über 20 000 Beine pro Jahr in unserem Land amputiert werden müssen.

Noch ein Tatbestand verschärft die Situation: Die primäre Amputation wird von Patient und Angehörigen häufig als schicksalhaftes Ergebnis der Erkrankung akzeptiert. Die Amputation nach Reverschluß oder Rezidiv kann eher als Mißerfolg dem Chirurgen angelastet werden.

Wir vertreten daher seit vielen Jahren die Ansicht, daß man mit einem zeitraubenden Eingriff, der den Patienten und die Operationsmannschaft strapaziert, diese Frustrationstoleranz nicht erhöhen kann. Mit dem Slogan: „Das ist einfach, das kann man vor der Amputation doch probieren und die 1½ Stunden haben wir auch übrig", haben wir den lateralen Anterior-Bypass zu einem Standardverfahren ausgebaut. Seit 1. 1. 1980 haben wir etwas mehr als 500 extraanatomische Bypasses implantiert. Wir verzichten auf die Venenentnahme und verwenden eine PTFE-Prothese, die auf der lateralen Seite des Knies subkutan extraanatomisch entlanggeführt wird. Die Vorteile wurden schon wiederholt von uns publiziert. Daher sollen sie nur kurz hier genannt werden:

Kurze Operationszeit durch simultanes Operieren an der oberen und unteren Anastomose.

Der Situs ist beim lateralen Zugang zur A. tibialis anterior im Vergleich zu den medialen Varianten in der cruralen Chirurgie einfach, sehr gut ausleuchtbar und von daher übersichtlich und bequem. Je besser der Situs, je besser ist das Ergebnis der distalen Anastomose! Der Verzicht auf die Venenentnahme bedeutet Zeitersparnis, Blutersparnis, geringeres Gewebstrauma und Schonung der Lymphkollektoren. Zudem ist sehr wohl vorstellbar, daß bei diesen schwer ischämisch geschädigten Beinen der venöse und lymphatische Abstrom eine große Bedeutung für die Zirkulation und das Gelingen des Erhaltungsversuchs hat. Brunner fordert schon lange im Stadium IV. die Entnahme der Vene vom anderen Bein mit aus diesen Gründen.

Die laterale, extraanatomische Prothesenführung hat entscheidende Vorteile. Vermessungsfehler, die sich bei orthotoper Prothesenführung verheerend auswirken, sind sehr selten, da man eine bessere optische Kontrolle hat. Noch bedeutsamer ist jedoch die Tatsache, daß die Prothese, am Außenkrümmer des Knies entlangführt, nicht wesentlich abknickt. Es brauchen daher noch nicht einmal besonders armierte Prothesen verwendet zu werden. Die laterale Wunde am Unterschenkel und die Bypassführung vermeiden wiederum die Zerstörung der Lymphkollektoren. Möglicherweise ist dies die Erklärung für die Tatsache, daß die Schnitte auch im Stadium IV. immer primär heilen.

Es gibt noch ein anderes, sehr wesentliches Problem in der cruralen Chirurgie, das sich der Beurteilung nach Maß und Zahl entzieht: Die Wandbeschaffenheit des cruralen Gefäßes.

Z.B. die kalkharten Röhrchen, bei denen durch den Stich kleine Plaques ausbrechen oder zarte, spastisch reagierende Gefäße bei Endangiitis obliterans. Für die Prognose des Bypass ist dies ein ganz wesentliches Moment, das meiner Ansicht nach die Vergleichbarkeit der Kollektive in der crualen Chirurgie stark einschränkt. Hier entsteht wiederum ein individuelles Problem. Die Wertung der Nähbarkeit oder Nichtnähbarkeit des Gefäßes streut von Chirurg zu Chirurg ganz wesentlich.

Mit dem Übergang zwischen Prothese zum cruralen Gefäß haben wir uns in den letzten Jahren besonders beschäftigt. Wenn die herrschende Meinung stimmt, daß die autologe Vene das beste Ersatzmaterial ist, so müßte man bei einer ungeeigneten Prothese Reverschlüsse finden, die auf die Fehler in der Prothese schließen lassen. Das ist aber nicht der Fall. Wir haben fast nie ein Problem auf der langen Strecke der PTFE- Prothese bei Reverschlüssen gefunden. Das Problem des Reverschlusses liegt unserer Ansicht nach überwiegend auf dem Niveau der distalen Anastomose. Deswegen haben wir ca. 100 Prothesen mit Solcograft und ca. 50 Prothesen mit autologer Vene als Kombinations-Bypass implantiert, um die distale Anastomose mit biologischem Material herzustellen. Die Frühergebnisse — wir haben dabei willkürlich einen 30-Tageabschnitt gewählt — veränderten sich nicht erkennbar. Auch bei ca. 100 Prothesen mit AV-Fistel wurde das Ergebnis nur geringfügig besser. Seit Mitte 1986 verwenden wir ausschließlich den Linton-Patch als adjuvante Maßnahme im Bereich der distalen Anastomose. Mit einem möglichst zartwandigen Venenpatch (zur Not aus dem Arm) wird eine 3 cm lange Arteriotomie in der cruralen Arterie verschlossen. In diesem Venenpatch wird nun die PTFE-Prothese implantiert. Der Vorteil ist gerade bei den sehr schwer nähbaren Arterien evident. Eine Gefäßnaht mit zarter Vene ist mit der Lupenbrille nähbar; mit einer PTFE-Prothese direkt kann es ein unlösbares Problem sein.

Die Frühverschlußrate hat sich von 30 bis 35% bei unserer ersten Serie von 50 Patienten auf 12% senken lassen. Dabei liegt die endgültige Funktionsrate durch erfolgreiche Revision sogar noch höher. Die zweite Serie war mit Frühverschlußraten um 22% wieder schlechter. Dies ist evtl. als Ausdruck der sich einschleichenden Lässigkeit im Team zu interpretieren, z.B. durch zu kurze Venenpatches oder zu stark durch Phlebosklerose veränderte Venensegmente.

Insgesamt glauben wir auf dem richtigen Weg zu sein und eine sinnvolle Alternative zur drohenden Amputation anzubieten.

Literatur

1. Batson RC, Sottiurei VS, Craighead CC (1984) Linton patch angioplasty; an adjunct to distal bypass with polytetrafluorethylene grafts. Ann Surg 199:684–693
2. Largiader J (1988) Infrapopliteale Arterienrekonstruktionen: Analyse und Therapiekonzept. In: Brunner U (Hrsg) Der Unterschenkel, Aktuelle Probleme in der Angiologie, Bd. 44. Huber, Bern Stuttgart Toronto, S 80–94
3. Stockmann U (1985) Stellenwert der cruralen Rekonstruktionschirurgie. In: Sperling M (Hrsg) Gefäßrekonstruktion und Gefäßersatz im Wandel der letzten 25 Jahre. TM-Verlag, Hameln, S 55–61

193. E. Ascer a. A. (New York): Distal origin bypass procedures and resistance measurement

Manuskript nicht eingegangen

194. Kosten-Nutzen Analyse der Beinerhaltung

H. Bruijnen und H. Loeprecht

1. Chirurgische Klinik, Krankenhauszweckverband Augsburg, Stenglinstraße 2, D-8900 Augsburg

Cost-Benefit Analysis of Limb Salvage

Summary. To acquire cost-benefit analysis data for limb salvage a prospective study was performed between 1. January 1988 und 30. Juni 1988, including 128 admissions for AOD Stage IV or acute complete ischemia. After dividing the patients into three groups − limb salvage (LS), limb loss (LL) and primary amputation (PA) − the average total costs per admission were calculated. In the LS group these costs amounted to DM 14 652 for all cases and DM 14 069 for the survivors, in the LS group to DM 25 364 and DM 27 583 and in the PA group to DM 22 946 and DM 28 186. Therefore in light of the total costs alone every effort should be made to salvage threatened limbs.

Key words: Limb Salvage − Cost-Benefit Analysis

Zusammenfassung. Um Daten für eine Kosten-Nutzen-Analyse der Beinerhaltung zu erhalten, wurde vom 1. 1. 1988 bis 30. 6. 1988 eine prospektive Studie durchgeführt, wobei 128 Aufnahmen wg. AVK Stad IV oder kompletter Ischämie registriert wurden. Das Patientengut wurde unterteilt in 3 Gruppen − Beinerhaltung (LS), Beinverlust (LL) und primärer Amputation (PA) − um die Gesamtkosten pro Aufnahme im Durchschnitt zu berechnen. In der LS Gruppe betrugen die Kosten 13 652 DM für alle, bzw. 14 069 für die Überlebenden, in der LL Gruppe 25 364 DM bzw. 27 583 DM, und in der PA Gruppe 22 946 bzw. 28 186 DM. Diese Daten zeigen, daß sich jeder Aufwand zur Beinerhaltung auch bez. der Kosten lohnt.

Schlüsselwörter: Beinerhaltung − Kosten-Nutzen-Analyse

Es geschieht immer wieder, daß man als Chirurg, der sich mit der Gefäßchirurgie intensiv befaßt, mit der kritischen Frage konfrontiert wird, ob sich dieser Aufwand zur Erhaltung aputationsbedrohter Gliedmaßen lohnt. Da es zur Beantwortung dieser Frage in der Bundesrepublik, soweit uns bekannt, keine Daten gibt, wurde in der 1. Chirurgischen Klinik des Krankenhauszweckverbandes Augsburg im ersten Halbjahr 1988 eine prospektive Erhebung durchgeführt. Jede Aufnahme, die in dieser Zeitspanne entweder wegen arterieller Verschlußkrankheit im Stadium IV nach Fontaine oder einer kompletten Ischämie erforderlich war, wurde erfaßt. Nach Entlassung erfolgte eine weitere Erfassung der Daten über eine Periode von 6 Monaten, mit anschließender EDV-unterstützter Auswertung. Von entscheidender Bedeutung − insbesondere vor dem Hintergrund einschneidender Sparmaßnahmen im medizinischen Bereich − sind unseres Erachtens die auflaufenden Gesamtkosten nach gefäßchirurgischen Rekonstruktionen, die durchgeführt werden zur Beinerhaltung. Gemeint sind damit die Kosten, die durch den stationären Aufenthalt, sowie danach in Zusammenhang mit prothetischer Versorgung, Rehabilitationsmaßnahmen, weiterer stationärer Aufnahmen in anderen Kliniken, oder Wiederaufnahmen im Zentralklinikum Augsburg wegen der gleichen Diagnose entstanden sind.

	n
AVK Stad IV	86
Kompl. Ischämie	26
Bypassverschl. Stad IV	9
Bypassverschl. kompl. Isch.	7

Tabelle 1. Aufnahme-Indikation

	Erhaltung	Mort.
Stad IV	83	8,1
Kompl. Ischämie	92	38
Bypassverschluß, Stad IV	44	11
Bypassverschluß, kompl. Ischämie	43	43

Tabelle 2. Beinerhaltung und Mortalität in %

Patientenmaterial

Insgesamt erfolgten 128 stationäre Aufnahmen. Das Alter der Patienten lag zwischen 45 und 95 Jahre, im Mittel bei 70 Jahre. Die Aufnahme-Indikationen sind dargestellt in Tabelle 1. Die Beinerhaltungsraten, sowie die Gesamtmortalität für die jeweiligen Indikationsgruppen zeigt die Tabelle 2.

Gesamtkosten

Das Gesamtaufkommen für alle Aufnahmen lag bei 2 043 167,00 DM (Stand vom 31. 1. 1989). Führt man eine Aufschlüsselung nach Beinerhaltung bzw. -verlust durch, dann verteilen sich die Kosten wie folgt: Bei 102 Aufnahmen konnte das bedrohte Bein erhalten bleiben. Die Mortalität betrug 17 aus 102, etwa 17%, davon 7 während des stationären Aufenthaltes. Die Summe der Kosten betrug 1 282 379,00 DM, im Durchschnitt 13 562,00 DM. Für die 95 Überlebenden betrugen die Durchschnittskosten 14 069,00 DM. In diesen 95 Fällen wurde folgender Rehabilitationsgrad erreicht: voll mobilisiert in 56 Fällen, mit Hilfsmitteln in 21, mit Hilfsperson in 3, im Rollstuhl in 2, bettlägerig in 3 Fällen. Von diesen 3 Fällen sind 2 nach Entlassung verstorben.

In 22 Fällen schlug der Versuch zur Beinerhaltung trotz rekonstruktiven Maßnahmen fehl. In dieser Gruppe betrug die Mortalität 4 aus 22, ca. 18%, davon 2 in der Klinik und 2 nach Entlassung. Die Gesamtkosten betrugen für diese 22 Aufnahmen 558 004,00 DM, im Mittel 25 364,00 DM.

Die Durchschnittskosten für die 18 Überlebenden betragen 27 583,00 DM. In diesen Fällen wurde folgender Rehabilitationsgrad erreicht: mit Hilfsmitteln 11, mit Hilfsperson 2, im Rollstuhl 5.

In 4 Fällen wurde primär amputiert. 1 Patient verstarb an Herzversagen kurz nach der Amputation. Die Gesamtkosten in diesen 4 Fällen betragen 91 784,00 DM, durchschnittlich 22 946,00 DM. Für die 3 überlebenden Patienten entstanden Gesamtkosten von 28 186,00 DM im Durchschnitt. Von diesen 3 noch lebenden Patienten ist 1 mit Hilfsmitteln mobilisiert, die anderen 2 sitzen im Rollstuhl.

Diskussion

Vergleicht man die Durchschnittskosten, die in den jeweiligen oben aufgeführten Gruppen entstanden sind, dann sind diese Kosten in der Gruppe mit Beinerhaltung am niedrigsten mit 13 563,00 DM für alle, und 14 069,00 DM für die Überlebenden. Es ist auch verständlich, daß die Durchschnittskosten in der Gruppe mit Beinverlust trotz Rekonstruktionsver-

	alle	Überlebenden
Beinerhaltung	13 562	14 069
Beinverlust	25 364	27 583
Prim. Amputation	22 946	28 186

Tabelle 3. Vergleich der Durchschniitskosten in DM

	Erhaltung	Verlust	prim. amp.
Reha-Ergebnis			
voll mobilisiert	56	–	–
mit Hilfsmitteln	21	11	1
mit Hilfsperson	3	2	–
Rollstuhl	2	5	2
bettlägrig	3	–	–

Tabelle 4. Übersicht des Rehabilitationsergebnisses

such höher sind mit 25 364,00 DM für alle Patienten, und 27 583,00 DM für die Überlebenden. Auffällig ist unseres Erachtens, daß die Durchschnittskosten in der zwar kleinen Gruppe mit primärer Amputation in etwa gleich hoch sind: 22 946,00 DM für alle Patienten, 28 186,00 DM für die Überlebenden, also für die Patienten, bei denen die gesamten Rehabilitationsmaßnahmen durchgeführt wurden. Somit ist unserer Meinung nach ein Hinweis gegeben, daß eine primäre Amputation bez. der Dauer des stationären Aufenthaltes u.U. die sogenannte schnellere Lösung bietet – was wir allerdings bei unserer kleinen Amputationsgruppe nicht nachweisen konnten – aber nicht die kostengünstigere.

Vergleicht man das Rehabilitationsergebnis der einzelnen Gruppen, das schließlich erreicht wurde, dann schneiden selbstverständlich die Fälle mit erhaltenem Bein am Besten ab: 77 der 95 Überlebenden (ca. 81%) sind voll oder mit Hilfsmitteln gehfähig. Von den 18 Überlebenden mit Beinverlust trotz Erhaltungsversuch sind 11 (etwa 52%) mit Hilfsmitteln gehfähig. Von den 2 Patienten, die nach primärer Amputation überlebten, ist lediglich eine mit Prothese gehfähig. Die beiden Anderen bewegen sich im Rollstuhl fort. (Siehe auch die Übersichtstabelle 4).

Schlußfolgerung

Aufgrund der präsentierten Daten lohnt sich jede Anstrengung zur Beinerhaltung, sowohl bezüglich des finanziellen Aufwandes, sowie auch bez. des erreichten Rehabilitationsergebnisses. Eine weitere Nachbeobachtung des Patientengutes ist vorgesehen, um unter anderem die längerfristige Kostenentwicklung verfolgen zu können.

Gefäßchirurgie II

Amputation durchblutungsgestörter Gliedmaßen

195. Wieviel Fuß ist besser als keiner?

U. Brunner und H. Zollinger

Departement Chirurgie, Universitätsspital/Orthopädische Universitätsklinik Balgrist, Rämistraße 100, CH-8006 Zürich, Schweiz

How Much Foot is Better than None?

Summary. The long-term analysis of ten cases of borderline amputations at midfoot level permits the following conclusions. The functional result of borderline amputation ad midfoot level depends on several parameters, including the elevator effekt of the muscle antagonists; the quality of the integument; the traction between full-thickness skin and split-thickness skin grafts; local pressure over prominent bones; osteoarthropathy and osteolysis, especially in the diabetic foot; and subjective circumstances including general state of thealth, age and activities.

Key words: Borderline Amputation (Minor Amputation) − Midfoot-Stump − Antagonistic Muscle Function − Quality of the Integument

Zusammenfassung. Die Überprüfung von 10 in Grenzzonen amputierten Mittelfuß-Stümpfen an 10 Patienten ergab folgende Parameter für deren Belastbarkeit: Hebelwirkung der Antagonisten/Qualität des Integumentes/Traktionsprobleme in den Grenzzonen Vollhaut/Spalthaut/Ossäre Prominenzen/Osteoarthropathie des diabetischen Fußes und reaktionslose Osteolyse/Subjektive Ansprüche.

Schlüsselwörter: Grenzzonenamputation − Mittelfußstumpf − Antagonisten − Integument

Grenzzonenamputationen auf Stufe Zehen sind etablierte Verfahren mit tragfähigen Resultaten, sofern der Allgemeinzustand des Patienten deren Ausschöpfung überhaupt erlaubt [2, 4]. Greifen Nekrose oder Infekt auf den Mittelfuß über, kann es unter differenziertem Einsatz des gesamten arteriologischen Therapiespektrums gelingen, Teile des Fußes zu erhalten [3]. Situationsgerechte Varianten dieser durchwegs offenen transmetatarsalen Amputationen sind:

− Tangentiale Abtragung der Stralen I u. V
− Keilresektionen der Strahlen II−IV
− Quere Amputation

Die spätere Belastbarkeit solcher Mittelfuß-Stümpfe unterliegt einigen allgemeinen Anforderungen:
Hebelwirkung der Antagonisten: Einseitige Zügelwirkung führt zu Fehlstellungen (vorwiegend Spitzfüßigkeit) mit konsekutiven Fehlbelastungen. Erwünscht ist eine möglichst ausgeglichene Dynamik des Stumpfes.
Integument: Je distaler der Stumpf, um so größer sind die Anforderungen an die plantare Hautbedeckung. Dieser durch die Hebelwirkung der Antagonisten übertragene Belastung ist ausschließlich Vollhaut gewachsen, Spalthaut nicht [1].

Grenzzonen Vollhaut/Spalthaut: Infolge unterschiedlicher Adhärenzen und Qualität von plantarer und dorsaler haut entstehen in den Grenzzonen, meist über der Stumpfkuppe, Traktionsprobleme. Chronische Geschwüre sind die Folge. Oft handelt es sich um ein quantitatives Problem der Stumpfbedeckung Vollhaut/Spalthaut.

Ossäre Prominenzen: Amputationsbedingte Prominenzen oder Stachelbildungen im Rahmen postamputativer Ossifizierung führen zu lokalen Druckbelastungen, selbst im Bereiche von Vollhautbedeckung. Daraus resultiert die Forderung nach einer möglichst harmonischen ossären Begradigung sowohl im Bereiche von Mittelfuß- als auch Rückfuß-Stümpfen.

Osteoarthropathie und reaktionslose Osteolyse [5]: Druckgeschwüre und Fisteln führen zu neuen Infekten mit zunehmenden Anforderungen an Durchblutung und Integument.

Subjektive Ansprüche: Abgesehen vom erforderlichen Stillstand von Infekt und Nekrose sind vor allem die persönlichen Anforderungen des Patienten an den Rest seines Fußes für die Gebrauchsfähigkeit mittelfüßiger Grenzzonenstümpfe maßgebend. Darin eingeschlossen sind Allgemeinzustand, Lebensalter und wünschbare Selbständigkeit.

Schlußfolgerungen

Die oben genannten Früh- und Spätveränderungen in Durchblutung, Integument und Skelett beeinflussen die Anforderungen an die Technik der Grenzzonenamputation auf Stufe Mittelfuß und weiter proximal. Sie ergeben auch Parameter, aufgrund derer eine zeitgerechte hohe Amputation ins Auge zu fassen ist. Für solche Vor- und Spätamputationen sind die subjektiven Anforderungen des Patienten an die Belastbarkeit seines Mittelfuß-Stumpfes maßgebend.

Literatur

1. Baumgartner R (1989) Amputation und Prothesenversorgung der unteren Extremität. Enke, Stuttgart
2. Brunner U (1984) Die „Schwarze Zehe" in sozialer Sicht. In: Denck H, Prätorius C (Hrsg) Die ärztliche und psychologische Betreuung der Gefäßpatienten. TM Verlag, Bad Oeynhausen, S 151
3. Brunner U (1987) Der „Diabetische Fuß" in chirurgischer Sicht I. Therapeutische Umschau 44:677
4. Voss EU (1982) Grenzzonenamputation. In: Denck H, Hagmüller GW, Brunner U (Hrsg) Arterielle Durchblutungsstörungen der unteren Extremitäten – „Grenzzonen der Therapieentscheidung". TM Verlag, Bad Oeynhausen, S 241
5. Zollinger H (1988) Osteonekrosen der Metatarsaleköpfchen. Enke, Stuttgart

196. Derzeitiger Stand der Amputationschirurgie

H.-M. Becker

Städt. Krankenhaus München Neuperlach, Oskar-Maria-Graf-Ring 51, D-8000 München

State of the Art in Amputation Surgery

Summary. Upper extremities: Traumatic amputations should be re-planted whenever possible. Lower extremities: Traumatic amputations must never be replanted! Arterial occlusive diseases cause the majority of amputations (ref. to indication, technique, rehabilitation). Borderline amputations are considered only after arterial reconstruction (profundaplasty) or in diabetics. The major preferential amputation is the knee disarticulation, since it results in less trauma and promotes quick rehabilitation, especially in geriatric patients.

Key words: Amputation Surgery – Knee Disarticulation – Borderline Amputation

Zusammenfassung. Obere Extremitäten: Traumatische Amputationen wenn irgend möglich replantieren. Untere Extremitäten: Traumatische Amputationen nicht mehr replantieren! Durchblutungsstörungen erbringen Löwenanteil an der Amputation (Indikation, Technik, Rehabilitation). Die Grenzzonenamputation nur nach vorheriger Arterienrekonstruktion (z.B. Profundaplastik), oder beim Diabetiker. Bevorzugte Majoramputation wird die Kniegelenksexartikulation, weil atraumatisch und besonders geeignet für schnelle Rehabilitation, v.a. beim geriatrischen Patienten.

Schlüsselwörter: Amputationschirurgie – Kniegelenksexartikulation – Grenzzonenamputation

Obere Extremitäten: In der Regel sind wegen Durchblutungsstörungen nur Minoramputationen notwendig (Finger); Majoramputationen (Unter-/Oberarm, Schultergelenksexartikulation) kommen nur außerordentlich selten vor. Die Operationstechnik orientiert sich an den Erfahrungen, die an den unteren Extremitäten gemacht wurden, obwohl Stumpfbelastungen durch Prothesen keine Rolle spielen, die Prothese also lediglich Schmuckfunktion besitzt. Traumatische Amputationen sollten, wenn irgend möglich, der sofortigen Replantation in geeigneten Zentren zugeführt werden.

Untere Extremitäten: Traumatische Amputationen führen wohl nur in Ausnahmefällen zur Replantation wegen der ungünstigen sozialen und rehabilitativen Umstände (s. Vortrag Nr. 210). Die Amputationschirurgie ist im wesentlichen geprägt von den arteriellen Durchblutungsstörungen. 1984 wurden in der BRD an allen Gefäßchirurgie betreibenden Abteilungen (selbständige Gefäßchirurgie/Herz-Gefäßchirurgie/Allgemein- und Gefäßchirurgie) 8015 Amputationen vorgenommen (Tabelle 1), davon 3600 Minoramputationen (s. Vortrag 206) und 4415 Majoramputationen (Unterschenkel: s. Vortrag 207/Kniegelenksexartikulation: s. Vortrag 208/Oberschenkel: s. Vortrag 209). Dabei waren nur die Zentren erfaßt, die tatsächlich auch gefäßchirurgisches Know-how angaben. Es ist deshalb mehr als gerechtfertigt, wenn man etwa die Hälfte der Zahlen dazuaddiert, damit man mindestens auf das tatsächliche Amputationsvolumen in der BRD kommt. Die meisten Ampu-

Tabelle 1. Amputations at vascular surgical patients Federal Republic of Germany 1984

Amputations 1984	Vascular Surgical Dept.	Cardiac Surgical Dept.	General Surgical Dept.	Total
Toes	645	55	2008	2708
Forefoot	194	15	664	873
Syme	4	–	15	19
Calf	214	46	991	1251
Knee-ex	142	13	600	755
Thigh	389	64	1956	2409
Sa.	1588	193	6234	8015

AmpHöhe	Letalität	Prothesen-versorgung	gehfähig
Oberschenkel	37,6%	26,7%	19,1%
Kniegelenk	27,3%	46,5%	36,9%
Unterschenkel	15,0%	52,5%	42,5%

Tabelle 2. Letalität, Prothesenversorgung und Gehfähigkeit nach Majoramputationen (nach: Morgenstern und Kuss, Z. Orthopädietechnik 1985, S. 671)

tationen werden in allgemein-gefäßchirurgischen Abteilungen vorgenommen und in selbständigen gefäßchirurgischen Abteilungen, während die Herzchirurgen dieser Chirurgie verständlicherweise nur wenig Aufmerksamkeit schenken.

Auffällig ist, wie häufig noch die klassischen Majoramputationen an Ober- und Unterschenkel vorgenommen werden und gerade die Kniegelenksexartikulation, für die Gefäßpatienten besonders günstig, noch keine weite Verbreitung gefunden hat. Die gegenüber der Ober- und der Unterschenkelamputation besonders „atraumatische" Technik der Kniegelenksexartikulation und die Ergebnisse, insbesondere die Gehfähigkeit (Tabelle 2), bzw. das Zurechtkommen der Bettlägerigen mit dem sehr langen Oberschenkelstumpf – macht sie den klassischen Unter- oder Oberschenkelamputationen unterlegen. Nach Morgenstern und Kuss (Tabelle 2) liegt zwar die Operationsletalität zwischen der für Ober- oder Unterschenkelamputationen mit über 27% noch sehr hoch, die prothetische Versorgung und die Gefähigkeit entspricht aber fast derjenigen der Unterschenkelamputation, wobei sicher die genannten Kollektive gar nicht genau miteinander verglichen werden dürfen.

Und die Patienten, eben auch die älteren über 75 oder 80 Jahren, ziehen die Prothese an wie einen Schuh – und können besser darin gehen als die Kranken, die an Unterschenkel oder Oberschenkel amputiert worden sind.

Grenzzonenamputationen gehören zu den Minoramputationen (s. Vortrag 206) und sind nur gerechtfertigt, wenn die Heilungschance in der Amputationsstelle durch vorherige arterielle Gefäßrekonstruktion (z.B. Profundaplastik) verbessert worden ist – oder beim Diabetiker, dessen Spezifität der microangiopathische Gefäßschaden ist.

Die Amputation ist nicht die Kapitulation des Gefäßchirurgen – und bedeutet auch nich seinen Mißerfolg! Sie muß ins Therapiekonzept bei der Behandlung von Durchblutungsstörungen eingebaut werden. In diesem Sinn soll Herr Baumgartner zitiert werden, der der Neuauflage seines schönen Buches über die Amputationen das Wort von Sir Watson-Jones voranstellte: „Amputation is the beginning – and not the end of a treatment" (Die Amputation bedeutet den Anfang und nicht das Ende einer Behandlung!).

Literatur

1. Baumgartner R, Botta P (1989) Amputation und Prothesenversorgung der unteren Extremität. Enke, Stuttgart

2. Becker HM, Stelzer G, von Rudkowski AP (1987) Zur Struktur der Gefäßchirurgie: Analyse der Erhebung 1984 der Deutschen Gesellschaft für Chirurgie – Sektion Gefäß-Chirurgie. Aktuelles Wissen Höchst
3. Becker HM, Stelzer G, von Rudkowski AP (1987) Gefäßchirurgie in Deutschland. Inform. Berufsverbd. Dt. Chirurgen Nr. 9
4. Morgenstern M, Kuss B (1985) Besonderheiten der Amputation bei alten Menschen. Orthop Technik, S 671–674

197. Bestimmung der Amputationshöhe

H. Hamann und S. Cyba-Altunbay

Abteilung für Gefäß-, Thorax- und Herzchirurgie, Universität Ulm, Steinhövelstraße 9, D-7900 Ulm

Determination of the Amputation Site

Summary. The peripheral amputation level (at the knee or below the knee) is the most important factor in obtaining optimal functional results and reducing the relatively high operative mortality of above-knee amputations in patients with occlusive arterial disease. Measurement of transcutaneous oxygen tension has proved to be a helpful tool for realizing this therapeutic principle. Comparison with another group of amputees without pO_2 measurement indicates that the ratio of above-knee to below-knee amputation or knee disarticulation could be changed from 2:1 to 1:4. The reduced number of above-knee amputations also resulted in decreased operative mortality (3.2% vs 11.4%).

Key words: Occlusive Arterial Disease – Amputation – Transcutaneous Measurement of pO_2-Tension

Zusammenfassung. Der zusätzliche Einsatz der transkutanen pOH_2-Bestimmung stellt für die Ermittlung einer optimalen Amputationsebene bei der großen Gließmaßenamputation im Endstadium der arteriellen Verschlußkrankheit eine wertvolle Entscheidungshilfe dar. Der Proport Unterschenkelamputation bzw. Kniegelenksexartikulation zu Oberschenkelamputation betrug in einer Vergleichsgruppe ohne transkutane pO_2-Messung 1:2, in der Gruppe mit pO_2-Bestimmung dagegen 2:1. Parallel zu der hierdurch möglich gewordenen Peripherieverlagerung der Amputationsebene (Unterschenkel bzw. Knie) ging die Abnahme der Operationsletalität (3,2% vs 11,4%).

Schlüsselwörter: Arterielle Verschlußkrankheit – Amputation – Transkutane pO_2-Partialdruck-Bestimmung

Trotz der Fortschritte konservativer und operativer Behandlungsverfahren der letzten Jahre ist im Endstadium der arteriellen Verschlußkrankheit die große Gliedmaßenamputation oftmals nicht zu umgehen. Die optimale Amputationshöhe bei arterieller Durchblutungsinsuffizienz der unteren Extremitäten heißt einerseits Sicherstellung einer ausreichenden Durchblutung mit der Chance einer Primärheilung des Stumpfes, andererseits hohe funktionelle Wertigkeit des Amputationsstumpfes hinsichtlich einer prothetischen Frühversorgung und Wiedererlangung der Gehfähigkeit. Wegen der hohen Operationsletalität der zumeist multimorbiden und betagten Patienten, besonders bei Absetzung der Gliedmaße im Oberschenkelbereich, bleibt das Postulat einer möglichst peripheren Amputationsebene zu berücksichtigen: Gerade beim Gefäßkranken sollte, wenn immer möglich, das Kniegelenk erhalten bleiben oder anstellen einer suprakondylären Oberschenkelamputation der Exartikulation im Kniegelenk der Vorzug gegeben werden [7, 8, 9].

Tabelle 1. Entscheidungskriterien bei der Wahl der Amputationshöhe bei AVK

I. Klinik:	– Ausdehnung der Nekrosen
	– Pulsstatus
	– Myoneurales Defizit
II. Arteriogramm:	– A prof. femoris offen?
	– Kollateralkreislauf via Empfängersegment?
	– Lokale Inoperabilität (run-off?)
III. Doppler-Verschlußdruck	

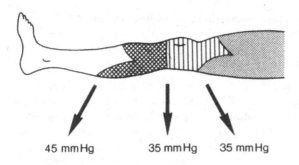

45 mmHg   35 mmHg   35 mmHg

Abb. 1. Grenzisobare bei großer Gliedmaßenabsetzung

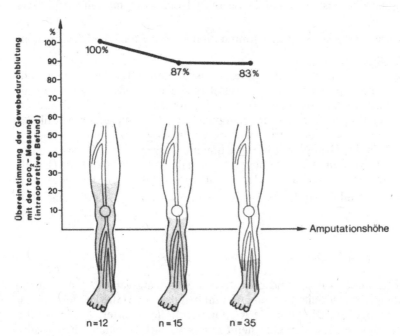

Abb. 2. Spezifität der transkutanen pO$_2$-Messung

Die konventionellen Entscheidungskriterien für die Wahl der Amputationshöhe (Tabelle 1) – Klinik, Arteriogramm, Dopplerverschlußdruck – erwiesen sich in ihrem Aussagewert als äußerst begrenzt, so daß vielfach erst intraoperativ, durch das Skalpell des Chirurgen die definitive Entscheidung getroffen werden mußte [8, 9].

Seit mehreren Jahren steht uns die transkutane Sauerstoffpartialdruckbestimmung als zusätzliche Entscheidungshilfe für die Ermittlung der optimalen Absetzungsebene zur

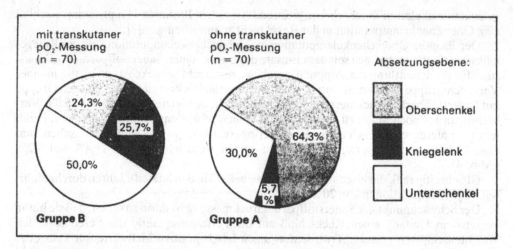

Abb. 3. Absetzungsebene ohne (Gruppe A) und mit transkutaner pO$_2$-Messung (Gruppe B)

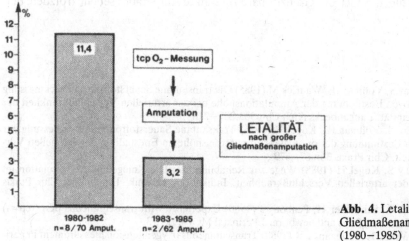

Abb. 4. Letalität nach großen Gliedmaßenamputationen (1980–1985)

Verfügung [3, 4, 5, 6]. Das Meßprinzip beruht auf aufheizbaren Clark'schen Elektroden, die als Redoxsystem auf die Haut der Extremität geklebt werden.

In mehreren prospektiven klinischen Studien konnten sogenannte Grenzisobare für die Amputation der unteren Extremität festgelegt werden, nämlich 45 mmHg für die Absetzung im Unterschenkel und jeweils 35 mmHg für die Exartikulation im Kniegelenk bzw. für die suprakondyläre Oberschenkelamputation (Abb. 1) [1, 2, 3].

Die Spezifität der Methode wurde in allen Fällen intraoperativ auf ihre Wertigkeit hin überprüft. Als Parameter hierfür dienten die Durchblutung von Haut, Subkutis und Muskulatur im Bereich der vorbestimmten Amputationsebene und die Überprüfung der Vitalität der Muskulatur, d.h. ihrer Fähigkeit zur Kontraktilität.

Die Übereinstimmung des transkutan gemessenen Sauerstoffpartialdrucks mit der Perfusionsqualität der tieferen Schichten betrug im eigenen Patientenkollektiv für die Oberschenkelamputation 100%, für die transgenikuläre Amputation 87% und für die Unterschenkelamputation 83% (Abb. 2). Vergleichsanalysen mit dem präoperativen Arteriogramm hatten bei 200 Major-Amputationen gezeigt, daß zwischen den transkutan ermittelten Werten und der Qualität des Kollateralkreislaufs via Arteria profunda femoris eine lineare Korrelation besteht: bei durchgängiger Profunda war so gut wie immer eine Knie-

630

gelenksexartikulation durchführbar, während bei einem Profunda-Hauptstammverschluß eine Oberschenkelamputation in der Regel nicht zu umgehen war [2].

Der Proporz Oberschenkelamputation zu Unterschenkelamputation bzw. zu Kniegelenksexartikulation hat sich seit dem Einsatz der transkutanen Sauerstoffpartialdruckmessung für die Ermittlung der Amputationsebene regelrecht umgekehrt: er betrug in einer Vergleichsgruppe ohne transkutane Sauerstoffpartialdruckmessung 2:1, in der Gruppe mit Sauerstoffpartialdruckmessung 1 : 2 (Abb. 3). In den letzten Jahren hat sich das Verhältnis mit 1:4 noch weiter zu Ungunsten der Oberschenkelamputation verschoben. Parallel zu der hierdurch möglich gewordenen Peripherverlagerung der Amputationsebene war eine Reduktion der Operationsletalität zu verzeichnen, nämlich von 11,4% auf 3,2% (Abb. 4).

Gleichzeitig sank die Nachamputationsrate bei 320 in den letzten 9 Jahren durchgeführten Major-Amputationen von 20 auf 6,7%.

Der Schwachpunkt der Sauerstoffpartialdruckmessung ist darin zu sehen, daß sie nur in begrenztem Umfang einen Rückschluß auf die Perfusionsqualität der tiefer liegenden Weichteilschichten erlaubt. Trotzdem zwingen falsch positive Meßwerte mit Teil- oder Totalnekrosen der Muskulatur in Höhe der Grenzisobaren nur ausnahmsweise zu einer höheren Amputationsebene. Liegen partielle Nekrosen des Unterhautgewebes bzw. eines Muskelkompartments vor, so gelingt es in der Regel, durch Ausschneidung der nekrobiotischen Weichteile, die nach der Grenzisobaren gewählte Amputationsebene trotzdem beizubehalten.

Literatur

1. Cyba-Altunbay S, Vollmar JF, Waurick M (1985) Die transkutane Sauerstoffpartialdruckmessung zur präoperativen Bestimmung der Amputationshöhe bei der arteriellen Verschlußkrankheit der unteren Extremität. Langenbecks Arch Chir 363:207–218
2. Cyba-Altunbay S, Vollmar JF, Kogel H (1986) Transkutane Sauerstoffpartialdruckmessung zur präoperativen Bestimmung der optimalen Amputationshöhe im Endstadium der arteriellen Verschlußkrankheit. Chir Praxis 36:667–679
3. Cyba-Altunbay S, Kogel H (1988) Wege zur Rehabilitation: Die Kniegelenksexartikulation im Endstadium der arteriellen Verschlußkrankheit. Indikation, Technik, Ergebnisse. Chir Praxis 39:109–121
4. Huch A, Huch R, Schneider H, Peabody J (1980) Experience with transcutaneous pO$_2$ (tcp=$_2$) monitoring of mother, fetus and newborn. J Perinatal Med 8:51–73
5. Matsen FA, Wyss CR, Pedegana LR (1980) Transcutaneous oxygen tension measurement in peripheral vascular disease. Surg Gynecol Obstet 150:525–528
6. Ohgi S, Ito K, Mori T (1981) Quantitative evaluation of the skin circulation in ischemic legs by transcutaneous measurement of oxygen tension. Angiology 32:833–839
7. Rooth G, Sjostedt S, Caligara F (1982) Bloodless determination of arterial oxygen tension by polarography; Science tools. LKW Instrument 4:91–92
8. Stirnemann P, Bertsch L, Nachbur B (1978) Gegenüberstellung von einseitig unterschenkel- und oberschenkelamputierten Gefäßkranken bezüglich postoperativer Mortalität, Wundheilung, Zeit und Grad der Rehabilitation. Wertigkeit des Kniegelenkes. Vasa 7:167–172
8. Vollmar J (1982) Rekonstrutive Chirurgie der Arterien, 3 Aufl. Thieme, Stuttgart New York
9. Vollmar J Marquardt E, Schaffelder G (1971) Amputationen bei arteriellen Durchblutungsstörungen. Chir Praxis 15:183–196

198. Minoramputationen und die Behandlung des diabetischen Fußes

E. U. Voss

Gefäßchirurgische Abteilung, Städtisches Klinikum Karlsruhe, Moltkestraße 14, D-7500 Karlsruhe

Minor Amputations and Treatment of Diabetic Foot

Summary. Major amputation is a radical therapeutic principle which should not be undertaken without angiographic evaluation. Since the goal of limb salvage is to limit the ischemic tissue lost in an acral area, it favours minor "borderline" amputation. Of 597 stage IV patients 362 underwent arterial reconstruction (40% diabetics). Limb salvage was performed in 75% of the patients. Followup after 6 years showed that 33% of the patients were able to walk, and 17% had had a secondary major amputation.

Key words: Arterial Occlusive Disease – Minor Amputation – Diabetic Foot

Zusammenfassung. 1. Die große Gliedmaßenamputation als radikales Behandlungsprinzip ist ohne vorausgegangene Gefäßdarstellung nicht mehr vertretbar. 2. Das Behandlungsziel ist die Begrenzung und Demarkierung des Gewebeunterganges auf den akralen Bereich. 3. Bei 597 Patienten im Stadium IV wurde bei 362 eine Gefäßrekonstruktion vorgenommen (40% waren Diabetiker). Die Beinerhaltungsrate war 75%. Gehfähigkeit bestand nach 6 Jahren in 33% der operierten Patienten, 17% hatten eine sekundäre Nachamputation.

Schlüsselwörter: Chronische arterielle Verschlußerkrankung – Minoramputation – diabetischer Fuß

Annähernd 80% aller Amputationen werden aufgrund einer arteriellen Verschlußerkrankung erforderlich. Etwa die Hälfte der Patienten davon sind Diabetiker.

Gelingt es bei dieser großen Zahl von ischämischen Beinen, die Durchblutung durch eine Gefäßoperation oder andere geeignete Maßnahmen wie transluminale Rekanalisation, lumbale Sympathektomie oder konservative Therapie effektiv zu verbessern, so genügt es in den meisten Fällen nur die nekrotische Partie durch eine Minoramputation im Fußbereich zu beseitigen. Durch die Revaskularisation kann die Amputationshöhe weit in die Peripherie, häufig bis in den nekrotischen Grenzbereich, verlagert werden.

Um dieses Behandlungsziel, nämlich die Abheilung einer ganz peripher ausgeführten Amputation zu erreichen, folgen wir dem IRAS-Prinzip.

Der erste Schritt der Behandlung verfolgt das Ziel, eine bereits eingetretene Infektion durch ausreichende Inzisionen zur Rückbildung zu bringen.

Der zweite Schritt gilt der Verbesserung der Durchblutung, am besten durch einen rekonstruktiven Eingriff und damit der Demarkierung und Abstoßung irreversibel geschädigter Gewebspartien.

Bei 597 Patienten war es in einem vierjährigen Beobachtungszeitraum in etwa 50% der Fälle möglich, eine Gefäßrekonstruktion durchzuführen. Bei 13% der Extremitäten war eine primäre Ablatio erforderlich.

Als dritter Schritt erfolgt dann die Amputation so peripher wie möglich, am besten in Form einer Grenzzonenamputation, das heißt, Opferung des nekrotischen Gliedabschnittes mit offener Stumpfbehandlung. Die Amputation erfolgt hierbei exakt zwischen nekrotischem und vitalem Gewebe. Durch die Amputation, genau in der revaskularisierten granulierenden Grenzzone, wird die fetale Komplikation einer aufsteigenden Infektion, z.B. durch Eröffnung der gesunden Markhöhle, am ehesten vermieden. Ein solcher Granulationswall bildet sich nicht nur an den spontan eröffneten oder gefensterten Nekroserändern, sondern auch im Knochen bzw. Markraum. Günstige Voraussetzungen für eine solche Absetzung in der Grenzzone liegen allerdings im allgemeinen nur bei akralen Nekrosen vor. Weiter nach zentral gelegene Nekrosen im Vorfuß- und Mittelfußbereich sind nur selten so gut demarkiert, daß wirklich eine Grenzzonenamputation nach den geschilderten Kriterien durchführbar ist. In diesen fortgeschritteneren Fällen ist dann eine Minoramputation transmetatarsal oder in Form einer atypischen Rückfußamputation transtarsal erforderlich. Bei ausreichender Vaskularisation ist eine spannungsfreie, geschlossene transmetatarsale Amputation durchzuführen. Bei erniedrigtem peripherem Perfusionsdruck und ausgedehnten Nekrosen ist die offene transmetatarsale Amputation das sicherere Ergebnis. Eine sekundäre Hautdeckung kann den stationären Aufenthalt deutlich verkürzen. Hat die Nekrose oder die Infektion den Mittelfuß überschritten, so ist gelegentlich auch noch eine atypische Rückfußamputation mit teilweiser Entfernung des Talus und Calcaneus durchführbar, wenn genügend plantares Gewebe zur spannungsfreien Deckung zur Verfügung steht.

Beim diabetischen Fuß mit nur teilweise ischämisch bedingten Nekrosen und vorwiegend neuropathischem Schuldanteil sind die Voraussetzungen für eine erfolgreiche Minoramputation noch günstiger. Wichtigste Voraussetzung für die Abheilung solcher ulceromultilierender Läsionen ist die konsequente Druckentlastung, zunächst durch Mobilisierung mit zwei Unterarmgehstützen, dann durch eine geeignete schuhtechnische Versorgung.

Dies stellt den vierten Schritt in der Behandlungsreihenfolge dar.

Das Bauprinzip eines solchen therapeutischen Schuhes ist gekennzeichnet durch Abrollhilfe mit einer verstärkten Sohle und hochgezogener Lasche sowie eine entsprechende Weichbettung, die im Falle einer neuropathischen Läsion ständig geändert werden muß, um eine gleichmäßige Druckverteilung zu erzielen.

Kritischer Prüfstein für dieses Behandlungskonzept ist das Schicksal von insgesamt 362 Extremitäten, die wir in einem Zeitraum von 6 Jahren nachbeobachten konnten. Nach Gefäßrekonstruktionen war die Beinerhaltung zum Zeitpunkt der Entlassung 75%, nach Sympathektomie sogar 77%, bei der Nachuntersuchung für beide Kollektive ca. 33%. Ein großer Teil der Patienten war nach einer solchen Nachbeobachtungszeit mit oder ohne Gehhilfen gehfähig.

Meine Damen und Herren, ich fasse zusammen: Unter dem Einsatz vor allem gefäßchirurgischer Maßnahmen, aber auch durch Sympathektomie, transluminaler Rekanalisation sowie konservativer medikamentöser und physikalischer Therapie, läßt sich die erschreckend hohe Zahl von ca. 20 000 Amputationen in der Bundesrepublik auf mindestens die Hälfte reduzieren.

Die große Gliedmaßenamputation als radikales Behandlungsprinzip ist ohne vorausgegangene Gefäßdarstellung zur Beurteilung der Behandlungsmöglichkeiten nicht mehr vertretbar.

Das Behandlungsziel ist die Begrenzung und Demarkierung des Gewebeunterganges auf den akralen Bereich, das heißt, die Erhaltung einer tragfähigen Extremität.

Vor allem durch schuhtechnische Maßnahmen können gefürchtete Rezidive beim diabetischen Fuß verhindert werden.

199. Unterschenkelamputation — gefäßchirurgische Aspekte

H. Imig

II. Chirurgische Abteilung des Allgemeinen Krankenhauses Harburg, Eißendorfer Pferdeweg 52, D-2100 Hamburg 90

Lower Leg Amputation — Aspects of Vascular Surgery

Summary. Of 2,816 arterial reconstructions performed between 1984 and 1988 at the AK Hamburg, 341 amputations were necessary. Only 32 lower-leg amputations were possible. Although all facts indicate that the knee joint is best preserved, it is not always possible due to underlying arteriosclerosis. If a well-vasculated dorsal skin-patch can be formed, the operation is surgically unproblematic.

Key words: Amputation — Arteriosclerosis

Zusammenfassung. Von 1984–1988 wurden an der II. Chirurgischen Klinik am Allgemeinen Krankenhaus Harburg unter 2816 arteriellen Gefäßrekonstruktionen 341 Amputationen durchgeführt. Die Zahl der Unterschenkelamputationen war mit 32 Patienten eher gering. Obwohl alle Vorteile für eine kniegelenkserhaltende Amputation sprechen, läßt sich diese nicht immer durchführen. Ursache hierfür ist die arteriosklerotische Grunderkrankung. Wenn ein genügend durchbluteter langer dorsaler Hautlappen am Unterschenkel gebildet werden kann, besteht von chirurgisch technischer Seite kein Problem.

Schlüsselwörter: Amputation — Durchblutungsstörung

„Falls irgend vertretbar, sollte statt einer Oberschenkelamputation die Unterschenkelamputation durchgeführt werden."

Diese Aussage begegnet einem in nahezu jeder Publikation über Amputationen durchblutungsgestörter Gliedmaßen. Der Unterschenkelamputierte benötigt 25% weniger Energie zur Fortbewegung mit einer Prothese als der Oberschenkelamputierte. Die Prothesenhandhabung ist einfacher, der Gang sicherer und das Sitzen unproblematisch.

Weitere Ratschläge sind: man soll gewebeschonend operieren, der oder die Hautlappen sollten ausreichend durchblutet, der Tibiastumpf zwischen 6 cm und 12 cm lang sein, die Fibular gekürzt, die Tibiakante abgeschrägt und der Markraum nicht ausgelöffelt werden.

Chirurgische Tatsachen, die allen bekannt sein sollten und die in der Regel auch zur Anwendung kommen.

Selbst die Frage, ob eine primäre Naht gelegt werden soll oder die offene Absetzung besser geeignet ist, läßt sich nicht reglementieren. Von Fall zu Fall muß hier das geeignetere Vorgehen gewählt werden. Es wundert auch nicht, wenn zu diesem speziellen Problem nur sehr selten Angaben gemacht werden.

Das Problem der Unterschenkelamputation liegt nicht im technischen Bereich. Das Problem liegt an der Grunderkrankung selbst und damit an der Indikationsstellung. Die

	mit	Rekonstruktion	ohne
Oberschenkel	79		20
Kniegelenk	75		26
Unterschenkel	17		15
Fuß/Zehen	61		48
	232		109
Zahl der Rekonstruktionen		2816	

Tabelle 1. Amputationen 1984–1988, II. Chir. Abt. A.K. – Harburg

Tabelle 2. Amputationen

	N	Oberschenkel	Knie	Unterschenkel	Fuß/Zehe
1982 Kretschmer	531	36	–	34	–
1984 Rendl	151	66	–	33	–
1986 Wandschneider	302	40	1	34	19
1987 Lauterjung	433	36	11	15	37
1988 Stirnemann	413	30	23	47	–
1989 Harris	189	33	–	66	–
Eigenes Krankengut	341	29	29	9	32

Tabelle 3

	N	Infektion %		Nachamputation %	Letalität %		Amputation ohne Rekonstruktion %
		u	o		u	o	
Kretschmer	531	–	–	26	8		27
Rendl	151	56	33	–	12	25	23
Wandschneider	302		23	16	11	32	–
Lauterjung	433		30	22	–		15
Stirnemann	413	51	14	41	9	30	–
Harris	189		–	21	6	5	51
Eigenes Krankengut	341	12	24	15	7	17	32

Arteriosklerose als Grunderkrankung läßt eine kniegelenkserhaltende Amputation nicht immer zu.

Unter 2816 Gefäßrekonstruktionen in 5 Jahren an unserer Klinik war die Zahl der Unterschenkelamputationen eher gering (Tabelle 1).

Die von uns favorisierte Kniegelenksexartikulation mag unter anderem eine Erklärung hierfür sein. Eine nähere Analyse zeigt außerdem, daß es sich bei den Unterschenkelamputierten in unserer Klinik in erster Linie um jüngere Patienten und damit um eine Endangitis handelt. Das beweist zusätzlich die nicht sehr große Anzahl von Gefäßrekonstruktionen vor der Amputation.

Vergleichen wir unsere Zahlen mit anderen Autoren, fällt auf (Tabelle 2), daß die Relation Unterschenkel- und Knieexartikulation zur Oberschenkelamputation nahezu gleich ist. Lediglich bei Stirnemann und Harris ist die kniegelenkserhaltende Amputation gegenüber einer Oberschenkelamputation wesentlich höher. Diese scheinbar günstigere Konstellation wird aber relativiert: Die Nachamputationsrate bei Stirnemann ist auffallend hoch und bei Harris wurden 50% der Patienten ohne jede Rekonstruktion amputiert (Tabelle 3).

Die bekannte hohe Letalität nach Oberschenkelamputationen gegenüber den Unterschenkelamputationen sollte nicht fehlinterpretiert werden. Der Patient, bei dem eine Amputation über dem Knie erfolgen muß, ist häufig der kränkere, leider auch der ältere und derjenige, der wegen einer hohen Infektionsrate nach Unterschenkel- bzw. Knieexartikulation nachamputiert werden mußte.

Die Amputation bedeutet in der Regel nicht das Scheitern einer gefäßchirurgischen Rekonstruktion, sondern bedeutet das richtige Einschätzen unserer Möglichkeiten und dient der Fürsorge um den Patienten.

200. Knieexartikulation: Technik für die Amputation bei durchblutungsgestörten Gliedmaßen

R. Baumgartner

Klinik und Poliklinik für Technische Orthopädie und Rehabilitation, Westf. Wilhelms-Universität, Robert-Koch-Str. 30, D-4400 Münster

Knee Disarticulation: Modified Operative Technique for Vascular Patients

Summary. A knee disarticulation or a trough-knee amputation stump is superior to an above-knee stump. Knee disarticulation does not require that bone be sectioned or muscle cut. The stump allows total end-load capacity. The muscle balance remains undisturbed. Due to the bulbous shape of the stump prosthetic fitting of modern appliances no longer presents problems. An operative technique especially developed for vascular patients is described in detail, including the postoperative treatment and the principles of prosthetic fitting.

Key words: Knee Disarticulation – Trough-Knee Amputation – Peripheral Vascular Disease – Operative Technique

Zusammenfassung. Die Knieexartikulation und die als transgenikuläre Amputation bezeichneten Modifikationen ergeben weitaus bessere Stümpfe als nach jeder Oberschenkelamputation. Weder Knochen noch Muskulatur sind zu durchtrennen. Das Stumpfende ist voll endbelastbar. Der birnenförmige Stumpf eignet sich ausgezeichnet zur Prothesenversorgung. Für Gefäßpatienten wurde eine besondere operative Technik entwickelt. Sie verzichtet auf jede tiefe Naht. Diese operative Technik und die Nachbehandlung werden vorgestellt. Auf Gefahrenquellen wird besonders hingewiesen. Den Schluß bildet ein Abschnitt über die Prinzipien der Prothesenversorgung.

Schlüsselwörter: Knieexartikulation – transgenikuläre Amputation – Gefäßpatienten – operative Technik

Unter *Knieexartikulation* verstehen wir die echte Exartikulation der Tibia vom Femur. Femur und Patella werden nicht angetastet. Die *transkondylärn Amputationen* quer durch den Femurkondylus ergeben ebenfalls voll endbelastbare Stümpfe, sofern die Schnittflächen genau in der transversalen Ebene geführt und die Knochenkanten gut abgerundet werden. Der „natürlichste" Stumpf jedoch verfügt über die gesamte Fläche des Femurkondylus, die voll belastbar ist, falls der Schaftboden die Form des Tibiaplateaus besitzt.

Die *Operation nach Gritti*, bei der die Patella die Markhöhle des Femur abschließt, ist eine Verlegenheitslösung aus den Zeiten, da die Orthopädietechnik nicht in der Lage war, Prothesenknie und Femurkondylen unter einen Hut zu bringen. Diese Zeit ist seit 20 Jahren vorbei. Demnach hat die Methode nach Gritti auch nur noch historischen Wert (Abb. 1).

Die *Knieexartikulation* eignet sich für jede Amputationsursache, Gefäßpatienten inbegriffen. Voraussetzung ist eine gute Durchblutung der Haut bis ca. 4 Querfinger distal des Tibiaplateaus. Bei langsam progredienten Verschlüssen läßt sich dies durchaus mit einem

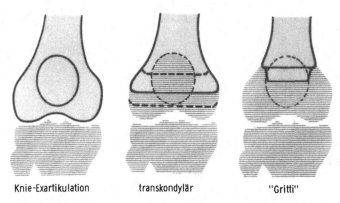

Knie-Exartikulation   transkondylär   "Gritti"

Abb. 1. Verschiedene Methoden der Amputation im Kniebereich. Die beste Lösung ist die *Exartikulation im Knie,* die zweitbeste die möglichst periphere, transgenikuläre oder *transkondyläre Amputation.* Die Technik nach Gritti gilt beim heutigen Stand der Prothesenversorgung für veraltet

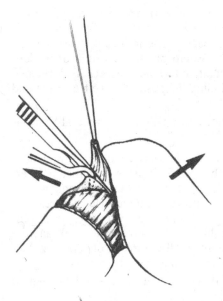

Abb. 2. Zirkulärer Hautschnitt 4−5 Querfinger unterhalb des Tibiaplateaus zur Bildung von zwei seitlichen Hautlappen. Das Lig. patellae wird hochgeschlagen. Kapsel und Bänder werden unter Spannung gehalten und nacheinander scharf durchtrennt

Verschluß der Arteria femoralis in der Leiste vereinbaren. Sollten jedoch während der Operation frisch thrombosierte Venen zum Vorschein kommen, ist die Prognose schlecht, und es bleibt nichts anderes übrig, als die Amputation in das mittlere Drittel des Oberschenkels zu verlegen. Umgekehrt weist eine noch offene Arteria poplitea darauf hin, daß auch eine Amputation im proximalen Drittel des Unterschenkels noch möglich gewesen wäre.

Oblitierte Gefäßprothesen sind unbedingt zu entfernen, beginnend mit dem Loslösen in der Leiste. Die Prothese wird dann mobilisiert und nach unten herausgezogen, die Wundhöhle drainiert. Eine oblitierte Gefäßprothese erhöht die Gefahr eines aufsteigenden Wundinfektes ganz beträchtlich.

Operative Technik

Der Eingriff erfolgt grundsätzlich in Allgemein- oder Regionalanästhesie. Blutleere unterhalb der Leiste ist im Prinzip möglich, bei der Knieexartikulation jedoch kaum sinnvoll,

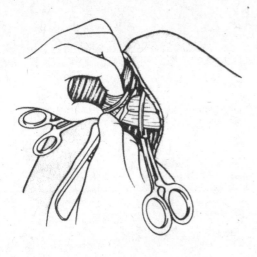

Abb. 3. Das Gelenk ist nach vorne luxiert, die hintere Gelenkkapsel durchtrennt. Versorgen der Gefäße in der Poplitea. Die großen Nerven werden gut 5 cm weiter proximal versorgt

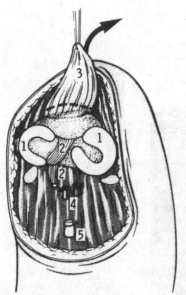

Abb. 4. Ansicht des Stumpfes nach der Exartikulation: 1. Menisken, 2. Kreuzbänder, 3. Lig. patellae, 4. Gefäße, 5. Ischiasnerv

erst recht nicht bei Gefäßpatienten. Der Patient ist in Rückenlage, das Gesäß um 5 cm durch ein Kissen angehoben. Das Bein wird beweglich abgedeckt, das Knie in Rechtwinkelstellung gehalten.

Die Schnittführung berücksichtigt vorbestehende Schnitte und die Vitalität der Gewebe. Sich kreuzende oder sich verzweigende Narben sind, wenn irgend möglich, zu vermeiden. Angestrebt wird ein Hautschluß in der Sagittalebene dorsal zwischen den beiden Kondylen. Aber auch zwei antero-posteriore Lappen sind möglich. Dann ist ein längerer Hinterlappen vorzuziehen, weil die hintere Haut und Subcutis stärker sind als die vordere. Im Zweifelsfalle empfiehlt sich ein zirkulärer Hautschnitt ca. 4–5 cm distal des Tibiaplateaus. Von hier aus wird nun der Unterschenkel gleichsam aus dem Hautschlauch herausgeschält. Das Lig. patellae wird desinseriert, angeschlungen und hochgezogen. Dadurch wird der Weg frei zur Durchtrennung der Binnenstrukturen des Gelenkes (Abb. 2). Der Assistent setzt die Bänder des rechtwinklig gebeugten Knies unter Spannung, als wollte er die Schublade prüfen. Der Operateur durchtrennt nun unter Sicht nach

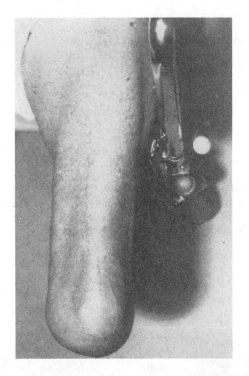

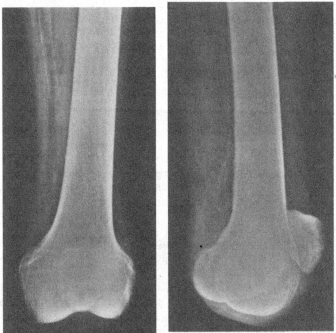

Abb. 5a, b, c. Bei der Knieexartikulation verzichten wir auf jede versenkte Naht, also auch auf das Verankern der Streck- und Beugesehnen an den Bändern des Knies. Beispiel: Knieexartikulation ohne jede tiefe Naht bei 73jähr. Gefäßpatienten. Der Stumpf ist komplikationslos geheilt und war nach 3 Wochen bereits voll endbelastbar (Balgrist, Zürich)

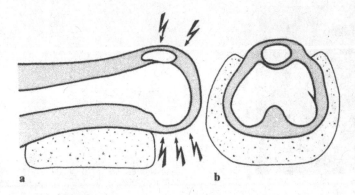

Abb. 6a, b. Die druckempfindlichen Femurkondylen und die Kniescheibe sind schon beim ersten Verband durch ein mindestens 3 cm dickes Polster oberhalb der Kondylen zu entlasten

a   b

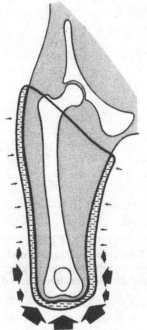

Abb. 7. Knieexartikulation. Prinzip der Schafteinbettung mit innerem Weichwand- und äußerem Gießharzschaft. Volle Endbelastung und Rotationsstabilität bei exakter Abformung, jedoch kein Druck auf Kniescheibe und Femurkondylen

und nach die Seiten- und Kreuzbänder entlang dem Tibiaplateau. Wird auch die hintere Gelenkkapsel durchtrennt, läßt sich das Knie nach vorne luxieren. Jetzt läßt sich Schritt für Schritt der Gefäßnervenstrang der Poplitea versorgen (Abb. 3). Bei Gefäßpatienten sollte die Arteria bereits obliteriert sein. Die Vene wird mit resorbierbarem Material versorgt. Während die Gefäße auf Höhe der Kniekehle durchtrennt werden, müssen die beiden Nerven mindestens 5 cm weiter proximal abgesetzt werden, damit das Nervenneurom nicht zwischen Prothesenwand und Femur unter Druck gerät oder mit der Weichteilnarbe verwächst. Auch die Nerven verdienen eine möglichst atraumatische Behandlung. Sie werden glatt mit dem Skalpell durchtrennt ohne Zug, ohne Quetschen und ohne Ligatur oder gar Kauterisierung. Eine Ligatur ist allerdings dann notwendig, wenn die gerade bei Gefäßpatienten stark blutende Arterie des Ischiasnerven einer Ligatur bedarf.

Als nächsten Schritt entfernen wir bei Gefäßpatienten grundsätzlich alle bradytrophen Strukturen möglichst vollständig: Menisken, Kreuz- und Seitenbänder, selbst das Lig. patellae bis an den unteren Patellarand. Auf jede Reinsertion der Sehnen verzichten wir, weil sie sich als überflüssig erwiesen hat, und weil wir oft Fadengranulome und Gewebsnekrosen erlebt haben. Die Patella retrahiert sich um 2–3 cm, kommt damit außerhalb der

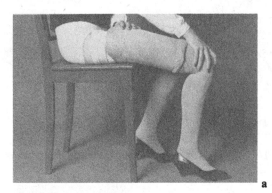

a

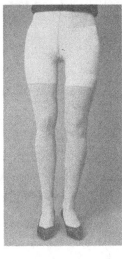

b

Abb. 8a, b. Einsteigen in die Protese, zuerst sitzend **(a)**, Ergebnis: die Beinachsen sind symmetrisch nachgebildet **(b)**. (Alle Abbildungen stammen aus dem Buch: Amputation und Prothesenversorgung der unteren Extremität von R. Baumgartner und P. Botta, Enke, Stuttgart 1989, mit freundlicher Genehmigung des Verlages)

Belastungszone zu liegen und erleichtert die rotationsstabile Einbettung des Stumpfes (Abb. 4).

Nach Spülung der Wunde, Kontrolle der Blutstillung (ggf. nach Eröffnen der Blutleere) und Einführen von zwei eher dicken Saugdrains erfolgt der Wundverschluß lediglich einschichtig mit tiefen Einzelknopfnähten. Priorität hat ein spannungsfreier Wundverschluß, was bei der starken Retraktionsfähigkeit der Haut im Gelenksbereich nicht selbstverständlich ist. Nötigenfalls ist es besser, die Kondylen teilweise zu resezieren, um die Weichteile spannungsfrei schließen zu können. Wenn möglich wird die Hautnarbe in die Sagittalebene dorsal gelegt, doch ist auch ein anterior-posteriorer Verschluß möglich, gestattet aber erst später eine volle Endbelastung des Stumpfes (Abb. 5).

Nachbehandlung

Bei der Verbandtechnik ist auf zwei Punkte besonders zu achten: Einmal verträgt der schlecht gepolsterte Stumpf keine Wickelung mit elastischer Binde. Die Gefahr einer Drucknekrose ist besonders groß über dem lateralen Femurkondylus und über der Patella. Der seitliche Femurkondylus ist durch ein dickes Polster oberhalb des Kondylus, ähnlich wie eine dekubitusgefährdete Ferse, wirksam zu entlasten (Abb. 6).

Selbst bei ungestörter Wundheilung kann es noch 4–6 Wochen nach dem Eingriff zu einer Hypersekretion von Synovialflüssigkeit kommen, die mit der Zeit jedoch spontan verschwindet. Bei der Exartikulation bleibt das femoropatellare Gleitlager schließlich erhalten. Übermäßige oder längerdauernde Flüssigkeitsbildung weist auf eine Wundheilungsstörung hin, von Gewebsnekrose bis zum Infekt.

Je nach Stand der Wundheilung und des Allgemeinzustandes des Patienten erfolgt die Mobilisation am ersten Tag. Das Stumpfende wird auf einer gepolsterten Unterlage, nach und nach zunehmend, an die Belastung gewöhnt. Die definitive Prothesenversorgung erfolgt in der Regel 4–6 Wochen nach der Amputation. Der Schaft besteht aus einem inneren Weichwandschaft, der den birnenförmigen in einen zylindrischen Stumpf umwandelt, und in einem äußeren, härteren Schaft aus Gießharz, der jedoch nach proximal hin weich ausläuft und sich beim Sitzen an die Unterlage schmiegt (Abb. 7). Moderne Gelenke erlauben eine Prothesenversorgung mit minimaler Überlänge oder -breite und, bei geriatrischen Patienten, auch mit einem sperrbaren Kniegelenk. Das Gewicht einer solchen Prothese beträgt höchstens 2500 g. Die Patienten können, anders als bei der Oberschenkelamputation, ihr Kunstglied im Sitzen ohne Kraftanwendung an- und ausziehen (Abb. 8). Der lange Hebelarm des Stumpfes und die volle Endbelastbarkeit verkürzen die Rehabilitationsdauer beträchtlich, verglichen mit einer Oberschenkelamputation.

Ergebnisse

Seit 1968 hat der Autor 250 Exartikulationen im Kniegelenk durchgeführt, 80% davon bei Gefäßpatienten. In 25% waren sekundäre Narbenkorrekturen oder Nachamputationen allerdings notwendig.

Literatur

Baumgartner R (1986) Editorial: Die Kniegelenksexartikulation bei arteriellen Durchblutungsstörungen der unteren Extremität. Langenbeck's Arch Chir 367:85–86

Baumgartner R (1988) Exartikulation im Kniegelenk. Operationstechnik (Prothesenversorgung). Z Chirurg Prax 39/4:727–739

Baumgartner R, Botta B (1989) Amputation und Prothesenversorgung der unteren Extremität. Enke, Stuttgart

Jensen JS (Hrsg) (1983) Special issue through-knee amputation and prosthetics. Z Prosthet Orthot Intern 7/2

201. Wann ist die primäre Oberschenkelamputation indiziert?

W. Hepp

Chirurgische Klinik und Poliklinik, Universitätsklinikum Rudolf Virchow-Charlottenburg der Freien Universität Berlin, Spandauer Damm 130, D-1000 Berlin 19

When Does an Indication for Primary Supragenual Amputation Exist?

Summary. Every patient suffering from arterial occlusive disease has to be considered a candidate for a bilateral amputation. Infragenual amputation is preferable if at all possible. Poor wound healing and reamputation at a higher level are factors to be expected in 20-30% of these patients. Therefore primary above-knee amputation is indicated only if a more distal amputation level is not possible, or if lower amputation offers no advantage to the patient. The question must be answered in each individual case.

Key words: Primary Above-Knee Amputation − Arterial Occlusive Disease − Rehabilitation

Zusammenfassung. Jeder Gefäßpatient ist als ein potentieller Kandidat zur beidseitigen Amputation anzusehen. Dies zwingt unter dem Gesichtspunkt der Rehabilitation zu möglichst peripherer Amputation. Wundheilungsstörungen und Nachamputationen sind dabei in 20−30% in Kauf zu nehmen. Eine primäre Oberschenkelamputation ist daher nur dann indiziert, wenn kein tieferes Amputationsniveau mehr möglich ist oder in Ausnahmefällen, wenn der Patient keinen Gewinn aus einem längeren Amputationsstumpf haben wird. Dies gilt es, in jedem Einzelfall kritisch abzuwägen.

Schlüsselwörter: Primäre Oberschenkelamputation − AVK − Rehabilitation

Einleitung

Bis Anfang der 70er Jahre galt die alte Faustregel, einen Gefäßpatienten a priori im Oberschenkel zu amputieren [1]. Diese Ansicht ist zwar mittlerweile unbestreitbar widerlegt − ein immenses Schrifttum ist dazu existent − aber dennoch findet sich diese Vorstellung noch weit verbreitet [1, 3, 6]. Eine Umfrage von Becker [3] 1984 im Auftrag der Sektion Gefäßchirurgie der Deutschen Gesellschaft für Chirurgie an 142 Kliniken in der Bundesrepublik Deutschland einschließlich Berlin über gefäßchirurgische Aktivitäten ergab bei insgesamt 2459 großen Amputationen an den unteren Extremitäten 1879 Oberschenkelabsetzungen, d.s. 54,3%. Man muß annehmen, daß bundesweit dieser Anteil insgesamt noch höher ist.

Vor- und Nachteile der primären Oberschenkelamputation

Die für eine primäre Oberschenkelamputation vorgebrachten Argumente sind bessere Wundheilung, Verkürzung der Hospitalisationsdauer und schnellere Rehabilitation [1]. Diese Ansicht geht jedoch von falschen Voraussetzungen aus:

Tabelle 1. Nachteile der Oberschenkelamputation

– schwierige Prothesenversorgung
– erschwerte Prothesenhandhabung (alter Patient!)
– schlechte Rehabilitation
– längere Bettlägerigkeit, dadurch komplikationsreicher Verlauf
– höhere Inzidenz an LA-Embolien
– bei vorbestehender oder nachfolgender kontralateraler
  Makro-Amputation Rehabilitation fast nie möglich

1. Dem Vorteil der oft sicher rascheren Wundheilung steht der Nachteil der wesentlich schwierigeren Prothesenversorgung und damit meist auch schlechteren Rehabilitation gegenüber. Zum Dilemma entwickelt sich dies bei der beidseitigen Amputation. Jeder Chirurg sollte bei der Festlegung der Amputationshöhe sich in Erinnerung rufen, daß jeder Gefäßpatient als potentieller Kandidat für eine beidseitige Amputation in einem mehr oder weniger langen Zeitintervall anzusehen ist. Aus einem 12jährigen Zeitraum des eigenen Patientenkollektivs ergab sich bezüglich der Rehabilitation bei einseitiger großer Amputation Gehfähigkeit in 43,5%, während dies bei beidseitiger großer Amputation nur in 10,0% erreicht wurde [6]. Auf fremde Hilfe angewiesen waren in letzterer Gruppe jeder zweite Patient, nach einseitiger Amputation dagegen nur 27,5%.

2. Von einer Verkürzung der Hospitalisationsdauer bei der Oberschenkelamputation kann allenfalls der Chirurg sprechen, der isoliert die Amputation betrachtet. Aber diese stellt nicht das Ende der Behandlung, sondern den Beginn der zwar zeitaufwendigen aber lohnenden rehabilitativen Behandlung und Wiedereingliederung in die alte Lebensumgebung dar (Sir Reginald Watson-Jones, zitiert bei [1]).

Die Nachteile der Oberschenkelamputation sind mannigfach (Tabelle 1). Zur schon aufgeführten schwierigeren Prothesenversorgung kommt noch die erschwerte Prothesenhandhabung hinzu. Dies betrifft vor allem den alten Patienten, um den es sich hier überwiegend handelt. Im eigenen Krankengut der letzten vier Jahre waren 67,6% der amputierten Patienten über 65 Jahre und 20,7% über 75 Jahre alt. Insgesamt besteht eine längere Bettlägerigkeit, die Anlaß ist zu manchem komplikationsreichen Verlauf (höhere Inzidenz an Pneumonien, Lungenarterien-Embolien u.a.). Die vielerorts noch angegebene höhere Mortalität nach Oberschenkelamputation im Gegensatz zur peripheren Absetzung sollte als so nachteilig dagegen nicht mehr bezeichnet werden. Innerhalb der letzten fünf Jahre wurde diese im eigenen Haus drastisch reduziert und stellt daher nicht mehr das gravierende Risiko wie bisher dar. Die Operationsletalität nach großer Amputation konnte von 35,9% (1974–1983) auf 13,8% (1984–1987) gesenkt werden. Nur bezogen auf die Oberschenkelamputation ging die Letalität um 75% zurück trotz eines ausgesprochen moribunden Patientenkollektivs.

Argumente zur peripheren Amputation

Die Nachteile der primären Oberschenkelamputation führten zu einer forcierten Einstellung zur mehr peripheren Amputation. Ihre Nachteile werden von den Befürwortern der primären Oberschenkelamputation immer wieder gerne ins Feld geführt (Tabelle 2 und 3). Im Interesse der Vorteile einer peripheren Makroamputation, wie leichtere Prothesenversorgung und wesentlich bessere Rehabilitationsvoraussetzungen, sind aber Wundheilungsstörungen und Nachamputationen in 20–30% in Kauf zu nehmen [1]. Baumgartner [2] sagte erst vor kurzem, auch eine Versagerquote einer peripheren Amputation von 60%, d.h. Erfolg in 40%, sei für ihn noch Rechtfertigung genug, primär peripher zu amputieren. Dieser Einstellung kann nur nachdrücklich zugestimmt werden. Häufig werden Patienten zugewiesen, die mit amputationsbedrohtem Bein bei Zustand nach kontralateraler Oberschenkelamputation erstmalig zu uns kommen. Die Vorgeschichte ergibt dann nicht selten, daß kontralateral bei Vorfußnekrosen oder -gangrän oder Fersennekrose ohne weitere dif-

– häufigere Wundheilungsstörungen	**Tabelle 2.** Nachteile der peripheren Makro-Amputation
– häufigere Nachamputationen	

Tabelle 2. Nachteile der peripheren Makro-Amputation

- häufigere Wundheilungsstörungen
- häufigere Nachamputationen

Tabelle 3. Vorteile der peripheren Makro-Amputation

- leichtere Prothesenversorgung
- bessere Rehabilitationsvoraussetzungen

Tabelle 4. Einfluß auf den Rehabilitationsgrad nach Amputation des Gefäßkranken

Lebensalter	++
Grunderkrankung	+
Wundheilung	++
Amputationsniveau	++
Beidseitige Amputation	++
Zeitpunkt der Amputation	++

Tabelle 5. Indikation zur primären Oberschenkelamputation

- keine Möglichkeit zu tieferer Amputation
- bettlägeriger Patient
- (multimorbider Patient)
- verschlossene a. profunda femoris
- fehlender iliakaler Einstrom

ferenzierte angiologische Abklärung oder zumindest ohne den Patienten jemals einem Gefäßchirurgen vorgestellt zu haben, primär im Oberschenkel amputiert wurde. In dieser Situation wird der Zwang zur peripheren Amputation des „letzten" Beines noch größer.

Beeinflussung des Rehabilitationsgrades

Mehrere Faktoren nehmen Einfluß auf den Rehabilitationsgrad nach Amputation (Tabelle 4) [6]. Die Faktoren Lebensalter und Grunderkrankung kann der Chirurg nicht beeinflussen, die Wundheilung durch seine Operationstechnik (atraumatisch, Entfernen nicht mehr ausreichend durchbluteter Gewebebezirke u.a.), aber dies soll nicht erfolgen unter Preisgabe einer doch noch möglichen tieferen Amputation. Das Amputationsniveau ist der entscheidende Faktor, durch den der Chirurg Einfluß auf den Reha-Grad nehmen kann. Auch der Zeitpunkt der Amputation scheint manchmal korrekturbedürftig. Mehrfache in kurzen Abständen erfolgte frustrane Revisionen nach kruraler Rekonstruktion führen häufig zu Wundheilungsstörungen und längerer Immobilisation. Hier kann es durchaus auch geboten erscheinen, von weiteren Revisionen Abstand zu nehmen unter dem Vorteil einer tieferen und rehabilitationsgünstigen Extremitätenabsetzung.

Indikation zur primären Oberschenkelamputation

Eine primäre Oberschenkelamputation kann aber durchaus auch indiziert sein, wird sich aber je nach Morbidität des Patientenkollektivs auf unter 20–35% aller großen Amputationen wohl kaum senken lassen (Tabelle 5):

1. Wenn keine Möglichkeit eines tieferen Amputationsniveaus mehr besteht, wie z.B. bei ausgedehnten peripheren Nekrosen, die so weit nach zentral reichen, daß kein ausreichend durchbluteter Weichteillappen zur Durchführung einer Unterschenkelamputation oder Kniegelenksexartikulation mehr zur Verfügung steht (Tabelle 6). Wundheilungsstö-

648

Amputation unterhalb OS-Niveau nicht mehr möglich bei
- ausgedehnten periphren Nekrosen
- Wundheilungsstörungen nach infragenualen Gefäßrekonstruktionen
- unzureichender Durchblutung im peripheren Amputationsniveau
- Kniegelenkskontraktur mit dadurch bedingten Hautläsionen
- ausgedehnter peripherer Infektion
- Sepsis
- (tiefem Wundinfekt, Szilagyi III)

Tabelle 6. Kontraindikation
der infragenualen Amputation

rungen nach infragenualen Gefäßrekonstruktionen, besonders nach mehrfachen frustranen oder nur kurzzeitigen Erfolgen, zeigen häufig aufgrund der nicht verbesserten Durchblutungssituation Wundheilungsstörungen, wie oben schon aufgeführt wurde. Hier bleibt dann oft nur mehr die Absetzung im Oberschenkelniveau. Grundsätzlich besteht die Indikation bei unzureichender Durchblutung auf peripherem Amputationsniveau. Verschluß der A. femoralis superficialis einschließlich poplitea und aller drei Unterschenkelarterien würden per se keine Indikation zur primären Oberschenkelamputation darstellen. Klinische, dopplersonographische und angiographische Befunde stellten sich in der Vergangenheit nicht als ausreichend verläßliche Kriterien zur Amputationshöhen-Festlegung dar. Nur wenige Kliniken verfügen über die Möglichkeiten einer präoperativen Durchblutungsmessung (transkutane O_2-Bestimmung, nuklearmedizinische Durchblutungsmessung u.a.), so daß die Festlegung des Amputationsniveaus überwiegend noch intra operationem erfolgen muß. D.h., die intraoperative Beurteilung der Muskulatur durch das Skalpell des Chirurgen und auch die Hautdurchblutung sind unverändert von Bedeutung. Eine „Kniegelenkskontraktur" mit dadurch bedingten Hautläsionen, die bis in das Absetzungsniveau einer Kniegelenksexartikulation reichen, indiziert eine primäre Oberschenkelamputation. Bei geriatrischen Patienten wird diese Situation nicht selten gesehen. Ausgedehnte periphere Infektionen, teils mit Lymphangitis, teils bereits mit septischen Allgemeinzeichen, können ebenfalls eine primäre Oberschenkelamputation indizieren. Eine weitere Indikation ist beim tiefen Weichteilinfekt Szilagyi III nach infragenualer Gefäßrekonstruktion zu sehen. Auf die therapeutischen Probleme kann in diesem Zusammenhang nicht eingegangen werden, in vielen Fällen verbleibt hier aber nur mehr die Amputation, die dann überwiegend im Oberschenkelniveau durchgeführt werden muß [5].

2. Auch bei einem bettlägerigen Patienten kann die Indikation zu primärer Amputation oberhalb des Kniegelenkes gegeben sein. Hier gilt es zu entscheiden, ob ein längerer Stumpf diesem oft nicht mehr adäquat ansprechbaren und dahinsiechenden Patienten noch einen Gewinn bringt. In Einzelfällen ist aber aus pflegerischen Gründen ein möglichst langer Stumpf notwendig. Dies gilt es, in jedem Einzelfall kritisch abzuwägen.

3. Beim multimorbiden Patienten mit nur noch kurzer Lebenserwartung und fehlenden Chancen auf eine Rehabilitation sind die Vorteile einer besseren primären Wundheilung des Oberschenkelstumpfes entscheidend. Aus einem rehabilitationsfähigen längeren Stumpf wird dieser Patient keinen Gewinn mehr beziehen.

4. Eine verschlossene A. profunda femoris sowie ein fehlender iliakaler Einstrom stellen einen infragenualen Amputationsstumpf von vornherein in Frage, aber auch beim Oberschenkelstumpf können bei dieser Verschlußlokalisation komplizierende Wundheilungsstörungen auftreten. Hier sollte geprüft werden, ob nicht simultan oder kurz vor der Amputation durch aorto-iliakale Rekonstruktion mit Profundaplastik oder durch alleinige Profundaplastik die Durchblutung auf Oberschenkelniveau so weit gebessert werden kann, daß der Oberschenkelstumpf auch die Chance einer primären Wundheilung erhält [4]. Ein langer Oberschenkelstumpf wäre ansonsten kaum durchführbar.

Schlechter Allgemeinzustand und entgleister Diabetes mellitus wurden in der Vergangenheit sehr häufig als Indikation zu einer raschen Absetzung im Oberschenkelniveau, häufig auch noch als hohe Oberschenkelamputation, angesehen. Dabei wurde nicht beachtet, daß die Verschlechterung des Allgemeinzustandes und die Entgleisung eines zuvor gut eingestellten Diabetes mellitus meistens erst durch das amputationsreife Bein, Gangrän bzw. sub-nekrotischen Abszeß, verursacht wurden. Drainage der peripheren Nekrosen durch Fensterung, additive systemische Antibiotikabehandlung, Umstellung auf Alt-Insulin mit 4–6facher Verabreichung/die sind geeignete Primär-Maßnahmen, um die bedrohliche allgemeine Situation zuerst zu beseitigen, den Lokalbefund zu verbessern und dann erst sekundär, sofern keine Gefäßrekonstruktion möglich ist, eine periphere Amputation durchzuführen [4]. In Einzelfällen ist bei dieser Situation aber auch heute noch eine primäre Oberschenkelamputation indiziert.

Periphere Verschiebung des Amputationsniveaus

Im vergangenen Jahrzehnt wurde auch im eigenen Haus noch zu häufig die primäre Oberschenkelamputation durchgeführt. 1975 erfolgte dies noch in 85%. Das therapeutische Regime wurde Anfang 1982 in den geschilderten grundlegenden Zügen geändert. Im Zeitabschnitt 1984–1987 konnte dann die primäre Absetzung im Oberschenkel auf 41,9% reduziert werden, im Jahr 1988 erfolgte eine weitere Senkung auf 34,6%.

Es gilt daher festzustellen: Eine primäre Oberschenkelamputation beim Gefäßkranken ist heute nur noch dann indiziert, wenn unter vorheriger Ausschöpfung aller konservativen und operativen therapeutischen Maßnahmen kein tieferes Amputationsniveau, wobei sich hier ein breites Spektrum ergibt, möglich ist oder wenn der Patient (bettlägeriger oder multimorbider Patient) keinen Gewinn aus einem längeren Amputationsstumpf mehr haben wird. Dies gilt es, in jedem Einzelfall kritisch abzuwägen.

Literatur

1. Baumgartner R, Botta P (1989) Amputation und Prothesenversorgung der unteren Extremität. Enke, Stuttgart
2. Baumgartner R (1989) Kniegelenksexartikulation: Technik für die Amputation bei durchblutungsgestörten Gliedmaßen. Langenbecks Arch Chir Suppl II (Kongreßbericht 1989)
3. Becker H-M, Stelzer G, Rudkowski A (1986) Zur Struktur der Gefäßchirurgie. Aktuelles Wissen Hoechst
4. Becker H-M, Dörrler J, Maurer PC, van Dongen RJ, Vollmar JF (1987) Diskussionsforum: Wahl der Amputationshöhe im Endstadium der arteriellen Verschlußkrankheit. Langenbecks Arch Chir 370:197–205
5. Hepp W, Schulze T (1986) The management of the infected grafts in reconstructive vascular surgery. Thorac Cardiovasc Surgeon 34:265–268
6. Hepp W, Müser M (1988) Langzeitverlauf nach Amputation der unteren Extremität wegen AVK unter dem Gesichtspunkt der Rehabilitation. VASA 17:186–192

202. Subtotale und totale traumatische Gließmaßenabtrennung — wann Replantation, wann Amputation?

J. Dörrler, P. C. Maurer, St. v. Sommoggy und J. Ingianni

Abteilung für Gefäßchirurgie, Chirurgische Klinik, Technische Universität München, Ismaninger Str. 22, D-8000 München 80

When Should Replantation or Amputation Be Considered in Cases of Subtotal or Total Amputation of the Limb?

Summary. The major problems besetting replantation of a limb are the very limited tolerance of muscle tissue to ischemia (in our experiences 5 h) and the possibility of severe postischemic complications either in the limb itself (capillary thrombosis, muscle necrosis) or systemically (kidney failure, speticemia). Between 1975 and 1988, 66 limb replantations (57 arms, 9 legs) were carried out. All nine legs had to be reamputated. Forty-five of the 57 reattached upper extremities (80%) healed without any major complications, 60% exhibited good or very good results (Grade II or I, Classification by Chen).

Key words: Limb Replatation — Operative Procedure — Results

Zusammenfassung. Ein großes Problem bei der Replantation ganzer Extremitäten ist die begrenzte Ischämietoleranz von Muskel- und Nervengewebe. (Nach unserer Erfahrung 5 Std.) Die Möglichkeit von postischämischen Komplikationen liegt in der replantierten Extremität selbst (Thrombose, Muskelnekrose) oder in einer Allgemeingefährdung (Niereninsuffizienz, Sepsis). Zwischen 1975 und 1988 führen wir 66 Extremitätenreplantationen durch (57 Arme, 9 Beine). Alle 9 Beine mußten reamputiert werden. 45 der 57 replantierten Arme (80%) heilten ein. 60% haben ein gutes bis sehr gutes Ergebnis (Grad II oder I, Klassifikation nach Chen).

Schlüsselwörter: Extremitätenreplantation — operative Behandlung — Ergebnisse

Grundvoraussetzung zur Aufnahme eines Patienten mit abgetrennter Extremität ist der rasche Transport und damit die Kürze der Ischämiezeit. Während distale Gliedmaßenabschnitte zum größten Teil aus bradytrophem Gewebe mit sehr geringem Stoffwechsel bestehen, so ist die Muskelmasse eines ganzen Armes oder Beines äußerst anoxieempfindlich und daher die Zeit der tolerierten Ischämie ungleich geringer.

Ein rund um die Uhr einsatzbereites Team sollte sowohl mit den Techniken der Gefäßchirurgie als auch der Unfallchirurgie und der peripheren Nervenchirurgie vertraut sein. Das primäre Ziel ist die rasche Wiederherstellung der Durchblutung einer abgetrennten Extremität (Abb. 1). Es wäre grundfalsch, durch eine komplizierte Wiederherstellung der Knochenstruktur kostbare Zeit verstreichen zu lassen. Hierbei hat sich die rasche Knochenadaptation mit dem Fixateur externe bewährt. Die endgültige Entscheidung wie vorgegangen werden soll, kann nur ein verantwortlicher Replanteur treffen, so daß eine personelle Verteilung der Verantwortlichkeit in die Teilgebiete bei der Replantation abzulehnen

Traumatische Extremitätenamputation

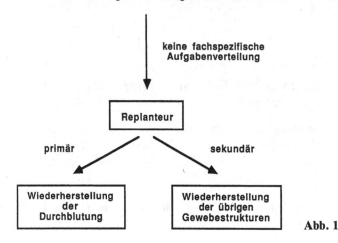

Durchtrennung eines Mehrgewebeverbandes

keine fachspezifische
Aufgabenverteilung

Replanteur

primär   sekundär

Wiederherstellung
der
Durchblutung

Wiederherstellung
der übrigen
Gewebestrukturen

Abb. 1

Patient	Amputat
	Ischämdiedauer
Alter	Verschmutzungsgrad
Begleitverletzungen	Amputationshöhe
Persönliche Bedürfnisse	Zustand der Weichteile und Nerven

Tabelle 1. Abhängigkeit der Replantationsfähigkeit

Tabelle 2. Funktionelle Wiederherstellungsergebnisse nach Gliedmaßenreplantation (Einteilung nach Chen)

Typ I
Wiederaufnehmen der ursprünglichen Arbeit.
Vollständige oder fast vollständige Sensibilität, normale oder fast normale Muskelkraft, Gelenkbeweglichkeit mindestens 60%.

Typ II
Aufnehmen einer geeigneten Arbeit.
Weitgehend normale Sensibilität, Muskelkraft überwindet kräftigen Widertand, Gelenkbeweglichkeit mind. 40%.

Typ III
Erfüllt Aufgaben des täglichen Lebens.
Teilweise Sensibilität, Muskelkraft überwindet geringen Widerstand, Gelenkbeweglichkeit mind. 30%.

Typ IV
Fast keine funktionelle Wiederherstellung bei gut durchblutetem Replantat

Verletzungsart		Einheilung	Reamputationen
Scharf	12	11 (92%)	1
Kompression	19	15 (80%)	4
Quetschung	12	10 (83%)	2
Deceleration	14	9 (64%)	5
Total	57	45	12

Tabelle 3. Replantationen oberer Gliedmaßen

Funktionsergebnis	Amputationshöhe		
Typ nach Chen	Schulter	Oberarm	Unterarm
I	2	5	13
II	1	4	7
III	1	7	3
IV	1	1	0
Total	5	17	23

Tabelle 4. Replantationen oberer Gliedmaßen (n = 45)

Tabelle 5. Kontraindikation bei der Replantation

Begleitende lebensgefährliche Verletzungen
Multiple segmentale Verletzungen des Amputates
Extreme langstreckige Quetschverletzungen oder langstreckige Ausrisse
Starke Verschmutzung (landwirtschaftliche Verletzungen)
Lange Ischämiezeit (größer als 6 h) in Abhängigkeit von der Amputationshöhe

ist [1]. Kompromißloses Debridement, großzügige Fasziotomie sind neben subtiler operativer Technik wesentliche Voraussetzungen zum Gelingen einer Replantation.

Von November 1975 bis November 1988 wurde an 66 Patienten eine Replantation durchgeführt. Von insgesamt 57 Replantationen der oberen Extremität mußten 12 zumeist wegen Infektionen reamputiert werden. 45 Replantate sind eingeheilt, 8 befinden sich noch in der Reinnervationsphase und 37 zeigen eine in ca. der Hälfte der Fälle sogar sehr gute Funktion. Von 9 Replantationen an unteren Extremitäten ist nur eine eingeheilt, diese wurde jedoch aus funktionellen Gründen reamputiert. Daß die Ergebnisse von Replantationen der oberen Extremitäten besser sind liegt daran, daß starke Verkürzungen die Funktionsfähigkeit eines Beines doch in Frage stellen können. Zum anderen kann mit prothetischer Versorgung eine erstaunliche Rehabilitation möglich sein. Während die Funktion eines Beines lediglich der Fortbewegung dient, vermag ein Arm vielfältige Tätigkeiten auszuüben und keine Prothese kann auch nur annähernd eine funktionsfähige Hand ersetzen [4].

Befindet sich der Verletzte in einem kritischen Zustand oder liegen erhebliche Begleitverletzungen vor, so sollte selbst bei idealem Zustand des Amputates von der Replantation Abstand genommen werden. Unbedingt sollte der Replanteur, falls dies möglich ist, mit dem Patienten über die Risiken des Eingriffes, die lange Dauer der Rekonvaleszenzzeit, eventuelle Nachoperationen bei zunächst unklarem Ergebnis sprechen. Nie wurde dadurch allerdings der Wunsch des Patienten nach Replantation aufgegeben. Der Zustand des Amputates hat für den Erfolg der Operation die größte Bedeutung, wobei die Kürze der Ischämiedauer mit das wichtigste Kriterium darstellt (Tabelle 1).

Bei den muskeltragenden Extremitätenanteilen sollten bei warmer Ischämie 2 Stunden und bei kalter Ischämie 6 Stunden nicht überschritten werden. Die nächstwichtigen Kriterien, die für das Gelingen einer Replantation verantwortlich sind, sind der Grad der Verschmutzung, Amputationshöhe und Zustand der Weichteile und Nerven.

Günstige Voraussetzungen zur Replantation bieten glatte Schnittverletzungen, schlechtere ausgedehnte Quetschungen (Tabelle 2 und 3). Trotzdem konnten wir mit diesen Verletzungen günstige Ergebnisse erzielen, was wir darauf zurückführen, daß wir radikal kürzen – auch über 20 cm hinaus – um alles geschädigte Gewebe zu entfernen, um somit Gesundes mit Gesundem zu verbinden. Dadurch wird einmal die Einheilung begünstigt, zum anderen wird die Strecke, welche die Nerven zur Regeneration benötigen, gekürzt [2]. Damit lassen sich bei Replantationen im Bereich der Schulter und des proximalen Oberarmes günstige Funktionsergebnisse erzielen (Tabelle 4).

Replantationschirurgie um jeden Preis bringt die Methode in Mißkredit, weshalb die Kontraindikation strengster Beachtung bedürfen (Tabelle 5). Die dann erzielten Ergebnisse bedeuten einen großen Behandlungserfolg: Funktionsrate 80%, 60% gutes bis sehr gutes Ergebnis.

Die Wiederherstellung des Gefühles bei ausreichender Greiffunktion ist demnach eines der wesentlichsten Merkmale einer geglückten Replantation [3, 5]. Patienten, die der Gruppe 3 nach Chen zugeordnet werden (Tabelle 2), besitzen zwar eine erheblich funktionsgeminderte, aber dennoch gebrauchsfähige sensible obere Extremität. Gegenüber keiner ist selbst ein wenig Funktion allerdings sehr viel. Dieser Zustand läßt sich in gleicher Weise selbst durch die modernste prothetische Versorgung mit myoelektrischen Prothesen nicht erreichen, vor allem wenn man berücksichtigt, daß derartige myoelektrische Prothesen an den Amputationsstumpf spezifische Anforderungen stellen, die nicht immer gegeben sind.

Die guten Ergebnisse der Gliedmaßenreplantation berechtigen dazu, nach traumatischer Amputation an den oberen Extremitäten dieses Rekonstruktionsverfahren als Therapie der Wahl zu fordern.

Literatur

1. Biemer L, Stock W, Duspiva W (1983) Replantation an der unteren Extremität. Chirurg 54:361–365
2. Zhong-Wei C, Meyer VE, Kleinert HE, Beasley RW (1981) Present indications an contraindications for replantation as reflected by long-term functional results. Orthopedic Clinics of North America, Vol. 12, No. 4, pp 849–870
3. Dörrler J, Maurer PC, Heiss J, Lange J, Stock W (1985) Gliedmaßenreplantation: Trauma, Sensation, chirurgische Realität. In: Sperling M (Hrsg) Gefäßrekonstruktion und Gefäßersatz im Wandel der letzten 25 Jahre. TM-Verlag, S 205–209
4. Peacock K, Tsai T-M (1987) Comparison of functional results of replantation versus prosthesis in a patient with bilateral arm amputation. Clin Orthop Rel Res 214:153–159
5. Wilson CS, Alpert BS, Buncke HJ, Gordon L (1983) Replantation of the upper extremity. Clin Plast Surg 10/1:85–101

203. Prothetische Versorgung des amputierten Patienten

G. Neff

Abteilung für Technische Orthopädie, Dysmelie und Rehabilitation, Orthop. Klinik der FU Berlin im Oskar-Helene-Heim, Clayallee 229, D-1000 Berlin 33

Prosthetic Management of the Amputee

Summary. The prosthesis of a lower limb amputee usually consists of a socket custom made out of wood, glas fiber, reinforced resin or other plastic material. This is also true for modern flexible sockets. Individually selected components depending on the amputee's level of activities, such as hip, knee and ankle joints, torsion adapter and different prosthetic feet, are produced by the orthopaedic industries. Function, however, depends significantly on the quality of the stump – created by the surgeon. Even a skilled prosthetist cannot improve the stump.

Key words: Lower limb Amputation – Prosthetic Fitting

Zusammenfassung. Die Prothese des Beinamputierten besteht gewöhnlich aus einem nach Abdruck gefertigten Schaft aus Holz, Gießharz oder anderem Kunststoff – eingeschlossen moderne flexible Schäfte. Individuell ausgewählte Paßteile, entsprechend dem Aktivitätsgrad des Amputierten, wie Hüft-, Knie- und Sprunggelenke, Torsionsadapter und unterschiedliche Prothesenfüße, werden von der Orthopädischen Industrie geliefert. Die Funktion mit der Prothese wird jedoch oft von der vom Operateur vorgegebenen Stumpfqualität bestimmt, die auch von einem erfahrenen Orthopädie-Techniker nicht „nachgebessert" werden kann.

Schlüsselwörter: Beinamputation – prothetische Versorgung

Die *prothetische Versorgung* beginnt im optimalen Fall als *Sofortversorgung* bereits unmittelbar nach der Amputation im Operationssaal oder als *Frühversorgung* während der Wundheilung. Daran schließt sich nahtlos eine *Übungsprothesen-Versorgung* an bis zur vollständigen Konsolidierung der Stumpfverhältnisse. Erst danach sollte die *definitive prothetische Versorgung* vorgenommen werden:

Hüftexartikulierte erhalten eine exakt die knöchernen „Fixpunkte" umgreifende Halbschale oder einen konventionellen Gießharz-Beckenkorb, versehen mit einem freibeweglichen oder sperrbaren Einachs-Hüftgelenk, einem freibeweglichen Kniegelenk und einem Prothesenfuß in Rohrskelett-Bauweise. Ein Torsionsadapter zum Ausgleich der fehlenden Hüftgelenkrotation verbessert die Gangabwicklung; der den natürlichen Formen des gegenseitigen Beines nachempfundene Schaumstoff-Kosmetiküberzug vervollständigt die Prothese auch kosmetisch-ästhetisch.

Oberschenkelamputierten stehen nach wie vor traditionelle Holzschäfte, starre Gießharzschäfte und neuerdings flexible Kunststoffschäfte mit einer tragenden Rahmenkonstruktion zur Verfügung – im optimalen Fall als Vollkontakt-, sonst als Saugschaft gearbeitet.

Freibewegliche, sperrbare oder als Bremsgelenke ausgelegte Kniegelenkkonstruktionen – sowohl für moderne Rohrskelett- als auch für konventionelle Schalenbauweise – werden nach den individuellen Fähigkeiten und Bedürfnissen des Amputierten ausgewählt – vorrangig für sicheres Stehen und Gehen. Unterschenkel-Fußpaßteile bzw. modulare Ein-, Mehrachs- oder gelenklose Füße vervollkommnen die Prothese; eine Schlesier-Bandage ist oft entbehrlich, Schulter- oder Hosenträgergurte sollten vermieden werden.

Die definitive *Knieexartikulations- Prothese* besteht aus einem Gießharz- und Weichwandinnenschaft, dessen innere Konturen dem dicken Stumpfende formschlüssig anliegen, während die äußere, leicht konische bis zylindrische Formgebung das Hineinschlüpfen in den im oberen Drittel weich gegossenen Gießharzschaft problemlos im Sitzen ermöglicht – im Gegensatz zu der immer im Stehen anzuziehenden Oberschenkelprothese. Um unschöne Disproportionen zu vermeiden, werden entweder spezielle Knieexartikulationsgelenke mit geringer Aufbauhöhe oder Kniegelenksschienen in einer kosmetisch ansprechenden Form verwendet.

Die *Unterschenkelversorgung* kann konventionell mit Kniegelenksschienen und Oberschenkelmanschette aus Leder oder Kunststoff, einem Holz- oder Gießharzschaft – bei schwierigen Stumpfverhältnissen zusätzlich einem federnden Innentrichter – erfolgen; die Zukunft gehört jedoch den Kurzprothesen!

Dank heute verfügbarer Kunststoffmaterialien mit geschlossener Mikrozellstruktur können selbst weniger gut gelungene Unterschenkelstümpfe in weitgehendem Vollkontakt formschlüssig eingebettet und dadurch eine das Knie total umgreifende Kurzprothese zum sicheren Gehen und Stehen als Dauerversorgung gewählt werden. Dies gilt auch für Doppelamputierte und Patienten mit Kurzstümpfen.

Teilweise oder voll endbelastbare *Syme-Stümpfe* nach Absetzung des Fußes (mit Malleolen) im oberen Sprunggelenk, jedoch unter Erhaltung der Rückfußsohlenhaut, werden üblicherweise mit einem Gießharzschaft mit Weichwandinnenschaft zufriedenstellend versorgt.

Pirogoff-Modifikationen nach *Spitzy* oder – bei Frauen zu bevorzugen wegen der schlankeren Form – nach *LeFort* mit voller Endbelastbarkeit benötigen nur eine Innenschuhversorgung mit einer vorderen steifen, bis etwa Unterschenkelmitte reichenden Abstützung und hinterer flexibler Lasche; alternativ kommen vor allem für in Außenbereichen Tätige Prothesen mit Weichwandinnenschaft und hinterer Klappe zum Durchtritt des dicken Stumpfendes in Frage; eine Abstützung am Schienbeinkopf und der Patellasehne ist hier dank der Endbelastbarkeit nicht erforderlich.

Im oberen Sprunggelenk auf Dauer voll bewegliche, *tenomyoplastische Chopart-Stümpfe* in der Technik nach Marquardt werden mit einem Innenschuh – wie oben beschrieben – oder mit orthopädischen Schuhen versorgt. Durch Zurichtung des Konfektionsschuhwerkes sollte jedoch die Abrollung verbessert werden.

Weiter *distal* gelegene *Fußteilamputationen* bedürfen im allgemeinen keiner prothetischen Versorgung, sondern lediglich einer exakten orthopädie-schuhtechnischen Bettung der noch erhaltenen Fußreste mit entsprechend zugerichtetem Schuhwerk; auch orthopädische Schuhe oder Innenschuhe sind im gegebenen Fall angezeigt.

Heute kann praktisch jedes Amputationsniveau prothetisch versorgt werden. Die Qualität der Versorgung und die Funktion mit der Prothese werden jedoch entscheidend von der Qualität des Stumpfes beeinflußt, die vom Operateur vorgegeben wird, vom Orthopädie-Techniker aber nicht „nachgebessert" werden kann. Deshalb einmal mehr die dringende Empfehlung, jede Amputation als plastisch-rekonstruktiven Eingriff und nicht als „Wegschneidchirurgie" (nach Morscher) zu begreifen und danach zu handeln – auch beim durchblutungsgestörten Patienten.

204. Die Rehabilitation amputierter Patienten

A. Refisch

Fachklinik für konservative Orthopädie und Rheumatologie, Argentalklinik, D-7972 Isny-Neutrauchburg

Rehabilitation of Amputees

Summary. An optimal rehabilitation result following amputation in each individual case depends on the smooth cooperation of the surgery department and the rehabilitation clinic. Equally important ist the good cooperation between physicians, physical therapists and orthopedic technicians. A decisive influence on the outcome of rehabilitation is already exercised with the choice of height of the amputation site and the operative technique. A positive development can be intensified by an early prosthesis fit and practice. It is imperative that the amputation be seen as the beginning of the patient's rehabilitation and not as a failure and the end of efforts to preserve the extremity. The degree of mobility achievable depends very decisively on the patient's remaining ability and will to succeed.

Key words: Rehabilitation – Amputation – Training in Usage of Prostheses – Physical Therapy

Zusammenfassung. Ein individuell optimales Rehabilitationsergebnis nach Amputation gelingt nur bei reibungsloser Zusammenarbeit zwischen Akut- und Rehabilitationsklinik. Ebenso wichtig ist eine gute Zusammenarbeit zwischen Ärzten, Krankengymnasten und Orthopädietechnikern. Durch die Wahl der Amputationshöhe und der Operationstechnik wird bereits in der operativen Klinik eine entscheidende Weichenstellung zum Rehabilitationserfolg vorgenommen. Durch eine entsprechende frühprothetische Versorgung und Übungsprothesenversorgung kann diese positive Entwicklung noch verstärkt werden. Entscheidend ist, daß die Amputation als Beginn der Rehabilitation des Patienten aufgefaßt wird und nicht als Versagen und den Endpunkt der Bemühungen um die Erhaltung der Extremität. Der Grad der zu erreichenden Mobilisierung des Patienten hängt ganz entscheidend von seiner noch verbliebenen individuellen Leistungsfähigkeit und seinem Leistungswillen ab.

Schlüsselwörter: Rehabilitation – Amputation – Prothesengebrauchsschulung – Krankengymnastik

Einleitung

Der Rehabilitation sind beim Gefäßpatienten engere Grenzen gesetzt als bei Patienten, die aus anderer Indikation amputiert wurden. Dies liegt zum einen an der Grunderkrankung, die häufig eine begleitende Cerebralsklerose erschwerend mit sich bringt. Zum anderen aber auch an der Multimorbidität des meist alten gefäßkranken Patienten und der damit verbundenen allgemeinen Leistungseinbuße, protrahierten Rekonvaleszenz und verlängerten Bettlägerigkeit mit Muskelatrophie.

Aber auch spezifische psychologische Probleme des Alters können die Rehabilitation erschweren. Neben einem möglichen sekundären Krankheitsgewinn sind hier vor allem spezielle Eigenheiten, Zweifel am Sinn des Lebens und Unverständnis gegenüber den unvermeidlichen Anstrengungen der Rehabilitation zu nennen. Darüber hinaus hat der amputierte Patient im Vergleich zum Nichtamputierten einen deutlich vermehrten Kraftaufwand beim Gehen zu leisten. Dieser beträgt nach Müller-Gettinger für Unterschenkelamputierte 40% und 60% für Oberschenkelamputierte. Engel hat bei der Mobilisierung alter und kranker Amputationspatienten Laktatwerte gemessen, die jenen von Spitzensportlern bei Extrembelastungen gleichen.

Somit stellt das freie Gehen mit einer Prothese zwar die anzustrebende weitestgehende Integration des Amputierten in die Gesellschaft dar. Aus dem zuvor Gesagten wird jedoch klar, daß dieses optimale Rehabilitationsziel nur in Einzelfällen bei Gefäßpatienten zu erreichen ist. Neuburg und Kristen untersuchten 163 wegen eines Gefäßleidens amputierte Patienten nach. Dabei stellten sie fest, daß lediglich 16% die Klinik frei gehend verließen. Bei einer Nachuntersuchung nach 1 Jahr waren lediglich noch 8% in der Lage, kleinere Strecken ohne Benützung von Gehstöcken zurückzulegen. Von diesen insgesamt 13 verbliebenen Patienten war lediglich 1 oberschenkelamputiert.

Die Prothesenversorgung ist lediglich ein Teilaspekt in der Rehabilitation von Amputierten, die Beherrschung der Prothese darf den Patienten nicht überfordern. Der Rollstuhl ist in ausgewählten Fällen der Prothese vorzuziehen.

Rehabilitationskonzept

Die Rehabilitation sollte noch vor der Amputation beginnen und sollte nicht mit der Entlassung aus der Rehabilitationsklinik enden. Nicht nur in Problemfällen bedarf der amputierte Patient einer kontinuierlichen Betreuung und Beratung einschließlich regelmäßiger Prothesenkorrekturen und Neuverordnungen. Eine sachgerechte präoperative Aufklärung hilft dem Patienten seine Situation realistisch einzuschätzen. Nur so kann er Fortschritte auf dem Wege zur Selbständigkeit und Mobilisierung auch als solche erkennen. Durch dieses Vorgehen lassen sich Ängste vor der Unterbringung in einem Pflegeheim am ehesten reduzieren. Durch eine prä- und postoperative Atemgymnastik und Muskelkräftigung der oberen und unteren Extremitäten kann der Allgemeinzustand verbessert werden. Wann immer möglich sollte bereits präoperativ eine Mobilisierung im Gehwagen oder an Unterarmstützen begonnen werden. In einem Knieruhebein nach Schede läßt sich der Zustand nach Amputation simulieren und vermittelt dem Patienten somit eine Vorstellung über das postoperative Vorgehen.

Eine für den Rehabilitationserfolg ganz entscheidende Weichenstellung ist die Wahl der Amputationshöhe. Diese sollte aus rehabilitativer Sicht so distal wie möglich liegen. Neben den bereits in der Einleitung genannten Gründen muß nämlich bedacht werden, daß im Rahmen der Grunderkrankung nicht selten zu einem späteren Zeitpunkt auch an der anderen Extremität amputiert werden muß. Bei einer Doppelamputation hat die Amputationshöhe für die später zu erreichende Mobilisierung des Patienten jedoch eine extrem wichtige Bedeutung.

Auch die ausgewählte Operationstechnik ist für die Rehabilitation von Bedeutung. Myoplastische Stümpfe haben eine größere Muskelkraft und gewährleisten somit eine bessere Gehleistung mit der Prothese. Diese größere Muskelkraft wird durch elektromyographische Untersuchungen von Lescoeur eindrucksvoll belegt. Weiterhin ermöglicht die bessere Stumpfdurchblutung und Stumpfdeckung eine schnellere und problemlosere prothetische Versorgung. Nicht zuletzt ist nach Dederich ein myoplastischer Stumpf die beste Prophylaxe von Stumpfschmerzen. Dieser Aspekt sollte nicht vernachlässigt werden, da Stumpfschmerzen gerade für noch berufstätige Patienten eine Spirale des beruflichen und privaten Abstiegs bedeuten; aber auch für den meist bereits berenteten Gefäßpatienten nicht zu vernachlässigen sind. Nach meiner Auffassung sollte bei einer Unterschenkelamputation eine myoplastische Stumpfversorgung nach Burgess auch beim Gefäßpatienten immer durchgeführt werden. Beim Knieexartikulationsstumpf sollte den Empfehlungen Baumgartners gefolgt werden, lediglich die Haut zu nähen. Hier kann auf eine myoplastische Versorgung verzichtet werden, da sowohl die prothetische Versorgung als auch Rehabilitation mit diesem langen Oberschenkelstumpf mit großem Hebel problemlos sind. Beim älteren Gefäßpatienten hat sich die myoplastische Versorgung bei Oberschenkelamputation, die ja die höchste Letalitätsrate und den größten Blutverlust verzeichnet, nicht bewährt.

In der unmittelbar postoperativen Phase gilt das Hauptaugenmerk der Prophylaxe eines postoperativen Ödems und der Stumpfdurchblutung. Die Durchblutungsstörung ist zum einen wegen der möglichen Wundheilungsstörung, Infektion und ggf. Nachamputation und zum anderen wegen des Ischämieschmerzes, der zu einer Entlastungsfehlhaltung und Kontraktur führen kann, gefürchtet. Es empfiehlt sich die Verwendung eines Stumpfgipses, da dieser die optimale Kompression bietet und somit die Ödementstehung am sichersten in Grenzen hält. Bei geschaltem Stumpfgips sind Wundkontrollen und Verbandwechsel jederzeit möglich. Ohne subjektive Beschwerden und objektive Alarmzeichen kann der Gips jedoch auch mehrere Tage unverändert belassen werden.

Ein weiterer Vorteil des Gipsverbandes ist die bessere Stumpfformung. Gerade beim Unterschenkelstumpf kann so auch die schmerzbedingte Kniebeugekontraktur verhindert werden. Darüber hinaus ist es hilfreich, den Patienten auf falsche Verhaltensweisen in der postoperativen Phase hinzuweisen (siehe Abb. 1), um auch so zu einer Prophylaxe des postoperativen Ödems und der Stumpfkontraktur beizutragen.

Um die in den ersten Monaten häufig auftretenden Umfangsveränderungen des Stumpfes, die 3–5 cm betragen können, möglichst gering zu halten, sollte in dieser Zeit ein elastischer Stumpfverband angelegt werden. Entscheidend ist jedoch, daß dies in der richtigen Technik geschieht, da es sonst zu Schnürungen und Stauungen sowie zum Verrutschen des Verbandes kommt. Die weitere postoperative Rehabilitation besteht in einer Atemgymnastik, isometrischer Beübung des Stumpfes unter Einschluß von Phantomübungen, einer konsequenten sachgerechten Lagerung des Stumpfes sowie Kräftigungsübungen der oberen Extremität. Außerdem werden jetzt bereits Alltagssituationen wie das einbeinige Aufstehen und Hinsetzen aus dem Stuhl bzw. Bett geübt und auf eine zunehmende Selbständigkeit des Patienten hinsichtlich Körperpflege, An- und Ausziehen und Essen geachtet. Die Mobilisierung erfolgt gerade beim alten Gefäßpatienten häufig zuerst im Gehbarren, wobei durch spielerische Übungen versucht wird, immer mehr zum freien Stehen überzugehen. Ist dies dem Patienten weitgehend gelungen, erfolgt die weitere Mobilisierung über ein einbeiniges Gehen im Gehwagen bzw. an Unterarmgehstützen.

Abweichend von dem bisher dargestellten Rehabilitationsschema hat die Frühversorgung bzw. Übungs- oder Übergangsprothesenversorgung erhebliche Vorteile. Dabei wird in den postoperativen Gipsverband eine prothetische Versorgung integriert. Sobald die Wundheilung abgeschlossen ist, erhält der Patient einen Kunststoffschaft nach Gipsabdruck mit integrierter Rohrskelettprothese ohne Verschalung.

Mit den modernen Kunststoffen oder Gießharzen kann man sich den gerade in den ersten postoperativen Monaten stark schwankenden Stumpfumfängen mehr oder weniger problemlos anpassen, z.B. durch Verwendung thermoelastischer Kunststoffe. Die Übungsprothese sollte so lange getragen werden, bis sich die Stumpfverhältnisse soweit stabilisiert haben, daß der Schaft mindestens 3–4 Wochen nicht nachgepaßt werden mußte und die Prothese mehrstündig beschwerdefrei benutzt werden kann. Die dabei verwendeten Modularbauteile der Rosklett-Prothese können bei der späteren definitiven Prothesenversorgung meist wiederverwendet werden. Darüber hinaus bietet eine solche Frühversorgung bzw. Übergangsprothesenversorgung gerade beim gangunsicheren und ängstlichen alten Patienten die Möglichkeit, ihm schon früh ein 2. Standbein zu bieten und ihm so ein Gefühl der Sicherheit zu bieten. Die häufig beim Gefäßpatienten auftretenden Wundheilungsstörungen sind eine wichtige Indikation dieser Übergangsprothesen, da eine definitive Prothesenversorgung bei dieser Komplikation nicht möglic ist, jedoch in der Übungsprothese bereits frühzeitig eine Mobilisierung bei Wundheilungsstörungen möglich ist. Die weiteren von Dederich aufgeführten Vorteile der Frühversorgung sind in Tabelle 1 aufgeführt.

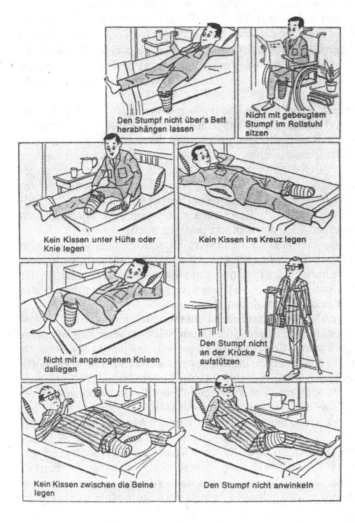

Abb. 1. Falsche Lagerung von Beinstümpfen nach der Operation (aus A. B. Wilson: Limb Prosthetic today. Artif. Limbs 1 (1963))

Image labels:
- Den Stumpf nicht über's Bett herabhängen lassen
- Nicht mit gebeugtem Stumpf im Rollstuhl sitzen
- Kein Kissen unter Hüfte oder Knie legen
- Kein Kissen ins Kreuz legen
- Nicht mit angezogenen Knieen daliegen
- Den Stumpf nicht an der Krücke aufstützen
- Kein Kissen zwischen die Beine legen
- Den Stumpf nicht anwinkeln

Tabelle 1. Vorteile der Frühversorgung

1. Weniger Wundheilungsstörungen
2. Verringertes Stumpfödem
3. Weniger Schmerzen und verringerter Analgetikaverbrauch
4. Gute Thrombose- und Embolieprophylaxe
5. Verbesserte Motivation und psychische Grundstimmung des Patienten
6. Verringerte Rehabilitationszeit

Indikation zur prothetischen Versorgung

Wie bereits in der Einleitung aufgeführt, ist die Rehabilitation des Amputierten nicht mit seiner prothetischen Versorgung gleichzusetzen. Bei der Indikation zur Prothesenversorgung ist an erster Stelle der individuelle Leistungswille und die individuelle Leistungsfähigkeit des Patienten zu berücksichtigen. Es bedarf weiterhin einer sachgerechten Aufklärung, um seine häufig zu hohen Erwartungen, die er an eine prothetische Versorgung stellt, auf ein realistisches Maß zurückzuschrauben. Der Amputationspatient wählt die für ihn

Tabelle 2. Indikationskriterien zur Prothesenversorgung

1. Leistungsfähigkeit und Leistungswille des Patienten
2. Stumpfverhältnisse
3. Soziale Situation des Patienten

Tabelle 2. Indikationskriterien zur Prothesenversorgung

Tabelle 3. Zielstufen der Rehabilitation Amputierter

1. Erziehung zur Selbständigkeit	–	An- und Ausziehen, Aufstehen, Körperhygiene, Essen
2. Wiedererlangung einer gewissen Mobilität	–	nötigenfalls Rollstuhl bzw. Unterarmgehstützen
3. Prothesenversorgung	–	Armfreiheit, erweiterte Bewegungsradius für Kurzstrecken, ästhetische Aspekte
4. Freies Gehen mit Prothese	–	Gefäßsituation, Belastbarkeit der Amputierte wählt die leichteste Form der Fortbewegung

individuell bequemste und pragmatischste Art der Fortbewegung. Die große Anzahl von unbenutzt im Kleiderschrank stehenden Prothesen beweist dies.

Weiterhin sind bei der Indikation zur Prothesenversorgung die Stumpfverhältnisse zu berücksichtigen sowie die soziale Situation des Patienten. Zum Beispiel kann es für eine Hausfrau ein Fortschritt sein, wenn sie in der Lage ist, in der Wohnung mit Prothese kurze Strecken zurücklegen zu können. Mit der gewonnenen Bewegungsfreiheit der Arme kann sie ihre täglichen Haushaltsverrichtungen durchführen, obwohl sie nicht in der Lage ist, mehr als 50 Meter mit der Prothese zurückzulegen. Die Indikationskriterien sind in Tabelle 2 zusammengefaßt.

Rehabilitation mit definitiver Prothesenversorgung

In der weiteren Rehabilitation wird die nunmehr gefertigte definitive Prothese kontrolliert. Gegebenenfalls erforderliche Änderungen am Schaft sowie Nachjustierungen und Korrekturen des Aufbaus der Prothese müssen durchgeführt werden. Weiterhin wird der Patient in der richtigen Stumpfhautpflege sowie im An- und Ausziehen der Prothese unterwiesen. Ist eine zufriedenstellende Stumpfbettung und eine ausgeglichene Beinlänge erreicht, kann mit der Prothesengebrauchsschulung begonnen werden, zunächst unter Zuhilfenahme von Gehhilfen. Zuvor können gerade beim alten Patienten Übungen zum Aufstehen und Hinsetzen bzw. Gleichgewichtsübungen erforderlich sein. Handelt es sich um einen leistungsfähigen Patienten, so kann danach mit dem freien Gehen ohne Gehhilfen sowie mit Alltagsübungen wie Treppengehen, Gehen im Gelände, Überwindung von Hindernissen usw. begonnen werden. Gehfehler sind durch den Krankengymnasten immer zu korrigieren. In dieser Phase ist es wesentlich wichtiger, ein möglichst physiologisches Gangbild zu erreichen und zu erlernen, als möglichst weite Strecken mit der Prothese zurückzulegen. Die häufig bei der zunehmenden Mobilisierung des Patienten auftretenden Schmerzen im lumbosacralen Übergang haben überwiegend in einer Iliosacralgelenksblockierung ihre Ursache. Nach entsprechender chirotherapeutischer Behandlung ist die Mobilisierung dann jedoch durch die für den Patienten spürbare Schmerzlinderung wieder erheblich vereinfacht. Begleitende physiotherapeutische Maßnahmen, vor allen Dingen niederfrequente Elektrotherapie, können erforderlich werden. Während des Aufenthaltes in der Rehabilitationsklinik wird, wenn immer möglich, der Patient auch zum Behindertensport motiviert. Sollte eine Prothesenversorgung nicht indiziert sein, wird mit dem Patienten ein Rollstuhltraining bei Kräftigung der Schultergürtel- und Armmuskulatur durchgeführt.

662

Zusammenfassend ist die Rehabilitation eines wegen eines Gefäßleidens amputierten Patienten im Vergleich zu Patienten, die aus anderer Indikation amputiert wurden, in der Regel deutlich erschwert. Sie gelingt nur dann optimal, wenn eine reibungslose Zusammenarbeit zwischen Akut- und Rehabilitationsklinik gewährleistet ist. Ebenso wichtig ist eine optimale Zusammenarbeit zwischen Ärzten, Krankengymnasten und Orthopädietechnikern. Durch die Wahl der Amputationshöhe und der Operationstechnik wird bereits in der operativen Klinik eine entscheidende Weichenstellung zum Rehabilitationserfolg vorgenommen. Durch eine entsprechende frühprothetische Versorgung und Übungsprothesenversorgung kann diese positive Entwicklung noch verstärkt werden. Entscheidend ist, daß die Amputation als Beginn der Rehabilitation des Patienten aufgefaßt wird und nicht als das Versagen und den Endpunkt der Bemühungen um die Erhaltung der Extremität. Die Rehabilitation des amputierten Gefäßpatienten wird aber aus den vielfältigsten Gründen leider nur sehr selten mit dem freien und langen Gehen mit einer Prothese beendet. Auf welcher auf Tabelle 3 dargestellten Zielstufen der Rehabilitation der Patient stehenbleibt, hängt nicht zuletzt ganz entscheidend von seiner noch verbliebenen individuellen Leistungsfähigkeit und seinem Leistungswillen ab.

Literatur

Baumgartner R (1973) Beinamputationen und Prothesenversorgung bei arteriellen Durchblutungsstörungen. Enke, Stuttgart

Botta P, Baumgartner R (1980) Die Unterschenkelkurzprothese. Med Orthop Technik 2:73–77

Burgess EM (1964) Sites of amputation election according to modern practice. In: De Palma AF (ed) Clinical orthopaedics and related research Nr. 37. Lippincott, Philadelphia, p 17

Dederich R (1987) Amputationen der Gliedmaßen. Thieme, Stuttgart

Engel A, Bachl N, Kristen H, Lack W (1985) Laktat als Maß der Belastung bei der Mobilisierung nach Beinamputationen. Med Orthop Technik 1:25–27

Kristen H (1973) 5 Jahre Erfahrungen mit der prothetischen Sofort- und Frühversorgung nach Amputation der unteren Extremität. Z Orthop 111:184–192

Kristen H, Marten G, Winkel W (1986) Die Mobilisierung Beinamputierter. Maudrich, Wien

Lesconer JE (1967) De l'amputation à l'appareillage. Le moignon. Masson, Paris

Müller EA, Hettinger T (1960) Die Wirkung der Verkürzung des Oberschenkelkunstbeines auf Gangbild, Energieumsatz und Schaftdruck. Z Orthop 93:92–103

Näder M, Blohmke F, Bock O (1987) Prothesenkompendium, Prothesen für die untere Extremität. Schiele und Schön, Berlin

Neff G (1986) Allgemeine Amputationslehre; spezielle Stumpfformen, orthopädietechnische Versorgung. In: Jäger M, Wirth C-J (Hrsg) Praxis der Orthopädie. S 215–278

Neuburg K, Kristen H (1984) Ergebnisse nach Amputation an der unteren Extremität bei älteren Patienten. Med Orthop Technik 1:2–4

De Neve W (1983) Gehschulung mit Trägern von Prothesen und Orthesen. Verlag Volk und Gesundheit, Berlin

Radcliffe CW, Foort J (1961) Patellar/Tendon/Bearing below knee prosthesis. University of California Press, San Francisco

Winkler W, Fitzlaff G (1980) Ein Frühversorgungskonzept für Unterschenkelamputierte. Med Orthop Technik 2:64–67

Enddarmchirurgie

Tiefes Rektumkarzinom

205. Prognostische Faktoren beim Rektumkarzinom

P. Hermanek, I. Guggenmoos-Holzmann und P. Büttner

Abteilung für Klinische Pathologie in der Chirurgischen Universitätsklinik Erlangen, Maximilians-platz, D-8520 Erlangen, und Institut für Medizinische Statistik und Informationsverarbeitung, Freie Universität Berlin, Hindenburgdamm 30, 1000 Berlin 45

Prognostic Factors in Rectal Carcinoma

Summary. After surgical resection of rectal carcinoma the R (residual tumor) classification and pTNM are independent prognostic factors. In patients with residual tumor, presence or absence of distant metastases influences prognosis. The pTNM-defined stage and substage is of prognostic influence for patients without residual tumor. In a study of 597 patients multivariate analysis was used to identify additional prognostic factors for individual substages. Similar studies on larger patient material are needed for further clarification of these prognostic factors.

Key words: pTNM − R Classification − Prognostic Factors − Rectal Carcinoma

Zusammenfassung. Nach operativer Entfernung von Rektumkarzinomen sind die R-(Residualtumor-)Klassifikation und pTNM als unabhängige Prognosefaktoren gesichert. Innerhalb der Patienten mit Residualtumor ist Vorhandensein oder Fehlen von Fernmetastasen, innerhalb der Patienten ohne Residualtumor das durch pTNM definierte Stadium und Substadium von Bedeutung. In einer Studie an 597 Patienten konnten durch multivariate Analyse in einzelnen Substadien zusätzliche unabhängige prognostische Faktoren identifiziert werden. Zur weiteren Klärung der Prognosefaktoren sind derartige Studien an größerem Material wünschenswert.

Schlüsselwörter: Prognosefaktoren − pTNM − Rektumkarzinom − R-Klassifikation

Die Kenntnis prognostischer Faktoren bei malignen Tumoren ist ein Thema, das klinisch orientierte Pathologen seit Jahrzehnten beschäftigt hat. Hinsichtlich des Rektumkarzinoms sei an die grundlegenden Arbeiten von Cuthbert Dukes erinnert (Dukes 1932). Die zunehmende systematische Tumornachsorge, die Einführung der elektronischen Datenverarbeitung, Fortschritte in der biometrischen Methodik und die Verbesserung und internationale Vereinheitlichung der Tumorklassifikation haben in den letzten Jahren zu einem verstärkten Interesse an Prognosestudien geführt (Hermanek 1987, 1989 b, Hermanek et al. 1989).

Neue Perspektiven bei Prognosestudien

Die herkömmlichen Prognosestudien haben verschiedene mögliche Faktoren jeweils isoliert hinsichtlich ihrer Beziehung zur Prognose betrachtet (univariate Analyse). Mit modernen multivariaten Methoden können die vielfach bestehenden Wechselwirkungen zwischen den einzelnen Faktoren berücksichtigt und Faktoren mit unabhängiger prognostischer Bedeutung identifiziert werden. Dabei stellt sich meistens heraus, daß nur relativ

Tabelle 1. Prognose nach kurativer radikaler Resektion von Rektumkarzinomen in Abhängigkeit von pTNM-definierten Stadien und Substadien. Alterskorrigierte 5-Jahresüberlebensraten (berechnet mit acturial method) mit 95% Vertrauensbereich, postoperative Letalität nicht ausgeschlossen

Stadium (UICC 1987)	Substadium		n	5-Jahres-Überlebensrate
I	A	pT1N0M0	78	100 − 3%
	B	pT2N0M0	305	80 ± 7%
II	A	pT3N0M0	431	67 ± 6%
	B	pT4N0M0	19	51 ± 33%
III	A	pN1M0	246	55 ± 8%
	B	pN2M0	134	38 ± 10%
	C	pN3M0	202	30 ± 8%
IV		pM1	38	22 ± 15%

wenige der bisher aufgrund univariater Analysen als prognostisch bedeutsam angesehenen Parameter tatsächlich unabhängige prognostische Bedeutung haben (Guggenmoos-Holzmann und Hermanek 1986).

Unter der Voraussetzung, daß in einem bestimmten Patientengut die Therapie sorgfältig dokumentiert ist und in unterschiedlichen Varianten erfolgt, können diese unterschiedlichen Therapievarianten auch als prognostischer Faktor angesehen und ebenso wie andere, z.B. patienten- und tumorassoziierte Faktoren hinsichtlich ihrer Bedeutung für die Prognose analysiert werden.

Es hat sich auch gezeigt (Hermanek et al. 1989), daß prognostische Faktoren oft nur bei bestimmten Patientengruppen, nicht aber bei anderen wirksam sind. Daher sollten multivariate Analysen von Prognosefaktoren nicht nur für das jeweilige Gesamtkollektiv, sondern auch gesondert für bestimmte Patientenuntergruppen, in der Regel in Abhängigkeit von der R-Klassifikation und pTNM vorgenommen werden.

Gesicherte unabhängige Prognosefaktoren nach operativer Entfernung von Rektumkarzinomen

Bei Patienten, bei denen ein Rektumkarzinom operativ entfernt wurde, sind zwei prognostische Faktoren außer Diskussion:

1. die Residualtumor-(R-)Klassifikation und
2. das durch pTNM definierte Stadium.

R-Klassifikation

Die R-Klassifikation (UICC 1987) beurteilt Fehlen oder Vorhandensein von Residualtumor nach Behandlung. R 0 bedeutet kein verbleibender Residualtumor und entspricht somit der potentiell kurativen Tumorentfernung („resection for cure").

Im Krankengut der Chirurgischen Universitätsklinik Erlangen der Jahre 1969 bis 1986 betrug die mit der actuarial method (ohne Ausschluß der postoperativen Letalität) berechnete alterskorrigierte 5-Jahres-Überlebensrate bei R 0 (n = 1590) 63 ± 3% (95% Vertrauensbereich). Bei verbleibendem Residualtumor spielt es keine nennenswerte Rolle, ob der Residualtumor mikroskopisch oder makroskopisch feststellbar ist, entscheidend ist hier nur, ob Fernmetastasen verbleiben oder der Residualtumor lokoregionär begrenzt ist. In letzterem Fall (R 1, 2, M 0, n = 127) finden wir noch eine 5-Jahres-Überlebensrate von 17 ± 8%, während sie bei verbleibenden Fernmetastasen (R 1, 2, pM 1, n = 171) nur 0,4 ± 1,3% beträgt.

Tabelle 2. Multivariate Analyse prognostischer Faktoren nach kurativer radikaler Resektion von Rektumkarzinomen

---

Patientenselektion: (n = 597)
- Ersterkrankung 1978–1984
- kein früheres oder synchrones anderes Malignom
- Adenokarzinom oder muzinöses Adenokarzinom
- sporadischer Typ
- keine neoadjuvante Therapie
- radikale Resektion R 0
- kein postoperativer Todesfall

Untersuchte Faktoren – Patient:
- Alter
- Geschlecht
- Komorbidität

Untersuchte Faktoren – Tumor:
- Lokalisation (Drittel)
- größter Durchmesser
- zirkumferentielles Wachstum (insulär/zirkulär)
- makroskopischer Typ
- Tumorstenose
- präoperative Komplikationen
- peritumoröser Abszeß
- Invasionstiefe
- Zahl befallener Lymphknoten
- Histologischer Typ (WHO)[a]
- Differenzierungsgrad (WHO)[a]
- Lymphgefäßinvasion
- Veneninvasion

Untersuchte Faktoren – Therapie:
- Jahr der Operation
- vorangegangene limitierte Therapie
- intraoperative Tumorzelldissemination[b]
- Ausmaß des aboralen Sicherheitsabstandes gemessen am frischen nicht ausgespannten Resektat bei anteriorer Resektion
- Ausmaß der Lymphknotendissektion (Zahl der untersuchten Lymphknoten)

---

[a] Jass und Sobin 1989
[b] Intraoperative Tumorzelldissemination: iatrogene Perforation des Tumors während der Operation oder Schnitt durch Tumorgewebe, z.B. bei Tumoren mit Infiltration von Nachbarorganen im Falle einer Entfernung nicht en bloc, sondern in Teilen oder bei primärer Resektion mit Befall des aboralen Resektionsrandes und nachfolgender Nachresektion dann im Gesunden

pTNM-definierte Stadien

Innerhalb der R 0-Patienten spielt das pTNM-definierte Stadium (UICC 1987) eine ganz beträchtliche prognostische Rolle. Tabelle 1 zeigt, daß die 5-Jahres-Überlebensraten von 100% bei nur in die Submukosa infiltrierenden Tumoren ohne Metastasen bis auf 30% im Stadium III C (pN 3 M 0) absinkt.

Bei 38 Patienten mit kurativer Entfernung von Fernmetastasen (pM 1, R 0) beobachteten wir noch eine 5-Jahres-Überlebensrate von 22 ± 15%. Es ist aber zu betonen, daß es sich hierbei um eine starke Selektion handelt, war doch in unserem hier berichteten Krankengut eine kurative Entfernung von bei Erstdiagnose vorhandenen Fernmetastasen nur bei 38 von insgesamt 209 Patienten, d.h. in 18% möglich.

666

Multivariate Analyse

Für die 1978 bis 1984 kurativ operierten Patienten (R 0) haben wir die Prognosefaktoren mittels multivariater Analyse näher analysiert. Dabei wurde auf eine möglichst homogene Beschaffenheit des Krankengutes Wert gelegt, die entsprechenden Selektionskriterien und die untersuchten möglichen Einflußfaktoren sind in Tabelle 2 aufgelistet.

Für jedes Stadium und Substadium wurde im Cox'schen Modell (Cox 1987) die multivariate Beziehung zwischen möglichen Prognosefaktoren und Länge des Überlebens geprüft. Die Variablen Alter und Jahr der Behandlung wurden aus Gründen der internen Standardisation in jedem Modell mitberücksichtigt. Jede Variable wurde hinsichtlich ihrer prognostischen Trennschärfe durch stufenweisen Einschluß geprüft.

Als Ergebnisse der Analyse konnten folgende zusätzliche unabhängige Prognosefaktoren nachgewiesen werden:

im Stadium II A:
- Ausmaß des zirkumferentiellen Tumorwachstums (zirkulär ungünstiger als insulär)
- intraoperative Tumorzelldissemination
im Stadium III A:
- Ausmaß der Lymphknotendissektion (ungünstiger, wenn weniger als 20 Lymphknoten untersucht wurden)
- Invasionstiefe (pT 3,4 ungünstiger als pT 1,2)
- Lokalisation (unteres Drittel ungünstiger als mittleres und oberes Drittel)
im Stadium III C:
 Invasionstiefe (pT 4 ungünstiger als pT 1 bis 3)
- Zahl befallener Lymphknoten (mehr als 3 Lymphknoten ungünstiger als 1–3 Lymphknoten)
- Lymphgefäßinvasion.

Für die Weite des aboralen Sicherheitsabstandes bei anteriorer Resektion ergab sich im Stadium III A ein p-Wert von 0,07, also nahe dem Signifikanzniveau von p = 0,05.

Ausblick

Die Ergebnisse der vorgelegten Studie sind natürlich nicht als definitiv anzusehen, bedürfen vielmehr der Bestätigung und Ergänzung durch ähnlich strukturierte Studien an größerem Material und auch an anderen Institutionen. Weiterhin sollte bei solchen Studien nicht nur das Zielkriterium Überleben berücksichtigt werden, sondern auch das Auftreten von lokoregionären Rezidiven und Fernmetastasen sowie das tumorfreie Überleben. Dabei sind die Analysen für unterschiedliche Zielkriterien gesondert vorzunehmen, da jeweils unterschiedliche Parameter von Bedeutung sein können. Schließlich sollten ähnliche Prognosestudien auch für Patienten mit nicht bzw. nicht-kurativ entferntem Tumor durchgeführt werden.

So liegt ein großes Feld weiterer Untersuchungen zur Prognose vor uns. Wir hoffen, daß die von Erlangen und Heidelberg geleitete Multizenter-Studie der Studiengruppe Kolorektales Karzinom (SGKRK) (Hermanek 1989 a) diesbezüglich nähere Aussagen bringen kann.

Literatur

1. Cox DR (1987) Regression models and life tables (with discussion). J Roy Stat Soc B 34:187–220
2. Dukes CE (1932) The classification of cancer of the rectum. J Path Bact 35:232–332
3. Guggenmoos-Holzmann I, Hermanek P (1986) Multivariate Analyse der Therapieergebnisse bei kolorektalen Karzinomen. In: Hermanek P (Hrsg) Bedeutung des TNM-Systems für die klinische Onkologie. Zuckschwerdt, München Bern Wien

4. Hermanek P (1987) Prognostic value of the TNM System. In: Lapis K, Eckhardt S (eds) Lectures and symposia of the 14th International Cancer Congress, Vol. 3. Akadémiai Kiadó, Budapest
5. Hermanek P (1989a) Multizentrische Studie Kolorektales Karzinom (SGKRK), Einführung. In: Gall FP, Zirngibl M, Hermanek P (Hrsg) Kolorektales Karzinom. Kontroverse Fragen, neue Ergebnisse. Zuckschwerdt, München Bern Wien
6. Hermanek P (1989b) Bericht aus der UICC. Künftige Aktivitäten zur Tumorklassifikation. In: Gall FP, Zirngibl M, Hermanek P (Hrsg) Kolorektales Karzinom. Kontroverse Fragen, neue Ergebnisse. Zuckschwerdt, München Bern Wien
7. Hermanek P, Guggenmoos-Holzmann I, Gall FP (1989) Prognostic factors in rectal carcinoma. A contribution to the further development of tumor classification. Dis Colon Rect (im Druck)
8. Jass JR, Sobin LH (1989) Histological typing of intestinal tumours. 2nd ed. Springer, Berlin Heidelberg New York London Paris Tokyo
9. UICC (1987) Hermanek P, Sobin LH (eds) TNM classification of malignant tumours. 4th ed. Springer, Berlin Heidelberg New York London Paris Tokyo

206. Tiefsitzendes Rektumkarzinom: Auswahl der Operationsmethoden in Abhängigkeit von Lokalisation und Ausdehnung

F. P. Gall

Chirurg. Klinik mit Poliklinik der Universität Erlangen, Maximiliansplatz, D-8520 Erlangen

Selection of Operative Methods for Low Rectal Cancer According to Tumor Location and Extension

Summary. The procedure of choice for most pT1 and a few pT2 tumors in the lower-third of the rectum is excision or local endoscopic polypectomy. In 602 radically resected low rectal carcinomas, the local recurrence rate for LAR was 18% and for APE 17%. There was no difference in local recurrence for UICC stage I and II tumors with a small (≤2 cm) versus a large (≥3 cm) distal margin. However, in UICC stage III B and III C there was a statistically significant difference between a small (56%) and a large (22%) distal margin for LAR, while the local recurrence was 29% for APE. LAR in stage III B + C should be performed only when a distal margin of 3 cm is guaranteed.

Key words: Low Rectal Cancer − Operative Methods

Zusammenfassung. Für die meisten pT1- und einige pT2-Tumoren im unteren Drittel ist heute die Methode der Wahl die lokale Excision oder endoskopische Polypektomie. Bei 602 radikal resezierten, tiefsitzenden Rektumkarzinomen betrug die Rate der Lokalrezidive bei LAR 18 und bei APE 17%. Im UICC-Stadium I und II ergab sich kein Unterschied in der Lokalrezidivrate bei engem (≤ 2 cm) gegenüber einem weiten (≥3 cm), distalen Sicherheitsabstand. Jedoch im UICC-Stadium III B + C ließ sich ein statistisch signifikanter Unterschied zwischen einem engen (56%) und einem weiten (22%) distalen Sicherheitsabstand für LAR nachweisen, während die Lokalrezidivrate bei APE 29% betrug. LAR sollte im Stadium III B und C nur mit einem Sicherheitsabstand von 3 cm oder mehr ausgeführt werden, weil sonst eine sehr hohe Rezidivrate resultiert.

Schlüsselwörter: tiefes Rektumkarzinom − Selektion − Operationsmethoden

Zur operativen Behandlung des Rektumkarzinoms stehen uns die lokale chirurgische Excision oder endoskopische Polypektomie, die sphinctererhaltende Resektion und die abdomino-perineale Exstirpation zur Verfügung.

Die erste wichtige Entscheidung, die wir anhand von klinischen Kriterien treffen müssen, ist die Unterscheidung von Früh- oder fortgeschrittenem Karzinom, weil für die meisten pT1- und einige pT2-Tumoren die lokale Excision oder endoskopische Polypektomie bei minimalem chirurgischen Risiko, die gleichen Langzeitergebnisse (Tabelle 1) erbringt, wie die radikale Tumorresektion und damit bei Lokalisation im unteren Drittel, die früher übliche Exstirpation zu vermeiden ist.

Tabelle 1. 5-Jahres-Überlebensraten beim Frühkarzinom, Chirurgische Universitätsklinik Erlangen 1965–1985

Radikale Tumorresektion (n = 130)	$100 \pm 3\%$
Alle eingeschränkten Operationsmethoden (n = 107)	$94 \pm 11\%$

Frühkarzinome

Für den Einsatz eingeschränkter Operationsmethoden beim Frühkarzinom ist die sorgfältige histologische Bearbeitung und zuverlässige Beurteilung durch den Pathologen und die Compliance zur regelmäßigen Nachsorge absolute Voraussetzung.

Die klinische Selektion für die eingeschränkten Operationsverfahren erfolgt zunächst anhand von Tumorform, -größe, -konsistenz und Infiltrationstiefe. Nur gestielte oder sessile polypöse und plateauartige Läsionen, letztere auch mit oberflächlicher Ulceration, die aber nicht unter das Niveau der Schleimhaut reichen, sind bis zu einer Größe von 2–3 cm dafür geeignet. Kleine ulceröse Läsionen sollten davon ausgeschlossen werden, weil bei Infiltration in die Muskularis propria bereits mit einer hohen Rate von Lymphknotenmetastasen zu rechnen ist.

Nur Läsionen des klinischen Stadiums I nach Mason kommen in Frage, wobei Nicholls zeigen konnte, daß die Fehlerquote mit 25% viel zu hoch ist. Dieses Handicup wird nun voll ausgeglichen durch die Endosonographie, weil hier der UT1-Befund nach den Untersuchungen von Feifel u.a. und unseren eigenen Ergebnissen in 90–95% mit der pT1-Kategorie korreliert.

Beim Frühkarzinom erfolgt die Entfernung des Tumors entweder durch endoskopische Polypektomie oder lokale Allschichtwandexcision, gleichsam als total biopsy, mit einem Sicherheitsabstand von 1 cm, in der Regel ohne vorherige Zangenbiopsie, weil diese nur in Ausnahmefällen zusätzliche Information liefert.

Im patho-histologischen Gutachten muß der Pathologe folgende Fragen zweifelsfrei beantworten:

1. liegt ein Frühkarzinom vor,
2. erfolgte die Entfernung im Gesunden, wenn ja, handelt es sich
3. um ein low- oder high-risk-Karzinom. Beim low-risk-Karzinom G1 und G2 und ohne Lymphgefäßeinbrüche ist das Risiko bereits eingetretener Lymphknotenmetastasierung null oder minimal, während beim high-risk-Karzinom G3 oder G4 oder nachgewiesenen Lymphgefäßeinbrüchen mit einer Lymphknotenmetastasierung von 10–45% zu rechnen ist. Deswegen muß beim high-risk-Karzinom ebenso wie bei Tumorexcision nicht im Gesunden, eine radikale chirurgische Resektion angeschlossen werden. Dagegen kann bei kleinen, mobilen pT1- und pT2-Tumoren vom low-risk-Typ eine lokale Excision im Gesunden belassen und auf eine radikale Tumorresektion verzichtet werden, die nach unseren Erfahrungen keine besseren Langzeitergebnisse erbringt (Gall und Hermanek 1988).

Fortgeschrittene Karzinome

Beim Rektumkarzinom dehnt sich der Tumor nach Dukes und Westhus in der Regel nur wenige Millimeter über den makroskopischen Tumorrand hinaus aus. Die lymphogene Metastasierung erfolgt beim operablen Karzinom vorwiegend nach cranial. Lymphknotenmetastasen und intramurale Tumorzellnester kommen am histologischen Schnitt nur in etwa 3% distal vom Tumor innerhalb von 2–3 cm vor. Allerdings wurde von Penfold bei hohem Malignitätsgrad ein Befall nach distal bis zu 6 cm nachgewiesen. Außerdem und viel öfter (bis 25%) finden sich diskontinuierliche Tumorverbände als sogenannte Satelliten im perirektalen Gewebe bzw. Mesorektum.

−1 cm	(n = 19)	46%
1,1−2 cm	(n = 91)	33%
2,1−3 cm	(n = 131)	30,5%
3 cm	(n = 265)	14,3%

(gemessen am frischen nicht ausgespannten Resektat)

Tabelle 2. Lokalrezidivraten nach Rektumresektion abhängig vom aboralen Sicherheitsabstand, Chirurgische Universitätsklinik Erlangen, 1969−1983/31. 12. 1985

Beim fortgeschrittenen Karzinom sind Rektumresektion und abdomino-perineale Exstirpation bezüglich der wichtigsten tumorassoziierten Prognosefaktoren − Infiltrationstiefe, Lymphknotenbefall und Malignitätsgrad − im Hinblick auf Radikalität gleichwertig, mit dem einzigen Unterschied hinsichtlich des distalen Sicherheitsabstandes.

Bei der Indikation zur tiefen anterioren Resektion kommt dem distalen Sicherheitsabstand eine wichtige Rolle zu, über dessen Ausdehnung in der Literatur immer noch eine kontroverse Diskussion geführt wird. Weil bis 1977 unsere Lokalrezidivrate mit 29% viel zu hoch war, haben wir eine Analyse der prospektiv erhobenen Daten unseres Kollektivs durchgeführt, die ergeben hat, daß eine eindeutige Korrelation zwischen der Weite des Sicherheitsabstandes und der Lokalrezidivrate besteht (Tabelle 2) und unabhängig vom Stadium und Malignitätsgrad erst bei einem distalen Sicherheitsabstand von 3 cm und mehr, gemessen am frischen nicht ausgepannten Präparat, eine wirksame Reduktion der Lokalrezidive erreicht werden konnte. Golligher, Heald, Pollett und Nicholls und Stelzner sind aufgrund ihrer Ergebnisse mit einer niedrigen Lokalrezidivrate von 2−11,5% der Auffassung, daß ein Abstand von 2 cm und weniger, für die tiefe anteriore Resektion ausreichend ist, wobei nochmals auf das Problem der Bestimmung des Sicherheitsabstandes unter uniformen standardisierten Bedingungen (am unfixierten Präparat) hingewiesen werden muß.

Als Bewertungskriterium für den distalen Sicherheitsabstand ob eng, d.h. 2 cm oder weniger und weit, d.h. 3 cm oder mehr, gilt nur noch das Lokalrezidiv. Patienten ohne Entwicklung eines Lokalrezidivs weisen eine 5-Jahres-Überlebensrate von 85% und jene mit einem Lokalrezidiv von nur 23% auf. Die früher nachgewiesene höhere 5-Jahres-Überlebensrate bei weitem Sicherheitsabstand ist im Kollektiv seit 1978 bei multivariabler Analyse nicht mehr feststellbar, weil jetzt nahezu 80% aller Patienten mit einem Sicherheitsabstand von 3 cm und mehr, gemessen am frischen Resektat ohne Zug, reseziert wurden.

Nun zu unseren neueren Ergebnissen: Im mittleren Drittel haben wir für die tiefe anteriore Resektion einen Anstieg von 74 auf 88% und im unteren Drittel nur von 12 auf 14% zu verzeichnen. Gleichzeitig ist im mittleren Drittel die Lokalrezidivrate von 30 auf 18, im unteren Drittel von 40 auf 18% abgefallen; die Werte für die Exstirpation betragen 17 bzw. 18,8%.

Die Ergebnisverbesserung für beide Operationsmethoden könnte theoretisch bedingt sein durch eine Änderung des Kollektivs hin zu den günstigeren Tumorstadien, was nicht zutrifft. Im Gegenteil verzeichnen wir eine signifikante Zunahme der prognostisch ungünstigen pT3- und pT4-, pN1-, pN2- und pN3- und G3- und G4-Kategorien.

Bei der Analyse der Lokalrezidivrate hat sich jetzt ergeben, daß der bis 1978 signifikante Unterschied zwischen engem und weitem Sicherheitsabstand im zweiten Zeitabschnitt nicht mehr nachweisbar ist (Tabelle 3).

Müssen wir deshalb unsere Aussagen über den distalen Sicherheitsabstand korrigieren? Unbestrittene Tatsache ist, daß die Lokalrezidivrate mit steigender pT- pN- und G-Kategorie stark zunimmt.

Wenn man nun den engen oder weiten Sicherheitsabstand zu den UICC-Stadien in Beziehung setzt ergibt sich, daß im Stadium I und II kein signifikanter Unterschied zwischen engem und weitem Sicherheitsabstand besteht, aber die Lokalrezidivrate im Stadium III B bei anteriorer Resektion mit engem 50%, bei weitem Sicherheitsabstand 15% und bei Exstirpation 23% beträgt. Ein ähnlicher Trend ist auch im Stadium III C erkennbar. Für alle Patienten mit anteriorer Resektion der Stadien III B und III C (Tabelle 4) sind Lokal-

672

Tabelle 3. Lokalrezidivraten in Abhängigkeit vom Sicherheitsabstand nach kurativer anteriorer Rektumresektion (Chirurgische Universitätsklinik Erlangen 1959–1985, ohne Todesfälle in den ersten 3 Monaten)

aboraler Sicherheitsabstand Handnaht	Stapleranastomose	1969–1978		1979–1985	
≤10 mm		9/ 17	53%	0/ 2	0%
11–20 mm	≤10 mm	23/ 63	37%	7/ 36	19%
21–30 mm	1,1–20 mm	30/ 77	40%	11/ 68	16%
>30 mm	>20 mm	18/110	16,4%	32/252	14,3%
		p < 0,001		n.s.	
≤30 mm	≤20 mm	62/157	39,5%	18/106	17,0%

Tabelle 4. Lokalrezidivraten beim Rektumkarzinom des mittleren und unteren Drittels, Chirurgische Universitätsklinik Erlangen 1959–1985

Stadium	Sicherheitsabstand		n	Rezidive	Signifikanz eng/Exstirp.
III B + C	Resektion –	eng	16	56%	
		weit	49	22%	p < 0,05
	Exstirpation		56	29%	

rezidive bei engem in 56%, bei weitem Abstand in 22% und damit in gleicher Höhe wie bei Rektumexstirpation mit 29% aufgetreten. Deshalb sollte im Stadium III B und C nur mit weitem Sicherheitsabstand reseziert werden. Wenn dies wegen der unmittelbaren Nähe zum Oberrand des Sphinkters nicht mehr möglich ist, dann muß man exstirpieren.

Beim fortgeschrittenem Rektumkarzinom muß deshalb die Indikation zur tiefen anterioren Resektion oder Rektumexstirpation stadienadaptiert getroffen werden. Weil die vorliegende T-Kategorie durch klinische Kriterien – Tumorgröße und -form sowie Infiltrationstiefe nicht zuverlässig und durch die Endosonographie nur die T-, aber nicht die N-Kategorie bestimmt werden kann, sollte intraoperativ nach Stadienbestimmung am Resektat durch den Pathologen entschieden werden, ob eine tiefe Resektion mit engem Abstand ausreichend ist oder eine Exstirpation erforderlich wird.

Zusammenfassung

1. Beim Frühkarzinom pT1 und pT2 vom low-risk-Typ ist heute die Regeloperation die lokale Excision oder endoskopische Polypektomie.
2. Beim fortgeschrittenen Karzinom kann nach unserer Erfahrung unter Verwendung der Staplertechnik oder von Durchzugsverfahren mit coloanaler Anastomose in 88% im mittleren und in etwa 15% im unteren Drittel sphinktererhaltend reseziert werden.
3. Die Lokalrezidivrate für anteriore Resektionen ist ebenso wie bei der Exstirpation für Tumoren im mittleren und unteren Drittel von früher 30% auf 18% abgefallen.
4. Im Stadium I und II ist ein distaler Sicherheitsabstand von 2 cm, gemessen am frischen nicht ausgespannten Resektat, ausreichend. Im Stadium III B und III C führte die tiefe anteriore Resektion mit engem Sicherheitsabstand zu einer Lokalrezidivrate von 56% und ist deshalb kontraindiziert; hier sollte die Resektion nur mit einem weiten Abstand von 3 cm, gemessen am frischen nicht angespannten Resektat, eingesetzt werden, weil nur dann die Lokalrezidivrate von 22% der der Exstirpation mit 29% entspricht.

5. Die Lokalrezidivrate von 18% bei tiefsitzenden Rektumkarzinomen macht die Überprüfung der Effektivität einer postoperativen adjuvanten Strahlen- und Chemotherapie in kontrollierten Studien dringend erforderlich.

Literatur

1. Feifel G, Hildebrandt U, Dhom G (1987) Assessment of depth of invasion in rectal cancer by endosonography. Endoscopy 19:64
2. Gall FP, Hermanek P (1988) Cancer of the rectum. Local excision. Surg Clin N Am 68:1353
3. Goligher J (1984) Surgery of the anus, rectum and colon, 5th ed. Tindall, London
4. Heald RJ (1988) The "holy plane" of rectal surgery. J Roy Soc Med 81:503
5. Penfold CB (1974) A comparison of restorative resection of the middle third of the rectum with abdomino-perineal excision. Aust NZ J Surg 44:354
6. Pollett WG, Nicholls RJ (1983) The relationship between the extent of distal clearance and survival and local recurrence rates after curative anterior resection for carcinoma of the rectum. Ann Surg 198:159
7. Stelzner F (1989) Die Begründung, die Technik und die Ergebnisse der knappen Kontinenzresektion. Langenbecks Arch (im Druck)

207. Die Begründung, die Technik und die Ergebnisse der knappen Kontinenzresektion

F. Stelzner

Chirurgische Universitätsklinik Bonn, Venusberg, D-5300 Bonn

Ultra-Short Resections of the Rectum for Rectal Cardinomas – Technique and Results

Summary. Ultra-short resections of the rectum have been recommended for rectal carcinomas that extend less than 8 cm above the dentate line in order to preserve anal continence. Resection of the main lymphatic pathways together with the adjacent lamellae is important. Valves in the rectal lymph vessels allow lymph fluid to drain only cranially. There are no lymph nodes behind the dorsal adjacent lamella. We recommend a transano-abdominal approach. A five-year survival rate of 50% was found in 156 patients with rectal carcinomas who underwent rectal resections and colostomies, 62% in those receiving low anterior resections and 69% in those with ultra-short sphincter-preserving resections.

Key-words: Rectal Carcinoma – Ultra-short Resections of the Rectum – Lymphatic Valves – Pelvic Anatomy

Zusammenfassung. Die knappe Kontinenzresektion wird für Mastdarmkrebs in den letzten 8 cm bei ausgewählten Tumoren empfohlen. Die Entfernung der Geschwulst mit ihren Grenzlamellen und allen Lymphstationen ist am bestem transano-abdominal möglich. Klappen in den Lymphgefäßen erlauben nur eine craniale Metastasierung. Wir haben 156 Patienten mit einem Rektumkarzinom vor 5 Jahren und länger zurückliegend operiert. Von den Amputierten überlebten 50%, von den abdominal Kontinenzresezierten 62%, von den mit einer knappen Kontinenzresektion Behandelten 69%.

Schlüsselwörter: Rektumkarzinom – knappe Kontinenzresektion – Lymphgefäßklappen – Beckenanatomie

Lebensqualität heißt das Leitmotiv dieses Kongresses. Paart sich die Lebensqualität mit der sicheren Heilung, dann sind der Patient und der Chirurg am erstrebten Ziel. Versammeln wir uns bei diesem Thema zuerst bei der Frage, warum wird die Ausweitung einer Kontinenzresektion auf die letzten 8 cm erfolgreich sein?

Das hat drei Gründe:

1. Die besondere Anatomie.
2. Die Auswahl des richtigen Tumors.
3. Die auf diesen Erkenntnissen gegründete Technik.

Zur Anatomie

Das Rektum ist genetisch ein Abdominalorgan, das sich der Abschlußmuskulatur im kleinen Becken erst im Laufe der Entwicklung eröffnet. Ein im entodermalen Mastdarm aufkommender Krebs bleibt lange Zeit nur diesem seinem Mutterboden verhaftet. Er entsteht in fast 90% der Fälle immer an der Vorderwand oder an der Rückwand des Organs. Dort aber sind die sogenannten *Grenzlamellen* eingerichtet, hauchdünne Hüllfaszien – für den Tumor unüberwindliche Strukturen. Sie sind gefäßlos und gefäßdicht. Wo keine Blutgefäße auswachsen können, ist auch dem *Krebswachstum* lange Zeit ein Ende gesetzt. So garantieren diese hauchdünnen Gebilde eine krebsdichte Verpackung, falls der Tumor die Darmwand schon durchbrochen hätte. Die distale makroskopische Grenze eines Mastdarmkarzinoms ist die tatsächliche – es gibt keine submuköse Ausbreitung.

Die *Hauptmetastasenstraße* dieser distalen Neoplasmen ist die längste, die wir entfernen können. Ihre Lymphbahnen tragen *Klappen*, die sie zu einer Einbahnstraße machen. Es gibt hier *keinen Gegenverkehr*. Eine iliacale, seitliche Metastasierung in die beiden grenzlamellenlosen Bezirke neben dem Rektum, an die Beckenwand, – das ist die große Ausnahme. Sie ist nur bei einem sehr fortgeschrittenen Tumor zu beobachten. Ein fortgeschrittener Tumor ist zum Beispiel ein zirkulär gewachsener Tumor. Nur mobile Geschwülste – und damit sind wir bei dem zweiten Grund – sind für eine knappe Kontinenzresektion geeignet, bei der eine untere Durchtrennungslinie von *mindestens 2 cm vom Tumorrand* eingehalten werden kann. Fällt der Abstand größer aus, um so besser.

Die Sicherheit dieser knappen Grenze ist auch durch die besondere Anatomie des Rektums bedingt.

Ich zeige Ihnen hier einen *makroskopischen Schnitt* durch ein ganzes Becken eines erwachsenen Mannes. Diesen Schnitt habe ich Frau Dr. Fritsch vom Bonner Anatomischen Institut zu verdanken. Sie sehen, distal der etwas höher endenden Fett und Lymphknoten einhüllenden Grenzlamelle gibt es kein Fettgewebe und keine Lymphknoten mehr. Deshalb sind diese wenigen cm oberhalb der Linea anorectalis ein metastasenfreies Feld. Niemand hat je eine Lymphknotenmetastase dort gesehen oder bei den doch häufigen digitalen Untersuchungen getastet, und gerade hier wird das Rektum bei einer knappen Kontinenzresektion durchschnitten und hier in dieser „Zone der Unschuld" liegt die Naht unserer Anastomose.

Alle diese anatomischen Besonderheiten einschließlich der Auswahl der für diesen Eingriff geeigneten Geschwülste ist nur zu berücksichtigen, wenn wir die Radikaloperation *transanal* beginnen. Damit sind wir bei unserem dritten Grund der Berechtigung. Nur so können wir mm-genau unseren Grenzschnitt setzen; das distale Ende und damit das ganze perirektale Lymphknotenareal vollständig mobilisieren und mit ihm tatsächlich die ganze Rektumampulle herausnehmen. Was diese Ampullenexzision mit ihren Lymphknoten betrifft, so ist eine Rektumamputation nicht gründlicher. Der Rektumkrebs, das in den Grenzlamellen tumordicht verpackte Exstirpationsobjekt mit der herausgenommenen sehr langen Metastasenstraße ist direkt ideal (Abb. 1).

Von dem aus allen drei Keimblättern gebildeten Kontinenzorgan kann der ganze entodermale Teil – eben die Mastdarmampulle – durch ein Kolonsegment oder durch eine Dünndarmtasche funktionserhaltend ersetzt werden.

Zum Anschluß des abdominalen Kolons, entweder als ultrakurze Stapleranastomose oder handgenäht am *ausgekrempelten Analkanal,* bedarf es fast immer der *Mobilisation der Flexura lienalis.* Da freie Mesenterien manchmal extrem fettreich sind, angeklebte aber immer zart, so eignet sich das Colon descendens bisweilen viel besser zu dieser koloanalen Verbindung als ein fettstrotzendes Sigma, bei der die Gefäßsituation unsichtbar bleibt. *Stapleranastomosen* habe ich immer mit meiner sich selbst verschließenden Coecalrohrfistel entlastet; handgenähte Anastomosen mit einer im oberen Wundwinkel des Laparotomieschnittes vorgezogenen Colostomie am queren Dickdarm. Bei ultrakurzen Stapleranastomosen ist die Kontinenz schnell wieder normal. Bei handgenähten dauert die Anpassung länger, die Abschlußkraft bleibt vermindert, sie ist aber immer zureichend.

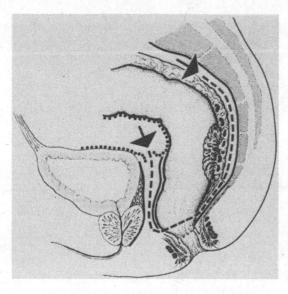

Abb. 1. Transano-abdominale Mobilisation der ganzen Rektumampulle mit einem tiefsitzenden Mastdarmkarzinom und seinen Lymphknotenmetastasen, die von der dorsalen Grenzlamelle eingehüllt werden. Beachte: Distal des Endes der dorsalen Grenzlamelle, die zur Faszia pelvis parietalis externa umschlägt und dort durchschnitten werden muß, gibt es weder Fett noch Lymphknoten

Tabelle 1. Chirurgische Universitätsklinik Bonn: Vergleich dreier Operationsformen bei 156 Operierten mit einem Rektumkarzinom (vom 1. 1. 1978 bis 31. 12. 1982), die nach 5 Jahren oder noch länger erreicht werden konnten

Von 40 Rektumamputationen lebten	50%
Von 74 Kontinenzresezierten lebten	62,16%
Von 29 knapp Kontinenzresezierten lebten	69,05%

(Analyse einer 3* × 2-Feldertafel nach Brand Snedecor)

Zu den Ergebnissen

Vergleich dreier Operationsformen vom 1. 1. 1978 bis 31. 12. 1982 bei 156 Operierten mit einem Rektumkarzinom, die nach 5 Jahren oder länger erreicht werden konnten (Tabelle 1).

Von 40 Rektumamputierten lebten nach 5 Jahren 50%, von 74 Kontinenzresezierten lebten nach 5 Jahren 62,16%, von 29 knapp Kontinenzresezierten lebten 5 Jahre und später 69,05%.

Damit ist der Beweis erbracht, daß die Berücksichtigung der drei Gründe – Anatomie, Tumorauswahl und Operationstechnik – den Erfolg der transano-abdominalen knappen Kontinenzresektion verbürgt. Nur 18% in unserem Krankengut eignet sich für diesen technisch sehr anspruchsvollen Eingriff.

Literatur

Stelzner F (1989) Die Begründung, die Technik und die Ergebnisse der knappen Kontinenzresektion. Langenbecks Arch Chir (im Druck)

208. Anastomosetechniken bei tiefer Rektumresektion

Ch. Herfarth

Chirurgische Universitätsklinik Heidelberg, Kirschnerstraße 1, D-6900 Heidelberg 1

Anastomotic Techniques in Low Anterior Resection

Summary. Low anterior resection is defined as a procedure restoring continuity when rectal cancer is located within 12 cm of the dentate line. Rates on anastomotic leakage are similar for stapled and sutured anastomoses. Critical for the success of either procedure are sufficient mobilisation of the left hemicolon to achieve tension-free anastomosis, precise lymphadenectomy according for these standards of surgical oncology and adequate vertical and horizontal dissection of tissue adjacent to the tumor. The local recurrence rate is determined by tumor stage an safety margin.

Key words: Low Anterior Resection − Anastomotic Techniques

Zusammenfassung. Als tiefe Rektumresektion gelten Kontinenzwiederherstellung bei Tumorsitz unterhalb von 12 cm subanal. Der Vergleich zwischen Maschinen- und Handnaht zeigt für beide Nahtformen ähnliche Insuffizienzraten. Entscheidend ist die Beachtung der Kriterien der spannungsfreien Verlagerung des linken Hemicolons und die Einhaltung der chirurgisch-onkologischen Prinzipien der Lymphadenektomie und der Präparation mit ausreichender Distanz zum Tumor in horizontaler und vertikaler Richtung. Die lokale Rezidivrate wird vom Tumorstadium und dem Sicherheitsabstand beeinflußt.

Schlüsselwörter: Rektum − tiefe Resektion − Anastomose

Anastomosentechniken bei tiefer Rektumresektion gehören zur hohen Schule der Chirurgie. Jeder Chirurg verläßt sich dabei auf das ihm vertraute technische Vorgehen. Handnaht und Nähmaschine stehen sich rein quantitativ in der Anwendung nahezu gleich verteilt gegenüber. In der Studie der Chirurgischen Arbeitsgemeinschaft für Onkologie (CAO) finden sich für 64 Kliniken folgende Verteilung: Anastomosen mit einer Nahtmaschine erfolgen in 55% der Nicht-Universitäts- und 45% der Universitätskliniken. In der Heidelberger Chirurgischen Universitätsklinik wurden bisher 97,6% der Rektumresektionen mit Hand genäht. Unsicherheiten der Naht werden durch ein Deviationsstoma ausgeglichen und erschweren gleichzeitig auch die Erfolgsanalyse anhand der Insuffizienzrate. Einzelne Operateure haben mit persönlichen Daten und einem besonderen Krankengut meist besssere Ergebnisse als große Serien mit vielen Operateuren bringen können. Trotzdem sind die Seriendaten die verläßlicheren und entsprechen der Realität eher als die Darstellung eines persönlich selektionierten Krankengutes.

Immer wieder muß auch vor Augen geführt werden, daß die größte Komplikation und Gefahr bei tiefen Anastomosentechniken neben der Nahtinsuffizienz der onkologische Kompromiß mit der eventuellen Konsequenz des locoregionären Rezidivs darstellt.

Definition

Von tiefen Rektumresektionen wird grundsätzlich dann gesprochen, wenn eine Rektumresektion beim Tumorsitz unterhalb von 12 cm notwendig wird, d.h. die Absetzung des Rektums liegt dann am unteren Ende des Mesorektums zwischen 2–5 cm oberhalb der Anokutangrenze. Die onkologischen Überlegungen haben die Vorredner vertreten, meine Aufgabe ist es allein, die Technik der Darmwiedervereinigung zu behandeln.

Voraussetzungen

Die Voraussetzung für eine erfolgreiche Rektumchirurgie sei vorweg festgehalten:

Die klinische Stadiendefinition sollte möglichst durch eine endosonographische Stadiendefinition ergänzt werden. Voraussetzung für den Eingriff ist eine optimale Darmvorbereitung. Eine Sicherheitsgrenze von mehr als 2 cm am Frischpräparat ist zu fordern. Außerdem ist das Mesorektum mit in das technische Konzept einzubeziehen. Oberstes Ziel ist, eine Tumorzellkontamination zu vermeiden. Grundvoraussetzung für die tiefe Kontinuitätswiederherstellung muß die spannungsfreie Verlagerung des Colon descendens sein. Neben der Durchtrennung der A. mesenterica inferior mit gleichzeitiger Lymphadenektomie ist die Mobilisierung des gesamten linken Hemicolons mit Auslösung des linken Flexurenlagers notwendig.

Anastomosentechniken

Die verschiedenen Anastomosentechniken lassen sich nach Hand- und Maschinennaht und ihrem Zugangsweg differenzieren. Für die Handnaht werde ich nur die einreihige Methode vertreten, bei der Staplernaht gilt es zwischen Zirkular- und Doppler-Stapler-Technik zu unterscheiden.

Handnaht

Die Handnaht bei tiefer anteriorer Rektumresektion beginnt mit den Ecknähten als vorderen Nähten (Knoten außen), gefolgt von Positionieren der hinteren Nähte, über die das mit der linken Flexur mobilisierte Rest-Colon descendens als „Fahrstuhl" nach unten geschoben wird. Die Anastomose läßt sich dann mit den vorderen Nähten abschließen. Bei großer Tiefe werden zunächst die distalen vorderen Nähte gelegt und damit der kurze Rektumstumpf nach oben gezogen. Die Hinterwand ist wie eben beschrieben zu nähen und schließlich die Vorderwand mit den oralen Nahtlagern zu vervollständigen. Die Naht sollte grundsätzlich einreihig erfolgen. Von sekundärer Bedeutung ist die Nahtführung, ob Einschichtnaht mit tangential gefaßter Mukosa oder Rückstichnaht. Wir bevorzugen die Rückstichnaht, da sie eine gute Adaptation der Schleimhaut erlaubt und das Ausstülpen von Schleimhaut-„ohren" verhindert. Als Nahtmaterial wird resorbierbarer Polyglykolfaden (3 × 0) gewählt (Abb. 1).

Maschinennaht

Die Stapler-Anastomose kann mit dem Zirkularstapler durchgeführt werden. Die tiefe Tabaksbeutelnaht ist mit der entsprechenden Klemme meist nicht möglich – es sei denn, es handelt sich nicht um eine tiefe Resektion. Sie muß mit der Hand gelegt werden. Die hohe Tabaksbeutelnaht kann mit der Klemme erfolgen. Die Anastomose mit der Dopplerstaplertechnik wird durch den herausnehmbaren Staplerkopf sehr erleichtert und erscheint gerade für den Ungeübten äußerst attraktiv.

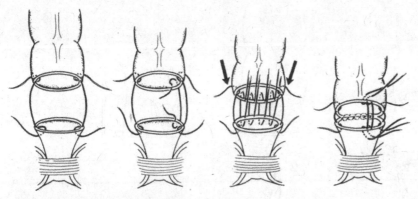

Abb. 1. Ablauf der tiefen anterioren Rektumresektion:
- Legen der Ecknähte als Vorderwandnähte
- Hinterwandnähte als Rückstichnähte gelegt
- Fahrstuhl des mobilisierten Colon descendens über die „liegenden Hinterwandnähte"
- Legen der Vorderwandnaht

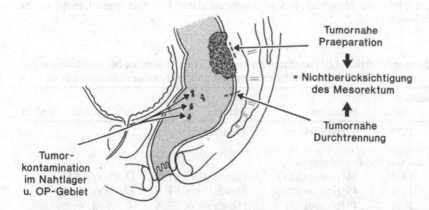

Abb. 2. Hauptgefahren des onkologisch-chirurgischen Kompromisses bei Rektumresektion wegen eines Karzinoms:
- Tumornahe Präparation vertikal und horizontal
- Tumorkontamination im Nahtlager und Operationsgebiet

Das Problem des „onkologischen Kompromisses"

Die typischen onkologischen Fehler neben inadequater Präparation mit vertikaler und/oder horizontaler tumornaher Durchtrennung müssen immer wieder vor Augen geführt werden. Eine Tumorzellkontamination ist auch durch Mobilisierung abgerissener Tumoranteile ins Rektumlumen möglich (Abb. 2). Wird nicht vor Absetzen gespült und dabei das Rektumlumen distal des Tumors mit einer Klemme okkludiert, können Tumorzellverbände verpflanzt und ein locoregionäres Rezidiv verursacht werden. Wird primär der TEA-Nahtapparat gesetzt oder die Nahtklemme für die Tabaksbeutelnaht, so besteht das Risiko der örtlichen Tumorzellimplantation.

Bei Zweifel an der onkologischen Sicherheit bleibt bei der tiefen Resektion zur Vermeidung des onkologischen Kompromisses die transanale Anastomose. Wir führen sie mit der Hand aus. Es ist jedoch auch der Einsatz des Zirkular-Staplers möglich. Die wichtigsten Schritte sind nach unblutiger Sphincterdehnung und Einstellen des Analkanals mit Hilfe des Spreizers die spannungsfreie Verlagerung des Kolons mit anschließender Dreipunkte-

682

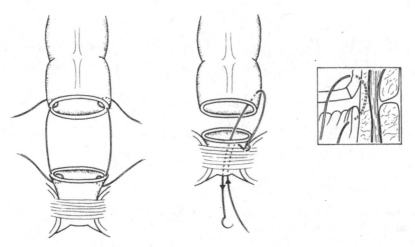

Abb. 3. Transanale Nahttechniken bei tiefer Rektumresektion:
- transanales Legen der Nähte
- Legen der Nähte als 3-Punkt-Nähte:
  - anal bzw. tiefe Rektumschleimhaut, Rektumwandmuskulatur, Einschichtennaht, mobilisiertes transponiertes Kolon

Tabelle 1. Tiefe Rektumresektion: Literaturdaten zur klinischen Insuffizienzrate bei Handanastomosen, zum Vergleich zwischen Hand- und Stapleranastomosen und zur Kompressionsanastomose

Handnahtanastomosen

Autor	Jahr	Patienten	Technik	Insuffizienzrate klinisch
Goligher	1977	51 (prospektiv)	1- und 2reihig	16%

Vergleich von Hand- und Stapleranastomose

Probst	1982	34 (retrospektiv)	Handnaht vs. EEA	13,3% vs. 10,5%
Denecke	1984	45 (retrospektiv)	Handnaht vs. EEA	27,0% vs. 20,0%
Thiede	1984	49 (prospektiv)	Handnaht vs. EEA	8,7% vs. 0,0%
			nur EEA möglich	15,4%

Kompressionsanastomosen

| Gross u. Eigler | 1989 | 67 (prospektiv) | AKA-2 | 8,6% |

naht etwas kranial der anakutanen Grenze für die Schleimhaut mit einem geringen Anteil M. sphincter internus und einer Allschichtnaht des Kolons (Abb. 3). Bisher legen wir bei einer derartigen Anastomose ein Deviationsstoma an. Für die Benutzung des Zirkularstaplers erfolgt die Tabaksbeutelnaht allein am Schleimhautabsetzungsrand transanal.

Evaluation

Maßstäbe der Qualitätskontrolle der verschiedenen Anastomosentechniken bei tiefer Resektion sind Insuffizienzrate und Zahl der locoregionären Rezidive. Es lassen sich hierfür die Literaturanalyse (Auszug: Tabelle 1), die Ergebnisse der SGKRK-Studie (Studiengruppe Kolorektales Karzinom), der CAO-Studie (Chirurgische Arbeitsgemeinschaft für Onkologie) und die eigenen Ergebnisse heranziehen.

Die immer wieder zitierte Goligher-Studie schildert für die tiefe Anastomose eine klinische Insuffizienzrate von 16% – eine Zahl, die von den heutigen Realitäten gar nicht so

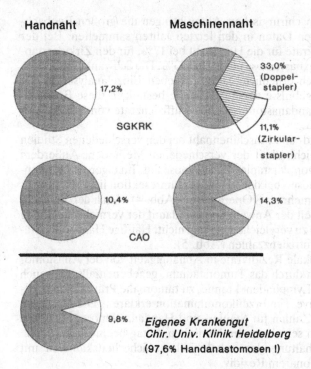

Handnaht   Maschinennaht

17,2%

33,0%
(Doppel-
stapler)

SGKRK

11,1%
(Zirkular-
stapler)

10,4%

14,3%

CAO

9,8%   *Eigenes Krankengut*
Chir. Univ. Klinik Heidelberg
(97,6% Handanastomosen !)

Abb. 4. Vergleich der Insuffizienzraten bei tiefer Rektumresektion,
1. Studiengruppe Kolo-Rektales
   Karzinom (SGKRK-Studie),
2. Chirurgische Arbeitsgemeinschaft
   für Onkologie (CAO-Studie),
3. Krankengut der Chirurgischen
   Universitätsklinik Heidelberg mit
   97,6% handgenähten tiefen Rektumresektionen

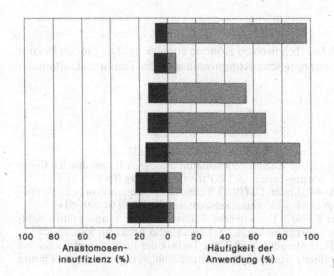

100 80 60 40 20 0 20 40 60 80 100
Anastomosen-   Häufigkeit der
insuffizienz (%)   Anwendung (%)

Abb. 5. Vergleich der Naht-
Anastomoseninsuffizienzen mit
der Häufigkeit der Anwendung der
maschinen-unterstützten Anastomose: es zeigt sich, daß die Häufigkeit der Anwendung einer Stapler-
Anastomose nicht mit der Häufigkeit der Nahtinsuffizienzen korreliert (SGKRK-Studie)

weit entfernt ist. Bei Gegenüberstellung von Hand- und Maschinenanastomosen in Studien
zeigen Maschinenanastomosen gering günstigere Ergebnisse. Thiede beschreibt für tiefe
Rektumanastomosen eine Insuffizienzrate von 15,4% und hält dabei fest, daß nur eine Stapleranastomose möglich war und eine Handanastomose nicht durchgeführt werden
konnte. Dagegen steht die Meinung, daß immer beide Formen der Anastomose möglich
sind. Die technische Durchführung ist entscheidend. Wichtig ist noch die Beobachtung,
daß die Kompressionsanastomose vergleichbare Ergebnisse für die tiefe Rektumresektion
bringt, wie jüngst Gross u. Eigler zeigen konnten (Tabelle 1).

Den besten Aufschluß über den chirurgischen Alltag bringen die großen Beobachtungsstudien, die aus vielen Kliniken Daten in den letzten Jahren sammelten. Bei der SGKRK-Studie liegt die Insuffizienzrate für die Handnaht bei 17%, für den Zirkularstapler bei 11%, für die Dopplerstapler-Anastomose jedoch bei 33%. Die Schwankungsbreiten für die Insuffizienzraten sind jedoch erheblich. Dieses ergeben Einzelanalysen in der SGKRK-Studie. Aber auch die Ergebnisse der CAO-Studie bestätigen diese Beobachtung. So zeigt die Analyse für die Handanastomose eine Insuffizienzrate von 10% und für die Stapleranastomose eine von 14%.

Die Gegenüberstellung von Hand- und Maschinennaht bei den verschiedenen Studien unterstreicht die qualitative Vergleichbarkeit der verschiedenen Methoden. Außerdem ruft sie zur Skepsis gegenüber der Dopplerstapler-Anastomose auf. Im eigenen Krankengut mit nahezu 100% Handanastomosen bei der tiefen Rektumresektion liegt die Insuffizienzrate bei knapp unter 10% (bei mehr als 8 Operateuren (Abb. 4). Auch der Versuch, die Insuffizienzrate mit der Häufigkeit der Anwendung und damit der vermehrten Übung bei der einen oder anderen Methode zu vergleichen, gelingt nicht. Häufige Hand- oder Staplernaht führt zu vergleichbaren Insuffizienzzahlen (Abb. 5).

Wenige Daten liegen über die lokale Rezidivrate in Abhängigkeit von der Anastomosentechnik vor. Rezidive lassen sich durch das Tumorstadium, gegebenenfalls aber auch durch nicht ausreichende Höhe der Lymphadenektomie, zu tumornahe Präparation vertikal und horizontal und intraoperative Tumorzellkontamination erklären. Die Resultate der CAO-Studie ergeben ähnliche Zahlen für Stapler- und Handanastomose. Hier sind jedoch die Nachbeobachtungszeiten sehr kurz. Im klinischen Alltag beeindrucken Fälle einer Rektumresektion ohne Einhaltung der onkologischen Sicherheitskautelen mit sekundärem ausgedehntem locoregionärem Rezidiv.

Fazit

Hand- und Staplernaht sind sich bei technischem Können ebenbürtig. Die Gefahr bei der tiefen Rektumresektion ist der onkologische Kompromiß und die Tumorzellkontamination.

Literatur

1. Denecke H, Wirsching R (1984) Colorectale Anastomosen. Chirurg 55:638—644
2. Gross E, Eigler FW (1989) Die nahtlose Kompressionsanastomose (AKA II) am distalen Colon und Rektum — ein erweiterter Erfahrungsbericht an 140 Patienten. Chirurg (im Druck)
3. Goligher JC, Lee PWG, Simpkins KC, Lintott DJ (1977) A controlled comparison of one- and two-layer techniques of suture for high and low colorectal anastomoses. Br J Surg 64:609—614
4. Probst M, Becker H, Ungeheuer E (1982) Die anteriore Rectumresection — konservative Nahttechnik und maschinelle Anastomosierung im Vergleich. Langenbecks Arch Chir 356:213—217
5. Thiede A, Schubert G, Poser HL, Jostarndt L (1984) Zur Technik der Rectumanastomosen bei Rectumresektionen. Eine kontrollierte Studie: Instrumentelle Naht versus Handnaht. Chirurg 55:326—335

Studien zum Rektumkarzinom:
CAO-Studie: Chirurgische Arbeitsgemeinschaft für Onkologie. Studiensekretariat: P. Schlag, Chirurgische Universität Heidelberg, 64 teilnehmende Kliniken
SGKRK-Studie: Studiengruppe Kolo-rektales Karzinom. P. Hermanek, Pathologisches Institut der Universität Erlangen; H. Amberger, P. Friedl, Chirurgische Universitätsklinik Heidelberg: teilnehmende Kliniken: Erlangen, Freiburg, Heidelberg, Marburg, München-Neuperlach, Traunstein

209. Funktionsergebnisse nach Kontinuitätsresektion des Rektums*

L. Jostarndt

Chirurgische Klinik, St. Johannes-Hospital, Johannesstraße 9–13, D-4600 Dortmund

Functional Results after Low Anterior Resection

Summary. Disturbances of anal continence and bladder and sexual functions are frequently a consequence of low anterior resection. In a prospective study of 60 patients anal continence and bladder control were examined for objective results in function. Within the first 3 months after surgery 50% of the patients had a deficiency in anal continence due to reduced reservoir function. This was not evident in cases with good anastomosis healing in the second postoperative half-year. Especially male patients (46%) developed a dysfunction in micturition which required urologic treatment.

Key words: Low Anterior Resection – Anal Continence – Bladder Dysfunction

Zusammenfassung. Nach tiefen Rektumresektionen sind Störungen der analen Kontinenz sowie der Blasen- und Sexualfunktion häufig die Folge. Als gut objektivierbare Funktionsergebnisse haben wir die anale Kontinenz und Blasenentleerung in einer prospektiven Analyse bei 60 Patienten überprüft. Innerhalb des 1. postoperativen Quartals fanden sich als Ausdruck einer Reservoirminderung in etwa 50% Kontinenzmängel, die im 2. postoperativen Halbjahr bei guter Anastomosenheilung nicht mehr nachweisbar waren. Störungen der Blasenentleerung zeigten besonders männliche Patienten (46%), die einer urologischen Behandlung zugeführt werden mußten und damit weitgehend gebessert werden konnten.

Schlüsselwörter: Tiefe Rektumresektion – anale Kontinenz – Blasenentleerungsstörung

Nach Kontinuitätsresektion des Rektums sind Funktionsstörungen der analen Kontinenz, der Blasen- und Sexualfunktionen möglich. Während Störungen der Sexualfunktion unterschiedlich ausgeprägt sein können und schwer objektivierbar sind, können Entleerungsstörungen der Blase sehr gut quantifiziert werden. Ähnliches gilt auch für die anale Kontinenz, deren Diagnostik die Bestimmung der Reservoirfunktion des Rektums sowie des Analverschlusses zum Inhalt haben muß, da beide Organe einen wesentlichen Anteil für Verschlußfunktion übernehmen.

Durch die tiefe Rektumresektion und den damit bedingten Reservoirverlust erhebt sich deshalb die Frage, inwieweit durch diesen Eingriff eine Auswirkung auf die anale Kontinenz resultiert. Dieser Frage sind wir in einer prospektiven Analyse bei 60 Patienten nachgegangen, die im Rahmen einer kontrollierten Studie „Handnaht vs. Staplernaht in der Rektumchirurgie" (Thiede et al. 1985) vorgenommen wurde. Die Funktionsergebnisse des Analverschlusses und der Reservoirfunktion erfolgte durch eine Perfusionsmanometrie

---

* Herrn Prof. Dr. Hamelmann zum 65. Geburtstag gewidmet

686

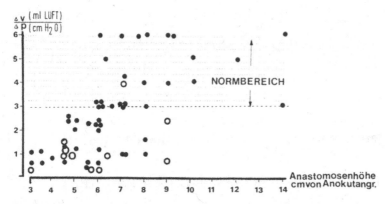

Abb. 1. Die Reservoirfunktion des Enddarmes im 1. postoperativen Quartal in Abhängigkeit zur Anastomosenlokalisation

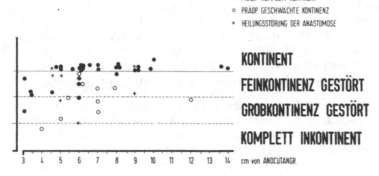

Abb. 2. Kontinenzergebnisse nach systemischer klinischer Befragung im 1. postoperativen Quartal

(Jostarndt 1986). Die klinische Analyse der Kontinenz erfolgte durch eine systematische Befragung, die Überprüfung der Blasenfunktion durch Bestimmung der Restharnmenge.

Ergebnisse

Wir konnten feststellen, daß im 1. postoperativen Quartal eine deutliche Minderung der Speicherkapazität im Anastomosenbereich vorlag (Abb. 1). Erkennbar war dabei, daß besonders bei sehr tief gelegenen Anastomosen bis 6 cm zur Anocutangrenze in dieser Zeit kaum eine Reservoirfunktion nachweisbar war. Die klinische Analyse (Abb. 2) zum selben Zeitpunkt ergab neben einer erhöhten Stuhlfrequenz eine Minderung der analen Kontinenz, vorwiegend des Feinverschlusses, insbesondere dann, wenn Heilungsstörungen der Anastomose nachweisbar waren. Überraschend groß war die Zahl derer, die bereits präoperativ Kontinenzmängel hatten und somit auch nicht in die Bewertung einbezogen werden konnten.

Im 2. postoperativen Halbjahr zeigte sich eine deutliche Trendbesserung der Speicherkapazität im anastomosennahen Colonbereich, wobei oberhalb einer Anastomosenlokalisation von 6 cm keine Funktionsbeeinträchtigung gegenüber der Norm nachweisbar war. Eine Reservoirminderung war vornehmlich dann noch zu erkennen, wenn Heilungsstörungen im Anastomosenbereich bestanden (Abb. 3). Klinisch war nach dieser Zeit kein gravierender, operationsbedingter Kontinenzverlust mehr nachweisbar (Abb. 4).

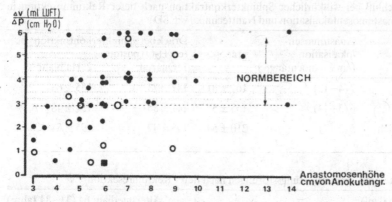

Abb. 3. Reservoirfunktion des Enddarmes im 2. postoperativen Halbjahr in Abhängigkeit zur Anastomosenlokalisation

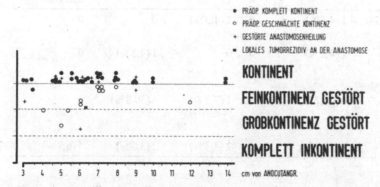

Abb. 4. Kontinenzergebnisse nach systemischer klinischer Befragung im 2. postoperativen Halbjahr

Die tiefe Rektumresektion gab nicht Anlaß zu einer Funktionsverminderung des analen Sphinkterapparates, weder im Ruheverschluß noch bei Willkürkontraktion (Tabelle 1). Dies galt auch für extrem tiefgelegene Anastomosen.

Funktionsstörungen der Blasenentleerung nach Kontinuitätsresektionen waren besonders dann häufig zu finden, wenn die Anastomose sehr tief lag (Tabelle 2). In 46% der Fälle war eine Restharnmenge von mehr als 200 ml nachweisbar, die z.T. reversibel war, in einigen Fällen aber urologisch behandelt werden mußte und bei 4 Patienten einer Prostataadenomresektion bedurfte.

Diskussion

Die vorliegenden Ergebnisse belegen eine vorübergehende Kontinenzminderung nach tiefer Kontinuitätsresektion des Rektums, die bei störungsfreier Anastomosenheilung weitgehend reversibel ist. Somit läßt sich feststellen, daß die tiefe Rektumresektion durch die Sphinktererhaltung und Sicherung der analen Kontinenz für den Patienten eine entscheidende Verbesserung der Lebensqualität darstellt, verglichen mit der Rektumexstirpation. Störungen der Blasen- und Sexualfunktion sind bei tiefen Rektumresektionen grundsätzlich möglich und im Falle von Blasenentleerungsstörungen postoperativ auch gut objektivierbar. Bei sonographisch nachweisbarer Restharnmenge von mehr als 100 ml sollte bei liegender suprapubischer Harnblasenentleerung eine urologische Behandlung eingeleitet

Tabelle 1. Analverschluß bei willkürlicher Sphinkterkontraktion nach tiefer Rektumresektion in Abhängigkeit von Anastomosenlokalisation und Nahttechnik ($\bar{x} \pm$ SD)

Gruppe	Anastomosen-lokalisation (cm v. Anocutangr.)	praeop.	Druck bei Sphinkterkontraktion (cm H_2O) postop. 1. Quartal	2. Halbjahr
Handnaht (n = 23)	7 (4−12)	161 ± 81	147 ± 73	155 ± 68
Staplernaht (n = 24)	6 (3−14)	155 ± 57	141 ± 55	151 ± 48
nur Staplernaht möglich (n = 13)	5 (3−7)	210 ± 54	185 ± 47	195 ± 54

Tabelle 2. Häufigkeit von Blasenentleerungsstörungen nach tiefer Rektumresektion

(Restharnmenge > 200 ml)						Altersmedian: 64 (33−84 Jahre)
	Anastomosen-lokalisation (cm v. Anocu-tangr.)	Blasenentleerungs-störung m	w	spontane Rück-bildung inner-halb 2 Wochen	Rückbildung nach urolog. Behandlung	operations-bedürftige Prostata-adenome
Handnaht m = 9, w = 14	7 (4,5−12)	1 (4,3%)	0	1 (4,3%)	0	0
Staplernaht m = 10, w = 14	6 (3−14)	1 (4,2%)	0	0	1 (4,2%)	0
Nur Stapler-naht möglich m = 11, w = 2	5 (3−7)	6 (46,2%)	0	1 (7,7%)	4 (30,8%)	
Gesamtkollek-tiv (n = 60)		8 (13,3%)		2 (3,3%)	2 (3,3%)	4 (6,7%)

werden. Störungen der Sexualfunktion können postoperativ unterschiedlich stark ausgeprägt sein, sie sind schwer zu objektivieren und im Einzelfall auch von unterschiedlicher klinischer Relevanz. Grundsätzlich sollten diese Formen der Funktionsstörungen aber mit dem Patienten präoperativ besprochen werden.

Zusammenfassung

Nach tiefen Rektumresektionen sind Funktionsstörungen der analen Kontinenz, der Blasenentleerung und Sexualfunktion grundsätzlich möglich und bedürfen einer präoperativen Aufklärung. Für die tiefe Rektumresektion resultiert keine anhaltende Kontinenzverschlechterung, Störungen der Blasenentleerung sind aber möglich. Diese bedürfen einer postoperativen sonographischen Kontrolle und einer rechtzeitigen urologischen Behandlung. Das Ausmaß von Sexualfunktionsstörungen ist im Einzelfall unterschiedlich und postoperativ schwer objektivierbar. Der Patient sollte hierüber präoperativ aufgeklärt werden.

Literatur

Jostarndt L (1986) Die anale Kontinenz und ihre Störung. Kali-Chemie Pharma GmbH, Hannover „Die gastroenterologische Reihe" Nr. 24

Thiede A, Jostarndt L, Hamelmann H (1985) Vergleichsanalyse operationstechnischer und klinischer Parameter von manuellen und maschinellen Rektumanastomosen. Eine kontrollierte Studie. In: Thiede A, Jostarndt L, Hamelmann H (Hrsg) Aktuelles zur Rektumchirurgie. Springer, Berlin Heidelberg New York Tokyo

210. Lokale Rezidivhäufigkeit nach Kontinuitätsresektion

R. J. Nicholls

St. Mark's Hospital, City Road, GB-London EC 1 CV 2 PS, Großbritannien

Local Recurrence after Anterior Resection

Summary. Local recurrence after anterior resection is due to both pathological and surgical factors. The pathological factors include level of tumour, pathological stage, histological grade and the occurrence of perforation. Particularly important is the extent of local spread, which can be identified clinically by digital palpation and by endoluminal ultrasound. Extensive local spread identified preoperatively is related to local recurrence after surgical treatment. Surgical reports of the incidence of local recurrence from <5−30%. There is strong evidence of a surgeon-related variable. Mesorectal excision may be associated with a low rate of local recurrence. Pathological involvement of the lateral margin of excision is related to local recurrence. Implantation by viable tumour cells is likely to be related to anastomotic recurrence.

Key words: Anterior Resection − Local Recurrence

Local recurrence is a major cause of treatment failure after anterior resection. Is it avoidable? Or is it inevitable depending on the pathology?

We have known for many years that local recurrence is related to pathological factors. In the early 1960s, Morson et al. [1] reported higher recurrence rates in tumours of the low rectum compared with those of the upper. In a retrospective analysis of cases having major surgery for rectal cancer, the local recurrence rate was 14.5% with lower tumours compared with 5.2% for upper. More importantly, there is a vast difference in local recurrence rates according to the degree of local penetration of the tumour [2]. Where growth is confined to the muscularis propria, local recurrence was less than 1% in a large series of patients followed postoperatively. For those tumours that has just penetrated the rectal wall to enter the perirectal fat, the local recurrence rate was 5%. Those that had penetrated into the extrarectal fat to an extensive degree were followed by a local recurrence rate of nearly 20%. It is interesting to reflect that in the absence of lymph node involvement, the last two categories of tumour would both be of Dukes stage B or Astler Coller B2, and yet they have markedly different local treatment failure rates. In a large multicentre study of 2336 survivors after surgery for large bowel cancer involving nearly 100 surgeons [3], positive correlations with pathological attributes were made. Local recurrence after removal of Dukes A tumours was 3.8% (10/263), Dukes B tumours 12.9% (154/198), and Dukes C tumours 18% (143/749). Respective local recurrence rates for histological grade 1, 2 and 3 were 11.4%, 13.6% and 20.8%. Perforation whether spontaneous or iatrogenic confers a very considerable local recurrence risk upon the patient. The rate of 13% (269/2076) where there was no perforation compared with 27.8% (40/144) where perforation had occurred. Presumably recurrence results from implantation of viable tumour cells.

To some extent local recurrence can be anticipated by clinical examination preoperatively. In a comparative study involving digital assessment of a carcinoma of the lower and

Table 1. Local recurrence after anterior resection

Author	n	Local recurrence
Localio [12]	89	13 (14.6%)
Parks and Percy [13]	73	6 (8%)
Hurst et al. [14]	34	11 (32%)
Luke et al. [15]	44	10 (22.7%)
Lasson et al. [16]	40	7 (17.5%)
Heald and Ryall [7]	115	3 (3%)

middle third of the rectum, Nicholls and York Mason [4] showed that penetration of the bowel wall could be detected with an accuracy of over 80%. More importantly, it was possible to distinguish between two clinical stages in about 80% of cases. These included clinical stage 1 were the growth was not extensive, and clinical stage 2 in which it was. Clinical stage 1 tumours included those still confined to the rectal wall and those that had penetrated but only to a slight extent. In clinical stage 2 it included those that had penetrated the extrarectal fat to a greater degree. While it is acknowledged that endoluminal ultrasound can achieve these distinctions with accuracies much higher, of the order of 95% [5], these data were shown to be of considerable use in the subsequent follow-up of the patients. All the cases were followed after surgery and there was no incidence of local recurrence in patients who had a clinical stage 1 (locally not extensive) growth. In contrast, 20% of those in clinical stage 2 (locally extensive) developed local recurrence. These data reflect the importance of the pathology as the main factor in local recurrence and indicate that clinical or imaging assessment preoperatively can identify those at higher risk of local treatment failure.

There is nevertheless every indication that a surgeon-related factor can influence local recurrence rates. First of all, there is an extraordinary variation in the rates reported by different surgeons (Table 1). It can be seen that this ranges from below 5% to 30%. Furthermore, in the large bowel cancer project analysis of the performance of 20 surgeons who each contributed more than 30 patients to the study, there was a similar range of local recurrence rates. Why should this be? Is it because some surgeons follow their cases better than others? Or is it a case of case selection or surgical technique? With regard to case selection there is evidence that local recurrence is more likely after anterior resection than total rectal excision [3]. In a comparison of the two operations in the multicentre large bowel cancer project, local recurrence rates were 17% and 8% respectively, and these were unrelated to the length of the distal margin of clearance achieved by the operation. If these data are true, then the relative indications for abdominoperineal and anterior resection should be reconsidered.

Could it be that complete mesorectal excision during anterior resection as advocated by Heald is a major factor [7]? With the demonstration by him of tumour cell nests within the mesorectum well below of the tumour in some cases, it could well be that this manoeuvre should be generally adopted. Heald has reported a local recurrence rate of less than 5% and has claimed that mesorectal excision is the key to local recurrence. To some extent this seems to be an overstatement of the case since local recurrence occurs after total rectal excision in which the mesorectum is also entirely excised. There seems every indication from Heald's series that there is a degree of case selection. Thus out of 115 patients undergoing curative anterior resections, 28 (25%) were of Dukes A stage and 31 (28%) of Dukes C stage. This distribution of staging suggests a bias towards less pathologically advanced tumours. Furthermore, Sauer and Bacon's [8] observation in the early 1950s that 10–15% of low rectal cancers have already metastasized to lateral pelvic wall nodes, must mean that some patients after anterior resection will develop local recurrence however complete mesorectal excision has been. This fact may incidentally also explain the relationship between level of lesion and local recurrence.

In a recent pathological study, Quirke et al. [9] have been able to relate local recurrence to the presence of tumour at the lateral margin of the excised specimen. They have reported results in 51 survivors of major surgery for rectal cancer. Of the specimens examined, 13 showed histological involvement of the lateral margin and 11 (85%) of these patients developed local recurrence. In contrast, only 1 patient (3%) of the 38 in whom the lateral margin was clear did so. This would seem to be of profound prognostic importance and conveys a message to the surgeon that wide local clearance should be aimed for at all times.

Some cases of local recurrence appear to be due to implantation of viable tumour cells at anastomosis. The incidence of this phenomenon has been reported to be between 5% and 20% [10]. While it has been standard practice in many units to irrigate the rectal stump with a cancercidal solution, there is no unequivocal proof that the incidence of local recurrence is reduced since randomised prospective studies are not carried out. However reports of sutur line recurrence rates before and after the adoption of an irrigation policy seem to show a marked reduction. Thus Cole [11] reported a 10% incidence of suture line recurrence in patients not having irrigation which was reduced to zero in 101 subsequent patients having irrigation. Other experience supports the value of irrigation. At the present state of knowledge, it would seem very advisable indeed to use irrigation routinely after placement of the clamps below the level of the tumour.

While there is some evidence suggesting that the surgeon can influence local recurrence rates, we do not know to what degree technical factors count over basic pathological circumstances.

References

1. Morson BC, Vaughan EG, Bussey HJR (1963) Pelvic recurrence after excision of the rectum for carcinoma. Br Med J 2:13
2. Dukes CE, Bussey HJR (1958) The spread of rectal cancer and its effect on prognosis. Br J Cancer 12:209
3. Phillips RKS, Hittinger R, Blesovsky L et al. (1984) Local recurrence following "curative" surgery for large bowel cancer. I. The overall picture. Br J Surg 71:12
4. Nicholls RJ, York Mason A, Morson BC et al. (1982) The clinical staging of rectal cancer. Br J Surg 69:404
5. Nicholls RJ, Galloway DJ, Mason AY et al. (1985) Clinical local staging of rectal cancer. Br J Surg 72 (Suppl):51
6. Hildebrandt U, Feifel G, Schwarz HP et al. (1986) Endorectal ultrasound: instrumentation and clinical aspects. Int J Colorec Dis 1:203
7. Heald RJ, Ryall RDH (1986) Recurrence and survival after total mesorectal excision for rectal cancer. Lancet II:1479
8. Sauer I, Bacon HE (1952) New approach for excision of carcinoma of lower portion of rectum and anal canal. Surg Gynecol Obstet 95:229
9. Quirke P, Durdey P, Dixon MF et al. (1986) Local recurrence of rectal adenocarcinoma due to inadequate surgical resection. Histopathological study of lateral tumour spread and surgical excision. Lancet II:996
10. Umpleby HC, Williamson RCN (1987) Anastomotic recurrence in large bowel cancer. Br J Surg 74:873
11. Cole WH (1952) Recurrence in carcinoma of the colon and proximal rectum following resection for carcinoma. Arch Surg 65:264
12. Localio SA, Eng K, Coppa GF (1983) Abdominosacral resection for midrectal cancer: a 15 year experience. Ann Surg 198:320
13. Parks AG, Percy JP (1982) Resection of sutured coloanal anastomosis for rectal cancer. Br J Surg 69:301
14. Hurst PA, Prout WG, Kelly JM (1982) Local recurrence after low anterior resection using the staple gun. Br J Surg 69:275
15. Luke M, Kirkegaard P, Lendorf A et al. (1983) Pelvic recurrence rate after abdomino-perineal resection and low anterior resection for rectal cancer before and after introduction of the stapling technique. World J Surg 7:616
16. Lasson ALL, Ekelund GR, Lindstrom CG (1984) Recurrent risks after stapled anastomosis for rectal carcinoma. Acta Chir Scand 150:85

211. Tiefes Rektumkarzinom: lokale Exzision – Methoden, Ergebnisse, Komplikationen, Rezidive

E. H. Farthmann, G. Kirste und G. Ruf

Chirurgische Universitätsklinik Freiburg i.Br., Hugstetterstr. 55, D-7800 Freiburg

Carcinoma of the Lower Rectum: Methods of Local Excision, Results, Complications, Recurrences

Summary. Early rectal carcinoma of the lower rectum without involvement of the muscularis propria should be considered for local treatment. Factors indicating a poor prognosis can be identified histologically by "total biopsy". Definitive management depends on the postoperative tumor stage, type, histologic grading, lymphatic invasion and incomplete surgical excision. Survival rates after limited procedures or radical surgery do not differ, provided that clinical and histologic criteria are observed.

Key words: Rectal Carcinoma – Local Excision

Zusammenfassung. Eingeschränkte Operationsverfahren bei tiefem Rektumkarzinom sind bei frühen Tumorstadien ohne Befall der Muscularis propria als alleinige Maßnahme in Betracht zu ziehen. Die lokale Exzision kann nur als „Totalbiopsie" angesehen werden. Die Entscheidung über das weitere Vorgehen hängt von Stadium, Tumortyp, Malignitätsgrad, Lymphgefäßeinbrüchen und der chirurgischen Radikalität ab. Die Überlebensraten nach lokaler Exzision oder radikaler Operation unterscheiden sich nicht bei Beachtung klinischer und pathohistologischer Selektionskriterien.

Schlüsselwörter: Rektumkarzinom – lokale Exzision

Die chirurgische Therapie des Rektumkarzinoms wird von der Diskussion beherrscht, in welchen Situationen kontinenzerhaltende Operationen gerechtfertigt sind. Aus onkologischer Sicht sind prinzipiell eingeschränkte Verfahren, anteriore und tiefe anteriore Resektion sowie die Rektumexstirpation und erweiterte Operationen als etablierte Verfahren zur lokoregionären Behandlung des Rektumkarzinoms anzusehen. Die Voraussetzung für gute Resultate ist die strenge Selektion der Patienten zu den einzelnen Therapieverfahren.

Lokale Exzision

Eingeschränkte Operationsverfahren bedeuten die Entfernung des Primärtumors im Gesunden unter Belassung des regionären Lymphabflußgebietes. Dieses therapeutische Vorgehen ist dann gerechtfertigt und ausreichend, wenn keine regionären Lymphknotenmetastasen bestehen.

Die histologischen Befunde sind Grundlagen für die Indikation zu eingeschränkten Operationen. Maßgeblich sind Infiltrationstiefe des Tumors, der histologische Typ und Differenzierungsgrad sowie der histologische Nachweis zweifelsfreier Lymphgefäßeinbrüche [3]. Auch mit modernen bildgebenden Verfahren einschließlich der transrektalen

Tabelle 1. Indikation zu eingeschränkten Operationsverfahren beim Rektumkarzinom

klinische Selektion:	Durchmesser ≤ 2 cm polypoider oder plattenartiger Tumor klin. Stadium T_1 oder T_2 (Endosonographie)
pathohistolog. Selektion:	*low-risk:* hochdifferenzierter Tumor histolog. Grading: 1o der 2 Infiltrationstiefe
	high-risk: Adeno-Ca oder muzinöses Adeno-Ca (Malignitätsgrad 3) Siegelringzellkarzinom undifferenziertes Karzinom Lymphgefäßeinbrüche

Sonographie ist eine sichere Aussage über diese Veränderungen nicht möglich, so daß die sorgfältige histopathologische Untersuchung des lokal im Gesunden entfernten Primärtumors im Sinne einer Totalbiopsie letztlich über das weitere Vorgehen entscheidet [3, 8].

Die in Tabelle 1 angeführten Indikationen beruhen darauf, daß bei low-risk-Tumoren mit Infiltration nur der Submucosa in 0−3%, bei high-risk-Tumoren dagegen in etwa mit 20% mit Lymphknotenmetastasen zu rechnen ist [6].

Die Ergebnisse nach lokaler Exzision beim Rektumkarzinom sind in Tabelle 2 dargestellt [2, 3, 4, 5, 7, 9, 10]. In der Regel wird zwischen kurativem und palliativem Therapieansatz unterschieden. Bei der Indikation stützt man sich auf die Tumorgröße bzw. das T-Stadium, auf das „Clinical staging" nach Mason, jedoch weniger auf das Tumorgrading. Die 5-Jahres-Überlebensraten liegen bei einer Tumorgröße unter bzw. bis 2 cm zwischen 82 und 100%, bei größeren Tumoren bis 5 cm bei knapp über 60%. Bei der palliativen Indikation ist die Variationsbreite aufgrund der unterschiedlichen Ausgangssituation außerordentlich groß.

Präoperative Diagnostik

Voraussetzung der lokalen Beurteilung des tiefen Rektumkarzinoms ist der Palpationsbefund und die Rektoskopie. Das infiltrative Wachstum und der Befall regionärer Lymphknoten sind mit der Endosonographie gegenüber dem „Clinical staging" nach Mason sowie der Computertomographie besser einzuschätzen [1]. Colon-Kontrasteinlauf und Koloskopie dienen zum Ausschluß von Zweittumoren, Computertomographie und Sonographie des Oberbauchs zum Ausschluß von Lebermetastasen.

Methoden und Ergebnisse

Das derzeitige Vorgehen bezüglich der Wahl der Operationsverfahren beim tiefen Rektumkarzinom läßt sich aus den Daten der Studiengruppe Kolorektales Karzinom (SGKRK) ableiten.

Von insgesamt 1123 Rektumkarzinomen wurden 56,5% durch anteriore Resektion, 29,2% durch abdomino-perineale Exstirpation und 6,2% durch lokale Exzision behandelt. Von den Tumoren, die aufgrund ihres Sitzes für eine kurative peranale Lokalexzision in Frage kamen, wurden 17,5% lokal exzidiert.

Die Patientendaten dieser beiden Gruppen unterscheiden sich: Die mit einer lokalen Exzision behandelten Patienten waren älter, sie hatten mit 58,5% gegenüber 29% mehr ernste Begleiterkrankungen, und die Lebensqualität gemessen am Karnofsky-Index lag

Tabelle 2. Lokale Exzision bei Rektumkarzinom, 5-Jahres-Überlebensrate

	kurativ	palliativ	Indikation
Greaney (1977)	8 (62,5)	38 (36,8)	Tu ≤ 5 cm
Stearns (1984)	31 (84,0)	− (40,0)	T ≤ 2 G ≤ 2
Biggers (1985)	93 (82,0)	141 (72,0)	CS ≤ 2
Killingback (1985)		39 (82,0)[a]	−
Whiteway (1985)[b]	19 (100,0)	15 (23,0)[b]	T ≤ 2
Heberer (1987)	36 (84,0)	42 (73,0)	G ≤ 2
Gall (1988)	T₁ 29 (100,0)	8 (0)	T ≤ 2
	T₂ 15 (93,0)		

Komplikation	Radikal-OP	Lokale Exzision
kardiopulmonal	6,4%	8,6%
renal	10,4%	2,9%
Nachblutung	2,4%	4,3%
lokale Komplikationen	3,2%	2,9%
sek. protektiver AP	4,3%	2,9%
Letalität	3,3%	4,3%

(SGKRK-Studie)

Tabelle 3. Morbidität und Letalität (n = 1123)

mit 88% gegenüber 96,6% niedriger als die der radikal Operierten. Morbidität und Letalität sind in Tabelle 3 wiedergegeben. Die Letalität von 4,3% nach lokaler Exzision gegenüber 3,3% nach radikaler Operation repräsentiert die allgemeinen Risikofaktoren der lokal behandelten Patienten.

Der Vergleich der prä- und postoperativ erhobenen Tumordaten bezüglich Stadium, Grading, Typ und Einschätzung der Radikalität kennzeichnet die Problematik der präoperativen Diagnostik. Das präoperativ erhobene Tumorstaging war bei 43,3% der Patienten richtig und in 56,2% falsch. Zu berücksichtigen ist hierbei jedoch, daß die transrektale Sonographie nicht routinemäßig zur Verfügung stand. Das präoperative Grading erwies sich in 65,7% richtig und in 34,3% falsch. Weiterhin wurde der Tumortyp in 70,2% richtig und in 28,5% falsch eingeordnet.

Diese relativ wenig zuverlässigen Ergebnisse betonen die Notwendigkeit der vollständigen Aufarbeitung des lokal entfernten Tumors in Form von Stufenschnitten. Die vom Chirurgen in 20,3% fehleingeschätzte Radikalität macht die exakte histologische Beurteilung des Resektionsrandes deutlich. Die Irrtumsrate der prä- und postoperativ erhobenen Befunde zeigt, daß eine Lokalexzision immer nur als Totalbiopsie betrachtet werden darf. Die Entscheidung über das weitere Vorgehen kann erst getroffen werden, wenn das Ergebnis der definitiven histologischen Untersuchung vorliegt.

Die Überlebenszeit nach lokaler Exzision läßt sich in einem Beobachtungszeitraum von 10 Jahren an den eigenen Patienten darstellen. 41 der insgesamt 54 Operationen wurden mit kurativem Ansatz durchgeführt. Bei 33 Patienten wurde dieser Eingriff aufgrund der postoperativen Histologie als definitiv betrachtet. Davon leben noch 22 Patienten mit einer medianen Überlebenszeit von 34 Monaten (12−120 Monate). Bei den Verstorbenen beträgt diese 7,5 Monate (1−64 Monate). Acht Patienten mußten einer Zweitoperation unterzogen werden. Die entsprechenden medianen Überlebenszeiten sind 48 (14−66 Monate) bzw. bei den Verstorbenen 33 Monate (8−40 Monate). 13mal wurde palliativ die Lokalexzision durchgeführt. Von diesen Patienten lebt noch einer nach 12 Monaten, 12 sind im Median 6,5 Monate (3−56 Monate) nach der Operation verstorben.

Setzt man diese Daten mit der Lebenserwartung einer entsprechenden Altersgruppe mit gleichen Risikofaktoren in Beziehung, wird bei kurativem Ansatz das Ziel einer tumorfreien Verlängerung der Überlebenszeit erreicht.

696

Schlußfolgerungen

Nach den bisher vorliegenden Ergebnissen erscheint bei Patienten mit kleinem tiefsitzendem Rektumkarzinom nach sorgfältiger klinischer und pathohistologischer Selektion folgende Verfahrenswahl begründet:

Allgemein inoperabler Patient: Lokalexzision des Tumors, auch als palliative Maßnahme.

Allgemein operabler Patient: kurativer oder palliativer Therapieansatz in Abhängigkeit vom Tumorstadium. Im Stadium IV – bei Fernmetastasen – lokale Tumorexzision als palliative Maßnahme. Im Stadium I–III unter potentiell kurativem Ansatz in Abhängigkeit von den Tumorkriterien:

Bei einem T-Stadium über 2, bei entdifferenzierten Tumoren und bei high-risk-Tumoren ist die Rektumexstirpation indiziert. Liegt das T-Stadium unter 2, das Grading unter 2 und handelt es sich um einen low-risk-Tumor, kann eine Lokalexzision im Sinne einer Totalbiopsie vorgenommen werden. Die definitive Histologie bestimmt, ob bei gewahrter Radikalität und gleichbleibendem T- bzw. G-Stadium die definitive Therapie durchgeführt wurde. Bei nicht ausreichender Radikalität, bei einem T-Stadium über 2 und/oder einem entdifferenzierten Tumor muß aus onkologischen Gründen die Radikaloperation angeschlossen werden.

Literatur

1. Beynon J (1989) An evaluation of the role of rectal endosonography in rectal cancer. Ann R Coll Surg Engl 71:131–139
2. Biggers OR, Beart WR Jr, Ilstrup DM (1986) Local excision of rectal cancer. Dis Colon Rectum 29:374–377
3. Gall FG, Hermanek P (1988) Cancer of the Rectum – Local Excision. Surg Clin North Am 68:1353–1365
4. Greaney MG, Irvin TT (1977) Criteria for the selection of rectal cancers for local treatment: A clinicopathologic study of low rectal tumors. Dis Colon Rectum 20:463–466
5. Heberer G, Denecke H, Demmel N, Wirsching R (1987) Local procedures in the management of rectal cancer. World J Surg 11:499–503
6. Hermanek P, Gall FP (1986) Early (microinvasive) colorectal carcinoma. Pathology, diagnosis, surgical treatment. Int J Colorect Dis 1:79–84
7. Killingback MJ (1985) Indications for local excision of rectal cancer. Br J Surg 72 (Suppl):54–56
8. Lock MR, Cairns DW, Ritchie JK, Lockhart-Mummery HE (1978) The treatment of early colorectal cancer by local excision. Br J Surg 65:346–349
9. Stearns MW Jr, Sternberg SS; DeCosse JJ (1984) Treatment alternatives. Localized rectal cancer. Cancer 54:2691–2694
10. Whiteway J, Nicholls RJ, Morson BC (1985) The role of surgical local excision in the treatment of rectal cancer. Br J Surg 72:694–697

212. Pouchbildung bei der Resektion des tiefen Rektum-Karzinoms: Eine empfehlenswerte Methode?

R. Mennigen, L. Köhler und H. Troidl

Chirurgische Klinik Köln-Merheim, II. Lehrstuhl für Chirurgie der Universität zu Köln, Ostmerheimer Str. 200, D-5000 Köln 91

Resection of the Rectum with Construction of a Colonic Reservoir for Carcinoma of the Lower Rectum: A Beneficial Method?

Summary. A degree of urgency and increased bowel movements are experienced by 25% of patients who have a low colorectal or coloanal anastomosis. The construction of a J-shaped colonic pouch seems a reasonable way to improve reservoire continence. We used this new technique in five patients and worked up the preliminary results in connection with a survey of the literature. Increased bowel movements and urgency were reduced postoperatively, but some patients reported pouch evacuation problems, having to use enemas or suppositories to empty their reservoirs. To estimate the value of this new technique, innovative endpoints such as overall well-being and quality of life, might be more important than conventional endpoints which measure only functional results.

Key words: Rectal Cancer − Colonic Reservoir Pouch − Coloanal Anastomosis

Zusammenfassung. Nach tiefen Rektumresektionen kommt es in 25% zu erhöhter Stuhlfrequenz und dringlicher Stuhlentleerung. Zur Verbesserung der Reservoir-Kontinenz in der frühen postoperativen Phase scheint die Konstruktion eines vorgeschalteten Kolon-J-Pouches sinnvoll. Wir haben in einer Pilotphase 5 Patienten operiert und die Ergebnisse mit der Literatur verglichen. Die Stuhlfrequenz wird postoperativ geringer, wobei bei einigen Patienten eine Pouchentleerungsstörung in Kauf genommen werden muß. Über den Wert dieser neuen Technik entscheiden wahrscheinlich weniger konventionelle Endpunkte der Funktion, als innovative Endpunkte wie Patientenbefindlichkeit und Lebensqualität.

Schlüsselwörter: Tiefes Rektumkarzinom − Kolon-Reservoir − Kolo-anale Anastomose

Einleitung

Die chirurgische Entwicklung in der Behandlung des tiefen Rektum-Karzinoms ist ein Muster-Beispiel dafür, wie, bewußt oder unbewußt, neue Techniken entwickelt wurden mit dem Ziel-Kriterium Lebensqualität des Patienten. Am Beginn der Entwicklung stand die abdominoperineale Rektum-Amputation. Nachdem diese Technik genügend standardisiert und damit etabliert war, befaßten sich zahlreiche Arbeitsgruppen mit technischen Neuerungen und Verbesserungen der Kolostomie. Anzuführen sind hier die Bemühungen um sogenannte „kontinente" Stomata sowie der industrielle Zweig der Stomataversorgung, dessen Weiterentwicklung auch heute noch nicht abgeschlossen ist. Im weiteren

Tabelle 1. Patienten-Charakteristik im Literaturvergleich

Patientendaten	Lazorthes 1986		Parc 1986	Nicholls 1988		Köln-M. 1989
Pouch	ja	nein	ja	ja	nein	ja
Anzahl (n)	20	45	31	13	15	5
Geschlecht (m/w)	12/8	33/12	22/9	8/5	13/2	4/1
(Alter (x̄)	58,8	57	61	58	63	75
Alter (Bereich)	39−77	32−79	32−81	40−79	29−84	51−77
Op.-Indikationen						
Rectum-Ca	+	+	+	8	13	+
vill. Adenom u.a.	−	−	−	5	2	−

Tabelle 2. Operative Verfahren: kolo-anale Anastomose mit vorgeschaltetem Kolon-Reservoir/Pouch

Op-Verfahren	Lazorthes 1986	Parc 1986	Nicholls 1988	Köln-M. 1989
Colon-Pouch Pat.-Zahl (n)	20	31	13	5
Reservoirlänge (cm)	6 od. 12	8	10	8
Colo-anale Anastomose				
Hand/Stapler	20/0	31/0	13/0	0/5
Anastomosenhöhe	2,4 cm	Linea dent.	Analkanal	1,5 cm
Anastomosenschutz	Colostoma	Colostoma	5 × Colost. 8 × Ileost.	Zökalröhren-fistel

Bemühen um eine verbesserte Lebensqualität des Patienten wurden die Techniken der tiefen Resektion einschließlich der Klammer-Naht-Geräte entwickelt. Als eine weitere Entwicklung mit dem gleichen Zielkriterium ist zur Zeit der nach tiefen Rektum-Resektionen vorgeschaltete Kolon-Pouch zu werten [4, 6, 7]. Die Idee zur Anlage eines Kolon-Reservoirs entstand wegen der bekannten frühen postoperativen Probleme nach tiefen Rektum-Resektionen, wie häufige Stuhlgänge oder imperativer Stuhldrang. Ca. 25% der Patienten haben besonders im ersten halben Jahr nach tiefen Rektum-Resektionen Kontinenz-Probleme verschiedenen Ausmaßes [1, 3, 9].

Ziel dieser innovativen chirurgischen Technik ist daher eine Verbesserung von Funktion und Befindlichkeit in der frühen postoperativen Phase nach tiefer Rektum-Resektion. Wir befinden uns in unserer Klinik bei dieser Operationsmethode noch in einer Pilotphase. Da es sich um eine neue Technik handelt und auch wegen der Möglichkeit des Literaturvergleiches, haben wir zunächst konventionelle übliche Endpunkte gewählt: Kontinenz, Stuhlfrequenz, imperativer Stuhldrang, Reservoir-Entleerungsstörungen.

Patienten und Methoden

Wir haben von 1988 bis 1989 bisher bei 5 Patienten (4 Männer, 1 Frau) mit tiefen Rektum-Karzinomen eine kolo-anale Anastomose mit vorgeschalteten Kolon-J-Pouch durchgeführt (Tabelle 1). Der Altersmedian betrug 75 Jahre (51−77). Bei allen Patienten wurde der Darm präoperativ mit einer orthograden Darmspülung vorbereitet. Zur Narkoseeinleitung gaben wir eine Single-Shot-Antibiotika-Prophylaxe mit 4 g Mezlozillin und 500 mg Metronidazol. Als Zugang wählten wir eine mediane Laparotomie. Die Tumorresektion erfolgte nach standardisierten onkologischen Kriterien mit früher hoher Ligatur von Vena und Arteria mesenterica inferior. Die linke Flexur wurde ausgiebig mobilisiert. Aus dem terminalen proximalen Kolon wurde mit dem GIA-Klammer-Gerät ein Kolon-Reservoir von 8 cm Länge konstruiert (Tabelle 2, Abb. 1, Abb. 2). Die kolo-anale Anastomose wurde mit dem EEA-Stapler-Gerät durchgeführt, die Anastomosenhöhe betrug im Median 1,5 cm (1−4). Zur Anastomosenprotektion erhielten die Patienten eine

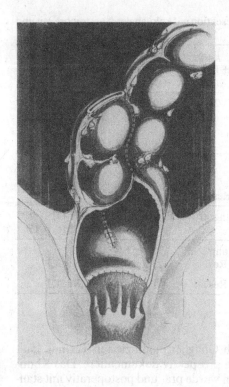

Abb. 1. Kolon-J-Pouch, 8 cm Länge, konstruiert mit dem GIA-Klammer-Gerät

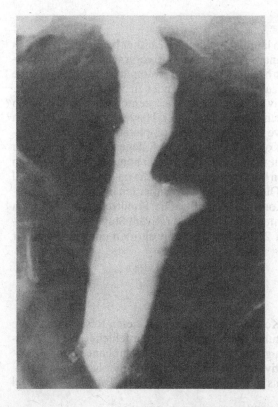

Abb. 2. Colon-Reservoir/Pouch postoperativ im seitlichen Strahlengang mit der Pouchographie dargestellt

Tabelle 3. Postoperative Funktion nach tiefer Rektum-Resektion mit kolo-analer Anastomose mit und ohne Kolon-Reservoir/Pouch

Patienten (n)	Lazorthes + Pouch 20	Pouch 45	Parc + Pouch 31	Nicholls + Pouch 13	Pouch 15	Köln-M. + Pouch 5
Kontinenz vollständig	8	18	24	10	9	4
Stuhlfrequenz 24 h	1,7	3,0	1,6	1,4	2,3	2,0
Imperativer Stuhldrang	2	10	0		1	0
Entleerungsstörung	0	0	6	(3) 1	0	2

Tabelle 4. Neorektum-Compliance nach tiefer Rektum-Resektion

Autor	Jahr	n	Eingriff	ΔV (ml) / ΔP (cm H_2O) <6 Mo. p. Op.	>6 Mo. p. Op.
Suzuki	1980	24	Kontr.	$15,6 \pm 6,8$	
		16	t. Res.	$3,3 \pm 2,1$	$6,8 \pm 3,7$
Jostarndt	1986	45	t. Res.	$1,9 \pm 1,4$	$2,8 \pm 1,3$

selbstheilende Coecal-Röhren-Fistel in einer nach Goligher modifizierten Technik [5a]. Der prä-, intra- und postoperative Verlauf wurde prospektiv dokumentiert. Das Kontinenzverhalten und die Befindlichkeit der Patienten wurde prä- und postoperativ mit standardisierten validierten Fragebögen ermittelt. Die Kontinenzleistung wurde prä- und postoperativ analmanometrisch objektiviert [5b].

Ergebnisse

Wir haben an unserer Klinik in einer noch laufenden Pilotphase bisher bei 5 Patienten nach tiefen Rektum-Resektionen eine kolo-anale Anastomose mit vorgeschaltetem Kolon-J-Pouch durchgeführt. Die Follow-up-Zeit beträgt im Median 8 Monate. Die postoperative Funktion (Tabelle 3) wird im Vergleich zu den bisher vorhandenen 3 Studien dargestellt. 1 Patient verstarb am 6. Tage postoperativ an einer therapieresistenten kardiopulmonalen Insuffizienz bei vorbestehender fortgeschrittener koronarer Herzerkrankung. Bei den übrigen 4 Patienten war der postoperative Heilungsverlauf komplikationslos. Die Operationsdauer war durch Konstruktion des Kolon-Reservoirs und Anlage der selbstheilenden Coecal-Röhren-Fistel um ca. 30 Minuten verlängert. Die analmanometrischen Daten im prä- und postoperativen Vergleich zeigten bei der geringen Anzahl von Patienten im Trend noch keinen wesentlichen Unterschied. Die 4 überlebenden Patienten hatten keine anamnestisch oder manometrisch faßbare Kontinenzeinbuße. Die Stuhlfrequenz betrug im Median 2/24 Stunden. Bei keinem Patienten kam es zu imperativem Stuhldrang. 2 Patienten berichteten, daß sie morgens bis zu 2 Stunden mit Suppositorien oder Klysmen ihr Kolon-Reservoir entleeren müßten.

Diskussion

Als Hauptgrund für die postoperativen Kontinenzprobleme nach tiefen Resektionen, wie hohe Stuhlfrequenzen und dringliche Stuhlentleerungen, wird die fehlende Neorektum-Compliance postoperativ verantwortlich gemacht. Die Rektum-Compliance oder Reservoir-Kapazität ist unmittelbar postoperativ stark herabgesetzt gegenüber Kontrollmessungen und erholt sich wenigstens teilweise bis zum 6. Monat postoperativ (Tabelle 4). Parallel hierzu mißt man im ersten Halbjahr postoperativ bei ca. 25% der Patienten hohe Stuhlfrequenzen, die sich im 2. Halbjahr postoperativ allmählich normalisieren [1, 2]. Das Ziel einer postoperativen Stuhlfrequenzsenkung scheint mit dem vorgeschalteten Kolon-Reservoir erreichbar. Lazorthes [4] berichtet über eine Senkung der Stuhlfrequenz von 3/24 Stunden auf 1,7/24 Stunden bei einem Vergleich zwischen 20 Patienten, die er mit Kolon-Reservoir operierte und 42 Patienten ohne Kolon-Reservoir. Die Stuhlfrequenz in der Serie von Parc [7], der 31 Patienten mit einem Kolon-Reservoir operierte, betrug ebenfalls 1,6/24 Stunden. Nicholls [6] beschrieb eine Senkung der Stuhlfrequenz von 2,3/24 Stunden gegenüber 1,4/24 Stunden, wobei 13 Patienten mit Kolon-Reservoir und 15 ohne Kolon-Reservoir operiert wurden. Diese Ergebnisse waren jedoch statistisch noch nicht signifikant. Über eine vollständige Kontinenz berichtete Park [7] bei 24 Patienten. Auch die beiden anderen Autoren [4, 6] verzeichneten in der Gruppe der mit Kolon-Reservoir operierten Patienten noch eine erhebliche Anzahl von Kontinenzeinschränkungen. Komplett kontinent waren 8 von 20 Patienten [4], 10 von 13 [6]. Bei dem funktionellen Endpunkt imperativer Stuhldrang ermittelte besonders Lazorthes signifikant mehr Patienten mit einem imperativen Stuhldrang in der Gruppe ohne Pouch (10 von 42) gegenüber der mit Pouch operierten Patientengruppe (2 von 20).

2 unserer Patienten beklagten postoperativ Pouch-Entleerungsstörungen der Art, daß sie morgens bis zu 2 Stunden damit beschäftigt waren, ihr Kolon-Reservoir mit Suppositorien oder Klysmen zu entleeren. Bei Parc [7] fand sich eine Pouch-Entleerungsstörung bei 6 von 24 Patienten, das heißt bei einem Viertel seiner Patienten. Nicholls [6] beschrieb eine klinische Pouch-Entleerungsstörung bei 1 von 13 Patienten, bei 2 weiteren Patienten fand er eine radiologische Pouch-Entleerungsstörung mittels postoperativ durchgeführter Pouchographie.

Bei den gewählten konventionellen Endpunkten (Kontinenz, Stuhlfrequenz, imperativer Stuhldrang, Reservoir-Entleerungsstörung) zeigte sich bisher in der Tendenz eine postoperativ geringere Stuhlfrequenz bei den Patienten, die mit einem Kolon-Reservoir operiert wurden, sowie bei einigen Patienten eine Kolon-Reservoir-Entleerungsstörung. Bei wahrscheinlich gleicher intra- und postoperativer Komplikationsrate der direkten kolo-analen Anastomose und der kolo-analen Anastomose mit vorgeschalteten Kolon-Reservoir [4, 6] kann die Frage, ob die Pouchbildung bei der Resektion des tiefen Rektum-Karzinoms eine empfehlenswerte Methode darstellt, nicht allein durch Messungen der postoperativen Funktion beantwortet werden. Welches Verfahren für den Patienten von größerem Nutzen ist, wobei man sich zwischen den Polen der unmittelbaren postoperativen Stuhlfrequenzsenkung und dem Risiko einer Pouch-Entleerungsstörung bewegt, kann nur beantwortet werden durch zukünftige Untersuchung innovativer Endpunkte [10]. Entscheidend für die Wertung dieser neuen chirurgischen Technik sind nicht so sehr einzelne Funktionsparameter der Kontinenzleistung als vielmehr die postoperative Patienten-Befindlichkeit und Lebensqualität. Eine Evaluierung dieser Zielkriterien wird darüber entscheiden, ob das Kolon-Reservoir in Zukunft vielleicht gerade für die Patienten indiziert ist, die aufgrund einer geringen Lebenserwartung einen Nutzen von einem sofort funktionierenden ausreichenden Neorektum-Reservoir haben.

Literatur

1. McDonald PJ, Heald RJ (1983) A survey of postoperative function after rectal anastomosis with circular stapling devices. Br J Surg 70:727−729
2. Jostarndt L, Thiede A, Lau G, Hamelmann H (1984) Anorectale Kontinenz nach manueller und maschineller Anastomosennaht. Ergebnisse einer kontrollierten Studie in der Rectumchirurgie. Chirurg 55:385−390
3. Lane RHS, Parks AG (1977) Function of the anal sphincters following colo-anal anastomosis. Br J Surg 64:596−599
4. Lazorthes F, Fages P, Chiotasso P, Lemozy J, Bloome E (1986) Resection of the rectum with construction of a colonic reservoir and colo-anal anastomosis for carcinoma of the rectum. Br J Surg 73:136−138

5a. Mennigen R, Troidl H (1989) Tube cecostomy as diverting vent in left-sided colonic resections: technique, complications, postoperative course. (im Druck)

5b. Mennigen R, Kusche J, Vestweber K-H, Troidl H (1988) Klinische Bedeutung der rektoanalen Druckmessung als Methode zur Beurteilung der Stuhlkontinenz. Med Welt 39:100–105

6. Nicholls RJ, Lubowski DZ, Donaldson DR (1988) Comparison of colonic reservoir and straight colo-anal reconstruction after rectal excision. Br J Surg 75:318–320

7. Parc R, Tiret E, Frileux P, Moszkowski E, Loygue J (1986) Resection and colo-anal anastomosis with colonic reservoir for rectal carcinoma. Br J Surg 73:139–141

8. Suzuki H, Matsumoto K, Amano S, Fujioka M, Honzumi M (1980) Anorectal pressure and rectal compliance after low anterior resection. Br J Surg 67:655–657

9. Williams NS (1984) The rationale for preservation of the anal sphincter in patients with low rectal cancer. Br J Surg 71:575–581

10. Wood-Dauphinee S, Troidl H (1986) Endpoints for clinical studies: conventional and innovative variables. In: Troidl H, Spitzer WO, McPeek B, Mulder DS, McKneally MF (eds) Principles and Practice of Research. Springer, New York, pp 53–68

213. Grundprinzipien der Rektumexstirpation

R. Häring, Th. Karavias und J. Boese-Landgraf

Chirurgische Klinik und Poliklinik im Klinikum Steglitz der Freien Universität Berlin, Abteilung für Allgemein-, Gefäß- und Thoraxchirurgie, Hindenburgdamm 30, D-1000 Berlin 45

Principle of Rectal Resection

Summary. Rectal excision has decreased by half in favour of anterior resection of the rectum. The following points should be observed during operation: (1) dissection close to the rectal wall to avoid injury to the sacral veins and nerves for both bladder and sexual function; (2) ligature of the sup. rectal artery; ligature of the inf. mesent. artery has not been established to be advantageons; (3) avoidance of tumor perforation; (4) primary occlusion of the sacral cavity with extravulnar suction drainage. The results are as follows: 5−6% death rate in the literature and 2.4% in our own patients; bladder dysfunction in 3.5−59%; sexual dysfunction 14−36%; impotence 14−28%; local recurrence 39−57% with and 34% without perforation.

Key words: Rectal Excision − Operating Technique − Late Complications − Local Recurrence

Zusammenfassung. Die Rektumexstirpation ist um die Hälfte zu Gunsten der anterioren Rektumresektion zurückgegangen. Zu beachten sind bei der Operation: 1. Präparation innerhalb der Grenzlamellen, um die sakralen Venen und Nerven für Blasen- und Sexualfunktion nicht zu verletzen. 2. Unterbindung der A. rect. cran. Vorteil der Ligatur der A. mesent. inf. nicht gesichert. 3. Vermeidung einer Tumorperforation. 4. Primärverschluß der sakralen Höhle mit extravulnären Saugdrainagen. − Ergebnisse: Letalität 5−6% (Literatur), eigene 2,4%, Blasenstörungen 3,5−59%, sexuelle Dysfunktion 14−36%, Impotenz 14−28%, Lokalrezidiv 39−57% mit und 34% ohne Tumorperforation.

Schlüsselwörter: Rektumexstirpation − Operationstaktik − Folgeerscheinungen − Lokalrezidiv

Die abdomino-perineale Rektumamputation wurde mit Einführung durch W. Ernest Miles [16] 1908 zum Standardverfahren für die Therapie des Rektumkarzinoms, allerdings mit dem Nachteil der permanenten Colostomie. Miles hat diesen Eingriff so perfektioniert, daß er ihn in der erstaunlich kurzen Operationszeit von nur 40 bis maximal 90 Minuten ausführte!

In den letzten 2 Jahrzenten wurde diese Operation jedoch infolge der Entwicklung der sphinktererhaltenden Resektionen immer seltener. Dies spiegelt sich auch im eigenen Krankengut (Abb. 1). Die Exstirpationsrate ging um über die Hälfte zugunsten der Resektionen zurück. Die Indikation beschränkt sich heute auf fortgeschrittene Karzinome im unteren Drittel. Die distale Sicherheitszone, die in situ mindestens 5 cm betragen soll, diktiert die Entscheidung zwischen Resektion und Exstirpation.

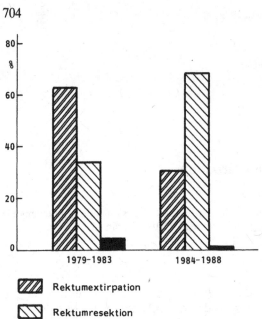

▨ Rektumextirpation	
▧ Rektumresektion	
■ lokale Tumorexcision	

Abb. 1. Operationsverfahren bei kurativer Entfernung des Rektumkarzinoms (n = 322)

Onkologische und anatomische Grundlagen

Folgende onkologische Aspekte gelten auch für das distale Rektumkarzinom:

1. Der Tumor wächst hauptsächlich zirkulär.
2. Die organeigenen Hüllfaszien, von Pernkopf als „Grenzlamellen" bezeichnet, bilden für das Tumorwachstum lange Zeit eine unüberwindliche Grenze. Sie sind undurchlässig für Blutgefäße, und hier sei F. Stelzner zitiert: „Wo kein Blutgefäß wächst, kann auch kein Krebs wachsen"!
3. Auch das tiefsitzende Rektumkarzinom metastasiert lymphogen primär nach kranial entlang der A. rectalis superior und A. mesenterica inferior. Nur bei Blockade der kranialen Lymphknoten und sehr großen Tumoren sind auch die lateralen Knoten im kleinen Becken befallen.

Folgende *anatomische Besonderheiten* sind bei der Operation zu beachten:

- Das distale Rektum hat keinen Serosaüberzug, es liegt vollständig retroperitoneal.
- An der *vorderen Zirkumferenz* und unterhalb der peritonealen Umschlagsfalte trennt die Fascia pelvis visceralis oder Denonvilliersche Faszie beim Mann die Prostata, Samenblasen und Blasenboden, und bei der Frau die Hinterwand der Vagina vom Darmrohr (Abb. 2).
- Seitlich und dorsal des Darmrohres umhüllt die Fascia pelvis visceralis das Rektum mit seinem Mesorektum.
- Nach außen und dorsal bildet die Fascia pelvis parietalis – die Waldeyersche Faszie – eine tumor-chirurgisch wichtige Hülle (Abb. 3).

Es ist operationstaktisch wichtig, exakt in der Schicht zwischen innerer und äußerer Faszie, dem *Spatium subperitoneale* zu präparieren:

1. Weil die Lymphgefäße *innerhalb* dieser Grenzschicht verlaufen und
2. weil der präsacrale Venenplexus *außerhalb* der Grenzschicht verläuft, die ihn vor Verletzungen bei der Auslösung des Mastdarms schützt und
3. weil der Verlauf der Nervenleitungen für die Blasen- und Sexualfunktion bei der Präparation zu beachten ist.

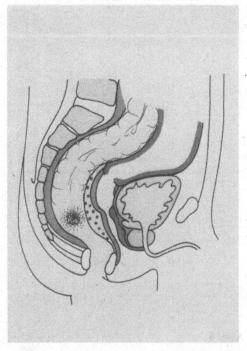

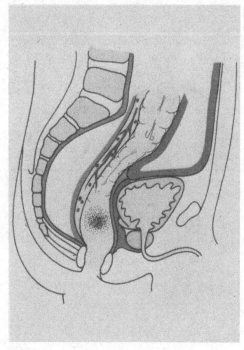

Abb. 2   **Abb. 3**

Operationsvorbereitung und -technik

Wichtige *präoperative Maßnahmen* sind:

1. Psychologische Vorbereitung des Patienten durch Arzt und Stomatherapeuten.
2. Aufklärung über Risiken und Spätfolgen, insbesondere über Sexualstörungen.
3. Orthograde Darmspülung.
4. Antibiotika- und Thromboseprophylaxe.
5. Markierung der Stomaposition am liegenden und stehenden Patienten.
6. Blasenkatheter.

Die Operationstechnik ist weitgehend standardisiert, die wichtigsten Schritte seien kurz skizziert:

- abgewandelte Steinschnittlagerung nach MAYO und Lloyd-Davis.
- mediane Laparotomie bis in Oberbauchmitte mit rechtsseitiger Umschneidung des Nabels, damit die Colostomie nicht behindert ist.
- Prüfung der Operabilität. Lebermetastasen sind keine Kontraindikation, wohl aber die Peritonealkarzinose! Ist der Tumor fixiert, kann seine Beurteilung schwierig sein. Fixierung bedeutet nicht Inoperabilität, da eine peritumoröse Entzündung Ursache hierfür sein kann. Bei Frauen können Uterus, Scheidenhinterwand und Adnexe bei Tumorinfiltration mitentfernt werden.
- Darstellung des Ureters an seiner Überkreuzung mit der A. iliaca communis.
- Die „No-touch-isolation-Technik" ist beim tiefen Rektumkarzinom nur eingeschränkt möglich. Die Abschnürung des Darmes mit einem Nabelschnurbändchen kann nur proximal des Tumors erfolgen.
- Ligatur der A. und V. rectalis superior oder „hohe Unterbindung" der A. und V. mesenterica inferior am Stamm (Abb. 4). Letztere ist nicht prinzipiell üblich und wird kon-

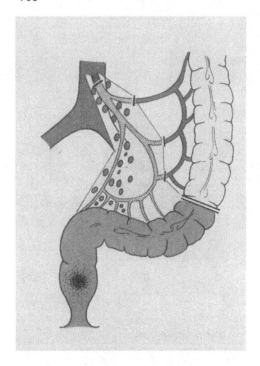

Abb. 4

Autor	ohne R-Ligatur	mit R-Ligatur
Gall (1988)	70%	67%
Pezim (1984)	65%	64%

Tabelle 1. 5-Jahres-Überlebensrate nach tiefer Rektumresektion bzw. Extirpation mit/ohne radikulärer Ligatur der A. mesent. inf.

trovers diskutiert. Sie entspricht zwar dem onkologischen Radikalitätsprinzip, ihr therapeutischer Wert ist aber bislang nicht gesichert [4, 5, 17].

Zu diesem Komplex einige Angaben aus der Literatur. Tabelle 1 zeigt die 5-Jahres-Überlebensrate mit und ohne Dissektion der Lymphknoten am Stamm der A. mesenterica inferior. Es finden sich keine signifikanten Unterschiede, auch nicht nach Unterteilung in die Dukes-Stadien. Die „hohe Unterbindung" ist jedoch aufwendiger, und gefährdet unter Umständen die Durchblutung des linken Hemicolons.

– Auslösung des Rektums zunächst dorsal, streng im Spalt zwischen innerer und äußerer Faszie. Damit vermeidet man unangenehme Blutungen aus den sakralen Venen. Die vordere Mobilisation erfolgt im Recessus der Denonvillier'schen Faszie. Bleibt man in der Schicht, können Verletzungen der Samenblasen, Blasenhinterwand und Prostata, bzw. Vagina vermieden werden.

– Abschließend schichtweise Durchtrennung und Ligatur der Paraproctien. Dabei stellt sich die Frage nach einer erweiterten lateralen Dissektion der iliacalen Lymphknoten! Hierbei wird das gesamte perivasculäre Binde- und Fettgewebe, incl. Lymphknoten von der A. und V. iliaca externa abpräpariert. Eine Verbesserung der Langzeitresultate aber ist fraglich [2, 7]!

Hierzu 2 Literaturmitteilungen. Tabelle 2 zeigt die Überlebenszeit mit und ohne laterale Lymphknotendissektion.

Autor	mit LAE[a]	ohne LAE
Glass (1985)	29%	37%
Enker (1986)	48%	29%

Tabelle 2. 5-Jahres-Überlebensrate nach tiefer Rektumresektion bzw. Exstirpation mit/ohne abdominoiliacaler Lmyphadenektomie beim Rektumkarzinom DUKES C

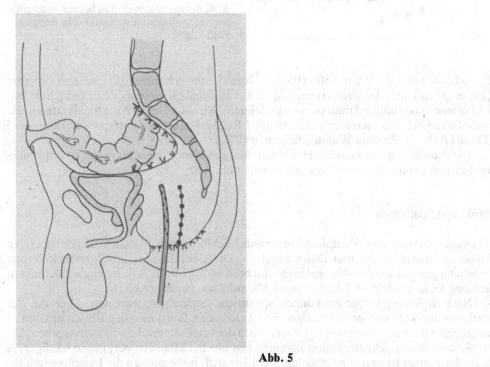

Abb. 5

Dieses Vorgehen ist mit einer hohen Quote postoperativer Blasen- und Sexualstörungen, im Krankengut des St. Marks-Hospitals z.B. von 69% belastet [10]! Die postoperative Lebensqualität wird hierdurch erheblich beeinträchtigt.

Wichtig ist, bei der Präparation eine Tumorperforation unbedingt zu vermeiden! Die Folge ist nicht nur eine bakterielle Kontamination des Operationsgebietes, sondern vor allem eine *Tumorzelldissemination,* die das *locoregionäre Rezidiv* praktisch vorprogrammiert! Gall empfiehlt bei Perforation des Tumors die Ausspülung der sacralen Höhle mit H_2O_2-Lösung und eine postoperative adjuvante Strahlentherapie.

Von abdominal her sollte man das Rektum soweit es geht bis zum Beckenboden auslösen. Die perineale Präparation wird sehr erleichtert. Der Eingriff kann entweder *synchron* mit 2 Operationsteams vorgenommen werden oder durch den selben Opeateur in 2 Akten; die Zeitersparnis beträgt allenfalls 20−30 Minuten.

Durchtrennung des Levatormuskels von dorsal nach lateral. Bei der Auslösung des Rektums an der Vorderwand ist die Beckenbodenmuskulatur vorsichtig ohne Verletzung der Prostata und Urethra, bzw. der Vaginalhinterwand und ohne Darmeröffnung zu durchtrennen.

Über die *Versorgung der sacralen Höhle* gibt es kontroverse Meinungen [9, 13, 14, 20, 21]. Wir verschließen − wie die meisten Chirurgen − das Beckenperitoneum, wenn dies ohne Nahtspannung möglich ist. Nach Stelzner ist aber das Offenlassen des Bauchfells nicht nachteilig. Für die Behandlung der sacralen Wundhöhle ist wichtig, daß sich ansammelndes Blut und Sekret freien Abfluß hat [9, 14]. Bei bakterieller Kontamination der

708

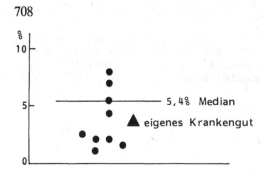

Abb. 6. Operationsletalität bei der abdomino-perinealen Rektumexstirpation (10 Autoren: 1982–1988)

Sacralhöhle sollte die Wunde offen bleiben. Nach Untersuchungen von Irvin und Goligher [14] empfiehlt sich der *Primärverschluß* mit *extravulnär* herausgeleiteter Saugdrainage. Die offene transvulnäre Drainage ist abzulehnen. Wir selbst legen 2 Septopalketten in die Sacralhöhle ein, drainieren extravulnär mit 2 Redon-Drains und entfernen beides nach 5 Tagen (Abb. 5). Primäre Wundheilungen in 60%.

Die Ausfüllung der sacralen Höhle mit dem *gestielten Omentum majus* ist aufwendig und wird nur von einzelnen Chirurgen durchgeführt [20].

Früh- und Spätfolgen

Typische postoperative Komplikationen sind Nachblutungen vor allem aus der sacralen Höhle, Abszedierungen und Dünndarmileus. Die Operationsletalität konnte vielerorts erheblich gesenkt werden, sie liegt im Mittel bei 5–6% [5, 7, 11, 15]. Im eigenen Krankengut ging sie in den letzten 5 Jahren von 4,8% auf 2,4% zurück (Abb. 6).

Nach Rektumexstirpation können spezifische Spätfolgen auftreten, über die der Patient unbedingt vorher aufzuklären ist. Anhaltende Störungen der Blasenfunktion – neurogen oder mechanisch bedingt – werden in der Literatur mit 3,5–59% angegeben [6].

Störungen der Sexualfunktion kommen fast nur bei Männern vor, um so häufiger, je älter der Patient ist und je ausgedehnter der Eingriff, insbesondere die Lymphknotendissektion durchgeführt wird. Bei sorgfältiger Präparation innerhalb der Faszienhüllen können derartige Störungen in Grenzen gehalten werden. Sie umfassen Potenz- und Erektionsverlust sowie retrograde Ejakulation. Letztere tritt fast zwangsläufig nach paraaortaler Lymphknotenausräumung auf, so daß man bei jungen Männern darauf verzichten sollte. Verletzungen der parasympathischen Fasern, die außerhalb der Denonvillier'schen Faszie und an der lateralen Beckenwand verlaufen, führen in 50% zu einem kompletten oder partiellen Erektionsverlust [1, 3, 5].

Das *regionale Rezidiv* nach Rektumamputation entwickelt sich, wenn periproktales Tumorgewebe oder metastatische Lymphknoten zurückbleiben, am häufigsten aber durch intraoperative Verschleppung von Tumorzellen [5, 10, 11, 12, 18, 19]. Die Häufigkeit der Rezidive wird mit 3–48% angegeben [8, 10, 11, 12]. Tumorspezifische Faktoren wie Tumorgröße, Lokalisation, Stadium und Malignitätsgrad haben hierauf Einfluß, ebenso das Operationsverfahren. Z.B. sind nach tiefer anteriorer Resektion bei Nichtbeachtung des Sicherheitsabstandes Lokalrezidive häufiger, ebenfalls bei intraoperativer Tumorperforation. Rezidive werden zu 90% in den ersten 2 Jahren postoperativ beobachtet und sind nach Rektumexstirpation nur in 1–3% kurativ operabel. Strahlentherapie und Zytostatika bringen beim Becken-Rezidiv keine Lebensverlängerung!

Literatur

1. Danzi M, Ferulano GP, Abate S, Califano G (1983) Male sexual function after abdominoperineal resection for rectal cancer. Dis Col Rect 26:665
2. Enker WE, Heilweil ML, Hertz E, Pilipshen SJ, Stearns M, Sternberg SS, Janov AJ (1986) En

bloc pelvic lymphadenectomy and sphincter preservation in the surgical management of rectal cancer. Ann Surg 203:426

3. Fazio VW, Fletcher J, Montague D (1980) Prospective study of the effect of resection of the rectum on male sexual function. World J Surg 4:180
4. Gall FP, Hermanek P (1987) Die erweiterte Lymphknotendissektion beim Magen- und colorektalen Carcinom. Nutzen und Risiken. Chirurg 59:202
5. Gall FP, Scheele J (1986) Maligne Tumoren des Rektums. In: Gall FP, Hermanek P, Tonak J (Hrsg) Chirurgische Onkologie. Springer, Berlin Heidelberg New York
6. Gerstenberg TC, Nielsen ML, Clausen S, Blaaberg J, Lindenberg J (1980) Bladder function after abdominoperineal resection of the rectum for rectal cancer. Am J Surg 91:81
7. Glass RE, Ritchie JK, Thomson HR, Mann CV (1985) The results of surgical treatment of cancer of the rectum by radical resection and extended abdominoiliac lymphadenectomy. Br J Surg 72:599
8. Gilbert JM, Jeffrey I, Evans M, Kark AE (1984) Sites of recurrent tumour after curativ colorectal surgery: implications for adjuvant therapy. Br J Surg 71:203
9. Häring R, Dinkelaker F (1980) Versorgung der Sacralhöhe nach Exstirpation (Netzausfüllung, Primärverschluß, Drainageprobleme). Langenbecks Arch Chir 352:405
10. Häring R, Karavias Th (1988) Das lokoregionale Rezidiv nach Rectumresektion bzw. Exstirpation. Chirurg 59:634
11. Heberer G, Zumtobel V (1982) Radikale und palliative Chirurgie fortgeschrittener Tumoren des Rektums. Verh Dtsch Krebsges 3:261
12. Hermanek P, Gall FP, Altendorf A (1982) Lokalrezidive nach Rectumkarzinom. Langenbecks Arch Chir 356:289
13. Hulten L, Kewenter J, Knutsson U, Olbe L (1971) Primary closure of perineal wound after proctocolectomy or rectal excision. Acta Chir Scand 137:467
14. Irvin TT, Goligher JC (1975) A controlled clinical trial of three different methods of perineal wound management following excision of the rectum. Br J Surg 62:278
15. Liavag I, Roland M (1983) Abdominoperineal excision of the rectum: A prospective study based on a standardized method. World J Surg 7:241
16. Miles WE (1908) A method of performing abdomino-perineal excision of the rectum and of the terminal portion of the pelvic colon. Lancet II:1812
17. Pezim ME, Nicholls RJ (1984) Survival after high or low ligation of the inferior mesenteric artery during curative surgery for rectal cancer. Ann Surg 200:729
18. Ranbarger K, Johnston W, Chang J (1982) Prognostic significance of surgical perforation of the rectum during abdominoperineal resection for rectal carcinoma. Am J Surg 143:186
19. Slanetz C (1984) The effect of inadvertent intraoperative perforation on survival and recurrence in colorectal cancer. Dis Col Rect 27:792
20. Schweiger M, Schellerer W (1978) Die primäre Heilung der sakralen Höhle nach Protektomie – ein lösbares chirurgisches Problem? Langenbecks Arch Chir 346:53
21. Stelzner F, Kügler S (1972) Nachuntersuchung von Operierten mit einer abdomino-perinealen Rektumamputation und offenem Beckenbodenbauchfell. Bruns Beitr Klin Chir 219:694

214. Das „inoperable" tiefe Rectumcarcinom

E. Kern und W. Düsel

Chirurgische Universitätsklinik Würzburg

"Inoperable" Deep Rectal Carcinoma

Summary. Rectal carcinoma usually requires surgery. In 1981–1988 43 (8.5%) of 504 patients were considered inoperable for medical, prognostic or technical reasons. Surgery should take the removal of urogenital organs, if necessary, into consideration. Electrosurgery, cryosurgery and laser surgery can be used to reestablish local passage. Twenty-one pelvic exenterations were performed during 52 operations for tumor recurrence. Adjuvant chemotherapy and radiotherapy were applied when needed. Each therapy must be individualized.

Key words: Deep Rectal Carcinoma – Inoperability – Extensive Surgery

Zusammenfassung. Verzicht auf Operation ist beim Rectum-Ca. sehr schwerwiegend; zu unterscheiden sind internistische, prognostische und technische Inoperabilität. Von 504 Patienten 1981–1988 waren 43 = 8,5% inoperabel. Wenn möglich, sind erweiterte Operationen mit Entfernung von Blase, Uterus und Vagina anzustreben. Lokal kann die Passage durch Elektro- oder Kryochirurgie oder durch Laser wiederhergestellt werden. Bei 52 Rezidivoperationen wurden 21 Beckenexenterationen durchgeführt, Radio- und Chemotherapie sind gezielt adjuvant einzusetzen. Jede Therapie muß individuell geplant werden.

Schlüsselwörter: Tiefes Rectumcarcinom – Inoperabilität – erweiterte Operationstechnik

Die mit dem Thema gestellte Frage lautet: Wann ist ein Rektumcarcinom inoperabel und was ist in einem solchen Fall zu tun? Lassen Sie mit mit einem klinischen Beispiel beginnen: Dieser 50jährige Patient kam moribund in die Klinik. Das Rektumcarcinom war in die Blase und in die Umgebung breit perforiert und man sieht eine enorme Gasansammlung im kleinen Becken. In diesem Fall konnte nur noch eine Drainage eingelegt werden, der Patient verstarb nach 4 Tagen. Die Ursache war, wie leider nur zu oft in solchen Fällen, daß der Patient trotz Kenntnis seiner Erkrankung ein Jahr lang sich geweigert hatte, den Arzt aufzusuchen. Ähnliche Situationen finden sich fast noch häufiger als beim primären Carcinom bei Rezidiven: Hier sehen Sie einen solchen Rezidivtumor nach abdomino-perinealer Exstirpation bei einem 62jährigen Mann 4 Jahre nach dem Ersteingriff. Der Patient wurde lediglich bestrahlt, er lebt heute noch, über 1 Jahr nach Anfertigung dieses Bildes.

    Verzicht auf jede operative Behandlung ist gerade beim Rektumcarcinom ein äußerst schwerwiegender Entschluß wegen der dann unvermeidlichen Folgung der Verjauchung und oft der Kloakenbildung mit fast unerträglicher Beeinträchtigung der Lebensqualität. Von 504 Patienten der Würzburger Klinik 1981 bis 1988 waren 43, das sind 8,5% in einem Zustand, daß eine Operation nicht möglich war.

    Spricht man von „Inoperabilität", so muß man unterscheiden

Inoperable Pat.:	43 von 504	8,5%
Grund für Inoperabilität	Anzahl	Prozent
Internistisch inop.	8	18,6%
Prognostisch inop.	20	46,5%
Technisch inop.	15	34,9%

Tabelle 1. Aufschlüsselung der inoperablen Rectumcarcinome: Primäres Rektumkarzinom, Chirurgische Univ.-Klinik Würzburg: 1. 1. 1981 bis 31. 12. 1988

Tabelle 2. Aufschlüsselung der beobachteten Rezidivtumoren: Rezidivcarcinome im kleinen Becken, Chir. Univ.-Klinik Würzburg: 1. 1. 1983 bis 31. 12. 1988

Primärtherapie		Symptomat. Therapie	Palliative Operation	Pot. kurative Operation
ant. Resektion	57 (100%)	11 (19%)	18 (32%)	28 (49%)
abd. perin. Exstirp.	69 (100%)	33 (48%)	15 (22%)	21 (30%)
gyn. Rez. Tumor	6 (100%)	0	0	6

Tabelle 3. Die bei Rezidivtumoren durchgeführten Operationen

	abd. perin. Exstirpation (n = 21)	Zustand nach ant. Resektion (n = 28)	gyn. Tumor (n = 6)
lokale perin. Exzision	7		
erneute ant. Resektion		2	
erneute abd. perin. Exstirpation	1		
abd. perin. Exstirpation (evtl. unter Mitresektion des Genitale)		21	
Beckenexenteration	13	5	6

1. internistische Inoperabilität wegen vorhandener Risikofaktoren,
2. prognostische Inoperabilität z.B. wegen massiver Fernmetastasierung oder Peritonealcarcinose, so daß eine kurative Operation keinesfalls möglich erscheint. Wegen der eingangs beschriebenen Folgen sollte man aber in jedem Fall prüfen, ob nicht auch in solchen Fällen dem Patienten mit lokaler Entfernung des Tumors besser gedient ist als mit Verzicht auf jede operative Behandlung.
3. Die lokale, d.h. technische Inoperabilität ist mindestens teilweise von der Erfahrung und dem Temperament des Operateurs abhängig. Distaler Befall des Kreuzbeins, Blaseninfiltration oder Einbezogensein des inneren Genitale bei der Frau bedingen noch nicht technische Inoperabilität, wohl aber dagegen, wenn das obere Drittel des Kreuzbeins vom Tumor infiltriert ist oder wenn ein sehr ausgedehntes seitliches Wachstum weit in die Mm. piriformes vorliegt.

Tabelle 1 zeigt die Aufteilung dieser Vorkommnisse in unserem eigenen Krankengut.

Eine wichtige Frage ist, ob es Möglichkeiten gibt, ein zunächst inoperables Rektumcarcinom in ein wenigstens palliativ operables umzuwandeln?

Durch Chemotherapie kann eine Verkleinerung nicht erreicht werden, während durch eine präoperative Bestrahlung eine im CT meßbare Tumorverkleinerung möglich ist. Dieser Effekt ist jedoch nur vorübergehend und verringert nicht die Infiltration von Nachbarorganen; er betrifft wohl lediglich Entzündungsreaktionen im Tumor. Ein ähnlicher Effekt konnte früher durch einen vorgeschalteten Sigmaanus erzielt werden. Ein positiver Nebeneffekt der präoperativen Bestrahlung ist die Devitalisierung der Tumorzellen, d.h. eine intraoperative Absiedlung aktiver Tumorzellen wird damit erschwert. Als negative Nebeneffekte sind die Häufung postoperativer Komplikationen wie Wundinfekte und Nahtinsuf-

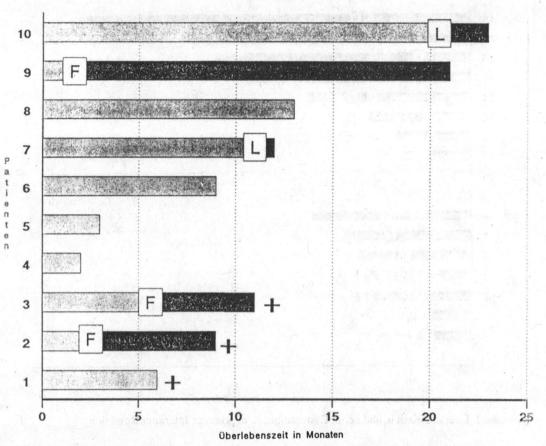

Abb. 1. Überlebenszeit nach Beckenexenteration, Z. n. primärer abd. perin. Exstirpation

fizienzen an Blase, Vagina oder Darm zu nennen. Nur zu häufig sehen wir auch Spätfolgen in Form einer Strahlenenteritis oder der Stenose bestrahlter Darmabschnitte. Indessen ist die Radiotherapie bei entsprechenden Fällen wohl unverzichtbar.

Eine Chemotherapie sollte immer durchgeführt werden, wenn keine Kontraindikationen vorliegen, z.B. Alter über 75 Jahre oder Begleiterkrankungen wie Myocarditis oder Nierenerkrankungen. Wir bevorzugen eine Kombination von 5 FU und Leukovorin; eine Heilung ist selbstverständlich nicht möglich. Bei Leber- und Lungenmetastasen ist häufig eine Verkleinerung zu beobachten.

An lokalen Maßnahmen, durch welche die Passage freigehalten werden kann, stehen unterhalb der peritonealen Umschlagsfalte mehrere Methoden zur Verfügung wie die elektrochirurgische und die kryochirurgische Abtragung oder die Verwendung des Lasers. Letzteren besitzt die Würzburger Klinik nicht und hat daher hiermit keine Erfahrung. Wir verwenden die elektrochirurgische Abtragung in etwa 8wöchigen Abständen mit begleitender Chemotherapie. Dabei kennen wir einige Patienten mit jahrelangen Verläufen, bei denen transanal eine elektrochirurgische Verkleinerung des Carcinoms und eine Tumoraufdehnung alle 6 bis 8 Wochen durchgeführt wird und wo Patienten trotz Inoperabilität sogar noch ihrer gewohnten Beschäftigung nachgehen können.

Das Schicksal der Patienten wird bei inoperablem Tumor von den schweren Komplikationen wie Blutung, Stenose, Kloakenbildung und Schmerzen geprägt. Für die Blutung wäre eine Embolisation der zuführenden Gefäße, d.h. der Arteria rectalis superior oder bei tieferer Lokalisation der A. iliaca interna denkbar, doch sind mir solche Fälle nicht

714

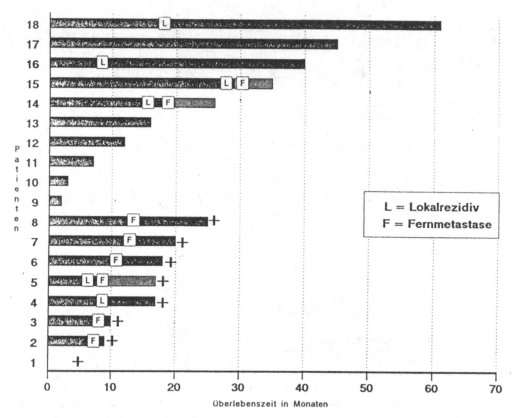

Abb. 2. Überlebenszeit n. abd.perin. Exstirpation, Z. n. primärer anteriorer Resektion

bekannt. Über die Stenose wurde bereits gesprochen. Bei Kloakenbildung sind es der zuweilen unerträgliche Geruch, die starke Schleimsekretion und auch hohe Elektrolytverluste, die den Patienten beeinträchtigen. Bei Kloakenbildung ist die Vorschaltung eines Anus praeter naturalis unabdingbar. Während die Schleimsekretion sich lokal kaum beeinflussen läßt, kann die Geruchsbelästigung durch Varidasespülung meist verbessert werden.

In den Schmerzen liegt die eigentliche Indikation zur Strahlentherapie beim inoperablen Carcinom bzw. Rezidiv und der therapeutische Effekt ist oft befriedigend. Reicht dieser nicht aus, so ist meist durch Medikation in 8stündigen Abständen mit Kombinationen aus Tramal, Novalgin und Haldol Schmerzfreiheit erreichbar. In schwierigen Fällen ist die Bestrahlung halbjährlich zu wiederholen und die medikamentöse Therapie muß oft auf orale Morphingaben umgestellt werden. Hierdurch kann meist Schmerzfreiheit erzielt werden, ohne daß Sedierung und psychische Beeinträchtigung des Patienten auftreten.

Die Durchführung palliativer Maßnahmen hängt von der Ursache der Inoperabilität ab. Ist diese technisch bedingt, so kommen nur transanale Methoden oder die Anlegung eines Anus praeter in Betracht; dasselbe gilt für die internistische Inoperabilität. Für die Lebensqualität entscheidend ist die Vermeidung eines Anus praeter, was bei vorwiegender Stenose durch lokale Maßnahmen meist möglich ist.

Ganz anders liegt die Situation bei prognostischer Inoperabilität, da hier ja keine Kontraindikationen gegen eine Operation als solche bestehen. Wenn hier massive Symptome, wie oben aufgeführt, vorhanden sind, so sollte unbedingt chirurgisch eingegriffen werden, wobei in der Regel aber nur der befallene Darmabschnitt reseziert wird, nicht aber befallene Nachbarorgane mitentfernt werden. Nach unseren Erfahrungen ist vor allem bei Tumorrezidiven therapeutischer Nihilismus keinesfalls angezeigt. Sie sehen aus Tabelle 2 die im Becken auftretenden Rezidivcarcinome, aus Tabelle 3 die Operationsverfahren beim Rezidiveingriff und aus Abb. 1 und 2 die Überlebenszeiten nach den entsprechenden Eingriffen. Die folgenden Abbildungen zeigen das operative Vorgehen bei entsprechenden Fällen.

Das Wichtigste bei Patienten mit derartigen Tumoren oder Rezidiven ist die soziale und psychische Betreuung. Transanale Behandlungen können ambulant ohne Narkose durchgeführt werden, die Patienten verbleiben hernach eine Stunde in Beobachtung. Die Schmerzmedikation muß so gesteuert werden, daß sie keine Müdigkeit oder Inappetenz hervorruft. Vor allem bei alten Menschen und Patienten ohne nähere Angehörige ist enge Zusammenarbeit mit dem Hausarzt, notfalls die Einschaltung einer Sozialstation oder die Aufnahme in ein Pflegeheim notwendig. Selbstverständlich sind beim Gespräch mit den Betroffenen zwar die Schwierigkeit der Situation und das fortgeschrittene Tumorleiden anzusprechen, jedoch müssen immer Hoffnungsperspektiven offengelassen werden.

Wenn man mehrere Jahrzehnte als Chirurg tätig war, so hat man miterlebt, daß die Indikationen heute ganz anders und viel weiter gestellt werden als noch vor 20 Jahren, daß das Risiko der Eingriffe selbst bei Hochrisikopatienten erstaunlich gesunken ist und daß daher in jedem Einzelfalle heute überlegt werden muß, welche Maßnahmen vor allem im Hinblick auf die noch verbleibende Lebenszeit und -qualität möglich und angemessen sind. Das inoperable Rektumcarcinom stellt eine schwierige, aber auch sehr wichtige ärztliche Aufgabe dar, bei der therapeutischer Nihilismus keinesfalls am Platze ist. Bei jedem Patienten muß die Therapieplanung die individuellen Gegebenheiten berücksichtigen; ein schematisches Vorgehen ist hier noch weniger als bei allen anderen Krebsformen möglich.

215. Wert und Komplikationen der prä- und postoperativen Strahlentherapie aus der Sicht des Chirurgen

F. W. Eigler

Chirurgische Univ.-Klinik, Abt. f. Allg. Chirurgie, Hufelandstr. 55, D-4300 Essen 1

Value and Complications of Preoperative and Postoperative Radiation – The Surgeon's View

Summary. If radical surgery of rectal cancer can achieve local/regional recurrence rates lower than 15%, preoperative radiation will not improve these results. If the tumor cannot be removed radically, radiation should be used for tumor reduction. Up until now survival could be improved only with a combination of postoperative radiation and chemotherapy, which was associated with higher complication rates. Here controlled studies are needed. The postoperative radiation must be accounted for in the primary operative concept.

Key words: Rectal Cancer – Preoperative Radiation – Postoperative Radiation

Zusammenfassung. Wenn radikale Chirurgie beim Rektumkarzinom eine niedrigere locoregionäre Rezidivrate als 15% erreicht, führt eine präoperative Bestrahlung nicht zur Verbesserung. Beim potentiell lokal nicht radikal operablen Befund sollte sie zur Tumorschrumpfung eingesetzt werden. Eine Verbesserung der Überlebensrate konnte bisher nur bei Kombination von postoperativer Strahlen- und Chemotherapie bei erhöhtem Komplikationsrisiko erreicht werden. Kontrollierte Studien sollten hier einsetzen. Eine mögliche Nachbestrahlung muß bei primär operativem Konzept einkalkuliert werden.

Schlüsselwörter: Rektumkarzinom – praeoperative Bestrahlung – postoperative Bestrahlung

In der Tumortherapie haben Operation und Strahlenbehandlung den locoregionären Angriffspunkt gemeinsam. Während aber die Rate lokaler Tumorvernichtung von der Strahlendosis abhängt und ab einer gewissen Dosis zwangsläufig mit einer Zunahme schwerer Komplikationen einhergeht, unterliegt die Radikalität des chirurgischen Vorgehens nicht dieser Gesetzmäßigkeit. Im Fall des Rektumkarzinoms ist damit die primäre radikale Tumorchirurgie nach wie vor wichtigstes Behandlungsprinzip. Unter Beachtung nicht nur des distalen Abstandes des Resektions- vom Tumorrand, sondern der seitlichen Präparation scheint eine locoregionäre Rezidivrate unter 15% bei kurativem Ansatz operativ erreichbar (s.b.2.). Jede Zusatztherapie muß sich an dieser Leitlinie messen lassen. Mit anderen Worten: Es ist fragwürdig, wenn die locoregionäre Rezidivrate bei kurativen Operationen in der Kontrollgruppe von über 30% in der adjuvanten Bestrahlungsgruppe auf 15% gesenkt und dies als Therapieverbesserung angesehen wird.

Auch bei der Behandlung von Karzinomrezidiven bei meist palliativer Zielsetzung sollte immer die chirurgische Möglichket evtl. auch mit größeren Resektionen umgebender Organteile den Vorrang vor der sofortigen Strahlentherapie haben. Bei der Operation

Zeitpunkt	Art	Dosis
praeoperativ	Konventionell (hyperfraktioniert)	15–35 Gy 18,9 Gy
intraoperativ	Elektronen (Orthovolt.) Umschlossene Radionuklide[a] („Seeds")	28–40 Gy
postoperativ	Konventionell Konv. + Hyperthermie[a] Konv. + Chemotherapie „After Loading"[a]	40–50 Gy

Tabelle 1. Möglichkeiten perioperativer Strahlentherapie

[a] vorwiegend palliativ
intraop. vorbereitende Maßnahmen notwendig

	praeop. Bestrahlung	
	ohne	mit
Infektion der perinealen Wunde	29%	48%
Perineale Fistel	21%	26%
Infektion der abdominalen Wunde	15%	16%
Cystitis	20%	26%
Wundheilungsdauer in Tagen	40	60
Krankenhausaufenthalt in Tagen	21	27
	Gerard, A., et al. 1988	

Tabelle 2. Komplikationen nach praeoperativer Bestrahlung (34,5 Gy) bei insg. 318 Patienten der Eortc-Studie

selbst muß dann allerdings der Chirurg in Absprache mit dem Strahlentherapeuten optimale Voraussetzungen für eine ggf. noch notwendige Strahlentherapie schaffen. Diese Vorbemerkungen scheinen wichtig, da man als Konsiliarius einer großen Strahlenklinik immer wieder Kranken begegnet, die von chirurgischen Kollegen dorthin überwiesen und bei denen die Operationsmöglichkeiten *vor* einer Strahlentherapie noch nicht ausgeschöpft wurden.

Die prinzipiellen Möglichkeiten der Strahlentherapie sind in Tabelle 1 zusammengefaßt. Bisher haben allerdings praktische Bedeutung in größerem Umfang nur die konventionelle prä- und/oder postoperative Radiotherapie erlangt.

Bei kurativem Ansatz verfolgt die *präoperative* Radiotherapie folgende Ziele:

1. die Verkleinerung des Primärtumors zur besseren Resektabilität und
2. die Tumorzellschädigung zur Verhinderung einer Metastasenbildung durch Zellaussaat während der Operation.

Während das völlige Verschwinden histologisch nachgewiesener Tumoren während der Vorbestrahlung und auch die generelle Verminderung der Tumorgröße und des Ca-Stadiums im Sinne eines sog. Down-Staging mehrfach belegt wurde [5, 7], liegen eindeutige Verbesserungen der Patientenüberlebensrate bisher nicht vor. Insofern bleibt auch fraglich, wie weit es mit Hilfe der Strahlentherapie gelingt, eine Fernmetastasierung zu vermindern. Dies wäre nur denkbar, soweit das locoregionäre Rezidiv seinerseits zu einer Metastasierung führt.

In einer eigenen Studie [7] mit einer zugegebenermaßen relativ geringen Strahlendosis von 25 Gray war in 8% zwar der primär histologisch gesicherte Tumor im Resektat nicht mehr nachweisbar, auch wurde ein generelles „Down-Staging" beobachtet, aber es fanden sich keine Verbesserungen der Überlebensrate gegenüber den nicht vorbestrahlten. Allerdings waren die Ergebnisse auch für die Kontrollpatienten besonders günstig. Bei der niedrigen Dosierung dieser Studie traten Wundheilungsstörungen bei den vorbestrahlten nicht häufiger auf als bei den Kontrollpatienten. Bei höherer Dosierung allerdings werden sie tendenziell häufiger beobachtet, wenn auch nicht in signifikantem Ausmaß, wie es das Bei-

Schwere Komplikationen	n
Op. wegen Dünndarmileus/od. Ileitis	9
Tod durch Aspirationspneumonie wegen Ileus	1
Insgesamt	10 (6%)
Leichte Komplikationen	
Diarrhoe/Proktitis	4
Passagerer Ileus	2
Perinealödem	3
Verzögerte Wundheilung	2
Urin-Inkontinenz	2
Blasenblutung	1
Insgesamt	14 (8%)

Tabelle 3. Komplikationen nach postoperativer Strahlentherapie wegen Rektumkarzinom (n = 165)

Tepper et al. 1987

spiel der EROTC-Studie [5] in Tabelle 2 zeigt. In dieser Studie konnte im übrigen eine verminderte locoregionäre Rezidivrate beobachtet werden. Auffällig in dieser Studie ist allerdings die hohe Amputationsrate im Gesamtkrankengut und die hohe Rezidivrate von 35% bei den Kontrollpatienten. Eine eindeutige Lebensverlängerung konnte auch hier nicht nachgewiesen werden.

Aus der Literatur und der eigenen Studie läßt sich der Schluß ziehen, daß die präoperative Bestrahlung jedenfalls dann einzusetzen ist, wenn Zweifel an der lokalen Operabilität des Rektumkarzinoms bestehen. Die tumorverkleinernde und oft auch abgrenzende Wirkung der Strahlenbehandlung kann hier zu einer besseren Resektabilität führen. Bisher liegen dazu allerdings nur Einzelbeobachtungen vor. Die Hoffnung, durch weitergehende Voruntersuchungen darüber hinaus Patienten herauszufinden, die von einer Vorbestrahlung besonders profitieren, haben noch nicht zum Ziel geführt, wenngleich in einer Studie mit überfraktionierter Vorbestrahlung ein unterschiedliches Ansprechen verschiedener Patienten zu verzeichnen war [9].

Der Vorteil der *postoperativen* Bestrahlung besteht in der dann sicheren Beurteilung des Tumorstadiums. Eine Übertherapie im Stadium A nach Dukes kann vermieden werden. Dafür sind Komplikationen eher zu erwarten. Sie liegen in der Studie von Tepper et al. [10] relativ niedrig, wie Tabelle 3 zeigt. Eindeutig positive Ergebnisse wurden allerdings auch für die reine Nachbestrahlung nicht mitgeteilt [4, 6, 10]. Nur die Studie der *G*astrointestinal *T*umor *S*tudy *G*roup [4] hat mit einer *kombinierten* Strahlen- *und* Chemotherapie Verbesserungen der Langzeitergebnisse erkennen lassen (Abb. 1). Bei Kombination von Chemo- und Strahlentherapie sind allerdings vermehrt Komplikationen zu erwarten. So waren in der erwähnten Studie immerhin 2mal Todesfälle allein auf die postoperative Kombinationstherapie zurückzuführen (Tabelle 4). Deshalb muß bei entsprechend geplantem Vorgehen der Chirurg dafür Sorge tragen, daß das kleine Becken bzw. das Bestrahlungsfeld möglichst frei von Dünndarm bleibt. Im Gegensatz zur Vorbestrahlung ist ja nach Operationen eine mehr oder weniger starke Verwachsung der Dünndarmschlingen im Operationsgebiet zu erwarten. Der so fixierte Dünndarm wird dann einer tumorwirksamen Strahlendosis ausgesetzt, die zu einer Schädigung mit deletären Langzeitfolgen führen kann. Jedenfalls wird die Komplikation einer Strahlenstenose mit tödlichem Ausgang auch von anderen Autoren berichtet (s. Tabelle 3). Zusammenfassend läßt sich zu der Bestrahlung in kurativer Absicht als adjuvante Therapie radikaler Chirurgie feststellen, daß sich hoffnungsvolle Ansätze erkennen lassen, kontrollierte Studien aber hier nach wie vor dringend erwünscht sind.

So bleibt als ein wesentlicher Aspekt der Strahlentherapie die palliative Behandlung (s. Tabelle 1). Hier haben sich die Möglichkeiten mit der Kombination durch Hyperthermie sowie der Afterloading-Therapie verbessert. Der Chirurg sollte diese Möglichkeiten kennen. Aber auch hier gilt, daß zuerst immer geklärt werden muß, ob nicht eine Tumorre-

720

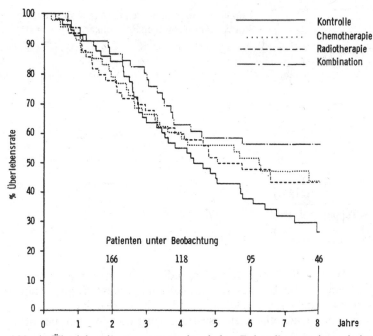

Abb. 1. Überlebenskurven entsprechend den Behandlungsregimen beim Rektumkarzinom (The Gastrointestinal Tumor Study Group, N Eng J Med 315:1294–1295, 1986)
Die Kombinationstherapie bestand im wesentlichen in der Zusammenfassung der Chemo- und Strahlentherapieprotokolle, nämlich
Chemotherapie:
Fluorouracil   325 mg/m² KG 1.–5. Tag
                      375 mg/m² KG 36.–40. Tag
Methyl CCNU   130 mg/mR2F KG Tag 1 und alle 10 Wochen in Abhängigkeit von Leuko- und
                      Thrombozyten
Strahlentherapie: 40–44 Gray in 4½–5 Wochen

Tabelle 4. Komplikationen nach postoperativen Radio- und/oder Chemotherapie beim Rektum-CA

Komplikationen	Chemo-Therapie n = 48	Radio-Therapie n = 50	Komb. Therapie n = 46
hämatologische	13%	2%	26%
nicht hämatologische	15%	16%	25%
Therapie-Letalität (außer Op.)	–	–	4,3%

Gastrointestinal Tumor Study Group (1985)

Tabelle 5. Chirurgische Aufgaben bei geplanter postoperativer Strahlentherapie

● Freihalten des Strahlengebietes (kleines Becken) von Dünndarm durch
   1) Kontinenzresektion
   2) Netz„plombe"
   3) Kunststoffballon zur Verdrängung des Dünndarms während der Bestrahlung
● Einbringen von Kathetern für die after loading-Therapie
● Plazierung von Thermosonden für Hyperthermie[a]
● Einbringen von „Seeds"[a]

[a] vorwiegend bei palliativer Intention

Tabelle 6. Empfehlungen zur Radiotherapie aus chirurgischer Sicht

Kurativ
Praeoperativ: bei lokal nicht sicher resezierbarem Tumor
Postoperativ: bei $T_3 - T_4 N_0 - N_1$ unter Studienbedingungen
Palliativ
Nach primärer Ausschöpfung chirurgischer Möglichkeiten

duktion durch chirurgische Maßnahmen vorausgehen kann, ehe die Strahlentherapie eingeleitet wird. Der Operateur sollte bei Kenntnis der verschiedenen Strahlenmodalitäten in Absprache mit dem Strahlentherapeuten die notwendigen Hilfsmaßnahmen intraoperativ durchführen. Wichtige Hinweise dazu sind in Tabelle 5 enthalten.

In diesem Zusammenhang ist eine begründete Hoffnung die zusätzliche Benutzung der intraoperativen Bestrahlung, mit der relativ hohe Dosen mit einmaliger Gabe an den Tumorort gebracht werden kann, die postoperativ durch weitere Radiotherapie mit geringer Komplikationsrate aufgesättigt wird [8].

Zusammenfassend zeichnet sich der Wert der Strahlentherapie bisher so ab, daß die in Tabelle 6 aufgeführten Empfehlungen zu geben sind. Der Chirurg sollte durch intraoperative Maßnahmen dazu beitragen, Komplikationen der Strahlentherapie zu vermindern und besondere Formen zu ermöglichen.

Literatur

1. Baslev IB, Petersen M, Tglbjoerg PS, Soerensen F, Bone J, Jacobson NO, Overgaard J, Sell A (1986) Postoperative radiotherapy in Dukes B and C carcinoma of the rectum and rectosigmoid: a randomized multicenter study. Cancer 58:22–28
2. Eigler FW, Luetkens S (1987) Radikalität und/oder Kontinenzerhaltung beim Rektumcarcinom. Langenbecks Arch 372:487–491
3. Eigler FW, Niebel W, Erhard J (1989) Praeoperative Strahlentherapie aus der Sicht des Chirurgen. Gall FP, Zirngibl H, Hermanek P (Hrsg) 1989. Kolorektales Karzinom, Kontroversen, neue Ergebnisse, Zuckschwerdt, München Wien Bern
4. Gastrointestinal Tumor Study Group (1985) Prolongation of the disease-free interval in surgically treated rectal carcinom. N Engl J Med 312/23:1465
5. Gerard A, Buyse M, Nordlingen B, Loygue J, Pene F, Kempf P, Bosset J-F, Gignoux M, Arnaud J-P, Desaive C, Duez N (1988) Final Results of a Randomized Study of the European Organization for Research and Treatment of Cancer (EORTC) Preoperative Radiotherapy as Adjuvant Treatment and Rectal Cancer. Vol. 208/5:607
6. Localio SA, Nealon W, Newall J, Valensi Q (1983) Adjuvant postoperative radiation therapy for Dukes C adenocarcinoma of the rectum. Ann Surg 198:18–24
7. Niebel W, Schulz U, Ried M, Erhard J, Beersiek F, Blöcher G, Nier H, Halama H, Scherer E, Zeller G, Eigler FW with technical assistance of Tacken J (1988) Five year results of a prospective and randomized study: experience with combined radiotherapy and surgery of primary rectal carcinoma. Rec Res Cancer Res 110:111–113
8. Sauerwein W, Eigler FW, Busch M, Sack H (1989) Intraoperative Strahlentherapie. Med Klinik 84/1:32–39
9. Streffer Ch, van Beuningen D, Gross E, Eigler FW, Pelzer T (1989) Determination of DNA, Micronuclei and vascular density in human rectum Carcinomas. In: Chapman JD, Peters LJ, Withers HR (eds) Tumor Treatment Response. Exeter 2:217
10. Tepper JE, Cohen A, Wood WC, Orlow E, Hedberg S (1987) Postoperative Radiation Therapy of Rectal cancer. Radiat Oncol Biol Phys 13/1:5

Stoma

216. Indikation für die Anlage von Stomata

K.-H. Vestweber, A. Paul, W. Spangenberger und R. Mennigen

II. Lehrstuhl für Chirurgie der Universität zu Köln, Ostmerheimer Str. 200, D-5000 Köln 91

Indications for Stoma Constructions

Summary. Despite the advances of reconstructive surgical techniques, there are still indications for enterostoma constructions. Terminal colostomies are constructed after abdominoperineal rectal amputations. The terminal ileostomy is the procedure of choice after total colectomies for Crohn's disease. Loop colostomies are still a possibility for stool diversion procedures and for decompression in acute colonic obstruction. Loop ileostomies reduce load before ileal anastomoses and are increasingly used as diverting stomas in cases of colonic anastomoses. The cecal tube fistula, which does not divert the fecal stream completely, has the special advantage of easy, spontaneous closure.

Key words: Enterostoma – Colostomy – Ileostomy – Cecostomy

Zusammenfassung. Trotz der Fortschritte der restorativen Chirurgie müssen weiterhin Stomata angelegt werden. Als endständiges Stoma muß das Colostoma nach abdominoperinealer Rektum-Amputation angelegt werden. Die terminale Ileostomie ist das Standardverfahren nach totaler Colektomie bei M. Crohn. Die doppelläufige Colostomie bleibt eine Möglichkeit der Stuhlableitung vor Anastomosen oder der Notfallbehandlung der Obstruktion. „Loop"-Ileostomien entlasten vor ileoanalen Anastomosen, werden aber zunehmend auch bei Colonanastomosen eingesetzt. Die Coecalschlauchfistel entlastet nicht komplett, wird aber vielfach, vor allem wegen der hohen Spontanverschlußrate nach Entfernung, als vorübergehende Entlastung benutzt.

Schlüsselwörter: Stomata – Colostomie – Ileostomie – Coecostomie

Trotz der Tendenz hin zu restorativen Operationen, bleibt das Enterostoma ein relevantes Problem. In der Bundesrepublik Deutschland dürfte es zur Zeit etwa 100 000 Stomaträger geben. Unterschieden werden muß in der Einteilung, ob es sich um ein permanentes Stoma handelt oder um die verschiedenen Varianten vorübergehender Entlastungen, Abb. 1.

Die endständige Colostomie

Die klassische Indikation zur Anlage einer endständigen Colostomie ist das tiefsitzende Rectumcarcinom. Die Abgrenzung gegenüber der tiefen anterioren Resektion, mit Wiederherstellung der Kontinuität, ist durch anatomische Gegebenheiten, wie z.B. den Lymphabfluß und die Infiltration in die Umgebung sowie durch den Tumor-Sicherheitsabstand gegeben. Nach den großen Erlanger Zahlen [3] ist ein Tumorabstand zur Resektionsgrenze am Präparat in situ von 5 cm und am frischen, ungestreckten Präparat von 3 cm notwendig. Mit diesem Konzept läßt sich zeigen, daß tiefe anteriore Resektionen mit einem Tumorab-

724

Einteilung von Stomata

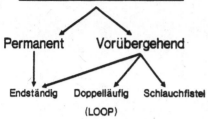

Abb. 1. Stomata können als permanentes oder vorübergehendes Stoma angelegt werden. Vor allem bei dem zur Entlastung angelegten Stoma gibt es mehrere Varianten

Tabelle 1. Auftreten von lokalen Rezidiven bei Colon-Rektum-Carcinom, in Abhängigkeit von Tumorabstand zum Absetzungsrand und der Operationsmethode, Erlanger Colon-Ca-Register [3]

	n	Abstand zum Absetzungsrand[a]	Lokalrezidive
Tiefe-ant.	9	<1 cm	33%
	56	1,1−2 cm	36%
Resektion	83	2,1−3 cm	28%
	147	>3 cm	11%
APR	203		20%

APR = Abdomino-perineale Resektion
[a] gemessen am frischen, unausged. Präparat   Hermanek 1985

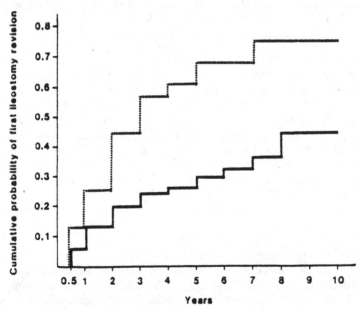

Abb. 2. Cumulative Wahrscheinlichkeit für eine Ileostomie-Revision im Vergleich bei 99 M. Crohn-Patienten (·····) und 104 Colitis ulcerosa-Kranken (——) nach Carlstedt 1987 [1]

stand von der Resektionsgrenze am Präparat von mehr als 3 cm beim Endprodukt lokales Rezidiv mindestens ähnlich gute Ergebnisse erzielen, wie die abdomino-perineale Resektion, Tabelle 1.

Weitere Indikationen für ein endständiges Colostoma sind Notfalloperationen bei akuter Obstruktion oder Perforation mit Resektion des erkrankten Bezirkes und Blindverschluß des aboralen Darmendes. Vielfach wird zusätzlich auch eine aborale Mucusfistel empfohlen. In zweiter Sitzung kann dann, wenn erwünscht, die Kontinenz wieder hergestellt werden. Auch als reine Palliation mit Blindverschluß des erkrankten aboralen Anteils kann die Anlage eines endständigen Anus praeters erfolgen.

Endständige Ileostomie

Die terminale Ileostomie ist das Standardverfahren nach Durchführung einer totalen Colectomie. Bei einigen Indikationen ist die terminale Ileostomie durch restorative Techniken verdrängt worden. Klassische Beispiele hierfür sind die totale Colectomie bei der familiären Polyposis und der Colitis ulcerosa. Hier kann in fast allen Fällen eine ileoanale Pouchanastomose angelegt werden. Keine sinnvolle Alternative zur Ileostomie gibt es bis heute für Colectomien bei Morbus Crohn. Hier stellt die klassische Ileostomie nach wie vor das Verfahren der Wahl dar. Gerade bei diesen Patienten ist aber die Wahrscheinlichkeit für eine Revision des Stomas im Laufe der Erkrankung recht hoch [1]. Sie liegt wegen der Besonderheiten des M. Crohn deutlich über der bei Colitis ulcerosa (Abb. 2).

Eine Variante stellt die zusätzliche Konstruktion eines Kock-Reservoirs dar. Dieses technisch aufwendige und auch im Verlauf anfällige Verfahren stellte in der Ära vor den ileoanalen Pouchanastomosen eine attraktive Möglichkeit eines kontinenten Ileostomas dar. Heute wird es im wesentlichen dann eingesetzt, wenn die ileoanalen Pouchanastomosen technisch nicht machbar sind oder wenn sie wegen erheblicher Komplikationen wieder rückgängig gemacht werden müssen [6].

Auch als komplette Deviation ist das terminale Ileostoma eingesetzt worden. Hierzu wird z.B. vor einer ileoanalen Anastomose dann der aborale Anteil blind verschlossen [10]. Allerdings wird dieses Verfahren zu Gunsten der doppelläufigen Ileostomie nur selten angewandt [2].

Doppelläufige Colostomie

Die doppelläufige Colostomie, meist als Transversostomie oder auch als Sigmoidostomie, ist nach wie vor ein Standardverfahren zur Deviation vor schwierigen Anastomosen. Untersuchungen aus Skandinavien durchaus favorisieren beim kontrollierten Vergleich der doppelläufigen Colostomie gegen die doppelläufige Ileostomie als Deviationsstoma durchaus die Ileostomie, hauptsächlich wegen nicht unerheblicher Morbidität und oft unzureichender Deviationswirkung der Colostomie [2].

Als kleinstmöglicher Eingriff wird die doppelläufige Colostomie bei akuten Obstruktionen im aboralen Colonbereich benutzt. Obwohl hier ein Trend hin zur einzeitigen Operation, z.B. primäre Resektion mit primärer Anastomose oder zur zweizeitigen Operation, primäre Resektion mit terminalem Stoma und aboralem Blindverschluß besteht, behält die doppelläufige Colostomie ihre Bedeutung. Im kontrollierten Vergleich, zumindest mit der zweizeitigen Operation, also der primären Resektion mit aboralem Blindverschluß, zeigt sich in der Studie von Kronborg [7], was den Endpunkt Langzeitüberleben betrifft, kein Unterschied bei immerhin 55 Patienten und einer Nachbeobachtungszeit von mehr als 36 Monaten (Abb. 3).

Eine Sonderform der doppelläufigen Colostomie stellt das Anastomosenstoma dar. Hier wird die Anastomose nach Naht der Hinterwand mit offener Vorderwand in die Bauchwand eingenäht.

Doppelläufige (Loop)-Ileostomie

Die doppelläufige Ileostomie wird als wichtiges Deviationsstoma vor ileorectalen und ileoanalen Anastomosen mit oder ohne Pouch angewandt. Diskutiert wird die doppelläufige

726

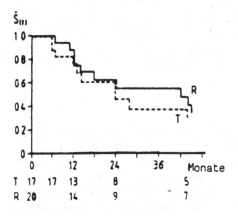

Abb. 3. Überlebenswahrscheinlichkeit bei Colonobstruktion. Randomisierter Vergleich zwischen der Behandlung mit doppelläufiger Colostomie und primärer Resektion und endständiger Colostomie. Kein Unterschied beim Endpunkt Überleben, nach Kronborg 1986 [7]

Tabelle 2. Klinischer Verlauf nach Colonresektionen mit vorgeschalteter Coecal-Schlauchfistel. In einem hohen Prozentsatz verschließt sich die Coecalfistel spontan nach Ziehen des Schlauches, Mennigen 1989 [8]

	n	%
Dislokation	0	0
Infektion	3	9
Spontaner Verschluß nach Schlauchentfernung	28	85
Fistelverschluß mit kleinem operativen Eingriff	5	15

Ileostomie auch als generelles Entlastungsstoma vor sämtlichen zu entlastenden Anastomosen im Colon- und Analbereich.

So werden in einer Serie von Fast und Hultén [2] in knapp über 50% der Indikationen das doppelläufige Ileostoma als Entlastungsstoma für tiefe Rectumanastomosen und als Ableitungsoperation angelegt. Als besondere Vorteile für die doppelläufige Ileostomie werden folgende Argumente angeführt: Die Stomaposition kann günstig im rechten Unterbauch angelegt werden. Die Stomaversorgung ist relativ einfach. Es handelt sich um ein kleines, funktionsgerechtes Stoma, insbesondere, wenn die Ileostomie technisch so angelegt wird, daß sie im Uhrzeigersinn gedreht ist und der prominente Anteil im aboralen Bereich zu liegen kommt [2]. Die Geruchsbelastung ist gering und die Entlastung des oralen Anteils sehr effizient. Vielfach wird auch eine einfache Rückverlagerung angeführt [2]. Nach lokaler Umschneidung erfolgt die direkte Naht der Vorderwand. Eigene und die Erfahrungen von Williams [11] können diese Erfahrungen der schwedischen Gruppe um Fast und Hultén [2] nicht bestätigen. In weit mehr als der Hälfte der Fälle wurde letztendlich doch laparotomiert und das Stoma reseziert.

Coecostomien

Die Coecostomie als Coecumschlauchfistel hat nach wie vor einen Platz zur Deviation und vorübergehendes Entlastungsventil bei Obstruktionen behalten. Die Entlastung über eine Coecumschlauchfistel ist niemals komplett, erreicht aber etwa Werte bis um 75%, verglichen mit einer Ileostomie [4].

Ein wesentliches Argument für das Anlegen von Coecalschlauchfisteln ist die einfache Handhabung zur Entfernung. Wird die Fistel nicht mehr benötigt, so kommt es nach Ziehen des Schlauchs im eigenen Krankengut bei 85% der Patienten zum spontanen Fistelverschluß [8]. Nur in 15% mußte ein kleinerer chirurgischer Eingriff vorgenommen werden, Tabelle 2.

Als neue technische Variante der Coecalfistel sei die perkutane endoskopische Coecostomie erwähnt. Eine Indikation kann zum Beispiel die Pseudoobstruktion darstellen. Wenn es nach mehrfacher coloskopischer Dekompression zu rezidivierenden Pseudoobstruktionsschüben kommt, kann auf endoskopischem Weg der Pezzer-Katheter ohne Laparotomie eingebracht werden [9].

Literatur

1. Carlstedt A, Fasth S, Hultén L, Nordgren S, Palselius I (1987) Long-term ileostomy complications in patients with ulcerative colitis and Crohn's disease. Int J Colorect Dis 2:22–25
2. Fasth S, Hultén L (1984) Loop ileostomy: A superior diverting stoma in colorectal surgery. World J Surg 8:401–407
3. Hermanek P, Gall FP, Guggenmoos-Holzmann J, Altendorf A (1985) Pathogenesis of local recurrence after surgical treatment of rectal carcinoma. Dig Surg 2:7–14
4. Hill GL, Mair WSJ, Edwards JP, Goligher JC (1976) Decreased trypsin and bile acids in ileal fistula drainage during the administration of a chemically defined liquid elemental diet. Br J Surg 63:133–136
5. Khoury GA, Lewis MCA, Meleagros L, Lewis AAM (1986) Colostomy or ileostomy after colorectal anastomosis? A randomised trial. Ann R Coll Surg Engl 68:5–7
6. Kock NG, Myrvold HE, Nilsson LO, Philipson BM (1985) Achtzehn Jahre Erfahrung mit der kontinenten Ileostomie. Chirurg 56:299–304
7. Kronborg O (1986) The missing randomized trial of two surgical treatments for acute obstruction due to carcinoma of the left colon and rectum – An interim report. Int J Colorect Dis 6:1–5
8. Mennigen R, Troidl H (1989) Tube cecostomy as diverting vent in left-sided colonic resections: Technique, complications, postoperative course. In: Troidl H, Devlin B, Hultén L (eds) Stoma: Technique and care according to quality of life. Springer, Heidelberg (in Vorbereitung)
9. Paul A, Troidl H (1989) Percutaneous endoscopic cecostomy. In: Troidl H, Devlin B, Hultén L (eds) Stoma: Technique and care according to quality of life. Springer, Heidelberg (in Vorbereitung)
10. Sackier JM, Wood ChB (1988) Ulcerative colitis and polyposis coli – Surgical options. Surg Clin North Am 68/6:1319–1338
11. Williams NS, Nasmyth DG, Jones D, Smith AH (1986) De-functioning stomas: A prospective controlled trial comparing loop ileostomy with loop transverse colostomy. Br J Surg 73:566–570

217. L. Hultén a. E. (Göteborg): Lokalisation und Techniken der Stomaanlagen im Dünnund Dickdarm

Manuskript nicht eingegangen

218. Das kontinente Stoma

H.-P. Bruch

Chirurgische Universitätsklinik Würzburg, Josef-Schneider-Straße 2, D-8700 Würzburg

The Continent Stoma

Summary. Stomatic continence is not comparable to the complicated system of the ano-rectal organ. Therefore, the definition of continence is ability to arbitrarily determine defecation but with some restriction. It further means the nonreliance on a stoma bag for the intervals between defecation. Continence is achieved by special diet, irrigation, laxatives and clysters. It can be supported by passive and active implants as well as surgical techniques which use smooth and striated muscle functions to imitate, to a certain extent, the muscular components of the anorectal organ.

Key words: Continence – Stoma

Zusammenfassung. Die Definition der Kontinenz am Stoma darf nicht gemessen werden an der Leistung des hochkomplizierten anorektalen Organs. Kontinenz bedeutet die Fähigkeit, die Defäkationsphase mit Einschränkung willkürlich zu bestimmen, wobei danach über einen bestimmten Zeitraum kein Stomabeutel mehr getragen werden muß. Kontinenz kann erzielt werden durch spezielle Diät, Irrigation, Laxative und Klysmen. Die Kontinenzleistung wird unterstützt durch passive und aktive Implantate und durch chirurgische Techniken, die die Funktion der quergestreiften und der glatten Muskulatur verwenden, um zumindest die muskuläre Komponente des anorektalen Organs zu imitieren.

Schlüsselwörter: Kontinenz – Stoma

Seit der Engländer Cheseldon die erste Kolostomie angelegt hatte, war das kontinente Stoma der Wunschtraum der Chirurgen und Patienten. Seit dem vorigen Jahrhundert haben Chirurgen daher versucht, verlorene Kontinenz durch technische Hilfsmittel oder spezielle Operationsmethoden zumindest teilweise wiederherzustellen.

Die Definition Kontinenz darf dabei nicht gemessen werden an der Leistung des hochkomplizierten anorektalen Organs. Kontinenz bedeutet vielmehr die Fähigkeit, die Defäktionsphase mit Einschränkung willkürlich zu bestimmen, wobei danach über einen kürzeren oder längeren Zeitraum kein Stomabeutel mehr getragen werden muß [1].

An der Ileostomie hat allein das Verfahren nach Kock weitere Verbreitung gefunden. An der Kolostomie soll durch verschiedene allgemeine Maßnahmen, Verschluß- und absorbierende Systeme, Faszien-, Skelettmuskelschleifen und Nachahmungen biologischer Verschlußsysteme Kontinenz erreicht werden [11].

Dabei kann man vier große Gruppen unterscheiden:

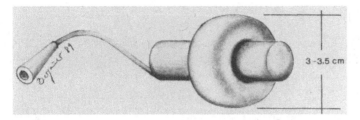

Abb. 1. Aufblasbarer Ballonkatheter zum Verschluß der Colostomie

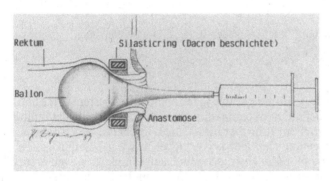

Abb. 2. Insufflierbarer Ballon mit versenktem Silasticring als Widerlager

1. Konventionelle Methoden

Kontinenz an der konventionellen Kolostomie kann erreicht werden durch eine regelmäßige Lebensführung, spezielle Diäten, die Anwendung von Laxativen, Klysmen und die Irrigation. Eine ganze Reihe mechanischer externer Verschlußsysteme wurde entwickelt, um die Kontinenz zu verbessern, etwa aufblasbare Ballons (Abb. 1), die in die Kolostomie eingeführt werden und sich an der Bauchwand abstützen, quellende Tampons oder Katheter, die in eine Stomakappe eingearbeitet sind mit oder ohne geruchsabsorbierende Filter [1, 4, 18].

2. Passive Implantate

Die zweite große Gruppe bilden chirurgische Techniken, die sich autologer oder alloplastischer passiver Implantate bedienen. Hier wären zu nennen Haut- und Faszienplastiken, die jedoch eine ausschließlich mechanische Stenose erzeugen, zirkuläre Systeme, die subkutan implantiert oder durch präformierte Hautkanäle eingebracht werden, um dann als Widerlager für einen Katheter oder einen Ballon zu wirken; schließlich der Karbonfasertrichter, der einen mechanischen Verschluß der Kolostomie ohne Kontakt zur Mucosa ermöglicht. Letztere Maßnahme ist jedoch chirurgisch aufwendig und extrem komplikationsträchtig (Abb. 2) [17, 18].

3. Aktive alloplastische Verschluß-Systeme

Das bekannteste Verschlußsystem ist zweifellos der Erlanger Magnetverschluß, der in verschiedenen Modifikationen hergestellt wird. Aus der Urologie wurde ein System übernommen, das es gestattet, den Füllungszustand eines flüssigkeitsgefüllten elastischen Polsters um das endständige Kolostoma durch zwei Pumpsysteme zu regulieren (Abb. 3). Beide Verschlußsysteme haben ihre Funktionsfähigkeit bewiesen [2, 6, 7, 16].

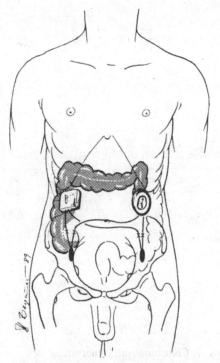

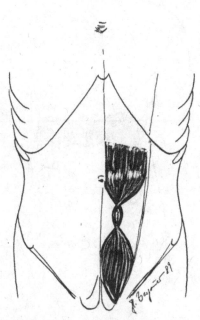

Abb. 3. Pumpensystem mit Reservoir und füllbarem elastischem Polster um die Colostomie

Abb. 4. Rectusschlinge

4. Aktive autologe Verschluß-Systeme

Die chirurgischen Techniken versuchen, zumindest die muskuläre Komponente des anorektalen Verschlußsystems zu imitieren. Es sind dies Skelettmuskelschlingen aus dem M. rectus abdominis. Der sichere Verschluß des Stomas kann jedoch nur über kurze Zeit durch aktive Anspannung der Bauchmuskulatur erzielt werden, da quergestreifte Muskulatur keine Halteökonomie besitzt. Die Notfallfunktion wird jedoch nur dann garantiert, wenn sich im Laufe der Zeit ein Stuhlgefühl entwickelt und der Patient durch Biofeedbacktraining, eventuell unterstützt durch Elektrostimulation der Muskulatur, erlernt, die Notfallfunktion zu nutzen (Abb. 4) [13, 14].

Ceulemans erreichte Kontinenz durch eine Denervation des siphonförmig umgeschlagenen Colons. Da die Propagation der peristaltischen Welle in erster Linie jedoch abhängt von der Synchronisation der verbundenen Oszillatoren in der Darmwand, also von der glatten Muskelzelle selbst, wobei peristaltische Welle und „präperistaltische deszendierende Relationswelle" Anastomosen und deafferenzierte Darmsegmente problemlos überwinden, spielt die Denervation möglicherweise eine doch untergeordnete Rolle. Der entscheidende Mechanismus der kontinenten Kolostomie nach Ceulemans dürfte vielmehr in der Siphonbildung zu suchen sein (Abb. 5) [5].

Die Nippeltechnik nach Kock erreicht über die Vordehnung der glatten Muskulatur bei Nippelbildung einen ganz ähnlichen Effekt wie die Würzburger Sphinkterplastik. Ein sehr fettreiches Colon-Mesenterium bildet jedoch eine relative Kontraindikation [11, 12].

Die Würzburger Sphinkterplastik dagegen verwendet das eingescheidete mesenteriale Fettgewebe als Substrat des elastischen Kompressionsverschlusses im Bereich des Sphinkterkanals selbst (Abb. 6) [3, 4, 8, 9, 10, 15].

Das kontinente Stoma verbessert die Lebensqualität der betroffenen Patienten. Alle alloplastischen Implantate sind mit dem Risiko von Komplikationen wie Ulzeration und

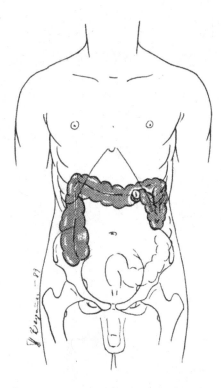

Abb. 5. Subcostale Colostomie mit Denervation

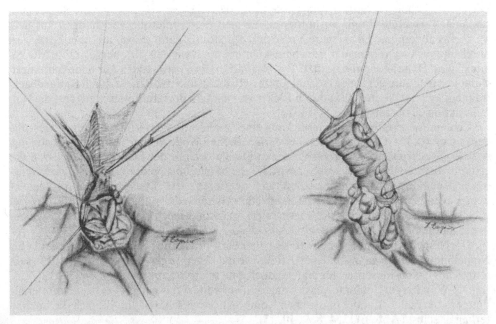

Abb. 6a, b. Würzburger Sphinkterplastik mit gestieltem Muskellappen: **a** Abpräparation der Mucosa; **b** Einnähen des umgestülpten Muskellappens unter Vordehnung von etwa 100%

Infektion behaftet. Faszienplastiken und Hautplastiken sind rein mechanische Stenosen. Die Halteökonomie der abdominalen Skelettmuskulatur ist auf Dauer zu gering, um einen sicheren Abschluß des Stomas zu garantieren. Bei kritischer Würdigung von Risiko und Nutzen für den Patienten sind die physiologischen Verfahren von Ceulemans und Kock sowie der Würzburger Schließmuskel zu bevorzugen, wobei eine Reihe neuerer Veröffentlichungen die Funktionsfähigkeit und den Wert besonders der Würzburger Schließmuskelplastik herausstellen.

Literatur

1. Alexander-Williams J (1980) Aktuelle Fragen der Stomachirurgie. Proktologie 1:7–10
2. Alexander-Williams J, Amery AH, Devlin HB, et al. (1977) Magnetic continent colostomy device. Br Med J 1:1269
3. Beger HG, Schmidt E, Pistor G (1982) Die Rekonstruktion des Anus naturalis durch Transplantation glatter Darmmuskulatur. Chirurg 53:599–604
4. Bruch HP, Wolter J, Schmidt E, Trenkel K (1986) Natriumpicosulfat in der Stomatherapie. Fortschr Med 104:585–588
5. Ceulemans G, Van Baden M (1975) Continente colostomie. Tijdschr Gastroenterol 18:286
6. Delaney J, Boradie T, Timm G, et al. (1974) A prosthetic sphincter for the gastrointestinal tract. J Surg Res 16:204
7. Feustel H, Hennig G (1975) Kontinente Kolostomie durch Magnetverschluß. Dtsch Med Wochenschr 100:1063–1064
8. Herman RM, Anderson JH (1988) Myoelectrical activity and pressure profile of the sphincteroplastic continent colostomy in dogs. Digestive Surgery, Abstracts 9th World Congress CICD, n° 102
9. Herman RM, Karcz D, Popiela T (1988) Sphincteroplastic colostomy: A correlation of patients response to myoelectrical and motor function. Digestive Surgery, Abstracts 9th World Congress CICD, n° 101
10. Imhof M, Schmidt E, Bruch HP (1985) Myoelektrische Aktivität an der kontinenten Colostomie durch frei transplantierte autologe Dickdarmmuskulatur. Chirurg 56:105–108
11. Kock NG, Darle N, Hultén L, et al. (1977) Ileostomy. Curr Probl Surg 14:1
12. Kock NG, Geroulanos S, Hahnloser P (1974) Continent colostomy: An experimental study in dogs. Dis Colon Rectum 17:727
13. Pickrell K (1952) Construction of a rectal sphincter and restoration of anal incontinence by transplanting the gracilis muscle. Ann Surg 135:853
14. Reboa G, Frascio M, Zanolla R, Pitto G, Riboli EG (1985) Biofeedback training to obtain continence in permanent colostomy. Experience of two centers. Dis Colon Rectum 26(6):419–421
15. Schmidt E (1982) The continent colostomy. World J Surg 6:805
16. Scott FB, Bradley WE, Timm GW (1973) Treatment of urinary incontinence by implantable prosthetic sphincter. Urology 1:252
17. Stanley TH (1970) Artificial control of fecal incontinence. Surgery 68:852
18. Tenney JB, Graney MD (1978) The Quest for Continence: A Morphologic Survey of Approaches to a Continent Colostomy. Dis Colon Rectum 21(7):522–533

219. Wert der Irrigation

R. Bittner und I. Blumberg

Klinik für Allgemeine Chirurgie, Universität Ulm, Steinhövelstraße 9, D-7900 Ulm

Value of Irrigation

Summary. Twenty percent of our patients who have had colostomy use irrigation to regulate the bowels. This decision is made by the patient himself after careful deliberation. By means of an irrigation set the large intestine is irrigated with approximately 1–1.5 l of water at body temperature. Subsequently there is a stool-free period of 24–28 h and a reduction of flatulence. The duration of irrigation is 45–60 min. Side effects are occasionally pressure sensation and mild convulsive symptoms, but there are no significant complications. Irrigation can begin after complete healing of the stoma, but is absolutely contraindicated in inflammatory intestinal diseases and relatively contraindicated in prolapse, hernia, stenosis, and intestinal damage by radiation.

Key words: Colostoma – Irrigation

Zusammenfassung. 20% unserer Colostomiepatienten wenden die Irrigation als Methode zur Stuhlregulierung an. Die Entscheidung dazu wird vom Patienten nach ausführlicher Beratung getroffen. Mit Hilfe eines Irrigationssets wird der Dickdarm mit ca. 1–1,5 l körperwarmem Wasser gespült. Danach ist mit einer stuhlgangsfreien Zeit von 24–48 h und einer Reduktion der Blähungen zu rechnen. Zeitdauer der Irrigation: 45–60 Min. Nebenwirkungen: gelegentlich Druckgefühl und leichte krampfartige Beschwerden, keine wesentlichen Komplikationen. Beginn: nach vollständiger Einheilung des Stoma. Absolute Kontraindikation: Entzündliche Darmerkrankungen. Relative Kontraindikation: Prolaps, Hernie, Stenose, strahlengeschädigter Darm.

Schlüsselwörter: Colostoma – Irrigation

Es besteht kein Zweifel, daß die Kontrolle von Stuhlentleerung und Windabgang eine entscheidende Bedeutung für die Lebensqualität des Colostomie-Trägers hat. Dies gilt auch heute noch trotz der in den letzten Jahren optimierten Beutelversorgung. Eine Reihe Systeme wurde entwickelt, um ein sog. kontinentes Stoma zu schaffen und somit unfreiwillige Stuhl- und Windabgänge zu verhindern. Keines dieser Systeme konnte sich bisher allgemein durchsetzen. Eine vergleichsweise einfache Methode zur Regulierung der Stuhlentleerung ist die Irrigation. Unter der „Irrigation" verstehen wir die retrograde Spülung des Darmes über das Stoma. Durch den Dehnungsreiz in der Darmwand werden die Massenbewegungen des Dickdarmes ausgelöst, die dann zur Entleerung des gesamten Darminhaltes führen. Mit der Irrigation kann eine stuhlgangfreie Zeit von 24 bis 48 Stunden sowie eine Verminderung der Blähungen erreicht werden.

Zwischen 1982 und 1988 wurde in unserer Klinik bei 540 Patienten ein Colostoma angelegt. In der Stomasprechstunde des Hauses wurden im gleichen Zeitraum etwa 600 Patienten ambulant betreut. 20% dieser Patienten entschlossen sich nach ausführlicher Beratung zur Irrigation als Methode zur Stuhlregulierung. Grundsätzlich ist die Irrigation bei jedem

Colostomie-Träger möglich, im besonderen wenn die Colostomie im Bereich des Sigma bzw. des Colon descendens angelegt wurde. Voraussetzung für die Irrigation ist die vollständige Einheilung des Stoma sowie ein entsprechender körperlicher und geistiger Zustand des Patienten.

Unverzichtbar ist die fachgerechte Anleitung durch die Stomatherapeutin. Ebenso notwendig ist, daß der Patient mit der konventionellen Beutelversorgung voll vertraut ist, so daß auch Situationen, die eine Irrigation verbieten, z.B. bei Bettlägerigkeit, befriedigend beherrscht werden. Der Patient kann dann mit der Irrigation beginnen, wenn die genannten Punkte erfüllt sind. Dies kann noch während des stationären Aufenthaltes der Fall sein; in der Regel empfiehlt es sich jedoch, eine gewisse Erholung, d.h. etwa 2 bis 3 Monate, abzuwarten.

Eine absolute Kontraindikation für die Irrigation sind entzündliche Darmerkrankungen. Relative Kontraindikationen sind der Prolaps, die Hernie, die Stenose und ein strahlengeschädigter Darm.

Die Irrigation ist heute mit Hilfe käuflich zu erwerbender Irrigationssets leicht durchführbar. Es wird mit etwa 1 bis 1½ l körperwarmem Wasser gespült. Nach einer Einlaufzeit von ca. 10–15 Min. wird die Entleerung des Darmes abgewartet. Der gesamte Vorgang dauert etwa 45–60 Min. Es ist wichtig, daß er immer zur selben Tageszeit stattfindet. Komplikationen sind nicht zu erwarten, gelegentlich kann es zu Völlegefühl oder krampfartigen Beschwerden kommen, vor allem dann, wenn die Massenbewegungen zur Entleerung des Darmes einsetzen. Es ist zu beachten, daß die Irrigation in Ruhe bei entspannter Bauchdecke durchgeführt wird und das Wasser nicht zu schnell einläuft.

Unverändert entscheidend für die Lebensqualität des Stomaträgers ist auch heute noch die optimale Anlage des Stoma, so daß eine problemlose Beutelversorgung möglich ist. Die Irrigation ist eine schonende Methode zur Darmentleerung, die dem Patienten eine stuhlgangfreie Zeit von 24–48 Stunden gewährleistet. Die Entscheidung zur Irrigation sollte vom Patienten selbst getroffen werden. Einen signifikanten Gewinn an Lebensqualität hat von der Irrigation vor allem der Berufstätige. Allerdings ist sie mit einem nicht unbeträchtlichen Zeitaufwand verbunden. Ebenso eine Verbesserung der Lebensqualität durch die Irrigation kann bei Patienten mit erschwerter Beutelversorgung erzielt werden.

220. Enddarmchirurgie: Stomakomplikationen

H. Denecke

Chirurgische Klinik und Poliklinik der Universität München, Klinikum Großhadern, Marchionini-straße 15, D-8000 München

Complications of Intestinal Stomatas

Summary. The majority of stomal and peristomal complications may be treated by conservative measures or by irrigation. Operative treatment, however, was necessary in 102 patients (1980–1989). This included correction of parastomal hernia (42%), prolapse (14%), hernia/prolapse (12%), stenosis (13%), recurrence (7%), retraction (4%) and others (8%). Recurrence rate after closure of hernia was 13%. Stoma correction greatly improves the quality of life and is often the prerequisite for psychological problems of the stoma patient to be overcome.

Key words: Stoma Complications – Surgical Treatment

Zusammenfassung. Die Mehrzahl der Stomakomplikationen kann konservativ, oft mit Hilfe der Irrigation, behandelt werden. Operiert wurden 102 Patienten (1980–1989) wegen Parastomie-Hernien (42%), Prolaps (14,7%), Hernie/Prolaps (11,8%), Stenose (12,7%), Tumorrezidiv (6,9%), Retraktion (3,9%) und sonstiger Komplikationen (7,8%). Nach Parastomieh.-Op. traten in 13% behandlungswürdige Rezidive auf. Die Stomachirurgie bietet ein wichtiges Feld zur Verbesserung der Lebensqualität. Die Korrektur von Stomaproblemen ist die Voraussetzung zur Verbesserung psychischer Verlustsyndrome nach Anus praeter-Anlage.

Schlüsselwörter: Stomakomplikationen – chirurgische Behandlung

221. Der Wert der Stomatherapeutin in der Klinik

P. Schlag

Sektion für Chirurgische Onkologie, Chirurgische Universitäts-Klinik Heidelberg, Im Neuenheimer Feld 110, D-6900 Heidelberg

Position of Stoma Therapists in Clinics

Summary. In clinical centers in which colorectal surgery is carried out, stoma therapy units should be set up. The stoma therapist is the most important partner of the surgeon in providing pre- and postoperative care, and giving instruction and information to stoma patients and their relatives. For various reasons, this has been realized only insufficiently but has been implemented in some cases. It should, however, not be overlooked that further developments in stoma therapy have meanwhile had positive effects in other fields of surgery and nursing. Engaged stoma therapists have not only assisted surgeons in patient care but have also imparted new knowledge and shown competence in surgical therapy.

Key words: Colorectal Surgery – Stoma Therapy – Artificial Anus

Zusammenfassung. Die Stomatherapie sollte an Zentren, die sich mit colorectaler Chirurgie beschäftigen, fest etabliert sein. Die Stomatherapeutin ist wichtigste Partnerin des Chirurgen bei der Mitbetreuung, Aufklärung und Information des Stomapatienten und seiner Angehörigen prä- und postoperativ. Leider ist dies aus verschiedenen Gründen teilweise noch unzureichend erkannt und realisiert. Dabei darf auch nicht übersehen werden, daß Weiterentwicklungen und Einfluß der Stomatherapie sich auch auf andere chirurgisch pflegerische Bereiche zwischenzeitlich gewinnbringend ausgewirkt haben. Die Chirurgie verdankt der engagierten Stomatherapie nicht nur Hilfe in der Patientenversorgung, sondern auch neues Wissen und damit Kompetenz in der operativen Therapie.

Schlüsselwörter: Colorectale Chirurgie – Stomatherapie – Anus praeter

Nur knapp 10 Jahre sind vergangen seit der Gründung der ersten deutschen Schule für Enterostomatherapie, die sich auf die Erfahrungen eines bereits 1961 an der Cleveland-Clinic entwickelten Ausbildungsprogrammes stützen konnte [4]. Pflegeeinheiten für Stomatherapie sind hierauf basierend an verschiedenen deutschen Kliniken eingerichtet worden. Die Stomatherapeutin ist an Zentren, die sich mit colorectaler Chirurgie beschäftigen, sicherlich heute nicht mehr wegzudenken.

Trotz aller Fortschritte sphinctererhaltender Chirurgie und operativer Versuche sphincterersetzender Behandlung ergibt sich immer noch die Notwendigkeit der Stomaanlage bei einer Vielzahl chirurgischer Maßnahmen. Die Auslastung und Notwendigkeit einer speziellen Stomatherapeutin steht daher hier außer Zweifel; sie ist zur wichtigen Partnerin des Chirurgen bei der Mitbetreuung, Aufklärung und Information des Stomapatienten und seiner Angehörigen prä- und postoperativ geworden. Ihre Erfahrung im Hinblick auf eine optimale Stomalage sowie ihr Überblick in der Vielzahl möglicher und individuell

740

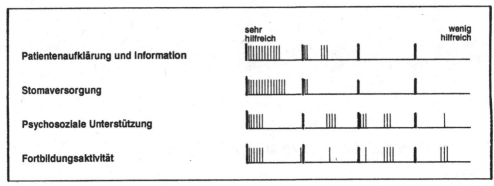

Abb. 1. Bewertung der Stomatherapie durch Klinikärzte

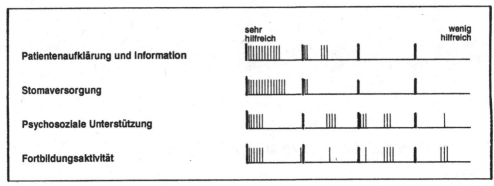Chir. Univ.-Klinik
Heidelberg

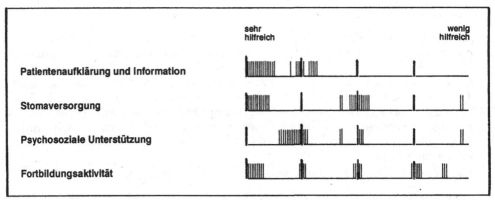

Abb. 2. Bewertung der Stomatherapie durch das Pflegepersonal

Chir. Univ.-Klinik
Heidelberg

vorteilhafter temporärer und permanenter Stomaversorgungsmöglichkeiten und Gerätschaften ist unverzichtbar. Eine Umfrage an unserer Klinik unter Ärzten und Pflegepersonal stellt unter Beweis, daß die Wertigkeit einer etablierten Stomatherapie auch allgemein hoch eingestuft wird (Abb. 1 und 2). Dies war aber nicht immer so und ist an manchen Stellen aus verschiedenen Gründen nicht oder noch unzureichend erkannt. Hierbei wird häufig neben den allgemeinen psychosozialen Dimensionen, die die Anlage eines permanenten oder passageren Stomas nach sich zieht, einfach übersehen, daß die Stomaanlage zunächst bereits mit einer nicht unbeträchtlichen Rate von Frühkomplikationen versehen ist [3, 5]. Werden diese nicht richtig erkannt, beherrscht und behandelt, resultiert für den Patienten eine weitere und zusätzliche schwerwiegende Belastung. Hier ist Spezialwissen und spezielle Erfahrung gefragt, um die Rehabilitation des Stomapatienten nicht zu verzögern oder zu erschweren. Dies um so mehr auch in einer Zeit, wo über Kostendämpfung im Gesundheitswesen vermehrt nachgedacht wird. Fachlich kompetente Krankenpflege muß nicht teuer sein, sie hat sich immer bezahlt gemacht [4]. Hierdurch lassen sich nicht nur in teilweise erheblichem Umfang Pflege- und Versorgungsartikel einsparen, sondern auch die Liegezeiten in der Klinik verkürzen. Hierzu trägt der klinikübergreifende Liaison-Dienst und die Stomasprechstunde bei. Der Patient, aber auch der niedergelassene Arzt, die Sozialstationen und Laienhelfer finden dort den kompetenten und vertrauten Ansprechpartner. Die Irrigation als Möglichkeit der Pseudokontinenz kann erlernt werden [1]. Weiterentwicklungen und Einfluß der Stomatherapie auf andere chirurgisch-pflegerische Bereiche haben sich gewinnbringend gezeigt. Das Übertragen des Wissens in der Versorgung von Fisteln, Hautmazerationen und problematischen sekundär heilenden Wunden erwies sich krankheitsverkürzend, sogar lebensrettend [1]. Fragen der Kontinenz und der konservativen Kontinenzwiederherstellung können von der Stomatherapeutin heutzutage auch wissenschaftlich und praktisch weiterentwickelt werden. Die Möglichkeit des Bio-Feedback-Trainings stellt hier einen überzeugenden Beweis dar [2]. Die spezielle Erfahrung führt zu einer Akkumulation unersetzlichen neuen und wichtigen Wissens, das an andere kliniksinterne Mitarbeiter in Schwesternschulen, speziellen Schulungsseminaren weitergegeben werden kann, so daß dieses wichtige Gebiet der Pflege auch allgemein nicht vernachlässigt wird. Auch wir Ärzte verdanken der engagierten Stomatherapie nicht nur Hilfe, sondern auch neues Wissen und damit Kompetenz in unserem operativen und ärztlichen Tun. Durch die klinische Stomatherapie wird somit nicht nur die operative und pflegerische Versorgung, sondern auch die Lebensqualität der Stomaträger verbessert.

Literatur

1. Feil H (1986) Stomapflege – Enterostomatherapie. Schlütersche Verlagsanstalt und Druckerei
2. Flick M, Stern J, Schlag P (1989) Kooperative Patientenbetreuung beim Sphinktertraining bei analer Inkontinenz. Krankenpflege 43:108–109
3. Junghans K, Arnold K (1978) Anus praeter Fibel. Fischer, Stuttgart New York
4. Englert G (Hrsg) (1988) Die Rehabilitation des Stomapatienten – eine multidisziplinäre Aufgabe. Deutsche ILCO e.V.: Vorträge des ILCO-Symposiums am 12./13. November 1987 in Frankfurt
5. Winkler R (1983) Stomatherapie – Atlas und Leitfaden für intestinale Stomata. Thieme, Stuttgart New York

222. Wert der ambulanten klinikassoziierten Stomatherapie, Analyse des Aufwandes, Erfolges und der Kostenentwicklung aus volkswirtschaftlicher Sicht

G. Schubert, R. Pötter und A. Thiede

Friedrich-Ebert-Krankenhaus, Chirurg. Klinik, Friesenstr. 11, D-2350 Neumünster

Ambulant, Hospital-Associated Stoma Care

Summary. A pilot project providing ambulant, hospital-associated stoma care for the affected patients both in the hospital and at home has been in progress in the Kiel/Neumünster area since 1982. An evaluation of the stoma therapist's activities in 1988 and a survey in 1989 demonstrated that patients and family physicians are increasingly accepting the project. Besides a markedly better quality of life, a cautious cost analysis is proved that more than DM 200,000 can be saved annually by avoiding hopitalization and adapting the care system to the needs of the patients.

Key words: Ambulant Stoma Care – Quality of Life – Costs

Zusammenfassung. Im Bereich Kiel/Neumünster besteht seit 1982 der Modellversuch einer ambulanten klinikassoziierten Stomatherapie, indem eine übergangslose Betreuung der betroffenen Patienten in der Klinik und zu Hause gewährleistet ist. Die Auswertung der Tätigkeit der Stomatherapeutin 1988 sowie eine Umfrage 1989 konnte eine zunehmend hohe Akzeptanz des Modells bei Patienten und Hausärzten belegen. Neben einer deutlichen Steigerung der Lebensqualität konnte eine Kostenanalyse zeigen, daß selbst bei vorsichtigen Berechnungen, Einsparungen von über 200 000 DM jährlich durch Vermeidung von Krankenhausaufenthaltstagen und Umstellung auf patientengerechte Versorgungssysteme erzielt werden können.

Schlüsselwörter: Ambulante Stomatherapie – Lebensqualität – Kostenersparnis

Einleitung

Seit Anfang 1982 existiert im Bereich Kiel/Neumünster der Modellversuch einer ambulanten klinikassoziierten Stomatherapie.

Das Konzept umfaßt eine enge Bindung der Stomatherapeutin an die entsprechenden Kliniken, in denen schon eine erste Kontaktaufnahme zu den Patienten kurz nach Stomaanlage erfolgt.

Bei Entlassung aus der Klinik wird meistens schon für die nächsten Tage ein Hausbesuch vereinbart, um erste Schwierigkeiten sofort anzugehen. So fühlt sich der Patient in einer prekären Lebenssituation nicht mehr alleingelassen, sondern betreut und aufgefangen.

Täglich hält die Stomatherapeutin eine Telefonsprechstunde ab, die kostenlos jederzeit genutzt werden kann. Scheint das Problem nicht telefonisch lösbar zu sein, wird ein Hausbesuch vereinbart. Nicht nur pflegerische Probleme können besprochen werden, auch bei psychischen und familiären Problemen, bei Kuranträgen und Behördengängen wird versucht, Hilfe zu leisten.

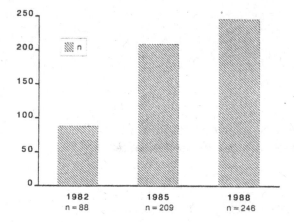

Abb. 1. Betreute Patienten

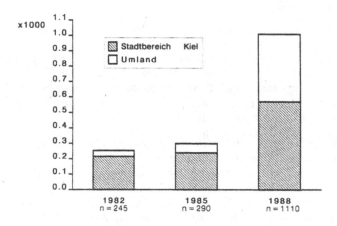

Abb. 2. Zahl der Patienten-besuche

Der enge Kontakt zu den Kliniken wird durch regelmäßige Sprechstunden gehalten.

Wie sehr die Stomatherapeutin inzwischen bei Betroffenen und ihren Hausärzten akzeptiert wird, zeigt die Auswertung der Tätigkeit des Jahres 1988 sowie eine im Januar 1989 durchgeführte Umfrage.

Tätigkeitsumfang der Stomatherapeutin

Die Zahl der betreuten Patienten nahm von 88 im Jahre 1982 auf 246 im Jahre 1988 zu (Abb. 1). Die Zahl der Hausbesuche stieg von 245 im gleichen Zeitraum auf jetzt 1110 im Jahre 1988 an (Abb. 2).

Durch diese stark gestiegene Arbeitsbelastung war es nötig, ab 1987 die vorher ehrenamtlich durchgeführte Patientenbetreuung durch eine hauptamtliche Kraft zu ergänzen. Die Hausbesuche nahmen mit 1455 Stunden pro Jahr den Hauptteil der Arbeitskraft der Stomatherapeutin in Anspruch, gefolgt von Telefonaten der täglichen Sprechstunde, Fortbildungsveranstaltungen, ILCO-Sprechstunden, Behördengängen usw. (Abb. 3).

Als Hauptproblem wurden von den betreuten Patienten in der durchgeführten Umfrage die Stomaversorgungsprobleme mit 50% angegeben. Die zweite wichtige Aufgabe bestand in der Hilfe bei der Lösung sozialer Probleme. Hier konnte die Therapeutin konkrete Hilfe z.B. bei Behördengängen, bei Kuranträgen oder der Ausstellung von Schwerbehindertenausweisen geben (Tabelle 1).

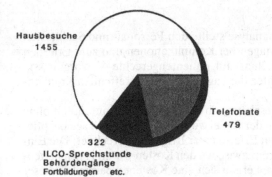

Hausbesuche
1455

Telefonate
479

322
ILCO-Sprechstunde
Behördengänge
Fortbildungen etc.

Abb. 3. Verteilung des jährlichen Zeitaufwandes
(1988, in Stunden)

Tabelle 1. Probleme der betreuten Patienten (nach eigenen Angaben, 1988)

	gesamt		gelöst		davon gebessert		unbeeinflußt	
	n	%	n	%	n	%	n	%
Stromaversorgungsprobleme	121	(50,8)	83	(68,6)	37	(30,6)	1	(0,8)
Erlernen der Irrigation	32	(13,4)	24	(75,0)	8	(25,0)	0	
Soziale Probleme	65	(27,3)	45	(69,2)	18	(27,7)	2	(3,0)
Familiäre Probleme	4	(1,7)	2	(50,0)	2	(50,0)	0	
Sonstige	16	(6,7)	6	(37,5)	10	(62,5)	0	
insgesamt	238	(100)	160		75		3	

Tabelle 2. Probleme der 1988 betreuten Patienten und Beurteilung des Einsatzes der Stomatherapeutin (nach Angaben der Hausärzte 1988)

	gesamt		gelöst		davon gebessert		unbeeinflußt	
	n	%	n	%	n	%	n	%
Stromaversorgungsprobleme	64	(53,8)	29	(45,3)	33	(51,6)	1	(1,6)
Erlernen der Irrigation	24	(20,2)	12	(50,0)	12	(50,0)	–	
Psychische Probleme	11	(9,2)	4	(36,3)	7	(63,6)	–	
Soziale Probleme	16	(13,4)	8	(50,0)	8	(50,0)		
Familiäre Probleme	4	(3,4)	2	(50,0)	2	(50,0)		
insgesamt	119	(100)	55		62		1	

Auch die Hausärzte sahen die Hilfe bei der Lösung von Stomaversorgungsproblemen als Haupteinsatzgebiet der Stomatherapeutin (Tabelle 2).

Als Bindeglied zwischen Klinik und häuslicher Versorgung schließt die Stomatherapeutin eine Lücke in der Betreuung unserer Stomapatienten. In unserer Umfrage zeigte sich die hohe Akzeptanz des „Kieler Modells" darin, daß sich alle Patienten und ihre Hausärzte für einen Erhalt dieser Einrichtung aussprachen.

Gerade die Betreuung in der gewohnten häuslichen Umgebung nach vorheriger Kontaktaufnahme in der Klinik ermöglicht es der Stomatherapeutin, viele wertvolle Hinweise zu geben. Pflegerische Stomakomplikationen können rechtzeitig erkannt und bevor eine Krankenhauseinweisung notwendig wird, behandelt werden.

Dies führt neben einer Verbesserung der Lebensqualität unserer Patienten auch zu einer Kostenersparnis.

Kostenanalyse

Die erstmals von uns durchgeführte Kostenanalyse stellte den Personal- und Sachkosten die Einsparung an Krankenhausaufenthaltstagen bei Komplikationen und zum Erlernen der Irrigation sowie Einsparung bei Umstellung auf patientengerechte Versorgungssysteme gegenüber. Als Rechengrundlage dienten die Tagessätze der betreffenden Krankenhäuser.

Für jeden Patient wurde individuell abgeschätzt, ob ein Krankenhausaufenthalt ohne die Stomatherapeutin nötig gewesen wäre. In der Regel wurden zwei bis drei Tage bei pflegerischen Komplikationen und drei Tage zum Erlernen der Irrigation berechnet. Die Einsparung an Sachmitteln wurde aus der Differenz zwischen den Kosten vor und nach patientengerechter Systemumstellung berechnet. Es ergab sich eine Kostenersparnis bei dieser vorsichtigen Rechnung von über 200 000,– DM pro Jahr (Tabelle 3).

Die Kostenersparnis durch prophylaktische Maßnahmen (z.B. frühzeitiges Verordnen von Leibbinden nach Maß zur Prophylaxe peristomaler Hernien) geht in diese sehr vorsichtige Berechnung nicht ein.

So zeigt unsere Untersuchung, daß die Einrichtung der ambulanten klinikassoziierten Stomatherapie nicht nur die Verbesserung der Lebensqualität unserer Stomapatienten zur Folge hat, sondern auch volkswirtschaftlich gesehen die Kostenersparnis eine Ausbreitung des Kieler Modellversuchs auch in anderen Regionen sinnvoll erscheinen läßt.

Diskussion

Seit Einrichtung der ersten Schule für Enterostomatherapie 1961 an der Cleveland-Klinik und der Gründung der ersten deutschen Schule für Enterostomatherapie 1978 (Feil 1986) kristallisiert sich auch in Deutschland ein Berufsbild der Stomatherapeutin heraus. Die Vorbildung und der Kenntnisstand sollte folgende Punkte umfassen (Thiede 1985):
Es soll sich um eine voll ausgebildete Krankenschwester oder einen Krankenpfleger handeln, der möglichst über eine langjährige Erfahrung auf einer colonchirurgischen Station verfügt und anschließend eine Spezialausbildung in der Stomatherapie erhalten hat.

Lerninhalte sollen nicht nur Kenntnisse in der Lösung pflegerischer Probleme, sondern auch eine Ausbildung in der Hilfe bei psychischen Problemen und sozialen Problemen in Familie, Freundeskreis und Berufsleben sein.

Die Stomatherapie muß Hilfestellung leisten können sowohl beim Umgang mit Krankenkassen, Rentenversicherungsträgern und anderen Behörden wie auch beim Kontakt mit Kliniken, Hausärzten und Selbsthilfegruppen.

Dabei sind verschiedene Modelle der Arbeitsweise einer Stomatherapeutin denkbar (Thiede 1989).

Die klinische Stomatherapie

Sie führt zu einer Optimierung der Versorgung der Stomapatienten während des stationären Aufenthaltes, nach Enlassung entfällt diese Hilfe.

Die ambulante Stomatherapie

Sie kann durch ein Sanitätshaus oder durch eine selbständig arbeitende Stomatherapeutin erfolgen. Hier besteht jedoch eine erschwerte Rückkoppelung zur Klinik und die Gefahr, daß eine Betreuung aus produktabhängigem Gewinnstreben erfolgt, ist nicht auszuschließen.

Tabelle 3. Kostenbilanz des Modellprojekts zur klinisch-assoziierten ambulanten Stomatherapie (1988)

Kosten		Ersparnis	
Personalkosten	53.597,–	Krankenhaustage	170.608,–
Sachkosten	8.036,–	Sachkosten	74.462,–
Investitionskosten	1.000,–	Ambulante Umstellung auf Irrigation	24.318,–
	62.633,–		269.388,–
Einsparung	206.755,–		

Das „Kieler Modell" der ambulanten klinikassoziierten Stomatherapie

Es ist eine enge Zusammenarbeit der ambulanten und klinischen Stomatherapie bei produktunabhängiger Versorgung gewährleistet. Die ganzheitliche Betreuung der Stomapatienten in der Klinik und nach Krankenhausentlassung ermöglicht eine optimale Versorgung der Patienten. Das vielfach berichtete „schwarze Loch" direkt poststationär tritt nicht mehr auf. Die Therapeutin kann eine individuelle, den sozialen Bedingungen des Patienten angepaßte, Beratung zu Hause vornehmen, die ständige Anpassung der Versorgungssysteme, das Erlernen der Irrigation und die Prophylaxe von pflegerischen Problemen durchführen. Dies führt neben der Einsparung an Materialkosten auch zu einer Verkürzung der stationären Liegezeit bzw. zum Vermeiden von Krankenhausaufenthalten. Dadurch kann eine signifikante Kostenersparnis erzielt werden bei gleichzeitiger Steigerung der Lebensqualität.

Letztere ist natürlich schwer meßbar. Aus der in unserer Umfrage angegebenen hohen Akzeptanz des Kieler Modells läßt sich aber schließen, daß für den Stomaträger das „Kieler Modell" einen hohen Stellenwert in der beruflichen und sozialen Rehabilitation erlangt hat.

Literatur

Feil H (1986) Stomapflege – Enterostomatherapie, Deutsche Vereinigung der Enterostomatherapeuten e.V.; Hannover, Schlüter;sche Verlagsanstalt und Druckerei, II. Auflage

Thiede A et al. (1985) Das Kieler Modell der ambulanten klinikassoziierten Stomatherapeutin. In: Thiede A, Jostarndt L, Hamelmann H (Hrsg) Aktuelles zur Rektumchirurgie. Springer, Berlin

Thiede A et al. (1989) Praktischer Wert der ambulanten Stomatherapie. (Im Druck)

Anal- und Rektumprolaps

223. Pathophysiologie der Beckenbodeninsuffizienz

H. H. Hansen

Chirurgische Klinik, Ev. u. Johanniter Krankenanstalten Duisburg-Nord/Oberhausen, Fahrner Str. 133, D-4100 Duisburg 11

Pathophysiology of Pelvic Floor Insufficiency

Summary. The muscles of the pelvic floor form a complexly built sustaining structure, which bears the whole weight of the visceral column. The pelvic floor is reinforced by a supporting framework of fasciae. Some of the pelvic muscles are important sphincteric elements for occlusion of the anal canal, the vagina and the urethra. Any weakening of the ingenious construction of the pelvic diaphragm consequently reduces its functions of support or continence. Possible effects are visceral prolapse and incontinence.

Key words: Pelvic Floor − Rectal Prolapse − Pathophysiology

Zusammenfassung. Die Beckenbodenmuskulatur ist ein komplex aufgebauter Halteapparat, auf dem die Eingeweidesäule lastet. Durch ein fasziöses Stützskelett wird der Beckenboden verstärkt. Teile der pelvinen Muskulatur sind wichtige Verschlußelemente für den Analkanal, für die Vagina und Urethra. Schwächung der raffinierten Konstruktion des Diaphragma pelvis mindert seine Halte- oder Verschlußfunktion. Eingeweideprolaps und Inkontinenz sind die möglichen Folgen.

Schlüsselwörter: Beckenboden − Rektumprolaps − Pathophysiologie

Levatormuskeln und Fascia pelvis parietalis interna bilden die Grundlage des Diaphragma pelvis − den sog. Beckenboden. Durch zahlreiche weitere Muskeln und ein kompliziertes Faszienskelett wird der Levatortrichter zu einem kräftigen Beckenbodenhalteapparat ergänzt. Unter gesunden Bedingungen sichert diese Vorrichtung Form und Lage der Eingeweide im Becken. Neben der Halte- und Stützfunktion kommt der Beckenbodenmuskulatur aber die ebenso wichtige Aufgabe des Verschlusses von Rektum und Urogenitaltrakt zu. Schädigung bzw. Insuffizienz des fibromuskulären Beckenbodens kann den Verlust der Halte- bzw. Verschlußfunktion zur Folge haben. Klinisch resultiert ein Eingeweidevorfall, eine Abschlußschwäche oder beide Störungen gleichzeitig.

Zahlreiche Ursachen werden für das Auftreten einer Insuffizienz des Beckenbodens verantwortlich gemacht. Die Schwächung des Beckenbodens kann den muskulären, den bindegewebigen oder auch den gesamten fibromuskulären Halte- und Verschlußapparat betreffen. Der jeweilige Schaden kann dabei primär oder sekundär entstanden sein. Degeneration des fibromuskulären Systems, Innervationsstörungen oder traumatische Schädigung sind mögliche Faktoren für eine Schwächung des pelvinen Verschluß- und Halteapparates. Der weibliche Beckenboden ist ca. 10mal häufiger von einer derartigen Entwicklung betroffen. Dies erklärt sich auch aus der geschlechtsspezifisch höheren Belastung des weiblichen Beckenbodens.

Aufgrund der weiteren Beckenmaße des weiblichen Beckens wird der fibromuskuläre Halteapparat stärker beansprucht. Die Eingeweidesäule, die dem Beckenboden aufliegt, ist bedingt durch die Genitalorgane mächtiger. Der Hauptstützmuskel des Beckenbodens, der Levator ani, ist wegen des weiteren Levatorspalts für den Hiatus genitalis schmächtiger. Schließlich sind die Sphinkteren der Frau perineal wesentlich schmäler als beim Mann. Der Muskelring ist hier oft nur ein Drittel so hoch wie kokzygeal.

Somit begünstigt die schwächere Konstruktion der bindegewebigen und muskulären Stützpfeiler sowie der anlagebedingte schmächtigere Verschlußapparat das Entstehen einer Kontinenzschwäche einerseits und ebenso das Auftreten eines Descensus uteri oder einer Procidentia recti. Merkwürdigerweise treten jedoch Mastdarm- und Uterusprolaps kaum einmal gemeinsam auf. Unter den 59 persönlich behandelten Rektumvorfällen bestand nur bei 2 Patientinnen auch gleichzeitig ein Uterusprolaps. Während der Descensus uteri ursächlich nicht selten durch eine komplizierte oder durch häufige Geburten ausgelöst wird, ist ein ähnlich eindeutiger Schädigungsfaktor für den Mastdarmvorfall nicht bekannt.

Da Multiparae nicht häufiger an einem Rektumprolaps erkranken, muß eine weitere Störung hinzukommen. Folgende pathogenetische Faktoren werden postuliert:

1. Lähmung der Beckenbodenmuskulatur,
2. Lähmung der Rektumampulle,
3. Vertiefung der Excavatio rectovesicalis sive rectouterina,
4. Darmentleerungsstörung,
5. Lockerung des rektalen Stütz- und Halteskeletts.

Eine Lähmung der Beckenbodenmuskulatur mit Schwächung des analen Verschlußapparates, mit laxem analen und pelvinen Muskeltonus kann ohne erkennbare Ursache spontan im Rahmen einer Altersinvolution, aber auch bei einem länger bestehenden Rektumvorfall auftreten. Da eine Tonusminderung der Beckenbodenmuskulatur nur teilweise beim Rektumprolaps nachweisbar ist, scheint dies kein wesentlicher pathogenetischer Faktor zu sein.

Bis vor kurzem waren wir der Auffassung, daß eine Lähmung der Rektumampulle mitverantwortlich für die Entwicklung des Mastdarmprolaps sei. Aufgrund neuerer histologischer und manometrischer Untersuchungen muß diese Hypothese fallengelassen werden. Eine Lähmung der rektalen Muskulatur konnte nicht nachgewiesen werden.

Vertiefung des Douglas'schen Raumes und Darmentleerungsstörungen haben wir bei unseren Patienten nur fakultativ gesehen.

Nachgewiesen durch die sorgfältige radiologische Studie von Broden und Snellman ist jedoch, daß zunächst nur die oberen Abschnitte des Rektums in das Darmlumen prolabieren. Später kommt es zu einer fortschreitenden Einstülpung der gesamten Rektumwand, die zu einer Procidentia recti führt. Nach unseren Vorstellungen wird die Senkung des Mastdarms und schließlich der Prolaps durch einen Verlust bzw. eine Degeneration des fibromuskulären Halte- und Stützskeletts des Rektums entscheidend beeinflußt.

Dieses lissomuskulofibröse Gerüst ist ein Bestandteil des eingangs beschriebenen Beckenbindegewebes und somit Teil des Beckenbodens. Es verankert den Mastdarm federnd im Becken und gibt ihm seine typische Konfiguration. Fehlt es, verliert die Rektumwand ihren Halt und prolabiert in das Darmlumen. Erschlaffte Beckenbodenmuskulatur und vertiefter Douglas'scher Raum sind danach eine sekundäre Folge des Prolaps. Für diese Annahme spricht auch die inzwischen langjährige Beobachtung, daß rekonstruktive Versuche am Beckenboden weniger erfolgreich sind als Methoden, die den Mastdarm an der präsakralen Faszie befestigen.

Von dem Vorfall des Mastdarms sorgfältig abzugrenzen sind der Mukosa- und der Analvorfall. Beim Mukosaprolaps besteht eine idiopathische vorwiegend muskuläre Insuffizienz der analen und pelvinen Verschlußmuskulatur. Bedingt durch den schräg nach dorsal ziehenden Verlauf des Analkanals und aufgrund der an der vorderen Kommissur schmächtigeren Muskelmasse der weiblichen Sphinkteren wird ein Schleimhautvorfall bevorzugt perineal beim weiblichen Geschlecht gesehen. Der sogenannte Analprolaps ist das Endstadium des Hämorrhoidalleidens. Pathophysiologisch ist der Beckenboden an der Ausbildung der Hämorrhoiden nicht beteiligt. Häufigste Ursache dieser Erkrankung ist ein chronisch gestörter Entleerungsmechanismus des Darmes. Vor allem die Kompression des transsphinkteren Blutabflusses aus dem Schwellkörper bei forcierter Stuhlpassage bewirkt die Überdehnung der kavernösen Konvolute, aus dem sich dann die Hyperplasie des Corpus cavernosum entwickelt. Zu einer Beeinträchtigung des analen Verschlußapparates kommt es aber erst im letzten Stadium, wenn die massiv erweiterten Gefäßkonvolute des hyperplastischen Schwellkörpers permanent in das Anallumen vorfallen. Hier ist der angiomuskuläre Abschlußmechanismus empfindlich beeinträchtigt oder gar aufgehoben. Excision der erkrankten Analsegmente stellt jedoch die volle Abschlußfunktion wieder her.

224. Diagnostische Maßnahmen bei Anal- und Rectumprolaps

J. Girona und D. Denkers

Colo-Proktologische Abteilung, Prosper-Hospital, Mühlenstraße, D-4350 Recklinghausen

Diagnostic Measures for Anal and Rectal Prolapse

Summary. As incontinence and outlet obstruction are major problems for patients with anal and rectal prolapse, the following diagnostic procedures are used in addition to the usual examination to plan a more selective therapy and followup: measurement of anal pressure, EMG, anal reflex latency and proctogram.

Key words: Anal Prolapse — Rectal Prolapse — Descending Perineum

Zusammenfassung. Weil Inkontinenz und Entleerungsstörungen bei vielen Patienten mit Anal- und Rectumprolaps vorkommen, werden zusätzlich zu den üblichen Untersuchungen folgende diagnostische Verfahren durchgeführt: Schließmuskeltonometrie, EMG, NLG und Defäkogramm. Diese ermöglichen eine gezielte Therapie- und Verlaufskontrolle.

Schlüsselwörter: Analprolaps — Rectumprolaps — Beckenbodensenkung

Anamnese

Am Anfang der diagnostischen Maßnahmen beim Anal- und Rectumprolaps steht die Erhebung einer ausgiebigen Anamnese.

Wie lange besteht die Prolapssymptomatik?
Wie groß ist der Prolaps (pflaumengroß, faustgroß)?
Ist eine manuelle Reposition erforderlich oder erfolgt eine selbsttätige Reposition?
Ist eine Obstipationsneigung bekannt?
Wurden regelmäßig Laxantien eingenommen?
Ist zur Entleerung starkes und langes Pressen oder gar digitale Ausräumung notwendig?

Die Beantwortung dieser Fragen durch den Patienten liefert bereits erste Hinweise auf auslösende Mechanismen für einen Prolaps. Eine weitere wichtige Frage ist diejenige nach der Kontinenz, da bei ⅔ aller Rectumprolapspatienten gleichzeitig Inkontinenzerscheinungen vorliegen [1].

Klinischer Befund

Bei der Inspektion findet sich oftmals ein klaffender Anus bereits im Ruhezustand. Bei entsprechender Provokation ist dann der Vorfall sichtbar. Dabei läßt sich die circuläre Fältelung beim Rectumprolaps sowie die radiäre Furchung beim Analprolaps deutlich unterscheiden. Die sich anschließende rectal-digitale Untersuchung ermöglicht eine Beurteilung des Musculus sphincter ani internus über den Ruhetonus sowie eine Prüfung der willkür-

	Analprolaps (n – 23)	Rectumprolaps (n = 30)
Ruhe	18% erniedrigt	69% erniedrigt
Manometrie Kontraktion	42% erniedrigt	83% erniedrigt
Pressen	32% erhöht	71% erhöht
A. R. Reflex	36% auslösbar	11% auslösbar
EMG Externus	72% pathologisch	87% pathologisch
NLG Pudendus	39% verlängert	63% verlängert

Tabelle 1. Meßergebnisse der anorectalen Funktion bei Anal- und Rectumprolaps (eigenes Krankengut)

(Girona 1989)

lichen Sphincteren beim Kneifen. Außerdem ist der Sphincter externus in seiner Funktion durch das anocutane Reflex- und Hustenreflexverhalten klinisch beurteilbar.

Lücken im Musculus levator ani sowie eine Schwäche der Levatorplatte lassen sich ebenfalls bei der digitalen Untersuchung nachweisen. Beim Pressen läßt sich eine Senkung des Beckenbodens, die eventuelle Ausbildung einer Rectocele und die Öffnungsfähigkeit des Afters digital erfassen. Gelegentlich ist auch eine Intussuzeption mit dem untersuchenden Finger festzustellen.

Funktionelle Untersuchungen

Nach der klinischen Untersuchung sind weiterführende funktionelle Untersuchungen zur Beurteilung von Rectum und Sphincterapparat notwendig. Wenn beim Analprolaps zusätzlich in der Anamnese Inkontinenz oder Stuhlentleerungsstörungen vorliegen, so kann in der Manometrie ein abgeschwächter Ruhetonus, ein eventuell verminderter Willkürdruck und vor allen Dingen ein fehlender anorectaler Reflex sowie eine Herabsetzung der Nervenleitgeschwindigkeit (NLG) des Nervus pudendus ein Hinweis auf eine neurogene Schädigung sein. Andererseits können solche Störungen auch bei fehlenden anamnestischen Hinweisen festgestellt werden [2].

Bei Stuhlentleerungsproblemen als Folge einer Levatordysfunktion zeigt die Manometrie beim Pressen einen Anstieg über den Ruhetonus, während es normalerweise zu einem deutlichen Abfall unter diesen Wert kommt.

Eine weitere wichtige funktionelle Untersuchungsmethode stellt bei Entleerungsstörungen das Defäkogramm dar. Dabei können dargestellt werden: Form und Lage der Rectumampulle, der rectale Winkel zwischen Analkanal und Ampullenachse, Tiefe des Douglas'schen Raumes sowie das Absinken von Beckenboden und Perineum in Bezug zu einer Linie zwischen Steißbeinspitze und Schambein. Bei klinischem Verdacht auf einen vertieften Douglas'schen Raum läßt sich durch einen zusätzlichen Breischluck 1 Stunde vor der Defäkographie das Absinken von Dünndarmschlingen in das kleine Becken nachweisen. Auch das Verhalten der Nachbarorgane wie Blase und Genitalorgane der Frau sind durch entsprechende zusätzliche Kontrastmittelfüllung mit beurteilbar.

Der Rectumprolaps entsteht nach Shafik durch eine Dysfunktion des Levatormuskels. Hierbei kommt es zu einer Lockerung des Hiatusligamentes mit anschließender Einstülpung der Rectumwand [3]. Die Inkontinenz dagegen ist zumeist eine sekundäre Erscheinung in Folge einer neuromyogenen Störung des Schließmuskels. Durch die Elektromyographie können Störungen des Levators und der Schließmuskulatur durch gezielte Nadelpunktion erkannt werden. So weist die Verminderung der Amplitudenhöhe und Frequenz auf eine neurogene Schädigung hin. Bei Inkontinenzerscheinungen ist die weitere Differenzierung der Externussegmente im EMG von Bedeutung.

Bei inkontinenten Patienten findet sich insbesondere eine Verminderung der Maximalkontraktion in 90%, ein fehlender anorectaler Reflex in 70%, eine deutlich verminderte Amplitudenhöhe im EMG und eine Dichtezunahme im Einzelfaser-EMG. Die Latenzzeit des Analreflexes ist in 80% erhöht. Es findet sich eine signifikante Verkürzung der Anal-kanallänge [4].

Ein Vergleich der Meßergebnisse zwischen Anal- und Rectumprolaps wird in der Tabelle 1 aus dem eigenen Krankengut dargestellt. Während beim Analprolaps die Meß-parameter leichte Störungen nachweisen, finden sich beim Rectumprolaps deutlich herab-gesetzte manometrische Werte sowie ein Fehlen des anorectalen Reflexes und die Verlän-gerung der NLG des Nervus pudendus als Hinweis auf eine zusätzlich vorliegende neuro-gene Schädigung.

Mit den vorgestellten diagnostischen Maßnahmen ist somit eine weitere Differenzie-rung der vorliegenden Funktionsstörungen möglich. Postoperativ angewandt ermöglichen diese Untersuchungsmethoden eine Kontrolle der therapeutischen Effektivität und dienen auch der Verlaufskontrolle. So konnte sich z.B. als hauptsächlicher Effekt der durch-geführten Rectopexie eine Erhöhung des Ruhetonus des Sphincterapparates nachweisen lassen [5, 6]. Dies wird damit erklärt, daß durch verminderte Überdehnung des Nervus pudendus die neurogene Schädigung des Sphincterapparates sich allmählich verbessert [7].

Literatur

1. Keighley MRB, Fielding JWL, Alexander Williams J (1983) Results of marlex mesh abdominal rec-topexy for rectal prolapse in 100 consecutive patients. Br J Surg 70:229–232
2. Henry MM, Swash M (1985) Coloproktology and the pelvic floor. Pathophysiology and manage-ment. Butterworths, London
3. Shafik A (1987) Ein neues Konzept der Anatomie des analen Sphinctermechanismus und der Phy-siologie der Defäkation. XXVIII Der komplette Rectumprolaps: Eine Technik zur Wiederherstel-lung. Coloproktologie 6:345–352
4. Neill ME, Parks AG. Swash M (1981) Physiological studies of the anal sphincter musculature in faecal incontinence and rectal prolapse. Br J Surg 68:531–536
5. Yoshioka K, Hyland G, Keighley MRB (1989) Anorectal function after abdominal rectopexy: para-meters of predictive value in identifying return of continence. Br J Surg 76:64–68
6. Yoshioka K, Hyland G, Keighley MRB (1988) Physiological changes after post anal repair and parameters predicting outcome. Br J Surg 35:1220–1225
7. Broden G, Dolk A, Holmström B (1988) Recovery of the internal anal sphincter following recto-pexy: a possible explanation for continence improvement. Int J Colorect Dis 3:23–28

225. Operationsmethoden bei Anal- und Rektumprolaps

S. Kiene

Klinik und Poliklinik für Chirurgie der Karl-Marx-Universität Leipzig, Liebigstr. 20a, DDR-7010 Leipzig

Surgical Treatment of Anal and Rectal Prolapse

Summary. Anal prolapse in adults is cured by the Milligan-Morgan procedure. Operation for rectal prolapse has to repair procidentia, incontinence and obstipation. Procidentia and incontinence in low-risk patients are best repaired by abdominal rectopexy with or without plastic materials (Ripstein's procedure is preferred). Obstipation remains a long-term problem. Rectopexy in combination with sigmoid resection (Goldberg) improves obstipation, but there is leakage in 4% of the patients. The perineal approach offers no technical advantage. Perineal rectopexy, prolapse resection and Thiersch ring with modifications are preferred in high-risk cases. Posterior levator plastic improves remaining incontinence.

Key words: Rectal Prolapse – Abdominal Rectoplexy – Anal Incontinence – Posterior Perineal Repair

Zusammenfassung. Analprolaps bei Erwachsenen wird durch Milligan-Morgan Excision geheilt. Die Operation des Rektumprolaps muß Prodicentia, Inkontinenz und Obstipation einbeziehen, bei operablen Kranken ist die abdominale Rektopexie mit oder ohne Implantate erfolgssicher, wir bevorzugen Ripstein's Technik. Aber Obstipation verbleibt als Langzeitproblem unverändert. Rektopexie mit Sigmaresektion (Goldberg) bessert auch die Obstipation, aber 4% Nahtbrüche. Perinealer Zugang bietet keine technischen Vorteile: perineale Rektopexie, Prolapsresektion und Thiersch-Ring sowie Modifikationen sind vorteilhaft für Risikopatienten. Hintere Levatorplastik bessert die Restinkontinenz.

Schlüsselwörter: Rektumprolaps – abdominale Rektopexie – Analinkontinenz – hintere Dammplastik

Analprolaps und Rektumprolaps begegnen uns als klar voneinander zu trennende Terminalstadien andersartiger Prozesse. Der Analprolaps zumeist in enger Beziehung zur höchsten Ausbildungsform des Hämorrhoidalleidens, dementsprechend ist die Anatomie des Analkanals verändert. Die Therapie ist einfach und sicher zugleich – die korrekte Dreistreifen-Hämorrhoidektomie nach Milligan-Morgan beseitigt die Kranheit. Bei Greisen kann Mukosa des Analkanals bei atrophem Corpus cavernosum recti prolabieren. Wenn überhaupt erforderlich, erfolgt die Therapie durch Abtragung des Mukosaprolaps analog der Streifenexzision.

   Der Rektumprolaps – die procidentia recti – ist das Vollbild einer axialen Intussuszeption des Rektum (Broden), 4 Grade lassen sich unterscheiden:

1. die innere, unsichtbare Intussuszeption,
2. der sichtbare Prolaps mit Spontanreposition,

3. manuelle Reposition ist nötig,
4. Spontanprolaps im Stehen ohne Pressen, Reposition gelingt nicht mehr.

A − ohne Inkontinenz   B − mit Inkontinenz

Die Inkarzeration ist eine große Ausnahme, hier bei einer Pflegeheiminsassin.

Frauen überwiegen die Männer etwa im Verhältnis 10 : 1, Genitalprolaps bei 10−28% der Frauen, Stuhlinkontinenz und Obstipation können den Prolaps begleiten. So unterschied Parks 1980:

I. den Prolaps ohne Stuhlinkontinenz, selbst nach jahrelangem Vorfall, neuromuskuläre Defekte am Beckenboden fehlen;
II. Inkontinenz besteht genau so lange wie der Prolaps − in der Sphinktermuskulatur finden sich neuropathische Abnormitäten.

Etwa ¾ (78%) aller Prolapspatienten sind kontinenzgestört. Dem Rektumprolaps gehen häufig (bei ⅔ der Kranken) Obstipation und jahrelanges Pressen beim Stuhlgang voraus. Ursache ist vielleicht eine Lähmung der Kolon- und Rektummuskulatur und Folge ist ein Absenken des Beckenbodens beim Pressen, begleitet von Dehnungsschäden an Beckennerven, Levatorendiastase, Sphinkterlähmung, Tiefertreten des Douglassackes, Öffnen des Rektoanalwinkels und Steilstellung des Rektums. Die Procidentia steht in Beziehung zur Stuhlinkontinenz beim Syndrom des descendierenden Perineums und zum Ulcus recti simplex. Dennoch bleibt der Gesamtvorgang an vielen Punkten unklar. Inkontinenz, Obstipation, anatomische Veränderungen des Beckens werden in großer Variabilität in die Therapiekonzepte einbezogen.

In der *Diagnostik* sind Inspektion und die Palpation des Vollschichtprolaps zwischen 2 Fingern führend, Endoskopie, Röntgenkontrasteinlauf, in Sonderfällen Defäkografie nötig, anale Manometrie und Elektromyografie der Sphinktermuskulatur ergänzen die Detailbeschreibung. Wir messen das rektoanale Streßprofil durch simultane Druckmessung in der Rektumampulle und im Analkanal; simultan erfolgt die EMG-Ableitung aus der Sphinktermuskulatur. Streß wird durch Hustenstöße simuliert, wir messen die Länge der analen Hochdruckzone in Ruhe (33 mm), das Maximum des analen Ruhedruckes (13,3 kPa), die Länge der Kontinenzzone unter Belastung (24,8 mm), den maximalen analen Verschlußdruck im Streß (13,4 kPa) und die maximale Willkürkontraktion (16,4 kPa). Bei kompletter Beckenbodenlähmung fehlt die anale Hochdruckzone, fehlt die Willkürkontraktion, ist das EMG pathologisch.

Operationsindikationen

Rektumprolaps ab Grad 2. Nach erfolgreicher Rektopexie können verbleibende Inkontinenz und die schwere Obstipation zu weiteren Operationen Anlaß geben.

Zur Therapie: Die Operationsverfahren korrigieren vorwiegend die morphologischen Folgen, nicht die Ursachen.

4 Gruppen möchte ich besprechen:

− die Rektopexie
− die Resektionen von Rektum und Sigma
− Schlingenoperationen um den After (Thiersch-Ring)
− Beckenbodenmuskelplastiken als selbständiger Eingriff.

Die leistungsfähigsten Verfahren für den gut operablen Kranken mit Rektumprolaps sind heute die abdominalen Rektopexien: den verschiedenen Verfahren, sie gehen zurück auf Sudeck's Operation 1922, gemeinsam sind folgende Elemente:

− die Rektummobilisation erfolgt dorsal unter Schonung der N. pelvici über die Steißbeinspitze hinaus bis auf die Levatorplatte, vorn nicht mehr als 5 cm an Vagina bzw. Prostata abwärts. Seitlich werden die Paraproktien nicht durchschnitten.

Tabelle 1. Rektopexie nach Sudeck

Autor		n	Exitus	Rezidiv
Vatankhah	1978	19	1	0
Berk	1979	6	0	2
Buchmann	1982	12	0	1 Mukosa
Häring	1987	42	0	3 = 7%

Tabelle 2. Rektopexie und Sigmaresektion (Frykman-Goldberg)

		n	Rezidive	Letal	
Watts, Goldberg	1985	138	1,9%	0	4% Anastomoseninsuffizienz
Goldberg	1988	199	1,9%	0	43% verbesserte Kontinenz
					56% Obstipation gebessert
Raulf	1988	?	?	?	55% Obstipation gebessert

- Nur so ist die ausreichende Rektumelevation und Rektopexie an der Kreuzbeinvorderfläche, am obersten Sacralwirbel und am Promontorium ohne oder mit Implantaten möglich, wobei es nicht wichtig erscheint, das Rektum der Biegung der Sacralhöhle anzulegen. Ist das Rectum erst fixiert, kann sich die Intussuszeption nicht mehr entwikkeln.
- Die Verkleinerung und Elevation des Douglasraumes wird als nächster Schritt angeschlossen. Aber einige Autoren − so Goldberg − verzichten darauf. Wir decken so unser Teflonimplantat bei der von uns favorisierten Ripstein-Rektopexie − die Obliteration des Douglas ist dabei ein Nebeneffekt.
- Die Bruchpforte im muskulären Beckenboden − ein weiteres Sekundärphänomen der Krankheit − bleibt bei den meisten heute benutzten Methoden unberührt offen. Graham's klassische Bruchoperation − Abtragung des Bruchsackes, Verschluß der Bruchpforte − findet also heute nicht mehr statt. Einige Autoren engen den Levator hinter dem Analkanal ein − um den rektoanalen Winkel zu verkleinern − nicht die Bruchpforte; ein technisch schwieriges Manöver.
- Soll das elongierte Sigma reseziert werden? Sudeck hat die Doppelflinte durch Naht fixiert. − Ripstein hat unter 289 Kranken in 3% ein solche Erweiterung für nötig gehalten „but I believe, that doing a full scale resection will increase mortality − it is'nt necessary for the vast majority of patients". Goldberg aber reseziert das Sigma prinzipiell, bei schwerer Kolonlähmung sogar subtotal das Kolon − intakte Kontinenz vorausgesetzt. Wir verzichten auf diese Operationserweiterung als Regel.

Welche Ergebnisse lassen sich mit abdominalen Rektopexien erreichen? Ich werde gegenüberstellen Resultate der Rektopexie nach Ripstein unter Verwendung einer ventralen Teflonschlinge am Rektum:

- der Rektopexie nach Wells; unter Verwendung einer dorsalen Ivalonschlinge, die ¾ der Rektumzirkumferenz umgreift und an der präsakralen Faszie zwischen Promontorium und 3. bis 4. Kreuzbeinsegment fixiert wird,
- der klassischen Rektopexie nach Sudeck (1922) ohne Implantate (Tabelle 1),
- der Rektopexie ohne Implantate, aber ergänzt durch Sigmaresektion (Goldberg) (Tabelle 2),
- Rektopexien mit Implantaten, auf perinealem oder parasakralem Wege eingebracht.

Die Ergebnisse der verschiedenen abdominalen Methoden sind in vielen Punkten ähnlich, die Varianten sind mehr durch das Geschick der Chirurgen als durch das benutzte Verfahren selbst bedingt.

- eine minimale Letalität um 1%,
- eine Rezidivrate um 0−12%, bei großen Serien und wenigstens 5 Jahre Nachbeobach-

Tabelle 3. Abdominale Rektopexie-Inkontinenz

Autor	Technik	n	Inkontinenz % präop.	postop.	gebessert %
Morgan	Wells	103	81	39	52
Holmström	Ripstein	59	54	22	59
Christiansen	Orr	24	46	25	46
Watts	Goldberg	61	40	23	43
Autor	Ripstein	23	82	30	52
Holmström	Ripstein	108	33	72	39

Tabelle 4. Rektopexie Ripstein II (Teflonschlinge)

		n	Frühkomplik.	Exitus	Rezidiv	Spätkompl.
Gordon Hoexter	1978	1111	16,5% Schlingen-kompl. 4,1% Reoperat. (o. Rezidive)	0,4%	2,3%	6,7% Obstipat. 1,8% Striktur
Morgan	1980	64	3× Blutung 0× Infekt.	1	1	
Launer	1982	54		0	12,2%	2× Stenose
Holmström Mc Mahan	1986	108	3,7%	3 (2,8%)	4,1%	Verschlecht. d. Defäkat. (25 → 40!)
Ripstein	1987	1500		0	1,5%	
Roberts	1988	135	11× Blutung 1× Rektumfistel	1	13=9,6%	3× Stenose (2,2%)
Autor	1989	23	1× Blutung	1	1	1× Stenose (Reoperat.)

tungsdauer um 7,5%. Ripstein gibt für 1500 Operationen sogar 1,5% Rezidive an, Goldberg für 102 Nachbeobachtete 1,9%.

Aber: Rezidive sind auch eine Funktion der Dauer der Nachkontrolle: Schlinkert (Mayo-Clinic) fand nach 2 Jahren 3% Rezidive, nach 10 Jahren 12% Rezidive. Über 37% der Rezidive traten erst jenseits des 5. postoperativen Jahres auf.

Die *Inkontinenz* ließ sich in einem wesentlichen Teil (etwa der Hälfte) der Kranken ohne Zusatzmaßnahmen bessern (Tabelle 3), bei Roberts sogar in 77%, wenn nur der Prolaps sicher beseitigt wurde. Im Gegensatz zur Inkontinenz lassen sich schwere Verstopfung und erschwerte Rektumentleerung durch die Rektopexie nicht voraussehbar beeinflussen. Einige Autoren berichten Verbesserungen, andere, so Holmström 1986, Verschlechterungen. Dabei fehlen erkennbare Defäkografie-Veränderungen im Röntgenbild − also keine mechanische Stenose, keine Veränderung von Rektumvolumen und Rektumcompliance (Broden 1988). Es scheint, als könne dieses Problem besser durch ergänzende Sigmaresektion (Goldberg) beeinflußt werden (56% verbesserte Darmfunktion − aber 4% Nahtbrüche!) Sudeck's Rektopexie ist etwas in den Hintergrund getreten, speziell durch die vermeintlich höhere Rezidivgefahr. Aber die Ergebnisse aus Lübeck (19 Operationen in 18 Jahren ohne Rezidiv) und von Häring aus Berlin-Steglitz (42 Operationen, 3 Rezidive = 7% 1987) sowie von Buchmann zeigen die Möglichkeiten der Methode.

Übrigens: Zusätzliche Levatorplastik und die Verödung des Douglas sind ohne Auswirkung auf das Resultat der Prolapstherapie. Die Rektopexie zählt.

Spezifische Komplikationen der abdominalen Rektopexie sind:

1. Intraoperative Blutungen aus dem präsakralen Venenplexus beim Annähen von Rektum oder Implantat an das Kreuzbein.
2. Die Rektumstriktur durch die ventrale Ripstein-Schlinge tritt (Tabelle 4) bei etwa 2% auf, erfordert Nachoperation, Schlingenspaltung oder -entfernung. Zur Prophylaxe

Tabelle 5. Rektopexie nach Wells (Ivalon)

		n	Frühkompl.	Exitus	Spätkompl.
Wells	1959	15	0	0	0
Wedell	1980	26	10,8% Infekt.!		
Hansen	1983	(1977–83) 73	1 Infekt.	1	
Keighley	1983	100 (Marlex-mesh)			4 × Mukosaprolaps

schneiden wir ein verlängerndes Dreieck aus dem Scheitel zwischen beiden Schenkeln aus und achten darauf, daß 2 Finger mindestens zwischen Darm und Schlinge passen. Dieses Problem bleibt der Wells-Methode erspart. Aber nicht jede Enge im Rektum ist nach Ripstein-Rektopexie ein therapiepflichtiger Befund.

3. Das *Infektionsrisiko* ist bei Ivalonschwamm aus Materialgründen (Tabelle 5) sehr viel höher 10% (Wedell) bis 16% (Morgan und Porter) als beim Ripstein-Verfahren (1,5% Gordon und Hoexter). Andere Autoren haben daher Ivalon durch Marlexmesh, Mersilen, Faszie oder Dura ersetzt und so das Infektionsrisiko vermindert. Bei Implantation von Fremdmaterial ist daher auch die Sigmaresektion relativ kontraindiziert.
4. Ivalonschwammimplantate lösten bei Ratten Malignome aus. Bis heute sind aber beim Menschen keine Malignome auf dem Boden implantierten Ivalon-Schwammes beschrieben.

Zu den perinealen und parasakralen Varianten von Rektopexie beim Rektumprolaps:
   Wyatt hat 1981 die Rektopexie mit dorsaler Kunststoffmanschette auf perinealem Wege ausgeführt. Bei 22 alten Frauen sah er ein Rezidiv. Der Zugang hat keinen technischen Vorteil gegenüber der abdominalen Route, aber das Operationstrauma war eindeutig geringer. Grewe hat von sakral her bei 3 Frauen die Rektopexie mit einem ventralen Teflonzügel ausgeführt und nach einem Jahr kein Rezidiv gesehen. Der Eingriff sei schonender als der abdominale Zugang und bei hohem Risiko empfehlenswert.

Abdominelle Resektion

Schlinkert und Bearth beurteilen das Ergebnis ihrer 113 Resektionen schlechter als das bei Rektopexie. Die Komplikationsrate war höher (29%); 7% benötigten eine permanente Kolostomie, bei 22% verschlechterte sich die Kontinenz. Günstige Ergebnisse sahen auch diese Autoren bei Rektopexie in Kombination mit Sigmaresektion. Roberts (1988), die über 135 Rektopexien nach Ripstein berichtet, benutzte 7mal die Rektumresektion, und zwar nur, wenn die Rektopexie aus technischen Gründen nicht gelang, speziell bei Männern. Somit kann der altbekannte Schluß gezogen werden: Rektumresektion als Therapie des Rektumprolaps hat gegenüber Rektopexien eine höhere Morbidität, höhere Rezidivrate, keine günstige Wirkung auf die Inkontinenz.

Perineale Resektion

Ungünstig fallen die Ergebnisse bei perinealer Rektumresektion auch aus, wenn die anteriore Levatorplastik nach Altemeier zusätzlich erfolgt, Wundinfektionen, Rektumfisteln – permanente Kolostomie führten zur Zurückhaltung gegenüber dem scheinbar schonenderen Verfahren. Bei jedem zweiten Patienten kam es zu einem Rezidiv des Prolaps. Das Verfahren sollte nur für polymorbide Kranke reserviert bleiben. Goldberg, der wesentlich bessere Ergebnisse erreichte, konnte übrigens keinen signifikanten Unterschied bei Kranken mit und ohne Levatorplastik nach perinealer Rektosigmoidektomie finden. Watts hebt

Tabelle 6. Perianaler Thiersch-Ring

			n	Rezidive
Berk	1979	Drahtring	6	1
Buchmann	1982	synthet. Faden	8	4
Rourke	1985	synthet. Schlinge	24	40%
Ladka	1985	Angelchick Prothese	8	2
Hunt	1985	Silasticrod	41 Pat.	29%
			52 OP	39%
Earnshaw	1987	Silicon-rubber	30	9% (2)

aber eine Verschlechterung der Kontinenz bei 20% hervor. Aber – der Einspruch anderer Operateure bleibt auch hier nicht aus. Prasad hat bei 25 alten Kranken die perineale Proctoectomie mit posteriorer Rektopexie sowie prä- und postanaler Levatorplastik kombiniert und in kurzer Nachbeobachtungszeit (maximal 3 Jahre) kein Rezidiv, aber 88% gebesserte Kontinenz gefunden. Hier ist wohl die Nachbeobachtungszeit noch für endgültige Beurteilung zu kurz, um die durch andere Autoren vermittelte Skepsis zu überwinden.

Die Schlingenoperation, ausgehend vom klassischen Thiersch-Silberdrahtring, hat bis heute Befürworter. Der Prolaps wird bei ca. 50% (Tabelle 6) der Kranken retiniert und damit ist schon etwas gewonnen. Fisteln, Drahtbrüche, Koprostase erfordern Nachsorge und Nachoperationen. Ladha implantierte sogar Angelchik-Antirefluxprothesen: Es bleibt ein Verfahren bei Risikopatienten. In Nottingham hat Earnshaw 1987 über günstige Langzeitresultate mit 2 übereinander liegenden Silikongummibändern um den Analkanal berichtet und empfiehlt das Verfahren sogar für jüngere Kranke. Als letzte Gruppe die Levatorplastiken/Sphinkterplastiken als selbständige Eingriffe.

Heute kann die Levatorplastik von abdominal her oder von perineal oder synchron kombiniert wegen der hohen Rezidivrate oder des unverhältnismäßig großen operativen Aufwands für aufgegeben angesehen werden. Beim Mann ist ganz und gar abzuraten wegen der Gefahr für die N. erigentes. Auf Shafik's Ergebnisse an 38 Kranken, meist Männer um das 3. Lebensjahrzehnt, sei verwiesen, sie stehen im Gegensatz zu den übrigen Erfahrungen, vielleicht eine spezielle Auswahl von Kranken.

Zur Restinkontinenz nach erfolgreicher Rektopexie

Wir führen für 3–6 Monate eine konsequent kontrollierte Beckenbodengymnastik durch, von Faradayscher Elektrostimulierung sahen wir keinen zusätzlichen Effekt. Bleibt danach noch eine störende Inkontinenz, so ist eine hintere Sphinkterplastik nach Parks anzuraten. 19 von 23 eigenen Kranken mit Rektumprolaps waren vor der Rektopexie nach Ripstein inkontinent, nach der Pexie gebessert 12, bei 7 mit unveränderten Beschwerden haben wir eine hintere Sphinkterplastik durchgeführt. Bei 4 mit gewisser Wirkung. So bessert sich die Kontinenz auch, wenn die Manometrie keine Änderung anzeigt, allein durch Änderung des rektoanalen Winkels. Die Kolostomie bleibt die besondere Ausnahme. So ergibt sich als Fazit: Noch immer werden sehr viele Varianten der operativen Therapie des Rektumprolaps benutzt. Dennoch gibt es Gemeinsamkeiten der Beurteilungen:

1. die abdominale Rektopexie mit oder ohne Implantate sind Methoden der Wahl bei gut operablen Kranken, sie haben geringe Letalität, niedrige Rezidivraten, sichere Besserung der Kontinenz bei der Hälfte der Inkontinenten. Der Autor benutzt Ripstein-Technik. Rektopexie mit Sigmaresektion kombiniert kommt auf analoge Ergebnisse – Vorteil für Darmentleerung steht gegen Nachteil Nahtbruch 4%. Leider fehlen randomisierte Studien zum Methodenvergleich. Der perineale Zugang hat gegenüber dem abdominalen keinen technischen Vorzug, ist in kleinen Serien erfolgreich für Risikopatienten. Levatornaht und Douglasverödung scheinen ohne Einfluß auf das Ergebnis.

2. Abdominale Rektumresektionen haben hohe Rezidivraten, höhere Morbidität, ungünstigen Einfluß auf die Kontinenz.
3. Perineale Resektionen und Amputationen sind als Palliativ-Operationen bei Risikokranken geeignet, die Auswirkung auf die Kontinenz ist ungünstig.
4. Schlingenoperationen – Thiersch-Ring – sind als Notbehelf an Kranken mit hohem Risiko sinnvoll.
5. Schwerwiegende Inkontinenz nach Rektopexie ist durch hintere Levatorplastik zu bessern.

Literatur

1. Berk G (1979) Die Procidentia recti. Klinische Studien zum Rektumvorfall. Chirurg 50:173–179
2. Bomar RL, Sawyers JL (1977) Transabdominal proctopexy (Ripstein procedure) for massive rectal prolaps. Am Surg 43:97–100
3. Boulos PB, Stryker SJ, Nicholls RJ (1984) The long-term results of polyvinyl alkohol (Ivalon) sponge. Br J Surg 71:213–214
4. Brodén B, Snellman B (1968) Procidentia of the rectum studied with cine radiography: A contribution of the discussion of causative mechanism. Dis Colon Rectum 11:330
5. Brodén B, Dolk A, Holmström B (1988) Evacuation Difficulties and other characteristics of rectal function associated with Procidentia and Ripstein Operation. Dis Colon Rectum 31:283–286
6. Buchmann P, Keighley MRB (1982) Darmprolaps und/oder Stuhlinkontinenz: Therapiemöglichkeiten. Schweiz Med Wochenschr 112:648–652
7. Buchmann P (1988) Lehrbuch der Proktologie, 2. Auflage. Huber, Bern Stuttgart Toronto
8. Christiansen J, Kirkegaard P (1981) Complete prolapse of the rectum, treated by modified Orr operation. Dis Colon Rectum 24:90–92
9. Deucher F, Blessing H (1972) Prolaps und Sphincterinsuffizienz. Langenbecks Arch Chir 332:423–433 (Kongreßbericht 1972)
10. Earnshaw JJ, Hopkinson BR (1987) Late results of silicone rubber perianal suture for rectal prolapse. Dis Colon Rectum 30:86–88
11. Friedman R, Muggia-Sulam M, Freund HR (1983) Experience with the one-stage perineal repair of rectal prolaps. Dis Colon Rectum 26:789–791
12. Frykman HM (1964) Rectal procidentia: surgical treatment. Lancet 84:122–126
13. Frykman HM, Goldberg SM (1969) The surgical treatment of rectal procidentia. Surg Gynecol Obstet 129:1225–1230
14. Gopal KA, Amshel AL, Shonberg JL, Eftaiha M (1984) Rectal procidentia in elderly and defiliated patients. Dis Colon Rectum 27:376
15. Gordon PH, Hoexter B (1978) Complications of the Ripstein Procedure. Dis Colon Rectum 21:277–280
16. Grewe HE (1981/82) Die sakrale Rektumaufhängung beim Rektumprolaps im Greisenalter. Chir Praxis 29:277–280
17. Grötzinger U, Düring M, Harder F (1986) Der Rektumprolaps. Chirurg 57:316–320
18. Hansen H (1983) 119. Der Analvorfall und der Mastdarmvorfall. Langenbecks Arch Chir 361:619–624 (Kongreßbericht)
19. Häring R (1987) Anmerkung zur Veröffentlichung von J. Wedell et al.: Die Problematik der pelvinen Sepsis nach Rectopexie mittels Kunststoff und ihre Behandlung. Chirurg 58:847
20. Goldberg SM (1988) Behandlung des Rektalprolapses, Bewertung und chirurgische Alternativen. Videotext
21. Holmström B, Ahlberg J, Bergstrand O, Goran B, Ewerth S (1978) Results of the treatment of rectal prolapse operated according to Ripstein. Acta Chir Scand 482 (Suppl):51–52
22. Holmström B, Brodén G, Dolk A (1986) Results of the Ripstein Operation in the treatment of rectal prolapse and internal rectal procidentia. Dis Colon Rectum 29:845–848
23. Hughes ESR, Johnson WR (1980) Abdominoperineal levator ani repair for rectal prolaps technique. Aus NZJ Surg 50:117–120
24. Hunt TM, Fraser JA, Maybur NK (1985) Treatment of rectal prolaps by sphincteric support, using silastic rods. Br J Surg 72:491–492
25. Jackmann FR, Francis JN, Hopkinson BR (1980) Silicon rubber band treatment of rectal prolaps. Ann R Coll Surg Engl 62:386–387
26. Johansson G, Ihre T, Ahlbäck SO (1985) Disturbances in the defecation mechanism with special references to: intussusception of the rectum (internal procidentia). Dis Colon Rectum 28:920–924

27. Jurgeleit HC, Corman MJ, Coller JA, Veidenheimer MC (1975) Procidentia of the rectum: Teflon sling repair of rectal prolapse, Lahey Clinic experience. Dis Colon Rectum 18:464−467
28. Keighley MRB, Fielding JWC, Alexander-Williams J (1983) Results of marlex mesh abdominal rectopexy for rectal prolaps in 100 consecutive patients. Br J Surg 70:229−232
29. Kügler S (1976) Der Mastdarmvorfall. Behandlung und Ergebnisse. Chir Praxis 21:61−68
30. Ladha A, Lee P, Berger P (1985) Use of Angelchik antireflux prosthesis for repair of total rectal prolapse in elderly patients. Dis Colon Rectum 28:5
31. Launer DP, Fazio VW, Weakley FL, Turnbull RB jr, Jagelman PG, Lavery IC (1982) The Ripstein Procedure et 16-Year experience. Dis Colon Rectum 25:41−45
32. Lingemann B, Bünte H (1979/80) Proktologie für die Praxis. 5. Rektumprolaps. Chir Praxis 26:69−75
33. McMahan JD, Ripstein CB (1987) Rectal prolapse: An update on the rectal sling procedure. Ann Surg 53:37−40
34. Morgan B (1980) The Teflon Sling operation for repair of complete rectal prolapse. Aust NZ Surg 50:121−124
35. Morgan CN, Porter NH, Klugman DJ (1972) Ivalon (Polyvinylalcohol) sponge in the repair of complete rectal prolapse. Br J Surg 59:841−846
36. Parks AG (1975) Anorectal incontinence. Proc R Soc Med 68:681
37. Parks AG, Swash M, Ulrich H (1977) Sphincter denervation in anorectal incontinence and rectal prolapse. Gut 18:656−665
38. Parks AG (1980) Rectumprolaps und Inkontinenz. Langenbecks Arch Chir 352:377−378 (Kongreßbericht 1980)
39. Penfold JCB, Hawley RR (1972) Experience of Ivalon-sponge implant for complete rectal prolapse at the St. Mark's hospital 1960−1970. Br J Surg 59:846−848
40. Prasad ML, Pearl RK, Abcarian H, Orsay CP, Nelson RL (1986) Perineal proctectomy posterior rectopexy, and postanal levator repair for the treatment of rectal prolapse. Dis Colon Rectum 29:547−552
41. Rangabashyam N, Selvakumar S (1988) Perineale Rectopexie beim kompletten Rektumprolaps. Colo-Proctology X:224−228
42. Ripstein CB (1952) Treatment of massive rectal prolapse. Am J Surg 83:68
43. Ripstein CB, Lanter B (1963) Etiology and surgical therapy of massive prolapse of the rectum. Ann Surg 157:259−264
44. Ripstein CB (1965) Surgical care of massive rectal prolapse. Dis Colon Rectum 8:34−38
45. Ripstein CB (1972) Procidentia, definitive corrective surgery. Dis Colon Rectum 15:334
46. Roberts P, Schoetz DJ, Coller JA, Veidenheimer MC (1988) Ripstein-Procedure. Lahey Clinic Experience: 1963−1985. Arch Surg 123:554−557
47. Routke DA, Egerton WMF (1985) A puborectal sling in the management of anal incontinence and rectal prolapse. Aust NZ J Surg 55:493−495
48. Schlinkert RT, Beart RW, Wolff BG, Pemberton JH (1985) Anterior resection for complete rectal prolapse. Dis Colon Rectum 28:409−412
49. Shafik A (1987) Ein neues Konzept der Anatomie des analen Sphinktermechanismus und der Physiologie der Defäkation. XXVIII − Der komplette Rektumprolaps: Eine Technik zur Wiederherstellung. Colo-Proctology IX:345−352
50. Sudeck P (1922) Rektumprolapsoperation durch Auslösung des Rektum aus der Excavatio sacralis. Zbl Chir 49:698−699
51. Vatankhah M (1978) Sudeck'sche Operation beim Rektumprolaps. Langenbecks Arch Chir 347:703
52. Veidenheimer MC (1980) Rectal prolapse. Surg Clin North Am 60:451−455
53. Watts JP, Rothenberger DA, Buls JG, Goldberg SM, Nivatvongs S (1985) The management of procidentia 30 years experience. Dis Colon Rectum 28:96−102
54. Wedell J, Schlageter M, Meier zu Eissen P, Banzhaf G, Castrup W, van Calker H (1987) Die Problematik der pelvinen Sepsis nach Rectopexie mittels Kunststoff und ihre Behandlung. Chirurg 58:423−427
55. Wedell P, Meier zu Eissen P, Fiedler R (1980) A new concept the management of rectal prolapse. Am J Surg 139:723−725
56. Wells C (1959) New operation for rectal prolapse. Proc R Soc Med 52:602−603
57. Wyatt AP (1981) Perineal rectopexy for rectal prolaps. Br J Surg 68:717

226. Die perineale Rektumprolapsresektion bei Risikopatienten*

W. Timmermann und A. Thiede

Abt. Allgemeine Chirurgie der Universitätsklinik Kiel, Arnold-Heller-Str. 7, D-2300 Kiel

Perineal Resection of Rectal Prolapse in High-Risk Patients

Summary. A method for perineal resection of rectal prolapse in high-risk patients which uses a circular stapling device was evaluated. After the external rectal layer was dissected 2 cm above the dentate line, the sigmoid colon was mobilized distally as far as possible. An anastomosis was then performed with the stapler under gentle tension on the sigmoid colon. None of the eight patients died; mucosal prolapse recurred in one patient. Continence was improved in six of the eight patients.

Key words: Rectal Prolapse – Circular Stapler

Zusammenfassung. Bei Risikopatienten wurde ein Verfahren zur perinealen Rektumprolapsresektion unter Verwendung eines zirkulären Klammernahtgerätes eingesetzt. Nach Eröffnung der äußeren Rektumwandschicht des Prolaps ca. 2 cm oberhalb der Linea dentata erfolgte die maximale Mobilisation und Vorverlagerung des Sigmas transanal und unter Anspannung des Sigmas die maschinelle Anastomose. Bei acht Patienten wurde kein Todesfall beobachtet, bei allen Patienten wurde der Prolaps beseitigt. Bei sechs von acht Patienten war die Kontinenzleistung 6 Monate postoperativ gebessert.

Schlüsselwörter: Rektumprolaps – Klammernahtgerät

Einleitung

Die abdominellen Operationsverfahren zur Korrektur und Beseitigung des Rektumprolaps mit Resektion der Douglasschen Hernie, Beckenbodenplastik, Fixation des Rektums am Os sacrum und einer Sigmaresektion können aufgrund der Dauer und des erforderlichen umfangreichen präparatorischen Aufwandes mit großer Wundfläche nur Patienten ohne zu hohe allgemeine Operationsrisiken zugemutet werden. Für den sogenannten Risikopatienten, und damit insbesondere ältere Patienten, haben wir das von Stanley Goldberg aus Minneapolis propagierte Verfahren der perinealen Prolapsresektion mit Hilfe eines zirkulären Klammernahtgerätes übernommen [1] und wollen dieses Verfahren und die damit erzielten Ergebnisse darstellen.

Methodik

Vorbereitung und Voruntersuchung des Patienten erfolgten wie zur transabdominellen Operation an Sigma und Rektum. Besonderer Wert wurde bei diesen Patienten auf die

---

* Herrn Prof. H. Hamelmann zum 65. Geburtstag gewidmet

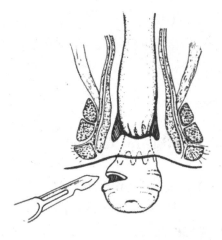

Abb. 1. Perineale Rektumprolapsresektion: Incision der äußeren Wandschicht des Prolaps distal der Linea dentata

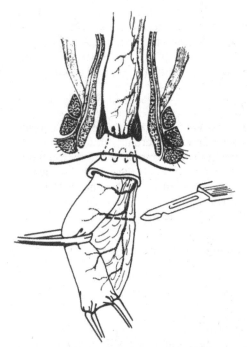

Abb. 2. Perineale Rektumprolapsresektion: Maximale Kaudalmobilisation des Rektosigmoids transanal und Durchtrennung des Mesosigmas

subjektive und objektive Erfassung der Funktion des Kontinenzorganes gelegt. Bei diesen Untersuchungen wurde ein 4stufiges Bewertungsschema des Kontinenzverhaltens eingesetzt, bei dem zwischen voller Kontinenz, Feininkontinenz, Grobinkontinenz und kompletter Inkontinenz unterschieden wurde [2]. Postoperativ wurden entsprechende Untersuchungen nach 6 Monaten wiederholt.

Die Eingriffe wurden in modifizierter Steinschnittlage in Vollnarkose durchgeführt, als Anästhesie ist aber auch die Spinalanästhesie möglich.

Der Prolaps wird soweit wie möglich evertiert und die ausgestülpte Rektumwand wird etwa 1,5–2 cm distal der Anokutanlinie durchtrennt (Abb. 1). Der Rektumstumpf wird mit einer überwendlichen zirkulären 0er Tabaksbeutelnaht aus monofilem Material versehen. Der nun zugängliche, an der inneren Schicht des Prolaps gelegene Rektumanteil und gegebenenfalls der kaudale Sigmaabschnitt werden mitsamt ihrem Meso präpariert und soweit wie möglich nach distal gezogen (Abb. 2). Je nach Erfordernis können nach ventra-

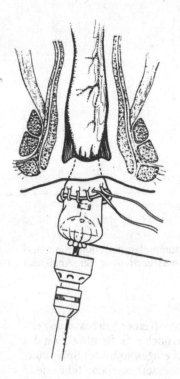

Abb. 3. Perineale Rektumprolapsresektion: Knüpfen der Tabaksbeutelnaht am Sigmastumpf und Einführen der Nahtmaschine in
den Analkanal

ler Eröffnung des Peritonealsackes auch noch weitere Anteile des Sigmas nach distal mobilisiert werden. Nach Abschluß der Kaudalmobilisierung wird das Peritoneum, falls es
geöffnet wurde, soweit wie möglich proximal am Sigma mit Einzelknopfnähten adaptiert.
Anschließend wird das Meso des vorverlagerten Darmes durchtrennt und der Darm selber
nach kaudal gezogen. Am angespannten Sigmastumpf wird unmittelbar distal der Resek-
tionslinie des Rektumstumpfes die Tabaksbeutelklemme angebracht und der überstehende Darm reseziert. Die so erreichte Vorspannung ist für die spätere Anastomosenlokalisation im kleinen Becken wichtig. Nach Prüfung der Tabaksbeutelnaht wird das Klammernahtgerät unter hilfsweiser Verwendung von Ellisklemmen mit einem möglichst großen Kopf armiert eingeführt. Die Tabaksbeutelnaht am Sigmastumpf wird dann geknüpft
und der Kopf in den Analkanal eingeführt (Abb. 3). Nachdem der Kopf des Nahtgerätes
im Analkanal verschwunden ist, kann man auch die Tabaksbeutelnaht am Rektumstumpf
knüpfen und Kopf und Magazin werden adaptiert. Das geschlossene Gerät wird weitest-
möglich in den Analkanal eingeführt und die Anastomose durch Betätigen der Abschuß-
vorrichtung des Klammernahtgerätes erstellt (Abb. 4). Nach Entfernung des Gerätes ist
der Prolaps beseitigt. Die Gesamtdauer der Operation beträgt in Abhängigkeit vom präparatorischen Aufwand 30–50 Minuten.

Ergebnisse

In einer kleinen Serie von acht Patienten wurde kein Todesfall infolge der Operation beobachtet, die Krankenhausverweildauer betrug im Mittel 15 Tage. Bei allen Patienten wurde
der Prolaps beseitigt, lediglich bei einem Patienten kam es postoperativ zu einem angedeu-
teten Mukosaprolaps beim Pressen in Hockstellung. Präoperativ fielen alle Patienten bei
dem verwendeten 4stufigen Schema zur Erfassung der Kontinenzleistung in die beiden
schlechtesten Kategorien „totale Inkontinenz" oder „grobe Inkontinenz". Sechs Monate
postoperativ zeigte sich bei sechs der acht Patienten eine bessere Kontinenzleistung, bei
fünf Patienten um eine Stufe, bei einem Patienten sogar um zwei Stufen. Eine genaue Ana-

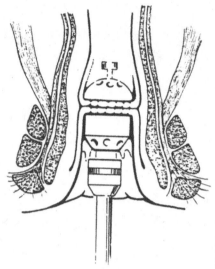

Abb. 4. Perineale Rektumprolapsresektion: Klammernahtgerät zur Anastomosenerstellung im Analkanal positioniert

lyse der Ursachen dieser Ergebnisse zeigt, daß das größte Ausmaß einer Verbesserung des Kontinenzverhaltens bei solchen Patienten erzielt wurde, die noch eine Restfunktion des internen und einen erhaltenen externen Sphinkter hatten. Bei eingeschränkter Sphinkterfunktion konnte die Kontinenz maximal um eine Stufe verbessert werden, fehlte jede Sphinkterfunktion, so war auch eine Besserung der Kontinenz nicht zu erzielen.

Diskussion

In Form der perinealen Resektion des Rektumprolaps wurde ein Operationsverfahren vorgestellt, das schnell und mit hoher Sicherheit einen Rektumprolaps beseitigt, wenn die abdominellen Verfahren wegen der zu hohen operativen Belastung bei Risikopatienten nicht angewendet werden können. Die Ergebnisse einer kleinen eigenen Serie lassen in der Tendenz ähnlich gute Ergebnisse möglich erscheinen, wie sie von Vasilevski und Goldberg 1987 publiziert wurden. Bei 41 Patienten beobachteten die Autoren ein Rezidiv in Form eines Mukosaprolaps. Die Ursache dieser relativ guten Ergebnisse des Operationsverfahrens ist wohl in der Verwendung des Klammernahtgerätes zu sehen. Es ist hierdurch möglich, die Anastomose zwischen Sigmastumpf und Rektumstumpf unter relativer Anspannung des Sigmastumpfes durchzuführen, so daß die Anastomose hinterher im kleinen Bekken zu liegen kommt. Die abschließende Einordnung des Verfahrens in das Therapiespektrum des Rektumprolaps und die genaue Indikationsstellung dürften wohl erst nach weiteren und möglicherweise auch vergleichenden Untersuchungen mit anderen Operationsverfahren möglich sein.

Literatur

1. Vasilevsky CA, Goldberg S (1987) The use of the intraluminal stapling device in perineal recto sigmoidostomy for rectal prolaps. In: Ravitsch MM, Steichen FM (eds) Principles and practice of surgical stapling. Year book medical publishers, pp 480–486
2. Jostarndt L (1986) Die anale Kontinenz und ihre Störung. Gastroenterologische Reihe 24:1–187

Proktologie

227. Anatomie und Pathophysiologie des Haemorrhoidalleidens

W. Lierse

Anatomisches Institut der Universität Hamburg, Martinistraße 52, D-2000 Hamburg 20

Anatomy and Pathophysiology of Hemorrhoids

Summary. The internal (hemmorrhoidal) plexus consists of two groups of veins separated by the musculus canalis ani. The submucosal group forms the zona hemorrhoidalis. A direct communication between arteries and veins is the characteristic sign of this functional part of rectal circulation. In the nutritient part, the arterioles divide into capillaries. The vessels of the zona hemorrhoidalis are wrapped in by a system of elastic fibers, which split with age. Common pathogenetic factors of hemorrhoids may involve the spasm of anal sphincters and the absence of elastic fiber support of the plexus.

Key words: Hemorrhoids — Anatomy

Zusammenfassung. Der Plexus rectalis (haemmorrhoidalis) besteht aus zwei Venengruppen, die durch den M. canalis ani getrennt sind. In die submukösen Venen münden Arterien direkt ein; sie stellen den funktionellen Teil der Rectumzirkulation dar. Im nutritiven Teil gehen die Arterienäste in Kapillaren und dann in Venen über. Die Gefäße sind von einem Gitter elastischer Fasern umgeben, das im Alter zerreißt. Der muskuläre Spasmus und das Fehlen des elastischen Widerlagers sind u.a. pathogenetische Faktoren des Haemorrhoidalleidens.

Schlüsselwörter: Haemorrhoiden — Anatomie

Haemorrhoiden sind so deutlich und verbreitet, daß sie in der anatomischen Nomenklatur Namen gebend wurden. Die A., V. haemorrhoidalis superior, media und inferior wurden unterschieden. Die gleichen Gefäße werden heute als A., V. rectalis superior, media und inferior bezeichnet. Nur die Äste der A. rectalis superior speisen die Gefäße des Kontinenzorgans des Plexus rectalis (internus).

Haemorrhoiden sind Erweiterungen des Plexus rectalis (internus), der ein Teil des Kontinenzorganes darstellt. Nach den Beschreibungen von Staubesand, Stelzner und Machleidt (1963) münden Äste der A. rectalis superior direkt in die Glomerula venosa hemorrhoidalia, so daß in ihnen arterielles Blut fließt.

Mit Hilfe von Kunststoffen der Korrosionsanatomie und Injektionsstoffen, die nur Arterien, aber keine Kapillaren füllen, kann dieser Befund im Korrosionspräparat, im aufgehellten Präparat und im Rasterelektronenmikroskop dargestellt werden. Darüber hinaus sind diese direkten Übergänge enger Arterien in weite Gefäße im Lichtmikroskop sichtbar (Abb. 1). Dieses Gefäßgeflecht liegt in einem Gitter kollagener und elastischer Fasern, die beim Säugling noch quer, beim Kleinkind, Jugendlichen und Erwachsenen längsgespannt sind (Abb. 2). Bei Längsspannung wirken die elastischen und kollagenen Fasern auf den Rektumkanal und auf die intramuralen dünnwandigen Gefäße verengend, weil ihre Maschenweite enger wird. Mit zunehmendem Alter zerreißen die elastischen Fasern und verquellen. Eine reife elastische Faser besteht aus amorph aussehendem Pro-

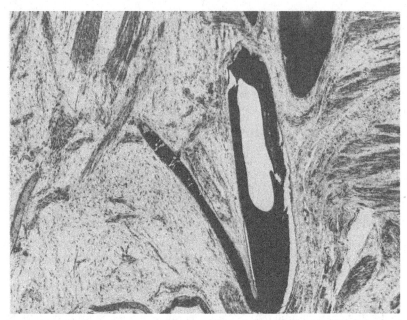

Abb. 1. Direkte Einmündung eines Astes der A. rectalis superior in ein Glomerulum haemorrhoidale. Goldner, Vergr. × 150

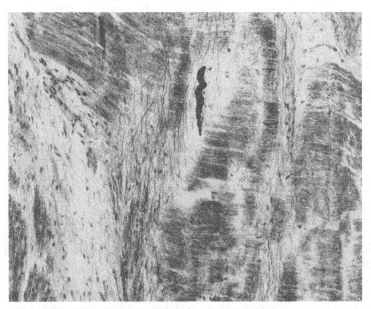

Abb. 2. Feine längsgespannte elastische Fasern in der Rektumwand eines Neugeborenen. Elastika-Goldner, Vergr × 150

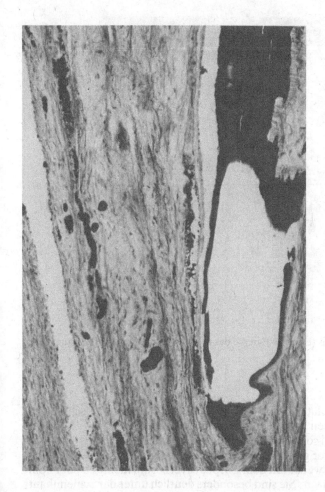

Abb. 3. Enge subepitheliale Venen des nutritiven und weite des funktionellen Systems. Goldner, Vergr × 150

tein-Elastin und Mikrofibrillen, die Glykoproteine enthalten (Kadar 1980, Fukuda et al. 1984). Elektronenoptische Untersuchungen an elastischen Fasern der Haut haben ergeben, daß in den ersten 2−3 Lebensjahrzehnten noch Reifungsprozesse an den elastischen Fasern stattfinden, woran sich dann stufenlos der Alterungsprozeß anschließt (Stadler und Orfanos 1978). Die Faseroberfläche wird unregelmäßig und die elastische Faser fragmentiert. Das gilt nach unseren Beobachtungen auch für die Rektumwand. Im histologischen Schnitt der Rektumwand des Erwachsenen ist die Elastika scheinbar vermehrt aber zerrissen. Funktionell ist die Elastizität wegen der Faserzerreißungen vermindert, so daß die strumpfartige Schienung der Gefäße und die Auspressung zwischen der Defäkation (Ruhephase) vermindert werden.

Das Blut wird über quere Gefäße aus der glattmuskulären Rektumwand in längsverlaufende Venenstämme zwischen der Längsmuskulatur des Rektum und dem M. sphincter ani externus gepreßt und von diesen Längsstämmen wiederum durch transsphinktere Gefäße in die Längsstämme der Adventitia des Rektums, die dann zum Plexus venosus rectalis (externus) gehören (Abb. 3). Bildlich handelt es sich um ein venöses Strickleitersystem, dessen Queranastomosen jeweils die Muskulatur durchsetzen: innen die glatte Muskulatur des Rektum und außen die quergestreifte Muskulatur des M. sphincter ani externus, und dessen Längsstämme im elastischen Bindegewebe zwischen den Muskellagen ziehen. Die Richtung des elastischen Fasersystems ändert sich von außen nach innen nicht, so daß die Venen teilweise parallel und teilweise gekreuzt zu den elastischen Fasern ziehen. Glatte

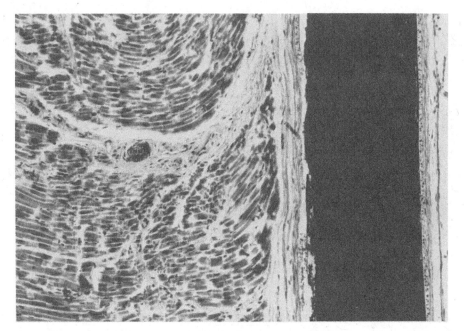

Abb. 4. Weite Vene des Plexus venosus (externus), in die das nutritive und funktionelle System münden. Goldner, Vergr × 150

Muskulatur, quergestreifte Muskulatur und Venen sind in eine kollagenelastische Faserkomponente, die beim Erwachsenen längsgerichtet ist, eingebunden.

Sie altert und zerreißt und wird so zum pathogenetischen Faktor.

Die Äste der A. rectalis superior gehen zusätzlich in Kapillaren über, die wie gewöhnlich in Venen münden. Sie sind entweder mit dem Corpus cavernosum identisch oder kommen als kleinere Gefäße zusätzlich vor. Sie sind besonders deutlich unter der Schleimhaut, zwischen Epithel und M. canalis ani, der auch in einem elastischen Längsstrumpf steckt (Abb. 4). Auch kleinere Venen der T. submucosa und der T. muscularis der Rektumwand und Venen des M. sphincter ani externus münden in die Längsstämme des Strickleitersystems. Man kann so zwei Kreisläufe am Kontinenzorgan unterscheiden: 1. das funktionelle System, das aus direkten Verbindungen zwischen engen und weiten Arterien besteht, die in Venen übergehen, und 2. das nutritive System, das aus Ästen der A. rectalis superior, Kapillaren und Venen zusammengesetzt ist. Beide Systeme münden in die adventitiellen Venen des Plexus venosus rectalis (externus). Beim Haemorrhoidalleiden ist zunächst das funktionelle und später auch das nutritive System betroffen.

Literatur

Kadar A (1980) Biology and pathology of elastic tissues. In: Robert AM, Robert L (eds) Frontiers of matrix biology. Karger, Basel, pp 54–68

Lierse W (1987) Applied anatomy of the pelvis. Springer, Berlin

Stadler R, Orfanos CE (1978) Reifung und Alterung der elastischen Fasern. Elektronenmikroskopische Studien in verschiedenen Altersperioden. Arch Dermatol Res 262:97–111

Staubesand J, Stelzner F, Machleidt H (1963) Über die „goldenen Adern" – ein Beitrag zur Histophysiologie der sogenannten Glomerula venosa haemorrhoidalia. Gegenbaurs Morphol Jahrb 104:405–419

228. Technik, Vorgehen und Wertigkeit bei ambulanter Haemorrhoidentherapie

J.-U. Bock

Goethestraße 9, D-2300 Kiel

Technique, Procedure and Evaluation of Ambulant Treatment of Hemorrhoids

Summary. The treatment of piles should aim to reduce the abundant hemorrhoidal tissue in accordance with the stage (1.°−3.°). In all cases an attempt should be made to regulate bowel function while avoiding straining. A high fibre diet is advised or a bulk laxative may be necessary. Advice on anal hygiene is given. If this treatment fails, infrared coagulation or injection sclerotherapy is indicated. Second or second to third degree hemorrhoids should be treated with rubber band ligation from the very beginning. In view of their possible complications, both methods should be used only by trained and experienced physicians.

Key words: Piles − Basic Treatment − Ambulant Therapy

Zusammenfassung. Die Therapie des Haemorrhoidalleidens muß das vergrößerte Haemorrhoidalgewebe stadiengerecht reduzieren: Basistherapie bei Haem. 1.° ist eine Normalisierung der Defäkationsgewohnheiten, der Stuhlkonsistenz, des Sphinktertonus sowie eine ausreichende Analhygiene − ggf. ergänzt durch eine Lokalbehandlung mit Salbe u./o. Analtampons. Ein ausbleibender Therapieerfolg ist die Indikation zur Infrarotkoagulation oder Sklerosierungstherapie. Die optimale ambulante Therapie von Haem. 2.°, 2.°−3.° und des segmentären Analprolapses stellt die Gummiligaturbehandlung dar. Aufgrund ihrer Komplikationsmöglichkeiten gehören beide Behandlungsmethoden in die Hand des entsprechend ausgebildeten und geübten Arztes.

Schlüsselwörter: Hämorrhoidalleiden − Basistherapie − ambulante Behandlung

Der dem Feinverschluß dienende Hämorrhoidalplexus stellt einen wesentlichen Teil des anorektalen Kontinenzorgans dar [1]. Dementsprechend sind also nicht die „Hämorrhoiden" oder ihre asymptomatische Vergrößerung therapiebedürftig, sondern nur das Hämorrhoidalleiden, an dem ca. 60−80% aller Erwachsenen irgendwann einmal laborieren. Zur symptomatischen Therapie von Bluten, Brennen, Nässen, Juckreiz und Druckgefühl wurden im Jahre 1987 in der BRD „Hämorrhoidalmittel" im Werte von 84 Mio. DM rezeptiert. Ursache dieser Beschwerden ist eine Vergrößerung des Hämorrhoidalplexus (1.°, 2.° oder 3.°), die bei 1.°- (und 2.°) Hämorrhoiden nur proktoskopisch − nicht digital − diagnostizierbar ist. Voraussetzung einer Therapie ist a) der Ausschluß einer höher gelegenen Blutungsquelle (Malignom, Polypen, entzündliche Darmerkrankungen etc.) durch folgende *Basisdiagnostik:* Anamnese, Untersuchung des Abdomens, Inspektion und Palpation der Analregion, digitale rektale Untersuchung (incl. Prostata), Prokto- und Rektosigmoido- bzw. Coloskopie sowie b) die Sanierung anderer proktologischer Erkrankungen (z.B. Fissur, Fistel, Abszeß etc.). Die nachfolgende Therapie muß dann die stadiengerechte Reduzierung des Hämorrhoidalgewebes auf eine physiologische Größe zum Ziel haben.

Die *Basistherapie* besteht in einer Normalisierung a) der Defäkationsgewohnheiten [2] (Stuhlgang nur bei Stuhldrang, Vermeiden jeden Pressens, Absetzen aller Laxantien), b) der Stuhlkonsistenz [3] (geformte, nicht zu feste Stuhlsäule durch eine ballaststoffreiche, fettarme Kost mit ausreichender Flüssigkeitszufuhr, Vermeiden von Genußgiften wie Alkohol, Nikotin, scharfen Gewürzen etc.) sowie c) des Sphinktertonus und d) einer ausreichenden, nicht übertriebenen Analhygiene. Sie kann ergänzt werden durch eine symptomatische Lokalbehandlung mit *Salben,* die eine adstringierende (hämostyptische) u./o. antiphlogistische u./o. anästhesierende Wirkung haben sollen. Salben mit allergisierenden Substanzen wie Parastoffen (z.B. Benzocain), Perubalsam u.ä. sollte nicht angewandt werden [4]. Nur kurzfristig indiziert sind corticoidhaltige Salben. Antimykotica sollten nur bei Pilznachweis und dann ggf. auch peroral rezeptiert werden. Sinnvoll sind auch *Analtampons,* Supp. ascendieren ins Rektum und sind daher bei Erkrankungen im Bereich des Analkanals sinnlos.

Palliativ wirken ebenso *Wärme-* [5] bzw. *Kältesonden* [6], wobei durch die Wärme eine bessere Zirkulation und damit ein verbesserter venöser Abfluß, durch Kälte ein antiödematöser und damit auch antiphlogistischer Effekt erreicht werden soll. Eine *Dehnungsbehandlung* dient bei erhöhtem Sphinktertonus der Wiederherstellung der normalen Elastizität des analen Kanals.

Bei blutenden Hämorrhoiden bringt das am häufigsten angewandte Verfahren, die *Sklerosierungsbehandlung* schnelle Erfolge. Bei dem Vorgehen nach Blanchard [7] bzw. Bensaude [8] werden durch ein vorn offenes Proktoskop in 3 Sitzungen jeweils ca. 3 × 2 ml einer 5%igen Phenolerdnuß- oder -Mandelöl-Lsg. streng submukös paravasal injiziert. Das Blond'sche Verfahren [9] verwendet hochprozentige alkoholische oder Chinin-Lösungen: In bis zu 10 Sitzungen wird tropfenweise streng submukös in den Hämorrhoidalknoten ggf. bis dicht an die Linea dentata injiziert [10]. Die Sklerosierung bringt kurzfristig Erfolge bis zu 90% [11, 12], wobei die Rezidivrate nach 4 Jahren über 65% liegt [13, 14]. Senapati und Nicholls [15] sahen in einer kontrollierten randomisierten Studie allerdings keinen signifikanten Unterschied bei der Behandlung blutender Hämorrhoiden durch eine Sklerosierungsbehandlung mit Gabe von Ballaststofen oder durch Ballaststoffe allein.

Komplikationen sind lokale Nekrosen, Blutungen, Ulcera, atypische Abszesse [16], eine Prostatitis sowie Rektumnekrosen [17]. Chininfreie Lösungen vermeiden beim Blond'schen Verfahren chronikinduzierte Allergien oder einen anaphylaktischen Schock [18]. Kontraindikationen sind Schmerzen in der Analregion (falsche Indikation!), Gravidität, Colitis ulcerosa, M. Crohn und hämorrhagische Diathesen.

Keine Kontraindikationen gibt es bei der *Infrarotkoagulation* nach Neiger [19]. Der Hämorrhoidalplexus wird mit dem vorn offenen Proktoskop eingestellt und das Ende eines Lichtleiters knapp *oberhalb* der Hämorrhoidalknoten auf die Mukosa gesetzt. Die zeitlimitierte Strahleneinwirkung erzielt Nekrosen von ca. 3 mm zur Tiefe und zu den Seiten hin. In 6−8 Sitzungen werden jeweils 4 Koagulationsnekrosen gesetzt. Dieses Verfahren eignet sich besonders zur Blutstillung bei Hämorrhoiden 1.° bzw. bei Direktanwendung zur lokalen Blutstillung und, da kein „Fremdmaterial" eingebracht wird, zur Hämorrhoidalbehandlung während der Gravidität. Die Kurzzeitergebnisse sind ähnlich gut wie bei der Sklerosierungsbehandlung, die Langzeitergebnisse etwas schlechter.

Effektiv ist die Behandlung von Hämorrhoiden 2.° durch elastische Gummiligaturen nach Barron [20]: Der vergrößerte Hämorrhoidalknoten wird mit einer Zange durch einen Applikator gezogen bzw. durch ein Vakuum in ihn hineingesogen. Danach wird ein auf dem Applikator sitzender Gummiring abgeschoben und so die Basis des Hämorrhoidalknotens stranguliert. Durch Abfall des nekrotischen Gewebes nach ca. 14 Tagen wird das vergrößerte Hämorrhoidalgewebe auf eine physiologische Größe reduziert. Pro Sitzung sollten 1−2 Knoten in ca. 3−4wöchigen Abständen ligiert werden. Bei guten Kurzzeitergebnissen [21] sind auch nach 5 Jahren ca. 69% der Patienten beschwerdefrei und sogar 80% gegenüber dem Ausgangsbefund wesentlich gebessert [22].

Komplikationen sind Stuhldrang, ein unbestimmtes Druckgefühl, Schmerzen und ggf. eine Harnsperre. Blutungen, die in bis zu 5% aller Fälle auftreten [23], lassen sich ohne Probleme nach Unterspritzung mit einem Lokalanästheticum (ggf. mit Adrenalinzusatz) oder Por 8 durch Elektrokoagulation oder eine Umstechung durch das Proktoskop stillen. Bei schwersten Infektionen mit Anaerobiern, die als Einzelfallbeschreibungen veröffentlicht wurden [23, 24, 25, 26], muß sofort interveniert werden.

Kryo-Therapie [27] und *Elektro-„Stichelung"* bzw. *Elektrokoagulation* führen wegen der ungenauen Dosierbarkeit zu einer nicht exakt vorhersehbaren Zerstörung des Hämorrhoidalplexus. Neben Schmerzen tritt bei der Kryo-Therapie zudem ein langfristiger Abgang übelriechender Nekrosen auf [28]. Diese Therapieformen sollten daher der Vergangenheit angehören.

Auch bei Hämorrhoiden 2.°–3.° – insbesondere bei segmentär prolabierenden Knoten – bringt die elastische Gummiligatur gute Ergebnisse: Das prolabierte Anoderm wird teilweise wieder in den analen Kanal zurückgezogen, das prolabierende Hämorrhoidalgewebe verkleinert. Bei einer segmentären Hämorrhoidektomie in Lokalanästhesie kann die Gummiligatur die notwendige Durchstichligatur an der Basis des excidierten Knotens ersetzen.

Zusammenfassung

Ziel der Behandlung des Hämorrhoidalleidens ist es, eine möglichst weitgehende Beschwerdefreiheit des Patienten mit einer einfachen, komplikationsarmen Behandlungsmethode zu erreichen. Während vor ca. 20 Jahren noch der überwiegende Teil der Pat. operiert wurde, hat sich das Therapiekonzept jetzt mehr zu einem konservativen bzw. semioperativen Vorgehen verschoben:

Bei Hämorrhoiden 1.° sollte zunächst die o.a. Basistherapie durchgeführt werden, bei Erfolgslosigkeit nach ca. 14 Tagen die Infrarotkoagulation bzw. die Sklero-Therapie. Ein „Überziehen" dieser Methode durch falsch indizierte bzw. unsachgemäß durchgeführte Sklerosierungen führt genauso wie wiederholte „Sklerosierungsserien" zu einer Zerstörung des Hämorrhoidalplexus (Zeröden statt Veröden – Müller-Lobeck). Aufgrund der erwähnten Komplikationsmöglichkeiten gehört auch die Sklerosierungsbehandlung in die Hand des entsprechend ausgebildeten und geübten Arztes.

Hämorrhoiden 2.°, 2.°–3.° und ggf. der segmentäre Analprolaps sind die Hauptindikationen für die Gummiligaturbehandlung. Aufgrund der dargestellten Gefahren muß eine ausführliche Aufklärung des Patienten (mit Merkblatt!) erfolgen, eine schnellstmögliche Behandlung von Komplikationen gewährleistet sein.

Hämorrhoiden 3.° und 4.° stellen aus chirurgischer Sicht eine Operationsindikation dar.

Literatur

1. Stelzner F, Staubesand J, Machleidt H (1962) Das Corpus cavernosum recti – die Grundlage der inneren Hämorrhoiden. Langenbeck's Arch Chir 299:302–303
2. Dehn TCB, Kettlewell MGW (1989) Haemorrhoids and defaecatory habits. Lancet I:54–55
3. Müller-Lobeck H (1987) Überlegungen zur Entstehung des Hämorrhoidalleidens. Verdauungskrankheiten 5:185–187
4. Peters K-P, Heese A, Bäurle G (1989) Allergische Kontaktekzeme und deren Auslöser bei proktologischen Behandlungen. In: Junghans PC, Brühl W, Zenner O (Hrsg) Aktuelle Koloproktologie, Band 5. Edition Nymphenburg, München, S 141–147
5. Roethlin M, Buchmann P (1988) Die Wärmetherapie innerer Hämorrhoiden ersten und zweiten Grades im Vergleich mit anderen Therapieformen. Schweiz Rundsch Med Prax 77 (40):1069–1074
6. Götz V, Kupke D (1981) Bemerkenswerte Ergebnisse durch die Anwendung einer Kälte-Therapie bei Hämorrhoidalerkrankungen. Ärztliche Praxis XXXIII/26:950–956
7. Blanchard CE (1928) Text book of ambulant proctology. Medical Success Press, Youngstown Ohio, p 134
8. Bensaude A (1967) Les hémorroides et affections courantes de la région anale. Libraire Maloine SA, Paris
9. Blond K, Hoff H (1936) Das Hämorrhoidalleiden. Deuticke, Leipzig Wien

10. Stein E (1986) Proktologie-Lehrbuch und Atlas. Springer, Berlin Heidelberg New York Tokyo, pp 67–69
11. Stelzner F (1987) Hämorrhoiden. Dt Ärztebl 84/37:B1654–B1658
12. Greca F, Hares M, Neva E, Alexander-Williams J, Keighley RB (1981) A randomized trial to compare rubber band ligation with phenol injection for treatment of haemorrhoids. Br J Surg 68:250–251
13. Kirsch JJ (1989) Sklerosierungsbehandlung des Hämorrhoidalleidens. In: Junghans PC, Brühl W, Zenner O (Hrsg) Aktuelle Koloproktologie Band 5. Edition Nymphenburg, München, S 141–147
14. Dencker H, Hjorth N, Norryd C, Tranberg K-G (1973) Comparison of results obtained with different methods of treatment of internal haemorrhoids. Acta Chir Scand 139:742–745
15. Senapati A, Nicholls RJ (1988) A randomised trial to compare the results of injection sclerotherapy with a bulk laxative alone in the treatment of bleeding haemorrhoids. Int J Colorect Dis 3:124–126
16. Ribbans WJ, Radcliffe AG (1985) Retropertoneal abscess following sclerotherapy for hemorrhoids. Dis Col Rectum 28:188–189
17. Haas D (1976) Rekto-Sigmoid-Nekrose nach Hämorrhoidalverödung. Helv Chir Acta 43:591–592
18. Schneider KW (1980) Anaphylaktischer Schock nach Sklerotherapie von Hämorrhoiden. Colo-Proctology 2:255–256
19. Neiger A (1986) Hämorrhoidenbehandlung durch Infrarotkoagulation. Chir Gastroenterol 2:5–8
20. Barron J (1963) Office ligation treatment of hemorrhoids. Dis Col Rect 6:109–113
21. Lau WY, Chow HP, Poon GP, Wong SH (1982) Rubber band ligation of three primary hemorrhoids in a single session. Dis Col Rect 25:336–339
22. Wrobleski DE, Corman ML, Veidenheimer MC, Coller JA (1980) Longterm evaluation of rubber ring ligation in hemorrhoidal disease. Dis Col Rect 23:478–482
23. s. unter 12
24. O'Hara VS (1980) Fatal clostridial infection following hemorrhoidal banding. Dis Col Rect 23:570–571
25. Russell TR, Donohue JH (1985) Hemorrhoidal banding – a warning. Dis Col Rect 28:291–293
26. Wechter DG, Luna GK (1987) An unusual complication of rubber band ligation of hemorrhoids. Dis Col Rect 30:137–140
27. Shemesh EI, Kodner IJ, Fry RD, Neufeld DM (1987) Severe complication of rubber band ligation of internal hemorrhoids. Dis Col Rect 30:199–200
28. Goligher JC (1976) Cryosurgery of hemorrhoids. Dis Col Rect 19:213–218
29. Oh C (1981) One thousand cryohemorrhoidectomies – an overview. Dis Col Rect 24:613–617

229. Operationstechniken und Langzeitergebnisse bei Hämorrhoidalleiden aus klinischer Sicht

P. Buchmann

Departement Chirurgie, Klinik für Viszeralchirurgie Universitätsspital Zürich, Rämistr. 100, CH-8091 Zürich

Hemorrhoids: Operative Technique and Long-Term Results from a Clinical Standpoint

Summary. The decongestion of the hemorrhoidal cushion is the main principle in treating piles. This is achieved with a diet high in roughage. Although severe hemorrhoids are not cured by buld-forming agents, they are of central importance to prevent recurrences. Hemorrhoidectomy should be performed mainly in cases of hemorrhoidal prolapse. Results of the three most often used techniques (Milligan-Morgan, Parks, Ferguson) are more or less comparable, although the presentation of the details in the literature is contradictionary. Each surgeon should use the technique that suits him best. We prefer the closed operation described by Ferguson.

Key words: Hemorrhoidectomy − Operative Technique − Closed hemorrhoidectomy

Zusammenfassung. Das wichtigste Prinzip bei der Hämorrhoidalbehandlung ist die Abschwellung des Plexus haemorrhoidalis internus. Dies wird in erster Linie durch eine ballastreiche Kost erreicht. Bei prolabierenden Hämorrhoiden genügt diese aber nicht für eine Heilung, ist aber von zentraler Bedeutung als Rezidivprophylaxe. Prolabierende Hämorrhoiden müssen in der Regel operativ entfernt werden. Die drei am häufigsten angewandten Methoden (Milligan-Morgan, Parks, Ferguson) weisen ähnliche Ergebnisse auf. Details werden in der Literatur widersprüchlich dargestellt. Jeder Chirurg sollte diejenige Technik anwenden, welche ihm am besten liegt. Wir bevorzugen die geschlossene Operation nach Ferguson.

Schlüsselwörter: Hämorrhoidektomie − Operationstechnik − geschlossene Hämorrhoidektomie

Der Plexus haemorrhoidalis internus ist als Schwellkörper mit für den Feinverschluß des Analkanales verantwortlich und als solcher schon beim Neugeborenen funktionstüchtig. Arteriolo-venöse Anastomosen erlauben eine rasche Füllung des Schwellkörpers. Während der Defäkation sollten die erweiterten Venen ausgepreßt werden, so daß sich die Schleimhaut dem oberen Analkanal anlegen kann. Ist der Blutfluß in den abführenden Venen, welche zum Teil transsphinkter, zum Teil intramural in der Wand der Ampulla recti verlaufen (Abb. 1), durch eine Sphinkterdruckerhöhung, respektive Steigerung des intraluminalen Druckes bei kleinen Kotmengen infolge einer ballastarmen Kost behindert, erfolgt eine Herniation der Hämorrhoiden bei der Defäkation [3]. An den tiefstgelegenen Stellen reißt die Schleimhaut oberflächlich ein und es kommt zu den bekannten hellroten Hämorrhoidalblutungen.

Das Ziel der Therapie des Hämorrhoidalleidens muß demnach die Abschwellung der Gefäßkissen sein. Der wichtigste Eckpfeiler des Behandlungsplanes ist die ballastreiche

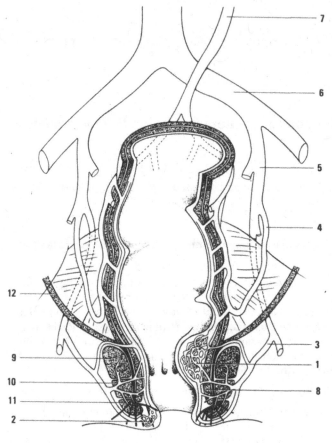

Abb. 1. Längsschnitt durch das Anorektum mit besonderer Berücksichtigung der venösen Abflußverhältnisse aus dem Plexus haemorrhoidalis superior und inferior.
1 = Plexus haemorrhoidalis superior (internus)
2 = Plexus haemorrhoidalis inferior (externus)
3 = Vena haemorrhoidalis inferior
4 = Vena haemorrhoidalis media
5 = Vena iliaca interna
6 = Vena iliaca communis
7 = Zur Vena mesenterica inferior und porta
8 = Musculus sphincter ani internus
9–11 = Musculus sphincter ani externus:
9 = oberster Anteil = Puborektalisschlinge
10 = mittlerer Anteil
11 = unterster Anteil
12 = Musculus levator ani [aus 3]

Kost, welche mit einer ausreichenden Flüssigkeitszufuhr eine voluminösere und weichere aber immer noch geformte Kotsäule ergibt. Beim fortgeschrittenen Hämorrhoidalleiden, das heißt, wenn die Herniation zum sichtbaren Prolaps führt und oft eine digitale Reposition nötig ist, genügt die ballastreiche Kost in der Regel nicht. Ihr Wert als Rezidivprophylaxe bleibt aber uneingeschränkt bestehen.

Hämorrhoidektomiemethoden

Schon im Altertum wurde ligiert, exzidiert und kauterisiert. Die damals ohne Anästhesie angewandten Techniken mußten ungeheuer schmerzhaft gewesen sein. In einer mittelalterlichen Schrift wird sogar bemerkt, daß das Schreien der Patienten während der Operation günstig wäre, da dadurch die Hämorrhoiden besser hervortreten würden. Es ist anzunehmen, daß unter diesen Umständen nur Patienten mit einem fortgeschrittenen Hämorrhoidalleiden die Behandlung suchten. Heute hingegen erscheint der Patient schon nach dem kleinsten Blutverlust beim Arzt, was für die Karzinomfrüherfassung wünschenswert ist. Die operative Behandlung des Hämorrhoidalleidens sollte aber nach wie vor in erster Linie bei der fortgeschrittenen Erkrankung Anwendung finden (Grad III und IV, das heißt bei der Notwendigkeit zur digitalen Reposition oder des außen fixierten Prolapses).

Viele Methoden und technische Varianten wurden in den letzten 150 Jahren beschrieben. Bis heute sind vor allem die Namen von vier Chirurgen und ihre Techniken den mei-

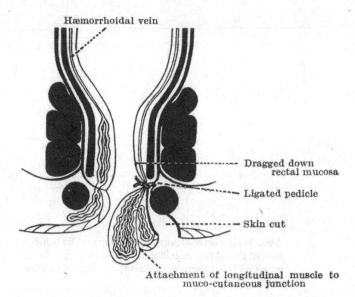

Abb. 2. Tiefe Ligatur bei der
Methode nach Milligan-Morgan [aus 9]

sten Ärzten ein Begriff. Walter Whitehead, Edward Thomas Campbell Milligan, Alan
Parks, James A. Ferguson.

Die Methode von Whitehead (1882) [12] wird nur von wenigen Chirurgen in leichten
Modifikationen angewandt und gilt bei vielen als obsolet. Der zirkulären Exzision der
Hämorrhoiden tragenden Schleimhaut folgt die Naht der Rektumschleimhaut an die Linea
dentata. In Verruf gekommen ist die Technik wegen des gelegentlich starken intraoperativen Blutverlustes, gehäufter sensorischer Inkontinenz, den vielen Wunddehiszenzen mit
nachfolgender Striktur und der Entwicklung eines Schleimhautektropiums. Da trotz der
zirkulären Ausschneidung Rezidivhämorrhoiden entstehen können, scheint diese
Methode mehr Nachteile als Vorteile gegenüber den drei anderen aufzuweisen.

1937 publizierte Milligan zusammen mit Morgan, Naunton und Officer die heute als
Milligan-Morgan-Operation bekannte Technik [9]. Der zugrundeliegende Gedanke war,
durch die Exzision und tiefe Ligatur die Wunde im Analkanal und damit das Risiko zur
Striktur klein zu halten. Die V-förmige Exzision auf Höhe der Hämorrhoide wird von
perianal bis zur Linea dentata gezogen. Die Mukosa wird höchstens leicht konvex eingekerbt, um den Schleimhautstiel etwas zu verschmälern. Da während der ganzen Operation
am Exzisat gezogen wird, verlagert sich der innere Sphinkter leicht nach distal, so daß sein
unterster Rand auf Höhe der äußersten Externusschlinge liegt. Dadurch ist er leicht zu
identifizieren und zu schonen. Die Hämorrhoide wird während des Knüpfens der kräftigen
Ligatur nach außen gezogen, so daß sie durch den knapp oberhalb der Linea dentata liegenden Knoten stranguliert wird und ohne Nachblutung abgeschnitten werden kann
(Abb. 2).

Parks (1956) beschrieb die submuköse Hämorrhoidektomie mit hoher Ligatur [11]. Die
Operation erfolgt ausschließlich im Analkanal. Nach reichlicher Infiltration eines Hämo-
styptikums wird ein tennisschlägerartiger Schnitt angelegt, welcher seinen „Schaft" gegen
die Ampulle gerichtet und die quere Inzision im Bereiche der „Fixation der Schlagfläche"
auf Höhe der Linea dentata aufweist. Es lassen sich so zwei mukokutane Flügel aufklappen
und das Geflecht des Plexus haemorrhoidalis internus vom Sphincter ani internus abpräpa-
rieren. Am inneren Ende des Analkanales wird die hohe Ligatur gesetzt (Abb. 3) und die
Lappen zurückgelegt (Abb. 4). Diese Methode verspricht eine rasche Heilung, weniger
postoperative Schmerzen und ein kleines Risiko zur Strikturbildung. Sie ist aber technisch
schwierig, zeitaufwendig und mit Rezidiven behaftet.

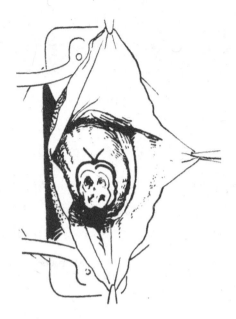

Abb. 3. Hämorrhoidektomie nach Parks: Die Schleimhaut ist flügelartig aufgeklappt und der hoch ligierte submuköse Plexus haemorrhoidalis ist als Stumpf sichtbar [aus 11]

Ferguson (1959) empfahl die Exzision der Hämorrhoiden mit anschließender Wundnaht [5]. Man spricht daher von der „geschlossenen Hämorrhoidektomie" (Abb. 5). Sie löste die von Mitchell (1903) beschriebene Hämorrhoidektomie mit Naht über die an die Hämorrhoide angelegte Klemme ab [10]. Der Fortschritt besteht darin, daß nicht gequetschte Wundränder vernäht, sondern der vitale Rand der Exzision nach hoher Ligatur adaptiert wird. Muß gleichzeitig mit den Hämorrhoiden auch eine große Mariske entfernt werden und besteht dadurch die Gefahr, daß auf Höhe der Linea anocutanea der Anus durch die Naht eingeengt würde, läßt man den äußersten Abschnitt der Wundnaht weg. Es werden so die Vorteile der Methoden von Parks und Milligan-Morgan kombiniert, indem einerseits die hohe Ligatur weniger Schmerzen verursacht, die Auskleidung des Analkanales die Gefahr der Narbenstriktur verringert und andererseits der Eingriff nicht allzu schwierig ist.

Vergleich der Methoden

Es wurden bereits einige Vor- und Nachteile der verschiedenen Operationen erwähnt. Obwohl die Methode von Whitehead immer wieder Verfechter findet, ist sie nicht weit verbreitet und sollte nur in ganz speziellen Fällen, zum Beispiel einer zirkulären Thrombose im Plexus haemorrhoidalis internus, angewandt werden (Abb. 6).

Im Wettstreit um die Gunst der Chirurgen bleiben die drei anderen Verfahren. Verschiedene Kriterien werden zur Beurteilung herangezogen: Die Wundheilungszeit, die Schmerzhaftigkeit, die Komplikationshäufigkeit (Nachblutung, Harnretention, Narbenstriktur) und selbstverständlich die Rezidivrate. Leider existieren kaum prospektive oder vergleichende Studien. Zudem werden die Publikationen in der Regel von den Operateuren selbst verfaßt, was Marvin L. Corman 1989 zum Ausspruch veranlaßt: „Simply stated, every surgeon is satisfied with the procedure if he makes the effort to submit the results for publication" [4].

Die Wundheilungszeit scheint bei der Methode nach Milligan-Morgan am längsten zu dauern, was auch einleuchtet, da es sich von Anfang an um eine per secundam Heilung mit Granulation und sekundärer Epithelialisation handelt. Obwohl in gewissen Publikationen

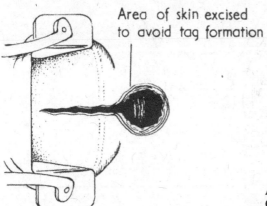

Area of skin excised
to avoid tag formation

Abb. 4. Hämorrhoidektomie nach Parks: Die
Operation kann ohne Wundnaht beendet
werden [aus 11]

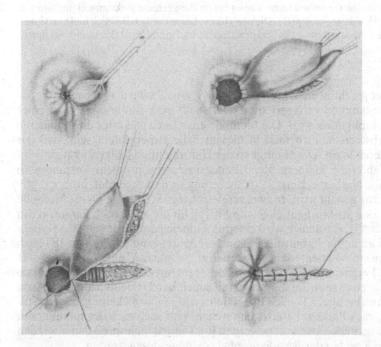

Abb. 5. Geschlossene Hämorrhoidektomie nach Ferguson: Zunächst wird die Haut außerhalb der
Linea anocutanea mit einer Klemme gefaßt und mit einer zweiten Klemme die Hämorrhoide herausgezogen. Mit dem Messer wird der Schleimhaut-Hautkeil exzidiert und an der Basis die Durchstechungsligatur gesetzt. Zum Schluß legt man von der zentralen Durchstechungsligatur aus eine fortlaufende
Naht [aus 3]

von einer Nahtdehiszenz gesprochen wird, ist dies bei einem offenen Verfahren gar nicht
möglich, bei der Operation nach Ferguson aber in knapp einem Fünftel der Fälle zu erwarten [2, 13].

Von den hohen Ligaturen (Parks und Ferguson) wird erwartet, daß sie weniger Schmerzen verursachen als die tiefe Ligatur bei Milligan-Morgan. Trotzdem sind die Angaben in
der Literatur widersprüchlich, da die Schmerzempfindlichkeit großen individuellen
Schwankungen unterliegt. Auf alle Fälle ist die erste Defäkation am schmerzhaftesten,
auch wenn man versucht, den Stuhl von Anfang an weich zu halten.

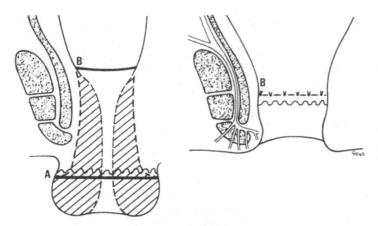

Abb. 6. „Whitehead-Operation" beim inkarzerierten, thrombosierten Analprolaps. Die prolabierte Mukosa wird 1–2 mm von der Linea dentata entfernt zirkulär indiziert (A) und mit dem darunterliegenden Bindegewebe sowie den thrombosierten Venen bis an die gesunde Rektumschleimhaut von der Unterlage gelöst und zirkulär abgesetzt (B). Die prolabierte Linea dentata läßt sich nun nach innen schlagen und die endoanale Anastomose zwischen prolabierter und gesunder Rektummukosa durchführen [aus 3]

Ein Hauptvorteil der geschlossenen Methode ist das kleine Risiko der Nachblutung, da die Abtragungsstelle submukös verlagert ist und deshalb eine Blutung nicht zu einer lebensbedrohlichen Komplikation wird. Die Methode eignet sich daher für die ambulante Durchführung [2]. Selbstverständlich muß in diesem Falle sichergestellt sein, daß der Patient ungestört urinieren kann. Die Häufigkeit der Harnretention hängt aber nicht vom gewählten Verfahren ab. Eine kleinere Stenosierungsrate ist von einem Verfahren zu erwarten, welches kleine Narben erzeugt. Voraussetzung ist natürlich, daß intraoperativ der Analkanal nicht zu eng genäht wird. In zwei vergleichbaren Studien ist für die Methode nach Milligan-Morgan eine Strikturhäufigkeit von 1% [1], für diejenige nach Ferguson von 0,2% angegeben worden [7]. Zusätzlich wird eine Inkontinenzhäufigkeit von 2%, respektive 1% vermerkt. Bei einer Nachkontrollzeit von 1–7 Jahren sind 90,7% von 183 nach Milligan-Morgan operierten Patienten beschwerdefrei, verglichen mit 92,3% bei 441 Patienten, welche nach Ferguson operiert worden sind. Der Unterschied in der Rezidivrate erscheint dabei unerheblich zu sein. Sie steigt aber mit zunehmender Beobachtungszeit von etwa 1% nach 2–3 Jahren bis über 8% nach 10–12 Jahren [8]. Obwohl keine größeren Studien über die Methode nach Parks zur Verfügung stehen, sind auch nach der submukösen Resektion Rezidivhämorrhoiden bekannt geworden [6]. Einmal mehr muß daher auf den Wert der ballastreichen Kost bei der Rezidivprophylaxe hingewiesen werden.

Abgesehen von hochspezialisierten Kliniken braucht der Ersatz einer eingeführten Operationstechnik durch ein neues Verfahren in der Regel eine Generation oder einen Chefarztwechsel, was vermutlich gar nicht schlecht ist. Bei der Wahl der Methode sollte sich der Chirurg weniger auf die im Schrifttum dargestellten, ausgezeichneten Resultate eines Spezialisten stützen, sondern die für ihn einfach und sicher durchführbare Technik wählen. Erst die eigenen schlechten Ergebnisse oder gehäuften Komplikationen sollten ihn zum Wechsel seiner Routine veranlassen.

Literatur

1. Baradnay G (1974) Late results of hemorrhoidectomy according to Milligan and Morgan. A follow-up study of 210 patients. Am J Proctol 25:59–62
2. Baumann R, Buchmann P (1988) Die geschlossene Hämorrhoidektomie nach Ferguson – Methode der Wahl? Schweiz Rundschau Med (Praxis) 77:1078–1081

3. Buchmann P (1988) Lehrbuch der Proktologie, 2. Auflage. Huber, Bern Stuttgart Toronto
4. Corman ML (1989) Colon and rectal surgery, 2nd edition. Lippincott, Philadelphia
5. Ferguson JA, Heaton JR (1959) Closed haemorrhoidectomy. Dis Colon Rectum 2:176−179
6. Goligher J (1984) Surgery of the anus, rectum and colon, 4th edition. Baillière Tindall, London
7. McConnell JC, Khubchandani IT (1983) Long-term follow-up of closed hemorrhoidectomy. Dis Colon Rectum 26:797−799
8. Militarev JM, Protasevitsch NN (1977) Hemorrhoidectomy. Comparative appreasal in the light of long-term results. Am J Proctol 28:43−47
9. Milligan ETC, Morgan C, Naunton JLE, Officer R (1937) Surgical anatomy of the anal canal, and the operative treatment of haemorrhoids. Lancet II:1119−1124
10. Mitchell AB (1903) A simple method of operating on piles. Br Med J 1:428−483
11. Parks AG (1956) Surgical treatment of haemorrhoids. Br J Surg 43:337−351
12. Whitehead W (1882) Surgical treatment of haemorrhoids. Br Med J 1:148−150
13. Wolf JS, Munoz JJ, Rosin JD (1979) Survey of hemorrhoidectomy practices: Open versus closed techniques. Dis Colon Rectum 22:536−538

230. Diagnostik und Behandlungsprinzipien der Analfissur

A. Dörner und R. Winkler

Chirurgische Abteilung des Ev. Krankenhauses Alten Eichen, Jütländer Allee 48, D-2000 Hamburg 54

Anal Fissure – Diagnosis and Principles of Treatment

Summary. The diagnosis of an anal fissure can be made definitively on the basis of history and inspection. Therapy aims to stop the vicious circle of increased resting pressure, decreased perfusion, pain and obstipation. Chronic fissures are complicated by an incomplete fistula-in-ano. It is treated by laying open the fistula and sphincterotomy.

Key Words: Anal fissure – Fistula-in-ano

Zusammenfassung. Die Diagnose einer Analfissur kann durch Anamnese und Inspektionsbefund eindeutig gestellt werden. Das Behandlungsziel steht bei der akuten Fissur in einer Unterbrechung des Circulus vitiosus aus erhöhtem Sphinktertonus, Minderperfusion, Schmerz und Obstipation. Bei der chronischen Fissur hingegen kommt der Beseitigung regelhaft aufzufindender, inkompletter Analfisteln essentielle Bedeutung zu.

Schlüsselwörter: Analfissur – inkomplette Analfistel

Diagnostik

Analfissuren sind längsgerichtete Defekte im Anoderm, der hochsensiblen aus unverhorntem Plattenepithel bestehenden Auskleidung des Analkanals.

Sie sind der Inspektion durch leichtes Ektropieren des Afters gut zugänglich (Abb. 1). Die Palpation ergibt, falls sie überhaupt toleriert wird, einen hohen Sphinktertonus. Der Tastbefund der Fissur selbst reicht vom eben zu fühlenden Defekt der akuten Fissur bis zur derben Narbenplatte mit aufgeworfenem Randwall und reaktiv vergrößerten Analpapillen bei der chronischen Fissur.

Im Zusammenhang mit einer Anamnese von Defäkationsschmerzen, intensivem Nachschmerz über Stunden nach kurzem freien Intervall sowie diskreten Blutungen kann die Diagnose eindeutig gestellt werden. Weitere Untersuchungen sollten dem Patienten erspart werden. Sie bieten meist keine neuen Gesichtspunkte. Häufig ist ein therapeutisches Vorgehen in Anästhesie ohnehin erforderlich.

Auffällig ist der Zusammenhang zwischen der Symptomatologie einer therapierefraktären, chronischen Prostatitis und der Analfissur [15].

90% dieser Läsionen liegen in der hinteren Analkommissur, die restlichen 10% – überwiegend bei Frauen – vorn. Andere, atypische Lokalisationen sind extrem selten und deuten auf komplizierende Grunderkrankungen hin (Tabelle 1). ⅔ unserer Patienten (64,5%) waren zwischen 30 und 50 Jahren alt.

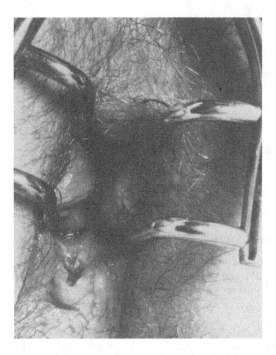

Abb. 1. Chronische Analfissur mit ödematöser Mariske (Vorpostenfalte = „sentinel pile")

Ätiologie

Über die Ätiologie der Analfissur kann bisher lediglich spekuliert werden [6]. Die zunächst einleuchtende Theorie, eine verhärtete Stuhlsäule träfe bei der Defäkation auf die hintere Kommissur und verursache an dieser prädisponierten Stelle einen Anodermeinriß mit fissurtypischer Symptomatik, kann nicht befriedigen, bedenkt man die Symptomarmut iatrogener Fissuren, die im Rahmen von transanalen Rektumeingriffen auftreten. Ebenfalls dagegen spricht das Auftreten von Analfissuren nach Hartmann'scher Inkontinenzresektion und damit fehlender Defäkation.

Ob die mehr [2–8] oder weniger [1] regelmäßig festzustellende Tonuserhöhung der Sphinktermuskulatur Ursache oder Wirkung der Erkrankung ist, bleibt unklar. Die daraus resultierende verschlechterte Blutentsorgung mag die Heilungsträgheit und die häufige Vergesellschaftung mit dem Hämorrhoidalleiden erklären. Zur Chronifizierung des Leidens trägt die als Ruhigstellungsreflex zu deutende weitere Tonuserhöhung des Sphinkterapparates mit zunehmender Obstipation und dadurch weiter erschwerter Defäkation bei. Der Nachweis arteriell unterversorgter Areale im Bereich der hinteren Kommissur [11] stützt die Theorie, die Analfissur sei das Ergebnis eines Perfusionsdefizits (Abb. 2).

Therapie

Das erste Therapieziel muß es also sein, den Circulus vitiosus von Schmerz, Tonuserhöhung und Obstipation zu durchbrechen. Die Applikation lokal anästhesierender, antiphlogistischer oder adstringierender Externa evtl. kombiniert mit einem Analdilatator kann in der ersten Akutphase einer Analfissur durchaus hinreichen. Ebenso wirksam sind warme Sitzbäder und die Stuhlregulation mit Kleieprodukten [9]. Kausal wirken die manuelle Dilatation [13] oder – möglichst in Vollnarkose [10] – die partielle Sphinkterotomie des Musculus sphincter ani internus [12]. Signifikante Vorteile eines der beiden Verfahren konnten prospektive randomisierte Studien nicht nachweisen [4, 14]. Bei der akuten Fissur führen beide Verfahren schlagartig zu Schmerzfreiheit und rascher Ausheilung.

Tabelle 1. Ursachen atypischer Analfissuren
Morbus Crohn
Lues
AIDS
Tropeninfekte
Analkarzinom
Morbus Bowen

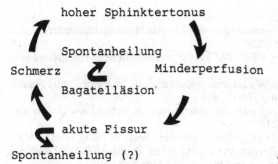

Abb. 2. Pathomechanismus der akuten Fissur

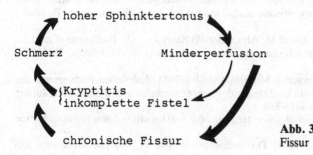

Abb. 3. Pathomechanismus der chronischen Fissur

Dieser schnelle Behandlungserfolg sowie die Komplikationsarmut der Verfahren – sieht man von seltenen Hämatombildungen ab – prädisponieren zum ambulanten Eingriff.

Dagegen gilt es bei der chronischen Fissur weitere, möglicherweise für das Leiden ursächliche Reizquellen auszuschalten (Abb. 3).

98% unserer Patienten mit chronischen Analfissuren litten zusätzlich an einer inkompletten Analfistel. Ebenso fehlten selten Erkrankungen des Hämorrhoidalkomplexes. Da diese Krankheitsentitäten meist umfangreichere Eingriffe wie Fissurektomie und Fistelspaltung erforderten, wurden diese Patienten grundsätzlich stationär behandelt. Wird lediglich die Sphinkterotomie durchgeführt, so kann zwar die Fissur abheilen, die Beschwerden des inkompletten Fistelleidens bleiben aber. Eine erneute Sphinkterotomie wird ebenfalls keine Besserung bringen.

Zu den Ergebnissen: Die Patienten mit Analfissuren stellten 14,3% unseres Patientengutes mit gutartigen Analleiden dar.

9 akute und 254 chronische Analfissuren konnten bei umfassender Behandlung, d.h. Sphinkterdehnung, Fissurektomie und/oder Fistelspaltung kombiniert mit einer meist medianen milden Sphinkterotomie zur dauernden Abheilung gebracht werden.

Die Ausheilungsdauer betrug 3–6 Wochen.

788

Zusammenfassung

Die Diagnose einer Analfissur kann durch Anamnese und Inspektionsbefund eindeutig gestellt werden. Das Behandlungsziel steht bei der akuten Fissur in einer Unterbrechung des Circulus vitiosus aus erhöhtem Sphinktertonus, Minderperfusion, Schmerz und Obstipation.

Bei der chronischen Fissur hingegen kommt der Beseitigung regelhaft aufzufindender, inkompletter Analfisteln essentielle Bedeutung zu.

, Literatur

1. Abcarian H, Lakshmanan S, Read DR, Roccaforte P (1982) The role of internal sphincter in chronic anal fissure. Dis Colon Rectum 25:525–528
2. Arabi Y, Alexander-Williams J, Keighley MRB (1977) Anal pressures in hemorrhoids and anal fissure. Am J Surg 134:608–510
3. Chowcat NL, Araujo JGC, Boulos PB (1986) Internal sphincterotomy for chronic anal fissure: long term effects on anal pressure. Br J Surg 73:915–916
4. Fischer M, Hamelmann H (1978) Dehnung oder Sphincterotomie als Behandlung der primär-chronischen Analfissur. Chirurg 49:215–218
5. Gibbons CP, Read NW (1986) Anal hypertonia in fissures: cause or effect? Br J Surg 73:443–445
6. Goligher JC (1984) Surgery of the Anus, Rectum and Colon, 5th ed. Baillière Tindall, London
7. Hancock BD (1977) The internal sphincter and anal fissure. Br J Surg 64:92–95
8. Hiltunen K-M, Matikainen M (1986) Anal manometric evaluation in anal fissure. Acta Chir Scand 152:65–68
9. Jensen SL (1986) Treatment of first episodes of acute anal fissure: prospective randomised study of lignocaine ointment versus hydrocortisone ointment or warm sitz baths plus bran. Br Med J 292:1167–1169
10. Keighley MRB, Freca F, Nevah E, Hares M, Alexander-Williams J (1981) Treatment of anal fissure by lateral subcutaneous sphincterotomy should be under general anaesthesia. Br J Surg 68:400–401
11. Klosterhalfen B, Vogel P, Dohrenbusch J, Mittermayer Ch (1988) Modelle zur Pathogenese der analen Kryptitis mit besonderer Berücksichtigung der Kryptenverteilung und der Durchblutung des Analkanals. Colo-Proctology 5:307–310
12. Notaras MJ (1969) Lateral subcutaneous sphincterotomy for anal fissure – a new technique. Proc R Soc Med 62:713
13. Récamier N (1849) Zit. n. Maisonneuve, M. Du traitment de la fissur à L'anus par la dilatation forcée. Gaz D'Hôp civil militaires 1:220–221
14. Waever RM, Ambrose NS, Alexander-Williams J, Keighley MRB (1987) Manual dilatation of the anus vs. lateral subcutaneous sphincterotomy in the treatment of chronic fissure-in-ano. Dis Colon Rectum 30:420–423
15. Winkler R, Wagenknecht LV, Becker HD (1983) Fehldeutungen proktologischer Erkrankungen als prostatisches Syndrom. In: Brunner H, Krause W, Rothauge CF, Weidner W (Hrsg) Chronische Prostatitis. Schattauer, Stuttgart

231. Diagnostik und Behandlung des Analfistelleidens

F. Stelzner

Chirurgische Universitätsklinik Bonn, Venusberg, D-5300 Bonn

Diagnosis and Treatment of Anorectal Fistulas

Summary. Anorectal fistulas can only be cured by operative treatment based on a thorough knowledge of anal anatomy. Recurrences are frequently a result of the surgeon's failure to expose the entire fistula tract out of fear of impaining anal continence. Surgery can provide a permanent cure in 95% of all such cases. Curative treatment of fistulas in patients with colitis, Crohn's disease or AIDS may not be feasible, but some improvement can be achieved. Anal sphincter function should be measured prior to surgery. The anal sphincter is always stronger in males than in females, who are more likely to experience permanent damage of anal continence. This is also true for patients with recurrent disease. Some cases of complicated fistulas are reported.

Key words: Anorectal Fistulas − Continence − Colitis, AIDS

Zusammenfassung. Anorektalfisteln sind nur operativ heilbar. Das kann wegen der komplizierten Topographie der Fistel im Kontinenzorgan sehr schwierig sein. Rückfälle sind aus Furcht die Abschlußkraft zu schädigen immer noch häufig. 95% der Fisteln können durch Freilegung unter Erhaltung der Kontinenz endgültig geheilt werden. Manche Fisteln bei Colitis, Crohn oder AIDS sind nur zu bessern. Vor jeder Fisteloperation sollte die Kontinenzkraft gemessen werden. Frauen sind kontinenzschwächer als Männer. Vergeblich Voroperierte haben oft einen Kontinenzverlust. Beispiele der manchmal sehr komplizierten Topographie werden mitgeteilt.

Schlüsselwörter: Anorektalfistel − Kontinenz − Colitis, AIDS

Anorektale Fisteln entstehen spontan oder nach Eingriffen in diesem Bereich; manchmal geht ihnen ein akuter Abszeß voraus. Eine Heilung ist nur durch eine Operation möglich. Das monotone Erscheinungsbild der Fisteln täuscht. Die meisten Prozesse tangieren irgendwie das Kontinenzorgan. Ein falscher Schnitt kann eine katastrophale Folge, die irreparable Inkontinenz zur Folge haben. Oft werden Fisteln deshalb nur anoperiert. Ein jahrzehntelanger Verlauf ist nicht selten; manchmal treten multiple Fistelöffnungen auf, rezidivierende akute Schübe lösen die Monotonie der Fisteleiterung ab. Die Elastizität des Kontinenzorgans schwindet und einmal, wenn auch selten, ist ein Fistelkrebs entstanden.

Wie erkennen und beurteilen wir eine sogenannte Analfistel und wie unterscheiden wir sie von ähnlichen Leiden?

Differentialdiagnostisch kommen in Frage:

1. Der *Sinus pilonidalis,* eine durch Einspießen abgebrochener Haare unterhaltene Fisteleiterung, die auch einmal eine sekundäre Öffnung neben dem After bilden kann. Die immer sichtbaren Quellfisteln genau in der Medianlinie können dann vollständig stumm bleiben. Sie führen aber − einmal gesucht und erkannt − immer zur richtigen Diagnose.

2. Die *Pyodermia fistulans* sinifica, eine chronische Fisteln bildende Hauterkrankung, die ihre Ursache nach unseren Untersuchungen in einer angeborenen Hautanomalie hat. Diese Leute haben ein tiefrilligeres Integument als der Gesunde − häufig um den After herum.

3. Sehr selten, *fistelnde Dermoide.*

Die allermeisten Analfisteln gehen vom Analkanal aus. Ihre Quelle sind die normalerweise völlig unauffälligen Proktodaealdrüsen. Diese Drüsen liegen in verschiedenen Stockwerken und zwischen verschiedenen Schichten des Kontinenzorgans und durchbohren oft das komplizierte Sphinktersystem mehr oder weniger umfangreich. Eine eingeschobene Sonde bei der Untersuchung einer Fistel endet in der Regel an den Sphinkteren. Nur selten kann man die Sonde leicht bis in den Analkanal hindurchschieben. In den Fällen sogenannter regulärer Fisteln ist das Rektum gesund und trotz großer Vielfalt entwickeln sie sich immer gesetzmäßig. Wichtig für die Therapie ist die Entscheidung, ob der Fistelgang das ganze Sphinktersystem umgreift, das ist aber sehr selten. Dann sprechen wir von pelvirektalen Fisteln. Sie müssen ganz anders behandelt werden als die gängigen Analfisteln. Bei den Pelvirektalfisteln dringt auch eine dicke Sonde bisweilen leicht sofort geradlinig bis in die Rektumampulle vor und ist dort zu tasten.

Von großer Bedeutung ist auch, ob mit diesen Fisteln, ja diese verursachend, Entzündungen des Mastdarms selbst gesehen werden können. Sowohl bei einer Proktocolitis ulcerosa, häufiger noch bei einer Enteritis regionalis granulomatosa entstehen reguläre aber dann auch irreguläre Fisteln. Ihre Entwicklung ist rein zufällig. Akute und chronische perianale Infektionen gibt es auch bei AIDS.

Alle Anorektalfisteln, die bei einer dieser übermächtigen Grundkrankheiten auftreten, können nur dann durch Freilegung geheilt werden, wenn sie das Abschlußsystem nicht oder nur oberflächlich tangieren. In der Regel ist es ratsam, solche Prozesse nur bis zu den Sphinkteren zu öffnen und den Quellgang im Schließmuskel unberührt zu lassen. Die Symptomatologie dieser kurzen Restfisteln geht dann in den Erscheinungen dieser, leider noch unheilbaren Erkrankungen unter, und die Kontinenz bleibt − wenn sie überhaupt noch zu erhalten ist − ungestört.

Über 90% aller Anorektalfisteln gehen allein ohne jede andere Grundkrankheit von den *Proktodaealdrüsen* aus. Diese liegen *im* komplizierten Sphinktersystem, und hier liegt die Schwierigkeit der operativen Behandlung. Der Chirurg muß einen Mittelweg suchen zwischen Schonung der Abschlußfunktion und Radikalität, um die Erkrankung zu heilen.

Eigentümlicherweise neigen nur die *perinealen und kokzygealen* Proktodaealdrüsen im Analkanal zu diesen spontanen Infekten. Die eigentliche Diagnose der 14 Grundvarianten, die man kennt, ist in der Regel erst beim Eingriff in tiefer Narkose möglich. Alle diese Fisteln lassen sich also fast immer auf diese eine Quelle zurückführen. Die Quelle ist aber manchmal schwer zu finden. Fisteln entwickeln sich, um es noch einmal zu betonen, nie planlos und können prinzipiell durch die gleiche Grundoperation unter Freilegung des Hauptganges mit der Quelle alle geheilt werden. Das Messer muß ein solches Fistelsystem zumindest im Bereich des Beginns, also im eben genannten Quellgebiet vollständig eröffnen. Meist kann das Messer diese Fistel in einer Sitzung im Sphinkterbereich vom Anfang bis zum Ende aufschneiden. Dabei werden die Sphinkteren immer nur eingekerbt. Deshalb kommt es bei richtigem Vorgehen nie zu einer Inkontinenz; weil die schuldige Fistelquelle mit der Proktodaealdrüse immer im Sphinktersystem selbst und nicht über ihm verläuft. Der durch die Inzision geschaffene Wundgraben ist die Voraussetzung für die Ausheilung. Oberhalb des Wundgrabens sind dann in der Regel Dank der den Proktodaealdrüsen eigentümlichen Topographie immer alle Teile des Kontinenzorgans erhalten und deshalb ist der Abschluß ungestört geblieben. Verzögert oder unvollkommen freigelegt, schlagen diese Infekte aber abenteuerliche Wege ein und eröffnen nicht selten Rektum und Scheide. *Theoretisch bewegt sich unser* Messer, und dränge es noch so tief in den Bereich des Mesoderms ein, von Ektoderm − das ist der Analkanal − zu Ektoderm − das sind die Öffnungen an der äußeren Haut −. Nun ist es nicht immer einfach, die oft hauchfeine innere Öffnung, die Quelle, zu finden. Selbst mit feinsten Sonden ist es manchmal unmöglich. Würden wir sie bei der Freilegung aber verfehlen, so könnten wir auf das Rezidiv warten. In solchen Fällen ist das Einspritzen von blaugefärbter Milch in den Fistelgang hilfreich. Bisweilen ist eine Wasserstoffsuperoxydlösung besser. Im äußersten Fall präpariert man den Gang zu einem Strang, zieht daran und dort, wo sich im Analkanal die Oberfläche einzieht, exzidiert man ein kleines Narbenfeld. Findet der Operateur aber mit all diesen Kunstgriffen keine Lösung, so sollte er nach Freilegung aller Gänge den Eingriff vor dem Sphinkter abbrechen und die Wundgräben mit Epithel auskleiden. Das Rezidiv ist dann so kurzstreckig, daß man den Quellgang in einer 2. Sitzung endlich doch findet, ihn freilegt und dann ist die Fistel geheilt.

Eine Fistel ist geheilt, wenn die Wundkluft von Plattenepithel überzogen ist, also zur äußeren Haut geworden ist. Eine Analfistel ist eigentlich eine spontan unheilbare Dermatopathie. Je länger der Prozeß besteht, desto länger dauert auch bei richtiger Freilegung die Heilung. Oft dauert sie viele Monate lang. Damit keine Narbenbarre vor dem Quellgang aufkommt, hat sich mir bei dazu neigenden chronischen Fisteln mit narbigen Quellgängen die *Epithelpfropfung* sehr bewährt. Sie genügt um außen eine störende Wundkontraktion sicher aufzuhalten und gewünschte Heilung von innen nach außen zu garantieren.

Ich zeige Ihnen nun einige Beispiele aus einer sehr großen Anzahl von Fisteln, die durch meine Hände gegangen sind.

1. Eine perineale inveterierte *Ischiorektalfistel* einer Frau, die in einer Krypte bei 2 Uhr (links) ihren Ursprung hatte. Das ist eine für die Frau ganz typische Topographie. Bei 9 Voroperationen wurde diese ursächliche Proktodaealdrüse verfehlt. So wurde ein Rundgang durch die Vernarbungen hinter der Vagina rechts getrieben. Die Fistel brach rechts in die Scheide und in die rechte Ischiorektalgrube durch. Nach drei Eingriffen durch uns wurde die Frau endgültig kontinent geheilt.
2. Hier zeige ich Ihnen eine *Fistel* eines am 30. 7. 1948 geborenen Mannes. Juni 1982 Abszeß am Damm. Fehldiagnose: Prostataabszeß. Eine Sepsis entsteht trotz Eröffnung. Zweiter Abszeß über dem linken Leistenband. Dritter Abszeß in der linken Lumbalregion neben der Wirbelsäule. Eine Behandlung auf der Intensivstation wurde nötig. Zurück blieb eine tiefe Restfistel am Damm. Am 23. 12. 1981 Freilegung der perinealen Ischiopelvirektalfistel, die sich retroperitoneal durch das Becken hinauf bis in die linke Flanke vorgewühlt hatte, um dann endlich die Lumbalregion zu erreichen. Nach einer Hauttransplantation am 11. 2. 1982 am Damm war der Patient dann am 25. 11. 1983 bei einer Nachuntersuchung voll kontinent geheilt.

Selten entspringen spontane anorektale Infekte *vom Mastdarm* selbst oder erreichen ihn. Sie umziehen dann das gesamte elastische Sphinktersystem. Ihre innere Öffnung liegt in der feuchten Mastdarmschleimhaut und nicht in der trockenen Haut des Analkanals. Diese Fisteln darf man nicht vollständig auftrennen. Eine inkurable Inkontinenz wäre die Folge. Man kann einen Versuch über eine *sehr große Inzision* machen, durch die jetzt folgende starke Wundkontraktion, diese Fistel auszulöschen. Sicher ist das Verfahren aber nicht. Mißlingt es, so ist die direkte Naht des exzidierten Rektumdefekts unter Kolostomieschutz eine bessere und sichere Lösung.

Sehr selten gibt es Fisteln, die von den Proktodaealdrüsen *ausgehend, intermuskulär* verlaufen und den ganzen Sphinkter ani internus bis weit ins Rektum hinauf unterminieren. Sie können vollständig freigelegt werden. Der intakte externe somatische Sphinkterblock verhindert das Zurückweichen der durchtrennten Fasern und damit eine Inkontinenz.

Eine zweite seltene Spielart umzieht das ganze Externussystem. Hier können sie dieses ganze externe Sphinktersystem schrittweise durchschneiden und die Fistel heilt. Das ist aber immer mit einer Kontinenzeinbuße verbunden.

Eine schwierig zu behandelnde Sonderform ist die Fistel nach vernähten Dammschnitten oder nach vaginalen, gynäkologischen Eingriffen. Diese Fisteln treten als Ano- oder Rektovaginalfisteln oft Jahre nach diesen Eingriffen auf. Ich habe den Eindruck, sie hängen mit dem Nahtmaterial zusammen. Gerade in den letzten Jahren werden dafür Rektumwandlappenplastiken zum Verschluß angegeben. Freimütig wird aber eine große Rückfallrate vermerkt. Als Erstoperateur lege ich eine solche Fistel frei und nähe den Sphinkter – wenn es nötig ist – nach einem Jahr. Rezidive aber verschließe ich schichtweise mit einer Bulbocavernosus-Fettlappenplastik und stelle das Operationsgebiet mit einer gleichzeitig angelegten Kolostomie am Sigma für ein Vierteljahr sicher ruhig.

Beachten Sie bitte vor all diesen Eingriffen, daß manche Menschen schon vor einer Fisteloperation kontinenzschwach oder gar inkontinent sind, ohne sich dessen gewahr zu werden. Es gibt kaum eine physiologische Funktion, die einen derartig großen Spielraum nachweisen ließe, wie die Abschlußkraft des Kontinenzorgans. Wichtig zu wissen ist, daß die gesunde Frau immer eine signifikant *schwächere Kontinenzkraft* entwickelt als der Mann. Das ist durch die unterschiedliche *Sphinkteranatomie* bei den beiden Geschlechtern erklärbar. Sphinkterschwächen sind deshalb bei einer Frau auch nach richtiger Freilegung oft nicht vermeidbar. Ihr begegnet man mit einer Sphinkternaht nach Jahresfrist, wenn alle Narben wieder weich geworden sind.

Nachdem wir heute eine sehr einfache Methode der *Analkanaldruckmessung* gebrauchen – ich zeige Ihnen hier den Apparat von Knoch, der sich sehr bewährt hat – ist es ratsam, vor jeder Fisteloperation objektiv den Druck der Sphinkteren festzustellen. Man wird überrascht sein, wie häufig schon vor dem Eingriff Kontinenzdefekte nachweisbar sind. Im Zweifel sollten Sie lieber nicht operieren oder im Eingriff innehalten. Im Gegensatz zum Abszeß, der natürlich eröffnet werden muß, was keine Schwierigkeit bedeutet, gibt es bei den Fisteln keine eilige, dringende Operation. Eine objektive Beurteilung der Leistung der chirurgischen Therapie der Fisteln wird kaum möglich sein. Immer noch kommt die Hälfte der Kranken als *Rückfall* zu uns und so auch mit Vorschäden der Kontinenz. Dahinein mischt sich die weite Streuung der Kontinenzkraft bei den Gesunden, die später Fistelkranke werden können. Richtig operiert können fast alle Anorektalfisteln beseitigt werden; in der Regel unter Erhaltung der bestehenden Kontinenz. Sie sollten aber die dauernde Gefahr, als Operateur eine Inkontinenz zu verursachen, nicht unterschätzen.

Literatur

1. Killingback M (1988) Analfissure and fistula with special reference to high fistula. Anorectal Surgery in Clinical Surgery International 15, Churchill Livingstone, London, p 56
2. Stelzner F (1981) Die anorektalen Fisteln, 3. Auflage. Springer, Berlin
3. Stelzner F (1984) Die Ursache des Sinuspilonidialis und der Pyodermia fistulans sinifica. Langenbecks Arch Chir 362:105
4. Stelzner F (1986) Komplizierte Anorektalabscesse und Fisteln. Chirurg 57:297

Freie Vorträge

Enddarmchirurgie

232. Zur aktuellen Behandlungssituation beim Rektumkarzinom in Deutschland — erste Ergebnisse der Evaluationsstudie der Chir. Arbeitsgemeinschaft f. Onkologie

M. Probst, für die Chirurgische Arbeitsgemeinschaft für Onkologie

Chirurgische Klinik, Krankenhaus Nordwest, Steinbacher Hohl 2–26, D-6000 Frankfurt 90

Treatment of Rectal Cancer in Germany — Results of an Evaluation Study by the Surgical Study Group for Oncology (CAO)

Summary. From 10/85 to 9/88 members of the CAO collected 3168 cases of rectal cancer within a prospective study: 52% of the patients had an anterior resection (AR), 37% had an APR and 11% underwent local excision etc. Of the tumors above 8 cm 85% were resected, whereas 73% below 8 cm were treated by APR. The complication of AR with the highest incidence was anastomotic leakage (12.3%), that APR was infection of the perineal wound (23.1%). At present the median survival of these operated patients is 30 months. The survival curves correlate with the tumor staging.

Key words: Rectal Cancer — Operative Tactics — Prognosis

Zusammenfassung. Die Mitglieder der CAO haben in einer prospektiven Rektumkarzinom-Evaluationsstudie von 10/85 bis 8/88 3168 Patienten erfaßt. Bei 52% wurde eine anteriore Resektion, bei 37% eine Rektumexstirpation vorgenommen, 11% entfielen auf andere Maßnahmen. 85% der Tumoren oberhalb 8 cm wurden anterior reseziert, 73% unterhalb 8 cm exstirpiert. Die häufigste Komplikation der anterioren Resektion war die Anastomoseninsuffizienz (12,3%), nach Exstirpation der perineale Wundinfekt (23,1%). Zur Zeit liegt die mediane Überlebenszeit der kurativ operierten Patienten bei 30 Monaten, die Überlebenskurven korrelieren mit den Tumorstadien.

Schlüsselwörter: Rektumkarzinom — operative Verfahrenswahl — Prognose

233. Der Einfluß der perioperativen Bluttransfusion und Gabe von „fresh frozen plasma" auf die Prognose des colo-rektalen Karzinoms

P. Hermanek jr., I. Guggenmoos-Holzmann und K. Th. Schricker

Chirurgische Universitätsklinik, D-8520 Erlangen

Influence of Perioperative Blood Transfusion Fresh Frozen Plasma on the Prognosis of Colorectal Carcinoma

Summary. Patients who underwent curative surgery for colorectal carcinoma between 1979 and 1983 had a significantly poorer prognosis when blood or fresh frozen plasma was transfused perioperatively. Multivariant analysis (Cox regression) revealed that blood transfusion was not an independent prognostic factor. In contrast, the transfusion of fresh frozen plasma was identified to have a significant ($p < 0.025$), negative influence on prognosis. The mechanisms remain unclear.

Key words: Blood Transfusion — Colorectal Carcinoma — Survival

794

Zusammenfassung. Für diejenigen 598 Patienten, bei denen zwischen 1979 und 1983 eine kurative Resektion eines kolorektalen Karzinoms erfolgte, konnten in den Untergruppen „Bluttransfusion" und „fresh frozen plasma" Transfusion signifikant schlechtere Überlebensraten beobachtet werden. Eine Multivarianzanalyse zeigt jedoch, daß der Bluttransfusion keine eigenständige prognostische Bedeutung zukommt. Im Gegensatz hierzu erwies sich die fresh frozen plasma Verabreichung als hochsignifikanter (p < 0,025), negativer Prognosefaktor.

Schlüsselwörter: Bluttransfusion − kolorektales Karzinom − Prognose

234. Tumornachsorge beim colorektalen Karzinom − Kurativer Nutzen für den Patienten?

P. Breuer

Abt. I. Chir., A. K. Wandsbek, Alphonsstraße 14, D-2000 Hamburg 70

Followup of Colorectal Carcinoma-Curative Benefit for the Patient?

Summary. Of 211 patients followup continuously, 95 had a relapse of their colorectal carcinoma. Relapse occurred within 2 years in 82 of these patients. In 31 cases a palliative operation was performed whereas 24 patients were operated on with a curative intention. Thirteen remained re-relapse free. The curable recurrences were mostly detected by endoluminal methods (endoscopy, finger examination). The main indicator of all relapses was increased CEA, while curable recurrences were detected by this method in only two cases. The recurrences with best prognosis were derived in 11 of 13 cases from primaries without lymph node involvement. Apart from the 13 curable recurrences (6%), four meta-chronic secondary tumours (2%) and four carcinomas with different origin (2%) were detected. The overall curative effect of our followup was 10%, including this preventive advantage.

Key words: Recurrence of Colorectal Carcinoma − Followup Programs

Zusammenfassung. Von 211 Patienten in kontinuierlicher Tumornachsorge entwickelten 95 ein Rezidiv ihres colorektalen Karzinoms, 82 innerhalb von 2 Jahren. 31 wurden nur noch palliativ, 24 mit kurativer Intention operiert. Nach Reeingriff tumorfrei blieben 13. Die kurablen Rezidive wurden meistens endoluminal aufgedeckt (Endoskopie, tastender Finger). Das häufigste erste Zeichen aller Rezidive war ein CEA-Anstieg. Diese Untersuchung deckte jedoch nur 2 der 13 kurablen Rezidive auf. Die günstigsten Rezidive stammten in 11 der 13 Fälle von einem Primärtumor ohne Lymphknotenbefall ab. Außer den 13 kurablen Rezidiven (6%) fanden wir 4 metachrone Zweitkarzinome (2%) und 4 Karzinome außerhalb des Colons (2%). Diesen Vorsorge-Effekt einbezogen, kann der gesamte kurative Effekt der 211 Nachsorge-Verfahren auf 10% beziffert werden.

Schlüsselwörter: Colorektales Karzinom-Rezidiv − Tumornachsorge

235. Die peranale Anastomose nach Rektumresektion

F. W. Eigler und E. Gross

Chirurgische Univ.-Klinik, Abt. f. Allg. Chirurgie, Hufelandstr. 55, D-4300 Essen 1

Peranal Anastomosis Following Total or Subtotal Rectal Resection

Summary. Peranal coloanal anastomosis according to Parks was perfomed on 52 patients with rectum cancer. In 2/3 of the cases the tumor was located lower than 8 cm from the dentate line. Two patients (3.8%) died. Ten patients developed an anastomosis fistula, of which three were asymptomatic. Because of this well-known complication an anastomosis protection is required. In this way good results can be achieved even in low-sited tumors. Local recurrence rates in in own patients were lower than 15%.

Key words: Peranal Anastomosis − Rectal Cancer − Anastomosis Fistula − Protective Colostomy

Zusammenfassung. Die peranale koloanale Anastomosentechnik nach Parks wurde bei 52 Kranken mit Rektumkarzinom angewandt. Bei 2/3 der Patienten lag der Tumor unterhalb 8 cm von der Ano-cutan-Linie. 2 Patienten (3,8%) verstarben. Bei 10 Patienten traten Anastomosenfisteln auf, 3 davon asymptomatisch. Wegen dieser aus der Literatur bekannten Komplikation muß eine Anastomosen-protektion erfolgen. So lassen sich auch bei tiefsitzenden Tumoren gute Ergebnisse erzielen. Im eigenen Krankengut zeigt sich eine loco-regionäre Rezidivrate unter 15%.

Schlüsselwörter: Peranale Anastomose – Rektumkarzinom – Anastomosenfistel – Protektive Kolostomie

236. Die nathlose Kompressionsanastomose (AKA-2) nach elektiver Sigma- und Rectumresektion

E. Gross und F. W. Eigler

Abt. Allg. Chirurgie, Univ. Klinikum Essen, Hufelandstr. 55, D-4300 Essen 1

Sutureless Compression Anastomosis after Elective Sigmoid and Rectal Resection

Summary. In sutureless compression anastomosis the bowel edges are pressed together by to intra-luminar plastic rings. After the rings are detached from the bowel wall an anastomosis free of foreign material results. Sixteen of 140 prospectively monitored patients received a protective colostomy. Anastomotic fistulas occurred in 6.4% (8/124) of all patients and in 10.7% (6/56) of the patients with an anastomosis lower than 10 cm. On early endoscopy the anastomosis line was covered with epithelium. The theoretically expected low complications healing of the anastomosis was confirmed by the study. Due to the absence of any foreign material, the technique can be used in patients with Crohn's disease.

Key words: Anastomosis-Colorectal-Sutureless

Zusammenfassung. Bei der Technik der Kompressionsanastomose werden die Resektionsränder zwischen Plastikringen, die im Lumen plaziert sind, komprimiert. Die Ringe lösen sich ab dem 6. Tag von der Darmwand ab, so daß eine fremdkörperlose Anastomose resultiert. 16 der bisher 140 operierten und prospektiv untersuchten Patienten erhielten primär eine protektive Colostomie. Die Rate an Anastomosenfisteln betrug 6,4% (8/124), bis zu einer Anastomosenhöhe von 10 cm 10,7% (6/56). 3 asymptomatische Fisteln wurden festgestellt. Die Anastomosenlinie war in der 3. und 4. pop. Woche epithelialisiert. Die erwartete reaktionsarme Anastomosenheilung wurde durch die Studie bestätigt. Die fremdkörperlose Technik ist auch geeignet für den M. Crohn.

Schlüsselwörter: Anastomose-colorektal-nahtlose

237. Langzeitergebnisse nach Rektopexie mit resorbierbarem Kunststoffnetz

M. Arndt, H. Bünte und R. Keferstein

Abteilung Allgemeine Chirurgie, Chirurgische Universitätsklinik Münster, Jungeblodtplatz 1, D-4400 Münster

Long-Term Results after Rectopexy with Absorbable Mesh

Summary. Non-absorbable materials used for rectopexy have a rate of infection between 1.5 and 16%. Since 1982 the Department of Surgery of the University of Münster has used absorbable material such as Dexon mesh in rectopexy. During this time 64 patients have undergone operations. The rate of infection was 0% and the rate of recurrence was 6.25% within a median followup time of 3.2 years. The use of absorbable mesh resulted in a significantly decreased rate of complications, and there was no higher risk of recurrence.

Key words: Rectopexy – Absorbable Mesh – Results

Zusammenfassung. Nicht-resorbierbare Materialien, im Rahmen der Rektopexie benutzt, sind mit einer Infektionsrate zwischen 1,5 und 16% behaftet. Seit 1982 werden deshalb in der Chirurgischen Universitätsklinik Münster zur Rektopexie resorbierbare Kunststoffnetze verwendet (z.B. Dexon-Netze). 64 Patienten wurden seitdem nach dieser Methode operiert. Die Infektionsrate betrug 0%, die Rezidivrate 6,25% bei einem mittleren Nachbeobachtungszeitraum von 3,2 Jahren. Durch die Benutzung von resorbierbaren Netzen konnte die Komplikationsrate gesenkt werden bei gleicher Sicherheit bezüglich des Rezidivs.

Schlüsselwörter: Rektopexie – resorbierbares Kunststoffnetz – Ergebnisse

238. Resektionsbehandlung beim Rektumprolaps

F. Raulf, H. Müller-Lobeck und K. Arnold

Deutsche Kinik für Diagnostik, Aukammallee 33, D-6200 Wiesbaden

Large Bowel Resection for Rectal Prolapse

Summary. From 1975 to 1988, 318 patients underwent operations for rectal prolapse. Of these 104 patients underwent complete datachment of the rectum from the sacral cavity with or without an aditional fixation with graft material, and 206 had a resection of the large bowel to avoid postoperative constipation. These measures had a significant lower rate of early recurrence in comparison to non-resection procedures. A prospective study must still prove the value of prophylactic resection for constipation.

Key words: Rectal Prolapse – Large Bowel Resection

Zusammenfassung. Von 1975 bis 1988 haben wir 318 Patienten wegen eines Rektumprolapses operiert. Bei 104 Patienten wurde eine tiefe Auslösung des Rektums mit und ohne zusätzliche Fixation mittels Fremdkörpermaterial durchgeführt. In 206 Fällen wurde daneben eine Resektion des Sigma oder li. Hemikolons vorgenommen, um einer postoperativen Obstipation vorzubeugen. Die Rate der Frührezidive war in unserem Kollektiv wie auch bei anderen Autoren signifikant vermindert. Der Wert der „Prophylaxe der Obstipation" muß noch prospektiv abgesichert werden.

Schlüsselwörter: Rektumprolaps – Kolonresektion

239. Zur Wertigkeit des Defäkogrammes bei der Diagnostik der anorektalen Inkontinenz

H. W. Ch. Töns, G. Alzen, J. Braun, U. Klinge und V. Schumpelick

1. Chirurgische Klinik der RWTH-Aachen, Pauwelsstraße, D-5100 Aachen 5

Diagnostic Value of the Defecogram in Fecal Incontinence

Summary. A modified defecogram was performed on 31 patients with incontinence of degrees II–III before and after a postanal repair (PAR). An enlarged (average 122°) anorectal angle (ARA) was observed in 68% of the patients preoperatively. Despite clinical evidence of incontinence 32% had a normal ARA (<90°). White 78% showed improved continence not before 6 months after PAR, 26% of these patients still had a widened ARA in a control defecogram. It was concluded that there is no close relationship between ARA and clinical continence. The modified defecogram proved to be an clear test of anorectal function.

Key words: Incontinence – Defecogramm – Anorectal Angle

Zusammenfassung. Bei 31 inkontinenten Patienten (Grad II/III) wurde vor und nach einem post anal repair (PAR) ein modifiziertes Defäkogramm mit einem im Rektum abgeworfenen Latexballon durchgeführt. Prae-op zeigten 68% einen aufgeweiteten (im Mittel 122°) ano-rektalen Winkel (ARW), bei 32% lag trotz eindeutiger Inkontinenz ein normaler ARW (<90°) vor. Frühestens 6 Monate nach PAR zeigten 78% der Patienten klinisch eine verbesserte Kontinenz, von denen allerdings 26% einen unveränderten aufgeweiteten ARW im Kontroll-Defäkogramm aufwiesen. Eine enge Korrelation zwischen dem ARW und der Kontinenzleistung läßt sich nicht bestätigen. Unabhängig vom ARW stellt das modifizierte Defäkogramm eine anschauliche Funktionsuntersuchung dar.

Schlüsselwörter: Inkontinenz – Defäkogramm – anorektaler Winkel

240. Klinische und manometrische Ergebnisse bei unterschiedlichen Behandlungsmethoden von inter- und transsphinkteren Analfisteln

E. Schölzel, K. Orth, M. Schoenberg und H. G. Beger

Klinik für Allgemeinchirurgie der Universität Ulm, Steinhövelstraße 9, D-7900 Ulm

Clinical and Manometric Results of Anal Fistula Treated by Different Methods

Summary. From 5/82 to 5/88, 291 patients underwent oerations for inter-(IF) and transsphincteric fistula (TF). In 57% (group I) opening of fistula and sphincter division was done, in 32% (group II) fistulectomy, sphincter reconstruction and primary closure. Setons were used in 11%. The group I operations were followed by significant reduction of resting pressure (RP) in IF, combined with voluntary pressure reduction in TF. Continence was altered in 7.8%. Healing required about 49 days. Recurrences were seen in 11%. Group II had the best results. Healing required 16 days and there were recurrences in 2%. No alterations of continence were reported. When reduced sphincter function preexists or is expected after operation, setons should be employed and late excision performed.

Key words: Anal Fistula – Opening of Fistula and Sphincter – Division vs. Fistulectomy and Primary Closure

Zusammenfassung. 291 Patienten mit Analfisteln wurden folgenden Operationen unterzogen: Fistelspaltung (FS) 57%; Exzision, Sphinkterrekonstruktion und Primärverschluß (F+P) 32%; Teilspaltung und Fadendrainage 11%; Spätexzision 9%. Nach FS, insbesondere transsphinkterer Fisteln, waren Ruhe- u. Willkürdruck signifikant vermindert mit Kontinenzproblemen bei 13 Pat. (7,8%). Durchschnittliche Heilungsdauer 49 Tage. Rezidivrate 11%. Beste Resultate werden mit F+P erzielt:Heilungsdauer 16 Tage, Rezidive 2%, keine Kontinenzprobleme. Bei Sphinkterschwäche ist die Fistelteilexzision mit Fadeneinlage und Spätexzision der Fistel angezeigt.

Schlüsselwörter: Analfisteln – klassische Therapie – Fistulektomie – Primärverschluß – Ergebnisse

Freie Vorträge

241. Epidemiologie der Ulkuskomplikation: Welche Therapeutischen Konsequenzen ergeben sich?

M. Imhof, C. Ohmann, W. Berges, K. J. Hengels, H. Stöltzing und K. Thon

Chirurgische Universitätsklinik Düsseldorf, Moorenstraße 5, D-4000 Düsseldorf

Epidemiology of Ulcer Complication: Are There Therapeutic Consequences?

Summary. Despite the introduction of powerful therapeutic medications for peptic ulcer disease (PUD) (e.g. H_2-blocking agents), the incidence of serious ulcer complications such as bleeding and perforation has largely remained unchanged. We therefore carried out a study aimed at identifying specific risk factors for ulcer complications by analysing all patients, who in 1988 were treated at Duesseldorf University. The majority of major peptic ulcer complications occured in patients with known and pretreated PUD particularly in association with other risk factors.

Key words: Peptic Ulcer Disease – Ulcer Complication – Risk Factor

Zusammenfassung. Obwohl für die Behandlung der gastroduodenalen Ulkuskrankheit heute wirksame medikamentöse Therapie (z.B. H_2-Rezeptorantagonisten) zur Verfügung steht, hat die Zahl der Ulkuskomplikationen (Blutung, Perforation) in den letzten Jahren nicht abgenommen. Wir haben eine Studie durchgeführt, bei der Riskofaktoren für das Auftreten einer Ulkuskomplikation untersucht wurden. In die Studie wurden alle Patienten der Universitätsklinik Düsseldorf mit einer im Jahr 1988 aufgetretenen Ulkuskomplikation eingebracht. Es zeigte sich, daß der überwiegende Teil der Ulkuskomplikationen bei bekannter und vorbehandelter Ulkuskrankheit auftritt.

Schlüsselwörter: Gastroduodenales Ulkus – Ulkuskomplikation – Risikofaktor

242. Szintigraphische Untersuchungen der Magenentleerung nach Magenoperation und ihr Stellenwert in der Indikationsfindung zu Re-Operation

W. Reichow, P. Reuland, M. Starlinger und H. D. Becker

Chirurgische Universitätsklinik Tübingen, Calwer Str. 7, D-7400 Tübingen

Scintigraphic Measurement of Gastric Emptying after Gastrectomy and Its Value as Indication for Reoperation

Summary. In a prospective clinical study complaints, pathoanatomic status and scintigraphic measurements of gastric emptying were correlated. Interindividual fluctuations of gastric emptying in symptom-free patients without gastric operation were small. In preoperative symptomatic patients symptoms, scintigraphically recorded delay of gastric emptying and endoscopic findings correlated very well. No correlation between symptoms and scintigraphic findings was found in patients with prior gastrectomy.

Key words: Gastric Emptying – Postgastrectomy Syndrome – Scintigraphic Measurement

Zusammenfassung. In einer prospektiven klinischen Studie vergleichen wir Beschwerdebild, vorliegende pathologisch-anatomische Bedingungen und szntigraphische Darstellung der Magenentleerung. Dabei sind die inter-individuellen Schwankungen der Magenentleerung bei Normalpersonen gering. Bei symptomatischen Patienten ohne vorangegangene Magenoperation besteht eine Beziehung zwischen Beschwerden und szintigraphisch objektivierbarer Magenentleerungsverzögerung. Bei Patienten nach Magenresektion kann keine Korrelation zwischen Beschwerden und Entleerungsmuster hergestellt werden.

Schlüsselwörter: Magenentleerung − Postgastrektomie-Syndrome − szintigraphische Meßmethoden

243. Die orthograde Darmspülung − tierexperimentelle und klinische Untersuchungen zur Optimierung der Spüllösung

H. Schaube, A. Ziegler, Ch. Sellschopp und Ch. Bahr

Abt. Allg. Chirurgie der CAU Kiel, Arnold-Heller-Str. 7, D-2300 Kiel

Orthograde Lavage − Experimental and Clinical Studies to Optimize Lavage Solution

Summary. In a new experimental method (rabbit) the influence of the saline composition of lavage solution on efficiency and adverse effects was studied. The best relationship between positive and adverse effects was found with the following composition: Na^+ 173, Cl^- 112, K^+ 5.4, Ca^{++} 1.8, SO_4^{--} 21, lactate$^-$ 27 mmol/l. In a controlled clinical study this solution was compared with isotonic NaCl- and Ringer's lactate solution. With the new solution efficiency was markedly enhanced and adverse effects decreased. The amount of fluid and time necessary to clean the bowels were reduced (11 liters to 7 liters, 4 h to 2.5 h).

Key words: Orthograde Lavage − Lavage Solution

Zusammenfassung. In einem neuentwickelten tierexperimentellen Ansatz am wachen Kaninchen ergab sich bei gezielter Variation der Spüllösung das günstigste Verhältnis von Wirkung zu Nebenwirkung bei der Zusammensetzung: Na^+ 173, Cl^- 112, K^+ 5,4, Ca^{++} 1,8, SO_4^- 21, Lactat$^-$ 27 mmol/l. In einer kontrollierten klinischen Studie zeigte sich im Vergleich mit isotoner Kochsalzlösung und Ringer-Lactat-Lösung eine deutliche Überlegenheit. Bei eindeutiger Verminderung der Nebenwirkungen konnte die für die Säuberung des Darmes benötigte Spülmenge von 11 l auf 7 l und die benötigte Zeit von 4 auf 2,5 Stunden herabgesetzt werden.

Schlüsselwörter: orthograde Darmspülung − enterale Resorption

244. Eine Langzeit-Follow-up-Studie von 173 Fällen in der Behandlung von Morbus Bürger

N. Ogushi, K. Mohri, M. Ikeda und K. Tsunekawa

Dept. of Surgery, Ehime Univ., Shigenobu-cho, Ehime 791-02, Japan

Treatment of Buerger's Disease − A Long-Term Followup Study

Summary. Between 1956 and 1974 161 sympathectomies were performed and 24 operations from 1977 to 1984 in a total of 173 patients. Of these 159 procedures were lumbar operations and 26 were thoracic sympathectomies. The average followup time was 6.3 years. The results demonstrated that sympathectomy seems to be most effective aginst coldness, numbness and pallor of the skin by improving cutaneous circulation. The disease can be well managed by sympathectomy in an initial or unfavourable stage, followed by a change in the way of life and avoidance of smoking and infection.

Key words: Buerger's Disease − Sympathectomy − Cutaneous Circulation − Nicotine-Free

Zusammenfassung. Von 1956−1974 wurden 161 und von 1977 bis 1984 24 Sympathektomien bei insgesamt 173 Pat. mit Morbus Bürger durchgeführt. Hiervon erfolgten 159 Eingriffe als lumbale und 25 als thorakale Grenzstrangdurchtrennung. Die durchschnittliche Nachbeobachtungszeit betrug 6,3 Jahre.

Aus den Ergebnissen geht hervor, daß die Sympathektomie infolge einer Verbesserung der Hauptdurchblutung am besten bei den Symptomen Kältegefühl, Taubheit und Blässe der Haut wirkt. Durch Sympathektomie im Frühstadium und Umstellung der Lebensweise (Nikotinverzicht, Vermeidung von Infektionen) kann die Erkrankung unter Kontrolle gehalten werden.

Schlüsselwörter: Morbus Bürger − Sympathektomie − Hautdurchblutung − Nikotinverzicht

245. 10 Jahre Erfahrungen mit der Pankreastransplantation unter Anwendung der Gangokklusionstechnik

W. D. Illner, D. Abendroth, H. F. Welter, R. Landgraf, M. Gokel und W. Land

Abt. für Transplantationschirurgie Chirurg. Klinik u. Poliklinik, Klinikum Großhadern, Universität München, Marchioninistr. 15, D-8000 München 70

Ten Years Experience with the Duct-Occlusion Technique in Pancreatic Transplantation

Summary. From 1979 to October 1988, 100 pancreases were grafted using the duct occlusion technique wit Ethibloc in order to handle exocrine secretion. In the simultaneously transplanted group the function rate for the pancreas was 42% (mean followup time: 33 months, min: 5 months, max.: 7 years). The occlusion technique is easy and associated with an acceptable morbidity and a low death rate. Ethibloc does not affect the endocrine function as shown in our histological and metabolic studies. The combined transplantation has no negative influence on the kidney function. There are indications of a beneficial effect on late diabetic complications.

Key words: Pancreatic Transplantation − Duct Occlusion Technique

Zusammenfassung. Von 1979 bis Okt. 1988 wurden in einer Serie 100 Typ-I-Diabetiker mit einer Pankreastransplantation behandelt (Gangokklusion mit Ethibloc). In der Gruppe der Simultan-Transplantationen funktionieren 39 Pankreasorgane von 93. Das entspricht einer Funktionsrate von 42% (mittl. Beobachtungszeitraum 33 Mon.), (Min.: 5 Mon., Max.: 7 Jahre). Die Okklusionsmethode ist einfach, die Morbidität ist akzeptabel und die Mortalität niedrig. Eine durch Ethibloc verursachte endogene Organschädigung ist weder histologisch noch in den metabolischen Langzeituntersuchungen erkennbar. Eine negative Beeinträchtigung der Nierentransplantatfunktion durch die Doppeltransplantation erfolgt nicht. Es gibt Hinweise für eine mögliche Verhütung des diabetischen Spätsyndroms.

Schlüsselwörter: Pankreastransplantation − Gangokklusion

246. Die kombinierte Pankreasduodenal-/Nierentransplantation − Ein entscheidender Fortschritt in der Behandlung niereninsuffizienter Typ I-Diabetiker

U. Hopt, W. Schareck, M. Büsing und H. D. Becker

Chirurgische Universitätsklinik Tübingen, Hoppe-Seyler-Str. 3, D-7400 Tübingen

Combined Pancreaticoduodenal/Renal Transplantation − A Major Breakthrough in Treatment of Type I Diabetics with End-Stage Renal Disease

Summary. A consecutive series of 20 pancreaticoduodenal/renal transplantations was performed in typ I diabetics. Compared with an earlier series, the perioperative complication rate dropped to only 20%. There was no graft loss due to infection or thrombosis. At the moment as many as 90% of the patients have a functioning pancreatic graft and are free of insulin. Thus, pancreaticoduodenal/renal transplantation according to the technique of Corry can be recommended as a promising therapy for type I diabetics with end-stage renal disease.

Key words: Pancreaticoduodenal Transplantation − Typ I-Diabetes − Bladder Drainage Technique

Zusammenfassung. Seit 1987 wurden 20 kombinierte Pankreasduodenal-/Nierentransplantationen bei Typ I-Diabetikern durchgeführt. Verglichen mit einer führeren Serie sank die perioperative Komplikationsrate auf 20% ab. Kein Transplantat ging aufgrund einer Thrombose oder Infektion mehr verloren. Zur Zeit haben 90% der Patienten ein voll funktionierendes Pankreastransplantat. Die Pankreasduodenal-/Nierentransplantation kann daher in der geschilderten Technik Typ I-Diabetikern mit terminalem Nierenversagen als ein vielversprechendes und neues Therapieverfahren empfohlen werden.

Schlüsselwörter: Pankreasduodenaltransplantation − Typ I-Diabetes − Blasendrainagetechnik

Interdisziplinäres Thema

Intensivmedizin

247. Verantwortlichkeit des Chirurgen auf der Intensivstation

F. W. Schildberg und E. Muhl*

Chirurg. Klinik und Poliklinik der Ludwig-Maximilians-Universität München, Klinikum Großhadern, Marchioninistr. 15, D-8000 München 70
* Chirurg. Klin. d. Med. Univ. Lübeck, Ratzeburgerallee 160, D-2400 Lübeck

Responsibility of the Surgeon in the Intensive Care Unit

Summary. Intensive care facilities in most hospitals are concentrated in one or more specialised units. There are different forms of organisation. The leadership of the surgeon or the anesthesiologist is common in operative intensive care. However, operative intensive care is an interdisciplinary task, and the surgeon is responsible for all problems connected to or resulting from the operation.

Key words: Operative Intensive Care Medicine

Zusammenfassung. In den meisten Krankenhäusern ist die Intensivmedizin eine feste Einrichtung. Sie hat unterschiedliche Organisationsstrukturen entwickelt. Die operative Intensivmedizin kennt sowohl die Leitung durch den Chirurgen als auch den Anaesthesisten. Unabhängig davon handelt es sich bei der o.I. um eine interdisziplinäre Aufgabe, wobei dem Chirurgen die Behandlung der aus der Operation resultierenden Störungen obliegt.

Schlüsselwörter: Operative Intensivmedizin

Die gegenwärtige Situation chirurgischer Intensivstationen ist das Ergebnis einer Entwicklung, die ihre wesentliche Ausgestaltung in den sechziger Jahren erfuhr. Hintergrund für die Einrichtung solcher Spezialstationen war ohne Zweifel die Notwendigkeit, Schwerstkranken eine dem jeweils gültigen Kenntnisstand entsprechende Hilfe zu ermöglichen sowie der Wunsch nach einer Konzentration der apparativen und personellen Kräfte – nicht zuletzt auch aus ökonomischen Gründen. Die Wege, die zur Erreichung dieser Ziele beschritten wurden, waren allerdings von Ort zu Ort sehr unterschiedlich, so daß örtliche Besonderheiten mehr als wünschenswert Einfluß auf die jeweiligen Entwicklungen nahmen. Als Ergebnis sehen wir uns heute vor einer sehr heterogenen intensivmedizinischen Landschaft, wo sich sowohl in der Größe und Anzahl der Intensivstationen pro Krankenhaus als auch in ihrer Belegung und in ihrer Leitung niederschlägt (Tabelle). Selbstverständlich bleiben diese strukturellen Besonderheiten nicht ganz ohne Einfluß auf den Aufgaben- und Verantwortungsbereich des Chirurgen.

Daß über die Verantwortlichkeit des Chirurgen auf der Intensivstation überhaupt gesprochen werden muß, ist in gewisser Weise bezeichnend. Lange Zeit herrschte nämlich die Meinung vor, daß intensivmedizinische Aufgaben außerhalb des chirurgischen Arbeitsgebietes angesiedelt seien, weil es sich dabei im wesentlichen um die Behandlung von Störungen allgemeiner Art handle, die mit dem chirurgischen Eingriff im engeren Sinne nichts zu tun haben. Damit wurde auch die Weiterbehandlung der eigenen Patienten in andere Hände gegeben und der Chirurg empfand sich für den weiteren Verlauf in der Zeitspanne der Intensivmedizin nicht mehr oder nur noch am Rande als zuständig.

Station	Belegung	Leitung
Allgemeine Intensivstation	Interdisziplinär Konservativ u. operativ	Internist Anästhesiologe
Interdisziplinäre operative Intensivstation	Interdisziplinär Operativ	Anästhesiologe
Chirurgische Intensivstation (fachgebunden)	Chirurgische Patienten	Chirurg Anästhesiologe

Tabelle 1. Modelle der Intensivmedizin chirurgischer Patienten

Rechtsherzkatheter	72
Tracheotomien	20
Minitracheotomien	24
Bronchoskopien	190
Dialysebehandlungen	144
Dialyseshuntanlage	54
Endoskopien (inkl. Laser, Sklerosierung)	92
Verbandswechsel in Narkose	42

Tabelle 2. Intensivstation der MUL (1988): Auf der Station durchgeführte Eingriffe

Unsere heutigen Kenntnisse über die kausalen Vernetzungsmöglichkeiten zwischen chirurgischer Erkrankung, Operation, operationsabhängigen Komplikationen und allgemeinen Störungen haben jedoch zu einer grundlegenden Revision dieser Einstellung geführt. Man weiß, daß gar nicht so selten gerade Störungen allgemeiner Art eine Indikatorfunktion haben, d.h. den ersten Hinweis auf das Vorliegen chirurgischer Komplikationen geben und die Indikation zum Eingriff ergeben. Andererseits versteht sich – wie z.B. bei der diffusen eitrigen Peritonitis – die Intensivtherapie als multimodales Behandlungskonzept, bei dem einzelne oder wiederholte operative Interventionen als Teil der Intensivmedizin von vorn herein eingeplant sind.

Der Aufgabenbereich

Der Aufgabenbereich „Chirurgische Intensivmedizin" möge die Verantwortlichkeit des Chirurgen verdeutlichen. Dazu stichwortartig einige Daten einer 12-Betten-Station. Im Laufe eines Jahres wurden insgesamt 1265 Patienten behandelt, 705mal handelt es sich dabei um Intensivüberwachung und 560mal, d.h. bei 44%, um eine Intensivtherapie. Bei der Hälfte dieser Patienten lag eine beatmungspflichtige respiratorische Insuffizienz vor, weitere 54 Patienten mußten wegen akuten Nierenversagens dialysiert oder hämofiltriert werden, bei anderen genügten konservative Behandlungsmaßnahmen. Nicht selten bestand auch eine Kombination dieser Störungen zusammen mit anderen z.B. cerebralen Dysfunktionen, Stoffwechselentgleisungen und Gerinnungsstörungen.

Auf der Intensivstation selbst wurden insgesamt 638 Interventionen unterschiedlicher Art durchgeführt, darunter eine Anzahl zweifellos rein chirurgischen Charakters (Tabelle 2). Darüberhinaus erfolgten bei 70 Patienten, d.h. bei 12,5% der Intensivtherapierten, operative Re-Eingriffe, deren Indikation sich im Laufe der Intesivtherapie ergab. Sie entstanden in allen Bereichen der Chirurgie, vorzugsweise der Gefäß- und Abdominalchirurgie, seltener der Unfallchirurgie. Die Altersverteilung war entsprechend der des gesamten operativen Krankengutes (Abb. 1). Die Re-Operationen verteilten sich unter Bevorzugung des ersten postoperativen Tages über einen längeren Zeitraum (Abb. 2). Die Indikationen gehen aus der Abb. 3 hervor.

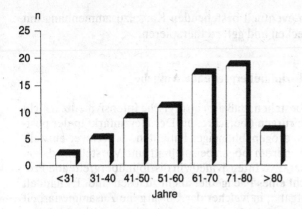

n

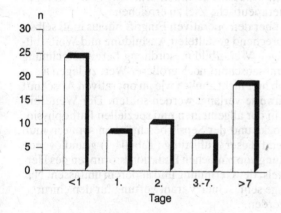

Abb. 1. Reeingriffe, Altersverteilung; Chirurgische Intensivstation 1988

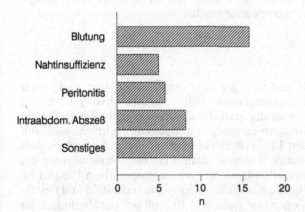

Abb. 2. Reeingriffe, Tage nach Primäroperation; Chirurgische Intensivstation 1988

Abb. 3. Reeingriffe, Diagnose vor Relaparotomie; Chirurgische Intensivstation 1988

Die Diagnostik vor dem Re-Eingriff ließ ganz überwiegend sogenannte allgemeine Störungen erkennen, die sich häufig als Folge chirurgisch anzugehender Komplikationen manifestierten und den ersten Hinweis auf das Vorliegen solcher lokaler Störungen gaben. Die Prognose dieser Störungen ist im allgemeinen in der Anfangsphase noch relativ günstig, jedenfalls wesentlich günstiger als später, wenn sich erst das Vollbild des Organversagens entwickelt hat und dann u.U. eine eigene nosologische Bedeutung erlangt. Gerade die Früherkennung erfordert also den intensiven Kontakt des Chirurgen mit seinem Patienten. Er kennt die spezifischen Gefahren der durchgeführten Operation am besten und darüberhinaus auch das spezielle Risiko seines Patienten. Er ist deshalb stets aufgefordert, bei der Interpretation pathologischer Meßwerte und der Deutung allgemeiner funktioneller Störungen mitzuwirken, den eventuell bestehenden Kausalzusammenhang mit der durchgeführten Operation aufzudecken und ggf. zu therapieren.

Chirurgische Intensivmedizin — eine disziplinübergreifende Aufgabe

Andererseits kann kein Zweifel daran bestehen, daß die chirurgische Intensivmedizin nicht selten die fachliche Kompetenz des Chirurgen überschreitet. Der Herzinfarkt in der postoperativen Phase, das Entzugssyndrom drogenabhängiger Patienten, der schwer einstellbare Diabetes mellitus oder das Lyell-Syndrom mögen beispielhaft eine Vorstellung davon vermitteln, in welchem Umfang die operative Intensivmedizin disziplinübergreifende Probleme beinhaltet, die nicht aus der Sicht eines Fachgebiet allein zu lösen sind. Es handelt sich also um eine interdisziplinäre Aufgabe, in welcher der Chirurg die Zusammenarbeit mit anderen Fachvertretern — zumeist mit Anaesthesisten, Internisten, Mikrobiologen und Psychiatern — suchen muß, um das therapeutische Ziel zu erreichen.

Die Verantwortlichkeit des Chirurgen über den operativen Eingriff hinaus muß selbstverständlich ihren Ausdruck in einer entsprechend gestalteten Ausbildung und Weiterbildung finden. Dem ist in der derzeit gültigen Weiterbildungsordnung bereits Rechnung getragen. Dennoch ist auf diesen Ausbildungsabschnitt noch größerer Wert zu legen als in der Vergangenheit und es ist zu erwägen, ob hier nicht ähnlich wie im operativen Abschnitt außer qualitativen auch quantitative Nachweise verlangt werden sollten. Der Weiterbildungsinhalt darf sich nicht auf Kenntnisse in der allgemeinen und speziellen Pathophysiologie des chirurgischen Eingriffs, des Schocks und der Sepsis beschränken sondern muß dem Bedarf angepaßt sein und entsprechend dieser Auflistung (Tabelle 3) grundlegende Kenntnisse in der Erkennung und Behandlung von einfachen Funktionsstörungen des Herzens, der Lunge, der Niere, des Stoffwechsels, der Gerinnung und anderem umfassen. Nur der so ausgebildete Chirurg wird in der Lage sein, seiner Verantwortung für den chirurgischen Intensivpatienten auch gerecht zu werden.

Daß für Hochschulkliniken darüber hinaus auch der Aspekt der intensivmedizinischen Forschung von Bedeutung ist, soll hier nur erwähnt werden.

Verantwortlichkeit des Chirurgen

Die hier skizzierte Verantwortlichkeit des Chirurgen ist grundsätzlicher Natur und primär einmal unabhängig von der Frage, wem die organisatorische, administrative und ärztliche Leitung der Intensivstation obliegt. Denn die ärztliche Zuständigkeit ist generell nicht abhängig von festgelegten Organisationsformen sondern bezieht ihre rechtliche und ethische Legitimation aus den festliegenden Tätigkeitsmerkmalen der Fachgebiete sowie dem Anspruch des Patienten auf eine optimale Therapie. Damit gilt die Verantwortung des Chirurgen im besonderen Maße für alle Probleme, die mit dem operativen Eingriff im engeren Sinne zu tun haben, wie z.B. lokale Komplikationen sowie Indikation und Durchführung evtl. notwendiger Re-Operationen und ähnliches. Er muß sich darüberhinaus für postoperative Krankheitszustände generell zuständig fühlen. Dem jeweils für die Koordination der Behandlung verantwortlichen Arzt bleibt es somit nicht völlig frei überlassen, ob, wann und wen er zur Mitbehandlung auffordert, sondern er ist aufgrund der auf sein Fachgebiet beschränkten Kompetenz zur frühzeitigen Konsultation verpflichtet. Die über die Operation hinaus fortbestehende Verantwortlichkeit des Chirurgen für seinen Patienten bis hin zur Entlassung aus dem Krankenhaus — und manchmal auch darüber hinaus — verpflichtet ihn, in ständigem Kontakt mit dem Kranken zu bleiben.

Die Frage nach der Verantwortlichkeit des Chirurgen stellt sich auf der chirurgisch geleiteten Intensivstation naturgemäß nur selten, schwieriger ist die Zusammenarbeit auf Intensivstationen, die anderen Fachgebieten unterstellt sind. Solche administrativen Konstruktionen entpflichten den behandelnden Chirurgen also nicht, denn der leitende Arzt — welcher Disziplin er auch immer angehören mag — trägt zwar die Verantwortung für die

Herz/Kreislauf	621
Schock	94
Atmung	212
Niere	97
Magen/Darm	124
Gehirn	45
Stoffwechsel	93
Sepsis	27
Operationsgebiet	61

Tabelle 3. Komplikationen bei chirurgischen Intensivpatienten

ordnungsgemäße ärztliche und pflegerische Betreuung der Kranken, auf die sich der Chirurg verlassen und berufen darf, für ihre Behandlung im engeren Sinne kann er jedoch nur im Rahmen seines Fachgebietes zuständig sein. Die chirurgische Grunderkrankung und ihre Folgen bleiben therapeutische Aufgabe des Chirurgen. Die Mitarbeit des Chirurgen lediglich auf konsiliarischer Basis wird seinen Aufgaben nicht gerecht und ist deshalb abzulehnen. Gerade wer der Arzt-Patient-Beziehung einen besonders hohen Stellenwert zuerkennt, muß die durchgehende Sonderstellung des Chirurgen in der Gruppe der behandelnden Ärzte anerkennen, denn schließlich ist er der vom Patienten gewählte und gewünschte Vertrauensarzt.

Hinzuweisen ist in diesem Zusammenhang auch auf die Tatsache, daß dem Leiter einer interdisziplinären Intensivstation ohne Zweifel eine gewisse Monopolstellung im Krankenhaus zukommt. Da die Einrichtung von Intensivstationen überwiegend unter den ökonomischen Zwängen einer Konzentration von personeller und apparativer Ausstattung erfolgte, bestehen außerhalb solcher Stationen meist keine Möglichkeiten zur Intensivtherapie. Dem jewiligen Intensivmediziner sind also alle Mittel zur Intensivtherapie unterstellt, woraus sich zweifellos eine besondere Verpflichtung zur Zusammenarbeit ableiten läßt. Dies betrifft nicht nur die aus seiner Verantwortlichkeit abgeleiteten Rechte des Chirurgen, sondern auch die Übernahme von Weiterbildungsaufgaben, die Absprache in der Belegungspraxis, die Ermöglichung von Forschungsaufgaben und ähnliches.

Es wäre eine unzulässige Einengung des Themas, wenn hier nur von der Verantwortlichkeit des Chirurgen im Hinblick auf seine Patienten die Rede wäre. Selbstverständlich gehört es auch zu einer verantwortungsvollen Tätigkeit, die Rechte anderer Disziplinen − insbesondere die des anaesthesiologischen Fachgebietes − zu kennen und zu respektieren. Daß es hierbei Überschneidungen gibt, die die Verantwortlichkeit je nach Lage der Dinge und entsprechend den getroffenen Abmachungen zur einen oder zur anderen Seite begrenzen können, ist allgemein bekannt. Für den Konfliktfall wird empfohlen, dem Chirurgen die Behandlung zu überlassen [2, 3]. Darauf soll hier nicht näher eingegangen werden.

Zusammenfassend läßt sich festhalten, daß wir Chirurgen uns grundsätzlich für die durch Operation und Trauma ausgelösten Folgekrankheiten verantwortlich fühlen. Es widerstrebt uns, den operativ technischen Akt durchzuführen und den Patienten hernach für die schwierige postoperative Phase irgendwo gleichsam abzugeben, um ihn dann nach überstandener Krise wieder in Empfang zu nehmen [1]. Der Chirurg hat durch seinen Kontakt von Anfang an, durch die Beratung, durch Indikation und durch die Verantwortung bei der Wahl des Operationsverfahrens eine sehr enge Bindung an seinen Patienten. Für diesen ist der Chirurg aus denselben Gründen die natürliche Bezugsperson. Diese Bindungen werden durch evtl. auftretende Komplikationen eher verstärkt als gelockert. Andererseits ist unverkennbar, daß die Therapie des chirurgischen Intensivpatienten eine interdisziplinäre Aufgabe ist. Deshalb erstreckt sich die Verantwortung des Chirurgen über die chirurgisch-medizinischen Aspekte hinaus auch auf eine sinnvolle Integration der Nachbardisziplinen in das Behandlungskonzept. Eine solche Auffassung von der Verantwortlichkeit des Chirurgen wird am ehesten dazu führen, daß die gemeinsame Sorge um das Wohl des uns anvertrauten Patienten stets im Vordergrund steht.

808

Literatur

1. Lindenschmidt Th-O (1974) Interdisziplinäre Zusammenarbeit in der Intensivmedizin: Gemeinsamkeiten und Abgrenzung aus der Sicht des Chirurgen. Langenbecks Arch Chir 337:219
2. Opderbecke HW (1974) Interdisziplinäre Zusammenarbeit in der Intensivmedizin – Gemeinsamkeiten und Abgrenzung aus der Sicht des Anaesthesisten. Langenbecks Arch Chir 337:219
3. Weißauer W (1970) Die Vereinbarungen zwischen den Fachgebieten Chirurgie und Anaesthesie über die Aufgabenbegrenzung und die Zusammenarbeit in der Intensivmedizin. Chirurg. Inform. d. Berufsverb. Dt. Chir. Nr. 11:85

248. J. Wawersik (Kiel): Strukturen und Verantwortlichkeit aus der Sicht der Anästhesisten

Manuskript nicht eingegangen

249. Intensivmedizin — Forensische Probleme unter dem Gesichtspunkt der geteilten Verantwortlichkeit

W. Weißauer

Leerstetter Str. 44, D-8508 Wendelstein

Intensive Care Medicine — Legal Problems from the Point of View of Shard Responsibility

Summary. The agreements between surgery/anesthesiology (1970) differentiate between specialist and indisciplinary intesive care units. In the specialist unit the surgeon is also responsible for intensive care therapy. In the interdisciplinary units the surgeon is responsible for the treatment of the primary disease and the anesthesiologist is responsible for the intensive care therapy. Their cooperation is determined by a strict division of labor and the principle of confidence. The agreements, which have proven sucessful legally, leave the decision about a more detailed delimitation of the tasks to local arrangements. It is suggested that a concretization of the agreements of 1970 should perhaps be considered.

Key words: Specialist and Interdisciplinary Organization — Division of Labor and the Principle of Confidence

Zusammenfassung. Die Vereinbarungen Chirurgie/Anästhesie (1970) unterscheiden zwischen fachgebundenen und interdisziplinären Intensiveinheiten. Auf den fachgebundenen ist der Chirurg auch für die Intensivtherapie verantwortlich. Auf den interdisziplinären Einheiten ist der Chirurg für die Behandlung des Grundleidens verantwortlich, der Anästhesist für die Intensivtherapie. Ihre Zusammenarbeit bestimmt sich nach dem Grundsatz der strikten Arbeitsteilung und dem Vertrauensgrundsatz. Die nähere Aufgabenabgrenzung überlassen die Vereinbarungen, die sich forensisch bewährt haben, den lokalen Absprachen; eine Konkretisierung der Vereinbarungen von 1970 könnte erwogen werden.

Schlüsselwörter: fachgebundene und interdisziplinäre Organisation — Arbeitsteilung und Vertrauensgrundsatz

Der Fortschritt der Medizin ist nicht vorstellbar ohne ärztliche Spezialisierung. Spezialisierung aber bedeutet Arbeitsteilung mit ihren spezifischen Risiken der Koordinationsmängel und Verständigungsfehler. Je enger die Zusammenarbeit ärztlicher Spezialisten sein muß, um eine gemeinsame Aufgabe zu erfüllen, desto notwendiger werden Regeln für die interdisziplinäre Kooperation. Fehlen solche Regeln oder werden sie nicht beachtet und kommt es deshalb zu einem Behandlungsmißerfolg mit iatrogenen Schäden, so liegt der Vorwurf des Organisationsverschuldens nahe, der im Schadensersatzprozeß und im Strafverfahren gegen Ärzte zunehmende Bedeutung gewinnt.

Für die Beurteilung, ob eine ärztliche Behandlung den Leistungs- und Sorgfaltsstandards des erfahrenen Facharztes entspricht oder als schuldhafter Behandlungsfehler zu werten ist, sind die Gerichte auf das Gutachten des ärztlichen Sachverständigen angewiesen. Streiten sich aber die Vertreter zweier Fachgebiete nach einer gemeinsamen Behandlung vor Gericht darüber, wer für eine bestimmte Behandlungsmaßnahme zuständig war, also etwa für die Anordnung und Durchführung einer intraoperativen Bluttransfusion, die im konkreten Fall unterblieben ist oder zu spät durchgeführt wurde, so kann das Organisationsverschulden *beider* beteiligter Fachvertreter für das Gericht evident sein.

Die engste interdisziplinäre Zusammenarbeit, die es in der Medizin gibt, ist die zwischen Operateur und Anästhesist am Operationstisch. Es lag deshalb nahe, daß die Grundsätze für die sogenannte horizontale Arbeitsteilung in der Medizin zwischen den Fachgebieten Chirurgie und Anästhesie entwickelt und in interdisziplinären Vereinbarungen festgeschrieben wurden.

Basis der interdisziplinären Kooperation ist danach der Grundsatz der strikten Arbeitsteilung, der dafür Sorge tragen soll, daß positive und die − medizinisch wie forensisch − oft noch weit gefährlicheren unerkannten negativen Kompetenzkonflikte, eliminiert werden. Auf der strikten Arbeitsteilung baut der *Vertrauensgrundsatz* auf. Danach hat jeder ärztlich und rechtlich für die ordnungsgemäße Erfüllung *seiner* Aufgaben einzustehen und darf sich andererseits darauf verlassen, daß der Partner der Kooperaton die im obliegenden Aufgaben ordnungsgemäß erfüllt.

Sinn dieser Grundsätze ist es, jedem die volle Konzentration auf *seine* Aufgaben zu ermöglichen, also Operateur und Anästhesist von wechselseitigen Kontroll- und Überwachungspflichten freizustellen. Überall dort, wo es Überschneidungszonen gibt, haben wir versucht, in den interdisziplinären Vereinbarungen die Kompetenzkonflikte so zu lösen, wie dies den praktischen Erfordernissen und damit zugleich dem wohlverstandenen Patienteninteresse am besten entspricht.

Die Rechtsprechung hat sich die von den Fachgebieten entwickelten Grundsätze zu eigen gemacht. Ich kenne keinen Fall, der forensisch gegen die in den interdisziplinären Vereinbarungen aufgestellten Regeln entschieden worden wäre.

Die Vereinbarungen zwischen den Fachgebieten Chirurgie und Anästhesie über die Aufgabenabgrenzung und die Zusammenarbeit in der Intensivmedizin aus dem Jahre 1970 waren wegweisend für die Organisation der Intensivmedizin. Sie unterscheiden zwischen fachgebundenen und interdisziplinären Intensiveinheiten; an dieser Unterscheidung orientiert sich auch die forensische Verantwortung von Chirurg und Anästhesist.

Auf der fachgebundenen Intensiveinheit trägt die *Chirurg* die volle ärztliche und rechtliche Verantwortung für die Behandlung des Grundleidens und − jedenfalls primär − auch für die Intensivüberwachung und die Intensivbehandlung. Er entscheidet im Rahmen der vom Krankenhausträger vorgegebenen Aufgabenzuweisungen, ob und wann er den Anästhesisten zum Konsilium und zur Mitbehandlung zuzieht. Mit der Verlegung auf die Bettenstation, aber auch auf die fachgebundene Intensiveinheit endet, soweit keine abweichende organisatorische Regelung oder hausinterne Vereinbarung besteht, die postoperative Sorge des Anästhesisten für die Überwachung und für die Aufrechthaltung gestörter Vitalfunktionen. Der Anästhesist muß den Operateur aber auf eine für ihn bei der Übergabe des Patienten erkennbare spezielle Überwachungs- oder Behandungsbedürftigkeit hinweisen.

Neu gegenüber der traditionellen Gliederung des Krankenhauses in fachgebundene Einheiten sind die interdisziplinären operativen Intensivbehandlungseinheiten, die nach den Vereinbarungen zwischen Chirurgie und Anästhesie unter der Leitung des Anästhesisten stehen sollen. Der leitende Arzt trägt die Verantwortung für die Organisation der ärztlichen und pflegerischen Betreuung auf der Intensiveinheit. Für die ärztliche Behandlung ist er aber nur im Rahmen seines Fachgebietes zuständig, der Anästhesist also für die Intensivüberwachung und Intensivbehandlung. Die fachliche Zuständigkeit der Ärzte, die den Patienten wegen seines Grundleidens oder wegen fachbezogener Komplikationen behandeln, wird durch die Verlegung auf die interdisziplinäre Intensiveinheit nicht berührt. Kommt es beispielsweise zu einer postoperativen Nachblutung, so hat der Anästhesist den Vertreter des operativen Faches sofort zu unterrichten.

Da die interdisziplinären Vereinbarungen über die Intensivmedizin vorwiegend Grundsatzfragen beantworten, bleibt eine Reihe von Detailfragen offen. Zu der in der Praxis wohl häufigsten Meinungsverschiedenheit, wer über die Verlegung auf die Intensiveinheit und über die Rückverlegung des Patienten auf die Betteneinheit entscheidet, habe ich schon in meinem Kommentar zu den interdisziplinären Vereinbarungen die Auffassung vertreten, daß diese Kompetenz dem Arzt zusteht, der für die Behandlung des Grundleidens zuständig ist. Wegen der begrenzten Bettenkapazität der Intensiveinheit wird es zur Verlegung auf diese Einheit aber des Einvernehmens mit ihrem ärztlichen Leiter bedürfen.

Wer über die Verlegung und Rückverlegung entscheidet, trägt dafür auch die ärztliche und rechtliche Verantwortung.

Noch ein Detail, das auch für die Weiterbildung bedeutsam ist: Ärztliche und nichtärztliche Mitarbeiter unterstehen der fachlichen Weisung des Fachvertreters, in dessen Aufgabenbereich sie tätig werden. Zweifelhaft kann freilich sein, was im einzelnen der Intensivbehandlung oder der Behandlung des Grundleidens zuzurechen ist. Die interdisziplinären Vereinbarungen haben die nähere Regelung insoweit bewußt der individuellen Absprache zwischen Chirurg und Anästhesist vorbehalten, da die örtlichen Verhältnisse hier eine bedeutsame Rolle spielen.

Kommt es zwischen Chirurgen und Anästhesisten zu Kompetenzstreitigkeiten im Bereich der Intensivtherapie, so liegt dies freilich oft sehr viel weniger an den sachlichen Problemen als an Atmosphärischem und Persönlichem.

Die Richtlinien der Deutschen Krankenhausgesellschaft für die Organisation der Intensivmedizin aus dem Jahre 1975 decken sich im Organisatorischen, also in dem Bereich, den man heute der Prozeßqualität zurechnet, mit den interdisziplinären Vereinbarungen und konkretisieren sie. Darüber hinaus enthalten sie wichtige Empfehlungen zur Strukturqualität, insbesondere zur technischen und apparativen Ausstattung sowie zur personellen Besetzung der Intensiveinheiten.

Die Weiterbildung in der Intensivtherapie wurde inzwischen für Chirurgen und Anästhesisten im Weiterbildungsrecht ausdrücklich verankert. Mit der Sicherung der fachlichen Qualifikation sowie der Prozeß- und der Strukturqualität haben wir eine gute Ausgangsbasis für eine den Anforderungen der Rechtsprechung voll genügende Versorgung der Patienten. Wie ich abschließend feststellen darf, haben wir folgerichtig auch eine relativ geringe Belastung dieses Bereichs mit Schadensersatzprozessen und Strafverfahren.

Aus *rechtlicher* Sicht sehe ich deshalb kein Bedürfnis, die interdisziplinären Vereinbarungen in ihrem Konzept zu verändern. Geprüft werden sollte aber, ob es ein Bedürfnis gibt, die Aufgabenabgrenzung zwischen der Intensivbehandlung und der Behandlung des Grundleidens für einzelne Problembereiche und für Überschneidungszonen zu konkretisieren oder ob, wie bisher, die Konkretisierung der lokalen Einigung überlassen bleiben sollte. Als Beispiele für eine Konkretisierung können das Lagerungsabkommen und das Abkommen über die Aufgabenteilung bei der Bluttransfusion dienen, mit denen die Vereinbarung über die Zusammenarbeit in der operativen Medizin ergänzt wurde. Allerdings werden sich wegen ihrer Vielfältigkeit nicht alle Detailfragen einer interdisziplinären Zusammenarbeit in der Intensivmedizin durch derartige Grundsatzvereinbarungen regeln lassen.

Es geht um die Interessen des Patienten. Lassen Sie uns versuchen, gemeinsam die beste Lösung zu finden.

250. K. Peter a.A. (München): Ökonomische Gesichtspunkte auf der Intensivstation

Manuskript nicht eingegangen

251. Score-Systeme, ihre Bedeutung für den Intensivpatienten

E. Eypasch, W. Spangenberger, B. Bouillon, K. H. Moser, K. H. Vestweber und H. Troidl

II. Chirurgischer Lehrstuhl der Universität zu Köln, Krankenhaus Köln-Merheim, Ostmerheimer Str. 200, D-5000 Köln 91

Importance of Scoring-Systems for the Intensive Care

Summary. Scoring systems are a technique for defining patients for scientific and management purposes. A hypothetical, severely ill patient with cirrhosis, peritonitis, renal insufficiency and coagulation problems can be precisely classified: Child C, Mannheim-Peritonitis-Index 34 and APACHE II score 27 which results in a mortality of at least 70% of patients. At our own hospital, the continuous APACHE score (CAPS) has been developed and tested. The CAPS performed better than daily APACHE scores and provided useful trend information for the individual patient.

Key words: Scoring Systems − Intensive Care Unit − Prognosis Severity

Zusammenfassung. Score-Systeme sind ein nützliches Werkzeug, um Patienten zu definieren. Ein hypothetischer Schwerstkranker mit Lebercirrhose, Peritonitis, perforiertem Sigmacarcinom, Niereninsuffizienz und mit Gerinnungsproblemen kann mit den Begriffen Child C Lebercirrhose, Mannheimer-Peritonitis-Index 34 und APACHE II Score 27 präzise beschrieben werden: 70% Letalität. In unserer Klinik wurde ein kontinuierlicher APACHE Score (CAPS) aufgestellt und getestet. Der kontinuierliche Score war aussagekräftiger als der initiale oder der tägliche Score und lieferte wichtige Informationen zur Trendbeurteilung.

Schlüsselwörter: Score-System − Intensivstation − Prognose − Trend

Neben einigen altbekannten Scoring-Systemen wie der APGAR-Einteilung für Neugeborene [1], der Prozenteinteilung für Verbrannte [2] und der Child-Klassifikation für die Lebercirrhose [3], gibt es eine Fülle moderner Scoring-Systeme für die verschiedensten klinischen Fragestellungen. Die Ranson-Kriterien zur Bestimmung des Schweregrades einer Pankreatitis [4], der APACHE II Score [5] oder der Hannover-Intensiv Score [6] zur Beurteilung der Erkrankungsschwere bei Intensivpatienten oder das Therapeutic Intervention Scoring System (TISS) zur Messung des Therapieaufwandes [7] sind nur einige Beispiele aus einer langen Reihe. Sind Scoring-Systeme eine akademische Spielerei computerbegeisterter Intensivmediziner, oder haben sie eine praktische Bedeutung für den Intensivpatienten?

Die Funktion von Scoring-Systemen ist es, Krankheiten in Bezug auf Schweregrad und damit Risiko und Prognose zu klassifizieren. Score-Syteme werden aufgestellt auf empirischem oder statistischem Wege und sie bedürfen einer Prüfung, die den Richtlinien moderner klinischer Forschung entspricht [8, 9] (Technology Assessment). Score-Systeme komprimieren einen komplexen Sachverhalt in einen handlichen Zahlenwert. Nahezu jeder Kliniker benützt Prognose-Informationen einfacher Struktur: Begriffe wie „der alte Patient", „der Diabetiker" oder „der Dialysepatient" markieren ein höheres Risiko. Auch quantitative Systeme wie die Prozenteinteilung bei der Verbrennung [2] oder das TNM-Staging [10] sind im alltäglichen klinischen Gebrauch. Von hier ist es nur ein kleiner Schritt zu den modernen Scoring-Systemen, die komplexere Informationen in einen einfachen Zahlenwert transformieren und damit den Schweregrad einer Erkrankung erfassen: Child, Ranson, APACHE usw.

Zahlreiche Krankheitsbilder der Intensivmedizin sind unpräzise definiert und erfordern eine genauere Beschreibung, um Patientenkollektive und therapeutische Konzepte vergleichbar zu machen. Sepsis, Peritonitis, Pankreatitis und Pneumonie sind typische Beispiele.

Am besten läßt sich der Vorteil und diagnostische Gewinn von Scoring-Systemen an einem hypothetischen Patienten darstellen. Kaum ein Kliniker wird bestreiten, daß ein 76jähriger Mann schwerst erkrankt ist, wenn er mit einer vorbestehenden alkoholtoxischen Leberzirrhose, einer portalen Encephalopathie und einer veralteten kotigen Peritonitis bei einem perforierten Sigmacarcinom, ikterisch, niereninsuffizient und mit Gerinnungsproblemen zur stationären Aufnahme kommt und operiert wird. Wie jedoch lassen sich die Erkrankungen und die Lebensbedrohung dieses Patienten, sei es aus medizinischen oder ökonomischen Gründen, quantifizieren? Zur präzisen Beschreibung des Patienten bieten sich 3 Klassifizierungssysteme an: die Child-Kriterien, der Mannheimer Peritonitis Index [11] und der APACHE II Score.

Mit einem Bilirubin von 3 mg/dl, einem Albumin von 2,9 g/dl, ohne Aszites, cerebral verwirrt und in schlechtem Ernährungszustand würde der Patient 11 Punkte in der Child-Klassifikation sammeln, was ihn in die Stufe C einordnet. Child C beinhaltet eine schlechte Leberfunktion und eine globale Letalität von 43% [12]. Der Mannheimer Peritonitis Index (MPI) von Linder und Wacha klassifiziert die Schwere und damit die Prognose einer Peritonitis. Bedingt durch sein Alter von über 50 Jahren, mit Organversagen, einer länger bestehenden Peritonitis und einer diffusen Ausbreitung des kotigen Bauchhöhleninhaltes würde unser Patient 34 Punkte des MPI bekommen. Dies ordnet ihn ein in die Gruppe „schwere Peritonitis" und weist ihm allein für die Komponente Peritonitis seines schweren Krankheitsbildes eine Letalität von 70% zu. Der Mannheimer Peritonitis Index ist ein ideales und handliches Instrument, da er sehr leicht anwendbar ist und in mehreren Studien validiert wurde [11, 13].

Das von Knaus entwickelte APACHE II Score-System [5] graduiert den aktuellen physiologischen Zustand eines Patienten im Zusammenhang mit seiner Vorgeschichte.

Der APACHE II Score setzt sich zusammen aus drei Teilen: A, B und C. Teil A, der sog. „Acute Physiology Score" (APS) rekrutiert Informationen (Laborparameter, physiologische Variablen, etc.), die repräsentativ für die verschiedenen Organsysteme sind. Je größer die Abweichung vom Normalwert (Punktzahl: 0), desto mehr Score-Punkte werden vergeben (bis max. 4 Punkte pro Variable). Unser Patient würde in Teil A 16 Punkte erhalten. Teil B erfaßt das Alter und würde unserem Patienten 6 Punkte zuordnen, da er älter als 75 Jahre ist. Wegen einer anamnestisch vorbestehenden Organinsuffizienz und einer Notfalloperation ordnet Teil C ihm weitere 5 Punkte zu. Als Summe aus A, B und C würde unser Patient mit 27 APACHE Punkten gescort. Dies ordnet ihm ebenfalls eine Letalität von 70% zu. Zusammenfassend läßt sich die lebensbedrohliche Erkrankung in wenige Zahlenwerte komprimieren: Lebercirrhose Child C (40% Letalität), Peritonitis mit MPI 34 (70% Letalität) und APACHE Score 27 (70% Letalität) (Tabelle 1).

Gewinnbringend sind solche Informationen in Studien eingesetzt worden, um Intensivtherapie international zu vergleichen. Eine klassische Studie im Lancet von 1982 vergleicht Intensivtherapie in Frankreich und den USA [14]. Mit Hilfe von Scoring-Systemen konnte dokumentiert werden, daß die Franzosen bei gleichem Schweregrad der Erkrankung (APACHE) und gleichem therapeutischen Aufwand (TISS) mehr Patienten aktiv therapieren als nur überwachen. Die genannte Studie lieferte noch zahlreiche weitere Vergleiche und Einzelergebnisse.

Wir selbst haben Scoring-Systeme zum Vergleich mit einer anderen Universitätsklinik eingesetzt (APACHE), um gegenüber unserem Krankenhausmanagement einen höheren finanziellen Aufwand für Intensivtherapien bei Schwerstkranken zu begründen.

Tabelle 1. Beispiel Schwerstkranker Patient: Klassifikation, Score und Letalität eines hypothetischen Patienten

Alter 76 Jahre		
Alkoholtoxische Lebercirrhose	Child C	40%
Portale Encephalopathie		
Veraltete kotige Peritonitis		
Perforiertes Sigmacarcinom	MPI 34	70%
Ikterus, Gerinnungsprobleme		
Niereninsuffizienz	APACHE 27	70%
Physiol. Status		

Tabelle 2. CAPS, Kontinuierlicher APACHE Score: Vorhersagegleichung und Schwellenwert des CAPS

$$\text{CAPS} = 0{,}77729$$
$$+ 0{,}038 \times \text{Durchschnitt-APACHE II}$$
$$- 0{,}01776 \times \text{Verweiltage}$$
$$+ 0{,}0009328587 \times \text{APACHE II} \times \text{Tag}$$

Schwelle:
$$\text{CAPS} = 1{,}2 \longrightarrow \text{Wahrscheinlichkeit zu überleben} \quad =$$
$$\text{Wahrscheinlichkeit zu sterben} \quad =$$
$$50\%$$

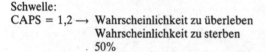

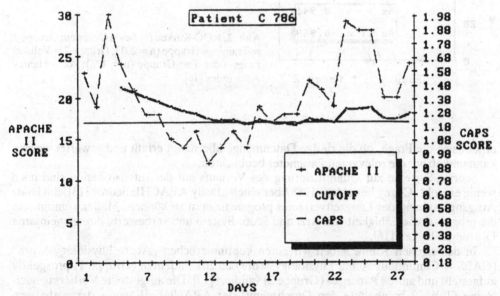

Abb. 1. Verlauf einer 27 Jahre alten polytraumatisierten Patientin, die am 27. Tag an einem ARDS verstarb. Simultane Aufzeichnung des CAPS und APACHE II Scores durch den Computer. Cut-off Linie bei 1,2 (CAPS) und 17 (APACHE II)

Brennpunkt des Interesses und zweites vielversprechendes Einsatzgebiet von Scoring-Systemen auf der Intensivstation ist das Erfassen des Trends beim Langzeitverlauf.

Unsere traditionellen Fieberkurven auf der Intensivstation erfassen und zeigen eine riesige Datenfülle wie Blutdruckwerte, Laborparameter, Medikationen, Beatmungsgrößen, Entleerungen aus Drainagen und vieles mehr. Systematisches Checkverhalten wie Piloten in einem Flugzeug es anwenden, ist nötig um der Datenfülle Herr zu werden. Dennoch

Score-System	Gruppe 1 Test-Gruppe	Gruppe 2 Test-Gruppe
APACHE II	0,802	0,754
Tägl. APACHE II	0,794	0,781
CAPS	0,941[a]	0,969[a]

Tabelle 3. Hanley Area Index für 3 versch. Scoring-Systeme

[a] Signifikant unterschiedlich (p < 0,05) zu APACHE II und tägl. APACHE II (nach dem 3. Tag)
Anm.: Der Hanley Area Index ist ein Maß für die Aussage-kraft eines Tests [18].

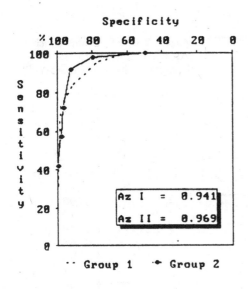

Abb. 2. ROC-Kurven für beide Gruppen: Gruppe 1 = Trainings-Gruppe (n = 201); Gruppe 2 = Validie-rungs- oder Test-Gruppe (n = 128); Az = Hanley Area Index [18]

erhebt sich die Frage, ob die riesige Datenmenge überhaupt erfaßt und gewertet werden kann und ob wir die relevanten Parameter beobachten.

Scoring-Systeme zur Quantifizierung des Verlaufs auf der Intensivstation sind noch wenig erprobt. Chang berichtete 1988 über einen „Daily APACHE Score" [15], um letale Ausgänge anhand des Langzeitverlaufes prognostizieren zu können. Müller kombinierte die prognostische Fähigkeit von Arzt und Score-System und verbesserte ihre gemeinsame Leistungsfähigkeit [16].

In der eigenen Klinik haben wir einen kontinuierlichen „Acute Physiology Score" (CAPS = Continuous Acute Physiology Score) an 201 Patienten (Gruppe 1) prospektiv aufgestellt und an 128 Patienten (Gruppe 2) validiert [17]. Die ausgestellte Vorhersageglei-chung (Tab. 2) beinhaltete den Durchschnitt der APACHE II-Scores der vorherigen Tage, die Anzahl der Aufenthaltstage auf der Intensivstation und den APACHE II Score vom vorherigen Tag. Dieser Score zeigte sich robuster gegenüber Schwankungen des APACHE Scores von Tag zu Tag und ließ deutlich einen Trend bei der Langzeitbehand-lung erkennen (Abb. 1). ROC-Kurven zeigten, daß die Fläche unter der Kurve („Hanley Area Index" [18]) als Ausdruck der Aussagekraft des Tests für den CAPS bei unserer Population signifikant größer war als für den einfachen und den täglichen APACHE II Score (s. Tabelle 3 und Abb. 2).

In der modernen Intensivmedizin erfüllen Scoring-Systeme zahlreiche Funktionen. Zur Definition von Intensivpatienten in Studien oder im Management sind Score-Systeme heute unverzichtbar, um Patienten und Therapiekonzepte vergleichbar zu machen. Sie ermöglichen eine Therapie- und Qualitätskontrolle.

Die Vergleichbarkeit von Patienten ist unverzichtbare Grundlage für politische und ökonomische Entscheidungen, sei es auf Ebene des Krankenhauses oder des gesamten Gesundheitswesens. Individualprognose und Scoring des Verlaufs sind Brennpunkte des Interesses bei der Anwendung von Scoring-Systemen. Ihr Einsatz zur Patientenselektion oder Stratifizierung zwecks Initiierung oder Modifikation einer Therapie ist in vielen Studien dokumentiert. Der Abbruch einer Therapie aufgrund von Score-Daten ist weder ethisch noch statistisch möglich.

Literatur

1. Apgar V (1953) A proposal for a new method of evaluation of the newborn infant. Curr Res Anesth 32:260
2. Berkow SG (1924) A method of estimating the extensiveness of lesions (burns and scalds) based on surface area proportions. Arch Surg 8:138
3. Child CG, Turcotte JG (1964) Surgery and portal hypertension In: Child CG (ed) The liver and portal hypertension. Saunders, Philadelphia, pp 50—64
4. Ranson JHC, Rifkind KM, Roses DF (1974) Prognostic signs and the role of operative management in acute pancreatitis. Surg Gynecol Obstet 136:68
5. Knaus WA, Draper EA, Wagner DP (1982) Evaluating outcome from intensive care: a preliminary multihospital comparison. Crit Care Med 10:491
6. Lehmkuhl P, Lips U, Pichlmayr I (1985) Der Hannover Intensic Score (HIS) als neues Klassifikationssystem zu Verlaufskontrollen und Prognosestellung bei Intensivpatienten. Med Klin 81/7:235—240
7. Cullen DJ, Civetta JM, Briggs BA (1974) Therapeutic Intervention Scoring System: a new method for quantitative comparison of patient care. Crit Care Med 2:57
8. Schechter MT (1986) Evaluation of the diagnostic process, In: Troidl H, Spitzer WO, McPeek B, Mulder DS, McKneally MF (eds) Principles and practice of research. Springer, Berlin Heidelberg New York, p 195
9. Troidl H, Spangenberger W, Kusche J (1988) Bewertung der Endoskopie. Langenbecks Arch Chir Suppl II (Kongreßbericht) S 385
10. Spiessl B, Hermanek P, Scheibe O, Wagner (Hrsg) (1985) TNM-Atlas UICC. Springer, Berlin Heidelberg New York
11. Linder MM, Wacha W, Wesch G, Streifensand RA, Gundlach E (1987) Der Mannheimer Peritonitis-Index Ein Instrument zur intraoperativen Prognose der Peritonitis. Chirurg 58:84
12. Zimmermann JE, Knaus WA (1989) Outcome prediction in adult intensive care. In: Shoemaker WC, Ayres S, Grenvik A, Holbrook PR, Thompson WL (eds) Textbook of critical care. Saunders, Philadelphia p 1447
13. Függer R, Rogy M, Herbst F, Schemper M, Schulz F (1988) Validierungsstudie zum Mannheimer Peritonitis-Index. Chirurg 59:598
14. Knaus WA, LeGall JR, Wagner DP, Draper EA et al. (1982) A comparison of intensive care in the U.S.A. and France. Lancet 18:642
15. Chang RWS, Jacobs S, Lee B, Pace N (1988) Predicting death among intense care unit patients. Crit Care Med 16:34
16. Müller JM, Herzig S, Halber M, Stelzner M, Thul P (1987) Der „acute physiology score" als Stratifikations- und Prognosekriterium bei Patienten einer chirurgischen Intensivstation. Chirurg 58:334
17. Moser KH, Bouillon B, Troidl H, Köppen L (1989) Validation of the Continuous APACHE Score (CAPS) for a better prediction of outcome in surgical ICU patients. Theor Surg 3:192
18. Hanley JA, McNeil BJ (1982) The meaning and the use of the area under the receiver operating characteristic (ROC) curve. Radiology 143:29

252. K. Messmer (Heidelberg): Pathophysiologie des multiplen Organversagens

Manuskript nicht eingegangen

253. Behandlung der Sepsis bei Intensivpatienten

H. G. Beger und W. Oettinger

Klinik f. Allgemeinchirurgie, Universität Ulm, Steinhövelstr. 9, D-7900 Ulm

Treatment of Sepsis in Intensive Care Patients

Summary. A basic prerequisite of sucessful treatment of sepsis in intensive care patients is early recognition. Aside from the classic clinical signs of infection, minute changes in volume demand, respiratory need, kidney function and cardiovascular regulation may indicate a septic complication. The surgical/mech. elimination of septic foci is still the paramount therapeutic principle. Volume and respiratory therapy, hemofiltration, cardiovascular and antibiotic medication may add to the standard procedure of intensive care. Contact site inhibitors, mediator antagonists, and antibodies targeted against endotoxin, bacteria or leukocyte surface antigens are either still controversial or undergoing preclinical evaluation.

Key words: Sepsis – Peritoneal Lavage – Mediators – Immunotherapy

Zusammenfassung. Grundlage einer erfolgreichen Sepsisbehandlung beim Intensivpatienten ist die Früherkennung, und dazu dienen neben den klassischen Infektionszeichen diskrete Veränderungen des Volumen- und Beatmungsbedarfs, der Nierenfunktion sowie der Kreislaufregulation. Die wichtigsten therapeutischen Maßnahmen sind die chirurgisch/mechanische Herdsanierung. Flankierend sind intensivmedizinische Standardverfahren wie Volumentherapie, Beatmung, Hämofiltration, kardiovaskuläre und antibiotische Pharmakotherapie unabdingbar. Zu den noch kontrovers diskutierten oder in klinischer Erprobung stehenden adjuvanten Möglichkeiten gehören sog. „Kontaktstelleninhibitoren", Mediator- Antagonisten sowie Antikörper gegen Endotoxin, Bakterien oder Leukozyten-Oberflächenantigene.

Schlüsselwörter: Sepsis – Peritoneal-Lavage – Mediatoren – Immuntherapie

Der Schlüssel zur erfolgreichen Behandlung einer Sepsis ist die Früherkennung. Dafür spielen klinische Daten wie Körpertemperatur, Herz- und Atemfrequenz noch immer eine vorrangige Rolle. Es ist freilich die Eigenheit des Intensivpatienten, daß gerade die primären Sepsiszeichen maskiert sind. So muß auf objektive Meßgrößen zurückgegriffen werden, die bei Intensivpatienten in der Regel von bereits pathologischen Werten ausgehen. Es ist also nicht so sehr die Normabweichung, sondern die kurzfristige, vielleicht auch nur diskrete Veränderung vitaler Funktionen, die das Vorliegen oder die Entwicklung eines septischen Fokus anzeigen. Dafür ist vordergründig zu nennen: der erhöhte Bedarf an Volumen, aber auch an Beatmungshilfen. Das Keimspektrum in der Bronchial-Lavage, Veränderungen der Diurese und von Leberparametern, und wiederum die kurzfristige Änderung erkennbarer Funktionsgrößen des Intestinum, wie Magenreflux, Meteorismus, und schließlich der paralytische Ileus sind wertvolle, intensivmedizinische Kenngrößen über das potentielle Vorliegen eines septischen Fokus. Zusammen mit septischem Fieber, Thrombopenie und rezidivierender metabolischer Azidose ist die Summe dieser Größen

Klinische Daten	EU/ml (max)
Aseptische Chirurgie	<5
Organkomplikationen	<100
Verstorben	>100 (>5×)

Tabelle 1. Endotoxin-Schwellenwert

aussagekräftiger als momentane Schwankungen der Leukozytenzahl oder eine leichte Erhöhung der Körpertemperatur. Die Bestimmung von Endotoxin im Blut und/oder Peritonealexsudat kann für die Entscheidung zur Relaparotomie besonders wertvoll sein. Tabelle 1 zeigt Schwellenwerte für Endotoxin, die an über 100 Patienten mit unterschiedlich schwerem Verlauf nach abdomineller Sepsis ermittelt wurden [1].

Danach ist die Größe von 100 Einheiten pro ml als wichtiges Alarmsignal anzusehen bei der Beurteilung von Verlauf und Prognose eines fraglich septischen Syndroms auf der Intensivstation. In jedem Fall bedeutet die Diagnose „Sepsis" gerade auch beim Intensivpatienten gleichzeitig die Initiative zur rigorosen Abklärung eines bakteriellen Fokus. Alle bildgebenden Verfahren einschließlich der Szintigraphie mit markierten Leukozyten sind bei Abszessen von >2 cm von zweifelhafter Aussagekraft. So muß nicht selten allein aus der Verlaufsbeobachtung oder der Berücksichtigung der genannten diskreten Veränderungen der Entschluß zur chirurgischen Exploration gefaßt werden. Bestehen Zweifel, sollte auf jeden Fall der operativen Revision gegenüber einer abwartenden Haltung der Vorzug gegeben werden.

Die Prinzipien der Sepsisbehandlung des chirurgischen Intensivpatienten bestehen aus

1) der chirurgischen Fokuselimination
2) der Therapie von Organfunktionsstörungen
3) der adjuvanten Pharmakotherapie
4) der Antibiotikatherapie und
5) der Substrat- und Volumensubstitution

„Nichts Neues", wird man sagen, „ibi pus ubi evacua" war schon immer unser chirurgisches Prinzip. In der Tat hat sich an dem „ob" und „daß" der Fokuselimination nichts geändert.

Interessant und immer wieder diskussionswürdig aber − insbesondere auch aus Kostenperspektiven − ist das „wie". Die chirurgische Fokuselimination kann einmalig erfolgen, im günstigsten Falle durch eine Sonographie-gesteuerte Punktion und Drainage eines intraabdominellen Abszesses. Meist haben wir es jedoch auf der Intensivstation mit Verläufen zu tun, die eine kontinuierliche oder wiederholt durchzuführende Herdsanierung erfordern, wie z.B. bei Peritonitis oder Osteitis.

Weitere chirurgisch-mechanische und physikalisch-intensivmedizinische Prinzipien der Fokussanierung sind: Nekrosektomie, z.B. im Bereich der Haut nach Verbrennungen oder Staphylokokkeninfektion, aber auch die Pankreasnekrose. Ferner ist zu nennen: die primäre Resektion eines offen oder gedeckt perforierten Hohlorgans mit Verschluß der Perforationsöffnung sowie einer frühzeitigen Gallenwegsdrainage. Die Gallenwegsdrainage gewinnt umsomehr Bedeutung, seitdem objektive Daten vorhanden sind, daß auch eine diskrete Cholestase eine empfindliche Reduktion der RES-Kapazität der Leber hervorrufen kann [2]. Die Hämofiltration sowie die selektive Elimination von Mediatoren und aktivierten Leukozyten bis hin zur Plasma- oder Leukophorese bzw. dem Blutaustausch sind wichtige etablierte, zusätzliche intensivmedizinische Maßnahmen mit ganz spezieller Indikationsstellung bei chirurgisch nicht beherrschbarer Sepsis.

Im Zentrum der Sepsisbehandlung chirurgischer Intensivpatienten steht nach wie vor die bakterielle Peritonitis, ein Gebiet, auf dem in den letzten Jahren von verschiedenen Arbeitsgruppen deutliche Fortschritte erzielt werden konnten.

Das Prinzip ist die wiederholte oder kontinuierliche Elimination von bakteriell kontaminierten Flüssigkeiten und septischen Herden im Sinne der Peritoneal-Lavage. Nach dem derzeitigen Wissensstand ist es weniger eine Frage der methodischen Überlegenheit als vielmehr eine Frage der chirurgischen Schule und persönlichen Erfahrung und nicht zuletzt

Tabelle 2. Diffuse Bakterielle Peritonitis

Autor	Jahr	Patienten n	„Score"	Behandlung	Letalität %
Stephen	1979	27	ein	KPL	22
Hollender	1983	22	nein	offen gelassen	32
Kern	1983	30	nein	Etappen-Lavage	44
Pichlmayr	1983	37	nein	offen gelassen	25–41
Teichmann	1986	61	ja	Etappen-Lavage	22,9
Meakins	1987	10	ja	Etappen-Lavage	20
Beger	1988	43	ja	KPL	23,2

des erforderlichen Aufwandes, will man sich für oder gegen eine der möglichen Methoden der Peritoneal-Lavage entscheiden. In Frage kommen die in Ulm standardisierte kontinuierliche, geschlossene postoperative Peritoneal-Lavage, die Etappen-Lavage mit oder ohne Reißverschluß sowie das primär offene Abdomen.

In eigenen Untersuchungen von 120 Patienten konnten wir mit der kontinuierlichen geschlossenen Peritoneal-Lavage die Letalität bei dreifachem Organversagen auf 31% senken. Zur Vergleichbarkeit der Daten haben wir bei 43 Patienten aus den letzten Jahren den Mannheimer Peritonitis-Index stratifiziert; die mediane Letalität beim Index von 31 war 23%. Vergleicht man die Daten der kontinuierlichen Peritoneal-Lavage mit den Ergebnissen anderer Arbeitsgruppen, die das Prinzip der geplanten Reoperation realisieren, wie die Arbeitsgruppe um Teichmann [3] oder jene um Meakins [4] sowie andere Arbeitsgruppen (vgl. Tabelle 2), so muß man feststellen, daß die kontinuierliche geschlossene Peritoneal-Lavage eine äußerst wirksame Antisepsis-Therapie bei bakterieller Peritonitis darstellt; diese ist auch bei schwerster bakterieller Peritonitis den anderen Therapieprinzipien keinesfalls unterlegen. Diese Zusammenstellung läßt weiterhin erkennen, daß es bei abdomineller Sepsis darauf ankommt, kontinuierlich oder in kurzen Etappen zu lavagieren, um die Sepsis zu beherrschen. Was den Kosten- und Personalaufwand der Therapie angeht, so glauben wir allerdings mit unserer Methode der kontinuierlichen Peritoneal-Lavage einen eher günstigen Weg eingeschlagen zu haben [9].

Was freilich bleibt, sind jene 20–30% der Patienten, die trotz Einsatz aller chirurgischer und intensivmedizinischer Maßnahmen eine schwere Sepsis nicht überleben, entweder weil das Intervall zwischen Einsetzen der Wirksamkeit eines septischen Fokus und seiner Erkennung mit konsekutiver Herdsanierung zu groß ist, oder aber die initialen mediatorvermittelten Pathomechanismen fulminant ausbrechen und am Ende nicht beherrschbar sind. Besonders auf diese Gruppe von Patienten zielen die zu chirurgischen Methoden adjuvanten Maßnahmen. Angesprochen werden müssen die sog. „Kontaktstellen-Inhibitoren", die Immuntherapie oder Immunomodulation und unspezifische rheologische Adjuvantien, für deren potentielle Wirksamkeit zwar überwiegend experimentelle Belege, jedoch auch zunehmend klinische Erfahrung angeführt werden können. Zu den „Kontaktstellen"-Inhibitoren zählen Medikamente, die die Aggregation von Thrombozyten und Leukozyten in der Mikrozirkulation verhindern, wie z.B. das Prostacyclin, der PAF-Antagonist, aber auch das althergebrachte Heparin und Antithrombin III müssen genannt werden. Interessante therapeutische Aspekte ergeben sich aus der Hemmung der Leukozytenadhärenz am Gefäßendothel durch Blockierung der für die Adhärenz verantwortlichen Membranantigene [10]. Eher kontrovers und für die klinische Anwendung auch heute noch auf nicht sicherer Basis stehend ist die Applikation nicht-steroidaler antiinflammatorischer Substanzen und auch die Anwendung der Steroide selbst. Ich erinnere in bezug auf die Cortisontherapie bei Sepsis an die Veterans Administration Study 1987 [11]. Danach lindern Steroide zwar den Verlauf einer schweren Sepsis, verbessern aber am Ende die Letalität nicht. Auch die Gen-Technologie macht zumindest in der experimentellen Sepsis-Forschung bereits von sich reden. So soll ein rekombinantes Alpha-1-Antitrypsin besonders wirksam in bezug auf diese Kontaktstellen-Inhibition sein [12].

Kontrovers und in der Hautpsache noch nicht eindeutig klinisch belegt sind immuntherapeutische Maßnahmen. Allen voran steht das althergebrachte Gammaglobulin, wofür experimentelle Untersuchungen durchaus günstige Wirkungen nachweisen lassen, während bisherige klinische Studien diese nicht eindeutig nachvollziehen konnten. Während auf der einen Seite Leukozytenantigene inhibiert werden, so gibt es genauso Hinweise, daß umgekehrt die Infusion von immunkompetenten Granulozyten unter bestimmten Indikationen, insbesondere bei immundefizienten Kindern therapeutische Erfolge nach sich ziehen kann [13]. Erwähnt sei ein möglicher positiver Effekt durch Anti-TNF und rekombinantes Interleukin; auch hier stehen wir noch in der experimentellen Phase [4]. Partiell klinisch erprobt sind mono- und polyklonale Antikörper gegen Endotoxin und bestimmte Bakterienstämme, wenngleich hier Studien an stratifizierten, insbesondere chirurgischen Intensivpatienten noch ausstehen [15, 16].

Literatur

1. Oettinger W, Berger D, Beger HG (1987) The clinical significance of prostaglandins and thromboxane as mediators of septic shock. Klin Wochenschr 65:61–68
2. Bihari DJ (1987) Prevention of multiple organ failure in the critically ill. In: Vincent JL (ed) Update in intensive care and emergency medicine. Springer, Berlin Heidelberg New York London Paris Tokyo, pp 26–39
3. Teichmann W, Wittmann DH, Andreone PA (1986) Scheduled reoperations (Etappenlavage) for diffuse peritonitis. Arch Surg 121:147–152
4. Hedderich GS, Wexler MJ, McLean APH, Meakins JL (1986) The septic abdomen: Open management with Marlex mesh with a zipper. Surgery 99:399–408
5. Stephen M, Lowenthal J (1979) Continuing peritoneal lavage in high-risk peritonitis. Surgery 89:603–606
6. Hollender LF, Bur F, Schwenk D (1983) Das „offen gelassene Abdomen": Technik, Indikation und Resultate. Chirurg 54:316–319
7. Kern E, Klaue P, Arbogast R (1983) Programmierte Peritoneal-Lavage bei diffuser Peritonitis. Chirurg 54:306–310
8. Pichlmayr R, Lehr L, Pahlow J, Guthy E (1983) Postoperativ kontinuierliche offene dorso-ventrale Bauchspülung bei schweren Formen der Peritonitis. Chirurg 54:299–305
9. Beger HG, Krauzberg W, Bittner R (1983) Die Therapie der diffusen bakteriellen Peritonitis mit kontinuierlicher postoperativer Peritoneal-Lavage. Chirurg 54:311–315
10. Vedder NB, Winn RK, Rice CL, Chi Y, Arfors KE, Harlan JM (1988) A monoclonal antibody to the adherence promoting leukocyte glycoprotein, CD 18, reduces organ injury and improves survival from hemorrhagic shock and resuscitation in rabbits. J Clin Invest 81:939–944
11. The Veterans Administration Systemic Sepsis Cooperative Study Group (1987) Effect of high-dose glucocorticoid therapy on mortality in patients with clinical signs of systemic sepsis. N Engl J Med 317:659–665
12. Colman RW, Flores DN, De La Cadena RA, Scott CF, Cousens L (1988) Recombinant alpha 1-antitrypsin Pittsburg attenuates experimental gram-negative septicemia. Am J Pathol 130:418–426
13. Laing IA, Boulton FE, Hume R (1983) Polymorphonuclear leucocyte transfusion in neonatal septicaemia. Arch Dis Child 58:1003–1005
14. Gough DB, Moss NM, Jordan A, Grbic JT, Rodrick ML, Mannick JA (1988) Recombinant interleukin-2 improves immune response and host resistance to septic challengers in thermally injured mice. Surgery 104:292–300
15. Dunn DL (1987) Immunotherapeutic advances in the treatment of gram-negative bacterial sepsis. World J Surg 11:233–240
16. Baumgartner JD, McCutchan JA, Van Melle G, Vogt M, Luethy R, Glauser MP (1985) Prevention of gramnegative shock and death in surgical patients by antibody to endotoxin core glycolipid. Lancet 1:59

254. Pulmonale Komplikationen im Rahmen des Multiorganversagens

H. Forst, J. Briegel, K. Unertl und K. Peter

Institut für Anästhesiologie, Univ. München, Klinikum Großhadern, Marchioninistr. 15, D-8000 München 70

Pulmonary Complications of Multiple Organ Failure

Summary. The adult respiratory distress syndrome (ARDS) is the pulmonary manifestation of multiple organ failure. Respiratory distress, alveolar consolidation and hypoxemia refractory to oxygen are the result of uniform and unspecific morphological reactions of the alveolo capillary membrane. The development of ARDS is most commonly associated with risk factors such as sepsis, trauma, shock or pneumonia. A causal therapy for ARDS is not known. Treatment of the underlying disease, maintenance of arterial oxygenation and prevention of secondary complications are the most important therapeutic measures.

Key words: ARDS − Multiple Organ Failure

Zusammenfassung. Das akute Lungenversagen (ARDS) ist die pulmonale Manifestation des Multiorganversagens. Atemnot, alveoläre Infiltrate und O_2-refraktäre Hypoxämie sind die Folge morphologisch uniformer, unspezifischer Reaktionen der alveolokapillären Membran auf zahlreiche endo- und exogene Noxen, wie sie z.B. im Rahmen von Sepsis, Trauma, Schock oder Pneumonie auf die Lunge einwirken. Eine kausale Therapie des ARDS gibt es nicht, im Vordergrund stehen die Behandlung der auslösenden Erkrankung, die Sicherstellung der Oxygenierung und die Prävention sekundärer Komplikationen.

Schlüsselwörter: Akutes Lungenversagen − ARDS − Multiorganversagen

Die am häufigsten diskutierten Konzepte zur Pathogenese des Multiorganversagens können vereinfacht wie folgt beschrieben werden:

− Die Hypothese einer inadäquaten und unkontrolliert ablaufenden systemischen Entzündungsreaktion, die zur direkten Zellschädigung führt;
− Befunde über eine Umverteilung der Perfusion im Bereich der Mikrozirkulation, vermittelt durch mechanische Faktoren oder vasoaktive Substanzen, deren Folge letztlich eine Minderversorgung des Gewebes mit Sauerstoff ist;
− Hinweise auf metabolische Defekte, die unter anderem Ursache einer gestörten Sauerstoffverwertung auf zellulärer Ebene sein sollen.

Die Lunge spielt bei der Entwicklung des Multiorganversagens aus mehreren Gründen eine besondere Rolle. Sie ist bevorzugtes Zielorgan zellulärer und humoraler Mediatoren der Entzündungsreaktion, was unter anderem in dem frühzeitigen Auftreten der respiratorischen Insuffizienz zu Ausdruck kommt [7, 10]. Darüberhinaus aber bildet die Lunge häufig selbst den Ausgangspunkt des septischen Multiorganversagens [2, 15, 19]. Schließlich trägt das führende Symptom der Lungenfunktionsstörung, die arterielle Hypoxämie, ihrerseits zur mangelnden Sauerstoffversorgung der Gewebe bei.

ARDS als pulmonale Manifestation des Multiorganversagens

Die gravierendste Form der pulmonalen Manifestation des Multiorganversagens ist das akute Lungenversagen (ARDS). Dieser Begriff bezeichnet eine besondere Form der respiratorischen Insuffizienz, die das Ergebnis morphologisch uniformer und unspezifischer Reaktionen von Alveolen, Kapillaren und interstitiellem Gewebe auf eine Vielzahl endo- und exogener Noxen darstellt.

Klinik und Pathophysiologie

Die Abgrenzung des ARDS gegenüber anderen Formen des akuten respiratorischen Versagens ist nicht immer einfach. Die Diagnose stützt sich auf eine typische Konstellation klinischer Symptome und Befunde, die meist im Verlauf oder als Folge prädisponierender Faktoren auftreten. Dominierender ätiologischer Risikofaktor ist das Sepsis-Syndrom, aber auch Schock und schweres Trauma können zur Entwicklung des ARDS disponieren [9, 17]. Charakteristisch sind die rasche Entwicklung der Symptome wie Dyspnoe, Tachypnoe und Rasselgeräusche und die bilateralen interstitiellen und intraalveolären pulmonalen Infiltrate. Die Atemnot als führendes Symptom kann bei beatmeten Patienten fehlen. Wegweisend ist die Sauerstoff-refraktäre arterielle Hypoxämie und die verminderte Lungendehnbarkeit. Differentialdiagnostisch müssen ein hydrostatisches Lungenödem und damit eine kardiale Genese oder eine Pneumonie als primäre Ursache der Infiltrate ausgeschlossen sein. Allerdings kann trotz hohem linksventrikulärem Füllungsdruck gleichzeitig ein ARDS vorliegen. Schließlich kommt eine Pneumonie sowohl als Auslöser wie Komplikation des ARDS in Frage [2, 19].

Vor allem in der Frühphase wird das Krankheitsbild von der erhöhten Permeabilität der alveolo-kapillären Membran für Flüssigkeit und Protein bestimmt. Neuere Studien zeigen, daß in der postakuten Phase des ARDS trotz einer weitgehenden Normalisierung des interstitiellen Flüssigkeitsgehalts der Lunge, die Permeabilität der Lungenstrombahn für Proteine noch deutlich gegenüber der Norm erhöht ist [6]. Die Akkumulation von interstitiellem und sekundär intraalveolärem Ödem bewirkt ein Mißverhältnis von alveolärer Ventilation und Perfusion, eine Abnahme aller Lungenvolumina, insbesondere der funktionellen Residualkapazität, und eine verminderte pulmonale Compliance. Die Ventilations/Perfusions-Störung mit bevorzugter Durchblutung schlecht oder nicht ventilierter Lungenbezirke, erhöht die intrapulmonale Shuntfraktion und ist damit Ursache der O_2-refraktären Hypoxämie.

Therapie

Sieht man von der Beseitigung ätiologischer Risikofaktoren und der Verhinderung sekundärer Komplikationen ab, ist eine kausale Therapie des ARDS bis heute nicht bekannt. Die Behandlung beschränkt sich daher vorläufig weitgehend auf präventive und supportive Maßnahmen.

Prophylaxe sekundärer Infektionen

Der Verhinderung sekundärer, insbesondere pulmonaler Infektionen kommt deshalb entscheidende Bedeutung zu. Die Quelle lebensbedrohlicher infektiöser Komplikationen auf Intensivstationen ist oft der innerhalb weniger Tage mit pathogenen Keimen kolonisierte Verdauungstrakt der schwerkranken Patienten. Die selektive digestive Dekontamination mit nicht resorbierbaren antimikrobiell wirksamen Substanzen ist ein neues und vielversprechendes Konzept zur Verhinderung sekundärer Infektionen [20, 21]. Durch die selektive Dekontamination von Oropharynx und Gastrointestinaltrakt konnte insbesondere die

Pneumonierate langzeitbeatmeter Patienten gesenkt werden [12, 21]. Potentiell sollte es daher mit diesem Verfahren auch gelingen eine Verbesserung der Prognose des ARDS zu erzielen. Eine verringerte Letalitätsrate konnte allerdings bisher nur für die nach diesem Prinzip behandelte Gruppe beatmeter Traumapatienten dokumentiert werden [13].

Effektivität von Kortikoiden nicht gesichert

Trotz experimentell gesicherter Effekte auf die Entzündungsreaktion, hat sich dagegen die Wirksamkeit der frühzeitigen und hochdosierten Applikation von Kortikosteroiden auf die Inzidenz des ARDS bei Patienten nicht belegen lassen [4]. Die Ergebnisse einer prospektiven randomisierten Studie an 304 Patienten mit Sepsis-Syndrom zeigen vielmehr, daß die Letalität in der mit Methylprednisolon behandelten Gruppe sogar signifikant höher war, als in der Placebogruppe [4].

Beatmung mit positiv endexspiratorischem Druck (PEEP)

Erster Schritt der supportiven Therapie ist die verbesserte Oxygenierung des arteriellen Blutes durch Anwendung erhöhter Atemwegsdrücke, entweder in Form von maschineller Beatmung mit PEEP oder durch kontinuierlich positiven Atemwegsdruck während Spontanatmung (CPAP). PEEP bewirkt über einen Anstieg des transpulmonalen Drucks – der Differenz aus intraalveolärem und intrapleuralem Druck – eine Zunahme der pathologisch erniedrigten Lungenvolumina, besonders der funktionellen Residualkapazität und eine Zunahme der pulmonalen Compliance. Eine Abnahme der Shuntfraktion führt zu dem letztlich gewünschten Effekt, der Verbesserung des arteriellen Sauerstoffpartialdrukkes. Ob die prophylaktische Anwendung von PEEP in bestimmten Risikogruppen die Inzidenz des ARDS zu vermindern vermag ist nicht gesichert [16, 23].

Die Wirksamkeit des erhöhten endexspiratorischen Druckes auf die arterielle Oxygenierung beim akuten Lungenversagen ist unbestritten. Andererseits kann PEEP infolge des erhöhten intrathorakalen Druckes auch zur Verminderung des Schlagvolumens und des Herzzeitvolumens führen. Der Nettoeffekt auf den systemischen Sauerstofftransport (arterieller O_2-Gehalt · Herzzeitvolumen) ist daher im Einzelfall nicht ohne weiteres vorhersagbar. Eine Verminderung des globalen O_2-Angebotes, kann jedoch gerade bei kritisch kranken Patienten erhebliche Konsequenzen für die Gewebeoxygenierung haben.

Optimierung des Sauerstoffangebots

Einen konstanten O_2-Bedarf vorausgesetzt, erfolgt beim Gesunden die systemische O_2-Aufnahme über einen weiten Bereich unabhängig vom O_2-Angebot, da die O_2-Extraktionsrate aus dem Blut entsprechend variiert [5]. Auch eine Steigerung des O_2-Angebots bewirkt unter diesen Unständen keine vermehrte O_2-Aufnahme. Bei Patienten mit Sepsis-Syndrom und ARDS findet man dagegen oft eine lineare Abhängigkeit der O_2-Aufnahme vom O_2-Angebot [11, 14].

Bihari et al. steigerten bei kritisch Kranken mit akutem Lungenversagen das O_2-Angebot an das Gewebe durch Kurzinfusion des Vasodilators Prostacyclin. In der Gruppe der später Verstorbenen war dies von einer signifikanten Zunahme der O_2-Aufnahme begleitet, während die überlebenden Patienten – ähnlich wie gesunde Kontrollpersonen – bei gesteigertem O_2-Angebot die O_2-Aufnahme im Mittel nicht veränderten [3]. Die Autoren postulierten, daß bei den Patienten der ersten Gruppe eine verdeckte Gewebshypoxie vorgegeben haben muß, die erst durch Steigerung des O_2-Angebots an das Gewebe enthüllt wurde. Umgekehrt kann ein vermindertes O_2-Angebot zu einer kritischen Reduktion der O_2-Aufnahme und damit einer Verstärkung der Gewebshypoxie beitragen. Auch Beatmung mit PEEP kann bei unkontrollierter Anwendung die systemische O_2-Aufnahme ver-

826

mindern: Danek et al. demonstrierten bei Patienten mit ARDS, daß die bewußte Applikation hoher PEEP-Stufen einen Abfall des O_2-Angebots bewirken kann, der von einer deutlichen Abnahme der Sauerstoffaufnahme dieser Patienten begleitet ist [8].

Folgt man dem Konzept des kritischen O_2-Transports [18], muß es ein zentrales Therapieziel bei Patienten mit Multiorganversagen sein, das O_2-Angebot und damit die Versorgung des Gewebes mit Sauerstoff zu optimieren. Ein erster Schritt dazu, ist die Bestimmung der Größen von O_2-Transport und -Aufnahme des Patienten. Dies kann punktuell durch Berechnung aus Herzzeitvolumen, arteriellem und gemischtvenösem O_2-Gehalt nach dem Fick'schen Prinzip erfolgen oder quasi-kontinuierlich mittels indirekter Kalorimetrie aus der Analyse der in- und exspiratorischen O_2-Konzentration und dem Atemminutenvolumen [1].

In einem nächsten Schritt sollte dann versucht werden durch gezielte Manipulation einzelner Komponenten des Sauerstofftransportsystems, wie der arteriellen Oxygenierung, der Transportkapazität des Blutes, dem Herzzeitvolumen und der Perfusionsverteilung, auch die systemische Sauerstoffaufnahme zu verbessern. Ob dieses therapeutische Konzept letztlich auch zu einer Verbesserung der Überlebensrate der Patienten mit Multiorganversagen führt, ist allerdings bis heute offen [22].

Literatur

1. Annat G (1989) Continous measurement of pulmonary gas exchange during mechanical ventilation. In: Vincent JL (ed) Update in intensive care and emergency medicine 1989. Springer, Berlin Heidelberg New York, pp 167–175
2. Bell RC, Coalsen JJ, Smith JD, Johanson WG (1983) Multiple organ system failure and infection in adult respiratory distress syndrome. Ann Intern Med 99:293–298
3. Bihari D, Smithies M, Gimson A, Tinker J (1987) The effects of vasodilation with prostacyclin on oxygen transport and uptake in critically ill patients. N Engl J Med 317:397–402
4. Bone RC, Fisher CJ, Clemmer TP, Slotman GJ, Metz CA (1987) Early methylprednisolone treatment for septic syndrome and the adult respiratory distress syndrome. Chest 92:1032–1036
5. Cain SM (1983) Peripheral oxygen uptake and delivery in health and disease. Clin Chest Med 4:139–148
6. Calandrino FS, Anderson DJ, Mintun MA, Schuster DP (1988) Pulmonary vascular permeability during the adult respiratory distress syndrome: a positrone emission tomographic study. Am Rev Respir Dis 138:421–428
7. Carrico CJ, Meakins JL, Marshall JC, Fry D, Maier RV (1986) Multiple-organ-failure syndrome. Arch Surg 121:196–208
8. Danek SJ, Lynch JP, Weg JG, Dantzker DR (1980) The dependence of oxygen uptake on oxygen delivery in the adult respiratory distress syndrome. Am Rev Respir Dis 122:387–395
9. Fowler AA, Hamman RF, Good JT, Benson KN, Baird M, Eberle DJ, Petty TL, Hyers TM (1983) Adult respiratory distress syndrome: risk with common predispositions. Ann Intern Med 98:593–597
10. Fry DE, Pearlstein L, Fulton RL, Polk HC (1980) Multiple system organ failure. The role of uncontrolled infection. Arch Surg 115:136–140
11. Gutierrez G, Pohil RJ (1986) Oxygen consumption is linearly related to O_2 supply in critically ill patients. J Crit Care 1:45–54
12. Konrad F, Schwalbe B, Heeg K, Wagner H, Wiedeck H, Kilian J, Ahnefeld FW (1989) Kolonisations-, Pneumoniefrequenz und Resistenzentwicklung bei langzeitbeatmeten Intensivpatienten unter selektiver Dekontamination des Verdauungstraktes. Anaesthesist 38:99–109
13. Ledingham IMcA, Alcock SR, Eastaway AT, McDonald JC, McKay IC, Ramsay G (1988) Triple regimen of selective decontamination of the digestive tract, systemic cefotaxime, and microbiological surveillance for prevention of acquired infection in intensive care. Lancet I:785–790
14. Mohsenifar Z, Goldbach P, Tashkin DP, Campisi DJ (1983) Relationship between O_2 delivery and O_2 consumption in the adult respiratory distress syndrome. Chest 84:267–271
15. Montgomery AB, Stager MA, Carrico CJ, Hudson LD (1985) Causes of mortality in patients with adult respiratory distress syndrome. Am Rev Respir Dis 132:485–489
16. Pepe PE, Hudson LD, Carrico CJ (1984) Early application of positive end-expiratory pressure in patients at risk for the adult respiratory- distress syndrome. N Engl J Med 311:281–286

17. Pepe PE, Potkin RT, Reus DH, Hudson LD,Carrico CJ (1982) Clinical predictors of the adult respiratory distress syndrome. Am J Surg 144:124–130
18. Schumacker PT, Cain SM (1987) The concept of critical oxygen delivery. Crit Care Med 13:223–229
19. Seidenfeld JJ, Pohl DF, Bell RC, Harris GD, Johanson WG (1986) Incidence, site, and outcome of infections in patients with the adult respiratory distress syndrome. Am Rev Respir Dis 134:12–16
20. Stoutenbeck CP, von Saene HKF, Miranda DR, Zandstra DF (1984) The selective decontamination of the digestive tract on colonization and infection rate in multiple trauma patients. Intensive Care Med 10:185–192
21. Unertl K, Ruckdeschel G, Selbmann HK, Jensen U, Forst H, Lenhart FP, Peter K (1987) Prevention of colonization and respiratory infections in long-term ventilated patients by local antimicrobial prophylaxis. Intensive Care Med 13:106–113
22. van Lanschot JB, Feenstra BW, Vermeij CG, Bruining HA (1988) Outcome prediction in critically ill patients by means of oxygen consumption index and simplified acute physiology score. Intensive Care Med 14:44–49
23. Weigelt JA, Mitchell RA, Snyder WH (1979) Early positive end-expiratory pressure in the adult respiratory distress syndrome. Arch Surg 114:497–501

Freie Vorträge

Intensivmedizin

255. Entwicklung und Erfahrungen mit einem Expertensystem für die Intensivstation

H.-D. Clevert, H.-J. Schober, M. Wehrhahn und H. Weiß

DRK-Krankenhaus Mark Brandenburg, Drontheimer Straße 39/40, D-1000 Berlin 65

Development and Experience with an Expert System for Use in an Intensive Care Unit

Summary. A software package for use in intensive care unit has been developed. This software package is a program with an integrated expert data system. Besides compiling all patient-pertinent personalia, the expert data system can process and analyze all laboratory data, clinical observations and measured data. The system allows prompt recognition of abnormalities and disturbances. Taking interactions into consideration, the expert system can make suggestions for therapy regimes. Besides the analysis of disturbance and the planning of therapy the program assists in documenting the patient's state in the form of a bedsides ICU chart with fluid and electrolyte balances.

Key words: Intesive Care − Software

Zusammenfassung. Es wurde ein Software-Paket zum Einsatz in der Intensivmedizin entwickelt. Es handelt sich um ein Programm mit integriertem Expertensystem. Neben den Patienten-Stammdaten werden alle auf einer Intensivstation bestimmten Meßwerte, Labordaten und klinische Beobachtungen erfaßt und analysiert. Die im Expertenteil des Systems definierten Parameter-Muster lassen auftretende Störungen und Krankheitsbilder erkennen. Unter Berücksichtigung von Wechselwirkungen werden die Therapiepläne vorgeschlagen. Neben dieser Störungsanalyse und der Therapie-Planung wird von dem System die Gesamtdokumentation im Sinne einer Intensivstationskurve inklusive Bilanzen durchgeführt.

Schlüsselwörter: Intensivmedizin − Computerprogramm

256. Validierung eines Schmerz-Scores auf Chirurgischen Stationen

A. Dauber, T. Hoppe und H. Troidl

Chirurgische Klinik Köln-Merheim, Ostmerheimer Str. 200, D-5000 Köln 91

Validation of a Pain Score in Surgical Wards

Summary. The validity of the German translation of the short McGill Pain Questionnaire was established in a prospective randomised trial involving 168 patients in 676 examinations. There was a correlation of 0.8 between the German form of the McGill Pain Questionnaire and our translated short form. There was a high correlation ($p < 0.001$) in both random groups and in all operation-groups for sensory and affective pain quality independently of the time of examinaton. The German short form is a valid instrument for registering the quality of postoperative pain.

Key words: Pain Measurement − Pain Therapy

Zusammenfassung. In einer prospektiven randomisierten Studie wurde die Validität der deutschen Übersetzung der Kurzform des McGill Pain Questionnaire überprüft. Es wurden 168 Patienten in 676 Einzeluntersuchungen befragt. Es wurde ein Korrelationskoeffizient von über 0,8 zwischen der Münchener Schmerzwortskala und der Kurzform festgestellt. Die hohe Korrelation (p < 0,001) ergab sich für beide Randomgruppen, für die Operationsgruppen, für die sensorische und affektive Schmerzqualität und unabhängig vom Befragungszeitpunkt. Mit der Kurzform steht somit ein validiertes Mittel zur Erfassung der postoperativen Schmerzqualität zur Verfügung.

Schlüsselwörter: Schmerzmessung − Schmerztherapie

257. Spielen Scores bei der Therapiebegrenzung in der Intensivmedizin eine Rolle?

S. Polzer, Ch. Wilmanns und H. Buhr

Chirurg. Univ. Klinik Heidelberg, Im Neuenheimer Feld 110, D-6900 Heidelberg

Do Scores Play an Important Role in Reducing the Therapeutic Regimen of Intensive Care Patients?

Summary. The aim of the prospective study was to determine the impact of scores and other factors on decision making regarding critically ill patients. It was shown that age, length of stay in the intensive care unit, APACHE-II score and Karnofsky index has no influence on the decision whether or not to reduce therapy. The main criteria were the lethal factors of sepsis with multiple organ failure, irreversible coagulopathy, advanced malignant disease and gangrene of the gut which is not curable by surgical means. The most crucial point was always the clinical course of the patient.

Key words: Intensive Care Medicine − Reducing Therapy − Scores − Clinical Course

Zusammenfassung. Ziel der prospektiven Untersuchung war es, den tatsächlichen Stellenwert von Scores und anderer Faktoren auf die Entscheidung zur Therapiereduktion bei chirurgischen Intensivpatienten (Einschlußkriterien: Reanimation, u./o. Beatmung über mindestens 24 h, Katecholamine) zu untersuchen. Es zeigte sich, daß Lebensalter, Liegedauer, APACHE-II-Score und Karnofsky-Index keinen Einfluß auf die Entscheidungsfindung hatten. Wichtige Kriterien waren die Letalfaktoren Sepsis mit Polyorganversagen, therapierefraktäre Gerinnungsstörung sowie fortgeschrittene maligne Grunderkrankung oder chirurgisch nicht behandelbare Darmgangrän. Entscheidend war immer die klinische Verlaufsbeobachtung.

Schlüsselwörter: Intesivmedizin − Therapieeinschränkung − Scores − Klinik

258. 5-J.-Spätkontrolle von schwerstverletzten Intensivpatienten

A. Frutiger, Th. Rüedi, A. Leutenegger und Ch. Ryf

Interdisziplinäre Intensivstation, Kantonspital, CH-7000 Chur, Schweiz

Five-Year Followup of Severely Injured Intensive Care Patients

Summary. A study group was formed including the most severely injured (ISS ≥ 18, n = 233, ISS 29.3) of 461 consecutive trauma patients (ISS 20.4) treated in our ICU during 1980−1983. The protocol required a personal examination after 5 years. Only 11 patients (4.7%) were lost to followup. Twenty percent died during hospitalisation, 5% later. The primary survivors were classified according to the Glasgow Outcome Scale: 115 (65%) healthy, 33 (19%) disabled + independent, 15 (14%) disabled + dependent, 3 chronic vegetative state. Comparison of real outcome and expected outcome at the time of discharge showed that the prognosis for 10% of the patients had been too pessimistic. After 5 years 25% of survivors still regularly needed medical help.

Key words: Trauma − Intensive Care − Outcome

Zusammenfassung. Aus 461 Patienten unserer IPS der Jahre 80−83 (ISS 20,4) wurden alle Patienten mit ISS > = 18 ausgewählt (n = 233, ISS 29,3) und persönlich besucht. Nur 11 Patienten (4,7%) konnten nicht nachkontrolliert werden. 20% der Patienten starben bereits im Spital, 5% verstarben in den folgenden 5 Jahren. Von den primär Überlebenden waren nach 5 Jahren, bewertet mittels Glasgow-Outcome-Scale: 115 (65%) gesund, 33 (19%) leicht behindert, 15 (14%) schwer behindert und lediglich 3 apallisch. Ein Vergleich mit der 1980–1983 prospektiv abgegebenen Prognose zeigte, daß der Verlauf bei 10% zu pessimistisch eingeschätzt wurde. 25% der Patienten brauchten nach 5 Jahren noch regelmäßig ärztliche Behandlung.

Schlüsselwörter: Trauma – Intensivmedizin – Spätverlauf

259. Eine oropharyngeale und obere gastrointestinale selektive Dekontamination zur Prophylaxe der nosokomialen Lungeninfektion

H.M. Schardey, G. Meyer, R. Marre, G. Hohlbach und F. W. Schildberg

Klinik für Chirurgie der Med. Universität zu Lübeck, Ratzeburger Allee 160, D-2400 Lübeck

Oropharyngeal and Upper Gastrointestinal Selective Decontamination for Prophylaxis of Nosocomial Respiratory Tract Infections

Summary. Fifty-five patients on respiratory support were treated with randitidin and/or pirenzipine. The respiratory tract infection rate was 47% and the rate of non-survivors was 52%. Ninety-three were decontaminated with polymyxin B, neomycin, bacitracin, tobramycin and amphotericin B. Both the respiratory infection rate (10%) and the death rate (29%) were significantly reduced compared to controls. For stress ulcer prophylaxis 60 of the decontaminated patients received sucralfate and 30 were treated with ranitidin and/or pirenzipine. Both groups had a significantly reduced respiratory tract infection rate compared to controls, but only the combined prophylaxis of sucralfate and decontamination resulted in a significantly reduced death rate.

Key words: Decontamination – Sucralfate – Nosocomial Lung Infection

Zusammenfassung. 55 beatmete Patienten wurden mit Ranitidin und/oder Pirenzipin behandelt. Die klinische Lungeninfektionsrate war 47% und die Letalität 52%. 93 beatmete Patienten wurden mit Polymyxin B, Neomycin, Bacitracin, Tobramycin und Amphotericin B dekontaminiert. Die klinische Lungeninfektionsrate war mit 10% und die Letalität mit 29% signifikant niedriger als die der Kontrollgruppe. Von den 93 dekontaminierten Patienten erhielten zur Streßulcusprophylaxe 60 Sucralfat und 30 Ranitidin und/oder Pirenzipin. In den beiden Gruppen war die Lungeninfektionsrate signifikant niedriger als in der Kontrollgruppe, aber nur die kombinierte Prophylaxe von Sucralfat und Dekontamination ergab auch eine signifikante Senkung der Letalität.

Schlüsselwörter: Dekontamination – Sucralfat – nosokomiale Lungeninfektion

260. PH-Kontrolle zur Streßulcusprophylaxe: Kontinuierliche pH-Metrie oder stündliche Sondenaspiration?

A. H. Hölscher, E. Bollschweiler, J. R. Siewert

Chirurgische Klinik und Poliklinik der Technischen Universität München, Klinikum rechts der Isar, Ismaninger Str. 22, D-8000 München 80

Prophylaxis of Stress Ulceration: Continuous pH-Monitoring or Hourly Tube Aspiration?

Summary. The results of pH measurements of hourly aspirated gastric juice in 13 patients in an intensive care unit was comparable to that of continuous pH monitoring. Short-term changes in pH, however, were only registered by pH-metry. To control prophylaxis for stress ulceration pH measurement every 2 h is sufficient; longer intervals are not representative of the gastric pH profile. If long-term pH control is required, continuous pH monitoring is preferable because pressure lesions can be avoided by using thin pH electrodes.

832

Key words: Intragastric Long-Term pH Monitoring − Prophylaxis of Stress Ulceration

Zusammenfassung. Die pH-Messung über stündliche Magensaftaspiration lieferte bei 13 Patienten einer Intensivstation vergleichbare Ergebnisse wie die kontinuierliche pH-Metrie. Kurzfristige pH-Änderungen wurden jedoch nur durch die pH-Metrie erfaßt. Für die Überprüfung der Streßulcusprophylaxe ist die 2stündliche pH-Bestimmung ausreichend, größere Meßabstände geben das gastrale pH-Profil jedoch nicht repräsentativ wieder. Bei langfristig erforderlicher pH-Kontrolle ist die pH-Metrie vorzuziehen, da durch die dünne pH-Elektrode Druckläsionen vermieden werden.

Schlüsselwörter: Intragastrale Langzeit-pH-Metrie − Streßulcusprophylaxe

261. Small Volume Resuscitation − ein neues therapeutisches Konzept zur Behandlung des hämorrhagisch-traumatischen Schocks?

U. Kreimeier, U. Brückner, K. Meßmer

Chirurgische Universitätsklinik Heidelberg, Abteilung f. Experimentelle Chirurgie, Im Neuenheimer Feld 347, D-6900 Heidelberg

Small Volume Resuscitation − A New Therapeutic Concept for Treatment of Hemorrhagic-Traumatic Shock?

Summary. The new concept of primary resuscitation for acute hypovolemia is based on the bolus application of small volumes of concentrated saline dextran solution. Cardiac output can be normalized and arterial blood pressure significantly increases with infusion of only 4 ml/kg b.w. of 7.2%−7.5% NaCl solution. Recent experimental studies have demonstrated that nutritional organ blood flow is also normalized within minutes provided 7.2% saline is combined with hyperoncotic (10%) Dextran 60. In view of its practicability, efficiency and safety, this concept of small volume resuscitation should introduce a new dimension of primary resuscitation from hemorhagic-traumatic shock.

Key words: Hemorrhagic-Traumatic Shock − Primary Resuscitation − Hypertonic Saline Dextran Solution − Microcirculation

Zusammenfassung. Das neue Konzept zur Primärtherapie bei akuter Hypovolämie basiert auf der Bolus-Infusion kleiner Volumina hochkonzentrierter Kochsalz-Dextranlösung. Bereits 4 ml/kg KG einer 7,2−7,5%igen NaCl-Lösung bewirken einen signifikanten Anstieg des arteriellen Blutdruckes und eine Normalisierung des Herzminutenvolumens. Neueste tierexperimentelle Untersuchungen haben gezeigt, daß sich auch die nutritive Organdurchblutung innerhalb von Minuten normalisiert, falls die 7,2%ige NaCl-Lösung zusätzlich hyperonkotisches (10%) Dextran 60 enthält. Im Hinblick auf Praktikabilität, Effizienz und Sicherheit könnte diese „Small Volume Resuscitation" einen neuen Maßstab für die Primärtherapie des hämorrhagisch-traumatischen Schocks bedeuten.

Schlüsselwörter: Hämorrhagisch-traumatischer Schock − Primärtherapie − Hypertone Kochsalz-Dextranlösung − Mikrozirkulation

262. Haben Immunglobuline noch einen Stellenwert in der Intensivtherapie der Sepsis?

D. Nitsche, P. Wiesel und H. Hamelmann

Abteilung Allgemeine Chirurgie, Chirurgische Univ.-Klinik, Arnold-Heller-Str. 7, D-2300 Kiel

Are Immunoglobulin Preparations Still Useful in the Intesive Therapy of Sepsis?

Summary. In vivo and in vitro experiments were conducted to find out to what degree polyvalent immunoglobulin preparations are able to influence endotoxin activity in cases of septicemia. A concentration-dependent reduction of endotoxin activitiy was observed which was greater in preparations enriched with IgM than in preparations without IgM. The in vivo reduction of endotoxin activity by 7S IgG (250 mg/kg) was about 38%. Endotoxin activity was reduced by 64% when the IgM proportion was 12%, and by 80% with 21.6% IgM. These experimental results show that immunoglobulin preparations having a high proportion of IgM influence the course of sepsis positively during the initial phase.

Key words: Immunoglobulin Preparations − Endotoxin − Sepsis

Zusammenfassung. In vitro und in vivo wurde untersucht, inwieweit polyvalente Immunglobulinpräparationen die Endotoxinaktivität bei der Sepsis beeinflussen können. Hierbei fand sich eine konzentrationsabhängige Senkung der Endotoxinaktivität, die bei Präparationen, die mit IgM-angereichert waren, höher war als bei Präparationen ohne IgM. Bei einer Dosierung von 250 mg/kg betrug die Senkung der Endotoxinaktivität durch reines 7S IgG in vivo ca. 38%. Durch einen IgM-Anteil von 12% konnte sie auf 64% und bei 21,6% sogar auf 80% erhöht werden. Damit ist zu erwarten, daß Immunglobulin-Präparationen mit einem hohen IgM-Anteil den Verlauf der Sepsis in der Frühphase positiv beeinflussen können.

Schlüsselwörter: Immunglobulin − Endotoxin − Sepsis

263. Mögliche Komplikationen bei einer unsachgemäßen Kombination verschiedener Drucksysteme zur Infusionstherapie

H. Pelzl, A. Selch und A. Popp

Kreiskrankenhaus Miltenberg, Chirurgische Abteilung, D-8760 Miltenberg

Possible Complications Due to Improper Combination of Differing Pressure Systems for Infusion Therapy

Summary. The combination of gravitation and pressure-monitored infusion systems via a singular i.v. line holds the risk of delayed electronic alarm in case of a blockage of the common i.v. system. The consequences of such a blockage are first an inadequate low dosage of the drug and then a bolus injection if the obstruction is removed improperly. The above-mentioned complications can be avoided by using multiluminal catheters, multiple i.v. lines, one type of infusion system, and thoroughly informing the medical staff, of the possible complications.

Key words: Infusion Therapy − Inadequate Low Dosage − Bolus Injection

Zusammenfassung. Besonders bei der Kombination Schwerkraft- mit Druckapparatinfusion über einen einzigen Patientenzugang kann es bei einer Blockierung im gemeinsamen Infusionssystem zu einer verzögerten Alarmierung kommen. Folgen sind zunächst eine Unterdosierung des applizierten Medikamentes und, nach unsachgemäßer Beseitigung der Abflußbehinderung eine Bolusinjektion. Durch Verwendung mehrlumiger Venenkatheter, mehrerer Patientenzugänge, Anwendung nur einer Infusionsart sowie breite Information medizinischen Personals lassen sich oben genannte Komplikationen vermeiden.

Schlüsselwörter: Infusionstherapie − Unterdosierung − Bolusinjektion

Plastische Chirurgie I

gemeinsam mit Teilgebiet Plastische Chirurgie
Rehabilitation des Brandverletzten

264. Primäre Rehabilitation des Brandverletzten

W. Mühlbauer

Abteilung für Plastische Chirurgie Klinikum Bogenhausen − Zentrum für Schwerbrandverletzte −
Englschalkinger Str. 77, D-8000 München 80

Primary Rehabilitation of the Burn Victim

Summary. The treatment of burn victims in a specialized fully equipped center with specialized staff has as its goal the primary, definitive, somatic and psychosocial rehabilitation, of the patient. Not only are the chances of survival to be increased, but an optimal quality of life is to be restored.

Key words: Burn Victim − Primary Rehabilitation

Zusammenfassung. Die moderne Behandlung Brandverletzter an einem entsprechend apparativ und personell ausgestatteten Zentrum hat die primäre definitive körperliche und psychosoziale Rehabilitation zum Ziel. Ziel ist es nicht nur die Überlebenschancen zu verbessern, sondern ein Optimum an Lebensqualität wieder herzustellen.

Schlüsselwörter: Brandverletzung − primäre Rehabilitation

Maßnahmen am Unfallort

Verbrennungen, Verbrühungen, Verätzungen oder Stromschäden zählen zu den schmerzhaftesten und folgenreichsten Verletzungen, die uns zustoßen können.

Die Rehabilitation des Verletzten beginnt praktisch schon in den ersten Minuten noch am Unfallort. So kann die unmittelbare Kühlung der Brandwunden nicht nur die Schmerzen lindern, sondern das sog. „Nachbrennen", das heißt das weitere Vordringen der thermischen Schädigung in die Tiefe, begrenzen. Die Brandwunde ist zunächst steril. Sie sollte auch auf dem Transport möglichst sauber gehalten werden.

Bei ausgedehnten Verbrennungen droht der Kreislaufschock. Um drohende Organschäden und insbesondere das Nieren- und Lungenversagen zu vermeiden, ist es notwendig, schon am Unfallort und insbesondere für den Transport mit der Infusion größerer Mengen von Ringerlactat nach der Baxter-Formel zu beginnen. Eine Verzögerung oder ungenügende Flüssigkeitsvolumina haben verheerende Folgen.

Intubation und Beatmung am Umfallort sind nur bei bewußtlosen Patienten und nach eindeutigem Inhalationstrauma angezeigt.

Rettungstransport

Die Bundesrepublik Deutschland besitzt ein hervorragendes Rettungswesen. Brandverletzte mit Verbrennungen von mehr als 15% der Körperoberfläche, thermische Traumen im Gesicht, an den Händen oder Genitalien sowie Risikopatienten sollten möglichst direkt über die regionalen Rettungsleitstellen oder die Zentrale in Hamburg einer Spezialeinheit für Schwerbrandverletzte zugeführt werden. Beim Massenunfall, beim Polytrama oder Schockierten empfiehlt sich die Erstbehandlung im nächstgelegenen Krankenhaus und die anschließende Verlegung.

Das Zentrum für Brandverletzte mit seiner personellen, apparativen und räumlichen Ausstattung in Verbindung mit einer Abteilung für Plastische Chirurgie bietet alle Voraussetzungen für eine optimale verletzungsspezifische Behandlung.

Wochen- und monatelange Sekundärheilungsverläufe mit nachfolgender narbiger Verstümmelung müssen der Vergangenheit angehören.

Operative Sofortmaßnahmen

Bei der Aufnahme ins Zentrum werden im Spezialbad Ausmaß, Lokalisation und Tiefenausdehnung der Brandwunden kartographiert und ein vorläufiger Behandlungsplan erstellt mit dem Ziel einer möglichst frühzeitigen und vollständigen funktionellen und ästhetischen Rehabilitation.

Als Notfallmaßnahme müssen Atmungs- oder durchblutungsbehindernder Verbrennungsschorf inzidiert und ggf. die Oberflächenfaszie eröffnet werden.

Begleitverletzungen am Schädel, Gesicht, der Brust- und Bauchhöhle oder den Extremitäten, Frakturen und Luxationen müssen durch die Brandwunde hindurch operativ behandelt werden.

Stanzbiopsien schon bei der Aufnahme erleichtern uns die Entscheidung, ob eine Brandwunde voraussichtlich spontan verheilt oder transplantiert werden muß.

Frühexzision und -Transplantation

Sowie die Kreislaufverhältnisse stabil sind, in der Regel am 3. Tag nach der Verletzung, beginnen wir mit der operativen Abtragung der Brandschorfe – tangential bei tief dermalen und total bei drittgradigen Läsionen – und der sofortigen oder verzögerten Deckung mit Eigenhauttransplantat bzw. der Interimsdeckung mit Fremd- (Xeno)transplantaten oder Kunsthaut (Allotransplantate). In Abständen von 2 bis 3 Tagen werden jeweils bis zu 20% der Körperoberfläche auf diese Weise behandelt, um der gefährlichen Autolyse und großflächigen Wundinfektion zuvorzukommen.

Durch den frühzeitigen Wundschluß ohne langwierige Sekundärheilung können wir die früher so häufig beobachteten Kontrakturen am Hals und den Gelenken weitgehend vermeiden. Sekundäre Narbenkorrekturen bilden heute schon die Ausnahme.

Dieses aktiv operative Vorgehen führt bei uns zu relativ kurzen Verweilzeiten auf der Intensivstation.

Dem Gesicht, den Händen und der Genitoanalregion gilt von Anfang an besondere Aufmerksamkeit.

Gesicht

Oberflächlich dermale (2a) Verbrennungen des Gesichtes lassen wir uter Silbersulfadiazin-Salbe (Flammazine) spontan abheilen. Sorgfältigste Wundreinigung und Pflege der verletzlichen neuen Haut verhindern die häßlichen Narben (Abb. 1, 2).

Tief dermale (2b) oder drittgradige Verbrennungen tragen wir ebenfalls frühzeitig mit dem Schleifgerät und Spezialdermatomen ab und decken die Wundflächen mit Eigenhauttransplantaten unter Berücksichtigung der ästhetischen Gesichtseinheiten. Überstehende Transplantatränder oder epidermale Zysten werden frühzeitig abgeschliffen.

Einer Schrumpfung der Mundöffnung begegnen wir frühzeitig mit Mundwinkelerweiterung.

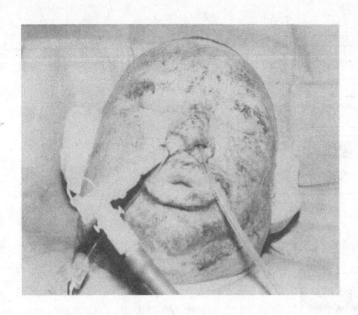

Abb. 1. Tief dermale (2b) Gesichtsverbrennung. Abschleifung des Brandschorfes am 3. Tag

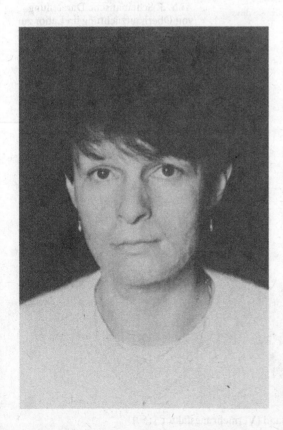

Abb. 2. Nach Spalthauttransplantation des gesamten Gesichts aus der behaarten Kopfhautregion unter Berücksichtigung ästhetischer Gesichtsregionen

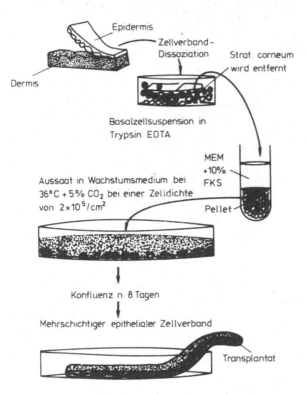

enzymat Spaltung
mit Trypsin

Epidermis

Zellverband-
Dissoziation

Strat. corneum
wird entfernt

Dermis

Basalzellsuspension in
Trypsin EDTA

MEM
+10%
FKS

Aussaat in Wachstumsmedium bei
$36°C + 5\% \ CO_2$ bei einer Zelldichte
von $2 \times 10^5/cm^2$

Pellet

Konfluenz n. 8 Tagen

Mehrschichtiger epithelialer Zellverband

Transplantat

Abb. 3. Schematische Darstellung von Oberhautzüchtung im Labor zur Replantation auf die Brandwunde

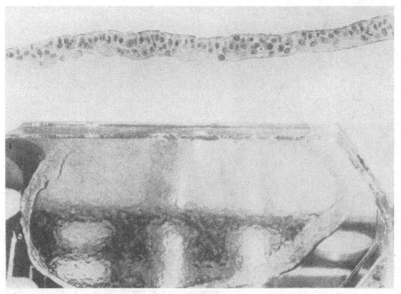

Abb. 4. Mehrschichtiger epithelialer Zellverband (Vermehrungsfaktor 1:50)

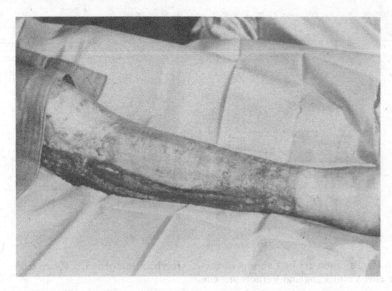

Abb. 5. Tiefe (2b und 3-gradig) Brandwunde rechter Unterschenkel, vorbereitet für die Aufnahme der Oberhautkulturen

Spalthauttransplantate aus der Kopfhaut eignen sich besonders für das Gesicht. Lidtransplantate schützen das gefährdete Auge.

Schrumpfende Nasenflügel rekonstruieren wir vorzugsweise mit Knorpelhauttransplantaten aus dem Ohr.

Verbrannte Ohrmuscheln müssen besonders subtil nekrektomiert und transplantiert werden, um soviel als möglich an Struktur und Form zu erhalten, um die gefürchtete Spätchondritis zu verhindern.

Bei partiellen Gesichtsverbrennungen setzen wir auch primär Vollhauttransplantate ein wegen der besseren farblichen Anpassung.

Ätzende Flüssigkeiten setzten besonders tiefe Schäden und heilen unter extremer Narbenbildung ab. Frühzeitige Exzision und Rekonstruktion auch unter Einsatz gestielter oder mikrovaskulär frei übertragender Hautlappen ist deshalb dringend zu empfehlen.

Hände

Die Frühexzision und -transplantation kann auch die so wichtigen Hände wieder voll einsatzfähig und ansehnlich erhalten.

Genitoanalregion

Verletzungen der Genitoanalregion heilen verhältnismäßig gut spontan ab. Aber auch hier sollen drittgradige Läsionen transplantiert werden, um schmerzhafte und funktionsbehindernde Narbenstrukturen zu vermeiden.

Hypertrophe Narben

Das Verbrennungstrauma führt zu einer maximalen Stimulation der Wundheilung. Bei vielen Menschen schießt sie über das Ziel hinaus und bildet noch Monate nach dem eigentlichen Wundschluß typisch überschießende Narben. Wir versuchen sie schon vorbeugend

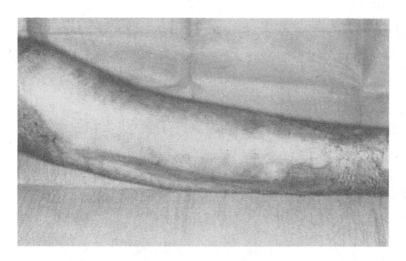

Abb. 6. 4 Wochen nach Replantation der im Labor gezüchteten Oberhauttransplantate. Rasch setzt an der Empfängerstelle eine Verdickung und Verhornung ein

durch die bekannte Druckbehandlung nach Jobst zu verhindern, mit Acrylmasken für das Gesicht und maßgeschneiderten elastischen Teil- oder Ganzkörpertrikotagen.

Das Elektrotrauma eignet sich ebenfalls für eine frühzeitige Nekrektomie und definitive funktionelle Rekonstruktion. Meine Mitarbeiter Henckel- von Donnersmarck, Herndl und Schmidt werden in ihren Vorträgen darauf eingehen.

Hautzüchtung und -Replantation

Seit über 2 Jahren setzen wir mit zunehmendem Erfolg die Möglichkeiten der Eigenhautzüchtung im Labor und ihre Replantation auf die entsprechend vorbereitete Brandwunde ein. Dem Brandverletzten werden schon bei der Aufnahme briefmarkengroße Hautstückchen zur Zellkultur entnommen. Nach 2 bis 3 Wochen haben sie sich um das vierzig- bis sechzigfache vergrößert und stehen uns zur Replantation zur Verfügung. Sie ergänzen konventionelle Spalt- und Netztransplantate, sparen rare Spenderareale ein und können auch zur Versorgung von Vollhautentnahmestellen dienen (Abb. 3–6).

Persönlich setze ich große Hoffnungen in dieses Verfahren für die Zukunft.

Die moderne Behandlung Brandverletzter hat nicht nur die Überlebenschancen verbessert; sie setzt sich auch die primäre definitive körperliche und psychosoziale Rehabilitation zum Ziel. Unter der Leitung der Plastischen Chirurgie bemüht sich eine Vielzahl von Spezialisten wie Anästhesisten und Intensivmediziner, klinische Psychologen, Mikrobiologen und Pathologen, speziell geschulte Pflegekräfte, Physio- und Ergotherapeuten, Sozial- und Berufshelfer in einem entsprechend ausgestatteten Zentrum rund um die Uhr um den Verletzten. Der finanzielle Aufwand ist enorm. Nach einschlägigen Statistiken ist aber die Primärbehandlung eines Brandverletzten im Spezialzentrum letztendlich preiswerter als im allgemeinen Krankenhaus, nicht nur wegen der verkürzten Liegezeiten (ca. 16 Tage) und des besseren funktionellen und ästhetischen Ergebnisses, sondern auch der geringeren Beeinträchtigung der nachfolgenden Erwerbsminderung. Eine reine Kosten-Nutzen-Analyse muß fragwürdig bleiben. Von entscheidender Bedeutung dagegen ist die Lebensqualität, die durch unsere Rehabilitation für den Brandverletzten erreicht werden kann.

265. Problemzonen in der chirurgischen Primärversorgung Brandverletzter

P. R. Zeller und M. Steen

Berufsgenossenschaftliche Unfallklinik Ludwigshafen, Pfennigsweg 13, D-6700 Ludwigshafen-Oggersheim

Problems Areas in Surgical Primary Care of Burn Victims

Summary. In patients with extensive burns the primary goal is to cover as much surface as possible with grafts neglecting functional deficiencies. There are a few regions, however, where function must not be neglected. In third-degree burns of the eyelids tarsorrhaphy should be avoided. Early necrectomy with grafting but without fixation of the eyelids is mandatory. Early excision and wound closure with flaps is mandatory for electrical burns in order to avoid further loss of soft tissue and bone. Third degree burns over the extensor surface of the PIP joint with damage to the extensor apparatus needs early necrectomy with a primary arthrodesis. In most cases grafting procedures with free skin grafts are possible.

Key words: Extension − Function − Eyelids − PIP joints

Zusammenfassung. Obwohl bei ausgedehnten Brandverletzungen Fläche vor Funktion rangiert, gibt es bestimmte Areale, wo diese Forderung keine Gültigkeit hat. Im Bereich der 3. grad. verbrannten Augenlider wird man unter Vermeidung der Tarsorrhaphie eine frühzeitige Nekrektomie und Transplantation anstreben müssen. Bei den Starkstromverletzungen muß frühzeitig chirurgisch interveniert werden, um dadurch eine zusätzliche Zerstörung der Weichteile und des Knochens zu vermeiden. Die 3. grad. Brandverletzungen über der Streckseite der Mittelgelenke mit Zerstörung des Streckapparates erfordern eine frühzeitige Nekrektomie mit gleichzeitiger Arthrodese.

Schlüsselwörter: Fläche − Funktion − Augenlider − Langfinger

266. Primäre Excision drittgradiger Verbrennungen

H.J. Lampe, G. Lemperle und K. Exner

Klinik für Plastische- und Wiederherstellungschirurgie, St. Markus-Krankenhaus Frankfurt, D-6000 Frankfurt

Primary Excisions of Third-Degree Burns

Summary. Fresh third-degree burns with a diameter up to that of a hand should be excised primarily and the wound edges closed under tension. Fasciocutaneous flaps can be designed for wound closure especially on the extremitites. This treatment requires half the time of skin grafting. Since patients with huge burn areas often react with hypertrophic scarring for years, a simple reduction of the areas by wide excision and closure under tension appears to be the method of first choice. In contrast to scar tissue healthy skin has a natural ability to stretch when wound margins are closed under maximal tension. The efficacy of possibilities is proven by the many favourable results.

Key words: Burns − Excisions

Zusammenfassung. Frische drittgradige Verbrennungen bis zu Handflächengröße können primär excidiert und die Wundränder unter Spannung adaptiert werden. An den Extremitäten bieten sich fasciocutane Schwenklappen zum Verschluß an. Im Vergleich zur Spalthauttransplantation wird die Behandlungszeit auf die Hälfte verkürzt. Da Patienten mit großflächigen Verbrennungen jahrelang zur hypertrophen Narbenbildung neigen, erscheint uns der kleinste Eingriff der beste: unter Ausnutzung der Dehnfähigkeit gesunder Haut können große Narbenplatten durch ovaläre Excisionen großzügig verkleinert und die Wundränder unter maximaler Spannung adaptiert werden. Viele Beispiele belegen die Effektivität der Serienausscheidung.

Schlüsselwörter: Verbrennung − Drittgardig − Narben − Excision

Die hypertrophe, kontrakte und ästhetisch entstellende Narbe spielt als Folge einer drittgradigen Verbrennung eine zentrale Rolle. Sie ohne Spalthauttransplantat ganz zu beseitigen oder von vornherein zu vermeiden ist der ideale Fall.

Dies ist möglich, wenn die begrenzte Verbrennungsnekrose wie eine gewöhnliche Defektwunde primär versorgt und verschlossen wird, oder wenn die entstellende Verbrennungsnarbe sekundär durch wiederholte oder einmalige Excision (Kostka et al. Vortr. Nr. 275) zu einer unauffälligen Narbe reduziert werden kann.

Die primäre Excision von drittgradigen Verbrennungen scheitert aber in der Regel an ihrer flächenhaften Ausdehnung, so daß hier Spalthauttransplantate meist unumgänglich werden. Außerdem ist bei der frischen Verbrennung die Nekrosegrenze nur schwer zu bestimmen.

Bei unseren 9 Patienten, bei denen die aufgeschobene primäre Excision mit sofortigem Wundschluß innerhalb einer Woche möglich war, waren die Areale bis zu handflächengroß. Alle Verbrennungen waren älter als 2 Tage, so daß die Ausdehnung der Nekrose besser zu bestimmen war. In 5 Fällen wurden Antibiotika nach Austestung gegeben. Die Naht

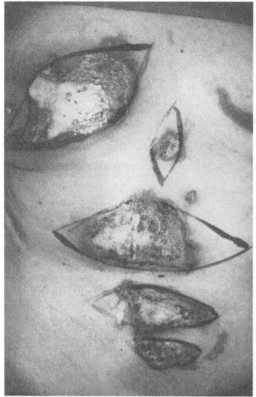

Abb. 1. Multiple umschriebene Verbrennungen am Rumpf

Abb. 2. Zustand nach primärer Excision der verbrannten Areale und primärer Naht

erfolgte intracutan. Für die primäre Excision wie für die Narbenexcision gilt, daß man soviel von der Narbe oder verbrannten Haut excidieren kann, wie man zwischen den Fingern halten kann. Am günstigsten ist es, den Defekt und die folgende Naht in Richtung der Hautfaltlinien (Pinkus 1927) zu legen, ansonsten folgt man der Richtung, die ein zu excidierendes Verbrennungsareal vorgibt. Diese Maßnahmen sind nur möglich, weil die gesunde Haut über eine große Dehnungskapazität verfügt. Wie nach Serienexcisionen sollten später Kompressionsbandagen getragen werden, da sie bei einem Auflagedruck von 30–40 mmHg der hypertrophen Narbenbildung entgegen wirken. Besonders bei Kindern ist die Haut noch sehr elastisch, so daß in der Technik der Serienexcisionen weit größere Areale reseziert werden können.

Die primäre Excision der Verbrennungsnekrose mit sofortigem Wundschluß sowie die Excision und Serienexcision von Verbrennungsnarben können eine Spalthauttransplantation in ausgewählten Fällen überflüssig machen. Die Vorteile sind dabei:

1. keine Unterschiede im Kolorit;
2. weniger Sensibilitätsausfälle;
3. keine Schrumpfungstendenz der gesunden Haut und
4. keine zusätzliche Narbe im Spenderbezirk.

Voraussetzung dafür ist eine Läsion, die die Größe einer Handfläche nicht überschreitet. Über den Gelenken und an der Hand muß ein unterschiedliches Vorgehen gewählt werden. An den Extremitäten müssen gegebenenfalls Schwenklappenplastiken herangezogen werden.

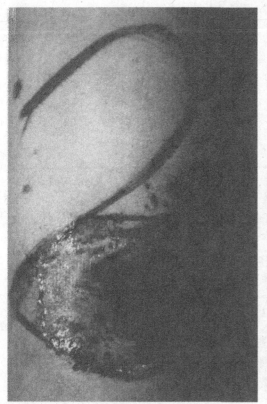

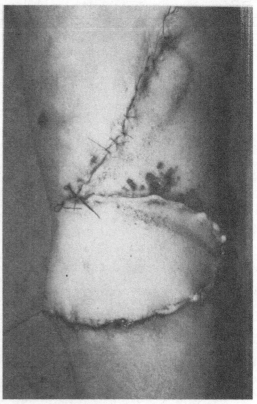

Abb. 3. Umschriebene drittgradige Verbrennung am Unterarm mit markiertem lokalem
Schwenklappen

Abb. 4. Zustand nach primärer Excision und
Schwenklappenplastik

267. Rekonstruktion der Schädelkalotte und der Weichteile des Schädels nach Elektrotrauma

G. Henckel v. Donnersmarck, W. Mühlbauer, E. Herndl und A. Schmidt

Abteilung für Plastische-, Wiederherstellungs- und Handchirurgie, Zentrum für Schwerbrandverletzte, Städt. Krankenhaus München-Bogenhausen, Englschalkinger Str. 77, D-8000 München 81

Electriacal Burns of the Scalp and Skull and Their Treatment

Summary. Of 550 patients treated in our burn unit 5.1% had electrical injuries. Injuries of the skull and scalp were caused by entry of electrical current. The calssic reconstruction of the scalp and skull is performed after sequestration of the necrotic bone, a time-consuming process which frequently has complications. An alternative is to induce regeneration of the vitalized bone by covering it early with a vascular tissue flap. Skeletal scintigraphy has the advantage of allowing early and safe assessment of the vitality of the injured bone and helps to control vitalization.

Key words: Electrical Injury − Skull − Skeletal Scintigraphy − Plastic Surgery

Zusammenfassung. 5,1% der auf unserer Intensivstation für Schwerbrandverletzte behandelten Patienten entfielen auf Folgen eines Elektrotraumas. Verletzungen der Weichteile des Schädels und der Schädelkalotte traten als Folgen des Stromeintrittes in diesem Gebiet auf. Primäre und sekundäre Rekonstruktion der Weichteile des Schädels bzw. der Schädelkalotte werden erörtert. Es wird u.a. der Versuch diskutiert, die Revitalisierung des stromgeschädigten avitalen Kalottenareals durch vaskularisierte Lappenplastiken zu induzieren. Die Kontrolle der Osteoblastenaktivität erfolgte mittels Skelettszintigraphie.

Schlüsselwörter: Elektrotrauma − Schädel − Skelettszintigrahie − Plastische Chirurgie

5,1% von 550 auf unserer Intensivabteilung für Brandverletzte behandelten Patienten litten an Folgen eines Elektrotraumas. Die bei uns behandelten Verletzungen der Kopfhaut und der Schädelkalotte traten als Folge des Stromeintrittes in diesem Gebiet auf. Der Zeitpunkt des Beginns der rekonstruktiven Maßnahmen war und ist Teil einer lange währenden Diskussion. Die „konservative Behandlungsmethode" besteht im Abwarten der Demarkierung der nekrotischen Areale. Dem gegenüber stehen Ansätze zu einem früheren Eingreifen etwa durch Anbringen mehrerer Bohrlöcher zur Beschleunigung der Sequestration und/oder Granulation, wie z.B. von Moncrief 1969 oder durch die Antiburn Coordinating Group 1977 beschrieben.

Priesnitz stellt 1948 die Frage, ob „die konservative Therapie nach Starkstomverletzung des Schädels immer berechtigt sei" und u.a. Stuckey forderte 1962 die zeitige Nekroktomie des betroffenen Kalottenanteiles mit verzögerter Defektdeckung durch eine lokale Lappenplastik. North, meines Wissens als erster und u.a. Worthen, Jackson, Hartfort und Wang in zeitlicher Abfolge haben über diverse Fälle berichtet, in denen starkstromgeschä-

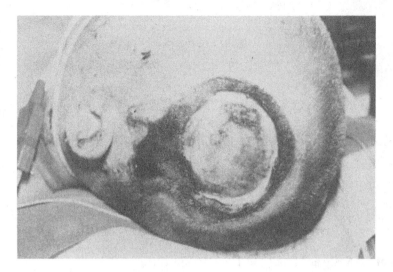

Abb. 1.

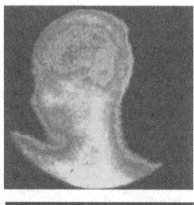

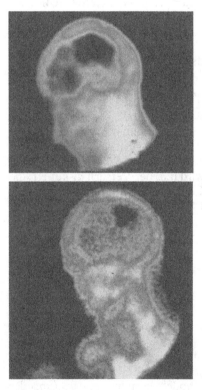

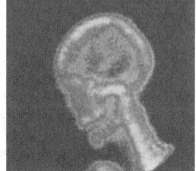

Abb. 2.

Abb. 3.

digte Kalottenanteile nach unterschiedlicher Zeit mit lokalen Lappenplastiken gedeckt wurden und hierbei ein komplikationsloser Heilungsverlauf erreicht wurde.

Die Diskussion um eine mögliche Regeneration des nektrotischen Knochenmaterials nach Bedeckung mit einem vaskularisierten Lappen hat derzeit noch spekulativen Charakter.

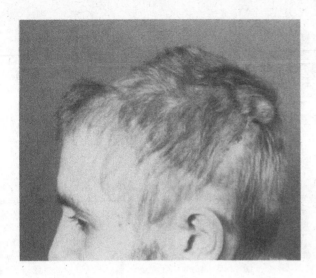

Abb. 4.

Nach Deckung des stromgeschädigten Areales durch Spalt- oder Vollhaut, lokale oder Fernlappenplastik oder auch mikrovaskuläre Lappenplastiken verbleiben unabhängig der Wahl der Methode oder des Zeitpunktes des Ersteingriffes meist noch weitere rekonstruktive Schritte.

Kalottendefekte werden von uns durch autologes Material, vorzugsweise durch eine Tabula externa-Plastik, als zweite Wahl durch Material der knöchernen Rippe oder der Lamina externa der Beckenschaufel gedeckt.

Nur ausnahmsweise wird eine Palacosplastik verwendet. Zur Wiederherstellung des behaarten Hautmantels z.B. bei Hebedefekten dienen der Einsatz des Skinexpanders bzw. erneute lokale Lappenplastiken.

Im folgenden möchte ich Ihnen einige unserer Patienten vorstellen, welche einen Teil des möglichen Behandlungsspektrums demonstrieren.

Fall 1: Bei dieser Patientin wurde zunächst konservativ verfahren und nach Demarkierung eine Spalthautdeckung durchgeführt.

Ein occipital gestielter Schwenklappen wurde nach Tabula externa-Plastik von rechts occipital nach rechts parietal zur Deckung verwendet, der verbliebene Hautdefekt zunächst mit Spalthaut gedeckt.

In weiterer Folge wurde durch Gewebeexpansion die Kopfhaut gedehnt und anschließend zum Verschluß des Hebedefektes verwendet.

Nach anfänglicher expansionsbedingter Alopezie stellte sich das Haarwachstum wieder unvermindert ein.

Fall 2: 4 Monate nach Starkstromtrauma und multipler Bohrlochanlage durch die Tabula externa auswärts, führten wir eine ausgiebige Nekrektomie der Tabula interna und externa sowie eie occipital gestielte Lappenplastik durch.

Die weitere Behandlung bestand in Defektdeckung nach Gewebeexpansion und simultaner Tabula externa Plastik.

Fall 3: Ein Patient, welcher aufgrund seines Heilungsverlaufes mögliche Nachteile einer stufenweisen Nekrektomie aufzeigen kann.

Nach Starkstromunfall zunächst konservative Therapie und Entfernung der nekrotischen Tabula externa 6 Wochen nach dem Unfall. Deckung des Defektes durch lokale Lappenplastik.

Infolge einer florierenden Osteomyelitis wurden 2 weitere Nekrektomien notwendig. 8 Monate nach dem Trauma wurde letztendlich nach ausgiebiger Resektion von Tabula externa und interna mit nachfolgender Palacosplastik der Infekt zur Ausheilung gebracht.

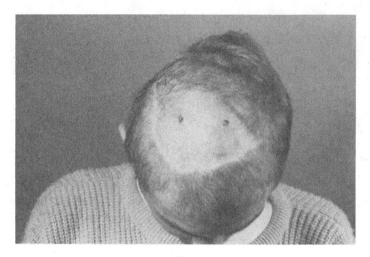

Abb. 5.

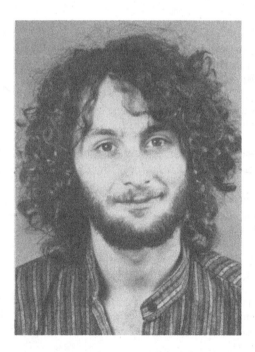

Abb. 6.

Fall 4: Starkstromverletzung durch ein Hochspannungskabel (Abb. 1). Nekrektomie nur der Weichteile am 18. Tag nach dem Unfall und Deckung des Defektes durch lokale Lappenplastik. Komplikationsloser Heilungsverlauf. Abbildung 4 und 5 zeigt den Patienten 2½ Monate nach dem Eingriff.

Am Tage des Eingriffes sowie 4 Wochen und zuletzt 4 Monate danach wurden Skelettszintigramme durchgeführt (Abb. 2 und 3).

Da der Einbau der osteotropen Nukleide nur durch vitale Osteoblasten erfolgen kann, handelt es sich um eine Funktionsdiagnostik der Osteoblasten.

Die unmittelbar präoperativ angefertigen Aufnahmen zeigen einen deutlichen Speicherdefekt, 4½ Wochen nach dem Eingriff ist kein Speicherausfall mehr zu registrieren.

Hierfür gibt es m.E. zwei Erklärungsmöglichkeiten:

1) Mag eine bei der ersten Untersuchung bestandene Zirkulationsstörung den Einbau der osteotropen Nukleide verhindert haben.
2) Es hat sich tatsächlich eine echte Regeneration der Osteoblasten eingestellt. Für Punkt 2 würde sprechen, daß ein totaler Zirkulationsausfall von mehr als 18 Tagen zu einer sicheren Schädigung der Osteoblasten geführt haben muß, ganz abgesehen von der direkten Schädigung durch das Starkstromtrauma.

Die durch Spalthaut gedeckte Entnahmestelle des Lappens ist nach Ablauf eines Jahres um ⅔ seiner Oberfläche geschrumpft. Das verbliebene Areal konntedirekt exzidiert werden, wodurch ein kompletter Verschluß der behaarten Kopfhaut erreicht wurde.

Durch unsere Erfahrungen sehen wir uns ermutigt, noch frühzeitiger ohne Entfernung des traumageschädigten Knochenareals zu operieren. Voraussetzung ist ein keimarmer Wundgrund. Durch die Nukleardiagnostik ist eine Möglichkeit zur Therapiekontrolle gegeben.

268. Funktionelle Sofortrekonstruktion an der oberen Extremität nach Starkstromverbrennungen

E. Herndl, G. Henckel von Donnersmarck, W. Hupfer und W. Mühlbauer

Städt. Krankenhaus München-Bogenhausen, Abteilung für Plastische Chirurgie, Zentrum für Schwerbrandverletzte, Englschalkinger Str. 77, D-8000 München 81

Primary Repair of Large Defects on the Upper Extremities after Electrical Burns

Summary. Large soft tissue defects on the upper arm and the forearm of a 14-year-old boy caused by electrical trauma were repaired with a free latissimus dorsi flap on the left forearm and a neurovascular lat. dorsi island flap to the right upper arm. Both extremities were saved, the defects covered and good functional repair was achieved. The latissimus dorsi flap is a save and easy procedure with a high variability. It is especially suitable for primary repair of large soft tissue defects.

Key words: Primary Repair − Upper Extremity

Zusammenfassung. Nach ausgedehnten Weichteildefekten am Ober- und Unterarm nach Stromverbrennung wurde bei einem 14jährigen Patienten durch freie Transplantation eines Musculus latissimus dorsi-Lappens mit Gefäßnervennaht am linken Unterarm und Transplantation des Musculus latissimus dorsi der rechten Seite als neurovaskulärer Insellappen zum Oberarm eine Erhaltung der Extremität, eine Bedeckung der weitreichenden Defekte und zugleich eine Rekonstruktion der Funktion erzielt. Aufgrund der einfachen Handhabung und sicheren Anwendbarkeit bei großer Variabilität halten wir den Musculus latissimus-Lappen auch zur Sofortrekonstruktion für besonders geeignet.

Schlüsselwörter: Sofortrekonstruktion − Starkstromverbrennungen − obere Extremität

Unter den verschiedenen Möglichkeiten der Defektdeckung, die uns zur Behandlung von Verbrennungsverletzungen zur Verfügung stehen, möchten wir die Musculus latissimus Lappen-Plastik herausgreifen, da sie uns für die Behandlung von schweren Verbrennungsverletzungen an der oberen Extremität besonders geeignet erscheint. Im April 1985 erlitt ein damals 14jähriger Junge eine schwere Starkstromverletzung am re. Ober- und li. Unterarm, an beiden Oberschenkeln sowie an der li. Axilla, als er bei einer Mutprobe auf einen Starkstrommast kletterte. Die Stromeintrittsmarke befand sich im Bereich der li. Hohlhand. Der re. Oberarm beugeseitig sowie der li. Unterarm streckseitig waren tief drittgradig verbrannt.

Die Erstversorgung wurde im Kreiskrankenhaus der näheren Umgebung durchgeführt, wo die zusätzlich erlittene Oberschenkelfraktur li. mit einer Osteosynthese vorerst versorgt wurde. Ein anfangs bestehendes Hirnödem, das zu Bewußtseinstrübung und Krampfanfällen führte, wurde entsprechend therapiert.

Am sechsten Tag nach dem Unfall, als der Patient verlegungsfähig war, kam er zu uns. Bei der Aufnahme war die Durchblutung an beiden Armen und Händen ungestört. Rechts

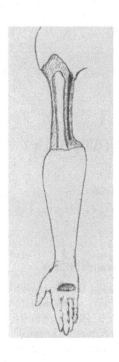

Abb. 1. Schemazeichnung des Weichteildefektes am rechten Oberarm

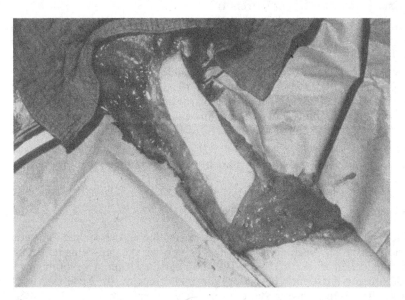

Abb. 2. Transposition des musculocutanen Latissimus dorsi Insellappen zum rechten Oberarm

bestand eine komplette Medianus-Ulnaris-Parese und links ein Ausfall der vom Nervus radialis innervierten Streckmuskulatur am Unterarm.

Als der Allgemeinzustand des Patienten es zuließ, führten wir die Nekrektomie der tiefreichenden Verbrennungsstellen durch. Am rechten Oberarm verblieb nach Entfernung der weitgehend zerstörten Beugemuskulatur noch ein Restteil der Musculus triceps mit Haut- und Unterhautgeweberesten.

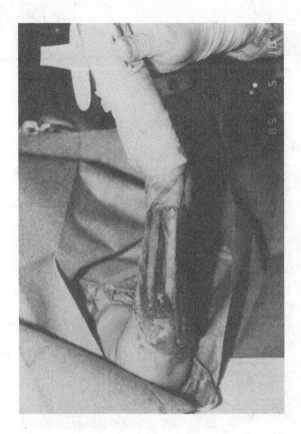

Abb. 3. Weichteildefekt nach Nekroktomie am rechten Unterarm streckseitig

Der Gefäßnervenstrang am Oberarm lag langstreckig skelettiert frei, schien zwar äußerlich intakt zu sein, die Adventitia der Venen und Arterien waren allerdings stellenweise arrodiert (Abb. 1).

Zur Erhaltung des durch diesen Defekt hochgradig gefährdeten rechten Armes entschlossen wir uns zu einer sofortigen Deckung durch einen Musculus latissimus dosi musculocutanen Insellappen, wobei zugleich ein funktioneller Ersatz der verbrannten Beugemuskulatur geschaffen werden sollte.

Der Ansatz des Muskels am Oberarm wurde belassen, der Lappen in die Oberarmvorderseite eingebracht, die Bizepssehne im Muskel inseriert und das freiliegende Muskelgewebe mit genetzten Hauttransplantaten gedeckt (Abb. 2).

Die übrigen Verbrennungsstellen wurden mit Hauttransplantaten versorgt. Bei der anschließend in gleicher Sitzung durchgeführten Nekrotomie des linken Unterarmes zeigte sich ein weitgehender Verlust der Extensorenmuskulatur sowie eines Teils der ulnaren Fingerbeuer bei intaktem Nervus ulnaris und medianus sowie beiden Gefäßen (Abb. 3). Da die Hand nach der Nekrotomie nicht unmittelbar gefährdet war, deckten wir die Wunde zunächst temporär ab.

Drei Tage später wurde dann der Defekt nach erneuter Nekrektomie durch einen diesmal freitransplantierten Musculus latissimus dorsi Lappen von der linken Seite her gedeckt, wobei auch hier ein funktioneller Einsatz erreicht werden sollte.

Der Nervus thoracodorsalis wurde mit einem Muskelast des Nervus ulnaris verbunden, die Vasa thoracodorsalia mit einem starken Muskelgefäß aus der Arteria ulnaris und einer Begleitvene anastomosiert.

Alle Extensoren wurden in den Musculus latissimus Ursprung inseriert. Den freiliegenden Muskelanteil bedeckten wir wiederum mit genetzter Spalthaut (Abb. 4.)

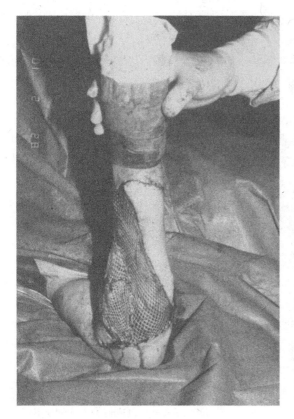

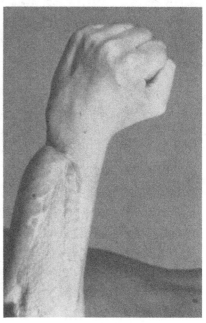

Abb. 4. Zustand nach freier Transplantation eines weiteren Musculus latissimus dorsi-Lappen in mikrovaskulärer Technik

Abb. 5. Der linke Unterarm drei Jahre nach dem Unfall

Die Wundheilung war ungestört bis auf eine vier Wochen dauernde Fistelung im Bereich des linken Oberarmes, der Unterarm heilte komplikationslos ab.

Drei Wochen später konnte der Patient seinen rechten Arm bewegen und den transplantierten Musculus latissimus als Bizepsersatz verwenden. Nach sechs Wochen kam es rechts zu einer langsam zunehmenden spontanen Reinnervation des Nervus medianus und ulnaris.

Der Patient übte nach Entlassung aus der stat. Behandlung zu Hause weiter. Acht Wochen später kam es im Bereich des li. Unterarmes zu einer Spontanfraktur der Ulna, die am Heimatort zunächst vergeblich konservativ behandelt wurde. Bei der Revision fanden wir im gut durchbluteten Weichteillager des Musculus latissimus dorsi eine sechs cm lange avitale Zone der Ulna im Sinne einer aseptischen Knochennekrose, wohl bedingt durch die Stromverletzung. Die Nekrose wurde reseziert und nach zweimaliger Spongioplastik konnten wir den Knochendefekt überbrücken.

Der Musculus latissimus dorsi-Lappen am li. Unterarm zeigte ein halbes Jahr nach dem Unfall im EMG nach Stimulation des Nervus ulnaris ein verzögertes und aufgesplittertes Antwortpotential als Hinweis auf die inganggekommene Reinnervation des Muskels über dem Nervus ulnaris. Bei maximaler Innervation sieht man ein Einzelentladungsmuster mit noch niederamplitutigem Reinnervationspotential. Inzwischen finden sich keine pathologischen Spontanaktivitäten mehr. Das Aktivitätsmuster ist relativ dicht im Sinne eines Übergangsmusters, die Aktionspotentiale vermehrt polyphasisch und deutlich neurogen umgebaut.

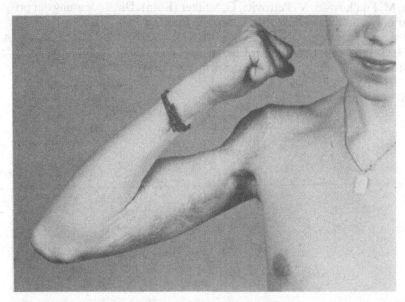

Abb. 6. Der rechte Oberarm drei Jahren nach dem Unfall

Das Handgelenk kann bei Faustschluß gut gestreckt werden, allerdings gelingt die Fingerstreckung nur bei Beugung im Handgelenksbereich. Eine weitere Korrekturoperation wollte der Patient nicht durchführen lassen, da er die Hand ausreichend gut gebrauchen kann (Abb. 5).

Der Nervus medianus und ulnaris rechts hat sich inzwischen spontan weitgehend erholt. Zur Verbesserung der Oppositionsfähigkeit des rechten Daumens haben wir nach Rückkehr einer ausreichenden Sensibilität im Nervus medianus Bereich eine Opponensplastik nach Bunnell durchgeführt. Wir gingen hier nach der von Herrn Winsch angegebenen Modifikation vor, indem wir die Sehne des Musculus flexor digitorum superficialis IV durch das Retinaculum flexorum durchzogen und einen Teil des Beugesehnengleitlagers in die Durchtrittslücke ausgestülpt haben.

Die Oppositionsfähigkeit des Daumens ist dadurch inzwischen ausreichend wiederhergestellt worden.

Den rechten Ellbogen kann der Patient jetzt vollständig und kräftig beugen. Der transportierte Muskel wirft bei Kontraktion einen für einen jungen Mann ganz ansehnlichen Bizepswulst auf. Er konnte bereits zwei Monate nach der Operation schwere Gewichte wieder relativ problemlos heben (Abb. 6).

Noch ein Wort zur Entnahmestelle der beiden Muskelhautlappen am Rücken:

Man sieht heute die bekannten Konturveränderungen im Bereich der Entnahmestelle am Rücken: bds. diagonal verlaufenden Narben und die deutlicher hervortretende Spina scapulae. Beschwerden werden vom Patienten in diesem Bereich nicht angegeben.

Inzwischen haben wir eine ähnliche Operation bei gleicher Indikation, nämlich einer Starkstromverbrennung, an einem älteren Patienten ebenfalls mit Erfolg durchgeführt.

Zusammenfassend glauben wir, daß der Musculus latissimus dorsi als musculocutaner Insellappen gestielt oder freitransplantiert für derartig ausgedehnte Weichteildefekte sowohl zu deren Bedeckung sowie auch zur Funktionswiederherstellung aufgrund seiner bekannten Vorzüge auch zu einer Sofortrekonstruktion geeignet ist.

269. G. Germann, M. Fijalkowski, V. Petrovici, G. Spilker (Köln): Die Bedeutung der primären Rehabilitation verbrannter Hände für die soziale Reintegration

270. G. Spilker, G. Germann, S. Grandel, D. Eberhard (Köln): Die frühe operative Intervention als primäre Rehabilitationsmaßnahme des schweren Elektrotraumas

Manuskripte nicht eingegangen

271. Grenzen der Rehabilitationsmöglichkeit bei Laugenverätzung des Gesichtes

H. E. Köhnlein

Abteilung für Unfall-/Hand- und plastische Chirurgie der Schreiber-Kliniken, Scheinerstr. 3, D-8000 München 80

Limitations of Reconstructive Possibilities in Lye Burns of the Face

Summary. Several cases of lye burns of the face are presented. The most common causes are explosions. Primary treatment includes continuous irrigation, debridement by dermabrasion and split-thickness skin grafts. The problems resulting from deep burns with loss of the eyelids and exposure of the alar cartilages, can be solved satisfactorily only with distant pedicled flaps.

Key words: Lye Burn − Continuous Irrigation − Split-Thickness − Skin Graft − Pedicled Flaps

Zusammenfassung. Es werden mehrere Laugenverätzungen des Gesichtes vorgestellt. Meist erfolgen sie bei Explosionen. Die Primärbehandlung erfolgt durch Dauerberieselung mit frühzeitigem Debridement der Nekrosen, z.B. durch Abschleifen und Spalthautdeckung. Bei tiefer greifenden Verätzungen mit Verlust der Augenlider und Freiliegen der Nasenknorpel können die entstehenden Probleme nur mit Fernlappenplastiken halbwegs zufriedenstellend gelöst werden.

Schlüsselwörter: Laugenverätzung − Dauerberieselung − Spalthauttransplantate − Fernlappenplastik

Laugenverätzungen des Gesichtes stellen ein sehr schwieriges Problem dar. Sie kommen gelegentlich als Arbeitsunfälle, häufiger aber bei körperlichen Attacken in primitiven Bevölkerungen vor. Das Hauptproblem ist dabei, daß trotz guter Primärtherapie immer wieder flächenhafte Nekrosen auftreten, die sich weiter ausbreiten können und die dann jedes kosmetisch zunächst annehmbare Ergebnis unserer Bemühungen wieder zunichte machen können.

Der erste Fall ist das Gesicht eines Chemikers, dem bei einer Laborexplosion hochkonzentrierte Natronlauge ins Gesicht flog. Einige Tage wurde er in einem auswärtigen Krankenhaus mit Dauerwasserberieselungen und feuchten Umschlägen behandelt, bis er schließlich sich in unsere Klinik begab. Das Debridement erfolgte in diesem Falle durch Abschleifen und anschließende feuchte Umschläge.

Es entstanden fleckförmig, landkartenartige Defekte, die nach der Spalthauttransplantation es schwierig machen, ein kosmetisch befriedigendes Ergebnis zu erzielen.

Bei dem folgenden Fall eines farbigen Mädchens, dem die Mutter zur Bestrafung Lauge ins Gesicht schüttete (Abb. 1) war das noch deutlicher. Dieses Kind wir sicher sein ganzes Leben lang von Operationen begleitet werden, ohne daß ein kosmetisch wirklich befriedigendes Ergebnis erzielt werden kann. Geringere Verletzungen wie bei einem weiteren Chemiker oder einem farbigen Bauarbeiter können durch Dauerberieselung über mehrere Tage beherrscht werden.

860

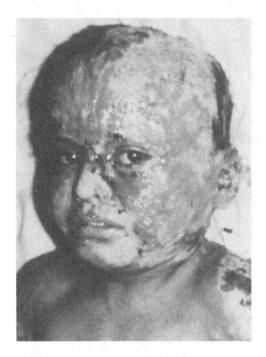

Abb. 1.

Schlimm wird es, wenn Augenlider und Augen mitbetroffen sind, wie bei einer farbigen Frau, der der Ehemann wegen Ehebruchs Löschkalk ins Gesicht schüttete. Wir versuchten sie unter Sedierung den größten Teil des Tages in der Dusche zu halten, da auch der Brustkorb von der Verätzung betroffen war und dazwischen feuchte Verbände, die durch Dauertropf feucht gehalten wurden. Nach drei Tagen wurde das erste Debridement und eine Tarsorraphie der Augenlider durchgeführt. Die provisorische Abdeckung erfolgte mit Schweinehaut als Platzhalter. Endgültiges Debridement 10 Tage später. Die Tarsalplatten lagen frei, sahen aber noch ernährt aus. Die Conjuktiven waren fleckförmig geschädigt. Deckung des Gesichtes mit Spalthaut in Segmenten, ebenso Spalthautdeckung der Oberlider, erneute Tarsorraphie. Alle Transplantate heilten an, zeigten jedoch bei der farbigen Patientin erhebliche Hyperpigmentierung. 3 Wochen später waren die Tarsalplatten nekrotisch, das linke Auge hatte praktisch keine Lider mehr und konnte gar nicht mehr geschlossen werden. Das rechte nur noch unvollständig. Starke Kontraktionen im Bereich der Nasenspitze und des Mundes entwickeln sich. Die Lippen wurden durch Narbenzug evertiert. Die Patientin mußte mit Schutzkappen mit Dauerberieselung der Conjunktiven schlafen. Eine nochmalige Korrektur der Augenlider mit Vollhaut wurde versucht.

Zwischenzeitlich waren auch Nekrosen an den Händen aufgetreten, die die Patientin schützend vor das Gesicht gehalten hatte. Da der Zustand der Augenlider auf Dauer eine bleibende Hornhautschädigung unvermeidbar erscheinen ließ, haben wir uns zu einem Resurfacing des gesamten Gesichtes entschlossen und zu diesem Zweck einen großen Bauchhautlappen im rechten Unterbauch mehrmals umschnitten. Brustregion und Rücken kamen wegen der zahlreichen dort befindlichen Narben nicht in Frage. Der Lappen wurde angehoben, auf den Arm als Überträger verlagert und zum Gesicht transferiert. In mehreren operativen Schritten erfolgte die Ausdünnung und Modellierung des transplantierten Gewebes. Schließlich wurden die Augen wieder geöffnet und in weiteren Schritten gestielte Temporalistransfers in alle 4 Augenlider durchgeführt. Das erzielte Endergebnis 1 Jahr nach dem Unfall war alles andere als kosmetisch befriedigend, funktionell aber ausreichend. Beide Augen konnten geöffnet und geschlossen werden. Eine über den Unfall hinausgehende Hornhautschädigung wurde vermieden. Das Sehvermögen blieb erhalten. Es bleibt zu ergänzen, daß die Operationen in einem Entwicklungsland durchgeführt wurden. Die dabei entstandenen Probleme wären aber in gleicher Weise bei einer derartigen Verletzung sicher auch hier aufgetreten. Lediglich hätte man statt eines gestielten vielleicht einen freien Lappen mit mikrochirurgischer Technik verwendet. An der Problematik der Laugenverätzung und ihrer schweren Spätschädigung hätte das aber nichts geändert.

272. A. Musselmann a.G., A. Bromen, E. Künzel, (München): Krankengymnastische und ergotherapeutische Behandlung (Schwer-)Brandverletzter

Manuskript nicht eingegangen

Plastische Chirurgie II

Sekundäre Rehabilitation

273. Verfahren bei rekonstruktiven Eingriffen im Gesicht- und Halsbereich nach Brandverletzungen

M. Steen und P. R. Zellner

Berufsgenossenschaftliche Unfallklinik Ludwigshafen, Abteilung für Verbrennungen, Plastische und Handchirurgie, Ludwig-Guttmann-Str. 13, D-6700 Ludwigshafen

Reconstructive Surgery in the Head and Neck Following Burns

Summary. Hypertrophic scars and tissue defects are the most common cause of functional and aesthetic problems in the head and neck of burn patients. For reconstructive surgery full-thickness or split thickness skin grafts are preferred. Pedicled flaps or free flaps are mostly used to correct contractures in the neck. The transplantation of bone or cartilage and tissue expansion are also used for special indications.

Key words: Burns − Reconstructive Surgery − Head and Neck

Zusammenfassung. Hypertrophe Narben und Defekte mit funktionellen und ästhetischen Auswirkungen machen den wesentlichen Teil der sekundären operativen Wiederherstellung des Brandverletzten im Gesichts- und Halsbereich aus. Wir bevorzugen Vollhaut und dicke Spalthaut bei der Korrektur hypertropher Narben. Lappenplastiken kommen besonders zur Unterbrechung ausgedehnter Narbenareale am Hals zur Anwendung. Neben diesen überwiegend genutzten Verfahren haben die Transplantation anderer Gewebe wie Knochen oder Knorpel ebenso wie der Einsatz des Gewebeexpanders ihren allerdings eng umrissenen Platz.

Schlüsselwörter: Verbrennungen − rekonstruktive Chirurgie − Kopf-Hals-Bereich

Hypertrophe Narben begründen die Mehrzahl der sekundären Eingriffe zur Rekonstruktion nach Brandverletzungen. Aber auch Gewebeverluste können weitere Eingriffe zur Wiederherstellung erforderlich machen. Dabei können Narben und Defekte jeweils funktionelle wie auch ästhetische Beeinträchtigungen verursachen.

Einige typische Defekte sind nach Brandverletzugen immer wieder zu beobachten.

Im Bereich des behaarten Kopfes führen Strommarken häufig zu tiefen Gewebeverlusten, welche manchmal die Schädelkalotte in einem umschriebenen Bezirk einschließen. Nach dem primären Verschluß mit einer Lappenplastik resultiert dann eine Knochenlücke und der mit Spalthaut gedeckte Hebebezirk des Lappens. Die Knochenlücke füllen wir sekundär mit autologen Rippenanteilen auf. Für die Wiederherstellung der Kontinuität der behaarten Kopfhaut hat sich die Gewebeexpansion im Bereich der haartragenden Anteile am besten bewährt.

Echte Defekte an Augenlidern sind selten. Das zur Rekonstruktion gewählte Verfahren hängt dann davon ab, in welcher Region intakte Weichteile nach der Verletzung verblieben sind. Viel häufiger ist das durch Narbenzug bedingte Ektropion, welches durch den fehlenden Lidschluß das Auge langfristig gefährden kann und deshalb möglichst frühzeitig korrigiert werden soll. Hier führen Vollhauttransplantate, wenn möglich von retroauriculär, zu den besten Erfolgen.

Defekte der Nasenkontur im Bereich der Flügelknorpel werden mit einem Composite-graft vom Ohr aufgefüllt. Ist es zu einer gleichmäßigen Retraktion der Flügelknorpel gekommen, so kann bei kurzer Oberlippe auch der Nasensteg verkürzt werden.

Defekte der Ohrmuschel sind häufig nach ausgedehnten Gesichtsverbrennungen anzu-treffen, wenn die Ohren nicht ganz frühzeitig transplantiert wurden. Rekonstruktive Ein-griffe führen oft nicht zu dem gewünschten ästhetisch ansprechenderen Resultat. Weniger auffällige Teilverluste sollten deshalb eher durch die Haartracht verdeckt werden. Epithe-sen können bei weitgehendem oder komplettem Verlust eingesetzt werden. Im Einzelfall können kleine Roll-Lappen oder ein Composite-graft eine Verbesserung der Kontur bewirken. Hier sind Versäumnisse bei der primären operativen Behandlung meist nicht wiedergutzumachen.

Verluste der Augenbrauen lassen sich abhängig von den lokalen Weichteilen durch Tätowierung oder durch die Verlagerung haartragender Kopfhaut als an der Arteria tem-poralis superficialis gestielter Insellappen wiederherstellen.

Vorrangig wird die hypertrophe Narbe durch Kompressionsbandagen therapiert. Bei genügender Geduld kann dadurch mancher chirurgische Eingriff vermieden werden. Funktionelle Störungen müssen jedoch unabhängig davon frühzeitig operativ korrigiert werden. Dies betrifft in erste Linie das Ektropion der Augenlider und die Behinderung der Mundöffnung durch den Narbenzug. Auch die Bewegung des Kopfes kann durch Narben-züge am Hals eingeschränkt sein. Hypertrophe Narben sind die häufigste Ursache rekon-struktiver Eingriffe.

Wir geben bei diesen Narbenkorrekturen dem Vollhauttransplantat und dem dicken, z.B. mit dem REESE-Dermatom abgenommenen Spalthauttransplantat den Vorzug. Bei der Inzision bzw. Exzision der hypertrophen Narben sind unbedingt die anatomischen Ein-heiten des Gesichts zu beachten, sonst wirken die Transplantate wiederum auffällig. Auch spielt bei der Wahl der Spenderregion die Hauttextur, -dicke und -farbe eine wichtige Rolle.

Während Exzisionen oder Teilexzisionen von Narben häufig zu erneuten auffälligen Narbenbildungen führen und wir diese Verfahren deshalb nicht empfehlen, kann im Ein-zelfall eine Lappenplastik wie z.B. ein Wangenrotationslappen ein günstiges Resultat geben. Doch verlangt die Entscheidung zur Lappenplastik viel Erfahrung in der Planung, da die Defekte nach Exzision von Verbrennungsnarben meist größer und abweichend vom Ausgangsbefund gestaltet sind, wenn sich das Gewebe entspannt hat.

Der Gewebeexpander ist in der Rekonstruktion hypertropher Verbrennungsnarben unseres Erachtens auf seltene, ausgewählte Fälle beschränkt.

Jede ausgedehnte Hauttransplantation im Gesicht und noch mehr am Hals soll mit einer Kompressionsbandage nachbehandelt werden. Am Hals empfiehlt sich zusätzlich eine Schienung, um ein Schrumpfen des Transplantats zu vermeiden.

Besonders am Hals ist jedoch häufig eine erneute Schrumpfung der Transplantate zu beobachten. Wenn es sich nicht um einzelne Stränge handelt, die mit mehrfachen Z-Plasti-ken aufgelöst werden können, sollte dann der Einsatz einer Lappenplastik in dieser Region bevorzugt werden.

Für die Unterbrechung von Narbenbezirken am Hals steht bei unversehrtem Thorax der delto-pectorale Lappen oder auch bei kleineren Arealen der myocutane Pectoralislap-pen als gestielte Lappenplastik zur Verfügung. Ist die Rückenhaut erhalten, so kann ein gestielter ipsilateraler myocutaner Trapezius-Insellappen Narbenplatten über die halbe Zirkumferenz des Halses bei Primärverschluß des Hebedefektes unterbrechen.

Freie mikrovasculäre Lappen, in erster Linie der Unterarmlappen, aber auch der myo-cutane Latissimus-dorsi Lappen haben eine erhebliche Erweiterung der Möglichkeiten gebracht. Besonders bei einer durchgehenden Narbenplatte, welche sich vom Kopf über den Hals auf den Rumpf fortsetzt, und bei der lokale Lappenplastiken nicht zur Verfügung stehen, ist dies von Nutzen.

Die Beweglichkeit des Halses durch Unterbrechung der Narbenstränge kann durch Lappenplastiken dauerhaft gebessert werden, es ist keine Schrumpfung zu erwarten.

Allerdings sind sekundäre Eingriffe zur Ausdünnung der Lappen und Konturverbesserug häufig erforderlich.

Da in der Tendenz zunehmend Patienten erst zur sekundären Versorgung vorgestellt werden, sei noch einmal darauf hingewiesen, daß viele sekundäre Eingriffe durch eine adäquate und zeitgerechte primäre operative Versorgung vermieden werden können.

274. F. Müller (Bochum): Sekundäre Rehabilitation des Brandverletzten

Manuskript nicht eingegangen

275. Serienexcision bei großflächigen Verbrennungsnarben

K. H. Kostka, K. Exner und G. Lemperle

Klinik für Plastische- und Wiederherstellungschirurgie, St. Markus-Krankenhaus Frankfurt, Wilhelm-Epstein-Str. 2, D-6000 Frankfurt a. M.

Serial Excision of Burn Scars

Summary. Serial excisions of large defined burn scars often improve the aesthetic appearance as well as reduce subjective complaints such as itching and sensory disturbance. The natural elasticity of undamaged skin allows stepwise excision of areas up to the size of a hand. Ideally, a linear scar the length of the original scar area results. Shrinkage, contour and pigment deficiencies, often seen after skin grafting, are not a problem.

Key words: Serial Excisions − Burn Scars

Zusammenfassung. Die Serienexcision großflächiger Verbrennungsnarben kann in geeigneten Fällen das kosmetische Bild und die subjektiven Beschwerden wie Juckreiz und Sensibilitätsstörungen deutlich reduzieren. Unter Ausnutzung der natürlichen Elastizität der gesunden Haut werden die Narbenareale schrittweise excidiert. Im Idealfall resultiert eine lineare Narbe. Schrumpfungstendenz, Kontur- und Pigmentunterschiede wie beim Transplantat werden so vermieden.

Schlüsselwörter: Serienexcision − Verbrennungsnarben

Bei wohl keinem anderen Trauma spielt die Narbenbildung eine so zentrale Rolle wie bei der Verbrennung.

Sie beeinträchtigt den Patienten kosmetisch, psychisch und funktionell. Dies gilt um so mehr, da es bei einem nicht unerheblichen Teil der Patienten mit tief zweit- und drittgradigen Verbrennungen zu hypertrophen Narbenbildungen kommt. Das Keloid nimmt eine Sonderstellung ein und soll hier nicht behandelt werden.

Pathogenese der Verbrennungsnarbe

Die erstgradige und die oberflächige zweitgradige Verbrennung heilen bis auf einen etwas erhöhten Melaningehalt im Stratum basale folgenlos ab. Die tief zweit- und drittgradigen Verbrennungen gehen mit einer Nekrose der Epidermis, des Coriums und je nach Schweregrad unter Einbeziehung der Gefäßdrüsenschicht im Übergang zur Subcutis einher. Die Wundheilung, bzw. die Narbenbildung läuft in Phasen ab, worauf hier nur kurz eingegangen werden soll.

Nach der Koagulationsnekrose folgen die exsudativ-katabole und die proliferativ anabole Phase der Wundheilung.

Mit zunehmender Kollagenfaserbildung reift das Granulationsgewebe unter Abnahme der Kapillaren und der Fibroblasten über die unreife zur reifen Narbe aus. Dieser Prozeß

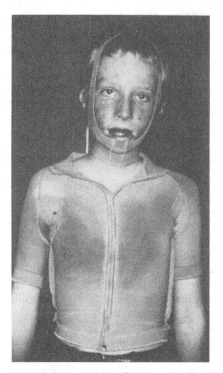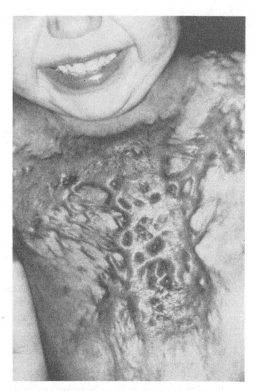

Abb. 1. Anwendung der Kompressionsbandagen an Kinn, Hals und Rumpf

Abb. 2. Großflächige hypertrophe Verbrennungsnarbe

kann sich bekanntlich über Jahre erstrecken. Eine anhaltende Fibroblastenproliferation mit Kollagen und Mucopolysaccharidsynthese kennzeichnet die hypertrophe Narbe.

Vorbeugung

Neben dem frühzeitigen Einsatz der Mittel der modernen Verbrennungschirurgie ist die Anwendung der Kompressionsbandagen als Vorbeugungs- und Therapiemaßnahme in der Behandlung der Verbrennungsnarben zu nennen. Sie sollten mindestens 9–12 Monate lang getragen werden. Der ausgeübte Dauerdruck muß zwischen 20 und 40 mmHg liegen.

Hierdurch können hypertrophe Narbenbildungen abgeflacht werden.

Behandlungsgrundlagen der Serienexcision

Wir haben in der Zeit von 1984–1988 bei 56 Patienten durch Serienexcisionen eine deutliche Verbesserung des Narbenbildes erreicht.

Bei der Korrektur von Narben anderer Genese ist die mehrzeitige Excision seit langem bekannt. Die schrittweise Ausschneidung von Tätowierungen beruht auf dem gleichen Prinzip.

Der Chirurg macht sich hier die Dehnungskapazität der gesunden Haut zunutze, welche uns spätestens seit Einführung des Skinexpanders wohl bekannt ist. Unter Ausnutzung dieser Tatsache haben wir Verbrennungsnarben durch mehrzeitige Excisionen verkleinert oder in günstigen Fällen auf eine lineare Narbe reduziert.

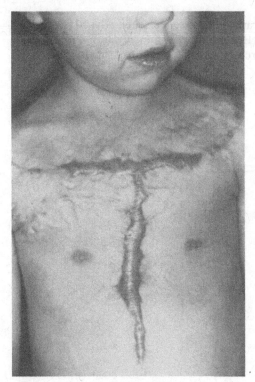 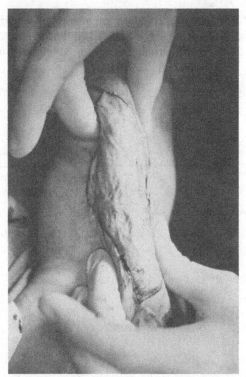

Abb. 3. Reduzierung der Narbenplatte nach zweifacher Serienexcision

Abb. 4. Bestimmung des zu excidierenden Narbengewebes und Elastizitätsprüfung der Haut

Durchführung

Zwischen den Fingern wird zunächst die Menge des zu excidierenden Narbengewebes bestimmt und angezeichnet. Die Schnittführung ist meist durch den Narbenverlauf vorgegeben.

Nach Unterspritzung mit einer verdünnten POR 8-Lösung wird das Gewebe ausgeschnitten. Dabei muß auch die Vernarbung in der Tiefe entfernt werden, so daß man auf die Verschiebeschicht, meist Fascie gelangt. Der Wundrand der gesunden Haut ist weit zu unterminieren. Nur so wird eine relativ spannungsfreie Naht möglich. Narbenränder hingegen dürfen wegen der Nekrosegefahr nur sparsam mobilisiert werden. Auf eine sorgfältige Blutstillung ist zu achten. Bei größeren Excisionen haben wir eine Redon-Drainage eingelegt.

Die Naht wird zweireihig mit resorbierbaren Fäden der Stärke 2×0 oder 3×0 in der Tiefe und einem nicht resorbierbarem Faden der Stärke 3×0 in intracutaner Technik durchgeführt.

Die Excision kann, wenn erforderlich, mit Z-Plastiken kombiniert werden. Der Skinexpander ermöglicht eine Erweiterung des Verfahrens. Bei Narben über Gelenken ist die Funktion zu beachten. Hier können andere Verfahren wie Transplantat, lokale Lappenplastik und u.U. ein freier Lappen erforderlich sein. An der Hand gelten ebenfalls andere Prinzipien.

Zur Verkleinerung oder Beseitigung einer flächenhaften Verbrennungsnarbe sind bis zu 6 zeitlich versetzte Excisionen erforderlich. Zwischen den Operationen sollten 2−3 Monate vergehen.

Komplikationen

Wir haben in 6 Fällen kurzstreckige Wundranddehiszenzen gesehen. Bei hypertrophen Narben traten in 4 Fällen Randinfekte auf. Beide Komplikationen waren entweder mit einer Sekundärnaht oder nach Abheilung durch erneute Narbenkorrektur zu beheben.

276. Plastische Korrektur der Thoraxwandverbrennung unter Berücksichtigung der weiblichen Brust

K. Exner, G. Lemperle, J. Nievergelt und H. J. Lampe

Klinik für Plastische- und Wiederherstellungschirurgie, St. Markus-Krankenhaus, Wilhelm-Epstein-Str. 2, D-6000 Frankfurt 50

Plastic Surgery of Burn Scars of the Thoracic Wall and the Female Breast

Summary. Neck and shoulder contractures, large scars of the thoracic wall and breast defects require plastic surgery. If possible, local flaps are the best solution for contractures, eventually enlarged by skin expanders. Full thickness skin grafts, Z-plasties and simple excisions with primary wound closure are alternative methods. For breast reconstruction early skin grafts or secondary local flaps are used. Myocutaneous flaps from the latissimus dorsi or rectus abdominis are seldom indicated.

Key words: Burn Scars − Breast Reconstruction − Scar Contractures

Zusammenfassung. Verbrennungsnarben am Thorax, besonders nach frühkindlichen Verbrühungen verursachen Kontrakturen im Schulterhalsbereich, Fehlbildungen oder Verlust der weiblichen Brust. Hauttransplantate, Z-Plastiken und Narbenexcisionen sind in der frühen Phase der Rehabilitation häufig indiziert. Kontrakturen müssen durch Schwenklappenplastiken gelöst werden. Die Rekonstruktion der Mamma erfordert gelegentlich musculocutane Lappen des Latissimus dorsi oder Rectus abdominis.

Schlüsselwörter: Hautexpander − Mammarekonstruktion − Narbenkontraktur

Zur Problematik schwerer Verbrennungen der Thoraxwand sind auf dem Gebiet der Plastischen Chirurgie neue Techniken zur operativen Korrektur entwickelt worden. Die verschiedenen Möglichkeiten der primären und sekundären Wiederherstellung müssen in das Konzept der Verbrennungsbehandlung mit einbezogen werden. Dabei sind besonders im Bereich der weiblichen Brust und der Schulter-Halsregion funktionelle und ästhetische Aspekte zu berücksichtigen.

In unserem Krankengut überwiegen Verbrühungen im Kleinkindalter, die erst zur sekundären Wiederherstellung wieder eingewiesen werden (Abb. 1). Es handelt sich häufig um Unfälle im Haushalt, bei denen die Kinder sich mit heißer Flüssigkeit übergießen. Die langanhaltende Hitzeeinwirkung unter der Bekleidung läßt gerade im Thoraxbereich häufig drittgradige Verbrennungen entstehen.

Der erstversorgende Arzt beobachtet unter konservativen Maßnahmen eine rasche Granulation der Wundflächen als scheinbar gute Heilung. Eine frühzeitige plastische Deckung mit Spalthaut unterbleibt, da man sich scheut, neue Narben an den Entnahmestellen zu verursachen. Aus der sekundären Wundheilung resultiert jedoch eine hypertrophe und flächenhaft kontrakte Narbe oder ein Keloid (Abb. 2). Die hypertrophen Narben stellen für das Kind eine erhebliche physische und psychische Belastung dar, so daß häufig bereits im Kleinkindalter operative Korrekturen erforderlich werden. Die elastische Verformbarkeit der Haut läßt gerade im Kleinkindalter die Excision großer Narbenflächen mit primä-

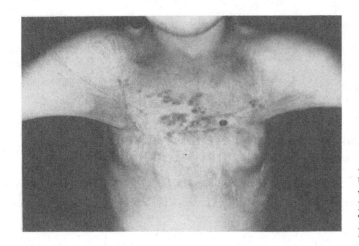

Abb. 1. Narbige Kontraktur und Entstellung der Thoraxwand mit Verlust der rechten Brustdrüse durch insuffiziente Therapie einer Verbrühung im Kindesalter

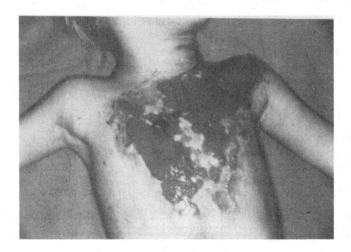

Abb. 2. Überschießende Granulation als Ausdruck der infizierten Brandwunde. Absolute Indikation zur Spalthauttransplantation: durch 0,3 mm dicke Transplantate vom behaarten Kopf konnte das gesamte Areal gedeckt werden

rem Wundverschluß nach Präparation von Vorschiebelappenplastiken zu. Hierdurch können die Verbrennungsfolgen erheblich vermindert werden.

Wachstumsstörungen und Bewegungseinschränkungen erfordern frühzeitige Korrekturen, um Gelenkschäden durch Kontrakturen zu verhindern. Soweit möglich sind lokale Lappenplastiken zur Behandlung der gelenknahen Kontrakturen zu verwenden. Ist in der unmittelbaren Umgebung der Verbrennungsnarbe unverletzte und elastische Haut vorhanden, kann diese als Schwenklappenplastik, Z-Plastik oder VY-Plastik verwandt werden. Bei kontrakten Strängen in flächenhaften Narben hat sich auch die fortlaufende YV-Plastik bewährt.

Die Vielfältigkeit der möglichen Deformierungen läßt nur wenige feste Regeln der plastisch-chirurgischen Therapie aufstellen. Die frühzeitige autologe Hauttransplantation einer drittgradigen Verbrennung muß grundsätzlich angestrebt werden. Im Bereich der weiblichen Brustwarze sind Spalthauttransplantate auch bei tief-zweitgradigen Verbrennungen indiziert, um sekundäre Gewebeschäden durch Infektion zu vermeiden.

Als ideales Spenderareal bei Kleinkindern bietet sich die behaarte Kopfhaut an, von der 0,2–0,4 mm dicke Transplantate entnommen werden können. Diese Entnahmetechnik erfordert die Injektion von 40–100 ml isotonischer Kochsalzlösung unter die Galea, damit das Dermatom wie auf einem Wasserkissen gleichmäßig breite und dicke Hautstrei-

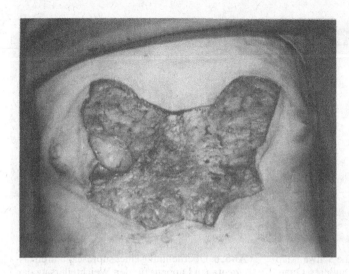

Abb. 3. Multidirectionale Incisionen (nicht Excisionen!) der kontrakten Verbrennungsnarben zur Entfaltung der Brustdrüse

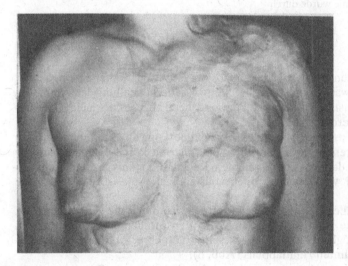

Abb. 4. Zustand nach erfolgreicher Hauttransplantation

fen entnehmen kann. Die Haarwurzeln bleiben bei dieser Methode intakt und die Entnahmestelle unsichtbar.

Verbrennungen verursachen hypertrophe Narben, die eine frühzeitige und langwährende Kompressionsbehandlung erfordern. Auch hartnäckige Keloide lassen sich durch maßgefertigte Kompressionsanzüge verbessern. Diese Anzüge müssen meistens mehrere Monate, gelegentlich auch bis zu mehreren Jahren getragen werden.

Umschriebene Kontrakturen, die das Brustdrüsenwachstum behindern, lassen sich auch mit freien Hauttransplantaten noch sekundär korrigieren. Die Kontrakturen müssen meistens multidirectional incidiert werden, um eine physiologische Ausdehnung der wachsenden Brustdrüse zu ermöglichen. Über dem Drüsenkörper sind häufig zirkuläre Entlastungen erforderlich. Bei der Wahl der Transplantate gilt die Regel: je dicker die transplantierte Haut, desto besser das funktionelle und kosmetische Ergebnis. Größere Vollhauttransplantate lassen sich aus der Leiste, dem Unterbauch, der Glutealfalte oder dem Oberarm gewinnen (Abb. 3 und 4).

874

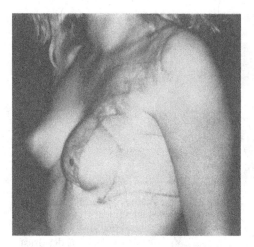

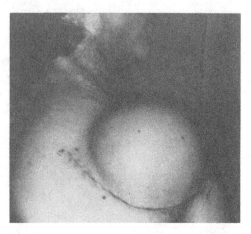

Abb. 5. Der thoracoepigastrische Schwenklappen ist zur Rekonstruktion der äußeren Quadranten eingebracht worden. Der kontrakte Strang in der vorderen Axillarlinie wurde durch Y-V-Plastiken behoben

Abb. 6. Überdehnung eines suprascapulären fasciocutanen Lappens für den Weichteilersatz der kontrakten Verbrennungsnarben am Hals

Im Bereich der weiblichen Brust sind sekundäre operative Wiederherstellungen erst mit Beginn des Brustdrüsenwachstums sinnvoll. Die zur Wiederherstellung der Symmetrie wichtigen lokalen Lappenplastiken dürfen erst bei weitgehend abgeschlossenem Brustdrüsenwachstum eingebracht werden (Abb. 5).

Große Volumendefekte lassen sich bei guter Weichteildeckung mit Silikonimplantaten ersetzen. Seit wenigen Jahren ist auch der Volumenersatz mit körpereigenem Gewebe möglich geworden. Insbesondere hat sich der auf dem Rectus abdominis gestielte transversale Unterbauchlappen bei weitgehender oder vollständiger Aplasie der Brustdrüse bewährt.

Neue Perspektiven für alle Lappenplastiken eröffnen sich durch die Anwendung des Hautexpanders. Die gesunde Haut wird durch successives Auffüllen eines implantierten Ballons expandiert und ermöglicht die Deckung wesentlich größerer Areale bei verbesserter Vascularisation des gedehnten Hautlappens (Abb. 6).

Vergleichen wir unsere therapeutischen Ziele mit den Resultaten, müssen wir feststellen, daß sekundäre Korrekturen großflächiger Verbrennungsnarben nur selten unsere funktionellen und ästhetischen Forderungen erfüllen. Um so mehr muß die frühzeitige Transplantation angestrebt werden, um schwere körperliche Entstellungen und zwangsläufig folgende psychische Belastungen zu verhindern. Das wichtigste Ziel ist weiterhin die Bewahrung der Kinder vor Verbrühungen im Haushalt.

Literatur

Arufe HN, Cabrera VN, Sica IE (1978) Use of the epaulette flap to relieve burn contractures of the neck. Plast Reconstr Surg 61:707

Bishop JB, Fisher J, Bostwick J (1980) The burned female breast. Ann Plast Surg 4:25

Neale HW, Smith GL, Gregory RO, McMillan BG (1982) Breast Reconstruction in the burned adolescent female (an 11-year, 157 patient experience. Plast Reconstr Surg 70:718–724

Trott JA, Hobby JAE (1978) Burns of the female breast: a long term study. Burns 4:267

277. Korrekturmöglichkeiten nach Verbrennungen der weiblichen Brust

A.-M. Feller, H. W. Hörl, H. U. Steinau und E. Biemer

Abteilung für Plastische und Wiederherstellungschirurgie der Technischen Universität München, Klinikum rechts der Isar, Ismaninger Str. 22, D-8000 München 80

Reconstruction of the Burned Female Breast

Summary. Reconstruction of the adolescent female breast after full-thickness burns differs from that of the mature female breast. Whereas a final correction is aspired to in the adult, the operative procedure should be adjusted to the evolution of the breast in the adolescent. Our therapeutic guidelines as well as the advantages and disadvantages of the different procedures are discussed.

Key words: Female Breast – Post Burn Deformity – Operative Procedures

Zusammenfassung. Die Korrektur von Verbrennungsspätfolgen ist an der wachsenden jugendlichen und an der voll entwickelten Brust unterschiedlich. Während bei Erwachsenen primär eine Globalkorrektur angestrebt wird, sollte bei Jugendlichen das operative Vorgehen der Brustentwicklung angepaßt werden. Unser Therapiekonzept, sowie die Vor- und Nachteile der einzelnen Verfahren werden diskutiert.

Schlüsselwörter: Verbrennungsnarben – Brustdeformierung – Operative Korrektur

Thermische Schäden der vorderen und seitlichen Thoraxapertur führen nach narbiger Ausheilung bei der erwachsenen Frau häufig zu Brustdeformierungen und verhindern bei Mädchen eine normale Entwicklung der Brustkontur. Das Vorgehen bei der Korrektur von Verbrennungsfolgen ist an der wachsenden und voll entwickelten Brust unterschiedlich. Während man bei Erwachsenen eine Globalkorrektur anstrebt, sollte unseres Erachtens bei Jugendlichen das operative Vorgehen der Brustentwicklung angepaßt werden.

Nach einem thermischen Trauma erfolgen korrigierende Eingriffe in der Regel erst sekundär nach narbiger Ausheilung der verbrannten Hautareale. Die Betroffenen suchen meist erst dann den plastischen Chirurgen auf, wenn bereits Verziehungen, bzw. schwere Deformierungen der Brust eingetreten sind.

Die jungen Patientinnen und ihre Eltern müssen in einem ausführlichen Gespräch über den Zeitpunkt, die operativen Möglichkeiten, aber auch vor allem über die Grenzen der Wiederherstellung aufgeklärt werden. Dabei sollte auch zum Ausdruck kommen, daß ein Korrektureingriff erst zu Beginn der Brustentwicklung durchgeführt werden sollte. Oft konnten wir beobachten, daß großflächige Narben in einem erstaunlichen Ausmaß dem Druck und dem expansiven Stimulus der sich entwickelnden Brust nachgeben und letztendlich nur kleine Narbenkontrakturen verblieben. Aus diesem Grunde meinen wir, daß es nicht notwendig ist, große Transplantationen prophylaktisch durchzuführen, um der Brustdrüse einen lockeren Hautmantel zur Entwicklung anzubieten [3, 4]. Wir meinen hingegen, daß nach dem Beginn der Brustentwicklung eine regelmäßige Untersuchung in halbjährlichen bzw. jährlichen Intervallen durchgeführt werden sollte und Narben dann aufgelöst werden müssen, wenn sie zur Strangbildung, bzw. Einengung der Brustdrüse führen.

Tabelle 1. Behandlung von Verbrennungsspätfolgen der weiblichen Brust bei Jugendlichen

Ausführliche Aufklärung von Patientin und Eltern über Korrekturmöglichkeiten und Grenzen
Beginn der Brustentwicklung abwarten
Regelmäßige Kontrolluntersuchungen in 6- bis 12monatigen Abständen
Während der Wachstumsphase nur kleine Eingriffe zur Vermeidung von Fehlentwicklungen
Bei Hauttransplantaten Gefahr der Keloidbildung
Auflösung von sich abzeichnenden Narbenzügen und Korrektur von beginnenden Mamillenverlagerungen
Endgültige Korrektur der Symmetrie und Mamillenposition erst nach vollständiger Entwicklung der Brust

Bei Mädchen ist es aus unserer Sicht wichtig, eine störungsfreie Entwicklung der Brustdrüse zu ermöglichen und sowohl eine Hypoplasie als auch Deformierung zu verhindern. Andererseits sollten die chirurgischen Maßnahmen so klein wie möglich gehalten werden um keine neuen Narbenstränge, bzw. Keloide zu induzieren.

Bei einer jugendlichen Brust sind Hauttransplantate wegen der größeren Gefahr von Keloidentstehungen und erheblichen Schrumpfungen oft sehr enttäuschend.

Wegen der prominenten Lage ist die anteriore Axillarfalte häufig bei Verbrennungen mitbetroffen. Durch das longitudinale Schrumpfen resultiert eine typische Verziehung der Brust nach lateral/cranial. Dieses Phänomen gibt einem die Gelegenheit einer erfolgreichen Auflösung mit multiplen kleinen Z-Plastiken, welche unterhalb der Brust enden sollten. Z-Plastiken sollten dabei wenn möglich so geplant werden, daß die resultierende Narbe horizontal liegt. Die beste Lösung für eine Z-Plastik ist, wenn die horizontale Narbe in die zu erwartende Submammarfalte gelegt werden kann und dadurch eine bessere Brustform entsteht. Wenn immer möglich, sollte an der Brustrundung selbst eine Z-Plastik vermieden werden. Falls diese doch einmal notwendig werden, dann sollten diese als kleine multiple Z-Plastiken durchgeführt werden.

Bis zur vollständigen körperlichen Entwicklung führen wir keine weitgehenden Operationen zur Erreichung einer Symmetrie beider Brüste durch. Auch eine exakte Position des Nippel-Areola-Komplexes im Vergleich zur Gegenseite sollte erst nach vollständiger Ausreifung des Körpers durchgeführt werden (Tabelle 1).

Erwachsene Frauen hingegen werden einem anderen Behandlungsmodus unterzogen. Da hier das Brustwachstum abgeschlossen ist und keine weiteren Veränderungen zu erwarten sind, sollte bei der Korrektur schon aus psychischen Gründen primär ein gutes Endresultat angestrebt werden. In Abhängigkeit vom Befund sind beide Mammae in den Operationsplan einzubeziehen. Bei einseitigen Verbrennungen wird eine Angleichung in Form und Größe durch Reduktion der nicht geschädigten contralateralen Seite erfolgen. Wenn nur eine Brust betroffen ist, ist es ratsam, diese Seite zuerst zu rekonstruieren und dann die unverletzte Seite mit der größeren Flexibilität der verbrannten Seite anzupassen. Sollten beide Brüste deformiert sein, wird zunächst die stärker betroffene Seite korrigiert.

Mit Frauen, bei denen die Familienplanung noch nicht abgeschlossen ist, sollte diskutiert werden, ob korrigierende Eingriffe nicht erst nach Schwangerschaften durchgeführt werden könnten. Der zusätzliche expansive Stimulus, bzw. die folgende relative Ptosis geben einem bessere Bedingungen für eine rekonstruktive Operation. Grundsätzlich können bessere Korrekturergebnisse bei einer Hyperplasie, bzw. Ptosis erzielt werden. In solchen Fällen können durch Modifizierung der üblichen Methoden für die Reduktionsmammaplastiken größere Verziehungen und Dislokationen des Nippel-Areola-Komplexes gewöhnlich erfolgreich korrigiert und narbige Areale exzidiert werden. Ideale Bedingungen für eine solche Korrektur bieten radiale Narbenstränge zwischen 3 und 9 Uhr. Durch Versetzen der Inzisionslinie, z.B. nach der Methode nach Strömbeck, bzw. nach Höhler, kann eine gute Brustkontur leicht erreicht werden [2, 5]. Es sollte lediglich daran erinnert werden, daß der Dehnungsfaktor des Gewichtes der Brust wenig effektiv auf die resultierende Narbenlinie zwischen Nippel und Submammarfalte wirkt, je mehr die Narbe horizontal gelegen kommt. Unserer Erfahrung nach hat es sich daher für gut erwiesen, eine Z-

Tabelle 2. Behandlung von Verbrennungsspätfolgen der weiblichen Brust bei Erwachsenen

Beide Mammae in den Operationsplan einbeziehen
Operation der stärker geschädigten Seite zuerst
Wenn möglich Korrekturen nach Schwangerschaften
Bei Reduktionsplastiken Einbeziehen der Narbenareale
Einseitige Augmentation vermeiden
Rekonstruktion des Nippel-Areola-Komplexes mit Tätowierung und Nippelplastiken

Plastik miteinzubringen, um einer erneuten lateralen Verziehung des Nippel-Areola-Komplexes vorzubeugen.

Bei einseitiger Hypoplasie aufgrund von Verbrennungen raten wir den Patienten, die Gegenseite reduzieren zu lassen, vorausgesetzt, daß die Brust nicht zu klein ist. Unserer Erfahrung nach sieht im Vergleich zur Gegenseite eine augmentierte verbrannte Brust wegen der derben Haut nicht so natürlich aus. Eventuell könnte man eine beidseitige Augmentation mit verschieden großen Prothesen diskutieren, wobei sich jedoch im Endergebnis wegen der eingeschränkten Elastizität von verbrannter Haut keine optimale Brustkontur nachzeichnen läßt.

Zur Korrektur der Mamillendislokation verwenden wir Z-Plastiken, cutane und subcutane Transpositionen, sowie freie Transplantationen. Zur Nippelrekonstruktion bzw. zur Rekonstruktion des Areolakomplexes haben wir erfolgreich die Tätowierungsmethode angewandt [1]. Den Nippel formen wir in der Regel durch 4 VY-Plastiken an der zuvor tätowierten Haut (Tabelle 2).

Starre Behandlungsprinzipien lassen sich für die Verbrennungen der weiblichen Brust nicht aufstellen. Letztendlich richtet sich das Vorgehen nach Alter der Patientin und Ausmaß der verbrannten Hautareale und wird immer individuell auf den einzelnen Patienten abgestimmt werden müssen.

Literatur

1. Erol ÖO, Spira M (1982) Areola transposition technique in the reconstruction of breast deformities due to burns. Br J Plast Surg 35:36—39
2. Höhler H (1967) Eine neue Methode der einzeitigen plastischen Operation bei den häufigsten Deformierungsformen der weiblichen Brust. Chir Plast Reconstr 3:138—143
3. Neale HW, Smith GL, Gregory RO, MacMillan BG (1982) Breast reconstruction in the burned adolescent females. Plast Reconstr Surg 70:718—724
4. Petrovici V, Steffens K (1985) Die Korrektur von Verbrennungsspätfolgen im Bereich der weiblichen Brust. Handchirurgie 17:147—150
5. Strömbeck JO (1960) Mammaplasty: report of a new technique based on the two-pedicle procedure. Br J Plast Surg 13:79—90

278. Verbrennungsfolgen an Hand und Gesicht, wann Vollhauttransplantat, wann Lappen?

M. Greulich, W. Gubisch und H. Reichert

Klinik für Plastische Wiederherstellungschirurgie, Marienhospital, Böheimstr. 37, D-7000 Stuttgart 1

Sequelae after Burn Injury – Full-Thickness Skin Grafts or Flap?

Summary. Full-thickness skin grafts if possible and flap plasties if necessary are our common guideline for reconstruction of the face and hands after burns injuries. If the mobility of the lips, the eyelids or the fingers is limited by contracted scars, the interposition of full-thickness skin grafts is generally very helpful. This is also true for the face and the hands. Flaps are necessary for the hands if there are tendons to be covered or joints to be closed.

Key words: Burn Injury – Skin Grafts – Flap Plasty

Zusammenfassung. Vollhaut wenn möglich, Lappenplastik wenn nötig, ist die gemeinsame Richtlinie der wir bei der Wiederherstellung des Gesichts und der Hände nach Brandverletzung folgen. Ist die Beweglichkeit der Finger, der Augenlider oder der Lippen eingeschränkt, so helfen in der Regeln Zwischentransplantate aus Vollhaut. Bei den Händen werden Lappenplastiken notwendig, wenn Sehnen oder eröffnete Gelenke gedeckt werden müssen.

Schlüsselwörter: Brandverletzung – Hauttransplantat – Lappenplastik

Gesicht und Hände sind die Problemzonen der Verbrennungsbehandlung. Trotz sehr unterschiedlicher Erfordernisse in beiden Bereichen, möchten wir eine gemeinsame Leitlinie hervorheben, die bei der Verfahrenswahl hilfreich ist. Sie heißt: Vollhaut wenn möglich, Lappen wenn nötig.

Am häufigsten wird die Funktionseinbuße sowohl im Gesicht als auch an den Händen durch die Schrumpfung der Narben hervorgerufen. Die Hautdecke ist zwar geschlossen, sie ist jedoch zu knapp, um die Bewegung, zum Beispiel der Finger oder der Lippen oder der Augenlider, zuzulassen.

Bei einer Beugekontraktur der Finger könnte man zum Beispiel auf den ersten Blick meinen, daß sie durch lokale Lappenplastiken, zum Beispiel Z-Plastiken oder VY-Plastiken, allein korrigiert werden könnten. Das wahre Hautdefizit wird nach Incision der Narben evident. Nun wird klar, wieviel Haut tatsächlich zur Korrektur erforderlich sein wird.

Sie wird in Form von Zwischentransplantaten aus Vollhaut eingefügt. Die queren Incisionen in den Narben müssen bis über die Mediolaterallinie nach dorsal reichen, damit es später nicht neuerlich zur Narbenkontraktur kommt. Das demonstrierte Beispiel einer Kinderhand soll weiterhin darauf hinweisen, daß von Vollhauttransplantaten am ehesten erwartet werden kann, daß sie mitwachsen.

Auch eine narbiges Ektropium des Unterlides wird im Gesichtsbereich nach dem gleichen Prinzip mit einem Zwischentransplantat aus Vollhaut korrigiert.

In der lebensbedrohlichen Situation der frischen Verbrennung hat man oft keine andere Wahl, als den sicheren Weg über Spalthauttransplantat oder Mesh grafts zu gehen. Dies wird im Falle einer drittgradigen Verbrennung fast des gesamten Gesichtes und des Kopfes demonstriert. Die rasch einsetzende Narbenkontraktur zwang hier bald zur Mundwinkelerweiterung wegen der narbigen Mikrostomie und machte Zwischentransplantate aus Vollhaut an den Oberlidern und Unterlidern erforderlich. Unter konsequenter Kompression blaßte die Haut zwar ab, behielt jedoch ihre narbige Oberflächenstruktur und geringe Dehnbarkeit. Die mimische Beweglichkeit des Gesichtes ist dabei nahezu vollständig aufgehoben. Es ist eine Entscheidung von besonderer Tragweite, solch ein Narbenfeld im Gesicht, das funktionell nicht störend, aber extrem häßlich ist, verbessern zu wollen. Dies ist das zentrale Anwendungsgebiet großflächiger Vollhauttransplantate. Bei der Planung solcher Transplantate sind die ästhetischen Gesichtseinheiten entscheidend wichtig. Die Form der einzelnen Transplantate wird so gewählt, daß die Nähte zwischen ihnen möglichst in die Grenzlinien der ästhetischen Gesichtseinheiten fallen. Am Beispiel unserer Patientin wird dies verdeutlicht durch die Symmetrie der Nasolabialfalten, die die Grenze zwischen Oberlippen- und Wangentransplantaten bildet.

Nun zu den Lappenplastiken: Bei der gezeigten Patientin mußte die Nase durch einen klassischen Oberarmlappen rekonstruiert werden. Die Verfahrenswahl wurde dadurch bestimmt, daß mehrlagige Strukturen, wie Nasenflügel, Columella und Nasenspitze, wiederherzustellen waren.

Als Beispiel für einen axialen, gefäßgestielten Lappen wird die Rekonstruktion einer Augenbraue durch ein Stück Kopfhaut, das an der Arteria temporalis superficialis gestielt ist, gezeigt. Als Beispiel für Narbenkontrakturen an der Hand wird die Hand einer jungen Sizilianerin demonstriert, die nach einer Verbrennung über 9 Monate hin konservativ behandelt wurde. Finger und Daumen waren in massiver Streckkontraktur nach dorsal verzogen. Auch das Handgelenk wurde durch den Narbenzug nach proximal in eine Kollapsstellung zusammengedrückt. Nach einfacher Incision der dorsalen Narben sprang dorsalseitig ein sehr großer Defekt auf. Nach ausgedehnter Arthrolyse der Fingergrundgelenke reichte hier ein Transplantat zur Defektdeckung nicht mehr aus. Die eröffneten Gelenke mußten mit einer Lappenplastik verschlossen werden. Im gezeigten Falle durch einen Leistenlappen, der durch das Gefäßbündel der Arteria circumflexa ilium superficialis ernährt wird. Da die junge Dame etwas mollig war, war auch der Lappen anfangs recht dick. Durch Ausdünnen ließ sich das vollständig korrigieren. In diesem Falle konnten voller Faustschluß und volle Opositionsfähigkeit des Daumens erreicht werden. Als weiteres Beispiel wird der Fall eines Quetschtraumas der linken Hand durch eine heiße Presse gezeigt, bei dem die Tiefe des dorsalen Schadens zunächst unterschätzt worden war. Der Patient wurde zu uns überwiesen, nachdem bereits notfallmäßig der Daumenballenbereich mit einem distal gestielten Unterarmlappen gedeckt worden war. Somit stand zum Beispiel für einen freien Lappen keine Gefäßachse mehr zur Verfügung. Nach Nekrektomie lagen dorsalseitig vier Grundgelenke und drei Mittelgelenke offen. Auch palmarseitig blieben nicht unbeträchtliche Defekte; diese wurden mit Vollhaut gedeckt. Die Dorsalseite wurde hier mit einer Muffplastik gedeckt – an sich ein uraltes Verfahren –. Im Übergangsbereich zwischen Fingern und Hohlhand hat es gegenüber einem axialen Lappen den erheblichen Vorteil, daß die Kommissuren frühzeitig und endgültig ausgeformt werden können.

Auch bei sehr kleinen Händen kann diese Form der Lappenplastik angewandt werden. Dies wird am Fall eines 9 Monate alten Mädchens mit erheblicher Streckkontraktur der Finger demonstriert. Abschließend wird aus der Menge technischer Details, die hilfreich sind, um Vollhauttransplantate so zuverlässig wie möglich zu machen, ein wichtiger Punkt herausgegriffen: Es ist der Dauerdruck, den das Transplantat über 10 Tage hin braucht. Dies wird demonstriert am Beispiel eines großen Wangentransplantates. Der Gegendruck von innen wird mit Hilfe einer Mundvorhofplatte erzeugt. Von außen wird ein voluminöser Verband aus Vioformgazeschnipseln und Schaumstoff aufgebaut. Die druckgefährdeten Bereichen an Nase und Ohren müssen sorgfältig ausgespart werden. Je größer die Sorgfalt im Detail war, desto häufiger wird man am 10. Tage ein gut angegangenes Transplantat erwarten dürfen.

Zusammenfassend sei betont:

1. Die Leitlinie „Vollhaut, wenn möglich, Lappen wenn nötig" hilft sowohl im Gesicht als auch an der Hand bei der Verfahrenswahl.
2. Der Teufel steckt im Detail.

279. Zeitliche Indikation zu plastisch-chirurgischen Eingriffen bei Verbrennungen im Bereich des Halses und über Gelenken

R. Winkel, M. Schrader und G. M. Lösch

Klinik für Plastische Chirurgie der Medizinischen Universität Lübeck, Ratzeburger Allee 150, D-2400 Lübeck

Timing of Plastic Surgery after Burns of the Neck Area and the Joints

Summary. From 1985 to 1988 120 patients underwent operàtions. 200 times because of deep dermal or total dermal thermal injury. On the basis on the pathophysiology of tissue repair and scar contracture after burns as well as our experience we conclude that the first aim of the surgeon should be to avoid granulation tissue, the precursor of contracting scars. Only the immediate transplantation of autologous skin onto the surgically created wound after excision of burned tissue can halt the repair process. Flaps are the treatment of choice for reconstruction of existing contracturs deep in the fascia.

Key words: Burns − Timing of Plastic Surgery − Contractures

Zusammenfassung. Von 1985−1988 behandelten wir 120 Patienten in 200 Eingriffen operativ wegen der Folgen tief oder vollständig dermaler Verbrennungen. Basierend auf den patho-physiologischen Abläufen bei der Entstehung von Verbrennungsnarben und den eigenen Erfahrungen kommen wir zu dem Schluß, daß das vorrangige, chirurgisch zu erreichende Ziel die Vermeidung einer Granulationsgewebsbildung sein sollte, da diese die Vorstufe der später kontrahierenden Narbe ist. Nur die frühe Exzision verbrannten Gewebes und sofortige Deckung der chirurgisch geschaffenen Wunde mit autologer Haut verhindert die Abläufe der Reparation. Bei bereits eingetretenen Kontrakturen mit Beteiligung von Faszien führen Lappenplastiken zur Wiederherstellung der Funktion.

Schlüsselwörter: Verbrennungen − zeitliche Indikation − Kontrakturen

Unsere Überlegungen betreffen die zeitliche Indikation bei der Behandlung dermaler und tief dermaler Verbrennungsnekrosen am Hals und über Gelenken mit dem Ziel, Kontrakturen, die in der Folge entstehen können, zu vermeiden bzw. zu lindern. Seit der ersten überlieferten Hauttransplantation nach Verbrennung durch Polloc 1870 ist eine klinisch-empirisch begründete Entwicklung zum frühen chirurgischen Eingreifen zu verzeichnen [1]. Verbunden damit konnte eine Senkung der Mortalität und eine Linderung der durch Narben bedingten Folgen erreicht werden.

Empfohlen wird heute eine tangentiale bzw. totale Exzision vollständig dermaler bzw. tief dermaler Verbrennungen bis zum 7. Tag im Gesicht, am Hals und den Extremitäten. Berger et al. [2] zeigten, daß funktionell bedeutende Verbrennungsschäden früh chirurgisch versorgt werden sollen.

Im Hinblick auf den klinischen Alltag stellten Lynch und Blocker [3] fest, daß die Verbrennungswunde das einzige Beispiel in der Chirurgie sei, bei dem dem Prinzip der frühen chirurgischen Entfernung allen nektrotischen Gewebes sehr häufig nicht entsprochen wer-

884

Tabelle 1. Prinzipielles Vorgehen zur Prophylaxe und Therapie hypertropher Narben und Kontrakturen bei Verbrennungen tiefen 2.° und 3.°

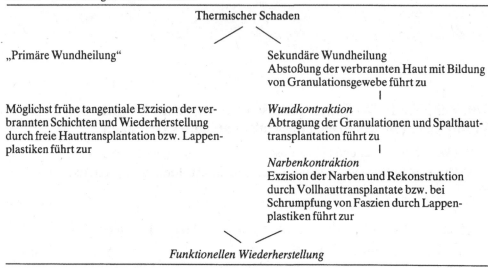

den kann. Ein verzögertes chirurgisches Eingreifen nach etwa 3 Wochen oder sogar später kann durch die Schwere der Verbrennung und durch das Vorliegen zusätzlicher Schädigungen wie Inhalationstrauma, Polytrauma und vorbestehende Krankheiten erzwungen werden. Zu einem schrittweisen, verzögerten Vorgehen können ein voraussehbar hoher Blutverlust bei der Exzision und der Mangel an transplantierbarer autologer Haut bei Verbrennungen über 40% der Körperoberfläche Veranlassung geben. Um bei Kindern die Schwierigkeiten der Tiefenbestimmung des Verbrennungsschadens zu umgehen und durch Fehleinschätzungen bedingte unnötige Operationen zu vermeiden, empfahlen Holms et al. [4] sowie Rayner [5] bei tief dermalen Verbrennungen eine Abrasio der Granulationen nach 14 Tagen, um die spontane Epithelisierung ausgehend von Hautanhangsgebilden zu fördern.

Da die Empfehlungen zum zeitlichen Vorgehen aufgrund der mitgeteilten klinischen Erfahrungen widersprüchlich sind, wollen wir einen Behandlungsplan vorstellen, der sich auf die grundlegenden Erkenntnisse über die Entstehung von Narbenkontrakturen nach Verbrennungen gründet.

Im Zeitraum von 1985 bis 1988 wurden in der Klinik für Plastische Chirurgie der Medizinischen Universität Lübeck 120 Patienten wegen der Folgen thermischer Schäden tief dermalen und vollständig dermalen Ausmaßes 200mal operiert. Mit der Einrichtung der Einheit für Schwerbrandverletzte ab Mai 1986 stieg die Zahl der behandelten Kranken in unserer Klinik deutlich an.

Die Haut der ventralen Halsseite war 12mal, der Bereich der Schultergelenke 21mal, die Ellenbeuge 12mal und die Hände 41mal betroffen. Das Zeitintervall vom Verbrennungsschaden bis zur ersten Operation betrug wenige Stunden bis zu Jahren. Ein sofortiger vollständiger „Verschluß" der Wunden durch autologe Haut nach der Abtragung des verbrannten Gewebes wurde 26mal durchgeführt, in 102 Eingriffen wurden Behandlungsverfahren angewendet, nach denen Granulationsgewebe entstand bzw. nach seiner Bildung gedeckt wurde.

73mal waren wiederherstellende Eingriffe bei kontrakten Narben notwendig.

Das hier vorgeschlagene Therapiekonzept (Tabelle 1) soll am Beispiel von klinischen Verläufen erläutert werden.

Paeacock jr. [6] wies daraufhin, daß die Dermis als Organ nicht regenerationsfähig ist im Gegensatz zum Epithel. Die Verbrennungsnekrose der Haut ist einem Organverlust gleichzusetzen [7]. Die Dermis wird bei der Wundheilung durch Narbe ersetzt. Schon Mar-

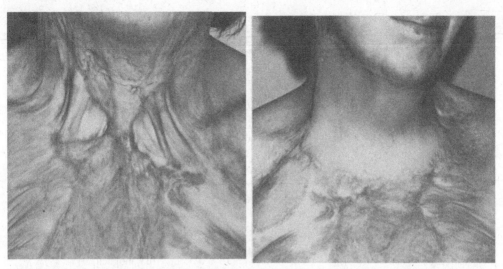

Abb. 1. a Die Regio colli anterior einer Patientin ein Jahr nach Spaltung einer kontrakten Narbenfläche und Spalthauttransplantation nach vollständig dermalem Verbrennungsschaden mit Einbeziehung der Fascia colli superficialis. **b** Funktionelle Rekonstruktion zum Ersatz der bis auf die Halsfaszie reichenden Narbe mit einem Rundstiellappen

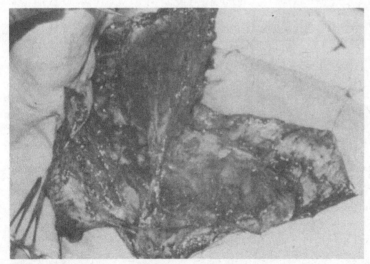

Abb. 2. M. serratus-Lappen angehoben mit Gefäßstiel zur Rekonstruktion eines Defektes in der Fascia axillaris

chand [8] beschrieb die große Neigung von Narben zur Retraktion. Die Unelastizität des Narbengewebes ist bedingt durch eine Kollagen-Faserarchitektur, die nicht der der Haut entspricht. Aber nicht erst die Narbe, sondern schon das Granulationsgewebe kontrahiert primär die Wundränder. Dabei sind Myofibroblasten aktiv beteiligt. Die Entzündungsreaktionen sind nach Verbrennungen verlangsamt und führen zu einer vermehrten Bindegewebsbildung. Die hypertrophe Narbe hat ihren Ursprung im Granulationsgewebe [9].

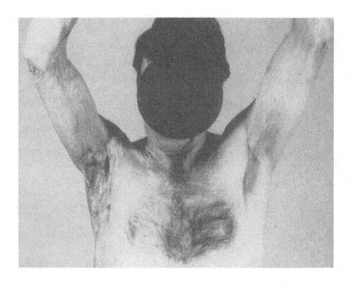

Abb. 3. Deckung des M. serratus-Lappens mit Spalthaut. Nach 1½ Monaten war die Elevation des rechten Armes bis 165° möglich

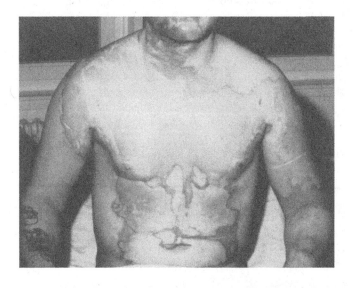

Abb. 4. Tief dermale Verbrennungen am ventralen Thorax, Hals und beiden Schultern

Klinische Beispiele:

Ein 12jähriges Mädchen wurde uns 6 Wochen nach schwerer Verbrennung mit Inhalationstrauma und granulierenden Wunden an 40% der Körperoberfläche verlegt. Unter den freien Spalthauttransplantaten entstanden besonders an Hals und Schultergelenken in 3 Monaten hypertrophe Narben mit funktionell stark einschränkenden Kontrakturen. Ein Eingriff zur Lösung der Narbe in der rechten Axilla war geplant. Bei Narkoseeinleitung mußten die kontrakten Narben am Hals aus vitaler Indikation transversal durchtrennt werden, um die Intubation zu ermöglichen. Die Deckung des Defektes erfolgte mit mitteldicker Spalthaut. Da die Spalthaut auf einen chirurgisch geschaffenen Wundgrund transplantiert worden war, bildeten sich einzelnen Narbenstränge, jedoch keine kontrakte Narbenfläche wie nach der vorangegangenen sekundären Wundheilung (Abb. 1a). Die funktionell notwendige Rekonstruktion von elastischem Haut-Untergewebe zum Ersatz der bis

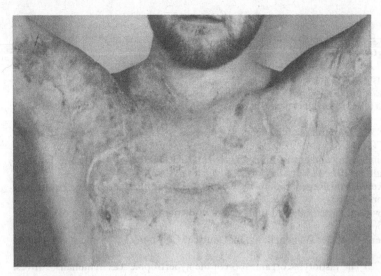

Abb. 5. Heilung ohne Bildung von Granulationsflächen 3 Wochen nach Exzision der verbrannten Hautanteile und sofortiger Deckung mit Spalthaut am 3. Tag nach dem Unfall

auf die Halsfaszie reichenden Narbe wurde 1974 durch die Transplantation eines Rundstiellappens aus dem Rücken erreicht (Abb. 1b).

Bei einem anderen Patienten konnte nach drittgradigem und teilweise tiefer reichendem Verbrennungsschaden im Bereich der linken Schulter, des linken Armes und des linken Thorax wegen eines Inhalationstraumas primär nur eine Fasciotomie am rechten Unterarm und eine teilweise tangentiale Exzision vorgenommen werden. 6 Wochen später waren die Wundflächen von Granulationsgewebe bedeckt. Flügelfellartige Narben schränkten nach 3 Monaten die Abduktion des rechten Armes auf 65° ein. Nach Durchtrennung der Narben wurde der Defekt durch Z-Plastiken und Spalthaut gedeckt. Das zu erwartende Fortschreiten der Kontraktur wurde verhindert, allerdings verblieb eine Einschränkung der Abduktion auf 75°, bedingt durch narbige Schrumpfung der Fascia axillaris. Der Defekt in der Faszie wurde mit einem gestielten M. serratus-Lappen rekonstruiert (Abb. 2) und der Hautdefekt über dem Muskel mit einem Spalthauttransplantat gedeckt. Nach 1½ Monaten konnte der rechte Arm bis zu 165° eleviert werden (Abb. 3).

Als Beispiel für eine Heilung ohne Bildung von Granulationsflächen sei ein Patient mit frischen, tief dermalen Verbrennungen am Hals, ventralen Thorax und beiden Schultern (Abb. 4) 3 Wochen nach tangentialer Exzision der verbrannten Haut und sofortiger vollständiger Deckung mit Spalthaut am 3. Tag nach dem Unfall demonstriert (Abb. 5). Hypertrophe Narben und Kontrakturen konnten mit diesem Vorgehen vermieden werden.

Die sekundäre Wundheilung teilweise oder in gesamter Dicke thermisch geschädigter Haut führt durch überschießende Kollagenbildung in den Hypergranulationen immer zu schrumpfenden, funktionell und aesthetisch beeinträchtigenden Narben. Gründend auf der Literatur und den eigenen klinischen Erfahrungen kommen wir zu dem Schluß, daß bei der Verbrennung wie sonst bei der chirurgischen Behandlung von Wunden die Heilung „per primam" angestrebt werden soll. Nur die sofortige Deckung der chirurgischen, tangential nekrektomierten Wunde mit vitalem Gewebe führt zur bestmöglichen Heilung mit Eingrenzung der patho-physiologischen Abläufe der Reparation. Bei bereits eingetretenen Kontrakturen mit Beteiligung von Faszien führen Lappenplastiken zur Wiederherstellung der Funktion.

888

Literatur

1. Alexander JW (1986) Burn care: A specialty in evolution − 1985 Presidential Address, American Burn Association. J Trauma 26:1−6
2. Berger A et al. (1989) Frühzeitige Rekonstruktion großer oder funktionell bedeutender Verbrennungsschäden. 7. Jahrestagung der Deutschsprachigen Arbeitsgemeinschaft für Verbrennungsbehandlung, Tschagguns/Montafon, 11.−14. Januar (1989)
3. Lynch JB, Blocker TG (1977) Thermal burns. In: Converse JM (ed) Reconstructive Plastic Surgery. WB Saunders, pp 464−515
4. Holmes JD et al. (1983) A hypothesis of the healing of deep dermal burns and the significance for treatment. Br J Surg 70:611−613
5. Rayner CR (1984) Skin healing and burns. In: Bucknall TE, Ellis H (eds) Wound healing for sourgeons. Baillière Tindall, pp 107−123
6. Peacock EE (1977) Repair and Regeneration. In: Converse JM (ed) Reconstructive Plastic Surgery. WB Saunders, pp 78−103
7. Cohen IK (1984) How do the methods and timing of debridement affect the quality of repair? J Trauma 24/9 Suppl:25−27
8. Marchand F (1901) Der Prozeß der Wundheilung. In: Deutsche Chirurgie. Lieferung 16, Ferdinand Enke, Stuttgart
9. Linares HA et al. (1972) The histiotypic organization of the hypertrophic scar in humans. J Invest Derm 59/4:323−331

280. Korrekturosteotomien am Oberschenkel nach Fehlheilung wegen infizierter Brandwunden

H. E. Mentzel und M. Graeber

BG-Unfallklinik Murnau, Prof.-Küntscher-Straße 8, D-8110 Murnau

Corrective Osteotomies of the Femur after Defective Healing due to Infected Burn Injuries

Summary. The cooccurrence of burn injuries and fractures of the extremities often necessitates that vital precautions be taken first and the possibilitiy of osseous defective healing be initially accepted. After the vital functions have been stabilized, late corrective procedures become necessary. Two cases of the treatment strategy for femur fractures which healed defectively are reported.

Key words: Burn Injuries − Fractures of the Extremity − Defective Healing − Corrective Osteotomy

Zusammenfassung. Beim gleichzeitigen Auftreten von Brandverletzungen und Extremitätenfrakturen stehen oft vital erforderliche Maßnahmen im Vordergrund, so daß auch knöcherne Fehlheilungen in Kauf genommen werden müssen. Deshalb sind nach Stabilisierung der Vitalfunktionen häufig korrigierende Maßnahmen erforderlich. Es wird hier über das taktische Vorgehen von Korrekturosteotomien bei zwei in Fehlstellung verheilten Oberschenkelfrakturen berichtet.

Schlüsselwörter: Brandverletzungen − Extremitätenfrakturen − Fehlheilung − Korrekturosteotomie

Das gleichzeitige Auftreten einer Brandverletzung mit Gliedmaßenfrakturen erfordert immer ein Abweichen von den üblichen Behandlungsschemata und damit ein Therapieregime, das sehr sensibel auf die vielfältigen Komplikationsmöglichkeiten einer solchen Kombinationsverletzung reagiert.

In erster Linie ist der Verlauf der Brandverletzung maßgebend für das weitere Vorgehen. Anfänglich steht die Schockbekämpfung und die Lokaltherapie im Vordergrund. Dabei muß jedoch gleichzeitig eine Stabilisierung der Frakturen erfolgen, durch beispielsweise einen Fixateur externe. Weitergehende, frühe Operationen verbieten sich wegen des bestehenden Schocks und dessen notwendiger Bekämpfung, spätere Operationen dagegen wegen der Gefährdung des Knochens durch Wundkeime. So ist der Fixateur externe hier Therapie der Wahl, zumal die konservative Knochenbruchbehandlung ebenfalls nur unzulänglich wegen der Hautverletzungen durchgeführt werden kann.

Auch im späteren Verlauf diktiert die Brandverletzung immer wieder das Behandlungsregime. Die zu erwartenden, septischen Komplikationen wirken sich auch auf den Verlauf der Knochenbruchbehandlung aus, so daß es vorkommen kann, daß diese ganz hinter den Maßnahmen zur Erhaltung des Lebens zurücktreten müssen.

Das soll an 2 Fallbeispielen näher erläutert werden. Ein 23jähriger Mann erlitt bei einem Motorradunfall eine offene Unterschenkelfraktur rechts, eine Oberschenkelschaft-

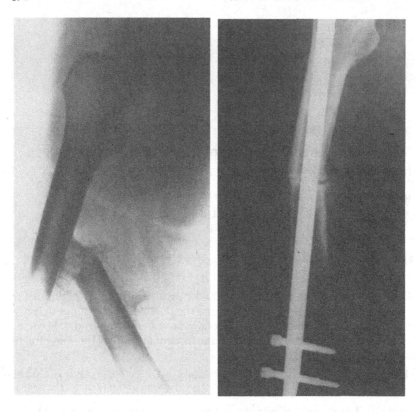

Abb. 1. **Abb. 2.**

fraktur rechts sowie eine drittgradig offene Tibiakopffraktur links. Das Fahrzeug geriet in Brand, eine Flucht war ihm wegen der erlittenen Frakturen nicht möglich. Dadurch erlitt er Brandverletzungen II. und III. Grades 40% der Körperoberfläche. Am Unfalltag wurde neben der üblichen Versorgung der Brandverletzungen eine Wundversorgung der offenen Frakturen sowie eine Stabilisierung durch einen Fixateur externe vorgenommen. 2 Tage später war die Fasziotomie des linken Unterschenkels wegen eines Kompartementsyndroms erforderlich. Nach weiteren 6 Wochen mußte die Exartikulation in beiden Kniegelenken wegen einer floriden Osteomyelitits beider Unterschenkel durchgeführt werden.

Der weitere Verlauf wurde von einer Allgemeininfektion bestimmt, die Erreger − ein multiresistenter Stamm von Staphylococcus areus − wurde auf den Wunden, in der Blutkultur und in den Schraubeneintrittsstellen des Fixateur externe nachgewiesen. Dieser wurde deshalb entfernt und eine daraus resultierende Fehlstellung in Kauf genommen. Es kam dabei zu einer Varusfehlstellung am rechten Oberschenkelstumpf von 35 Grad, bei einer Antekurvation von 30 Grad. Abb. 1. Nach Abschluß der Wundheilung wurde der Verletzte gehfähig durch Anpassen einer Oberschenkelprothese für das linke Bein. 2½ Jahre später, der Patient war vorher nicht operationswillig, wurde der rechte Oberschenkelstumpf durch eine Korrekturosteotomie versorgt. Die notwendige, knöcherne Stabilisierung erfolgte durch einen Markraumnagel. Abb. 2. Bald darauf konnte auch das Kunstbein auf der rechten Seite angepaßt werden. Nach 3 Monaten verließ der Patient die Klinik gehfähig mit gutem Sitz beider Kunstbeine.

Ein 20jähriger erlitt bei einem Frontalzusammenstoß zweier PKW Oberschenkelbrüche beiderseits. Da sein Fahrzeug brannte, kam es auch zu II. bis III. gradigen Verbrennungen 38% der Körperoberfläche. Am Unfalltag wurden die Brandverletzungen wie üblich versorgt. Die Frakturen beider Oberschenkel wurden durch jeweils einen Fixateur

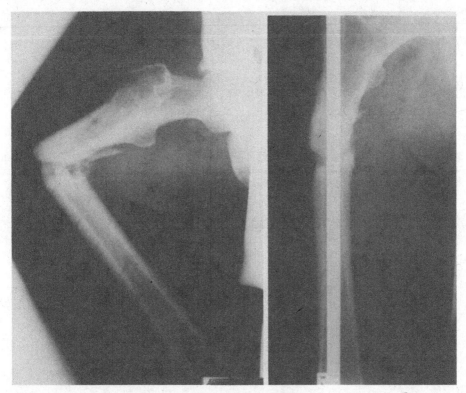

Abb. 3.   **Abb. 4.**

externe stabilisiert. 2 Tage später war die Fasziotomie am linken Unterschenkel wegen eines Kompartementsyndroms erforderlich. 3 Wochen nach dem Unfall kam es zum Auftreten einer Allgemeininfektion, ausgehend von der Fasziotomiewunde am rechten Unterschenkel. Es war deshalb die notfallmäßige Exartikulation im rechten Kniegelenk erforderlich. Auch hier war der Erreger der Sepsis ein multiresistenter Stamm von Staphylococcus aureus, der Keim, der auch in der nachfolgenden Zeit immer wieder den vollständigen Wundverschluß verhinderte. 3 Monate nach dem Unfall kam es zu einer erneuten Sepsis, als deren Eintrittspforten der Schraubenkanal des Fixateur externe erkannt wurde. Die lokalen Behandlungsmaßnahmen schlugen fehl. Nach einem weiteren septischen Schub wurde der Fixateur externe entfernt. Aufgrund der Infektion war eine knöcherne Durchbauung ausgeblieben. Die daraus resultierende Fehlstellung des rechten Oberschenkelstumpfes mußte in Kauf genommen werden, Abb. 3. 7 Monate nach dem Unfall waren schließlich alle Wunden geschlossen. 3 Wochen danach wurde eine Korrekturosteotomie des rechten Oberschenkelstumpfes mit anschließender Nagelung durchgeführt, die sich durch die kontrakten Weichteile auf der Medialseite des Oberschenkels äußerst schwierig gestaltete. Abb. 4. Jetzt ist der Verletzte nach anfänglichem Tragen eines Oberschenkelstützapparates auf der linken Seite nunmehr in der Lage mit der rechts angepaßten Prothese mit Tubersitz einwandfrei zu gehen.

Kommt es im Rahmen der Behandlung eines Kombinationstraumas – Brandverletzung mit Frakturen – an den Extremitäten zu einem oder mehreren septischen Schüben, die durch einen resistenten Keim hervorgerufen werden, ist es aus vitalen Gründen mitunter erforderlich die Fehlheilung eines Knochens in Kauf zu nehmen und diesen dann später durch eine entsprechende Osteotomie zu korrigieren.

281. Korrekturmöglichkeiten bei Verbrennungskontrakturen an großen Gelenken

H. W. Hörl, A.-M. Feller, H. U. Steinau und E. Biemer

Abteilung für Plastische und Wiederherstellungschirurgie der Technischen Universität München, Klinikum rechts der Isar, Ismaninger Str. 22, D-8000 München 80

Operative Procedures in Postburn Contractures of Major Joints

Summary. Major joint movement is frequently limited following full-thickness burns of the extremities due to scar contractures. After operative correction of the contractures physical therapy is absolutely necessary. Skin contractures are treated with Z-plasty, skin graft, local flaps, pedicled flaps and free tissue transfer. The advantages and disadvantages of those procedures are described.

Key words: Postburn Contractures – Major Joints – Operative Procedures

Zusammenfassung. Bei Verbrennungen der Extremitäten die alle Schichten von Haut und Subkutis betreffen, resultieren durch die hohe Schrumpfungstendenz nicht selten als Spätkomplikationen funktionsbehindernde Narben. Es sind rein dermatogene Kontrakturen von arthrogenen Kontrakturen zu unterscheiden. Wichtig ist die postoperative Durchführung eines krankengymnastischen Übungsprogrammes. Zur Korrektur der dermatogenen Kontrakturen stehen eine ganze Reihe von Therapiemaßnahmen – in Abhängigkeit vom Befund – zur Verfügung. Es werden die wesentlichen Vor- und Nachteile der Verfahren von Z-Plastiken, Hauttransplantaten über lokale Lappenplastiken bis hin zu gestielten Lappenplastiken und freiem mikrochirurgischen Gewebetransfer beschrieben.

Schlüsselwörter: Verbrennungskontrakturen – Große Gelenke – Operative Korrekturen

Auch bei optimaler primärer chirurgischer Therapie resultieren bei Verbrennungen der Extremitäten, die alle Schichten der Haut und die Subkutis betreffen, durch die hohe Schrumpfungstendenz nicht selten funktionsbehindernde Narben als Spätkomplikation. Wir unterscheiden rein dermatogene, narbenbedingte Kontrakturen und arthrogene Kontrakturen. Zu Veränderungen am Gelenk kann es primär durch thermischen Schaden des Gelenk-Kapselapparates oder sekundär durch lang bestehende Narbenkontraktur kommen. Darüber hinaus können Muskeln, Sehnen und Nerven primär mit beeinträchtigt sein oder sekundär durch den Schrumpfungsprozeß stark verkürzen.

So können nach Exzision der Kontraktursträge neben der Rekonstruktion der Weichteile vor allem auch Kapsulotomien und Sehnenverlängerungen notwendig werden. Ein zufriedenstellendes Ergebnis läßt sich jedoch nur mit der Durchführung eines postoperativen krankengymnastischen Übungsprogrammes erreichen und sichern.

Narben nicht thermischer Ätiologie können zumeist durch lokale Techniken korrigiert werden. Bei Verbrennungsnarben trifft das weniger zu. Zum einen bestehen flächige Narbenplatten mit Verkürzung in mehrere Richtungen, so daß aus der Umgebung nicht genü-

Tabelle 1. Operative Möglichkeiten bei Verbrennungskontrakturen an großen Gelenken: Vorteile

Hauttransplantat	einfache Technik
Z-Plastik	gute Auflösung isolierter Kontrakturstränge
VY-Plastik	
Lokale Lappenplastik	ortsständige Haut mit identischer Qualität
Gewebeexpander	Expansion ortsständigen Gewebes zur Deckung größerer Defekte
	Primärverschluß des Hebedefektes
Gestielte Lappenplastik	Transfer gut durchbluteten Gewebes
	Unabhängigkeit von Transplantatlager
	Mehrschichtenersatz
Freie Lappenplastik	wie gestielte Lappenplastik
	zusätzlich: freie Wahl der Spenderregion

Tabelle 2. Operative Möglichkeiten bei Verbrennungskontrakturen an großen Gelenken: Nachteile

Hauttransplantat	gut vaskularisiertes Transplantatlager erforderlich
	kein Ersatz der subkutanen Gleitschicht
	geringe mechanische Beanspruchbarkeit
	Schrumpfungstendenz
Z-Plastik	Belassen von minderdurchblutetem Narbengewebe
V-Y-Plastik	Längengewinn auf Kosten der Breite
	kein thermischer Schaden des umgebenden Gewebes
	Gefahr der Spitzennekrosen
Lokale Lappenplastik	Größe begrenzt durch Längen-Breite-Verhältnis
Gewebeexpander	aufwendig
	lange Dauer
	Infektionsgefahr
Gestielte Lappenplastik	schlechte Konturierung
	Limitierung durch den Rotationsbogen
Freie Lappenplastik	aufwendige Technik
	Gefahr der Totalnekrose

gend gesundes Gewebe transferiert werden kann. Zum anderen besteht eine flächige Minderdurchblutung nicht nur der Haut, sondern auch tieferer Gewebsschichten.

Die Gewebedefekte an den Extremitäten nach Exzision von flächigem Kontrakturgewebe sind oft viel größer als vermutet. Daher kann die Deckung mit lokalen Lappenplastiken schwierig sein.

Dies gilt bedingt auch für Z-Plastiken und V-Y-Plastiken, da die Verlängerung und damit Auflösung der Kontraktur nur auf Kosten einer Verkürzung des umgebenden Gewebes möglich ist. Ist die umgebende Haut nicht geschädigt und bestehen isolierte Kontrakturstränge, gelingt jedoch mit dieser Methode eine zufriedenstellende Korrektur. Zu beachten ist die Gefahr von Spitzennekrosen der Dreiecksläppchen und eine Infektionsgefahr des minder durchbluteten Gewebes. Es erfolgt hier kein Ersatz des Narbengewebes, sondern nur die Behebung der Kontraktur.

Eine andere Möglichkeit der Defektdeckung nach Exzision von Verbrennungskonturen stellen Hauttransplantate dar. Sowohl Vollhauttransplantate als auch Spalthauttransplantate erfordern ein gut durchblutetes Transplantatlager um anzugehen. Ein weiterer Nachteil besteht in der unterschiedlichen Schrumpfungstendenz und bei Kindern dem Ausbleiben eines ausreichenden Mitwachsens und eventuell daraus resultierenden Rekontrakturen.

Ist eine Deckung durch lokale Lappenplastiken, wie z.B. Verschiebeschwenklappen möglich, so kann durch Einschluß der Faszie eine bessere Durchblutung erreicht werden [3]. Nicht in jedem Falle wird hier der primäre Verschluß des Hebedefektes gelingen.

Eine weitere Korrekturmöglichkeit ist in den letzten Jahren durch den Einsatz von Gewebeexpandern hinzugetreten. Als Vorteile sind hier die Verwendung von Haut gleicher Farbe und Textur mit nervaler Innervation und der Primärverschluß des Hebedefektes zu nennen [1]. Voraussetzung ist eine nicht in den thermischen Schaden einbezogene Umgebung, deren Haut sich ausreichend expandieren läßt. Der Expander muß fern der Narben implantiert werden. Die Technik ist sowohl durch die zweifache Operation als auch durch das Auffüllen zeitintensiv und gerade in den letzten Wochen für den Patienten belastend [2].

Neben diesen Methoden sind gestielte Lappenplastiken und der freie mikrochirurgische Gewebetransfer zu nennen. Hierbei können aus durch die Verbrennung nicht beeinträchtigten Körperregionen große und gut durchblutete Gewebeblöcke mit Haut, Subcutangewebe und auch Faszie und Muskulatur in die geschädigte Zone verlagert werden. Bei gestielten Lappenplastiken besteht jedoch eine Limitierung durch den Rotationsbogen. Ebenso ist eine ideale Konturierung oft schwer zu erreichen. Bei freiem mikrochirurgischen Gewebetransfer kann auch von weiter entfernten Körperregionen dreischichtiges Gewebe transplantiert werden. Die mikrochirurgischen Gefäßanschlüsse sollten in einer nicht durch die Verbrennung beeinträchtigten Region ausgeführt werden. Die Technik ist aufwendig und durch die Gefahr der Totalnekrose belastet. Im Gegensatz zu Hauttransplantaten tritt jedoch keine Schumpfung ein. Da der Lappen die eigene Durchblutung mitbringt, ist er nicht auf die Vaskularisation der Empfängerregion angewiesen, so daß auch über Arealen ohne Granulationsbildung wie offene Gelenke, exponierte Sehnen, Blutgefäße und Nerven eine optimale Deckung mit subcutaner Gleitschicht möglich ist.

In Tabelle 1 und 2 sind die wesentlichen Vor- und Nachteile der einzelnen Rekonstruktionsverfahren zusammengefaßt.

Literatur

1. Hallock GG (1987) Tissue expansion techniques in burn reconstruction. Ann Plast Surg 18:274–282
2. Neale HW, High RM, Billmire DA, Carey JP, Smith D, Warden G (1988) Complications of controlled tissue expansion in the pediatric burn patient. Plast Reconstr Surg 82/5:840–845
3. Roberts AHN, Dickson WA (1988) Fasciocutaneous flaps for burn reconstruction: a report of 57 flaps. Br J Plast Surg 41:150–153

Kurs

Schonende Brustchirurgie – stadiengerechte Therapie des Mammakarzinoms

282. Pathologie der prämalignen und malignen Erkrankungen der weiblichen Brust

K. Prechtel

Pathologie Starnberg, Postfach 14 69, D-8130 Starnberg

Pathology of Premalignant and Malignant Diseases of the Female Breast

Summary. There are three frequent, basic diagnoses of breast lesions: fibroadenomas, fibrocystic diseases and carcinomas. The atypical fibroadenoma, the phyllodes tumour, the atypical ductal and/or lobular hyperplasia and the atypical papilloma are important because they may be a premalignant condition. For therapy it is important to know that the non-invasive carcinomas are often plurifocal, multicentric and bilateral. Women with manifest invasive breast cancer have a very high risk of contralateral cancer, but generally the cancer on the opposite side is microfocal.

Key words: Breast – Cancer – Risk – Morphology

Zusammenfassung. Im Biopsiegut beherrschen drei Basisdiagnosen mit 90% die Mehrheit: Fibroadenome, Mastopathien und Carcinome. Das atypische Fibroadenom, der Phylloides-Tumor, die atypische Mastopathie und das Papillom mit Atypie geben bei der Frage nach einer eventuellen präcancerösen Kondition Veranlassung zur Hellhörigkeit. Bei den nicht-invasiven Carcinomen spielen Ausbreitungsmuster und Latenzzeit bei der Therapiegestaltung eine wesentliche Rolle. Bei Frauen mit klinisch manifestem Carcinom ist die hohe Rate nachfolgender Carcinome auf der Gegenseite zu bedenken.

Schlüsselwörter: Mamma-Carcinom – Risiko – Morphologie

Die praxisrelevante Pathomorphologie der weiblichen Brustdrüse ergibt sich an drei Basisbefunden: der Fibroadenom-, der Mastopathie- und der Carcinomgruppe. Bei jedem Befund hat man den Krankheitswert, die Beeinträchtigung der Gesundheit und die Gefährdung des Lebens zu bedenken, wobei auf das Häufige stets zu achten und an das Seltene zu denken ist.

Die Tabelle 1 zeigt ein grobes Verteilungsmuster, das der Pathologe über operative Eingriffe registriert. Diese Spezifizierung deckt sich jedoch nicht mit der Aufschlüsselung klinischer Befunde, da nicht jede von der Norm abweichende Beobachtung einen operationswürdigen Eingriff nach sich zieht.

1. Fibroadenomgruppe

Das Fibroadenom ist bis zum 25. Lebensjahr die häufigste tumorartige Veränderung, der Altersgipfel liegt in der vierten Dekade. Der gemischt epithelial-mesenchymal aufgebaute Tumor ist und bleibt mit einer kleinen, fast zu vernachlässigenden Einschränkung gutartig. Möglich ist, was auch darstellbar ist, eine atypische intrakanalikuläre Epithelproliferation (atypisches Fibroadenom) bis hin zu einem lobulären Carcinom in situ, seltener ductalen

Fibroadenom	n 1 339	12%	**Tabelle 1.** Biopsiediagnosen, weibliche Brustdrüse
Mastopathie	n 5 238	47%	und regionale Haut
Carcinom	n 3 280	30%	Pathologisches Institut der Universität München,
Varia (Brust + Haut)	n 1 267	11%	verschiedene Zeiträume zwischen 1958 und 1976
Summe	n 11 124	100%	

Tabelle 2. Aussage zur Dignität (konsekutives Risiko) primär nicht-maligner Brustdrüsenerkrankungen

Ohne Risiko	mit (relativem Risiko)
Diffuse juvenile Hyperplasie	
Fibroadenom, übliche Formen	Atypisches (juveniles) Firbroadenom
Hamartom	Phylloides-Tumor
Adenom	
Papillom	Papillom mit Atypie
Mastopathie ohne Epitheliose (I)	Mastopathie mit Epitheliose (II + III)
wie retromamilläre Duktektasie	z.B. Papillomatose
zystisch-fibröse Formen	proliferierende radiäre Narbe
plumpe/sklerosierende Adenosen	atypische duktale Hyperplasie
radiäre Narbe ohne Proliferation	atypische lobuläre Hyperplasie

Carcinom in stitu – womit verständlich wird, daß ein Carcinom als Rarität auf dem Boden eines Fibroadenoms beobachtet werden kann. Die Therapie eines Fibroadenoms mit einem Carcinoma in situ ist mit der vollständigen Lokalexzision abgeschlossen. Allerdings ist zu bemerken, daß bei derartigen Fällen häufiger im weiteren Drüsenkörper atypische Epitheliosen beobachtet werden sollen.

Bei der morphologischen Differentialdiagnose des Fibroadenoms ist der vergleichsweise seltene, bisweilen rasch zu monströser Größe wachsende und weniger scharf abgrenzbare Phylloides-Tumor anzuführen, der zur Hellhörigkeit Veranlassung geben muß. Je nach Pleomorphie der Stromakomponente kann ein gutartiger Tumor, ein Tumor mit fragwürdiger Dignität und ein bösartiger Tumor entsprechend einem Cystsarcoma phylloides geäußert werden. Jedoch wird zellulär bisweilen eine Dignität vorgetäuscht, die dem biologischen Verhalten nicht gerecht wird. Im statistischen Mittel steigt mit jedem Rezidiv die Wahrscheinlichkeit der malignen Entartung an, so daß bei Auftreten von Rezidiven rechtzeitig großzügige Nachexzisionen bis hin zur einfachen Mastektomie zu erwägen sind.

Die wichtigste DD des malignen phylloiden Tumors ist das maligne fibröse Histiozytom, eine Rarität in der Mamma.

2. Mastopathiegruppe

Die Mastopathie beinhaltet eine abnorme, primär nicht neoplastische Umbildung des Drüsenkörpers, die bevorzugt in der klimakterischen Phase manifest wird. Das morphologische Korrelat ist ein Formenreichtum, der dazu verleitet, aus dem Sammelbegriff Mastopathie eine Vielzahl von Detaildiagnosen abzuleiten, die dem Morphologen verständlich und geläufig zu sein haben, die aber den am Mikroskop nicht tätigen Diagnoseempfänger womöglich überfordern (Tabelle 2). Wichtiger erscheint mir, bei der Befundabgabe den wahrscheinlichen Krankheitswert mit einfließen zu lassen, als eine Reihe von morphologischen Details aufzuzählen. Insofern halte ich eine Graduierung in drei oder zwei Stufen (Mastopathie ohne und mit Atypie) weiterhin sinnvoll.

Mastopathie I + II	45 Jahre	1–1,5fach
Mastopathie III	51 Jahre	2–4 fach
Lobuläres Carcinom in situ	49 Jahre	2–9 fach
Ductales Carcinom in situ	49 Jahre	10–20 fach

Tabelle 3. Entartungsrisiko = Subsequentes invasives Carcinom nach Tumorexstirpation
Mammacarcinominzidenz bei Frauen um 50 Jahre, cirka 150/100 000/Jahr = Faktor 1

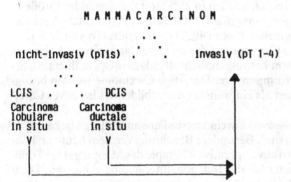

    MAMMACARCINOM

nicht-invasiv (pTis)   invasiv (pT 1-4)

LCIS   DCIS
Carcinoma   Carcinoma
lobulare   ductale
in situ   in situ

Abb. 1. Histologische Carcinomeinteilung nach der WHO

Die einfache Mastopathie (Grad I) hat nach Auswertung von Verlaufsstudien kein Entartungsrisiko; sie mag zu unangenehmen Sensationen und Beschwerden am Organ Veranlassung geben, zu mehr aber nicht. Für die proliferierende Mastopathie (Grad II) gilt ähnliches, soweit keine Epithelatypien auffällig sind. Erst die atypische Mastopathie (Grad III) bzw. heute als Synonym die atypische ductale und/oder lobuläre Hyperplasie, die selten ist, kann Vorläuferin einer gesundheitsgefährdenden Erkrankung sein. Das Risiko, in der Folgezeit an einem Carcinom zu erkranken, liegt vierfach über der allgemein zu erwartenden Inzidenz (Tabelle 3). Denkbar ist, daß die atypische Epitheliose die zweite Stufe einer pathologischen Reaktion mit Weiterentwicklung in eine eigenständige Neoplasie ist; denkbar ist aber auch, daß sie lediglich eine indirekte Leitfährte ist und daß das Carcinom stets de novo entsteht.

Als Sonderform einer Epitheliose ist das solitäre Papillom (zentrales Milchgangpapillom) zu erwähnen, das bevorzugt bei älteren Frauen vorkommt und als gutartige Neoplasie einzustufen ist. Problematisch kann das Erkennen von Zellatypien und damit die Abgrenzung gegenüber einem papillären Carcinom sein. Soweit kein Durchbruch in das Stroma erfolgt ist, genügt die einfache Exstirpation des im allgemeinen solitären Tumors.

3. Carcinomgruppe

Im Interesse einer interdisziplinären Verständigung und Zusammenarbeit ist bei der Einteilung der bösartigen Neubildungen die WHO-Klassifikation zu gebrauchen. Danach werden zwei Hauptgruppen auseinandergehalten: Das nicht-invasive und das invasive Carcinom. Bei den noch auf das Hohlraumsystem beschränkten Formen werden abhängig vom Ursprungsort ein lobuläres Carcinom in situ (LCIS) und ein ductales Carcinom in situ (DCIS) ausgewiesen (Abb. 1). Maligne Potenz und Wachstumsverhalten der beiden in situ Carcinome sind unterschiedlich und bereiten Probleme bei der Therapiegestaltung. Das noch nicht invasive Carcinom kommt z.Z. in einem heterogenen Untersuchungsgut nur in ca. 5% vor, 95% der erstmals diagnostizierten Carcinome sind im invasiven Stadium mehrwenigerweit fortgeschritten. Die Frauen sind im Mittel um 5 Jahre jünger, was für die langjährige Latenzzeit gedeutet werden kann. Bemerkenswert sind Plurifokalität und Multizentrität – das eigentliche Problem für den Therapeuten.

Dem uni- und mikrofokalen LCIS kommt nur Bedeutung als Tumormarker, nicht aber als Tumor per se zu; erst mit zunehmender Zahl und Größe der LCIS-Herde ist ein invasives Carcinom in 10 bis 40% zu erwarten, das je zur Hälfte einem lobulären und duktalen Typ entspricht. Der in situ Zustand ist langfristig, man kann im Mittel mit jährlich ein Prozent invasiver Carcinome rechnen. Die Eigenheit des LCIS ist häufige Plurifokalität und Multizentrität in mindestens 50% und Bilateralität in mindestens 25%.

Eine eindeutigere Beziehung zwischen Größe und Invasionswahrscheinlichkeit findet man beim DCIS. Bereits bei kleinen Herden werden in 25%, mit zunehmender Größe in bis zu 70% nachfolgend invasive Carcinome innerhalb von 10 Jahren beobachtet. Auch das DCIS ist häufig plurifokal bzw. multizentrisch (bis zu 40%) und bilateral (bis zu 30%).

Die logische Sequenz auf das in situ Carcinom ist das invasive Carcinom, wobei in der WHO-Nomenklatur eine Übergangsform herausgehoben wird: Das invasive ductale Carcinom mit prädominant intraductaler Komponente. Derartige Carcinome werden bezüglich der Therapie kontroverser diskutiert als ein solitäres tumorbildendes invasives Carcinom.

Die Spielarten des gewöhnlichen invasiven Carcinoms sind uns am längsten bekannt, so daß nur einige Bemerkungen zu äußern sind. Besondere Beachtung verdient heute im Hinblick auf die zur Routine werdende restriktive operative Therapie das Mapping. Der Topik ist in Zukunft eine besondere Bedeutung bei der Individualtherapie beizumessen. Dazu gehören Begriffe wie mikrofokales (Größe bis 5 mm) oder tumorbildendes bzw. nodöses oder diffuses Carcinom, uni- oder plurifokales (mehr als ein Herd im Quadranten) oder multizentrisches (mehr als ein Quadrant betroffen) Carcinom – Begriffe, die mit der Prognose korrelieren und damit bei der Therapiegestaltung mitbestimmend sind.

Geradezu beängstigend sind auf den ersten Blick subtile autoptische Auswertungen von Nielsen (Cancer 57: 897–903, 1986) an der kontralateralen Brust nach vorausgegangener Mastektomie wegen Carcinom. Bei relativ niedriger Fallzahl (n 84) sind 35% nichtinvasive und 33% invasive Carcinome und 16% Metastasen bei einer medianen Überlebenszeit von 8 Jahren (von 66 auf 74 Jahre) aufgedeckt worden. Während davon ausgegangen werden kann, daß simultane Carcinome einschließlich in situ Carcinome in 19%, bei multizentrischen Tumoren sogar in 45% vorkommen, steigt die Rate konsekutiver Carcinome auf der Gegenseite von 40% nach vierjähriger Verlaufszeit auf 70% nach achtjähriger Verlaufszeit an. Daraus errechnet sich ein 18fach höheres Risiko im Vergleich zu einer Normalperson. Da aber die Mehrzahl (61%) der gegenseitigen Carcinome mikrofokal ist, wird die Prognose gewöhnlich vom manifesten Erstcarcinom bei älteren Frauen bestimmt; erst bei Multizentrität und größerem Ausmaß wird sich das kontralaterale Carcinom ungünstig auf die Prognose auswirken. Es bleibt dennoch festzuhalten, daß bei einem gewissen Prozentsatz der Frauen, die an ihrem Carcinom zugrunde gehen, nicht der primär manifeste und behandelte, sondern der nicht entdeckte und daher unbehandelte Tumor auf der Gegenseite anzuschuldigen ist.

Die dargelegten Beobachtungen können neue Lichtstrahlen auf weitere diagnostische Maßnahmen bei der Abklärung und Behandlung eines Mammacarcinoms werfen.

283. H. E. Höffken (Köln): Diagnostik der prämalignen und malignen Erkrankungen der weiblichen Brust

Manuskript nicht eingegangen

284. Probeexcision bei Mammatumoren

G. Lemperle

Klinik f. Plastische- und Wiederherstellungschirurgie, St. Markus- Krankenhaus Frankfurt, Wilhelm-Epstein-Str. 2, D-6000 Frankfurt/Main 50

Biopsies in Patients with Breast Lesions

Summary. Radial incisions in breasts of young women have become obsolete. Since they are directed perpendicular to the main skin folding lines (Pinkus 1927) of the breast they have a stronger tendency to hypertrophic scar formation. Almost every part of the glandular tissue can be reached through a periareolar or inframammary incision. Malignant lesions should be approached directly via a circular incision over the tumor. However, after the biopsy the breast should be adapted in a radial direction (like a cake with a piece missing). Intracutaneous sutures are preferable.

Key words: Breast Lesions − Biopsy

Zusammenfassung. Radiärschnitte bei jungen Frauen mit benignen oder malignen Hauttumoren sind heute obsolet. Sie liegen senkrecht zu den zirkulären Hauptfaltlinien (Pinkus 1927) der Brusthaut und induzieren häufig eine hypertrophe Narbenbildung. Von einem Perimamillär- oder Inframammar-Schnitt aus kann das gesamte Drüsengewebe erreicht werden. Bei Verdacht auf Malignität sollte jedoch der kürzeste Weg zum Tumor über einen darüber zirkulären Schnitt genommen werden. Nach der Biopsie soll der Drüsenkörper jedoch in radiärer Richtung (wie eine Torte, in der ein Stück fehlt) adaptiert werden. Ein intracutaner Hautverschluß ist immer vorzuziehen.

Schlüsselwörter: Mammatumor − Biopsie

285. Indikation, Technik, Ergebnisse und Stellenwert der brusterhaltenden Chirurgie beim Mammakarzinom

H. F. Rauschecker und W. Gatzemeier

Universitätsklinik für Allgemeinchirurgie, Robert-Koch-Straße 40, D-3400 Göttingen

Indication, Technique, Results, and Relevance of Breast-Conserving Treatment of Breast Cancer

Summary. Breast preservation is by no means a standard treatment modality for breast cancer. An increasing number of unsatisfactory results have been observed despite the fulfillment of requirements necessary for adequate treatment. Excellent surgical technique is a solid basis for good cosmetic result. According to the interim analysis of the German breast preservation study a tumor biopsy with a small margin of healthy tissue together with a lower axillary dissection can be considered a sufficient surgical procedure. The relationship between tumor size and size of the breast is one of the most important factors determining contraindications for breast preservation. Adequate instruction of the patient still remains a major problem for most doctors. If the patient is properly informed about the operation quality of life is not substantially altered after mastectomy and breast reconstruction compared with breast preservation therapy.

Key words: Breast Preservation − Requirements − Contraindications − Quality of Life

Zusammenfassung. Die brusterhaltende Behandlung als eine Standardtherapie beim Mammakarzinom anzusehen, ist ein Irrtum. Trotz Erfüllung der für diese Behandlungsmodalität notwendigen Voraussetzungen in ethischer, chirurgischer, pathologischer und strahlentherapeutischer Hinsicht beobachten wir in zunehmender Anzahl unbefriedigende Behandlungsergebnisse. Der Chirurg schafft mit seinem Vorhaben die notwendige Grundlage für ein gutes kosmetisches Ergebnis. Nach den bisherigen Ergebnissen der BMFT-Studie sind eine sparsame Tumorexcision im Gesunden und eine untere axilläre Dissektion ausreichend. Bei den Kontraindikationen für die brusterhaltende Behandlung sind die Größe des Tumors und des Brustdrüsenkörpers entscheidende Faktoren. Erhebliche Schwierigkeiten bereitet die adäquate Patientenaufklärung. Erfolgt sie ordnungsgemäß, so erscheint die Mastektomie mit Wiederaufbauplastik der brusterhaltenden Behandlung hinsichtlich der Lebensqualität ebenbürtig zu sein.

Schlüsselwörter: brusterhaltende Therapie − Voraussetzungen − Kontraindikationen − Lebensqualität

Dem unvoreingenommenen Teilnehmer des International Breast Cancer Congress vom März 1989 in Wien drängte sich das Ergebnis auf, daß sich die brusterhaltende Behandlung beim Mammakarzinom als *die* Standardtherapie etabliert habe. Die Mastektomie bleibe die Domäne der ewig Gestrigen. Bei einem Idealergebnis mag diese Behauptung als durchaus verständlich erscheinen. Diese wird aber relativiert durch negative Resultate, die sich mit zunehmender Anwendung der brusterhaltenden Behandlung häufen.

Tabelle 1. Voraussetzungen
für brusterhaltendes Vorgehen

- juristisch-ethisch: Aufklärung
- einwandfreie chirurgische Technik
- optimale histopathologische Aufarbeitung
- computerisierte Bestrahlungsplanung → Homogenbestrahlung

Um es vorweg zu nehmen: die brusterhaltende Behandlung ist als *Standard*therapie eine Utopie.

Die Durchführung dieser Behandlungsmodalität ist an die in Tabelle 1 aufgezeigten Voraussetzungen gebunden: nicht ohne Grund setze ich die Aufklärung an die 1. Stelle. Auf sie werden wir ebenso wie auf die chirurgische Technik später noch zurückkommen.

Die Notwendigkeit einer einwandfreien pathohistologischen Aufarbeitung demonstriert erneut die Wichtigkeit der interdisziplinären Kooperation in der Onkologie. Der Pathologe entscheidet dabei nicht nur über die einwandfreie Tumorresektion im Gesunden und die Zahl bzw. den eventuellen Befall der exstirpierten Lymphknoten; ihm obliegt auch die Bestimmung zahlreicher prognostischer Kriterien.

Eine computerisierte Bestrahlungsplanung liefert die Basis für die bei dieser Art der Behandlung notwendige Homogenbestrahlung der Brust – eines der wenigen klaren Ergebnisse der bei uns häufig überbewerteten NSABP-Studie B # 06 besteht in der Rezidivrate von knapp 35% bei den Patientinnen, wo eine Bestrahlung nach Tumorektomie unterlassen worden ist. Selbst wenn man den Behauptungen Glauben schenkt, daß das Auftreten eines Lokalrezidivs keinen Einfluß auf die Überlebenszeit einer Patientin hat, so wird jede Frau zweifelsohne durch ein Rezidiv in der Brust (im Fachjargon: In-Brust-Rezidiv) schwer belastet. Eine brusterhaltende Behandlung ohne zusätzliche Strahlentherapie ist für uns somit generell indiskutabel.

Ein weiterer Punkt, der zwar auf dieser Liste nicht erscheint, jedoch ebenfalls von entscheidender Bedeutung ist, besteht in einer adäquaten Nachsorge. Daß diese nur von Ärzten vorgenommen werden kann, die auf diesem Gebiet über entsprechende Erfahrung verfügen, ist offenkundig. Der Tastbefund bei einer bestrahlten Brust ist häufig schwierig zu interpretieren. Dies ist bedingt durch die Ödembildung in der Haut sowie durch die zusätzliche Fibrosierung des Drüsengewebes. Auch die Auswertung von posttherapeutischen Mammographiebildern wird durch eine Bestrahlung erheblich erschwert.

Es trifft also durchaus nicht zu – wie dies bisweilen dargestellt wird –, daß man die Folgen der Strahlentherapie praktisch vernachlässigen könne. Als Leiter der bundesweiten BMFT-Studie über die Brusterhaltung beim Mammakarzinom, in die weit über 1000 Patientinnen eingebracht wurden, liegt uns nichts ferner, als uns als Advocatus diaboli gegenüber der Strahlentherapie aufzuspielen. Andererseits halten wir es für undiskutabel, wenn man die in Zusammenhang mit der brusterhaltenden Behandlung möglichen Nebenwirkungen der Radiatio völlig unter den Teppich zu kehren versucht.

Der Chirurg spielt bei der brusterhaltenden Behandlung insofern eine wesentliche Rolle, als er durch sein Vorgehen die notwendige Voraussetzung für ein gutes kosmetisches Ergebnis schaffen kann. Dies beginnt mit einer kosmetisch einwandfreien Schnittführung; ein Periareolärschnitt verursacht diesbezüglich die geringsten Probleme. Allerdings darf man den Zugang zum Tumor über diese Schnittführung nicht erzwingen. So bedient man sich bei Tumoren in den beiden unteren Quadranten des Sumammär- oder Bardenheuer-Schnitts. Tumoren im inneren oberen Quadranten sind durch eine bogenförmige Schnittführung in Richtung der Hautspaltlinien zugänglich. Tumoren im äußeren oberen Quadranten bzw. im processus axillaris erreicht man über eine Inzision an der Dorsalseite des Pectoralis-Wulstes; von hier gewinnt man zugleich den Zugang für die axilläre Lymphknotendissektion.

Wir sind der Meinung, daß die Tumorexzision im Gesunden nicht zu großzügig vorgenommen werden sollte. Schon aus diesem Grund ist die Tumorektomie bei einem brusterhaltenden Verfahren kein Anfängereingriff! Dem unerfahrenen Chirurgen fehlt das dafür unbedingt notwendige Gewebegefühl.

Für den Fall, daß der Tumor nicht im Gesunden entfernt wurde, muß sich der Pathologe über dessen Lage orientieren können. Folglich muß er an 2 verschiedenen Stellen mit verschiedenfarbigen Fäden gekennzeichnet werden. Für die Strahlentherapeuten bedeutet es häufig eine Erleichterung für die Bestimmung des sogenannten Referenzpunktes, wenn das Tumorbett mit einem resorbierbaren Clip markiert wird.

Die Ausbildung eines Hämatoms ist immer eine schlechte Voraussetzung für ein gutes kosmetisches Ergebnis. Daher muß auf peinliche Blutstillung besonderer Wert gelegt werden. Zusätzlich ist das Einlegen einer Redon-Drainage empfehlenswert. Wichtig ist ferner der Verschluß des geschaffenen Defektes durch ein formgerechtes schichtweises Adaptieren des Drüsenkörpers sowie ein atraumatischer Hautverschluß.

Als Leitlinie für die brusterhaltende Therapie hat zu gelten: optimale Tumorkontrolle bei bestmöglichem kosmetischen Ergebnis.

Ersteres wird durch die Ausschaltung eventuell an anderen Stellen der Brustdrüse noch vorhandener − vorerst nur durch histologischen Nachweis verifizierbarer − Tumorzellen erreicht. Dies kann einerseits durch die Mastektomie geschehen. Bei der brusterhaltenden Behandlung sollen die im verbliebenen Drüsenkörper noch vorhandenen Tumorzellen durch die Strahlentherapie unschädlich gemacht, d.h. nekrotisiert werden.

Als entscheidende Voraussetzung für ein gutes kosmetisches Ergebnis muß die Vermeidung eines unnötig großen Defektes im Drüsenkörper angesehen werden. Infolgedessen ist für uns die Quadrantektomie eine völlig unzureichende Alternative zur Radikaloperation. Das von Veronesi über die QUART-Methode veröffentlichte Bildmaterial belegt dies eindeutig. So kann man einerseits die kosmetisch völlig insuffiziente Schnittführung bewundern, andererseits zeigen die Patientenbilder trotz des beabsichtigt schrägen Winkels der Aufnahme die deutliche Asymmetrie der behandelten Brust. Auch bei dem bereits erwähnten Kongreß in Wien wurde herausgestellt, daß die Quadrantektomie mit nachfolgender Strahlentherapie in über 60% zu einem unbefriedigenden kosmetischen Ergebnis führt.

Wenn wir uns nochmals den Sinn der Strahlentherapie bei der brusterhaltenden Behandlung des Mammakarzinoms vergegenwärtigen, so halten wir auch die sogenannte Segmentresektion für einen zu ausgedehnten Eingriff (Abb. 1). Es genügt somit − und die BMFT-Studie scheint dies zu bestätigen − eine Karzinomexzision „im Gesunden“, d.h. mit einem Randsaum von wenigen Millimetern.

Zur Abklärung eines eventuellen Karzinombefalls in der Achselhöhle ist die untere axilläre Dissektion (= Entfernung der beiden unteren Lymphknotenetagen) völlig ausreichend. Daß dabei die Nervi thoracicus longus und thoracodorsalis mit ihren Begleitgefäßen geschont werden, versteht sich von selbst; eine Erhaltung des Nervus intercostobrachialis vermindert zusätzlich die Morbidität.

Aus den bisherigen Ausführungen resultieren die Kontraindikationen für die brusterhaltende Behandlung (Tabelle 2): Mit zunehmender Tumorgröße erhöht sich − trotz Strahlentherapie − die Lokalrezidivrate. Daher wird auch in der NSABP-Studie B # 06 die maximale Tumorgröße für die brusterhaltende Behandlung auf 4 cm festgesetzt. Bei einer normal großen Brust ist ein Durchmesser von 4 cm jedoch bereits zuviel des Guten, bei einer kleinen Brust ist die Katastrophe schon vorprogrammiert. Die Relation der Tumorgröße zu dem Volumen der Brust spielt folglich eine ganz entscheidende Rolle.

Wir sind der Meinung, daß bei einer brusterhaltenden Behandlung der Tumordurchmesser 3 cm nicht übersteigen sollte. Von vornherein ausgeschlossen von einer brusterhaltenden Maßnahme ist der mammographische Verdacht auf ein multizentrisches Karzinom.

Von Strahlentherapeuten kontrovers diskutiert wird die Frage, ob bei einer Makromastie von vornherein mit einem schlechten kosmetischen Ergebnis gerechnet werden muß. Es ist daher wünschenswert, daß die Indikation zur brusterhaltenden Behandlung vom Chirurgen und vom Strahlentherapeuten gemeinsam gestellt wird.

Die Schlüsselrolle für den Therapieentscheid zur einen oder anderen Modalität spielt die Patientin selbst. Allerdings ist dafür eine eingehende und objektive Aufklärung eine unabdingbare Voraussetzung. Leider scheint sich die Mehrzahl der Kollegen immer noch nicht dazu entschließen zu können, die Patientin in diesen Entscheidungsprozeß mit einzu-

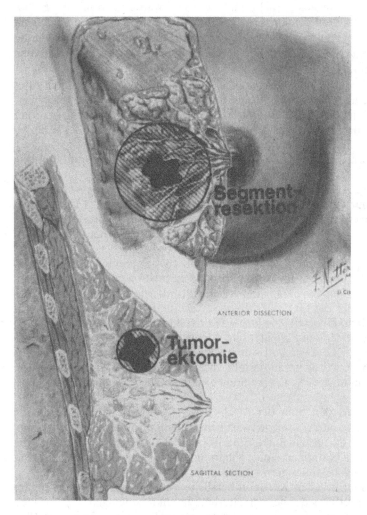

Abb. 1. Bei der brusterhaltenden Behandlung genügt eine sparsame Tumorektomie im Gesunden

Tabelle 2. Kontraindikation für brusterhaltende Therapie

Tumorgröße (absolut) → Rezidivhäufigkeit
Mißverhältnis Tumorgröße/Brustvolumen
Mammographie: Verdacht auf Multizentrizität
Makromastie? Häufig schlechte kosmetische Ergebnisse

beziehen. Einerseits glauben sie, dadurch an Autorität zu verlieren; auf der anderen Seite ist eine derartige Aufklärung zeitraubend und bedarf der individuellen Anpassung an die einzelne Patientin. Vielen Ärzten ist dieser Aufwand zu mühsam. Wer jedoch die Angelegenheit ernst nimmt, wird bald merken, daß − entgegen aller Unkenrufe − ein ausführliches Aufklärungsgespräch das Vertrauen zwischen Arzt und Patientin festigt.

Eine Behandlungsmethode *kann* nicht als Standardmethode gelten, solange sie noch mit so vielen ungeklärten Problemen belastet ist wie die brusterhaltende Behandlung (siehe Tabelle 3).

Tabelle 3. Ungeklärte Probleme bei der brusterhaltenden Therapie

Chirurgie:	– Ausmaß der PT-Resektion
	– primäre axill. Dissektion vs. sek. Dissektion
	– Ausmaß der axill. Dissektion (Sampling)
	– Behandlung von lokalen (in Brust) Rezidiven
Strahlenther.:	– Rolle und Qualität des Boost
	– sofortige RT vs RT im Rezidivfall
	– RT in Abhängigkeit von prognost. Faktoren (s.u.)
	– Spätfolgen
Pathologie:	– Vollständigkeit der PT-Exzision
(Biologie)	– Geeignete Tu-Größe
	– Rolle zusätzlicher präinvasiver Läsionen
	– Prognost. Faktoren
Vergleich:	– Brusterhaltung vs Mx + sofortige Rekonstruktion

Ich für meinen Teil hoffe, daß uns die BMFT-Studie hinsichtlich der Biologie des Mammakarzinoms einige zusätzliche Klarheiten bescheren wird. So ist damit zu rechnen, daß bei ca. 40% der Patientinnen mit günstigen Prognosefaktoren eine Strahlentherapie nach Tumorektomie überflüssig ist. Unsere nächste Studie wird sich mit diesem Fragenkomplex auseinandersetzen. Wir möchten aber den einzelnen Kollegen vor Experimenten im Zusammenhang mit der brusterhaltenden Therapie warnen. – Warnen möchten wir auch davor, die Patientinnen nicht über vorhandene Behandlungsalternativen aufzuklären. Die zunehmende Anzahl unbefriedigender Behandlungsergebnisse bei der brusterhaltenden Behandlung provoziert dafür empfängliche Frauen geradezu, dem Arzt juristisch ein Bein zu stellen. Für manche Kollegen scheint es immer noch eine Prestigesache zu sein, möglichst viele Patientinnen einer brusterhaltenden Behandlung zuzuführen. Wir mußten diese Erfahrung auch bei der BMFT-Studie machen.

Auf gar keinen Fall hat sich die Aufklärung nach den immer wieder zitierten „örtlichen Gegebenheiten" zu richten. Wenn an einem Haus die Voraussetzungen, sei es für eine brusterhaltende Therapie oder für eine fachgerechte Wiederaufbauplastik, nicht gegeben sind, so muß die Patientin an eine Institution überwiesen werden, die über entsprechende Möglichkeiten verfügt.

Unter den vorher geschilderten Voraussetzungen kann die brusterhaltende Behandlung Arzt und Patientin zufriedenstellen. Fehlt jedoch nur eine dieser Prämissen für die adäquate Durchführung dieser Behandlungsmodalität, so bedeutet sie eine Gefährdung für das Ansehen des Arztes, noch mehr jedoch für das Leben der Patientin.

Abschließend noch eine Bemerkung zur Lebensqualität: Es wird immer wieder behauptet, daß die Lebensqualität der Patientinnen nach einer bursterhaltenden Therapie derjenigen nach einer Radikaloperation überlegen sei. Daß dem nicht uneingeschränkt zugestimmt werden kann, bezeugt ein Artikel, der im British Medical Journal im November 1988 abgedruckt wurde. Einem Bericht aus Newcastle zufolge wählten ⅔ von 153 Patientinnen, die über Radikaloperation und brusterhaltende Maßnahme eingehend aufgeklärt worden waren, die Mastektomie zur Behandlung ihres Mammakarzinoms. – Eine Zwischenauswertung der BMFT-Studie hat ergeben, daß in bezug auf die Lebensqualität kein Unterschied zwischen den beiden Therapiemodalitäten zu bestehen scheint.

Auch heute noch wird die Mastektomie als Synonym für Verstümmelung angesehen. Mit der – eventuell simultan – vorgenommenen Wiederaufbauplastik haben wir eine gute Möglichkeit, die körperliche Verunstaltung zu vermeiden, ohne die Patientin der Furcht einer Wiedererkrankung des belassenen Drüsengewebes auszusetzen.

286. Indikation, Technik, Ergebnisse und Stellenwert der modifizierten radikalen Mastektomie

W. Friedl

Chir. Universitätsklinik Heidelberg, Im Neuenheimer Feld 110, D-6900 Heidelberg

Indication, Technique and Results of Modified Radical Mastectomy

Summary. Modified radical mastectomy is the most frequent operation performed for therapy of primary breast cancer. In T_1 breast cancer patients the breast-conserving therapy is used in up to 40−60% of the patients. In T_2 breast cancer patients modified radical mastectomy is still the most frequently used regimen (72−79%). Tumor, breast and psychological characteristics as well a technical facilities must be considered, when determining if modified radical mastectomy is indicated. The operation technique is presented.

Key words: Modified Radical Mastectomy − Breast Cancer − Operative Therapy

Zusammenfassung. Die modifiziert radikale Mastektomie ist auch heute das am häufigsten angewandte Verfahren in der Therapie des primären Mammakarzinoms. Bei T_1-Tumoren ist eine zunehmende Verschiebung vom radikalen Operationsverfahren zu brusterhaltender Therapie (40−60%) festzustellen. Bei T_2-Tumoren stellt jedoch in allen deutschsprachigen Ländern die modifizierte radikale Mastektomie mit einer Rate von 72−79% das am häufigsten durchgeführte Verfahren in der Therapie des primären Mamma-CA. dar. Die Indikationsstellung, die Operationstechnik und die Behandlungsergebnisse nach modifiziert radikaler Mastektomie werden dargestellt.

Schlüsselwörter: Mamma-Karzinom − operative Therapie − modifiziert radikale Mastektomie

Wir haben gerade von Herrn Rauschecker die Indikation und den Stellenwert der brusterhaltenden Therapie in der Behandlung des primären Mammakarzinoms erfahren. Trotz der hier dargestellten Indikationen muß dabei bedacht werden, daß auch in Zentren mit schwerpunktmäßig durchgeführter brusterhaltender Therapie und einem dementsprechend selektierten Krankengut nicht mehr als 30% der Mammakarzinompatientinnen durch eine brusterhaltende Operation behandelt werden können.

Die erste standardisierte Therapie des Mammakarzinoms stellt seit Ende des letzten Jahrhunderts die radikale Mastektomie von Halsted und W. Meyer dar. Sie beruht auf dem Konzept der lokalen Tumorentstehung mit zentrifugaler, zunächst lymphogener Tumorausbreitung und erst späterer hämatogener Metastasierung. Dabei wird den Lymphknotenstationen eine Barrierefunktion zugeschrieben.

Die ersten Kritiken der Halsted'schen Operation, z.B. von Matas, betrafen die angeblich unzureichende Radikalität dieses Verfahrens. Vilejuif und Veronesi, Kaae und Johannson u.a. fanden jedoch keine Prognoseverbesserung durch die supraradikalen Mastektomien.

Nachdem McDonald einen Einfluß des Operationsverfahrens auf das Überleben verneinte, entwickelte B. Fischer seine tumorbiologische Theorie, die von einer grundsätzlichen systemischen Erkrankung zum Zeitpunkt der Diagnosestellung des Mammakarzinoms ausgeht. Es sollen jedoch einige Fakten, die durch dieses Konzept nicht erklärt werden können, einleitend dargestellt werden:

Durch Screeningprogramme, z.B. in Skandinavien und New York, konnte die Mammakarzinom-Mortalität bei den Screening-Patientinnen durch die frühere Diagnose und Therapie bis zu einem Drittel gesenkt werden. Dies ist bei genereller Systemerkrankung bei Diagnosestellung nicht zu erwarten.

Nach Untersuchungen von Homberg und Koscielny bestehen lineare Beziehungen zwischen der Tumorgröße und/oder Rate der Lymphknoten- und Fernmetastasen.

Ein weiterer, oft zitierter Grund, der für eine radikale Therapie angeführt wird, ist die Häufigkeit von multifokalen, invasiven und in situ Karzinomen. Die Inzidenz multifokaler Karzinome wird mit bis zu 70% bei Gallager angegeben. Die biologische Wertigkeit dieser Zweitkarzinome ist umstritten, doch kann aus den Studienexperimenten der NSABP-B06-Studie sowie der Guy-Hospital-Studie auf die maligne Potenz dieser Veränderungen geschlossen werden.

Bei fehlender Strahlentherapie kam es in der NSABP-B06-Studie nach alleiniger Tumorresektion in 30% der Fälle zu einem Lokalrezidiv, was auf die örtliche Wachstumspotenz, und damit auch metastatische Potenz, hinweist. Auch in der Guy-Hospital-Studie führte eine unzureichende Bestrahlung zu einem Anstieg der Lokalrezidivrate, wie auch zu einer statistisch signifikanten Abnahme der Langzeitüberlebensrate, sowohl in Stadium I wie II.

In der Therapie des primären Mammakarzinoms müssen die klassischen Zielsetzungen der onkologischen Chirurgie eindeutige Priorität behalten. Diese Ziele sind:

1. Lebensverlängerung durch vollständige Entfernung tumortragenden Gewebes.
2. Lebensqualitätsverbesserung durch Vermeidung eines loco-regionalen Rezidivs.

Nach allen bisherigen Untersuchungen ist die minimal notwendige, aber auch ausreichende Operation, die dieses Ziel ohne eine Zusatztherapie erreicht, die modifiziert radikale Mastektomie. Die Indikation zu einer modifiziert radikalen Mastektomie ist aufgrund dieser Überlegungen immer bei einer Tumorgröße von über 2 — oder nach Fisher 3 cm — oder bei positiven axillären Lymphknoten oder dem Vorliegen einer Lymphangiosis carcinomatosa gegeben (Tabelle 1).

Neben Faktoren, die sich auf den Tumor selbst beziehen, spielen auch eine Reihe anderer Faktoren, wie die Größe der Brust, die Tumorlokalisation, die psychische Konstitution der Patientin, die familiäre Karzinombelastung, jedoch auch die Möglichkeit der Nachsorge, die Erfahrung des Operateurs und die technischen Möglichkeiten einer homogenen, hochdosierten Strahlentherapie eine wesentliche Rolle bei der Indikationsstellung.

So ist eine zu große Brust wegen der Schwierigkeit einer homogenen Bestrahlung, und eine zu kleine Brust wegen ungünstigen kosmetischen Ergebnissen nach Quadranten- oder Segmentresektion eine relative Kontraindikation für eine brusterhaltende Therapie. Auch eine zentrale retromamilläre Tumoranlage ist eine Kontraindikation, wie eine sehr periphere Tumorlage gegen eine Ablatio mammae sprechen.

Die Psyche der Patienten spielt ebenfalls eine wichtige Rolle. Eine Patientin, bei der die Karzinophobie eindeutig im Vordergrund steht, oder eine zuverlässige Teilnahme an regelmäßigen Nachsorgeuntersuchungen nicht gewährleistet ist, ist für eine brusterhaltende Therapie nicht geeignet.

Patientinnen mit familiärer Karzinombelastung weisen ein wesentlich höheres Rezidivoder Zweitkarzinomrisiko auf und sollten daher in der Regel auch nicht brusterhaltend behandelt werden.

Im nachfolgenden möchte ich Ihnen nun die Technik der modifizierten Mastektomie darstellen.

Nach Sicherung der Karzinomdiagnose und Indikationsstellung zur modifiziert radikalen Mastektomie erfolgt die quer ovale Umschneidung der Brustdrüse. Die Hautspindel

Tabelle 1. Kriterien bei der Indikationsstellung zur modifiziert radikalen Mastektomie

– Tumorcharakteristiken	Tumordurchmesser über 2 cm (3 cm) Lymphangiosis carcinomatosa positive axilläre Lymphknoten
– Tumorlokalisation	zentrale Tumorlage multizentrisches Tumorwachstum
– Größe der Brust – familiäre Karzinombelastung – psychologische Struktur der Patientin	Karzinophobie, Zuverlässigkeit bei eng- maschiger Nachsorge
– Erfahrung des Operateurs – Möglickeiten der Strahlentherapie	

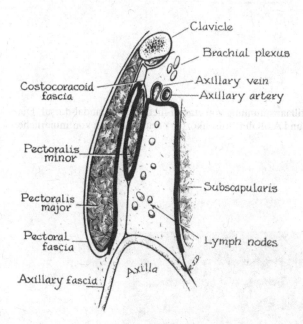

Abb. 1. Schematische Darstellung der cranialen Resektionsgrenze bei der Axillaausräumung. – Grenze der Axillaausräumung

sollte dabei mit ihrer Längsachse über den Tumor verlaufen, das heißt je nach Lokalisation des Tumors mehr cranial oder caudal gelegen sein. Die Wundränder werden nun mit scharfen Haken angehoben und mit einer elektrischen Nadel die Präparation des cranialen und caudalen Hautlappens in einem Abstand von wenigen mm von der Cutis in Höhe der Cooper-Bänder, bis zum Erreichen des Clavicula-Unterrandes, des lateralen Sternumrandes und der Rectusscheide freipräpariert.

Es erfolgt anschließend das Ablösen der Pectoralisfascie von dem Musculus pectoralis major und die schrittweise Abpräparation der gesamten Brustdrüse nach lateral. Die perforierenden Gefäße, die durch den Musculus pectoralis ziehen, sowie die Bindegewebssepten, die zwischen den einzelnen Fasern von der Oberflächenfascie in die Tiefe reichen, werden dabei mit der elektrischen Nadel koaguliert, respektive durchtrennt.

Es erfolgt nun die Präparation der Axilla. Nachdem der laterale Rand des Musculus pectoralis major erreicht ist, wird dieser mit einem Roux-Haken angehoben. Das zwischen Musculus pectoralis major und minor vorhandene Fettgewebe mit den sogenannten Rot-

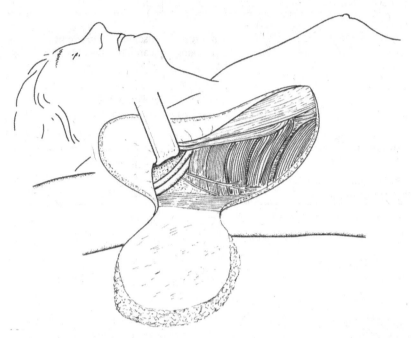

Abb. 2. Schematische Darstellung der Axillaausräumung von cranial-medial nach caudal-dorsal. Die Verbindung zwischen Brustdrüsenkörper und Axillafettdrüsenkörper ermöglicht eine kontinuierliche Anspannung der Präparationsschichten

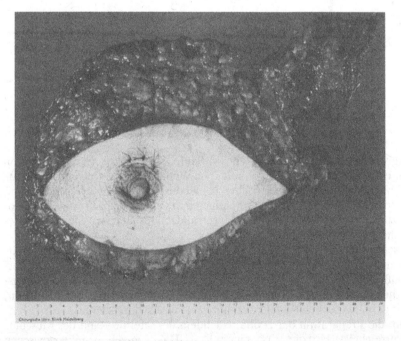

Abb. 3. Mammaamputationspräparat mit en bloc-Ausräumung der Axilla Level I und II

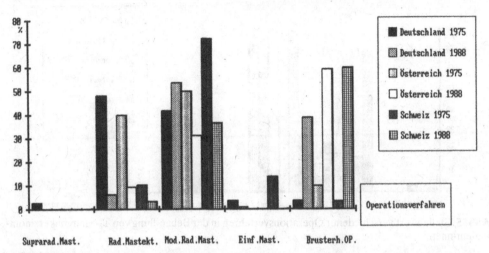

Abb. 4. Stellenwert verschiedener Operationsverfahren in der Behandlung von T_1-Mammakarzinom-Patientinnen

ter'schen Lymphknoten wird en bloc unter Erhaltung der Verbindung zu dem Drüsen und axillären Fettgewebe mitreseziert. Es erfolgt anschließend die Präparation des oberen Wundlappens nach cranial bis zum Erreichen des Gefäßnervenbündels. Die Axilla ist somit von ventral freigelegt. Hier die schematische Darstellung der 3-Lymphknoten-Stationen der Axilla. Der Musculus pectoralis minor wird nun ebenfalls angehoben und somit die Lymphknotengruppe Level II exponiert. Es ist dabei auf die feinen, durch den Musculus pectoralis minor durchziehenden Nerven und Gefäße, die die Innervation des lateralen Anteiles des Musculus pectoralis major sichern, zu achten. Es wird nun in Höhe der Vena axillaris das Gefäßnervenbündel präpariert und an dessen caudalem Rand die Präparation nach dorsal weitergeführt. In der klassischen Patey-Technik erfolgt die zusätzliche Resektion des Musculus pectoralis minor. Eine Präparation der Lymphknoten und Lymphbahnen cranial der Vena axillaris bringt keinerlei Verbesserung der onkologischen Radikalität bei einer wesentlichen Zunahme der Morbidität. Diese Lymphbahnen sichern nur den lymphatischen Abfluß des Unterarmes und der lateralen Anteile des Oberarmes. Zwischen ihnen und den axillären Lymphknotengruppen besteht eine sogenannte Wasserscheide, die im Rahmen einer regionalen Metastasierung nicht überschritten wird. Nach dorsal findet man auf der lateralen Thoraxwand subfascial verlaufend den Nervus thoracicus longus mit der Arteria mammaria externa und weiter lateral dorsal, zur Scapula hinziehend, den Nervus thoraco-dorsalis und seine Begleitgefäße. Dabei wird auch die Ventralfläche des Musculus subscapularis und Latissimus dorsi sichtbar. Unter Schonung der obengenannten Nerven, und in der Regel unter Mitnahme der querverlaufenden Intercostalbrachialnerven wird die Präparation des axillären Fettdrüsenkörpers von cranial nach caudal entlang der lateralen Thoraxwand und dem Musculus subscapularis respective Latissimus dorsi und von medial nach lateral entlang des Gefäßnervenbündels durchgeführt (Abb. 2). Während der ganzen Präparationsphase bleibt die Verbindung zwischen der Brustdrüse, die mit einem Bauchtuch umhüllt wurde, und dem axillären Fettdrüsenkörper bestehen. Durch das Eigengewicht des Präparates kommt es zu einer kontinuierlichen Spannung des Gewebes und somit Erleichterung der Präparation. Zum Schluß besteht nur noch eine Verbindung zwischen den caudalen Anteilen des axillären Fettkörpers und dem caudalen Wundlappen. Diese wird mit dem elektrischen Messer durchtrennt und das *Präparat* abgetragen (Abb. 3).

914

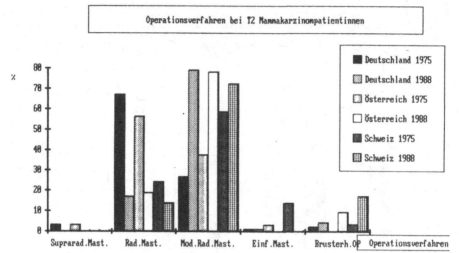

Abb. 5. Stellenwert verschiedener Operationsverfahren in der Behandlung von T₂-Mammakarzinom-Patientinnen

Es folgt die Kontrolle der Blutstillung und Einlage von je einer Redondrainage präpectoral und im Bereich der Axilla. Subcutannähte und Hautnähte beenden den Eingriff. Zur Vermeidung einer Serombildung ist auch ein elastischer Kompressionsverband der Thoraxwand und Axilla angezeigt.

Während eine Nachbestrahlung bei brusterhaltender Therapie unbedingt erforderlich ist, hat diese keinen Einfluß auf die Überlebensrate nach modifizierter radikaler Mastektomie. Hier die Ergebnisse der Heidelberger Studie.

Um den Stellenwert der modifiziert radikalen Mastektomie heute zu bestimmen, haben wir eine Umfrageerhebung, die Prof. Linder 1975 und 1976 bei allen chirurgischen Kliniken des deutschsprachigen Raumes durchgeführt hat, für die Jahre 1987 und 1988 wiederholt. Es haben sich bisher 166 Kliniken, in denen 5642 primäre Mammakarzinom-Operationen pro Jahr durchgeführt wurden, beteiligt. Bei T₁-Tumoren zeigt sich dabei eine Verschiebung zu Gunsten brusterhaltender Operationen, wenn auch in Deutschland selbst noch der größere Teil der Patientinnen mit einer modifiziert radikalen Mastektomie behandelt wurde. In Österreich und der Schweiz erreicht der Anteil brusterhaltender Operationen jedoch 60% (Abb. 4).

Bei T₂-Tumoren ist in allen drei Ländern die modifiziert radikale Mastektomie das bei weitem bevorzugte Verfahren.

Zusammenfassend möchte ich den Stellenwert der modifiziert radikalen Mastektomie in der Behandlung des primären Mammakarzinoms auch heute als *das Standardverfahren* ansehen. Bei der Indikationsstellung zu einer modifiziert radikalen Mastektomie oder brusterhaltenden Therapie sind eine Reihe von Faktoren, wie Tumorcharakteristiken, die Tumorlokalisation, die Brustgröße, die psychische Situation der Patientin, die familiäre Karzinombelastung, die Möglichkeit einer regelmäßigen und zuverlässigen Nachsorge, die Erfahrung des Operateurs und die technischen Möglichkeiten der homogenen Strahlentherapie zu berücksichtigen.

287. Mastektomie und primäre Brustrekonstruktion

W. Mühlbauer

Abteilung für Plastische Chirurgie Klinikum Bogenhausen, Englschalkinger Str. 77,
D-8000 München 81

Mastectomy and Primary Breast Reconstruction

Summary. Primary breast reconstruction after mastectomy may be proposed individually after careful consultation of the patient. Whereas postoperative chemotherapy or hormone therapy are not contraindications, radiotherapy is a relative contraindication. Methods include the submuscular silicone implant (± expansion), mobilisation of the abdominal skin or flap reconstruction (thoracoepigastric or latissimus flap). The indications, pros and cons, are discussed. Mastectomy and primary reconstruction are good alternatives to the so-called conservative treatment with irradiation.

Key words: Mastectomy – Primary Breast Reconstruction

Zusammenfassung. Die Sofortrekonstruktion der Burst nach Mastektomie soll individuell nach Absprache mit der Patientin angeboten werden. Eine postoperative Chemo- oder Hormontherapie stellen keine, eine Nachbestrahlung eine relative Kontraindikation dar. Als Operationsverfahren bietet sich an die submuskuläre Endothese, ggf. über vorherige Expansion, Bauchhautmobilisierung oder Lappenplastiken (thoracoepigastrischer Lappen oder Latissimus dorsi). Indikation, Vor- und Nachteile werden diskutiert. Die modifizierte Mastektomie mit Primärrekonstruktion stellt eine gute Alternative zur sog. eingeschränkten Exzision und Strahlentherapie dar.

Schlüsselwörter: Mastektomie – primäre Brustrekonstruktion

Die modifizierte Mastektomie nach Patey bietet der an Brustkrebs erkrankten Frau nachgewiesenermaßen die besten Heilungs- und Überlebensaussichten. Diese onkologisch einwandfreie chirurgische Lösung bringt für die betroffene Frau jedoch eine erhebliche Beeinträchtigung ihres Körperbildes mit Asymmetrie und entstellenden Narbe. Sie empfindet den Verlust eines sekundären Geschlechtsmerkmales wie eine seelische Kastration.

Mit der Brustrekonstruktion können wir dazu beitragen, das gestörte weibliche Selbstwertgefühl wiederherzustellen und mit der schicksalshaften Erkrankung besser fertig zu werden.

Indikationen für die primäre Brustrekonstruktion

Georgiade et al. an der Universität Durham sowie van Heerden et al. an der Mayo-Klinik haben in kontrollierten Studien nachgewiesen, daß die primäre Brustrekonstruktion in Zusammenhang mit einer modifizierten Mastektomie den weiteren Krankheitsverlauf nicht nachteilig beeinflußt. Allenfalls kann die Nachsorge etwas erschwert sein.

Im Rahmen des präoperativen Aufklärungsgespräches weisen wir die Frauen auch auf die Möglichkeiten einer Sofortrekonstruktion der Brust hin in einer operativen Sitzung mit der Mastektomie. Wir empfehlen dieses Vorgehen in der Regel bei kleinen Karzinomen ohne klinischen Lymphknotenbefall und lateral der medialen Quadranten.

Eine nachfolgende adjuvante Hormon- oder Chemotherapie stellt keine, eine Strahlenbehandlung jedoch eine relative Kontraindikation dar wegen des deutlich erhöhten Risikos einer Fibrose und möglicher späterer Implantatabstoßung.

Der Patientin werden die verschiedenen Verfahren der Brustrekonstruktion mit ihren Vor- und Nachteilen erklärt. Wünscht die Patientin eine primäre Rekonstruktion, um die Folgen der Amputation zu vermeiden oder auch nur den Verlauf der Wiederherstellung abzukürzen und hat sie realistische Vorstellungen von den Möglichkeiten und Risiken des Verfahrens, empfehlen wir das im Einzelfall schonendste Vorgehen.

Operationsverfahren

Modifizierte Mastektomie und Brustrekonstruktion durch Bauchhautmobilisierung

Nach modifizierter Mastektomie und Schnellschnitthistologie läßt sich die verlorene Haut dadurch ersetzen, daß man die Bauchhaut unterminiert und thoraxwärts verschiebt. Durch versenkte nichtresorbierbare Nähte zwischen Unterhaut und Rippenperiost wird eine Inframammarlinie nachgebildet. Das fehlende Drüsengewebe wird durch eine Endothese ersetzt, die epimuskulär oder besser submuskulär eingebracht wird. Areola und Mamille werden besser sekundär aufgesetzt.

Modifizierte Mastektomie links
Subkutane Mastektomie rechts
mit bilateraler Sofortrekonstruktion durch Endothesen

Ein ductales, invasiv wachsendes Karzinom hinter der linken Mamille von knapp 2 cm Größe ohne axilläre Lymphknotenbeteiligung wurde unter hautsparender, querelliptischer Resektion nach der modifizierten Mastektomie entfernt, während rechts nach bioptischer Schnellschnittdiagnose eines nicht invasiven Carcinoma lobulare in situ eine periareoläre subkutane Mastektomie mit zusätzlicher axillärer Lymphknotenbiopsie ausgeführt wurde. Soll der Mamillen-Areolenkomplex erhalten bleiben, entnehmen wir immer zusätzlich eine Gewebeprobe von der Unterseite aus den Milchausführungsgängen auf Tumorfreiheit.

Zum Ersatz des Brustvolumens wurden rechts über dem periareolären Schnitt, links über dem Mastektomieschnitt jeweils submuskulär ein Silikonimplantat eingesetzt mit anschließender Mamillen-Areolen-Rekonstruktion links aus Paralabialhaut und einem Stückchen Labium minus.

Mastektomie und Sofortrekonstruktion mit Gewebeexpander

Weil die Technik so einfach erscheint, wird gerne der Weg zur Brustrekonstruktion über die temporäre Einlage eines Gewebedehners gewählt.

Nach der Mastektomie spaltet man den Pectoralis major im Faserverlauf und präpariert eine submuskuläre und subfasciale Tasche, die 2 bis 4 cm über den Rand des späteren Implantates hinausreichen soll. Der Ansatz des Pectoralis muß dabei teils stumpf teils scharf von der Vorderseite der Rippen und in Kontinuität mit einem Teil der Rectusscheide, des Musculus seratus anterior und sogar des Obliquus externus abgelöst werden.

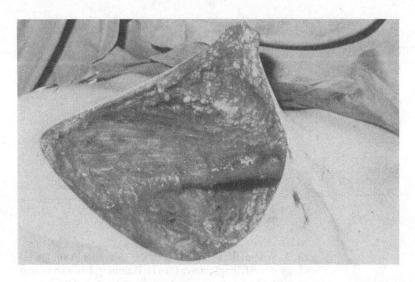

Abb. 1. Operationssitus nach modifizierter Mastektomie und intraoperativer Schnellschnitthistologie

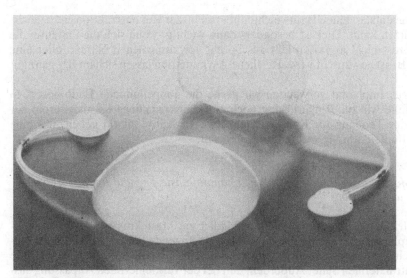

Abb. 2. Gewebeexpander mit externem Ventil

Ist die Muskelfascienschicht in den unteren beiden Quadranten – der Schwachstelle für ein Implantat – zu straff oder zu dünn, verwenden wir neuerdings zur Verstärkung einen Umschlagelappen aus dem Obliquus externus und dem äußeren Blatt der Rectusscheide.

Sofern der Expander kein eingebautes Ventil hat, wird der zuführende Schlauch und das Reservoir in eine getrennte Tasche unter die seitliche Thoraxhaut gelegt. Nach einer Vorfüllung von 100 bis 200 ml Ringerlösung wird etwa 2 Wochen nach der Einlage mit dem Auffüllen begonnen. Der Expander soll deutlich über das gewünschte endgültige Volumen hinaus aufgefüllt und damit die Muskelhautschicht entsprechend überdehnt werden. Nach einer Stabilisierungsphase für die entstandene Kapsel von 6 bis 8 Wochen wird der Gewebedehner gegen das endgültige Implantat ausgewechselt, wobei man den unterhalb der

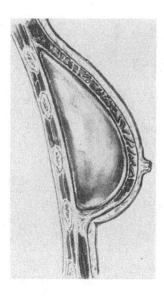

Abb. 3. Schematische Darstellung der submusculo-subfascialen Lage des Alloimplantates (aus H. Bohmert: Brustkrebs und Brustrekonstruktion, Thieme Verlag Stuttgart, 1982)

Inframammarlinie entstandenen Hautweichteilüberschuß zur Rekonstruktion einer gewissen Ptosis ausnützen kann. Dies ist besonders dann wichtig, wenn sich die Patientin die kontralaterale Brust nicht anpassen läßt aus Furcht vor zusätzlichen Narben oder eine großvolumigere Brust gewünscht wird. Restliche Asymmetrien lassen sich im BH ganz gut ausgleichen.

Als endgültiges Implantat verwenden wir gerne die doppellumigen Endothesen, in deren äußere Hülle wir zur Ringerlösung noch ein kleinkristallines Kortikosteroid zur Abschwächung der Tendenz zur Kapselbildung und ein Antibiotikum geben, das eine Infektion in der Implantathöhle verhindern helfen soll.

Mastektomie, Sofortrekonstruktion durch Bauchhautmobilisierung und Implantat sowie kontralaterale Brustanpassung

Wir können noch einen Schritt weitergehen, zusätzlich zur Mastektomie und Brustrekonstruktion mit Implantat gleichzeitig die zu große und hängende kontralaterale Brust entsprechend verkleinernd anpassen. Dies bietet den Vorteil einer großzügigen Gewebeprobe auch auf der kontralateralen Seite. Außerdem fällt bei der verkleinernden Anpassung ausreichend Areolenhaut und Mamille zur Sofortrekonstruktion auf der mastektomierten Seite an.

Mastektomie und Sofortrekonstruktion mit thoraco-epigastrischem Lappen und Silikonimplantat

Steht zur Sofortrekonstruktion nicht genügend Oberbauchhaut zur Verfügung, greifen wir gelegentlich zum fasciokutanen thoraco-epigastrischen Lappen. Er wird etwa handbreit lateral der Körpermittellinie gestielt, bis zur hinteren Axillarlinie umschnitten und dann durch einen zusätzlichen Schrägschnitt am Vorderrand des Pectoralis major im Sinne einer Z-Plastik eingebracht. Nach Fixierung der neuen Inframammarlinie läßt sich dadurch eine recht gute kegelige Brustform erzielen. Die ursprünglich quer verlaufende Mastektomienarbe wird dadurch in eine Zickzackform umgewandelt.

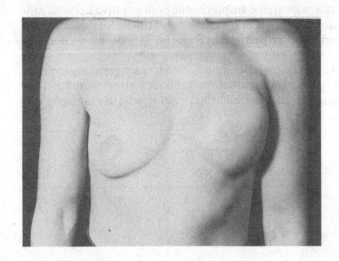

Abb. 4. 41jährige Frau nach modifizierter Mastektomie und Expanderimplantation li. Brust

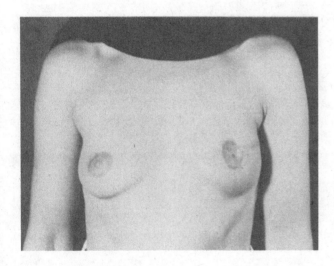

Abb. 5. 13 Monate nach modifizierter Mastektomie und Sofortrekonstruktion mit temporärer Gewebedehnung

Areolen- und Mamillenrekonstruktion

Der Areolen-Mamillenkomplex kann grundsätzlich gleichzeitig rekonstruiert werden. Um eine nachträgliche Asymmetrie zu vermeiden, empfiehlt sich jedoch die Rekonstruktion zu einem späteren Zeitpunkt. Neben den allseits bekannten Verfahren verwenden wir gerne auch die dünne Oberlidhaut zur Rekonstruktion einer Areola. Der Blepharoplastik-Effekt hat den zusätzlichen Vorteil, die Stimmung der meist mittelalterlichen Patientinnen zu heben. Die verpflanzte Haut verfärbt sich hellbraun bis rosa.

Die Sofortrekonstruktion mit Latissimus- oder Rectus abdominis Lappen oder die freie Gewebeübertragung aus der Glutäalregion haben wir bisher primär nicht eingesetzt wegen des wesentlich größeren operativen Aufwandes, der zusätzlichen Morbidität und auch deswegen, weil wir Bluttransfusionen vermeiden wollen. Diese Verfahren eignen sich wegen ihres Aufwandes eher für die sekundäre Brustrekonstruktion.

Als Alternative zur begrenzten Tumorexzision und massiven Bestrahlung bieten wir mit der modifizierten Mastektomie und Sofortrekonstruktion der Brust der Frau nicht nur optimale Heilungsaussichten, sondern auch eine ansprechende postoperative Lebensqualität, ohne in den meisten Fällen auf die doch sehr belastende zusätzliche Strahlentherapie zurückgreifen zu müssen. Die Narben lassen sich in aller Regel im BH oder einem Badeanzug verstecken.

Die Patientinnen fühlen sich befreit in ihren Bewegungen und tragen gerne auch wieder ausgeschnittene Kleider. Mit der Aussicht auf eine befriedigende Sofortrekonstruktion der Brust fällt auch die Entscheidung für eine ausreichende chirurgische Behandlung des Brustkrebses leichter.

288. Operationsverfahren zur sekundären Brustrekonstruktion nach Mastektomie

H. Bohmert

Chirurg. Klinik und Poliklinik der LMU, Abtl. Plastische Chirurgie, Marchioninistr. 15, D-8000 München 70

Methods for Delayed Breast Reconstruction

Summary. The type of reconstruction is determined by the mastectomy deformity and requirements for symmetry. There are five basic techniques. A silicone breast implant placed submuscularly beneath the available tissues is the most straight-forward procedure. Latissimus dorsi flap is used with a silicone breast implant when additional skin and/or muscular cover is needed. Transverse rectus abdominis musculocutaneous utilizes excess lower abdominal tissue for reconstruction of the breast with autogenous tissue. The tissue expander is most frequently used following modified radical mastectomy. The exsternal oblique rectus abdominis musculofascial turn-over flap is an attractive new technique.

Key words: Breast Reconstruction – Musculofascial Turn-Over Flap

Zusammenfassung. Die Methode der Brustrekonstruktion wird durch den Mastektomiedefekt und die Erfordernisse für die Symmetrieherstellung bestimmt. Dafür sind grundsätzlich 5 Methoden verfügbar: Die submuskuläre Implantation einer Silikonprothese ist das einfachste Verfahren. Der Latissimus dorsi Hautmuskellappen wird zusammen mit einem Silikonimplantat verwendet, wenn zusätzliche Haut- und Muskelanteile erforderlich sind. Der transversale Rektus-Lappen bietet die Möglichkeit der Rekonstruktion mit körpereigenem Gewebe. Der Gewebeexpander wird häufig nach modifiziert radikaler Mastektomie verwendet. Der muskulo-fasziale Lappen aus dem Externus obliquus Muskel und der Rektusfaszie ist ein neues Verfahren zur Rekonstruktion.

Schlüsselwörter: Brustrekonstruktion – muskulo-faszialer Turn over Flap

Obwohl der Trend zur brusterhaltenden Therapie ständig zunimmt, wird auch in den nächsten Jahren bei den meisten Patientinnen mit Mammakarzinom die modifiziert radikale Mastektomie die Therapie der Wahl sein. So lange die modifiziert radikale Mastektomie diese Bedeutung der Standardbehandung hat, ist auch die Brustrekonstruktion ein wesentlicher integraler Teil in diesem Therapiekonzept des Mammakarzinoms.

Ziel der Rekonstruktion ist die vollständige Rehabilitation mit Wiedererlangung der körperlichen Integrität. Der Erfolg der Krebsbehandlung wird heute nicht mehr allein an der Überlebenszeit gemessen, sondern es werden auch psychische und ästhetische Gesichtspunkte berücksichtigt, wenn dadurch onkologische Aspekte nicht benachteiligt werden. Dem äußeren Erscheinungsbild und dem Befinden und somit der Lebensqualität der betroffenen Krebskranken wird zunehmend große Beachtung geschenkt. Deshalb haben Wiederaufbauplastiken der Brust nach Mastektomie in den letzten Jahren zunehmend große Bedeutung erlangt.

Die früheren Bedenken gegen eine Wiederaufbauplastik bzgl. einer nachteiligen Beeinflussung des Krankheitsverlaufes – durch erneute Traumatisierung des Operationsgebietes mit dem früheren Tumorsitz – oder einer Maskierung etwaiger Lokalrezidive konnten durch Verlaufsbeobachtungen während des letzten Jahrzehnts eindeutig widerlegt werden.

Die plastische Chirurgie ist heute in der Lage, nach jeder angewandten Methode der Krebschirurgie routinemäßig ein zufriedenstellendes Ergebnis zu erzielen, so daß auch frühere Bedenken gegen die technische Durchführbarkeit beseitigt werden konnten.

Zeitwahl für die Rekonstruktion

Nachdem Georgiade et al. sowie van Herden et al. durch Langzeitbeobachtungen nach Brustrekonstruktionen feststellen konnten, daß im Vergleich zu Kontrollgruppen keine Nachteile mit der Rekonstruktion verbunden sind, gibt es generell keine Kontraindikation für die Rekonstruktion. Wenn keine primäre Brustrekonstruktion durchgeführt werden konnte, so wird heute in aller Regel die Wiederaufbauplastik nach Ablauf von etwa ½ Jahr empfohlen. Bis zu diesem Zeitpunkt hat sich das Gewebe nach der operativen Traumatisierung wieder erholt. Die adjuvante Chemotherapie ist bis zu diesem Zeitpunkt abgeschlossen. Wurde dagegen eine Nachbestrahlung durchgeführt, so empfiehlt sich die Wiederaufbauplastik nicht vor Ablauf von 1 Jahr, da mit einer Minderdurchblutung und einer stärkeren Fibrosierung des Gewebes gerechnet werden muß.

Obwohl von allen Psychologen empfohlen wird, daß die Brustrekonstruktion so früh als möglich erfolgen sollte, um die Frauen so rasch als möglich in ein normales Leben im Beruf und in der Familie zurückzuführen, sind einige Ärzte und auch Patienten der Auffassung, daß die Rekonstruktion erst dann durchgeführt werden soll, wenn das Auftreten von Lokalrezidiven sehr unwahrscheinlich ist. Dieser Gesichtspunkt scheint bei manchen Frauen, die sich zu einer Aufbauplastik durchgerungen haben, sehr wichtig, da das Auftreten eines Lokalrezidivs eine außerordentlich schwere Enttäuschung darstellt.

Das Auftreten eines Lokalrezidivs ist ein relativ berechenbares Ereignis. Um für den Einzelfall das Risiko eines eventuell auftretenden Lokalrezidivs abschätzen zu können, lassen sich morphologisch faßbare und an Verlaufsstudien statistisch geprüfte Kriterien heranziehen. Unter Berücksichtigung dieser Faktoren wie Tumorgröße, Lokalisation, histologischer Typ, Lymphknotenbefall, Hormonrezeptorstatus und Zeitintervall nach der Mastektomie ist ein Lokalrezidiv ein relativ berechenbares Ereignis. Bei Tumoren bis 1 cm Durchmesser sind keine Lokalrezidive zu erwarten. Bei Tumoren bis 2 cm Durchmesser ohne Lymphknotenbefall ist mit 4% Lokalrezidiven zu rechnen und bei solchen mit Lymphknotenbefall mit 19%. Die Mehrzahl der Lokalrezidive tritt innerhalb von 2 Jahren nach der Mastektomie auf, mit der höchsten Quote im 2. Jahr. Die durchschnittliche Zeit bis zum Auftreten beträgt 15–18 Monate, innerhalb von 2 Jahren treten etwa 70%, innerhalb von 5 Jahren 80–90% aller möglichen Lokalrezidive nach Mastektomie auf. Im Durchschnitt treten Lokalrezidive bei Patientinnen im Stadium I später auf als bei fortgeschrittenen Erkrankungen. Bezüglich des Hormonrezeptorstatus ist festzustellen, daß bei Patientinnen ohne Lymphknotenbefall die Quote der Lokalrezidive von 6% bei positivem Östrogenrezeptorstatus auf 19% bei negativem Östrogenrezeptorstatus ansteigt. Bei Patientinnen mit negativem Rezeptorstatus ohne Lymphknotenbefall ist die Rezidivquote so hoch wie bei jenen mit Lymphknotenbefall und positivem Rezeptorstatus.

Mit Hilfe dieser statistisch errechneten Zahlen ist es als möglich, die Quoten der Lokalrezidive bei Patientinnen für Brustrekonstruktionen möglichst gering zu halten. Diese genannten Kriterien bilden auch das Fundament für die Richtlinien der Zeitwahl zur Wiederaufbauplastik, wenn onkologische Aspekte vorrangig bei der Indikationsstellung vor den psychologischen Erfordernissen berücksichtigt werden. Bei Tumoren bis 2 cm ohne Lymphknotenbefall wird dann die Rekonstruktion nach ½ Jahr durchgeführt, bei solchen mit Lymphknotenbefall meist erst nach 2 Jahren. Es muß aber deutlich betont werden, daß diesen Richtlinien heutzutage keine große Bedeutung mehr beigemessen wird nachdem sichergestellt ist, daß auch bei fortgeschrittenem Karzinom der Patientin durch die Brustrekonstruktion kein Nachteil im Krankheitsverlauf entstehen kann. Somit wird jeder Patientin, die eine frühzeitige Rekonstruktion wünscht, heute dieser Wunsch erfüllt, da die Lebensqualität für diese Patientin dadurch erheblich verbessert werden kann.

Verfahrenswahl der Rekonstruktion

Der Plan bei einer Brustrekonstruktion besteht im Ersatz aller verlorengegangenen Gewebe und in der Herstellung der Symmetrie in einer oder zwei Operationen. Dabei sind folgende Aufgaben zu erfüllen: 1. Ausgleich des Hautdefizits, 2. Wiederherstellung der Brustkontur, 3. Wiederherstellung der vorderen Axillarfalte bei Verlust des großen Brustmuskels, 4. Rekonstruktion der Brustwarze und des Warzenhofes, 5. Herstellung der Symmetrie durch Angleichung der Gegenseite.

Die Wahl des Rekonstruktionsverfahrens hängt wesentlich von den Bedingungen ab, die nach der Mastektomie vorgefunden werden. Prinzipiell stehen heute sechs verschiedene Rekonstruktionsverfahren für die unterschiedlichen Mastektomiedefekte zur Verfügung.

1. Die Implantation einer Siliconprothese unter das verfügbare Gewebe. Dies ist das einfachste Verfahren, das aber nur bei ausreichend vorhandener Hautweichteildecke möglich ist.

2. Die Verwendung einer sogenannten Expander-Prothese, mit deren Hilfe die Hautweichteildecke zunächst bis zur gewünschten Größe entsprechend der Gegenseite aufgedehnt wird. In einer zweiten Operation wird dann das definitive Implantat zur Konturherstellung eingesetzt.

3. Die Verwendung eines Hautlappens zum Ausgleich des Hautdefizits. Dabei kann die Bauchdecke nach kranial verschoben werden im Sinne einer abdominalen Verschiebeplastik, wenn nach horizontal verlaufender Mastektomienarbe das Hautdefizit in dieser Richtung ausgeglichen werden soll. Bei schräg verlaufender Mastektomienarbe kann ein Ausgleich durch einen Verschiebeschwenklappen aus der Flankenregion im Sinne des thoracoepigastrischen Lappens verwendet werden. Zusätzlich wird zur Konturherstellung ein Implantat eingesetzt.

4. Die Verwendung eines Hautmuskellappens in Verbindung mit einer Silikon-Prothese. Die Verlagerung des Latissimus dorsi Hautmuskellappens ermöglicht die Wiederherstellung einer dicken Weichteildecke mit Haut und Muskulatur und eignet sich vor allem bei Defekten nach radikaler Mastektomie und bei strahlengeschädigter Hautweichteildecke der Brustwand.

5. Die Verwendung von körpereigenem Gewebe, wobei ein Areal von Haut-Subcutangewebe von der vorderen Bauchwand, das am Rektusmuskel mit den darin verlaufenden Gefäßen gestielt wird, in den Mastektomiedefekt verlagert und zu einer Brustkontur modelliert wird. Dabei werden etwaige Nachteile von Fremdmaterial ausgeschaltet.

6. Die Verwendung eines muskulo-faszialen Lappens, der aus dem M. obliquus externus zusammen mit der Rektusfaszie besteht und zur Brustregion verlagert wird, wobei der Lappen nach Umschlagen zur Brustregion in der unteren Brustfalte gestielt wird. Bei diesem Verfahren wird der M. obliquus externus sowie das vordere Blatt der Rektusscheide einschließlich einer dünnen Muskelschicht des Rektus abdominis im Bereich der 10. Rippe in horizontaler Richtung durchtrennt und als U-förmiger Lappen kranialwärts mobilisiert bis in Höhe des 6. Intercostalraumes, der eine ausreichende Gefäßversorgung gewährleistet. Der mobilisierte Lappenrand wird mit dem unteren Rand des von der Brustwand abgelösten Rektusmuskels vereinigt. Dadurch wird eine so große submuskuläre Tasche gebildet, daß große Silikon-Implantate eingesetzt werden können und dabei eine natürliche Ptose der Brust gebildet wird. Dieses Verfahren ist deshalb von so großer Bedeutung, weil die Brustmuskulatur im unteren Brustanteil in eine dünne Bindegewebsschicht übergeht und

924

dadurch Spannung verursacht, die die Nachbildung einer natürlichen Ptose verhindert. Durch den muskulo-faszialen Umschlaglappen, auch Turn over Flap genannt, wird die Schwachstelle der Muskulatur im medio-kaudalen Anteil der Brustregion überbrückt.

Die Lappenplastiken erfordern spezielle Kenntnisse über die anatomischen Grundlagen, die Handhabung von Haut-Muskellappen und ein gutes Vorstellungsvermögen über die dreidimensionale Gestaltung der zu rekonstruierenden Brust in Größe, Form und Kontur. Die sorgfältige Auswahl der Patientinnen, die individuell angepaßte Operationstechnik und die richtige Zeitwahl für jeden Eingriff bei der Rekonstruktion und Herstellung der Symmetrie beeinflussen die Qualität des Resultates. Die technisch einfacheren Verfahren sind wegen ihrer größeren Sicherheit in der Regel vorzuziehen, wenn damit annähernd gleichgute Resultate zu erzielen sind. Von größter Wichtigkeit ist in jedem Fall die Ausgangssituation, denn die Art der Rekonstruktion wird durch den Mastektomiedefekt und durch die Erfordernisse für die Symmetrieherstellung in entscheidendem Maße bestimmt. Nach einer modifiziert radikalen Mastektomie, die heute meistens angewendet wird, ist im allgemeinen genügend Haut und Muskulatur vorhanden, um durch die einfache Implantation einer Silikon-Prothese ein gutes Resultat erzielen zu können. Dieses einfache Verfahren ist jedoch nicht mehr anwendbar, wenn die Haut zu dünn, zu stark gespannt oder strahlengeschädigt ist oder die Pectoralismuskulatur teilweise oder vollständig atrophiert oder reseziert ist. In solchen Fällen bietet ein Hautlappen von der vorderen Bauchwand oder ein Hautmuskellappen vom Rücken einen zufriedenstellenden Ersatz für die verlorengegangene Muskulatur einschließlich der Haut und Subcutis. In ausgewählten Fällen wird die Rekonstruktion mit körpereigenem Gewebe durchgeführt. Mit diesem größeren Verfahren wird der Nachteil von Fremdmaterial ausgeschaltet, und ein sehr eindrucksvoller, psychologischer Effekt erzielt.

Grundsätzlich sollten alle Frauen über die Möglichkeit der Brustrekonstruktion informiert werden. Da die Brust nicht nur für das äußere Erscheinungsbild, sondern für die gesamte Persönlichkeit, für das Wesen der Frau von außerordentlicher Bedeutung sein kann, wird heute mit Recht auf die Lebensqualität der Patientin Rücksicht genommen, indem psychische und ästhetische Gesichtspunkte neben den onkologischen Aspekten angemessen berücksichtigt werden.

Literatur

1. Bohmert H (1989) Brustkrebs: Organerhaltung und Rekonstruktion. Thieme, Stuttgart New York
2. Bostwick J (1983) Aesthetic and reconstructive breast surgery. Mosby, St. Louis
3. Bostwick J, Vasconez L-O, Jurkiewica MJ (1978) Breast reconstruction after a radical mastectomy. Plast Reconstr Surg 61:682
4. Cronin TD, Upton J, McDonough JM (1977) Reconstruction of the breast after mastectomy. Plast Reconstr Surg 59:1
5. Hartrampf CR, Scheflan M, Black PO (1982) Breast reconstruction with a transverse abdominal island flap. Plast Reconstr Surg 69:216
6. Mühlbauer W, Olbrisch R (1977) The latissimus dorsi myocutaneous flap for breast reconstruction. Chir Plastica 4:27
7. Olivari N (1976) The latissimus flap. Br J Plast Surg 29:126

289. U. Finck (München): Adjuvante Therapie

Manuskript nicht eingegangen

290. Behandlung von Strahlenfolgen nach Mammakarzinom

R. R. Olbrisch

Klinik für Plastische Chirurgie, Diakoniekrankenhaus, Kreuzbergstr. 79, D-4000 Düsseldorf-Kaiserswerth

Surgery for Radiation Ulcers

Summary. Defects of the chest wall after radiation for carcinoma of the breast cannot be closed by means of simple split-skin graft or compound flaps because of the decreased blood supply. Only transposition flaps will survive because of their own vascularisation. Musculocutaneous flaps, the latissimus island flap or the vertical or transverse rectus abdominis-flap, which also can be used for the reconstruction of a bid pendolous breast, are the safest.

Key words: Radiation Ulcer − Transposition Flaps − Musculocutaneous Flaps

Zusammenfassung. Defekte der Brustwand als Bestrahlungsfolgen nach einem Mammakarzinom können wegen der schlechten Durchblutung des Gewebes nicht mit Spalt- oder Vollhauttransplantaten gedeckt werden. Es müssen fast ausnahmslos (Haut-) Muskellappen transponiert werden, weil sie ihre eigene Blutversorgung mitbringen. Auf der vorderen Thoraxwand haben sich dabei der komplikationsarme LatissimusLappen bewährt und der vertikale oder eventuell quere Rectus-abdominis-Lappen, falls gleichzeitig eine große amputierte Brust wiederaufgebaut werden soll.

Schlüsselwörter: Strahlenfolgen − Strahlenulcera − Haut-Muskeltranspositionslappen

Eine Behandlung mit ionisierenden Strahlen führt zu Veränderungen im betroffenen Gewebe in Form einer Endarteriitis obliterans in den kleinen Blutgefäßen mit einer allgemeinen Gewebefibrosierung und einer direkten Zellschädigung mit chromosomalen Veränderungen, die eine normale Zellerholung bzw. -vermehrung verhindern. Umschriebene Lymphödeme und Thrombosen in den Arteriolen und Venolen führen zu einer örtlichen Ernährungsstörung und damit zu einem schlecht heilenden Ulcus, welches maligne entarten kann. Von Bestrahlungsfolgen wird dann gesprochen, wenn sich ein sog. Röntgenoderm, d.h. eine unelastische, derbe, ödematöse oder auch schon atrophische Haut mit Teleangiektasien und De- und Hyperpigmentierung zeigt oder ein echtes Strahlenulcus mit oder ohne strahleninduziertem Karzinom. Als Bestrahlungsfolgen beim Mammakarzinom finden sich auch Radionekrosen der Rippen oder der Clavikula mit Spontanfrakturen.

Indikation zur Behandlung

Die penetrierenden, z.T. jauchig zerfallenen Strahlenulcera, die vor allem sehr schmerzhaft sind, sollen in jedem Fall chirurgisch versorgt werden zur Schmerzlinderung und zur Pflegeerleichterung. Wenn auch die Überlebenszeit dadurch nicht verlängert werden kann, so wird die Qualität der Restlebensspanne deutlich verbessert.

Chirurgische Behandlung

Strahlenfolgen müssen nach den Rändern und der Tiefe im Gesunden entfernt werden, wobei nötigenfalls auch Rippen und Teile des Sternums reseziert werden müssen. Die Schnittränder sollen lockeres, gut blutendes Gewebe zeigen.

Bei der Planung der Defektdeckung sollten die Stufen der Therapieleiter berücksichtigt werden. Diese führt von der Spalthaut- und Vollhauttransplantation über den örtlichen Verschiebe-Schwenklappen oder faszio-cutanen Lappen hin zum transponierten Muskellappen, entweder als kombinierten Haut-Muskellappen oder mit der Notwendigkeit, ihn mit Spalthaut zu bedecken. Schließlich kann auch der freie Lappen mit mikrochirurgischem Gefäßanschluß hilfreich sein. Es bewährt sich, jeweils mit dem einfachsten möglichen Verfahren zu beginnen, um beim therapeutischen Versagen den nächsten, möglicherweise effektiveren Behandlungsschritt noch durchführen zu können.

Bei der Behandlung von Strahlenfolgen können Spalthaut oder Vollhaut nur sehr selten erfolgreich transplantiert werden, weil die Umgebung der Defektwunde nur selten so optimal durchblutet ist, daß sie ausreichend und rasch Kapillaren in die Hauttransplantate einwachsen lassen kann. Deswegen sind Verschiebe-Schwenklappen aus der gesunden Nachbarschaft üblicherweise die erste und einfachste Behandlungsmöglichkeit, sofern der Lappen spannungsfrei transportiert und eingenäht werden kann. Bei der häufig grenzwärtigen Durchblutung von Wundgrund und Wundrändern würde eine unter Spannung gesetzte Naht in jedem Fall der Nekrose anheim fallen.

Das sicherste Verfahren zur Deckung von Strahlenschäden bzw. -Ulcera stellen die kombinierten Haut-Muskellappen dar, die ihre eigene Blutversorgung mitbringen und deswegen nicht auf einen „gesunden" Wundrand und Wundgrund angewiesen sind.

Vor allem in der Tiefe freiliegende Knochen- oder Knorpelstrukturen, u.U. auch die freiliegende Pleura bei Defekten des knöchernen Thorax, verlangen eine stabile Defektdeckung, die in jedem Fall der transponierte Muskel versprechen kann.

Bei den Defekten auf der vorderen Brustwand in der Folge von Bestrahlungen nach der operativen Behandlung eines Mammakarzinoms haben sich insbesondere drei Muskellappen bewährt: der Latissimus-Lappen und der senkrecht oder quer entnommene Rectus-Lappen.

Der Latissimus-Lappen wurde 1975 zur Behandlung von Strahlenfolgen im Bereich der Axilla und der vorderen Thoraxwand von Olivari eingeführt. Er ist so vielfältig form- und anwendbar, daß mit ihm kleinere Defekte in der Axilla wie auch ausgedehnte Strahlenfolgen auf der vorderen Thoraxwand bis hin zur Clavikula erfolgreich versorgt werden können. Angewandt in der Form des Insellappens kann die kleinere auf dem Muskel belassene Hautinsel den eigentlichen Defekt versorgen, während der darunter in seiner gesamten Ausdehnung mittransportierte und unter der strahlenveränderten Haut ausgebreitete Muskel zu einer Verbesserung der Durchblutung der durch Strahlen geschädigten Haut führt, die schließlich eine verminderte Teleangiektasie-Zeichnung und eine weichere Konsistenz aufweist. Der transponierte und seine eigene Blutversorgung mitbringende Muskellappen führt also nicht nur zu einer Stabilisierung eines größeren Defektes, sondern auch zu einer mehr oder weniger ausgeprägten Gesundung im strahlengeschädigten Areal.

Falls durch eine voraufgegangene ausgedehnte Bestrahlung oder durch einen ausgedehnteren operativen Eingriff das Gefäßnervenbündel des zur Transposition gelangten Musculus latissimus zerstört wurde, bleibt als Alternative die Transposition eines der beiden Rectus-Muskeln der vorderen Bauchwand.

Dabei kann der Muskel wiederum als reiner Muskellappen transponiert und sodann mit Spalthaut gedeckt werden, oder aber er wird mit einer senkrechten, d.h. parallel zu seinem Faserverlauf belassenen Hautinsel transponiert, wodurch das Verfahren vereinfacht wird, weil in jedem Fall ausreichend starke, perforierende Gefäße von der Muskulatur in die Haut des Lappens ziehen.

Der sog. quere Rectus-abdominis-Muskellappen führt auf seinem peripheren Muskelende ein Haut-Fett-Areal in querer Form mit sich, welches bei günstigen Durchblutungsverhältnissen so groß gewählt werden kann, daß neben einer Strahlenschadendefektdekkung gleichzeitig mit der großen transponierten Gewebsmasse eine Brust wiederaufgebaut werden kann. Bei einer größeren zu rekonstruierenden Brust müssen allerdings zur genügenden Durchblutung des großen queren Unterbauchhautfettlappens beide Rectusmuskeln als Gefäßstielträger für den Lappen mit transponiert werden, wodurch zwar die Benutzung einer Silikon-Prothese zur Augmentation der zu rekonstruierenden Brust vermieden, die Bauchwand jedoch erkennbar geschwächt wird. Während der Defekt nach Entnahme nur eines der beiden Rectusmuskeln mit einer ausreichend stabilen Naht der verbliebenen Rectusfaszie nahezu folgenfrei versorgt werden kann, hinterläßt die Transposition beider Rectusmuskeln eine Bauchwandschwäche, die auch durch die Anwendung von Kunststoffnetzen nicht immer erfolgreich verhindert werden kann.

In der Behandlung von Strahlenfolgen auf der vorderen Thoraxwand stellen die aus der gesunden, nicht strahlengeschädigten Nachbarschaft transponierten kombinierten Haut-Muskellappen, entweder in Form des Latissimus-Lappens oder aber des Rectuslappens, die Methode der Wahl dar, um die Patientinnen von ihren schmerzenden, zur Spontanheilung unfähigen Wunden zu befreien.

291. E. Biener (München): Chirurgische Behandlung des Lokalrezidivs

Manuskript nicht eingegangen

Kinderchirurgie I
gemeinsam mit Teilgebiet Kinderchirurgie

Lebensqualität nach operativen Eingriffen bei Fehlbildungen in der Neugeborenenchirurgie

292. Die Operationsindikation bei schweren Fehlbildungen unter dem Aspekt der zu erwartenden Lebensqualität

F. Högner

Städt. Krankenhaus München-Schwabing, Kinderchirurgische Abteilung, Kölner Platz 1, D-8000 München

Indication for Operation in Severe Malformations in View of Expected Quality of Life

Summary. An explanation of the term "quality of life" must consider the view of the person concerned, the view of the therapist and society. Patients with MMC who have the prerequisites for a satisfactory quality of life are often unable to realize it in practice. Prenatal diagnostics has not yet provided new indications for operation. The malformation in the seven last admitted children with MMC was not known before the 23rd week of pregnancy. A selection after birth is considered problematical.

Key words: Quality of Life – Malformation – MMC – Prenatal Diagnostics

Zusammenfassung. Der Begriff „Lebensqualität" ist zu erläutern. Dies geschieht aus der Sicht des Betroffenen, der Sicht des Therapeuten und im Hinblick auf die Gesellschaft. Es ist festzustellen, daß MMC-Patienten mit Voraussetzungen für eine befriedigende Lebensqualität diese Voraussetzungen häufig nicht in die Praxis umsetzen können. Hinsichtlich der Indikation hat die Möglichkeit der pränatalen Diagnostik (noch?) zu keinen wesentlich neuen Aspekten geführt. Bei den zuletzt aufgenommenen 7 Kindern mit MMC war die Fehlbildung vor der 23. Schwangerschaftswoche nicht bekannt. Einer Selektion post partum stehen wir kritisch gegenüber.

Schlüsselwörter: Fehlbildung – Lebensqualität – MMC – pränatale Diagnostik

Wie jede medizinische Fachrichtung ist auch die Kinderchirurgie in ständiger Entwicklung. Gleichwohl steht für den augenblicklichen Zeitpunkt fest, welche Fehlbildungen heute korrigierbar sind und welche nicht, und die Kinderchirurgen stimmen hinsichtlich der Operationsindikationen weitestgehend überein. Es geht daher im folgenden auch nicht darum, Indikationen, die gang und gäbe sind, zu bezweifeln bzw. das Thema der Selektion in die Diskussion neu einzuführen. Bei der Vorbereitung der Thematik war vereinbart, allgemeine Punkte hinsichtlich der Lebensqualität bei schweren Fehlbildungen zu beleuchten und Einzelaspekte anhand von Kindern mit Myelomeningozele zu erörtern. Daraus ergeben sich auch Aussagen zur Indikation.

Lebensqualität, das gilt es zu definieren. Den höchsten Grad der Lebensqualität bei schwerer Fehlbildung erreicht ein Kind, wenn diese Malformation korrigierbar, das Kind danach gesund und mit einem anderen Kind ohne derartige Fehlbildung vergleichbar ist, z.B. nach der erfolgreichen Operation einer Ösophagusatresie. Dagegen müssen wir von einer möglicherweise zu erwartenden eingeschränkten Lebensqualität sprechen, wenn immer wieder Korrekturen notwendig sind oder Korrekturen letztendlich doch nicht zu dem gewünschten Erfolg führen. Ein Beispiel können Kinder mit Analatresie sein, die hinsichtlich der Kontinenz immer und trotz aller kunstvoller Bemühungen unbefriedigend geblieben sind.

Und drittens ist von den Kindern, Jugendlichen, Heranwachsenden und Erwachsenen zu sprechen, deren Fehlbildung bis zu einem gewissen Grad korrigiert werden kann, bei denen aber von vornherein prognostizierbar erhebliche Behinderungen bestehen bleiben. Dies gilt für die Patienten mit MMC. Wenn überhaupt, so wäre über die Frage der Operationsindikation bei solchen Konstellationen zu sprechen.

Lebensqualität ist aber auch ganz subjektiv vom Betroffenen oder ehemals Betroffenen her zu definieren. Lebensqualität kann heißen: Freude am Leben haben und andere erfreuen; teilnehmen können an Schule und Ausbildung, beteiligt sein am Freizeitvergnügen, an Sport, an Reisen; einen Beruf haben, der befriedigt und in dem man etwas leisten kann; fähig sein zur Partnerschaft, Sexualität, Elternschaft.

Für viele schwere Fehlbildungen gilt, daß die Lebensqualität altersabhängig unterschiedlich ist. Die Therapeuten von Patienten mit MMC, wir eingeschlossen, haben dies, auf manche Lebensqualitätsbereiche bezogen, sehr spät zur Kenntnis genommen. Es dauerte, bis man mehr als registrierte, daß viele Mädchen mit MMC und Hydrozephalus sehr früh in die körperliche Pubertät eintreten. Auf die Frage nach der Möglichkeit, Vater oder Mutter zu werden, waren wir nicht vorbereitet. Über all den Problemen, die sich hinsichtlich der Lebensqualität zu diesem Zeitpunkt schon boten, haben wir das später Auftretende, für den Betroffenen plötzlich Gravierende, nicht ausreichend beachtet.

Lebensqualität: Der Begriff ist nicht nur aus der subjektiven Sicht des Betroffenen, sondern anderweitig, und zwar zweifach, zu beleuchten: einmal vom Aspekt des Therapeuten, in unserem Fall des Kinderchirurgen, der versucht, Voraussetzungen für eine möglichst hohe Lebensqualität zu schaffen, zum anderen im Hinblick auf die Gesellschaft.

Zum ersten Punkt, dem therapeutischen Bereich: Eine Untersuchung des Krankengutes von MMC-Patienten, das wir überschauen, hat für Personen jenseits des 10. Lebensjahres ergeben: 71% sind, wenn auch zum Teil jeweils nur für kurze Perioden, dank orthopädischer Bemühungen gehfähig. Probleme mit dem Ventil stehen unserer Erfahrung nach jenseits der Pubertätszeit nicht mehr im Vordergrund. Bei der Mehrzahl der Patienten ist diese Periode überwunden. Bei 65% kann man sagen, daß man die Situation hinsichtlich Mastdarm- und Blasenentleerung soweit im Griff hat, daß sie tolerabel erscheint. Die Probleme hier sind aber längst nicht gelöst. 58% besuchen oder haben eine Normalschule besucht, 30% eine Schule für Körperbehinderte oder, hier schwer einzuordnen, die Montessori-Schule. Gesagt werden kann, daß ein großer Teil der Patienten mit MMC körperlich und geistig nach Ansicht des Arztes und auch dank ärztlicher Bemühungen in der Lage ist oder in die Lage kommen wird, einen Beruf auszuüben.

Das sind aus der Sicht des Therapeuten schon Erfolge zur Lebensqualität. Geburtshelfer, Kinderchirurgen und Neurochirurgen können schon viel früher dazu beitragen: z.B. indem sie eine nicht in allen Konsequenzen durchdachte Selektion vermeiden. Diese kann nämlich dazu führen, daß Kinder aufgrund von Kriterienkatalogen nicht operiert werden und mit noch größeren Handicaps leben (Abb. 1). Wir Ärzte können aber auch in scheinbar weniger wesentlichen Dingen zur Lebensqualität beitragen. Wir sollten dem Patienten keine unnötigen Einschränkungen auferlegen. Beispiel für den Fall des Kindes oder Heranwachsenden mit Hydrozephalus: Es gibt keinen Grund, Einschränkungen hinsichtlich normaler Sportausübung und der Freizeitbeschäftigung zu machen, sofern das Kind eine peritoneale Ableitung hat. Es gibt keinen Grund, Kindern mit MMC und neurogener Blasenentleerungsstörung vom Baden in natürlichen Gewässern oder auch im Schwimmbad – hier bei Benutzung dicht abschließender Badebekleidung – abzuraten. Es gibt keinen Grund, Ferienreisen oder Reisen ins Ausland zu lassen. Wir haben genügend Erfahrung gesammelt mit unseren türkischen Patienten, die immer wieder Monate zu Hause verbringen. Wir Ärzte können ganz erheblich zur Lebensqualität beitragen, wenn wir uns, wo dies möglich ist, für den Erwerb des Führerscheines einsetzen.

Zum zweiten, entscheidenden Punkt: Können die Voraussetzungen, die von der Entwicklung und von den therapeutischen Bemühungen her theoretisch eine annehmbare

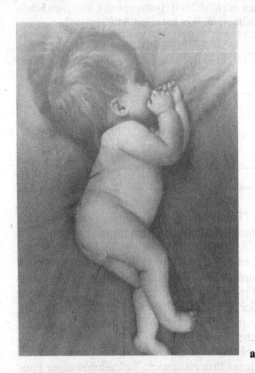

a

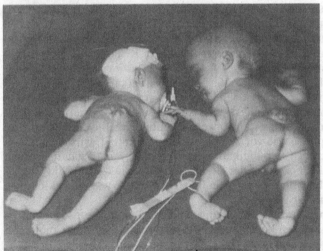

b

Abb. 1. 3 Kinder mit MMC und Hydrozephalus, im Alter von 11 **(a)**, 4½ und 4 **(b)** Monaten, am Tag bzw. wenige Tage nach der ersten stationären Aufnahme. Die Kinder, jetzt 9 **(a)** und 5 **(b)** Jahre alt, wurden nach der Geburt aus Selektionsgründen nicht operiert und leben jetzt mit größeren Behinderungen, als nötig wären

Lebensqualität ermöglichen, praktisch in die Tat umgesetzt werden? Bleibt eine schwere spür- oder sichtbare Behinderung, dann muß die Antwort sehr häufig lauten: nein.
Wir haben aus unserer Sprechstunde mit 504 Kindern, Jugendlichen und Heranwachsenden und auch Erwachsenen mit Hydrozephalus (davon 170 mit Myelomeningozele) die 16 mit MMC + Hydrozephalus herausgegriffen, die, über 18 Jahre alt, einen Schulabschluß haben und berufstätig sind. Die Bilanz ist deprimierend: 3 haben eine Arbeitsstelle, 2 sind in einer Probephase. Die anderen leben mehr oder weniger in Resignation, 4 davon zu

Tabelle 1. Zur Situation von 16 behinderten Menschen mit MMC und Hydrozephalus, die einen Schulabschluß haben und nach Ansicht der Ärzte arbeitsfähig sind: Wer hat einen Arbeitsplatz?

Arbeitsplatz				Arbeitsplatz			
SR	m	24 J.	Nein	RG	w	20 J.	Nein
SF	m	20 J.	?	AT	m	20 J.	Ja
JS	m	21 J.	Nein	HS	w	19 J.	Nein
SM	w	19 J.	Nein	RR	m	19 J.	Nein
NB	w	19 J.	Nein	FR	w	19 J.	Nein
MM	m	22 J.	Ja	BU	m	21 J.	Nein
HS	m	19 J.	Nein	DA	m	22 J.	Nein
HW	w	24 J.	Ja	FL	w	19 J.	?

Hause, der Rest in Behinderteneinrichtungen (Tabelle 1). Diese bemühen sich ihrerseits sehr und eben meist vergeblich darum, diese Menschen in der Wirtschaft und bei Behörden unterzubringen.

Das ist nicht verwunderlich. Die gesetzliche Verpflichtung, Behinderte in einem bestimmten Prozentsatz einzustellen, ist bekannt. Man kann sich allerdings davon „freikaufen". Die Behörden müßten mit gutem Beispiel vorangehen. Was das Land Bayern betrifft: 1987 verzichtete man in 6383 Fällen (bei 16 230 Pflichtplätzen) auf die Einstellung Schwerbehinderter. Lediglich das Ministerium für Arbeit und Sozialordnung (als Vorzeigeministerium?) hat die gesetzte Quote überschritten.

Auch mit der Akzeptanz Behinderter in der Freizeitgesellschaft kann es problematisch sein, wie ein vor einiger Zeit in München geführter Prozeß bewies. Teilnehmer einer Pauschalreise hatten geklagt, daß sie ihr Mittagessen im selben Raum wie einige Behinderte, die im Rollstuhl saßen, einnehmen mußten. Das mindere ihr Urlaubsgefühl. Sie bekamen in erster Instanz Recht. Es hat sich auch jetzt schon gezeigt, daß die kürzlich in Kraft getretene Gesamtheitsreform Behinderte bzw. deren Familien in der Realisierung ihrer möglichen Lebensqualität beeinträchtigen kann.

Bei retrospektiven Studien läßt sich viel über die Lebensqualität sagen. Bei Stellung der Operationsindikation und beim Gespräch mit den Eltern, erwartet man von uns eine Aussage über die voraussichtliche Lebensqualität. Dies ist außerordentlich schwierig; schwieriger aber noch bei der pränatal diagnostizierten schweren Fehlbildung, die deshalb noch zu einigen Bemerkungen Anlaß gibt. Ist sie vor der 23. Woche festgestellt, wird man möglicherweise zur Beratung hinsichtlich der Indikation zu einem Schwangerschaftsabbruch hinzugezogen. Allerdings wurde bei keinem der letzten 7 Kinder, die wir mit MMC bekamen, die Diagnose schon innerhalb dieser Frist gestellt. Bei 2 Kindern war die Fehlbildung noch unmittelbar vor der Geburt nicht bekannt.

Die Schwierigkeit der Voraussage bei Fehlbildungen liegt nicht nur in der sogenannten Hauptdiagnose, sondern auch bei den begleitenden Fehlbildungen. Natürlich kann man von der Erfahrung her über die Erwartung bei einer Gastroschisis, einer Duodenalstenose, etwas sagen, wenn man sich nur auf diesen Befund und die bei einer Operation und Behandlung möglichen Komplikationen einschließlich der Sepsis bezieht. Beispiel für die Schwierigkeit ist ein jüngst aufgenommenes Kind mit einer Omphalocele, die man pränatal auch gesehen hatte. Nicht sichtbar und auch im präoperativen Röntgenbild nicht klar, war der Zwerchfelldefekt mit Transposition eines Teiles des linken Ventrikels in das Abdomen; dies war die wesentliche Fehlbildung, verknüpft mit einem Defekt der Bauchdecken. Wir hatten – Duplizität der Fälle – jetzt ein zweites Kind zusammen mit den Herzchirurgen in Behandlung. Auch hier war eine exaktere Aussage pränatal nicht möglich gewesen. Beiden Kindern geht es glücklicherweise gut. Wären diese Fehlbildungen im ganzen Ausmaß sehr frühzeitig erkennbar gewesen, hätten sie – das zeigt in beiden Fällen der Verlauf – dennoch keine primäre Indikation zum Abbruch bedeutet. Man muß über jeden Fall sprechen. Von wenigen Ausnahmen abgesehen – und diese betreffen gerade Fehlbildungen des Gehirns und des Rückenmarkes – sehen wir bislang aufgrund der pränatalen Diagnostik keine vermehrte Indikation zum Abbruch, wohl aber eine Gefahr, daß Schwangerschaften bei durchaus korrigierbaren Fehlbildungen des Kindes abgebrochen werden könnten. Die pränatale Diagnostik kann aber sehr wohl, und das mit Hinblick auf eine Steigerung der Lebensqualität, zur Modifikation des Geburtszeitpunktes und der Art der Geburt führen.

Es war dem Autor anfangs nicht klar, wie problematisch es ist, in das Thema „Lebensqualität" die Operationsindikation mit hineinzunehmen. Sie wird bei den Erkrankungen und Fehlbildungen, die in den nächsten Vorträgen behandelt werden, sicher nicht in Frage gestellt. Es handelt sich dabei um klassische Krankheitsbilder, die der Kinderchirurg behandelt. Schwierig bleibt die Situation stets bei den hier beispielhaft erwähnten Kindern mit MMC. Vor der 23. Woche diagnostiziert, halten wir hier die Diskussion über den Abbruch für richtig. Post partum ist die Diskussion im Vergleich zu anderen klassischen kinderchirurgischen Fehlbildungen erschwert, weil nie von der Möglichkeit einer Heilung auszugehen ist. Die Lebensqualität ist immer, nur in unterschiedlichem Maße, beeinträchtigt. Hinsichtlich der Indikation zur Operation lassen wir das Kind mit seiner Vitalität mitentscheiden. Die anderenorts aufgestellten Kriterien sind unseres Erachtens nicht verläßlich.

Wir sind also dafür, das geborene Kind zu behandeln. Ein Freiraum für eine andere Entscheidung in einzelnen Fällen muß unseres Erachtens – und dies dann in Übereinstimmung mit den Eltern – bleiben.

Wesentliche Aussage soll sein: Auch Kinder mit MMC können vom Medizinischen her eine Lebensqualität erreichen, die das Leben für sie und andere lebenswert macht. Es ist ganz wichtig, daß die Gesellschaft ihnen nicht verwehrt, die mögliche Lebensqualität dann auch zu leben. Die Operateure von einst, die ja schließlich die Operationsindikation gestellt haben, behalten dabei eine Verantwortung, die über die Deskription von Erfolgen und Langzeitergebnissen hinausgeht. Dies gilt wohl für alle kinderchirurgischen Fehlbildungen.

293. Oesophagusatresie und Lebensqualität

M. Lehner

Kinderchirurgische Klinik, Olgahospital Stuttgart, Pädiatrisches Zentrum, Bismarckstr. 8, D-7000 Stuttgart 1

Esophageal Atresia and Quality of Life

Summary. To evaluate the quality of life of patients with esophageal atresia 122 questionaires about children who underwent operations in several centres in the Federal Republic of Germany were analysed. On the basis of this information, the literature and our own cases, we found that these patients early childhood is complicated by operations, dilatations, difficulties of swallowing and frequent pulmonary infections. These problems improved in most cases during the first years of life. Subsequently the quality of life can be regarded as good.

Key words: Esophageal Atresia − Quality of Life

Zusammenfassung. Zur Beurteilung der Lebensqualität nach Oesophagusatresie wurden 122 Fragebögen ausgewertet über Kinder, die in verschiedenen Kliniken der Bundesrepublik behandelt wurden (Befragung unter Mitgliedern von KEKS e.V.). Aufgrund dieser Informationen, Literatur und eigener Fälle ergibt sich, daß die frühe Kindheit der Patienten belastet ist durch Krankenhausaufenthalte, Operationen, Bougierungen sowie Schluckstörungen und gehäufte pulmonale Infekte. Diese bessern sich meistens im Verlauf der 1. Lebensjahre. Nach deren Überwindung darf die Lebensqualität als gut bezeichnet werden.

Schlüsselwörter: Oesophagusatresie − Lebensqualität

Knapp 50 Jahre nach der ersten erfolgreichen Operation einer Oesophagusatresie überleben zwischen 75% und 80% der Kinder, die mit dieser Mißbildung geboren werden [2, 4, 7]. Die Mortalität ist verursacht durch Unreife, pulmonale Komplikationen und vor allem assoziierte schwere Fehlbildungen, deren Häufigkeit zwischen 30% und 55% angegeben wird [8].

Von den 70, in den Jahren 1978 bis 1988 in der Kinderchirurgischen Klinik des Olgahospitals Stuttgart behandelten Fälle verstarben 19, was einer Mortalität von 27% entspricht. Todesursache und Überlebensdauer sind in Tabelle 1 zusammengestellt. 10 der Patienten starben in den ersten Lebenstagen, 9 überlebten durchschnittlich 10 Monate, maximal 3 Jahre. Diese Patienten müssen in die Beurteilung der Lebensqualität mit einbezogen werden. Obwohl Schmerzen medikamentös, Isolation durch entsprechende Pflege und Kontakt mit Eltern gemildert werden, darf die Qualität ihres kurzen Lebens nicht als gut gewertet werden, da Geborgenheit und Wohlbefinden als Voraussetzung hierfür weitgehend fehlten.

Das Gleiche gilt zweifellos für die Zeit der primären stationären Behandlung der Langzeitüberlebenden. Zur Klärung der Frage nach deren späterer Lebensqualität wurde unter den Mitgliedern von KEKS (Kreis für Eltern von Kindern mit Speiseröhrenmißbildungen

936

Tabelle 1. 19 Todesfälle von 70 Patienten mit Oesophagusatresie (1978–1988) Kinderchirurgische Klinik, Olgahospital Stuttgart

Todesursache	Anzahl	davon nicht operiert	Überlebensdauer
Unmittelbare Op.-Folgen	0		
Pulmonale Komplikationen	3		9/12–1 Jahr
Assoziierte Fehlbildungen			
Herzvitium isoliert	4		2 d–6/12
mit VATER-Assoziation	5	1	4 d–3 Jahre
Zwerchfellhernie	1		2 d
Larynxspalte	1		1 Jahr
Schwere Grunderkrankung			
Trisomie 18	2	1	1 d
Frühgeburt unter 1000 g			
Hyaline Membran	1		16 d
Hirnblutung	2	1	1 d–10 d
	19 Pat.	3 Pat.	

Tabelle 2. Altersverteilung: Befragung über Patienten mit Oesophagusatresie

bis 3 Jahre	57 Patienten
3–7 Jahre	43 Patienten
7–19 Jahre	22 Patienten
total	122 Patienten

Durchschnitt 5 Jahre

Tabelle 3. Dauer des 1. stationären Aufenthaltes bei 122 Patienten mit Oesophagusatresie (Befragung über KEKS)

	Anzahl Patienten		durchschnittliche Dauer
Gruppe I (83%) primäre End-zu-End-Anastomose	101	2–60 Wochen	11 Wochen
Gruppe II (17%) langstreckige Atresie			
1) sekundäre Anastomose (Fadentechnik, Bougierung)	12	12–36 Wochen	28 Wochen
2) Coloninterposition	7	4–15 Wochen	9 Wochen
3) gastrische Transposition	2	20–52 Wochen	36 Wochen
	122		

e.V.) eine schriftliche Umfrage durchgeführt. 122 Fragebögen von Kindern, die in den verschiedensten Kliniken der Bundesrepublik behandelt wurden, wurden anonym beantwortet. Die Altersverteilung geht aus Tabelle 2 hervor. Die Antworten lassen sich nicht statistisch signifikant auswerten, geben aber mehr Auskunft über Lebensqualität als klinische, manometrische und radiologische Untersuchungen. Lebensqualität läßt sich bis heute nicht nachweisen und mit Zahlen messen. Trotzdem soll im folgenden versucht werden, das Subjektive möglichst objektiv zu beleuchten.

Stenose	5
Anastomoseninsuffizienz und Fistelrecidiv	10
GER	5
Gastrostomierevision	3
Tracheotomie	2
Aortopexie	12
total	37

Tabelle 4. Sekundäre Eingriffe nach primärer Anastomose bei 101 Patienten

1. Woche	5 Patienten
2. Woche	32 Patienten
3.–4. Woche	25 Patienten
1.–3. Monat	7 Patienten
3.–16. Monat	3 Patienten
keine Angabe	29 Patienten
total	101 Patienten

durchschnittlich 18. Tag

Tabelle 5. Trinken nach primärer End-zu-End-Anastomose

Die Zeit der primären stationären Behandlung ist nicht nur eine Zeit eingeschränkter Lebensqualität, sie kann auch zum Ausgangspunkt einer gestörten psychosozialen Entwicklung werden [1]. Ihre Dauer hängt in erster Linie von der sich aus der Distanz der Oesophagussegmente ergebenden Behandlung ab. Sie betrug bei kurzstreckigen Atresien (Gruppe I) durchschnittlich 11 Wochen, bei langstreckigen mit sekundärer Anastomosierung 7 Monate, bei geplanter Coloninterposition primär 2 Monate, wobei hier ein späterer stationärer Aufenthalt erforderlich war. Auffallend ist die starke Schwankung zwischen 2 und 60 Wochen bei Gruppe I, die 83% der Patienten ausmacht. Hier wirken verlängernd und belastend einerseits postoperative Komplikationen, wie Anastomoseninsuffizienz, Stenose und Fistelrezidive, andererseits pulmonale Affektionen zu Folge Trachealanomalien und recidivierender Aspiration bei Reflux (Tabelle 3). Aus diesen Gründen (Tabelle 4), waren 37 sekundäre Eingriffe erforderlich, wobei wir die Belastung der Patienten mit Trachealanomalien besonders hoch einschätzen, weil Atemnot und Erstikkungsanfälle Todesangst verursachen. Sehr positiv muß dagegen bewertet werden (Tabelle 5), daß diese Kinder durchschnittlich am 18. Tag, 40% von ihnen sogar innerhalb der ersten 2 Wochen erstmals trinken konnten.

Für die Patienten mit langstreckiger Atresie und sekundärer Anastomose ist die physische und psychische Belastung während der durchschnittlichen 7 Monate dauernden Primärbehandlung weit höher. Tägliche Bougierungen oder Elongationen, bestenfalls in Sedierung, durchschnittlich 3 Operationen (Eingriffe wegen assoziierter Fehlbildungen nicht einberechnet) sowie Verzicht auf perorale Ernährung während durchschnittlich 7 Monaten sind der hohe Preis, den sie für die Erhaltung des „eigenen Oesophagus" bezahlen.

Bei Coloninterposition, die heute wegen Spätkomplikationen wenn immer möglich vermieden wird, waren die Patienten nur 2 Monate durchschnittlich im Krankenhaus und hatten den großen Vorteil, dank der zervikalen Oesophagostomie von Anfang an ungehindert schlucken zu können.

Nur 13 von 122 Befragten, 11% also, gaben an, daß die Kinder nach der Primärbehandlung völlig beschwerdefrei sind. Laut Literatur liegt dieser Prozentsatz deutlich höher, zwischen 23% und 71% [5]. Die Diskrepanz begründet sich darin, daß die Befragung in einer Elternvereinigung erfolgt, wo sich vorwiegend Eltern von Patienten mit Problemen zusammenfinden. Man kann annehmen, daß ¼ bis ⅓ der Kinder einen völlig problemlosen Verlauf zeigen.

	Infekte	Patienten	
1. Lebensjahr	45	122	37%
3. Lebensjahr	31	93	33%
3–7 Jahre	14	65	21%
>7 Jahre	4	22	18%

Tabelle 6. Gehäufte pulmonale Infekte (mehr als 4/Jahr behandlungsbedürftig) bei 122 Patienten mit Oesophagusatresie

1–5mal	40 Patienten
6–10mal	10 Patienten
11–20mal	6 Patienten
>20mal	7 Patienten
keine Häufigkeitsangabe	10 Patienten
total	73 Patienten

10 Patienten nach dem 3. Lebensjahr

Tabelle 7. Postoperative Bougierungen bei 101 Patienten mit primärer End-zu-End-Anastomose

Bei den übrigen Patienten ist die frühe Kindheit getrübt durch pulmonale Infekte sowie Schluckstörungen, die sich mit zunehmendem Alter bessern. So traten in den ersten 3 Lebensjahren bei rund ⅓, nach dem 7. Jahr nur noch bei 18% jährlich mehr als 4 behandlungsbedürftige Lungeninfekte auf (Tabelle 6). Schluckstörungen zu Folge Motilitätsstörung oder Stenose äußern sich in Unfähigkeit altersgemäßer Nahrungsaufnahme, Würgen, Erbrechen und Hängenbleiben von Speisen. Hier helfen sich Eltern und Kinder durch Trinken oder Provokation von Erbrechen meist selbst. Nur bei 11 Patienten war 31mal eine endoskopische Entfernung erforderlich.

Bougierungen wegen Stenose wurden bei rund ¾ der Patienten mit kurzstreckiger Atresie vorgenommen (Tabelle 7) vorwiegend im 1. Lebensjahr, nur bei 10 Patienten nach dem 3. Lebensjahr. Zu diesem Zeitpunkt nehmen auch Schluckstörungen und Essensschwierigkeiten bei den meisten Kindern rapide ab. Länger dauern sie an bei Auftreten schwerer postoperativer Komplikationen und vor allem dann, wenn erste Trinkversuche spät erfolgen, wie dies normalerweise bei langstreckigen Atresien der Fall ist.

Spätuntersuchungen [3, 5] von Erwachsenen zeigen trotz manometrisch und radiologisch nachweisbarer Motilitätsstörung bei der überwiegenden Mehrzahl ein normales oder nahezu normales Schluckverhalten.

Die geistige und körperliche Entwicklung der meisten Patienten ist normal, sieht man von gelegentlich auftretenden, durch die Operation bedingten Thorax- und Schulterdeformierungen, Skoliosen und Mammaasymmetrien ab. Die meisten Kinder besuchen einen normalen Kindergarten oder die normale Schule. Ursache für Entwicklungsstörungen sind Unreife sowie assoziierte Fehlbildungen vor allem im kardialen oder zentralnervösen Bereich.

Was die psychische Entwicklung betrifft, sind Kinder mit Oesophagusatresie eine Risikogruppe [1]. An Auffälligkeiten treten Kontaktstörungen, Trennungsängste, regressive Verhaltensweisen, übermäßige Anpassung und Neigung zu Clownerien auf, wobei Zahl und Dauer der Klinikaufenthalte, Trennung von Mutter und Kind sowie schmerzhafte Eingriffe eine wesentliche Rolle spielen. So führen Bougierbehandlungen ohne Narkose zu Schlafstörungen, nächtlichem Aufschreien oder tagelanger Versunkenheit. Bougierungen ohne Sedierung und ohne Narkose sollten deshalb nicht durchgeführt werden.

Die psychosoziale Entwicklung des Kindes wird wesentlich durch das Verhalten der Eltern mitgeprägt. Diese können ausgleichend oder durch Überbetreuung, Übervorsichtigkeit oder inadäquate Angst problemverstärkend wirken. Ihrer Betreuung, auch in der Elternvereinigung, kommt deshalb zentrale Bedeutung zu.

Das Kind mit Oesophagusatresie ist in seinen ersten Lebensjahren belastet durch Operationen, Bougierungen, Schluckstörungen und gehäufte pulmonale Infekte. Die

Beschwerden bessern sich mit zunehmendem Alter und spielen beim Erwachsenen kaum mehr eine Rolle. So darf nach Überwindung der Probleme der ersten Jahre die Lebensqualität als gut bezeichnet werden.

Literatur

1. Dera M, Mies U, Martinius J (1980) Erste Ergebnisse der Studie zur psychosozialen Entwicklung von Kindern, die wegen bestimmter Fehlbildungen als Neugeborene operiert werden mußten. Z Kinderchir 29/2:95−108
2. Hands LJ, Dudley NE (1986) A comparison between Gap-Length and Waterston classification. J Ped Surg 21/5:404−406
3. Koch A (1976) Spätergebnisse wegen operierter Oesophagusatresie. Z Kinderchir 18/1:33−44
4. Leendertse Verloop K (1987) Postoperative morbidity in patients with esophageal atresia. Pediatr Surg Int 2:2−5
5. Lindahl H (1984) Prognosis of successfully operated oesophageal atresia with aspects on physical and psychological development. Z Kinderchir 39:6−10
6. Louhimo I, Lindahl H (1983) Esophageal atresia: Primary results of 500 consecutively treated patients. J Ped Surg 18/3:217−228
7. Myers NA (1977) Oesophageal atresia with distal tracheo-oesophageal Fistula − a long term follow-up. Progress in pediatric Surgery, 10, Urban und Schwarzenberg, S 5−19
8. Wissing K, Morales W, Pompino H-J (1976) Zusätzliche Fehlbildungen bei Neugeborenen mit Oesophagusatresie. Z Kinderchir 19/4:344−352

294. Kurzdarm-Syndrom und Lebensqualität im Kindesalter

K.-L. Waag, K. Holzer und K. Heller

Sektion Kinderchir. Z. Chir., Johann Wolfgang Goethe-Universität Frankfurt am Main, Theodor-Stern-Kai 7, D-6000 Frankfurt a.M. 70

Short Gut Syndrome and Quality of Life in Childhood

Summary. From 1985 to 1988, six patients suffered from short gut syndrome due to congenital malformations. The children were aged 4−24 months at the time of the operation in which the gut was doubled in length by a Bianchi procedure. It is necessary to interview the parents about their own and the child's psychological and physical stress during the pre- and postoperative periods. Collective reactions were found which must be considered for indication and time of operation.

Key words: Quality of Life − Short Gut Syndrome − Childhood

Zusammenfassung. Zwischen 1985 und 1988 wurden 6 Kinder im Alter zwischen 4 und 24 Monaten wegen eines Kurzdarm-Syndroms mit einer Dünndarmverdoppelungs-Operation nach Bianchi operiert. Um die Lebensqualität der Zeit vor und nach der Operation zu beurteilen, wurden alle Elternpaare über die physischen und psychischen Probleme dieser Zeit befragt. Kinder und Eltern dürfen hier nicht getrennt betrachtet werden. Collective Reaktionen konnten beobachtet werden und müssen für Indikation und Op-Zeitpunkt berücksichtigt werden.

Schlüsselwörter: Kurzdarm-Syndrom − Lebensqualität

Die Frage nach der Lebensqualität beim Kurzdarmsyndrom ist zum Ersten die Frage nach dem Erreichten und zum Zweiten aber auch die Frage nach den Bedingungen, unter denen dies erkauft wurde.

Nicht der Tod ist das entscheidende Problem, sondern das Leben. Die Problematik fokusiert sich am besten bei den Kurzdarmkindern, die keine spontane Adaptation zeigen.

Ich möchte mich daher auf die 6 Familien beziehen, bei denen wir eine Dünndarmdoppelung operiert haben.

Da sich eine Kurzdarm-Situation über Monate entwickelt, ist sie oft nicht steuerbar, unabhängig davon, ob wir uns berechtigt fühlen, Weichen zu stellen. Mehr ist es oft nicht; unsere Behandlung interferiert teils kraß mit dem, was wir schicksalsmäßigen Verlauf nennen. Einzelne Neugeborene zeigen uns deutlich, daß sie trotz aller unserer Operationen überleben; anderen bringen uns zur Verzweiflung, weil sie reagieren, als wollten sie nicht überleben.

Rein medizinisch möchte ich mich auf die Mitteilung beschränken, daß bisher 3 von unseren 6 Kindern mit einer Dünndarmdoppelung voll oral ernährt werden können; 2 sind ca. 6−8 Stunden pro Tag ohne totale parenterale Ernährung; das 6. Kind ist erst vor einigen Wochen operiert und noch nicht beurteilbar.

Zur Frage der Lebensqualität haben wir mit Hilfe eines Interviews die Probleme der Kinder und der Eltern erfragt, die hier nur gemeinsam betrachtet werden können.

Nach einem ununterbrochenen stationären Aufenthalt von mindestens 280 aber maximal 500 Tagen kümmerten sich 5 Eltern 6–11 Stunden täglich um ihre Kinder. Ein Patient wurde von seinen Eltern völlig verlassen. Die Mutter hatte nur minutenweise das Kind besucht und war von der Situation intellektuell völlig überfordert; seit Februar letzten Jahres meldete sich niemand mehr und eine Schwester der Station hat die Mutterrolle übernommen. Alle Mütter hatten spätestens seit der Erkrankung des Kindes ihren Beruf aufgegeben. Die Restfamilie versorgte oft der Vater zusätzlich zum Beruf oder sie „lief nebenher". Verwandtschaft, Kirche oder Staat kommen bei der Bewältigung der Aufgaben nicht vor.

Ausnahmslos reduzierte sich der Freundeskreis; die Eltern gaben selbst alles übrige Interesse zugunsten des Kindes auf. Zitat: „Wir hatten kein Bedürfnis". Es fehlte die Kraft und die Initiative. So entfiel für alle Familien der Urlaub über Jahre vollständig. Die erste Familie konnte jetzt nach 4½ Jahren den ersten Urlaub nach der Beendigung der TPN organisieren.

Alle Eltern, die wir direkt betreuen konnten, erlernten die TPN nach Anleitung in der Klinik und führten sie dann nach Bedarf zu Hause durch. Alle wurden ausnahmslos immer kritischer Schwestern und Ärzten gegenüber, wenn es um den sterilen Umgang mit dem Hickman-Katheter oder um den Mischbeutel für die TPN ging. Die Verantwortung für die TPN konnte – wenn auch mit Angst vor Infektionen – getragen werden; alle Eltern glaubten, es selbst zu Hause in Ruhe am saubersten durchführen zu können. Trotz der Angst vor der Verantwortung empfand man die TPN zu Hause als das kleinere Übel.

Von vier Müttern wissen wir, daß sie sich selbst ausgiebig mit der Ernährung und der Darmfunktion befaßt haben und alles lesen, was sie diesbezüglich greifen können.

Der extrem lange Aufenthalt in der Klinik führte bei den Eltern zu relativ ähnlichen psychischen Reaktionen: Die Situation auf Station wurde als beengend empfunden; „es fehlt an Freiraum" und „man fühlt sich nie unbeobachtet".

Die Zuwendungen des Krankenhauspersonals spielten in den kritischen Situationen auch retrospektiv eine entscheidende Rolle. Mehrfach führte Einfühlungsvermögen einzelner Schwestern zu Freundschaften über den stationären Aufenthalt hinaus.

Die Erfahrungen mit den niedergelassenen Ärzten waren größtenteils negativ. Diese wollten entweder nicht nur Rezepte ausschreiben oder waren andererseits nach Meinung der Eltern „völlig überfordert".

Die Entwicklung der Kinder war rückständig sowohl intellektuell als auch psychisch, im allgemeinen 4–6 Monate. Das soziale Verhalten korrelierte mit dem Ausmaß der elterlichen bzw. schwesterlichen Betreuung. Das Verhalten war erstaunlich gut Erwachsenen gegenüber. Zitat: „Das Kind sucht Schutz bei den Erwachsenen". Nur das von den Eltern verlassene Kind zeigt keine Umgangsprobleme mit den anderen Kindern der Station, da es sich bei voller oraler Zufuhr frei bewegen kann. Die anderen adaptieren sich an andere Kinder schwer. Eine Mutter berichtet, daß das Kind im integrativen Kindergarten „Schlagen übe". Ein anderes benimmt sich auf seiner Intensivstation völlig frei, reagiert aber ängstlich zu Hause. Trotz der ausschließlichen Zuwendung einer Mutter erbricht ihr Kind provokativ dann, wenn es zusätzliche Aufmerksamkeit beanspruchen möchte.

Ein besonderer Punkt unseres Interviews war die Frage, wie die Eltern sich selbst zu der schweren Erkrankung ihres Kindes stellen. Drei Mütter hatten Schuldgefühle, obwohl sie doch nie geraucht oder getrunken hätten.

Alle Eltern benötigten ca. 4 Monate, bis sie den Ernst der Situatio begriffen. Zitat: „Erst durch die Länge der Behandlung haben wir den Ernst der Lage erkannt" oder „Erst als der Arzt uns sagt, er wisse selbst nicht weiter", waren die entscheidenden Sätze für die Eltern trotz ausführlicher Aufklärungsgespräche. Die Mütter fühlten sich bei wichtigen Informationsgesprächen ohne ihre Ehemänner überfordert, Entscheidungen zu tragen. Alle befragten Mütter wollten jederzeit die volle Wahrheit über den Krankheitszustand wissen und in die Wahl für die Behandlungsschritte einbezogen werden. Nach der Ansicht der Eltern sind auch extreme Behandlungen bzw. Operationen zu bejahen, wenn sie dem Kind nützen.

Jede Andeutung einer Behandlungsmöglichkeit wurde begeistert aufgenommen und mit Hoffnung belegt. Daher reagierten alle Eltern auf die bisher nicht mögliche Transplantation mit großer Enttäuschung. Entsprechend hoch war die Erwartungshaltung auf die Dünndarm-Doppelungsoperation.

Interfamiliär berichten alle über totale Änderungen ihres eigenen Familienverständnisses. Jeder versorgte seinen Anteil bis zur vollständigen Aufgabe der eigenen Bedürfnisse, was eine Mutter in einem sehr treffenden Satz formuliert: „Man funktioniert wie eine Maschine". Dies kennzeichnet das kritiklose Erfüllen-Wollen aller vom Schicksal gestellten Aufgaben und das Ausschöpfen der eigenen Möglichkeiten für das hilfebedürftige Kind. Eine weitere Auskunft lautet: „Abends muß ich erst mal weinen", was die Erschöpfung nach einem Krankenhaustag kennzeichnet. Ein weiteres Zitat: „Man realisiert nicht mehr, daß andere Familien gesunde Kinder haben". Eine andere Mutter formuliert klar den Neid auf ein gesundes Kind. Eine ähnliche, wenn auch versteckte Reaktion zeigt eine Mutter, die von einer großen Enttäuschung über ihr Kind berichtet, weil es krank ist. Auf Fotografien versteckte sie über Monate die Leitungen und Verbände, die sie nicht wahrhaben wollte.

Unsere Fragen nach Verzweiflung, Hoffnung, Bereuen und lebenswertem Leben wurden einstimmig von einer großen Hoffnung für das Kind geprägt; allerdings waren unsere Patienten alle Wunschkinder und in vier Fällen das einzige Kind. Keiner bereute für sich und für das Kind, sich auf eine solch lange Behandlung eingelassen zu haben. Zitat: „Da es heute gut geht, kann ich es nicht bereuen, daß es lebt". Alle dachten nie daran, ihr Kind aufzugeben, ausgenommen die Mutter, die ihr Kind verlassen hat; sie wollte es wieder nehmen, wenn es ihm gut geht; daß dies heute der Fall ist, interessiert sie nicht mehr.

Eine nicht zu erschütternde Hoffnung der Eltern klingt auch bei der Beurteilung über eine lebenswertes Leben durch. Zitat: „Wir machen das beste daraus". Unsere skeptische Mutter mit ihrem jetzt voll oral ernährtem Kind antwortete uns: „Ich weiß nicht, ob mein Kind ein lebenswertes Leben führen kann; für mich war es wichtig, daß wir Fortschritte sehen konnten."

Als Fazit müssen wir angesichts des ungeheuren Einsatzes und der tiefen, unerschütterlichen Hoffnung der Eltern für ihr erkranktes Kind diese Erkenntnisse in unsere medizinischen Überlegungen mit einbeziehen. Für Kind, Eltern und Behandelnde ist Krankheit und Tod nicht gleichbedeutend mit Versagen. Versagen heißt, sich den Herausforderungen des Lebens nicht zu stellen.

Die Frage nach lebenswertem Leben wurde bewußt nicht nur auf das Kind als Patient, sondern auf die ganze Familie ausgedehnt, die die Herausforderung gleichermaßen annehmen muß.

295. Blasenexstrophie und Lebensqualität

J. Engert und H. J. Pompino

Kinderchirurgische Universitätsklinik Bochum, Marienhospital Herne, Widumer Straße 8, D-4690 Herne 1

Exstrophy of the Urinary Bladder and Quality of Life

Summary. The primary objectives of operative management of exstrophy of the urinary bladder are to obtain secure closure of pelvic girdle and abdominal wall, unimpeded voiding, urinary continence, absence of reflux, preservation of renal function, functional and cosmetically acceptable external genitalia, and the absence of malignancy. These objectives cannot be fully achieved by only one of the established procedures such as functional bladder closure, internal or external urinary diversion and epispadias repair. Early individual and creative surgical management including changing concepts when needed and careful life-long followup are thought to provide the basis for a satisfying social adjustment and quality of life.

Key words: Exstrophy − Urinary Bladder − Quality of Life

Zusammenfassung. Die wichtigsten Ziele bei der operativen Behandlung der Blasenexstrophie sind sicherer Beckenring- und Bauchwandverschluß, unbehinderte Blasenentleerung, Harnkontinenz, Refluxfreiheit, erhaltene Nierenfunktion, ein funktionell und kosmetisch befriedigendes äußeres Genitale und fehlende maligne Entartung. Diese Ziele können weder mit dem funkionellen Blasenverschluß allein noch durch Harnum- bzw. -ableitungen inklusive ihrer Modifikationen erreicht werden. Nur frühe individuelle Rekonstruktion, Kombination oder Verfahrenswechsel bei Bedarf, Korrektur des äußeren Genitale und lebenslange sorgfältige Kontrollen bezüglich eventueller maligner Entartungen führen zu befriedigender sozialer Einordnung und Lebensqualität.

Schlüsselwörter: Blasenexstrophie − Lebensqualität

Einleitung

Die Blasenexstrophie ist mit 1 auf 10−50 000 Geburten eine zwar seltene, aber äußerst schwierige Fehlbildung, zudem mit einem Wiederholungsrisiko von 1 : 70 belastet [15]. Bei der klassischen Ausprägung, d.h. in über 90%, liegt ein Spaltbecken und ein zwischen Nabel und Meatus evertierter unterer Harntrakt vor. Wegen der symphysären Diastase und damit divergierender Corpora cavernosa, dorsaler Chorda und verkürzter Urethra ist der Penis kurz und stummelförmig nach kranial gerichtet. Die Ureteren münden von kaudal lateral refluxiv auf einer vorgewölbten Blasenplatte unterschiedlicher Größe und Dicke. Die Rektusmuskulatur ist weit auseinandergedrängt, der Damm kurz und der Anus nach ventral verlagert. Anomalien der Nieren und Harnleiter sind relativ selten.

Therapeutische Ziele

Ohne jegliche Behandlung resultiert eine somatische Stigmatisierung und Gefährdung der Betroffenen u.a. durch Inkontinenz, chronische Cystitis, Obstruktion, rezidivierende Infektionen des oberen Harntraktes sowie maligne Degeneration. Des weiteren eine psychische und soziale Zeichnung durch abstoßendes, wenn auch zu verbergendes Äußeres, ständige Nässe, Geruchsbelästigung, fehlende Vita sexualis und Verzicht auf Partnerschaft, beruflichen und materiellen Aufstieg.

Aus diesen komplexen Defekten und sekundären Schädigungen ergeben sich die Behandlungsziele:

1. Blasen-Beckenring- und Bauchwandverschluß,
2. ungehinderte, kontinente und refluxfreie Harnentleerung,
3. kosmetisch befriedigende und funktionstüchtige Penis- bzw. Klitoris- und Vaginalrekonstruktionen,
4. normale Nierenfunktion und
5. eine fehlende maligne Entartung.

Um diesen Zielen näherzukommen, haben sich innerhalb dieses Jahrhunderts folgende therapeutisch-operative Konzepte herauskristallisiert, deren Effektivität sich an der Lebensqualität der Betroffenen zu messen hat:

1. einzeitiger oder schrittweiser funktioneller Blasenverschluß mit späterer Rekonstruktion des äußeren Genitales,
2. supravesikale „kontinente" Harnumleitung in Form einer Ureterosigmoidostomie oder verwandter Verfahren,
3. eine primär supravesikale Harnableitung mit nassem Stoma in Form von Ileum- oder Colon-Conduit und
4. eine primär supravesikale Harnableitung durch einen Colon-Conduit mit sekundärer Rekonstruktion von Blase und äußerem Genitale und späterer Undiversion in Form einer Colocystoplastik (Arap) oder Colosigmoidostomie.

Therapie und Ergebnisse

I. Anatomische Rekonstruktion der Blase

Eine Umformung der Blasenplatte zum Hohlorgan gelang erstmals Tiersch im Jahre 1869 [17]. Ein Blasenverschluß *mit* Kontinenz konnten erst Young 1942 beim weiblichen und Michon 1948 beim männlichen Geschlecht erreichen [19]. Insgesamt überstieg die Kontinenzquote bis in die 60er Jahre 5% nicht [9]. Erst der mehrzeitige funktionelle Blasenverschluß, besonders von Jeffs [6] propagiert, und durch

1. bilaterale Beckenosteotomie, Symphysenadaptation und Penisverlängerung kurz nach der Geburt,
2. Blasenhalsplastik [4, 7, 19] meist mit einer Ureterocystoneostomie kombiniert im 3. Lebensjahr und
3. eine Korrektur der Epispadie im 4. oder 5. Lebensjahr (Young und Modifikationen) charakterisiert,

erbrachten ermutigende Ergebnisse (Tabelle 1):

Die in persönlichen Serien erreichten Kontinenzquoten bis über 80% beinhalten kontinente Patienten und solche, die nur eine soziale Kontinenz, d.h. Trockenheit für 1 bis 3 Stunden, erreichten. Möglicherweise lassen sich diese Ergebnisse durch generelle Vorverlagerung des Operationszeitpunktes nahe an den Geburtstermin, wiederholte Blasenhalsrekonstruktionen – eventuell mit Augmentation – und Reosteotomien der Darmbeine mit Durchtrennung der Ligamenta sacralia und tuberalia verbessern. Ein Teil dieser Patienten bleibt auch nach dem Wachstum der Prostata inkontinent, sei es

Tabelle 1. Kontinenzraten nach funktionellem Blasenverschluß

Autoren	n =	kontinent %
Marshal u. Muecke (1970) Lit.	329	5
Johnston et al. (1974) Lit.	415	22
Chisholm (1979)	95	45
Mollard (1981)	16	69
Jeffs (1982)	55	60
Ansell (1983)	23	43
Jeffs et al. (1986)	71	82

Tabelle 2. Nierenfunktionsschädigungen nach Ureterosigmoidostomie, Ileum-Conduit und primärem Blasenverschluß: Langzeitergebnisse (H. J. Mesrobian et al. 1988, n = 103; 1–52 J.)

Ureterosigmoideostomie (n = 45)	70%
Ileum-Conduit (n = 26)	69%
Prim. Blasenverschluß (n = 32)	3%
Prim. Blasenverschluß R. Jeffs 1983 (n = 71)	4%

1. durch primär schlechtere anatomische Verhältnisse,
2. durch Kontraindikationen wie zu kleine und veränderte Blasenplatten, ausgedehnte hamartöse Darmschleimhautinseln, unilaterale Blasen- und Corpus-cavernosum-Hypoplasie, penoskrotale Doppelbildungen, primäre Abflußbehinderungen,
3. Begleitfehlbildungen,
4. sekundäre Schleimhautveränderungen, Spätoperationen, fehlgeschlagene Voroperationen oder postoperative Komplikationen.

Eventuelle Vorteile eines einzeitigen funktionellen Verschlusses der Blase ohne Beckenosteotomie, wie er u.a. von Schrott propagiert wird, sind bisher nicht erwiesen. Auch steht aus, inwieweit Neoimplantationen in kleine Blasenplatten technisch überhaupt möglich oder von Komplikationen gefolgt sind. Gleiches gilt für die frühe Peniskorrektur, die durch Schwellkörperverletzungen und Erektionsverlust gefährdet ist, oder die Penisverlängerung bei persistierender Schambeindiastase.

II. Harnumleitungen

Noch bevor die erste Blasenrekonstruktion versucht wurde, gelang Simon 1852 [16] die Ableitung der beiden Ureteren in das Sigma, ein Verfahren, das durch Coffey [3], Leadbetter [8] und andere zu einer standardisierten „kontinenten" Harnumleitung avancierte. Wenngleich in 86% [14] eine Tag- und Nachtkontinenz angegeben wird, so sind die nur zum Teil langfristigen Ergebnisse besonders bezüglich der obstruktiven und entzündlichen Nierenschädigung unbefriedigend (Tabelle 2). Hinzu kommt die Gefahr einer malignen Entartung von über 3% mit einer Latenz von 14–50 Jahren [10]. Diese Gefahr läßt sich auch durch antirefluxive Maßnahmen nicht beseitigen und gilt selbstverständlich für alle verwandten Methoden wie Trigonosigmoidostomie, ileocökale Sigmoidostomie, Colosigmoidostomie oder Undiversion mit Colocystoplastik. Stuhlinkontinenz und erweiterter Harntrakt stellen Kontraindikationen dar.

III. Harnableitungen

Das therapeutische Konzept der primär supravesikalen Harnableitung über Ileum- oder Colon-Conduit verzichtet grundsätzlich auf Kontinenz und schränkt damit die soziale Entfaltung der Betroffenen erheblich ein. Der 1948 von Bricker [1] angegebene und 1954 von Rickham [12] erstmals bei der Blasenexstrophie eingesetzte Ileum-Conduit hat über den Nachteil des nassen Stomas hinaus multiple Früh- und Spätkomplikationen gezeigt [15], die sich bis heute nicht entscheidend haben verringern lassen (Tabelle 3).

Harnwegsinfektionen	48%
IVP pathologisch	69%
Hydronephrosen	42%
Nierenatrophie	17%
Urolithiasis	27%
Vesiko-ren. Reflux	100%
Eins. Nierenverlust	27%
Tod d. Nierenversagen	4%

Tabelle 3. Langzeitergebnisse nach Ileum-Conduit (H. J. Mesrobian et al. 1988, n = 26; 1–30 J. Ø 13 J.)

Hyperclorämische Azid.	45,0%
Hydronephrose/Atrophie	73,0%
Urolithiasis	20,0%
Unilat. Nephrektomie	23,0%
Niereninsuffizienz	20,0%
Tod d. Nierenversagen	10,0%
Colonpolypen benigne	5,0%
Colonpolypen maligne (26 J.)	2,5%

Tabelle 4. Langzeitergebnisse nach Ureterosigmoidostomie (H. J. Mesrobian et al. 1988, n = 40; 4–53 J., Ø 28 J.)

Der Colon-Conduit ergibt bei gleicher psychischer und sozialer Stigmatisierung die Möglichkeit einer antirefluxiven Harnleiterimplantationstechnik [5, 8] und damit grundsätzlich besseren Schutz des oberen Harntraktes, ist aber wie alle Harnleitercolonanastomosen malignitätsgefährdet. Das gilt gleichermaßen für sogenannte Konversionsoperationen in Form der Colosigmoido- oder Colocystostomie, die ebenfalls noch ohne Spätergebnisse als Alternativen bei fehlgeschlagenen Blasenaufbauplastiken oder Ureterosigmoidostomien gebraucht werden.

Überprüft man die wesentlichen bisher zur Verfügung stehenden Operationsverfahren bezüglich ungehinderter, kontinenter und refluxfreier Harnentleerung, so zeigt sich, daß der funktionelle Blasenverschluß allenfalls in ⅔ der Fälle zu einer subnormalen und in weiteren 15% nur zu einer sozialen Kontinenz [6] führt. Die Ureterosigmoidostomie erreicht 85% nächtliche Kontinenz [14]; die Conduits sind ohne Kontinenz und den Urinalen der Vergangenheit ähnlich!

Wesentliche Unterschiede ergaben sich bezüglich der Infektionen und Nierenfunktionsschäden (Tabelle 4).

Aus diesen Ergebnissen läßt sich derzeit ein therapeutischer Kompromiß wie folgt ableiten:

1. funktioneller Blasenverschluß zum frühestmöglichen Zeitpunkt inklusive aller individuell einsetzbaren technischen Varianten,
2. bei Kontraindikationen oder persistierender Inkontinenz Ureterosigmoidostomie,
3. bei therapieresistenten Abflußbehinderungen nach funktionellem Blasenverschluß – Ureterosigmoidostomie – vor jeglicher Megalisierung; andernfalls Ableitung z.B. über ein Colon-Conduit, der grundsätzlich in eine Colosigmoidostomie oder Colocystoplastik umgewandelt werden kann,
4. bei nicht beherrschbaren Infektionen und Megalisierung bleibt als zwar psychisch belastende, aber effektive Harnableitung die Ureterocutaneostomie.

Anatomische Korrektur des äußeren Genitales

Nach der Pubertät werden neben dem Nierenerhalt und der Kontinenz das kosmetisch ansprechende Äußere und die Funktionstüchtigkeit der Sexualorgane – besonders beim männlichen Geschlecht – von immer größerer Bedeutung bezüglich der Lebensqualität.

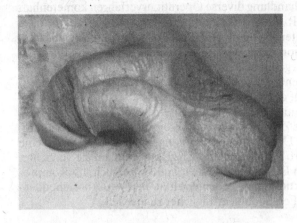

Abb. 1. Durch Spaltbecken, divergierende Corpora cavernosa und dorsale Chorda nach kranial gerichteter und der vorderen Bauchwand fest anliegender Penis

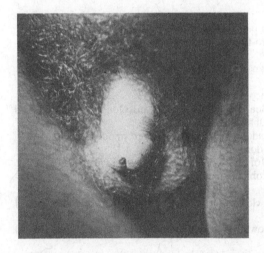

Abb. 2. Gleicher Patient wie Abb. 1, Penis nach sekundärer Korrektur (Penisabrichtung) mit Resektion der Chorda, Lyse, Adaptation und Streckung der Corpora sowie Neubildung der Harnröhre

Wichtige Voraussetzungen zur Genitalrekonstruktion werden schon mit dem Primäreingriff geschaffen, da nur bei bleibendem Symphysenverschluß oder allenfalls mit geringer Diastase von nicht mehr als 3 cm (Schillinger) eine adäquate Länge des männlichen Gliedes erreicht werden kann. Gelingt durch die primären Maßnahmen, die mit dem Blasenverschluß erfolgen sollten, eine ausreichende Penislänge nicht oder kommt es zum Chorda-Rezidiv, so ist nach Erreichen der Kontinenz eine neuerliche Penisabrichtung, eine Streckung der Corpora durch rotierende Raffnähte und – in zeitlich ausreichendem Abstand – eine Neubildung der Harnröhre auszuführen (Abb. 1 und 2).

Während die kosmetische und funktionelle Korrektur beim weiblichen Geschlecht bisher durchaus zufriedenstellende Ergebnisse erbrachte, was sich unter anderem in einer zunehmenden Fertilität von 26% [18] ausdrückt, so sind die Ergebnisse beim männlichen Geschlecht bisher unbefriedigend geblieben. Dementsprechend liegt die Fertilität mit 5,6% extrem niedrig [18].

Diskussion

Die Blasenexstrophie ist als schwere komplexe Fehlbildung eine permanente Herausforderung für die kosmetisch und funktionell rekonstruktive Chirurgie geblieben. Wenngleich im Verlauf dieses Jahrhunderts zur Behandlung diverse Operationsverfahren kometenhaft den urologischen Himmel kreuzten (Rickham), so erfüllte bisher kein Verfahren unter allen Umständen und bei jedem Patienten die therapeutischen Forderungen. Nur eine individuelle Anwendung oder Kombination eines oder unterschiedlicher Behandlungskonzepte erlaubt eine Verbesserung der Ergebnisse bzw. eine Resozialisierung der somatisch, psychisch und sozial gezeichneten Patienten. Die bisherigen Ergebnisse machen zwar technischen Fortschritt deutlich, weisen auf der anderen Seite aber auch darauf hin, daß diese Verbesserungen vielfach der zunehmenden Erfahrung einzelner Zentren zuzuordnen sind. Hier liegt vielleicht ein Schlüssel für die Zukunft. Alle Verfahren mit Ausnahme der anatomischen Rekonstruktion bedeuten die Umwandlung einer kongenitalen Anomalie in eine iatrogene (Castro und Martinez-Pineiro), doch kann im Einzelfall nicht auf sie verzichtet werden. Das Optimum der derzeitigen Behandlung besteht in dem Versuch, im Kompromiß zwischen erhaltener Nierenfunktion und Lebensqualität bei weiterbestehendem Risiko und Spätkomplikationen diese Fehlbildung erträglicher zu machen.

Literatur

1. Bricker EM (1959) Bladder substitution after pelvic evisuation. Surg Clin N Am 30:1511
2. Castro EP, Martinez-Pineiro JA (1968) Entero-trigono urethroplasty – surgical technique for correction of bladder exstrophy. Urol Int 23:158
3. Coffey RC (1921) Transplantation of the ureter into the large intestine in the absence of the functioning bladder. Surg Gynecol Obstet 32:383
4. Dees JE (1949) Congenital epispadias with incontinence. J Urol 62:513
5. Goodwin WE, Harris AP, Kaufmann JJ, Beal JM (1953) Open transcolonic ureterointestinal anastomosis. A new approach. Surg Gynec Obstet 97:295
6. Jeffs RD (1986) Exstrophy of the urinary bladder. In: Pediatric Surgery. Fourth Edition Vol 2. Year Book Medical Publishers, Chicago London, pp 1216–1241
7. Leadbetter GW Jr (1964) Surgical correction of total urinary incontinence. J Urol 91:261
8. Leadbetter WF (1955) Consideration of problems incident to performance of uretero-enterostomy. Report of a technique. J Urol 73:67
9. Marshal VF, Muecke EC (1970) Functional closure of typical exstrophy of the bladder. J Urol 104:205
10. Mesrobian H-GJ et al. (1988) Long-term followup of 103 patients with bladder exstrophy. J Urol 139:719–722
11. Michon L (1948) Conservative operations for exstrophy of the bladder, with particular references to urinary incontinence. Br J Urol 20:167
12. Rickham PP, Stauffer UG (1982) Exstrophy of the bladder. Progress of management during the last 25 years. Adapted from the Simpson Smith Memorial Lecture given by Prof PP Rickham of the Institute of Child Health in London
13. Schillinger JF et al. (1984) Bladder exstrophy: penile lengthening procedure. Urology 5:434
14. Segura JW, Kelalis PP (1975) Long-term results of ureterosigmoidostomy in children with bladder exstrophy. J Urol 114:138–140
15. Shapiro E et al. (1984) The inheritance of the exstrophy-epispadias complex. J Urol 132:308
16. Simon J (1852) Ectopia vesicae. Lancet 2:568
17. Thiersch K, zit nach Trendelenburg F (1885) Zur Operation der Ectopia vesicae. Zbl Chir 49:621
18. Woodhouse CRJ, Ransley PC, Williams DI (1983) The exstrophy patient in adult life. Br J Urol 55:632
19. Young HH (1942) Exstrophy of the bladder: The first case in which a normal bladder and urinary control have been obtained by plastic operation. Surg Gynec Obstet 74:729

296. Langzeitergebnisse und Lebensqualität bei Kindern mit Omphalocele und Gastroschisis

H. Halsband und C. von Schwabe

Klinik für Kinderchirurgie, Med. Universität zu Lübeck, Ratzeburger Allee 160, D-2400 Lübeck 1

Long-Term Results and Quality of Life in Children with Omphalocele and Gastroschisis

Summary. Thirty-six children who underwent operations for omphalocele or gastroschisis were followed up at an average age of 7.4 years by medical examination. The majority of those who survived the initial treatment showed no signs of physical or psychological disorder linked with their abdominal wall defects. Those children without severe associated malformations were able to conduct a normal life.

Key words: Omphalocele − Gastroschisis − Long-Term Results − Quality of Life

Zusammenfassung. Von 1970 bis 1988 wurden 48 Neugeborene mit einer Omphalocele oder Gastroschisis betreut; die Überlebensrate betrug 81,3%. 36 Kinder konnten zwischen 1 und 17 Jahren − durchschnittlich 7,4 Jahre postoperativ − persönlich nachuntersucht werden. Die Nachuntersuchungen ergaben, daß bei den die primäre Behandlungsphase überlebenden Kindern im weiteren Verlauf keine körperlichen oder psychischen Probleme seitens ihrer Bauchwand-Fehlbildungen aufgetreten waren. Sofern keine schwerwiegenden Begleit-Fehlbildungen bestehen, sind Lebenserwartung und Lebensqualität nicht gemindert.

Schlüsselwörter: Omphalocele − Gastroschisis − Langzeit-Ergebnisse − Lebensqualität

Die Überlebensrate von Kindern mit Omphalocele und Gastroschisis ist in den letzten zwei Jahrzehnten durch Verbesserungen der chirurgischen Techniken und neonatalen Intensivmedizin auf über 80% angestiegen.

Über die Langzeit-Prognose und Lebensqualität dieser Kinder finden sich in der Literatur bisher nur wenige Berichte (Berseth et al. 1982, Jährig u. Tischer 1982, Daum 1984, Lindham 1984, Swartz et al. 1986, Schier et al. 1988); zudem wird der Aussagewert mehrerer publizierter Studien dadurch gemindert, daß sie nur auf Fragebogen-Aktionen zur Beurteilung der Langzeit-Verläufe und -Ergebnisse basieren oder das jeweilige Patienten-Kollektiv nur teilweise nachuntersucht wurde.

Von 1970−1988 wurden in der Klinik für Kinderchirurgie der Medizinischen Universität Lübeck 48 Neugeborene mit einer Omphalocele oder Gastroschisis betreut (Tabelle 1); von den 25 Omphalocelen-Kindern starben während der primären Behandlungsphase 4 und ohne Behandlung − unmittelbar post partum − 1 Kind mit multiplen schweren Begleitfehlbildungen; von den 23 Gastroschisis-Kindern starben postoperativ ebenfalls 4, so daß sich eine Gesamt-Letalität von 18,7% ergibt.

Bei 17 Omphalocelen- und 15 Gastroschisis-Kindern − also ⅔ unseres Patienten-Kollektivs − war ein primärer anatomiegerechter Bauchwandverschluß erreicht worden; die-

Tabelle 1. Behandlungsergebnisse bei 48 Kindern mit Omphalocele oder Gastroschisis, 1970–1988

Ergebnisse	Omphalocele n = 25	Gastroschisis n = 23	Gesamt n = 48
Überlebend nach erster stationärer Behandlung	20	19	39 (81,3%)
Verstorben – während erster Behandlung	4	4	8
– ohne Behandlung	1	–	1 (18,7%)
– während des weiteren Verlaufs	0	0	0

Tabelle 2. Omphalocele und Gastroschisis – Nachuntersuchungsergebnisse –

Ergebnisse	Omphalocele n = 20	Gastroschisis n = 19	Gesamt n = 39
Nachuntersuchungen:			
persönlich	19	16	
Fragebogen (Ausland)		1	36
nicht erreicht (Ausland)	1		1
noch unter 1 Jahr		2	2
Alter bei Nachuntersuchung[a]			
unter 5 Jahren	3	4	
5–17 Jahre	16	13	36

[a] Alter bei Nachuntersuchung: 1–17 Jahre, durchschnittlich: 7,4 Jahre

ser bietet nach unserer Erfahrung – und in Übereinstimmung mit der neueren Literatur – die besten Überlebenschancen.

Weitere operative Eingriffe waren bei den Gastroschisis-Kindern überwiegend wegen intestinaler Komplikationen (38 Operationen bei 15 Kindern), bei den Omphalocelen-Kindern wegen extraabdomineller Begleit-Fehlbildungen (16 Operationen bei 7 Kindern) indiziert gewesen.

Bei etwa ⅘ unserer Patienten war der primäre Verlauf mit zusätzlichen Komplikationen – wie Sepsis, Pneumonie u.a. – sowie weiteren Operationen und Korrektur-Eingriffen der Bauchwand belastet.

39 Kinder überlebten die Primär-Behandlung, d.s. 81,3% unserer Patienten (Tabelle 2); von diesen überlebenden Kindern wurden 36 Kindern zwischen 1 und 17 Jahren – durchschnittlich 7,4 Jahre postoperativ – nachuntersucht.

35 Kinder wurden persönlich-klinisch untersucht; teilweise erfolgten zusätzliche radiologische und Labor-Untersuchungen. Von einem im Ausland lebenden Kind erhielten wir einen detaillierten Bericht mit Fotos.

2 Gastroschisis-Kinder liegen noch unterhalb der 1-Jahres-Altersgrenze und wurden bei dieser Analyse nicht berücksichtigt. Lediglich 1 Omphalocelen-Kind konnten wir nicht mehr erreichen.

Bei den Nachuntersuchungen befanden sich alle Kinder in einem guten Allgemeinzustand (Tabelle 3). Ernährungsmäßig waren 2 Omphalocelen-Kinder mit Kurzdarm-Syndrom und 1 Gastroschisis-Kind mit Lactose-Intoleranz auf eine Diät angewiesen. Gelegentliche abdominelle Beschwerden bestanden nur bei 1 Omphalocelen-Kind mit vesicointestinaler Fissur, das einen Dünndarm-Anus praeter hat.

3 Omphalocelen-Kinder mit Vitium cordis und ventilversorgtem Hydrocephalus waren bei der Nachuntersuchung beschwerde- und symptomfrei. Eine auffällige Stuhlanamnese ergab sich nur bei 4 der insgesamt 14 Kinder mit Zustand nach Darmresektion bzw. congenital-reduzierter Darmlänge (Tabelle 4).

	Omphalocele n = 19	Gastroschisis n = 17
Allgemeiner Gesundheitszustand		
– gut	19	17
– beeinträchtigt	0	0
Ernährung		
– normal	17	16
– Diät/Intoleranz	2	1
Abdominelle Beschwerden		
– keine/selten	18	17
– rezidivierend	1	0
Probleme/Beschwerden bei Begleitfehlbildungen	2	1
Infektanfälligkeit/Anaemie	1	3

Tabelle 3. Omphalocele und Gastroschisis – Nachuntersuchungsergebnisse –

Gastrointestinale Funktion	Omphalocele n = 19	Gastroschisis n = 17
Stuhlfrequenz		
1–2 ×/d	17	13
3 ×/d	2	4
Obstipation	0	0
Stuhlkonsistenz		
wäßrig	1	2
normal-geformt	18	15
hart	0	0
Resorption bei Zustand nach Darmresektion	5	9
vollständig	3	9
teilweise unzureichend	2	0

Tabelle 4. Omphalocele und Gastroschisis – Nachuntersuchungsergebnisse –

Enterale Passageprobleme waren nicht mehr aufgetreten, d.h. kein Kind mußte nach dem 1. Lebensjahr wegen intestinaler Obstruktionen operiert werden.

Wir schließen uns der Ansicht von Touloukian und Spackman (1971) an, daß die durch die Peritonitis verursachten Adhäsionen letztlich zu einer Fixierung des Darmes führen, so daß später mechanische Obstruktionen kaum noch zu erwarten sind.

Auch 6 Kinder mit primärer Leber-Eventration ließen keine Zeichen einer Leber-Funktionsstörung oder portalen Hypertension erkennen; bei der Nachuntersuchung war die Leber in allen Fällen normal groß.

Eine Prominenz des Abdomens fiel nur bei einigen Kleinkindern auf (Tabelle 5).

Fascienlücken bzw. Narbenhernien hatten bei 10 der nachuntersuchten Kinder bestanden und waren – mit Ausnahme von Minimal-Lücken – bis zum Schulalter korrigiert worden.

Das kosmetische Narbenergebnis erschien uns bei der Nachuntersuchung bei ⅘ der Kinder akzeptabel. Einige Kinder vermißten allerdings ihren Bauchnabel; andere – insbesondere ältere Mädchen – empfanden die teils unregelmäßige Narbe zwar als störend, doch ohne wesentliche Beeinträchtigung; in etwa demselben Sinne äußerten sich die Eltern.

Etwa die Hälfte aller Kinder und Jugendlichen störte die Narbe (bis) zum Zeitpunkt der Nachuntersuchung überhaupt nicht.

Tabelle 5. Omphalocele und Gastroschisis − Nachuntersuchungsergebnisse −

	Omphalocele n = 19		Gastroschisis n = 17	
Prominenz des Abdomens				
− Gesamtprominenz	5		1	
− partielle Prominenz	6		6	
Bauchwand				
− Fascienlücke/Hernie	5		5	
− unauffällig	14		12	
Nabel				
− angedeutet	7		4	
− fehlend	12		13	
Narbe	Arzt	Eltern	Arzt	Eltern
− kosmetisch akzeptabel	17	15	13	12
− korrekturbedürftig	2	4	4	5
Psych. Beeinträchtigung der Kinder durch Narbe/ fehl. Nabel	Narbe	Fehl. Nabel	Narbe	Fehl. Nabel
− erheblich	0	0	1	0
− gering	6	9	4	7
− überhaupt nicht	10	7	9	7
− noch keine Äußerung	3		3	

Tabelle 6. Omphalocele und Gastroschisis − Entwicklungsverlauf −

	Omphalocele		Gastroschisis	
	stato-motorisch	geistig-seelisch	stato-motorisch	geistig-seelisch
von Anfang an normal	10	12	4	8
anfangs verzögert	6	5	12	8
bei Nachuntersuchung noch verzögert	3	2	1	1
nachuntersucht	19		17	

Die stato-motorische Entwicklung war vor allem bei den Gastroschisis-Kindern bis zum 2.−3. Lebensjahr verzögert verlaufen (Tabelle 6), was wir sowohl auf die Frühgeburtlichkeit wie auch auf die Länge des stationären Aufenthaltes zurückführen, der bei den Gastroschisis-Kindern durchschnittlich mehr als das Doppelte im Vergleich zu den Omphalocelen-Kindern betragen hatte.

Als Neugeborene waren die Gastroschisis-Kinder nicht nur mit einem unter der kritischen Grenze liegenden Geburtsgewicht − bei uns durchschnittlich 2230 g − belastet, sondern in der Mehrzahl der Fälle auch − bezogen auf das Gestationsalter − „small for date babies" gewesen, so daß ihr Aufholwachstum bei der Nachuntersuchung besonders beeindruckend war.

Für beide Anomalie-Gruppen fand sich eine etwa gleiche Verteilung der Wachstums-Daten innerhalb des Normbereiches; mehr als die Hälfte der Omphalocelen- und auch der Gastroschisis-Kinder hatte die 50er Percentile für Länge und Gewicht erreicht bzw. überschritten. Die bei unseren Patienten ermittelten Wachstums-Befunde entsprechen gut den von Lindham (1984) für Stockholmer Kinder angegebenen Werten.

Unsere Nachuntersuchungen haben gezeigt, daß bei den die primäre, meistens langdauernde Behandlungsphase überlebenden Kindern im weiteren Verlauf keine wesentlichen Probleme seitens ihrer Bauchwand-Fehlbildungen aufgetreten waren. Die Darm-funktion hatte sich normalisiert, es blieben keine Resorptions-Störungen zurück.

Die Kinder haben eine normale psycho-motorische Entwicklung erfahren und auch in sportlicher Hinsicht altersentsprechende Aktivitäten − bis zum Leistungssport − gezeigt.

Bei einem Gastroschisis-Kind mit Eventration des gesamten Magen-Darm-Traktes und sekundärer Dickdarm-Atresie waren unmittelbar post partum Darmresektion und -anastomose sowie primärer schichtweiser Verschluß der Bauchdecken erfolgt. Seit dem Kleinkindesalter bestanden keinerlei abdominelle Probleme mehr. Die nun 16jäh-rige Patientin spielt Handball in der Damen-Oberliga und erlitt dabei kürzlich eine Außenbandruptur des oberen Sprunggelenkes, weshalb sie sich uns vorstellte. Anson-sten fühlt sie sich völlig gesund und ist lebensfroh.

Sofern − wie in unserem Kollektiv − keine schwerwiegende Begleitfehlbildungen beste-hen, sind Lebenserwartung und Lebensqualität nicht gemindert. Eine Ausnahme unter unseren Patienten ist lediglich der Junge mit vesico-intestinaler Fissur.

Unsere nachuntersuchten Kinder und Jugendlichen werden − mit Ausnahme der ver-blieben Bauchwandnarbe − durch keine weiteren körperlichen oder psychischen Pro-bleme mehr daran erinnert, wie lebensbedroht sie durch ihre schwere Bauchwand-Fehlbil-dung in der Neugeborenen-Periode waren. Sie empfinden eine normale, d.h. altersent-sprechende Lebensqualität.

Alle befragten Eltern äußerten sich froh und größtenteils dankbar darüber, daß ihre Kinder sich nach der schwierigen Neugeborenen-Phase so gut entwickelt hatten; sie halten ihre Kinder jetzt für „normale" Kinder.

Literatur

1. Berseth CL, Malachowski N, Cohn RB, Sunshine P (1982) Longitudinal growth and late morbidity of survivors of gastroschisis and omphalocele. J Pediatr Gastroenterol Nutr 1:375−379
2. Daum R (1984) Spätergebnisse nach operativer Korrektur congenitaler Bauchwanddefekte. Monatsschr Kinderheilk 132:402−407
3. Jährig K, Tischer W (1982) Gastroschisis und Omphalocele. Untersuchungen zur Komplikations-rate und Prognose. Kinderärztl Prax 50:10−16
4. Lindham S (1984) Long-term results in children with omphalocele and gastroschisis. A follow-up study. Z Kinderchir 39:164−167
5. Schier F, Schier C, Stute MP, Würtenberger H (1988) 193 Fälle von Gastroschisis und Omphalocele − postoperative Ergebnisse. Zentralbl Chir 113:225−234
6. Swartz KR, Harrison MW, Campbell JR, Campbell TJ (1986) Long-term follow-up of patients with gastroschisis. Am J Surg 151:546−549
7. Touloukian RJ, Spackman TH (1971) Gastrointestinal function and radiographic appearance follo-wing gastroschisis repair. J Pediatr Surg 6:427−434

297. Erstmaßnahmen bei Neugeborenen mit operativ zu versorgenden Fehlbildungen

J. Waldschmidt, P. Tzannetakis, R. Ribbe und F. Schier

Kinderchirurgie, Univ.-Klinikum Steglitz Berlin, Hindenburgdamm 30, 1000 Berlin 45

Primary Care of Newborns with Surgically Treatable Malformations

Summary. In newborns with surgically correctable malformations the quality of primary care has considerable influence on the results of the eventual surgical repair. This is particularly true for extensive diaphragmatic and abdominal wall defects as well as for esophageal and intestinal atresia, exstrophy of the bladder and urogenital malformations. The neonatal management comprises measures generally valid for all diseased newborns and measures specific for the particular malformation. The general care concerns heat regulation, fluid balance and other vital functions. Specific regimens are necessary as primary care for diaphragmatic hernia, esophageal atresia, abdominal wall defects and neonatal bowel obstruction. Furthermore this primary management must be extended to include the care of the pregnant mother. Already in utero infants with diaphragmatic and esophageal malformations should be referred to the gynecological-neonatal center.

Key words: Neonatal Management

Zusammenfassung. Erfolg bzw. Mißerfolg einer operativen Korrektur von Fehlbildungen bei Neugeborenen sind entscheidend von der Primärversorgung abhängig. Das gilt in besonderem Maße für die großen Zwerchfelldefekte und Defekte der Bauchdecke, aber für die Ösophagusatresie, Darmatresie, Blasenexstrophie und Fehlbildungen des Urogenitalsystems. Das neonatale Management umfaßt allgemeine, für alle so erkrankten Neugeborenen gültige, und spezielle, für die einzelne Mißbildung spezifische Maßnahmen. Die allgemeinen Maßnahmen betreffen den Wärmehaushalt, die Homöostase, die Kontrolle des intravasalen Volumens und der anderen Vitalfunktionen. Dieses Management ist darüber hinaus auf die Betreuung der Schwangeren auszuweiten. Bei den Fehlbildungen der Zwerchfelle und der Bauchdecke sollten die Kinder bereits in utero zum geburtshilflich-neonatologischen Zentrum überführt werden.

Schlüsselwörter: neonatales Management

1. Das Wohlergehen eines Neugeborenen wird nicht allein vom Gelingen der operativen Korrektur bestimmt. Wie auch in allen anderen Bereichen der Chirurgie kommt es auf eine sorgfältige und abgewogene Vorbereitung und Nachbehandlung an. Dieses perioperative Management muß dabei im zunehmendem Maße auch die pränatale Betreuung der Kinder durch den Kinderchirurgen miteinbeziehen. Das betrifft inbesondere die pränatale Diagnostik, die Wahl der Entbindungsform und bei verschiedenen Fehlbildungen auch den Entbindungsort und somit den eventuellen Transport der Mutter. Bei ausgeprägten Sekundärschäden eines Feten ist die vorzeitige Entbindung bzw. evtl. auch ein fetal-chirurgischer Entlastungseingriff zu erwägen. Entzieht sich dieses pränatale Management dem direkten

Tabelle 1. Präoperatives neonatales Management

* Verhütung der Auskühlung im Kreißsaal, beim Transport und im Operationssaal
* Ausgleich von Wasser- und Elektrolytverlusten
* Kontrolle des intravasalen Volumens
* Behandlung von Atemstörungen
* Verhütung von Atemfunktionsstörungen
  - durch Zwerchfellhochstand
  - durch Aspiration wegen mangelhafter Entleerung des Magens
  - durch Aspiration wegen gestörter Schluck- und Hustenreflexe
  - durch Speichel bei mangelhafter Säuberung des NR-Raumes
* Infusionstherapie, parenterale Ernährung
* Infektionsprophylaxe
* Behandlung einer Herz- und Niereninsuffizienz, Hypoglykämie und Störungen der Blutgerinnung

Einfluß des Operateurs, so sollte dieser doch indirekt auf die Vorbereitung der Kinder für die Operation Einfluß nehmen und seine Vorstellung klar formulieren und denen darlegen, die unmittelbar mit dieser Problematik im Tagesablauf konfrontiert werden: Geburtshelfer, Hebammen, Neonatologen und Intensivmediziner.

2. Das perioperative „neonatale Management" umfaßt allgemeine, für alle in dieser Weise erkrankten Neugeborenen gültige, und spezielle, für die einzelne Mißbildung spezifische Maßnahmen.

2.1 Allgemeine Maßnahmen

Die Kinder müssen vor der Auskühlung im Kreißsaal, beim Transport und im Operationssaal bewahrt werden. Von Anfang an ist darauf zu achten, daß Wasser- und Elektrolytverluste ausgeglichen werden, daß das zirkulierende Blutvolumen kontrolliert wird und daß frühzeitig mit der Behandlung einer Ateminsuffizienz begonnen wird. Einer Atemfunktionsstörung ist vorzubeugen, indem durch eine ausreichende Dekompression des Magen-Darm-Kanals die Zwerchfellatmung erleichtert und eine Aspiration infolge gestörter Schluck- und Hustenreflexe verhindert wird. Darüber hinaus ist ein gezielter Infektionsschutz angezeigt und eine eventuelle Organinsuffizienz durch Unreife der Frühgeborenen zu behandeln (Tabelle 1).

2.2 Spezielle Maßnahmen

2.2.1 Zwerchfelldefekt

Wie kein anderes Risikokind profitiert gerade das Neugeborene mit einem Zwerchfelldefekt von einer sachgemäßen Betreuung in den ersten Minuten seines Lebens. Gefährdet sind die Kinder vor allem durch den Enterothorax mit der zunehmenden Mediastinalverschiebung. Wird dieser bereits pränatal nachgewiesen, dann ist unbedingt auf den Transport des Kindes in utero zu drängen, d.h. die Mutter in das Zentrum zur Entbindung zu verlegen, in welchem auch die chirurgische Versorgung und die Neugeborenen-intensivmedizinische Betreuung gewährleistet ist.

Schon kurze Zeit nach der Geburt füllt sich der in den Thorax prolabierte Darm mit Luft und dehnt sich aus. Das Mediastinum wird weiter zur Gegenseite verdrängt und die Ventilation weiter eingeschränkt. Besonders bei Maskenbeatmung, aber auch bei Intubation, expandiert der Enterothorax immer mehr, wenn der niedrige Ösophagusverschlußdruck durch zu hohe Beatmungsdrucke überwunden wird. Schließlich rupturiert die kontralaterale Lunge, und es folgt der kontralaterale Spannungspneumothorax.

Tabelle 2. Erstmaßnahmen beim Vorliegen eines Zwerchfell-Defektes

* Gabe von Sauerstoff, evtl. Intubation (niedrige Beatmungsdrucke bei hoher Frequenz, Gefahr der Lungenruptur)
  keine Maskenbeatmung! (Gefahr der Darmüberblähug)
* Legen einer Magenverweilsonde
* Lagerung auf die betroffene Seite, evtl. Oberkörper erhöhen
* vorsichtiger Azidose-Ausgleich (Alkalose!)
* Wärmeverlust verhüten
* kontralateralen Pneumothorax drainieren

Tabelle 3. Erstmaßnahmen beim Vorliegen einer Ösophagusatresie

* Oberkörper erhöht lagern, Bauchlage (Chalasie der Cardia mit Reflux)
* Absaugen des Nasen-Rachenraumes und oberen Ösophagusblindsackes alle 10 Minuten
* eventuell intratracheal absaugen
* bei Ateminsuffizienz niedrige Beatmungsdrucke
* für den Transport Atropin i.m. (0,05 mg/kg)
* Antibiotikum, Vitamin K1, Wärmeschutz, Volumenausgleich, Infusionstherapie

Nur durch eine sofortige Entlastungspunktion können hypoxische Spätschäden, eine Refetalisierung des pulmonalen Kreislaufs und der letale Ausgang abgewendet werden. Bei diesen Kindern ist größte Eile geboten, den Enterothorax durch eine Laparotomie zu beseitigen, damit das Mediastinum wieder in die Mittelstellung zurücktritt und eine Entfaltung der kontralateralen Lunge möglich wird. Erst nach Beseitigung des Enterothorax darf das aufwendige Monitoring mit der Registrierung des zentralvenösen, arteriellen und Pulmonalarteriendruckes ergänzt werden.

Dieser verhängnisvolle, therapeutisch oft kaum noch zu beeinflussende Ablauf kann jedoch durch eine optimale Versorgung der Neugeborenen verhindert werden: Pränatale Diagnostik, Transport in utero, sofortige Intubation, Beatmung mit niedrigen Beatmungsdrucken und hoher Ventilationsfrequenz, kontinuierliches Absaugen der verschluckten Luft. Ein so versorgtes Neugeborenes mit einem großen Zwerchfelldefekt ist dann kein Notfall mehr. Es kann vielmehr ohne Zeitdruck die Diagnostik ergänzt, ein vorsichtiger Azidoseausgleich vorgenommen und die übrigen Maßnahmen getroffen werden (Tabelle 2).

2.2.2 Ösophagusatresie

Bei der Ösophagusatresie sind die Neugeborenen vor allem durch die ösophago-tracheale Fistel gefährdet. Es droht die Magensaftaspiration und die Speichelaspiration. Der Oberkörper dieser Neugeborenen sollte deswegen in einer 30°-Position erhöht gelagert werden, am besten in Bauchlage. Der Nasenrachenraum und der Blindsack müssen regelmäßig abgesaugt werden. Die Produktion von Magensaft und Speichel kann schließlich durch die einmalige Gabe von Atropin reduziert werden, so daß die Versorgung während des Transports erleichtert wird (Tabelle 3). Ferner ist bei der Beatmung von Neugeborenen mit einer Ösophagusatresie auf die Berstungsruptur des Magens zu achten.

2.2.3 Bauchdeckendefekte

Bei der Gastroschisis besteht eine schwere chronische mesenteriale Strangulation und eine aseptische chemische Peritonitis. Häufig tritt zusätzlich eine Schädigung durch Torsion der Darmschlingen ein. Langstreckige Atresien mit Kurzdarmsyndrom sind die Folge. Bei

Tabelle 4. Erstmaßnahmen beim Vorliegen eines Bauchdecken-Defektes

* Detorsion des strangulierten Darmes
* Seitenlagerung wegen des Prolapses der Leber mit dem Kinging der V. cava inferior
  (low input-Syndrom, cardiogener Schock)
* Bedecken des Darmes mit sterilen Tüchern und Aluminiumfolie (Verdunstung!)
* Antibiotika, Azidose-Ausgleich, Konakion

Tabelle 5. Versorgung der Neugeborenen mit Mißbildungen der Thorax- und Abdominalorgane

	Ösophagus-Atresie	Ileus	Bauchwand-Defekt	Zwerchfell-Defekt
Lagerung	30° Oberkörper erhöht	30° Oberkörper erhöht	seitlich oder auf dem Bauch	ipsilateral
Atropin	vor dem Transport	←———— nur als Praemedikation ————→		
Sondierung	Replogle-Sonde	←——— großlumige Magenablaufsonde ———→		
Wärmeverlust	gering	groß	sehr groß	gering
Zeitfaktor	bei sachgerechter Pflege ohne Bedeutung	bei Strangulation sehr eilig	eilige Detorsion und Bruchring-erweiterung	höchste Eile geboten
Diagnostik	Rö. Thorax und Abdomen	Rö. Abdomen	–	Rö. Thorax
Medikamente	Atropin vor dem Transport Vit. K$_1$ Atropin	– Vit. K$_1$ Atropin Antibiotika Infusion	– Vit. K$_1$ Atropin Antibiotika Infusion	– Vit. K$_1$ Atropin Digitalisierung O$_2$, mäßiger Azidose-Ausgleich evtl. Intubation

großen Omphalozelen sind die Neugeborenen insbesondere durch den Prolaps der Leber mit dem „kinking" der Vena cava inferior gefährdet. Dadurch ist der Blutstrom zum Herzen beeinträchtigt, und es folgt ein kardiogener Schock.

Bei der Gastroschisis muß postnatal bei Vorliegen einer Torsion der Darmschlingen sofort eine Detorsion vorgenommen werden. Die Kinder werden seitlich oder auf dem Bauch gelagert, die prolabierten Organe sind mit sterilen Tüchern und Aluminiumfolie zu bedecken. Daneben ist der Infektionsgefährdung, der metabolischen Azidose und der starken Hämokonzentration zu gedenken (Tabelle 4). Bei pränataler Erstellung der Diagnose ist für die Gastroschisis und für große Omphalozelen die Kaiserschnitt-Entbindung anzustreben. Neugeborene mit Omphalozelen bis zu einer Größe von 7 cm können dagegen normal entbunden werden.

3. Die Bedeutung der Erstmaßnahmen bei kongenitalen Fehlbildungen ist für die spätere Lebensqualität von außerordentlicher Bedeutung. Nur bei einer angemessenen, auf das Notwendigste beschränkten, dabei aber umfassenden interdisziplinären Betreuung durch Gynäkologen, Neonatologen, Anästhesiologen und Chirurgen können Spätschäden vermieden werden wie eine hypoxische Hirnschädigung, eine irreversible chronische Lungenschädigung, ein Kurzdarmsyndrom oder andere Sekundärerkrankungen (Tabelle 5).

Wie kein anderes Neugeborenes profitieren gerade diese Kinder von einer sachgemäßen Erstversorgung, weswegen diese von der erfahrendsten Person des Teams vorzunehmen ist. Und mehr noch als in anderen Bereichen der Pädiatrie gilt es, die Probleme zu verhindern und nicht erst zu behandeln.

298. Komplikationen nach operativen Eingriffen im Neugeborenenalter und ihre Relevanz zur Lebensqualität

U. Hofmann, D. Hofmann und J. Angerer

Kinderchirurgische Klinik (Direktor Prof. W. Ch. Hecker) im Dr. von Haunerschen Kinderspital der Universität München

Postoperative Complications in Congenital Malformations and Their Relevance to Quality of Life

Summary. In a retrospective study the postoperative course was examined of 296 neonates who had a birthweight of more than 1500 g and a congenital malformation between 1981 and 1987. A questionnaire was sent to the parents of the 242 surviving children in which they were asked about their children's current quality of life (average age 5.3 years). Of the 151 parents responding, 42% were of the opinion that the quality of their children's life had been reduced. The main reason was the operated malformation or accompanying illnesses. Only in 5% of the cases were postoperative complications considered responsible for the decline in quality of life.

Key words: Congenital Malformations − Complications − Quality of Life

Zusammenfassung. In einer retrospektiven Studie wurde der postoperative Verlauf von 296 Neugeborenen über 1500 g Geburtsgewicht untersucht, bei denen in den Jahren 1981−1987 eine angeborene Erkrankung korrigiert worden war. 242 Kinder überlebten. In einem Fragebogen wurden die Eltern der überlebenden Kinder über die Lebensqualität ihres Kindes zum jetzigen Zeitpunkt (Durchschnittsalter 5,3 Jahre) befragt. 151 Bogen wurden zurückgesandt. 42% der Eltern hielten die Lebensqualität ihres Kindes für eingeschränkt. Hauptgrund war die operierte Fehlbildung oder Begleitfehlbildungen. Nur in 5% wurden Komplikationen im Heilverlauf verantwortlich gemacht.

Schlüsselwörter: Angeborene Fehlbildungen − Komplikationen − Lebensqualität

Einleitung und Methode

In einer retrospektiven Studie untersuchten wir den postoperativen Verlauf von 296 Neugeborenen über 1500 g Geburtsgewicht, bei denen in den Jahren 1981 bis 1987 in unserer Klinik eine angeborene Erkrankung korrigiert worden war.

Besonderes Augenmerk wurde auf postoperative Komplikationen und deren Einfluß auf die spätere Lebensqualität der Kinder gelegt. Da diese für einen Außenstehenden schwierig einzuschätzen ist, wählten wir als Ansatzpunkt die Einstellung der Eltern zu diesem Problem und führten eine Fragebogenaktion bei den Eltern der 242 überlebenden Kinder durch, in der u.a. gefragt wurde, ob die Eltern die Lebensqualität ihres Kindes für eingeschränkt halten. 151 Eltern beantworteten den Fragebogen. Das Durchschnittsalter der Kinder zum Zeitpunkt der Untersuchung betrug 5,3 Jahre. Die Ergebnisse werden nachfolgend getrennt nach Krankheitsbildern aufgeschlüsselt.

Ergebnisse

Dickdarmerkrankungen

41 Kinder wurden an einer angeborenen Dickdarmerkrankung operiert. 10 Patienten verstarben, 4 im Rahmen einer Sepsis, 6 durch andere Fehlbildungen.

Bei den überlebenden 31 Kindern lagen bei 14 Begleitmißbildungen vor. Bei 10 Kindern traten Komplikationen wie Ileus, Schleimhautprolaps oder Sepsis auf.

19 Eltern (61%) beantworteten den Fragebogen: 47% waren der Ansicht, daß die Lebensqualität ihres Kindes nicht eingeschränkt ist. Allerdings zeigte nur eines dieser Kinder eine Teilinkontinenz. 53% hielten die Lebensqualität für eingeschränkt: Nur bei einem Kind wurde dies neben der Inkontinenz auf einen operationsbedürftigen Anus praeter-Prolaps zurückgeführt. Als Hauptgrund galt die operierte Fehlbildung mit nachfolgender Inkontinenz.

Dünndarmerkrankungen

41 Kinder wurden wegen eines Dünndarmileus operiert; 2 verstarben im Rahmen chirurgischer Komplikationen, eines an Begleitmißbildungen. 38 Kinder überlebten: Komplikationen wie Ileus, Sepsis und rezidivierende Fadenfistel traten bei 10 Kindern auf; Begleiterkrankungen fanden sich in 14 Fällen.

26 Eltern (68%) antworteten. 65% hielten die Lebensqualität ihres Kindes nicht für eingeschränkt. Von den 9 Eltern, die eine Einschränkung annahmen, führten 8 diese auf Begleiterkrankungen wie Mukoviscidose oder Chromosomenaberrationen zurück. Nur ein Elternpaar, dessen Kind wegen einer Fadenfistel 3× operiert wurde und unter Meteorismus litt, führte dies auf die Operation zurück.

Gastroschisis und Omphalocele

Bei 50 Kindern wurde eine Gastroschisis bzw. Omphalocele verschlossen. 10 Kinder verstarben, 3 im Rahmen chirurgischer Komplikationen. Von den überlebenden 40 Kindern traten bei 11 Komplikationen wie Bauchdeckennekrose, Ileus oder Sepsis auf.

27 Eltern (68%) antworteten; 93% hielten die Lebensqualität ihres Kindes für nicht eingeschränkt. Nur 7% sahen eine Einschränkung bedingt durch geringere Belastbarkeit und rezidivierende Bauchschmerzen infolge der operierten Fehlbildung.

Oesophagusatresien

46 Kinder wurden an einer Oesophagusatresie operiert. 7 verstarben, 6 im Rahmen von Begleitmißbildungen, eines an einer Sepsis. Bei den überlebenden 39 Kindern lagen bei 11 Begleitfehlbildungen vor. Bei 10 Kindern traten Komplikationen wie Anastomoseninsuffizienz, Ileus, Sepsis oder Magenperforation auf.

30 Eltern (77%) antworteten; 63% hielten die Lebensqualität ihres Kindes für nicht eingeschränkt. 37% nahmen eine Einschränkung an, in 3 Fällen verursacht durch Begleitfehlbildungen. Bei 8 Kindern waren es Folgen der Oesophagusatresie wie chronische Bronchitis, Schluckstörungen, geringere Belastbarkeit und Gedeihstörungen.

Zwerchfellerkrankungen

45 Kinder wurden an einer angeborenen Erkrankung des Zwerchfells operiert. 16 verstarben, davon lagen bei 3 Begleitmißbildungen vor. 29 Kinder überlebten; Komplikationen wie Ileus, Rehernie oder Sepsis traten bei 11 Kindern auf.

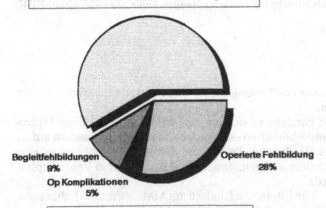

Lebensqualität nicht eingeschränkt
58%

Begleitfehlbildungen
9%

Op Komplikationen
5%

Operierte Fehlbildung
28%

Lebensqualität eingeschränkt
42%

Abb. 1. Lebensqualität nach Op angeborener Erkrankungen (n = 151)

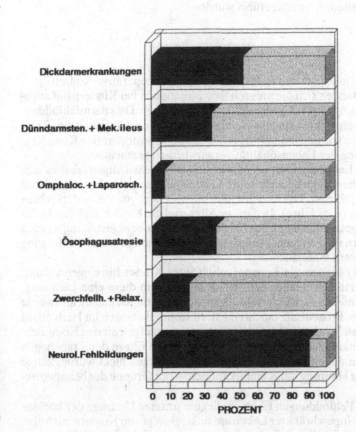

Dickdarmerkrankungen

Dünndarmsten. + Mek. ileus

Omphaloc. + Laparosch.

Ösophagusatresie

Zwerchfellh. + Relax.

Neurol. Fehlbildungen

0 10 20 30 40 50 60 70 80 90 100
PROZENT

■ LQ eingeschränkt   ▨ LQ nicht eingeschränkt

Abb. 2. Lebensqualität (LQ) nach Op. angeborener Erkrankungen (n = 151)

19 Eltern (66%) antworteten; davon bemerkten 78% keinerlei Einschränkung der Lebensqualität. 22% sahen eine Einschränkung; in der Hälfte der Fälle aufgrund von Begleitfehlbildungen, die übrigen wegen Folgen der Zwerchfellhernie wie Gedeihstörung, Atemnotzustände und bei einem Kind einer gestörten geistigen Entwicklung nach postpartaler Reanimation.

Neurologische Erkrankungen

73 Neugeborene wurden wegen einer Fehlbildung des ZNS operiert. 8 verstarben, 3 davon im Rahmen von Komplikationen.

65 Kinder überlebten. Bei 48 handelte es sich um eine MMC mit oder ohne Hydrocephalus; eine postoperative Ventildysfunktion oder -infektion trat bei 12 Kindern auf.

Bei 11 Kindern lag ein isolierter Hydrocephalus vor, der viermal Revisionen erforderte. Bei 6 Kindern wurde eine Encephalocele abgetragen, einmal zusätzlich ein Ventil implantiert, das mehrmals revidiert wurde.

30 Eltern (46%) antworteten. Alle Eltern von Kindern mit MMC sahen die Lebensqualität ihrer Kinder durch die MMC eingeschränkt. Bei 3 Kindern lagen zusätzlich geistige Behinderungen vor, die auf Ventilkomplikationen zurückgeführt wurden. Lediglich 2 Kinder mit Hydrocephalus und 1 Kind nach Abtragen einer Encephalocele hatten keine Einschränkungen ihrer Lebensqualität. Alle anderen hatten eine geistige Behinderung, die bei 2 Kindern auf Op-Komplikationen zurückgeführt wurden.

Diskussion

Bei den 242 überlebenden Kindern traten in 69 Fällen (29%) postoperative Komplikationen auf. Erwartungsgemäß fanden sich die meisten Komplikationen bei Kindern mit angeborenen Zwerchfellerkrankungen (38%), gefolgt von Kindern mit Dickdarmfehlbildungen (32%). Bei allen anderen Erkrankungen lag die Komplikationshäufigkeit um 25%. Nach Einschätzung der Eltern wurden jedoch nur in 5% der Fälle postoperative Komplikationen für eine Einschränkung der Lebensqualität verantwortlich gemacht.

Bei der Frage nach der Lebensqualität ist es wichtig zu berücksichtigen, daß es sich dabei nicht um einen statischen Begriff handelt, die Lebensqualität vielmehr eine sich mit dem Alter verändernde Variable ist. Das Durchschnittsalter in dem von uns untersuchten Kollektiv liegt bei 5,3 Jahren (1−8 Jahre). In diesem Alter sind die Kinder noch fest in das soziale Netz der Familie eingebunden und Einschränkungen der Lebensgestaltung werden in erster Linie von den Eltern mitgetragen. Aus diesem Grund wählten wir die Befragung der Eltern als Ansatz für unsere Untersuchung.

42% der Eltern (Abb. 1) hielten die Lebensqualität ihres Kindes für eingeschränkt; Hauptgrund war die operierte Fehlbildung selbst, vor allem wenn diese eine Lähmung, Inkontinenz oder gehäufte Infekte nach sich zieht. Begleiterkrankungen kamen an zweiter Stelle; nur zu einem geringen Prozentsatz machten Eltern Komplikationen im Heilverlauf verantwortlich. Beim Vergleich der Anzahl und der Schwere der aufgetretenen Komplikationen im untersuchten Krankengut verteilt auf die Kinder, deren Eltern den Fragebogen zurückschickten und die von denen der Fragebogen nicht zurückgeschickt wurde, zeigte sich eine leichte Tendenz zur Häufung der Komplikationen in der Gruppe der beantworteten Fragebögen.

In der Gruppe der ZNS-Fehlbildungen (Abb. 2) liegt in unserer Umfrage der höchste Prozentsatz an Kindern mit eingeschränkter Lebensqualität, gefolgt von Kindern mit angeborenen Dickdarmerkrankungen, die häufig eine Inkontinenz zur Folge haben. Die besten Ergebnisse zeigten Kinder mit Omphalocelen und Gastroschisen.

299. Lebenssituation und Lebensqualität von Kindern und Jugendlichen nach einer malignen Tumorerkrankung

H. Häberle, R. Daum, H. Roth, R. Ludwig und R. Schwarz

Psychosoziale Nachsorgeeinrichtung für Tumorkranke der Chirurgischen Universitätsklinik Heidelberg, D-6900 Heidelberg

Situation and Quality of Life in Children and Adolescents after a Malignant Tumor Disease

Summary. Psychological followup of children with malignant diesease and their families is necessary to diminish psychic damage to the patients and their environment in the followup period. A positive strategy includes intensive psychosocial counseling, appropriate rooming-in facilities for the family, educational programs, parent support groups and financial aid. Experience over the past years in Heidelberg is critically analyzed and the positive results processed in a model of psychosocial long-term followup for other institutions.

Key words: Tumor Disease − Childhood − Psychosocial Followup

Zusammenfassung. Die psychosoziale Versorgung krebskranker Kinder und ihrer Familien ist unabdingbar zur Minderung psychischer Folgeschäden von Patient und Umwelt. Eine positive Bewältigungsstrategie kann nur durch intensive psychosoziale Betreuung in Form von Beratung, Einzel- und Familientherapie und durch Einrichtungen wie rooming-in, Familienseminare und -kuren, Elternselbsthilfegruppen und finanzielle Unterstützung angestrebt werden. Erfahrungen der letzten Jahre in Heidelberg werden kritisch analysiert und positive Ergebnisse im Sinne eines Modells für andere Nachsorgeeinrichtungen verarbeitet.

Schlüsselwörter: Tumorerkrankung − Kindesalter − Psychosoziale Nachsorge

Kinderchirurgie

Kontinenzverhalten nach Anal- und Rektumatresie und Lebensqualität

300. Partielle Kontinenz und Lebensqualität

A. F. Schärli

Kinderchirurgische Klinik, Kinderspital Luzern, CH-6000 Luzern 16, Schweiz

Partial Continence and Quality of Life

Summary. Incontinence, even if it is only partial, always affects quality of life. The degree of suffering differs in the various age groups. The young child suffers mainly from localized painful lesions, the older child due to environmental factors. For adolescents, the range of professional and interpersonal options is greatly restricted. The task of the pediatric surgeon is to influence positively the quality of life by means of a carefully planned primary operation, appropriate corrective procedures and psychological supportive measures.

Key words: Continence – Quality of Life

Zusammenfassung. Inkontinenz, auch in partiellem Ausmaß bedeutet immer eine Einschränkung der Lebensqualität. In den verschiedenen Lebensabschnitten verändert sich die Leidensart. Beim Kleinkind steht der lokale Wundschmerz, im Schulalter die Beziehung zur Umwelt im Vordergrund. Beim Adoleszenten sind Berufsaussichten und Partnerschaftsbeziehungen eingeschränkt. Dem Kinderchirurgen kommt die Aufgabe zu, in einer subtilen Erstoperation, durch geeignete Korrekturverfahren und durch Förderung der psychologischen Entwicklung die Lebensqualität entscheidend zu beeinflussen.

Schlüsselwörter: Kontinenz – Lebensqualität

Wer sich mit dem Leben von Patienten mit Inkontinenz auseinandersetzt, wird erst nach vielen Jahren in wiederholten Gesprächen und Untersuchungen den eigentlichen Leidensdruck dieser Kinder und Erwachsenen erfassen lernen. Die gelegentliche Unterhaltung oder klinische und manometrische Untersuchung in der Sprechstunde vermitteln meist ein unvollständiges oder verzerrtes Bild der Wirklichkeit.

Erst vom Adoleszenten vernimmt man, was er als Kind erlebt und gefühlt hat, und der Erwachsene öffnet sich oft nur, wenn er nach gebesserter Kontinenz seine vormaligen Probleme überblicken kann. Für jeden aber bedeutet Inkontinenz ein Leiden, aus dem er keinen Ausweg erkennen kann. Damit ist eine verminderte Lebensqualität bereits angetönt.

Material, Methode

In der folgenden Untersuchung sollen einige Grundsätze jener Eigenschaften und Beziehungen dargestellt werden, die die Lebensqualität bestimmen. Dann wird es um eine Analyse dieses Lebenswertes unter den Einschränkungen einer Inkontinenz gehen. Die eigenen Erfahrungen erstrecken sich auf ein gutes Hundert, besonders aber auf 60 Patienten, die im Laufe von 15 Jahren einer chirurgischen Korrekturoperation bedurften.

1. Lebensqualität

Noch hat dieser moderne Begriff in keinem Wörterbruch Einzug gefunden. Dennoch glauben wir seinen Inhalt zu erahnen, ohne ihn zu definieren. Lassen Sie mich dazu einige Überlegungen anstellen.

Unausweichlich steht der Mensch mit seinem eigenen Ich in einer *Beziehung* zu sich selbst und seiner Umwelt. Der Kreis seines Ego umfaßt Wohlbefinden, Freude und Glück (Abb. 1).

Für die vollkommene Übereinstimmung des Fühlens, Handelns und Erlebens mit sich und seiner Umwelt fand Aristoteles den Begriff der Harmonie. Das Bestreben nach Harmonie wiederum festigt und steigert das Glück. Dieses Glück in verschiedenen Graden seiner Vollkommenheit kann einer unterschiedlichen Lebensqualität gleichgesetzt werden.

Im medizinischen Bereich kann diese Qualität *vorübergehend* beeinträchtigt werden, wenn es gilt, durch eine Operation ein Leiden zu heilen. sie ist aber *dauernd* geschmälert durch eine Invalidität oder eben durch eine Inkontinenz.

Medizinisches Handeln vermag einmal die Qualität *vollständig* herzustellen, wie dies bei einer Oesophagusatresie oder der Resektion eines Leberharmartoms zutreffen mag, oder aber der Erfolg ist nur *unvollständig* möglich, wie wir es bei der Drainage eines Hydrocephalus oder bei der Korrektur einer rekto-analen Angenesie erleben.

Für den Patienten mit Inkontinenz ergibt sich daher, daß Harmonie, Glück, Lebensqualität auf Dauer beeinträchtigt ist und meist nur eine unvollständige Besserung erfährt.

2. Auswirkungen gestörter Lebensqualität durch Inkontinenz

Lebensqualität ist weder metaphysisch noch medizinisch eine fixierte Größe.

Im Laufe eines Lebens verändern sich sowohl das eigene Ich wie die Beziehung zur Umwelt. Und dadurch werden auch die Auswirkungen einer Invalidität (Inkontinenz) mannigfaltig, andersgestaltig.

a) *Säugling, Kleinkind*

Beim Säugling und Kleinkind mit Inkontinenz steht zunächst das Schmerzerleben im Mittelpunkt. Durch den unkontrollierten Ausfluß flüssigen oder breiigen Stuhls wird die Perianalhaut angedaut, mazeriert oder superinfiziert. Jeder Stuhlgang, jede Reinigung schmerzt.

Bougierungsbehandlungen über einen Monat fortgesetzt bringen nie eine Ausweitung des Analkanals, stets aber Schrecken und Furcht. Ein Schleimhautprolaps unterhält muköses Schmieren und bedarf immer der baldigen Korrektur.

Noch ist die wichtigste Beziehungsperson die Mutter. Trotz ihrer pflegerischen Aufwendung dringt beim Kind bald einmal durch, daß es dreimal so viel Arbeit für Bad, Wäsche und Zuwendung braucht wie die Geschwister. Oft wird mit Druck, Drohungen oder Versprechungen, vielfach mit Entzug geliebter Speisen und Süßigkeiten versucht, den Stuhlgang zu regulieren.

b) Im *Kindergarten- und Schulalter* empfindet das Kind erstmals, daß es anders ist als seine Kameraden. Es stinkt und sitzt daher in der hintersten Reihe, es kann im Turnen nicht mitmachen, nicht mit den anderen duschen. Das in diesem Alter so begehrte Schul- und Skilager nimmt nur Kontinente auf. Mit dem Leistungsdruck der Schule steigt die Leistungserwartung für eine Kontinenz, die aber nicht erfüllt werden kann.

In diesem Alter finden die meisten ärztlichen Konsultationen und Abklärungen statt, die von den ratsuchenden Eltern gesucht werden. Sicher sind nun diätische Maßnahmen und ein Biofeedback-Training erfolgversprechender, weil mit der Einsicht und Kollaboration des Patienten gerechnet wird.

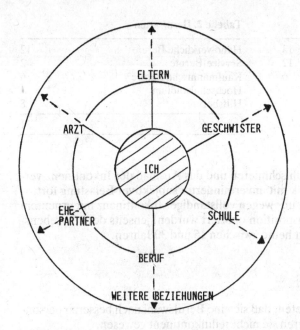

Abb. 1. Das eigene Ich steht in einer Beziehung zu sich selbst und seiner Umwelt

In diesem Alter wird man besonders der offenen Rebellion oder der inneren Verstocktheit eines Kindes gewahr, wenn von Eltern und Ärzten eine bessere Kontinenzleistung gefordert wird als sie organisch erbringbar ist. Mehrere Patienten haben mir im Erwachsenenalter geschildert, welcher Graben in Groll und Ablehnung gegen Eltern und Geschwister sich während der Schulzeit aufgetan hat, der später nur mühevoll und oft unvollständig zugeschüttet werden konnte.

Im eigenen Unvermögen zur Kontinenz entsteht eine subjektive Resignation. Wenn auch eine höhere Suizidalität nicht nachgewiesen ist, gaben doch einige meiner Patienten zu, sich mit dem Gedanken an Selbstmord befaßt zu haben. Vom angeborenen Funktionsdefizit des Kontinenzorgans zur Funktionsaufgabe des Gesamtorganismus schien diesen Patienten nur ein kleiner Schritt zu bestehen.

Glücklicherweise finden sich besonders in dieser Lebensphase oft Möglichkeiten einer chirurgischen Kontinenzkorrektur:

- Ein verpaßter M. puborektalis wird durch ein neues Durchzugsverfahren zur Verwendung gebracht,
- eine angespannte Levatorschlinge läßt sich nach dem Verfahren von Kottmeier besser einsetzen.
- oder eine defiziente Externusmuskulatur wird durch eine Grazilistransposition verstärkt.
- Für die eigentliche Analkorrektur hat sich die S-Plastik bewährt.

Die anschließenden physiotherapeutischen Bemühungen helfen der neuverpflanzten Muskulatur ebenso im funktionellen Einsatz wie der untrainierten Beckenbodenmuskulatur. Der Wert der Gracilisplastik ist oft angezweifelt worden. Er ist aber bedeutungsvoll, wenn ein sensibles Stuhldranggefühl entwickelt ist.

c) Mit der veränderten Ich-Findung in der Pubertät und den Jahren danach entwickelt der Jugendliche erstmals ein Reinlichkeitsbedürfnis (Tabelle 3). Damit verbindet sich eine Motivation zum Saubersein und zur Selbst-Pflege. Gleichzeitig reduziert sich bereits der kindliche Bewegungsdrang und der Tagesablauf wird geregelter. Die spontane Verbesserung des klinischen Kontinenzscores in diesem Altersabschnitt mag für den betreuenden Arzt und die Eltern tröstlich sein. Es hat sich aber deutlich gezeigt, daß die klinische Besserung um so ausgeprägter ist, je mehr bereits früher durch physiotherapeutische oder operative Maßnahmen erreicht worden ist.

Tabelle 1. Berufliche Ausbildung (n = 31)

Leicht vermindert	13
Schwer behindert	12
nicht möglich, Berufsaufgabe	6

Tabelle 2. Berufsarten

Handwerkliche Berufe	12
Service-Berufe	2
Kaufmännische Berufe	6
Hochschulstudium	3
Hilfsberufe	8
	31

Wenn auch jedes Gespräch um Stuhlschmieren und das Ausmaß der Inkontinenz vermieden wird, so dauert die Problematik mit unverminderter subjektiver Belastung fort.

Wir konnten 31 Patienten, die von uns wegen vollständiger Inkontinenz mit erneutem Durchzugsverfahren oder Gracilistransposition operiert wurden, jenseits des 16. Lebensjahres nachuntersuchen. Ihr Alter liegt heute zwischen 16 und 30 Jahren.

Berufswahl

Fast die Hälfte aller Patienten vermuteten, daß sie eine Berufswahl nach besseren persönlichen Eignungen getroffen hätten, wären sie nicht teilinkontinent gewesen.

Berufliche Ausbildung (Tabelle 1)

Für 13 Patienten bedeutete die partielle Inkontinenz eine geringe Behinderung in der beruflichen Ausbildung. Die Berufsanforderungen ließen sich gut erfüllen. Eine schwere Einschränkung der Berufsausbildung betraf 12 Patienten. Sechs sind nur partiell oder in Hilfsberufen tätig.

Berufsarten (Tabelle 2)

Es ist erstaunlich, wieviele Patienten trotz unterschiedlicher Behinderung durch ein Kontinenzdefizit doch in der Lage waren, die Anforderungen für einen handwerklichen (11), kaufmännischen (6) oder Serviceberuf (2) zu erfüllen. Dennoch ist für 25% nur eine Tätigkeit in einem Hilfsberuf ohne spezielle schulische Ausbildung möglich geworden. Viele von diesen sind unbeständig und wechseln ihre Stelle häufig. Hand in Hand mit den beruflichen Schwierigkeiten geht auch ein geringerer Lebensstandard. Zehn Patienten fühlen sich wegen ihrer Teilkontinenz sozial erheblich zurückgesetzt.

Partnerbeziehung (Tabelle 3)

Bei allen Patienten bestanden aus unterschiedlichen Gründen Schwierigkeiten in der Partnerschaftsbeziehung. Zumindest 11 offenbarten, daß wesentliche sexuelle Probleme vorhanden sind, die eine spätere Heirat in Frage stellen. Im Vordergrund der subjektiven Befürchtungen bei einer Partnerschaftsbeziehung steht besonders die Angst vor sexuellem Versagen und vor einem Stuhlverlust während der sexuellen Beziehung.

Keine Chance für eine ständige Partnerschaft rechnen sich sechs und ebensoviele für eine fragliche Ehe aus. Zwei Patientinnen sind verheiratet und haben ein Kind durch Sektio geboren. Während jeder Schwangerschaft hat sich jeweils die Inkontinenz ganz erheblich verstärkt. Der Deszensus des kindlichen Kopfes hat in einem Falle eine fast vollständige Zerstörung der Beckenboden- und Gracilismuskulatur bewirkt.

Zumindest eine weitere Patientin entschied sich für eine Interruptio.

Sexuelle Probleme	13	**Tabelle 3.** Partnerschaft (n = 31)
Keine Chance	6	
Beziehung fraglich	6	
Verheiratet/Kind	2	
unbestimmt	5	

Diskussion

Stuhlinkontinenz, auch bloß in partiellem Ausmaß, bedeutet immer eine Einschränkung der Lebensqualität. Mit den wechselnden Ansprüchen in den verschiedenen Lebensabschnitten verändert sich auch der Leidensdruck und Leidensart. Mehr noch als lokaler Wundschmerz oder subjektives Unbehagen verändert die Inkontinenz die Relation zur Beziehungswelt, in der der Patient steht. Die Untersuchungen über Lebens- und Berufsaussichten dieser Patienten beweisen, daß mit der eigenen Unsicherheit der Stuhlkontrolle schließlich eine Unsicherheit in der ganzen Persönlichkeit entsteht. Daraus resultiert ein Spannungsfeld gegenüber der nächsten Umwelt, in der Eltern, Geschwister, Lehrer, Kameraden oder Lebenspartner stehen.

Meist schwerer zu wiegen als die Inkontinenz selbst ist die Störung der Harmonie. Denn sie erst verändert das individuelle Glücksempfinden, das wir eingangs mit der Lebensqualität gleichgesetzt haben.

In der Besserung des Lebenswertes kommt dem Kinderchirurgen eine besondere Aufgabe zu. Mit einer subtilen Erstoperation, mit allen zur Verfügung stehenden diagnostischen, konservativen und operativen Methoden ist von ihm ein anspruchsvoller technischer Aufwand gefordert.

Die psychologische Führung und Förderung der Persönlichkeit des Patienten schließt auch den Einfluß auf Eltern, Lehrer und Ausbilder ein. Die ärztlichen Bemühungen beginnen bei der Geburt, setzen sich aber ein Leben lang fort.

Die Aufgabe ist anspruchsvoll. Ihre Erfüllung ist für den Patienten die notwendige Hilfe für ein Erleben, das wir bezeichnen als Harmonie, Glück, Lebensqualität

Literatur

Schärli AF (1987) Anorectal incontinence: diagnosis and treatment. J Ped Surg 22:693−701

301. Die Bedeutung der Primäroperation für die Kontinenz

A. M. Holschneider

Kinderchirurgische Klinik des Städt. Kinderkrankenhauses, Amsterdamer Straße 49, D-5000 Köln 60

Influence of Primary Operation on Anorectal Continence

Summary. Between 1962 and 1987, 434 patients with anorectal (AR) malformations underwent operations at the hospital for sick children in Cologne. On the basis of continence results from these patients, the influence of the primary operation on postoperative anorectal continence is discussed. It can be concluded that a number of operations used in earlier times such as the cut-back procedure, the primary or secondary abdominoperineal pull-through procedure, should not be used with the advent of more detailed and sophisticated radiologic investigations and never anatomyrelated surgical techniques, AR continence results can be improved. The anatomical principles of these primary procedures are discussed.

Key words: Anorectal Malformations – Postoperative Continence – Anatomical Details

Zusammenfassung. Anhand des eigenen Krankengutes von 434 Patienten mit anorektalen Fehlbildungen aus dem Zeitraum 1962 bis 1987 und den Nachuntersuchungsergebnissen von 141 Kindern, wird die Bedeutung des Primäreingriffes für die Kontinenz analysiert. Bei etwa einem Drittel der Patienten ist jedoch aufgrund begleitender sacraler oder komplexer urogenitaler Fehlbildungen oder wegen der Dysplasie muskulärer Strukturen auch durch einen optimalen primären Eingriff die Kontinenz nicht zu verbessern. Bei allen anderen Kindern hingegen ist die exakte Diagnostik des vorliegenden Fehlbildungstyps sowie ein anatomie-korreliertes individuelles chirurgisches Vorgehen die grundlegende Basis für die spätere Kontinenz.

Schlüsselwörter: Anorektale Fehlbildungen – Operative Korrektur – Kontinenzergebnisse

Bei der Korrektur anorektaler Fehlbildungen kommt dem primären operativen Korrektureingriff eine entscheidende Bedeutung für die postoperative Kontinenz des Kindes zu. Nur im Rahmen des Primäreingriffes ist es möglich, die angelegten muskulären Strukturen sicher zu identifizieren und für die spätere Kontinenz nutzbar zu machen.

Voraussetzung hierfür ist

1. eine richtige und vollständige Diagnose des vorliegenden Fehlbildungstyps, welche die Morphologie etwaiger urogenitaler oder sacraler Fehlbildungen mit einschließt und
2. die Wahl eines der jeweilgen Fehlbildungsform angepaßten Operationsverfahrens, das von einem mit der pathologischen Anatomie der anorektalen Fehlbildungen vertrauten und mit all ihren Variationsmöglichkeiten erfahrenen Operateur durchgeführt werden sollte.

Die Bedeutung dieser Voraussetzungen für die spätere Kontinenz wird im Folgenden auf der Basis einer 25jährigen retrospektiven Analyse des Kölner Krankengutes diskutiert.

Tabelle 1. Einteilung der anorektalen Fehlbildungen der Kinderchirurgischen Klinik des Städtischen Kinderkrankenhaus Köln

Fehlbildung	Knaben	Mädchen	Gesamt
A. Hohe Fehlbildungen			*171*
1. Anorektale Agenesie			
a) ohne Fistel	24	7	31
b) mit Fistel	87	50	137
2. Rektumatresie	3	–	3
B. Intermed. Fehlbildungen			*41*
1. Anale Agenesie			
a) ohne Fistel	4	3	7
b) mit Fistel	21	7	28
2. Anorektale Stenose	6	–	6
C. Tiefe Fehlbildungen			222
1. vestibuläre Fistel	–	47	47
2. perineale Fistel	86	42	128
3. Analstenose	35	12	47
	263	171	434

Anus praeter und abd.-perin. Durchzug	103
Primärer abd.-perin. Durchzug	16
Abd.-sakro-perin. Durchzug	5
Anus praeter und sakro-perin. Durchzug	9
Anus praeter und Anoproktoplastik	9
Anoproktoplastik (Mollard modif.)	14
Sonstige	43
Verstorben vor operat. Maßnahme	7
Gesamt	206

Tabelle 2. Therapeutisches Verfahren bei 206 hohen und intermediären Formen anorektaler Fehlbildungen (1962–1987)

Eigene Ergebnisse

Im Zeitraum von 1962 bis 1987 wurden an der Kinderchirurgischen Klinik des Städtischen Kinderkrankenhauses Köln 434 Patienten mit anorektalen Fehlbildungen operiert, daruner 263 Knaben, 171 Mädchen (Verhältnis Knaben zu Mädchen 1,5:1).

Entsprechend der Wingspread-Klassifikation fanden sich bei 171 Kindern hohe, bei 41 intermediäre und bei 222 Patienten tiefe Fehlbildungsformen (Tabelle 1).

Therapeutisch wurden in den vergangenen 25 Jahren sehr unterschiedliche Operationstechniken angewandt, die teilweise heute verlassen worden sind. Auch die Diagnostik hat sich in den vergangenen 25 Jahren erheblich verbessert, so daß ein Teil der seinerzeit unbefriedigenden Kontinenzverhältnisse auf Verfahren zurückgeführt werden muß, die aus heutiger Sicht dem vorliegenden Fehlbildungstyp nicht adäquat waren (Tabellen 2 und 3).

Obwohl eine retrospektive Analyse über einen so langen Zeitraum für die Ergebnisse der heute angewandten Verfahren nicht repräsentativ sein kann, ergeben sich doch beim Vergleich verschiedener Zeiträume zahlreiche Hinweise, die auf die Bedeutung der Primäroperation für die spätere Kontinenz von Bedeutung sind.

So muß das Cut-back-Verfahren heute als obsolet angesehen werden, da es wichtige Muskelkomplexstrukturen zerstört und lediglich eine Art perineale Kolostomie schafft mit den entsprechenden sensiblen und motorischen Defäkationsstörungen.

Auch die sogn. probatorische Exploration von perineal oder sacral aus bei fehlender Fisteldarstellung im MCU muß heute als verlassen gelten. Ebenso der primäre abdomino-perineale Durchzug beim Neugeborenen. Das abdomino-sacro-perineale Vorgehen ist bei hohen Atresieformen dem rein abdomino-perinealem vorzuziehen.

Abd.-perinealer Durchzug	1
Sakroperinealer Durchzug	1
Cut-Back	71
Anoproktoplastik	97
Anteriore Levatorplastik	8
Y-V-Plastik	11
Nur Bougierung	16
Sonstige	8
Verstorben vor Therapie	5
Gesamt	218

Tabelle 3. Therapeutische Verfahren bei 212 tiefen und 6 intermediären Formen analer Fehlbildungen (6 intermediäre Formen werden wie tiefe Atresien behandelt) (1962–1987)

Bei exakter Diagnostik darf es nicht mehr vorkommen, daß hohe Anal- und Rektumatresieformen von perineal und tiefe oder intermediäre Fehlbildungstypen unnötigerweise von abdominell her operiert werden.

Wie aus Tabelle 2 hervorgeht, wurde bei unseren Patienten in den jüngeren Jahren in verstärktem Maße der abdomino-sacro-perineale Durchzug, sei es mit oder ohne Anus praeter-Schutz, durchgeführt. Ein Anoproktoplastik sollte heutzutage bei hohen und intermediären Atresieformen auch unter Anus praeter-Schutz nicht mehr vorgenommen werden. Lediglich bei intermediären Atresietypen mit vestibulärer oder skrotaler Fistel ist eine Anoproktoplastik nach Exstirpation der meist aganglionären Fistel von einem Hautschnitt nach Nixon aus möglich. Hierzu ist die Anlage eines Anus praeters nicht immer notwendig. Ein sacro-perinealer Durchzug wird notwendig bei intermediären Anal- und Rektumatresien mit urethraler oder vaginaler Fistel, oder auch bei Formen ohne Fistelverbindung zu den Urogenitalorganen, desweiteren bei umschriebenen Rektumagenesien sowie bei tiefen Formen der hohen Analatresie nach Rehbein [17].

Bei den tiefen analen Fehlbildungen hat in den letzten Jahren die im Zusammenhang mit der Anoproktoplastik bei vestibulären Fisteln durchgeführte anteriore Levatorplastik an Bedeutung zugenommen. Die auf diese Weise behandelten Patientinnen erreichen eine vollständige Kontinenz (Tabelle 3).

Die YV-Plastik ist zugunsten der Verschiebeplastik nach Nixon [12] verlassen worden. Die Durchführung perinealer oder sacro-perinealer Durchzugsverfahren bei tiefen Atresieformen sind Folgen von Fehldiagnosen aus den 60er Jahren. Die Antepositio ani wird durch eine Z-Naht nach Burrington [1] beseitigt. Es ist verständlich, daß aufgrund der damaligen, nicht immer anatomiegerechten Operationsverfahren die Kontinenzergebnisse weder im eigenen Krankengut noch in der Literatur vollständig befriedigen konnten. So waren von 141 im Zeitraum 1962 bis 1984 operierten und jetzt nachuntersuchten Patienten nur 13% der Kinder mit einer hohen Atresieform kontinent, 32% teilkontinent, 55% inkontinent. Bei der intermediären Fehlbildungsform waren 10% der Patienten kontinent, 60% teilkontinent und 30% inkontinent, während bei den tiefen Analtresien 66% der Kinder kontinent, 25% teilkontinent wurden und 9% inkontinent verblieben.

Allerdings verstehen wir unter teilkontinenten Patienten Kinder, bei denen lediglich unter Streßsituationen und bei Durchfall ein Stuhlzeichnen oder Stuhlschmieren zu beobachten war.

Teilt man diese Ergebnisse an die Jahresgruppen 1962 bis 1970 sowie 1971 bis 1984, so werden die Resultate besser (Tabelle 4). Es verblieb jedoch bei den hohen Anal- und Rektumatresieformen immer noch ein Anteil von 50%, bei den intermediären von 33% inkontinenten Patienten. Eine deutliche Kontinenzverbesserung war bei den tiefen Formen zu verzeichnen, wo kein Patient inkontinent blieb. In großen Statistiken in der Literatur aus den Jahren 1953 bis 1981 fand Festen bei den tiefen Atresieformen in 2 bis 30% der Fälle eine schlechte, in 5 bis 38% eine ausreichende und in 49 bis 95% gute Ergebnisse [2]. Bei den hohen Fehlbildungen verzeichnete der Autor bei 14 bis 68% der Kinder eine schlechte, bei 11 bis 68% eine ausreichende und bei 5 bis 64% eine gute Kontinenzleistung.

Tabelle 4. Vergleich der Kontinenzergebnisse der Gruppen I (1962–1970) und Gruppe II (1971–1984)

	hohe Form	intermed. Form	tiefe Form	Summe
Gruppe I (n = 92) (bis 1971)				
Kontinent	7 (13%)	0	*16 (50%)*	*23 (25%)*
Teilkontinent	17 (30%)	3 (75%)	11 (34%)	*31 (34%)*
Inkontinent	*32 (57%)*	1 (25%)	5 (16%)	*38 (41%)*
Gesamt	56 (61%)	4 (4%)	32 (35%)	92
Gruppe II (n = 49) (ab 1971)				
Kontinent	2 (12,5%)	1 (17%)	*23 (85%)*	*26 (53%)*
Teilkontinent	6 (37,5%)	3 (50%)	4 (15%)	*13 (27%)*
Inkontinent	*8 (50%)*	2 (33%)	*0*	*10 (20%)*
Gesamt	16 (33%)	6 (12%)	27 (55%)	49

Tabelle 5. Beziehung zwischen ossären und urogenitalen Fehlbildungen bei 381 Patienten mit anorektaler Agenesie

	Fehlbildungen nur ossäre	nur Urogenitale	ossäre und Urogenitale	Gesamt
Hohe und intermediäre Form (n = 192)	32	29	51 (26,5%)	112 (58,3%)
Tiefe Form (n = 189)	17	22	13 (7,7%)	52 (27,5%)
Gesamt (n = 381)	49 (12,8%)	51 (13,3%)	64 (16,7%)	164 (43%)

Die erheblichen Unterschiede beruhen auf den unterschiedlichen Definitionen der einzelnen Autoren hinsichtlich guter, ausreichender oder schlechter Kontinenzleistung sowie auf den verschiedenen klinischen und manometrischen Nachuntersuchungskriterien. Auch die Auswahlkriterien für das nachzuuntersuchende Krankengut beeinflussen die Kontinenzergebnisse erheblich. Echte Rückschlüsse lassen sich daher weder aus der Analyse unseres zurückliegenden Krankengutes noch aufgrund mangelnder Vergleichbarkeit der Zahlen aus der Statistik von Festen ziehen.

Im Hinblick auf die Bedeutung der Primäroperation für die spätere Kontinenz kommt man jedoch zu folgenden Schlußfolgerungen:

1. Die primär operative Diagnose hinsichtlich des vorliegenden Fehlbildungstyps ist früher häufig falsch gestellt worden. Insgesamt wurde im eigenen Kollektiv – soweit wir die Befunde aus auswärtigen Kliniken recherchieren konnten – bei 31 Patienten eine hohe statt einer tiefen Atresieform diagnostiziert, 8mal eine tiefe statt einer hohen Form und einmal wurde eine Rektumagenesie als Analstenose bezeichnet.

Aus diesem Grunde wurde 31mal ein wahrscheinlich unnötiger Anus praeter angelegt und 8mal ein sicherlich nicht korrektes perianales Vorgehen primär durchgeführt.

Das operative Verfahren muß heute, basierend auf einer genauen Diagnose, auf den jeweiligen Fehlbildungstyp anatomiegerecht abgestimmt werden. Die unzureichenden Erfahrungen aus den Anfängen der Kinderchirurgie sind unsere Problempatienten von heute.

2. Ein zweiter Grund für die nicht befriedigende Gesamtkontinenzsituation insbesondere von Patienten mit hohen anorektalen Fehlbildungen, an der allerdings auch eine optimale Primäroperation nichts zu ändern vermag, sind Begleitfehlbildungen.

30% unserer Patienten zeigten urogenitale, 20% ossäre Fehlbildungen, wobei mit 41 respektive 43% die hohen und intermediären Formen besonders häufig betroffen waren.

An den ossären Fehlbildungen überwogen mit 21,5% die Sacraldefekte, während die Wirbelfehlbildungen insgesamt (Blockwirbel, Sacrumdefekte und Spalten) 37,1% ausmachten. Speziell im Hinblick auf die hohen und intermediären Atresieformen ist auch von

Bedeutung, daß urogenitale und ossäre Fehlbildungen bei 26,5% unserer Patienten gemeinsam beobachtet wurden, während dies nur bei 7,7% der Kinder mit tiefen Analastresien der Fall war (Tabelle 5).

Das bedeutet, daß ca. ein Drittel aller Patienten mit hohen anorektalen Fehlbildungen aufgrund ihrer Begleitfehlbildungen und der damit verbundenen nervalen Läsionen einerseits oder Komplexität der Fehlbildung andererseits keine vollständige Kontinenz erreichen können. Hier können evtl. sekundäre Sphinkterersatzplastiken helfen [3, 4, 5].

Diskussion

In den vergangenen 4 Jahren wurde an unserer Klinik sowohl die Diagnostik verfeinert, wie auch das operative Vorgehen differenziert. Die hierbei erreichten Ergebnisse sind jedoch noch nicht mit aufgeführt worden, da ein Kind mit einer anorektalen Fehlbildung 4 Jahre alt sein muß, ehe eine klinische und manometrische Kontinenzanalyse möglich wird.

Die Einzelheiten unseres derzeitigen Vorgehens seien jedoch im folgenden diskutiert.

Diagnostik

Um den Typ der angeborenen Fehlbildung festzulegen, verbleiben nach der Geburt ca. 24 Stunden Zeit, bevor sich bei vollständigem distalen Darmverschluß Symptome eines Dickdarm-Ileus entwickeln. In diesem Zeitraum erfolgt zunächst eine detaillierte Inspektion der Anorektalgegend, die nach 24 Stunden wiederholt wird, um evtl. dann erst auftretende feinste Fistelverbindungen zum Damm, Skrotum, Penis oder weiblichen Genitale nachzuweisen. Zwischenzeitlich wird der Urin auf fäkale Bestandteile überprüft, eine sonographische Kontrolle des oberen Harntraktes vorgenommen und allgemeine operationsvorbereitende Maßnahmen getroffen (Abb. 1).

Ist eine Fistelöffnung sichtbar, sollte man, auch wenn bei perinealen und vulvären Fisteln in fast allen Fällen eine tiefe Form der Analatresie vorliegt, nicht auf eine röntgenologische Fisteldarstellung und/oder ein MCU verzichten, da es auch bei tiefen Analatresien seltene Fistelformen zum Urogenitaltrakt gibt.

So beschrieben Stephens und Smith sogar H-Fisteln zwischen normal ausgebildeter Urethra und normal angelegtem Anorektum [21].

Darüber hinaus ist es notwendig, sich über die Länge der Fistel und die Lage des Rektumblindsackes in Relation zu den Ossa coccygs, pubis und ischium zu orientieren. Dies gilt ganz besonders für vestibuläre und skrotale Fisteln, hinter denen sich sowohl intermediäre wie tiefe Fehlbildungstypen verbergen können. Der Verdacht auf eine intermediäre Analatresie bei skrotaler Fistel liegt insbesondere beim gleichzeitigen Vorliegen einer Hypospadie nahe.

Ist bei der äußerlichen Inspektion keine Fistel nachweisbar, so wird innerhalb 24 Stunden postpartum ein MCU durchgeführt, um die bei hohen und intermediären Atresieformen in 80% der Fälle vorliegende rekto-prostatische rekto-bulbäre oder rekto-urethrale Fistel zur Darstellung bringen zu können.

Beim Mädchen können solche Fisteln nur bei Vorliegen einer Vagina bipartita oder eines Ureterus duplex vorkommen. Sie sind ebenso, wie rekto-vaginale Fisteln, außerordentlich selten und deshalb in der direkten Wingspread-Klassifikation nicht enthalten, sondern als Sonderformen aufgeführt [18].

Der Operateur sollte darauf bedacht sein, bei der Röntgenaufnahme ein streng seitliches Bild mit Dauerstellung aller Sacralwirbel sowie der Ossapubis und ischii, bei einem mit einem Bleikügelchen markierten Analgrübchen zu erhalten, damit er die Relation des Rektumblindsackes zu den Beckenbodenstrukturen feststellen kann. Als Nebenbefund sollte auf einen begleitenden vesiko-ureteralen Reflux, etwaige Darstellung eines Utriculus, der Samenkanälchen oder auf Skelettfehlbildungen geachtet werden.

Kann weder bei der Inspektion noch im Miktionscystourethrogramm eine Fistel nachgewiesen werden, so kann 24 Stunden postpartum grob orientierend eine Wangensteen-

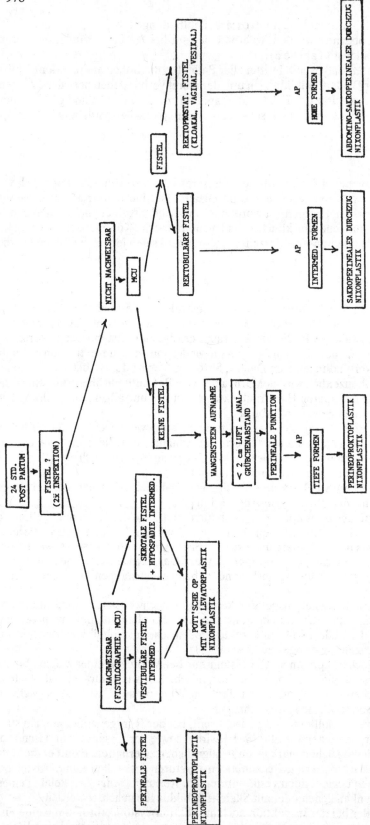

Abb. 1. Schlußdiagramm des diagnostischen und operativen Vorgehens bei anorektalen Fehlbildungen

Aufnahme durchgeführt werden. Läßt sich hierbei oder bei einer perinealen Ultraschall-untersuchung in weniger als 2 cm Tiefe eine Luftblase ermitteln, so ist eine perineale Punktion mit Instillation von Kontrastmittel indiziert. Bei größerem Abstand sollte keine Punktion vorgenommen, sondern ein Anus praeter im Bereich der rechten Flexur angelegt werden. Es ist dann von einer mindestens intermediären Atresieform auszugehen.

Eine explorative perineale oder sacrale Revision ist heute ebenso wenig zu verantworten, wie eine fehlerhafte Applikation von Kontrastmittel neben den Rektumblindsack, wodurch wichtige Beckenbodenstrukturen zerstört werden könnten.

Vor der geplanten endgültigen Korrektur, die wir im Alter von 3 bis 6 Monaten vornehmen, kann in diesen Fällen immer noch der aborale Kolonschenkel gefüllt und die endgültige Höhe der Atresie sowie ihre Relation zum Urogenitaltrakt festgelegt werden.

Operationsverfahren

Für die Wahl des adäquaten operativen Eingriffs ist die genaue Definition der Höhe der vorliegenden Fehlbildungsform entscheidend. Wir richten uns bei der Klassifikation im Hinblick auf die morphologischen Merkmale nach der Wingspread-Klassifikation von 1984 [18], hinsichtlich der Gruppe der seltenen, und daher in der Wingspread-Klassifikation absichtlich nicht mit berücksichtigten Fehlbildungsformen nach der Einteilung von Smith [18], sowie hinsichtlich der Kloakenfehlbildungen nach der Klassifikation von Raffensperger [16].

Die genaue Fehlbildungsform wird in einem von der Japanischen Gesellschaft für Kinderchirurgie entwickelten Dokumentationsbogen festgelegt [18].

Für die Wahl des operativen Zuganges hingegen hat sich uns die Einteilung nach Rehbein [17] bewährt. Rehbein teilt die hohen anorektalen Atresien aufgrund der Morphologie des Rektumblindsackes zusätzlich in eine hohe, eine intermediäre und eine tiefe Form ein. Diese Unterscheidung ist wichtig, da unseres Erachtens eine tiefe Form der hohen Analatresie von sacral aus operiert werden kann, während die intermediären und hohen Typen der hohen Atresieformen nach Rehbein zusätzlich von abdominell her angegangen werden müssen. Eine weitere Differenzierung der intermediären Atresieformen oder eine Unterteilung nach der Fistellage erscheint uns wenig sinnvoll, da die Fisteln einen höchst unterschiedlichen Verlauf zeigen, jedoch intermediäre Atresieformen grundsätzlich entweder von sacral, entsprechend dem Zugang von Stephens [19, 21], oder dem Vorgehen nach Pena [13, 14] und de Vries [22, 23] angegangen werden sollten.

An dieser klaren Indikationsstellung besteht heute kein Zweifel. Diskutiert wird allerdings die Art des sacro-perinealen Vorgehens. Mollard et al. [11] sind der Ansicht, vom perinealen Zugang aus auch intermediäre und hohe Atresieformen behandeln und urethrale Fisteln sicher verschließen zu können. Smith und Stephens erhalten bei ihrem schon 1971 empfohlenen sacralen Vorgehen [21] die Puborektalis- bzw. Sphinkterkomplexstruktur und unterfahren diese nur stumpf mit einem Overholt unmittelbar an der Urethralhinterwand, während Pena [13, 14] und de Vries [22, 23] ähnlich wie vor ihnen Kiesewetter und Jeffereis [9] diese Strukturen durchtrennen und hinter dem verschmälertem Rektum wieder vereinigen.

Quergestreifte Muskulatur

Die Problematik, die dieser Diskussion zugrunde liegt und die Bedeutung des primären Eingriffs für die Kontinenz wird aus Sektionsschnitten von Neugeborenen mit anorektalen Fehlbildungen besonders deutlich. Während im Sagittalschnitt eines im kaudalen Bereich normal ausgebildeten Neugeborenen die kräftigen Muskelstrukturen des Sphincter ani externus subcutaneus, superfizialis und profundus sowie die mit ihm verbundenen kranial-dorsal gelegenen Musculi puborectalis und Levator ani als kräftige Muskelwülste erkennbar sind, findet sich bei Patienten mit anorektalen Fehlbildungen ein unterschiedlich kräftig ausgeprägter Komplex quergestreifter ungeordneter Muskelstrukturen [20, 22, 34, 25].

Die subkutane und superfizielle Komponente des Musculus sphincter ani externus finden sich dabei dorsal und kranial des sogn. Muskelkomplexes, der im wesentlichen dem Sphincter ani externus profundus entspricht. Zwischen Sphincter externus und Puborektalis/Levator-Muskulatur besteht dorsal bei hohen Atresieformen eine Distanz von 2 bis 4 cm [8]; de Vries [22]. Je höher die Atresieform, desto stärker ist die Trennung von Sphincter ani externus subcutaneus und superfizialis sowie von Levator ani und Muskelkomplex. Die Levator ani-Muskulatur ist dabei gelegentlich nur hypoplastisch um den unteren Anteil des Rektumblindsackes und die Fistel herum angelegt. Die sonst enge Verbindung zwischen Sphincter ani externus profundus und Puborektalis bzw. Levator ani ist gerade dorsal auseinander gezogen, die einzelnen Muskelfasern von Fettgewebe durchsetzt. Diesem Faktum wird zu wenig Rechnung getragen, da die Muskelstrukturen nur als zirkuläre Sphinkteren und auf verschiedenen Ebenen rekonstruiert werden. Neben der ringförmigen Verschlußfunktion durch Vereinigung aller Sphinkterstrukturen dorsal des Rektums ist auch die Auf- und Abbewegung des Analkanals für die Kontinenz von wichtiger Bedeutung, da durch sie ein anorektaler Winkel geschaffen, eine Tamponadewirkung erzeugt und ein Mukosaprolaps verhindert wird. Radiologische Untersuchungen von Kelly [7] zeigen, wie weit ausgezogen der Beckenbodentrichter beim Gesunden und wie schmal der Beckenbodentrichter beim Patienten mit hohen rekto-analen Fehlbildungen ist. Die Autoren haben mit einem Draht die Muskelansätze der Beckenbodensphinkteren in anatomischen Sektionspräparaten markiert [21].

Die richtige primäre Korrektur muß daher auch in einer Refixation der Muskelkomplexstrukturen an die Beckenbodenmuskulatur bestehen. Darüber hinaus müssen diese Strukturen mit einigen 6 × 0 Vicrylnähten an der gesamten Rektumwand einschließlich Mukosa fixiert werden, einerseits um eine Retraktion des durchgezogenen Kolon zu verhindern, andererseits um die Schleimhaut anstelle der bei anorektalen Fehlbildung fehlenden Längsmuskelfasern an der Darmwand zu fixieren, und somit einen Schleimhautprolaps zu vermeiden.

Ein weiteres Problem der anorektalen Fehlbildungen, auf das trotz der detaillierten anatomischen Studien von de Vries [22], Stephens [20] und Yokohama [25] zu wenig geachtet wird, ist die gelegentlich anteriore Lage des Musculus sphincter ani externus. Man hat in diesen Fällen die Wahl, entweder einen perinealen Durchzug durch diese Sphinkterstrukturen unter Inkaufnahme einer ektopen Lage des Neo-Sphinkters durchzuzführen und später evtl. für die Korrektur der Anuslokalisation eine Burrington-Plastik anzuschließen [1] oder die neue Analöffnung nach dorsal hinter den Muskelwulst zu verlagern. Die freipräparierten Muskelfasern werden anschließend, falls dies beim primären Zugang nicht spannungsfrei gelingt, in einer zweiten Sitzung, etwa ein Jahr später, hinter dem Rektum sekundär vereinigt. Dieses Vorgehen hat den Vorteil, daß die Fasern durch eine postoperative Bougierungsbehandlung nicht zusätzlich traumatisiert werden.

Glatte Muskulatur

Inwieweit der Musculus sphincter ani internus bei der Primäroperation berücksichtigt werden muß und kann, ist ebenfalls fraglich. Bereits 1971 hat Kelly auf die Existenz von zirkulären Muskelfasern im Bereich der rekto-urethralen Fisteln hingewiesen [19].

Auch auf den detaillierten anatomischen Studien von Stephens (1987) und Yokohama [25] sind diese zu erkennen. Durch die neueren Arbeiten von Lambrecht und Lierse [10] ist die Diskussion jedoch wieder aufgelebt. Die Verdickung der Ringmuskulatur, welche dem Musculus sphincter ani internus entspricht, findet sich beim Schwein zirkulär um die Fistel angeordnet, läßt sich jedoch in gleicher Weise auch beim Menschen nachweisen. Dies könnte die Folgerung nahelegen, daß zur Ausnutzung dieser Muskelstrukturen der Rektumblindsack nicht mehr nach Rehbein Romualdi auszuhülsen, sondern direkt zum Damm zu transponieren sei.

Um die glatt muskulären Sphinkterstrukturen jedoch zur Unterstützung der Kontinenz verwenden zu können, wäre es notwendig, die Fistelmündung im Blindsack zu einer Anal-

Öffnung zu erweitern und die Muskelfasern zum tiefsten Punkt des Rektumblindsackes zu zentrieren, was nur durch zusätzliche plastische Maßnahmen an der Rektumvorderwand zu erreichen ist.

Ob solche zusätzlichen Manipulationen jedoch durch den erhofften Gewinn an Kontinenzleistung zu rechtfertigen sind, wird erst die Zukunft beantworten. Da jedoch aus den vergleichenden Sektionsstudien von Yokohama [25] und Stephens (1987) hervorgeht, daß die Muskelmasse des Sphincter internus im Fistelbereich deutlich unter der des normalen Musculus sphincter ani internus liegt, ist zu befürchten, daß der Erhalt dieser glatten Muskelfasern kein Sphinkter-internus-Äquivalent darstellen kann.

Aus diesem Grunde führen wir heute bei den hohen und intermediären Formen der hohen Anal- und Rektumatresie nach Rehbein [17] mit tubulärem Rektumblindsack und lang gestrecktem Fistelübergang in die prostatische Urethra entsprechend vom Vorschlag von Rehbein nach wie vor eine Resektion von Fistel und evtl. Anteilen des Rektumblindsack durch, und schließen dem abdomino-sacro-perinealen Durchzug eine glatt muskuläre Umstülpplastik an [6].

Bei den tiefen Formen der hohen Anal- und Rektumatresie und bei intermediären Atresietypen führen wir einen sacro-perinealen Durchzug durch, müssen dann aber auf die glatt muskuläre Umstülpplastik verzichten, um nicht zu viel Rektumlänge mobilisieren zu müssen und nervale Strukturen nicht zu gefährden.

Das Rehbein-Rumoaldi'sche Aushülsungsverfahren bleibt vereinzelten mittelgradig hohen Atresieformen mit hohem Fistelabgang und dorsaler Aussackung des hinteren Rektumpols vorbehalten.

Proktoderm

Ein weiteres wichtiges Problem bei der primären Operation im Hinblick auf die postoperative Kontinenz ist die Wiederherstellung eines dermatosensiven Hautschleimhautübergangs als Ersatz für das fehlende Proktodeum. Hier haben wir die besten Erfahrungen mit der rautenförmigen Verschiebelappenplastik nach Nixon [12] gemacht. Bei allen anderen Hautplastiken mit Ausnahme des Mollard'schen Vorgehens kann die Haut nicht spannungsfrei in den Analkanal eingeschlagen werden. Die Folge sind partielle und totale Schleimhautektopien, wie sie insbesondere nach der sogn. Zipfelplastik häufig beobachtet werden. Daß die Haut-Schleimhautnahtreihe im Analkanal liegt, führt nicht zu häufigeren Wundinfektionen, wenn darauf geachtet wird, daß postoperativ das Kind für ca. 4 Tage nur parenteral ernährt und die Anastomose geschient wird.

Bei intermediären Atresieformen ohne äußere Fistel und hohen Atresien empfiehlt es sich allerdings, unter Kolostomieschutz zu operieren, wobei wir den Anus praeter 3 Wochen nach dem Primäreingriff verschließen, um eine frühestmögliche Bougierung durch den mittels Pektin-haltiger Diät zusätzlich angedickten Stuhl zu erreichen.

Die Ergebnisse eines solchen differenzierten diagnostischen und anatomieorientierten operativen Vorgehens erscheinen günstiger als die Kontinenzergebnisse früherer Vorgehensweisen. Da allerdings bisher nur eine einzige größere Statistik diesbezüglich vorliegt [15], sind endgültige Aussagen noch nicht möglich.

Pena konnte 171 Patienten, bei denen er eine posteriore sagittale Anorektoplastik durchgeführt hatte, nachuntersuchen. Dabei klammerte er alle Kinder, die jünger als 3 Jahre waren, sowie alle Patienten, die eine Sacrumanomalie aufwiesen, geistig behindert waren oder komplexe Fehlbildungen zeigten, aus. 77% der Kinder mit rekto-urethraler Fistel und 33% der Patienten mit rektovesikaler Fistel verspürten später Stuhldrang, auf den sie mit willkürlich beeinflußbaren Defäkationen reagieren konnten. Der Autor spricht als Kontinenzkriterium von „voluntary bowel movements". Alle Patienten mit tiefen Fehlbildungsformen, vestibulären Fisteln, anorektaler Agenesie ohne Fistel, persistierender Kloake, Atresie oder Stenose, waren in diesem Sinne „kontinent". Allerdings wurden bei 20% der Mädchen mit vestibulärer Fistel, 30% der Kinder ohne Fistel, 25% der Patienten mit Atresien oder Stenosen, 61% der Fälle mit rekto-urethraler Fistel, 75% derer mit Kloa-

982

kenfehlbildungen und 50% der Kinder mit vesikaler Fistel unterschiedliche Grade von Stuhlschmieren beobachtet!

Hinzu kommen unterschiedliche Grade von Obstipation und Diarrhoe. Die Ergebnisse von Pena weisen, wie die Analyse des früheren eigenen Kollektives eindrücklich auf die Wichtigkeit und Effektivität einer anatomiegerechten Primäroperation anorektaler Fehlbildungen hin. Um diese jedoch im internationalen Vergleich einheitlich definieren und beurteilen zu können, ist eine multizentrische Studie dringend erforderlich.

Literatur

1. Burrington JD (1975) Rectovaginal separation operation after a "cut back" procedure for anorectal anomalies. Arch Surg 110:47
2. Festen C (1984) Endergebnisse nach Behandlung anorektaler Anomalien – eine Literaturübersicht. In: Hofman-von-Kap-herr S (Hrsg) Anorektale Fehlbildungen. Fischer Stuttgart New York, S 229–233
3. Holschneider AM (1983) Elektromanometrie des Enddarmes. Diagnostik und Therapie der Inkontinenz und der chronischen Obstipation. 2 Auflage. Urban & Schwarzenberg, Stuttgart Wien Baltimore, S 209 ff
4. Holschneider AM, Hecker WCh, Schimmel K (1984) Ergebnisse kontinenzverbessernder Operationen nach anorektalen Fehlbildungen. In: Hofmann-von-Kap-herr S (Hrsg) Anorektale Fehlbildungen. Fischer, Stuttgart, S 223–228
5. Holschneider AM, Pöschl U, Kraeft H et al. (1979) Pickrell's Gracilis muscle transplantation and its effect on anorectal continence. A five years prospective study. Z Kinderchir 27:135
6. Holschneider AM, Hecker WCh (1981) Gestielte und freie Muskeltransplantation zur Behandlung der Stuhlinkontinenz. Z Kinderchir 32:244
7. Kelly JH (1969) Since radiography in anorectal malformations. J Pediatr Surg 4:538–546
8. Kiesewetter WB (1966) Imperforate anus: the role and results of the sacro abdomino perineal operation. An Surg 164:655
9. Kiesewetter WB, Jeffereis MR (1981) Secundary anorectal surgery for missed puborectals muscle. J Pediatr Surg 16:921–926
10. Lambrecht W, Lierse W (1987) The internal sphincter in anorectal malformations morphologic investigations in neonatal pigs. J Pediatr Surg 22:1160–1168
11. Mollard P, Mareshall JM, Jaubert de Beaujeu M (1978) Surgical treatment of high imperforate anus with definition of the puborectalis sling by an anterior perineal approach. J Pediatr Surg 13:499–504
12. Nixon HH (1967) A modifaction of the proctoplasty for rectal agenesie. Pamietenk I-zo Zjaazdu Naukowego Polskiego Towarzystewa. Chirurgow Dzieciecych, Wardcawa 507, X 1967 R
13. Pena A (1983) Posterior sagittal anorectal plasty as a secondary operation for the treatment of fecal incontinence. J Pediatr Surg 18:762–773
14. Pena A (1988) Posterior sagittal anorecto plasty: results in the management of 332 cases in anorectal malformations. Pediatr Surg Int 3:94–104
15. Pena A (1985) Surgical treatment of high imperforate anus. World J Surg 9:236–243
16. Raffensperger JG (1988) The cloaca in the newborn. In: Stephens FD, Smith ED (eds) Anorectal malformations in children. Alan R Liss, New York, pp 111–123
17. Rehbein F (1976) Kinderchirurgische Operationen, Hippokrates, Stuttgart, S 375 ff
18. Smith ED (1988) Tabulation of rare malformations. In: Stephens FD and Smith ED (eds) Anorectal malformations in children. Alan R Liss, New York, pp 223–243
19. Stephens FD, Smith ED (1971) Anorectal malformations in children. Yearbook Medical publishers, Chicago, p 239 ff
20. Stephens FD (1963) Congenital malformations of the rectum anus and genito urinary tracts. ES Livingstone, Edinbourgh
21. Stephens FD, Smith ED (1988) Anorectal malformations in children. Alan R Liss, New York
22. de Vries PA, Pena A (1982) Posterior sagittal anorectal plasty. J Pediatr Surg 638–643
23. de Vries PA (1984) The surgery of anorectal anomalies its evolution, with evaluations of procedures. Current problems in surgery 21:1–75
24. de Vries PA, Friedland GW (1974) The staged sequencial development of the anus and rectum in human embryos and fetus. J Pediatr Surg 9:755–769
25. Yokoyama J, Hayashi A, Ikawa H, Hagana K (1985) Abdomino extended sacro-perineal approach in high type anorectal malformation – a new operative method. Z Kinderchir 40:151

302. Kontinenzverbesserung durch Reoperation

S. Hofmann von Kap-herr und J. L. Koltai

Klinik und Polikinik für Kinderchirugie an der Johannes Gutenberg-Universität Mainz, Langenbeck-str. 1, D-6500 Mainz

Improvement of Anal Continence by Reoperation

Summary. Between 1969 and 1988, 191 children underwent operations for anorectal anomalies in the Pediatric Surgical Department of Mainz University Hospital. Ninty-six had deep and 84 had intermediate or high malformations; the type was unknown in 11. Of these patients 53 had impaired continence and 8 still have a protective colostoma. 37 of the remaining 45 children had check-ups and reoperations (5 were deep types). After reoperation there was full continence in 14 patients, partial continence in 11, persisting incontinence in 11 and one case could not be assessed. Our results recommend reoperation using modern surgical methods of patients with continence.

Key words: Anal Atresia – Anorectal Anomalies – Anal Incontinence

Zusammenfassung. Von 1969 bis 1988 wurden an der Kinderchirurgischen Universitätsklinik Mainz 191 anorektale Fehlbildungen operiert. Darunter befanden sich 96 tiefe und 84 intermediäre beziehungsweise hohe Formen, 11mal war der Typus unbekannt. Unter diesen Kindern beobachteten wir 53 mit Kontinenzstörungen, von denen 8 noch Anuspräterträger sind. Von den restlichen 45 konnten 37 Kinder kontrolluntersucht und nachoperiert werden, 5 davon waren tiefe Formen. Die Kontinenzleistung nach der Reoperation war: 14mal volle Kontinenz, 11mal partielle Kontinenz, 11mal verbleibende Inkontinenz, der Fall war nicht beurteilbar. Diese Ergebnisse ermutigen, bei mangelhafter Kontinenzleistung nach modernen Operationsmethoden nachzuoperieren.

Schlüsselwörter: Analatresie – anorektale Anomalien – anale Inkontinenz – Stuhlinkontinenz – Kontinenzstörungen

Das häufigste und folgenschwerste Problem der rektoanalen Agenesien ist die postoperative partielle oder totale Inkontinenz. Die Ursache hierfür liegt in der angeborenen Mangelanlage des Muskelkomplexes oder in einer fehlerhaften Operationstechnik. Tritt eine Infektion hinzu, verschlechtert sich die Kontinenzsituation noch mehr.

Seit etwa 10 Jahren haben de Vries und Pena durch neue Ideen die operative Strategie bei den anorektalen Fehlbildungen erheblich beeinflußt. Sie konnten nachweisen, daß das bisherige Vorgehen sich nicht exakt an die anatomischen Verhältnisse des Beckenbodens hielt, und entwickelten auf der Basis ihrer Untersuchungen eine topographiegerechte Operationsmethode.

Deshalb wurden die Ergebnisse der früher in der Kinderchirurgischen Universitätsklinik Mainz behandelten Kinder überprüft und daraus geschlußfolgert, daß bei nicht befriedigender Kontinenz eine Nachoperation unter diesen neuen Gesichtspunkten Besserung bringen könnte.

Tabelle 1. Anorectale Agenesien 1969–1988 (n = 191)

Formen	n = 191		Kontinenzstörungen n = 45	Nachoperationen n = 37
tiefe	96		5	5
unbekannt	11			
		95	40	32
intermediär/hoch	84			
			(8) nicht beurteilbar (noch Anus praeter)	(8) Anus praeter
				(8) noch nicht nachoperiert

Fehldurchzug durch Puborectalisschlinge und Muskelkomplex	1
Fehldurchzug durch Muskelkomplex und M. sphinct. ani ext.	31

Tabelle 2. Kontinenzstörungen nach Durchzugsoperation 1969–1988: Ursachen (n = 32)

Von den 191 in den letzten 20 Jahren (Tabelle 1) operierten anorektalen Agenesien hatten 45 Kinder Kontinenzstörungen, davon waren erwartungsgemäß nur fünf ehemals tiefe, aber nahezu die Hälfte, nämlich 40 intermediäre und hohe Formen. Diese Verteilung der Kontinenzstörung ist bekannt und bedarf hier nicht der Erörterung.

Die fünf partiell inkontinenten Kinder der 96 tiefen anorektalen Agenesien zeigten alle einen nach vorn offenen Musculus sphincter ani externus, meist als Folge der noch bis vor etwa einem Jahrzehnt geübten Cutback-Operation. Interessanterweise waren auch alle diese fünf Mädchen nach dem Primäreingriff zusätzlich bougiert worden. Bei diesen Kindern war natürlich eine posteriore perineale Anorektoplastik nicht erforderlich, sondern es genügte der Dammaufbau und die Rekonstruktion der Externusmuskulatur, um volle Kontinenz in allen Fällen zu erzielen.

Anders ist die Situation (Tabelle 2) bei den trans- und supralevatorischen anoraktalen Agenesien. Hier spielt neben der Hypoplasie oder gar Aplasie muskulärer, vielleicht auch nervaler Strukturen der falsche Durchzug durch den Muskelkomplex und durch den Musculus sphincter ani externus die Hauptrolle. Der Darm kann hierbei zwar gut durch die Puborektalisschlinge geführt sein, gerät aber dann aus dem nach unten trichterförmig sich verschmälernden Muskelkomplex heraus, wodurch auch der Neoanus außerhalb des Externusringes liegen kann, das heißt: der Durchzug landet meist leider schon bereits hinter dem Durchtritt durch die Levatorplatte falsch und zeigt einen nach seitlich oder hinten, selten auch nach vorn versetzten Anus. Früher wurde nämlich nur dem exakten Durchzug durch die Puborektalisschlinge höchste Beachtung geschenkt, der weitere Weg des Darmes nach außen aber vernachlässigt. Im Krankengut fanden sich 84 zu überprüfende intermediäre und hohe Formen und 11 zugewiesene voroperierte Kinder. Von diesen 95 Fällen hatten 40 Kontinenzstörungen, von denen 32 nachoperiert werden konnten.

Die Aufschlüsselung bezüglich der Darmposition im Beckenboden ergab folgendes Bild (Tabelle 2):

Bei einem dieser Kinder bestand ein Fehldurchzug durch die Puborektalisschlinge und dadurch auch durch den Muskelkomplex insgesamt. 31 Kinder zeigten zwar einen richtigen

	n
Normalposition und Fehldurchzug	16
keine M. sphinct. ani ext.-Schädigung 5	
mit M. sphinct. ani ext.-Schädigung 11	
Fehlposition und Fehldurchzug	16
vorn 4	
hinten 2	
seitlich 10	

Tabelle 3. Kontinenzstörung nach Durchzugsoperation 1969–1988: Position des Neoanus (n = 32)

	n
Erneuter Durchzug mit Rekonstruktion von Beckenboden und Muskelkomplex	1
Rekonstruktion des Muskelkomplexes 13	
mit Umstülp-Halbzylinderdoppelung	
(GUHD-Plastik) 7	
mit Türflügelplastik 11	31

Tabelle 4. Kontinenzstörungen nach Durchzugsoperation 1969–1988: Reoperationen (n = 32)

Durchzug durch die Puborektalisschlinge, jedoch weiter unten einen fehlerhaften Verlauf durch den Muskelkomplex und den Musculus sphicter ani externus. Dadurch ergibt sich typischerweise, daß man sich bei den Durchzugsoperationen erfolgreich bemüht hatte, den Durchzug an der richtigen Stelle durch die Puborektalisschlinge vorzunehmen; aber die Strukturen unterhalb davon blieben bis auf das vermutete Analgebiet unbeachtet.

Interessant ist deshalb auch die Position des Neoanus. Genau in der Hälfte der 32 Fälle (Tabelle 3) fand sich bei Fehldurchzug durch den Muskelkomplex dennoch eine normale Lage des Neoanus. Aber trotz dieser richtigen Position bestand bei 11 der 16 Fälle ein Externusschaden. Die andere Hälfte der Kinder hatten neben der Fehlposition des Anus gleichzeitig noch einen Fehldurchzug durch den Muskelkomplex, wobei der Anus 4mal nach vorn, 2mal nach hinten und 10mal nach seitlich neben den Musculus sphincter externus verlagert war. Unter solchen Bedingungen ist es leicht vorstellbar, daß eine volle Kontinenz nicht zustandekommen konnte.

Bei den 32 reoperierten Fällen (Tabelle 4) erfolgte einmal die Rekonstruktion von Beckenboden und Muskelkomplex; 31mal wurde der Muskelkomplex mit dem Musculus sphincter externus aufgebaut. Wichtig ist, daß das meist reichlich vorhandene Narbengewebe konsequent zu entfernen ist. Erst dann kann die mehr oder weniger hypoplastishe Restmuskulatur nach Identifikation mit dem Elektrostimulator rekonstruiert werden. Dies ist gelegentlich außerordentlich schwierig. Auf eine Verschmälerung des Rektums konnte immer verzichtet werden, stattdessen erfolgte vielmehr der zusätzliche Versuch, einen Internus aufzubauen durch die glattmuskuläre Umstülphalbzylinder-Doppelplastik in sieben Fällen oder durch die einfachere Türflügelplastik in 11 Fällen.

Der postoperative Verlauf war 23mal ungestört, 9mal trat eine Wundheilungsstörung auf.

Mit 17 Kindern konnte eine Biofeedback- Konditionierung durchgeführt werden, 7 waren dafür noch zu jung und 8 hatten noch eine Colostomie.

Die Resultate lassen sich wie folgt kurz zusammenfassen (Tabelle 5):

Von den 32 reoperierten Kindern sind 9 nahezu vollkommen kontinent. Bei ihnen tritt gelegentlich ein Schmieren unter Streßsituationen auf. Die Stuhlfrequenz nahm ab, die Warnungsperiode konnte verlängert werden. Manometrisch zeigten sie eine Erhöhung der anorektalen Druckbarriere und der willkürlichen Kontraktionsfähigkeit (Tabelle 6). In diesen Fällen waren alle für die Kontinenz erforderlichen muskulären Strukturen bei der

kontinent	9
partiell kontinent	11
inkontinent	11
noch nicht beurteilbar	1

Tabelle 5. Kontinenzstörungen nach Durchzugsoperation 1969–1988: Kontinenzleistung nach Reoperation (n = 32)

Tabelle 6. Kontinenzstörungen nach Durchzugsoperation 1969–1988: Elektromanometrie nach Reoperation (n = 31)

	n	Druckbarriere	willkürliche Kontraktion
sehr gut	11	++	++
gebessert	9	+	+/−
unverändert schlecht	11	−	−

Operation vorhanden und konnten erfolgreich rekonstruiert werden. Auch die Sensibilität war ungestört.

Die 11 partiell kontinenten Kinder schmierten trotz Besserung der Stuhlgewohnheiten immer noch gelegentlich. Obwohl ihre anorektalen Druckwerte anstiegen, blieb die willkürliche Beckenboden- und Sphinktertätigkeit in den meisten Fällen deutlich unter dem Normbereich. Hier bestehen irreparable Verhältnisse. Ursachen waren vorwiegend Zerstörungen der Muskulatur durch Voroperationen oder durch Infektionen.

Inkontinent blieben weitere 11 Fälle. Bei diesen Kindern wurde keine wesentliche Besserung der klinischen Kontinenzleistung und der elektromanometrischen Werte registriert. Sie bleiben problematisch, da hier angeboren entweder große Anteile der Levatorplatte oder des sich daraus nach unten entwickelnden Muskelkomplexes fehlen.

Damit ist aber sehr eindrucksvoll nachgewiesen, daß sich bei einer unbefriedigenden Kontinenzleistung eine Reoperation nach den topographisch anatomischen Orientierungen von de Vries lohnt. Bei ⅓ des vorgelegten Krankengutes konnte noch eine volle Kontinenz, und bei einem weiteren Drittel eine Teilkontinenz erzielt werden. Wenn man zusätzlich bedenkt, daß sämtliche fünf tiefen Fälle zur vollen Kontinenz gebracht werden, so bleiben von 37 Fällen, die behandelt wurden, nur 11 mit einer unveränderten Inkontinenz.

Dies ist unseres Erachtens ein großer Schritt voran auf dem Weg zur Lösung des Problems, wie kontinenzgestörten Kindern mit anorektalen Anomalien noch nach der Primäroperation weiter geholfen werden kann.

303. Kontinenzverbesserung durch Biofeedback-Konditionierung

J. L. Koltai

Kinderchirurgische Klinik, Johannes Gutenberg-Universität Mainz, Langenbeckstr. 1, D-6500 Mainz

Improvement of Anal Continence by Biofeedback Conditioning

Summary. In the last 10 years biofeedback training (BFT) has been used in 72 patients with anal continence disturbances following rectoanal agenesis, constipation, MMC, etc. Using the BF-method we treated 35 children with incontinence following rectoanal agenesis (5 infralevator, 30 supralevator). Visual analog feedback was used in the first 10 cases. Since 1982 simultaneous audiovisual analog signals have been preferred. The detailed analysis and personal followup over 6.5 years of these patients suggests that BFT improves the threshold of rectal sensation, voluntary contraction and thereby benefits anal continence.

Key words: Rectoanal Agenesis – Anal Incontinence – Biofeedback Conditioning

Zusammenfassung. In den vergangenen 10 Jahren wurde BFC bei 72 Patienten mit Kontinenzstörung verschiedener Genese (wie z.B. nach Analatresien, Enkopresis, Ostipation, Meningomyelocele) angewendet. Bei 35 Kindern mit anorektalen Agenesien handelte es sich 5mal um eine infralevatorische, 30mal um eine supralevatorische Anomalie. Als Feedback wurden bis 1982 optische, seit 1982 simultane audiovisuelle Analogsignale zurückgemeldet. Unsere Methode und Ergebnisse der Kontinenzverbesserung werden nach einer Kontrollzeit über 6,5 Jahre dargestellt. Die Resultate zeigten, daß das BF-Training zu einer Steigerung der rektalen Sensibilität und willkürlichen Sphinkterkontraktionsfähigkeit führt, wodurch die Kontinenzleistung gebessert werden kann.

Schlüsselwörter: Rektoanale Agenesie – Anale Kontinenz – Biofeedback-Konditionierung

Trotz der Anwendung modernster Operationsverfahren bleibt eine verhältnismäßig große Zahl von Kindern partiell oder total inkontinent und damit für eine soziale Integration gehandikapt. In solchen Fällen bei gestörter Kontinenz kann durch die Biofeedback Conditionierung eine deutliche Verbesserung der Kontinenzleistung erzielt werden. Diese Methode wurde zuerst von Kohlenberg (1973) später von Engel (1974) beschrieben und ist in entsprechender Modifikation seit 1979 in der Kinderchirurgischen Klinik Mainz im Einsatz. Im Folgenden wird über unsere Erfahrung der letzten 10 Jahre berichtet:

Grundlage dieser Methode ist die Rückmeldung und gezielte Beeinflußung physiologischer Körperfunktionen. Im Bereich der anorektalen Inkontinenz betreffen sie die rektale Sensibilität, die Leistungsfähigkeit der Sphinkteren und des Beckenbodens sowie die Koordination der Funktionsabläufe während der Defäkation und Kontinenz (Tabelle 1).

Methode

Eine herabgesetzte anorektale Sensibilität erfordert die Übung des Wahrnehmungsgefühls für Defäkation. Dazu wird anfangs ein Ballonkatheter in das Rektum plaziert und das Kind aufgefordert, mitzuteilen, wann (bei welchem Volumen) es den Druck des Ballons spürt. Bei Besserung der Sensibilität genügt eine immer geringere Füllungsmenge des Ballons. Dasselbe Training wird später auch mit direkter Luftinsufflation und mit Flüssigkeitsinjektionen ins Rektum geübt.

Bei eingeschränktem Kontraktionsvermögen der neu konstruierten Analschließmuskulatur werden die Druckverhältnisse im Sphinkterbereich elektromanometrisch gemessen und optisch oder simultan audiovisuell an den kleinen Patienten rückvermittelt. Dadurch kann die Kontraktionsfähigkeit in den meisten Fällen hervorragend gesteigert werden.

In bestimmten Fällen wird auch eine Entspannungsübung, insbesondere der Beckenboden- und Sphinktermuskulatur notwendig.

Da solche Kinder mit Analatresie-Operationen die Defäktion und Kontinenz vor der Rekonstruktion des Kontinenzorgans nie erlernt haben, kommt es postoperativ nicht selten zu einer falschen funktionellen Koordination unter den einzelnen Strukturen. Um eine exakte Koordination zu erzielen, werden je eine Druckmessung im Rektum und im Anorektum plaziert, und beide abgeleiteten Druckkurven an die Patienten zurückvermittelt. Wird der Schließmuskel angespannt, darf sich dabei der Druck im Rektum durch gleichzeitige Betätigung der Bauchpresse nicht ändern. Die Kinder müssen somit anhand ihrer anorektalen Druckkurven erlernen, ihren Schließmuskel unabhängig von der Bauchpresse zu betätigen.

Krankengut

In den letzten 10 Jahren haben wir ein Biofeedback-Training bei insgesamt 72 Kindern mit anorektaler Kontinenzstörung verschiedener Genese eingesetzt. Eine Therapieserie wurde immer stationär für 10–14 Tage begonnen, anschließend je nach Bedarf ambulant fortgesetzt. Während dieser Zeit wurden insgesamt 237 Serien durchgeführt, die durchschnittliche Serienzahl pro Patient betrug 3,28.

Wegen einer Inkontinenz nach Analtresie wurden 35 Kinder behandelt. Die 5 infralevatorischen Anomalien waren alle Mädchen. Bei 30 supralevatorischen Fehlbildungen standen 13 Mädchen 17 Jungen gegenüber.

Das jüngste Kind war ein Mädchen mit 4,5 Jahren, das älteste war 18 Jahre alt. Der Altersdurchschnitt lag bei 8,5 Jahren.

Für das Feedback wurden bis 1982 optische Analog-Signale in 10 Fällen verwendet, seit 1982 setzen wir ausschließlich nur audiovisuelle Analogsignale ein.

Resultate

Die Resultate des Biofeedback-Trainings bei Analatresien lassen sich im folgenden zusammenfassen:

Die Sensibilitätsgrenze vor dem Training lag zwischen 15–45 ml Volumen (Tabelle 2). Sie konnte durch das Training deutlich herabgesetzt werden, in manchen Fällen sogar bis auf Normalniveau (3–5 ml Vol.).

Hier ist jedoch zu vermerken, daß die Sensibilitäts-Besserung nicht in gleichem Maße auf Ballondilatation, Luftinsufflation und Flüssigkeitsinjektion erzielt werden kann. Die erwähnten Zahlen beziehen sich auf Ballondilatation des Rektums. Durch Luftinsufflation, vor allem aber Flüssigkeitsinjektion kann nicht annähernd ein solches optimales Resultat erzielt werden, d.h. in den meisten Fällen besteht doch eine bestimmte Sensibilitätsstörung für Streßsituationen.

Tabelle 1. Biofeedback-Therapie der Funktionsstörungen nach anorektalen Agenesien

Ursachen der Störung	Training
1. Sensibilitätsstörung	1. Sensibilitätstraining = Ballonmethode
2. Motilitätsstörungen der Sphinktären	2. Kontraktionstraining = willkürl. Kontraktion des Muskelkomplexes
3. Koordinationsstörung	3. Relaxationstraining = willkürl. Relaxation
4. Motilitätsstörung des Neorektums	4. Koordinationstraing des Kontinenzapparates

Tabelle 2. Ergebnisse des Biofeedback-Trainings bei anorektalen Agenesien (n = 35)

	Sensibilität	Kontraktion	Koordination
vor Training	15−45 ml Vol	0 (neg) − 45 mm Hg	26 falsch
nach Training	3−5−10 ml Vol	45 − 135 mm Hg	5 falsch

Tabelle 3. Kontinenzleistung nach Biofeedback-Training (n = 35), Kontinenz-Score (mod. Keller-Schärli-Holschneider)

	vor Training	nach Training
infralevatorische AA.	5−7 Pt.	10−12 Pt.
supralevatorische AA.	2−7 Pt.	4−10 Pt.

Das Kontraktionstraining war − mit wenigen Ausnahmen − in den meisten Fällen erfolgreich. In der Kombination mit einem Koordinationstraining konnte auch bei negativen Kontraktionen, d.h. bei Druckabfall auf willkürliche Kontraktionsversuche, ein positives Ergebnis erreicht werden. Manche, übereifrige Kinder, erreichten Druckwerte über 80−90 mmHg, womit sie mit ihren gesunden Alterskameraden nicht nur gleichzogen, sondern diese sogar übertrafen. Wie wir das schon früher nachgewiesen haben, konnte auf Dauer die Kontraktionen signifikant gesteigert werden.

Falsche Koordinationsabläufe, wie der erwähnte Druckabfall auf willkürliche Kontraktionsversuche, oder die simultane Sphinkterkontraktion und Bauchpressenbetätigung wurde vor der konservativen Therapie in 26 aus 35 Fällen registriert. Diese Koordinationsfehler konnten wir durch das Training bis auf 5 Fälle komplett eliminieren.

Trotz dieser vielversprechenden Resultate zeigen sich kaum Parallelen in der Besserung des Sensibilitäts/Kontraktionsvermögens und der Kontinenzleistung (Tabelle 3). Man kann lediglich nur bei der tiefen Analatresie gleichzeitig eine Steigerung der Kontinenzleistung mit Normalisierung der Sensibilität erreichen. Die erwähnten 5 Mädchen mit tiefer Form der Analatresie sind heute nach sekundärer Kontinenzoperation und Biofeedback-Training auch in Streßsituationen vollkommen kontinent.

Leider ist die Lage bei den supralevatorischen Agenesien nach wie vor nicht zufriedenstellend. Obwohl in ⅔ der Fälle eine Steigerung der Score-Werte im Durchschnitt mit 2−3 Punkten erreicht werden konnte, blieben 11 Kinder trotz wiederholten Trainingsserien über mehrere Jahre weiterhin inkontinent.

Zusammenfassend läßt sich sagen, daß das Biofeedback-Training ein wertvolles Mittel in der konservativen Therapie der anorektalen Kontinenzstörung darstellt. Es ermöglicht die verborgenen Leistungsreserven der hypoplastischen neuromuskulären Strukturen aktiv durch die Patienten zu mobilisieren und die soziale Integration der inkontinenten Patienten zu verwirklichen.

304. Biofeedback-Training und funktionelle Elektrostimulation zur Verbesserung der Inkontinenz bei Kindern mit Analatresie

A. Herold, H.-P. Bruch, B. Höcht und G. Müller

Chirurgische Universitätsklinik Würzburg, Josef-Schneider-Str. 2, D-8700 Würzburg

Biofeedback-Training and Functional Electrical Stimulation for Continence Improvement in Children with Anorectal Agenesis

Summary. Eleven children with anal incontinence following a pull-through operation for anorectal agenesis (4 low, 7 high anomalies) were treated with a conservative continence training program (optic/acoustic biofeedback, transcutaneous electrical stimulation, physical therapy, contraction exercises and sensibility training). All patients with one exception showed subjective and objective improvement of continence. Sphincter contraction increased by 80% in high and by 40% in low anomalies. For a short time electrostimulation provided an improvement of up to 20% in sphincter pressure. One additional success was improved coordination. Beside surgical therapy and other methods continence training is always indicated.

Key words: Anorectal Agenesis – Conservative Therapy

Zusammenfassung. 11 Kinder mit analer Inkontinenz nach anorektaler Agenesie (4 tiefe, 7 hohe Anomalien) wurden mit optisch-akustischem Biofeedback, transcutaner Elektrostimulation, Krankengymnastik, Kontraktionsübungen und Sensibilitätstraining therapiert. Mit einer Ausnahme zeigten alle Patienten eine subjektive und objektive Verbesserung ihrer Kontinenzleistung. Die Kontraktionskraft wurde bei hohen Agenesien um 80%, bei tiefen um 40% verbessert. Kurzfristig kann die Elektrostimulation den Sphincterdruck um 20% anheben und auch zur Verbesserung der Koordination beitragen. Neben operativen Eingriffen und anderen Möglichkeiten ist dieses Kontinenztraining immer indiziert.

Schlüsselwörter: Anorektale Agenesie – konservative Therapie

Zwischen 1973 und 1983 wurden an der Chirurgischen Universitätsklinik Würzburg 44 Kinder wegen rektoanaler Agenesie operiert. Bei einer Anfang 1987 durchgeführten Nachuntersuchung mit besonderer Beurteilung der Kontinenzleistung waren 18 von 24 Kindern als teil- bzw. inkontinent anzusehen. 11 Kinder zwischen 5 und 16 Jahren konnten in ein konservatives Trainingsprogramm aufgenommen werden. Primärursache der Inkontinenz war in 4 Fällen eine tiefe anale Agenesie (inkl. eine intermediäre Agenesie) sowie in 7 Fällen eine hohe rektoanale Agenesie, die jeweils mit einer abdominoperinealen Durchzugsoperation versorgt worden war.

Unter der Vorstellung, rudimentäre Sphinkterreste sowie vorhandene Beckenbodenmuskulatur zu koordinieren und zu trainieren, war es das Ziel, mit einem speziellen Intensivtraining unter Einbeziehung mehrerer Therapiemethoden eine maximale Therapie durchzuführen, um so eine weitere Erfolgssteigerung erzielen zu können.

992

– Biofeedback-Training:	1–2/Tag	15–20 Minuten
– Elektrostimulation:	2–3/Tag	10–20 Minuten
– Krankengymnastik:	1 /Tag	20–30 Minuten
– Sensibilitätstraining:	2 /Tag	10 Minuten
– aktive Kontraktionsübung:	alle 1–2 Stunden	

Tabelle 1. Kontinenztraining: Wochenplan

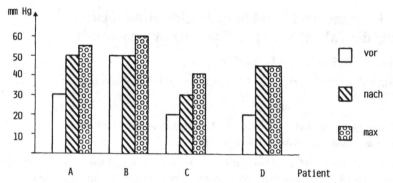

Abb. 1. Kontinenztraining: Ruhedruck; Patient A–C: tiefe Agenesie, Patient D: intermediäre Agenesie

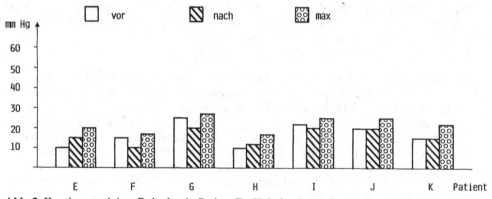

Abb. 2. Kontinenztraining: Ruhedruck; Patient E–K: hohe Agenesie

Im Mittelpunkt stand ein Biofeedback-Training, das mit optisch und akustisch analoger Koppelung durchgeführt wurde. Die Feedback-Einheit wurde mit der modifizierten Perfusionsmanometrie verbunden und so die Kontraktionskraft und die Kontraktionsdauer trainiert.

Den zweiten Schwerpunkt stellte eine Elektrostimulationstherapie der Beckenbodenmuskulatur dar. Über einen transkutanen biphasischen 50-Hertz-Impuls wird über die efferenten Nervenbahnen ein hypotropher Muskel tetanisch kontrahiert. Eine Impulsdauer von 8–10 Sekunden mit anschließender Pause von 20–40 Sekunden wird derzeit als optimal angesehen. Besonders geeignet sind Geräte mit anal einzuführender Stimulationssonde (z.B. IT-100 System der Fa. Rehamedi). Nach kurzer Anlernzeit ist es wichtig, die elektrisch unwillkürlichen Kontraktionen durch eigene willkürliche Kontraktionen zu unterstützen. Hat die Diagnostik Hinweis auf eine Sensibilitätsstörung ergeben, wird mit Hilfe eines rektal plazierten Ballons die Wahrnehmung des Füllungsgefühls (sensible rektale Perzeption) geübt. Vervollständigt wird das Trainingsprogramm durch eigene aktive

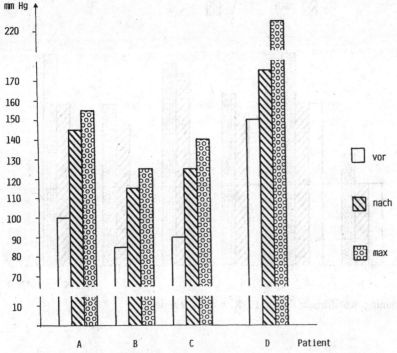

Abb. 3. Kontinenztraining: Kneifdruck; Patient A−C: tiefe Agenesie Patient D: intermediäre Agenesie

Kontraktionsübungen sowie eine krankengymnastische Physiotherapie. Diese wird zunächst unter Anleitung eines Physiotherapeuten sowie später selbständig zu Hause anhand einer schriftlichen Trainingsanleitung durchgeführt (Tabelle 1).

Das Training beginnt mit einer stationären Intensivphase über 10 Tage. Anschließend erfolgt eine ambulante Weiterbehandlung in größer werdenden Abständen bis auf ein individuell erforderliches Minimum.

Beim Training zu Hause kommt so der Gymnastik und den Kontraktionsübungen bisher die zentrale Bedeutung zu. Motivation und Mitarbeit sind hierbei eine wichtige Voraussetzung. Da durch die jahrelang bestehende Inkontinenz meist bereits Verhaltensstörungen institutionalisiert sind, kann die Zusammenarbeit mit einem Kinder- und Jugendpsychiater hilfreich sein. Durch Verhaltenstraining, Motivationsstützung und Realisierungstechniken wird die Einsicht über Sinn und Zweck des Übens gefördert.

Nach einer Therapiedauer von 6−24 Monaten liegt folgendes Ergebnis vor: der anale Ruhedruck − bei allen Agenesieformen deutlich erniedrigt −steigt bei tiefen Läsionen minimal an. Bei hoher Agenesie verbleibt er deutlich erniedrigt, was ein Hinweis auf die nicht angelegte muskuläre Sphinkterstruktur ist (Abb. 1, 2). Als Ausdruck kräftiger willkürlicher Kontraktionen des gesamten Beckenbodens steigt der Kneifdruck ebenso wie die Kontraktionsdauer deutlich an. Im Mittel liegt die Verbesserung bei tiefer Anomalie bei 40%, bei hoher Läsion bei 80%. Mit einer Ausnahme (Pat. F) erreichen alle Patienten einen zumindest teilkontinenzgewährenden Druck (Abb. 3, 4). Die sensible Perzeptionsleitung war in diesem Patientenkollektiv nur in einem Fall speziell therapiebedürftig. Eine Verbesserung war durch Erhöhung der Aufmerksamkeitsschwelle schnell zu erreichen. Da die Elektrostimulation als adjuvante Maßnahme eingesetzt wurde, läßt sich ihr alleiniger Effekt in der vorliegenden Studie nicht unmittelbar nachweisen. Wird die Elektrostimulation im Anschluß an die Biofeedback-Übung appliziert, zeigt sich eine kurzfristige 20%ige Verbesserung aller Druckwerte. Der entscheidende Vorteil liegt eindeutig in der verbes-

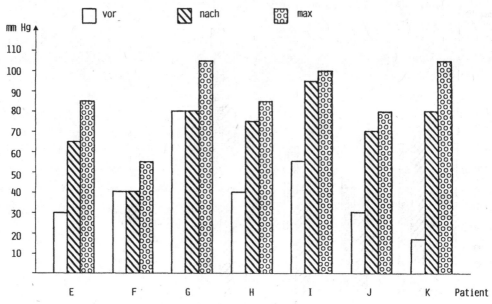

Abb. 4. Kontinenztraining: Kneifdruck; Patient E−K: hohe Agenesie

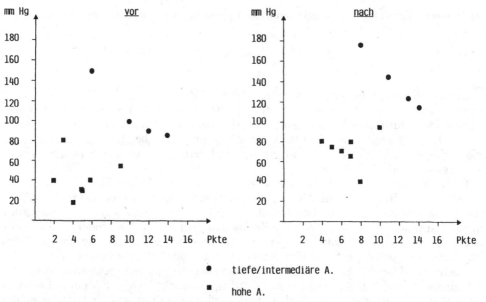

Abb. 5 Kontinenztraining: Druck-Score-Korrelation

serten Koordination, indem den Kindern die Muskelkontraktion spürbar demonstriert wird.

Soweit sich ein Therapieerfolg überhaupt objektiv darstellten läßt, ist dies mit einem Kontinenz-Score möglich (modifiziert nach Kelly, Holschneider, Koltai mit 0−16 Punkten): tiefe Agenesien erreichen den Kontinenzbereich − über 10 Punkte −, hohe Atresien erreichen den Teilkontinenzbereich − über 5 Punkte −. Dieses Therapieziel konnte bei zwei Kindern nicht erreicht werden, da hier eine mangelnde Kooperation eine suffiziente

Therapie verhinderte. Die Verbesserung der Kontinenzleistung zeigt sich deutlich in der Verbesserung der Druck-Score-Korrelation (Abb. 5).

Ergebnis: Ein konservatives Kontinenztraining mit dem Schwerpunkt Biofeedback und Elektrostimulation erzielt bei Inkontinenz nach anorektaler Agenesie eine deutliche Verbesserung der Kontinenzleistung. Der Erfolg beruht auf einer Verbesserung der Kontraktionskraft, der Kontraktionsdauer, der Sensibilität sowie der Koordination der muskulären Kontinenzstrukturen. Eine individuell angepaßte Therapieplanung mit konservativen und operativen Möglichkeiten wird hierdurch jedoch nicht ersetzt.

Literatur

Bergmann S (1986) Anal electrostimulation in urinary incontinence. Urol Int 41:411–417

Cerulli MA, Nikoomanesh P, Schuster MM (1979) Progress in biofeedback conditioning for fecal incontinence. Gastroenterology 76:742–746

Koltai JL, Pistor G (1984) Erfahrungen mit dem Biofeedback-Training in der Behandlung der Incontinentia alvi bei Kindern. In: Farthmann-Fiedler: Die anale Kontinenz und ihre Wiederherstellung. Urban & Schwarzenberg, München Wien Baltimore, S 68–70

Koltai JL (1984) Optisches und akustisches analoges Biofeedback-Training für die Behandlung der Inkontinenz nach anorektalen Agenesien. In: Hofmann-v.Kap-herr (Hrsg) Anorektale Fehlbildungen. Fischer, Stuttgart New York, S 189

Knoch H-G (1986) Konservative Behandlung der partiellen Analinkontinenz. Colo-proctology Nr. 3, VIII/86:182–184

Larpent JL, Cuer JC, Da Poigny M (1987) Klinische und manometrische Besserung der analen Inkontinenz durch Elektrostimulation. Colo-proctology Nr. 3, IX/87:183–184

McLeod JH (1983) Biofeedback in the management of partial anal incontinence. Dis Colon Rectum 26:244–246

Schaerli AF (1987) Anorectal incontinence: diagnosis and treatment. Pediatr Surg XXII/8:693–701

Wald A (1981) Biofeedback Therapy for Fecal Incontinence. Intern Med 95/2:146–149

305. Anorektale Fehlbildungen — Inkontinenz und Fehlbildungen

J. Böhmann und H. Kolb

Kinderchirurgische Klinik, St. Jürgenstr., D-2800 Bremen

Anorectal Malformations — Incontinence and Quality of Life

Summary. The quality of life of incontinent patients was analysed in a group of 494 children treated over 20 years. The ratio of incontinent children was constant above an age of 10 years. Incontinence correlates with social status of the family; it is better in single children and worse in single-parent families. School outcome and professional status is significantly better for continent patients. The main problems of the children and adults were analysed. Compensatory mechanisms and the importance of early care of incontinent patients are mentioned.

Key words: Anorectal Malformation — Incontinence — Quality of Life

Zusammenfassung. Die Situation inkontinenter Patienten aus einem Kollektiv von 494 Kindern wurde untersucht. Der Anteil der Inkontinenten blieb ab dem Alter von 10 Jahren konstant. Die Kontinenz korreliert mit dem Sozialstatus der Familie, ist für Einzelkinder besser, bei Teilfamilien schlechter. Schuldbildung und Berufserfolg sind bei Inkontinenten niedriger. Aktuelle und frühere Probleme wurden altersabhängig analysiert. Teilweise ergaben Kompensationsmechanismen eine fast unbehinderte Integration. Die Bedeutung einer frühzeitigen Betreuung dieser Patienten wurde betont.

Schlüsselwörter: Analatresie — Inkontinenz — Lebensqualität

Anorektale Fehlbildungen gehen auch unter optimaler chirurgischer Therapie in einem gewissen Prozentsatz mit einer unbefriedigenden Kontinenzsituation einher. Die Betreuung dieser Patienten und ihrer Familien ist oftmals schwierig.

Anläßlich einer Nachuntersuchung von 494 Kindern der Jahre von 1960 bis 1980 wurde die Situation dieser Patienten analysiert.

Die Größe des Kollektivs und das vergleichsweise hohe Alter der nachuntersuchten Patienten erlaubte trotz der Bedeutung individueller Faktoren einige allgemeine Aussagen.

Die chirurgische Therapie erfolgte einheitlich nach dem Verfahren von Rehbein. 162mal wurde ein abdomino-perinealer und 36mal ein sacro-abdomino-perinealer Durchzug durchgeführt.

Die Nachuntersuchung erfolgte von 1985–1987 in 2 Stufen mittels eines ausführlichen Fragebogens sowie einer klinischen und elektromanometrischen Untersuchung vor allem der Patienten nach Durchzugsoperation.

Die Anzahl von 252 auszuwertenden Fragebögen entsprach einem Anteil von 64% aller überlebenden Patienten. Dabei waren 79 Patienten älter als 14 und 81 älter als 20 Jahre.

Differenziert nach Art der Fehlbildung ergab sich folgendes Bild:

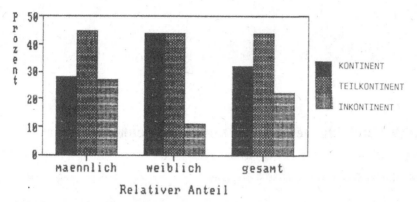

Abb. 1. Kontinenzergebnisse

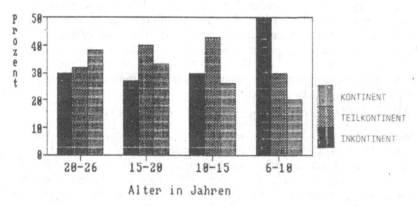

Abb. 2. Altersverteilung der Kontinenzgrade (Angaben in Prozent)

hohe Fehlbildungen	98−71%
intermed. Fehlbildungen	22−61%
tiefe Fehlbildungen	132−60%

92 Patienten entsprechend 51% aller Überlebenden wurden klinisch und elektromanometrisch nach der von Holschneider u.a. mehrfach beschriebenen Methode untersucht.

Die Korrelation von anamnestisch erhobenen und zusätzlichen elektromanometrischen Befunden sowohl insgesamt als auch im Einzelfall war so groß, daß wir uns im Weiteren auf die anamnestischen Daten beziehen können.

Die Abbildung 1 zeigt als Überblick die Verteilung der Kontinenzergebnisse bei den hohen Fehlbildungen.

Auf der Basis unserer Spätergebnisse und durch eine Vielzahl von Informationen von Patienten und deren Familien kristallisierten sich im Laufe der Untersuchung einige Punkte heraus, die zum einen für die aktuelle Lebensqualität der Patienten von Belang waren und zum Anderen gerade für das Erlernen dieser reifenden Funktion im Sinne einer Rückkopplung von Bedeutung sein dürften.

Bei Differenzierung der Kontinenzdaten nach dem Alter blieb der Anteil der Inkontinenten ab dem 10. Lebensjahr konstant, während der Anteil der kontinenten Patienten mit dem Alter stetig zunahm. Dies verdeutlicht die Abbildung 2.

Bei den inkontinenten Patienten tritt im Laufe der Jahre also keine wesentliche Änderung ihrer Situation ein. Dies ist von großem Einfluß auf die Lebenssituation der betroffenen Patienten und ihrer Familien.

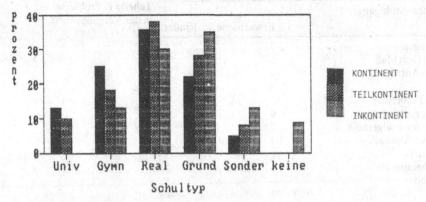

Abb. 3. Schulbildung (Patienten älter als 14 Jahre)

Die Situation der Familie ist sowohl für den postoperativen Therapieerfolg als auch für Lebensqualität des Kindes von großer Bedeutung.

Inkontinente Patienten entstammen in 10% unvollständigen Familien, also alleinerziehenden Elternteilen.

Bei Teilkontinenten und kontinenten Patienten reduziert sich dieser Anteil auf 6 bzw. 3,4%.

Auch die Geschwisterfolge spielt im familiären Gefüge eine große Rolle. Von einigen Autoren wird vor allem die Rolle der Einzelkinder, meist als problematisch, herausgestellt. Unsere Daten hierzu waren überraschend. Insgesamt 20% aller Patienten waren Einzelkinder. Während in der Gruppe der Kontinenten und Teilkontinenten diese Rate 26 bzw. 22% betrug, fanden sich bei den Patienten mit einer Inkontinenz nur 10%.

Man könnte annehmen, daß die Rolle des Einzelkindes die Lebensqualität, quasi ablesbar an der erreichten Kontinenz, positiv beeinflußt. Sicherlich ist die Zuwendung ungeteilt und ungleich höher als in einer Familie mit großer Kinderzahl.

Die sozioökonomische Situation der Familie stellt auch für die Belastbarkeit eine nicht unwesentliche Größe dar. Anhand der Basisdokumentation der Bundeskonferenz für Erziehungsberatungsstellen und dem Zentralinstitut für seelische Gesundheit, Mannheim, wurde anhand des Berufes des Familienvorstandes die Schichtzugehörigkeit klassifiziert. Es läßt sich eine überraschend deutliche Korrelation feststellen. Der durchschnittliche Punktwert (Holschneider Score) für Patienten mit hohen oder intermediären Fehlbildungen ist in Familien von Akademikern und Selbständigen mit 9,8 bzw. 9,4 am höchsten. Der Anteil der kontinenten Patienten aus dieser Gruppe ist mit 50, bzw. 43% dementsprechend am höchsten.

Im Gegensatz dazu ist in Familien von un- oder angelernten Arbeitern sowohl der Durchschnittscore mit 6,9 als auch der Anteil der Kontinenten mit 24!% am niedrigsten. Der Anteil der Inkontinenten beträgt in dieser Gruppe dagegen 41%, in Familien mit dem höchsten sozioökonomischen Status beträgt er nur 7%.

Die Auswirkungen der Kontinenzsituation auf das gesellschaftliche Schicksal der Patienten wurde anhand des beruflichen bzw. schulischen Erfolgs analysiert.

Es ist eine eindeutige Korrelation von Kontinenz und Schulerfolg feststellbar, was die Abb. 3 veranschaulicht. Von den über 14jährigen inkontinenten Patienten erreicht niemand eine Hochschulbildung, 13% eine höhere Schule. 17% dagegen besuchen die Sonderschule. Bei den Kontinenten besuchen 13% eine Hochschule, 25% eine höhere Schule, nur 5% eine Sonderschule.

Ein ähnliches Verhältnis zeigt sich auch bei Betrachtung der beruflichen Bildung. Inkontinente Patienten erreichen maximal den beruflichen Status eines Angestellten ohne leitende Qualifikation.

1000

Probleme mit dem Stuhlgang:	Erwachsene	Kinder
häufiger Stuhlgang	7	6
Kontrolle bei Durchfall	5	1
Stuhlgang bei Aufregung	4	1
Diät	3	1
Psychologische Probleme:		
fehlender Therapieerfolg	9	7
seelische Probleme allgemein	7	3
Angst vor neuer Operation	4	1
Fehlende Hilfen	1	3
Kind lehnt Therapie ab	–	7
Selbständigkeit	–	5
Sexualität	3	–
Probleme mit der Umwelt:		
Schule, Ausflüge	5	3
Einlagen verstecken	3	1
Besuche eingeschränkt	2	1
Spielen eingeschränkt	–	2
Belastungen durch häufige Wäsche:	–	8

Tabelle 1. Probleme in der Vergangenheit

Neben objektiven Daten über die familiäre und gesellschaftliche Situation haben wir versucht die subjektive Einstellung zu beurteilen.

Hierzu erhielten wir vielfältige und eindrucksvolle Schilderungen, wie z.B. die einer jungen Frau, die sich als Kind den schweren Herzfehler einer Klassenkameradin wünschte, weil diese von allen bedauert wurde, während ihr wegen ihrer Inkontinenz nur Hohn und Spott blieben. Dieses Beispiel zeigt einen typischen Unterschied der Behinderung Inkontinenz zu anderen.

Sowohl die früheren als auch die aktuell wichtigsten Probleme haben wir zusammengefaßt und zwischen Angaben der erwachsenen Patienten und denen der Eltern kleinerer Kinder unterschieden.

Die Tabelle 1 stellt eine Liste der wichtigsten Probleme aus der Vergangenheit dar.

Die aktuellen Probleme zeigt die nächste Tabelle.

Im persönlichen Gespräch stellte sich häufig ein differenziertes Bild dar. So war für fast alle erwachsenen Frauen (>18 Jahre) die Angst vor sexuellen Kontakten teilweise mit traumatischen Erfahrungen verbunden, ein wesentlicher Punkt, der bei den erwachsenen Männern keine Rolle zu spielen schien.

Besonders die Teilnahme am Baden und Schwimmen stellte für viele inkontinente Patienten eine so große Hürde dar, daß einige Erwachsene aus tiefsitzender Angst vor Verschmutzung des Wassers nie Schwimmen lernten. Die Frage nach dem Schwimmen können und mögen wurde im Laufe der Untersuchungen geradezu zur Schlüsselfrage bei Beurteilung von Selbstbewußtsein und Sicherheit.

Ein weiterer Punkt war die Mutlosigkeit bei Ausbleiben deutlicher Therapieerfolge. So war es für alle Patienten wichtig mit dieser Behinderung zu leben und eine Einstellung zu ihr zu finden.

Taktiken zur größtmöglichen Kompensation wie das Erreichen einer Pseudokontinenz stellten probate und bekannte Mittel dar.

Einzelne Patienten erreichten so oft eine Art Kontinenz für einen ganzen Arbeitstag – ein Patient ist als Vertreter ganztägig trotz Inkontinenz mit dem PKW unterwegs. Grundsätzlich erscheint es von Bedeutung neben der Behinderung die Entwicklungsmöglichkeiten der Persönlichkeit nicht aus dem Auge zu verlieren, die oftmals ein nur wenig eingeschränktes Leben gestatten kann. Eine erwachsene Patientin, die im Juni d. Jahres heiraten wird, berichtete z.B. über eine enorme Befreiung nach jahrelangem Verleugnen und Versteckspielen durch Beteiligung am FKK Baden.

Tabelle 2. Aktuelle Probleme

Probleme mit dem Stuhlgang:

	Erwachsene	Kinder (Eltern)
Inkontinenz allgemein	10	16
bei Diätfehlern	10	2
Stuhlschmieren	6	5
kein Sport	4	–
Flatulenz	3	–
bei Aufregung	2	–
Schleimabsonderung	2	1
nächtl. Stuhlgang	1	–
Obstipation	2	3
Windeln tragen	–	1
Einläufe	2	–
Bougieren	–	–
Psychologische Probleme		
soziale Isolierung	3	3
psychosomatische Probleme	–	8
Angst vor Selbständigkeit	–	6
Schulprobleme	–	3
Fehlende Besserung	2	1
Angst vor Vererbung	2	–
Sterilität	3	–
Narben	2	–
Verdrängung des Kindes	–	2
Soziale Isolierung	1	3

Unsere Daten zeigen an wenigen objektivierbaren Punkten Auswirkungen des Problems Inkontinenz. Da Lebensqualität und Kontinenz in wechselseitiger Beziehung stehen, ist es von Bedeutung, Risikofaktoren für eine Störung der postoperativen Therapie zu erkennen um sie bei der Therapieplanung zu berücksichtigen und evtl. zu beeinflussen. Im Falle langdauernder oder anhaltender Inkontinenz erscheint es zur Vermeidung einer blockierenden Frustration von Patient, Familie und auch des Behandlers sinnvoll, Kompensationsmöglichkeiten auf der Basis und unter Akzeptieren der Inkontinenz zu entwickeln und zu fördern. Dazu sollte unsere Untersuchung eine Anregung liefern.

306. Einfluß der magnetischen Resonanztomographie (MRT) auf die Therapieplanung bei Inkontinenz nach Analatresie

Th. Krahe, A. Herold, P. Landwehr und B. Höcht

Institut für Röntgendiagnostik, Univ. Würzburg, Josef-Schneider-Straße 2, D-8700 Würzburg

Influence of Magnetic Resonance Imaging on Therapeutic Management of Incontinence after Anorectal Atresia

Summary. Five healthy children and 16 children, ages 6–17 years, who had been operated on for anorectal atresia underwent magnetic resonance (MR) imaging of the pelvis. The development of sphincter muscles and the location of the pulled-through intestine in relation to the sphincter muscles were evaluated by a muscle score. There was good correlation between MR muscle score and clinical continence score. MR imaging provides additional information for therapeutic management and surgical procedures to improve continence.

Key words: MR Imaging – Incontinence – Anorectal Atresia

Zusammenfassung. Bei 16 Kindern im Alter von 6–17 Jahren mit operierten Anal- und Rektumatresien und bei fünf gesunden Kindern wurden MR-Untersuchungen des Beckens durchgeführt. Der Zustand des anorektalen Sphinkters und seine Lagebeziehung zum durchgezogenen Darm wurden anhand eines MR-Muskelscores beurteilt. Der MR-Muskelscore und der klinische Kontinenzscore zeigten gute Übereinstimmungen. Aus der MR-Untersuchung ergaben sich Zusatzinformationen für die Therapieplanung, unter anderem für das operationstaktische Vorgehen zur Kontinenzverbesserung.

Schlüsselwörter: Magnetische Resonanztomographie – Inkontinenz – Analatresie

In der Diagnostik anorektaler Mißbildungen sind bildgebende Verfahren von großer Bedeutung. Bei Neugeborenen mit Anal- und Rektumatresie (-agenesie) werden zur Höhenlokalisation der Atresie das Invertogramm nach Wangensteen, das Urethrozystogramm, die Fistulographie, die direkte perineale oder retrograde Rektumdarstellung und die Ultraschalldiagnostik eingesetzt [1, 5]. Computertomographie (CT) und MRT können prä- und postoperativ die komplexe Beckentopographie bei anorektalen Anomalien direkt und überlagerungsfrei darstellen [2, 4, 6]. Vorteile der MRT gegenüber der CT sind höhere Weichteilkontraste, freie Wahl der Schichtebene und fehlende Strahlenbelastung. Bei 16 Kindern mit operativ korrigierten Anal- und Rektumatresien überprüften wir die Aussagefähigkeit der MRT im Hinblick auf die Therapieplanung zur Verbesserung der Kontinenz.

Patienten und Methode

Bei 6 Mädchen und 10 Jungen im Alter von 6–17 Jahren mit korrigierten anorektalen Anomalien (11 hohe, 5 tiefe Atresien) wurden MRT-Untersuchungen des Beckens durchge-

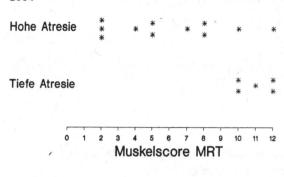

Abb. 1. Atresiehöhe vs. Muskelscore (MRT) n = 16

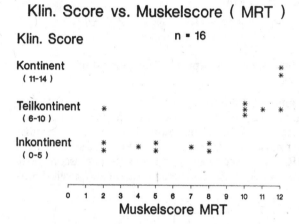

Abb. 2. Klin. Score vs. Muskelscore (MRT) n = 16

führt. Nach dem klinischen Kontinenzscore nach Kelly, Holschneider und Koltai [3] waren 2 Kinder kontinent, 6 teilkontinent und 8 inkontinent. 5 gesunde Kinder wurden als Vergleichskollektiv mit der MRT untersucht.

Die Betriebsfeldstärke des MR-Systems (Gyroscan S15, Fa. Philips) lag bei 1,5 Tesla. Die T1-gewichteten Multislice-Spinechoserien (TR 400−505 ms, TE 15−20 ms) durch das Becken erfolgten in drei Schnittebenen mit 6 mm Schichtdicke. Die Gesamtdauer der Untersuchung lag bei rund 25 Minuten. Zur Beurteilung der Sphinktermuskulatur wurden der Zustand des M. sphincter externus und des M. puborectalis seitengetrennt nach einer 4-Punkteskala analysiert: normale Muskelanlage (3 Punkte), geringe Hypoplasie (2 Punkte), schwere Hypoplasie (1 Punkt), Aplasie (0 Punkte). Die Punkte für den rechtsseitigen und linksseitigen Anteil des M. sphincter externus (0−6 Punkte) und des M. puborectalis (0−6 Punkte) wurden zu einem Gesamtmuskelscore (0−12 Punkte) addiert. Bei nachgewiesenem Fettinterponat in der Muskelschlinge wurden 2 Punkte vom Gesamtscore abgezogen. Deformitäten des Steiß- oder Kreuzbeins wurden in der Punkteskala nicht berücksichtigt.

Ergebnisse

Der M. sphincter externus und der M. puborectalis waren bei allen untersuchten Kindern beurteilbar. Der M. sphincter internus konnte nicht identifiziert werden. Der mit der MRT ermittelte Muskelscore lag bei den 5 infralevatorischen Atresien zwischen 10 und 12 Punkten und bei den 11 supralevatorischen Atresien zwischen 2 und 12 Punkten (Abb. 1). Der Zusammenhang zwischen MRT-Muskelscore und dem klinischen Kontinenzscore ist in Abb. 2 dargestellt. Die Werte der 8 kontinenten und teilkontinenten Kinder lagen bis auf eine Ausnahme oberhalb von 9 Punkten, die der inkontinenten Kinder unterhalb von 9

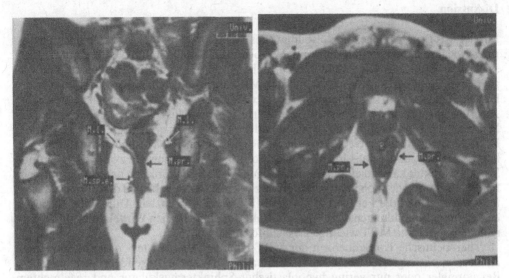

Abb. 3a, b. Teilkontinenter 7jähriger. Z.n. hoher Atresie. Normale Anlage des M. puborectalis (M.pr.), M. sphincter externus (M.sp.e.) und M. levator ani (M.l.) beidseitig. Zentrale Lage des Rektums (R). **a** Koronarschnitt **b** Transversalschnitt

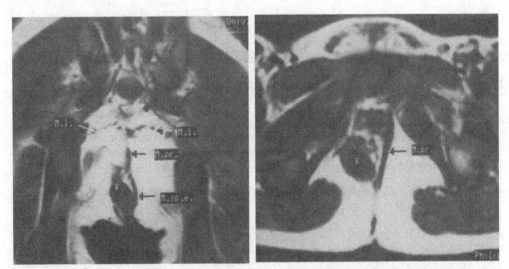

Abb. 4a,b. Inkontinenter 13jähriger. Z.n. hoher Atresie. Aplasie des M. puborectalis (M.pr.) rechts und Normalbefund links, Hypoplasie des M. sphincter externus (M.sp.e.) und M. levator ani (M.l.) beidseits. Exzentrische Lage des Rektums (R). **a** Koronarschnitt **b** Transversalschnitt

Punkten. Wichtige Zusatzbefunde waren: Fettinterponate zwischen Sphinktermuskulatur und durchgezogenem Darm (5 Fälle), exzentrische Lage des Darms bei einseitiger Sphinkteraplasie (2 Fälle), sekundäres Megarektum (1 Fall), Mißbildungen der knöchernen Wirbelsäule (10 Fälle) und der intraspinalen Weichteile (2 Fälle) im Bereich des Kreuz- und Steißbeins. Beispiele zeigen die Abb. 3 und 4.

1006

Diskussion

Mit der MRT sind Anlage und Ausbildung des M. puborectalis und des M. sphincter externus sowie ihre Lagebeziehung zum durchgezogenen Darmabschnitt vor allem auf transversalen und koronaren Schichtbildern beurteilbar [4, 6]. Eine mit der Defäkographie vergleichbare Funktionsdiagnostik ist mit der MRT nicht möglich. Der MRT-Muskelscore korreliert gut mit dem klinischen Kontinenzscore. Erwartungsgemäß werden bei den tiefen Atresien normale bis leicht erniedrigte Werte für den Muskelscore gefunden. Bei der Mehrzahl der Kinder mit hohen Atresien sind die Werte stark erniedrigt. Bei fehlerhaftem Darmdurchzug liegt das Neorektum in der Regel ventral des M. sphincter externus und lateral des M. puborectalis [6]. Eine Interposition von Fettgewebe zwischen Darm und Muskelsphinkter kann zu einer Beeinträchtigung der Muskelfunktion und zur Inkontinenz führen. Aufgrund der hohen Signaldifferenz zwischen Fettgewebe und den übrigen Weichteilstrukturen sind die Fettinterponate im MRT sicher abgrenzbar. Durch den Nachweis begleitender Mißbildungen des Urogenitaltrakts, der knöchernen Wirbelsäule und des Spinalkanals liefert die MRT wichtige Zusatzinformationen.

Therapeutische Konsequenzen der MRT-Untersuchung bei teil- oder inkontinenten Kindern mit korrigierten Anal- und Rektumatresien könnten folgendermaßen aussehen: Bei normaler oder nur gering hypoplastischer Sphinktermuskulatur und regelrechtem Darmdurchzug wird zunächst der Versuch einer Kontinenzverbesserung durch Biofeedback-Training und funktionelle Elektrostimulation unternommen. Liegen Fettinterponate, ein fehlerhafter Darmdurchzug oder eine Aplasie bzw. starke Hypoplasie der Sphinktermuskulatur vor, sind chirurgische Maßnahmen indiziert.

Literatur

1. Lassrich MA, Prevot R (1983) Röntgendiagnostik des Verdauungstrakts bei Kindern und Erwachsenen. Thieme, Stuttgart
2. Kohda E, Fujioka M, Ikawa H, Yokoyama J (1985) Congenital anorectal anomaly: CT evaluation. Radiology 157:349
3. Koltai JL (1983) Beurteilung funktioneller Störungen nach operativer Behandlung anorektaler Anomalien. In: Hofmann-von Kap-Herr S (Hrsg) Anorektale Fehlbildungen. Fischer, Stuttgart
4. Mezzacappa PM, Price A, Haller JO, Kassner EG, Hansbrough F (1987) MR and CT demonstration of levator sling in congenital anorectal anomalies. J Comut Assist Tomogr 11:273
5. Oppenheimer DA, Carroll BA, Shochat SJ (1983) Sonography of the imperforate anus. Radiology 148:127
6. Sato Y, Pringle KC, Bergman RA et al. (1988) Congenital anorectal anomalies: MR Imaging. Radiology 168:157

307. Bedeutung der intraanalen Ultraschalluntersuchung zur Strukturanalyse des Kontinenzorgans — erste Ergebnisse

K. Schaarschmidt, G. H. Willital, M. Bünemann und K. Jung

Kinderchirurgische Klinik Universität Münster, Albert-Schweitzer-Straße 33, D-4400 Münster

Relevance of Endorectal Ultrasound for Structural Analysis of the Continence Organ — First Results

Summary. Endorectal ultrasound gives a fairly precise anatomical view of the muscular components of the continence organ. The strength of the puborectalis and the external anal sphincter can be measured with an accuracy slightly under one millimeter and consistency can be gauged roughly. Another major use is for the diagnosis of pelvic, particularly retrorectal, processes such as abscesses, tumours or duplication. Short distances between ultrasound probe and process yield a high resolution. The procedure is quick and does not cause any radiation effects (as opposed to CT).

Key words: Endorectal Ultrasound — Anal Sphincters — Incontinence — Pelvic Processes

Zusammenfassung. Die intraanale Ultraschalluntersuchung erlaubt eine gute anatomische Darstellung von Stärke (und Konsistenz) der Muskelgruppen des Kontinenzorgans bei einem Auflösungsvermögen im Millimeterbereich (5 Mhz-Schallkopf). Zweite Hauptindikation ist die Diagnostik pelviner besonders retrorektaler Raumforderungen wie Abszesse, Tumoren und Duplikaturen. Vorteile sind hierbei: Hohe Auflösung durch geringen Abstand zwischen Prozeß und Ultraschallkopf, kurze Untersuchungszeiten (im Vergleich zum NMR) und keine Strahlenbelastung (im Gegensatz zu CT).

Schlüsselwörter: Anorektaler Ultraschall — Analsphinkter — Inkontinenzdiagnostik — pelvine Raumforderung

Indikation

Bisher hat sich die intraanale Ultraschalluntersuchung vor allem in der Tumordiagnostik bewährt:

1. Zum präoperativen staging von Rectum-, Prostata-, Blasen- und gynäkologischen Tumoren [1, 4, 5, 7] und
2. Zur Nachsorge besonders bei kontinenzerhaltender Resektion von Rektumtumoren, eine Indikation die besonders von der Homburger Gruppe erarbeitet wurde [4].

Wir möchten aus unserer dreijährigen Erfahrung für die Kinderchirurgie zwei weitere Indikationen diskutieren:

1. Die Diagnostik von angeborenen, postoperativen und posttraumatischen Kontinenzstörungen, da die Muskeln puborectalis, sphincter ani externus (mit den drei Anteilen)

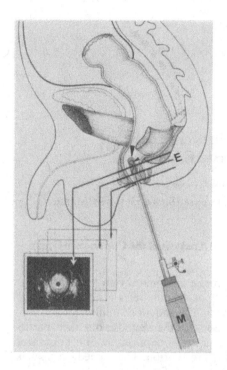

Abb. 1. Technik des radiären intraanalen Ultraschalls. Schematischer Längsschnitt – die Linien bei E entsprechen verschiedenen Untersuchungsebenen (= Querschnitten durch den Sphincterapparat). M = Handgriff der intrarectalen Sonde mit Motor, an deren Spitze der Schallkopf (kleiner Pfeil) umgeben von der wassergefüllten Hülle (großer Pfeil) – Zulaufhahn in Griffnähe

und m. sphincter ani internus nach Stärke und Höhenausdehnung in der Regel darstellbar sind.

2. Die Diagnostik raumfordernder Prozesse im kleinen Becken, besonders retrorectal und deren Abgrenzung von Kontinenzorgan und Enddarm.

Wir untersuchen seit 1986 das Kontinenzorgan endosonographisch. Seine funktionelle Untersuchung ist mit Manometrie, Elektromyographie und Funktionsendoskopie auf einem hohen Stand. Eine strukturelle Analyse der Schließmuskulatur war bisher aber kaum möglich. CT und Kernspin erlauben allenfalls grobe Aussagen [2, 6] was bei einem Auflösungsvermögen knapp unter 1 cm im Beckenbereich auch nicht überraschend ist, während der intrarectale Ultraschall eine Auflösung knapp unter 1 mm hat [3].

Methodik

Zur radiären Sonographie setzen wir das Ultraschallgerät der Fa. Bruel und Kjaer (Typ 1846) ein mit transrectaler Sonde von 11 mm Außendurchmesser (Typ 1850). Die Schallköpfe von 5,5 bzw. 8 MHz rotieren dabei auf einer Welle in einer wassergefüllten Hülle (Abb. 1). Zur longitudinalen Sonographie verwenden wir das Siemens-Sonoline-Sl1 und 5 Mhz-Schallkopf (Abmessungen 12 × 14 mm) mit seitlicher Abstrahlung und Führungsstab. Die Stärke der Sonden entspricht Kleinfingerdicke, so daß auch Neugeborene mühelos untersucht werden können.

Das Rectum soll vor der Untersuchung leer, die Blase möglichst gefüllt sein. Jedes Kind muß vor Einführen der Ultraschallsonde rectal digital untersucht werden, um den Verlauf des Rectum bestimmen und anatomische Unregelmäßigkeiten des Lumens ausschließen zu können. Der untere Teil des Rectum kann bei schlechter Ankoppelung mit Kontaktgel oder isotonischer NaCl-Lösung angefüllt werden. Der Schallkopf wird in seine Hülle ein-

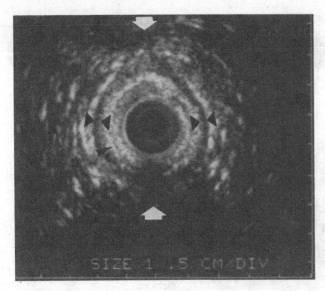

Abb. 2. Pat. Kontrollgruppe 12 J m, Höhe 1,4 cm ab ano. Pars superficialis des M. sphincter ani externus lanzettförmig hypodens (zwischen den breiten Pfeilen) − Einstrahlung des Muskels ventral (oben) und dorsal (unten) erkennbar (weiße Pfeile). Zwischen den schmalen Pfeilen die typische Fünfschichtigkeit der normalen Darmwand

geführt, der Zwischenraum zwischen Schallkopf und Hülle mit entgastem Wasser besser NaCl-Lösung gefüllt.

Zur Strukturanalyse der Schließmuskulatur untersuchen wir routinemäßig in Halbzentimeter- bis Zentimeterschritten nach distal − von 4−6 cm Höhe bis 0,5 cm proximal der Anocutangrenze. Darüber hinaus haben wir 45 darmgesunde Kinder aller Altersstufen und 36 Kinder bei denen Schließmuskelveränderungen zu erwarten waren in 2 mm-Schritten untersucht: 22 Kinder mit Dickdarmoperationen, 11 Kinder nach Operation von Darmatresien, 1 Kind mit spina bifida und 2 mit perirectalen Neoplasien.

Problem der anorectalen Sonographie ist nicht die Untersuchungstechnik, obwohl sich die Untersuchungshöhe durch Bewegungen des Kindes leicht unbemerkt verschieben kann, sondern die Interpretation der Bilder, die oft ohne anatomische Vergleichspräparate nicht zuverlässig möglich ist.

Strukturanalyse des Kontinenzorgans

Basis der Interpretation ist der Aufbau der Rectumwand, an der die Sonographie zwei Schichten unterscheiden kann, die sich beide hypodens darstellen: Mucosa und Submucosa als eine gemeinsame Schicht und die Lamina muscularis. Da diese zwei Schichten beidseits von hellen Grenzreflexen gesäumt bzw. getrennt werden ergibt sich ohne Schließmuskulatur ingesamt ein Bild von 5 konzentrischen Ringen [3, 4]: Erstens eine helle Grenzschicht zwischen Schallkopfüberzug und Mucosaoberfläche, dann eine dunkle Schicht, die der Summe von Mucosa und Submucosa entspricht, als drittes eine heller Grenzreflex zur wieder dunkel dargestellten Muscularis. Schließlich bildet die Serosa bzw. Grenzfläche zu perirektalen Strukturen wieder einen hellen Grenzreflex (vergl. Abb. 2).

Nach Boscaini et al. [3] liegt die Mucosa/Submucosa mit 0,9−1 mm Dicke an der Grenze des axialen Auflösungsvermögens eines 5 MHz-Schallkopfes. Daher ist sie bei Neugeborenen gelegentlich nicht sicher abgrenzbar. Auch wenn der rotierende Ultraschallstrahl nicht genau rechtwinklig in die Darmwand eintrat, können sich die Schichtgrenzen verwischen, allerdings meist nur auf einer Hälfte des Bildes. Beim Erwachsenen sind aber selbst Veränderungen innerhalb der Schleimhaut, wie Haemorrhoiden eindeutig nachweisbar, wie wir durch den Vergleich der Ultraschallbilder von 2 Sektionspräparaten und der Gefrierschnitte derselben Präparate in entsprechender Höhe zeigen konnten.

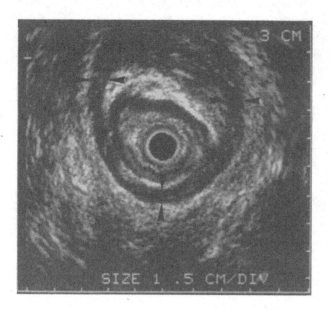

Abb. 3. Pat. Kontrollgruppe 13 J m, Höhe 3 cm. Zwischen den schwarzen Pfeilen der M. puborectalis als hypodense (schwarze) ventral offene Schlinge. Dorsal (unten) liegt er der Darmwand dicht an

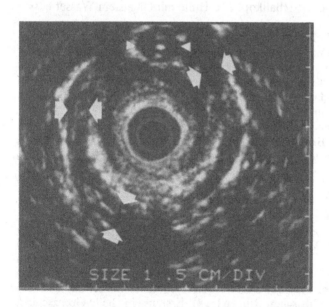

Abb. 4. Gleicher Pat. wie Abb. 2, Höhe 3,4 cm. Zwischen den großen weißen Pfeilen wieder die breite, ventral offene Puborectalisschlinge (hypodens). Deren Fasern strahlen z. T. in die Prostatakapsel ein (Prostata rundliche Struktur zwischen kleinen weißen Pfeilen – zentral ein heller Reflex = Urethra)

    Die Muscularis hat eine Dicke von 1,5–1,8 mm, distal wo sich die Ringmuskulatur zum Sphincter ani internus verdickt bis 3 mm [3]. Außen ist der Sphincter ani externus konstant nachweisbar, in seiner Dicke von 3–8 mm aber auch bei normalen Gleichaltrigen oft sehr unterschiedlich. Er ist normalerweise hypodens mit Binnenechos, kann sich aber auch ausgesprochen dicht darstellen, wie wir bei einem Kind mit neurogener Inkontinenz beobachtet haben, nach dem klinischen Befund vermutlich als Ausdruck einer Fibrosierung. In der Regel ist er in seinen drei Einzelkomponenten nachweisbar, der zirkulären pars subcutanea, der ovalären bis lanzett-förmigen pars superficialis (Abb. 2) und der wieder zirkulären pars profunda.

Cranial öffnet sich allmählich die pars puborectalis der Levatorplatte nach ventral. Eine anatomische Grenze zum Sphincter ani ist nicht nachweisbar, entsprechend der de Vries-schen Theorie eines zusammenhängenden Sphincterkomplexes. Der Puborectalis ist vielmehr an seiner Form, der nach ventral offenen Schlinge, erkennbar (Abb. 3). Er hat eine Dicke von 4–7 mm und ist bei etwa 25% der Kinder nicht abzugrenzen. In diesem Bereich oder noch etwas cranial davon ist die Prostata mit Urethra darzustellen (Abb. 4).

Die Bedeutung des intrarectalen Ultraschalls für die Diagnostik der Inkontinenz kann aufgrund der begrenzten Erfahrung noch nicht abschließend beurteilt werden, wird aber bei der ständigen technischen Verbesserung der sonographischen Auflösung und des anatomischen Verständnisses für diese Bilder sicher noch weiter zunehmen.

Für uns ergeben sich aber schon jetzt in der Inkontinenzbehandlung praktische Konsequenzen aus den Befunden. Bei gut nachweisbaren Muskelstrukturen würden wir ein Bio-feed-back-Training einleiten, wenn eine neurogene Inkontinenz ausgeschlossen ist. Bei schwachen oder assymetrischen Muskelstrukturen kommen operative Maßnahmen wie Levatorplastik, posterior release oder Sphincterrekonstruktion in Frage – bei narbigen Einmauerungen des Rectum mit Verlust der Compliance nach Analatresie eine sakrale Revision ggf. Redurchzug.

Darstellung pelviner Raumforderungen

Nach Darstellung der anatomischen Grundlagen und sonographischen Erscheinungsformen des Kontinenzorgans, möchte ich auf den zweiten Schwerpunkt der Endorektalsonographie eingehen, die Darstellung pelviner Prozesse und ihre Abgrenzung vom Kontinenzorgan.

Ein fünfjähriges Mädchen kam zur Abklärung rezidivierender Fieberschübe bei retrorectal tastbarer Schwellung. Die intrarectale Ultraschalluntersuchung zeigte in der zirkulären Darstellung eine 3 cm breite Flüssigkeitsansammlung, die von 8–3 cm ab ano nachweisbar war (Abb. 5). Die Längsschnittuntersuchung zeigte deutlich die Beziehung zum Puborectalis und zum Levator ani (Abb. 6). In der Abgrenzung solcher Befunde vom Rectum und Kontinenzorgan ist unseres Erachtens die intrarectale Ultraschalluntersuchung dem NMR überlegen. Wegen der Nähe zu den letzten beiden Sacralwirbeln vermuteten wir

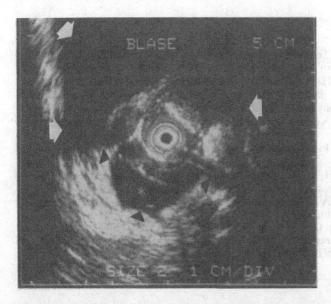

Abb. 5. Ultraschallquerschnitt in 5 cm Höhe (5 J w): Zwischen den großen weißen Pfeilen ventral die Blase (große hypodense/schwarze Struktur). Dorsal, retrorectal zwischen den kleinen schwarzen Pfeilen eine zweite hypodense, echoarme (= cystische/flüssigkeitsgefüllte) Struktur (Sternchen)

1012

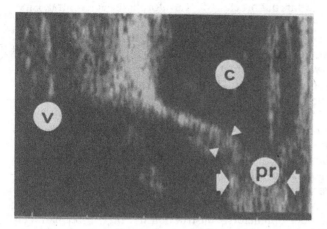

Abb. 6. Die gleiche Cyste (C) im Längsschnitt bei 5 Uhr in SSL (rechts neben dem Bildrand wäre Rectumlumen, oben ist oral unten anal). Die Cyste liegt supralevatorisch (Ansatz des M. levator ani zwischen den kleinen weißen Pfeilen). Analwärts folgt als graurundliche Struktur (zwischen den großen weißen Pfeilen) der Muskelwulst des M. puborectalis (pr). Links oben zwei helle Reflexe der unteren Sacralwirbel (V/dunkle Pfeile)

eine Verbindung zum Wirbelkanal. Im Kernspin fand sich eine Meningocele, die konservativ behandelt wurde.

Die intrarectale Ultraschalluntersuchung erlaubt eine gute anatomische Darstellung der Muskelgruppen des Kontinenzorgans, ihrer Stärke und bis zu einem gewissen Grad ihrer Konsistenz, z.B. Fibrosierung. Eine sonographisch geführte Elektrodenplazierung in isolierten Muskelgruppen könnte z.B. die Aussagekraft der Elektromyographie erhöhen.

In der Diagnostik tiefer intrapelviner Raumforderungen wie retrorectaler Abszesse, Tumoren, Duplikaturen, Cysten, Meningocelen ist die Methode mit ihrem hohen Auflösungsvermögen im Millimeterbereich derzeit konkurrenzlos aus zwei Gründen:

1. weil die Sonde oft bis auf Zentimeterbruchteile an den Herd herangeführt werden kann, während abdominale Sonographie und CT wegen Luft- bzw. Knochenüberlagerungen im kleinen Becken mit besonders ungünstigen Verhältnissen zu kämpfen haben.
2. von zunehmender Bedeutung, besonders in der Kinderchirurgie: Die Untersuchung bringt keinerlei Strahlenbelastung mit sich, kann also für Verlaufsbeobachtungen problemlos wiederholt werden. Dagegen bedeuten CT und jede Röntgendiagnostik im kleinen Becken erhebliche Gonadendosen besonders für Mädchen.

Literatur

1. Benyon J, Foy DMA, Roe AM, Temple LN, Mortensen NJMcC (1986) Endoluminal ultrasound in the assessment of local invasion in rectal cancer. Br J Surg 73:474–477
2. Bockisch A, Jaeger N, Biersack HJ, Vahlensiek W, Huenermann B, Schmitz HG, Knoop R, Winkler C (1987) Magnetic resonance imaging (MR) imaging of prostatic tumours, a comparison with x-ray CT and transrectal sonography (TRS). Eur J Radiol 8:54–59
3. Boscaini M, Masoni L, Montori A (1986) Transrectal ultrasonography: Three years experience. Int J Colorect Dis 1:208–211
4. Hildebrandt U, Feifel G (1985) Preoperative staging of rectal cancer by intraanal ultrasound. Dis Colon Rectum 28:42–46
5. Konishi F, Muto T, Takahashi H, Itoh K, Kanazawa K, Morioka Y (1985) Transrectal ultrasonography for the assessment of invasion of rectal carcinoma. Dis Colon Rectum 28:889–894
6. Rifkin MD, Wechsler RJ (1986) A comparison of computed tomography and endorectal ultrasound in staging rectal cancer. Int J Colorect Dis 1:219–223
7. Zyb AF, Slessarew WI, Grischin GH, Karjakin OB, Duntschik WN (1987) Stellenwert der transrektalen und transvaginalen Ultraschalltomographie mit einem elektronischen Linearscanner bei der Stadieneinteilung von Harnblasentumoren. Radiologe 27:314–320

Kontroversen in der Chirurgie

308. Lymphadenektomie

J. R. Siewert

Chirurgische Klinik u. Poliklinik der TU München, Klinikum rechts der Isar, Ismaningerstr. 22, D-8000 München 80

Lymphadenectomy

Summary. Lymphadenectomy, including the lymphatic drainage paths N_2 in gastric cancer as well as in colon cancer, is a precondition for adequate tumor staging. From the surgical point of view lymphadenectomy leads to an increase in the ratio of resections and the rate of R_0 resections (complete tumor resection). So far a reduction of the rate of local recurrencies has been proven only for colorectal carcinomas. Lymphadenectomy seems to improve prognosis in patients with N_1 metastasis. Despite extension of the surgical procedure lymphadenectomy does not result in increased mortality but a slight increase in morbidity can not be excluded.

Key words: Lymphadenectomy − Gastric Cancer − Colon Cancer − R_0 Resection

Zusammenfassung. Eine Lymphadenektomie bis incl. der Lymphabflußwege N_2 ist sowohl beim Magen- wie auch beim Coloncarcinom Voraussetzung für ein adäquates Staging des Tumors. Aus chirurgischer Sicht führt die Lymphadenektomie zu einer Erhöhung der Resektionsquote und zu einer Steigerung der Rate von R_0-Resektionen (komplette Tumorentfernung). Eine Reduktion der Rate an Lokalrezidiven ist bislang nur für das colorectale Carcinom belegbar. Zu einer Prognoseverbesserung scheint die Lymphadenektomie bei Patienten mit einer N_1-Metastasierung zu führen. Trotz der Erweiterung des chirurgischen Eingriffes durch die Lymphadenektomie kommt es zu keiner Steigerung der Letalität, eine geringfügige Zunahme der Morbidität ist aber nicht auszuschließen.

Schlüsselwörter: Lymphadenektomie − Magencarcinom − Coloncarcinom − R_0-Resektion

309. Systematische Lymphadenektomie: Ein onkologisches Prinzip bei Magen- und Kolonkarzinomen?

H. Troidl

Chirurgische Klinik Köln-Merheim der Universität Köln, Ostmerheimer Str. 200, D-5000 Köln 91

Systematic Lymphadenectomy: An Oncologic Principle for Stomach/Large Bowel Carcinomas?

Summary. Lymphadenectomy combined with organ resection due to tumour formation which is favoured by most modern surgeons, is increasingly being viewed skeptically. This applies to both systematic lymphadenectomy (SLA) as an oncologic principle and the dogma that it is essential for staging (TNM). As regards the oncologic principle for therapy of stomach carcinoma this skepticism is based on long-term studies by Gilbertsen (1979) as well as on two running controlled trials (Dent et al., Cushieri et al.) All of whom did not report a difference in the relevant endpoint „survival". Local recurrence is more frequently found without SLA, but the morbidity rate is increased. Valid data for colorectal carcinoma are not available. The preeminent importance of SLA for staging and the evaluation of prognosis must be reexamined relative to newer methods such as multivariate analysis.

Key words: Systematic Lymphadenectomy – Oncologic Principle – Stomach/Large Bowel Carcinomas – TNM Staging

Zusammenfassung. Die Entfernung der Lymphknoten zusammen mit tumorbefallenen Organen, heute von den meisten Chirurgen favorisiert, stößt zunehmend auf Skepsis. Die gilt sowohl für die systematische Lymphadenektomie (SLA), als onkologisches Therapieprinzip, als auch für das Dogma: Voraussetzung für das Staging (TNM). Bezogen auf das Therapieprinzip gründet sich diese Skepsis beim Magenkarzinom auf Langzeituntersuchungen von Gilbertsen (1979) sowie auf zwei laufende kontrollierte Studien (Dent et al., Cushieri et al.), bei denen beim Zielkriterium „Überleben" kein Unterschied berichtet wird. Ein lokales Rezidiv findet sich zwar häufiger ohne SLA, ist aber mit erhöhter Morbidität verbunden. Für das kolorektale Carcinom fehlen valide Daten für eine Aussage. Die überragende Bedeutung der SLA für das Staging und die Beurteilung der Prognose muß nach Prüfung neuerer Verfahren (Multivarianzanalyse) relativiert werden.

Schlüsselwörter: Systematische Lymphadenektomie – onkologisches Prinzip – Magen-Kolon-Karzinom – Prognose – TNM-Staging

310. Ist die intraoperative Diagnostik bei Gallenblasenoperationen heute noch obligat?

W. Grill

Prinz-Karl-Str. 30, D-8130 Starnberg

Are Diagnostic Procedures during Gallbladder Operations Still Obligatory?

Summary. Difficulties in clearing the bile ducts begin when the common bile duct is involved in biliary tract disease, and the risks of injury posed by morphological anomalies and nosological changes are considered. The problems involved are best illustrated by the cases of 945 of 6 581 patients who had to have a second operation for the bile ducts (14.3%). Radiological exploration during surgery is the most important part of the operation, and thus is obligatory in all cases. This is particulary true today since surgery is frequently indicated only on the basis of ultrasound examination.

Key words: Radiomanometry during Surgery – Bile Duct Surgery – Reintervention

Zusammenfassung. Bei der Sanierung der Gallenwege beginnen die Schwierigkeiten mit der Einbeziehung des Hepatocholedochus in die Gallenwegserkrankung sowie mit den Verletzungsgefahren bei morphologischen Anomalien und nosologischen Veränderungen. – Die Problematik läßt sich am besten an den 945 Mehrfacheingriffen (14,3%) unter 6581 Gallenwegsoperationen darstellen –. Die intraoperative radiologische Exploration ist der wichtigste Teil der Operation und deshalb für jeden Eingriff obligat. Dies um so mehr, als heute sehr häufig nur mit Hilfe der Sonographie die Operationsindikation gestellt wird.

Schlüsselwörter: Intraoperative Radiomanometrie – Gallenwegsoperationen – Reinterventionen

311. Ist die intraoperative Diagnostik bei Gallenblasenoperationen heute noch obligatorisch?

S. Bengmark

Chirurgische Universitätsklinik, Universität Lund, S-221 85 Lund, Schweden

Is Intraoperative Diagnosis during Gallbladder Operations Still Compulsory?

Summary. Intraoperative diagnosis during gallbladder operations is still important. However, a very doctrinare attitude is probably not justified. New techniques make preoperative diagnosis easier and more reliable. Several new techniques are now available, including not only operative cholangiography but also peroperative ultrasonography and endoscopy. Retained stones are no longer a catastrophy since they can often be eliminated without operation. A selective approach to the problem is recommended.

Key words: Intraoperative Diagnosis – Gallbladder Operations

312. Diffuse Peritonitis – Offene Behandlung

H.-P. Bruch und J. Dämmrich

Chirurgische Universitätsklinik Würzburg, Josef-Schneider-Str. 2, D-8700 Würzburg

Diffuse Peritonitis – Open Treatment

Summary. The diffuse, purulent, four-quadrant peritonitis requires continuous lavage and revision at 24 h intervals. This open treatment enables us to closely monitor the patient's course by histologic frozen sections, daily review of anastomoses, correction of threatening leaks, while sparing the abdominal walls. The open treatment should not exceed one week, however, as the statistical prognosis of survival is favorable only for those patients who begin recovering during the first week.

Key words: Peritonitis – Open Treatment

Zusammenfassung. Indikation zur offenen Dauerspülbehandlung und Etappenlavage im 24stündigen Rhythmus ist die diffus-eitrige Vierquadrantenperitonitis. Die offene Behandlung bietet die Möglichkeit, durch histologische Schnellschnittuntersuchungen über den Verlauf der Peritonitis ad hoc informiert zu werden, Anastomosen täglich zu überprüfen, eventuell drohende oder auftretende Lecks zu übernähen und die Bauchdecken zu schonen. Die offene Behandlung sollte jedoch nicht über eine Woche ausgedehnt werden, da Patienten, die länger im Spülprogramm verbleiben, eine statistisch ungünstige Überlebenschance besitzen.

Schlüsselwörter: Peritonitis – Offene Behandlung

313. Diffuse bakterielle Peritonitis: Therapie mit geschlossener kontinuierlicher postoperativer Peritoneallavage

R. Roscher, H.-O. Kleine und H. G. Beger

Klinik für Allgemeinchirurgie (Dir.: Prof. Dr. H. G. Beger) der Universität Ulm, Steinhövelstraße 9, D-7900 Ulm

Diffuse Bacterial Peritonitis: Treatment with Closed Continuous Postoperative Peritoneal Lavage

Summary. From 1982 to 1988, 329 patients with peritonitis were treated postoperatively with closed continuous peritoneal lavage. Of these patients 223 had diffuse peritonitis (after intestinal perforation or postoperatively, appendicitis excluded). In this latter group overall mortality was 20%. In 6% of patients reoperation was necessary because of wound infection or rupture, and in another 6% for drainage induced complications (fistula, bleeding). The overall reoperation rate was 19%. Median time of hospitalization was 24 days. A study group (prospective controlled) of 49 patients, stratified according to the Mannheim peritonitis index, revealed a median of 31 scores/patient with a mortality of 23%.

Key words: Peritonitis – Closed Postoperative Lavage

Zusammenfassung. Von 1982–1988 wurden insgesamt 329 Patienten mit bakterieller Peritonitis postoperativ mit geschlossener kontinuierlicher Peritoneallavage behandelt. Davon hatten 223 Pat. eine diffuse Peritonitis (Perforations- oder postop. Peritonitis ohne Appendizitis). Die Gesamtletalität war 20%. Nur 6% der Pat. mußten wegen Wundinfekt oder Platzbauch relap. werden, 6% wegen drainageinduz. Komplikat. (Blutung, Fistel). Die Gesamtrelap.-Frequenz betrug 19%. Die med. Krankenhausliegedauer lag bei 24 Tagen. Bei der Stratif. eines Studienkollektivs (prospektiv, kontroll.) von 49 Pat. nach dem Mannheimer Peritonitis Index ergaben sich im Median 31 Pkte. bei einer Letalität von 23%.

Schlüsselwörter: Peritonitis − Geschlossene Postoperative Lavage

314. Fixateur als Langzeitbehandlung bei Frakturen?

L. Gotzen

Klinik für Unfallchirurgie, Zentrum für Operative Medizin I, Philipps-Universität Marburg, Baldingerstr., D-3550 Marburg

External Fixation − A Definite Osteosynthesis in Fractures?

Summary. Our exprience with 151 lower leg fractures treated with external fixation (82 closed and 60 open fractures, January 1985−June 1988) has shown that in most cases fracture healing can be achieved with in the expected time. Problems in bone union occur only in fractures with devascularisation of fragments. An early outogenous bone grafting done in 15,9% of our cases proved very useful for consolidating the fracture without changing the fixation device. In 10.6% another method of stabilization or a reosteosynthesis was necessary after removal of the fixator due to instability.

Key words: Lower Leg Fractures − External Fixation − Bone Grafting − Restabilization

Zusammenfassung. Unsere Erfahrungen an 151 extern stabilisierten US-Fr. (82 geschl. und 60 off. Fr., Zeitr. Jan. 1885 bis Juni 1988) haben gezeigt, daß die äußere Fixation mehrheitlich in regulärer Zeit zur Fr.-Heilung führt. Probleme bei der Fr.-Konsolidierung ergeben sich, wenn der Knochen durch paraossale Weichteilablösungen und Deperiostierung in seiner Vitalität erheblich beeinträchtigt ist. Zur Sicherstellung der Fr.-Heilung unter Beibehaltung des Fixateurs hat sich uns die frühzeitige sekundäre autogene Spongiosaplastik bewährt. Sie wurde in 15,9% der Fälle (24,3% bei off. und 5,9% bei geschl. Fr.) durchgeführt. Die Notwendigkeit zum Osteosynthesewechsel und zur Reosteosynthese ergab sich in 10,6%.

Schlüsselwörter: Unterschenkelfrakturen − Externe Stabilisierung − Spongiosaplastik − Verfahrenswechsel

315. Langzeitbehandlung mit Fixateur externe/− Contra −

U. Pfister

Unfallchirurgische Abteilung, Chirurgische Klinik, Städt. Klinikum Karlsruhe, Moltkestraße 14, D-7500 Karlsruhe

Long-Term Treatment by External Fixation

Summary. There are several disadvantages of external fixation. It is difficult for the patient to position himself or to turn in bed and to wear normal clothes. There is danger of infection, revision operations are necessary, and the additional procedures may prove more complicated. Joint mobilisation is more difficult. Grade of stabilisation is not defined. Primary bone healing leads to bridge-healing with doubtful stability. Secondary bone healing can be compromised by too rigid or too unstable fixation. The propagated dynamisation is not defined. Healing requires a long time. An early switch to internal fixation is in many cases preferable.

Key words: External Fixation − Long Term-Treatment

Zusammenfassung. Nachteile sind: 1. Lagerung, Umlagerung, Tragen normaler Kleidung erschwert. 2. Gefahr der Infektion, dadurch revidierende Eingriffe notwendig und zusätzliche Eingriffe komplikationsträchtiger. 3. Gelenkmobilisierung erschwert. 4. Stabilisierende Wirkung nicht definiert. Eintretende primäre Bruchheilung ist durch Brückenbildung mechanisch fragwürdig, Refrakturen sind dadurch häufig. Bei sekundärer Bruchheilung machen zu rigide Montage oder zu große Mobilität im Bruchspalt eine Heilungsstörung möglich. Die propagierte Dynamisierung ist nicht genau definierbar. 5. Bruchheilung dauert sehr lange. In vielen Fällen empfiehlt sich nach Primärstabilisierung mit Fixateur ein Umsteigen auf interne Osteosyntheseverfahren.

Schlüsselwörter: Fixateur Externe – Langzeitosteosynthese

316. Für die rasche Totalversorgung des Polytraumapatienten

Th. Rüedi, A. Frutiger und A. Leutenegger

Chirurgische Klinik, Kantonsspital, CH-7000 Chur

Total Workup of the Polytraumatized Patient

Summary. The multiple-injured patient should undergo a total surgical workup as rapidly and thoroughly as possible, including the operative stabilisation of long bone fractures. This aggresive treatment considerably reduces the patient's postoperative time on the respirator and in the ICU. It also improves survival rates and overall functional recovery. Immediate ORIF generally means intubation and ventilation. Several studies have shown that the combination of the two is the best way to prevent adult respiratory distress syndrome and multiple organ failure. The hazards and drawbacks of this treatment modality are discussed elsewhere.

Key words: Polytrauma – Early Total Care

Zusammenfassung. Die möglichst rasche und umfassende Parallelversorgung des Polytraumapatienten – einschließlich operativer Stabilisierung der stammnahmen Frakturen – verkürzt die postoperative Beatmungszeit und den Aufenthalt auf der IPS signifikant und verbessert die Überlebenschancen sowie das funktionelle Spätresultat. Sofortosteosynthese bedeutet Frühintubation und Beatmung. Die Kombination von Frakturstabilisierung einerseits und Frühbeatmung andererseits stellt die beste ARDS-Prophylaxe dar, was zahlreiche Arbeiten bestätigen. Dank stabil fixierter Frakturen können die Patienten schmerzfrei umgelagert und mobilisiert werden, was zur Vermeidung pulmonaler Komplikationen sowie des Multiorganversagens beiträgt. Auf die Nachteile und Gefahren dieser aggressiven Behandlungstaktik wird vom Nachredner eingegangen.

Schlüsselwörter: Polytrauma – Umfassende Totalversorgung

317. E. Brug (Münster): Parallelversorgung von Verletzungen bei Polytraumatisierten?

Manuskript nicht eingegangen

318. Operative Behandlung der tiefen Bein-Becken-Phlebothrombose

D. Regensburger

Abt. Cardiovaskuläre Chirurgie der Christian-Albrechts-Universität Kiel, Arnold-Heller-Str. 7, D-2300 Kiel

Operative Treatment of Pelvic and Femoral Phlebothrombosis

Summary. Surgical treatment of pelvic and femoral phlebothrombosis is indicated when conservative and thrombolytic therapy is contraindicated. Operative treatment is absolutely indicated if pelvic and femoral phlebothrombosis is due to a maximal 6–10 day old pulmonary artery embolism as in the present history, floating thrombus or phlegmasia coerula dolens. Pelvic and femoral phlebothrombosis without pulmonary artery embolism is relatively indicated for operative treatment, also in case of failure of thrombolytic therapy or septic thrombosis. The alternatives and indications for operative therapy are critically discussed.

Key words: Pelvic and Femoral Phlebothrombosis – Phlebothrombectomy – Pulmonary Artery Embolism – Phlegmasia coerula dolens

Zusammenfassung. Die Indikation zur chirurgischen Therapie der tiefen Bein-Beckenvenenthrombose wird gestellt wenn eine konservative Therapie bzw. eine Thrombolyse kontraindiziert sind. Die absolute Operationsindikation besteht bei der tiefen iliaco-femoralen Venenthrombose, die 6 – max. 10 Tage alt ist und der eine Lungenarterienembolie vorausgegangen ist, bei einem flottierenden Thrombus und bei der Phlegmasia coerulea dolens. Eine relative Operationsindikation besteht bei der iliaco-femoralen Venenthrombose ohne Lungenarterienembolie, nach erfolgloser Thrombolyse und bei der septischen Thrombose. Das Für und Wider der operativen Therapie wird kritisch besprochen.

Schlüsselwörter: Tiefe Bein-Beckenvenenthrombose – Venöse Thrombectomie – Lungenembolie – Phlegmasia coerulea

319a. Phlebothrombose: Aktive Intervention oder konservative Therapie?

G. Rudofsky

Bundeswehrkrankenhaus Ulm, Oberer Eselsberg 40, D-7900 Ulm

Deep Veinous Thrombosis: Active Intervention or Conservative Treatment

Summary. The main goal of treatment of deep venous thrombosis of the legs is the recanalisation with maintenance of the venous pump function. Therefore thrombectomy and thrombolysis are the treatments of choice, if there are no contraindications. Thrombectomy should be preferred in proximal localisation and until the seventh day after clinical manifestation. Thrombolysis should be performed in cases with involvement of the calf veins and a longer history.

Key words: Deep Venous Thrombosis – Thrombectomy – Thrombolysis

Zusammenfassung. Falls keine Kontraindikationen zur lumeneröffnenden Therapie bestehen, sind Thrombektomie und Thrombolyse bei der tiefen Beinvenenthrombose die Behandlungsmethoden der Wahl. Gefäßchirurg und internistischer Angiologe sollten idealerweise gemeinsam über das Vorgehen entscheiden. Dabei wird in aller Regel die frische, proximale Thrombose der Thrombektomie und die ältere, auch den Unterschenkel einbeziehende eher der Thrombolyse zugeführt. Gemeinsames Ziel beider Verfahren ist möglichst nicht nur die Lumeneröffnung, sondern auch der Funktionserhalt, daher sind tiefe Beinvenenthrombosen als akute Notfälle aufzufassen und umgehend zu behandeln.

Schlüsselwörter: Tiefe Venenthrombose – Thrombektomie – Thrombolyse

319b. Kontroversen in der Chirurgie

Sitzungsleiter: V. Schumpelick, E. Deltz (Kiel)

Chirurgische Klinik der Techn. Hochschule, Pauwelsstraße 1, D-5100 Aachen

Lymphadenektomie bei Magen- und colorektalem Karzinom:

Moderator: V. Schumpelick (Aachen), *Vortragende:* J. R. Siewert, H. Troidl
Lymphadenektomie beim Magenkarzinom: einer Akutumfrage an 175 Kliniken zufolge
wird die Lymphadenektomie des Kompartments I in Form der Omentektomie an mehr als
90% der deutschen Kliniken durchgeführt. Die Lymphadenektomie des Kompartments II
erfolgt in gleicher Häufigkeit. Dies gilt gleichermaßen für die Tumoren der oberen und
unteren Magenhälfte. Unterschiede ergeben sich hinsichtlich der technischen Durchführung der Lymphadenektomie des Kompartments II, wobei insbesondere die A. hepatica
propria von 30% der Chirurgen ausgespart wird. Diese operationstechnischen Unterschiede machen die Angaben in der Literatur kaum vergleichbar. In der bislang einzigen
kontrollierten prospektiven Studie zur Frage des prognostischen Gewinns durch Lymphadenektomie sind die Fallzahlen zu niedrig, die Morbidität der lymphadenektomierten
Patienten unverhältnismäßig hoch und der hohe Anteil subtotal resezierter Patienten für
unsere Verhältnisse nicht repräsentativ. Auf der Basis retrospektiver Analysen zeichnet
sich ab, daß es offensichtlich gelingt, durch eine Lymphadenektomie im Stadium N1 die
Prognose der N0-Gruppe zu erreichen. Zusätzlich ermöglicht allein die Lymphadenektomie ein sicheres Staging im Rahmen exakter Beschreibung. Wie weit darüberhinaus die
Lymphadenektomie bei N2-Befunden von prognostischem Gewinn bleibt, muß zur Zeit
offen bleiben. Ebenfalls bleibt offen, ob sie bei Palliativresektionen zu einer besseren locoregionären Kontrolle führt. Weitere Studien sind erforderlich.
 Lymphadenektomie beim colorektalen Karzinom: Die Lymphadenektomie im Ausbreitungsgebiet der Vasa mesenterica inferioria gilt heute als Standard. Strittig ist die
Frage, wie weit die hohe Ligatur der Arterie mit Durchtrennung der Arteria colica sinistra
von prognostischem Gewinn gegenüber einer Absetzung unterhalb des Abgangs der Arterie ist. Unter der Annahme, daß ca. 3% der Patienten mit einem Rektumkarzinom hier
positive Lymphknoten aufweisen, von denen ⅔ aber bereits über diese Station hinaus
metastasiert haben, erscheint der prognostische Gewinn der hohen Ligatur marginal. Im
Zweifelsfall, d.h. beim alten Menschen, bei fehlender oder nicht gesicherter Riolan'scher
Anastomose oder bei unübersichtlicher Anatomie kann somit ohne wesentliche Prognose-
verschlechterung auf die hohe Ligatur verzichtet werden.
 Die pelvine Lymphadenektomie mit Totalausräumung der Lymphknoten des kleinen
Beckens findet zur Zeit nur in wenigen Zentren systematisch statt. Wie weit diese zu einer
Erweiterung der Radikalität ohne nennenswerte zusätzliche Morbidität und Funktionsein-
buße führt, muß sich in kontrollierten Studien erweisen.

2. Intraoperative Diagnostik bei Cholecystektomie

Moderator: E. Ungeheuer (Frankfurt), *Vortragende:* W. Grill, S. Bengmark
Die überwiegende Mehrzahl der im Saal versammelten Chirurgen führt die intraoperative
Cholangiographie durch. Sie ist ein unverzichtbarer Bestandteil der sicheren und risikoarmen Gallenblasenentfernung, da sie der anatomischen Übersicht, der Steinerkennung
und in seltenen Fällen auch gleichzeitig der Debitometrie dient. Die möglichen Nachteile
einer extrem seltenen Kontrastmittelallergie, einer seltenen Gallengangsverletzung durch
perforierende Kanülen und der falschen Sicherheit durch „überspritzte Steine" werden
aufgewogen durch den intraoperativen diagnostischen Gewinn. Potentiell denkbar
erscheint ein differenzierter Einsatz, d.h. Verzicht auf intraoperative Cholangiographie

beim großen Solitärstein und nicht erweitertem Gallengang, d.h. geringer Wahrscheinlichkeit einer Choledocholithiasis.

3. Offene oder geschlossene Spülung bei Peritonitis

Moderator: E. Deltz (Kiel), *Vortragende:* H.-P. Bruch, R. Roscher
Es besteht allgemeiner Konsens, daß allein die kontinuierliche mechanische Reinigung des peritonitischen Bauchraums zum Erfolg führt. Der Vorteil der offenen Behandlung ist die Übersichtlichkeit mit der Möglichkeit der jederzeitigen Reintervention. Das geschlossene System hat den Vorteil geringeren operativen Aufwandes und der geschlossenen Kontaminationsbarriere. In der Diskussion zeichnet sich ab, daß bei schweren kotigen Peritonitiden mit multiplen Abszedierungen eher dem offenen Vorgehen, bei umschriebenen eitrigen Prozessen eher dem geschlossenen Vorgehen der Vorzug zu geben ist. Um eine Sekundärinfektion zu vermeiden, sollte, wenn möglich, ab dem 7. Tag geschlossen vorgegangen werden.

4. Fixateur externe als Langzeitbehandlung

Moderatoren: K. P. Schmit-Neuerburg (Essen), G. Lob (München),
Vortragende: L. Gotzen, U. Pfister
Kontrovers ist die Ausbehandlung der Tibiaschaftfraktur, die nach unilateraler Fixateur externe Montage und Dynamisierung weiterbehandelt wird. Der Osteosynthesewechsel auf Platte oder Marknagel ist indiziert bei bilateralen Unterschenkelfrakturen und Frakturen mit vitalitätsgestörten oder langstreckig denervierten Fragmenten. Der Zeitpunkt richtet sich nach der Sanierung des Weichteilmantels. Die 2. Operation sollte nicht zu spät, optimal nach 2 bis 3 Wochen erfolgen und stets eine Spongiosaplastik beinhalten.
Die gefürchtete Infektion beim „Umsteigen" von Fixateur externe auf Marknagel oder Platte läßt sich vermeiden durch 1. sorgfältige Pflege und Desinfektion der Hautperforationsstellen und Fixierungsnägel, 2. frühzeitiges (2. bis 3. Woche nach Erstversorgung) „Umsteigen", 3. 7tägiges freies Intervall zwischen Fixateur-Entfernung und Reosteosynthese durch Marknagelung. In Regelfall sollte die Vorgehensweise, ob Ausbehandlung oder Osteosynthesewechsel, von dem Chirurgen festgelegt werden, der die Primärversorgung durchführte.

5. Parallelversorgung von Verletzungen bei Polytraumatisierten

Moderatoren: S. Weller (Tübingen), K. Peter (München), *Vortragende:* Th. Ruedi, E. Brug
Wünschenswert ist die Globalversorgung aller wesentlichen Verletzungen unter optimalen Bedingungen. Hierzu gehört die frühestmögliche Versorgung von stammnahen Frakturen. Der Fixateur externe erweist sich als vorteilhaft, da er wenig aufwendig, kaum zusätzlich traumatisierend und schnell, möglicherweise parallel zu anderen Versorgungen durchführbar ist. Wichtig ist die gemeinsame Abstimmung der beteiligten Disziplinen in bezug auf den Patienten und sein Verletzungsbild. Alle zeitaufwendigen und eingreifenden Repositionsverfahren sollten auf spätere Versorgungsphasen verschoben werden. Es bleibt festzustellen, daß die zentrale Versorgung von Polytraumatisierten in optimal ausgerüsteten Einrichtungen erstrebenswert ist.

6. Phlebothrombose: Aktive Intervention oder konservative Therapie

Moderator: H. Stiegler (München), *Vortragende:* D. Regensburger, G. Rudowski
Angesichts der Gesamtzahl von 600 000 Thrombosen pro Jahr in der BRD gewinnt das Problem sozioökonomische Bedeutung. Unzweifelhaft ist die Indikation zur Operation bei

flottierenden Thromben der Oberschenkel- und Beckenetage. Das Vorgehen sollte lumen-
eröffnend, funktionserhaltend und klappenerhaltend sein. Die Sonographie wird zukünf-
tig die Diagnostik bereichern, da sie in hervorragender Weise zur Verlaufskontrolle und
Quantifizierung des Befundes geeignet ist. Es herrscht Konsens darüber, daß frische
Thromben bei jungen Patienten und insbesondere postpartal operiert werden sollten. Bei
älteren Thromben (über 8 Tage), zusätzlichen Begleiterkrankungen, Tumorleiden,
Lebensalter über 65 sowie Thromben der Unterschenkelvenen bleibt die konservative
Therapie Behandlung der Wahl.

Wissenschaftliche Filme und Video I

320. Die Minitracheotomie — ein Verfahren zur Behandlung der postoperativen Sputumrentention

N. M. Merkle, M. Schlüter und I. Vogt-Moykopf

Thoraxklinik der LVA Baden, Heidelberg-Rohrbach, Amalienstr. 5, D-6900 Heidelberg

Minitracheotomy — A Technique of Sputum Retention Management

Summary. Retention of sputum is a serious complication following major abdominal or thoracic surgery. Physiotherapy and "blind" tracheal suction of bronchoscopy are conventional ways to manage postoperative sputum retention. In miniracheotomy, a different approach, a 4.5 mm endotracheal tube is placed by way of the cricothyroid membrane into the trachea. The tube can be inserted under local anesthesia and subsequent suction performed as often as necessary. This simple technique is more comfortable, more physiologic and more effective than the conventional management of sputum retention.

Key words: Minitracheotomy — Sputum Retention

Zusammenfassung. Die Bronchialsekretretention stellt eine häufige Komplikation nach größeren abdominalchirurgischen und insbesondere thoraxchirurgischen Eingriffen dar. Ihre Behandlung besteht neben den physikalischen Maßnahmen in der blinden nasotrachealen Absaugung bzw. Bronchoskopie. Mit der Minitracheotomie steht ein alternatives Verfahren zur Verfügung, bei dem über eine Koniotomie ein Kindertubus in die Trachea eingeführt wird. Der Eingriff ist in Lokalanästhesie problemlos durchführbar, erlaubt ein beliebig häufiges Absaugen und ist komfortabler, physiologischer und effektiver als die bisher geübten Verfahren.

Schlüsselwörter: Minitracheotomie — Sekretretention

321. Gastrooesophageale Refluxkrankheit

J. R. Siewert und A. H. Hölscher

Chirurgische Klinik und Poliklinik der TU München, Klinikum rechts der Isar, Isamaninger Str. 22, D-8000 München

Gastroesophageal Reflux Disease

Summary. The film describes the pathogenesis of reflux disease together with a modified Savary classification of the stages of reflux esophagitis. The diagnostic significance of manometry and 24-h ph monitoring are presented and the indications for antireflux surgery are explained. The Nissen fundoplication, modified by Rossetti is the principle of surgical treatment. Its main technical details, such as preservation of nervi vagi, sufficient mobilisation of the fundus and formation of a so-called floppy fundoplication are elucidated in detail. Finally, possible technical mistakes and their consequences for postoperative symptoms are discussed.

Key words: Reflux Disease — Reflux Esophagitis — 24-h ph Monitoring — Fundoplication

Zusammenfassung. Der Film beschreibt die Pathogenese der Refluxkrankheit und eine modifizierte Savary-Klassifikation der Stadien der Refluxösophagitis. Die Bedeutung der Manometrie und der 24-

h-ph-Metrie für die Diagnostik werden dargestellt und die Operationsindikationen erläutert. Als chirurgisches Behandlungsprinzip wird die Fundoplicatio nach Nissen in der Modifikation von Rossetti gezeigt und die wesentlichen technischen Einzelheiten wie Schonung der Nervi vagi, genügende Fundus-Mobilisation und Anlegen einer sog. „lockeren" Fundoplicatio besonders herausgestellt. Abschließend werden mögliche technische Fehler und deren Konsquenzen hinsichtlich postoperativer Beschwerden besprochen.

Schlüsselwörter: Refluxkrankheit − Refluxösophagitis − 24-h-ph-Metrie − Fundoplicatio

322. Die Endoskopisch-Mikrochirurgische Dissektion der Speiseröhre

K. Kipfmülller, G. Bueß und Th. Junginger

Klinik u. Poliklinik für Allg.- u.Abdominalchir. d. Johannes-Gutenberg-Universität, Langenbeckstraße 1, D-6500 Mainz

Endoscopic Microsurgical Dissection of the Esophagus

Summary. This videotape presents the operative technique of the endoscopic microsurgical dissection of the esophagus. The blood vessels of the esophagus can be selectively electrocoagulated with a bipolar highfrequency forceps. The lymph nodes can be accurately dissected and removed. The vagus nerve can be readily exposed, thus avoiding damage. The esophagus is freed in a circular fashion from its thoracic bed. Our new endoscopic microsurgical technique obviates a thoracotomy, while direct endoscopic vision results in improved dissection. The magnified endoscopic view permits selective exposure of blood vessels and prevents injury to the proximal organs.

Key words: Esophagus − Transhiatal Esophagectomy − Endoscopic Microsurgical Dissection − Minimal Invasive Surgery

Zusammenfassung. In dem Videofilm wird die Technik der endoskopisch-mikrochirurgischen Dissektion der Speiseröhre gezeigt. Die Blutgefäße der Speiseröhre werden gezielt mit einer bipolaren Zange koaguliert. Lymphknoten können ebenfalls disseziert werden. Der Vagus kann identifiziert und geschont werden. Die Speiseröhre wird zirkulär aus ihrem Lager freipräpariert. Die neue endoskopisch-mikrochirurgische Technik vermeidet die Thorakotomie. Die vergrößerte Sicht über das speziell gefertigte Operationsmediastinoskop erlaubt die gezielte Darstellung der Blutgefäße und bewahrt die enganliegenden Organe vor Verletzungen.

Schlüsselwörter: Ösophagus − Transmediastinal Dissektion − Endoskopische Dissektion der Speiseröhre

323. Die radikale subtotale Ösophagusresektion mit Magentransposition

Th. Junginger, W. Wahl und K. W. Steegmüller

Klinik und Poliklinik für Allgemein- und Abdominalchirurgie der Johannes-Gutenberg-Universität, Langenbeckstr. 1, D-6500 Mainz

Radical Subtotal Resection of the Esophagus with the Stomach as Esophageal Substitute

Summary. At the present time transthoracic esophagectomy is preferred over the transmediastinal blunt dissection for treating esophageal carcinoma because the operation has less risk and is more radical. The preparation of the stomach is according to the method of Akayama and Sukimachi. The GIA and the EEA surgical stapler instruments were used to form the tube and the intrathoracic anastomosis. The number of lymph nodes eliminated was increased by tenfold by using the abdominal and intrathroacic dissection of the lymph nodes (1989: 66 lymph nodes/patient).

Key words: Radical Subtotal Resection − Esophagus

Zusammenfassung. Unter dem Aspekt der Senkung des Operationsrisikos und der Steigerung der Radikalität haben wir die stumpfe Ösophagusdissektion zunehmend verlassen und bevorzugen das einzeitige abdomino-thorakale Vorgehen zur chirurgischen Therapie des Ösophaguskarzinoms. Dabei erfolgt die Präparation des Magens wie von Akayama und Sikumachi angegeben. Zur Bildung des Schlauchmagens sowie der intrathorakalen Anastomose werden Klammernahtinstrumente eingesetzt (GIA 90, EEA 25). Durch das abdomino-thorakale Vorgehen konnte die Zahl der entfernten Lymphknoten mehr als verzehnfacht werden (1989 66 Lymphknoten/Patienten). Die einzelnen Operationsschritte wurden dargestellt.

Schlüsselwörter: Abdomino-thorakale Ösophagusresektion

324. Rekonstruktion mit jejunaler Interposition und Pouch nach Gastrektomie

A. Thiede, K. H. Fuchs und H. Hamelmann

Friedrich-Ebert-Krankenhaus, Friesenstr. 11, D-2350 Neumünster

Reconstruction by Jejunal Interposition and Pouch after Gastrectomy

Summary. An interposition with a pouch is the best procedure for reconstructing the passage after gastrectomy from an anatomic and physiologic point of view. It is, however, the most time-consuming and most complex procedure. The surgical method can be standardized by exclusive and systematic use of staplers so that the long-term result, i.e. the attainable postoperative quality of life, justifies the time expenditure and the operative trauma. Narrowing the end of the pouch entails a certain delay in the passage and a portionwise voiding of the ingesta into the interposition. This closely approximates the physiolocical conditions.

Key words: Gastrectomy − Interposition and Pouch − Duodenal Passage

Zusammenfassung. Aus anatomischer und funktioneller Sicht stellt die Interposition mit Pouch als Rekonstruktionsverfahren nach Gastrektomie die günstigste Form der Passagewiederherstellung dar. Allerdings ist es das zeitlich und technisch aufwendigste Verfahren. Durch die totale Verwendung von Nahtmaschinen und deren systematischen Einsatz kann das Operationsverfahren soweit standardisiert werden, daß Zeitaufwand und operatives Trauma in vertretbarer Relation zum Langzeitergebnis, d.h. zur erzielbaren postoperativen Lebensqualität stehen. Durch eine gezielte Einengung des Pouchendes kommt es zu einer gewissen Passageverzögerung und zu einer portionierten Entleerung der Ingesta in das Interponat, was den physiologischen Verhältnissen am nächsten käme.

Schlüsselwörter: Gastrektomie − Interposition und Pouch − Duodenalpassage

Wissenschaftliche Filme und Video II

325. Ileoanaler Pouch nach Proktokolektomie

J. Dobroschke, W. Padberg und D. Kirndörfer

Klinik für Allgemein- und Thoraxchirurgie Justus-Liebig-Universität Gießen, Klinikstraße 29, D-6300 Gießen

Ileoanal Pouch Following Proctocolectomy

Summary. Currently proctocolectomy, which maintains continence with an ileoanal pouch, is the surgical procedure of choice in familial adenomatosis and in certain indications for ulcerative colitis. In ulcerative colitis colectomy is performed in combination with transanal mucosectomy. As a small bowel reservoir we prefer the J-pouch, which is anastomosed with the anal canal. In familial adenomatosis subtotal colectomy is done; this provides a 2 cm long muscle-mucose tube for a transanal anastomosis circularly autosutured with the J-pouch.

Key words: Proctocolectomy − Ileoanal J-Pouch

Zusammenfassung. Die kontinenzerhaltende Proktokolektomie mit ileoanalem Pouch stellt zur Zeit bei der Kolitis ulcerosa unter bestimmten Indikationen und bei der familiären Adenomatosis die Operationsmethode der Wahl dar. Bei der Kolitis ulcerosa erfolgt eine Kolektomie mit transanaler Mukosektomie. Als Dünndarmreservoir wird von uns der J-Pouch bevorzugt, der mit der Analhaut anastomosiert wird. Bei der familiären Adenomatose wird eine subtotale Kolektomie durchgeführt, wobei ein ca. 2 cm langer Muskel-Schleimhautschlauch für eine transanale zirkuläre Klammernahtanastomose mit dem vorgeschalteten J-Pouch erhalten bleibt.

Schlüsselwörter: Proktokolektomie − Ileoanaler Pouch

326. Endorektale Sonographie beim Rektumkarzinom

U. Albers, L. Jostarndt und B. Nemsmann

Chirurgische Universitätsklinik Kiel, Abtlg. Allgem. Chirurgie, Arnold-Heller-Str. 7, D-2300 Kiel

Endorectal Sonography of Rectal Carcinoma

Summary. Beside digital examination of the rectum endorectal sonography has been used more and more in recent years to determine the depth of infiltration of rectal tumors. This video presents technical data of one of the commonly used endorectal sonography probes as well as a view at the sonographic anatomy of the pelvis, different stages of tumors, lymph node metastases and also the limitations and misinterpretations of this technique. The clinical importance of the rather exact staging in early carcinoma is shown.

Key words: Endorectal Sonography − Rectal Carcinoma − Preoperative Staging

Zusammenfassung. Seit einigen Jahren wird neben der digitalen Palpationsuntersuchung zunehmend auch die endorektale Sonographie zur Bestimmung der Infiltrationstiefe von Rektumtumoren eingesetzt. Die Handhabung und technische Daten einer gebräuchlichen endorektalen Schallsonde werden im Video vorgestellt, das sonographische Bild des kleinen Beckens, die einzelnen Tumorstadien, Lymphknotenmetastasen sowie Fehler und Grenzen bei der sonographischen Interpretation an Beispielen erläutert und die klinische Bedeutung bei der sicheren Einstufung des frühen Karzinoms hervorgehoben.

Schlüsselwörter: Endorektale Sonographie − Rektumkarzinom − Präoperative Stadieneinteilung

327. Ergebnisse der endorektalen Sonographie mit einer für breitbasige Polypen und kleine Karzinome optimierten Technik

A. Heintz, G. Buess, K. Kipfmüller, Th. Junginger, K. Frank und H. Strunck

Klinik und Poliklinik für Allgemein- und Abdominalchirurgie der Johannes-Gutenberg-Universität Mainz, Langenbeckstr. 1, D-6500 Mainz

Results of Endoluminal Ultrasound with an Improved Technique for Sessile Polyps and Small Carcinomas of the Rectum

Summary. Conventional endosonographic techniques of examination for early carcinoma and sessile rectal adenoma have had unsatisfactory results. In our new technique the rectal cavity is filled directly with water. The anatomy of small rectal tumors is thus preserved, and the separate layers are easier to differentiate, especially when the 10 MHz scanner is used. The clinical results in 56 patients show improved preoperative staging, especially in tumors that are not palpable.

Key words: Endoluminal Ultrasound − Rectal Cancer − Sessile Rectal Adenoma − Clinical Staging

Zusammenfassung. Bei kleinen Karzinomen und breitbasigen Adenomen des Rektums haben wir mit der konventionellen endosonographischen Untersuchungstechnik unbefriedigende Ergebnisse gesehen und untersuchen deshalb mit direkter Wasserfüllung. Bei dieser Technik bleibt die Anatomie des Tumors erhalten und die Wandschichten sind besonders bei Verwendung des 10 MHz Schallkopfes deutlicher zu unterscheiden. Die klinischen Ergebnisse bei 56 Patienten zeigen eine Verbesserung der präoperativen Stadienbeurteilung insbesondere bei den digital nicht tastbaren Tumoren.

Schlüsselwörter: Endosonographie − Rektumkarzinom − breitbasiges Rektumadenom − klinische Stadienbeurteilung

328. Etappenlavage-Therapie bei diffuser Peritonitis

W. Teichmann und B. Herbig

I. Chir. Abt. A. K. Altona, Paul-Ehrlich-Str. 1, D-2000 Hamburg 50

Step-by-Step Lavage for Diffuse Peritonitis

Summary. Death due to severe diffuse peritonitis has been decreased to 18% since step-by-step lavage was introduced at General Hospital Hamburg-Altona. The film demonstrates the detailed procedure in a 62-year-old female patient with diffuse peritonitis and multiple organ system failure (MOF). Results with 200 patients and the indications for a step-by-step lavage are explained.

Key words: Diffuse Peritonitis − MOF − Step-by-Step Lavage

Zusammenfassung. Die Letalität der schweren diffusen Peritonitis konnte nach Einführung der Etappenlavage-Therapie im Allgemeinen Krankenhaus Hamburg-Altona auf 18% gesenkt werden. Der Film demonstriert das Vorgehen bei diesem Konzept am Beispiel einer 62jährigen Patientin mit diffuser Peritonitis und multiplem Organversagen. Es werden die Ergebnisse von 200 Patienten detailliert dargestellt und die Indikationsbereiche für eine Etappenlavage-Therapie erläutert.

Schlüsselwörter: Diffuse Peritonitis − multiples Organversagen − Etappenlavage-Therapie

329. Die Leistenbruchoperation beim Kind

V. Schumpelick, U. Baron und W. Lambrecht

Chirurgische Klinik der Med. Fakultät der RWTH Aachen, Pauwelsstr. 1, D-5100 Aachen

Hernia Repair in Infants

Summary. The phase of preparation is mandatory in inguinal hernia repair in infants. The operation can be divided into ten different steps. Most important are the approach to the internal inguinal ring, the preparation of the hernial sack without attachment of spermatic cord and the high ligation of the hernial sack at the level of the internal inguinal ring. Reparation consists of reinforcing the anterial wall of the inguinal cannel with the internal oblique muscle. This techniqe has a recurrence rate of about 0.2 to 2.5%. Testicular atrophy is found in 0.6 to 2.7% and testes in the groin occur in 0.8 to 2.0%.

Key words: Inguinal Hernia − Infant − Operative Technique

Zusammenfassung. Das entscheidende Gewicht bei der kindlichen Hernienoperation liegt in der Phase der Präparation. Es lassen sich hierbei insgesamt zehn Arbeitsschritte definieren. Essentiell sind der Zugang über dem inneren Leistenring, die Präparation der Bruchsackhinterwand unter Schonung der Samenstranggebilde, sowie die hohe Bruchsackabtragung im Niveau des Anulus inguinalis profundus. Die Reparation erfolgt durch Verstärkung der Leistenkanalvorderwand mit Hilfe des Musculus obliquus internus. Bei dieser Technik treten Rezidive in 0,2 bis 2,5%, Hodenatrophien in 0,6 bis 2,7% und iatrogene Hodenhochstände in 0,8 bis 2,0% auf.

Schlüsselwörter: Leistenhernie − Kind − operative Technik

Wissenschaftliche Filme und Video III

330. Die kombinierte Pankreasduodenal-/Nierentransplantation

U. Hopt und M. Büsing

Chirurgische Universitätsklinik Tübingen, Hoppe-Seyler-Str. 3, D-7400 Tübingen

Combined Pancreaticoduodenal/Renal Transplantation

Summary. The film demonstrates the technique of pancreaticoduodenal/renal transplantation as modified by Corry. The dissection of the retroperitoneum in the donor and explantation of the grafts are shown first. The final preparation of the grafts, the vessels and the blind segment of the duodenum is performed in tabula. Finally, the revascularisation of the pancreas, the side-to-side anastomosis between the duodenum and the bladder and the implantation of the kidney graft are shown.

Key words: Pancreas Transplantation − Bladder Drainage Technique − Type I-Diabetes

Zusammenfassung. Der Film zeigt die Technik der Pankreasduodenal-/Nierentransplantation in der Modifikation nach Corry. Dargestellt wird zunächst die Präparation des Retroperitoneums und die Gewinnung der Transplantate beim Spender. Die endgültige Präparation der Gefäße und die Fertigstellung eines blindverschlossenen kurzen Duodenalsegments werden anschließend in tabula durchgeführt. Abschließend wird die Revaskularisation des Pankreas, der Anschluß des Duodenalsegments an die Harnblase und die simultane Nierentransplantation dargestellt.

Schlüsselwörter: Pankreastransplantation − Blasendrainagetechnik − Typ I-Diabetes

331. Extrakorporale Korrektur der Nierenarterienstenose

T. Hau, K. Wilhan, F. Amarteifio und K. Raab

Department f. Allgemeinchirurgie, St.-Willehad-Hospital, Ansgaristraße 12, D-2940 Wilhelmshaven

Renal Autotransplantation in Treatment of Renovascular Hypertension

Summary. The surgical procedure for correcting stenoses of the secondary of tertiary branches of the renal artery consists of the following steps:
1. dissection of the iliac vessels and resection of the internal iliac artery and its branches.
2. dissection and removal of the afected kidney,
3. perfusion of the kidney with Eurocollins solution and cooling to 4°C.
4. resection of the diseased branches of the renal artery and reconstruction using the removed internal iliac artery.
5. extracorporal arteriography of the kidney, and
6. autotransplantation of the kidney in the iliac fossa.

Key words: Renal Artery Stenosis − Renal Autotransplantation

Zusammenfassung. Die Operation zur extrakorporalen Korrektur von Stenosen sekundärer und tertiärer Äste der Nierenarterie gliedert sich in folgende Schritte:
1. Präparation der Ileakalgefäße und Resektion der A. iliaca interna und ihrer Äste.
2. Präparation und Entnahme der Niere.
3. Perfusion der Niere mit Eurocollins-Lösung und Kühlung auf 4°C.

1032

4. Resektion der betroffenen Arterienabschnitte und Rekonstruktion mit Hilfe der entnommenen A. iliaca interna.
5. Extrakorporale Kontrollangiographie.
6. Autotransplantation der Niere in die Fossa iliaca.

Schlüsselwörter: Nierenarterienstenose – Nierenautotransplantation

332. Die Profundaplastik mit Arterienpatch

S. Post, J. U. Bülow und J. R. Allenberg

Chirurgische Universitätsklinik, Kirschnerstr. 1, D-6900 Heidelberg

Profundaplasty with Pedunculated Arterial Patch

Summary. Among the various techniques of profundaplasty which are listed at the beginning of the video, reconstruction with an autologous predunculated arterial patch is demonstrated. Indications, our own results, and complications in 45 cases in which this technique was used (of a total of 684 profundaplasties) are listed. Video recordings show the operative techniques of access to the femoral bifurcation, incision thrombendarterectomy, and reconstruction. Emphasis is placed on a modified type of incision in a reversed Y-shape leading to less torsion at the base of the pedicle and better hemodynamics. The main advantage of this technique is that the use of alloplastic material is avoided and the saphenous vein is preserved. The rough endoluminal surface after thrombendarterectomy is a disadvantage of the technique.

Key words: Artherosclerosis – Profundaplasty – Surgical Techniques

Zusammenfassung. Aus der Vielzahl möglicher Rekonstruktionsverfahren bei Abgangsstenosen der Arteria femoralis profunda, wird in diesem Video die Technik mit Verwendung eines gestielten autologen Arterienpatches demonstriert. Indikationen und eigene Ergebnisse bei 45 Eingriffen in dieser Technik (aus 684 Profundaplastiken insgesamt seit 1980) werden aufgelistet. Intraoperative Videoaufnahmen zeigen den Zugang zur Leiste, Inzision, Thrombendarterektomie und Rekonstruktion. Besonderer Wert wird dabei auf eine modifizierte Inzision in umgekehrt Y-förmiger Gestalt gelegt, die Torquierungen an der Stielbasis vermeidet mit der Folge einer besseren Hämodynamik. Vorteile dieser Technik ist die Vermeidung von Fremdmaterial bei Schonung der Vena saphena; nachteilig ist die rauhe endoluminale Oberfläche nach Thrombendarterektomie.

Schlüsselwörter: Arteriosklerose – Profundaplastik – Chirurgische Technik

Wissenschaftliche Filme und Video IV

333. Die arthroskopische Abrasionsarthroplastik am oberen Sprunggelenk

Ch. Josten und K. Neumann

Berufsgenossenschaftliche Krankenanstalten „Bergmannsheil" Bochum, Chirurgische Klinik und Poliklinik – Universitätsklinik – Gilsingstr. 14, D-4630 Bochum 1

Arthroscopic Abrasioplastic of the Talar Joint

Summary. Removal of an osteochondritic fragment of the ankle joint is a serious operation for the patient. Stage III and IV osteochondritis dissecans, classified by Bernd and Hardy, are removed by arthroscopy. Exact preoperative planning, choice of the arthroscopic approach and instruments are prerequisities for success. Two patients with osteochondritis dissecans, their indications and the operative procedures are presented. The advantages of arthroscopic abrasioplastic are slight traumatisation of the joint with a low complication rate (infection, hematoma), significantly earlier onset of postoperative physiotherapy because of less pain and short hospitalisation.

Key words: Talus – Osteochondrosis dissecans – Arthroscopy

Zusammenfassung. Die Eröffnung des Sprunggelenkes mit Entfernung eines osteochondralen Fragmentes bedeutet einen nicht unerheblichen Eingriff für den Patienten. Entsprechend der Einteilung von Bernd und Hardy wird die Osteochondrosis dissecans im Stadium III und IV arthroskopisch reseziert. Wichtig für den Erfolg des Verfahrens ist die exakte präoperative Planung zur Lokalisation des Defektes, die Wahl der Eintrittsstellen für das Arthroskop und die Vorgehensweise mit dem arthroskopischen Instrumentarium. Anhand von 2 Patienten mit Osteochondrosis disecans werden die Indikation und das operative Vorgehen dargelegt. Vorteile der arthroskopischen Abrasionsarthroplastik sind: 1. Geringe Traumatisierung des Gelenkes mit niedriger Komplikationsrate (Infekt, Hämatom), 2. Deutlich rascherer Beginn der Nachbehandlungsphase wegen geringerer Schmerzen. 3. Kurze Hospitalisationszeiten.

Schlüsselwörter: Talus – Osteochondoris dissecans – Arthroskopie

334. Der freie Latissimus dorsi zur Unterschenkelrekonstruktion

K. Jaeger, G. B. Stark, G.-D. Giebel und V. Nutz

Chirurgische Universitätsklinik Bonn, Sigmund-Freud-Str. 25, D-5300 Bonn-Venusberg

Free Latissimus Dorsi for Lower Leg Reconstruction

Summary. Defect coverage in the lower leg has been considerably facilitated by the development of free microsurgical tissue transfers. The unchanging anatomy, the size and the rich vascularity of the latissimus dorsi predispose this flap to be the „workhorse" for reconstruction of difficult wounds in the region. Free microvascular transplantation has evolved into a standard procedure, described in this film, with acceptable operation time and safety at least comparable to that of any local flap transfer. To prevent the development of chronic osteitis microsurgical reconstructive procedures must be included early in the therapeutic planning for extensive lower leg injuries.

Key words: Latissimus dorsi – Microsurgery – Free Flaps – Soft Tissue – Reconstruction

Zusammenfassung. Defektdeckungen am Unterschenkel haben durch die Entwicklungen des mikrochirurgischen Gewebetransfers eine wesentliche Bereicherung erfahren. Die konstante Anatomie, die Lappengröße und der Gefäßreichtum des Latissimus dorsi prädisponieren diesen Lappen für die Rekonstruktion ausgedehnter Weichteildefekte dieser Region. Die freie mikrovaskuläre Transplantation, wie im Film dargestellt, hat sich zu einer Standortoperation mit akzeptabler Operationsdauer und hoher Sicherheit entwickelt. Um die chronischen Osteitis zu verhindern, müssen mikrochirurgische Rekonstruktionsmethoden bei ausgedehnten Weichteilschäden am Unterschenkel frühzeitig in die operative Planung einbezogen werden.

Schlüsselwörter: Latissimus dorsi – Mikrochirurgie – Freie Lappen – Weichteilrekonstruktion

335. Die Sofortrekonstruktion der Brust nach modifiziert radikaler Mastektomie

H. Bohmert, W. Haas und H. Büchels

Klinikum Großhadern, Chirurgische Universitätsklinik, Abtl. Plastische Chirurgie, Marchioninistraße 15, D-8000 München 70

Immediate Breast Reconstruction Following Modified Radical Mastectomy

Summary. This film shows the operative procedure of modified radical mastectomy with immediate reconstruction of the breast using the tissue expander as the „standard" method and the new technique with the use of a musculofascial turn-over flap. Following the insertion of an expander the second stage of this procedure is demonstrated by insertion of the permanent silicone breast implant. The late result of this technique is illustrated by an example case. The technique of external oblique – rectus abdominis musculofascial flap for the creation of a large submuscular pocket with immediate insertion of the permanent breast implant is shown and the resulting natural ptotic breast shape.

Key words: Mastectomy – Breast Reconstruction – Immediate Reconstruction

Zusammenfassung. Der Film zeigt das operationstechnische Vorgehen bei der modifiziert radikalen Mastektomie mit Sofortrekonstruktion der Brust, mit Verwendung einer Expander-Prothese und das in neuester Zeit entwickelte Verfahren der Verwendung eines sogenannten „turn-over-flap", einem aus dem M. obliquus externus und der Rektusfaszie bestehenden faszio-muskulären Lappens zur Herstellung eines großen submuskulären Implantatlagers. Der zweite Operationsschritt beinhaltet die Herstellung der definitiven Brustkontur durch Austausch der Expander-Prothese gegen ein Silikon-Implantat. Die zweite Operation entfällt, wenn durch einen turn-over-flap sofort eine große Muskeltasche für die Aufnahme eines definitiven Silicon-Implantates geschaffen wird.

Schlüsselwörter: Modifiziert radikale Mastektomie – Brustrekonstruktion – Sofortrekonstruktion

Poster

Allgemeine Chirurgie

336. Endoskopische Elektroinzision und hydraulische Ballondilatation: Ein neues Verfahren zur Behandlung postoperativer Anastomosenstenosen

S. N. Truong, B. Dreuw, H. Mückten und V. Schumpelick

Chirurgische Klinik der RWTH Aachen, Pauwelsstr. 1, D-5100 Aachen

Endoscopic Electroincision and Hyraulic Ballon Dilatation: A New Technique in the Treatment of Postoperative Anastomosis Strictures

Summary. Strictures occur quite often after gastrointestinal operations involving anastomosis. Bougie treatment causes a quite high rate of perforation and reoccurrence. Reoperations are necessary in 8.5% of these stenoses. To deal with these problems a new hydraulic balloon dilatation system made of polyurethane was developed. The barbell-like shape of the balloon withstands a pressure of 60 KPa without deforming or increasing in diameter. Thus there is little danger of overstreching the anastomosis. So far 11 patients following colorectal resection and 24 after esophagogastrostomy or esophagojejunostomy have been treated with this technique without any complications. The recurrence rate seems to be less frequent.

Key words: Anastomosis Stricture − Endoscopic Therapy − Esophageal Surgery − Colorectal Surgery

Zusammenfassung. Anastomosenstenosen im Gastrointestinaltrakt sind nicht selten. Die Bougierungsbehandlung hat eine rel. hohe Rezidiv- und Perforationsrate. 8,5% der Stenosen müssen nachreseziert werden. Wir haben daher einen neuen hydraulichen Ballondilatator aus Polyurethan entwickelt. Bis zu einem Druck von 450 mmHG bleibt seine hantelartige Form bei konstantem Außendurchmesser erhalten. Dadurch ist die Gefahr einer Wandüberdehnung gering. Bisher haben wir 11 kolorektale und 24 Ösophageale Anastomosenstenosen erfolgreich behandelt. Komplikationen wurden bisher nicht beobachtet. Die Rezidivrate scheint geringer als nach herkömmlichen Bougierungsverfahren zu sein.

Schlüsselwörter: Anastomosenstenose − Endoskopische Therapie − Ösophagus − Chirurgie − kolorektale Chirurgie

337. Redon-Drainage „out"?

H. Gerngroß, Chr. Willy, V. Engler und W. Walter

Bundeswehrkrankenhaus Ulm, Chirurgische Abteilung, D-7900 Ulm

Redon Drainage out?

Summary. In a prospective clinical assay high vacuum Redon drainages made of PVC were evaluated and compared with gravity drainages made of silicon and polyurethane (PU) in traumatological surgery (n = 180). Scanning electron microscope analysis of the surface of the PVC drainages often revealed fibrin and cell detritus. The clots often functionally occluded the drainage. In silicon and PU drainages the analysis showed only minimum cell detritus and as a rule totally mobile thrombi that did not

1036

functionally occlude the gravity drainages. The high vacuum PVC drainage has not been replaced but gravity silicon and PV drainages provide an alternative.

Key words: Redon Drainage – Gravity Drainage – Scanning – Electron Microscope

Zusammenfassung. In einer prospektiven Studie wurde nach traumatologischen Operationen die Hochvakuum-Redon-Drainage aus PVC mit den Schwerkraft-Drainagen aus Silikon und Polyurthan (PU) verglichen (n = 180). Die rasterelektronenmikroskopische Oberflächenanalyse zeigte bei der PVC-Drainage häufig Fibrin- und Zellablagerungen, die zu einer funktionellen Lumenverlegung führten. Bei Silikon- und PVC-Drainagen zeigten sich nur minimale Ablagerungen und in der Regel frei bewegliche Thromben, die funktionell nicht zu einer Okklusion der Drainage führten. Die Hochvakuum-PVC-Drainage ist nicht out, die Schwerkraft-Drainagen aus Silikon- und PU sind aber praktikable Alternativen.

Schlüsselwörter: Redon-Drainage – Schwerkraft-Drainage – Rasterelektronenmikroskopie

338. Das Set für die intraoperative Dickdarmspülung

V. Mendel, H. Haindl*, H. Ch. Scholz, M. Hahn und J. Simanowski

Klinik und Poliklinik für Allgemeinchirurgie der Med. Hochschule Hannover Krankenhaus Oststadt, D-3000 Hannover, * Zentralbereich Forschung, B. Braun Melsungen AG

A Kit for Intraoperative Closed Orthograde Colonic Irrigation

Summary. Traditionally left-sides large bowel emergencies require a multistage operative approach. Contrary to conventional therapy, the value of ontable colonic irrigation is increasingly recognized, for this procedure permits a single-stage resection in such cases. To standardize this method a single-use kit for closed orthograde intraoperative colon lavage has been designed consisting of a specially constructed irrigation canula for caecal insertion, a modified infusion set for supply of rinsing fluid and a one-piece plastic disposal system for secure connection with the colonic stump and for collection of faecal fluid (11 liters). Our experience in 27 emergency operations attests to the fact that this method provides excellent bowel preparation and operative outcome.

Key words: Intraoperative Lavage – Diverticulitis – Colon Cancer – Irrigation Kit

Zusammenfassung. Bei notfallmäßigen Eingriffen am linksseitigen Colon wird in der Regel ein mehrzeitiges Vorgehen gewählt. Zur Vermeidung von Mehrfacheingriffen haben wir die Idee der intraoperativen orthograden Dickdarmspülung aufgegriffen und zur Etablierung dieser Methode ein Auffangreservoir nebst Zulaufsystem entwickelt. Das intraoperative Spülset besteht aus: Zulaufsystem (Zulaufschlauch und Kanüle) und Auffangreservoir mit einem Fassungsvermögen von 11 l und beschichteter Innenfläche. Bisher wurde bei 27 Patienten die intraoperative Spülung durchgeführt. Abgesehen vom ersten Patienten wurde bei den nachfolgenden 26 Patienten einzeitig operiert. Der postoperative Verlauf war in allen Fällen komplikationslos.

Schlüsselwörter: Intraoperative Spülung – Divierticulitis – Colon Cancer – Spülset

339. Die physiologische Internusrelaxation – Ablauf und klinische Wertigkeit

A. Herold, H.-P. Bruch, M. Imhof und A. Fürst

Chirurgische Universitätsklinik Würzburg, Josef-Schneider-Straße 2, D-8700 Würzburg

Physiological Internal Relaxation – Its Course and Clinical Relevance

Summary. The dependence of internal relaxation on different stimulating parameters was evaluated in 25 anally healthy test persons. All pressure curves showed a similar course, characterized by latency phase, an initial contraction, relaxation and recovery phase. Different modes of stimulation evoke significant changes in this course. Only an exactly defined reflex stimulation yields a reproducible, constant curve, on the basis of which pathological functions can be differentiated.

Key words: Internal Relaxation − Anal Manometry − Physiology

Zusammenfassung. An 25 analgesunden Probanden wurde die Abhängigkeit der Relaxation des M. sphincter ani internus von unterschiedlichen Stimulationsparametern untersucht. Alle Stimulationskurven zeigten einen einheitlichen Ablauf, der sich durch eine Latenzphase, eine initiale Kontraktion, eine Relaxationsphase sowie eine Erholungsphase charakterisieren ließ. Unterschiedliche Stimulationsmodalitäten evozieren wesentliche Ablaufänderungen − nur eine exakt definierte Reflexauslösung zeigt einen reproduzierbaren, gleichförmigen Verlauf und kann so pathologische Funktionsabläufe differenzieren.

Schlüsselwörter: Internusrelaxation − Analmanometrie − Physiologie

340. Rekonstruktion der Mundhöhle mittels autologen Dünndarm-transplantates bei Malignomen des Mundbodens und der Zunge

S. Uranüs, H. Kärcher, A. Eskici und P. Zwittnig

Univ.-Klinik für Chirurgie u. Dept. für Kieferchirurgie, Auenbruggerplatz, A-8036 Graz, Österreich

Autologous Small Bowel Transplants in Oral Reconstruction Following Malignancies of the Oral Floor and Tongue

Summary. Restoration of the oral mucosa and defect closure following tumor resection are important requirements of reconstructive surgey. The necessity for a substitute tissue with a mucosal lining was long a limiting factor for procedures in this region. Autologous small bowel transplantation is a good solution to this problem, permitting an acceptable quality of life in spite of radical resection. At least as regards quality of life, the presence of a mucus secreting lining makes this technique superior to other methods if jaw continuity has been preserved.

Key words: Microsurgery − Small Bowel Transplantation − Oropharynx − Reconstruction

Zusammenfassung. Die Defektdeckung und die Wiederherstellung der intraoralen Epithelauskleidung nach Tumorresektionen ist eine wichtige Forderung der rekonstruktiven Chirurgie. Die Notwendigkeit eines schleimhauttragenden Ersatzgewebes war lange Zeit ein limitierender Faktor bei Eingriffen in diesem Gebiet. Mittels autologer Dünndarmtransplantation wurde dieses Problem im Hinblick auf Radikalität und trotzdem erhaltener Lebensqualität am optimalsten gelöst. Diese Methode ist bei erhaltener Unterkieferkontinuität im Vergleich zu den anderen freien Lappenplastiken wegen der Anwesenheit des schleimproduzierenden Mukosaüberzuges zumindest im Bezug auf die Lebensqualität überlegen.

Schlüsselwörter: Mikrochirurgie − Dünndarmtransplantation − Oropharynx − Rekonstruktion

341. Kontrollierte klinische Studie zur Adjuvansbehandlung des potentiell kurativ resezierten Magenkarzinoms mit FAM (5-FU, Adriamycin, Mitomycin-C) 4-Jahresergebnisse

H. F. Rauschecker, Ch. Paschen und W. Gatzemeier

Univ.-Klinik f. Allgemeinchirurgie, Robert-Koch-Str. 40, D-3400 Göttingen

A Controlled Trial of FAM (5-FU, Adriamycin, Mitomycin-C) Chemotherapy as Adjuvant Treatment for Resected Gastric Carcinoma (Four-Year Results)

Summary. In a multicenter trial patients with resectable gastric carcinoma (T1, N1−3, T2−4, N0−3) were randomized to have surgery or surgery plus FAM as an adjuvant setting. It was determined that 287 patients were eligible (FAM 138; control 149). Both groups were well balanced. Major toxic side effects included gastrointestinal symptoms (58%), alopecia (57%) and hematotoxicity grade III−IV in 30.4%. After a median observation period of 45 months there was no difference in T1 and T2 tumors in regard to disease-free and overall survival. In contrast there was a statistically significant benefit for T3 and T4 tumors in the treatment group.

Key words: Resected Gastric Carcinoma − Adjuvant Chemotherapy

Zusammenfassung. In einer Multizenterstudie wurde die Wirksamkeit einer adjuvanten Chemotherapie mit 5-FU, Adriamycin und Mitomycin-C (FAM) beim potentiell kurativ operierten Magenkarzinom (T1, N1−3, T2−4, N0−3) untersucht. Von den 287 evaluierbaren Patienten wurden 138 der Therapiegruppe, 149 der Kontrollgruppe nach Stratifikation randomisiert zugeordnet. Als Nebenwirkungen wurden gastrointestinale Symptome (58%), Alopezie (57%) und Hämatotoxizität Grad III und IV (nach WHO) in 30,4% beobachtet. Nach einer medianen Beobachtungszeit von 45 Monaten war bei T1- und T2-Tumoren kein Unterschied hinsichtlich rezidivfreier und Gesamtüberlebenszeit zu beobachten. Demgegenüber zeichnet sich ein signifikanter Unterschied bei T3-, T4-Tumoren zugunsten der Behandlungsgruppe ab.

Schlüsselwörter: Kurativ reseziertes Magenkarzinom − adjuvante Chemotherapie

342. Die chirurgische Naht − Historische Entwicklung

H. Knopf und P. Reich

Chirurgische Universitätsklinik Hamburg, Martinistraße 52, D-2000 Hamburg 20

Surgical Suture − Historical Development

Summary. The historical development of surgical suture, beginning with manual to the modern mechanical suture technique is presented. In the 19th century Jobert (1824) introduced gastroenterological surgery by invaginating the surface area of the serosa. From Lembert's seromuscular suture numerous modifications were developed, which are shown in detail sketches. The common basic principle of the suture apparatus has its origin in the stapler conceived by Hültl in 1908.

Key words: Historical Development of the Suture − Manual Suture − Mechanical Stapling

Zuammenfassung. Die vorliegende Untersuchung zeigt die historische Entwicklung der chirurgischen Naht von der manuellen bis zur modernen maschinellen Nahttechnik auf. Im 19. Jahrhundert leitete Jobert (1824) die moderne Magen- und Darmchirurgie durch Einstülpung der Serosaoberflächen ein. Aus Lebert's sero-muskulärer Naht entwickelten sich zahlreiche Modifikationen, die in Detailzeichnungen dargestellt werden. Das gemeinsame Grundprinzip der Klammernahtinstrumente geht auf das von Hültl 1908 konzipierte Gerät zurück.

Schlüsselwörter: Historische Entwicklung der Naht − Handnaht − Maschinennaht

343. Aktive Spezifische Immuntherapie: Experimentelle und klinische Entwicklung eines neuen Postoperativen Behandlungskonzeptes

P. Schlag, W. Liebrich, P. Möller, B. Lehner, W. Bohle, P. Hohenberger, Ch. Herfarth und V. Schirrmacher

Chirurgische Univ.-Klinik Heidelberg, Pathologisches Institut der Universität Heidelberg, Deutsches Krebsforschungszentrum Heidelberg, Im Neuenheimer Feld 110, D-6900 Heidelberg 1

Active Specific Immunotherapy in Cancer Patients: Experimental and Clinical Development of a New Postoperative Treatment Mode

Summary. The principle of the treatment strategy is to modify the tumor cells of a cancer patient in vitro following surgical resection of the tumor and to use these cells as vaccine to induce immune response. The treatment is based on experimental investigations in which postoperative virus modification of autologous tumor cells significantyl reduced the rate of distant metastases. First immunologic and clinical results with the autologous tumor vaccine in 36 patients (malignant melanoma, colon carcinoma) in a phase I study are presented. The vaccination induced delayed type hypersensitivity (DTH) reactions and enhanced the immunologic response to endogenous tumor cells in the patients. At the site of vaccination, immunohistochemically immunocompetent lymphocytic subpopulations (CD4 and CD8) were identified. There was also evidence that antibodies against tumor tissue were induced. Cross-reaction to known antigens (e.g. CEA) or autoimmune disease could be excluded. The induction of an immunologic response to the vaccine seems to depend on the expression of HLA antigens on the tumor cell surface. In summary, it is shown how a treatment method developed in animal experiments was successfully implemented and advanced as a new postoperative treatment mode in humans.

Key words: Carcinoma − Postoperative Adjuvant Treatment − Active Specific Immunotherapy

Zusammenfassung. Das Prinzip des Behandlungskonzeptes besteht darin, die Tumorzellen eines Carcinom-Patienten nach operativer Tumorresektion in vitro so zu modifizieren, daß sie als abgetötete Tumorzell-Vaccine im Patienten eine Immunreaktion geegn den eigenen Tumor auslösen können. Basierend auf tierexperimentellen Befunden, die nach Necastle Disease Virus − Modifikation (NDV) autologer Tumorzellen eine Antitumorimmunität nachweisen konnten, haben wir die Methodik einer NDV-modifizierten Tumorzellvaccinierung für humane Tumoren entwickelt. Erste klinische und immunologische Ergebnisse bei bisher 36 Patienten (malignes Melanom, Colon-Carcinom) zeigen, daß durch Vaccinierung eine DTH-Reaktion im Patienten zu induzieren ist und die immunologische Abwehr gegen die körpereigenen Tumorzellen gesteigert wird. Im Bereich der Vaccinationsstelle können immunhistochemisch immunkompetente lymphocytäre Subpopulationen (CD4 und CD8) identifiziert werden. Weiterhin ergeben sich Hinweise auf die Induktion von Serumantikörpern gegen das Tumorgewebe. Eine Kreuzreaktion zu bisher bekannten Antigenen (z.B. CEA) oder eine Autoaggressionskrankheit konnten ausgeschlossen werden. Die Induktion der Immunantwort auf die Vaccine, scheint von der Expression der HLA-Antigene auf die Tumorzelloberfläche abzuhängen.

Schlüsselwörter: Carcinom − Postoperative Zusatztherapie − Aktive spezifische Immunisierung

344. Qualitätssicherung Chirurgie in Baden-Württemberg

O. Scheibe

Leitstelle Qualitätssicherung „Chirurgie" Landesärztekammer Baden-Württemberg, Jahnstr. 38 A, D-7000 Stuttgart 70

Quality's Control in Surgery in Baden-Württemberg

Summary. The poster shows the structuring of the overlapping Quality's control of medical services in hospitals, that is being offered under the aegis of the State Medical Council and Hospital's Society within the State of Baden-Württemberg. The Participation is possible for any surgical unit in Baden-Württemberg. The Quality's control is based on the Quality's control system which was worked out by

Schega and Selbmann and rested upton the chosen Diagnosis of Inguinal Hernia, Cholelithiasis/Cholecystitis and Collum fracture of the femur in 1st year. The costs are indirectly carried by the medical insurances companies who as member of the councilling body will have their say in any decision to change or to broaden the spectrum of the chosen diagnosis. In the first year, there was a participation of 48% of all surgical units in Baden-Württemberg. The results of a surgical unit are shown here as an example. Each participant recieves its own results as well as the results of all other participants so that its' own position within the standard, which has been worked out by the Surgical Council, can be easily recognized.

Zusammenfassung. Das Poster zeigt den Aufbau der flächendeckend angebotenen Qualitätssicherung ärztlicher Leistungen im Krankenhaus unter der Regie der Landesärztekammer Baden-Württemberg und der Baden-Württembergischen Krankenhausgesellschaft. Diese Institution bietet jedem Krankenhaus, jeder chirurgischen Abteilung oder Klinik in Baden-Württemberg die Teilnahme an. Die Qualitätssicherung fußt auf der von Schega und Selbmann entwickelten Qualitätssicherung und hält sich in den ersten Jahren auch an die 3 Auswahldiagnosen: „Leistenhernie", „Cholelithiasis/Cholecystitis" und „mediale Schenkelhalsfraktur". Die Kosten werden im Rahmen des Pflegesatzes, d.h. durch die Kassen getragen. Die Kassen sind in einem Beirat an der Entscheidung und vor allem bei der Frage von Wechsel der Diagnosen oder einer Ausweitung auf weitere Diagnose, z.B. Rektumkarziom, beteiligt. Im 1. Jahr beteiligten sich 48% aller chirurgischen Kliniken in Baden-Württemberg. An Hand einer Klinik werden die für jede Klinik erarbeiteten Auswertungsergebnisse dargestellt. Hierfür erhält jede Klinik einmal die Sammelstatistik aller Kliniken, die an der Qualitätssicherung beteiligt waren, die Klinikstatistik und als drittes die auch im Poster dargestellten Klinikprofile; aus ihnen ist mit wenigen Blicken zu erkennen, an welcher Stelle eine Klinik im vom Consilium Chirurgicum erarbeiteten Standard liegt.

Allgemeine-, Transplantations-, Kinderchirurgie, Intensivmedizin

345. Beschwerden, Ulcushäufigkeit und Magenentleerungsgeschwindigkeit nach Weber-Ramstedt-Pyloromyotomie

F. E. Lüdtke, M. Bertus, E. Voth* und G. Lepsien

Allgemeinchirurgische Klinik und Abteilung für Nuklearmedizin* der Universität Göttingen, Robert-Koch-Straße 40, D-3400 Göttingen

Complaints, Frequency of Gastric and Duodenal Ulcers and Gastric Emptying after Pyloromyotomy

Summary. A followup was done in 175 patients 17−27 years after operation (n = 112) or conservative treatment (n = 68) for infantile hypertrophic pyloric stenosis (IHPS). The duration of hospitalization was significantly shorter after surgical treatment. There were no disturbances of gastric motility over the long term. Symptoms of delayed gastric emptying and gastric or duodenal ulcers did not occur more frequently in either group compared to normal controls (n = 100). The velocity of gastric emptying was measured scintigraphically in 53 patients for both solids and fluids. There was no significant difference between the two groups, and the results were comparable to a control goup (13 physicians).

Key words: Hypertrophic Pyloric Stenosis − Followup

Zusammenfassung. 175 wegen einer infantilen hypertrophischen Pylorusstenose (IHPS) behandelte Patienten wurden 17−25 Jahre nach konservativer (n = 68) bzw. oeprativer (n = 112) Behandlung nachuntersucht. Bei den operativ behandelten Patienten war die Krankenhausaufenthaltsdauer signifikant kürzer. Sowohl nach konservativer als auch nach operativer Therapie der IHPS konnten keine Störungen der Magenmotorik auf Dauer nachgewiesen werden: Symptome einer verzögerten Magenentleerung sowie Ulcera ventriculi bzw. duodeni und verzögerte Magenentleerungsgeschwindigkeiten, welche szintigraphisch für feste und flüssige Nahrung gemessen wurden, fanden sich in beiden Gruppen im Vergleich zu einem Kontrollkollektiv nicht.

Schlüsselwörter: Hypertrophische Pylorusstenose − Magenentleerungsgeschwindigkeit − Nachuntersuchung

346. Klinische Relevanz der Computertomographie des Thorax bei langzeitbeatmeten Patienten mit ARDS

Ch. Sangmeister, M. Knoch, P. K. Wagner und M. Sangmeister

Universitäts-Klinik, Marburg/Lahn, Baldinger Straße, D-3550 Marburg/Lahn

Clinical Relevance of Chest Computed Tomography (CT) in Mechanically Ventilated Patients with Adult Respiratory Distress Syndrome (ARDS)

Summary. CT of the chest is used to evaluate pathological lung an pleural processes and to aid the planning of surgical interventions. Between 1984 and 1988, 83 chest CTs were performed on mechanically ventilated patients with severe ARDS. Posttraumatic lung contusions can be differentiated from pneumonia or atelectasis, as can pleural empyema and lung abscesses. The exact diagnosis of the extent of barotrauma under artificial ventilation with encapsulated pneumothoraces, mediastinal and skin emphysema is possible. In critically ill patients with ARDS, chest CTs provide valuable extra information for therapeutic management compared to normal chest x-rays. This justifies the increased organisational expenditure.

Key words: Computed Tomography – ARDS – Chest Injuries – Mechanical Ventilation

Zusammenfassung. Die Thorax-Computertomographie (CT) wird zur überlagerungsfreien röntgenologischen Darstellung pathologischer pulmonaler und pleuraler Prozesse und Planung chirurgischer Sanierung genutzt. Zwischen 1984 und 1988 wurden 83 CT's des Thorax angefertigt bei langzeitbeatmeten Patienten mit schwerem ARDS. Posttraumatische Lungenkontusionen können von pneumonischen Infiltraten und Atelektasen unterschieden werden, ebenso Pleuraempyeme von Lungenabszessen. Das beatmungsinduzierte Barotrauma mit (gekammerten) Pneumothoraces, Mediastinal- und Weichteilemphysem wird in seiner Ausdehnung exakt dargestellt. Insgesamt ist bei Patienten mit schwerem ARDS und komplex verändertem Thoraxröntgenbild der Informationsgewinn durch die CT für therapeutische Entscheidungen von großem Wert und rechtfertigt den organisatorischen Aufwand.

Schlüsselwörter: Computertomographie – ARDS – Thoraxtrauma – Respiratortherapie

347. Die ambulante laterale Sphincterotomie zur Therapie der chronischen Analfissur mit oder ohne Sphincterdehnung – eine kontrollierte Studie

P. Prohm

Institut für Proktologie, Gathe 70, D-5600 Wuppertal 1

Treatment of Chronic Anal Fissure by Lateral Internal Sphincterotomy with or without Sphincter Stretching – A Controlled Trial

Summary. From 1. October 1984 to 30. August 1988 457 chronic anal fissures were treated by a modification of Notaras' procedure. A controlled randomized trial was established to check the efficacy of an additional sphincter stretching and the resulting continence function was evaluated by a questionaire half a year later. Disorders of continence degree, 1–3, were found in the goup with additional sphincter stretching as follows: IC $1°$ (Incontinence of degree 1) = 2.0%, IC $2°$ = 2.0%, IC $3°$ = 0% "soiling" 10.2%. Group without sphincter stretching: IC $1°$ = 4.1%, IC $2°$ = 2.0%, IC $3°$ = 2.0% "soiling" 6.1%. All results were tested for statistical significance (Contingency Table, Mann-Whitney), but no statistical difference was observed. An additional sphincter stretching is not useful in the treatment of chronic anal fissures by lateral internal sphincterotomy.

Key words: Anal Fissure – Controlled Trial Sphincterotomy

Zusammenfassung. Vom 1. 10. 1984 bis zum 30. 8. 1988 wurden in meiner Praxis 457 chronische Analfissuren mittels einer lateralen Sphincterotomie in einer eigenen Modifikation nach Notaras operativ behandelt. Eine kontrollierte Studie wurde bei 100 Patienten etabliert um die Wirksamkeit einer zusätzlichen Sphincterdehnung (SD) zu überprüfen, ein Fragebogen lieferte nach einem halben Jahr Ergebnisse über die Kontinenzfunktion. Ergebnisse: Inkontinenzstörungen Grad 1–3 wurde in der *Gruppe mit SD* wie folgt angegeben: IK 1 (Inkontinenz Grad 1) = 2,0%, IK 2 = 2,0%, IK 3 = 0%, gelegentliches Verschmutzen 10,2%. *Gruppe ohne SD:* IK 1 = 4,1%, IK 2 = 2,0%, IK 3 = 2,0%, gelegentliches Verschmutzen 6,1%. Alle Ergebnisse wurden auf Signifikanz (Contingency Table, Mann-Whitney) überprüft, es ergab sich kein signifikanter Unterschied, eine zusätzliche SD verbessert das Op-Ergebnis nicht.

Schlüsselwörter: Analfissur – kontrollierte Studie – Sphincterotomie

348. Extrakorporale piezoelektrische Lithotripsie (EPL) — adjuvante Maßnahme bei der schwierigen Choledochussteinextraktion

E. J. Kohlberger, J. Rädecke, J. Waninger, R. Salm, D. Reichenbacher und H. Walz

Chirurgische Universitätsklinik Hugstetter Str. 55, D-7800 Freiburg i. Br.

Extracorporeal Piezoelectric Lithotripsy (EPL) — Adjuvant Measure for Difficult Endoscopic Extraction of Bile Duct Stones

Summary. Failure of or anticipated difficulty with endoscopic extraction of large bile duct stones is the indication for adjuvant measures. The EPL as an ultrasonographically guided non-invasive method for fragmentation of hepatobiliary calculi seems to be successful when used in conjunction with endoscopic techniques. From March 1988 to March 1989, 33 patients with bile duct stones were treated by means of endoscopic basket. Calculi were successfully fragmented by EPL in 6 of 10 patients with large stones and afterward endoscopically extracted. No significant complications were observed. Therefore EPL appears to be a useful method for treatment of large bile duct stones not amenable to routine endoscopic measures.

Key words: Large Bile Duct Stones — Endoscopic Extraction — Adjuvant Extracorporeal Lithotripsy

Zusammenfassung. Große Gallengangskonkremente, die primär endoskopisch nicht zu extrahieren sind oder Schwierigkeiten erwarten lassen, stellen die Indikation zur EPL als nicht invasivem, ultraschallgesteuertem Verfahren der Desintegration hepatobiliärer Konkremente dar. Von März 1988 — März 1989 wurden 33 Patienten mit Gallengangssteinen mittels endoskopischer Korbextraktion behandelt. Bei 6 von 10 Patienten mit großen Gallengangskonkrementen konnten die Steine mittels EPS fragmentiert und dann endoskopisch geborgen werden. Ernste Komplikationen wurden nicht beobachtet. Nach eigener Erfahrung stellt die EPL eine hilfreiche Behandlungsmethode bei denjenigen Gallengangssteinen dar, für die endoskopische Routineverfahren primär nicht geeignet erscheinen.

Schlüsselwörter: Große Gallengangskonkremente — Endoskopische Extraktion — Adjuvante extrakorporale piezoelektrische Lithotripsie

349. Wertigkeit der Lokalisationsdiagnostik beim Insulinom

T. C. Böttger, W. Weber, J. Beyer und Th. Junginger

Klinik und Poliklinik für Allgemein- und Abdominalchirurgie der Johannes-Gutenberg-Universität Mainz, Langenbeckstr. 1, D-6500 Mainz

Value of Diagnostic Localisation of Insulinoma

Summary. The value of diagnostic localisation statements are contradictory. Based on our own patient material (n = 43) preoperative localisation of an insulinoma was correct with sonography in 61.9% (13 of 21 cases), with computed tomography in 21.4% (3 of 14 cases), with computed tomography with bolus injection of contrast medium in 73.3% (11 of 15 cases), with angiography in 66.6% (20 of 30 cases) and with percutaneous transhepatic portal vein catheterisation with selective test of hormones (PTP) in 76.9% (10 of 13 cases). Intraoperatively 40 of 42 (95.2%) insulinomas were palpable and 12 of 16 insulinomas were seen during intraoperative angiography. Although more than 90% of all insulinomas are palpable, preoperative diagnostic localisation is recommended for easier intraoperative palpation.

Key words: Diagnostic Localisation — Insulinoma

Zusammenfassung. Die Wertigkeit der Lokalisationsdiagnostik wurde retrospektiv bei 43 Patienten überprüft. Die präoperative Sonographie konnte in 61,9% (13 von 21 Fällen), die Computertomographie in 21,4% (3 von 14 Fällen), die Computertomographie mit Bolusinjektion von Kontrastmittel in 73,3% (11 von 15 Fällen), die Angiographie in 66,6% (20 von 30 Fällen) und die perkutane transhepa-

1044

tische Pfortaderkatheterisierung mit selektiver Insulinbestimmung (PTP) in 76,9% (10 von 13 Fällen) das Insulinom darstellen. Intraoperativ waren 40 der 42 (95,2%) Insulinome palpierbar. 12 von 16 Insulinomen wurden intraoperativ sonographisch gesehen. Obwohl wir über 90% der Insulinome palpiert haben, befürworten wir eine präoperative Lokalisationsdiagnostik, da hierdurch die Sicherheit der Palpation erhöht wird.

Schlüsselwörter: Lokalisationsdiagnostik – Insulinom

350. Perkutane Endoskopische Tracheostomie (PET)

A. Paul, D. Marelli, K. H. Vestweber und D. S. Mulder

II. Lehrstuhl für Chirurgie der Universität zu Köln, Ostmerheimer Str. 200, D-5000 Köln 91

Percutaneous Endoscopic Tracheostomy (PET)

Summary. Between 6/88 and 3/89, 35 intensive care patients (sepsis, adult respiratory distress syndrome, pneumonia, multiple trauma etc.) underwent elective PET. Guided and controlled by bronchoscopy a needle catheter and a guide wire were introduced between the 2nd and 4th cartilage of the trachea. Following dilation up to 36 a number 8–10 tracheostomy tube was introduced. The patients were ventilated 18 (2–45) days before and 14 (2–65) days after PET. One patient died from cardiac arrest; one developed hematoma and infection. Elective PET performed in the ICU under local anesthesia is a simple, new and cost-effective technique for performing low tracheostomies.

Key words: Endoscopy – Tracheostomy

Zusammenfassung. Zwischen 6/88 und 3/89 wurde bei 35 Intensivpatienten (Sepsis, ARDS, Pneumonie, nach Trauma etc.) eine elektive PET durchgeführt. Unter bronchoskopischer Führung wurde eine Mandrainkanüle und ein Führungsdraht zwischen dem 2. und 4. Ringknorpel in die Trachea eingebracht. Nach Dilatierung bis 36 Ch. wurde eine 8–10 mm Tracheoflexkanüle perkutan eingebracht. Die Patienten waren im Median 18 (2–45) Tage vor und 14 (2–65) Tage nach PET beatmet. Je 1 Patient verstarb nach einem Herzstillstand und entwickelte ein Hämatom mit nachfolgendem Weichteilinfekt. Die elektive, auf der Intensivstation in Lokalanästhesie durchgeführte PET ist eine neue, simple und kostengünstige Technik zur Durchführung inferiorer Tracheostomien.

Schlüsselwörter: Endoskopie – Tracheostomie

351. Der Magenschlauch nach Ösophagektomie: Wie gut ist seine Durchblutung?

D. Liebermann-Meffert, M. Raschke und J. R. Siewert

Chirurg. Klinik der TU München, Klinikum rechts der Isar, Ismaninger Str. 22, D-8000 München 80

Gastric Tube after Esophagectomy: How Good Is Its Vascular Supply

Summary. Gastric tubes were used for interposition after esophagectomy in 34 autopsies, and three-dimensional vascular corrosion casts were prepared. Based on the total length, the vascular supply to the distal 60% of the gastric tube was excellent via thick vessels of the right gastroepiploic artery and vein, moderate in the adjacent proximal 20% via extra- and intramural anastomoses, poor in the upper 20% and exclusively via minute submucous plexuses. Due to resection of 6-8 cm of the cranial gastric tube the rate of cervical anastomotic leakage and postoperative swallowing disturbance were improved.

Key words: Esophagectomy – Gastric Tube Vascularization

Zusammenfassung. Wir bildeten bei 34 Autopsien Magenschläuche aus der großen Kurvatur in der Technik wie für den Durchzug nach Ösophagektomie. Aus diesen fertigten wir dreidimensionale arterielle und venöse Gefäßausgüsse. Bezogen auf die Länge bestand eine sehr gute Versorgung der distalen 60% des Magenschlauches über kräftige Gefäße aus der A. und V.gastroepiloica dextra, eine mäßige der folgenden 20% über extra- und intramurale Anastomosen und eine schlechte in den proximalen 20% über feinste submucöse Plexus. Seit wir deshalb die cranialen 6−8 cm des Interponats resezieren, ging die Rate insuffizienter zervikaler Anastomosen und von postoperativen Schluckstörungen deutlich zurück.

Schlüsselwörter: Ösophagektomie − Magenschlauch − Gefäßversorgung

352. P. G. Fenzlein, D. Abendroth, W. Pfab, W. Land (München/Cadolzburg) „Nicht-invasives intraoperatives Monitoring" durch Einsatz neuer chemischer Sensoren

Manuskript nicht eingegangen

353. Der Einsatz von 15-Deoxyspergualin und Cyclosporin A bei der Pankreastransplantation an der Ratte

W. Timmermann, G. Schubert, C. Stoffregen und A. Thiede

Abt. Allgemeine Chirurgie der Universitätsklinik Kiel, Arnold-Heller-Str. 7, D-2300 Kiel

Effect of 15-Deoxyspergualin and Cyclosporin A on Pancreatic Transplantation in the Rat Model

Summary. The immunosuppressive substances cyclosporin A and 15-Deoxyspergualin were evaluated in a standardized model for pancreatic transplantation in the rat. Both drugs inhibited rejection during therapy. After cessation of the therapy rejection occurred after a delay depending on dose and duration of treatment. The combination of low doses of each drug had a synergistic immunosuppressive effect.

Key words: Transplantation − Rat, Pancreas − Immunosuppression

Zusammenfassung. Es wurden die immunsuppressiven Medikamente Cyclosporin A und Desoxyspergualin in einem standardisierten Pankreastransplantationsmodell einzeln und in Kombination bewertet. Mit beiden Medikamenten konnte die Abstoßung während der Therapie verhindert werden. Nach Absetzen der Medikation kam es in der Abhängigkeit der Dosis und dem Therapiezeitraum zu mehr oder stark verzögerter Abstoßung. Durch Kombination niedriger Dosen beider Medikamente ist ein Synergismus erkennbar.

Schlüsselwörter: Transplantation − Ratte, Pankreas − Immunsuppressiva

354. Kombination von laryngo-tracheo-ösophagealer Spalte, Ösophagus-atresie, Ösophagusduplikatur und gastro-ösophagealem Reflux

K. Heller, T. H. Henne, M. Brand und K.-L. Waag

Sektion Kinderchirurgie, Klinikum d. Johann-Wolfgang-Goethe-Universität Frankfurt/Main, Theodor-Stern-Kai 7, D-6000 Frankfurt 70

Combination of Laryngo-Tracheo-Esophageal Cleft, Esophageal Atresia, Esophageal Duplication and Gastroesophageal Reflux

Summary. A case of laryngo-tracheo-esophageal cleft in a preterm infant (33 g.w., 1503 g b.w.) was presented. The cleft was associated with the above-mentioned combination of malformations. The esophagus was reconstructed by extrapleural anastomosis and the intrathoracic part of the cleft was closed primarily. In a second step the duplication was resected, a fundoplication was performed and the common tracheoesophageal tube in the neck was separated. Feeding was by jejunocatheter. Tracheostomy was necessary due to tracheomalacia. Five months after birth the baby is in good condition.

Key words: Complete Laryngo-Tracheo-Esophageal Cleft – Esophageal Atresia – Gastroesophageal Reflux

Zusammenfassung. Wir berichten über ein Frühgeborenes (33. SSW, GG 1503 g) mit den o.g. Fehlbildungen. In mehreren Sitzungen erfolgten die prim. extrapleurale Ösophagusanastomose, Verschluß des intrathorakalen Anteils der Spalte, Resektion der Ösophagusduplikatur, partielle Fundoplicatio, Trennung des zervikalen Anteils des gemeinsamen ösophagotrachealen Rohres und eine Katheterjejunostomie. Nachdem die Extubation nur kurzzeitig toleriert wurde, legten wir eine Tracheostomie an. Im Alter von 5 Mon. befindet sich das Kind in gutem AZ und wiegt 3600 g.

Schlüsselwörter: Komplette Laryngo-tracheo-ösophageale Spalte – Ösophagusatresie – Ösophagusduplikatur

Unfall-, Thorax/Herz-, Gefäßchirurgie

355. Biomechanische Untersuchungen zur Primärstabilität verschiedener Nahttechniken am vorderen Kreuzband des Schafes

T. Brunner, R. Ascherl, M. A. Scherer, H.-J. Früh und G. Blümel

Institut für Experimentelle Chirurgie der TU München, Ismaningerstr. 22, D-8000 München 80

Biomechanical Investigations of Different Suture Techniques for the Arterial cruciate Ligament (ACL) in Sheep

Summary. Three ACL suture techniques, according to Müller, Marshall and the "lateral trap", were tested on cruciate ligament preparations of sheep within four hours after operation for loading capacity, stiffness, "elasticity", absorbed energy at failure and mode of failure. Only the "lateral trap" technique demonstrated a primary loading capacity ($\mu = 198.1$ N) which is within the spectrum of forces acting on the ACL (Chen, Black, 1980) and therefore enables early motion. The low values of the Müller's ($\mu = 33.7$ N) and Marshall's techniques ($\mu = 82.8$ N) indicate that satisfactory results cannot be expected without augmentation.

Key words: ACL Rupture − ACL Repair − Biomechanics − Sheep

Zusammenfassung. Drei Nahttechniken zur Reinsertion des vorderen Kreuzbandes (ACL), die Naht nach Müller, nach Marshall und die „lateral trap"-Technik wurden an frischen Kreuzbandpräparaten vom Schaf ausgeführt und hinsichtlich Bruchkraft, Steifigkeit, Bruchdehnung, Bruchenergie und Versagensmodus beurteilt. Allein die „lateral trap"-Technik erreichte eine primäre Maximalbelastbarkeit ($\mu = 191{,}1$ N) die sich hinreichend mit dem Belastungsspektrum des ACL (Chen, Black) überschneidet und damit eine frühfunktionelle Behandlung ermöglicht. Die geringen Werte der Müller- ($\mu = 33{,}7$ N) bzw. Marshall-Technik ($\mu = 82{,}8$ N) lassen ohne Augmentation keine befriedigenden Ergebnisse erwarten.

Schlüsselwörter: ACL-Ruptur − ACL-Naht − Biomechanik − Schaf

356. Computergesteuerte pneumatische Belastung und dreidimensionale on-line-Messung der Bewegungsauslenkung humaner Wirbelsegmente

H.-R. Kortmann, U. Lindmüller, D. Wolter und B. Engwicht

Abteilung für Unfall-, Wiederherstellungs- und Handchirurgie, Allgem. Krankenhaus St. Georg, Lohmühlenstr. 5, D-2000 Hamburg 1

Computer-Assisted Pneumatic Loading and Three-Dimensional On-Line Measurements of Motion of the Human Spine

Summary. An in vitro evaluation system is presented in which forces on segments of human spinal column are controlled by computerguided pneumatic linear cylinders. Three feedback loops are used to control the application of bending or torsional moments, separately or in combination. The 3-D on-line evaluation is based on recording the relative movements of two planes firmly attached to the spine. Six measurements of distance provide date for displacements (linear of rotational) about the coordinate axes. The accuracy is >0.034 degree and >0.07 mm, respectively. Initial results for e.g. torsional moments are as follows: rotational stiffness of the lumbar spine at the L2/L3 level is 6.4 Nm/° in normals, 5.6 after laminectomy and 5.0 of 3.7 Nm/° following addition uni- or bilateral arthrectomy.

Key words: Spine − Motion − 3-D On-Line Measurements − Computer-Assisted Loading

1048

Zusammenfassung. Zur in-vitro-Untersuchung humaner Wirbelsegmente wird eine Testvorrichtung vorgestellt, bei der die Lastapplikation PC-gesteuert über pneumatische Linearzylinder erfolgt. Ein 3schleifiger Regelkreis bringt Biege-/Torsionsmomente getrennt oder kombiniert auf. Die 3-D-on-line-Messung beinhaltet die Aufzeichnung der Relativbewegungen zweier an der Wirbelsäule fixierten Ebenen: 6 Streckenmessungen erlauben mittels Koordinationstransformation die Berechnung der Rotationen und Verschiebungen um/auf den Koordinatenachsen. Die Meßgenauigkeit beträgt >0,034 Grad bzw. >0,07 mm. Erste Ergebnisse: die Drehsteifigkeit der LWS in Höhe L2/3 beträgt bei nativen Wirbelsäulen 6,4, nach Laminektomie 5,6 und nach zusätzlicher ein- bzw. beidseitiger Arthrektomie 5,0 bzw. 3,7 Nm/Grad.

Schlüsselwörter: Wirbelsäule − Bewegung − 3-D-on-line-Messung − Computergesteuerte Lastapplikation

357. Pathologische Schenkelhalsfrakturen und gelenknahe β_2-Mikroglobulin-Amyloidose bei Langzeitdialysierten

M. Holch, G. F. W. Scheumann, B. Nonnast-Daniel, M. L. Nerlich, H. Reilmann und A. Brandis

Unfallchirurgische Klinik, Medizinische Hochschule, D-3000 Hannover 61

Pathological Femoral Neck Fractures and β_2-Microglobulin-Amyloidosis Near Joints in Long-Term Dialyzed Patients

Summary. The β_2-microglobulin (β_2m) amyloidosis is caused by retention of β_2m by dialyzing membranes and its deposition in bone, synovia and tendons. Ten patients (mean age 55 ± 9 years) on long-term hemodialysis (13 ± 9 years) were treated for hip pain and cystiform skeletal changes. The first typical joint smyptoms appeard nine years after start of hemodialysis. In four patients fractures of the hip neck occurred due to large cystiform bone lesions. In all cases a total joint replacement was performed. An early surgical treatment is desirable considering the progredient pain and destruction of weightbearing bone structures.

Key words: β_2-Microglobulin − Hemodialysis − Pathological Fractures

Zusammenfassung. Die β_2-Mikroglobulin (β_2m)-Amyloidose wird verursacht durch Retention von β_2m an Dialysemembranen mit Einlagerung in Knochen, Synovia und Sehnen. Zehn Patienten (Alter 55 ± 9 Jahre) unter Langzeitdialyse (13 ± 2,7 Jahre) wurden behandelt wegen Hüftbeschwerden und zystiformer Skeletveränderungen. Die ersten typischen Gelenkbeschwerden traten im Durchschnitt 9 Jahre nach Dialysebeginn auf. Bei vier Patienten kam es zu Schenkelhalsfrakturen durch große zystiforme Knochenläsionen. Es wurde jeweils ein totalendoprothetischer Hüftgelenksersatz durchgeführt. Angesichts der fortschreitenden Knochenzerstörung und Schmerzsymptomatik ist eine frühe operative Therapie erstrebenswert.

Schlüsselwörter: Amyloid − Dialyse − Pathologische Fraktur

358. Bedeutung des Fixateur externe in der Behandlung von infizierten Pseudarthrosen der Tibia

R. Ketterl, H. U. Steinau, T. Beckurts, B. Stübinger und B. Claudi

Chirurgische Klinik der TU München, Ismaninger Straße 22, D-8000 München 80

Value of External Fixation in the Treatment of Infected Tibial Non-Unions

Summary. Of 77 patients with infected pseudarthrosis of the tibia, bone stabilization was achieved using external fixation in 72 cases after extensive debridement. An intramedullary nail was used in five cases. In 18 patients external fixation was changed to intramedullary stabilization during the further course of treatment. In 72 (94%) of the cases the infected pseudarthrosis was cured. The rate of reinfection was 20% in the patients treated with intramedullary nails compared to 11% in those who were switched from external to internal stabilization. The reinfection rate was considerably lower, with 5.6% in the group treated by the use of external fixation alone. External fixation should be considered the method of first choice in the treatment of tibial pseudarthrosis. After the infection is under control, the healing of the fracture can be optimized through intramedullary stabilization at an acceptable risk.

Key words: Infected Tibial Non-Unions − External Fixation − Intramedullary Nail

Zusammenfassung. Bei einer Gesamtzahl von 77 Patienten mit infizierten Tibiapseudarthrosen erfolgte die Stabilisierung des Knochens nach einem ausgiebigen Debridement in 72 Fällen mit dem Fixateur externe (FE). Bei 5 Patienten wurde primär ein US-Nagel eingebracht. Nach Abklingen der akuten Infektion führten wir einen Verfahrenswechsel vom FE auf eine intramedulläre Stabilisierung (IMS) in 18 Fällen durch. Die Infekt-Pseudoarthrose konnte bei 72 (94%) Patienten zur Ausheilung gebracht werden. Die Reinfektionsrate betrug 20% für die Gruppe mit Nagelung, 11% für die Pat. mit Verfahrenswechsel und 5,6% für die Gruppe mit alleiniger FE-Behandlung. Bei den mit US-Nagel versorgten Pat. zeigten sich eine Verkürzung der Konsolidierungszeit und bessere Resultate bezüglich Achs- und Rotationsfehlstellungen. Der FE sollte als erste Methode der Stabilisierung bei Tibiapseudarthrosen eingesetzt werden. Erst bei Infektberuhigung ist ein Wechsel auf IMS vertretbar.

Schlüsselwörter: Tibiapseudarthrose − Fixateur externe − intramedulläre Osteosynthese

359. Die Weichteildeckung am Unterschenkel mit der gestielten Muskellappenplastik

M. Zander und M. Roesgen

BG-Unfallklinik, Großenbaumer Allee 250, D-4100 Duisburg-Buchholz

Autoplastic Transplantation of Pedicled Muscle Flaps in Cases of Soft Tissue Defects in the Lower Leg Region

Summary. Soft tissue defects of the lower leg, excluding those near the ankle joint, are covered using a simple technique of localised proximal pedicled muscle flaps which give results that allow sufficient stress resistance. Because of its high biological value, the pedicled muscle flap poses less risk of infection in cases of open fractures, and provides improved soft tissue conditions for cancellous bone grafts in the treatment of post-traumatic osteomyelitis. The most suitable muscles for transposition are the medial gastrocnemius muscle and the soleus muscle. If carefully prepared and transposed without any tension, flap necrosis is almost completely eliminated. Loss of muscle function is unlikely because of the synergistic effect of residual musculature.

Key words: Pedicled Muscle Flap

Zusammenfassung. Weichteildefekte am Unterschenkel lassen sich bis auf die sprunggelenksnahe Region technisch relativ einfach mit einem proximal gestielten, ortsständigen Muskellappen belastungsstabil plastisch chirurgisch decken. Aufgrund der hohen biologischen Wertigkeit des Muskellappens kann bei offenen Frakturen das Infektrisiko reduziert und bei der Behandlung der posttraumatischen Osteomyelitis ein ersatzstarkes Transplantatlager für die knochenaufbauende Spongioplastik induziert werden. Zur Verlagerung eignet sich besonders der M. gastrocnemius medialis und der M. soleus. Bei sorgfältiger Präparation und spannungsfreier Verlagerung lassen sich Muskelnekrosen weitgehend ausschließen, ein Funktionsausfall ist nicht zu erwarten.

Schlüsselwörter: Gestielte Muskellappenplastik

360. Erweiterung des chirurgischen Einsatzspektrums synthetischer Gewebekleber im Vergleich zu konventionellen Fibrinklebern

J. Ennker, R. Hetzer, G. Giebel* und M. Rimpler*

Deutsches Herzzentrum Berlin, Augustenburger Platz 1, 1000 Berlin 65
* Med. Chemie, Med. Hochschule Hannover

Increased Range of Surgical Applications of Synthetic Tissue Adhesives Compared with Conventional Fibrin Adhesives

Summary. Although synthetic tissue adhesives are now used in a wide range of applications, their surgical use has not yet been fully explores. By connecting the N- and C-terminals of peptides with end groups capable of polymerization, adhesives have been produced which can be used either alone or with others as mixed polymerisates. Beginning with special gelatine resorcin glutardialdehyde (GRG) glue, experimental adhesions were first made in liver, spleen and bones. The result was compared with that with fibrin adhesives and also examined histologically. Depending on the mode of mixture, the tensile strength of synthetic products is at least one decimal greater than that of fibrin glue (GRG adhesives: 60 N(cm^2; fibrin glue: 6 N/cm^2). Consequently such products are equivalent to glues with formaldehyde which have similar tensile strengths. Due to their improved adhesive qualities and tissue compatibility., synthetic adhesives can be used in a broader range of applications than fibrin adhesives.

Key words: Synthetic Tissue Adhesives − Range of Application − Tissue Compatibility

Zusammenfassung. Synthetische Gewebekleber besitzen derzeit einen Stellenwert, der ihre chirurgischen Möglichkeiten noch nicht erkennen läßt. Auf der Basis synthetischer Peptide, die N- und C-terminal mit polimerisationsfähigen Endgruppen besetzt wurden, ließen sich Kleber herstellen, die sowohl selbst als auch als Mischpolimerisate verwendbar sind. Ausgehend von Gelatine-Resorcin-Glutardialdehyd-Klebern (GRG), wurden zunächst experimentelle Klebungen an Leber, Milz sowie Knochen durchgeführt und das Ergebnis vergleichend mit Fibrinklebern als auch histologisch untersucht. Die Zugfestigkeiten der Syntheseprodukte sind je nach Ansatz mindestens eine Dezimale dem Fibrinkleber überlegen (GRG-Kleber: 60 N/cm^2; Fibrinkleber 6 N/cm^2) und entsprechen damit derjenigen ähnlich zugfester Klebsysteme mit Formaldehyd. Aufgrund verbesserter Klebeeigenschaften und Gewebeverträglichkeit läßt sich das Einsatzspektrum von synthetischen Klebstoffen gegenüber Fibrinklebern deutlich erweitern.

Schlüsselwörter: Synthetische Gewebekleber − Einsatzspektrum − Biokompatibilität

361. Diagnostik und chirurgische Therapie des malignen Pleuraerguß

D. Branscheid, H. G. Bischoff, G. Probst und I. Vogt-Moykopf

Thoraxklinik Heidelberg-Rohrbach, Amalienstr. 5, D-6900 Heidelberg

Management of Malignant Pleural Effusion

Summary. Malignant pleural effusions are a common complication of malignant disease. They should first be treated by tube thoracostomy; persisting effusion requires tube and tetracayline/procaine instillations. The sucess rate is as follows: nor relapse ($\bar{X}$ 4,5 m) 74%, >4 weeks 9%, <4 weeks 17%. Surgery is indicated in cases of effusions that continue to persist. Pleurectomy resulted in no relapse (5/5), decortication (24/28) 86%, PP (PD) (11/12) 92%. Effective palliative treatment is important for the management of patients with disseminated cancer and is determined by the exigencies of the situation.

Key words: Malignant Effusion − Diagnosis − Therapy

Zusammenfassung. Maligne Pleuraergüsse sind eine Herausforderung für Arzt und Patient. Zur Diagnostik und Therapie erfolgt Thorakoskopie und Drainageneinlage, dann Tetracyclin-Instillation. Voller Erfolg: 74%. Teilerfolg: 9%.Bei persistierender Ergußbildung stellt sich die Indikation zur Operation. Pleurektomie: Voller Erfolg bei 5 von 5, Dekortikation 86% (24 von 28), erweiterte Pleuropneumonektomie 92% (11 von 12). Durch die abgestufte Therapie kann eine dauerhafte Palliation meist erreicht werden.

Schlüsselwörter: Maligner Pleuraerguß – Diagnostik – Therapie

362. Eigenblutspende in der Herzchirurgie – neue Möglichkeiten der Erythrozytenkonservierung mit PAGGS-Sorbitol-Blutbeuteln

M. Plahl, H. Lang, W. Behr und E. Struck

Herzchirurgische Klinik und Abteilung für Hämatologie und Transfusionsmedizin des Zentralklinikums Augsburg, D-8900 Augsburg

Autologous Blood Donation in Cardiosurgical Patients – New Possibilities of Red Blood Cell Reservation in PAGGS-Sorbitol Bags

Summary. Phlebotomies were performed initially in 78 cardiosurgical patients 6–7 weeks prior to surgery. Another 2–3 phlebotomies were performed at 10-day intervals, there after. Red blood cells (RBC) were stored in additive solution (PAGGS-Sorbitol) at 5°C. Despite the short intervals the donations were well tolerated, even by patients with chronic heart disease. The donors had only slightly lower preoperative Hb levels than a comparable group without predonation. No homologous blood was required in 65% of the donors throughout their hospital treatment. There was no difference in postoperative complications between the two groups. Obviously the long storage of RBC poses no clinically significant disadvantage.

Key words: Autologous Blood Donation – Cardiosurgery – Red Blood Cell Preservation – Additive Solution

Zusammenfassung. Bei 78 herzchirurgischen Eigenblutspendern wurde die 1. Konserve 6–7 Wochen vor der Operation entnommen, 2–3 weitere im Abstand von ca. 10 Tagen. Die Erythrozytenkonzentrate (EK) wurden in additiven Lösungen (PAGGS-Sorbit) bei 5°C gelagert. Trotz der kurzen Intervalle wurden die Spenden auch bei KHK gut toleriert. Die Spender hatten einen nur gering niedrigeren präoperativen Hb-Wert als eine Vergleichsgruppe ohne Eigenblut. 65% der Spender benötigten intra- und postoperativ kein Fremdblut. Beide Gruppen unterschieden sich nicht bezüglich der postoperativen Komplikationsrate. Die lange Lagerung der EK hat offensichtlich keinen negativen Effekt.

Schlüsselwörter: Eigenblutspende – Herzchirurgie – Erythrozytenkonservierung – Additive Lösungen

363. Das Popliteaaneurysma – Differentialdiagnose des Kniekehlentumors

E. Rössel, A. Peek und E. U. Voss

Gefäßchirurgische Abteilung, Städtisches Klinikum Karlsruhe, Moltkestr. 14, D-7500 Karlsruhe

Popliteal Aneurysm – Differential Diagnosis of the Tumor in the Popliteal Fossa

Summary. Tumors in the popliteal fossa (pulsating, nonpulsating) suggest a popliteal aneurysm. Ischemia and peripheral microembolism (trash foot) can be due to a (partially) occluded P.A. The amputation rate is high in thrombosis. Rupture is rare. The diagnostic test of choice is sonography. It allows differentiation from other tumors and optimal identification. Arteriography can give false negatives (partially occluded A.). Further A.s must be looked for. Unilateral P.A.s may have a mycotic origin (endocarditis!). Treatment entail the exclusion of the A. and interposition of V. saphena magna.

Key words: Popliteal Aneurysm – Angiography – Sonography

1052

Zusammenfassung. Tumoren in der Kniekehle (pulsierend, nicht pulsierend) müssen an ein Popliteaaneurysma denken lassen. Ischämie und periphere Mikroembolie können durch ein (teilweise) thrombosiertes P.A. verursacht sein. Beim thrombotischen Verschluß ist die Amputationsrate hoch. Die Ruptur ist selten. Die Untersuchungsmethode der Wahl ist die Sonographie, die Abgrenzung anderer TU. und Identifizierung des A. sind hierdurch optimal möglich. Die Angiographie kann falsch negativ sein! Nach weiteren Aa. muß geforscht werden. Einseitige P.Aa. sind für eine mykotische Genese verdächtig (Endokarditis!). Die Therapie besteht in der Exclusion des A. und Interposition der V. saphena magna.

Schlüsselwörter: Popliteaaneurysma − Angiographie − Sonograhpie

364. Klinisch-experimentelle Untersuchung zum Verhalten des intramuskulären Gewebe-pO_2 nach gefäßrekonstruktiven Eingriffen bei cAVK

H.-W. Krawzak, H. Strosche, R. Heinrich und J. Buchholz

Chirurgische Klinik der Ruhr-Universität Bochum, Marienhospital, D-4690 Herne 1

Clinial Investigations of Muscle Tissue pO_2 after Vascular Reconstructive Surgery in Patients with Peripheral Occlusive Disease

Summary. Polarographic tissue pO_2 measurements in the tibialis ant. muscle of 12 patients with peripheral occlusive disease (state II−III) were carried out preoperatively, both 2 weeks (a) and 6 weeks (b) after vascular reconstructive surgery using a 350 µm needle probe. Furthermore the Doppler Index and the walking distance were measured:

	preop	postop(a)	postop(b)
Muscle-pO_2 (mmHg)	18	22	28
Doppler-Index	0.58	0.94	0.86
Walking dist. (m)	127	256	620

There was a significant correlation between muscle pO_2 and walking distance, but none for Doppler Index.

Key words: Peripheral Occlusive Disease − Muscle pO_2 − Vascular Reconstructive Surgery

Zusammenfassung. Bei 12 Patienten mit cAVK (Stad. II−III) erfolgte die polargraphische Messung des Gewebe-pO_2 im M. tib. ant. mit 350 µm Stichsonde präoperativ sowie 2 Wochen (a) und 6 Wochen (b) nach gefäßchirurgischem Eingriff. Ferner wurden Doppler-Index und schmerzfreie Gehstrecke bestimmt:

	prä Op	post Op(a)	post Op(b)
Muskel-pO_2 (mmHg)	18	22	28
Doppler-Index	0,58	0,94	0,86
Gehstrecke (m)	127	256	620

Der Muskel-pO_2 korrelierte eng mit der schmerzfreien Gehstrecke, jedoch nicht mit dem Doppler-Index.

Schlüsselwörter: Arterielle Verschlußkrankheit − Muskel-pO_2 − Gefäßrekonstruktion

Experimentelle-, Plastische Chirurgie

365. Experimentelle Tumortherapie durch extrakorporale Stoßwellen

F. Gamarra, A. E. Goetz, F. W. Spelsberg und W. Brendel

Institut für Chirurgische Forschung, Klinikum Großhadern, Marchioninistr. 15, D-8000 München 70

Experimental Tumor Therapy with Extracorporal Shock Waves

Summary. A collapse of tumor perfusion after a single application of shock waves was observed. The therapeutic effect of repeated shock wave treatment was studied. Amelanotic hamster melanomas (∅ 5 mm) were treated with shock waves on the centre and the margins of the tumor at 3 h intervals. In a second group of animals the tumor was removed surgically. A third group served as control. Eighty-five percent of the shock wave treated animals and 100% of the surgically treated animals remained locally recurrence free. In both groups 30% remained completely tumorfree after treatment. Metastasis developed in 70% in both groups. In all controls the tumor continued to grow and developed metastasis. Shock waves and surgical treatment were equally successful.

Key words: Tumor – Shock Waves – Perfusion – Shock Wave Therapy

Zusammenfassung. In früheren Untersuchungen konnten wir an Tumoren nach einmaliger Stoßwellenapplikation einen Zusammenbruch der Perfusion nachweisen. Wir untersuchten den therapeutischen Effekt einer fraktionierten Stoßwellenapplikation. Amelanotische Hamstermelanome (∅ 5 mm) erhielten Stoßwellen im 3-h-Abstand auf Tumorzentrum und Tumorrand. Bei einer zweiten Gruppe wurde der Tumor reseziert. Eine dritte Gruppe dient als Kontrolle. 85% der stoßwellentherapierten Tiere und 100% der chirurgisch therapierten Tiere blieben lokalrezidivfrei. 30% blieben in beiden Gruppen völlig tumorfrei. Metastasen traten bei jeweils 70% auf. In 100% der Kontrolltiere wuchs und metastierte der Tumor. Stoßwellentherapie und Chirurgie waren gleichermaßen erfolgreich.

Schlüsselwörter: Tumor – Stoßwellen – Duchblutung – Stoßwellentherapie

366. PIC – ein Computerprogramm für die Auswertung regionaler Verteilungen von Gewebsmarkern

U. Kreimeier, W. Gross, P. Zeller und K. Meßmer

Chirurgische Universitätsklinik Heidelberg, Abteilung f. Experimentelle Chirurgie, Im Neuenheimer Feld 347, D-6900 Heidelberg

PIC – A Software Program for Analysis of Regional Distribution of Tissue Markers

Summary. PIC is a menu-driven software for personal computers (IBM XT, AT, PS/2) which is designed to visualize the regional and local distributions of tissue markers or drugs in vivo and post mortem. By means of the pseudocolor display technique, organ structures and compartments can be displayed in diverse projections and sections for individual or multiple measurements at various time points. This method substantially supports semiquantitative analysis, especially of distribution patterns of tissue markers and is not only practical and flexible but also easy to use.

Key words: PC Software – Pseudocolor – Display – Tissue Marker – Semiquantitative Analysis

Zusammenfassung. PIC ist ein für Personalcomputer (IBM XT, AT, PS/2) entwickeltes, menügesteuertes Programm zur Visualisierung der regionalen und lokalen Verteilung von Gewebsmarkern bzw. Pharmaka in vivo und post mortem. Mittels Falschfarben-Technik sind Organstrukturen und -kompartimente in verschiedenen Projektionen und Schnitten darstellbar, die von einzelnen oder mehreren Untersuchungen bzw. verschiedenen Meßzeitpunkten stammen können. Diese Methode der semiquantitativen Analyse erleichtert im besonderen die Beurteilung der Verteilungsmuster von Gewebs-markern, und zeichnet sich durch Praktikabilität, Benutzerfreundlichkeit und Flexibilität aus.

Schlüsselwörter: PC-Software − Falschfarbendarstellung − Gewebsmarker − semiquantitative Analyse

367. Der Einfluß hypothermer Konservierung des Pankreas auf die Herstellung und Funktion pankreatischer Inselzelltransplantate

U. Hesse und D. E. R. Sutherland

Chirurgische Univ.-Klinik, D-5000 Köln-Lindenthal

Influence of Hypothermic Storage of the Pancreas on Canine Islet Isolation and Function after Transplantation

Summary. Hypothermic storage of the pancreas is frequently unavoidable in cases of pancreas and islet transplantation. The influence of storage of the pancreas on islet isolation and transplantation was studied in dogs. The pancreases were stored in Collins solution or SGF, two solutions currently used in clinical pancreas transplantation. Islets were obtained by collagenase perfusion technique and injected into the spleen. The results for both solutions were as follows: without storage 75%, after 3 h storage 40%, after 6 h and 24 h only 20% of the transplants rendered normoglycemia to the recipients.

Key words: Hypothermic Storage − Islet Transplantation

Zusammenfassung. Die hypotherme Konservierung des Pankreas ist meist unvermeidbar in der klinischen Pankreas- und Inselzelltransplantation. Der Einfluß hypothermer Konservierungen des Pankreas auf die Inselisolierung und der Transplantaterfolg sollte untersucht werden. Hundepankreata wurden mit der klinisch eingesetzten Collins- oder SGF-Lösung konserviert. Inseln wurden über eine Collagenoseperfusionsmethode hergestellt und intralineal autotransplantiert. Ohne Konservierung betrug der Transplantationserfolg 75%, nach 3 Std. Konservierung 40%, nach 6 Std. 20% und nach 24 Std. 20%, unabhängig von der eingesetzten Konservierungslösung.

Schlüsselwörter: Hypotherme Konservierierung − Inseltransplantation

368. Ulcusprophylaxe durch lokale Immunstimulation

R. Teichmann, H. Liebich, J. Unshelm und W. Brendel

Abt. Allg. Chirurgie, Univ. Tübungen, Calwerstr. 7, D-7400 Tübingen

Ulcer Prophylaxis by Local Immunostimulation

Summary. Antigen-specific immunostimulation of the stomach has been shown to protect from ulcers in experimentally induced acute gastric ulcers in rats. The aim of this study was to determine whether immunostimulation might also prevent chronic ulcers in pigs. Pigs immunized with whey protein (n = 25) showed significantly less ulcers (8%) than a nonimmunized control group (28.6%; n = 28) after 10 weeks, when in addition to food the antigen was administered into the drinking water. Thus, it was demonstrated for the first time that gastric immunostimulation can prevent chronic ulcers in pigs. This finding opens for prospects for ulcer prophylaxis.

Key words: Ulcer Prophylaxis − Gastric Immunostimulation

Zusammenfassung. Im Modell akuter Ulzerationen der Ratte konnte eine ulcoprotektive Wirkung einer antigenspezifischen Immunstimulation im Magen nachgewiesen werden. Ziel dieser Studie war, zu zeigen, ob über die Immunstimulation auch chronische Ulzera beim Schwein verhindert werden können. Ergebnisse: Mit Molkeprotein immunisierte Schweine (n = 25), die dem Trinkwasser Antigen zugeführt bekamen, wiesen signifikant weniger Ulzera (8%) nach 10 Wochen auf als Kontrolltiere (28,6%; n = 28). Damit wurde erstmals gezeigt, daß lokale gastrale Immunstimulationen chronische Ulzera beim Schwein verhüten können, was neue Aspekte zur Ulkusprophylaxe gibt.

Schlüsselwörter: Ulkusprophylaxe − gastrale Immunstimulation

369. Eiweißresorption 3 Monate nach syngener bzw. allogener Dünndarmtransplantation bei Ratten

U. Zybur, P. Schroeder, E. Deltz und J. Seifert

Experimentelle Chirurgie, Michaelisstr. 5, D-2300 Kiel 1

Protein Absorption Three Months after Syngeneic or Allogeneic Small Bowel Transplantation in Rats

Summary. Reports on the absorption of proteins after transplantation of the small intestine are not available in the literature. Therefore the absorption of albumin was tested in rats with a syngeneic or allogeneic transplant of the small intestine. Three months after the transplantation albumin uptake from the gut was observed over 6 h by determining the albumin concentration in blood and the amount of albumin remaining in the gut. Syngeneic as well as allogeneic transplants, absorbed significantly lower amounts of albumin than control animals. The difference was 20%. These findings explain the reduced body weight of transplanted animals.

Key words: Small Intestine − Protein Resorption − Transplantation − Rat

Zusammenfassung. Nach der Transplantation des Darmes liegen keine Untersuchungen zur Eiweiß-resorption vor. Deswegen wurde die Resorption von Albumin bei allogen und syngen transplantiertem Dünndarm der Ratte überprüft. 3 Monate nach der Transplantation wurde die resorbierte Albumin-menge im Blut über 6 Stunden und die nicht resorbierte Restmenge im Magen-Darm-Trakt bestimmt. Sowohl syngen wie auch allogen transplantierte Tiere resorbieren signifikant weniger als nicht trans-plantierte Kontrolltiere. Der Unterschied beträgt durchschnittlich 20%. Diese Befunde erklären die Gewichtsreduktion der transplantierten Tiere.

Schlüsselwörter: Dünndarm − Proteinresorption − Transplantation − Ratte

370. Wachstumsverhalten eines Colon-Ca bei der Ratte nach Injektion von Tumorzellen in die Darmwand

H. Keller, C. Schulze, N. Freudenberg* und E. H. Farthmann

Chirurgische Universitätsklinik Freiburg, Abt. Allgemeine Chirurgie mit Poliklinik, Hugstetterstr. 55, D-7800 Freiburg
* Pathologisches Institut der Universität Freiburg

Growth Patterns of Colon Carcinoma in Rats after Injecting Tumour Cells in Intestinal Wall

Summary. The colonic wall of 30 Sprague-Dawley rats was injected with 10^6 tumour cells of type Wal-ker-Ca 256. Five animals were killed and dissected 2, 4, 6, 8 and 10 days after the injection. The ensuing tumours were measured and examined histologically. The occurrence rate of tumours was 100%. Even after only 2 days a 1−2 mm tumor was visible at the injection site; by the 8th day the tumor had a dia-meter of over 1 cm. Histologically it was possible to identify lymphogenous tumour dissemination after 4 days. Haematogenous metastatic spread was not found.

Key words: Colon-Ca − Animal Experiment − Walker-Ca 256

Zusammenfassung. 30 Sprague-Dawley Ratten wurden in die Wand des Colon descendens 10^6 Tumorzellen des Walker-Ca 256 injiziert. Nach 2, 4, 6, 8 und 10 Tagen wurden jeweils 5 Tiere getötet und seziert. Die entstandenen Tumore wurden ausgemessen und histologisch untersucht. Die Angehrate des Tumors betrug 100%. Bereits nach 2 Tagen war an der Injektionsstelle ein 1–2 mm großer Tumor erkennbar, der bis zum 8. Tag auf einen Durchmesser von über 1 cm angewachsen war. Histologisch war nach 4 Tagen eine lymphogene Tumoraussaat nachweisbar. Eine hämatogene Metastasierung konnte nicht gesichert werden.

Schlüsselwörter: Colon-Ca – Tierversuch – Walker-Ca 256

371. Die Technik der partiellen orthotopen Lebertransplantation an der Ratte

F. Köckerling und F. P. Gall

Chirurgische Universitätsklinik Erlangen, Maximiliansplatz, D-8520 Erlangen

Technique of Reduced-Size Orthotopic Liver Transplantation in the Rat

Summary. The results of orthotopic transplantation of increasingly reduced rat livers in donor-host combinations of equal size („small-for-size" transplants) were compared with those of orthotopic transplantation of the whole organ as regards survival rate. By resection of the left lateral lobe (30% of the liver weight) and the median lobe (40% of the liver weight) it is possible to create a 70% and 30% reduced-size liver transplant. A syngeneic and physiological liver transplant model with arterial supply of the transplant was used. The survival rate 42 days postoperatively decreased from 78% in the whole-liver-transplant group to 56% in the 70%-transplant group and to 29% in the 30%-transplant group.

Key words: Liver Transplantation in the Rat – Reduced-Size Liver Transplant

Zusammenfassung. In einer Vergleichsstudie wurden die Ergebnisse der orthotopen Ganzlebertransplantation denen zunehmend reduzierter Rattenlebertransplantate bei gleichschwerer Spender-Empfänger-Kombination („small-for-size"-Modell) bezüglich der Überlebensrate gegenübergestellt. Die Resektion des linken lateralen Lappen (30% des Lebergewichts) und des medianen Lappen (40% des Lebergewichts) erhält man ein 70%- und 30%-partielles Lebertransplantat. In allen Serien wurde das syngene und physiologische Modell mit Arterialisation des Transplantates verwendet. Die Überlebensrate am 42. postoperativen Tag sank bei zunehmender Reduzierung des Transplantates von 78% bei der orthotopen Ganzlebertransplantation auf 56% nach 70%-partieller orthotopen Ganzlebertransplantation auf 56% nach 70%-partieller orthotoper Transplantation und auf 29% nach 30%-partieller orthotoper Rattenlebertransplantation.

Schlüsselwörter: Lebertransplantation an der Ratte – partielle Lebertransplantate

372. Simultane Abstoßungsreaktion und Graft-versus-Host Krankheit nach vollallogener orthotoper Dünndarmtransplantation

M. J. Stangl, L. Moynihan, K. K. W. Lee und W. H. Schraut

University of Pittsburgh, Department of Surgery, Pittsburg, PA, USA

Concomittant Rejection and Graft vs Host Disease after Small Bowel Transplantation

Summary. Small bowel allografts are subject to rejection, but the lymphoid tissue they contain can also induce graft vs host disease in an immune compromised host. In a rat model (BN-LEW) the conditions (GvHD) were studied that would allow the development of GvHD. Transplantation of an entire small bowel graft from a sensitized donor into a host pretreated with splenectomy, CsA and ALS precipitated GvHD in 4/9 rats, whereas only rejection occurred in 5/9 rats. These data suggest that successful small bowel transplantation requires strategies to avert rejection as well as GvHD.

Key words: Small Bowel Transplantation – Graft vs Host Disease

Zusammenfassung. Dünndarmtransplantate lösen aufgrund ihres Gehaltes an Lymphozyten zusätzlich zur Abstoßungsreaktion eine Graft-versus-Host-Reaktion aus, die im immungeschwächten Empfänger zu einer lethalen GvH-Krankheit fortschreiten könnte. Dies wurde im vollallogenen Rattenmodell (BN-LEW) untersucht. GvH-K trat in 4 von 9 immungeschwächten Empfängern (Splenektomie, CyA, ALS) auf, die ein Dünndarmtransplantat von sensibilisierten Spendern erhielten. 5 Tiere zeigten nur Transplantationsabstoßung. Unsere Ergebnisse verdeutlichen, daß erfolgreiche Dünndarmtransplantation Maßnahmen zur Verhütung der Abstoßung als auch der GvH-K erfordert.

Schlüsselwörter: Dünndarmtransplantation – Graft versus host Krankheit

373. Können durch die interoperative Lysetherapie die Ergebnisse nach chirurgischer Spätembolektomie verbessert werden?

G. Hohlbach, C. Boos, G. Meyer und E. Reusche

Klinik für Chirurgie, Medizinische Universität zu Lübeck, Ratzeburger Allee 160, D-2400 Lübeck

Improvement of Patency after Late Thrombembolectomy by Local, Intraoperative Lysis?

Summary. A complete arterial occlusion of the hind limb was achieved in 18 beagles by injecting autologous, clotted blood. A thrombectomy was performed 6 h later in group I (G_1, n = 4) and 24 h later in G_2 (n = 5); an additional lysis was performed in another group (G_3, n = 7) by local administration of 40 000 IU streptase intraoperatively and in G_4 (n = 2) of only heparin, the success of revascularisation was monitored by measuring total peripheral resistance (TPR) (Pa $\cdot$ ml^{-1} $\times$ min). Only after additional lysis could a permanent decrease of TPR to normal levels be achieved. In contrast the other vessels showed recurrent thrombosis or increasing TPR levels after revascularisation.

Key words: Arterial Occlusion – Thrombembolism – Intraoperative Lysis

Zusammenfassung. An 18 Beagle-Hunden wurde durch Injektion von geronnenem Eigenblut ein thrombembolischer Verschluß der hinteren Extremität erzeugt. In Gruppe I (VG I, n = 4) wurde nach 6 Stunden, in VG2 (n = 5) nach 24 Stunden eine alleinige Thrombembolektomie durchgeführt; in VG3 (n = 7) wurde zusätzlich eine intraoperative Lyse mit 40 000 E Streptase/kgKG und in VG4 (n = 2) nur eine postoperative Heparinisierung durchgeführt. Gemessen wurde der totale periphere Widerstand (Pa $\cdot$ ml^{-1} $\times$ min). Nur die gleichzeitige intraoperative Lyse führte auch 24 Stunden nach Thrombembolektomie zur dauerhaften Senkung des totalen peripheren Widerstandes; in allen anderen VG's waren die Gefäße rethrombosiert oder der periphere Widerstand auf das Doppelte angestiegen.

Schlüsselwörter: Akuter Arterienverschluß – Thrombembolie – intraoperative Lyse

374. Die Rekonstruktion der weiblichen Brust

F. W. v. Hesler, Ch. Bubb und H. Bohmert

Chirurgische Klinik und Poliklinik der LMU-München, Plastische Chirurgie, Klinikum Großhadern, Marchioninistraße 15, D-8000 München 70

Reconstruction of the Female Breast

Summary. Primary reconstruction can be initiated by tissue expanders (n = 83) however, a second operation is required to insert the final silicon implant. The definitive, immediate one-step reconstruction can be achieved by the newly introduced Turn-Over-Flap, which uses the external oblique muscle, the rectus abdominis fascia and parts of the serratus anterius muscle, thus forming a big pocket to receive the definitive prosthesis (n = 24). Secondary reconstruction is possible either by the above-mentioned methods or by using the latissimus dorsi flap with silicone implant (n = 145) and the double-pedicled TRAM-flap (n = 69), using autogenous tissue only. All of these methods are described in detail.

Key words: Breast Reconstruction − Tissue Expander − Turn-Over-Flap − TRAM-Flap

Zusammenfassung. Die primäre Brustrekonstruktion kann durch Gewebeexpander eingeleitet werden (n = 83), mit einer zweiten Operation zum Einsetzen der endgültigen Siliconprothese. Die einzeitig definitive Sofortrekonstruktion wird durch die neu eingeführte Methode des Turn over Flaps, bei der obliquus externus- und serratus anterius-Muskulatur sowie die Rektusfaszie zusammen mit dem Pectoralis major eine große Tasche zur Aufnahme des definitiven Implantats bilden (n = 24). Zur sekundären Rekonstruktion können zusätzlich der Latissimus dorsi in Verbindung mit einem Silicon-Implantat (n = 145) sowie der doppelseitig gestielte TRAM Flap (n = 69), mit ausschließlich körpereigenem Gewebe verwendet werden.

Schlüsselwörter: Brustrekonstruktion − Gewebeexpander − Turn over Flap − TRAM Flap

375. Die Technik der primären Brustrekonstruktion mit dem Gewebeexpander

G. B. Stark, A. Dorer und K. Jaeger

Chirurgische Universitätsklinik Bonn, Sigmund-Freud-Str. 25, D-5300 Bonn-Venusberg

Technique of Primary Breast Reconstruction Using the Tissue Expander

Summary. Immediate reconstruction of the breast after mastectomy provides clear psychologic benefits to patients with breast cancer. Results have been considerably improved by the use of the temporary submuscular tissue expander to create a pocket for an adequate gel implant. Cosmetic and functional results depend on very low placement of the expander, at least 5 cm below the contralateral submammary fold and an overexpansion volume in excess of 50 to 100% of the expected prosthesis size. These are the prerequisites for a soft, ptotic breast. The submammary fold is created by advancing the expanded upper abdominal skin, and fixing it to the chest to envelop the lower part to the gel implant.

Key words: Breast Cancer − Breast Reconstruction − Tissue Expansion − Silicone Implants

Zusammenfassung. Die Sofortrekonstruktion bietet offensichtliche psychologische Vorteile bei Mammakarzinom-Patientinnen. Die Ergebnisse konnten durch die Verwendung temporärer submuskulärer Gewebeexpander zur Schaffung eines Lagers für eine definitive Gelprothese verbessert werden. Das kosmetische und funktionelle Ergebnis hängt vor allem von einer sehr kaudalen Expanderplazierung zumindest 5 cm unterhalb der kontralateralen Submammarfalte und einer Überexpansion über 50 bis 100% des erwarteten Prothesenvolumens ab. Die Submammarfalte wird durch Advancement der expandierten Oberbauchhaut, die dann an der Thoraxwand fixiert wird und den unteren Teil der Prothese entscheidet, erreicht.

Schlüsselwörter: Brustkrebs − Brustrekonstruktion − Gewebeexpansion − Silikonimplantate

Wissenschaftliche Ausstellung

376. Meniskektomie und Gonarthrose? Experimentelle Untersuchungen am Schaf

T. H. Brill, R. Ascherl, M. A. Scherer, W. Erhard, K. Geißdörfer und G. Blümel

Inst. f. Experimentelle Chirurgie der TU München, Ismaninger Str. 22. D-8000 München 80

Meniscectomy and Gonarthrosis? Experimental Investigations in Sheep

Summary. Medial meniscectomy was investigated for progress and consequences and also for the suitability as an osteoarthrosis model. Six sheep underwent medial meniscectomy. Six months p.op. the joints were grossly and micromorphologically examined. A grossly remarkable osteoarthrosis in the medial part could be confirmed histologically. There were also preosteoarthrotic alterations in the lateral part of the joint. The "regenerated menisci" were histologically composed of scar tissue. Medial meniscectomy in sheep results in osteoarthrotic deformities in both compartments of the jont.

Key words: Osteoarthrosis − Meniscectomy − Regenerated Meniscus − Sheep

Zusammenfassung. Verlauf und Konsequenzen einer medialen Meniskektomie sowie die Möglichkeit eines Arthrosemodells wurden experimentell überprüft. An 6 Schafen erfolgte eine mediale Meniskektomie. Nach 6 Monaten wurden die Gelenke makro- und lichtmikroskopisch untersucht. Eine makroskopisch auffällige Arthropathia deformans im medialen Kompartment konnte lichtmikroskopisch bestätigtwerden. Außerdem fanden sich präarthrotische Veränderungen im lateralen Kompartment. Die gefundenen „Meniskusregenerate" bestanden histologisch aus Narbengewebe. Die Ergebnisse verdeutlichen das Auftreten einer Gonarthrose nach Meniskektomie sowohl im medialen als auch im lateralen Kompartment.

Schlüsselwörter: Meniskektomie − Osteoarthrose − Meniskusregenerat − Schaf

377. Kontinente Gastrostomie am Schwein

M. A. Scherer, R. Ascherl, Th. Zimmermann und G. Blümel

Institut für Experimentelle Chirurgie der TU München, Ismaningerstr. 22, D-8000 München 80

Continent Gastrostomy in Pigs

Summary. The proposed gastrostomy is a combination of operations according to Deucher and MacBurney-Sprengel. As in a hernia a gastric tube is constructed which forms a continent gastrostomy. Feeding is initiated 24 h. p.op.; the stoma is continent on the 4th to 7th POD. The „neosphincter" has a maximum lumen of Ch. 18 and allows for repeated, painless investigations of the upper GI tract. Unless the stoma is dilated, spontaneous closure occurs 4 to 6 w p.op.

Key words: Gastrostomy − GI Tract − Minipig

Zusammenfassung. Die vorgestellte kontinente Gastrostomie vereinigt die Operationsverfahren nach Deucher und MacBurney-Sprengel. Ein Magenschlauch, der vergleichbar einem Hernienvershcluß durch die Bauchwand geführt wird, endet in einem Stoma im linken oberen Quadranten. 24 h p.op. kann mit der Naßfütterung begonnen werden, die Kontinenz ist nach 4 bis 7 d erreicht. Der Neosphinkter ist auf Ch. 18 bemessen und erlaubt wiederholte, schmerzfreie Untersuchungen des oberen Gastrointestinaltrakts. Falls das Stoma nicht dilatiert wird, kommt es nach 4 bis 6 Wochen zum Spontanverschluß.

Schlüsselwörter: Gastrostoma – GI-Trakt – Minipig

378. Dünndarmtransplantation zur Rekonstruktion des zervikalen Oesophagus

G. H. Müller, Chr. Loweg und F. Bootz

Chirurg. Univ.-Klinik Tübingen, Univ. HNO-Klinik Tübingen, Calwerstr. 7, D-7400 Tübingen

Free Jejunal Transplantation for Reconstruction of Cervical Esophagus

Summary. The restoration of the continuity of the upper intestinal tract using a free microvascular jejunal interposition graft is shown. The principles of the donor operation of the jejunal graft and the dissection and the anastomosis of the intestine using stapling techniques are demonstrated. The techniques of microvascular anastomoses and cervical anastomoses are described in detail. Because of the safety of the procedure, it has become standard treatment for extensive tumors of the hypopharynx.

Key words: Microsurgery – Hypopharynx – Small Bowel Transplantation

Zusammenfassung. Die Wiederherstellung der Kontinuität des oberen Intestinaltrakts unter Verwendung eines freien mikrovaskulären Jejunumsegments wird gezeigt. Die Prinzipien der Entnahmeoperation für das Jejunumsegment, die Präparation und Reanastomosierung mittels Nähapparat werden gezeigt. Im Detail werden die mikrovaskulären Anastomosen und die Techniken für die zervikalen Darmanastomosen beschrieben. Die Sicherheit des Vorgehens hat das Verfahren zur Standardtherapie für ausgedehnte Tumoren des Hypopharynx gemacht.

Schlüsselwörter: Mikrochirurgie – Hypopharynxtumoren – Dünndarmtransplantation

379. Magenpolypen – endoskopische Therapie und Verlauf

Th. Gottwald, K. D. Grund, S. Ried und R. Teichmann

Chirurg. Univ.-Klinik Abt. f. Allg. Chirurg u. Poliklinik, D-7400 Tübingen

Gastric Polyps – Endoscopic Therapy and Followup

Summary. Endoscopic treatment of hyperplasiogenic polyps and adenomas is still questioned because of possible malignant transformation. Between 1976 and 1988, 100 patients with polyps underwent endoscopic treatment (n = 203). There were 17,5% recurrences, which were treated again endoscopically. The followup showed no malignant transformation. Complications included bleeding in one patient, which was stopped endoscopically. NB! Size of polyps and malignancy do not seem to correlate: two carcinomas and three borderline lesions were identified in polyps <1 cm. Therefore all polyps should be removed and examined (Histo).

Key words: Endoscopic Polypectomy – Gastric Polyp – Malignancy

Zusammenfassung. Die endoskopische Therapie hyperplasiogener Polypen und Adenome ist wegen möglicher Entartung noch umstritten. Von 1976–1988 wurden 100 Patienten mit Magenpolypen 203mal endoskopisch therapiert. Die Rezidivrate betrug 17,5%. In keinem Fall kam es im Verlauf zu einer Entartung. Die Therapie von Rezidiven war wieder endoskopisch. Komplikationen: 1 endoskopisch beherrschbare Blutung. NB: Polypengröße und Malignität scheinen nicht korreliert: 2 Karzinome und 3 borderline-lesions bei Pol.-Größe <1 cm. Deshalb sollten stelts alle Polypen abgetragen und histologisch untersucht werden.

Schlüsselwörter: Magenpolypen – endoskopische Polypektomie und Malignität

380. Morphologische und funktionelle Veränderungen der Leber im Rahmen verschiedener portocavaler Bypass-Operationen

I. C. Ennker, J. Hauss, E. Nagel, L. Luciano, G. Reiss und R. Pichlmayr

Mediz. Hochschule Hannover, Abdom. Chirurgie, Konstanty-Gutschow-Str. 8, D-3000 Hannover 61

Morphological and Functional Changes of the Liver in Connection with Porto-Caval Bypass Operations

Summary. An animal model was set up to investigate the consequences of hemodynamic changes in liver function in swine after various types of porto-caval bypass operations. In the first group a porto-caval shunt was prepared (PCS), in a second one a bypass between the portal stump and the vena cava inferior was added below the PCS (PCS + PPT). In a third procedure an arterialization of the bypass was performed additionally (PCS + PPT + A). Indocyanin green, liver enzyme, clotting, and histological tests distinctly, revealed worsening of organ function after PCS. However, these negative effects could be avoided after an additional porto-caval bypass with and without arterialization.

Key words: Porto-Caval Bypass Operation − Arterialization − Liver Function − Histologic Tests

Zusammenfassung. Der Einfluß von Veränderungen der Leberdurchblutung nach Anlage verschiedener porto-cavaler Bypass-Operationen auf die Leberfunktion wird in einem Modellversuch am Schwein aufgezeigt. Eine Versuchsgruppe erhielt einen porto-cavalen Shunt (PCS), eine zweite zusätzlich einen Bypass zwischen dem proximalen Pfortaderstumpf und der Vena cava inferior distal des PCS (PCS + PPT), und bei einer dritten Gruppe wurde dieser Bypass zudem noch arterialisiert (PCS + PPT + A). Durchgeführte Indocyaningrüntests, Leberenzym-, Gerinnungsuntersuchungen sowie die Auswertung der Histologie zeigten eine deutliche Verschlechterung nach Anlage eines PCS. Diese negativen Effekte konnten durch einen zusätzlichen porto-cavalen Bypass mit und ohne Arterialisation vermieden werden.

Schlüsselwörter: Porto-cavale Bypass-Operation − Arterialisation − Leberfunktion − Histologie

381. Die radiologische Abklärung der instabilen Wirbelsäulenverletzung, Reihenfolge der Diagnostik und operative Behandlung

H. Hertlein, H. Berger, S. Schams und G. Lob

Chir. Klinik, Klinikum Großhadern, Marchioninistr. 15, D-8000 München 70

Radiology of Unstable Spine Injuries − Sequence of Diagnosis and Surgical Treatment

Summary. Unstable injuries of the spine require precise analysis before surgery. The slightest irregularities demand an exact, routine diagnostic procedure. Problematic areas are the cranio-cervial and cervico-thoracic junctions and horizontal fractures. After conventional X-rays either tomograms, CT or NMR scans have to be chosen. For the cervical spine we prefer ventral stabilization. If the fragments interlock, dorsoventral stabilization is best. Depending on the injury the thoracic spine requires either a dorsal or ventral access. Lumbar fractures demand primarily ventral, complex injuries (with heavy loss of bone substance) dorso-ventral stabilization.

Key words: Unstable Injuries − Radiology − Stabilization

Zusammenfassung. Die instabile Wirbelsäulenverletzung bedarf einer klaren präoperativen Analyse. Bei geringsten Unregelmäßigkeiten sind exakt und routinemäßig ablaufende diagnostische Maßnahmen anzuschließen. Problemstellen sind cranio-zervikaler und cervico-thorakaler Übergang sowie horizontale Frakturen. Nach Standardröntgen sind Spezialaufnahmen, Tomographie CT oder NMR exat festzulegen. Die Stabilisierung erfolgt an der HWS vorzugsweise von ventral, bei verhakten Frakturen von dorso-ventral. Die BWS ist je nach Verletzungsort von dorsal oder ventral zu versorgen. Frakturen der LWS werden hauptsächlich von dorsal, bei starkem Wirbelkörperverlust von dorso-ventral stabilisiert.

Schlüsselwörter: Instabile Wirbelsäulenverletzung − Radiologie und Stabilisierung

382. Experimentelle Untersuchungen zur HIV-sicheren Inaktivierung allogener Spongiosa für Knochenbanken

H. Knaepler, H. Bugani, F. Koch, M. Sangmeister, M. Ennis, U. Püschel, H. Hass und L. Gotzen

Klinik für Unfallchirurgie der Philipps-Universität, Baldingerstr., D-3550 Marburg

Experimental Studies on HIV-Inactivation of Bone Allografts for Bone Bank

Summary. Since HIV can be transmitted through bone allografts, we investigated the effects of heat sterilisation, chemical desinfection and readiation on the biochemical and morphological properties of bone treated by these measures. The inactivation of HIV was demonstrated by diffusion studies, the HIV-antigen test and cell cultures. The results after either heat sterilisation or radiation were the most promising. In a clinical pilot study autoclaved bone was transplanted. Its incorporation was similar to that of frozen allografts.

Key words: Bone Sterilisation – HIV, Bone Transplantation – Clinical Studies

Zusammenfassung. Wegen der Möglichkeit bei der allogenen Knochentransplantation HIV zu übertragen, wurden die thermischen Sterilisationen, chemische Desinfektion, sowie radioaktive Bestrahlung des Knochens durchgeführt, und die biomechanischen und morphologischen Eigenschaften der so behandelten Knochen untersucht. Die HIV-Inaktivierung wurde durch Diffusionsversuche, HIV-Antigentest sowie HIV-Virussuspensionen nachgewiesen. In einer klinischen Pilotstudie wurde autoklavierter Knochen transplantiert. Hier zeigte sich ein ähliches Einbauverhalten wie beim allogen kältekonservierten Knochen.

Schlüsselwörter: HIV-Inaktivierung – Knochentransplantation – Sterilisationsverfahren – Klinische Studie

383. Stabilitätsverbesserungen bei externen Fixationen

E. Dolder

Klinik für Unfallchirurgie, Departement Chirurgie, Universitätsspital Zürich, Rämistraße 100, CH-8091 Zürich, Schweiz

How to Improve Stability of External Fixations

Summary. While trying to construct a weight-bearing external fixation for compound tibial fractures, we examined the rigidity of several types of fixation. As the first priority is to spare the soft tissue, we tested only monolateral constructions with few Schanz' screws. The rigidity of the fixation depends much more on the diameter of the Schanz' screws than on the external construction.

Key words: External Fixation – Stability – Tibial Fractures

Zusammenfassung. Mit dem Ziel einer *belastungsfähigen* externen Fixation der *nicht abgestützten* Unterschenkelfrakturen wurden verschiedene Konstruktionen experimentell auf ihre Steifigkeit untersucht. Da der Schonung der Weichteile absolute Priorität eingeräumt wurde, kamen zur unilaterale Montagen in Frage. Es zeigte sich dabei, daß, unabhängig von der äußeren Konstruktion, nur durch eine Verdickung der bislang zu dünnen Schanz'schen Schrauben eine entscheidende Verbesserung erreicht werden kann.

Schlüsselwörter: Fixateur éxterne – Stabilität – Tibiafrakturen

384. Vergleichende rasterelektronenmikroskopische Untersuchungen an Knochentumoren

Th. Stuhler, W. Bröcker, M. Pfautsch und H.-P. Wünsch

Stiftung Kliniken Dr. Erler, D-8500 Nürnberg

Scanning Electron Microscope Examinations of Bone Tumors

Summary. Light and scanning electron microscope examinations of fibrous bone tumors were demonstrated. These included fibrous dysplasia, malignant fibrous histiocytoma, metaphyseal fibrous defect, Morbus Recklinghausen and Fibrosarcoma. Scanning electron microscope examinations were performed to check if submicroscopic three-dimensional differential diagnostic characteristics can be demonstrate for the description of bone tumors. The fibrosarcoma shows typical bundles of collagen. Although no characteristic differential diagnosis of the other tumors are demonstrated, nevertheless these examinations improve understanding of the three-dimensional growth of bone tumors.

Key words: Scanning Electron Microscopy – Bone Tumors

Zusammenfassung. Vorgestellt werden licht- und rasterelektronenmikroskopische Unersuchungen sog. bindegewebiger Knochentumoren: Fibröse Dysplasie, malignes fibröses Histiozytom, sog. metaphysärer fibröser Defekt, Morbus Recklinghausen, Fibrosarkom. Die rasterelektronenmikroskopischen Untersuchungen wurden aufgenommen, um zu prüfen, ob sumikroskopische räumliche Strukturveränderungen weitere differentialdiagnostisch charakteristischen Merkmale für die Befunderhebung der Knochentumoren erbringen könnten. Wenngleich keine eindeutigen Charakteristika außer für das Fibrosarkom mit kabelförmig ausgerichteten Kollagenfaserbündeln erkennbar sind, so tragen die rasterelektronenmikroskopischen Untersuchungen erheblich zum Verständnis des Aufbaus, des räumlichen Wachstums und des heterogenen biologischen Verhaltens der Knochentumoren bei.

Schlüsselwörter: Rasterelektronenmikroskopie – Knochentumoren

385. Die UV-Laserangioplastie im Tierexperiment

B.-M. Harnoss, H. Zühlke, R. Häring, H. Kar, P. Berlien und G. Biamino

Abt. f. Allgemein-, Gefäß- u. Thoraxchirurgie, Klinikum Steglitz der FU Berlin; Hindenburgdamm 30, 1000 Berlin 45

UV Laser Antioplasty in Animal Experiments

Summary. In preliminary experiments the absorption maximum of arteriosclerotic vessels (280 to 320 mm) was analyzed. The XENON chloride eximer laser (308 nm) was best qualified for athermic intravascular angioplasty. It was first used in an animal model after arteriosclerosis had been artificially induced in 20 German land swine (Landschweine). Histological observation of defined radiation fields in the terminal abdominal aorta was carried out for 60 days. On the whole, a stage-like healing process with slight thrombogeneity was observed. There was no indication of secondary radiation defects.

Key words: Artificial Arteriosclerosis – UV Laser Angioplasty

Zusammenfassung. In Vorversuchen wurde das Absorptionsmaximum arteriosklerotischer Gefäße (280–320 nm) analysiert und der XENON-chlorid-Eximer-Laser (308 nm) für die athermische intravasale Angioplastie qualifiziert. – An 20 deutschen Landschweinen erfolgte nach Induktion einer artifiziellen Arteriosklerose erstmalig die tierexperimentelle Anwendung. Histologische Verlaufsbeobachtungen definierter Strahlungsdefekte an der terminalen Bauchaorta erfolgten über 60 Tage. Insgesamt war ein stadienhafter Heilungsverlauf mit geringer Thrombogenität ohne Hinweis auf sekundäre Strahlungsdefekte zu konstatieren.

Schlüsselwörter: Artifizielle Arteriosklerose – UV-Laserangioplastik

1064

386. Die Epithelkörperchentransplantation beim Hyperparathyreoidismus

F. Spelsberg, H. P. Mühlig, B. Weber und K. Meyer

Chirurgische Abteilung, Krankenhaus Martha-Maria, Wolfratshauser Str. 109, D-8000 München 71

Parathyroid Autotransplantation in Hyperparathyroidism (HPT)

Summary. From 1. January 1982 to 31. December 1988, 769 patients with HPT underwent operations. Of 564 with HPT total parathyroidectomy with autotransplantation (AT) to the forearm (TPX + AT) was performed on 63 patients and subtotal parathyroidectomy (SPX) on 86 patients. Of 205 patients with renal SHPT, 175 were treated with TPX + AT and 30 with SPX. TPX + AT and SPX with simultaneous cryoconservation of parathyroid tissue are real alternatives; both methods are equally successful. Transplant-, pseudotransplant and biloculary HPT after AT require a different technique, most often repeated reduction. There was no statistical difference between using right or left arm respectively as shunt or non-shunt arm. There was no malignant transformation of AT tissue in the forearm.

Key words: Parathyroid Autotransplantation – Surgical Technique – Subtotal Parathyroidectomy – Hyperparathyroidism in Autografts

Zusammenfassung. Vom 1. 1. 1982 bis 31. 12. 1988 wurden 769 Pat. mit HPT operiert. Von 564 Pat. mit pHPT erhielten 63 eine totale Parathyreoidektomie mit autologer EK-Transplantation auf den Unterarm (TPX + AT), 86 eine subtotale Parathyreoidektomie (SPX). Bei 205 Pat. mit renalem sHPT wurde bei 175 die TPX + AT, bei 30 die SPX vorgenommen. TPX + AT und SPX sind mit Kryokonservierung von EK-Gewebe echte Alternativverfahren, die bei spezieller Indikation gleich gute Ergebnisse liefern. Transplantat-, Pseudotransplantat- und bilokulärer HPT nach AT erfordern ein unterschiedliches Vorgehen, meist die Repetitionsreduktion. Zwischen li. oder re. Arm bzw. Gebrauchs- oder Shuntarm besteht bei der Transplantation kein statistischer Unterschied. Eine maligne Entartung wurde bei der AT am Arm nicht beobachtet.

Schlüsselwörter: Epithelkörperchentransplantation – chirurgische Technik – subtotale Parathyreoidektomie – Transplantathyperparathyreoidismus

387. Simultane Leber- und Pankreas-Explantation

E. Hancke, W.-D. Illner, D. Abendroth, H. F. Welter, W. Land

Abt. Transplantationschir., Chirurgische Klinik, Kinikum Großhadern, LMU München, Marchioninistr. 15, D-8000 München 70

Combined Liver and Pancreas Harvesting

Summary. To increase the number of organs for transplantations a combined harvesting of the liver and the pancreas from the same donor is usually attempted. When both organs are harvested, the coeliac trunc remains with the liver. The arteries of the pancreas are reconstructed by an arterial graft from the iliac artery of the donor. This combined harvesting procedure increased the number of donor livers from 11 to 20% of the total number of donors.

Key words: Liver – Pancreas – Combined Harvesting

Zusammenfassung. Um die Zahl an Spenderorganen zu steigern, wird seit Juli 1987 prinzipiell eine simultane Explantation von Leber und Pankreas beim selben Spender angestrebt. Der Truncus coeliacus verbleibt an der Leber. Die arterielle Blutversorgung des Pankreas wird mit Hilfe der A. iliaca des Spenders rekonstruiert. Durch die prinzipielle Entnahme von Leber und Pankreas beim selben Spender konnte die Zahl der Leberexplantationen von 11% auf 20% an der Gesamtzahl der Organspender gesteigert werden.

Schlüsselwörter: Leber – Pankreas – Organentnahme – Technik

388. Das Pankreaskarzinom

M. Trede, H. D. Saeger, G. Schwall und M. Bohrer

Chirurgische Universitätsklinik, Fakultät für Klinische Medizin Mannheim der Universität Heidelberg, Theodur-Kutzer-Ufer, D-6800 Mannheim

Pancreatic Carcinoma

Summary. Early and late results after resection (RS) of pancreatic carcinoma (PC) have been improved. Since 1973 the resection rate of all patients with PC (n = 642) increased from 5% to 22.5%. Operative mortality was 2.8% (3/113) in all RS. Special problems are early detection, resectability and regional panreatectomy. Histology was reevaluated in all long-term survivors by an independent pathologist. Five-year-survival rates in ductal PC was 37% (according to Kaplan-Meier) or 9/50 patients = 18% (actual 5-year survival). In the treatment of PC, nihilism is no longer appropriate. The treatment of choice is tumor resection.

Key words: Pancreatic Carcinoma − Resection − Problems − Late Results

Zusammenfassung. Früh- und Spätergebnisse nach Resektion (RS) des Pankreaskarzinoms (PK) haben sich verbessert. Im eigenen Krankengut (n = 642) stieg die RS-Rate seit 1973 von 5% auf 22,5%. Die Hospitalletalität betrug 2,8% (3/113), bei allen RS. Die Früh- und Differentialdiagnostik, Resektabilität und erweiterte Resektion stellen besondere Probleme dar. Bei allen Langzeitüberlebenden mit PK wurde die Histologie von einem unabhängigen Pathologen überprüft. Die 5-Jahresüberlebensrate beträgt nach Resektion eines ductalen PK derzeit 37% (errechnet nach Kaplan-Meier) bzw. 9/50, tatsächlich 5-Jahresüberlebende (18%). Aufgrund dieser Ergebnisse ist ein Nihilismus der operativen Behandlung des PK nicht angebracht. Therapie der Wahl ist die Resektion.

Schlüsselwörter: Pankreaskarzinom − Resektion − Probleme − Spätergebnisse

389. Organisation und Dokumentation im OP mit Personal-Computern

R. Salm, F. Heinemann und E. H. Farthmann

Chirurgische Universitätsklinik, Abt. Allgemeine Chirurgie mit Poliklinik, Hugstetterstr. 55, D-7800 Freiburg

Personal Computers in Organisation and Documentation of Operating Programs

Summary. An efficient surgical schedule requires transparent organisation und up-to-date information. Personal computers are very helpful for both organisation and documentation tasks. Besides providing medical information for operation catalogues and statistics, they record a great amount of operational data, e.g. the number of operating rooms occupied, the duration of operation and anaesthesia, and the amount of personnel involved. An electronically monitored and recorded operating program can be easily evaluated for different criteria. A head office can give any up-to-date information about the ongonging events. Integrated in a local network, the program presented has proved valuable for daily routine for more than one year.

Key words: Organisation of Operating Program − Personal Computer − Medical Documentation

Zusammenfassung. Ein rationeller Ablauf des OP-Betriebes erfordert eine transparente Organisation und aktuelle Informationen. Durch den Einsatz von Personal Computern werden Organisation und Dokumentation wirkungsvoll unterstützt: Neben medizinischen Informationen zur Erstellung von OP-Katalogen oder Statistiken wird eine Vielzahl von betriebswirtschaftlichen Daten, z.B. OP-Belegung, Narkose- und OP-Zeiten sowie der Personaleinsatz registriert. Das OP-Buch wird „elektronisch geführt" und kann dadurch leicht nach verschiedenen Kriterien ausgewertet werden. Eine OP-Leitstellenfunktion gibt Auskunft über das aktuelle Programm. Integriert in das Konzept eines lokalen Netzwerkes hat sich das Programm seit über einem Jahr im Routineeinsatz bewährt.

Schlüsselwörter: OP-Organisation − Personal Computer − Medizinische Dokumentation

390. Die Anwendung der Gewebeexpansion auf den Dünndarm beim Schwein

G. B. Stark, A. Dorer, K.-J. Walgenbach und F. Grünwald

Chir. Univ.-Klinik, Sigmund-Freud-Str. 25, 5300 Bonn-Venusberg

Tissue Expansion Applied to the Small Bowel of the Pig

Summary. Tissue expansion been widely used in plastic surgery to augment skin. To investigate the application of expansion on the bowel, tissue expanders were implanted into a diverted ileum loop in six minipigs. A mean 12.5-fold volume increase was achieved by filling the expanders within 8 to 12 weeks. Nine weeks after reintegration of the loop, a mean volume gain of 520% was observed. Histology showed a massive hypertrophy of the muscularis and a normal mucosa. In vitro ^{14}C-glucose resorption in the expanded ileum was 110−120% of the controls. The volume and resorptive surface can be increased by expansion. This technique could be applied to create a bowel pouch and to treat short bowel syndrome.

Key words: Tissue Expansion − Ileum Pouch − Small Bowel − Short Bowel Syndrome

Zusammenfassung. Die Gewebeexpansion hat in der Plastischen Chirurgie Verbreitung gefunden. Die Möglichkeit der Expansion von Dünndarm wurde durch Implantation von Expandern in eine ausgeschaltete Ileumschlinge bei 6 Minipigs untersucht. Durch Füllung innerhalb von 8−12 Wochen wurde ein mittlerer 12,5facher Volumengewinn erreicht. 9 Wochen nach Wiedereinschaltung des Segments betrug die Zunahme noch 520%. Die Muscularis zeigte eine massive Hypertrophie, die Mukosa war unauffällig. Die in vitro-^{14}C-Glukoseresorption betrug 110−120% der Kontrollen. Volumen und Resorptionsfläche können durch Expansion vermehrt werden. Mögliche Applikationen wären eine Ileum-Kontinenztasche und das Kurzdarmsyndrom.

Schlüsselwörter: − Gewebeexpansion − Ileum-Kontinenztasche − Dünndarm − Kurzdarmsyndrom

391. Der Einfluß des Schlafentzuges auf die Leistungsfähigkeit chirurgischer Assistenten

Th. Karavias, Ch. Bachmaier, H. P. Vogel und R. Häring

Chirurgische Klinik, Klinikum Steglitz der Freien Universität Berlin, Hindenburgdamm 30, 1000 Berlin 45

Influence of Sleep Deprivation on Performance of Resident Surgeons

Summary. The influence of sleep deprivation during on-call nights on the performance of 18 resident surgeons was randomly investigated before and after a busy on-call night. Psychometric, motoric and surgical dexterity tests were applied. The deterioration of attention and concentration, was more pronounced and more frequent than that of surgical dexterity.

Key words: Sleep Deprivation − Surgical Performance

Zusammenfassung. Der Einfluß des durch den Nachtdienst bedingten Schlafentzuges auf die Leistungsfähigkeit wurde an 18 chirurgischen Klinikassistenten in randomisierter Reihenfolge vor und nach einem arbeitsreichen Nachtdienst untersucht. Es wurden psychometrische und feinmotorische Tests sowie spezielle Untersuchungen der manuellen chirurgischen Geschicklichkeit durchgeführt. Wir stellten fest, daß individuelle Störungen der Aufmerksamkeit, Konzentration sowie der Feinmotorik stärker und häufiger auftraten als Störungen der speziellen chirurgisch-manuellen Geschicklichkeit.

Schlüsselwörter: Schlafentzug chirurgischer Leistungsfähigkeit

392. Die fortlaufende, halbintrakutane Hautnahttechnik in der Extremitätenchirurgie

F. Hahn, H. Zehender und M. Mittag-Bonsch

Abteilung für Unfall- und Wiederherstellungschirurgie am Kreiskrankenhaus, D-7080 Aalen/Württemberg

Continuous, Semi-Intradermal Backstitch Suture in Limbs Surgery

Summary. The cutaneous suture technique described was conceived at the authors institution and has been successfully employed more than 5000 times in 3½ years. The semi-intradermal backstitch technique (after Allgöwer) adapts very precisely the wound edges, while the use of a continuous thread ensures even distribution of tension. A guide thread running under the suture loops prevents them from cutting into the skin. The suture technique saves time, is gentle so the skin, has low material costs, and is simple. Moreover suture removal is painless and scar appearance is excellent.

Key words: Continuous Semi-Intradermal Backstitch Suture − Guide Thread

Zusammenfassung. Die vorgestellte Hautnahttechnik wurde an der eigenen Abteilung konzipiert und seit 3½ Jahren über 5000mal erfolgreich angewandt. Die halbintrakutane Rückstichtechnik (nach Allgöwer) adaptiert die Wundräder präzise, die fortlaufende Fadenführung verteilt die Spannung gleichmäßig, ein Führungsfaden unter den Nahtschlingen verhindert deren Einschneiden. Die Vorteile der Nahttechnik: Zeitgewinn, Hautschonung, Materialkostenersparnis, einfache, schmerzlose Fadenentfernung und ausgezeichnete Narbenkosmetik.

Schlüsselwörter: fortlaufende, halbintrakutane, Rückstichnaht − Führungsfaden

393. G. H. Ott, H. Schmitz, L. Lange (Bonn) Godesbergerschiene

Manuskript nicht eingegangen

Autorenverzeichnis

Sachverzeichnis